W0253781

HANDBUCH DER HAUT- UND GESCHLECHTSKRANKHEITEN

BEARBEITET VON

A. ALEXANDER · G. ALEXANDER · J. ALMKVIST · K. ALTMANN · L. ARZT · J. BARNEWITZ S. C. BECK · F. BERING · S. BETTMANN · H. BIBERSTEIN · K. BIERBAUM · G. BIRNBAUM · A. BITTORF B. BLOCH · FR. BLUMENTHAL · H. BOAS · H. BOEMINGHAUS · R. BRANDT · F. BREINL · C. BRUCK C. BRUHNS · ST. R. BRÜNAUER · A. BUSCHKE · F. CALLOMON · E. CHRISTELLER † · E. DELBANCO F. DIETEL · O. DITTRICH · J. DÖRFFEL · S. EHRMANN † · J. FABRY · O. FEHR · J. v. FICK † E. FINGER · H. FISCHER · F. FISCHL · P. FRANGENHEIM · W. FREI · W. FREUDENTHAL · M. v. FREY R. FRÜHWALD · D. FUCHS · H. FUHS · F. FÜLLEBORN · E. GALEWSKY · O. GANS · A. GIGON H. GOTTRON · A. GROENOUW · K. GRÖN · K. GRÜNBERG · O. GRÜTZ · H. GUHRAUER · R. HABERMANN · L. HALBERSTAEDTER · F. HAMMER · L. HAUCK · H. HAUSTEIN · H. HECHT · J. HELLER G. HERXHEIMER · K. HERXHEIMER · W. HEUCK · W. HILGERS · R. HIRSCHFELD · C. HOCHSINGER · H. HOEPKE · C. A. HOFFMANN · E. HOFFMANN · H. HOFFMANN · V. HOFFMANN E. HOFMANN · J. IGERSHEIMER · F. JACOBI · F. JACOBSOHN · E. JACOBSTHAL · H. JACOBY J. JADASSOHN · F. JAHNEL · A. JESIONEK · M. JESSNER · S. JESSNER · W. JOEL · A. JOSEPH F. JULIUSBERG · V. KAFKA · C. KAISERLING · C. KARRENBERG · PH. KELLER · W. KERL · O. KIESS L. KLEEBERG · W. KLESTADT · V. KLINGMÜLLER · FR. KOGOJ · A. KOLLMANN · H. KÖNIGSTEIN P. KRANZ · A. KRAUS † · C. KREIBICH · L. KUMER · E. KUZNITZKY · E. LANGER · R. LEDERMANN C. LEINER · F. LESSER · A. LIEVEN · P. LINSER · B. LIPSCHÜTZ · H. LÖHE · S. LOMHOLT O. LÜNING · W. LUTZ · A. v. MALLINCKRODT-HAUPT · P. MANTEUFEL · H. MARTENSTEIN H. MARTIN · E. MARTINI · R. MATZENAUER · M. MAYER · J. K. MAYR · E. MEIROWSKY L. MERK † · M. MICHAEL · G. MIESCHER · C. MONCORPS · G. MORAWETZ · A. MORGENSTERN F. MRAS · V. MUCHA · ERICH MÜLLER · HUGO MÜLLER · RUDOLF MÜLLER · P. MULZER O. NAEGELI · G. NOBL · M. OPPENHEIM · K. ORZECHOWSKI · E. PASCHEN · B. PEISER A. PERUTZ · E. PICK · W. PICK · F. PINKUS · H. v. PLANNER · K. PLATZER · F. PLAUT A. POEHLMANN · J. POHL · R. POLLAND · C. POSNER † · L. PULVERMACHER † · H. REIN · P. RICHTER E. RIECKE · G. RIEHL · H. RIETSCHEL · H. RITTER · H. DA ROCHA LIMA · K. ROSCHER O. ROSENTHAL · R. ROSNER · G. A. ROST · ST. ROTHMAN · A. RUETE · P. RUSCH · E. SAALFELD U. SAALFELD · H. SACHS · O. SACHS † · F. SCHAAF · G. SCHERBER · H. SCHLESINGER E. SCHMIDT · S. SCHOENHOF · W. SCHOLTZ · W. SCHÖNFELD · H. TH. SCHREUS · R. SIEBECK C. SIEBERT · H. W. SIEMENS · B. SKLAREK · G. SOBERNHEIM · W. SPALTEHOLZ · R. SPITZER O. SPRINZ · R. O. STEIN · G. STEINER · G. STICKER · J. STRANDBERG · H. STREIT · A. STÜHMER G. STÜMPKE · P. TACHAU · L. TÖRÖK · K. TOUTON · K. ULLMANN · P. G. UNNA † · P. UNNA E. URBACH · F. VEIEL · R. VOLK · C. WEGELIN · W. WEISE · L. WERTHEIM · J. WERTHER P. WICHMANN · F. WINKLER · M. WINKLER · R. WINTERNITZ · F. WIRZ · W. WORMS · H. ZIEMANN F. ZINSSER · L. v. ZUMBUSCH · E. ZURHELLE

IM AUFTRAGE
DER DEUTSCHEN DERMATOLOGISCHEN GESELLSCHAFT
HERAUSGEGEBEN GEMEINSAM MIT

G. ARNDT · B. BLOCH · A. BUSCHKE · E. FINGER · E. HOFFMANN
C. KREIBICH · F. PINKUS · G. RIEHL · L. v. ZUMBUSCH

VON

J. JADASSOHN

SCHRIFTLEITUNG: O. SPRINZ

FÜNFTER BAND · ZWEITER TEIL

BERLIN
VERLAG VON JULIUS SPRINGER
1929

LICHT-BIOLOGIE UND -THERAPIE
RÖNTGEN-PHYSIK -DOSIERUNG
ALLGEMEINE RÖNTGENTHERAPIE
RADIOAKTIVE SUBSTANZEN
ELEKTROTHERAPIE

BEARBEITET VON

H. GUHRAUER · L. HALBERSTAEDTER
H. JACOBY · PH. KELLER · E. KUZNITZKY
A. LIECHTI · G. A. ROST · H. TH. SCHREUS
P. WICHMANN

MIT 305 ZUM TEIL FARBIGEN ABBILDUNGEN

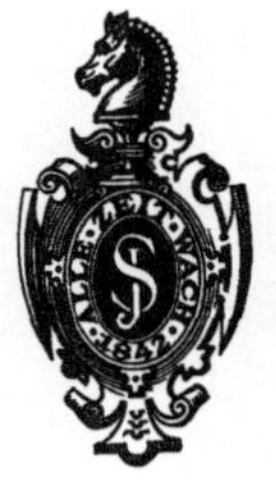

BERLIN
VERLAG VON JULIUS SPRINGER
1929

ISBN-13: 978-3-7091-9619-9 e-ISBN-13: 978-3-7091-9866-7
DOI: 10.1007/978-3-7091-9866-7

Softcover reprint of the hardcover 1st edition 1929

Inhaltsverzeichnis.

Die Wirkungen des Lichtes auf die gesunde und kranke Haut.

Von Professor Dr. GEORG ALEXANDER ROST-Freiburg i. Br. und Professor Dr. PHILLIPP KELLER-Freiburg i. Br. (Mit 76 Abbildungen.)

Röntgenphysik.

Von Dr. A. Liechti-Bern. (Mit 80 Abbildungen.)

Die Dosimetrie der Röntgenstrahlen.

Von Professor Dr. H. TH. SCHREUS-Düsseldorf. (Mit 45 Abbildungen.)

Allgemeine Röntgentherapie der Hautkrankheiten.

Von Professor Dr. H. TH. SCHREUS-Düsseldorf. (Mit 10 Abbildungen.)

Allgemeine biologische und schädigende Wirkungen der Röntgenstrahlen.

Von Professor Dr. LUDWIG HALBERSTAEDTER-Berlin. (Mit 56 Abbildungen.)

Radioaktive Substanzen.

I. Radium und Mesothorium.

Von Professor Dr. E. KUZNITZKY-Breslau und Dr. H. GUHRAUER-Breslau.
(Mit 9 Abbildungen.)

II. Thorium X.

Von Professor Dr. E. KUZNITZKY-Breslau und Dr. H. JACOBY-Breslau.
(Mit 9 Abbildungen.)

Elektrotherapeutische Methoden.

Von Professor Dr. PAUL WICHMANN-Hamburg. (Mit 20 Abbildungen.)

Inhalt von Band V/1.

Die Wirkungen des Lichtes auf die gesunde und kranke Haut.

Von

GEORG ALEXANDER ROST - Freiburg i. Br.

und

PHILIPP KELLER - Freiburg i. Br.

Mit 76 Abbildungen.

Geschichtliche Einleitung.

Zur Steigerung des Lebensgefühls, bei sportlicher Tätigkeit, auch zur Allgemeintherapie waren Sonnenbestrahlungen im Altertum geschätzt (Literatur s. BERNHARD); aus dem Mittelalter wissen wir von dem Umfang ihrer Verwendung wenig, und erst mit dem Ende des 18. Jahrhunderts kamen sie von Frankreich ausgehend mit bestimmten therapeutischen Indikationen bei Beingeschwüren und tuberkulösen Gelenkentzündungen wieder zur Geltung.

Die heutige zielbewußte Anwendung in der *Hautheilkunde* ist jedoch erst verhältnismäßig kurzen Ursprungs und geht auf die therapeutischen Erfolge NIELS R. FINSENS (geb. 1860, gest. 1904) zurück, die dieser auf Grund seiner Untersuchungen über die Wirkung des Lichtes (1893) bei Hauterkrankungen erzielte; und zwar zunächst bei Variola durch Ausschluß der für die Suppuration als schädlich angesehenen reizenden chemischen Strahlen und später, ab 1895, bei tuberkulösen Hautleiden durch die isolierte und stets intensiver gestaltete Verwendung gerade dieser kurzwelligen Strahlenbezirke. Diese von größtem Erfolg begleitete Verwendungsart des Lichtes ging von der Absicht aus, die durch DOWNES-BLUNT 1877 zuerst nachgewiesene bactericide Fähigkeit der chemischen Strahlen auch für infektiöse Hautkrankheiten im Sinne einer Desinfektion nutzbar zu machen, eine Absicht, welche sich wenigstens für die Hauttuberkulose nachher als undurchführbar erwies.

Zur Abgrenzung der Ultraviolettlichtreaktion der Haut von der Wärmereaktion, die lange gleichgesetzt wurden, lagen jedoch bereits vor FINSEN Beobachtungen vor (ERWARD HOME 1820, DAVY, CHARCOT 1858, BOUCHARD 1863, MAKLAKOFF 1889. Lit. bei RASCH); systematische Untersuchungen stammen von WIDMARK 1889 und HAMMER 1891 als erstem Dermatologen, der sehr genau das klinische Bild des UV-Lichterythems vom Wärmeerythem abgrenzte, die Einflüsse der Gewöhnung betonte und die Wirkung von Schutzstoffen richtig erklärte.

Die Rolle des chemischen Lichtes als ätiologischen Faktors für Hautkrankheiten wurde zuerst von TH. VEIEL (1887), von UNNA (1890) und WOLTERS (1891), und zwar für das sog. Eczema solare nachgewiesen; freilich war dabei in Vergessenheit geraten, daß bereits WILLAN 1798 das Eczema solare gekannt hatte, desgleichen RAYER 1835 (Lit. bei RASCH).

Seit dieser Zeit häufen sich die Befunde über die Einwirkungen des Lichtes auf biologische Vorgänge, die sowohl im Tier- wie menschlichen Organismus beobachtet oder im Reagensglasversuch nachgeahmt wurden. Diese heute fast unübersehbaren Einzelbefunde und die sich auf sie stützenden Deutungen haben unter verschiedenen Gesichtspunkten umfangreiche und ausgezeichnete Zusammenfassungen gefunden, von denen vor allen zu nennen sind:

1. Möller: Der Einfluß des Lichtes auf die Haut in gesundem und krankhaftem Zustande. Bibl. medica 1900.
2. Aschoff in Krehl und Marchand: Allg. Pathologie. 1. Bd. 1908.
3. Jesionek: Lichtbiologie und Lichtpathologie. 1912.
4. Pincussen: Biologische Lichtwirkungen. Erg. Physiol. 1920.
5. Hausmann: Grundzüge der Lichtbiologie und Lichtpathologie 1923.
6. Saidman: Les Rayons ultra-violets. Paris 2. Aufl. 1928

und die betreffenden Arbeiten verschiedener Autoren im Lehrbuch der Strahlentherapie von Hans Meyer 1925—1926 und im Handbuch der Lichttherapie von Hausmann-Volk, 1927.

Damit sind viele Erfahrungen Allgemeingut geworden, so daß es gelegentlich unmöglich ist, den Anteil einzelner Beobachter an dem Ausbau und der Vertiefung mancher Einzelkenntnis abzugrenzen.

Mit der Verbreitung künstlicher Lichtquellen ist dann auch die Zahl der Veröffentlichungen so gestiegen, daß nur die Berücksichtigung der wesentlichsten und kritisch durchgeführten bereits genügt, uns ein ausgedehntes Bild von den Lichtwirkungen zu geben, von denen diejenigen auf die menschliche Haut im nachfolgenden dargestellt werden sollen und Beobachtungen aus anderen Gebieten, soweit diese zu ihrem Verständnis erforderlich sind. Dabei zeigt sich dann, daß unser Wissen auf diesem Gebiete, trotz zahlloser Einzeltatsachen, im gemeinsamen gesehen, besonders bei nüchterner Betrachtung, noch recht lückenhaft ist.

Physikalische Vorbemerkungen.

Unter Licht versteht man erstens eine bestimmte Gruppe von Ätherschwingungen, die sich mit einer Geschwindigkeit von etwa 300 Millionen Meter in der Sekunde wellenförmig fortpflanzen, in der gleichen Zeit eine bestimmte Schwingungszahl von etwa 400—800 Billionen haben und auf unserer Netzhaut einen Eindruck hinterlassen, den wir „sehen“ heißen; in zweiter Linie dann aber auch die diesem Bereich benachbarten Schwingungen, die gewisse Eigenschaften wie chemische Wirkung oder Wärmebildung bei der Absorption mit dem sichtbaren Lichte gemeinsam haben.

Unsere Vorstellungen von dem Wesen des Lichtes sind in neuerer Zeit wieder in einer Umwandlung begriffen, die uns wenigstens teilweise die Berechtigung älterer Theorien anerkennen lassen.

Nach der *Emissionstheorie* von Newton schleudert eine Lichtquelle kleinste Korpuskeln aus, die sich geradlinig fortbewegen, beim Auftreffen infolge ihrer Elastizität teilweise reflektiert werden und beim Eintritt in ein neues Medium durch Einwirkungen der in ihm vorhandenen Molekeln in ihrer Richtung beeinflußt, gebrochen werden. Die Kenntnis der Interferenzerscheinungen, d. h. der Tatsache, daß Licht Licht zum Auslöschen bringen kann, entzog dieser Theorie, die diesen Vorgang nicht vorstellbar genug lösen konnte, den Boden.

Die *Undulationstheorie* (Huygens, Fresnel) sieht das Licht als Schwingungsbewegungen an, die auch ein Vakuum durchdringen, deren Träger also nicht Luftteilchen sind, sondern hypothetische Ätherteilchen und deren Schwingungsrichtung transversal erfolgen muß, da das Licht polarisierbar ist, d. h. sich in aufeinander senkrechten Richtungen gelegentlich verschieden verhält.

Die Schwierigkeiten, die sich aus dieser Vorstellung in der Annahme eines elastischen, andererseits aber masselosen Äthers ergaben, überwand die *elektromagnetische Theorie* (FARADAY, MAXWELL), die die Lichtquellen als periodische Spannungsänderungen eines elektromagnetischen Feldes im Äther auffassen. Die Übereinstimmung der Lichtgeschwindigkeit mit der der elektromagnetischen Wellen und die Versuche von HERTZ, nach denen die elektromagnetisch erzeugten Wellen die wesentlichen Eigenschaften der Lichtquellen aufweisen, verliehen dieser Theorie anscheinend jede wünschenswerte Stütze.

Die elektromagnetischen Schwingungen verhalten sich wie elastische Schwingungen. Auch die elektromagnetische Schwingung hat eine mehr oder minder große Schwingungsweite *(Amplitude)*, die das Ausmaß der Schwingungsbewegung darstellt und von der die *Lichtintensität* abhängig ist. Die Schwingung erfolgt ferner verschieden häufig in der Zeiteinheit; von dieser Schwingungszahl *(Frequenz)* wird die Eigenart des Lichtes, z. B. seine *Farbe* bestimmt.

Eine irgendwo entstandene Schwingung pflanzt sich nun durch elektromagnetische Wirkung als transversale Welle fort, indem sie die Nachbarschaft zu gleichen Schwingungen anregt. Ihre Fortpflanzungsgeschwindigkeit ist im Äther etwa 300 Millionen Meter in der Sekunde (MICHELSON maß zuletzt 1926 auf Mount Wilson als Lichtgeschwindigkeit 299800 km in der Sekunde).

Die Strecke, in der eine Welle sich in der Zeit einer Schwingung fortbewegt, heißt ihre *Wellenlänge*; sie ist bei gleichbleibender Geschwindigkeit also reziprok der Frequenz. Aus Bequemlichkeitsgründen bezeichnet man die einzelnen Lichtstrahlen mehr nach ihrer Wellenlänge, als nach ihrer Schwingungszahl, also z. B. statt 509 Billionen Schwingungen für gelbes Licht 589 $\mu\mu$, wobei ein Millemikron ein Millionstel Millimeter bedeutet. In der physikalischen Literatur werden die Wellenlängen des Lichtes häufiger in Ångströmeinheiten (ÅE) gleich $^1/_{10}$ $\mu\mu$ angegeben. Bei dieser Art der Bezeichnung ist aber nicht zu vergessen, daß sich diese Zahlen für die Wellenlängen bloß auf den Äther berechnet richtig verstehen, da in anderen Medien sich die Fortpflanzungsgeschwindigkeit und damit auch die Wellenlänge ändert, während nur die Schwingungszahl konstant bleibt.

Es läßt sich eine Reihe aufstellen, in der alle Ätherschwingungen nach ihrer Schwingungszahl oder auch alle Wellen ihrer Wellenlänge nach geordnet sind und in der man nach ihren Hauptwirkungen große Gruppen zusammenfassen kann. In einer solchen Reihe *(elektromagnetisches Spektrum)* bildet das Licht nur einen kleinen Teil.

Kleinere Wellenlängen haben die Wellen radioaktiver Substanzen, z. B. Radium von 0,002 (MEITNER) bis 0,135 $\mu\mu$ und die Wellen der Röntgenstrahlen von 0,018—1,12 $\mu\mu$ (VOLTZ), von denen die therapeutisch üblichen Röntgenbestrahlungen allerdings nur einen kleinen Teil umfassen, etwa von 0,018 bis 0,2 $\mu\mu$ (BUCKY: Grenzstrahlen).

An eine spektrale Lücke, von der LENARD vermutet, daß sie mit bisher nicht untersuchten Ätherstrahlen angefüllt ist, welche bei der Absorption mittelschneller Kathodenstrahlen entstehen, schließt sich dann die Lichtstrahlung an.

Diese umfaßt zunächst das *ultraviolette Gebiet* von 2,02 $\mu\mu$ (MILLIKAN) bis etwa 380 $\mu\mu$ (praktisch wichtig von 200—360). Dann das *sichtbare Licht* von etwa 380—760 $\mu\mu$ und schließlich die *ultrarote Wärmestrahlung* von 760 $\mu\mu$ bis etwa 342 μ (nach KÜSTER-THIEL).

Längere Wellenlängen von einigen Zentimetern besitzen die von RUBENS erforschten sogenannten Reststrahlen und die Wellenlängen der drahtlosen

Telegraphie haben bekanntlich einen Umfang von einigen bis zu mehreren tausend Metern.

Wir sehen also, daß die einzelnen Gebiete des elektromagnetischen Spektrums nach bestimmten Wirkungen bezeichnet werden; das uns hier interessierende Gebiet ist zunächst das, das sich durch seine *Sichtbarkeit* auszeichnet.

Die untere Grenze des sichtbaren Lichtes wird verschieden angegeben. Mathiessen (1844) behauptet, das Sonnenspektrum bis 318 $\mu\mu$ gesehen zu haben. Helmholtz begrenzte die Sichtbarkeit bei 382, Broca bei 400—410. Nach Widmark schwankt die Grenze nach dem Alter der Beobachter.

Es ist

im Alter von 11—20 Jahren:	378 —395 $\mu\mu$,	durchschnittlich 386 $\mu\mu$
„ „ „ 21—30 „	371 —395 $\mu\mu$	„ 382,5 $\mu\mu$
„ „ „ 31—40 „	372,5—393 $\mu\mu$	„ 382,9 $\mu\mu$
„ „ „ 41—50 „	380,5—394,5 $\mu\mu$	„ 388,7 $\mu\mu$

Neuere Untersuchungen von Saidman und Dufestel ergaben, daß das akkommodierte Auge die Linie 365 $\mu\mu$ bei starker Intensität violett, bei geringerer blaugrau bis lavendelgrau deutlich sieht; die Empfindlichkeit des Auges hierfür ist aber etwa 1000 mal geringer als für das Violett von 404 $\mu\mu$. Vielleicht ist hier aber auch das Auge des Beobachters zu berücksichtigen; Toulant sah diese Linie bei seinen Experimenten nicht.

Die obere Grenze der Sichtbarkeit ist weniger genau untersucht; sie liegt nach Küster-Thiel bei 760 $\mu\mu$.

Auch das sichtbare Licht umfaßt also noch eine Gruppe von Strahlen verschiedener Wellenlänge; zerlegen wir weißes Licht z. B. durch ein Prisma in seine einzelnen Wellenlängen, so sehen wir die einzelnen Spektralabschnitte farbig verschieden und in ihrer Gesamtheit das bekannte Farbenspektrum. Auf die photographische Platte wirkt das sichtbare Licht desgleichen durch Zersetzung der Chlorsilbergelatine; aber hier ist die Wirkungsverteilung über das ganze Spektrum eine andere als auf das Auge. Was wir als rot sehen, ist bekanntlich auf die gewöhnliche photographische Platte fast wirkungslos, dagegen wirkt blau auf diese verhältnismäßig intensiver als auf das Auge, und schließlich ist, wie Ritter und Wollaston 1801 zuerst zeigten, auch jenseits des Violetts im Unsichtbaren eine Wirkung auf die photographische Schicht nachweisbar durch die sogenannten ultravioletten Strahlen. Führt man dagegen ein geschwärztes Thermometer durch das sichtbare Spektrum, so stellt man eine Erwärmung fest, und zwar, wie Herschel 1800 zuerst fand, um so stärker, je weiter das Thermometer in den roten Spektralteil verschoben wird und auch hier noch über das sichtbare Gebiet hinaus, in das des Ultrarot. Somit erweitert sich das sichtbare Spektrum nach beiden Seiten in einen angrenzenden unsichtbaren Teil, der aber mit dem sichtbaren Spektrum gewisse Eigenschaften gemein hat.

Diese Überschneidungen der Wirkungszonen zeigen schon, daß eine Einteilung nach chemischen, Licht- und Wärmestrahlen als *nebeneinanderstehende* Gruppen nicht möglich ist. Streng genommen, worauf z. B. Vahle hinweist, sind alle, auch die ultravioletten Strahlen, Wärmestrahlen, indem sie sich bei Absorption größtenteils in Wärme umsetzen. Und desgleichen üben auch nicht nur die blauen bis ultravioletten Strahlen chemische Wirkungen aus, sondern auch grüne bis rote, für die man z. B. eine photographische Platte sensibilisieren kann. Die roten Strahlen bewirken gerade im Chlorophyll den Pflanzenstoffwechsel. Man muß sich also vor Augen halten, daß verschiedene chemische oder biologische Prozesse durch jeweils verschiedene Spektralbezirke beeinflußt oder hervorgerufen werden, und daß es nicht angängig ist, von chemischen, leuchtenden und wärmenden Strahlen als nebeneinander abgegrenzten Bezirken zu sprechen. Solche Bezirke sind nur das Ultraviolett, das sichtbare Licht und das Ultrarot; ihre Einteilung nach Wirkungen hat erst später unter biologischen Gsichtspunkten Berechtigung, ist aber physikalisch unscharf.

Die neuesten Theorien (Quantentheorie: PLANCK, EINSTEIN) betreffen weniger die qualitativen Eigenschaften der Lichtstrahlen, die in ihren Wellenlängen beruhen, als die quantitativen Vorgänge bei ihrer Emission und Absorption. Die zur Erklärung der Strahlungsgesetze des sogenannten schwarzen Körpers notwendige Annahme PLANCKs, daß die Energie der Strahlung immer in bestimmten endlichen Quanten auftreten müsse, die der Schwingungszahl der Strahlen proportional sind (also um so größer, je kleiner die Wellenlänge) hat sich als äußerst bedeutungsvoll für die Licht- und Atomtheorie erwiesen. Hiernach müssen wir uns die Lichtemission als durch periodische Sprünge negativer Elektronen zwischen zwei Bahnen ihres planetenähnlichen Umlaufs um den zentralen positiven Kern bedingt vorstellen, bei denen ein bestimmter Energiebetrag frei wird. Da aber auch im leeren Raum nach PLANCK in der Strahlung Energieelemente von der Größe der Lichtquanten angenommen werden müssen, kehrt diese neueste Theorie teilweise wieder zu der Corpusculartheorie NEWTONs zurück. Damit ist die Undulationstheorie nun nicht erledigt, es besteht jedoch die Notwendigkeit, die anscheinend innigen Beziehungen zwischen den corpusculären und undulatorischen Vorgängen vorstellungsfähig zu ergründen. Daß auch Vorgänge, die zur Aufstellung der Undulationstheorie führten, wie die Interferenzerscheinungen, neuerdings bei der Reflexion reiner Corpuscularstrahlen beobachtet wurden, macht die Verhältnisse noch undurchsichtiger.

Für die Lichtbiologie hat die Quantentheorie bisher noch keine greifbaren Ergebnisse gebracht. Jedoch weist besonders HOLTHUSEN darauf hin, daß die Quantentheorie die Erklärung dafür hergibt, weshalb gerade im sichtbaren Licht die Strahlen beginnen, Eiweißschädigungen hervorzurufen. Gerade in diesem Gebiet werden nämlich die Energiebeträge der Strahlen genügend groß, um entgegen den Bindungsenergien in Molekülen chemische Umsetzungen zu erzielen. Ohne jedoch hier näher auf diese allgemeinen lichtbiologischen Verhältnisse eingehen zu können, sei nur betont, daß diese Auffassung nicht dahin mißverstanden werden darf, daß alle Strahlen unterhalb einer gewissen Wellenlänge gleichartig wirken müssen, insofern hier stets die genügende Quantenenergie erreicht ist; gerade im Gebiet der Lichtstrahlen spielt die selektive *Absorption* der Moleküle für bestimmte Wellenlängengebiete eine nicht zu vernachlässigende Rolle (DESSAUER), außerdem wissen wir ferner bei komplexen biologischen Prozessen selten, worin der primäre elementare Vorgang besteht, den die Quantentheorie beherrscht, und worin die sekundäre biologisch ausgelöste Reaktion (RAJEWSKY).

Die verschiedenen Arten der Lichtwirkung auf die Haut.

Wenn es auch nach der Quantentheorie möglich wäre, daß die verschiedenen Lichtstrahlen gleiche biologische Grundvorgänge bedingen, also primär nicht qualitativ verschieden wirken, so könnten doch in einem komplizierten Gebilde wie der menschlichen Haut z. B. infolge spezifischer Absorption für bestimmte Wellenlängen qualitativ verschiedene Lichtwirkungen durch benachbarte Spektralbezirke zustande kommen. Anders demnach als die photographische Platte, auf die qualitativ verschiedenes, also Licht verschiedener Wellenlänge nur quantitativ verschieden, aber stets einen Silberniederschlag bewirkt, verhielte sich die Haut ähnlicher dem Auge, das auch außer der Intensität die qualitativ verschiedenen Farben empfindet. Und tatsächlich kennen wir mehrere klinisch gut unterscheidbare Reaktionsarten der Haut auf Licht, vorausgesetzt, daß wir bestimmte Intensitäten verwenden. So unterscheiden wir von der klinisch genau charakterisierten *Wärmereaktion* der normalen Haut seit mehr als einem halben Jahrhundert die UV-*Lichtreaktion* mit ihren klinischen Besonderheiten; dazu tritt neuerdings als besondere Reaktionsform *abnorm empfindlicher* Haut eine besonders abgrenzbare *allergische urticarielle Lichtreaktion*.

Außer diesen drei verschiedenen klinisch erkennbaren Reaktionsarten auf Licht bestimmter Intensität sind uns mit Sicherheit keine weiteren bekannt, denn auch die physiologischen Reaktionen der Haut auf Licht lassen sich zwanglos ihnen einordnen, desgleichen feinere Veränderungen als Teilerscheinungen dieser Reaktionen erkennen. Alle diese drei Reaktionsarten lassen sich bestimmten Spektralbezirken zuordnen, so daß dadurch ebenfalls eine gewisse Gruppierung erfolgt und man derart eine selektive Wirkung bestimmter Wellenlängengebiete annehmen darf.

Damit sei natürlich nicht die Möglichkeit bestritten, daß auch noch weitere selbständige Reaktionsformen der Haut bestehen können, unter Umständen mit besonderen spezifischen Wellenlängengebieten. Beispielshalber wird gelegentlich dem Rotlicht unabhängig von einer Wärmewirkung noch eine entzündungshemmende Wirkung zugeschrieben. Dagegen haben Jesionek-Rothman bei Versuchen mit Rotlicht ohne praktisch bemerkbare Wärmewirkung, z. B. mit der Neonlampe, keinerlei biologische Wirkungen, insbesondere keine entzündungshemmenden wahrgenommen. Auch nach Halberstaedter fehlt für diese Annahme jeder experimentelle Beweis. Infolgedessen wird die günstige Wirkung des Rotlichtes, z. B. bei Pocken oder anderen Hautkrankheiten, soweit sie von den Autoren überhaupt als bestehend angenommen wird, als keine positive, sondern eine negative Sonderwirkung des Rotlichtes aufgefaßt, insofern in ihm die hautreizenden ultravioletten bzw. blauvioletten Strahlen des Tageslichtes ausgeschaltet sind.

Auch ob der von Gurwitsch entdeckten „mitogenetischen Strahlung" eine gleichartige Strahlenwirkung auf die Haut entspricht, ist noch sehr fraglich. Gurwitsch hatte gefunden, daß wachsende Gewebe eine ultraviolette Strahlung aussenden, die andere wachsende Gewebe zur Mitose anregt. Nach Reiter und Gábor liegt diese Strahlung in zwei ganz umschriebenen Bezirken um 280 und 340 $\mu\mu$, während das dazwischenliegende Ultraviolett diese Wirkung sogar paralysieren oder umkehren kann. Bisher muß man hier noch daran denken, daß lediglich bestimmte *quantitative Verhältnisse* eine Rolle spielen, insofern es nur eine Frage der Dosierung ist, ob nicht auch die biologisch wirksameren Ultraviolettstrahlen um 300 $\mu\mu$ bei genügend kleiner Intensität einen Wachstumsanreiz bieten, wozu die oben erwähnten Wellenlängengebiete teils wegen ihrer geringen biologischen Wirksamkeit, teils wegen ihrer geringen Penetration von vornherein besonders geeignet sind. Somit würde sich eine solche „mitogenetische Strahlung" als Teilerscheinung der allgemeinen Ultraviolettlichtwirkung auf Gewebe einordnen.

Im übrigen muß man sich natürlich darüber klar sein, daß die von uns zu Einteilungszwecken charakterisierten Reaktionsarten der Haut außerordentlich komplexe Vorgänge sind, die abhängig von der Dosis variieren, in denen aus individuell dispositionellen Gründen Einzelerscheinungen vorwiegen können, aber diese Einzelerscheinungen treten immer in einer gewissen Verbundenheit auf und sind stets gemeinsam auf bestimmte Wellenlängenbezirke zu beziehen.

Die *Polarisierung* des Lichtes verändert, soviel aus den bisher nur spärlichen Versuchen hervorzugehen scheint, die qualitative Wirkung dieser Spektralbezirke nicht; sie ist höchstens in eigentümlicher Weise verstärkt (Macht und Stepp), wie auch Günther aus der erheblichen Wirkung von durch Schnee oder Wasser reflektierten Lichtes vermutet. Ein unpolarisierter Strahl besitzt aber die doppelte Intensität wie einer seiner geradlinig polarisierten Komponenten (Planck).

Der für die Ultraviolettlicht-Reaktion der Haut wirksame Spektralbezirk.

Die Angaben früherer Untersucher (Hammer, Finsen u. a.) über die *die UV-Lichtreaktion verursachenden Wellenlängengebiete*, beurteilt nach der Erythembildung, waren meistens durch sogenannte Filtermethoden gewonnen, d. h. durch Beobachtungen, ob die Hautreaktion durch bestimmte Filter, deren Durchlässigkeit einigermaßen bekannt ist, verhütet wurden.

Die Resultate konnten dahin gedeutet werden, daß außer dem gesamten

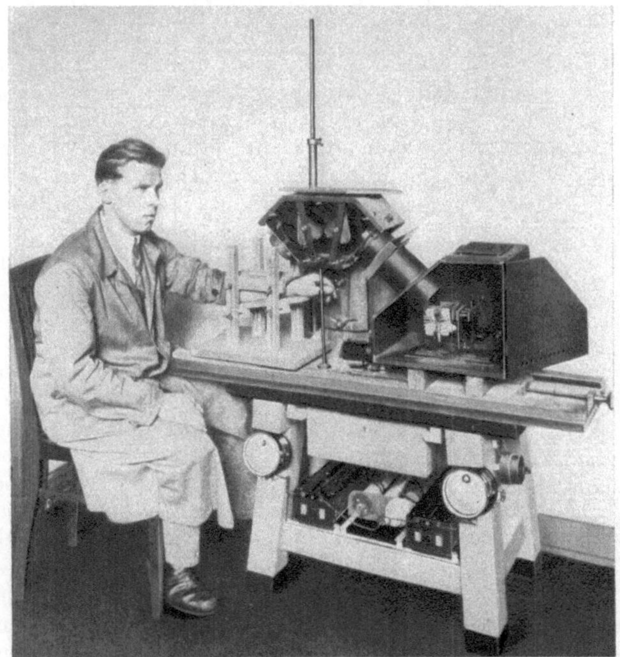

Abb. 1. Versuchsanordnung für Bestrahlung der Haut mit homogenem UV-Licht. [Nach Hausser, Physikalisches Laboratorium des Wernerwerkes der Siemens & Halske A.-G. Strahlenther. 28 (1928).]

Ultraviolett auch die *sichtbaren* violetten und blauen Anteile des Spektrums das Lichterythem der Haut bedingen.

Diese älteren Ergebnisse, die an der Ungenauigkeit litten, daß die quantitative Durchlässigkeit der Filter nicht genau genug bekannt war, sind nun durch neuere Methoden überholt worden. Hausser und Vahle gingen in ihren grundlegenden Versuchen auf einem anderen physikalisch einwandfreien Weg an die Beantwortung dieser Frage (Abb. 1). Mittels eines Quarzspektrographen von außerordentlicher Lichtstärke warfen sie das Linienspektrum einer Quecksilberdampfquarzlampe direkt auf die menschliche Haut und berechneten aus der Stärke der auftretenden Erythemstreifen unter Berücksichtigung der Bestrahlungszeit und der Intensität der einzelnen Linien der verwendeten Lampe die Wirksamkeit der verschiedenen UV-Lichtquellenlängen in bezug auf die Erythembildung. Setzten sie die Wirksamkeit der von ihnen als stärkste gefundenen Wellenlänge von 297 $\mu\mu$ gleich 100, so war für die Wellenlänge

313 $\mu\mu$	die Wirksamkeit	4,5
302 „	„ „	58
297 „	„ „	100
289 „	„ „	30
280 „	„ „	28
265 „	„ „	19
253 „	„ „	16

Höhere Wellenlängen als 313 $\mu\mu$ waren wirkungslos. Über den hieraus zu berechnenden prozentualen Anteil der einzelnen Wellenlängen an einem Erythem gibt die Abb. 2 Aufschluß.

An diesen Befunden ist zweierlei auffällig und beachtenswert. Zunächst scheint die Wirkungslosigkeit der Wellenlängen oberhalb 313 $\mu\mu$ den Erfahrungen zu widersprechen, da es auch noch nach Glasfilterung gelingt, Ultraviolettlichterytheme zu erzielen. Die ersten Konzentrationsapparate Finsens waren derart mit Glaslinsen ausgestattet. Von Glas macht man sich aber im allgemeinen die Vorstellung, daß es das kurzwellige UV-Licht *völlig* absorbiert. Da aber das keineswegs der Fall ist, sondern Fensterglas in 1 mm Dicke bis zu λ 297 $\mu\mu$ und solches von 2 mm bis zu λ 313 $\mu\mu$, wenn auch geschwächt passieren läßt — natürlich quantitativ nach der Sorte und schon nach der einzelnen Schmelze verschieden —, so ist in dieser Tatsache kein genügender Beweis für die Wirksamkeit der Wellenlängen über 313 $\mu\mu$ vorhanden.

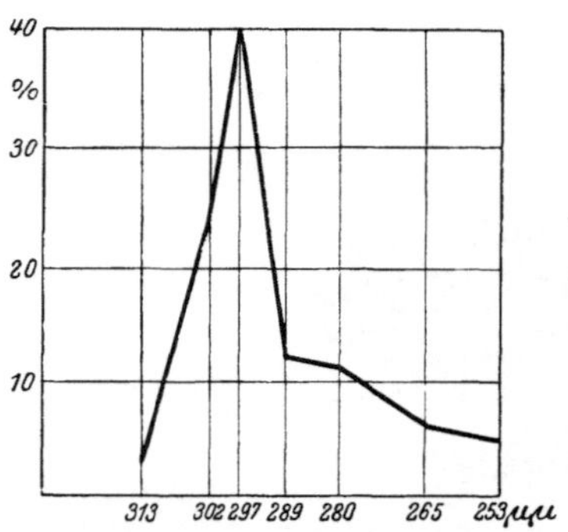

Abb. 2. Prozentuale Beteiligung der einzelnen UV-Lichtwellenlängen gleicher Intensität an einem Erythem unter Voraussetzung der Befunde von Hausser-Vahle.

Nun hat sich aber durch neuere Untersuchungen zeigen lassen, daß auch die Wellenlängen über 312 $\mu\mu$ nicht ohne nachweisbare Wirkung sind.

Guthmann, der mit Filtern arbeitete, allerdings anscheinend genau spektroskopisch definierten, fand, daß bei Zwischenschaltung eines bis 322 $\mu\mu$ durchlässigen Weißglases nach 200-facher Belichtung und bei Zwischenschaltung eines bis 435 $\mu\mu$ durchlässigen Grünglases nach mehr als 700 facher Belichtung noch ein Erythem zustande kam wie bei einfacher Belichtung mit ungefiltertem Quecksilberquarzlicht. Licht oberhalb 322 $\mu\mu$ war demnach mit 0,5%, solches über 435 $\mu\mu$ (Violett!) mit weniger als 0,14% an der Gesamtwirkung der verwendeten Quecksilberlampe beteiligt.

Zur technischen Seite der Untersuchung ist zu bemerken, daß Filterversuche nie eine ganz sichere Grenzwellenlänge angeben können. Bei dem photographischen Nachweis durchgelassener Strahlen ist natürlich zu fordern, daß ebenfalls die ungeheuer langen Hautbelichtungszeiten zur Exposition der Platte angewandt werden. Alsdann würde vielleicht eine Durchlässigkeit der Filter für Spuren kurzwelligen Lichtes zu bemerken gewesen sein.

Zum richtigen Verständnis dieser Befunde muß weiter darauf hingewiesen werden, daß diese Zahlen nicht wie die von Hausser-Vahle absolute sind, d. h. sich auf gleiche Intensitäten der einzelnen Wellenlängen beziehen. Unter Berücksichtigung, daß oberhalb 332 $\mu\mu$ bei 366 $\mu\mu$ überhaupt die intensivste Linie des Quecksilberspektrums liegt (etwa 7—8 mal stärker als die biologisch wirksamste Linie 297 $\mu\mu$), und daß mehr als 50% der Gesamtintensität auf sichtbare und längere Strahlen fallen (Johansen), reduzieren sich die Guthmannschen Zahlen derart *absolut* genommen als Werte für die Empfindlichkeit der Haut auf noch geringere Bruchteile eines Prozentes.

Aber auch HAUSSER und VAHLE haben neuerdings die Frage nach der Erythemerzeugung höherer Wellenlängen nochmals spektrographisch überprüft. Nur bei besonders empfindlichen Personen und ganz enormen eingestrahlten Energien erhielten sie bei 366 $\mu\mu$ ein Erythem an der Grenze der Sichtbarkeit, das sich sehr leicht in Pigment umsetzte. Die Wirksamkeit dieser Strahlung berechnet HAUSSER auf weniger als 1‰ von der Wirksamkeit des Lichtes um 300 $\mu\mu$.

Dementsprechend läßt sich durch ein Nickeloxydglasfilter (Woodfilter) von einer Durchlässigkeit um 366 $\mu\mu$ (CHAMPEIL) nach etwa 100facher Überbelichtung für gewöhnlich noch kein Erythem an der Haut erzielen (KELLER).

Mit sichtbaren Linien erhielt HAUSSER in keinem Fall trotz hoher Energien einen Effekt.

Diese Ergebnisse stellen sich nun, obwohl die absolute Empfindlichkeit der Haut für Wellenlängen über 313 $\mu\mu$ als nur geringfügig und zu vernachlässigend erscheint, unter praktischen Gesichtspunkten betrachtet, von äußerster Bedeutung heraus. Denn sie weisen darauf hin, daß bei genügender Bestrahlungsdauer mit Lichtquellen, die nur UV-Licht oberhalb 313 $\mu\mu$ in hinreichender Intensität besitzen, dennoch Wirkungen vorhanden sein können. So kommt gerade in der Sonnenstrahlung, infolge ihres außerordentlich schnellen Energieabfalles im kurzwelligen UV, der Wellenlänge 366 bei hoher Sonne die gleiche Wirkung zu wie der Linie 297, bei mittelhoher und niedriger überwiegt sie sogar (DORNO). Unter Zugrundlegung der relativen Intensitäten von FABRY und BUISSON verhalten sich die Intensitäten der Linien 366 $\mu\mu$ und 297 $\mu\mu$

bei Sonnenhöhe	60°	wie	741:1
	50°	„	1858:1
	40°	„	7814:1
	30°	„	97950:1

wodurch natürlich eine Wirkungsdifferenz von 1 : 1000 weit kompensiert wird.

Als Besonderheit soll schon hier kurz darauf hingewiesen werden, daß Erytheme, die von langwelligem UV-Licht herrühren, sich durch längere Dauer und im Verhältnis zur Erythemstärke intensiverer Pigmentierung auszeichnen (JÜNGLING, KELLER, GUTHMANN, HAUSSER).

Auch die zweite neue Anschauung, die wir den ersten Befunden von HAUSSER und VAHLE verdanken, verletzt wenigstens zunächst eingewurzelte Vorstellungen. Die schnell abfallende Wirksamkeit der kürzeren Wellenlängen unter 297 $\mu\mu$ ist schwer zu verstehen, wenn man beobachtet, daß bei Bestrahlungen mit Hg-Dampflicht schon geringe Filterungen mit einem Material, das die Wellenlängen erst abwärts 297 $\mu\mu$ beeinträchtigt, schon außerordentlich die Erythemwirkung der Gesamtstrahlung heruntersetzen. Das wäre aber nicht denkbar, wenn den derart abgefilterten Wellenlängen überhaupt kein Anteil an der Erythembildung zukäme (KELLER, SCHALL-ALIUS, GUTHMANN). So wird z. B. durch eine Uviolglasscheibe von 1 mm Dicke, für die nach den Angaben der Firma Schott die Durchlässigkeit beträgt:

361	346	325	309	280 $\mu\mu$
100	100	100	95	56 %

die Erythembildung auf ein Drittel und mehr heruntergesetzt.

Eine weitere klinische Erfahrung in dieser Richtung war die äußerst geringe erythembildende Fähigkeit von Kohlenbogenlicht, dem lediglich die nach HAUSSER und VAHLE unwirksamen kurzwelligen UV-Strahlen mangeln.

Auch in diesen Punkten haben die neueren Versuche von HAUSSER und VAHLE sich den Beobachtungen der Praktiker genähert. Es zeigte sich nämlich in dem Bereich der zunächst nicht berücksichtigten Wellenlängen unter 253 $\mu\mu$

ein neuer Wirkungsanstieg; also nach einem Minimum bei 280 ein zweites Maximum bei 250 $\mu\mu$.

Allerdings fand sich auch hier, was den Vergleich der biologischen Wirkung noch mehr erschwerte, daß die Erytheme, die bei verschiedenen Wellenlängen entstanden, einen verschiedenen Verlauf hatten: die kurzwelligen Erytheme klingen im allgemeinen schneller ab als die langwelligen. Die Verhältnisse lassen sich am besten aus den Kurven von HAUSSER und VAHLE ersehen, in denen die Rötungsgrade zu verschiedenen Zeiten nach der Bestrahlung wiedergegeben werden, bezogen auf gleiche Intensitäten verschiedener Wellenlängen (Abb. 3).

Zur richtigen Beurteilung dieser Kurven ist vom biologischen Standpunkt noch darauf hinzuweisen, daß sie trotz aller bewundernswerten physikalischen Genauigkeit nur Annäherungswerte geben können. Denn weder sind die Rötungsgrade absolute Einheiten noch die Meßmöglichkeiten verschiedener Erytheme

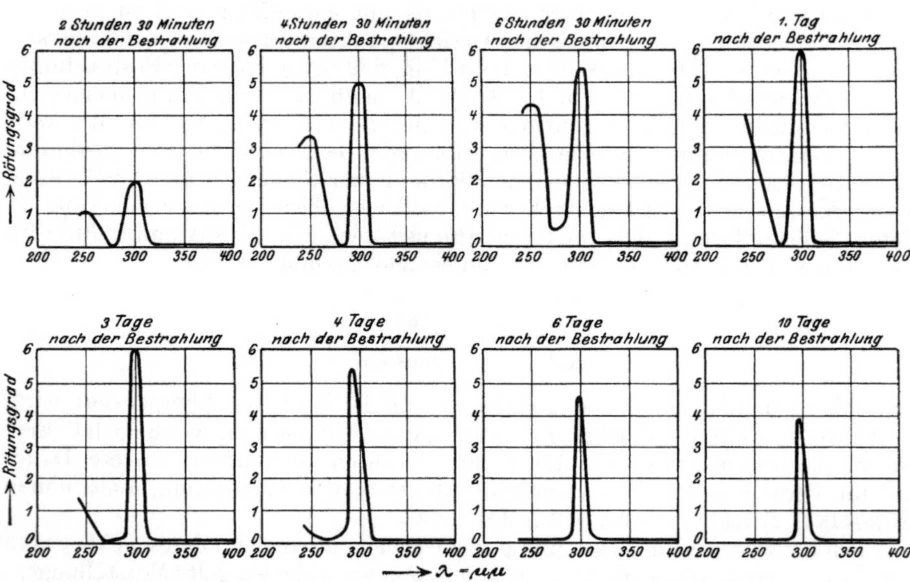

Abb. 3. Abhängigkeit des Lichterythems von der Wellenlänge für gleiche Energiebeträge. Darstellung des zeitlichen Verlaufs der Erscheinungen. Längs der Abszisse sind die Wellenlängen, längs der Ordinate die Erytheme in willkürlich festgelegten Rötungsgraden aufgetragen. [Nach HAUSSER, Strahlenther. 28 (1928).]

sehr exakt. Die Tatsache, daß die Erytheme der kürzeren Wellenlängen auf den Kurven früher verschwinden, beweist noch nicht die schnellere Flüchtigkeit dieser Erytheme; da das Erythem weniger intensiv ist, ist seine Dauer von selbst begrenzter.

Außerdem zeigt wahrscheinlich die Außenseite des Unterarms, an der die Bestimmungen vorgenommen wurden, wegen ihrer verdickten Hornschicht eine besondere Unterempfindlichkeit für die kürzeren Wellenlängen, die an anderen Stellen, z. B. am Stamm, wirkungsvoller sein mögen; auf die Bedeutung der Hornschicht gerade als absorbierendes Medium für die kurzwelligen Strahlen verweisen HAUSSER und VAHLE selbst. Verläuft nun noch gerade der kurzwellige Abschnitt des auf den Unterarm projizierten Spektrums nach der Hand zu, wie tatsächlich bei den angeführten Versuchen, so ist die hier schnell abnehmende Empfindlichkeit der Haut ebenfalls noch ein Anlaß weiterer Ungenauigkeit.

Schließlich sei auch hier darauf hingewiesen, daß HAUSSER und VAHLE die *absoluten* Wirkungswerte der einzelnen Wellenlängen festgestellt haben. Für die Bedeutung dieser Versuche *für die Praxis* darf nicht vergessen werden, daß der Gehalt gewisser UV-Lichtquellen, wie der Hg-Dampfquarzlampen an

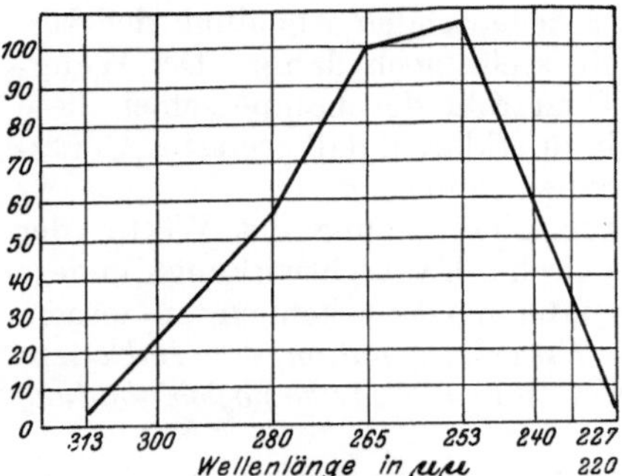

Abb. 4.
Wirkung gleicher Intensitäten UV-Licht verschiedener Wellenlänge auf die Eiweißkoagulation (von verdünntem Hühnereiweiß).

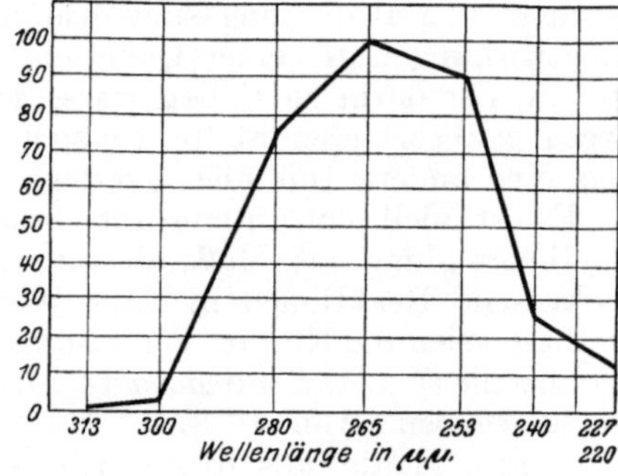

Abb. 5.
Abtötung von Bakterien (Colibacillen) bei verschiedenen Wellenlängen UV-Licht.

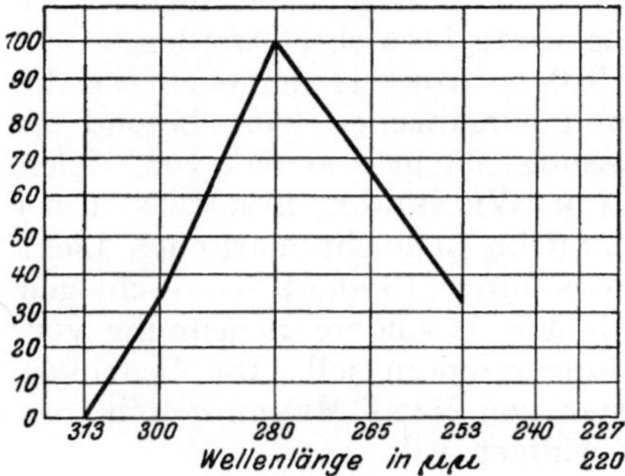

Abb. 6.
Abtötung von Paramaecien bei verschiedenen Wellenlängen UV-Licht.

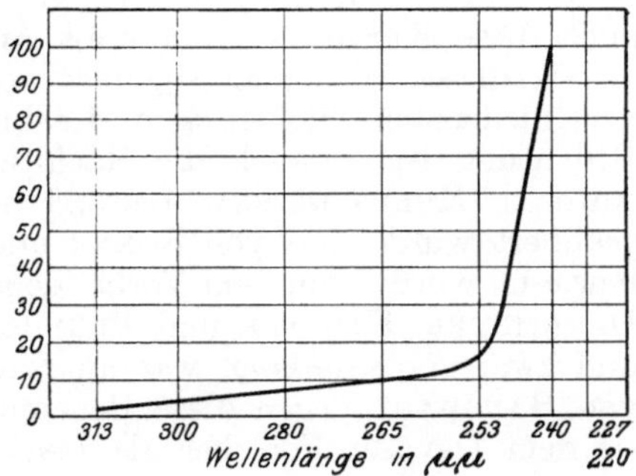

Abb. 7.
Hämolysierende Wirkung verschiedener Wellenlängen UV-Licht.

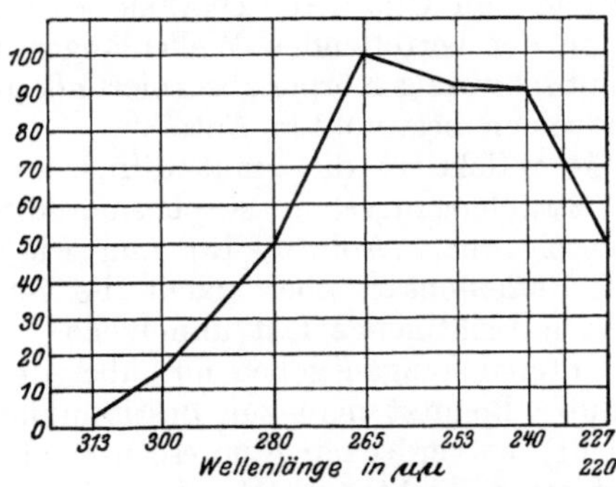

Abb. 8. Methämoglobinbildung bei verschiedenen Wellenlängen UV-Licht.
[Abb. 4—8 nach SONNE, Strahlenther. 25 (1927) und 28 (1928).]

Wellenlängen gerade um 253 $\mu\mu$ verhältnismäßig stark ist, besonders wenn die Lampe noch nicht häufig gebrannt hat und die Brennerwandung noch nicht getrübt ist. Die Intensitäten gerade dieser kurzen Wellenlängen werden bei ihrer Messung außerdem meist zu niedrig gemessen, da sie, je komplizierter die Quarzglasapparatur ist, infolge ihres längeren Weges im Kristall elektiv geschwächt werden (Dorno). Infolgedessen darf man die Wirksamkeit der Wellenlängen um und unter 250 $\mu\mu$ wohl mit Recht nicht vernachlässigen.

Ob nach Guthmann auch noch unter 212 $\mu\mu$ Wellenlängen für das Lichterythem von Bedeutung sind, wie er aus der bedeutenden Abnahme der Hg-Lichtwirkung unter einer Quarzscheibe schloß, steht noch dahin. Der Widerspruch, der darin zu finden wäre, daß das Quarzrohr der Lampe selber diese Strahlen absorbieren müßte, versucht er damit zu erklären, daß erhitztes Quarzglas eine andere Durchlässigkeit als kaltes haben könne.

Es ist vielleicht interessant, besonders zur Einschätzung des Wertes der Erythembildung als Maßstab für eine biologische UV-Lichtwirkung, andere biologische Reaktionen in ihrer Wellenlängenabhängigkeit kennen zu lernen. Deshalb seien die Kurven von Sonne über die *Eiweißkoagulation*, den *Bakterien*-(Colibacillen) und *Paramäcientod*, die *Hämolyse* und die *Methämoglobinbildung* wiedergegeben (Abb. 4—8).

Sonne glaubt aus diesen Kurven zwei Typen unterscheiden zu können: Die Kurve der Eiweißreaktion, die ihr Maximum bei 260 $\mu\mu$ hat und die einer Lipoidreaktion (erkennbar an der Hämolyse) mit einem Maximum erst unter 250 $\mu\mu$. Die biologischen Reaktionen sind Mischungen aus beiden Grundkurven. In Anbetracht der zweifellos großen biologischen Fehlerquellen dürfen aber auch diese Kurven wohl nur als Annäherungswerte betrachtet werden.

Da dieses Wellenlängengebiet von etwa 320 $\mu\mu$ abwärts demnach für die verschiedensten biologischen Reaktionen und Organismen von besonderer Bedeutung ist — auch die Rachitisbeeinflussung, hängt wie das von vielen Autoren (Huldschinsky, Hess, Pappenheimer, Weinstock, Eckstein u. a.) geäußert wurde und von Sonne und Reckling im monochromatischen Licht bewiesen wurde, von dem Vorhandensein Lichtes unter 313 $\mu\mu$ ab — so schlagen Dannmeyer, Kestner und Peemöller dafür eine besondere Benennung vor, und zwar *Ra-Strahlung*, was an Rachitisheilung erinnern soll. Die Bedenken von Hausmann gegen diese Benennung werden von Hans Meyer geteilt, der sie dem Davoser Forscher als *Dornostrahlen* widmen will.

Reflexion der Haut für UV-Licht.

Nach dem Grundgesetz von Grotthus-Draper setzt eine photochemische Wirkung eine Absorption der betreffenden Wellenlängen voraus.

Jedoch nur ein absolut schwarzer Körper absorbiert *alle* auffallenden Strahlen. Jeder andere reflektiert einen bestimmten Anteil.

Als rauhe Oberfläche reflektiert die Haut diffus, wie Guthmann durch Sichtbarmachung des Strahlenganges in suspensionsgetrübten Flüssigkeiten für sichtbares Licht gezeigt hat (Abb. 9—13) und wie auch für UV-Licht anzunehmen ist. Diese Reflexionsart aber macht die genaue *quantitative Bestimmung* der reflektierten Lichtmenge fast unmöglich.

Spektrographische Untersuchungen geben nur über die *Qualität* des reflektierten Lichtes Aufschluß. Benutzt man zur Bestimmung isoliertes UV-Licht (monochromatisches Licht), so verdecken Fluorescenzerscheinungen, d. h. unter der Einwirkung absorbierten Lichtes entstandene Eigenstrahlung der Haut die tatsächlichen Verhältnisse der Reflexion. Es muß also das reflektierte Licht selbst spektralanalysiert werden.

Nach Saidman ist diese Reflexion der Haut individuell und regionär verschieden. Die kürzesten reflektierten Wellenlängen waren 254,8 $\mu\mu$, die meisten diejenigen oberhalb 297.

Auf Spektrogrammen, die Guthmann gewonnen hat, sieht man noch die Linie 248 $\mu\mu$ der Hg-Lampe reflektiert. Unter 400 $\mu\mu$, also im Bereich der

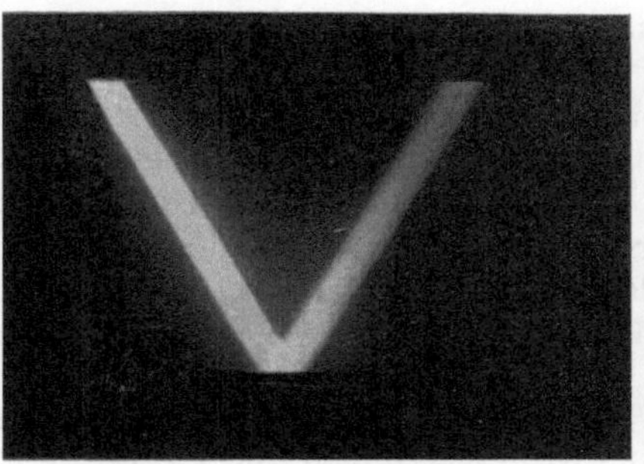

Abb. 9. Beispiel einer spiegelnden Reflexion an einer glatten Oberfläche.

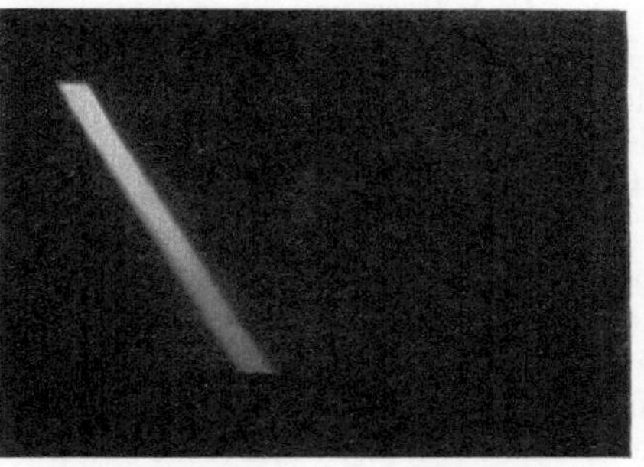

Abb. 10. Beispiel einer fehlenden Reflexion an einer völlig schwarzen Oberfläche.

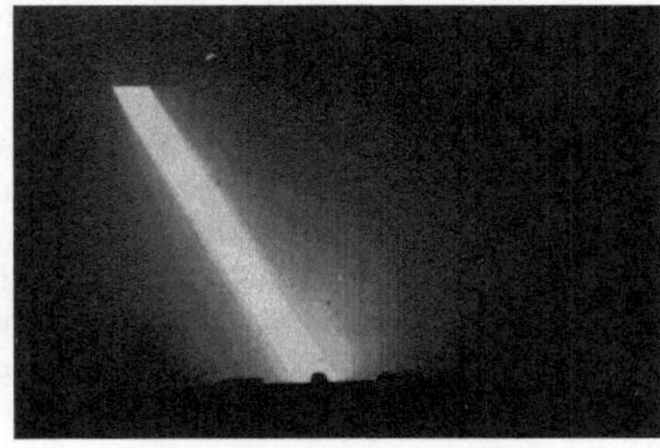

Abb. 11. Beispiel einer diffusen Reflexion an einer rauhen Oberfläche.

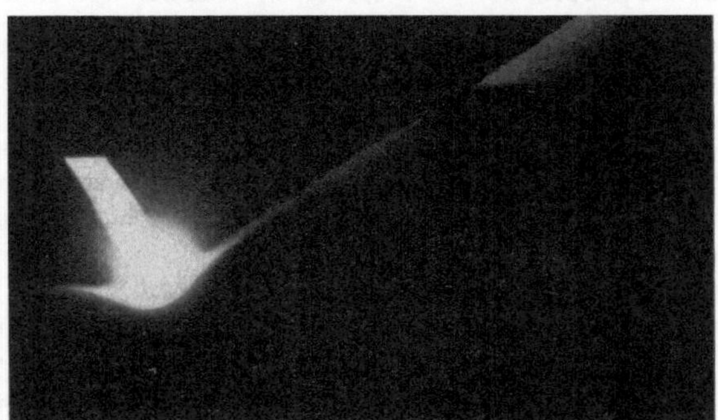

Abb. 12. Diffuse Reflexion an der Haut.

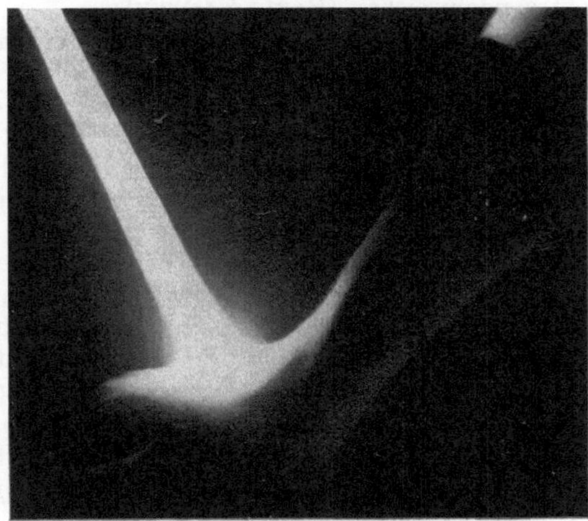

Abb. 13. Diffuse Reflexion an der Haut.
[Abb. 9–13 nach H. GUTHMANN, Strahlenther. Sonderbd. 10 (1927).]

biologisch wirksamen UV-Strahlen reflektiert die Haut bedeutend weniger, als von einer violetten Strahlung, die individuell verschieden zwischen 15 und 54% reflektiert wird, und weniger als gleich rauhes Aluminium (Guthmann).

v. Schubert hat die Reflexion verschieden durchbluteter Haut untersucht; sie ist bei blutgefüllter Haut bedeutend geringer als bei anämisierter. Aber diese Minderung der Reflexion reicht auch weit über das biologisch wirksame Ultraviolett nach der langwelligen Seite ins Blau und sichtbare Gebiet hinein (von Sonnenlicht bis über 530 $\mu\mu$ = Gelb), was ja schon an der Rötung eines durchbluteten Armes zu erkennen ist. Die Folgerungen, die v. Schubert deshalb über das Blut als den hauptsächlichsten Angriffsort der UV-Strahlen aus diesen Ergebnissen zieht, scheinen uns nicht schlüssig zu sein, eben weil die Reflexionsverhältnisse des gesamten Spektrums, auch des biologisch unwirksamen, durch die Durchblutung beeinflußt werden.

Mit derselben Berechtigung könnte das Pigment als Angriffsort der UV-Strahlen betrachtet werden, da es nach den Spektrogrammen von v. Schubert desgleichen die ultravioletten neben den übrigen Strahlen geringer reflektiert.

Quantitative Befunde liegen nur von Kartschagin vor; die ultravioletten Strahlen der Sonne, die einen lichtelektrischen Effekt zu ergeben imstande sind, werden von unpigmentierter Haut durchschnittlich zu etwa 12,8% reflektiert, von der pigmentierten in geringerem Maße bis sinkend auf durchschnittlich 7,6%.

Die Absorption des UV-Lichtes durch die Haut.

Strahlen, die einen Körper nach seiner Durchdringung wieder verlassen, können nach unserer heutigen Ansicht keine Wirkung entfalten. Aber tatsächlich kommt die Möglichkeit der Durchdringung eines Körperteils durch biologisch wirksames UV-Licht wegen seiner geringen Penetrationsfähigkeit gar nicht in Betracht. Daß durch die Wange (Sarason, Darbois) und die Handflächen (Busck) die photographische Platte schwärzende Strahlen dringen können, besagt nichts über die Penetration des UV.

Nach Guthmann ist es unmöglich, mit einer Strahlung von unter 365 $\mu\mu$ tiefer als zwei Zentimeter unter die Haut zu kommen. In die Haut eindringendes UV kommt also in irgendeiner Tiefe unbedingt zur Absorption. Durch Einreiben mit einer Mischung von Glycerin (20 ccm) mit etwas Alkohol (0,5 ccm) können die oberflächlichen Schichten für UV von etwa 400 bis 330 $\mu\mu$ durchlässiger gemacht werden (Pauli), auch durch die größere Bactericidie des durchgelassenen Lichtes nachweisbar (Pauli-Kliewe).

Die Untersuchungen zahlreicher Forscher über die Penetration des UV durch dünne Gewebsschichten oder Lösungen körpereigener Stoffe haben das Ziel, einmal die Tiefenwirkung der UV-Strahlen zu bestimmen und damit Anhaltspunkte über den *Wirkungsort* des Lichtes zu gewinnen. Weiter aber weisen *selektive Absorptionsverhältnisse* gerade im Gebiet des biologischen UV darauf hin, welche Substanzen die Träger der primären Lichtwirkung sein können, insofern Absorption Vorbedingung jeder Lichtreaktion ist.

Die Absorption des Lichtes im komplexen Gewebe, beispielsweise der Haut erfolgt einmal durch das *allgemeine Absorptionsvermögen* der Substanz, bei der alle Wellenlängen, zumeist aber die kürzeren gleichmäßig geschwächt werden, zweitens aber durch die *selektive Absorption* einzelner Bestandteile, bei dem mitten aus dem Spektrum bestimmte Wellenlängengebiete absorbiert werden.

Zum Nachweis der Penetration bzw. Absorption kann man die lediglich qualitative Methode der Grenzwellenlängenbestimmung und die der quantitativen Bestimmung des Absorptionskoeffizienten unterscheiden.

Nach spektrographischen Untersuchungen von FREUND und KROMAYER absorbiert frische Epidermis, gewonnen aus Brandblasen oder aus Pemphigus, alle Wellenlängen unter 325 $\mu\mu$ total. Bei genügend langer Belichtung konnte FRANK-SCHULTZ jedoch eine Durchlässigkeit bis 240 $\mu\mu$ nachweisen.

Die Abhängigkeit der durchgelassenen Grenzwellenlänge von der Schichtdicke zeigt eine Kurve von GUTHMANN über Hornsubstanz (gelbes Kuhhorn, hochglanzpolierte Plättchen) (Abb. 14).

Die Frage nach den quantitativen Verhältnissen der Absorption in der Haut wurde zuerst von HASSELBALCH angeschnitten, indem er aus Untersuchungen meist an Brusthaut kindlicher Leichen, auf Grund der Schwärzungsabnahme auf der photographischen Platte, die noch vorhandene Intensität der einzelnen UV-Wellenlängen in verschiedener Hauttiefe berechnete.

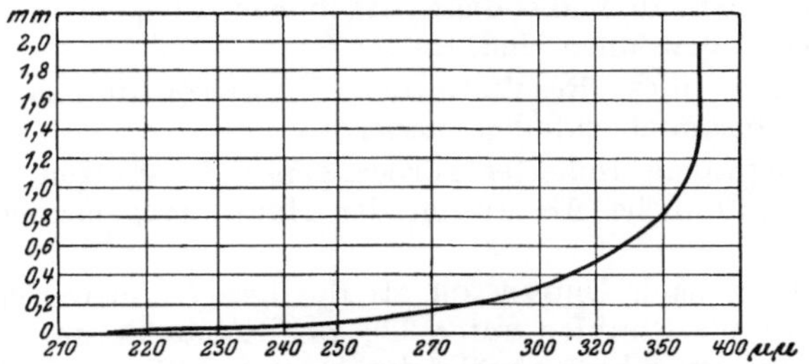

Abb. 14. Die Durchlässigkeit von gelbem hochglanzpoliertem Kuhhorn für UV-Licht. Es sind die Grenzwellenlängen (Abszisse), die eben noch passieren in Abhängigkeit von der Schichtdicke (Ordinate) kurvenmäßig zusammengefaßt.
[Nach GUTHMANN, Strahlenther. Sonderbd. 10 (1927).]

Es waren in Prozenten der auffallenden Strahlung noch vorhanden

von den Wellenlängen in	0,1 mm	0,5 mm	1 mm Tiefe
436 $\mu\mu$	59 %	7 %	0,5 %
405 „	55 „	5 „	0,3 „
366 „	49 „	3 „	0,08 „
334 „	42 „	1,3 „	0,02 „
313 „	30 „	0,3 „	0,006 „
302 „	[8] „	—	—
297 „	[2] „	—	—
289 „	[0,01] „	—	—

Diese Zahlen von HASSELBALCH sind wahrscheinlich nur sehr grobe Annäherungswerte, da sie unter der unwahrscheinlichen Voraussetzung gewonnen sind, daß die einzelnen Hautschichten stets prozentual gleichviel absorbieren. Sie sind zwar Durchschnittszahlen mehrerer Versuche, deren Einzelergebnisse jedoch stark voneinander abweichen. Die eingeklammerten Zahlen, die sich auf das heute als besonders wirksame UV beziehen, sind an einer Kanthariden-Blasendecke gefunden worden. Es empfiehlt sich demnach wohl aus den Ergebnissen von HASSELBALCH keine zu weitreichenden Schlüsse zu ziehen.

Durch die Untersuchungen von SAIDMAN wurde zuerst das Vorhandensein einer selektiven Absorption in der Epidermis festgestellt.

Nach SAIDMAN läßt die oberste Epidermisschicht der Haut (Hornschicht, mittlere Dicke $^1/_{20}$ mm) die Strahlen bis 296,7 $\mu\mu$ abwärts gut passieren. Von hier bis zu λ 265,2 $\mu\mu$ besteht eine beträchtliche Absorption, während die Strahlen um 254,0 wieder stärker passieren. Ab 248,2 $\mu\mu$ beginnt eine zweite Absorptionsbande.

Bei stärkerer Schichtdicke verschwand auch die Zone der Transparenz bei 254,0. Durch 1 mm dicke Haut gehen praktisch keine kurzwelligeren als die violetten Strahlen.

Diese Verhältnisse sind nur für frische Haut vorhanden; sobald sie länger gelegen hat, ist sie für UV-Licht wieder durchlässiger.

Das Unterhautzellgewebe ist für UV-Licht verhältnismäßig durchlässiger als die Epidermis.

An der Blasendecke einer UV-Lichtblase haben Hausser und Vahle später dieselben Resultate erhalten. Das erste Maximum der Absorption liegt nach ihnen bei etwa 280 $\mu\mu$, das sekundäre Optimum der Transparenz bei 250 $\mu\mu$.

Am bemerkenswertesten ist bei diesen Ergebnissen die Übereinstimmung der Zonen der *größten Absorption* in der Epidermis mit denen der *geringsten Erythemwirkung*. Daraus ist der Schluß berechtigt, daß die UV-Lichtstrahlen bis in eine gewisse Tiefe der Haut dringen müssen, um ihre Wirkung zu entfalten. Wie groß diese Tiefe ist, läßt sich aus den Versuchen nicht entnehmen. Auch ist nicht zu übersehen, daß alle diese Ergebnisse an geschädigter Epidermis (Blasendecken usw.) gewonnen sind.

Gleichzeitig lehren diese Resultate, daß Absorption durchaus nicht immer mit Wirksamkeit zusammenzufallen braucht.

Durch Spektrographie isolierter körpereigener Substanzen versuchte man die für diese eigentümliche Absorption der Haut maßgebenden Bestandteile herauszufinden.

Eiweiß absorbiert nach Drossbach als flüssiges Hühnereiweiß gleich einer 12% Eiweißlösung alle Strahlen unter 320 $\mu\mu$. Reines Serum läßt in 2,3 mm Dicke unter 302 $\mu\mu$ keine Linien mehr durchtreten, 297 nur nach starker Verdünnung (v. Schubert).

Nach Befunden von Guthmann wird UV-Licht von 400—280 $\mu\mu$ auf die Hälfte der Intensität reduziert

von frischem Eiweiß	in	4,7	mm	Schichtdicke
„ verdautem Eiweiß	„	6,5	„	„
„ Serum	„	3,4	„	„
„ Blutkörperchen	„	0,011	„	„
„ hämolysiertem Blut	„	0,013	„	„
„ Menschenfett	„	1,3	„	„

Bei genauerer quantitativer Auswertung ergeben sich auch für Eiweiße im Gebiet des biologischen UV charakteristische Absorptionsbanden.

So sind nach Sorel alle Albumine gekennzeichnet durch eine Absorption um 275 $\mu\mu$, eine Transparenz um 257 und zunehmende Absorption unter 232 $\mu\mu$.

Nach Dhéré haben unter den Albuminoiden Phenylalanin, Tyrosin, Tryptophan, Alcalin, Indol, Skatol, ferner auch Adrenalin, ein dem Albumin ähnliches Absorptionsspektrum.

Nach Kollath zeigt Blut bei 280 und 269,9 $\mu\mu$ zwei scharf charakteristische Maxima und bei 254 ein Minimum der Absorption. Gewaschenen Blutkörperchen fehlt das Maximum bei 280, dagegen wird es vom Plasma gezeigt.

Somit besteht zwischen Eiweißlösungen und der Epidermis bezüglich der Absorptionsverhältnisse unter 320 $\mu\mu$ eine auffallende Ähnlichkeit.

Aber auch die *Lipoide* haben Absorptionsbanden in Ultraviolett, die sich ebenfalls mit denen der Epidermis vergleichen lassen. Nach Schultze und Rothman absorbiert der acetonlösliche Anteil eines Hautätherextraktes beginnend mit 313 $\mu\mu$, maximal bei 297 $\mu\mu$. Die Verfasser betrachten daraufhin die Lipoide der tieferen Schichten der Epidermis als Träger der primären Lichtreaktionen. Auch in Blut und Plasma haben nicht nur die Eiweißkomponente (Lewis), sondern auch Alkoholätherextrakte und ebenso Lecithinlösungen intensive Absorptionen im Bereiche des kurzwelligen Ultraviolett (Kollath).

Nach NIEDERHOFF zeigen von den Kohlenhydraten die Zucker mit einer Aldehyd- oder Ketogruppe, also die Hexosen und der Milchzucker, desgleichen ein Absorptionsband im Bereich von 280 $\mu\mu$.

Es scheint demnach nach den bisherigen Angaben aussichtslos, sich aus den spektrographischen Untersuchungen ein Bild über die Natur der primären Subjekte der Strahlenwirkung in der Haut zu machen.

Mit histologischen Methoden gewonnene Befunde in dieser Frage liegen von KÖHLER vor; die Wellenlängen 275 und 280, die also gerade zur spezifischen oben erwähnten Absorptionsbande gehören, werden am meisten vom Zellkern und den Chromatinschleifen, weniger von den Hornzellen, am wenigsten von dem Zellprotoplasma absorbiert. Diese Ergebnisse sind nicht völlig frei von Fehlern, die durch die Fluorescenz der betreffenden Zellbestandteile bedingt werden.

Fluorescenzstrahlung der Haut.

Wird eine Strahlung absorbiert, so verwandelt sie sich entweder in Wärme, die in einer Zunahme der ungeordneten Bewegung der Moleküle besteht, oder sie reicht entsprechend ihrer Quantengröße energiemäßig noch dazu aus, Bindungsenergien von Molekülen bzw. Atomen zu überwinden und dadurch Lageveränderungen der Elektronen herbeizuführen, wodurch die Grundlagen zu photochemischen Reaktionen gegeben sind. In dem Bestreben des Moleküls bzw. Atoms, bezügl. der Lageveränderung seiner Elektronen aus dem „Anregungszustande“ in eine Ruhelage zurückzukehren, treten bei der Rückkehr der Elektronen in ihre alten Bahnen Strahlungen auf, deren Wellenlänge für jedes einzelne Atom durch die in ihm bestehenden Energieverhältnisse bestimmt ist. Diese Eigenstrahlung nehmen wir als *Fluorescenz* wahr. Da diese Eigenstrahlung nur ein geringeres Quant haben kann als die erregende Strahlung, so hat sie immer eine längere Wellenlänge als diese (*STOKEsches Gesetz)*.

Die *Fluorescenzerscheinungen der Haut*, die durch UV-Licht erregt werden, sind außerordentlich mannigfach. Ihr Nachweis ist durch die Einführung des von WOOD angegebenen Nickeloxydglasfilters sehr erleichtert, das an Stelle des mit Nitrosodimetylanilinlösung beschickten komplizierten Küvettenfilter aus Kobaltglas getreten ist. Durch ein derartiges WOODsches Filter treten nur Strahlen um 365 $\mu\mu$, die höchstens je nach der Intensität schwach violett bis blaugrau gesehen werden und deren Reflexion die sehr zarten Fluorescenzerscheinungen nicht übertönt, wie es z. B. sichtbares Licht tut. Deshalb müssen diese Untersuchungen auch möglichst in der Dunkelheit erfolgen. Als Lichtquelle wird eine Hg-Dampfquarzlampe benutzt (Höhensonne als „Analysenquarzlampe“, mit Blauuviolglasscheibe versehene Kromayerlampe) oder Kohlenbogenlicht. Die normale Haut erscheint in diesem Fluorescenzlicht zart bläulich mit Ausnahme der stumpf dunklen Farbe von hyperämischen oder pigmentierten Stellen. Horn in Hyperkeratosen, die Nägel fluorescieren stärker weiß-bläulich (GOLDSTEIN, MARGAROT-DEVÈZE, NOGIER, KELLER, BOMMER). Das Maximum der sichtbaren Fluorescenzstrahlung wurde dementsprechend bei 460 $\mu\mu$ gefunden (PAULI).

Der Talgdrüseninhalt in den Nasolabialfalten, am Kinn, der Stirn, aber auch an sonstigen Stellen seborrhoischer Erwachsener, ist ziegelrot, nach KÖNIGSDÖRFFER eine Ausscheidung eines Porphyringemisches. Auch die Psoriasisschuppe zeigt gelegentlich auf der Unterseite eine derartige rote Verfärbung.

Diagnostisch wichtig ist besonders der Nachweis von Pilzerkrankungen der Haut mittels Fluorescenz. Auch die kleinsten Gruppen sporendurchsetzter

Haare bei Mikrosporie (nicht bei Trichophytie) leuchten deutlich erkennbar hellgrün auf (MARGAROT-DEVÈZE, KELLER). Pityriasis versicolor zeigt in den befallenen Schuppen eine eigentümliche weißlich orangene Fluorescenz.

Wenn diese Fluorescenzerscheinungen bereits bei 365 $\mu\mu$ erregt werden, ist es anzunehmen, daß auch kürzere Wellenlängen derart wirken.

HERTEL hatte bereits 1904 die Fluorescenz der Haut bei verschiedenen auf gleiche Intensität reduzierten Spektrallinien untersucht; die stärksten Fluorescenzerscheinungen wurden durch 232 $\mu\mu$, die schwächsten durch 383 $\mu\mu$ bedingt, während die übrigen Linien sich gleichmäßig verhielten. Auch HAUSSER und VAHLE photographierten mit einer gewöhnlichen photographischen Kamera, also mit Glasoptik, die reflektierte UV-Linien nicht durchließ, die langwelligere Fluorescenz der Haut unter UV-Licht; eine Fluorescenzwirkung wurde von allen Wellenlängen oberhalb 248 $\mu\mu$ nach dem Maße ihrer Intensität hervorgerufen.

Nach PAULI erregen besonders die Linien 313 und 300 $\mu\mu$ die Fluorescenz, viel schwächer die Linie 265 $\mu\mu$ des Hg-Dampfquarzlichtes.

Der lichtelektrische Effekt an der Haut.

Als *Begleiterscheinung* photochemischer Reaktionen kann, wenn die zugeführte Strahlungsenergie dazu genügend groß ist, ein Freiwerden von Elektronen aus dem Molekularverband stattfinden. In dieser Erscheinung, die sich als Entladung von Metallen und als Ionisierung von Gasen äußert, beruht der *lichtelektrische Effekt*. Bekanntlich lassen sich durch geeignete Wahl von Metallen derart Meßinstrumente herstellen, die gerade für UV-Licht empfindlich sind; meist wählt man hierzu Cadmium, während z. B. Rubidium bereits auf gelbes und rotes Licht hin Elektronen emittiert.

Der lichtelektrische Effekt an der Haut ist bisher von SAIDMAN untersucht. Stückchen exstirpierter Haut hatten unter Hg-Dampflicht $^1/_4$ des lichtelektrischen Effektes von Kupfer.

Ein Mensch, der mit 100 willkürlichen Einheiten einer negativen Ladung versehen war, verlor 75 Einheiten in 4′ 10″ im Tageslicht. Bei Bestrahlung mit Hg-Dampflicht aus 50 cm Entfernung erfolgte der Verlust dieser 75 Einheiten in 1′ 4″ bei Exposition einer Hautoberfläche von 200 qcm, in 59″ bei einer Oberfläche von 600. Nach Beendigung der Bestrahlung setzt sich die Entladung noch eine Zeitlang fort.

Eine Bestrahlung mit einer Halbwattlampe von 1000 Kerzen verändert dagegen die Entladung nicht wesentlich.

Nach SAIDMAN erfolgt übrigens der größere Teil der Entladung durch Ionisation von Luftstäubchen, die mit der bestrahlten Person in Berührung treten.

Die selbständige Bedeutung des lichtelektrischen Effektes für die Strahlenbiologie ist noch umstritten. PINCUSSEN schreibt gerade den dadurch bedingten elektrischen Ladungsveränderungen eine Beeinflussung der Kolloidstabilität zu, die ja von der Ladung weitgehend abhängig ist.

HOLTHUSEN betont dem gegenüber, daß weder der lichtelektrische Effekt Voraussetzung für eine chemische Reaktion zu sein braucht, noch daß Entladungsvorgänge dieser Art allein *definitive* Kolloidveränderungen hervorzurufen imstande sind, hierzu sind stets auch noch chemische Veränderungen nötig. Im übrigen werden nicht nur Kolloide mit negativen, sondern auch solche mit positiven Teilchen ausgeflockt (KROETZ).

Der für die Wärmereaktion der Haut wirksame Strahlenbezirk.

Die stärkere oder geringere Wirksamkeit der einzelnen UV-Lichtwellenlängen auf die Haut in bezug auf das UV-Lichterythem war von HAUSSER und VAHLE derart gefunden worden, daß die Energien der einzelnen Linien des Hg-Brenners ausgeglichen waren. Die Energien der einzelnen Linien wurden aber gemessen als umgewandelte Wärmeenergien, die in dem „absolut schwarzen Körper" einer Thermosäule zur Absorption gelangten. Daraus geht schon hervor, daß sogar die scheinbar „kalten" UV-Strahlen auch einer Wärmewirkung fähig sind.

Zur UV-Lichtreaktion der Haut genügen aber bereits 0,08 bis 0,09 cal/qcm (SCHULTZ), nach Messungen mit dem MICHELSONschen Aktinometer sogar nur etwa 0,04 bis 0,05 cal. von Ultraviolett, das dünnes Glas nicht mehr passiert (KELLER).

Zur Erreichung eines Wärmeerythems der Haut ist jedoch die Zufuhr einer bedeutend höheren Calorienzahl in der Zeiteinheit nötig. Die Tatsache, daß die Haut die einzelnen Strahlen verschieden reflektiert und daß die Tiefenwirkung der einzelnen Strahlen für die Entstehung des Erythems nicht ohne Bedeutung sein kann, macht es wahrscheinlich, daß auch einzelne Wellenlängengebiete bei gleicher Intensität besonders für die Bildung eines Wärmeerythems geeignet sind.

Gehen wir von der Hautempfindlichkeit aus, die in gewissen Grenzen der Wärmeerythemwirkung (dem momentanen und persistierenden Erythem) parallel geht, so wurden nach den klassischen Untersuchungen RUBNERs auf der Gesichtshaut bei 13 bis 16° Außentemperatur etwa 0,374, bei 20 bis 26° Außentemperatur etwa 0,171 Grammcalorien als unerträglich empfunden von dem hauptsächlich aus ultraroten Strahlen bestehenden Licht eines Leuchtgasrundbrenners (sog. Argandbrenner), während bei 22 bis 23° 0,555 bis 0,743 g/cal. der sichtbaren Strahlen eines Bogenlampenlichtes, dessen ultrarote Strahlen durch Alaunlösung abgefiltert waren, noch keine unangenehme Wärmeempfindung hervorrief.

Grundsätzlich gleiche Verhältnisse, wenn auch bei andern absoluten Zahlen gibt SONNE an.

Er findet als noch eben erträglich an der Beugeseite des Vorderarmes bei 24° Außentemperatur pro Quadratzentimeter und Minute durchschnittlich

3,11 cal. der leuchtenden Strahlen
1,79 cal. der inneren ultraroten Strahlen
1,33 cal. der äußeren ultraroten Strahlen

Die leuchtenden Strahlen waren Kohlenbogenlicht durch Wasser und 5% Ferroammoniumsulfatlösung von 1 cm Schicht gefiltert.

Die inneren ultraroten Strahlen Kohlenbogenlicht, durch gekühlten Jodschwefelkohlenstoff von 1 cm Schicht gefiltert.

Die äußeren infraroten Strahlen stammten von einem elektrischen Widerstand, der nicht bis zur sichtbaren Glut erhitzt war; diese Strahlen werden bereits durch Glas oder Wasser in dünnster Schichtstärke zurückgehalten.

Verglichen wurden stets verschiedene benachbarte 3 cm große Stellen an der Vorderarmbeugeseite der Versuchsperson. Die Intensität wurde unter Umständen einschleichend so gesteigert, daß das Hitzegefühl eben ertragbar war.

Abgesehen von den hohen Werten, die SONNE erhält, ist vor allem gegen die Versuchsanordnung einzuwenden, daß *nacheinander* liegende Empfindungen von Hitze *miteinander* verglichen werden. Bei dieser Anordnung ist es schwierig, die *Adaption des Temperatursinnes,* d. h. ein Nachlassen der Temperaturempfindung im Verlaufe der jeweiligen Wärmebestrahlungen zu berücksichtigen. Es ist viel zu wenig bekannt, daß man durch Einschleichen viel höhere Intensitäten von Wärmestrahlen gut zu ertragen vermag, die selbst bis zur klinischen Verbrennung führen können, als wenn man sofort mit starken Intensitäten die Bestrahlung einsetzt.

KELLER hat unter Berücksichtigung dieser Gesichtspunkte die Calorien gemessen, die von einer Solluxlampe (Osramnitralampe), die reichlich leuchtende Wärmestrahlung enthält, und einer Wintersonne (zum Schwachglühen erhitzte Silitwiderstände), die nur dunkle Wärmestrahlen aussendet, gebraucht werden, um *gleichzeitig* an sich entsprechenden Stellen beider Unterarme auf umschriebenen Gebieten dieselben starken, aber nicht unerträglichen Wärmeempfindungen hervorzurufen. Einschleichen wurde zur Vermeidung ungleichmäßiger Adaption vermieden. Die derart erreichten Wirkungen wurden auch stets auf klinische Gleichartigkeit beobachtet. Verwendet wurde zur Energiemessung das Aktinometer von MICHELSON.

Als Werte wurden in drei Versuchen gefunden:

	Solluxlampe	Wintersonne
Versuchsperson 1.	0,384 cal/min	0,435 cal/min
„ 2.	0,197 „	0,397 „
„ 3.	0,406 „	0,588 „

Diese Befunde stehen also im gewissen Gegensatz zu RUBNER, mit dem sie die Größenordnung der Werte gemeinsam haben, und SONNE. Sie bedürfen der Wiederholung bei genauer definiertem und begrenztem Spektralgebiet.

Im übrigen würden sie insofern der später zu besprechenden Penetrationsfähigkeit der leuchtenden und ultraroten Wärmestrahlen gut entsprechen, als vorstellungsgemäß von der tiefer dringenden leuchtenden Wärmestrahlung weniger Calorien nötig sind, um die in einiger Tiefe der Haut liegenden Wärmepunkte zu erreichen.

Bei allen diesen Untersuchungen ist in Zukunft ferner darauf zu achten, daß nicht durch excessiv hohe Intensitäten ein „*Wärmeschmerz*" (REIN) ausgelöst wird; dieser ist gegenüber der Wärmeempfindung, der Reaktion der Wärmepunkte, eine Mischempfindung, bei der auch Kalt- und Schmerzpunkte (ALRUTZ) und sensible Nerven (REIN) eine Rolle spielen.

Durch die bisherigen Untersuchungen sind wir also über die Wärmewirkung der einzelnen Spektralabschnitte auf die Haut noch wenig unterrichtet. Die Frage, ist die Wärmereaktion der Haut (klinische momentane und Dauerwirkung) bei verschiedenen Wellenlängengebieten bei gleichem Einfall von Calorien verschieden *(Wellenlängenabhängigkeit)* oder nicht, scheint uns noch nicht genügend einwandfrei geklärt.

Reflexion der Haut für sichtbares und ultrarotes Licht.

Die ersten Versuche zur quantitativen Bestimmung des von der Haut reflektierten sichtbaren Lichtes stammen von SONNE.

Unter der Annahme, daß Fließpapier etwa 80% reflektiert (LIEBENTHAL), fand er an der unpigmentierten Haut des Vorderarmes etwa 35%, an der pigmentierten Rückseite der Hand 26% reflektiert.

Genauere und ins Einzelne gehende Untersuchungen über die Reflexion des sichtbaren Lichtes stammen von W. SCHULTZE. Nach ihm beträgt die Gesamtreflexion einer pigmentierten Hautstelle durchschnittlich etwa 20 bis 25%, die einer unpigmentierten 35 bis 45%. Die Schwankungen der Gesamtreflexion sind aber weit größer: sie liegen zwischen 10—84%, individuell und regionär verschieden.

Außer von der Pigmentierung ist die Reflexion noch vom Fettgehalt der Haut abhängig (Spiegelung); durch künstliches Einfetten steigt sie beim Pigmentierten bis zu 37%, bei Nichtpigmentierten um 16%.

Wird das ganze Spektrum auf Reflexion der einzelnen Farben geprüft, so ergeben sich auch hier starke individuelle Schwankungen der Einzelreflexion.

Meist liegt ein Minimum der Reflexion im Gelbgrün (bei 95%), ein Maximum in Rot bis Orange (für 98% der Untersuchten) (Abb. 15—16).

Die Ergebnisse beziehen sich auf die Reflexion eines unter 60° einfallenden

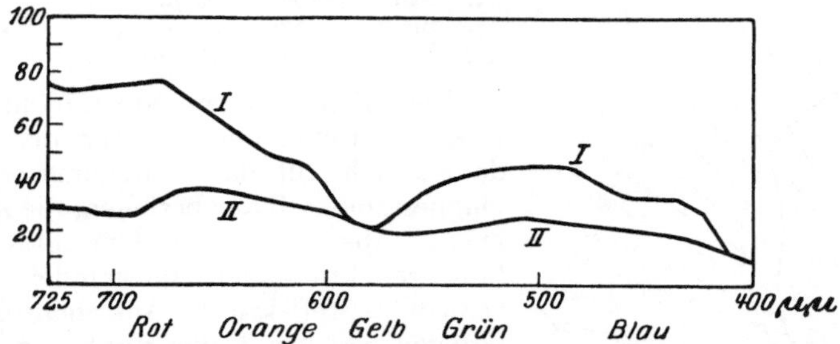

Abb. 15. Reflexionskurven vom Oberarm einer hellblonden schwach pigmentierten Person (Gesamtreflexion 45,9%) (Kurve I) und einer dunkelblonden stark pigmentierten Person (Gesamtreflexion 26,7%) (Kurve II).

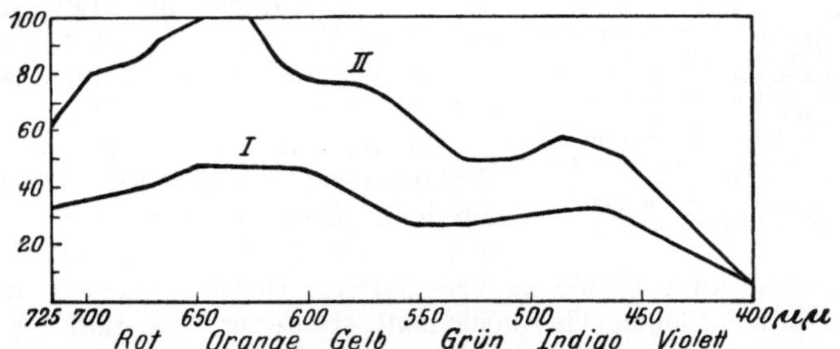

Abb. 16. Reflexionskurven mäßig pigmentierter Haut an der Brust; vor (I) und nach Einfetten mit Vaseline (II); Erhöhung der Gesamtreflexion um 57,3%.
(Abb. 15 u. 16 nach W. Schultze, Münch. med. Wschr. **1926**).

Lichtes und sind in *Prozenten* der *Reflexion eines grauen Körpers* (Magnesiumoxydfläche) der alle Farben gleichmäßig reflektiert, ausgedrückt.

Ähnliche Verhältnisse fand Dorno; auch betreffs der Minima der Reflexion im Gelbgrün. Schon mittels eines auf die belichtete Oberhaut gerichteten Taschenspektroskops erkennt man breite Absorptionsbanden in Gelb und Grün.

Die Meßbarkeit der Reflexion erschwert sich aber bedeutend, da die Haut zwar als rauher Körper diffus reflektiert, aber auch wieder andeutungsweise eine spiegelnde Reflexion besitzt, wie z. B. bei Aufsicht unter bestimmten Winkeln wahrnehmbar.

Die Reflexion ist deshalb in verschiedenen Ausstrahlungswinkeln verschieden groß, wie eine Kurve von Guthmann zeigt, auf der in den entsprechenden Winkelgraden die Isodosen, d. h. gleiche Helligkeitsgrenzen eingetragen sind. Gemessen wurde thermoelektrisch an der lebenden Haut des Handrückens. Räumlich projiziert kommt also ein birnförmiger Reflexionskörper zustande, mit größter Reflexion in dem dem Einfallswinkel entsprechenden Reflexionswinkel (0°) (Abb. 17).

Bei kahler und glatter Kopfhaut und bei pathologisch veränderter ödematöser Haut ist die Beteiligung der spiegelnden Reflexion noch größer.

Senkrecht zum Einfallsstrahl gemessen fand Guthmann bei photographischer Registrierung folgende Werte für die Reflexion bezogen auf die Reflexion derselben Hautstelle, nachdem sie mit Magnesiumoxyd überzogen war; auf diese Weise wurde die vorhandene Hautrauhigkeit bei beiden Messungen gleichmäßig in Betracht gezogen.

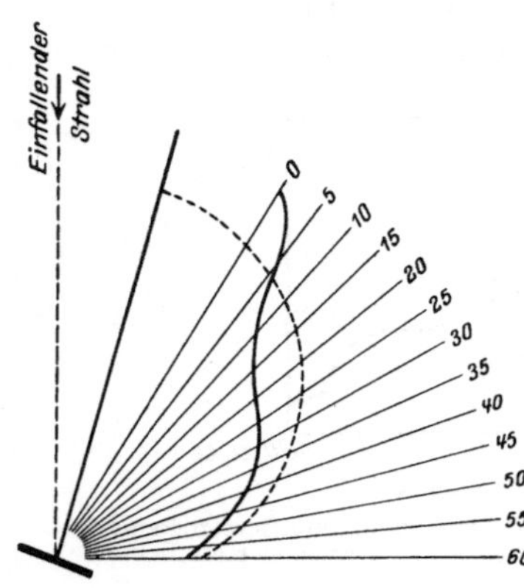

Abb. 17. Reflexion der Haut in verschiedenen Ausstrahlungswinkeln (ausgezogene Linie), bezogen auf die gleiche Hautstelle, die zum Zweck einer gleichmäßigen Ausstrahlung mit weißer Magnesiumoxydschicht überzogen ist (gestrichelte Linie). Die Differenzen beider Kurven bedeuten besondere Spiegelungen oder Absorptionen der normalen Haut. [Nach Guthmann, Strahlenther. Sonderbd. 10 (1927).]

Die Reflexion betrug:

für Gelb	(614—574 $\mu\mu$)	. . . . .	75—86 %
„ Grün	(540—505 $\mu\mu$)	. . . . .	88—93 %
„ Blau I	(526—458 $\mu\mu$)	. . . . .	67—88 %
„ Blau II	(478—410 $\mu\mu$)	. . . . .	15—54 %

Diese Zahlen sagen jedoch nichts Absolutes über das Reflexionsvermögen der Haut aus, da sie sich auf das Reflexionsvermögen der Magnesiumoxydhaut beziehen, die zwar gleichmäßig, aber gegenüber dem total die Strahlung reflektierenden spiegelnden Silber nur etwa 6,3% reflektiert. Auf ebensolches Silber bezogen reflektiert die Haut von sichtbarem Licht, das nur noch etwa 12,25% Ultrarot enthält 5,1%. Berücksichtigt man die bei der Streuung durch die Hautrauhigkeit bestehenden Verhältnisse und bezieht ihre Reflexion auf hautrauhes Silber, so errechnet sich ihr *Wert auf rund* 13%.

Direkte Messungen über die quantitative Reflexion der *unsichtbaren ultraroten Strahlen* durch die Haut liegen nicht vor. Sonne versuchte sich durch ein hautähnliches Modell eine Vorstellung ihrer Größe zu verschaffen. Durch Vergleich an einem berußten und hautfarbenen Thermoelement stellte er fest, daß bei der letzten Anordnung weniger Strahlen absorbiert wurden und demnach reflektiert sein mußten. Die Werte waren von:

sichtbaren Strahlen	40—44%
inneren ultraroten	52%
äußeren ultraroten (bei schwachroter Wärmequelle) . . .	13—20%
äußeren ultraroten (bei ganz dunkler Wärmequelle) . . .	1—4 %

Wurde auf das Thermoelement rot gefärbte Maushaut befestigt und in gleicher Weise die Reflexionswerte berechnet, so betrugen die Reflexionswerte

von sichtbaren Strahlen	31—34%
inneren ultraroten	25—41%
äußeren ultraroten	0—3 %

Als Mittelwerte nimmt Sonne von sichtbaren wie inneren ultraroten Wärmestrahlen für die Haut eine etwa gleiche Reflexion von 35% an, während er die Reflexion der äußeren ultraroten für unbeachtlich hält.

Die Absorption der Wärmestrahlen durch die Haut.

Von den nichtreflektierten Strahlen muß angenommen werden, daß sie in der Haut der Absorption und der Umwandlung in Wärme unterliegen. Obwohl die Penetranz der einzelnen Spektralabschnitte der Wärmestrahlen sehr verschieden ist, kann nicht angenommen werden, daß wesentliche Mengen den Körper passieren und ihn wieder verlassen. Zwar gelingt es durch eine Hand (ONIMUS), durch das Ohrläppchen (FINSEN), durch die Wange (SARASON) und angeblich sogar durch den Oberarm und das Abdomen (GOTTHEIL-FRANKLIN) photographisch nachweisbare Lichtmengen hindurchzuschicken, aber nach BUSCK gehen auch rote Strahlen photographisch oder optisch nachweisbar nicht durch mehr als eine Gewebsdicke von etwa 5,0 cm hindurch.

Nimmt man aber an, daß auch alle Wärmestrahlen zur Absorption kommen, so ist doch ihre Wärmeentwicklung vor allem in der Haut als abhängig zu vermuten von der *Durchdringungsfähigkeit der einzelnen Strahlengruppen*, insofern einmal die oberflächlich absorbierten durch die Wärmeabgabe der Haut an die Umgebung, die tiefer absorbierten durch die Abkühlung infolge der Blutzirkulation in jeweils wechselnder Weise in ihrer Wirkung beeinflußt werden.

Über die Durchdringungsfähigkeit einzelner Spektralgebiete liegen die ersten quantitativen Untersuchungen von BUSCK vor, der an rasierten Kaninchenohren in situ, deren Dicke etwa 1,5 bis 2 mm betrug, experimentierte.

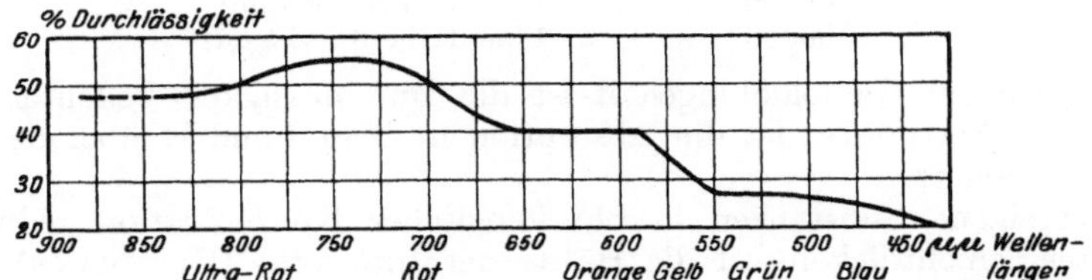

Abb. 18. Prozentuale Durchlässigkeit (Ordinate) der Haut für sichtbares und ultrarotes Licht verschiedener Wellenlänge (Abszisse).
[Nach PAULI-DENNIG, Strahlenther. 26 (1927).]

BUSCK fand hierbei, daß von den äußeren ultraroten Strahlen minimal 5 bis maximal 23%, von den inneren ultraroten Strahlen mindestens 28% und von den sichtbaren Strahlen Rotgelb zu 22% und Blauviolett zu 1% passierten.

In neueren Untersuchungen fanden PAULI und IVANČEWIĆ für menschliche Haut von 2 mm Dicke, Cutis und Subcutis, ohne Fettgewebe, drei Stunden nach der Exstirpation:

Spektralbezirk	580—625 μμ	620—660 μμ	650—700 μμ	700—760 μμ	750—1200 μμ
Farbe	gelb-orange	orange	rot	rot-ultrarot	ultrarot
Durchlässigkeit in %	33,8	32,9	34,0	47,6	40,6

Wie aus einem Vergleich an einem durchbluteten und blutleeren Kaninchenohr hervorging, steigert sich die Absorption durch die Durchblutung angeblich nur um 4%. (Siehe später GUTHMANN.)

Die Spektralbezirke wurden durch prismatische Zerlegung von Kohlenbogenlicht gewonnen, die Energie mit der Thermosäule gemessen, außerdem wurden die Fehler der „Streuung" durch Berechnung ausgeschaltet. Bei Versuchen dieser Art ist nämlich zu beachten, daß ein quantitativer Verlust der einfallenden Strahlung nicht nur durch Absorption, sondern auch durch Streuung in dem trüben Medium der Haut vor sich geht; diese gestreute Strahlung verläßt unter Umständen in anderer als der ursprünglichen Richtung die Hautschicht. Mit derselben Methodik fanden PAULI und DENNIG für das kürzere Wellenlängengebiet des sichtbaren Lichtes an der menschlichen Haut folgende prozentuale Durchlässigkeit.

Spektralbezirk	442 bis 457 μμ	475 bis 492 μμ	510 bis 530 μμ	540 bis 560 μμ	555 bis 575 μμ	560 bis 585 μμ
Farbe	indigo-blau	blau	grün	gelb	gelb	gelb
1. 0,7 mm dicke Haut, 7 St. alt	16,5	28	28	28	33,2	39
2. 0,8 mm dicke Haut, 5 St. alt	21,9	28,2	26,3	25	29,3	38,8

Eine Kurve, die die Resultate beider Tabellen verwertet, gibt durch die Form ihres Verlaufes am besten ein Bild von der Durchlässigkeit der Haut für verschiedenfarbiges Licht. Der Maximalwert ist bei etwa 730 μμ erkennbar, entsprechend übrigens der weißen, schwach rötlichen Farbe, in der uns ein Stückchen Haut bei Durchsicht erscheint (Abb. 18).

Am lebenden Organismus hat Guthmann Messungen über die Penetration der einzelnen Wellenlängengebiete eingestellt, indem er die durch die Wange bis in die Mundhöhle und durch die Bauchdecke bis in die Blase dringende Strahlung photometrisch bestimmte.

Bei 18 Personen mit normalem Hämoglobingehalt und mäßigem Fettpolster fand er durchschnittlich, daß in 1 cm Tiefe eine Abschwächung erfolgt war

von 2000000 auf 1 bei Weiß (Solluxlicht
„ 1500 „ 1 „ Gelb (614—574 μμ)
„ 350000 „ 1 „ Grün (540—505 μμ)
„ 8000000 „ 1 „ Blau I (526—458 μμ)
„ 9000000 „ 1 „ Blau II (478—410 μμ)

Bei geringem Hämoglobingehalt ist die Durchlässigkeit bedeutend erhöht, bei starkem Fettpolster ist die Absorption in Blau I und II über dem Durchschnitt gesteigert.

Körpereigene Substanzen in physiologischer Konzentration reduzieren in Millimeter-Schichtdicken auf die Hälfte der Intensität (Guthmann).

	Weiß a	Weiß b	Rot	Gelb	Grün	Blau I	Blau II
Frisches Eiweiß . .	26,1	8,6	32,9	16,6	8,9	4,8	5,0
Verdautes Eiweiß .	56,8	18,4	26,1	16,6	16,4	12,5	13,6
Serum	23,5	0,9	40,5	24,0	4,4	1,8	2,0
Hämolysiertes Blut .	1,1	0,02	1,6	1,0	0,04	0,03	0,02
Menschenfett . . .	180,0	3,0	200	110	20,3	3,9	8,0

(Weiß a = Sollux; Weiß b = Quarzlampe).

Aus diesen Zahlen geht hervor, daß im Organismus das Blut bzw. sein Hämoglobingehalt die größte Rolle spielt; erst in zweiter Linie kommen Serum, dann die Körpereiweißstoffe und das Fett in Betracht.

Nach Pauli läßt sich auch die Durchlässigkeit der sichtbaren Strahlenbezirke durch optische Homogenisierung der Oberfläche noch erhöhen.

Durch Einreiben mit Olivenöl erhöht sich die Durchlässigkeit (menschliche Haut):

für 450—490 (Blau) fraglich
„ 500—550 (Grün) um 11%
„ 560—590 (Gelb) 13%
„ 600—700 (Rot) 14—20%
„ 800—1000 (Ultrarot) 16,6%

Die Erhöhung nach Einreiben mit Glycerin (Kaninchenhaut) war:

für 640—720 μμ (Rot) 8,4%
„ 800—1000 μμ (Ultrarot) 13,8%

Über die Temperaturverhältnisse in der wärmebestrahlten Haut.

Nachdem infolge der verschiedenen Penetrationsfähigkeit verschiedene Quantitäten Wärmestrahlen in die einzelnen Schichten der Haut gedrungen sind, wandeln sie sich dort, unabhängig von der Art der Wellenlänge, in den

Endzustand aller Energie um, in Wärme. „Wenn die Strahlung sich erst in Wärme umgesetzt hat, dann hat sie ihre Abstammung sozusagen vergessen; es ist die gleiche Wärme, ob sie vom Ultrarot oder vom Ultraviolett oder sonst irgendwoher stammt“ (HAUSSER).

Die in den einzelnen Tiefen erreichte *Temperatur*, die wahrscheinlich als Maß der biologischen Wirkung zu gelten hat, ist aber außer von der zur Absorption gelangenden Calorienmenge von der „spezifischen Wärme“ der einzelnen Gewebsbestandteile und von der Wärmeabgabe abhängig. Bei der Wärmeabgabe spielt das Wärmeleitvermögen der einzelnen Substanzen und die Möglichkeit der Wärmeabgabe an die Umgebung eine Rolle: von der Oberfläche aus an die Luft durch Strahlung und Konvektion, auch durch Verdunstung von Schweiß, in der Tiefe mittels Abtransport durch das strömende Blut.

Die „*spezifische Wärme*“, d. h. die Calorienmenge, die nötig ist, um eine Substanz um 1° zu erwärmen, bezogen auf Wasser, beträgt nach ROSENTHAL für:

kompakten Knochen	0,3
spongiösen Knochen	0,71
Fettgewebe	0,712
quergestreifte Muskulatur	0,825
defibriniertes Blut	0,927

Das Wärmeleitvermögen organischer Stoffe ist schlecht, bei Olivenöl z. B. nur $^1/_4$ des Wassers (MÜLLER-POUILLET). Im Körper spielt hier das Fettgewebe eine besondere physiologisch wichtige Rolle.

Nach KLUG leitet eine Hautschicht von 2 mm Schicht bei 18,2° Differenz in der Minute

ohne Fett	0,00248 Wärmeeinheiten
mit Fett	0,00123 „

Die Wärmeabgabe von der Oberfläche der Haut an die Luft erfolgt durch Strahlung und Konvektion. Bei letzterer spielt vor allem die Bewegung der Luft eine bedeutende Rolle. Während die Wärmeübergangszahl von einer ebenen Wand zu ruhender Luft 3—8 beträgt, ist sie bei bewegter 5—100 (JAKOB). Außer der Windgeschwindigkeit ist natürlich die Temperatur des Windes von Belang, weniger die Luftfeuchtigkeit.

Für den Transport der Wärme aus der Tiefe ist das strömende Blut von größter Bedeutung; unsere Kenntnisse hierüber sind noch lückenhaft. Auf der Erythembildung beruht jedoch wahrscheinlich die sog. „Adaption“, d. h. das Nachlassen der Temperaturempfindung während einer Bestrahlung. An einem blutleeren und abgebundenen Arm tritt nämlich keine Adaption auf, bis die Abschnürung gelöst wird, dann erscheint sie mit der Erythembildung, genau in derselben Weise und nach derselben Latenzzeit wie an dem von vornherein unbehinderten Kontrollarm (KELLER).

Obwohl diese Daten uns einen Hinweis auf die Bedeutung der Einzelvorgänge geben können, die bei der Wärmeentwicklung während einer Bestrahlung zutage treten, genügen sie nicht, uns die tatsächlichen Verhältnisse richtig berechnen zu lassen; hier muß das Experiment die komplexen Verhältnisse zu klären suchen.

Auch in dieser Frage ging der Anstoß zur genaueren Bearbeitung von Untersuchungen SONNEs aus.

Zunächst versuchte SONNE die maximal ertragbare Hauttemperatur bei sichtbaren und äußeren ultraroten Strahlen zu bestimmen. Je nachdem er das Thermoelement (Kontaktfläche; Silber 2 mm Durchmesser) vorher anwärmte (b) oder nicht (a), bekam er verschiedene Werte.

Die maximal ertragbare Hauttemperatur am Vorderarm war im Durchschnitt

Versuchsanordnung	bei sichtbaren Strahlen	äußerem Ultrarot
a	40,8°	39,7°
b	43,8°	45,5°

Die Umkehrung der Temperaturverträglichkeit bei Anordnung (b) erklärt SONNE damit, daß hier die Messung rascher erfolgt und damit die tatsächlichen Verhältnisse der Oberhaut besser erfaßt. Bei der Anordnung (a) erfordert dagegen die Messung mehr Zeit, bis das Thermoelement sich erwärmt hat; hier soll aus der Tiefe die bei sichtbaren Strahlen erreichte höhere Temperatur durch Leitung von innen nach außen die Abkühlung der Oberfläche nach Absetzen der Bestrahlung bei sichtbaren Strahlen stärker verhindern. SONNE ist infolgedessen geneigt, die Zahlen der Versuchsanordnung (b) als die den natürlichen Verhältnissen näher kommenden anzusehen.

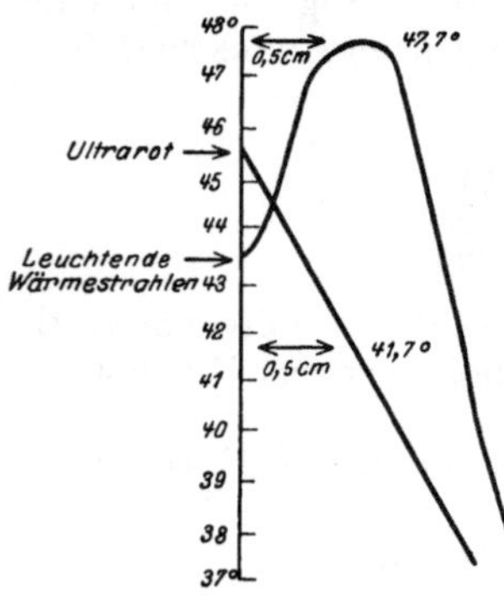

Abb. 19. Verteilung der Tiefentemperaturen bei Ultrarot und leuchtenden Wärmestrahlen (nach einer Berechnung von JOHANSEN). An der Ordinate, die die Temperaturgrade enthält, beginnen die Kurven mit der von SONNE gefundenen durchschnittlichen maximal erträglichen Oberflächentemperatur; dann folgen sie dem berechneten Temperaturanstieg bzw. -abfall für die Tiefe, durch Pfeil für eine Tiefe von 0,5 cm näher bezeichnet.

Die Versuche leiden jedoch wohl noch an instrumentellen Mängeln. Abgesehen von dem großen Wärmeentzug durch das verhältnismäßig große Thermoelement muß besonders das verwendete Galvanometer als zu langsam in der Einstellung angeschuldigt werden. Die Abkühlung von der Oberfläche nach Abbruch einer Bestrahlung erfolgt meist momentan; will man nicht während der Bestrahlung messen, was andere Fehlerquellen enthält, so muß man ein Galvanometer verwenden, das sich schwingungslos und momentan einstellt, z. B. ein Zeißsches Schleifengalvanometer.

Infolgedessen sind die von SONNE gefundenen Zahlen der maximal erträglichen Temperatur etwas zu niedrig; bei Kontaktwärme liegt sie nach VARESS zwischen 44° und 52°, meist aber 47° und 49°.

KELLER hat mit dem Schleifengalvanometer Werte von 44—49° gemessen für Temperaturen an der unteren Grenze der maximalen Erträglichkeit. Höhere Verträglichkeit einer Temperatur ließ sich, bei gleichzeitiger Bestrahlung an beiden Unterarmen, zwischen Wintersonne (Ultrarot) und Solluxlampe (leuchtende Wärmestrahlen) gesetzmäßig nicht feststellen. Vorübergehende Differenzen von 0,3 bis 1,0° wurden gelegentlich nicht als verschieden empfunden, sie waren aber nicht in einer Richtung für eine bestimmte Strahlenart charakteristisch.

Auch diese Fragen der Bestimmung der richtigen Oberflächentemperatur während einer Bestrahlung harren noch auf eine technisch vollkommene Inangriffnahme; das zur Zeit beste Verfahren der indirekten Bestimmung der Wärmestrahlenmessung nach COBET-BRAMIGK ist während einer Bestrahlung nicht ausführbar.

Über die bei verschiedenen Strahlen erreichbare *Tiefentemperatur* haben die Berechnungen des Physikers JOHANSEN, die SONNE wiedergibt, in der Literatur eine große Rolle gespielt. Unter verschiedenen Annahmen, die den natürlichen Verhältnissen aber nur angenähert gerecht werden können, kam JOHANSEN zu dem Resultat, daß (Abb. 19)

1. die Wirkung der ultraroten Strahlen in 12 mm gleichmäßig abfällt von 45,5 Oberflächentemperatur auf 37°,

2. die Wirkung der sichtbaren Strahlen zunächst ansteigt von 43,8° Oberflächentemperatur auf 47,5° in 5,3 mm Tiefe, um dann ebenfalls abzufallen.

Tatsächlich ist ein Anstieg in der Haut, wo die Temperaturmessung keine solchen Probleme bietet wie auf der Oberfläche, in diesem Ausmaß nie gemessen worden.

SONNE fand in etwa 3 mm Tiefe als Durchschnitt aus mehreren Werten

	bei einer Oberflächen-temperatur von	eine Tiefen-temperatur von
sichtbaren Strahlen	41,5°	43,1°
inneren ultraroten Strahlen	44,3°	41,7°
äußeren ultraroten Strahlen	43,7°	40,5°

Aus diesen Befunden geht die überlegene Tiefenwirkung der sichtbaren Wärmestrahlen über die ultraroten hervor. Auffällig ist weiter, daß die Tiefentemperatur bei der sichtbaren Strahlung die Hauttemperatur übersteigt und mit einem Mehr von 2° über die Oberflächentemperatur dem berechneten Wert für 3 mm Tiefe nahezukommen scheint.

Von Nachuntersuchern ist aber dieser Anstieg bei sichtbaren Wärmestrahlen gelegentlich vergeblich gesucht worden.

So fanden HILL-CAMPBELL in dem Augenblick, wo eine Hauttemperatur von 45° erreicht war, an gleicher Stelle in der Tiefe (welcher ?) bei Bestrahlung

mit Kohlenbogenlampe	44°
mit Gasradiator	40,2°
mit Gasradiator und Eisenschirm . .	39,8°

Auch hier ist die geringere Tiefenwirkung bei dunklen Wärmestrahlen offensichtlich. Die Versuche leiden aber daran, daß die Schnelligkeit, mit der diese Hauttemperatur von 45° erreicht wurde, nicht berücksichtigt ist, und daß mit dem Augenblick des Erreichens einer bestimmten Oberflächentemperatur der Prozeß der Wärmeentwicklung in einer bestimmten Tiefe noch nicht abgeschlossen zu sein braucht.

Aus einer umfangreichen, nicht nur dem Problem der Tiefenwirkung verschiedener Wärmestrahlen gewidmeten Untersuchung von LOEWY-DORNO geht hervor, daß eine Bestrahlung mit langwelliger ultraroter Strahlung (durch dunkel erhitzte Eisenplatten) in bezug auf eine Wirkung in 2,5 mm Tiefe sich ungünstiger verhält als ein Thermophor; war hier nach Eintritt konstanter Temperaturverhältnisse die Oberflächentemperatur 39,7°, so bestand in der Tiefe 38,2°, dagegen bei Wärmestrahlen nur 37,5° bei einer Hauttemperatur von 42,1°.

Interessant sind die Beziehungen der Tiefenwirkung der Sonnenstrahlung in ihrer Abhängigkeit vom Gehalt an roten und ultraroten Strahlen. Die Sonnenstrahlung ist in Davos im Frühjahr relativ und absolut am reichsten an roten und ultraroten Strahlen, relativ reich an diesen auch im Winter; während die Herbstsonne relativ am reichsten an ultravioletten Strahlen ist, die im Sommer das Maximum erreichen.

Dementsprechend fanden LOEWY-DORNO die Tiefentemperatur absolut als auch in ihrer Differenz zum Ausgangswert (Amplitude) am höchsten zur Zeit der penetrierenden roten und kurzwelligen ultraroten Strahlen, d. h. im Frühjahr und sogar im Winter etwas größer als im Sommer.

Datum 1923	Sonnen-intensität in g/cal/min/qcm	Gleichgewichtstemperatur		Temp.-Gefälle von innen und außen	Amplitude	Abkühlungs-größe
		Oberhaut	in 25 mm Tiefe			
3. II.	1,43	36,1°	39,0°	2,9°	2,8°	7,9–6,3
16. III.	1,43	35,9	39,2	3,3	3,5	6,2–7,3
26. III.	1,49	38,9	39,8	0,9	4,4	5,9–6,8
7. V.	1,41	34,3	39,1	4,8	4,7	5,0–8,4
5. VII.	1,33	37,2	38,8	1,6	2,5	4,1–3,9

Aus der Tabelle geht weiter hervor,

1. daß die Tiefentemperaturen den gemessenen Calorienzahlen parallel gehen,
2. daß die Oberhauttemperaturen außer von der Calorienzahl sehr stark von der Abkühlungsgröße abhängen,
3. daß schließlich auch hier während der Bestrahlung ein Temperaturgefälle von innen nach außen besteht, was ganz im Sinne der oben erwähnten Berechnung von Johansen zu sprechen scheint.

Tatsächlich sind diese Ergebnisse aber kein genügender Beweis. Es fehlen die excessiven Temperatursteigerungen (bis 47°!). Es handelt sich hier ferner um Temperaturen in 25 mm Tiefe, erheblich tiefer als nach Johansen der spezifische Temperaturanstieg erfolgen soll. Schließlich darf man nicht vergessen, daß auch ohne Bestrahlung stets ein Temperaturgefälle von innen nach außen besteht, das z. B. von 1,5 cm Tiefe nach außen 4—5° betragen kann. Bei Steigerung dieser Tiefentemperatur ist außerdem die Wirkung von Abkühlungsreizen bei diesen langdauernden Freiluftversuchen nicht zu vermeiden; auch diese machen sich in einer stärkeren reflektorischen Durchblutung der Hauttiefe bemerkbar. Steigen doch selbst bei Verwendung von Prießnitzumschlägen (ohne Abdichtung mit undurchlässigem Stoff) die Temperaturen der Subcutis nach vorübergehender Abkühlung in 40′ auf das Ausgangsniveau, nach 1^h um 0,9°, nach 2^h um 1,5° (Zondek).

Bei den Versuchen von Loewy-Dorno waren die höheren Tiefentemperaturen erst in 25 bis 35′ erreicht, bei Beschattung kehrten sie erst in 50′ zur Ausgangstemperatur zurück. Gerade in dieser langsamen Abkühlung kann man unseres Erachtens den Einfluß der reflektorischen Hyperämie auf die Höhe der Tiefentemperatur ersehen. Das Blut, das einerseits die eingestrahlte Wärme rasch abtransportiert, verändert andererseits durch einen vermehrten Durchfluß die Temperaturverhältnisse in der Tiefe, die damit — auch während der Bestrahlung — nicht mehr einwandfrei ein Maß lediglich für die Wirkung der Strahlen werden.

Gleichzeitige Untersuchungen über die Temperaturen in *mehreren* Schichten der Haut wurden von Keller angestellt. Da die Bestrahlungen mit verschiedenen Wärmequellen (Solluxlampe, schwachrot glühender Wintersonne, Kontakt mit Wärmegefäß) sich in gleichem Versuch nach Abkühlungspausen folgten, blieben die Tiefenthermometer stets in gleicher Lage.

Die Hauttemperatur wurde mit Thermoelement sehr geringer Masse in üblicher Weise bestimmt, die Tiefentemperatur wie bei Loewy-Dorno mit Tiefenthermometern von Zondek. Die Kurve gibt die Temperatur für 3, 7 und 21 mm Tiefe am Oberschenkel eines Mannes an. Die Tiefe wurde am Ende des Versuches derart festgestellt, daß nach dem liegenden Thermometer mit einer feinen Nadel punktiert wurde (Abb. 20).

Die Ausgangstemperaturen waren:

für die Oberfläche	32,7°
in 3 mm Tiefe	36,8°
in 7 mm „	37°
in 12 mm „	37,2°

Die Lufttemperatur betrug 25,3° bis 25,8°. Auf Vermeidung von Luftzug während des Versuchs wurde der größte Wert gelegt. Die Kontaktwärme wurde durch ein Gefäß mit Wasser erzielt, das durch einen Tauchsieder stets in der gewünschten Temperatur gehalten werden konnte.

Auch diese Versuche ergeben die höhere Tiefenwirkung der leuchtenden Wärmestrahlen (Sollux); die Überlegenheit über die Wintersonne oder die Kontaktwärme macht sich auch noch in 12 mm Tiefe geltend. Eine Überschreitung der Oberflächentemperatur wurde in keiner Tiefe festgestellt; sie war in 3 mm Tiefe ihr jedoch fast gleich. Bei Abbruch der Bestrahlung tritt jedoch eine solche Überschreitung auf, da die Oberfläche sich schneller als die Tiefe abkühlen kann.

Diese Befunde werfen vielleicht ein Licht auf die Ergebnisse von LOEWY-DORNO und weisen darauf hin, daß bei genügender Abkühlungsmöglichkeit der Oberhaut die Tiefentemperatur auch gelegentlich *während der Bestrahlung* überwiegen kann. Es ist natürlich klar, daß das besonders dann der Fall ist, wenn es, wie bei den leuchtenden Strahlen, zu verhältnismäßig hohen Tiefentemperaturen kommt. Aber die Überschreitung der Oberflächentemperatur durch die Tiefentemperatur ist dann nicht eine Eigentümlichkeit der leuchtenden Strahlen, sondern eine im Verhältnis zur eingestrahlten Energie richtig abgepaßte Abkühlung der Oberfläche.

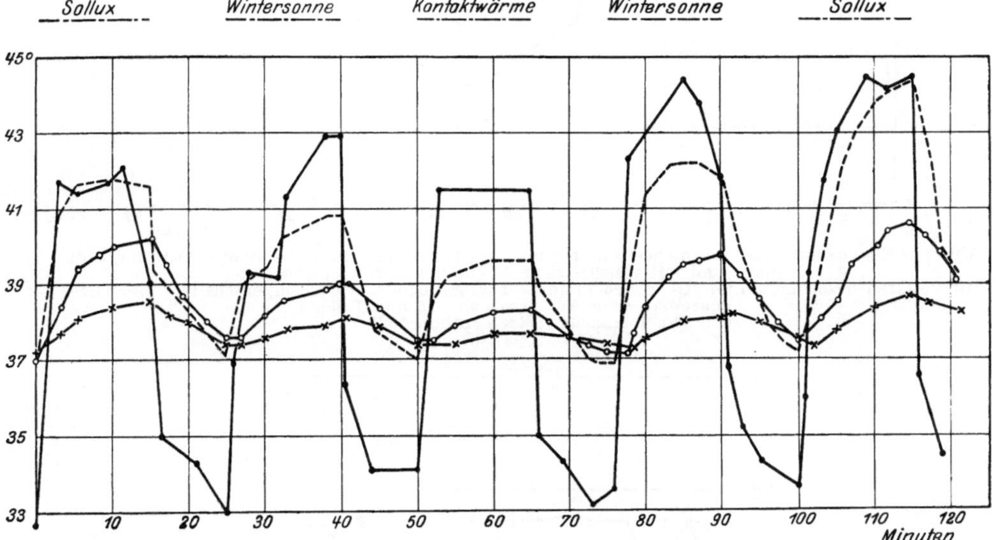

Abb. 20. Einfluß verschiedener Wärmeapplikation auf den Verlauf der Tiefentemperaturen in der Haut bei gleicher Oberflächentemperatur. Oberflächentemperatur = ausgezogene Linien. Tiefentemperatur: in 3 mm Tiefe gestrichelte Linie, in 7 mm Tiefe geringelte Linien, in 12 mm Tiefe gekreuzte Linie. (Nach KELLER, Strahlenther. **1929**.)

Prüft man deshalb die Verhältnisse unter Verwendung eines Föhn nach, so ergibt sich, daß man fast bei unerträglicher Strahlungswärme sofort durch kalte bewegte Luft die Wärme „wegblasen" und die Wärmequelle in ihrer Intensität — subjektiv und objektiv ohne Folgen — stark weiter heraufsetzen kann. Warme Luft dagegen hat diese Wirkung kaum.

Als Beispiel dafür sei eine Kurve wiedergegeben, auf der gezeigt wird, wie durch kalte strömende Luft die Oberflächentemperatur nunmehr während der Bestrahlung unter die Tiefentemperatur in 8 und 15 mm heruntergedrückt werden kann. Dabei steigen diese dennoch durch die Bestrahlung an, und zwar die in 15 mm Tiefe mehr als die in 8 mm. Verglichen wurden in diesem Versuch zwei Solluxlampenbestrahlungen gleicher Intensität ohne und mit kalter Föhnung an derselben Hautstelle. Man kann hieran die gegenseitige Beeinflussung der Oberflächenabkühlung, die natürlich noch in eine gewisse Tiefe reicht, und der Bestrahlung erkennen (Abb. 21).

Ein Optimum der Tiefenwirkung ist infolgedessen wahrscheinlich erreichbar

1. durch möglichst penetrierende Strahlung (leuchtende Wärmestrahlen),
2. durch möglichst starke Oberflächenabkühlung,

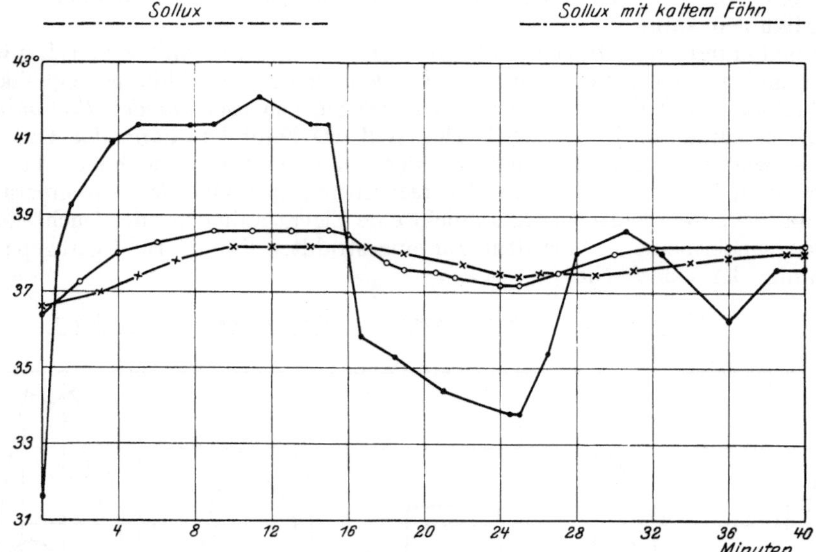

Abb. 21. Einwirkung einer Wärmebestrahlung auf die Oberflächen- und Tiefentemperatur der Haut ohne und mit gleichzeitiger Abkühlung durch Luftzug. Mit Punkten bezeichnete Linie Oberflächentemperatur; geringelte Linie Temperatur in 8 mm Tiefe; gekreuzte Linie Temperatur in 15 mm Tiefe. (Nach Keller, Strahlenther. 1929.)

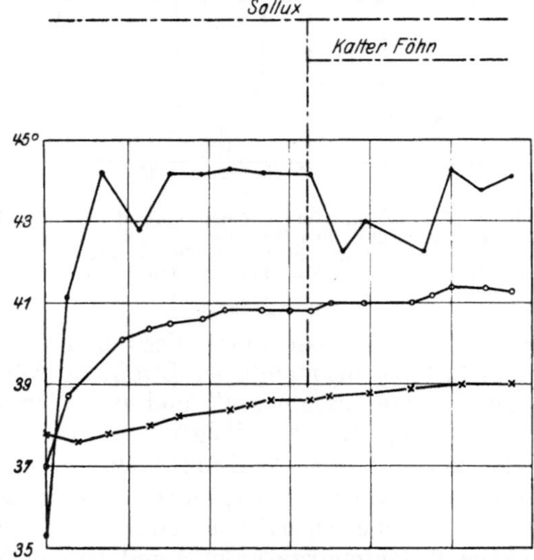

Abb. 22. Abhängigkeit der erreichbaren Tiefentemperatur der Haut bei gleicher Oberflächentemperatur von der Abkühlungsmöglichkeit durch Luftzug. (Nach Keller, Strahlenther. 1929.)

3. durch eine bis an die Erträglichkeit herangehende Steigerung der Strahlungsintensität.

Eine Bestätigung für diese Annahme kann man in folgender Kurve finden. Hier ist zunächst eine Bestrahlung mit Solluxlampe vorgenommen mit der maximal ertragbaren Hauttemperatur. Mit dem Augenblick der kalten Föhnung und der dadurch erfolgten Abkühlung ist die Bestrahlungsintensität so gesteigert worden, daß wieder dieselbe gemessene Oberflächentemperatur erreicht wurde. Es ist deutlich zu erkennen, wie nunmehr die Tiefentemperatur nochmals einen Anstieg erfährt. Die Versuche sind alle am Lebenden angestellt, und zwar auf der Außenfläche des Oberschenkels (Abb. 22).

Die therapeutischen Lichtquellen.

Die Lichttherapie ist von der *Sonne* als der einzigen *natürlichen Lichtquelle* ausgegangen und greift auch heute noch mit Vorliebe auf sie zurück, wo sie in genügender Intensität und Scheindauer zu Gebote steht. Als Ersatz der Sonnenstrahlung dienen die künstlichen Lichtquellen, von denen die historisch ersten gar nicht in der Absicht aufkamen, die Sonnenstrahlung in ihrer Gesamtheit wiederzugeben, sondern sie sollten das als therapeutisch besonders wertvoll angenommene UV-Licht möglichst intensiv zur Geltung bringen. Derart entstanden *Lichtquellen mit reiner UV-Lichtwirkung*, wie die wassergekühlten, hochbelasteten Kohlenbogenlampen FINSENs, die Hg-Dampflampen und dergleichen, die freilich stets auch noch eine sichtbare und ultrarote Strahlung, aber von therapeutisch bedeutungsloser Stärke aussenden.

Die bei bestimmten Erkrankungen rein subjektiv angenehm empfundene Wärme schuf andererseits das Bedürfnis nach *Lichtquellen mit Wärmestrahlen*. Aus den verschiedenartigen Anordnungen gewöhnlicher elektrischer Glühbirnen entwickelten sich die großen Nitralampen, z. B. Solluxlampen u. a. Als nicht mehr nur der UV-Lichtstrahlung der Sonne, sondern auch ihrer Wärmestrahlung Beachtung geschenkt wurde, gelangten diese Lichtquellen teils als Zusatz zu UV-Lichtquellen zur Verwendung, teils auch *allein* als vollwertiger Ersatz des Sonnenlichtes, unter der Voraussetzung, daß die Wärmestrahlen das therapeutisch wesentliche Moment der Sonnenstrahlen darstellen (KISCH).

Eine künstliche Lichtquelle, die der Sonnenstrahlung *in ihrer Gesamtheit* gleicht: also nach Gesamtintensität, spektraler Ausdehnung und Intensitätsverteilung, ist bisher unbekannt. Die offenen, hochbelasteten Bogenlampen kommen diesem Ideal am nächsten, haben jedoch eine andere Lage des Intensitätsmaximums. Die Bogenlampen mit geringerer Belastung besitzen geringere Intensitäten in erythemerzeugendem UV-Licht; die diesen Mangel aufwiegenden Bogenlampen mit Elektroden bestimmter Imprägnierung wiederum ein vom Sonnenlicht abweichendes Spektrum. Ob freilich selbst ein völliger Ersatz des Sonnenlichtes seine Wirkungen erreichen würde, ist noch zweifelhaft. Die klimatischen Faktoren einer Freiluftsonnenbestrahlung, besonders in Höhenlagen, dürfen nicht außer acht gelassen werden.

Da sich aber mit der Erfahrung ganz bestimmte Indikationen für eine UV-Licht-, wie für eine Wärmestrahlentherapie gerade in der Lokalbehandlung der Haut entwickelt haben, wird das Bedürfnis nach Lichtquellen mit spezifischer Wirkung nicht mehr verstummen. Eine Besprechung der Lichtquellen erfolgt deshalb am zweckmäßigsten nach praktischen Gesichtspunkten. Aber auch dieses Einteilungsprinzip hat seine Schwierigkeiten. Zwar gibt es reine UV-Lichtstrahler, wie z. B. die Quarzlampen und reine Wärmestrahler, wie z. B. die Solluxlampen, aber die Kohlenbogenlampen senden je nach Art ihrer Belastung, ihres Elektrodenmaterials, ihrer Filterung, einmal lediglich erythemerzeugendes UV-Licht aus, einmal lediglich leuchtende und ultrarote Wärmestrahlen, schließlich aber auch beides zusammen in stets wechselnden Anteilen. Als einheitlicher Lampentyp seien diese Kohlenbogenlampen dennoch in folgendem als eine Gruppe zwischen den reinen UV-Lichtstrahlern und den reinen Wärmelichtstrahlern als *komplexe Strahler* besprochen.

Die Sonnenstrahlung.

Die Sonnenstrahlung ist, soweit sie irgendwo zu therapeutischen Bedürfnissen in Betracht gezogen werden soll, bekanntlich keine einheitliche Strahlungsart. Denn die von der Sonne stets gleichmäßig ausgehende Strahlung ist hauptsächlich durch den Einfluß der Atmosphäre für jeden Ort und jede Stunde verschieden.

Der eigentliche Ausgangspunkt der Sonnenstrahlung ist die Oberfläche des Sonnenkerns *(Photosphäre)*, dessen Temperatur auf etwa 6000^0 angenommen werden darf. Spektral zerlegt ist das hier emittierte Licht ein Gemisch von Strahlen aller möglichen Wellenlängen aus ultrarotem, sichtbarem und ultraviolettem Gebiet. Das Spektrum dieser Photosphäre ist kontinuierlich mit einem Intensitätsmaximum bei etwa 500 $\mu\mu$ (Grüngelb), das schnell nach der kurzwelligen und langsam nach der langwelligen Seite abfällt.

Insofern gehört die Sonne als Lichtquelle zu der Klasse der *Temperaturstrahler*, die durch ein kontinuierliches Spektrum, eine Abhängigkeit der Energie der ausgesandten Strahlung von der Höhe der Temperatur (Stefan-Boltzmannsches Gesetz) und eine gesetzmäßige Verschiebung des Intensitätsmaximums nach den kürzeren Wellenlängen bei Temperaturanstieg (Wiensches Verschiebungsgesetz) gekennzeichnet sind. Die Kontinuität des Sonnenspektrums wird jedoch durch die bekannten Lücken der Fraunhoferschen Linien unterbrochen, die weit über 10 000 an der Zahl sowohl in den sichtbaren wie unsichtbaren Strahlenbezirken nachweisbar sind.

Diese Fraunhoferschen Linien sind die Absorptionsspektren aller in der Sonnenatmosphäre *(Chromosphäre)* verhandenen gasförmigen Elemente, von denen jedes einzelne nach dem Kirchhoffschen Gesetz in spezifischer Weise dieselben Wellenlängen absorbiert, die es in leuchtendem Zustand auch imstande ist, als sog. *Luminescenzstrahler* zu emittieren. Daß diese Linien im Sonnenspektrum als dunkle Lücken, also als Absorptionsspektren erscheinen und nicht als helle Linien, als sog. Emissionsspektren, beruht auf ihrer der Sonnenstrahlung gegenüber geringeren Energie.

Die Intensität und spektrale Ausdehnung des Sonnenlichtes ist in geringem Grade als schwankend anzunehmen, in Abhängigkeit von umschriebenen Abkühlungen der Sonnenoberfläche, der sog. Sonnenflecke. Die Intensität der auf die Erde fallenden Strahlung ist entsprechend dem näheren Sonnenstand im Winter etwa $7^0/_0$ stärker als im Sommer.

Erheblich größere Schwankungen erfährt die Sonnenstrahlung jedoch durch die Höhe und die Zusammensetzung der *Erdatmosphäre* über einem bestimmten Ort. Die Intensität der Sonnenstrahlung bei ihrem Eintritt in die Erdatmosphäre beträgt als Mittelwert 1,925 Grammcalorien auf den Quadratzentimeter in der Minute *(Solarkonstante)*. Von der Gesamtenergie entfallen auf das Ultrarot etwa $43^0/_0$, den sichtbaren Spektralabschnitt $52^0/_0$, und das Ultraviolett $5^0/_0$. Aber von dieser Gesamtenergiemenge gelangen nach Abbot nur $75^0/_0$ bis zu 1800 m Höhe und nur $50^0/_0$ bis zum Meeresniveau, unter Berücksichtigung der Bewölkung sogar nur $52^0/_0$ bzw. $24^0/_0$.

Für einen bestimmten Ort ist dabei zunächst der *Auffallswinkel* von Betracht, in dem er von der Strahlung betroffen wird; wechselnd nach Lage des Ortes und nach Stand der Sonne *(Sonnenhöhe)* verändert sich mit dem Sinus dieses Winkels das sog. „Strahlungsklima" des betreffenden Ortes. Da aber gleichzeitig mit diesen Bedingungen die *Schichtdicke der durchstrahlten Atmosphäre* variiert, treten die bedeutenden Einflüsse der Atmosphäre untrennbar hinzu.

Dabei werden in der Atmosphäre die einzelnen Strahlenanteile verschieden stark betroffen. Die Schwächung erfolgt durch Streuung und Absorption.

Durch die Streuung werden nach dem RAYLEIGHschen Gesetz gerade die kurzwelligen Strahlen von den feinsten in der Atmosphäre schwebenden Teilchen unverhältnismäßig stark nach allen Richtungen reflektiert und dadurch der direkten Sonnenstrahlung entzogen. Eine selektive Absorption geschieht durch den Wasserdampf, die Kohlensäure und das in höheren Schichten durch die ultravioletten Strahlen erzeugte Ozon.

Entsprechend der in der Atmosphäre zurückgelegten größeren Wegstrecke ist also die Gesamtintensität der Strahlung bei niedrigem Sonnenstande und bei niedriger Meereshöhe eines Ortes geringer. Da hierbei die blauen und violetten Strahlen vorwiegend reflektiert und absorbiert werden, erscheint die unter- oder aufgehende Sonne gelbrot. Die reflektierten blauen Strahlen erscheinen ihrerseits diffus als blaues Licht.

Schließlich ist für einen bestimmten Ort von Bedeutung für die Intensität, Dauer und spektrale Ausdehnung seiner Bestrahlung die „*Lufttrübung*", d. h. die Reinheit seiner Atmosphäre, abhängig von der Nachbarschaft größerer Wasserflächen oder Fabrikanlagen. Dabei wirken Feuchtigkeitsverhältnisse hauptsächlich als Trübungsfaktoren für Rot, Schwankungen der Luftreinheit für Ultraviolett (LINKE). Da aber auch die anderen absorbierenden Faktoren meistens die kurzwelligen Strahlen schwächen, ist die Zusammensetzung der Sonnenstrahlung nach Durchgang durch die Atmosphäre verschoben: sie enthält bei mittlerer Sonnenhöhe dann 60% Ultrarot, etwa 40% vom sichtbaren Spektrum und 1% Ultraviolett (DORNO).

Für die Anwendung in der allgemeinen wie der dermatologischen Therapie spielt der Gehalt der Sonnenstrahlung an erythemerzeugenden Wellenlängen eine große Rolle. Solche erythemerzeugenden Strahlen sind auch für Tiefenlagen im Sonnenlicht bekanntlich vorhanden, nachweisbar durch das Auftreten von „Sonnenbrand" bei Bestrahlungen von lichtungewohnten Personen.

Nach DORNO ergaben sich für Davos (1600 m) folgende Beziehung der Endwellenlänge zur Sonnenhöhe (Tabelle 1) und zum Jahresgang (Tabelle 2).

Tabelle 1.

Sonnenhöhe	10°	20°	30°	40°	50°	60°
Endwellenlänge in $\mu\mu$	315,8	307,8	304,3	301,6	298,5	297,9

Tabelle 2.

Monat	XII	I	II	III	IV	V	VI	VII	VIII	IX	X	XI
	308,4	308,2	307,3	306,6	299,2	299,4	298,6	297,3	297	299,8	300,3	303,0

(Monatsmittel der Grenzwellenlängen um Mittag, 1908—1909.)

Die kürzeren Wellenlängen erscheinen also erst mit steigender Sonnenhöhe und sind im Herbst reichlicher vorhanden als im Frühling. Mit einfacherer, d. h. nicht zuviel absorbierenden Quarzprismen und Linsen sind auch noch Spuren kürzerer Wellenlängen in der Sonnenstrahlung nachweisbar. Als kürzeste Wellenlänge wurde auf dem Gornergrat (3316 m) 291 $\mu\mu$ beobachtet. Diese Grenze, unter die auch in noch größeren Höhen das Spektrum nicht wesentlich herunterreicht — WIGAND fand bei Ballonfahrten in 9000 m Höhe keine kürzeren Wellenlängen als 290 $\mu\mu$ — ist nach FABRY-BUISSON durch die Absorption des Ozons in der Atmosphäre bestimmt.

Die *Intensität* der von der Sonne gelieferten erythemerzeugenden UV-Strahlung hängt desgleichen von der Höhe der jeweiligen Atmosphäre ab. Mit der Cadmiumzelle, die in ihrer Empfindlichkeit auf die erythemerzeugende Strahlung, nämlich unter 365 $\mu\mu$ eingestellt ist, haben ELSTER-GEITEL und SCHULZE die Abhängigkeit der UV-Intensität von der Höhe des Ortes festgestellt. Wurde nach dem Vorgang von SCHULZE die UV-Intensität in 1800 m = 100 gesetzt, so ergibt sich unter Mitverwendung der Zahlen von Elster-Geitel folgende Tabelle:

Höhe	UV-Intensität
3100	140%
1800	100 „
1600	95 „
1560	94 „
1386	92 „
350	76 „
150	68 „
80	62 „

Bezüglich *Jahresschwankungen* ist die Intensität der UV-Strahlen im Juli *relativ* zur Gesamtstrahlung am höchsten (Dorno-Davos, Busse-Schömberg im Schwarzwald).

Wegen ihrer größeren Abhängigkeit von der Sonnenhöhe als die Gesamtstrahlung ist die Intensität der UV-Strahlen desgleichen um die *Mittagszeit relativ* am höchsten (Dorno, Busse).

Während die *Gesamtsonnenstrahlung* für Orte verschiedener Höhenlage

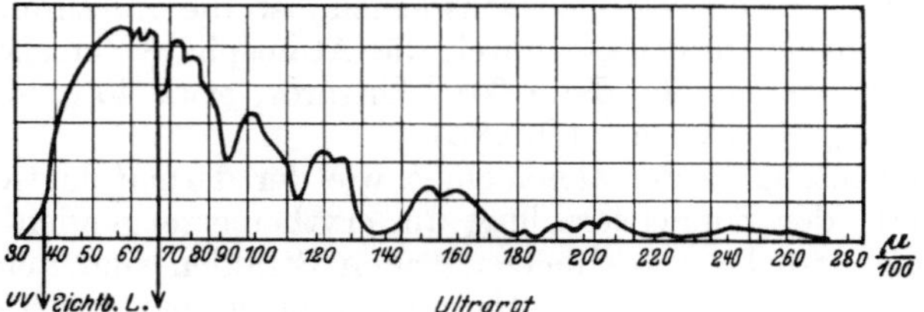

Abb. 23. Normalspektrum der Sonnenstrahlen. Man erkennt die verschiedene Ausdehnung der Spektralteile. Die höchste Intensität liegt im Bereich des sichtbaren Lichtes. Zahlreiche Einsenkungen: „kalte Banden" im Ultrarot. (Nach Dorno, Handbuch der gesamten Strahlenheilkunde. München 1927.)

(Davos, Schömberg, Potsdam) ihr Maximum im April hat, liegt das Maximum des Ultraviolettlichtes im Herbst.

Die Intensität der UV-Lichtwirkung des Sonnenlichtes ist auch von der Menge des diffundierten und reflektierten Lichtes, also der *indirekten Strahlung* abhängig. Da die Diffusion des Sonnenlichtes gerade die ultravioletten Strahlenanteile betrifft, so ist der Anteil dieser Strahlen an der diffusen Himmelstrahlung erheblich. In Davos ist nach Dorno die UV-Lichtintensität der indirekten Himmelstrahlung größer, selbst bei hohem Sonnenstand, als die der direkten Sonnenstrahlung.

Den bedeutenden Einfluß der Reflexion erkennt man in primitiver Weise schon an der starken UV-Lichtwirkung z. B. auf Schneefeldern. Nach Schrötter reflektieren am stärksten das Meer und der Schnee, dann Gletscher, dann Sand die auf photographisches Papier wirksamen Strahlen.

Über die Ausdehnung der *wärmebildenden Abschnitte der Sonnenstrahlung* gibt ein auf dem Mount Wilson (1730 m) von Abbot gewonnenes Spektrum Aufschluß (Abb. 23). Aus ihm geht auch die einzigartige Anordnung des Intensitätsmaximums im sichtbaren Gebiet hervor, auf die die besondere Tiefenwirkung der Sonnenwärmewirkung zurückgeführt wird.

Abhängig von der Sonnenhöhe, von dem Wasserdampfgehalt der Atmosphäre fallen die Strahlungsmaxima meist auf den späteren Vormittag und die Jahresmaxima in die Frühjahrsmonate März-April. Als maximale Durchschnittswerte werden in Abhängigkeit von der Höhenlage etwa 1,35—1,50 Grammcalorien gefunden pro Quadratzentimeter und Minute.

Die *indirekte Wärmestrahlung* der Sonne *(Himmelstrahlung)* ist stets kleiner als die direkte Wärmestrahlung; für grünes Licht, also dem Energiemaximum entsprechend, beträgt sie nach DORNO bei einem Sonnenstand von 60° etwa 10%.

Die künstlichen Lichtquellen.

Lichtquellen mit reiner Ultraviolett-Lichtwirkung.

Die Quecksilberdampflampen. Als Lichtquellen, die in wirksamer Menge erythemerzeugende UV-Strahlung aussenden, sind heute am verbreitetsten die Hg-Dampflampen. Ihre Brauchbarkeit beruht auf der Emission zahlreicher intensiver Linien im erythemerzeugenden UV durch glühenden Quecksilberdampf.

Gestützt auf Vorversuche von WAY (1860) und ARONS (1892) wurden die ersten brauchbaren Hg-Dampflampen von COOPER HEWITT 1901 als neuartige Beleuchtungskörper, vor allem zu Reklamezwecken eingeführt. Waren diese Brenner noch aus Glas, da die Verwertung des UV-Lichtes zunächst noch nicht das angestrebte Ziel war, so wurde mit der Einführung in die Therapie durch KROMAYER und AXMANN das UV-Licht durchlässige Quarz- resp. Uviolglas als Material bevorzugt.

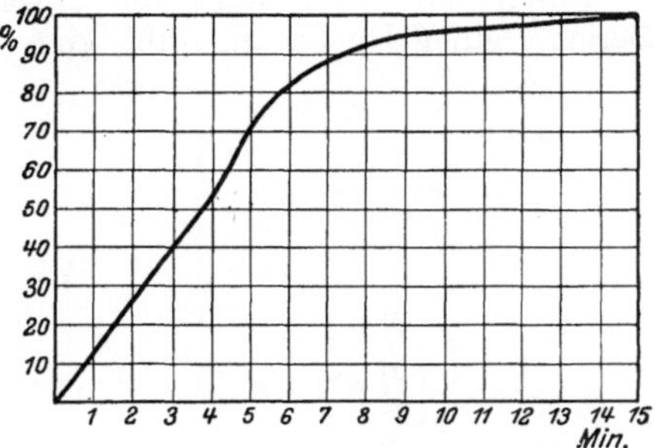

Abb. 24. Intensitätssteigerung eines luftgekühlten Quecksilberdampfquarzbrenners während der Einbrennperiode; gemessen an der Wellenlänge 313 $\mu\mu$, aber gültig für das ganze erythemerzeugende UV-Licht. [Nach HÖRNICKE, Strahlenther. 20 (1925).]

Die Quarzlampe. Ein Quarzbrenner besteht im wesentlichen (einige ausländische Konstruktionen ausgenommen) aus einem meist luftleeren Quarzrohr, das eine bestimmte Menge Quecksilber enthält und Zuleitungselektroden für den elektrischen Strom. Die Kathode wird stets durch das Quecksilber gebildet; die Anode ist entweder aus einem schwer schmelzbaren Metall oder desgleichen aus Quecksilber, das in einer kleinen Ausbuchtung des Brenners sich sammeln kann. Glüht die Kathode, so sendet sie Elektronen aus, die auf ihrem Weg zur Anode die Atome des Quecksilberdampfes in positive und negative Ionen zertrümmern. Diese Ionen leiten dann weiterhin den elektrischen Strom.

Zunächst aber muß die Kathode zum Glühen gebracht werden. Dazu dient das sog. „Kippen" des Brenners, d. h. durch Lageveränderungen wird vorübergehend durch das flüssige Quecksilber ein Kurzschluß zwischen beiden Elektroden bewirkt. Reißt beim Zurückbewegen des Brenners der Quecksilberfaden ab, so entwickelt sich dann der Lichtbogen und das Quecksilber verdampft so lange, bis ein Gleichgewichtszustand an Druck und Temperatur eingetreten ist; gleichzeitig ist die Stromstärke gesunken und die Spannung gestiegen. Diese Einbrennperiode des kalten Brenners dauert mindestens 10 Minuten. Hierbei wächst mit steigender Belastung die Intensität aller, vor allem aber die der ultravioletten Strahlen. Nach DORNO ist nach dem Anlassen der Lampe in 3′ 33%, in 5′ 73% und in 7,5′ 94% der bei 10′ vorhandenen Vollkraft erreicht (gemessen an der Höhensonne). Nach HÖRNICKE ist der Intensitätsverlauf der Linie 313 $\mu\mu$, ähnlich wie übrigens der der Linien 257 $\mu\mu$ und 365 $\mu\mu$, wie Abb. 24 zeigt, von der Brenndauer abhängig.

Das *Spektrum* einer Hg-Dampfquarzlampe ist wegen seiner Emission durch ein glühendes Gas ein *Linienspektrum* und unterscheidet sich schon dadurch grundsätzlich von dem kontinuierlichen Spektrum eines glühenden festen oder flüssigen Körpers wie z. B. der Sonne. Wird aber der Dampfdruck im Quarzbrenner gesteigert bis zu etwa vier Atmosphären, so tritt außerdem noch ein kontinuierliches Spektrum auf. Ein eingebrannter Brenner sendet Wellenlängen bis unter 200 $\mu\mu$ aus. Außer den zahlreichen Linien in Ultraviolett sind auch im sichtbaren Spektrum solche vorhanden mit Ausnahme im Rot. Nach Rubens-v. Baeyer besitzt das Spektrum der Hg-Dampfes noch ein langwelliges Maximum im Ultrarot bei 343 μ, damit eine der langwelligsten bekannten Strahlungen überhaupt; Quarz ist für gewöhnlich aber nur bis 2,3 μ durchlässig.

Über die *Intensität* der einzelnen Wellenlängenbereiche einer Hg-Lampe liegen Untersuchungen von Johansen vor. Thermoelektrisch gemessen betrugen die prozentualen Anteile an der Gesamtintensität

von ultraroten Strahlen.	7,3%
„ sichtbaren Strahlen	47 „
„ langwelligem UV.	27,2 „
„ erythemerzeugendem UV . . .	18,5 „

Einen Überblick über die Intensitätsverteilung im erythemerzeugenden Bereich einer Hg-Lampe gibt eine von Vahle gewonnene Kurve (Abb. 25).

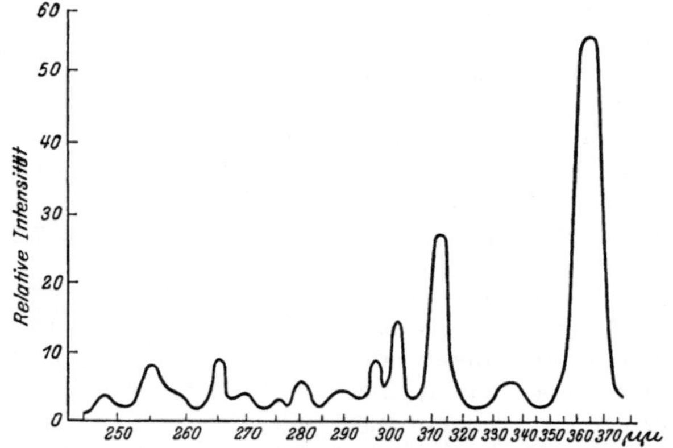

Abb. 25. Energieverteilung im ultravioletten Teil des Quecksilberspektrums einer Quarzlampe. (Nach Vahle, Lehrbuch der Strahlentherapie 1925.)

Dabei ist nur zu berücksichtigen, daß diese Intensitäten bei länger in Gebrauch gewesenen Lampen bald nachlassen (die Brenner „altern"), und daß auch geringere Differenzen anscheinend gleich neuer Brennern vorkommen können. Das Altern der Brenner beruht hauptsächlich auf einem Verlust der Durchlässigkeit des Quarzrohrs teils durch Quecksilberverunreinigungen an der inneren, teils durch Staub- und Fettinkrustationen an der äußeren Wand.

Nach der technischen Ausführung können die Quecksilberdampfquarzlampen in solche für Allgemeinbestrahlungen und Lokalbestrahlungen unterschieden werden.

Lampen für Allgemeinbestrahlungen. Nachdem vorher bereits von Nagelschmidt eine Hg-Dampflampe mit Luftkühlung zur Allgemeinbestrahlung konstruiert war, fand dieser Lampentyp besonders als die Bachsche Konstruktion, die unter dem Reklamenamen „*künstliche Höhensonne*" (Hersteller: Quarzlampengesellschaft Hanau) bekannt ist, ausgedehnte Verbreitung.

Der Brenner der künstlichen Höhensonne hat die Form eines geraden Rohres von verschiedener Länge für 110 und 220 Volt Gleichstrom; für Wechselstrom ist die Anode gegabelt. An der Kathode dienen gefächerte Aluminiumbleche zur Abkühlung.

Die Größe der Abkühlung ist für die Intensität des Lichtes von Belang. SCHALL und ALIUS haben z. B. festgestellt, daß der Anstieg der Umgebungstemperatur bei der Schließung der Lampenhaube die Intensität um 15% vergrößert, ein Energiezuwachs, der auch nach Öffnen der Haube bis zu 15′ noch nicht völlig verschwunden ist.

Der Brenner ruht auf einem Kippgestell in einem Reflektor; das Kippen wird durch Drehen eines Handrades veranlaßt. Der Reflektor ist ein halbkugeliges, schräg nach vorn offenes Gehäuse aus poliertem Aluminium, das durch eine drehbare Verschlußkappe zu einem beliebig weiten Spalt geöffnet werden kann. Das Gehäuse sitzt entweder an einem Stativ oder an einer Hängevorrichtung. Die Gleichstromlampe bedarf noch eines Vorschaltwiderstandes, die Wechselstromlampe eines besonders gebauten Transformators (Abb. 26).

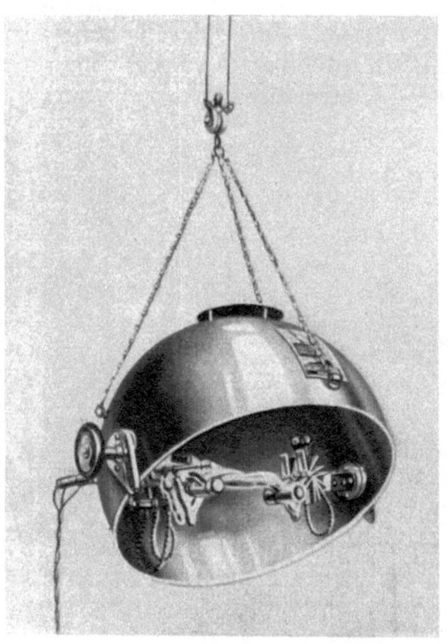

Abb. 26. „Künstliche Höhensonne". (Nach BACH.)

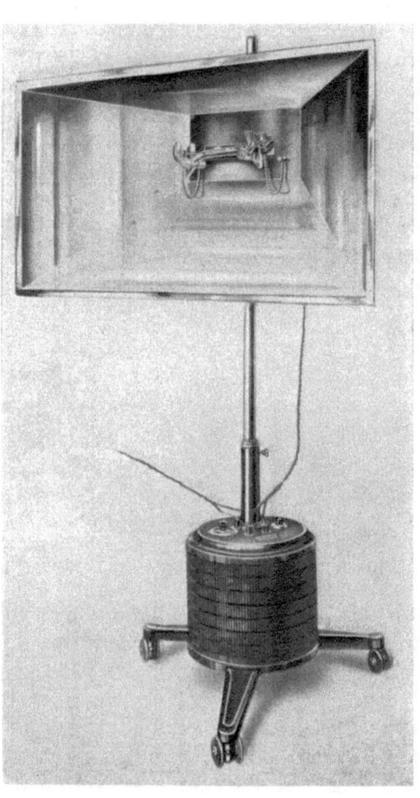

Abb. 27. Quecksilberdampfquarzlampe. (Nach JESIONEK.)

Zur Ergänzung an roten und ultraroten Wärmestrahlen wird gelegentlich die künstliche Höhensonne mit dem HAGEMANNschen Glühlampenring (aus Kohlenfadenlampen) versehen. Zur Abfilterung der kurzwelligen UV-Lichtstrahlen etwa unter 280 $\mu\mu$ wird ein Filter von Uviolblauglas geliefert.

Die BACHsche Höhensonne ist besonders für den liegenden Patienten geeignet. Als Hallenlampe ist die Lampe nach JESIONEK (Hersteller: Quarzlampengesellschaft Hanau) gedacht, die in mehreren Exemplaren aufgestellt, einen ganzen Raum mehr oder minder gleichmäßig von der Seite durchstrahlen soll. Die Dosierung ist hier freilich ungenauer. Die Lampe selbst zeichnet sich durch einen eigentümlichen, dauernd offenen Reflektor aus, dessen Innenfläche aus Magnalium besteht, einer Legierung von Magnesium und Aluminium, die UV-Licht besonders gut reflektiert (etwa zu 67—79% nach HAGEN-RUBENS) (Abb. 27).

Quarzlampen mit haltbar eingeschmolzenen Zuleitungen (Wiusil-Lampe), wodurch angeblich eine Kühlung unnötig wird und damit der Intensitätsverlust wegfällt, oder solche ohne Vakuum mit besonderer Zündung (Jaenicke-Quarzlampen) seien hier nur kurz angeführt, da praktische Erfahrungen mit ihnen noch nicht genügend vorliegen.

Lampen für Lokalbestrahlungen. Abgesehen davon, daß sowohl die Bachsche Höhensonne, wie die Wiusil-Lampe durch Ansatz eines Tubus zu Lokalbestrahlungen verwendet werden können, besteht als gebräuchlichste Spezialtype zu diesem Zweck die sog. Kromayer-Lampe (Quarzlampenges. Hanau) (Abb. 28).

Der Brenner der Kromayer-Lampe liegt in einem Metallgehäuse und ist ein ∩-förmig gekrümmtes Quarzrohr mit anschließenden Polgefäßen für das Quecksilber. Die Zündung des Brenners erfolgt ebenfalls durch Kippen, d. h. durch Neigen nach vorwärts. Die Kühlung der Lampe, die unter Umständen zur Kompression verwandt werden soll, geschieht durch fließendes Wasser, von dem etwa zwei Liter pro Minute ausreichen. Um jedoch nicht die Temperatur des Bogens und damit die UV-Lichtintensität zu sehr herabzusetzen, verhindert ein luftleerer Quarzmantel, daß der Brenner unmittelbar durch das Kühlwasser bespült wird. Das UV-Licht tritt durch ein Quarzfenster von etwa 5 cm Durchmesser nach außen. Auf die Ungleichmäßigkeit des Leuchtfeldes hat Rost aufmerk-

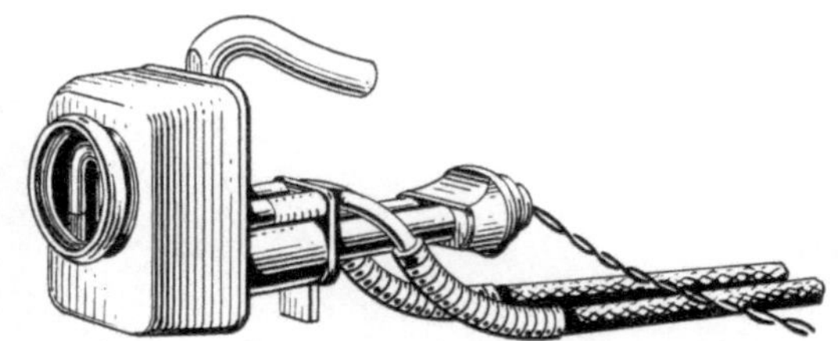

Abb. 28. Quecksilberdampfquarzlampe. (Nach Kromayer.)

sam gemacht; entsprechend der Krümmung des Quarzrohres wird die höchste Intensität oben, eine geringere an den Seiten, die geringste unten ausgestrahlt.

Die Einbrenndauer beträgt etwa 1 Minute.

Ein Nachlassen der Lampe nach längerem Gebrauch wird hier hauptsächlich durch Beschlagen des Quarzfensters durch im Kühlwasser vorhandene Stoffe (z. B. Eisen) bedingt; dieses Fenster ist deshalb unter Umständen alle 8 Tage sorgfältig mit Salzsäure zu reinigen.

Weiter ist auch hier die Intensität von der Außentemperatur abhängig; wenn sich das Kühlwasser bei zu langsamen Durchfluß auch nur wenig erwärmt, steigt die Intensität merkbar.

Um Kompressionswirkungen voll auszunutzen, ist für kleine stark gekrümmte Hautflächen die Verwendung von Quarzansätzen gebräuchlich, die mittels eines besonderen Halters befestigt werden. Meist kommt man hier mit einem kurzen Quarzstab von etwa 1 cm Durchmesser aus.

In Hinsicht auf eine besondere Tiefenwirkung hat man auch bei der Kromayer-Lampe gelegentlich durch Filterung die kurzwelligen Strahlen ausgeschaltet. Zu diesem Zweck hat Kromayer ursprünglich eine Kühlung mit methylenblaugefärbtem Wasser benutzt, seit einiger Zeit aber werden die handlicheren Blauuviolglasfilter verwendet, entweder als Ersatz für das Quarzfenster oder als Einlage in das Kühlwasser. Eine die bestrahlungsökonomischen Nachteile aufwiegende Steigerung der Tiefenwirkung ist unseres Erachtens bei diesem „Blaulicht" gegenüber dem „Weißlicht" bisher mit Sicherheit nicht festgestellt.

Eine technische Verbesserung, nämlich beträchtliche Verstärkung des Leuchtrohres, gestattete die Entwicklung eines höheren Dampfdruckes bis zu 3 Atmosphären und führte zu der Konstruktion der Intensiv-KROMAYER-Lampe nach MENSING, über deren praktische Brauchbarkeit und Vorteile die Erfahrungen noch ausstehen.

Einige im Ausland hergestellte besondere Formen der Hg-Quarzbrenner seien hier nur erwähnt, wie die selbstzündenden Brenner GEORGE und WATSON, der Brenner VICTOR (näheres bei SAIDMAN), desgl. ein neuartiger Brenner GEORGE, der mit komprimiertem Argon gefüllt ist, direkt zündet und bei gleichem Stromverbrauch eine um 70% intensivere UV-Lichtausbeute haben soll. Auch nach der Konstruktion der Reflektoren, der Anordnung der Vorschaltwiderstände sind verschiedene Lampentypen im Ausland im Gebrauch.

Die Uviolglaslampen. Die Uviolglaslampen unterscheiden sich von den Quarzlampen grundsätzlich nur durch die geringere Durchlässigkeit der Uviolglaswandung für das kurzwelligere Ultraviolettlicht. Nach DESSAUER werden unter 253 $\mu\mu$ überhaupt keine Strahlen mehr durchgelassen. Tatsächlich sind aber auch die höheren Wellenlängen bis 302 $\mu\mu$ stark geschwächt, was die meist sehr milde, von manchen Therapeuten allerdings erwünschte Wirkung dieser Lichtquellen in bezug auf das Erythem erklärt.

Die aus Schottschem Uviolglas bestehenden Lampen wurden bereits im Beginn der Lichttherapie als *Uviollampen*, neuerdings unter dem Namen *Uli-Lampen* vorübergehend in den Handel gebracht.

Weniger eine besondere Form der Lampen, als des Reflektors fand seine Gestaltung in der sogenannten *Intensiv-Bestrahlungskammer* (PICARD). Die Intensiv-Bestrahlungskammer (Hersteller: Rotawerke Berlin-Borsigwalde) ist ein Hohlraum in Form eines Rotationsellipsoides, in dessen beiden Brennpunkten die Lichtquellen stehen. Zur Auskleidung dient ein glänzender Aluminiumbelag. Der Zweck einer solchen Kammer ist eine möglichst allseitige Strahleneinwirkung auf den in ihr befindlichen Patienten, daneben aber auch eine möglichst starke Ionisierung und Ozonisierung der Luft. PICARD hat als Strahlenquellen Ulibrenner benutzt. In einer prinzipiell gleichen, etwas vereinfachten und billigeren Kammer nach HÖRNICKE (Hersteller: Onnenga, Hannover-Stöcken) werden gewöhnliche Quarzbrenner verwandt.

Lichtquellen mit komplexer Strahlenwirkung.

Die Kohlenbogenlampen. Die Kohlenbogenlampen wurden ursprünglich als reine Ultraviolettlichtquellen ausgestaltet und verwendet (FINSEN), aber als solche wurden sie von den billigeren, handlicheren und ausgiebigeren Quecksilberdampflampen verdrängt. Die größere Sonnenähnlichkeit ihres Spektrums veranlaßte ihre Wiedereinführung in die Therapie, wobei jetzt nicht mehr auf ihren Gehalt an erythemerzeugendem UV-Licht Wert gelegt wurde, sondern auf ihre komplexe Strahlung; d. h. auf die Kontinuität ihres Spektrums. Aus Sparsamkeitsgründen wurden die ursprünglich sehr hohen Stromstärken heruntergesetzt und es resultierten Lampen, von denen eine unmittelbare biologische Wirkung, wenigstens auf die Haut, weder im Sinne einer Wärmenoch UV-Lichtreaktion, nicht immer beobachtet werden kann; therapeutische Erfolge werden ihnen zwar zugeschrieben, dennoch haben sie eine breitere Verwendung bisher nicht gefunden, so daß es schwierig ist, über ihre Brauchbarkeit sich ein objektives Urteil zu verschaffen. Es ist außerdem kein Geheimnis, daß manche angezeigte Lampentypen, bevor sie überhaupt genügend erprobt sind, aus Mangel an Nachfrage bereits nicht mehr hergestellt werden, oder daß andere nach anfänglicher Verwendung und Publikation ihrer ersten Erfolge schließlich auf den Speichern der Lichtinstitute herumstehen.

Neuerdings werden, um auch bei niedriger Belastung die UV-Lichtausbeute der Kohlenbogenlampen wieder zu heben, bestimmte Metalle den Elektroden beigefügt, deren Emissionsspektren sich den Kohlenbogenspektren addieren.

Die Kohlenbogenlampen lassen sich also einteilen in solche mit reinen Kohlenelektroden und solche mit imprägnierten; die mit reinen Kohlenelektroden wiederum in solche mit genügendem Gehalt an erythemerzeugendem UV-Licht und in solche ohne dieses.

Kohlenbogenlampen mit reinen Elektroden. Als Strahlenquelle einer Kohlenbogenlampe hat einmal der glühende Krater des positiven Pols zu gelten, dessen höchst mögliche Temperatur unabhängig von Stromstärke und Bogenspannung bei Atmosphärendruck 4200° beträgt (Lummer) und der also ein kontinuierliches Spektrum mit einem Energiemaximum bei 700 $\mu\mu$, d. h. an der Grenze des sichtbaren Rot aussendet. Mit Steigerung der Stromstärke wächst lediglich die Gesamtintensität bei unveränderter Lage des Energiemaximums, insofern die Angriffsbasis des Lichtbogens vergrößert wird; nach den vergleichenden Untersuchungen von Absalon Larsen steigt allerdings mit der Stromstärke die chemische Wirkung auf photographisches Papier schneller als die auf ein Bolometer, d. h. im Gesamtspektrum verstärken sich die Anteile des kurzwelligen Abschnittes mit steigender Spannung besonders.

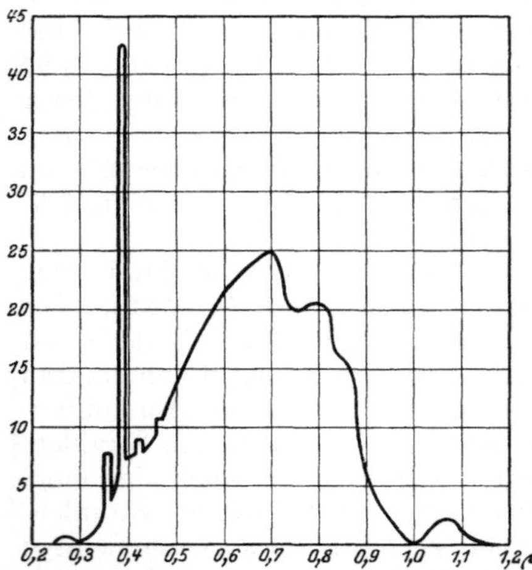

Abb. 29. Energieverteilung des Kohlenbogenlichtes einer Finsen-Reyn-Lampe vom Ultrarot bis Ultraviolett in relativen Einheiten. [Nach Johansen, Strahlenther. 6 (1915).]

Außer dem Krater des positiven Poles sendet weiter der *Kohlenlichtbogen* Strahlen aus; und da es sich hier um die glühenden ionisierten Gase der Kohlendämpfe und ihren Verbindungen mit dem Sauerstoff und hauptsächlich dem Stickstoff der Luft handelt, so ist das hier emittierte Spektrum vor allem das Emissionsspektrum des Cyans um 388 $\mu\mu$.

Kohlenbogen mit reinen Elektroden als Ultraviolettlichtstrahler. Die zur Erzeugung eines UV-Lichterythems verwandten Kohlenbogenlampen bedürfen also einer starken Belastung, um eine praktisch genügende Menge an UV-Licht zu erzielen, andererseits gewisser Vorrichtungen um die gleichzeitig vorhandenen erheblichen Wärmestrahlen auszuschalten.

Für die *Lokalbehandlung* ist noch heute die ursprüngliche Finsenlampe, bestehend aus einer selbst regulierenden Bogenlampe im Gebrauch, die mit etwa 50—110 Amp. und 50—65 Volt brennt, in Abhängigkeit von dem Durchmesser der Kohlen. Das Licht des positiven Pols wird in der Richtung der maximalen Ausbeute, d. h. schräg nach unten durch einen Konzentrationsapparat gesammelt. Dieser Konzentrationsapparat besteht aus einem System von Quarzlinsen (in Finsens ersten Lampen aus Glaslinsen), die durch Wasser gekühlt werden; bei möglichster Ausnutzung des emittierten UV-Lichtes werden derart die ultraroten Strahlen selektiv geschwächt.

Über die *Intensitätsverteilung* des ausgesandten Lichtes gibt eine Kurve nach Johansen Aufschluß; aus ihr gehen die beiden Maxima im ultravioletten Licht bei 385 $\mu\mu$ und im sichtbaren Licht bei etwa 700 $\mu\mu$ gut hervor (Abb. 29).

Durch Einschaltung einer Blauuviolglasscheibe in den Konzentrationsapparat hat Haxthausen (Finseninstitut Kopenhagen) die Wärmestrahlung noch besonders herabzusetzen vermocht. Diese Anordnung erlaubte zum Vorteil des UV-Lichtanteils die Verwendung besonders stark dimensionierter Kohlen und größerer Konzentration der Strahlen im Fokus. Der „Lichtfleck", d. h. das auf einmal bestrahlbare Areal wird allerdings dann nur noch 2 qcm statt des doppelt so großen gewöhnlichen Finsenflecks.

LOMHOLT versuchte auf anderem Wege die UV-Lichtausbeute zu steigern; er verlängerte das Wasserfilter auf etwa das Dreifache und konnte daraufhin den Konzentrationsapparat näher an den Kohlenbogen heranbringen, die Konstruktion ergibt eine Verstärkung der UV-Strahlen auf etwa das Doppelte. Allerdings muß das destillierte Kühlwasser bei so großen Schichtdicken dann völlig rein sein, weil es sonst sofort zu große Mengen UV-Licht absorbiert.

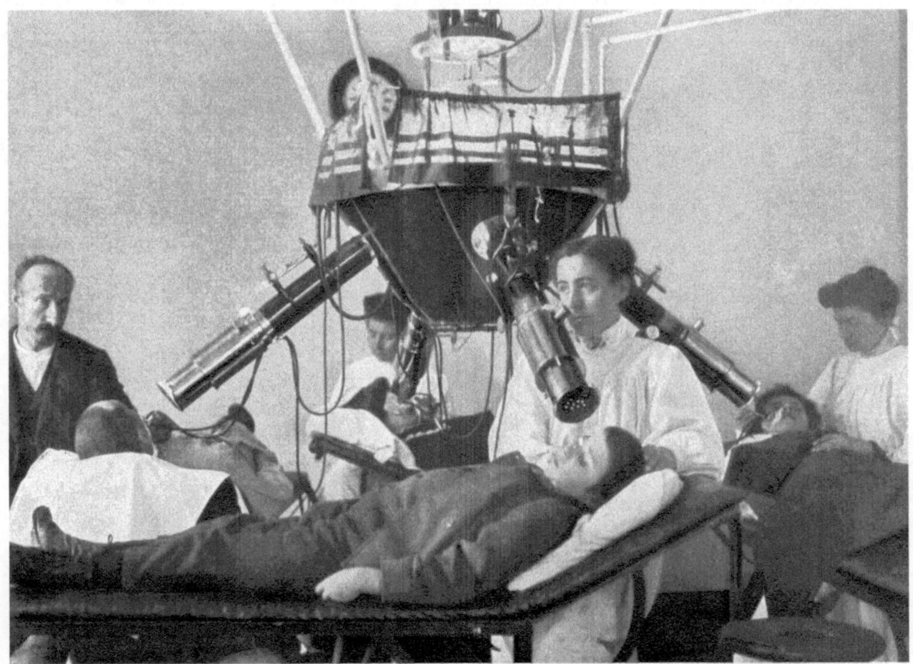

Abb. 30. Lokalbehandlung mit Finsenlicht (Lichtinstitut der Berner Klinik). (Nach F. LEWANDOWSKY, Tuberkulose der Haut. Berlin: Julius Springer 1916.)

Die Finsenlampe ist mit 4 Konzentrationsapparaten ausgestattet, so daß gleichzeitig mehrere Patienten bestrahlt werden können. Da durch Druckapparate, die aus Quarzlinsen bestehen und nochmals durch fließendes Wasser gekühlt werden, der zu bestrahlende Herd manuell möglichst blutleer gemacht werden soll, bedarf jeder Patient noch einer besonderen Wartung. Auch die automatisch gehaltenen Drucklinsen bedürfen bei den meist langen Bestrahlungszeiten einer persönlichen Beaufsichtigung (Abb. 30).

Um auch einzelne Patienten zu bestrahlen, ist eine kleinere FINSEN-REYN-Lampe noch gelegentlich im Gebrauch, die mit 20 Amp. und 50—65 Volt Bogenspannung brennt (Abb. 31).

Zur *Allgemeinbehandlung* hatte schon FINSEN zwei offene Bogenlampen zu 100 Amp. im freien Zimmer und in Abständen von einigen Metern verwandt. Bei den hier vorhandenen Abkühlungsmöglichkeiten war die Erwärmung der oberflächlichen Hautschichten, von denen das Wärmegefühl abhängig ist, nicht so groß, als daß nicht noch Heizung nötig gewesen wäre.

Im Finseninstitut werden auch heute noch von Reyn solche offene Bogenlampen, und zwar als Schaltungen zu 2 Lampen mit 75 Amp. und 55 Volt und zu 3 Lampen mit 20 Amp. und 55 Volt verwendet. Die Lampen zu 75 Amp. erzeugen angeblich in der Richtung ihrer maximalen Strahlung in 60 cm Abstand bereits in 2 Minuten den Schwellenwert eines UV-Lichterythems (Abb. 32).

Kohlenbogenlampen mit reinen Elektroden ohne Wirkung eines UV-Lichterythems. Die *Aureollampe* (Hersteller: Siemens & Halske) ist eine selbstregulierende Bogenlampe, die mit etwa 8 Amp. und 150 Volt Bogenspannung brennt. Bei dieser Stromstärke sendet auch der positive Pol praktisch keine genügende Erythemstrahlung aus. Ihre Besonderheit aber hat die Aureollampe durch den Einschluß des Bogenlichtes in eine Uviolglasglocke, durch die der Sauerstoffzutritt gehemmt ist und die Vereinigung der Kohlendämpfe mit dem Stickstoff gefördert wird. Das Ergebnis ist eine Verbreiterung des violettleuchtenden

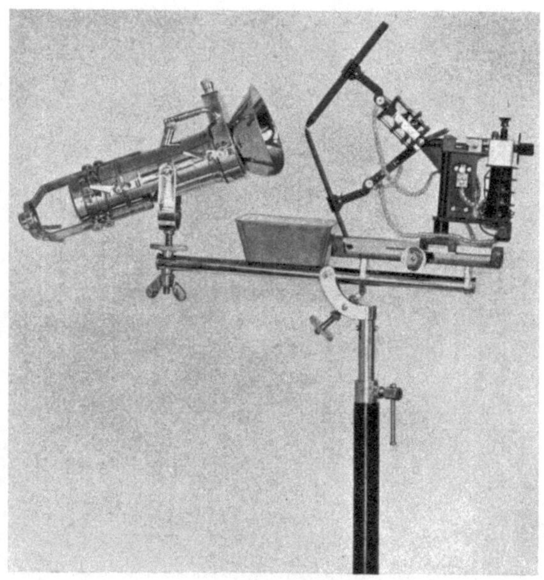

Abb. 31. Finsen-Reyn-Lampe.
(Aus Hausmann-Volk, Handbuch der Lichttherapie. Wien: Julius Springer 1928.)

Bogens und eine bedeutende Steigerung der Intensität des ausgesandten Spektrums um 388 $\mu\mu$. Verwendung hauptsächlich bei Wundbehandlung.

Die dem Prinzip nach ähnliche *Heliollampe* (Hersteller: Fritz Kohl, Leipzig) läßt sich als gleiches Modell sowohl für 220 Volt Gleich- wie Wechselstrom verwenden und ist mit verschiedenen Reflektoren ausgestaltet.

Kohlenbogenlampen mit besonderen Imprägnierungen. Werden den Elektroden einer Kohlenbogenlampe Metalle oder Metallsalze zugesetzt, so mischen sich die Emissionsspektren dieser im Lichtbogen glühenden Dämpfe dem Kohlenbogenspektrum bei und verstärken damit die Intensität umschriebener Wellenlängengebiete. Quecksilber, Aluminium, Magnesium, Eisen, Zinn, Zink, Wismut u. a. senden besonders im erythemerzeugenden UV starke Linien aus.

Unter den gebräuchlichsten Fabrikaten sind solche, deren Elektroden rein aus Metall bestehen, in Deutschland weniger eingeführt wie z. B. die Simpson-Lampe, deren Metallelektroden hauptsächlich aus „Wolfram" bestehen oder die Bangsche Eisenlampe. Mit Kohlenelektroden, denen als Docht oder als

Beimischung Metalle oder ihre Salze beigefügt sind, finden sich zur Zeit folgende Typen auf dem Markt:

1. Die von STEIN in die Therapie eingeführte *Jupiterlampe* mit parallel zueinander stehenden Kohlen, die als Conradty-Effekt-Kohle wie als erythemstrahlenreichere Ultrakohle geliefert werden; Betriebsstromstärke 6, 10 und 60 Amp.

2. Die mit mehreren Flammenbogen brennende *Ultralux-Lampe* (Hersteller: Fritz Kohl, Leipzig), die mit Weißlichtkohle (bis 280 $\mu\mu$ reichendes Spektrum) und der besonders imprägnierten „Dermakohle" (bis äußerstes UV) ausgestattet werden kann; Betriebsstromstärke 12 und 15 Amp.

3. Die *Mebolithlampe* (Hersteller: Apparatebau A.-G. Gießen), die einen oder mehrere hintereinandergeschaltete Flammenbogen besitzt mit metallimprägnierten Kohlen; Betriebsstromstärke 5,5 und 20 Amp.

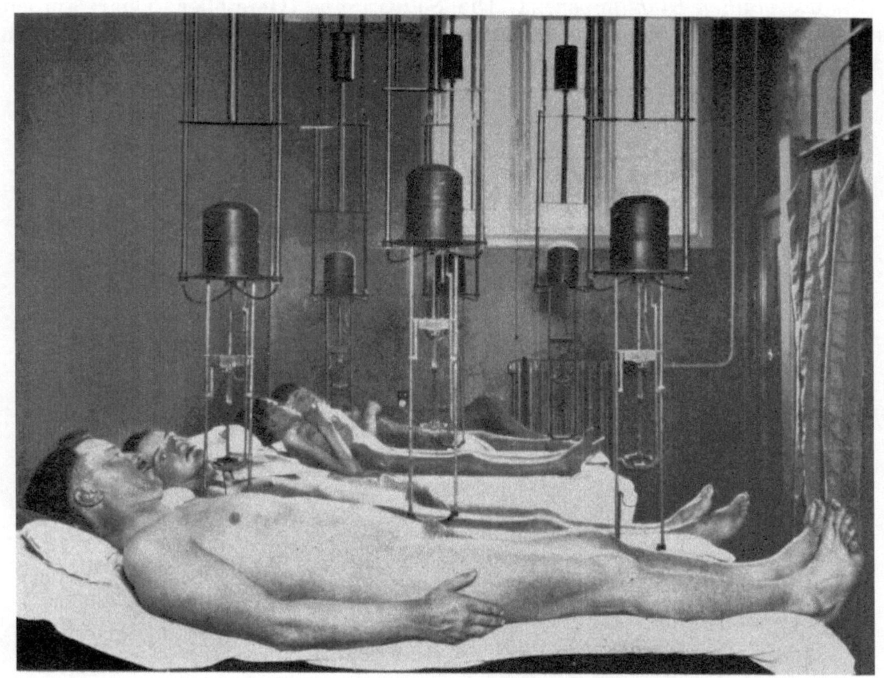

Abb. 32. Allgemeinbestrahlung mit Finsenlicht nach REYN. (Aus HAUSMANN-VOLK.)

4. Die *Ultrasonne* von LANDEKER und STEINBERG, ebenfalls eine Kohlenbogenlampe mit imprägnierten Elektroden und 6 Amp. Stromstärke, hat ihre Besonderheit darin, daß sie als Kohlenzusatz nur Stoffe verwendet, deren Emissionslinien vor allem zwischen 300 und 400 $\mu\mu$ liegen; bei genügender Bestrahlungsdauer kann sie deshalb ebenfalls eine schwache UV-Lichterythemwirkung erzielen. Der Ultrasonne beigefügt sind meist zwei große Nitraglühlampen, deren therapeutische Wirkung natürlich die einer Wärmelichtquelle ist.

5. Die Kohlenbogenlampe mit Aluminiumseele (57 Volt, 38 Amp.) nach PEEMÖLLER.

Bei den höher belasteten dieser Bestrahlungsapparate muß der störenden Rauchentwicklung abgeholfen werden.

Im Ausland sind sowohl zur Lokal- wie Allgemeinbehandlung auf denselben Prinzipien beruhende Bogenlampen von BROCA-CHATIN, BÉNARD, SAIDMAN, ARNONE, WATSON mehr oder minder verbreitet im Gebrauch.

Lichtquellen mit reiner Wärmestrahlenwirkung.

Als Lichtquellen mit reiner Wärmestrahlenwirkung werden heute hauptsächlich mit Stickstoff oder Argon gefüllte Metallfadenlampen verwendet. Die Gasfüllung unter geringem Unterdruck erlaubt die Steigerung der Temperatur des Metallfadens und damit die Vermehrung der sichtbaren Wärmestrahlen, obwohl das Maximum dieser Lampen immer noch im ultraroten Gebiet gelegen ist. Der Anteil an sichtbaren Wärmestrahlen aber bestimmt die Größe der Tiefenwirkung. Neuerdings kommen als weitere Wärmestrahler diejenigen mit hauptsächlicher Emission von dunklen Wärmestrahlen auf den Markt; hier handelt es sich um Lichtquellen, in denen höchstens bis zur schwachen Rotglut elektrisch erhitzte Widerstände vorhanden sind.

Die gasgefüllten Glühlampen. 1. Die *Solluxlampe* (Hersteller: Quarzlampengesellschaft Hanau) von Heussner-Oeken ist eine mit Stickstoff von $^2/_3$ Atm.

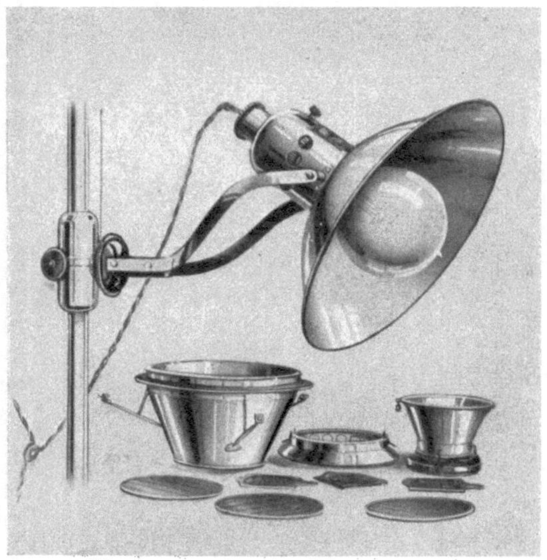

Abb. 33. Solluxlampe der Quarzlampengesellschaft.

Druck gefüllte Glühbirne mit Wolframspirale. Sie hat als großes Modell bei etwa 1 Kilowatt Stromverbrauch 2000 Hefnerkerzen Helligkeit. Ein Reflektor aus poliertem Messingblech verstärkt die Lichtwirkung und läßt bei geeigneter Einstellung die Strahlen divergierend, parallel oder konvergierend austreten. Ein Tubusansatz dient zur Konzentrierung, einsetzbare Filter in verschiedenen Farben verändern die spektrale Zusammensetzung. Die Solluxlampe wird als großes und als Tischlampenmodell geliefert. Das ausgesandte Spektrum ist kontinuierlich und reicht auch bis ins Ultraviolett oberhalb 300 $\mu\mu$. Das Energiemaximum liegt bei einer Höchsttemperatur von 2500—3000°, günstigstenfalls um 1200—1000 $\mu\mu$, also im Gebiet des kurzwelligen Ultrarot, das etwa von 800—1500 $\mu\mu$ gerechnet wird (Abb. 33).

Nach Bleibaum ist im sichtbaren und langwelligen UV-Licht die Intensität einer Solluxlampe bei 236 Volt und 4,5 Amp. prozentual wie folgt verteilt

63,5%	600—500 $\mu\mu$
25 „	500—400 $\mu\mu$
11,5 „	400—300 $\mu\mu$

Den Gehalt an *Ultrarot* maß GUTHMANN mit 12,3%. Den sichtbaren Rest fand er verteilt

zu	88 %	im	Rot	(718—639 $\mu\mu$)
„	6,5 „	„	Gelb	(614—574 $\mu\mu$)
„	1,7 „	„	Grün	(540—505 $\mu\mu$)
„	3,7 „	„	Blau	(526—410 $\mu\mu$)

2. Die *Spektrosollampe* (Hersteller: Siemens-Reiniger-Veifa) ist eine gasgefüllte Osramlampe mit etwa 1000 Kerzenstärken, deren Besonderheit in einem über eine größere Strecke ausgedehnten Glühdraht besteht und in einer Glaswand aus Uviolglas. Die Lampen sind mit geeigneten Reflektoren an Hängevorrichtungen, an Holzgestellen oder Stativen untergebracht.

Die Energieverteilung im sichtbaren Spektrum stimmt völlig mit der der Solluxlampe überein (BLEIBAUM).

3. Der *Bestrahlungsspiegel* nach KISCH (Hersteller: Zeiß, Jena) besteht in einem Hohlspiegel, der das Licht einer gasgefüllten und halbversilberten Glühlampe reflektiert. Den Patienten treffen also nur indirekte Strahlen mit starker Wärmewirkung. Es werden zwei Modelle mit einfacher und vierfacher Spiegelanordnung hergestellt.

4. Die *Silberstrahlenlampe* (Hersteller: Gesellschaft elektromedizinischer Apparate, Berlin) ist desgleichen eine gasgefüllte Glühlampe, bis 1000 Kerzen, deren Licht von einem versilberten Reflektor gespiegelt wird.

Die ultraviolette Strahlung der Wolframglühlampen therapeutisch nutzbar zu machen, wurden besonders auf Anregung von DANNMEYER die Glaswandungen dieser Lampen durch durchlässigeres Material (UV-Kronglas der Sendlinger Glaswerke) ersetzt. Die Energie dieser Lampe im erythemerzeugenden UV-Licht ist aber selbst bei 1000 Watt gegenüber den andern UV-Lichtquellen nur gering. Sie sind als *Vitalux*lampen zur Zeit im Handel.

Lichtquellen mit schwach glühenden Widerständen. Auch dunkle erhitzte Gegenstände: Öfen, elektrische Widerstände u. dgl. senden eine Wärmestrahlung aus; diese Wärmestrahlen gehören dem langwelligen Ultrarot an. Beginnt ein Körper schwach rot zu glühen, so befindet er sich oberhalb einer Temperatur von 525°, nach dem WIENschen Verschiebungsgesetz liegt das Maximum der jetzt ausgesandten Strahlung bei 6000 $\mu\mu$, also im langwelligen Ultrarot. Die erreichte Temperatur der meist gelbrot glühenden Widerstände ist freilich höher, etwa 1000°.

Die von diesen Apparaten, die als *Wintersonne*, als *Halaapparate* (Hersteller: Grimm, Hannover) im Handel sind und deren elektrisch geheizte Widerstände aus Silitwiderständen oder aus Drähten von Chrommetallegierungen bestehen, senden also fast ausnahmslos langwellige ultrarote Wärmestrahlen aus, die zwar ein starkes Wärmegefühl erzeugen, aber verhältnismäßig weniger tief dringen als die kurzwelligen ultraroten oder sichtbaren Wärmestrahlen.

Vergleich der Lichtquellen nach ihrer Wirkung.

Ein Einblick in die Wirksamkeit verschiedener Lichtquellen läßt sich aus ihren Spektren nur dürftig gewinnen. Das Vorhandensein bestimmter Wellenlängen kann wohl die notwendige Grundlage zu irgendeiner biologischen Wirkung sein, tatsächlich maßgebend ist aber die Energie, in der sie zugegen sind. Die häufig in den Anpreisungen der Firmen mitgeteilten Spektrogramme besagen deshalb wenig und führen oft, ohne irgendwie falsch zu sein, bei der Beurteilung der Wirksamkeit nur in die Irre.

Erst ein Vergleich der verschiedenen Ultraviolettlichtquellen unter gleichen Bedingungen an der Haut würde einwandfreie Werte über ihre relative Erythemwirksamkeit beibringen. Die Schwierigkeiten bei dieser Untersuchung würden sich vor allem in der Beurteilung der verschiedenen Erythemabläufe (Erytheme von langwelligem UV entwickeln sich langsamer und sind dauernder als solche von kurzwelligem UV) und mit der Wahl der Standarderythemstärke einstellen (von langwelligem UV genügt nach HAUSSER oberhalb des Erythemschwellenwertes ein geringerer Energiezuwachs zu stärkerer Erythembildung als von kurzwelligem UV).

Vorläufig stehen uns jedoch nur die Werte zur Verfügung, die DANNMEYER mit der technischen Cadmiumzelle (in Uviolglaswandung) bei verschiedenen Lichtquellen gefunden hat. Diese Cadmiumzelle mißt im wesentlichen das erythemerzeugende Licht, die Wellenlänge um 250 $\mu\mu$ allerdings zu gering.

Nach DANNMEYER betragen die Werte bezogen auf eine künstliche Höhensonne, Wechselstrom 220 Volt, Brennerlänge 13,5 cm:

1. Peemöllerlampe, Kohlenbogenlampe mit Al. Seele, Kohlen horizontal 72,4%
2. Höhensonne 110 Volt Gleichstrom . . . . 44,3 „
3. Peemöllerlampe wie 1, Kohlen vertikal . . . . . 43,5 „
4. Jupiterlampe mit Ultrakohlen . . . . 33,1 „
5. Jupiterlampe mit Weißbrandkohle . . . . 12,5 „
6. Alte Kohlenbogenlampe mit Docht und Homogenkohlen . . . . 9,2 „
7. Ultrasonne . . . . 2,7 „
8. Aureollampe mit Glaskuppel . . . . 0,0 „
9. Solluxlampe . . . . 0,0 „
10. Spektrosollampe . . . . 0,0 „

Die von DANNMEYER angegebene Wolframglühlampe in UV-Kronglas berechnet sich derart auf 0,7%.

Als Vergleichswert sei noch die Sonnenstrahlung erwähnt; sie hat in Hamburg im Hochsommer etwa eine Intensität im erythembildenden UV (gemessen mit der Cadmiumzelle) wie jene oben genannte Bezugshöhensonne in einem Abstand von $5^1/_4$ m.

Filterwirkungen.

Filterwirkungen, d. h. spezifische, absolute oder relative Absorptionen in den Strahlengang gebrachter Medien haben in zweierlei Richtung für die Beurteilung lichtbiologischer Reaktionen an der Haut praktische Bedeutung. Einmal nämlich sieht man dem Licht zugeschriebene Krankheitsprozesse, wie z. B. VEIEL seinen Fall von Eczema solare auch hinter Fenstergläsern auftreten, denen man für gewöhnlich jede UV-Lichtdurchlässigkeit abspricht, anderseits aber taucht gerade in letzter Zeit, ausgehend von der Rachitisprophylaxe, die Frage auf, ob man sich nicht unnötig durch die Fenstergläser des Stimulans der erythembildenden Strahlen in den Wohnungen beraubt.

Zunächst ist es nun zu wenig bekannt, daß man auch beim Normalen durch fast jedes Fensterglas hindurch mit der Hg-Dampfquarzlampe bei genügender Überbelichtung ein Erythem erzeugen kann. Daraus geht schon hervor, daß man beim Auftreten von durch Licht bedingten Hauterkrankungen hinter Fensterscheiben nicht ohne weiteres den Schluß ziehen darf, daß hier eine abnorme *qualitative Andersempfindlichkeit* vorliegen muß, also etwa gegen langwelligeres UV oder sichtbares Licht. Tatsächlich haben hingegen Versuche gezeigt, daß UV-Licht in der erythembildenden Zone, die für die Sonne wegen ihrer Intensitätsverteilung bis 365 $\mu\mu$ aufwärts nachgewiesenermaßen angenommen werden muß, zur Genüge auch gewöhnliches Fensterglas passiert.

So fanden HILL und BOURDILLON zufällig vorhandenes grünes Fensterglas von 2,8 mm Dicke durchlässig

bei	365,5	334,2	313,1	302,2	296,7 $\mu\mu$
für	76,5	26	0,12	—	0,01 %

Für in Wien vorhandene Fenstergläser verschiedener Herkunft war die Grenzwellenlänge des durchgelassenen UV-Lichtes nach HAUSMANN und KRUMPEL bei Dicken von 1,6—2,4 mm 301,4—320,1 $\mu\mu$.

Für die Rachitisprophylaxe reicht aber, wie bisher angenommen wird, diese Durchlässigkeit anscheinend noch nicht aus. Infolgedessen sind — von England ausgehend — verschiedene Glassorten als Fensterscheiben hergestellt worden, die diesem Mangel abhelfen sollen. Von einigen Gläsern seien in einer Tabelle besonders für das kurzwellige UV die Daten für die Durchlässigkeit angegeben:

Sorte	Dicke	bei 313	302	297	290 $\mu\mu$
Vitaglas engl.	1,3 mm	66,5	48,1	34,5	18,6 %
Bios Neuglas	2 „	86	77	69	54 „
Ultraviolglas	1,9 „	77	61	—	37 „
Ultravitglas	1,8 „	75	57	53	39 „
Ultravitglas, verbessert	1,8 „	79	63	58	42 „

DANNMEYER hat mit der Cadmiumzelle die von solchen Gläsern durchgelassenen Intensitäten bezogen auf ungefiltertes Quecksilberdampfquarzlicht gemessen und findet durchgelassen:

für 2 mm Biosglas	bis 42%
„ 2 mm Brephosglas	„ 38 „
„ 2 mm Ultravitglas	„ 28 „
„ 2 mm Vitaglas	„ 27 „
„ 2 mm Fensterglas	„ 1 „

Dazu ist allerdings zu bemerken, daß es nicht auf das Quecksilberdampfquarzlicht ankommt, was diese Gläser passieren soll, sondern auf das Sonnenlicht, dessen Grenzwellenlänge selbst in Davos im günstigsten Monat durchschnittlich nur 297 $\mu\mu$ ist. Für die Sonne ist der Unterschied zwischen gewöhnlichem und UV-durchlässigem Fensterglas nicht als derart auffällig anzunehmen.

Deshalb fand auch AZUMA in Davos bei tiefstehender Wintersonne keine großen Unterschiede in der Erythem- und Pigmentbildung bei Filterung mit Vitaglas, Blauuviolglas und Objektträgerplatten, wohl aber bei Verwendung des Quarzlichtes. Dieselben Befunde waren schon vorher von GRAY HILL in London erhoben worden.

Die Unvergleichbarkeit der Verhältnisse im Hg-Licht mit den tatsächlich vorhandenen im Sonnenlicht geht auch aus Versuchen von AZUMA über den Paramäcientod unter verschiedenen Filtern im Sonnen- und Hg-Dampflicht hervor. Der Paramäcientod trat ein

	in Sonnenlicht,	dagegen im Hg-Licht
unter Quarz	in 95′	in 3′
„ Vitaglas	in 105′	in 18′
„ Fensterglas	in 100′	∞

Daraus geht schon hervor, daß man von der Verwendung der UV-durchlässigeren Gläser wohl Wirkungen, aber keine Wunder erwarten darf.

Einige dieser Gläser lassen weiter nach Bestrahlung mit UV-Licht nach einiger Zeit an Durchlässigkeit nach (Bureau of standards, Washington). Nach Prüfungen im Hamburger Lichtforschungsinstitut ist jedoch der Verlust bei den in unseren Breiten vorhandenen UV-Lichtintensitäten praktisch ohne Belang.

Der Einfluß der Verstaubung und Verschmutzung solcher Gläser auf die Lichtdurchlässigkeit fanden HAUSMANN und KRUMPEL auffällig gering. Nach DORNO müssen diese Versuche aber nicht nur im senkrecht, sondern auch im schräge auffallenden Licht angestellt werden. Außerdem sind fettige Verschmierungen z. B. schon Fingerabdrücke wirksamer als trockener loser Staub.

Von Interesse ist noch das *Durchlässigkeitsvermögen unserer Kleidung.* Auch hier bestehen häufig falsche Vorstellungen über den Strahlenschutz der Gewebe. Unter dünnen Blusen oder Strümpfen sieht man sowohl normale wie pathologische Reaktionen auf Sonnenstrahlen nicht selten.

Nach dem Bureau of standards ist die Durchlässigkeit von weißem, gebleichtem und ungefärbtem Gewebe

für Wolle	5—15%
„ Seide	14—18 „
„ Baumwolle	17—20 „
„ Viskose	16—27 „
„ Zellulose-Azetat	11—29 „

Schwaches Färben oder Vergilben (Altern) setzt die Werte erheblich herab. Der Faden selbst absorbiert 95—99% des Lichtes.

Dosimetrie medizinischer Lichtquellen.

Wollen wir die Wirksamkeit einer unbekannten Lichtquelle auf die Haut kennen lernen oder die einer bekannten kontrollieren und dabei aus Vorsicht oder zur Vermeidung des Fehlers einer individuellen Empfindlichkeit von unmittelbaren Versuchen an der menschlichen Haut absehen, so müssen wir uns einer Meßmethode bedienen, die sich wie eine Reaktion der Haut verhält. Diese Parallelität mit der Hautreaktion ist wichtig, denn da das Licht eine Unzahl chemischer oder physikalischer Prozesse quantitativ beeinflußt, so lassen sich auf ihnen eine gleiche Unzahl von Meßmethoden aufbauen, die vielleicht mehr oder minder genau ablesbar, zuverlässig oder praktisch sind, die aber alle den Lichttherapeuten dann nicht interessieren, wenn sie sich dem Licht gegenüber anders verhalten als die Haut. Sie können z. B. auf Wellenlängengebieten reagieren, die auf die Haut wirkungslos sind oder umgekehrt für die Wellenlängengebiete, auf die die Haut eingestellt ist, eine ungenügende Empfindlichkeit haben. Das Licht einer Lichtquelle enthält ja nicht nur biologisch wirksame Strahlenbezirke.

Die Frage nach der Parallelität mit der Hautreaktion ist also die Frage nach der *selektiven Empfindlichkeit* für das gleiche Wellenlängengebiet, wobei unter selektiver Empfindlichkeit nicht einfach spektroskopisch nachweisbare Absorption bestimmter Wellenlängen verstanden werden darf, sondern auch Reaktionsfähigkeit auf diese Wellenlängen. Denn zwar werden alle wirksamen Strahlen absorbiert, aber es brauchen durchaus nicht alle absorbierten Strahlen wirksam zu sein.

Da wir bisher zwei Reaktionen der Haut kennen, die beide in quantitativen Beziehungen zu bestimmten Wellenlängengebieten stehen, so müssen wir für die Ultraviolettlichtreaktion wie für die Wärmereaktion der Haut jeweils grundsätzlich verschiedene Dosimetermethoden aufstellen. Sollten wir weitere Hautreaktionen in Abhängigkeit von anderen Wellenlängengebieten und ihrer Intensität kennen lernen, so wären auch hierfür Dosierungsverfahren aus der Fülle photochemischer bzw. photophysikalischer Reaktionen auszuwählen nicht schwierig.

Dosimetrie ultravioletter Lichtquellen.

Die Notwendigkeit der Dosimetrie der wichtigsten Ultraviolettlichtquellen, der Quecksilberdampflampen, ist durch die verschiedene biologische Wirksamkeit der einzelnen Brenner bedingt. Verschiedene ursprüngliche Intensität, das Altern des Brenners, die Abhängigkeit von Spannung und Stromstärke, von der Außentemperatur machen es begreiflich, daß Intensitätsdifferenzen der erythemerzeugenden Strahlen bis zu 1 : 14 gefunden werden (KELLER, KUHLMANN).

Auch bei demselben Brenner kommen Intensitätsschwankungen vor und damit verschiedene Wirkungen bei verschiedenen Personen, die dann meist der individuellen Lichtempfindlichkeit zur Last gelegt werden.

Die Brauchbarkeit einer Meßmethode für biologisch wirksames ultraviolettes Licht richtet sich zunächst nach der Übereinstimmung mit der Ultraviolettlichtreaktion der Haut, weiter nach Genauigkeit, Bequemlichkeit und Billigkeit. Die Genauigkeit scheint uns dann zu genügen, wenn sie der Empfindlichkeit der Hautreaktion entspricht, d. h. da die Hautreaktion auf Dosissteigerungen unter $10^0/_0$ nach unseren Beobachtungen meist nicht mit Wirkungssteigerungen antwortet, so scheint uns eine weiter getriebene Meßgenauigkeit illusorisch. SCHALL-ALIUS wollen freilich bei $5^0/_0$ Dosissteigerung noch Wirkungssteigerungen gesehen haben.

Photochemische Meßmethoden. Nachdem frühere Methoden von BORDIER, EDER, STÜMPKE, BUNSEN-ROSCOE u. a., die auf verschiedenartigen photochemischen Reaktionen beruhten, aufgegeben worden sind, hat die von MEYER-BERING in die Lichtdosierung eingeführte Jodmethode besondere Durcharbeitung und Verbreitung erfahren.

Die *Jodmethode* von MEYER-BERING besteht darin, daß aus einer angesäuerten Jodkalilösung durch ultraviolettes Licht Jod frei gemacht wird, dessen ausgeschiedene Menge als Maß für eine bestimmte Lichtmenge verwertet werden kann. Die Methode ist zunächst für die KROMAYER-Lampe gedacht.

Technik: Eine 50 ccm fassende Kammer mit Quarzglasboden von 5 cm Durchmesser wird mit 25 ccm frischer $1^0/_0$ Jodkalilösung und 25 ccm $5{,}3^0/_0$ Schwefelsäurelösung gefüllt und vom Boden aus belichtet. Darauf bräunt sich die wasserklare Flüssigkeit durch das ausgeschiedene Jod mehr und mehr. Nach einer bestimmten Zeit wird die Belichtung unterbrochen und das Jod durch Titration mit frischer $^1/_{400}$ n-Natriumthiosulfatlösung bestimmt. Als Einheit der Lichtmenge („Finsen") gilt die Dosis, die aus dem Gemisch so viel Jod frei gemacht hat, daß zu seiner Bindung 10 ccm der Natriumthiosulfatlösung nötig sind, das sind 3,2 mg Jod. Lediglich die Zeit, in der genau diese Jodmenge durch die Belichtung frei gemacht wird, ist maßgebend; sie muß unter Umständen durch einen Vorversuch bestimmt werden. Da die Jodausscheidung nicht gleichmäßig erfolgt, ist nicht ohne weiteres der Finsenwert einer Lampe aus Bruchteilen der Dosis zu berechnen.

Eine Vereinfachung der Methodik brachte HACKRADT, insofern er die Menge des ausgeschiedenen Jods colorimetrisch bestimmte. Bruchteile eines Finsen nennt er nach ROST: 1 fi.

Auf ihre Übereinstimmung mit der Hautreaktion wurde die Methode von KELLER untersucht. Dabei stellte sich unter Verwendung der Parallelitätsprüfung (Vergleich der Wirksamkeit verschieden starker Brenner auf die Meßmethode mit ihrer Erythemwirkung auf der Haut *einer* Person) und der Filterdifferenzmethode (Vergleich der biologisch und photochemischen Wirksamkeit desselben Brenners nach verschiedener Filterung) heraus, daß die MEYER-BERINGsche Jodlösung nur, solange sie wasserklar ist, allein auf ultraviolettes Licht anspricht; mit ihrer Bräunung durch Jod wird sie aber auch für blaues, nicht erythemerzeugendes Licht empfindlich und dadurch mehr und mehr ungenau. Lediglich bis etwa ein Fünftel Finsen ist die Methode brauchbar. Dennoch wandelt auch in diesem Zeitraum die Reaktionsflüssigkeit ihre selektive Empfindlichkeit: ursprünglich auf kürzere Wellenlängen als die Haut eingestellt, endet sie bei einer Empfindlichkeit für längere Wellenlängen. Aus diesen Gründen ist es auch nicht angängig, Lichtquellen verschiedenen Typs oder solche desselben aber verschiedener Filterung, nach dieser Methode miteinander zu vergleichen. Ein Finsen „Weißlicht" ist z. B. nicht dasselbe wie ein Finsen „Blaulicht", sondern biologisch etwa das 4 fache. Die in der Literatur angegebenen Versuche, mit dieser Probe die Tiefenwirkungen des Lichtes nach Filterung mit verschiedenen dicken Gewebsschichten zu untersuchen, sind durch denselben Fehler zu irrigen Ergebnissen verurteilt.

Der Nachteil der Veränderung der selektiven Empfindlichkeit wurde von Keller in seiner Jodmethode dadurch vermieden, daß die Bildung des freien Jod durch direkten Zusatz von Natriumthiosulfat verhindert wurde.

Technik: In einem Becherglas von genau 5 cm Durchmesser werden 25 ccm frische 1% Jodkalilösung, 25 ccm 5% Schwefelsäurelösung, 1 ccm frische $^1/_{400}$ n-Natriumthiosulfatlösung und ein paar Tropfen Stärkelösung als Indikator bestrahlt. Blaue Schlieren, die sich an der Oberfläche der Flüssigkeit bilden, werden durch kurzes Rühren zerstört. Der Beginn einer irreversibeln Blaufärbung der ganzen Lösung ist die Reaktionseinheit; als Dosiseinheit wird die während dieser Zeit in doppelter Entfernung von der Lichtquelle verabfolgte Lichtmenge angenommen und als Höhensonneneinheit (HSE) bezeichnet (Abb. 34).

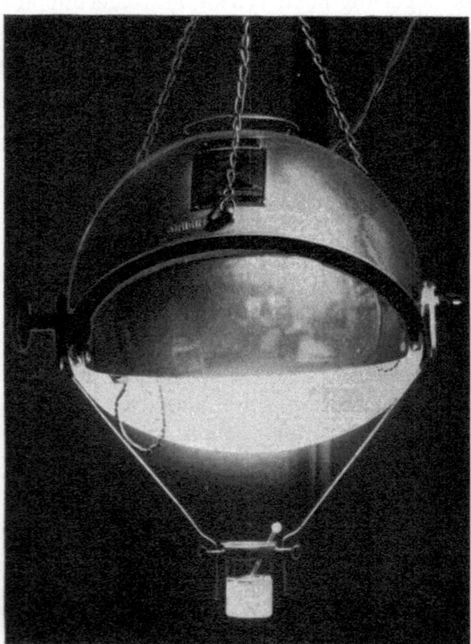

Abb. 34. Dosierung der künstlichen Höhensonne mit der Jodmethode. (Nach Keller.)

Die Herstellung der Lösungen ist für die Genauigkeit der Reaktion von Bedeutung. Die Jodkalilösung ist frisch zu bereiten, in ihr darf mit Stärke kein freies Jod nachweisbar sein. Die Natriumthiosulfatlösung ist ebenfalls frisch zu bereiten; $^1/_{100}$ n-Natriumthiosulfatlösung enthält 0,25 g auf 100 Wasser.

Will man die Natriumthiosulfatlösung zu Versuchszwecken sehr genau einstellen, so empfiehlt sich ihre Kontrolle mit $^1/_{400}$ n-Jodlösung (0,491 Kaliumbichromat in 100 Wasser geben eine haltbare $^1/_{10}$ n-Kaliumbichromatlösung. Zu 2 ccm dieser Lösung setzt man etwa 0,5 g Jodkali, säuert mit Salzsäure an und füllt auf 80 ccm auf). Das zu den Lösungen verwendete Leitungswasser muß frei von Metallsalzen sein, die als Lichtkatalysatoren wirken; destilliertes Wasser ist vorzuziehen.

Die Schwefelsäurelösung ist haltbar.

Die Reaktionsgeschwindigkeit ist von der Temperatur abhängig. Nach Keller ist der Temperaturkoeffizient für jeden Grad zwischen 10 und 40° 1,5% der Reaktionsgeschwindigkeit von 20°, also zwischen 16 und 24° mit ± 6% praktisch von nicht erheblicher Bedeutung. Schall-Alius fanden als Temperaturkoeffizient 2,4% der Zeit von 15° (= 2,2% der Zeit von 20°), Nach Pohle ist der Temperaturfehler zwischen 20 und 25° mit 7% unbeachtlich.

Für sehr exakte Untersuchungen ist dennoch Temperaturkonstanz durch Wasserbad oder rechnischer Ausgleich wertvoll.

SCHALL-ALIUS weisen noch auf nicht näher faßbare geringe Unterschiede hin, die durch verschiedene Schwefelsäurelösung gleicher Konzentration bedingt sein können, und auf die Notwendigkeit der genauen Abmessung des Reaktionsgefäßes. Nach KELLER muß das Verhältnis von Oberfläche zu Volumen der bestrahlten Flüssigkeit 0,393 qcm/ccm sein. Diese Voraussetzungen erfüllt, ist die Reaktion aber lediglich von der Intensität des ultravioletten Lichtes abhängig.

Die Parallelität mit der Hautreaktion wurde von KELLER im großen für genügend gefunden; Abweichungen sind teilweise durch Schwierigkeiten der Beurteilung der biologischen Reaktion bedingt. Denn da zwei verschiedene, zu vergleichende Brenner meist im biologischen Bereich eine verschiedene spektrale Intensitätsverteilung haben, so haben die von ihnen erzeugten Reaktionen bei einzelnen Individuen einen etwas abweichenden Verlauf, so daß also zunächst gleich starke Erytheme mit der Zeit wieder differieren. Man muß hier der biologischen Reaktion einen gewissen Spielraum lassen.

Nach SCHALL-ALIUS hat die KELLERsche Reaktion die Neigung, die Schwächung eines gealterten Brenners zu hoch anzugeben. Als Ursache dieser Abweichungen gibt die Filterdifferenzmethode, d. h. der Vergleich mit der Hautreaktion bei verschieden gefiltertem Licht an, daß die Reaktion mehr auf kurzwelliges Licht eingestellt ist als die Haut. KELLER hat deshalb die Methode auch nur für das ungefilterte Quecksilberdampflicht der künstlichen „Höhensonne“ angegeben. Für sogenanntes Blaulicht, d. i. mit Uviolglas gefiltertes Quarzlicht gilt die Methode nicht mehr; je mehr die kurzwelligen Strahlen in einem gealterten Brenner aus dem Licht schwinden, desto weniger stimmt also die Reaktion mit der Haut überein.

Die Versuche, die Empfindlichkeitszone der Reaktion durch Zusatz von Metallkatalysatoren ins langwellige Gebiet zu verschieben, führten insofern zu einem ungünstigen Ergebnis, als dann auch sichtbare Strahlen wirksam wurden.

Die Jodmethoden, die zur Zeit die exaktesten Meßmethoden für ultraviolettes Licht darstellen, leiden für den praktischen Gebrauch daran, daß sie eine genaue Herstellung der einzelnen Lösungen verlangen. Aber die zum Ersatz meist verwendeten *Photometer*, die *lichtempfindliches Papier* benutzen, haben dafür den Nachteil, daß geeignete Papiere wie Chlorsilberauskopierpapier beim Lagern Veränderungen der Empfindlichkeit aufweisen und je älter sie sind, mehr in roten Farbtönen statt in blauen kopieren.

Photographische Papiere werden sowohl ohne Filterung (PASSOW) wie unter geeigneten Filtern zur Dosierung von UV-Licht angewandt. Die Filter, in verschiedener Anordnung, sollen entweder die Intensität des auffallenden Lichtes durch Abstufung messen, oder die Wirkung des UV-Lichtes allein zur Geltung kommen lassen; denn sichtbares, biologisch unwirksames Licht wirkt ja auch bekanntlich auf Photometerpapier ein.

Das an die Stelle der veralteten Skalenphotometer von VOGEL, WARNECKE u. a. getretene *Graukeilphotometer* von EDER-HECHT (Herst.: Herlango Wien 3) wurde von FREUND in die Ultraviolettlichtdosierung eingeführt. Es besteht in einem auf Glas aufgetragenen Gelatinetuschekeil, durch den das Licht nach Maßgabe seiner Intensität Photometerpapier schwärzt. Da erythemerzeugendes UV-Licht den Glaskeil überhaupt nicht durchdringt, so ist das Graukeilphotometer zu seiner Messung ungeeignet, wie auch Parallelitätsprüfungen ergeben.

Das *Erythemdosimeter* von KELLER (Hersteller: Quarzlampengesellschaft Hanau) belichtet ein UV-Licht empfindliches Papier gleichzeitig offen, unter einer bestimmten Uviolglasscheibe, die noch die langwelligen UV-Strahlen durchläßt und unter einem bestimmten Glasfilter, das erythemerzeugendes

UV-Licht völlig absorbiert. Aus der Differenz der Schwärzung wird dann mittels einer Schwärzungsskala und einer Tabelle der reine durch erythemerzeugendes UV-Licht verursachte Schwärzungswert berechnet und in Höhensonneneinheiten ausgedrückt. Die Schwierigkeiten, die sich aus der bereits erwähnten Veränderlichkeit des Photometerpapiers (Celloidinpapier pensée Koch und Steudel) beim Lagern ergeben, erfordern stets höchstens 6 Monate altes Papier; kleine Farbdifferenzen sind unwesentlich, da nur die Schwärzung maßgebend ist. Diese kann durch Auflegen kleiner zerschnittener Stücke des belichteten Papiers auf die Skala leichter gefunden werden. Das Erythemdosimeter entspricht der Konstruktion nach der Hautempfindlichkeit auch für verschieden gefilterte Lichtquellen; seiner Genauigkeit nach ist es der Jodmethode unterlegen.

An weiteren auf chemischen Veränderungen beruhenden Meßmethoden seien genannt:

1. Das Verfahren von Webster, Hill und Eidinow, beruhend auf der Entfärbung von Methylenblau in Acetonlösung.

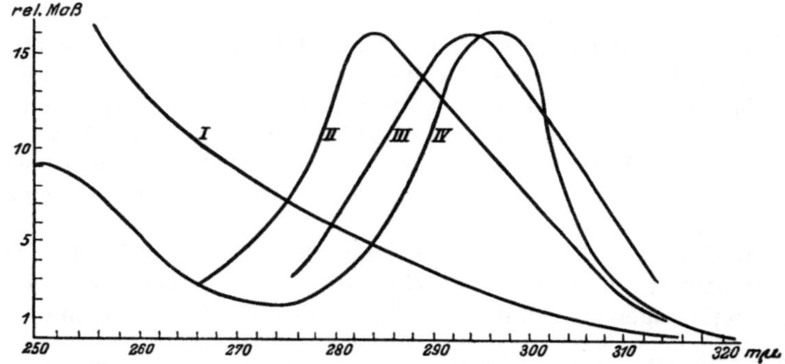

Abb. 35. Die Empfindlichkeit der Kadmiumzelle für die Wellenlängengebiete des UV-Lichtes in Abhängigkeit von ihrer Wandung: 1. in Quarzwandung ohne Filter. 2. in Quarzwandung mit Uviolglasfilter von Günther-Tegetmeyer. 3. in Quarzwandung mit Uviolfilter plus Vitaglasfilter von 2,5 mm Dicke. Dazu zum Vergleich die Hautempfindlichkeit nach Hausser-Vahle (4). [Nach Rüttenauer, Strahlenther. 27 (1928).]

2. Das Verfahren von Clark, beruhend auf der Schwärzung des Lithopon (Gemisch von Schwefelzink und Bariumsulfat) in Pastenform; die Empfindlichkeit richtet sich angeblich nur gegen Wellenlängen unter 320 $\mu\mu$ und die Reaktion soll der Hauterythembildung entsprechen.

3. Das Verfahren von Saidman, der die Verfärbung einer Paraphenyldiaminverbindung benutzt.

4. Das Oxalsäure-Uransulfat UV-Radiometer von Anderson-Robinson, beruhend auf der photochemischen Zersetzung wässeriger Oxalsäure in Gegenwart von Uranylsulfat. Titration mit Kaliumpermanganatlösung.

Photophysikalische Meßmethoden. Zur Dosierung medizinischer UV-Lichtquellen auf physikalischem Wege sind bisher die Leitfähigkeitsänderung von Selen unter Lichteinfluß, der sog. lichtelektrische Effekt und die Ionisierung der Luft durch UV-Licht, schließlich die Fluorescenz benutzt worden.

Auf der *elektrischen Widerstandsänderung* einer belichteten *Selenzelle* beruht das Fürstenau*sche Aktinimeter*. Leider gelang es auch nicht durch Beifügung von Filtern bisher, das praktische Instrument selektiv auf das erythemerzeugende UV-Licht einzustellen. Seine Empfindlichkeit für sichtbares Licht ist unverhältnismäßig viel größer als für das UV-Licht. Eine Parallelität mit der Hautreaktion ist nicht vorhanden (Keller).

Die *lichtelektrische Wirkung* (HALLWACHS-Effekt) besteht in der von HERTZ gefundenen, von HALLWACHS studierten Erscheinung, daß eine negativ aufgeladene Elektrode sich unter Bestrahlung mit kurzwelligem Licht entlädt, eine positive dagegen nicht. Nach LENARD beruht diese Entladung auf einem Austritt von negativen Elektronen, d. h. Kathodenstrahlen. Nach den Untersuchungen von ELSTER-GEITEL ist die Stärke der Elektronenemission und die selektive Empfindlichkeit bei verschiedenen bestrahlten Metallen verschieden; Platin, Gold, Kupfer, Eisen reagieren nur auf UV-Licht unter 290 $\mu\mu$; Cadmium, Zink, Aluminium auch auf Tageslicht; Kalium, Natrium, Rubidium, Caesium auch auf Ultrarot (GEITEL).

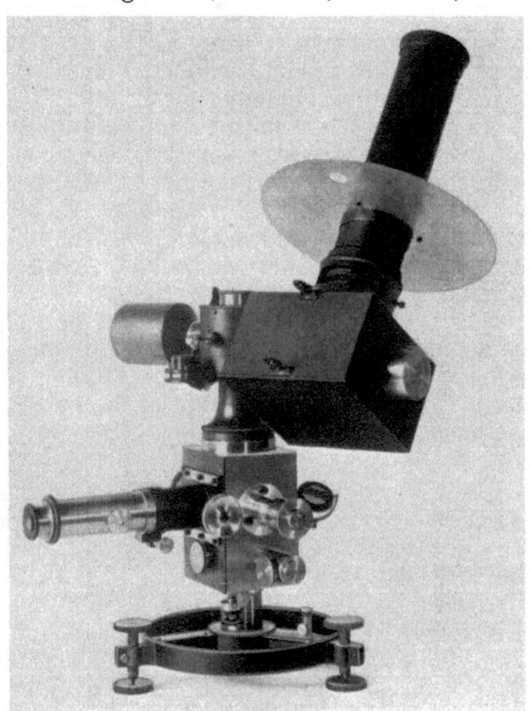

Abb. 36. Lichtelektrisches Photometer nach ELSTER und GEITEL. Neukonstruktion mit Cadmiumzelle. (Nach DORNO.)

Zur Messung des erythemerzeugenden UV-Lichtes ist eine Kadmiumzelle gebräuchlich, die auf Strahlen oberhalb 366 $\mu\mu$ überhaupt nicht und wesentlich erst auf solche unter 300 $\mu\mu$ anspricht. Nach DORNO stimmt demnach die Empfindlichkeitskurve einer Kadmiumzelle in bestimmter Uviolglaswandung, die die Strahlen von 280—250 $\mu\mu$ nur in stetig zunehmender Abschwächung passieren läßt (technische Kadmiumzelle) mit der ersten von HAUSSER-VAHLE festgestellten Empfindlichkeitskurve der Haut gut überein.

Von RÜTTENAUER liegen jedoch genauere Untersuchungen vor, die zu dem Ergebnis kommen, daß es bisher nicht gelungen ist, durch Wahl einer passenden Wandung die Cadmiumzelle der Hautempfindlichkeit parallel zu machen. Aus einer Kurve, in der auch die neueren Kenntnisse über Wellenlängenabhängigkeit der Haut berücksichtigt sind, gehen die vorliegenden Verhältnisse deutlich hervor (Abb. 35).

Auch nach HOLTHUSEN entspricht die technische Cadmiumzelle nicht den Hauterythemwerten. Es ist deshalb vorläufig unmöglich, mit ihr den erythemerzeugenden Anteil des UV-Lichtes *verschiedener* Lichtquellen physikalisch genau zu messen. Noch weniger kann das der Fall sein, mit der von SZILARD angegebenen Cadmium*quarz*zelle, deren Empfindlichkeit für medizinischen Gebrauch vorläufig auch noch zu groß ist (SAIDMAN).

Vielleicht kann die Anwendung der Filterdifferenzmethode die Resultate verbessern, indem ähnlich wie beim Erythemdosimeter von KELLER die Wirkungen verschiedener durch Filter abgegrenzter Wellenlängengebiete auf das Dosimeter jeweils mit der Hautempfindlichkeit in Beziehung gesetzt werden (fraktionierte Dosierung). Wenn es nicht gelingt, die ganze erythembildende Wellenlängenbreite mit einemmal der Hautempfindlichkeit entsprechend zu messen, so ist das wahrscheinlich für einzelne Unterabschnitte dennoch möglich.

An Stelle des indirekten Vergleichs der Zelle mit den Kurven der Hautempfindlichkeit, über die wir eine abschließende Kenntnis vielleicht noch nicht besitzen, scheint es weiter zweckmäßig, den Nachweis der Parallelität direkt in Versuchen an der Haut zu erbringen.

In den Cadmiumzellen wird entweder mit einem Galvanometer die Stärke des entstehenden elektrischen Stromes gemessen oder meist wie bei den Ionisationsinstrumenten die Entladung eines Potentials.

Der Dorno*schen Cadmiumzelle* in Uviolglas (Hersteller: Günther & Tegetmeyer, Braunschweig) wird relative Derbheit und Konstanz zugesprochen; Angaben über Ermüdung (Götz) müssen als Zeichen eingetretener Fehler angesehen werden (Dorno) (Abb. 36).

Ein weiteres Instrument wird neuerdings als *Uvaumeter* von Kohl, Leipzig auf den Markt gebracht; in Versuchen von Malten bestand jedoch bei ihm eine sehr geringe Parallelität mit der Hautreaktion; es ist aber nicht ersichtlich, ob Malten mit einer Cadmiumzelle dieses Instrumentes gearbeitet hat. Als besondere Vorzüge wird seine große Meßbreite angeführt, die durch Einschalten eines Kondensators und Abblendung mittels Irisblende zwischen 2 und 500 000 Normalkerzen variiert werden kann.

Zur Dosimetrie kann auch direkt die Ionisation der Luft benutzt werden, da die kurzwelligen Wellenlängen unter 180 $\mu\mu$ die Gasatome zerlegen, die langwelligen aber eine lichtelektrische Wirkung auf die suspendierten Staubteilchen ausüben (E. Bloch). Die Ionisation der Luft kann in einem Ionisationsinstrument gemessen werden, z. B. in dem von Solomon. Nach Girandeau besteht aber kein Parallelismus zwischen dem biologischen und dem Ionisationseffekt.

Unter Benutzung der Fluorescenzerregung ist von Gyemant ein Meßverfahren ausgearbeitet worden. Von verschieden stark fluorescierenden Schirmen gibt der unter einer bestimmten Belichtung eben noch aufleuchtende Schirm ein Maß für die Lichtintensität an. Röver filterte in seinem UV-*Aktinometer* (Hersteller: Radiologie Berlin) das einfallende Licht derart, daß angeblich nur biologisch wirksames Licht um 300 $\mu\mu$ auf einem Fluorescenzschirm wirken kann, und setzte ein Vergleichsfeld mit konstanter Helligkeit. Das Aktinometer ist aber für die kurzwelligen Strahlen unter 265 $\mu\mu$ wahrscheinlich zu wenig empfindlich (Schall). Außerdem hat es die Nachteile aller subjektiven Photometer: es ist von der individuellen Empfindlichkeit des Auges für Helligkeitsunterschiede abhängig (Malten).

Dosimetrie der Wärmelichtquellen.

Eine Meßmethode, die Wärmestrahlen gegenüber wie die Wärmereaktion der Haut verliefe, ist bisher nicht bekannt; sie müßte die komplizierten Verhältnisse in ihrer Gegenwirkung berücksichtigen, von denen diese Wärmereaktion der Haut abhängig ist.

Zunächst erlauben uns unsere geringen Kenntnisse nur, als wahrscheinlich anzunehmen, daß die Stärke des Wärmeerythems, wenn auch individuell verschieden, von der Temperatur der Hautoberfläche oder der allerobersten Schichten abhängt und damit parallel geht der Wärmeempfindung. Bei verschiedener Tiefenwirkung scheinen dunkle und sichtbare Wärmestrahlen gleich starke Erytheme zu erzielen, sofern die Oberflächenwirkung gleich ist. Die Oberflächenwirkung ist aber nicht einfach der eingestrahlten Calorienmenge gleich; abgesehen von der verschiedenen Reflexion der einzelnen Wellenlängenbezirke, ist vor allem die Abkühlungsgröße von höchster Bedeutung. Lufttemperatur,

Luftbewegungen (ihre Intensität und Temperatur), weniger Luftfeuchtigkeit, spielen hier eine große Rolle. (Näheres s. COBET.)

Für praktische Bedürfnisse gibt die subjektive Wärmeempfindung einen Anhalt für genügende Wärmewirkung und bietet einen Schutz vor Verbrennung. Abgesehen von Fällen von Empfindungsstörungen, wie z. B. bei Syringomyelie, hysterischer Asensibilität, bei erloschener Wärmeempfindung, zeigen aber auch Personen mit normaler Empfindlichkeit gelegentlich Verbrennungen, wenn sie längere Zeit eine möglichst heiße, aber noch erträgliche Hauttemperatur auszuhalten versuchen. Die Adaption des Temperatursinnes, d. h. ein Nachlassen oder bei geringen Wärmereizen ein Erlöschen der Temperaturempfindungen ist dafür die Ursache. Obwohl nach HAHN auch auf adaptierter Haut weitere Steigerungen der Temperatur wieder maximal empfunden werden, scheint uns nach unseren Erfahrungen bei höheren Hauttemperaturen das Einschleichen in dieser Beziehung besonders gefährlich zu sein; zur Vermeidung von Verbrennungen ist viel besser das rasche Steigern der Lichtintensität auf die im Anfang ertragbare Hauttemperatur als später mit der Intensität in die Höhe zu gehen. In Anbetracht der stets wechselnden Lufttemperaturen und Luftströmungen ist die Einhaltung bestimmter Entfernungen oder Kontakte kein sicherer Anhalt.

Schädigungen durch Wärmebestrahlungen bei äußerster Belastung sicher zu vermeiden, bestände demnach eine Möglichkeit in der dauernden Messung der Oberflächentemperatur der Haut. Die Schwierigkeiten dieses Unternehmens sind bekanntlich die, daß Quecksilberthermometer als mit zuviel Masse versehen, der Haut zuviel Wärme entziehen, während das thermoelektrische Kontaktverfahren unter der Unmöglichkeit, stets mit gleichem Druck angewendet zu werden, leidet.

Da auch die indirekte Temperaturmessung durch Messung der Wärmestrahlung der Haut nach COBET-BRAMIGK, bei der diese Fehlerquellen wegfallen, während einer Bestrahlung unmöglich ist, weil die hier nötige Beschattung der Haut sofort zu einem Temperaturabfall führt, anderseits reflektierte Wärmestrahlung mitgemessen wird, so sind die methodischen Schwierigkeiten heute noch sehr groß. Die genauesten Werte können wohl nur mit äußerst dünnen, massekleinen, unbeschatteten und nicht beschattenden Thermoelementen gewonnen werden, die zur Verhütung des Wärmeabflusses von der Lötstelle auch noch mit den Zuleitungsdrähten ein Stück weit die Haut flach berühren sollen. Das benutzte Galvanometer muß sich sofort und schwingungslos einstellen (Zeißsches Schleifengalvanometer) (KELLER).

Die Hauttemperaturen, bei deren Überschreitung Verbrennungen zu erwarten sind, scheinen bereits bei etwa 43 bis 44^0 zu liegen, bei Bestrahlungszeiten von etwa 10 Minuten Dauer. Werden nur 2—4 Minuten bestrahlt, so können Überschreitungen bis 48^0 schadlos ertragen werden.

Zur wissenschaftlichen Messung der einzelnen Faktoren einer Wärmebestrahlung werden, worauf in den Lehrbüchern der Klimatologie näher eingegangen wird, benutzt zur *Messung der Intensität der Wärmestrahlung* verschiedene Pyrheliometer; zu medizinischen Zwecken genügt das von DORNO als einfach empfohlene MICHELSONsche bimetallische Aktinometer.

Auf die gelegentlich in der Literatur erwähnten primitiveren Instrumente wie das „Schwarzkugel-Thermometer" (KISCH) und das Strahlungsthermometer (MALTEN) sei hier nur kurz verwiesen.

Zur *Messung der Abkühlungsgröße* dient meist das *Katathermometer* von HILL oder das Davoser *Frigorimeter* von THILENIUS-DORNO, das erste ein Alkoholthermometer, bei dem die Zeit gemessen wird, in der ein bestimmter Temperaturabfall eintritt, das letztere eine Kupferkugel, bei der aus der Strommenge, die zur Beibehaltung einer bestimmten Temperatur dient, die Abkühlungsgröße berechnet wird.

Die zur Messung der Haut nötigen Thermoelemente sind bereits kurz erwähnt worden. Zur Messung der Tiefentemperatur sind ebensolche im Gebrauch oder Tiefenthermometer von Zondek, sehr empfindliche Quecksilberthermometer mit dünnen Quecksilberbehältern, die innerhalb metallener Hohlnadeln in das Gewebe senkrecht zur einfallenden Strahlung eingestochen werden. (Hersteller: Richter & Wiese, Berlin.)

Klinik der Ultraviolettlichtreaktion der Haut.

Die morphologische UV-Lichtreaktion der Haut weist folgende Kennzeichen auf:

1. sie tritt nach einer *Latenzzeit auf,*
2. ihre Reaktionsformen haben eine verhältnismäßig *scharfe Begrenzung*
3. und eine mehr oder minder lange *Dauer,*
4. nach ihrer Rückbildung stellen sich auch nach einmaliger Bestrahlung *Pigmentveränderungen* ein im Sinne einer Über- oder Unterpigmentierung, abhängig von der Reaktionsstärke
5. und stets bleibt auch eine *Gewöhnung* zurück, d. h. eine neue gleichstarke Reaktion kann eine Zeitlang nur durch eine gesteigerte Dosis erzielt werden.

Die Punkte 1—5 grenzen die UV-Lichtreaktion von dem momentanen Wärmeerythem, Punkt 5 sie von der persistierenden Wärmereaktion (Verbrennung) und der Röntgenreaktion ab. Gegenüber bestimmten Dermatitiden z. B. nach Kantharidenpflaster u. a. hat die UV-Reaktion der Haut jedoch keine grundlegenden Verschiedenheiten.

Die Latenzzeit.

Unmittelbar nach der Bestrahlung ist die Haut klinisch bis auf einen leichten sengerigen Geruch unverändert. Weitere Erscheinungen zeigen sich erst nach einer bestimmten Zeit.

Diese Latenzzeit beträgt nach dem sorgfältigsten dieser Frage gewidmeten Untersuchungen von Schall-Alius 1—7, meist aber 2 Stunden. Keller hatte durchschnittlich 5—6, Gassul 2—8 Stunden beobachtet.

Sie steht meist in Beziehung zu der Stärke der folgenden Reaktion, wenn auch dabei keine ausnahmslose Regel vorliegt. Schall-Alius, die die Dauer der Latenz auf ein Erythem mittlerer Stärke bezogen, fanden z. B.

bei einer Latenzzeit von		eine mittlere Erythemstärke überschritten
1	Stde.	in 77%
$1^1/_2$	„	60 „
2	„	60 „
$2^1/_2$	„	17 „
3	„	4 „
$3^1/_2$—7	„	0 „

Ferner scheint die Latenzzeit in *Abhängigkeit von der Wellenlänge* des verwendeten Lichtes zu stehen. Aus bisher unveröffentlichten Protokollen von Hausser geht hervor, daß gelegentlich durch die Wellenlängen um 250 $\mu\mu$ früher ein Erythem hervorgerufen wird als durch die Wellenlängen um 300 $\mu\mu$, auch wenn dieses Erythem niemals während seines ganzen Verlaufes die Intensität der Lichtreaktion der längeren Wellen erreicht.

Das Ultraviolettlicht-Erythem.

Je nach der verabfolgten Dosis und individuellen und regionären Empfindlichkeit zeigen die nach der Latenzzeit auftretenden Lichtreaktionen der Haut verschiedene Intensitäten, von denen man im allgemeinen 3 Grade unterscheiden kann: die *erythematöse*, die *bullöse* und die *nekrotisierende Lichtreaktion.*

Aber auch schon das Erythem selbst kann wiederum die verschiedensten Abstufungen aufweisen. In den leichtesten Graden ist die Haut in scharfer Begrenzung zart gelbrötlich verfärbt, unverändert in ihrer Felderung und ohne Schwellung, ohne subjektiven Empfindungen für den Patienten. Es ist gelegentlich nach 12—14 Stunden bereits wieder verschwunden.

Ein mittleres Erythem dagegen zeigt ein lebhafteres, helles Rot. Die Haut fühlt sich wärmer an, ihre Temperatur wird um 0,5^0 (KELLER) bis 2^0 (MOOG) erhöht gefunden. Nach HAUSSER-VAHLE soll diese Temperaturerhöhung unab-

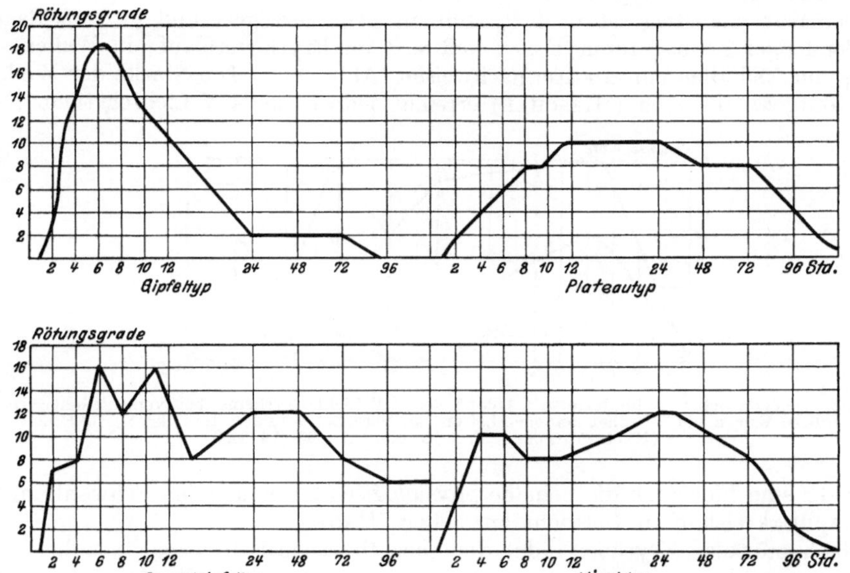

Abb. 37. Typen des zeitlichen UV-Licht-Erythemablaufes. Ordinate: willkürliche Rötungsstufen. [Nach SCHALL-ALIUS, Strahlenther. 23 (1926).]

hängig von der Stärke des Erythems sein; so soll sie bereits vor dem Erythem auftreten, ihr Maximum früher erreichen und vor allem schon stark gesunken sein, wenn das Erythem noch auf der Höhe ist.

Die Begrenzung ist immer noch als scharf zu erkennen. Je größer das Feld, um so häufiger werden dagegen Ungleichmäßigkeiten des Reaktionsfeldes beobachtet. Maßgebende Differenzen der regionären Empfindlichkeit kommen z. B. an den Unterarmen räumlich gar nicht so sehr voneinander entfernt vor. Da Druck die Erythembildung verzögert und etwas abschwächt (WIRZ), so beobachtet man über prallgefüllten Venen gelegentlich eine geringere Reaktion.

Im großen und ganzen dauern diese Erythemstärken 3—4 Tage. Der Höhepunkt soll etwa 6 Stunden nach der Bestrahlung vorhanden sein (SCHALL-ALIUS), wir sind der Meinung, daß er meist zwischen 12—24 Stunden liegt.

HAUSSER hat neuerdings mit monochromatischem Licht in exakten Versuchen bestätigt, worauf schon aus Filterversuchen von JÜNGLING, GUTHMANN u. a. geschlossen worden war, daß Erytheme durch langwelligeres UV-Licht (um 300 $\mu\mu$) einen chronischeren Verlauf und einen späteren Höhepunkt haben können als solche, die durch die Wellenlängen um 250 $\mu\mu$ erzielt werden.

Mit Hilfe ihres 24 stufigen Erythemmessers haben SCHALL-ALIUS den Verlauf des Erythems noch genauer festzulegen versucht. Aus einem Material von etwa 200 Kurven, die für jedes Individuum besonders verlaufen, aber für dasselbe Individuum charakteristisch zu sein scheinen und auch bei mehreren Versuchen sich gleichmäßig reproduzieren lassen, haben sie als häufiger vorkommende Kurventypen herausgehoben:

1. den *Gipfeltyp*, eine Kurve mit steilem Anstieg und steilem Abfall in etwa 39,5%,
2. den *Plateautyp*, eine langsam ansteigende, auf der Höhe verweilende Kurve in etwa 12,5%,
3. den *Doppelgipfeltyp*, als Abart des Gipfeltyps in 20,5%,
4. und den *Mischtyp* in 27,5% (Abb. 37).

Der Kurvenanstieg ist in 44% steil, in 44% verzögert und in 12% flach.

Bei länger beobachteten Fällen ließ sich im Erythemablauf ein Wellentyp in 34 von 55 Fällen einwandfrei nachweisen (Abb. 38). Die Stärke der Wellen bei Röntgenreaktionen (MIESCHER) erreicht jedoch das UV-Lichterythem nie,

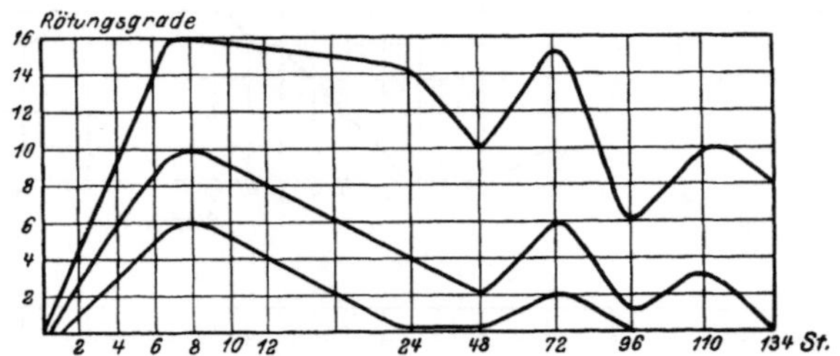

Abb. 38. Gelegentlicher wellenförmiger Ablauf des UV-Licht-Erythems bei verschiedener Dosis (obere Kurve bei 2 Höhensonneneinheiten, mittlere bei 1 und untere bei 1/2 HSE.). [Nach SCHALL-ALIUS, Strahlenther. 23 (1926).]

vielmehr sind hier auch die beinahe physiologisch zu nennenden Schwankungen im Capillarkreislauf in Betracht zu ziehen (HAGEN).

Noch stärkere Erythemgrade, die aber therapeutisch wenigstens bei Allgemeinbestrahlungen nicht zu verwerten sind *(toxisches Erythem,* KELLER) sind durch bläulichere Tönung, succulente Schwellung, die teilweise nur als Follikelschwellung auffällt, und vor allem *unschärfere Begrenzung* ausgezeichnet.

Mit dieser *Diffusionsrötung*, die jedoch nur bei sehr starken Reaktionen auftritt, haben sich besonders LEWIS und ZOTTERMANN näher beschäftigt. Diese Rötung tritt nach ihnen später auf als das begrenzte Erythem, reicht bis zu 2 cm weit mit gelegentlichen Fortsätzen, die auf die die Lymphwege begleitenden Gefäße bezogen und als „lymphatische Ausläufer" („Protuberanzen" nach v. PIRQUET) bezeichnet werden (Abb. 39). Sie sind am Unterarm meist längs, also im Verlauf der Spaltrichtung, selten quergestellt. Um diesen Bezirk der Diffusionsröte ist meist noch ein schwächer geröteter („arteriolarer") Hof, gelegentlich aber auch eine Zone zu sehen, die blasser ist als die normale Haut („Kontrasthof" nach v. PIRQUET). Aus diesen Verhältnissen schließen die Autoren auf die Diffusion einer histaminähnlichen gefäßerweiternden Substanz während der Lichtdermatitis, Vorgänge, die bei der Besprechung der Histologie und der Gewöhnung noch ihre genauere Berücksichtigung finden werden.

Bei ausgedehnterem Erythem dieser Art stellen sich auch Störungen des Allgemeinbefindens und Fiebersteigerungen ein. Lokal ist das Brennen und Jucken, besonders aber die Berührungsempfindlichkeit erheblich.

Während eine evtl. Diffusionsröte nach einem Bestand von etwa zwei Tagen spurlos verschwindet, beginnt die *Rückbildung* des Erythems auf der unmittelbar belichteten Stelle mit einer eigentümlichen Austrocknung der Oberhaut, die sich bei genauer Betrachtung in einer unregelmäßigen Hautfelderung und einer gewissen Starrheit äußert. Gleichzeitig fühlt sie sich auch trockner an. Die hellrote Farbe verändert sich in ein Weinrot mit einem Stich ins Gelbbräunliche, das bei Aufdruck mit dem Glasspatel schärfer hervorkommt. Schließlich reißt die etwas gerunzelte oberflächliche Epidermisschuppe an verschiedenen Stellen ein, um sich dann als rauchgrau gefärbte Lamelle in mehr oder minder großen Fetzen abzulösen. Je nach der stattgehabten Reaktion findet sich unter der abgelösten Schuppe normale Haut oder eine mehr minder pigmentierte oder schließlich auch fleckweise Reste eines weinroten Erythems, das sich später mit der Zeit verliert.

Dieser Rückbildungsprozeß ist auch bei den stärkeren Erythemen in etwa 7—14 Tagen abgelaufen.

Die zurückbleibende Pigmentierung besteht dagegen unter Umständen noch Jahre lang. Ihre Veränderungen in den ersten Wochen werden später bei der Gewöhnung eine Besprechung finden.

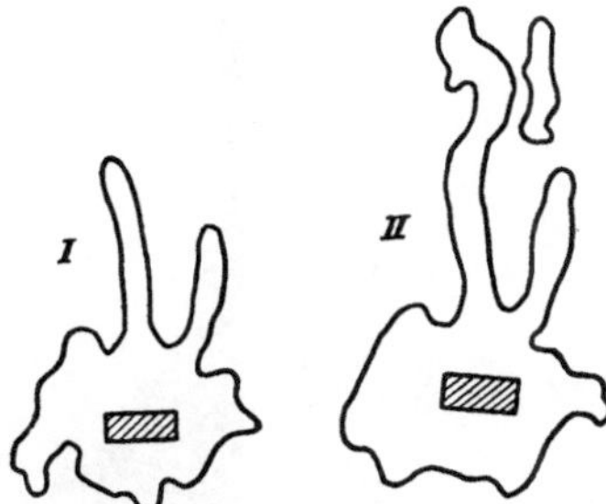

Abb. 39. Diffusionsröte 23 Std. (I) nach einer starken UV-Lichtbestrahlung; bestrahlte Feldgröße schraffiert. Die Diffusionsröte schreitet vor allem zentral in lymphatischen Ausläufern fort. Nachdem dieselbe schraffierte Stelle nochmals bestrahlt war, ist nach weiteren 24 Stunden das Bild II vorhanden. Lymphatische Ausläufer verstärkt. (Nach LEWIS, Blutgefäße der Haut. Übersetzt von SCHILF. Berlin 1928.)

Dagegen muß hier noch das *Verhältnis der Pigmentierung* zur erregenden Wellenlänge berührt werden. Schon JÜNGLING war es in Filterversuchen aufgefallen, daß Erytheme von Sonnenlicht sich stärker pigmentieren als gleich starke Erytheme von Hg-Dampflicht. Diese Ergebnisse wurden von GUTHMANN bestätigt und auch von HAUSSER mit monochromatischem Licht exakt bewiesen. Die Wellenlängen über 300 $\mu\mu$ verursachen nicht nur Erytheme längerer Dauer, sondern auch eine verhältnismäßig stärkere Pigmentierung. Gelegentlich können die Erytheme klinisch dabei so schwach ausfallen, daß die folgenden Pigmentierungen unmittelbar entstanden zu sein scheinen.

Capillaroskopie.

Über die morphologischen Grundlagen des UV-Lichterythems sind wir durch capillaroskopische Untersuchungen von SCHUR, NIEKAU, SAPHIER und WELSCH unterrichtet.

Nach diesen Autoren sehen wir zwar während der erythematösen Reaktion die Papillarcapillaren erweitert, bei größerer Stärke auch in vermehrter Zahl vorhanden bzw. geöffnet, d. h. der Zahl nach über die Norm vermehrt an dem Kreislauf beteiligt. Dennoch ist das klinisch sichtbare Erythem hauptsächlich durch den stark dilatierten subpapillären Plexus bedingt, der für gewöhnlich capillaroskopisch nicht erkennbar ist, jetzt aber teils in einzelnen Stücken erscheint, teils diffus zusammen mit vielleicht noch tieferen, erweiterten Gefäßgebieten durchschimmert. Als Zeichen eines beginnenden Ödems — auch bei geringem Erythem — ist das Gesichtsfeld etwas getrübt, die Hautleisten und die Gefäße sind unscharf begrenzt. Ein weiteres Ergebnis der verfeinerten Beobachtung ist, daß capillaroskopisch die Grenzen der Reaktion nicht so scharf verlaufen, wie es der klinischen Beobachtung entspricht; die capillaroskopische

Diffusionsröte zeigt sich in leichter Gefäßerweiterung schon bei geringeren Erythemstärken (Abb. 41).

Mit dem Rückgang der Erytheme, besonders solcher stärkeren Grades, treten unter Umständen vorübergehende Gefäßschädigungen auf. So beschreibt

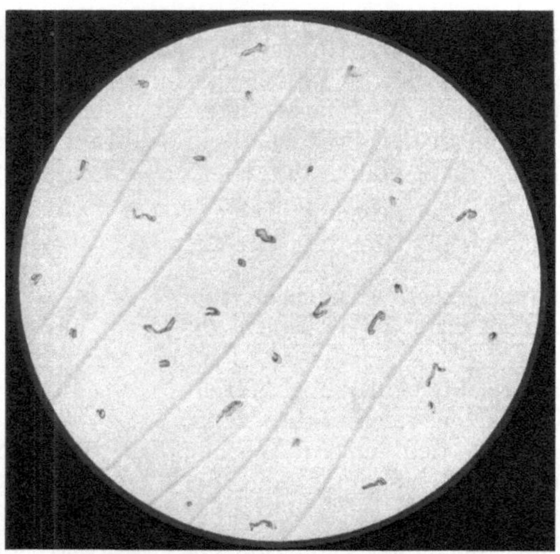

Abb. 40. Annähernd normale Zahl, Anordnung und Größe der Capillaren. Brusthaut. (Vergr. 35 : 1.)

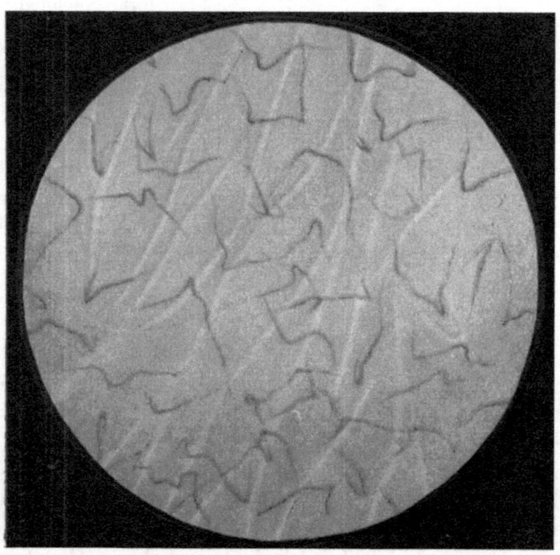

Abb. 41. UV-Licht-Erythem der Brusthaut (gleiche Person wie Abb. 40). Vermehrte, stärker gefüllte und verlängerte Capillaren; zum Teil dunklerer Farbton und undeutliche Konturierung. (Vergr. 35 : 1.)

O. Müller am 8. Tag einer starken erythematösen Lichtreaktion nach lamellöser Abschuppung in einer klinisch rosaroten, feingefältelten Haut capillaroskopisch außer erweiterten Papillarcapillaren und vermehrter Gefäßzeichnung knopfartig angeschwollene Schaltstücke, die wie kleine Ektasien aussehen (Abb. 42).

Klinisch treten gelegentlich solche Ektasien, die mit Thromben prall gefüllt zu sein scheinen, meist erst nach blasenbildenden Dosen auf. Sie entsprechen den von DREYER und JANSEN in der lebenden Froschzunge beobachteten, unter der Einwirkung des Lichtes entstehenden Gefäßthromben.

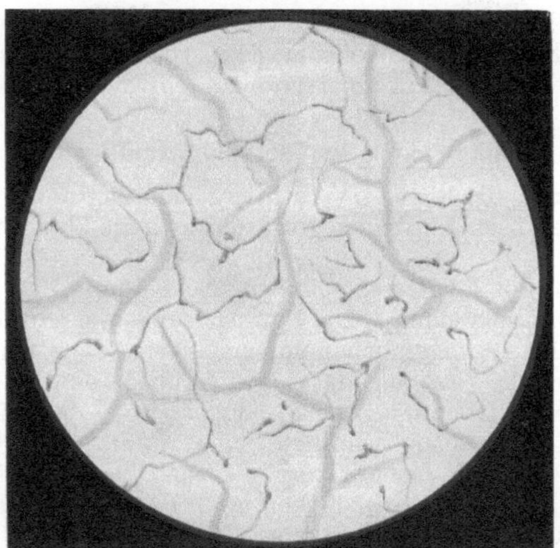

Abb. 42. Vermehrte und verlängerte Papillarcapillaren mit knopfförmig angeschwollenen Schaltstücken. Erweiterte Gefäße des oberflächlichen und des tiefen subpapillären Plexus. Schulter, eine Woche nach Sonnenbad. (Vergr. 35:1.)

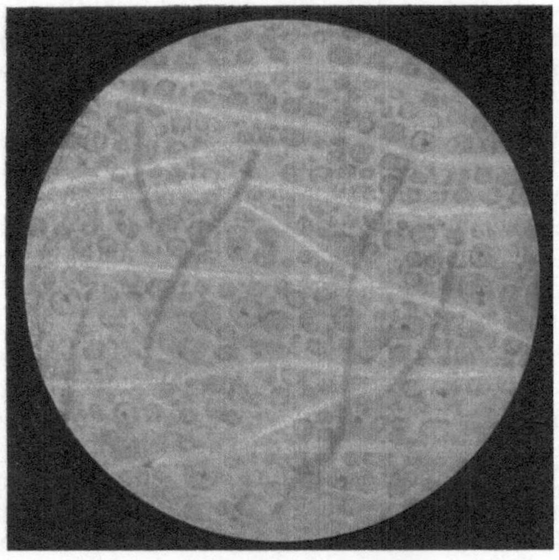

Abb. 43. UV-Licht-Pigmentierungen. Einzelne Capillaren im Zentrum der Papillen. Netzförmige peripapilläre Anordnung des Pigmentes. (Vergr. 35:1.)
(Abb. 40–43 aus OTFRIED MÜLLER, die Capillaren der menschlichen Körperoberfläche. Stuttgart 1922.)

Mit dem Auftreten der Pigmentierung, die klinisch gleichmäßig flächenhaft erscheint, finden sich capillaroskopisch Bilder einer bestimmten Pigmentverteilung. Außer einer geringen diffusen Braunverfärbung zeigt sich nämlich ein zierliches Netzwerk stärkerer Streifen, die helle runde oder vieleckige Felder umschließen, in denen gelegentlich eine Capillare zu sehen ist (Abb. 43). Es handelt sich hier, worauf besonders Saphier hingewiesen hat, um die capillaroskopisch derart sichtbare *Pigmentanhäufung in den* Basalzellen der *Reteleisten* im Gegensatz zu den Basalzellen der suprapapillaren Epidermis. Lediglich aus histologischen Untersuchungen hatte bereits Jarisch auf diese Verteilungsverhältnisse geschlossen.

Diese Befunde sind jedoch nicht für das UV-Lichtpigment charakteristisch, sondern finden sich in gleicher Weise bei Hyperpigmentierungen aller Art z. B. bei Sklerodermie, Varicen, Arsenmelanose und in der Negerhaut.

Abhängigkeit von nervösen Einflüssen.

Die Abhängigkeit der dem UV-Lichterythem zugrunde liegenden Gefäßerweiterung von nervösen Einflüssen wird durch einige klinische Beobachtungen geklärt.

Dreyer und Jansen hatten nach Durchschneidung des Halssympathicus, Moycho nach Durchschneidung des Sympathicus und Auricularis, der auch sensible Fasern führt, an Kaninchenohren stärkere, aber schneller ablaufende Lichtreaktionen erzielt. Es war dabei gleichgültig, ob die Durchschneidung vor oder nach der Bestrahlung geschah. Es ist klar, daß die Aufhebung der gefäßverengernden Sympathicuseinflüsse (wie durch eine Sympathektomie), *während der ganzen Zeit der Lichtreaktion* in unspezifischer Weise das UV-Lichterythem wie jedes andere auch verstärken muß. Wurden jedoch durch Nikotininjektionen nur für die kurze Zeit von $^3/_4$ Stunden die Sympathicusfasern blockiert, so war keine Beeinflussung der Lichtreaktion zu erkennen, ein Hinweis, daß es sich lediglich um die Sympathicusverhältnisse während des Erythemstadiums handelt, also um eine additive Reaktion.

Das schnellere und stärkere Auftreten der Lichtreaktion bei einer Patientin mit einseitiger Halssympathicuslähmung, von Peemöller beobachtet, geschah ja auch auf einer schon von vorneherein stark geröteten Haut.

Bezüglich der Verhältnisse bei *lokaler* Nervenbeeinflussung hatte bereits Sobotka bei subcutaner Injektion von Anästhetica gelegentlich Aussparungen in UV-Lichterythem gesehen, dagegen nichts oder Hyperämien bei Verwendung von Cocain oder Alypin. Dixon hatte aus ähnlichen Befunden geschlossen, daß das UV-Lichterythem ein Axonreflex (Bruce) sein müsse, d. h. ein örtlicher Reflex, der vom Zentralnervensystem unabhängig und ohne Zwischenschaltung eines Ganglions, lediglich an das Vorhandensein sensibler Fasern als afferenter, wahrscheinlich auch als efferenter Bahnen gebunden ist.

Wir sind jedoch durch die Untersuchungen von Rothman darüber unterrichtet, weshalb lokale Anästhesien unter Umständen eigenartige Veränderungen des Erythems bedingen können, die mit der Lähmung sensibler Nerven nichts zu tun haben. Nach Rothman ist nur das Novocain imstande, bei *intracutaner* Injektion regelmäßig die Lichtreaktion herabzusetzen. Weder intracutane Injektionen indifferenter Lösungen, noch die Anwendung von Cocain, Tropacocain, Psicain, Eucain oder Tutocain, noch subcutane Unter- oder Umspritzung mit Novokain hatten diesen Erfolg. Da es auch bei *vorangehender* Lichtexposition und für andere Reize in intracutaner Applikation unwirksam ist, kam Rothman zu dem Schluß, daß das Novocain das biologisch wirksame Licht selbst in besonders spezifischer Weise beeinflussen müsse, was sich auch spektroskopisch als selektive Absorption zwischen 313—254 $\mu\mu$ nachweisen ließ.

Entsprechend diesen Ergebnissen haben Lewis und Zottermann *an unempfindlicher Haut* von Patienten, bei denen während einer Operation die regionären Hautnerven durchschnitten waren, die lokalen Wirkungen des

UV-Lichtes *unverändert* gefunden. Zweimal war die Stärke genau gleich, einmal etwas geringer, als auf der Kontrollstelle. Es handelt sich demnach bei den direkten UV-Lichterythem nicht um einen Axonreflex, sondern um eine vom Nervenmechanismus unabhängige aktive Erweiterung der kleinsten Gefäße. Ob dagegen der arteriolare Hof zu den Axonreflexen gehört wie z. B. der Hof um eine Histaminquaddel, der bei lokaler Nervenzerstörung oder Anästhesie fehlt, ist bisher noch nicht untersucht.

In neueren Untersuchungen fand ROTHE, daß nach Durchschneidung der sensiblen Nerven am Kaninchenohr eine verminderte UV-Lichtreaktion zu beobachten war, wenn das Verschwinden der reaktiven Hyperämie nach der Operation abgewartet wird. Nichtsdestoweniger kann es sich aber auch hier nicht lediglich um den Ausfall eines Axonreflexes handeln: denn diese Abschwächung trat auch bereits ein, bevor die lokalen Nerven degeneriert sein konnten, was etwa mit 4—6 Tagen beginnt und am 8.—10. Tage vollendet ist.

KELLER konnte gleichsinnige Befunde an asensiblen Hautstellen nach vollendeter Nervendegeneration feststellen: um eine gleiche UV-Lichtwirkung hier wie an der Kontrolle zu erreichen, bedarf es etwa einer doppelten bis dreifachen Dosis.

Sensibilitätsstörungen.

Die gröberen Veränderungen der Hautempfindlichkeit während einer Lichtentzündung sind schon ohne weiteres augenfällig. Feinere Untersuchungen stammen von v. GROER-v. JASINSKI, die mit der von KAUFFMANN ausgearbeiteten Methode experimentierten, die veränderte Schmerzempfindlichkeit der Haut mittels Bestimmung der Latenzzeit der Schmerzempfindung auf submaximale Wärmereize von 50—75^0 festzustellen. Sie fanden derart *unmittelbar* nach der UV-Bestrahlung eine sehr kurzdauernde Hypalgesie, die nach höchstens einer Stunde in eine sehr starke Hyperalgesie umschlägt, die mit der Stärke des Erythems ansteigt und allmählich mit ihm verschwindet. Mit der Pigmentierung ist dann ein länger dauerndes Stadium geringgradiger Hypalgesie erreicht. Diese Sensibilitätsveränderungen können auch schwächer eintreten, ohne daß es zu einer wahrnehmbaren Erythembildung zu kommen braucht. Die anfängliche Hypalgesie kann sich gelegentlich wegen ihrer Flüchtigkeit der Beobachtung entziehen oder überhaupt fehlen.

Ähnliche Beobachtungen stammen von MALMSTRÖM. Auch er fand bereits in der Latenzzeit eine Hyperalgesie, außerdem eine Vermehrung der Schmerzpunkte mit dem Algesimeter. Diese Steigerung der Schmerzempfindlichkeit wächst mit der Lichtentzündung und bleibt evtl. in geringem Maße noch monatelang vorhanden. Hypalgesien weist er also weniger nach.

Außerdem findet er noch häufig das rhythmische Phänomen des „wiederholten Schmerzgefühls", indem nach einmaligem Reiz der Schmerz nach vorübergehenden Pausen mehrfach wieder auflebt. Gerade diese Empfindungsstörungen sollen nach MALMSTRÖM für den erythemerzeugenden Teil des Spektrums spezifisch sein und für eine unmittelbare Beeinflussung der sensiblen Nervenendigungen in der Epidermis durch das Licht sprechen.

Diese Befunde betrafen die sensiblen Veränderungen in der bestrahlten Hautstelle; ACHELIS und ROTHE haben den Einfluß der Hautbestrahlung auf den zugehörigen sensiblen Nerven beim Menschen untersucht. Reizt man an geeigneter Stelle (am Oberarm) einen oberflächlich verlaufenden sensiblen Nerven percutan mit einer Elektrode, so verspürt man von einer gewissen Intensität des Stromes an, der in Kondensatorwerten ausgedrückt werden kann, im Gebiet des Nerven eine deutlich ausstrahlende Empfindung. Nach UV-Lichtbestrahlung der zugehörigen etwa 20 cm vom Nervenreizpunkt entfernten Hautstelle fanden die Autoren stets (siehe Abb. 44) noch während der Latenzzeit eine starke Herabsetzung der Erregbarkeit, kenntlich an der zur Reizung nötigen höheren Stromstärke; diese Herabsetzung verlor sich wieder mit dem Erythembeginn. Gelegentlich konnten außerdem initiale Steigerungen der Empfindlichkeit und geringere Schwankungen im weiteren Verlauf des Erythems beobachtet werden. Es scheint sich also die durch die Bestrahlung

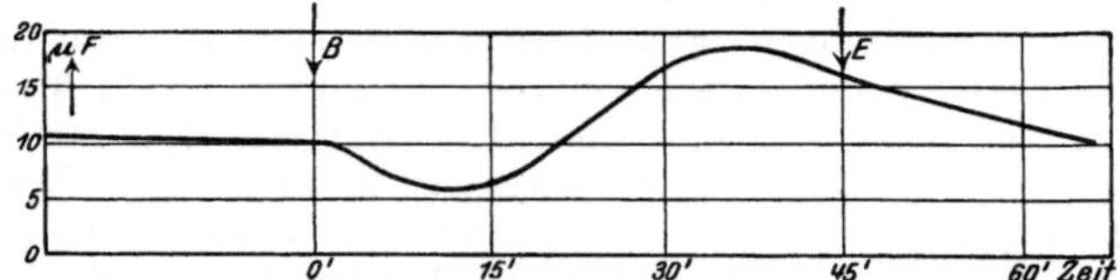

Abb. 44. Ablauf der sensiblen Erregbarkeit einer Hautstelle nach UV-Licht-Bestrahlung. Sofort nach der Bestrahlung (B) steigt die Erregbarkeit; die zur Reizung nötige Stromintensität, die als Kondensatorwert in Mikrofarad ausgedrückt ist (Ordinate) fällt. Dann vermindert sich jedoch noch in der Latenzzeit die Erregbarkeit stark, um erst wieder mit dem Erythem (E) zum Ausgangswert zurückzukehren. [Nach Achelis-Rothe, Pflügers Arch. **218** (1927).]

erzielten physikochemische Gleichgewichtsstörungen an den Nervenendigungen der Haut auch über den ganzen Nerven auszubreiten.

Die Wasserabgabe der Haut während der UV-Lichtreaktion.

Schon nach der klinischen Beobachtung erweist sich die Durchfeuchtung der UV-belichteten Haut gestört. Mit Abklingen des Erythems bis zur Ablösung der Schuppe erscheint sie deutlich trocken und spröde, ein Zeichen des Austrocknungsprozesses der oberflächlichen, der Abstoßung verfallenden Epidermisschicht.

Die *Perspiratio insensibilis* der Haut, die auch nach der Sekretionshemmung der Schweißdrüsen durch Atropin noch vorhanden und nach Moog ein aktiver physiologischer Vorgang der Epidermiszellen ist, wird während einer UV-Lichtreaktion in charakteristischer Weise verändert.

Nach einer Belichtung mit Hg-Dampf- oder Finsenlicht tritt nach vorübergehender Senkung eine deutliche Steigerung der Wasserabgabe für etwa 6—8 Stunden auf, die aber dann bei noch sich entwickelndem oder bestehendem Erythem bereits wieder zurückgeht. Bogenlicht oder Sonnenbestrahlung verursachen dieselben Wirkungen, nur bleibt die negative Phase aus, was sicher jedoch keine Wärmewirkung ist, da sie für sich allein die Wasserabgabe herabsetzt (Flarer). Diese Befunde sind unabhängig von der Hautstelle und ihrem Gehalt an Schweißdrüsen und treten auch in gleicher Weise bei Keratosen oder Hyperidrosis der Hohlhände auf; da Atropin sie nicht unterdrückt, sind sie nicht durch die Schweißdrüsensekretion bedingt, sondern durch die insensible Perspiration.

Die Herabsetzung auf der Höhe des Erythems wurde auch von Moog, der lediglich zu dieser Zeit, 12—15 Stunden nach der Bestrahlung untersuchte, stets gefunden. Da eine Hyperämie und eine Erhöhung der Hauttemperatur für sich allein eine Steigerung der insensiblen Perspiration bedingen, mußte sie während des UV-Lichterythems durch andere biologische oder physikalische Faktoren überkompensiert sein. Moog macht hierfür entweder das cutane Ödem oder eine Verlangsamung der Blutzirkulation verantwortlich oder lediglich die Bildung der Epidermisschuppe; bei schuppenden Hautprozessen ist allgemein die insensible Perspiration herabgesetzt, vielleicht nur aus mechanischen Gründen.

Mit der Pigmentierung steigt dann die Wasserabgabe wieder an. Peemöller hat auf pigmentierten Hautstellen bei Wärmebestrahlung früher das Auftreten von Schweiß beobachtet als auf unpigmentierten; allerdings hatte sich die pigmentierte Haut während der Bestrahlung auch stärker erwärmt.

Die bullöse und nekrotisierende Lichtreaktion.

Wird die UV-Lichtdosis, die zu einem Erythem führt, etwa um das Vier- bis Zehnfache gesteigert, so kommt es meist zu einer *Blasenbildung*, die sich bald auf der Höhe des Erythems entwickelt und meist in 24 Stunden vollendet ist. Die Entstehung geschieht entweder zunächst mit Bildung kleiner Bläschen, die obersten Epidermisschichten lassen sich jedoch im ganzen abschieben oder man beobachtet gleich die Entwicklung einer großen einkammerigen, gelegentlich auch an den Follikeln eingezogenen Blase, die eine verhältnismäßig starke Decke besitzt und sich reichlich, aber nicht prall, mit Flüssigkeit füllt. Diese ist zunächst klar, dünnflüssig, alkalisch von einem p_H von zunächst 7,6—7,9 nach weiteren 24 Stunden bis 8,1 (Chinhydronmethode Marchionini). Die Umgebung zeigt immer eine gewisse Rötung.

Während der Entwicklung ist die Schmerzhaftigkeit, meist als Brennen empfunden, beträchtlich, bei gefüllter Blase geringer. Läuft die Blasenflüssigkeit aus oder wird die Decke entfernt, so ist besonders die Berührungsempfindlichkeit gesteigert.

In Ruhe gelassen trocknet die Blase in einigen Tagen ein, es bildet sich eine Kruste, die sich zentral erst gelegentlich nach 10—20 Tagen löst. Zurückbleibt nach geringerer Blasenbildung eine Pigmentierung, nach stärkerer jedoch fast ausnahmslos eine Depigmentierung mit überpigmentiertem Rand. Erweiterte thrombosierte Gefäße werden gelegentlich noch eine Zeitlang beobachtet.

Befunde sowohl an normaler, hauptsächlich aber an pathologischer Haut haben nun gezeigt, daß die Blasenbildung und die Erythembildung nicht in einem notwendigen quantitativen Verhältnis zu stehen brauchen, derart, daß eine Blasenbildung erst bei einem maximalen Erythem auftreten kann, etwa also eine Art gesteigertes Erythem darstellt. Schon bei Normalen beobachtet man gelegentlich das Auftreten von Bläschen bei nicht maximalen Erythemstärken.

Schon daraus resultiert, daß beide Vorgänge selbständig ablaufen und bei geeigneter Disposition des betreffenden Individuums einmal der eine, einmal der andere vorwiegen kann.

Die Richtigkeit dieser Auffassung wird dadurch bestätigt, daß man auf pathologisch gefäßarmer Haut, z. B. bei Sklerodermie oder Röntgenhaut, gelegentlich eher Blasen als Erytheme auftreten sieht.

Dieselben Verhältnisse, eine Provokation von Blasen in schwachem Erythem fand Keller bei einem Fall von Pemphigus acutus, hier jedoch durch die Bereitschaft zur Blasenbildung bedingt (Abb. 45). Da mit Abheilung der Erkrankung nachweislich auch die bullöse Lichtreaktion gegenüber der Erythembildung, die stets von normaler Empfindlichkeit geblieben war, wieder zurücktrat, ist hier der Einfluß der Disposition offensichtlich.

Auch bei Albinismus congenitalis findet sich gelegentlich eine derartige Blasenbildung auf schwachem Erythem.

Die Berücksichtigung dieser Verhältnisse mag unter Umständen von Nutzen sein, da Blasenbildungen, wenigstens bei Allgemeinbestrahlungen, stets als Zeichen einer Überdosierung und Verbrennung angesehen werden. Auch bei anscheinend Normalen ist aber die Disposition zu dieser Reaktionsart auch in Rechnung zu ziehen.

Ulceröse Reaktionen in striktem Sinne des Wortes sind als UV-Lichtreaktionen nicht bekannt. Freilich finden sich bei den stärkeren Graden der bullösen Reaktion nach Entfernung der Blasendecke mehr oder minder tiefe Substanzverluste vor, die jedoch schnell und lediglich mit einer Depigmentierung abheilen. Nach häufigen Bestrahlungen z. B. nach Finsenbehandlung findet man jedoch auch ungefelderte, haarlose, weiße, aber außerordentlich weiche Narben.

Tiefer reichende Ulcerationen trifft man nach UV-Lichtbestrahlungen dagegen nur auf meist schon vorher gefäßgeschädigter Haut an, z. B. auf Ala-

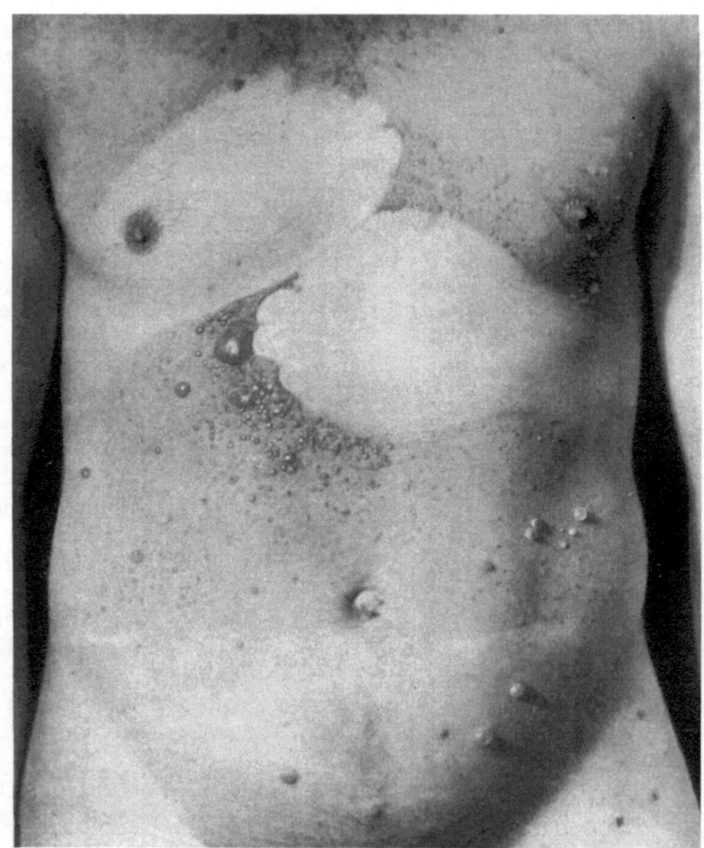

Abb. 45. Bullöse Lichtreaktion bei Pemphigus acutus.
Die weißen ausgesparten Flecke sind durch die während der Bestrahlung aufgelegten Fäuste bedingt.

basterhaut nach Röntgenbestrahlungen. Tritt eine langdauernde Gangrän nach Höhensonnenbestrahlungen ein, auch wenn sie in der üblichen laxen Form ausgeführt werden, so ist mit Sicherheit eine andere Grundlage dafür anzuschuldigen, z. B. Arteriosklerose oder Diabetes (Sachverständigengutachten zum Reichsgerichtsurteil vom 11. Februar 1924 nach Lossen).

Histologie der Lichtentzündung.

Die mehr oder minder systematischen Untersuchungen an der menschlichen Haut von Möller, Leredde-Pautrier, Meirowsky, Zieler (mit Finsenlicht), von Cappelli, Lutz, Keller, Ehrmann-Perutz (mit Hg-Dampflicht) gestatten uns, unter Berücksichtigung der üblichen Dosierung, uns von den histologischen Veränderungen im Verlauf einer Lichtreaktion folgende Vorstellungen zu machen. Dabei muß man zweckmäßig die Befunde bei leichteren Reaktionen, wie sie etwa dem Erythem entsprechen, von denen bei Blasenbildungen unterscheiden, obwohl natürlich histologisch hier auch nur graduelle,

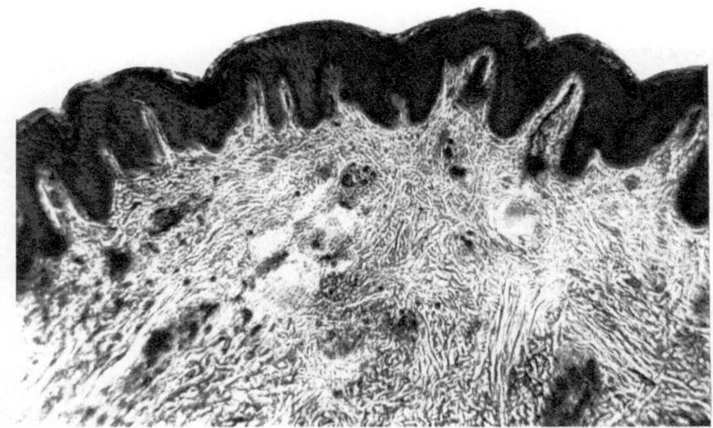

Abb. 46. 5 Stunden nach der Bestrahlung. Makroskopisch: Erythembeginn. Mikroskopisch: Leukocyten angereichert in den oberflächlichen Gefäßen und Papillarcapillaren (Oxydasereaktion). (Vergr. 80 : 1.)

keine grundlegenden Unterschiede vorliegen. Dennoch weisen die einzelnen Zustandsbilder große Verschiedenheiten auf, was häufig bei in der Literatur mitgeteilten Befunden *zufälliger* Excisionen der Anlaß zu manchen irrigen Deutungen geworden ist.

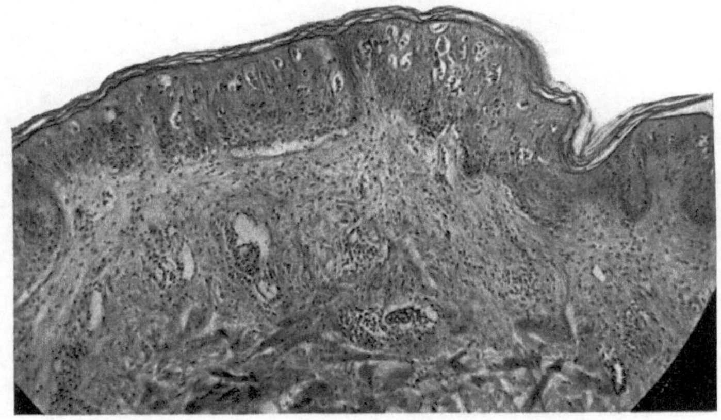

Abb. 47. 30 Stunden nach der Bestrahlung. Höhepunkt des Erythems. Bläschenbildung in der Stachelzellenschicht der Epidermis. (Vergr. 80 : 1.)

Vor Auftreten des klinischen Erythems ist histologisch noch kein abnormer Befund zu erheben. Erst mit seinem Erscheinen finden wir als erstes eine Erweiterung der Blutgefäße, die mit Erythrocyten stark gefüllt sind. Während man in normaler Haut polynucleäre Leukocyten, die durch die SCHULTZE-WINKLERsche Oxydasereaktion im Gefrierschnitt leicht nachzuweisen sind, kaum antrifft, finden sich solche jetzt in den Gefäßen der Papillen und der obersten Cutis, deutlich endovasculär in Form langgestreckter Cylinder (Abb. 46).

Veränderungen in der Epidermis zeigen sich mit dem Höhepunkt der Reaktion. Während die Hornschicht und Körnerzellenschicht anscheinend unbeteiligt bleiben, verändern sich in der Stachelzellenschicht einzelne Zellen zu solchen mit stärker gefärbtem homogenem Protoplasma (kolloide Degeneration) und verkleinertem, ebenfalls stark gefärbtem Kern. Um eine oder mehrere derart

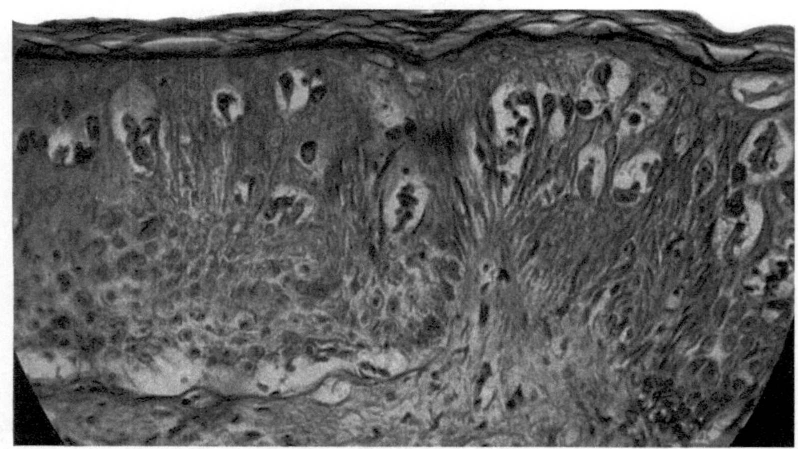

Abb. 48. Dasselbe Präparat wie Abb. 47. (Vergr. 240:1.)
In den Bläschen teils degenerierte Stachelzellen, teils Leukocyten.

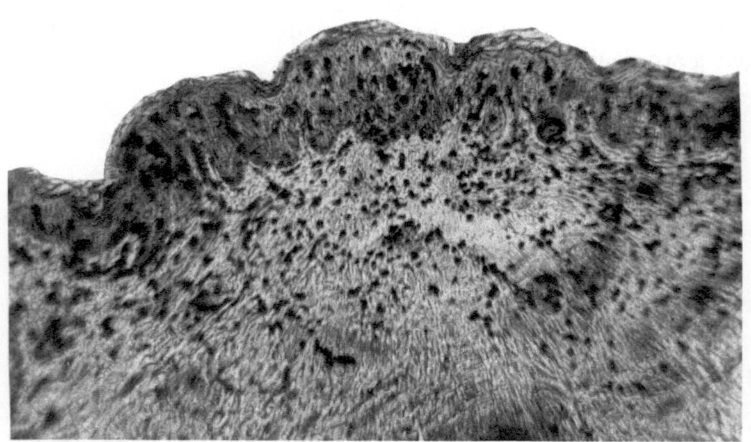

Abb. 49. 1 Tag nach der Bestrahlung. Höhe des Erythems.
Allgemeine Leukocyteninfiltration der Epidermis (Oxydasereaktion). (Vergr. 80:1.)

degenerierte Zellen, die zusammensintern, bildet sich ein Bläschen, das außer seinem flüssigen Inhalt mehr oder minder Leukocyten enthält, die in Mengen in die Epidermis eindringen (Abb. 47—49).

Die Basalzellenschicht zeigt dagegen nirgends eine derartige Homogenisierung einzelner ihrer Zellen, ist jedoch spongiotisch oder weist intracelluläres Ödem auf. Im ganzen ist die Epidermis etwas verdickt, ihre Kerne sind undeutlicher gefärbt. Lückenbildungen unter der Epidermis deuten auf beginnende Blasen hin. In der Cutis fällt hauptsächlich die außerordentliche Gefäßerweiterung und Anreicherung von Leukocyten innerhalb und außerhalb der Gefäße auf.

Mit dem Rückgang des klinischen Bildes gehen histologisch vor allem die exsudativen Prozesse zurück. Statt der Bläschen findet man an einzelnen Stellen, dann aber streckenweise, ein Zusammenbacken jener ursprünglich durch starke Protoplasmafärbung als primär geschädigt ausgezeichneten Zellen

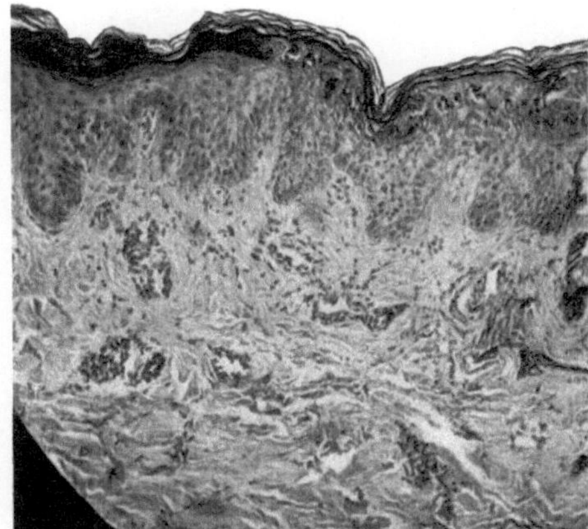

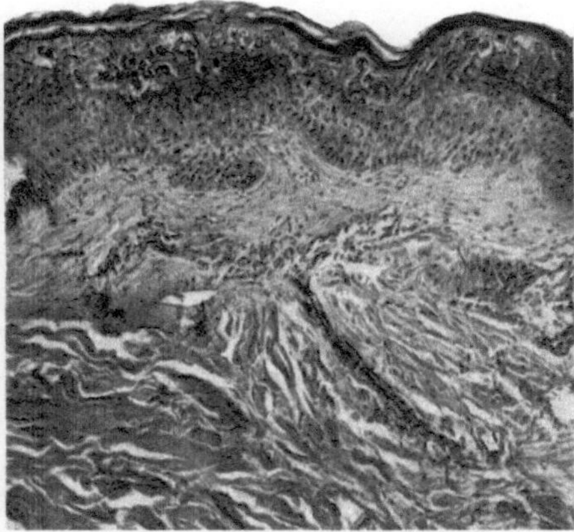

Abb. 50. 3 Tage nach der Bestrahlung.
Verschiedene Stadien der Rückbildungsvorgänge in der Epidermis. (Vergr. 80:1.)

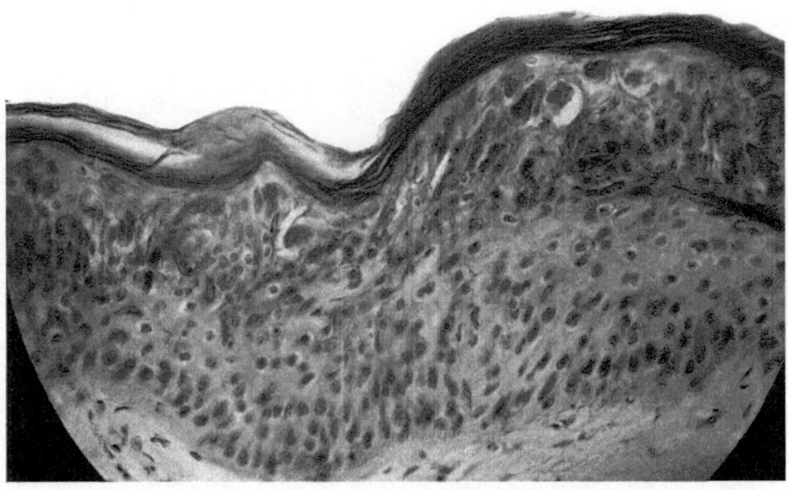

Abb. 51. Dasselbe Präparat wie Abb. 50. Eine neue im Aufbau noch regellose Epidermis schiebt die alte degenerierte Schicht ab. Klinisch abklingendes Erythem. (Vergr. 240:1.)

teils untereinander, teils mit benachbarten Zellen, die zunächst noch normal gefärbt erscheinen. Immer mehr und mehr trocknet diese obere Schicht aus zu einer homogenen Schuppe, die sich mit Hornfärbemitteln färbt und in der langgestreckte Kerne zu erkennen sind. An der Basis der Schuppe ist reichlich Pigment enthalten; die Oxydasegranula zeigen, daß die mitverklumpten Leukocyten vor allem in den oberen Teilen der Schuppe sitzen (Abb. 50—53).

Dagegen entwickelt sich unter ihr mit großer Schnelligkeit eine fast völlig neue Epidermis, zunächst noch in regelloser Anordnung, bald aber wohl strukturiert. Hier sind die Zellen und Kerne groß und blasig, sie enthalten viel Kernkörperchen, auch Kernteilungsfiguren sind reichlich.

Schließlich wird durch Bildung einer neuen Keratohyalinschicht die klinisch wahrnehmbare rauchgraue Schuppe völlig abgehoben. In der neuen Epidermis sind keine durchwandernden Leukocyten mehr zu finden (Abb. 54—55).

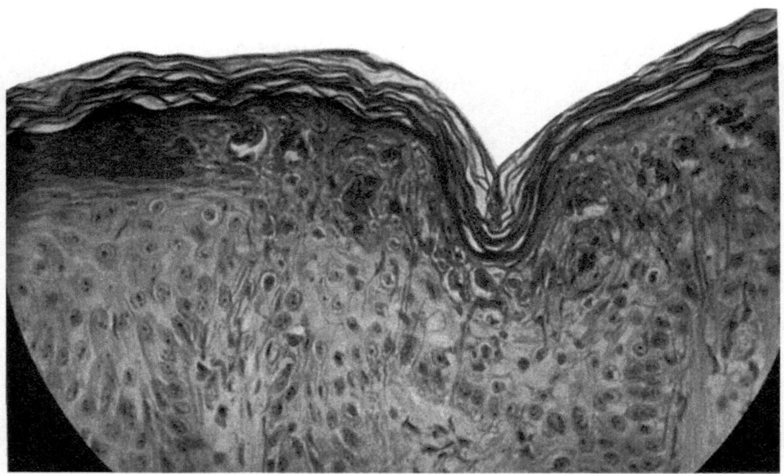

Abb. 52. Andere Stelle des Präparates wie Abb. 50. Die neue Epidermis bekommt Struktur; die alte ist zum Teil schon zu einer homogenen Schuppe zusammengesintert. (Vergr. 240 : 1.)

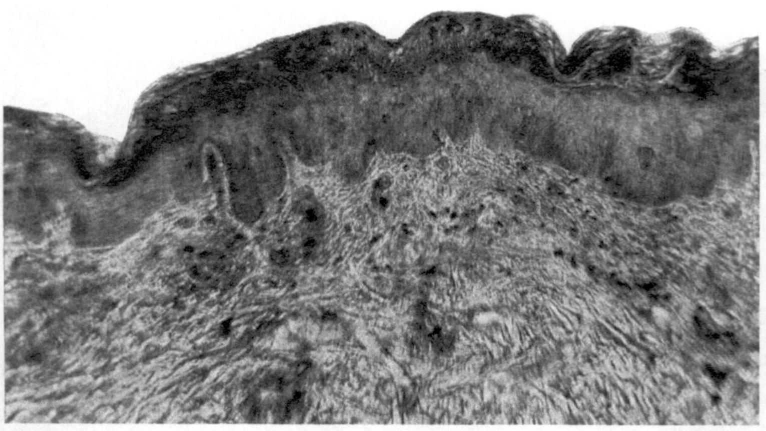

Abb. 53. 3 Tage nach der Bestrahlung. Leukocyten in der alten degenerierten Epidermisschuppe und perivasculär in der Cutis; die neugebildete Epidermis enthält keine Leukocyten (Oxydasereaktion). (Vergr. 80 : 1.)

In der *Cutis* zeigen sich histologische Besonderheiten, die über die Gefäßreaktionen hinausgehen, erst während der Rückbildung des Erythems. Sie bestehen im wesentlichen in einer Vermehrung der Bindegewebszellen, deren Kerne, ebenso wie die der Endothelien stark geschwollen sind. Auch Kernteilungsfiguren treten jetzt in ihnen auf. Das Kollagen ist verdickt und zusammengedrängt.

In den perivasculär noch über die Norm vermehrten Infiltraten sind meist kleine Rundzellen, seltener Leukocyten, darunter eosinophile, vorhanden.

Plasmazellen fehlen für gewöhnlich, Mastzellen sind gelegentlich vermehrt (Rheindorf). Eine hyaline Entartung des Bindegewebes, wie sie von Leredde-Pautrier beschrieben wurde, konnte als Regel von Meirowsky nicht bestätigt werden; desgleichen kommt es zu keiner basophilen Degeneration. Die Elastica ist meist unverändert.

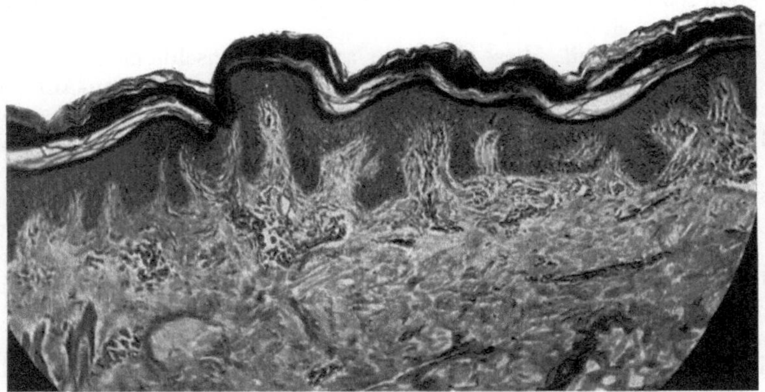

Abb. 54. 7 Tage nach der Bestrahlung.
Die degenerierten Schichten liegen verhornt auf der neu gebildeten Epidermis. (Vergr. 80:1.)

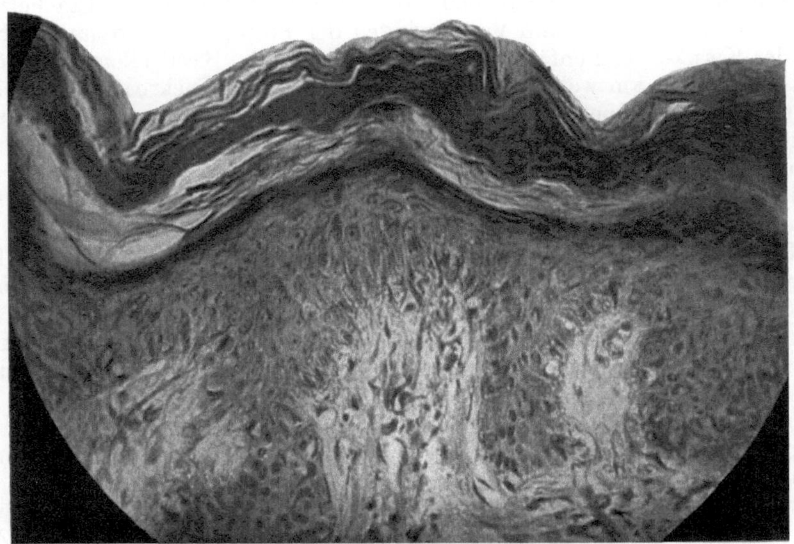

Abb. 55. Dassselbe Präparat wie Abb. 54. Die alte Epidermis hat sich als Schuppe völlig von der neu gebildeten Epidermis getrennt. Klinisch: Abschuppung. (Vergr. 240:1.)

Zusammengefaßt besteht also die histologisch nachweisbare Grundlage des UV-Lichterythems in einer primären Schädigung einzelner Stachelzellen, deren Degeneration mit einer Zuwanderung von Leukocyten beantwortet wird. Das Vorhandensein solcher toxischer, entzündungserregender Substanzen nach der Bestrahlung konnte auch von Nathan und Sack durch Injektion von aus belichteter Meerschweinchenhaut gewonnenen Extrakten nachgewiesen werden. Die Cutis ist hauptsächlich sekundär beteiligt.

Diese verhältnismäßig geringen Befunde im Bindegewebe scheinen im Gegensatz zu stehen zu den Ergebnissen, die besonders an tierischer Haut gemacht sind. So hat vor allem v. Möllendorff an der geschorenen Haut weißer Mäuse bereits zwei Stunden nach der Bestrahlung, im Beginn des Erythems also, Veränderungen im Bindegewebe gesehen, die als Umwandlungen der Fibrocyten in Histiocyten und weiterhin auch in Leukocyten aufgefaßt werden. Hinweise auf eine Emigration von Leukocyten wurden nicht beobachtet. In schwächerem Grade treten diese Erscheinungen allerdings auch an den nicht direkt bestrahlten Stellen auf.

Für eine Möglichkeit, diese Befunde auf die menschliche Haut zu übertragen, liegen bisher keine Anhaltspunkte vor; die Leukocyten-Anreicherung im Gewebe beim Menschen beginnt nach der Bestrahlung zweifellos zunächst innerhalb einzelner Papillarschlingen. Aber es darf auch nicht vergessen werden, daß die menschliche Epidermis viel dicker ist, und deshalb weniger lichtdurchlässig als die der Maus oder der als Untersuchungsobjekt hier beliebten Kaninchenohren. Bei den Lichtmengen, die für ein therapeutisches Erythem ausreichen, kommt bei diesen Tierhäuten ein viel höherer Prozentsatz von biologisch wirksamem Licht in die Cutis als beim Menschen, wo es natürlich auf die vorhandenen Zellen einwirkt. Im übrigen sind die bei Tierexperimenten verwendeten Lichtdosen meist exorbitant hoch.

Infolgedessen finden sich Analogien zu weiteren Bindegewebsbefunden bei Tieren erst bei Menschen, wenn gleichzeitig sehr starke Reaktionen in der Epidermis, nämlich Blasenbildungen, vorhanden sind. Im allgemeinen gehen diesen Blasenbildungen zusammenhängende ausgedehnte Nekrosen der Stachelzellenschicht voraus, kenntlich am Verschwinden der Protoplasma-, dann der Kern-, dann der Kernkörperchenfärbung, wobei auch hier die Basalzellen- und Körnerzellenschicht sich am wenigsten beteiligt zeigen. Diese Nekrosen, bei kleinerer Schädigung nur die obere, bei größerer die ganze Stachelzellenschicht umfassend, sind seitlich von den histologischen Bildern, die wir bei dem Erythem antrafen, begrenzt (Abb. 56—57).

Die Blasen entwickeln sich teils subcorneal, teils in der Stachelzellenschicht, teils unterhalb der Epidermis. Gelegentlich geht eine Blase vom Rand nach der Mitte zu durch alle Schichten hindurch in die Tiefe. Oft ist an den Haarfollikeln die Kontinuität der Epidermis noch einigermaßen erhalten, so daß die Blasen sich lediglich zwischen den Follikeln ausbreiten können.

Der Inhalt der Blase besteht aus einem feinen fibrinösen Netzwerk, aus zahlreichen roten Blutkörperchen, vereinzelten Leukocyten und näher der Decke liegenden hellen runden Bläschen mit großem, hellem Kern oder einer Kernhöhle. Diese Zellen, die von Leredde-Pautrier für Mononucleäre, von Meirowsky für Bindegewebszellen gehalten werden, sind nach Möller am wahrscheinlichsten degenerierte Epithelzellen. Durch Bestrahlungen von Tätowierungen hat allerdings Meirowsky nachgewiesen, daß auch Bindegewebszellen in die Epidermis einzuwandern vermögen, da tuschebeladene Zellen ebenfalls in der Blasenflüssigkeit anzutreffen waren. Bei Nachprüfungen gelang es uns jedoch nicht, den gleichen Befund zu erheben; stets befanden sich die Tuschezellen nur innerhalb der Papillenspitzen, die allerdings bei Flachschnitten dann auch einmal innerhalb der Epidermis zu liegen scheinen.

Das dem Blasenraum oberhalb und unterhalb anliegende Epithel zeigt von einfacher Anschwellung bis zur Undifferenzierbarkeit alle Zellveränderungen. Diese beginnen an der Peripherie bereits außerhalb der Blase und sind im Zentrum am stärksten. Die Stachelzellen sind geschwollen, formlos; der Zellkern ist verschwunden oder diffus, meist aber körnig zerfallen.

In der Cutis finden sich jetzt außer der Gefäßdilatation und einem starken interstitiellen Ödem, das besonders die oberen Schichten in ein verhältnismäßig zellarmes Reticulum aus dünnen Bindegewebsfasern umwandeln kann, auch

Thrombosen und Epithelveränderungen in den Capillaren, nämlich vereinzelte im Zerfall begriffene Zellen mit deformiertem Kern. Extravasale Blutungen sind reichlich. In einem Teil der thrombosierten Gefäße und in ihrer Umgebung, also wohl sekundär durch die Thrombosierung bedingt, werden nunmehr auch fettige Degenerationen festgestellt, die sonst während der Lichtreaktion völlig vermißt werden (JANSEN-DELBANCO).

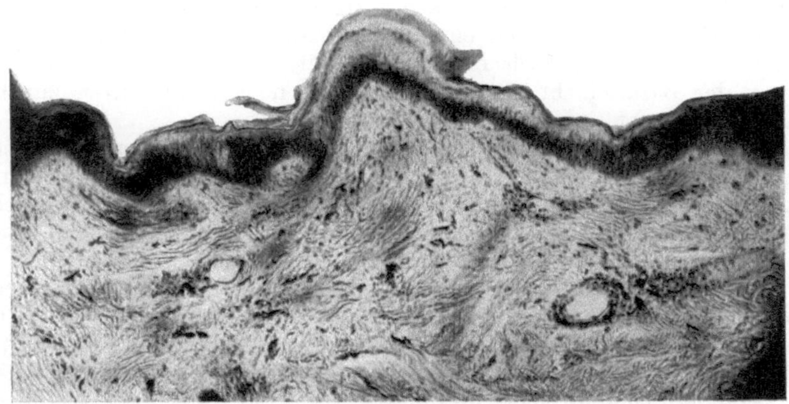

Abb. 56. 1 Tag nach starker Bestrahlung. Beginnende bullöse Lichtreaktion. Nekrose der gesamten Stachelzellenschicht. (Vergr. 80 : 1.)

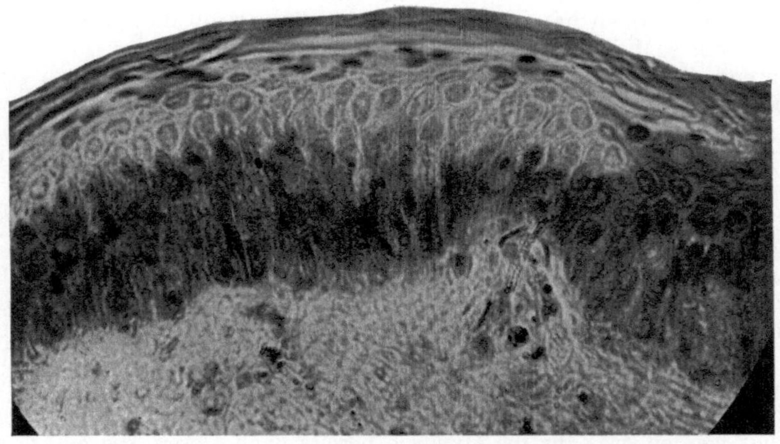

Abb. 57. Dasselbe Präparat wie Abb. 56. Beginnende Nekrose der Stachelzellenschicht. Geringere Anfärbkarkeit der Kerne und hauptsächlich des Protoplasmas (Hämatoxylin-Eosin). (Vergr. 240 : 1.)

Die Kerne der Bindegewebszellen sind stark geschwollen, Plasmazellen kommen gelegentlich vor, die elastischen Fasern der oberen Schichten sind hauptsächlich strukturell verändert (Elacin).

Die Follikel und Schweißdrüsen bleiben unbeteiligt.

Die Rückbildung der Blase besteht in einem Ersatz der Epidermis und in einer Abstoßung der evtl. vorhandenen mehr und mehr ausgetrockneten Nekrose der oberen Cutis. Das Bild wird nunmehr von der Vermehrung neugebildeter Bindegewebszellen beherrscht. Das elastische Gewebe fehlt in den oberflächlichsten Schichten, in den tieferen zeigt es noch eine veränderte Struktur.

Diese Befunde entsprechen demnach schon mehr denjenigen am Tiere, wie z. B. den starken Endothelschädigungen, auch in den großen Arterien (Jansen), der reichlichen Proliferation der Bindegewebszellen (Jansen, v. Verres), dem Auftreten von Plasmazellen (v. Verres).

Nach völligem Ablauf der Reaktion ist die bestrahlte Epidermis dicker, die Keratohyalinschicht meist mehrreihig, die Kerne der Stachelzellenschicht sind durchschnittlich etwas vergrößert. Diese Veränderungen finden sich sowohl nach einmaligen Erythemen, wie nach fortgesetzter Bestrahlung (z. B. mit Bogenlicht: Heiberg) wie nach einer blasenbildenden Dosis (Cappelli). Sie zeigen unter Umständen noch für längere Zeit, ebenso wie die vermehrten Mitosen in der Basalschicht, daß die Epidermis noch nicht wieder zur Ruhe gekommen ist, sie ist „aktiviert".

Eine Reihe von Autoren (Maar, Jansen, Pürkhauer) haben sich über die *Tiefenwirkung* des UV-Lichtes verschiedener Wellenlängen durch Vergleich histologischer Veränderungen nach Finsenlicht (Kohlenbogenlicht mit einem Maximum im langwelligen UV) und Hg-Dampflicht (mit einem reichlichen Gehalt von kurzwelligem UV) eine Vorstellung zu bilden versucht. Wenn man auch von allen Unzulänglichkeiten der verwandten Methodik absieht, bei der meist völlig inkommensurable Lichtdosen angewandt wurden, so läßt sich als Ergebnis die größere Tiefenwirkung des langwelligen UV feststellen, bei qualitativ gleicher Wirkung. Das heißt also, daß es lediglich von der Dosis abhängt, welche Veränderungen in einer bestimmten Tiefe auftreten, daß aber bei der geringeren Penetranz der kürzeren Wellenlängen diese Veränderungen an der Oberfläche schon exzessive Grade erlangen müssen, ehe eine genügende Dosis die Tiefe erreicht hat im Gegensatz zu den Verhältnissen bei langwelligem UV-Licht. Im übrigen hat es aber den Anschein, als ob die Differenzen bloß Bruchteile eines Millimeters betrügen.

Während diese Befunde stets auch erst durch die Lichtreaktion zu erheben sind, bei denen sekundäre Prozesse eine große variable Rolle spielen, wurde von Keller die direkte Tiefenwirkung des kurzwelligen UV (Kromayer-Lampe) durch Fermentschädigung im Gewebe *sofort* nach der Bestrahlung nachgewiesen.

Die hervorragende Wirkung des UV-Lichtes auf *Fermente* verschiedenster Art (Amylase, Invertase, Chymase, Peroxydase u. a.) waren durch die Untersuchungen von Green, Jodlbauer, Schmidt-Nielsen, Bach, Meyer-Bering u. a. schon früh konstatiert worden. Immerhin überstiegen die hier verwendeten Lichtdosen meist das beim Menschen anwendbare Maß, so daß die Ergebnisse für die Erscheinungen an der Haut zunächst keine Beweiskraft haben. Wichtiger waren die Befunde von Kreibich, daß auch intracelluläre Fermente, wie z. B. die Oxydase, Peroxydase und Katalase in den Leukocyten durch UV-Licht geschädigt werden, was für die Oxydase bereits nach Dosen, die ein Erythem oder eine Blase hervorrufen würden, an Gonorrhöeeiterausstrichen durch Aufhebung der Reaktion nach Winkler leicht nachzuweisen ist. Wichtig ist auch, daß weder Röntgen- noch Radiumstrahlen (Offermann), noch Wärme (Keller) diese Reaktion wesentlich schädigt, sondern daß hier, wie Filterversuche zeigen, einwandfrei eine Wirkung des erythemerzeugenden UV-Lichtes vorliegt.

Keller benutzte diese Reaktion, um bei üblichen Dosen den Nachweis der Fermentschädigung auch im Gewebe zu führen, und gleichzeitig die Tiefenwirkung festzustellen. Wurde die Epidermis und Cutis mit Leukocyten infiltriert, was durch eine Bestrahlung mit UV-Licht leicht und verhältnismäßig gleichmäßig erzielt werden kann, so ließ sich durch eine Nachbestrahlung mit einer kräftigen Erythemdosis eine unmittelbare Aufhebung der Schultze-Winklerschen Oxydasereaktion im Gewebe erreichen, und zwar bis zu einer Tiefe von etwa 0,63 mm, d. h. bis zum oberen Gefäßnetz unterhalb der Pars papillaris cutis. Auch innerhalb der Capillaren bis zu 0,3 mm Tiefe waren geschädigte Leukocyten deutlich nachweisbar. In tieferen Gefäßen oder im Schutz von perivasculären Infiltraten liegende Leukocyten waren dagegen unbetroffen.

Histologisch nachgewiesene Fermentschädigungen liegen weiterhin von LUTZ vor, und zwar über die Dopaoxydase. Diese scheint 20 Stunden nach der Bestrahlung verstärkt, dann aber eindeutig abzunehmen und in drei Tagen völlig verschwunden zu sein. Erst vom 6.—8. Tag findet sich wieder eine Zunahme, die mit etwa 40 Tagen sich wieder zur Norm zurückentwickelt. Bei schwachen Dosen scheint die Verstärkung auch ohne vorangehende Abnahme möglich zu sein.

Nachdem von BERING eine Beeinflussung des Sauerstoffverbrauchs der Zellen (gemessen an Gänseblutkörperchen) durch Licht beobachtet worden war (zunächst eine Steigerung, dann eine Schwächung durch allerdings eminent

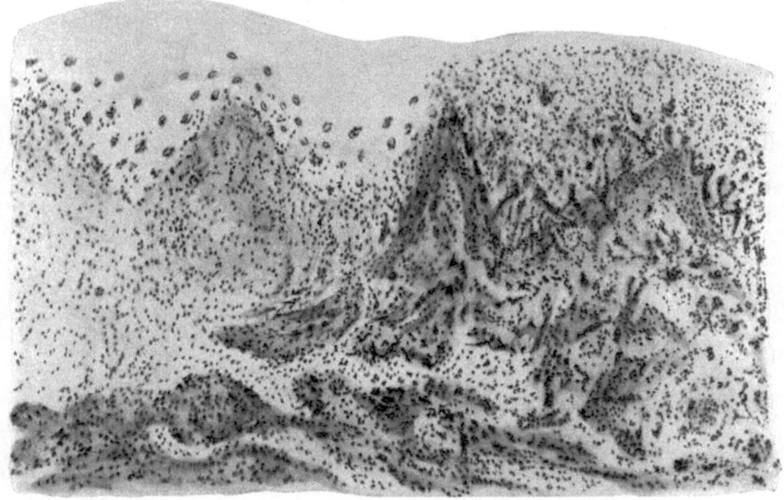

Abb. 58. Calciumanreicherung im Gebiet der bestrahlten Hautstelle (rechte Hälfte). [Nach GANS-PAKHEISER, Dermat. Wschr. 78 (1924).]

hohe Dosen), fanden BERING und MEYER auch in überlebender Haut die Sauerstofforte von UNNA durch UV-Licht beeinflußbar. Nach geringeren Dosen, die aber in der Therapie schon als reichlich angesehen werden müssen, zeigten die Schnitte erhöhte Oxydationsfähigkeit, also beschleunigte Bläuung des Rongalitweiß, durch noch höhere Dosen wurde dagegen die Oxydationsfähigkeit herabgesetzt oder aufgehoben. Wenn an den Sauerstofforten nach UNNA-GOLODETZ für die Oxydation des Rongalitweiß eine Peroxydase oder ein Oxydationsferment verantwortlich zu machen ist, ein mineralischer eisenhaltiger Katalysator, wenn auch keine echte Oxydase, so ist auch hieraus die Möglichkeit einer Lichtwirkung auf fermentartige Prozesse zu ersehen, von der freilich, wie so häufig in der Lichtbiologie, das Vorkommen unter normalen Bedingungen noch nicht exakt nachgewiesen ist.

Veränderungen des *Mineralstoffwechsels* in der belichteten Haut sind durch histologische Untersuchungen nur für das Calcium von GANS und PAKHEISER nachgewiesen. Die mit der Methode von MACALLUM gemachten Befunde unterscheiden sich aber nicht grundsätzlich von solchen, wie sie bei den verschiedensten Hautprozessen exsudativer Art vorkommen. Auf der Höhe der erythematösen

Lichtreaktion ist das Calcium, scharf begrenzt auf das Gebiet der bestrahlten Epidermis, intercellulär stark vermehrt, und fehlt dagegen intracellulär, während für gewöhnlich die Epidermis außer bis auf Kernanlagerungen und intercelluläre Spuren in den Basalschichten frei gefunden wird. Nicht ganz so scharf abschneidend wird das Calcium in dem Papillarkörper und in der Cutis ebenfalls vermehrt gesehen. Seiner Herkunft nach scheint es einmal mit dem entzündlichen Exsudat den Gefäßen zu entstammen, dann aber auch der benachbarten unbestrahlten Cutis, die gegenüber der Norm eine Aufhellung des üblichen Calciumbildes aufweist (Abb. 58).

In welcher Richtung die von Gans vermuteten Einflüsse dieser Calciumverschiebung auf die Gewebskolloide liegen, dafür fehlt uns noch jeder Anhaltspunkt.

Besonderes Interesse haben naturgemäß die histologischen Veränderungen des *Pigmentes* während einer Lichtreaktion gefunden. Während des Höhepunktes der Entzündung ist der Sitz des Pigmentes immer noch die Basalzellenschicht, wo meist die Anordnung der distalen Kernkappe beibehalten ist. Sobald aber

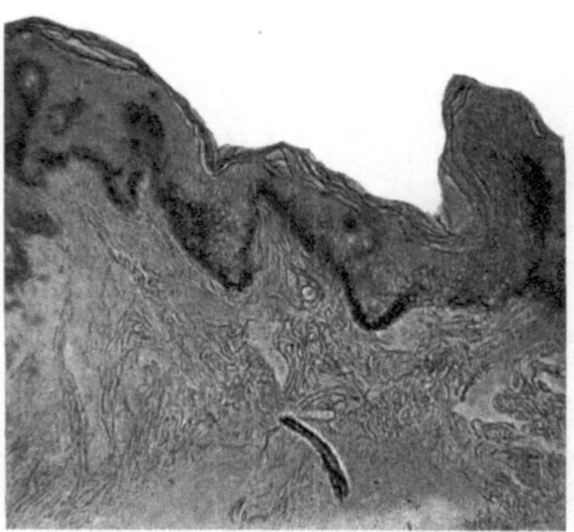

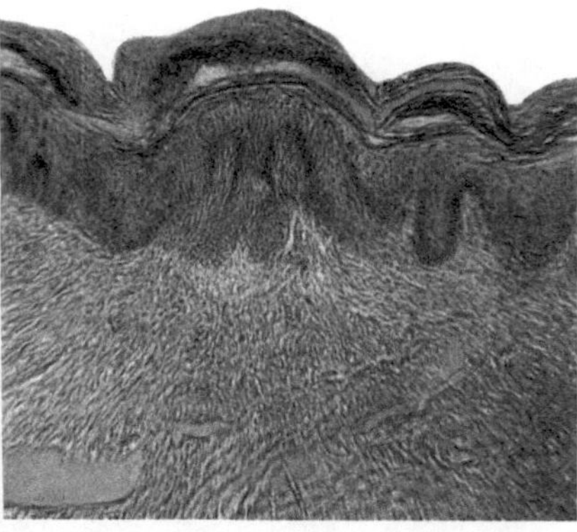

Abb. 59. Links unbestrahlte Hautstelle mit starker Pigmentierung in der Basalzellenschicht. Rechts entsprechende bestrahlte Hautstelle, 7 Tage nach einer UV-Lichtbestrahlung; die Basalschicht ist frei von Pigment, das hauptsächlich in der degenerierten Epidermis, der Lichtschuppe, enthalten ist. (Vergr. 80:1.)

die Bildung der „Lichtschuppe" beginnt, d. h. die Austrocknung der primär geschädigten und sekundär entzündlich invadierten Stachelzellenschicht, werden die pigmentbeladenen Basalzellen fast ausnahmslos unter Neubildung von Basalzellen nach oben geschoben und verbleiben teils an der oberen Grenze der neugebildeten Epidermis, wo die distalen Kernkappen des Pigmentes deutlich zu erkennen sind, zum größten Teil aber gelangen sie in die Schuppe, wo sie in den unteren Schichten mit eingeschlossen werden. Auch hier ist ihre Anordnung als Kernkappe noch erkennbar, allerdings sind die Kerne horizontal gestellt und abgeflacht.

Die neue Basalzellenschicht ist aber zunächst völlig frei von Pigment (Möller, Meirowsky, Lutz, Keller), so daß besonders bei einer von Natur stark pigmentierten Haut in auffallender Weise die wellenförmige braune Linie des Basalzellenpigmentes der unbestrahlten plötzlich an der bestrahlten Haut abbricht. Der Befund widerspricht soweit jeder Erwartung, da die bestrahlte Haut klinisch viel pigmentierter aussieht, daß man sich zunächst einmal geirrt zu haben glaubt (Abb. 59).

Bei genauerer Untersuchung und unter Berücksichtigung der bereits geschilderten Phasen findet man dann, daß das Pigment keineswegs verschwunden ist, sondern aufgelockert (Lutz) über eine größere Schicht verteilt, und zwar meist in der Schuppe, zum Teil aber auch in den oberen Lagen des neugebildeten Epithels. Es fragt sich nun, welche histologischen Grundlagen man für die makroskopisch erhebliche Überpigmentierung annehmen will. Dabei mag zunächst die Verstärkung der Hornfarbe eine bescheidene Rolle spielen, denn man sieht auch histologisch neben der gekörnten eine feine diffuse Verfärbung in der auflagernden verhornten Schuppe; die Fähigkeit des UV-Lichtes, die Hornfarbe zu verändern, kann man experimentell an der Schwärzung der pigmentfreien Comedonenköpfe nachweisen.

Wahrscheinlich ist aber die makroskopische Überpigmentierung bei histologisch unvermehrtem Bestand in der „Pigmentverschiebung" (Keller) zu suchen, da hier das Pigment, oberflächlicher gerückt und mit weniger streuenden Schichten über sich, ähnlich wie ein schwarzer Körper wirkt, der hinter einer Mattscheibe um so schwärzer erscheint, je näher er an die Scheibe gehalten wird. Schließlich muß aber auch noch an die Erythemfarbe gedacht werden, die, durch die pigmentierte Hornschicht dunkel gesehen, noch einen Teil der makroskopischen „Pigmentierung" bedingt.

Dieser Phase der „Pigmentverschiebung" entspricht nach Lutz auch eine Verminderung der Dopaoxydase, die erst wieder verstärkt gefunden wird (Lutz, Miescher) kurz vor der eigentlichen, auch histologisch nachweisbaren „Pigmentvermehrung", die erst je nach der Intensität der Reaktion, 7—14 Tage nach der Bestrahlung eintritt. Diese Vermehrung macht sich zunächst in einem reichlichen Auftreten von Dendritenzellen, dann von intracellulärem Pigment in den Basalzellen bemerkbar und hat für die Lichtreaktion nichts Spezifisches mehr.

Gewöhnung der Haut gegen UV-Licht.

Die Gewöhnungsmöglichkeit der Haut gegen UV-Licht war schon den ersten Untersuchern bekannt, z. B. Hammer 1892. Von ihm, von Finsen, Bowles und Unna wurde sie mit dem Pigment in Beziehung gebracht, wofür Finsen 1893 anscheinend den ausschlaggebenden Beweis erbrachte.

Finsen setzte seinen Unterarm, auf den er Buchstaben mit Tusche gemalt hatte, dem Sonnenlicht aus. Die Folge war ein auf die freiliegenden Stellen genau begrenzter Sonnenbrand. Einige Tage später war die betroffene Haut kräftig pigmentiert, jedoch sonst normal. Wiederum der Sonne ausgesetzt, wurden jetzt lediglich die nichtpigmentierten Stellen von einem Erythem befallen, die pigmentierten blieben dem Aussehen nach unverändert, doch wurden sie noch stärker pigmentiert.

An diesem klassischen Versuch blieb der Mangel der Anordnung jahrelang unbemerkt, daß Tusche, auf die Hornschicht gebracht nicht dem Sitz des natürlichen Pigmentes in der Basalzellenschicht entspricht, und daß bei der zweiten Bestrahlung zwar gleichzeitig Pigment und ein Lichtschutz vorhanden war, deshalb ein kausaler Zusammenhang aber nicht zu bestehen brauchte.

Beweisender war eigentlich eine Beobachtung von Bowles, daß bei einem Herrn mit Gletscherbrand die starke Schwellung des Gesichtes an manchen Stellen durch kleine Einsenkungen unterbrochen wurde, und daß jede dieser Stellen einer Sommersprosse entsprach. Diesen eindrucksvollen Befund konnten wir bei Höhensonnenbestrahlung auch gelegentlich beobachten.

Dementsprechend schien es zweifellos, daß das Pigment als eine *lichtabsorbierende Schutzdecke* („brauner Sonnenschirm" H. Meyer) über die lichtempfindlichen Gewebsschichten ausgebreitet gedacht werden mußte.

Die ersten Beobachtungen, daß auch Hautstellen unabhängig vom Grad der Pigmentierung einen Lichtschutz erwerben können, stammten von Rost, dem sich später BLASCHKO anschloß. ROST bezog sich dabei auf normale Hautstellen, die häufig starken Lichtdosen ausgesetzt waren wie bei der Lokalbehandlung mit der KROMAYER-Lampe und schließlich trotz einer nicht mehr steigenden Pigmentierung oder gar bei Depigmentierung eine außerordentlich hohe Lichttoleranz erlangten.

Die Gewöhnungsverhältnisse an nicht pigmentfähiger Haut wie z. B. Vitiligo wurden zuerst von WITH untersucht, der nach Kohlenbogenlicht auch ohne Pigmentierung eine Gewöhnung feststellen konnte; diese Ergebnisse wurden später von P. S. MEYER und PEEMÖLLER mit Hg-Dampflicht ebenfalls an vitiliginöser Haut, wie von KELLER und SCHALL-ALIUS bei kongenitalem Albinismus desgleichen erhoben. Dabei darf aber nicht übersehen werden, daß jüngere Stellen von Vitiligo noch in der Umgebung der Follikel eine vorübergehende Pigmentierungsfähigkeit besitzen können (BUSCHKE, STEIN), und daß auch bei dem kongenitalen Albinismus eine schwach gelbbräunliche Verfärbung, die sich mit der Hornschicht abkratzen ließ, nach der Bestrahlung auftrat (KELLER).

Diese Verfärbung war histologisch wahrscheinlich bedingt durch das reichliche Auftreten stark lichtbrechender, farbloser, daneben aber auch deutlich brauner Körner, die sich in Wasserstoffsuperoxyd entfärbten und keine Eisenreaktion nach PERLS gaben.

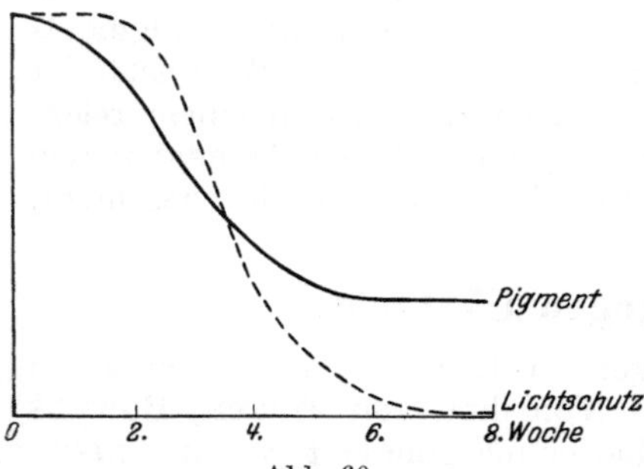

Abb. 60.
Schematischer Ablauf der Depigmentierung und des nachlassenden Lichtschutzes nach UV-Bestrahlungen.

Trotz dieser Einschränkungen steht die erreichte Lichtresistenz (nachweislich bis auf 8% der normalen Empfindlichkeit) in gar keinem Verhältnis zu diesen nur spurweisen Verfärbungen.

Systematische Untersuchungen an Normalen wurden zuerst von KELLER ausgeführt, der von der histologisch gestützten Annahme ausging, daß der Angriffspunkt der UV-Strahlen die Stachelzellenschicht sei, für die zwar während der Phase der „Pigmentverschiebung“ das Pigment als filternder Lichtschutz gelten kann, aber nicht während der eigentlichen Pigmentvermehrung, während der es in der Basalschicht anzutreffen ist. Bei nach Möglichkeit quantitativen Vergleichsuntersuchungen über den Rückgang einer durch UV-Licht erreichten Pigmentierung und einer gleichzeitigen Lichtgewöhnung stellte er fest, daß ganz allgemein die Pigmentierung zunächst rascher zurückgeht, als der Lichtschutz, daß aber ab der 6.—7. Woche und unter Umständen über Jahre hinaus eine erhebliche Pigmentierung zurückbleibt, ohne daß die betreffende Stelle sich irgendwie lichtgewohnter zeigt als eine unbestrahlte Kontrollstelle derselben Person.

Aus der Inkongruenz dieser zeitlichen Beziehungen (siehe Abb. 60) schloß KELLER, daß *auch unter normalen Umständen* die Pigmentierung nicht die Ursache einer Lichtgewöhnung der Haut ist, sondern daß beide Erscheinungen Syndrome sind, die im Gefolge einer Lichtdermatitis auftreten, aber sich nicht gegenseitig bedingen.

Das Vorhandensein von Pigment 2—6 Monate nach der Bestrahlung ohne jeden Lichtschutz war auch für PERTHES in fast gleichzeitigen und unabhängigen Befunden maßgebend für seine Auffassung von der geringen Rolle des Pigmentes für die Lichtgewöhnung.

Weitere Beweise fanden sich durch Untersuchungen der Verhältnisse, die bei einer Pigmentierung vorliegen, die nicht durch UV-Licht hervorgerufen ist.

So hatte schon WITH gefunden, daß die kräftig pigmentierte Haut eines Negers eine geringere Widerstandsfähigkeit gegen Licht zeigte, als die durch Bestrahlungen erreichte minder kräftige Pigmentierung eines Weißen.

Weiter wurde von KELLER nachgewiesen, daß Röntgenpigmentierungen mit keinerlei Lichtschutz verbunden zu sein pflegen. Desgleichen hat MARTENSTEIN bei einem Fall von Xeroderma pigmentosum ein UV-Lichterythem auf röntgenpigmentierten Stellen unverändert gefunden; dann trat allerdings zunächst auf der unpigmentierten Haut eine Bläschenbildung auf, die aber nicht so different von der Reaktion der pigmentierten Stelle war, als daß nicht nach 7 Tagen eine gleichmäßige Kruste das ganze Gebiet bedeckt hätte.

Daß andererseits nicht wahllos alle Pigmentierungen zu diesen Untersuchungen genommen werden dürfen, zeigt eine Beobachtung von NAEGELI.

Hier war nach einer Doramadbehandlung eine starke Pigmentierung zurückgeblieben, auf der noch nach 7 Monaten eine herabgesetzte Lichtreaktion eintrat. Diese Herabsetzung erstreckte sich jedoch auch auf einen 1—2 cm breiten unpigmentierten Randstreifen, von dem ebenfalls angenommen wird, daß er in die ursprüngliche Doramadreaktion einbegriffen war. Sollte hier — was auch aus der außerordentlich langen Dauer des Lichtschutzes von 7 Monaten hervorgehen könnte — nicht ein irreführender Zufall vorliegen, so muß in Betracht gezogen werden, daß der Angriffspunkt des Thorium X in denselben Schichten liegt wie beim UV-Licht, nämlich in der Stachelzellenschicht (SCHOLTZ, FISCHER), und daß auch hier nach einer vorübergehenden Degeneration sich die Epidermis wieder herstellt (LOMHOLT). Diese, wie auch später zu erwähnende Vorgänge zeigen, daß es auch unspezifische Gewöhnungen, d. h. durch andere Reize bedingte Gewöhnungen gegen UV-Licht geben kann. Zum Studium der Rolle des Pigments muß man sich natürlich nicht gerade solcher Reize und nachfolgender Reaktionen bedienen.

Faßt man die bisher gewonnenen Resultate zusammen, so tritt

1. der Lichtschutz auch ohne jede Pigmentierung auf (Versuche an vitiliginöser und albinotischer Haut). Selbst bei normaler Haut ist die Pigmentierung nach einer UV-Belichtung abhängig von der Lichtdosis, insofern bei schwacher eine Hyperpigmentierung, bei starker eine Depigmentierung die Regel ist, entsprechend der vorübergehenden Schädigung und dem reparativen Anreiz der Dopaoxydase bei kleinen, der definitiven Schädigung bei großen Dosen. Auch hiervon ist die Möglichkeit einer Lichtgewöhnung unabhängig.

2. Bedingt nicht jedes Pigment eine Lichtgewöhnung (z. B. nicht das nach Röntgenbestrahlung), sondern nur das durch UV-Licht oder durch dem Angriffsort nach verwandte Reize erzeugte Pigment. Dieses ist aber naturgemäß nicht von anderen durch diese Reize bedingte evtl. Veränderungen noch unbekannter Art zu trennen.

3. Das Vorhandensein solcher Veränderungen ist andererseits wahrscheinlich, weil auch bei der UV-Lichtgewöhnung das begleitende Pigment eine durchaus selbständige Ablaufskurve hat, so ist es z. B. noch zu einer Zeit vorhanden, wo von Lichtgewöhnung keine Spur mehr zu finden ist.

Die Herabsetzung des Pigmentes für die Rolle des Lichtschutzes hatte die Aufstellung mancher Hypothesen über die tatsächlichen Ursachen des Lichtschutzes zur Folge. Diese Hypothesen bezogen sich im wesentlichen in einheitlicher Richtung, als sie farblosen Eiweißveränderungen den Lichtschutz zusprachen. Schon an der albinotischen Haut waren eigentümliche körnige Einlagerungen nach Abklingen des Erythems beobachtet worden (KELLER), die von SCHALL-ALIUS als Zeichen kolloidchemischer Veränderungen im Sinne einer Entquellung aufgefaßt werden; statt des „braunen" tritt jetzt ein „trüber" Sonnenschirm in Funktion.

Hausmann und Spiegel-Adolf erbrachten den Nachweis, daß eine UV-lichtbestrahlte Eiweißlösung, die durch Elektrolytzusätze an einer Koagulation, aber nicht Denaturierung verhindert war, im Filterversuch eine Hautstelle besser gegen UV-Licht schützt als eine unbestrahlte Eiweißlösung. Als Grundlage dieser Verhältnisse muß die Zunahme der Absorption für 400—267 $\mu\mu$ bei bestrahltem Serumalbumin angenommen werden, wie Spiegel-Adolf und Krumpel spektroskopisch quantitativ nachweisen konnten.

Allerdings können diese Untersuchungen nur einen Hinweis geben, jedoch keinen Beweis.

Dagegen ließen sich beim lebenden Menschen nach der Bestrahlung kolloidchemische Veränderungen der Zellmembranen feststellen, nachweisbar durch später noch zu besprechende Polarisationsmessungen, auf die Keller geneigt ist den Lichtschutz zurückzuführen. Die histologisch zwar beobachtete, aber quantitativ schwer faßbare Verdichtung und Verdickung der Epidermis (Heiberg) oder nur der Hornschicht (Miescher) mag hier auch eine gewisse Rolle spielen.

Für das Auftreten von Antikörpern, die in einer Beziehung zu den durch das Licht in den Epidermiszellen gebildeten toxischen Substanzen stehen und auf die Perthes den Strahlenschutz zurückführt, liegen dagegen bisher keinerlei Anhaltspunkte vor. Niederhoff hat übrigens derartige Antikörper im Serum vergeblich gesucht; Gewebsextrakte bestrahlter Haut hatten, nach Prausnitz-Küstner auf unbelichtete Stellen übertragen, keinen Schutzeffekt (Linser-Kropatsch).

So weit scheinen die Ergebnisse alle nach einer Richtung zu zielen. Dabei sind aber gewisse Punkte noch zu wenig berücksichtigt worden.

Wenn bisher von Lichtgewöhnung die Rede war, so bezog sich das nur auf die klinische Erythembildung, die histologisch durch primäre Schädigungen in der Stachelzellenschicht und sekundäre Gefäßreaktionen entzündlicher Art ausgezeichnet ist. Nur in bezug auf die Stachelzellenschicht liegt das Pigment nicht als Filter im Strahlengang; für Reaktionsvorgänge, die sich in der Cutis abspielen, besteht jedoch die Möglichkeit eines Schutzes durch Filterwirkung immer noch (Keller).

Haben wir nun Grund zu der Annahme, daß primäre Lichtwirkungen in der Cutis vorkommen? Der Tiefenwirkung nach besteht durchaus die Möglichkeit. Auffallend sind ferner die Befunde von Rothman, der durch intracutane Injektionen von Novocain, das das erythemerzeugende Licht stark absorbiert, eine Erythembildung herabsetzen konnte; bei diesen Injektionen ist aber aller Wahrscheinlichkeit die Flüssigkeit keinesfalls oberhalb der Stachelzellenschicht deponiert worden.

Am auffallendsten aber sind die Befunde von Bowles über die isolierten Abschwächungen der Reaktion an Sommersprossen, die auch von uns gelegentlich gesehen werden konnten.

Wie läßt sich das ganze Tatsachenmaterial unter diesen Umständen noch unter einem Gesichtspunkt betrachten? Das geschieht unter der Annahme, daß man auch hier die einzelnen, die Lichtreaktion aufbauenden Vorgänge trennen muß, daß es epidermidale Veränderungen gibt, die bei dem UV-Licht*erythem* vorwiegen, insofern von ihnen die reaktiven Gefäßerweiterungen veranlaßt werden, daß es daneben aber auch cutane Veränderungen gibt, die zwar bei den verhältnismäßig schwachen Reaktionen des Erythems eine geringe Rolle spielen, weil die in die Cutis hierbei dringenden Dosen nur ganz gering sind. Die Verhältnisse bei stärkeren Dosen können dagegen ganz andere sein, da hier genügende Lichtmengen in die Tiefe gelangen. Vielleicht ist der Anteil an einem bei einer Lichtreaktion entstehenden *Ödem* von der Durchlässigkeit *primär geschädigter Gefäße* mit abhängig. Für diese Annahme spräche die außerordentlich viel stärkere Ödematisierung bei einer Bestrahlung mit dem tiefer dringenden langwelligen UV-Licht einer Finsenlampe gegenüber der geringen bei Hg-Dampflicht, wie zahlreiche Autoren beobachtet haben. Desgleichen wäre auch die auffallende Bläschenbildung trotz schwachem Erythem bei kongenitalem Albinismus erklärt, da hier ebenfalls eine größere Tiefenwirkung anzunehmen ist. Man darf auch nicht vergessen, daß die geringere Reaktion bei Sommersprossen sich auf das Ödem bezieht, nur hierdurch werden die lokalen Einsenkungen hervorgerufen. In Zukunft werden die experimentellen Untersuchungen in dieser Richtung zu unterscheiden haben: die Rolle der kolloidalen Eiweißveränderungen in der Epidermis für den Lichtschutz der von der Epidermis ausgehenden Reaktionen (Erythem) und die des Pigmentes für den Schutz der von der Cutis ausgehenden Reaktionen, die wahrscheinlich an dem Grade des Ödems mitbeteiligt sind.

Genauere, erst seit wenigen Jahren datierende Untersuchungen haben über den *Ablauf der Gewöhnung* folgende Einzelheiten ergeben.

Den *Beginn* einer Unterempfindlichkeit glaubte PERTHES, der als erster diese Verhältnisse experimentell prüfte, stets bereits mit 5 Stunden nach der Bestrahlung eingetreten. Da die 2. Bestrahlung unter Umständen damit in die Latenzzeit der 1. fällt, handelt es sich hier um die auch bei anderen Strahlenarten beobachtete geringere Wirkung einer *verzettelten Dosis*. KELLER fand eine Abschwächung frühestens mit etwa 5 Stunden, regelmäßig ist sie nach SCHALL-ALIUS mit 12 Stunden, nach JUON mit 22 Stunden zu finden. Das sind aber alles Zeiten, bei denen entweder schon ein Erythem eingetreten oder wenigstens eine Schädigung der Stachelzellenschicht mit Grund anzunehmen ist. Der Begriff der Gewöhnung ist also hier eigentlich nicht zulässig [1], da es sich um eine Unterempfindlichkeit der in der Lichtentzündung begriffenen Epidermis handelt, vielleicht lediglich aus physikalischen Gründen, insofern die Ödematisierung oder die Zelldegeneration weiteren Lichtmengen den Eintritt in die Tiefe zu noch ungeschädigten Zellen verwehrt.

Vielleicht, worauf auch SCHALL-ALIUS hinweisen, liegt aber hier nur eine Irreführung durch die besonderen Verhältnisse des Ablaufs der UV-Lichterytheme vor. Man darf nämlich nicht vergessen, daß zwei auf derselben Hautstelle nacheinander verlaufende Erythemwellen schon deshalb sich nicht zu vollen Werten addieren können, weil ihre Höhepunkte niemals zusammenfallen. Ist der Höhepunkt der ersten entwickelt, so befindet sich die Welle der zweiten noch im Anstieg, ist der der zweiten entwickelt, so sinkt die Wirkung der ersten bereits wieder ab.

Ganz abgesehen von der meist nicht genügend berücksichtigten zeitlichen Inkonstanz der Strahlenquellen und einer auf verschiedenen, auch benachbarten Hautfeldern stets möglichen differenten Empfindlichkeit, sind Untersuchungen solcher Art außerordentlich vorsichtig anzustellen und Einzelbefunde nicht zu überschätzen.

Dieselben Einwände müssen vielleicht auch vorläufig noch Ergebnissen von LEDERMANN und P. S. MEYER gegenüber gemacht werden, die gelegentlich, aber durchaus nicht regelmäßig das Auftreten stärkerer Reaktionen nach

[1] Dennoch können wir uns nicht zu der Bezeichnung „Strahlenimmunität“ (PERTHES) für diesen Gesamtkomplex der herabgesetzten Empfindlichkeit entschließen, da für die Annahme irgendwelcher Lichtantikörper keinerlei Anhaltspunkte bestehen; desgleichen nicht für die der „Desensibilisation“ (P. S. MEYER, JUON), die wir für die Herabsetzung einer abnorm gesteigerten Lichtempfindlichkeit geeigneter finden. Unseres Erachtens kann man die beiden Vorgänge der verzettelten Dosiswirkung und der Gewöhnung nicht unter einen gemeinschaftlichen kausalen Gesichtspunkt bringen.

verzettelten Dosen in den ersten Stunden beobachtet haben, was sie als *Sensibilisation* für UV-Licht ansprechen. SCHALL-ALIUS, KELLER, JUON haben dagegen entweder überhaupt keine oder keine überzeugenden Beispiele einer solchen Verstärkung gesehen.

Nachdem dagegen eine Abschwächung eines wiederholten Reizes mit Regelmäßigkeit nach dem ersten Tage eingetreten ist, verstärkt sich diese Unterempfindlichkeit noch in den nächsten 8 Tagen; unseres Erachtens tritt damit die Gewöhnung der neugebildeten Epidermis in Erscheinung. Nach SCHALL-ALIUS beträgt als Mittelwert die Abschwächung

nach	1	Tage	53%
„	2	Tagen	54 „
„	3	„	53 „
„	4—5	„	70 „
„	6—7	„	60 „
„	8—9	„	90 „

Dann bleibt sie, individuell verschieden, höchstens bis etwa zur 3.—4. Woche konstant (KELLER), um mehr oder minder rasch dann zur Norm abzufallen.

Mit etwa 50 Tagen im Mittel (KELLER, PERTHES, DUFESTEL, SCHALL-ALIUS) ist dagegen die Gewöhnung meist wieder erloschen.

Obwohl auch geringere Reaktionen gewöhnen können, ist im allgemeinen die eingetretene Gewöhnung in ihrer Stärke abhängig von der Stärke der vorangegangenen Reaktion; starke Einzeldosen sind wirksamer als verzettelte.

Statt der Gewöhnung haben K. LINSER und KROPATSCH in seltenen Fällen nach abgelaufener Reaktion vor Eintritt der Gewöhnung und weiterhin nach abgelaufener Gewöhnung vor Eintritt der normalen Empfindlichkeit *Steigerung der Lichtempfindlichkeit* beobachtet (bei Erythematodes und Lupus vulgaris). Da diese regelwidrigen Befunde bisher keine Bestätigung gefunden haben, mögen sie hier nur kurz erwähnt sein.

Die *Begrenzung* der Gewöhnung auf die belichtete Stelle, also nicht übergreifend auf das Gebiet der evtl. eintretenden Diffusionsröte, wird meist als sehr präzis von den Autoren angesehen. Auch hier haben jedoch LINSER und KROPATSCH abweichende Befunde: sie beobachteten, daß auch eine unvorbestrahlte Randzone von 1—2 mm um die vorbehandelte Haut herum reaktionslos blieb, gleichgültig ob diese Stelle bei der zweiten Bestrahlung verstärkt oder abgeschwächt reagierte; in letzterem Fall schien dadurch das gewöhnte Gebiet um diesen Randstreifen vergrößert.

Die *Spezifität* des Lichtschutzes wurde von SCHALL-ALIUS einer Untersuchung unterzogen. Dabei stellte sich heraus, daß die Gewöhnung, die durch Licht kürzerer Wellenlängen erzielt wird, auch für Licht längerer Wellen quantitativ gleich stark gilt, ebenso wie umgekehrt. In Anbetracht der noch zu besprechenden Resistenzerhöhung, die die Haut auch gegen eine Reihe anderer Reize mit der Lichtgewöhnung gewinnt, entspricht dieser Befund den Erwartungen.

Anhangsweise seien noch die Ergebnisse der *Verpflanzung vorbestrahlter* THIERSCH-*Läppchen* (LINSER, KROPATSCH) erwähnt: *Normales* THIERSCH-*Läppchen* auf frischbestrahlte Haut verpflanzt, heilt schlecht an und zeigt sich gegen weitere Bestrahlung überempfindlich. Normales Läppchen auf gewöhnte Haut verpflanzt, nimmt leicht die Gewöhnung an.

Lichtgewöhntes Läppchen auf frisch bestrahlter Haut wird bald überempfindlich. *Frisch bestrahltes* Läppchen auf normale Haut verpflanzt, zeigt kurzdauernde Gewöhnung; an dieser Gewöhnung nimmt auch die unbestrahlte Nachbarhaut teil. Frischbestrahltes Läppchen auf lichtgewohnter Haut zeigt langdauernde Gewöhnung.

Zweifellos — da auch plötzliche Steigerungen der Lichtempfindlichkeit bei diesen Versuchen auftreten können — sind diese Ergebnisse für die Frage der Lichtgewöhnung vorläufig noch von diskutabler Bedeutung, da wir die Einwirkungen der durch die Transplantation erzeugten Entzündungsvorgänge auf die Erythembereitschaft nicht übersehen; die Lichtempfindlichkeit dieser THIERSCH-Läppchen kann aber schlechterdings nur nach seiner Erythembereitschaft beurteilt werden.

Resistenzveränderungen an der mit UV-Licht bestrahlten Haut.

Die ersten Beobachtungen über eine „*Umstimmung*" der bestrahlten Haut, d. h. ein anormales Verhalten gegen neue Reize wurden von FINSEN und MÖLLER gemacht, die feststellten, daß eine Hautstelle, die einmal eine kräftige Lichtreaktion durchmachte, sich mehrere Monate lang noch auf Reiben oder im warmen Bade rötet.

Genauere Untersuchungen, die zum Teil durch das Interesse an dem Phänomen der Lichtgewöhnung hervorgerufen wurden, zeigten, daß außerordentlich mannigfache Reaktionsveränderungen auf der belichteten Haut vorkommen, die aber nur dann übersehen werden können, wenn sie nach den Stadien der Lichtreaktion gesondert betrachtet werden. Wir werden deshalb im folgenden die in der Literatur beschriebenen Veränderungen in solche, die während der Latenz, während des Erythems, während der Gewöhnung und nach Ablauf der Gewöhnung eintreten, gruppieren. Dabei sind die Befunde an der direkt belichteten Haut von Fernwirkungen an unbelichteter zu unterscheiden.

Gleich nach der Belichtung steigt nach v. GRÖER-HECHT und HESCHELES die Constrictionsbereitschaft (auf Adrenalin) zunächst an, um dann zusammen mit der Bereitschaft für Dilatation (auf Coffein) und für Lymphagogie (auf Morphin) noch während der Latenz abzunehmen.

Über die *Reaktionsveränderungen* belichteter Haut *während eines Erythems* liegen außer von HESCHELES einheitliche Befunde von STAHL und LEWIS und seinen Mitarbeitern vor.

STAHL, der nach v. GRÖER mit intracutanen Adrenalininjektionen von 1 : 10 Millionen experimentierte, beobachtete im UV-Lichterythem keinerlei Auftreten einer Quaddel und ein rasches Verlöschen der lokalen Anämie. Da er die entgegengesetzten Befunde beim Röntgenerythem fand, versuchte er eine Erklärung auf Grund histologischer Untersuchungen, die sich auf eine verschiedene Gefäßschädigung beider Prozesse bezieht, aber keineswegs überzeugend wirkt.

Nach LEWIS kommt es auf einem UV-Lichterythem (das bei seinen Versuchen jedoch schon den Höhepunkt überschritten hatte) nicht oder kaum zum Auftreten einer Quaddel, welchen Reiz man auch verwendet; geprüft wurden Histamininjektionen, Kohlensäureschnee und Druck bei einer Urticaria factitia. Dagegen ist die lokale Gefäßerweiterung, die auf die Kontaktfläche des Reizes beschränkt ist, und der Reaktionshof, der zackig über die Reizfläche hinausgeht, erhalten, sofern überhaupt noch die Rötung der Haut eine Steigerung zuläßt. Dieser Eintritt eines „*refraktären Zustandes*", wie LEWIS dieses Verschwinden der Ödembereitschaft bezeichnet, wird genau so auf eben abgelaufenen Histaminreaktionen, Kohlensäureschnee-Gefrierungen, auf Druckurticaria und dergleichen beobachtet; ein zweiter dieser Reize erzeugt für eine gewisse Zeit wohl eine umschriebene und eine diffuse Röte, aber keine Quaddel mehr.

Bei der Analyse dieser Vorgänge kommt LEWIS zu der Ansicht, daß dieser „refraktäre Zustand" seine Grundlage in einer Permeabilitätsverminderung der Gefäßwände haben muß. Nervöse Einflüsse sind auszuschließen, da der von ihnen abhängige Reaktionshof (en Axonreflex) bestehen bleibt; auch verändert eine Degeneration der Hautnerven den refraktären Zustand keineswegs. Eine verminderte Bildung einer toxischen histaminähnlichen Substanz, auf deren sekundäre Wirkungen Lewis nach seinen ausgiebigen Untersuchungen die meisten Hautreaktionen zurückführt, kann ebenfalls nicht die Ursache sein. Denn ihr Vorhandensein wird durch den Reaktionshof bewiesen und außerdem erzeugt auch eigens in die Haut hineingebrachtes Histamin jetzt kein Ödem. Auch die Hyperämie des bestrahlten Gebietes erklärt das Fehlen der Ödembildung nicht, da zu ihrer Entstehung im Gegenteil eine gewisse Zirkulation Vorbedingung ist; bei arterieller Abschnürung tritt überhaupt keine, bei venöser nur eine geringe Quaddelbildung auf. Der Eintritt dieses refraktären Zustandes ist im übrigen davon unabhängig, ob man es bei der Vorreaktion zu einer Quaddelbildung hat kommen lassen oder nicht. Eine Erklärung für die veränderte Gefäßpermeabilität ist bisher in zufriedenstellender Weise nicht zu geben.

Von dem „refraktären Zustand" zu trennen ist die „*Unerregbarkeit*" (Lewis) durch vasoconstrictorische Substanzen; auf starken UV-Lichtreaktionen tritt nach Adrenalin oder Hypophysenextrakten keine Anämie auf. Beide Reaktionen kommen durchaus nicht immer gleichzeitig vor. Als Grundlage der „Unerregbarkeit" vermutet Lewis, daß die gefäßerweiternde Wirkung der histaminähnlichen, durch die Bestrahlung in der Zelle erzeugten Substanzen ihrer Intensität und ihrer Neuanregung nach überwiegt.

Die Herabsetzung der Vasoconstriction durch Adrenalin wird auch von Hescheles bei v. Gröer bestätigt.

Nach Abklingen des Erythems und *zur Zeit der stärksten Gewöhnung* gegen das Licht selbst liegen die Verhältnisse jedoch wieder anders, z. B. wird eine Urticaria factitia 6—8 Tage nach der Bestrahlung wieder unverändert gefunden, desgleichen ist der anämische Hof um eine Adrenalininjektion eher größer als diejenige auf der Kontrollstelle (Keller).

Nach Gelegenheitsbefunden von Hoke, daß pigmentierte Haut, wie man sie im Hochsommer sieht, häufig weniger empfindlich ist für Tuberkulin, Pferdeserum, Carbolkochsalzlösung, — Abschwächungen, die auch auf quarzlichtbestrahlter Haut vorkommen —, und von Arnold über abgeschwächte Reaktionen auf Injektionen von 1% Carbollösung, wurden systematische Untersuchungen, gerade zum Studium der Gewöhnung, von Keller unternommen.

Dabei wurde eine *Resistenzvermehrung* der Haut gefunden gegen Cantharidenpflaster, gelegentlich gegen Kohlensäureschnee, dagegen keine gegen Röntgenstrahlen; eine stärkere momentane Reaktion trat bei Wärmestrahlen auf.

Die Reize, gegen die eine erhöhte Toleranz bestand, zeichneten sich also durch eine Latenzzeit und scharfe Begrenzung — wenigstens bei mittleren Reaktionsstärken, wo ein Reaktionshof nicht vorhanden ist —, weiterhin durch den histologisch zu erbringenden Nachweis einer primären Epidermisschädigung und einer reaktiven Epidermiserneuerung aus. Die unbeeinflußten oder gar gesteigerten Reize dagegen waren durch ein sofortiges Eintreten einer reaktiven Hyperämie charakterisiert (Wärme), oder ihr Angriffspunkt lag histologisch nachweisbar nicht in so entschiedener Weise in der Epidermis (Röntgenstrahlen). Der Verlauf der ersten Reaktion ist demnach dem Ablauf eines Lichterythems sehr verwandt. Um die Berechtigung dieser Unterscheidung zu stützen, wurden Versuche mit Senfpflaster unternommen, die bei geeigneter Dosierung beide Reaktionsbilder aufweisen. Dabei zeigte sich die *Sofortreaktion* mit reflektorischer Ausstrahlung auf den lichtgewöhnten Hautstellen nicht wesentlich herabgesetzt, dagegen wohl die begrenzte *Spätreaktion*, die mit einer histologisch nachweisbaren Epidermisschädigung einhergeht. Aus diesen Ergebnissen schloß

Keller, daß auf der lichtgewöhnten Haut zwar die unmittelbare Erregbarkeit der Gefäße erhalten ist, jedoch die neugebildete Epidermis eine erhöhte Toleranz gegen sie betreffende Reize hat und infolge der geringeren Bildung von Zerfallstoxinen auch die sekundär hierdurch ausgelösten Reaktionen wie Späterythem oder Blasenbildung geringer ausfallen.

Untersuchungen mit verschiedener Tuberkulin-Applikation schienen noch eine weitere Veränderung in der lichtgewöhnten Haut aufdecken zu können. Während subcutane Tuberkulininjektionen keine Veränderungen zeigen, fallen Pirquetimpfungen und Ponndorfreaktionen häufig derart aus, daß auf der bestrahlten Haut die Reaktionen umschriebener, aber anscheinend intensiver, man möchte sagen konzentrierter ablaufen (siehe Abb. 61). Diese Verhältnisse machen den Eindruck, als ob die *Diffusion* des Toxins in der Epidermis oder der oberen papillären Cutis gehemmt wäre. Diese Abschwächung der Pirquetreaktion, die nach starken UV-Lichtreaktionen stets bis zu zwei Tagen, meist aber auch länger als vier Tage anhielt, wurde auch von Schimanko beobachtet.

Bei Idiosynkrasien (gegen Jodoform, Terpentin) konnte Keller keine Resistenzvermehrung nach Bestrahlung feststellen.

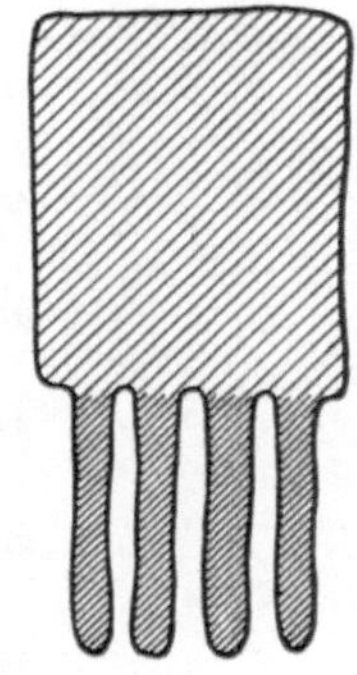

Abb. 61. Ponndorf - Reaktion auf normaler und UV-lichtgewohnter Haut. Untere Hälfte mehrfach vorbestrahlt; 1 Tag nach letzter Bestrahlung wurde die Ponndorf - Reaktion angelegt. Aussehen nach 24 Stunden.

Die Ergebnisse wurden durch sowohl unabhängige, wie nachprüfende Untersuchungen bestätigt und erweitert; so fanden P. S. Meyer eine Resistenzvermehrung für Terpentin und Cantharidin, Cobet, Kötschau und Roeloff für die Spätreaktion nach Senföl. Nach diesen Autoren war jedoch auch bei der Sofortreaktion zwar keine klinisch nachweisbare Abschwächung vorhanden, aber wohl eine Temperaturerniedrigung gegenüber der Kontrollreaktion, die sich mit der Methode der Wärmestrahlenmessung der Haut nach Cobet-Bramigk feststellen ließ. Die Autoren sehen hierin den Beweis dafür, daß auch die Sofortreaktion, wenn auch geringer, abgeschwächt ist (Abb. 62). Ebenso wurde von ihnen gegen Jodtinktur eine wenn auch nur wenig deutliche Resistenzvermehrung festgestellt.

Eine Resistenzvermehrung gegen *Röntgenstrahlen*, die auf Grund klinischer Beobachtungen von Sampson, Pacini, Jones behauptet worden war, konnte auch von Perthes, Schall, Pfahler, Klauder und Martin bei Ausschluß aller Fehlermöglichkeiten nie beobachtet werden, so daß eine unter Umständen verhängnisvolle Anwendung in der Therapie wohl durch diese Untersuchungen vermieden ist.

Die Unbeeinflußbarkeit eines Wärmeerythems durch vorangegangene Bestrahlungen wurde auch von Perthes festgestellt.

Die Dauer der eingetretenen Resistenzveränderungen der Haut ist im allgemeinen als nicht sehr lange anzusehen und maximal etwa auf 3—4 Wochen zu schätzen. Entsprechend unseren Erfahrungen an Hautgewöhnung überhaupt (Stein), läuft die geschilderte „unspezifische Gewöhnung“ im allgemeinen rascher als die „spezifische Gewöhnung“ ab, die sich gegen den Reiz, mit dem vorbehandelt wurde, also hier das ultraviolette Licht richtet.

Von den Veränderungen, die die *Lichtgewöhnung überdauern*, ist uns nur das eingangs erwähnte Verhalten gegen Wärmereize oder Frottieren bekannt (Finsen, Möller). Auf diese lokal umschriebene Bereitschaft der einmal belichteten Haut, sich auf banale Reize hin stärker unmittelbar reflektorisch zu röten, bezieht Finsen wohl mit Recht die „gesunde“ Gesichtsröte von Personen, die sich viel im freien Licht aufhalten. Nach Lewis treten solche vorbestrahlte Stellen auch bei Venenstauung und Abblassen einer reaktiven Hyperämie hervor, d. h. sie bleiben länger hyperämisch als die Nachbarschaft. Diese Erscheinung ist übrigens von dem Pigmentgehalt der betreffenden Hautstelle unabhängig.

Reaktionsveränderungen nicht direkt belichteter nach Bestrahlungen anderer *Hautstellen* gehören schon in das Gebiet der mannigfachen Fernwirkungen durch Licht, also Allgemeinwirkungen, die denen bei parenteraler Eiweißkörperapplikation gleichen. Auf sie sind auch die Aktivierungen von Lungenprozessen, die Herderscheinungen in erkrankten Gelenken (Bier), Heilerfolge auf abgedeckten Lupusstellen (Jesionek) und Schleimhautlupus (Rost), Blutungen in inneren Organen bei bestrahlten Tieren (Levy) zurückzuführen.

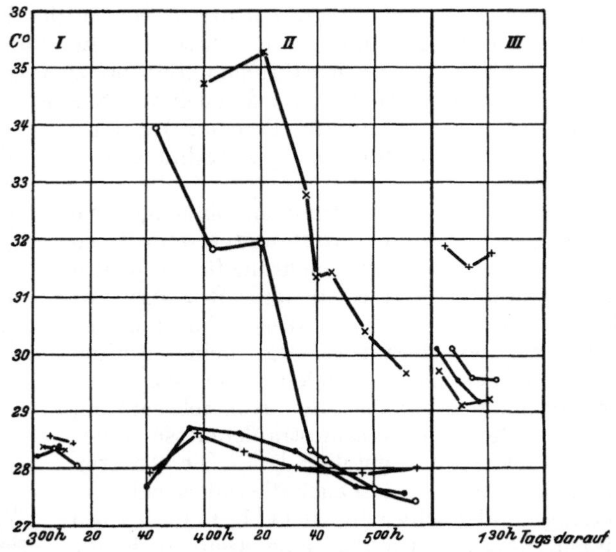

Abb. 62. Ablauf einer Senfölreaktion auf normaler und UV-Licht vorbestrahlter Haut, nach der Oberflächentemperatur beurteilt. Vor dem Versuch (I) vorbestrahlte und normale Hautstellen gleich. Während der Sofortreaktion (II) nach Senföl Differenzen: auf der nichtbestrahlten Haut (gekreuzte Linie) werden höhere Temperaturgrade erreicht, als auf der vorbestrahlten Haut (geringelte Linie); die Kontrollen (ohne Senfölreiz) bleiben wie vor dem Versuch (gekreuzte Linie vorbestrahlt, gepunktete Linie nicht vorbestrahlt). Während der Spätreaktion (III) keine wesentliche Temperaturdifferenz der vorbestrahlten Haut (geringelte Linie) von den Kontrollen; dagegen noch beträchtliches Erythem auf der nichtvorbestrahlten Haut (gekreuzte Linie oben).
[Nach Cobet, Erg. Physiol. 25 (1926).]

Von *Befunden* dieser Art *an normaler Haut* sind diejenigen von Schall-Alius von Interesse, die mit allen Kautelen die Einwirkung der Bestrahlung einer größeren Hautpartie auf die Lichtreaktion einer unbestrahlten Stelle untersuchten. Die Ergebnisse seien in Abhängigkeit von dem Zeitabstand, in dem die zweite Belichtung der Vorbestrahlung folgte, in folgender Tabelle dargestellt:

Die Lichtreaktion war	Zeit nach der Vorbestrahlung				zusammen
	0—23^h	24—47^h	48—71^h	mehr als 72^h	
Abgeschwächt	3	—	—	—	3 Fällen
Unverändert	5	2	1	—	8 ,,
Verstärkt	19	12	7	5	43 ,,
Doppelt und mehr verstärkt	7	6	3	2	18 ,,
Summe:	34	20	11	7	72 Fällen

Es resultiert also zumeist eine *Verstärkung* der Reaktion einer unbelichteten Hautstelle, anscheinend in Abhängigkeit von dem Zeitpunkt, insofern diese Verstärkung regelmäßig erst ab dem 3. Tag gefunden wird und zunächst sogar gelegentlich Abschwächungen möglich sind. Leider genügt aber die Tabelle in dieser Hinsicht nicht zu einem statistisch einwandfreien Beweis, weil die Verschiebung der Grenzwerte auch durch die stete Verminderung der untersuchten Personenzahl gerade für die größeren Zeitabstände vorgetäuscht sein kann. Einwandfrei ist vorläufig nur der Schluß, daß eine Fernbestrahlung größeren Umfangs meist eine Verstärkung der Hautempfindlichkeit, seltener eine Herabsetzung bedingt.

Diese stärkere Lichtreaktion der Haut durch einen Fernreiz entspricht auch den Beobachtungen von STAHL bezüglich der Verstärkung anderer Hautreaktionen (auf Adrenalin, Pilocarpin, Atropin) nach unspezifischen Fernreizen und wird als Zeichen eines erhöhten Vagotonus angesprochen; da auch ROTHMAN eine Herabsetzung des Sympathicotonus als Folge von Belichtungen nachgewiesen hat, so ist als das gemeinschaftliche eine *Störung im Tonus des vegetativen Nervensystems* anzunehmen, die sich in einer Verstärkung der Gefäßreaktion zeigt.

Lediglich in der Nachbarschaft eines belichteten Feldes bis zu 4—6 cm Abstand hat auf anscheinend unbeteiligter Haut ARNOLD Abschwächungen der Reaktion auf intracutan injizierte 1⁰/₀ige Carbolsäurelösung gesehen, die aber geringer waren als die Abschwächungen auf dem Erythemfeld selber.

Veränderungen des physikalisch-chemischen Zustandes der Haut durch UV-Licht.

Bei den biologischen UV-Lichtwirkungen besonders auf die Eiweiße haben wir physikalisch-chemische Vorgänge von solchen chemischer Art, zu denen PINCUSSEN auch die katalytisch-fermentativen rechnet, zu unterscheiden.

Die *physikalisch-chemischen Veränderungen* betreffen zunächst den *Lösungszustand des Eiweißes*, dessen irreversible Ausflockung durch BOVIE, CHALUPECKY u. a. nach UV-Lichtbestrahlungen längerer Dauer festgestellt werden konnte. Veränderungen der Viscosität zeigten jedoch auch vor Auftreten dieser groben Erscheinungen schon Dispersitätsverminderungen der Eiweiße an (MOND). Diesen kolloidalen Veränderungen liegt aber nach neueren Ansichten (KROETZ) viel weniger eine Beeinflussung der elektrischen Ladung zugrunde, die für die Kolloidstabilität von bekannter Bedeutung ist, sondern sie sind auch mit chemischen Änderungen im Eiweißmolekül verknüpft, so daß die chemische Denaturierung des Eiweißes als Voraussetzung der Ausflockung zu gelten hat, die dann physikalisch-chemischen Gesetzmäßigkeiten entsprechend verläuft.

Änderungen des kolloidalen Zustandes in den Zellen können sowohl an einzelligen Organismen mikroskopisch direkt beobachtet oder aus einem bestimmten Färbeverhalten erschlossen werden. Grundsätzlich hat man dabei Veränderungen der *Kolloide des Kerns, des Plasmas* und *der Zellmembran* zu unterscheiden. Bei UV-Licht scheinen vor allem die Plasmakolloide eher verändert zu werden als die des Kerns. In dieser Richtung sprechen z. B. die Befunde von KREIBICH an getrockneten, nicht fixierten Eiterausstrichen, an denen er auch die Beeinflussung der intracellulären Fermente studierte; *sofort* nach der Bestrahlung trat nämlich eine stärkere Protoplasmafärbbarkeit der belichteten Zellen ein. Dieselben Veränderungen traf KREIBICH an überlebender Cornea von Rindern vor: Nach Belichtung *sofort* stärkste Färbbarkeit des Protoplasmas, allerdings ist auch der Kern geschrumpft und daher stärker tingiert; längere Zeit nach der Belichtung zeigt dagegen auch der Kern Pyknose und Zerfall des Chromatins zu intensiv gefärbten Schollen. Diese Befunde sind also denjenigen in der bestrahlten Epidermis ähnlich, die sich allerdings durch die zu ihrer Entwicklung nötige Latenzzeit unterscheiden, so daß natürlich auch sekundäre Lichtwirkungen hierbei nicht mehr auszuschalten sind.

Neuerdings finden vor allem die Veränderungen in der *Zellmembran* als für die Salz- und Ionendurchlässigkeit maßgebende Grenzschicht großes Interesse. Reversible Veränderungen können an geeigneten Untersuchungsobjekten sowohl bei Wechsel von Funktionsständen, wie auf Reize hin durch verschiedene Methoden nachweisbar gemacht werden, so z. B. von TRÖNDLE Schwankungen in der Permeabilität von Lindenblättern für Kochsalz in Abhängigkeit vom Tageslicht.

Mit UV-Licht ist von TCHAHOTINE an Seeigeleiern experimentiert worden. Richtete er einen UV-Lichtstrahl auf eine Stelle der Eioberfläche, so buchtete

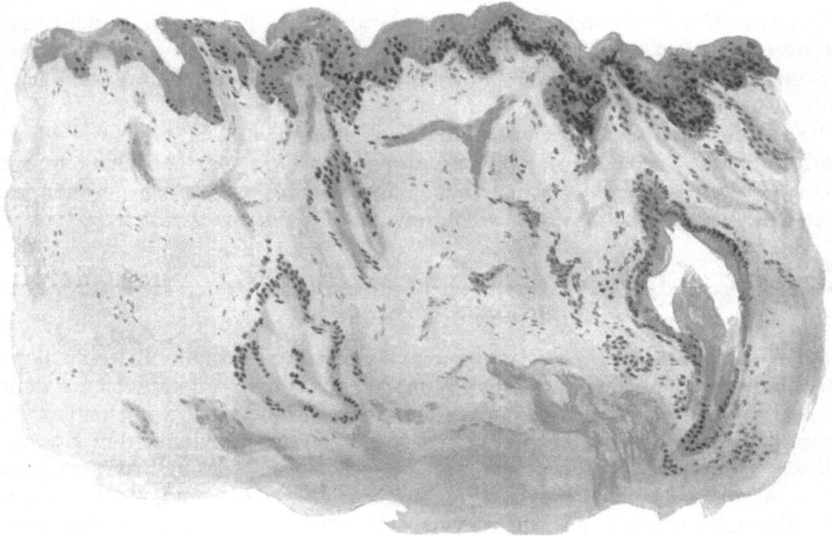

Abb. 63. Auf der bestrahlten Hälfte des Präparates (links) ist Ammoniak schneller in das Gewebe und die Zellen gedrungen als auf der unvorbestrahlten Hälfte (rechts). Infolgedessen ist das als Indikator vorher eingeführte Neutralrot links bereits in Gelb umgeschlagen. [Nach GANS-SCHLOSSMANN, Dermat. Wschr. 80 (1925).]

sich in hypertonischer Lösung lediglich die bestrahlte Stelle ein, in hypotonischer Lösung trat sie hervor, als Anzeichen einer lokalen Permeabilitätssteigerung für Wasser. War das Ei mit Neutralrot vital gefärbt und wurde es in schwache Natronlauge gebracht, so ließ es nur an der bestrahlten Stelle die Hydroxylionen eindringen und färbte sich von hier aus gelb. Die Erklärung dieser Erscheinungen hat man in einer durch die Belichtung örtlich eingetretenen irreversiblen Koagulation der Membrankolloide zu suchen.

Eine Übertragung dieses Verfahrens auf die Haut haben GANS und SCHLOSSMANN unternommen. Sie untersuchten frisch excidiertes Gewebe ohne Fixation, färbten es 3 Stunden in Neutralrot und physiologischer Kochsalzlösung und beobachteten dann den Farbumschlag in Gelb nach Einlegen in $^1/_{3000}$—$^1/_{5000}$ molare Ammoniaklösung oder auch in stark verdünnte Natronlauge, die sich jedoch wegen ihres langsameren Eindringens und der Gefahr größerer Gewebsschädigungen weniger empfiehlt. Der Farbumschlag ist reversibel, auf Säurezusatz tritt wieder Rotfärbung ein; das bedeutet natürlich nicht, daß die

Veränderung der Membran reversibel ist, sondern nur, daß sie auch Säuren passieren läßt.

Während nun schon normale Haut binnen 4—6 Minuten derart einen Farbumschlag zeigt, tritt diese Veränderung auf einer UV-belichteten Stelle, 3 bis 6 Stunden nach der Bestrahlung, bereits in der Hälfte der Zeit ein. Dieser Farbumschlag reicht für eine UV-Lichtwirkung unerwartet tief, nach der beigegebenen Abbildung schätzungsweise etwas über 1 mm und scheint sowohl Zellen wie Zwischensubstanz gleichmäßig zu betreffen; diese Verhältnisse und eine weiter mitgeteilte Beobachtung, daß bei einer über das Erythem hinausgehenden mit starker Exsudation verbundenen Reaktion der Farbumschlag später eintrat als an der normalen Haut, weisen jedoch darauf hin, daß die mit dieser Methode erhobenen Befunde nur mit Vorsicht auf Membranveränderungen bezogen werden dürfen, insofern solche Membranveränderungen für gewöhnlich mit intensiverem Reiz und stärkerer Reaktion lediglich mit einer erhöhteren Durchlässigkeit einhergehen können, außerdem zwischen den einzelnen Zellen meist größere Differenzen in der Durchlässigkeit existieren. Auch hier sind die auf der Höhe des Erythems vorhandenen Veränderungen nicht mit Sicherheit als primäre Lichtwirkungen anzusprechen (Abb. 63).

Jedoch soll dadurch der Wert einer Anwendung dieser den Bereich der rein deskriptiven Histologie überschreitenden Forschungsmethoden und der mit ihnen festgestellten Tatsachen nicht herabgesetzt werden, auch wenn ihre Deutung noch nicht in jeder Beziehung befriedigend ist.

Die Ergebnisse wurden von BRUMMER für UV-Licht bestätigt; für Röntgenstrahlen ergab sich auffallenderweise eine Verzögerung des Farbumschlags, auch sofort nach der Bestrahlung und nach außerordentlich kleinen Dosen ($^1/_{24}$ X), von denen man für gewöhnlich keine sonstigen Reaktionen mehr kennt. Auch diese Befunde bedürfen entsprechend ihrer Wichtigkeit natürlich noch genauerer Nachprüfungen und näherer Untersuchung aller Fehlermöglichkeiten.

Veränderungen der Membrandurchlässigkeit der Haut nach UV-Bestrahlungen.

Durch die grundlegenden Untersuchungen von MICHAELIS ist nachgewiesen, daß für die Durchlässigkeit von Membranen nicht nur der Lösungszustand der Kolloide, von dem etwa die Porengröße bedingt sein könnte, in Betracht zu ziehen ist, sondern vor allem die *elektrische Ladung der Membran*, die — selber von einer größeren Reversibilität — für die biologischen Funktionsschwankungen der lebenden Zelle anscheinend die Voraussetzung bildet.

Solche Schwankungen der Membrandurchlässigkeit der lebenden Epidermis sind durch Anwendung bestimmter elektrophysiologischer Methoden festzustellen, aber bisher eigentlich nur für physiologische Fragen von GILDEMEISTER, EBBECKE und REIN in Anwendung gebracht worden.

Geht man von der durch viele Beobachtungen gestützte Annahme aus, daß die Epidermis sich wie eine elektronegative Membran verhält, so erklärt sich damit eine relative Undurchlässigkeit für die negativen Anionen gegenüber den positiven Kationen. Die Folge davon ist einmal eine bedeutende *Polarisation* der Epidermiszellen, d. h. das Auftreten elektromotorischer Gegenkräfte, wenn man mittels schwachem Gleichstrom in der Haut eine Ionenverschiebung zu erreichen versucht, weiterhin das Auftreten von *Potentialveränderungen*, die man bei Ableitung aus hyper- oder hypotonischen auf die Haut aufgetragenen Salzlösungen beobachten kann.

Die *Polarisation* als Maß der Membrandurchlässigkeit wurde unter der Form des scheinbaren Gleichstromwiderstandes der Haut unter Berücksichtigung der UV-Lichtveränderungen zunächst von REGELSBERGER studiert. Es ist wohl seiner unzureichenden Methodik zuzuschreiben, daß lediglich mit Einsetzen des Erythems eine deutliche Widerstandsverminderung als Zeichen der geringen Polarisierbarkeit und der Schädigung der Zellmembran nachgewiesen werden konnte. In der Latenzzeit und bei schwachem Erythem fand er überhaupt keine Veränderung.

Diese Untersuchungen wurden auf Veranlassung von ROST mit verfeinerten Methoden von KELLER und REIN neuerdings aufgenommen. Dabei ergab sich außer der erhöhten Membrandurchlässigkeit zur Zeit des höchsten Erythems, die bei fast jeder Schädigung der Epidermis beobachtet wird, als für die ultraviolette Strahlenwirkung charakteristisch eine Verringerung der Membrandurchlässigkeit längere Zeit nach Abklingen des Erythems bis zu 30 Tagen, auch ohne daß eine sichtbare Schuppung zu erkennen war bei nur schwacher Pigmentierung. Auf diese weit über die Norm hinausgehende Membranverfestigung ist KELLER geneigt, den Lichtschutz zu beziehen. Seltener wurde auch bereits in der Latenzzeit *vor* Ausbruch des Erythems eine vorübergehende Membranverdichtung beobachtet (siehe Abb. 64).

Diese Befunde fanden kurze Zeit darauf durch die im übrigen unabhängigen Untersuchungen von DIEHL ihre Bestätigung. DIEHL, der die Hornschicht

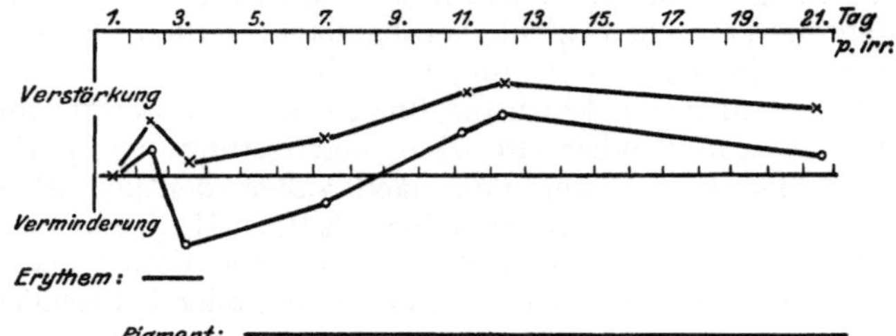

Abb. 64. Verlauf der Polarisierbarkeit der Haut nach Bestrahlung mit UV-Licht in Beziehung zu Erythem und Pigmentierung. Obere Linie (gekreuzt), Verhältnisse an der Anode, untere Linie Verhältnisse an der Kathode. [Nach KELLER-REIN, Strahlenther. 28 (1928).]

mit Natriumsulfhydrat und Depilatorium nach UNNA vorsichtig zerstörte, um nicht durch ihre Polarisation irregeführt zu werden, konnte die Verdichtung der Zellmembran *beinahe sofort* nach der Bestrahlung feststellen. Die dem Erythem folgende Verdichtung führt er auf die starke Polarisation der Hornschicht zurück.

Im übrigen erhielt DIEHL die gleichen Befunde auch durch eine weitere Methode, nämlich durch die Bestimmung der Hautkapazität. Kontrollen mit Wechselstrom, die den *wahren* Widerstand des Gewebes messen lassen, zeigten diesen unverändert.

LEWIS und ZOTTERMANN, die die Ursache für den hohen Widerstand der Haut überhaupt in die Hornschicht und nicht in die lebenden Zellen verlegen, haben dagegen nach einer UV-Bestrahlung keinerlei Veränderungen des Gleichstromwiderstandes gesehen, auch nicht während des Erythems, sondern erst am 6. Tag, wenn die Haut sich schält. Mit diesem Augenblick sinkt er bedeutend ab. Auch hier ist für die besonderen Ergebnisse vielleicht die Methodik anzuschuldigen, da auch in anderen Einzelfragen dieses Gebiets die Autoren eigenartige und von allem abweichende Befunde erzielten.

Die Ergebnisse der *Potentiometrie der Haut* (KELLER) liegen in der gleichen Richtung wie die der Untersuchung der Polarisation, obwohl die Schwierigkeit und Neuheit der Methode erst wenige sichere Resultate gestattet hat. Als Zeichen der erhöhten Durchlässigkeit der Epidermis, vielleicht auch der mangelhaften Anionensperre zeigt die bestrahlte Haut gegenüber der normalen eine erhöhte Positivität von 10—20 Millivolt, ohne jedoch einer lediglich verletzten Haut zu gleichen; sondern sie nimmt weiterhin an eigentümlich vitalen Reaktionen, die wahrscheinlich durch das vegetative Nervensystem reguliert werden, teil (z. B. negative Schwankung bei Hyperventilation).

Lichtempfindlichkeit normaler Haut.

Haben im großen und ganzen, soweit wir wissen, die geschilderten UV-Lichtreaktionen der Haut bei verschiedenen Individuen denselben Ablauf, so unterscheiden sie sich auch bei Normalen sofort, wenn wir die zu ihrer Herbeiführung notwendige UV-Lichtdosis in Betracht ziehen. Diese Verhältnisse sind durch die sogenannte *Lichtempfindlichkeit* bedingt, bei der wir zweckmäßig *endogene Momente*, die für die *individuelle* und für die *regionäre Lichtempfindlichkeit* verantwortlich sind, und *exogene* Faktoren unterscheiden, Reize oder äußerlich beeinflußbare Verhältnisse der Haut, die nochmals die Empfindlichkeit verändern können.

Die *Bestimmung der Lichtempfindlichkeit* ist nun eine zunächst leicht erscheinende Aufgabe, die aber, je genauer man sich mit ihr beschäftigt, um so größere

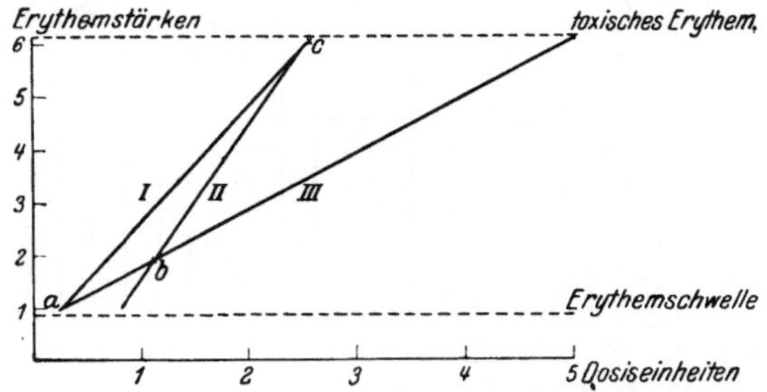

Abb. 65. Beispiele für die Verschiedenartigkeit, mit der bei Steigerung der Dosiseinheiten (Abszisse) die Erythemstärken verschiedener Personen anwachsen (Ordinate). (Näheres s. Text.)

und beinahe unlösbare Probleme bietet. Gelegenheitsbeobachtungen, die sich auf Vergleiche zwischen den zu prüfenden und einigen herausgegriffenen „normalen“ Personen stützen, haben meist nur einen sehr geringen Wert.

Die *Schwierigkeiten* betreffen zunächst einmal eine *einwandfreie Dosierung.* Hier ist an die bereits besprochenen Abhängigkeiten der UV-Licht-Intensität von dem „Alter“ der Lichtquellen, von zufälligen Verschmutzungen der Brennerwand oder eingeschalteter Filter, von der Einbrenndauer, von der Umgebungstemperatur des Brenners, von Stromschwankungen und dergl. zu erinnern. Es ist deshalb zu einwandfreien Untersuchungen weder die Verwendung einer Dosimetrie, noch eine Kontrolle der Konstanz, z. B. durch Voltmeter, zu entbehren. Diese Verhältnisse gelten für die Hg-Dampflampen; Kohlenbogenlampen haben dazu noch die größere Ungleichmäßigkeit des Brandes.

Weiter ist natürlich notwendig, daß bei solchen Untersuchungen die Gleichmäßigkeit des Strahleneinfallswinkels und der Entfernung gewahrt wird. Da sekundäre Reize, z. B. Druck u. a., die Reaktionsstärken beeinflussen, so ist auf die „Reinheit“ des UV-Lichtreizes großer Wert zu legen; deshalb sind auch Kompressionsbestrahlungen zur Beurteilung der Empfindlichkeit nicht sehr geeignet.

Nach möglichster Ausschaltung dieser Fehlerquellen bleiben jedoch noch *Schwierigkeiten* zurück, die ihre *biologischen Grundlagen* haben. Prüft man nämlich die Empfindlichkeit einer Person, so pflegt man sie mit einer bestimmten Dosis UV-Licht zu bestrahlen und die entstehende Wirkung, meist ein Erythem, mit der bei anderen Personen zu vergleichen oder sie quantitativ nach einem der verschiedenen Rötungsmesser festzulegen (Rötungsskala nach Freund-Valenta bei Herlango, Wien; Rötungsmesser von Finkenrath bei Radiologie, Berlin W 35; Erythem- und Pigmentmesser nach Schall-Alius bei Strebel, Tübingen). Untersuchen wir jedoch mit einer Reihe von gleichmäßig gesteigerten Dosen verschiedene Personen, so finden wir leicht solche, die bei niedriger Dosis übereinstimmen und bei höherer divergieren und umgekehrt. Die möglichen Verhältnisse seien in der Abb. 65, die sich auf tatsächliche Beobachtungen stützt, wiedergegeben. Nach dieser Kurve würde bei der Prüfung mit niedriger, dem Erythemschwellenwert entsprechender Dosis Person I und III (Schnittpunkt a), bei mittlerer Dosis Person II und III (b) und bei starker, einem toxischen Erythem entsprechender Dosis Person I und II (c) gleich empfindlich erscheinen, sonst aber völlig verschieden reagieren. So würde z. B. ferner

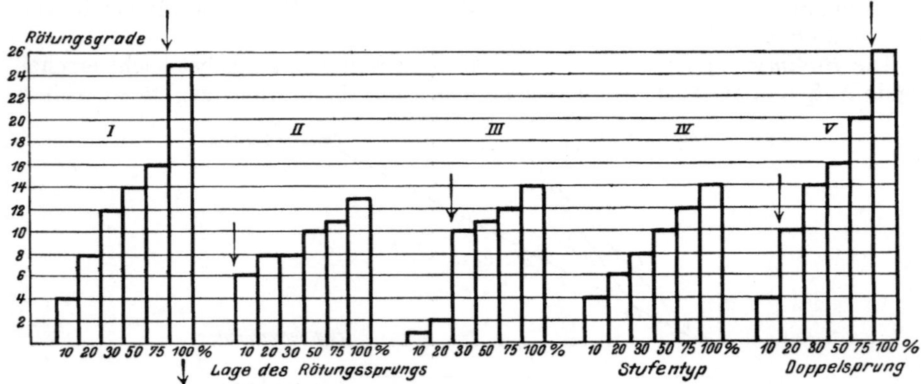

Abb. 66. Beispiele für den individuell verschiedenen Anstieg der Erythemgrade (Ordinate) bei abgestuften Lichtdosen (Abszisse; in Prozenten der HSE ausgedrückt). Man beachte die durch die Pfeile markierten sprungartigen Erythemanstiege („Rötungssprünge"). [Nach Schall-Alius, Strahlenther. 23 (1926).]

bei einer Wahl von $^1/_2$ Dosiseinheiten Person I und III bereits ein Erythem aufweisen, II jedoch nicht, anscheinend die eklatantesten, aber dennoch irrigen Beweise einer verschiedenen Empfindlichkeit.

Schon aus diesen Gründen ist es unseres Erachtens zunächst nicht möglich, mit *einer willkürlichen* und *festen* Dosis die Empfindlichkeit zu prüfen, sondern man muß sich *variierender* Dosen bedienen, die bestimmte genauer abgrenzbare Reaktionsstufen bei den zu prüfenden Personen hervorruft. Als solche schlägt Keller die Bestimmung des Erythemschwellenwertes und die des Auftretens des toxischen Erythems vor, zwischen welchen beiden Punkten er die „Erythembreite einer Person" verlegt.

Nach Schall-Alius verläuft aber auch der Anstieg der Erythemstärken bei gleichmäßig gesteigerter Dosis innerhalb dieser Erythembreite nicht immer gleichmäßig, sondern es kommt gelegentlich zu einem oder mehreren sprungartigen Anstiegen („Rötungssprung", Schall-Alius). In einem Diagramm (Abb. 66) seien einige der von diesen Autoren beobachteten Verhältnisse dargestellt; lediglich der Fall IV zeigt einen gleichmäßigen Rötungsanstieg („Stufentyp"). Verabfolgt wurden stets Bruchteile der Kellerschen Höhensonneneinheit, die aber in einer willkürlichen Progression standen. Eine den natürlichen Verhältnissen gerecht werdende Dosisprogression zu finden, wäre auch nach unseren heutigen Kenntnissen noch unmöglich. Wir haben lediglich für Röntgenstrahlen durch GUTHMANN aus Untersuchungen über die Abtötung von Bakterien den äußerst wichtigen Hinweis dafür erhalten, daß bei arithmetrisch steigender Dosis die Zahl der abgetöteten Bakterien nach einem Exponentialgesetz erfolgt, d. h. bei stets gleichmäßiger Steigerung der Dosis immer nur ein bestimmter Bruchteil der noch ungeschädigten Bakterien betroffen wird. Daß hier wahrscheinlich ein allgemein gültiges Gesetz der Lichtwirkungen vorliegt, geht aus Versuchen von DREYER-HANSEN über die UV-Lichthämolyse hervor, die nach denselben quantitativen Verhältnissen erfolgt.

Die Tatsache des „Rötungssprunges" bei verschiedenen Individuen läßt sich aber trotz der willkürlichen Dosissteigerung wie auch willkürlichen Erythemgrade erkennen, die SCHALL-ALIUS bei ihren Untersuchungen verwandt haben. Da die Konstanz der Versuchsanordnung gewahrt blieb, sind relative Vergleiche des Verhaltens bei verschiedenen Individuen dennoch möglich.

Solche „Rötungssprünge" werden besonders bei Dosen von $^1/_4$ HSE und niedriger beobachtet und bei Personen, die eine verhältnismäßig hohe Lichtempfindlichkeit zeigen. Mit niedrigen Dosen untersucht, lassen sich daher noch Differenzen der Lichtempfindlichkeit verschiedener Personen feststellen, die bei höheren fehlen.

Auch die bereits besprochenen (siehe Klinik) *zeitlich verschiedenen Abläufe* des Lichterythems bei verschiedenen Individuen können die Festsetzung der Empfindlichkeit weiter behindern. Es sei nur kurz darauf hingewiesen, daß ein Individuum mit rasch ansteigender Reaktion (Gipfeltyp) gegenüber einem mit langsam ansteigender Reaktion (Plateautyp) zunächst eine höhere, später eine geringere Lichtempfindlichkeit aufweisen kann.

Da nach SCHALL anscheinend nicht zwei Individuen einen qualitativ und quantitativ identischen Ablauf der Rötungskurven aufweisen, müssen wir gewisse Schematisierungen vornehmen, um zunächst einmal festzustellen, was bei dieser außerordentlich großen Variationsbreite noch als *normale Lichtempfindlichkeit* anzusprechen ist.

Um zu praktisch verwertbaren Ergebnissen zu kommen, d. h. die Dosis zu bestimmen, die schematisch bei allen Erstbestrahlten am Rumpf stets ein nicht störendes Erythem hervorruft, bestimmte KELLER bei etwa 100 Personen die nach 24 Stunden noch vorhandenen Erythemverhältnisse bei $^1/_4$ bis $1^1/_4$ HSE.

Es war bei	$< {}^1/_4$	$^1/_4$	$^1/_2$	$^3/_4$	1	$1^1/_4$	HSE
ein Erythem vorhanden in	0	33	78	100	100	100	%
ein toxisches Erythem vorhanden in	0	0	0	0	0	19	%

SCHALL-ALIUS fanden in der wesentlich kürzeren Ablesezeit von 7 Stunden

bei	$< {}^1/_4$	$^1/_4$	$^1/_2$	$^3/_4$	1	> 1	HSE
ein Erythem in	60	83	93,5	97,8	99,3	100	%
ein toxisches Erythem in	0	0	0	0	0	.	%

Auch DORNO bestätigte mit 1 HSE stets auch bei verschiedenen Rassen (Germane, Slave, Brasilianer, Ägypter, Inder, Chinese, Malaiin) ein Erythem erreicht zu haben. POHLE beobachtete bei 1 HSE beinahe stets ein mildes Erythem, bei $^1/_4$ HSE dasselbe in ungefähr der Hälfte der Fälle. Bei $1^1/_2$ HSE ist nach ihm das Erythem tiefrot, bei 2 HSE meist eine Verbrennung vorhanden.

Benutzen wir die gewonnenen Zahlen für eine *Normierung der Lichtempfindlichkeit,* so läßt sich sagen, daß bei der verhältnismäßig eng umgrenzbaren Dosis von 1 HSE praktisch der Normale (bis auf 0,7$^0/_0$) am Rumpf bei der Erstbestrahlung stets ein Erythem zeigt, das allerdings verschieden, doch nie von toxischer Stärke ist. Auf Abweichung der Lichtempfindlichkeit wird man daher zweckmäßig zunächst mit dieser Dosis fahnden.

Die *normale Variationsbreite*, die dagegen weit größer und für die feineren Verhältnisse maßgebend ist, ist in obigen Tabellen ebenfalls einigermaßen zum Ausdruck gebracht. Die untere Grenze des Erythemschwellenwertes wird bereits häufig bei etwa $^1/_5$ HSE nach 24 Stunden Ablesung oder etwa $^1/_{10}$ HSE für 7 Stunden Ablesung gefunden. Die untere Grenze des toxischen Erythems beginnt etwa bei $1^1/_4$ HSE; die obere Grenze, bei der praktisch stets ein toxisches Erythem erreicht ist, ist nicht sicher bekannt, kann aber auf etwa 3—4 HSE geschätzt werden.

Die Variationsbreite, in der (nicht toxische) Erytheme noch als normale Reaktion angesehen werden müssen, ist also ziemlich umfangreich und liegt etwa zwischen $^1/_{10}$ und $1^1/_2$ HSE, Grenzwerten, die sich wie 1 : 15 verhalten.

Schall-Alius haben aus zahlreichen Untersuchungen die Reaktionsstärke nach 1 HSE als sog. „mittleren Rötungswert" auf 11,8 ihrer Rötungsskala berechnet; natürlich ist das aber nur ein mathematischer Mittelwert, der über die biologisch normale Breite hinwegtäuscht. Richtigere Vorstellungen gewinnt man, wenn man aus den mitgeteilten Tabellen die Streuung $\left(\sigma = \sqrt{\frac{\Sigma d^2}{n}}\right)$ berechnet. Sie ist $\pm$ 7,5, der Variationskoeffizient demnach 64%.

Bei der Lage dieser Verhältnisse ist also die Bestimmung der Lichtempfindlichkeit eine sehr schwierige Aufgabe. Bei der großen Variationsbreite der normalen Empfindlichkeit können bei *den einzelnen* Individuen nur sehr grobe Abweichungen erkannt werden, nämlich anormales Verhalten bei den Testdosen von 1 HSE. Feinere Schwankungen dagegen werden nur in *Kollektivuntersuchungen* ganzer durch Konstitution oder Krankheit abgrenzbarer Individuengruppen zu finden sein, da sie wahrscheinlich innerhalb der normalen Erythembreite liegen und sich nur durch Verschiebungen in den Prozentzahlen gegenüber der Norm ausdrücken.

Unsere bisher erworbenen Kenntnisse über *Beziehungen der Lichtempfindlichkeit zu konstitutionellen Momenten* sind also nur mit Vorbehalt hinzunehmen.

Die brauchbarsten Ergebnisse stammen auch hier von Schall-Alius. Bezogen auf den „mittleren Rötungswert" — ein Verfahren, das geeignet ist, bei Nichtberücksichtigung der normalen Streuung zuviel als abnorm anzusprechen — fanden sie die in folgenden Tabellen ausgedrückten Beziehungen zu der Farbe der Augen und Haare und der Beschaffenheit der Haut.

		Zahl der Fälle	% unter „mittlerem	% über Rötungswert"
Augen:	blau	53	51	49
„	braun	57	39	61
„	grau	35	57	43
„	grün	2	—	100
Haare:	rot	5	60	40
„	blond	57	54,5	45,5
„	dunkelblond	44	52	48
„	braun	44	43	57
„	schwarz	12	58	42
Haut:	weiß	20	30	70
„	pigmentiert	20	60	40
„	blaß	22	41	59
„	rosig	37	27	73
„	feucht	13	25	75
„	trocken	20	90	10
„	turgeszent	36	47	53
„	schlaff	9	45	55
„	derb	9	67	33

Auffallend ist die geringere Empfindlichkeit der trockenen Haut, auf die schon früher ROST hingewiesen hatte, gegenüber einer rosigen und feuchten Haut. Die Unterschiede zwischen pigmentierter und weißer Haut sind zwar vorhanden, aber nicht erheblich. Das Alter hat desgleichen keinen bedeutenden Einfluß; Säuglinge und Kleinkinder zeigen durchschnittlich mehr Überschreitungen des „mittleren Rötungswertes" als 6—30 jährige; darüber nimmt, derart bestimmt, die Empfindlichkeit wieder zu.

Auf eine erhöhte Empfindlichkeit der Vasomotoriker oder sonstiger „Capillarschwacher" weist WELSCH hin, ohne freilich hinreichende Belege zu erbringen. STÜMPKE spricht desgleichen Leuten, die häufig an Urticaria leiden, eine erhöhte Lichtempfindlichkeit zu.

Die Empfindlichkeit bei bestimmten Hauterkrankungen wird später ihre Besprechung finden.

Die *Beziehungen* der Lichtempfindlichkeit *zur Menstruation* und zu der *Gravidität* wurden von DIETERICH einer Untersuchung unterzogen. Es wurde zwar keine Dosimetrie oder Staffelung der Dosen dabei verwandt, doch für eine gewisse Konstanz der Lichtquellen Sorge getragen. In der Mehrzahl der Fälle zeigte sich dabei ein Maximum der Empfindlichkeit in der prämenstruellen, ein Minimum in der postmenstruellen Phase, während über das Intervall hin eine erneute Steigerung auftrat. Gravide unterschieden sich von Nichtgraviden und Wöchnerinnen durch eine höhere Empfindlichkeit des Bauches gegenüber der Brust.

Über die *regionäre Lichtempfindlichkeit* liegen von mehreren Autoren Befunde vor. Auch hier gilt für ihren Wert die Ausschaltung der oben genannten Fehlermöglichkeiten. Setzen wir allgemein die Empfindlichkeit der Brust mit 100% an, so fand für Finsenlicht GUNNI BUSCK, der die Erythemschwellenwert-Dosis feststellte:

Wange		104%
Brust, Bauch, Oberarm		100 „
Ellbeuge		96 „
Rücken und Unterarm		92 „
dorsales Handgelenk		49 „
dorsale Hand	ca.	14 „
volare Hand	ca.	10 „
Unterschenkel	ca.	10 „

KELLER teilte die Hautstellen nach ihrer Empfindlichkeit für Hg-Licht in vier Gruppen ein, beurteilt nach dem ganzen Erythemverlauf:

100—75%:	Bauch, Brust, Rücken, Kreuz;
75—50%:	Ellbeuge, Oberarm außen;
50—25%:	Hals, Stirn, Kniekehle, Wade, Oberschenkel;
< 25%:	Unterschenkel, Schienbeinfläche, Handrücken.

FINKENRATH verzeichnet als summarische Werte

Ellbeuge	200 %
Brust, Rücken	100 „
Arme innen	33—50 „
Kopf	17—20 „

GUTHMANN findet bei Feststellung der zu gleicher Wirkung nötigen Dosis für

Brust	100%
Bauch	83 „
Oberschenkel, Oberarm	50 „
Unterschenkel, Unterarm	25 „

In Prozenten des Röntgenmaximum, also nach einheitlicher Dosis haben SCHALL-ALIUS ihre nach 7 Stunden abgelesenen Befunde ausgedrückt, ein

Verfahren, das nicht ohne Bedenken ist, da es durch eine Ungleichmäßigkeit der Erythemstufen beeinflußt werden kann. Sie fanden bei drei Patienten:

Brust	Pectoralis	100	100	100%
	Sternum	125	85	90
Bauch	oben	87	45	70
	unten	110	31	70
	Linea pigmentosa	110	—	70
Rücken	Scapula	21	50	80
	Mitte	40	40	60
	Glutaeus	60	50	70
Wange		25	56	80
Obere Extr.	Oberarm Streckseite	12	30	5
	„ Beugeseite	6	37	5
	Unterarm Streckseite	0	12	0
	„ Beugeseite	6	12	0
	„ Handrücken	0	3	0
Untere Extr.	Oberschenkel Streckseite	25	3	0
	„ Beugeseite	6	25	5
	Unterschenkel Streckseite	0	3	0
	, Beugeseite	0	3	0

Aus dieser Tabelle lassen sich auch die *individuellen Schwankungen* der *regionären Empfindlichkeit* gut ersehen. Im allgemeinen kann man jedoch sagen, daß der Stamm bedeutend empfindlicher ist als die Extremitäten, die Vorderseite des Stammes etwas mehr als der Rücken und die Beugeseiten der Extremitäten mehr als die Streckseiten.

Als *Faktoren*, die wahrscheinlich *für die verschiedene regionäre Empfindlichkeit* in Frage kommen, müssen hauptsächlich die Lichtgewöhnung der unbekleideten Stellen, die Blutstauung in den Extremitäten resp. die bessere capillare Durchblutung an den Beugen (Rost) und die regionär verschiedene Dicke der Hornschicht angesehen werden.

Dazu treten — auch unter Alltagsbedingungen — nun noch die *Einflüsse* verschiedener *außerhalb des Organismus gelegener Momente auf die Lichtempfindlichkeit* der betr. Hautstelle. Zunächst kommen hier die abschwächenden *Wirkungen irgendwelcher* lichtabsorbierender *Auflagerungen* in Betracht. Künstliches Einfetten gewährt, auch wenn es sich um reine Vaseline in dünner Schicht handelt, bereits einen erheblichen Lichtschutz (E. Hoffmann). Schuppenbildungen auch geringfügiger Art wirken desgleichen, wie am besten bei wiederholten Bestrahlungen zu erkennen ist; hier treten dann bei gelegentlicher Entfernung der Schuppen die bisher nicht mitgewöhnten Stellen durch stärkere Reaktion deutlich hervor. Jedoch hat die Entfernung des normalen Hautfettes mit Äther oder Benzin nach Sobotka und Schall-Alius keine Wirkung, dagegen sahen Stahl-Simsch danach eine Verstärkung der Lichtwirkung eintreten.

Weiter ist der Einfluß von Zusatzreizen nicht außer acht zu lassen. Solche kommen auch ohne experimentelle Verwendung durch Druck der Kleider oder des Körpers beim Schlafen, durch Kältereize beim Entkleiden oder durch Erwärmungen zustande.

Zunächst muß man sich nun darüber klar sein, daß es nichts Unerwartetes ist, wenn zwei erythemerzeugende Reize sich in ihrer Wirkung überlagern *(additive Reize)*. Entsprechend dem verschiedenen Ablauf jeder Einzelwirkung können daraus die mannigfaltigsten Kombinationen entstehen. Verstärkungen sind meist dann sehr eindrucksvoll, wenn der eine Reiz für sich allein überhaupt noch gar nicht gewirkt oder schon erloschen zu sein scheint; dabei darf nun nicht übersehen werden, daß er auch unter dem Schwellenwert unserer klinischen Erkenntnis bereits eine latente Wirkung haben kann. Aus der Reaktionsstärke selbst Schlüsse auf eine selektive Verstärkung *(sensibilisierende Reize)* ziehen zu wollen, ist außerordentlich gewagt, da wir über die gesetzmäßigen Beziehungen zwischen Reiz- und Wirkungssteigerungen nichts wissen, als daß sie individuell verschieden sind; man denke an die „Rötungssprünge". Sensibilisierungen, d. h. über die Summation hinausgehende Wirkungen kann man mit Sicherheit erst dann erschließen, wenn die Reize in einer bestimmten Reihenfolge stärkere Wirkungen haben als in umgekehrter und wenn entsprechend unseren sonstigen Vorstellungen von einer Sensibilisierung es sich um Zunahmen von mindestens augenfälliger Größe handelt.

Entsprechend der Dauer beider Reize zeigen kombinierte *Röntgen-* und UV-Lichtreize stets einwandfreie Summationswirkungen.

Aber schon *Wärmereize* geben zu UV-Licht uneinheitliche Resultate. KELLER sah nach Solluxlampenbestrahlung, gleichgültig in welcher Reihenfolge zur UV-Lichtbestrahlung keinen Unterschied gegenüber dem UV-Licht allein, desgleichen nicht SCHALL-ALIUS nach dunklen Wärmestrahlen in ihren äußerst vorsichtigen und der Technik nach wohl einwandfreiesten Untersuchungen.

HAUSMANN-KOWARSCHIK fanden dagegen nach dunklen Wärmestrahlen geringfügige Verstärkungen der UV-Lichtreaktion und auch die Verstärkungen, die PEEMÖLLER — lediglich bei kleinen Dosen UV-Licht — und STAHL-SIMSCH beobachteten, waren ebenfalls nur äußerst geringfügig.

SOBOTKA fand dagegen manchmal eine Verstärkung, daneben aber auch als „paradoxe Reaktion" einige Male eine Abschwächung, wie sie auch von GUILLAUME geschildert wird.

Die Resultate sind also uneinheitlich, aber auch die beobachteten Verstärkungen bzw. Abschwächungen nur gering. Es fragt sich, ob man deshalb berechtigt ist, die Verstärkung der UV-Lichtwirkung durch Wärme als Beweis für die Bedeutung der Hyperämie und damit des Blutes bei der UV-Lichtabsorption anzusehen (STAHL-SIMSCH), oder die Abschwächung als einen beschleunigten Abtransport der UV-lichtbewirkten toxischen Substanzen durch die Wärmehyperämie aufzufassen (GUILLAUME). Wenn nicht überhaupt in dieser Frage lokale Empfindlichkeitsschwankungen der geprüften Hautstellen irregeführt haben — Verhältnisse, die man gerade nur bei flüchtiger Berührung mit diesem Gebiet zu wenig berücksichtigt —, so ist darauf hinzuweisen, daß gerade die Wärmereaktion der Haut in ihrem Ablauf und in ihren sie aufbauenden Einzelvorgängen noch kaum genügend durchforscht ist. Je nach der Intensität und Dauer des Wärmereizes haben wir es nämlich nur mit einem momentanen, aber auch bis über eine Stunde nachdauernden reflektorischen Erythem zu tun oder außerdem mit einer nach einer Latenzzeit auftretenden, persistierenden Reaktion, der sog. „Verbrennung", die bereits auf energische Wärmebestrahlung ohne besondere subjektive Vorzeichen eintreten kann und die nicht immer zu Blasenbildungen oder Nekrosen zu führen braucht, sondern auch sich lediglich in leichten dauernden Erythemen manifestieren kann. Die Autoren, die Verstärkung sahen, betonen meist die Stärke des von ihnen angewandten Wärmereizes.

Nach der Bestrahlung angewandte Wärme war nach STAHL-SIMSCH dagegen meist wirkungslos.

Frottierung zur Zeit der Bestrahlung hatte nach SCHALL-ALIUS keinen Einfluß, nach STAHL-SIMSCH eine geringe Verstärkung zur Folge. DAHLFELD beobachtete einmal die Teilungsstelle der Hosenträger verstärkt abgezeichnet auf einem UV-Lichterythem; daß Frottieren nach der Bestrahlung und noch während der Reaktion einen Einfluß haben kann, ist als Summationswirkung zu verstehen.

Senfpflaster und dergleichen haben desgleichen eine Verstärkung zur Folge.

Den Nachweis der Bedeutung der Hyperämie während der Bestrahlung suchten Stahl-Simsch durch den Einfluß der Stauung zu führen. Aber sie hatten nur geringe Differenzen im Sinn einer Steigerung. Diese Versuche waren schon von Sobotka früher gemacht worden; Ergebnis: während der Belichtung meist nichts, gelegentlich Verstärkung, nach der Belichtung meist nichts, einmal Verstärkung.

Kalter Luftzug dagegen als Wind im Hochgebirge (Bernhard), aber auch im Tiefland, wie beim Fahren im offenen Automobil, scheint ein sehr kräftiger, nachhaltiger Reiz zu sein und als solcher eine Lichtreaktion zu verstärken.

Der Einfluß des *Druckes* ist nach Sobotka uneinheitlich. Das Ergebnis der während der Bestrahlung ausgeführten Druckes war 11 mal Verstärkung, 2 mal Abschwächung, 3 mal nichts. In Tierversuchen erwies sich nach Jansen, daß die Reaktion nach Druck später auftritt und langsamer verläuft, außerdem einen größeren Umfang erreicht.

Wirz hat die Einwirkung des Druckes nach der Bestrahlung untersucht. Hier fand sich regelmäßig eine mehr oder minder starke Abschwächung; die Annahme dieses Autors, daß Druck das Freiwerden toxischer Substanzen etwa durch Behinderung der Zellmembrandurchlässigkeit in der Epidermis verhüte, ist anfechtbar; Druck pflegt bis auf äußerst seltene Ausnahmen (Keller) im Sinne einer Permeabilitätssteigerung zu wirken (Ebbeke: lokale galvanische Reaktion). Dagegen ist nach Lewis der zur Verhinderung einer Quaddel und eines roten Hofes nötige äußere Druck auffallend gering, etwas über 50 mm Hg. Dabei ist es gleichgültig, ob evtl. toxische Substanzen durch Strichreizung in der Haut erzeugt oder als Histamin direkt injiziert werden.

Dieser zum Ausgleich genügende Druck steht in einem noch unüberbrückbaren Gegensatz zu der von Schade im entzündeten Gewebe berechneten ungeheuren Drucksteigerung bis zu 11 Atmosphären.

Die Auswirkungen des Druckes auf UV-Lichtwirkungen sieht man gelegentlich als weiße Streifen über prall gefüllten Venen (Wirz), als Aufhellungen unter dem Druck der Hosenträger (Schall-Alius) oder dergl.

Die Einwirkung *gefäßverengernder Substanzen* wurde von Sobotka geprüft. Da er das Adrenalin meist durch Elektroendosmose einführt, ist der gleichzeitige galvanische Reiz nicht zu vermeiden. Hierauf sind die gelegentlich beobachteten Verstärkungen zu beziehen. Adrenalin allein, auch intracutan injiziert, hat häufig eine Abschwächung zur Folge, aber auch wenn es nach der Bestrahlung verabfolgt wird.

Antiphlogistische *feuchte Verbände* verändern das hellrote UV-Lichterythem meist in eine bläuliche, mehr passive Hyperämie und verstärken das Ödem (Sobotka).

Interessant sind die Beobachtungen von Stahl-Simsch über die Einwirkung kalter Bäder; hier trat meist eine Abschwächung des Erythems auf, vor allem aber zeigte sich eine Verstärkung der Pigmentierung. Auch Loewy-Dorno haben diese eigentümliche Einwirkung der Abkühlung auf den Pigmentierungsvorgang allerdings bei Bestrahlungen mit einer Wärmelichtquelle (Nernstlampe) beobachtet.

Da Stahl aus anderen Versuchen die Wirkung der Abkühlung (kalten Bädern) als Steigerung des Sympathicotonus festgestellt zu haben glaubte, prüfte er die Pigmentvermehrung nach UV-Licht unter gleichzeitiger Adrenalininjektion oder Ephedringaben per os. Auch hier war eine Pigmentverstärkung festzustellen.

Bei der Wichtigkeit dieser Befunde sind bisher noch ausstehende Nachprüfungen natürlich erforderlich. Besonders da für gewöhnlich Hyperpigmentierungen mit einer Sympathicohypotonie einhergehen (z. B. Addisonsche

Krankheit), wie sie weiter auch nach UV-Bestrahlungen nachweisbar ist (ROTHMAN).

Diese Veränderungen der Lichtempfindlichkeit durch innere Medikamente leiten schon über zu den Befunden, wie wir sie nach innerer Verabfolgung von fluorescierenden sog. „*photodynamischen Substanzen*" (Eosin, Hämatoporphyrin usw.) kennen; da hier aber Beziehungen zu qualitativ verschiedenen Lichtreaktionen und außerdem zu bestimmten Erkrankungsgruppen erscheinen, seien diese später an geeigneter Stelle behandelt.

Dagegen muß eine Angabe von BENOÎT hier Erwähnung finden, daß Resorcin, 0,1 g nach der Bestrahlung gegeben, die Lichtentzündung verhindert und die Pigmentierung verstärkt. Hiermit stimmt vielleicht eine Beobachtung von HUFNAGEL überein, der von ganz anderen Erwägungen ausgehend, zur Lichtsensibilisierung einige seiner Patienten Eisen und Resorcin nehmen ließ; zu seiner Überraschung reagierten diese Personen aber mit einer ausnahmsweise geringen Hautrötung oder ließen diese völlig vermissen.

Indirekte Lichtwirkungen.

Bisher war nur von direkten Lichtwirkungen auf die unmittelbar bestrahlte Hautstelle die Rede; diese direkten Wirkungen spielen auch in der physiologischen und pathologischen Bedeutung des Lichtes für die Haut und in ihrer therapeutischen Anwendung in der Dermatologie die Hauptrolle.

Aber da die *indirekten Wirkungen des Lichtes auf den Organismus* rückwirkend wiederum für die Haut von Bedeutung sind — isoliert bei Fernwirkungen auf überhaupt nichtbestrahlte Haut, untrennbar verknüpft mit den direkten Lichtwirkungen auf belichteter Haut — so müssen diese indirekten Wirkungen auf den Organismus hier, wenn auch nur summarisch, eine Berücksichtigung finden.

Die Allgemeinwirkungen, die bei der geringen Penetranz des UV-Lichtes nie auf direkten Wirkungen beruhen können, lassen sich zurückführen auf

1. Resorption in der Haut gebildeter *spezifischer* Substanzen.
2. Resorption in der Haut gebildeter *unspezifischer* Substanzen.
3. Wirkung der durch die Bestrahlung gebildeten *Gase*.

Nachdem HULDSCHINSKY die Heilbarkeit der Rachitis durch UV-Bestrahlungen entdeckt hatte, wurde durch zahlreiche Arbeiten nachgewiesen, daß auch die Bestrahlung von Nahrungsmitteln, besonders lipoidhaltigen, bereits genügt, um mit ihnen Rachitis zu beeinflussen. Durch UV-Licht von 313—250 $\mu\mu$ (SONNE-RECKLING) wird das in geringsten Beimengungen vorhandene Provitamin zu *Vitamin D* verwandelt (aktiviert); das Provitamin steht nach POHL-WINDAUS einem in bestimmten Hefearten vorkommenden Sterin, dem Ergosterin, sehr nahe; aber auch aus anderen Substanzen, z. B. Derivaten von Digitaliskörpern (WINDAUS) kann Vitamin D entstehen.

Der Nachweis, daß auch in der menschlichen Haut ein derartiges Vitamin durch Bestrahlung entsteht, wurde von HESS experimentell durch Verfütterung bei Ratten-Rachitis nachgewiesen. Da die Haut neben dem Gehirn das cholesterinreichste Organ ist, ist die Anwesenheit von Provitamin ohne weiteres verständlich. Auf der Resorption dieses Vitamin D muß die günstige Beeinflussung der Rachitis, aber auch damit einhergehende Veränderungen der im Serum vorhandenen Kalk- und Phosphormengen bezogen werden, da diese auch lediglich durch perorale Einnahme von Vitamin D hervorgerufen werden können.

Durch Vergleich der Allgemeinerscheinungen nach Strahlenwirkung einerseits und *parenteraler Eiweißkörperinjektionen* andererseits hat sich die Verwandtschaft beider Prozesse gezeigt. Eine Reihe von indirekten Wirkungen nach

Belichtung ist auf *Resorption der in der Haut entstehenden Eiweißzerfallsprodukte* zurückzuführen; Keller berechnet die auch bei einem milden Erythem des ganzen Körpers untergehenden Stachelzellen auf etwa 12 Millionen. Schon das Auftreten des Diffusionshofes und die Leukocyteneinwanderung in die Epidermis werden allgemein auf das Auftreten von Eiweißspaltprodukten zurückgeführt. Zu den Wirkungen einer parenteralen Eiweißkörperapplikation kommt aber hier, entsprechend den histologischen Befunden von spezifischen Nekrosen in der Stachelzellenschicht, noch die *Besonderheit der Applikationsstelle* hinzu. Nach den Untersuchungen von E. F. Müller über die Verschiebung der Leukocyten aus der Peripherie in das Splanchnicusgebiet und von Vollmer über die Beeinflussung der Wasserstoffionenkonzentration im Urin (alkalotische Zacke) nach intracutanen Reizen wissen wir, daß es über das vegetative System geleitete Reize gibt, die nur von der Oberhaut aus ausgelöst werden können.

Auf diese unspezifische Eiweißkörperwirkung wird von Kroetz vor allem eine Umlagerung des Mineralbestandes *(Transmineralisation)* zurückgeführt, die er mit einer starken Baseneinschwemmung vom Gewebe aus auf eine primäre Acidität des Blutes hin bezieht. Die primäre Acidität ist durch das Auftreten saurer Eiweißkörper im Blut infolge des Zellabbaues zu erklären. Als Zeichen des Zellzerfalls wird auch ein vermehrter Fermentübertritt (Peptidase) in das Blut beobachtet, dessen Hauptsteigerung 1—2 Stunden nach der Bestrahlung fällt (Mertz).

Schließlich entstehen während einer Bestrahlung aus dem Sauerstoff, dem Wasserdampf und dem auch stets vorhandenen Ammoniak der Luft Gase, die bei der Einatmung von Wirkung sind. Zwar ist das hierbei gebildete *Ozon* in kleineren Mengen auf den Normalen anscheinend wirkungslos, in größeren giftig (Marek); Kopfschmerzen, Benommenheit u. dgl. nach langen Bestrahlungen in schlecht gelüfteten Räumen sind auf seine Einatmung zurückzuführen.

Viel wichtiger jedoch ist das gebildete *Lachgas* (Stickoxydul), das Blutdrucksenkungen von 1—2 Stunden, bei häufigerer Einatmung auch für längere Zeit hervorruft. Auch von der Lampe abgesogene Luft ist wirksam; dabei liefert besonders die offene Kohlenbogenlampe mehr Stickoxydul als die Hg-Quarzlampe (Kestner-Peemöller-Plaut).

Die im folgenden skizzierten Allgemeinwirkungen sind natürlich in komplexer Weise durch die drei eben genannten Grundvorgänge hervorgerufen zu denken.

Kreislauf. Das Minutenvolum ist um 10% gesteigert (Lindhard). Pulsfrequenz unverändert. Der Blutdruck ist herabgesetzt, unmittelbar nach der Bestrahlung durch die Einatmung der Gase (Kestner), wenn für längere Zeit bestehend, von Hasselbalch und O. Müller auf die Erweiterung der Hautcapillaren, von Jesionek-Rothman auf eine Sympathicohypotonie zurückgeführt.

Die *Allgemeintemperatur* ist nicht erhöht, außer bei sehr starken und ausgedehnten Bestrahlungen, wo ein Eiweißabbaufieber auftreten kann.

Atmung. Nach Hasselbalch ist die Atemfrequenz herabgesetzt, die Tiefe der Atemzüge verstärkt. Die Beeinflussung der Atmung wird teils als ein von der Haut ausgelöster Reflex angesehen, teils auf die Säuerung des Blutes in den ersten Stunden zurückgeführt (Kroetz).

Der *Gaswechsel (Grundumsatz)* ist *sofort* bei der Bestrahlung erhöht bis 18%, aber beim Normalen eine Stunde nach der Bestrahlung bereits wieder auf die Norm zurückgegangen (Lippmann-Völker).

Während des Erythems besteht keine Veränderung. Die Steigerung ist bei Hg-Dampflicht stärker als bei Sonnen- oder Kohlenbogenbestrahlung, denn Wärme setzt den Gaswechsel wieder herab. Es handelt sich um eine reine

UV-Lichtwirkung, die durch Aufstreichen von Lichtschutzmitteln (Zeozonsalbe) verhindert werden kann (KESTNER).

Eiweiß-Stoffwechsel. Entsprechend dem Zellzerfall tritt eine reichliche Menge Eiweißmaterial in das Blut, das aber schnell mit unter Umständen vermehrter Diurese ausgeschieden wird. Der Reststickstoff im Blut ist infolgedessen nicht vermehrt (LIPPMANN), wohl aber die Stickstoffausfuhr, so daß eine negative Eiweißbilanz mit Gewichtsverlust beobachtet wird. Auch der Schwefel- und Phosphorstoffwechsel erweist sich in gleicher Weise gesteigert (KOENIGSFELD).

Cyclische Eiweißabkömmlinge, wie das als Adrenalinvorstufe in Betracht kommende Tyrosin, werden als Folge des Eiweißzerfalls von tyrosinreichem Hautgewebe während des Erythems im Serum stark vermehrt gefunden (ROTHMAN), um dann mit der Pigmentierung unter die Norm zu fallen und längere Zeit erniedrigte Werte beizubehalten (Verbrauch bei der Pigmentbildung?).

Purinstoffwechsel. Der Abbau der Purine erfolgt unter Belichtung qualitativ gleich, jedoch quantitativ gesteigert. Beim Normalen, wie beim Gichtiker führt eine stärkere Bestrahlung zur Ausschwemmung von Harnsäure, die zum Teil weiter zu Oxalsäure abgebaut wird.

Kohlenhydratstoffwechsel. Bei Gesunden ist bis eine Stunde nach der Bestrahlung der Blutzucker unbeeinflußt (LIPPMANN). Die weiteren Veränderungen sind strittig. Nach KOENIGSFELD steigt er binnen 5—6 Stunden zu einem Höhepunkt an, um dann in 3—4 Tagen zur Norm zurückzukehren. Nach ROTHMAN findet sich dagegen eine Hypoglykämie. Auch bei Diabetikern ist nach LIPPMANN-VÖLKER nur gelegentlich eine geringe Herabsetzung des Blutzuckers zu konstatieren. Die Zuckertoleranz ist nach PINCUSSEN und ROTHMAN bei Diabetikern gesteigert, allerdings nur nach schwachen Lichtdosen und für geringe Zuckergaben.

Fettstoffwechsel. Der Cholesteringehalt ist nach ESSINGER-GYÖRGY meist etwas erhöht, mit einem Maximum 1 Stunde nach der Bestrahlung. Bei einem Fall von diabetischem Xanthom, den ROTHMAN beobachtete, fiel nach längerer Bestrahlung das Cholesterin vom Siebenfachen der Norm um mehr als $^2/_3$.

Im *Wasserhaushalt* fand KROETZ zunächst in der Überzahl der Fälle einen Wassereinstrom ins Blut, später eine rückwärtige Ausgleichsbewegung, die vereinzelt über den Ausgangswert zu einer tagelang dauernden geringen Eindickung des Serums führt.

Mineralstoffwechsel. Während beim Rachitiker die erniedrigten oder erhöhten *Calcium*serumwerte eine Normalisierung erfahren (KNESCHKE), bleiben beim Normalen die Calciumwerte für gewöhnlich konstant (LEICHER, ESSINGER-GYÖRGY) trotz entgegenstehenden Befunden von ROTHMAN-CALLENBERG, die eine Steigerung ihrer allerdings nach heutigen Ansichten zu niedrig angenommenen Normalwerte beobachteten. Im Gesamtblut stellte allerdings auch LIPPMANN eine solche Steigerung fest, wie auch neuerdings NATHAN-STERN wiederum im Serum, gleichartig übrigens wie bei fast allen akuten erythematösen Prozessen, bei denen ein ausgesprochenes Ödem fehlt.

Da das Blut aber lediglich als Durchgangsort für das Calcium anzusehen ist, dessen Konzentration hier wenig aussagt, während es auf die Retention in den Organen oder im Gesamtkörper ankommt, so sind hier Befunde von LASCH von Wichtigkeit, der bei schweren Rachitikern eine außerordentliche Retention im Kalkstoffwechsel feststellen konnte.

Für das *Kalium* fanden ESSINGER-GYÖRGY und NATHAN-STERN im Serum eine geringe Senkung, KROETZ eine Steigerung. Nach Tierexperimenten soll das Kalium in den Organen, besonders in der Leber stark vermehrt sein (PINCUSSEN, DECKWITZ). In der Kaninchenhaut fanden NATHAN-STERN während eines kräftigen UV-Lichterythems mit einem Anstieg des Wassergehaltes gleichzeitig eine Vermehrung des Calciums und oft einen Abfall des Kaliumgehaltes.

Von den Anionen wird das *Chlor* im Serum konstant gefunden (Essinger-György) oder vermindert (Kroetz). Im Urin findet sich gelegentlich eine Zunahme (Koenigsfeld).

Der beim Rachitiker typisch verminderte *Phosphor* wird durch Bestrahlung schnell vermehrt. Beim Gesunden bleibt er ziemlich unverändert (Essinger-György). Dagegen nimmt der Lipoidphosphor zu und bleibt auch noch nach 24 Stunden erhöht.

Die *Säurebasenverhältnisse* sind von Kroetz einer Untersuchung unterzogen worden: Nach vorübergehender Acidose des Blutes (— 0,03 bis 0,07 p_H) in der ersten Stunde folgt tagelang eine Alkalose (+ 0,05 bis 0,07 p_H). Dem entsprechend nimmt auch die Säureausscheidung bei Rachitis, die mit Acidose einhergeht, mit der Heilung unter UV-Licht ab. Bei normalen Personen fanden Keller und Loeb häufig in den ersten Stunden eine höhere Wasserstoffzahl, also einen saureren Urin, auch unter Berücksichtigung der normalen Tagesschwankungen. Die Gesamtsäureausscheidung während der ersten 24 Stunden ist dagegen meist vermindert und lediglich nach starken Bestrahlungen gesteigert (Essinger-György).

Blutzusammensetzung. Die Zahl der *Erythrocyten* wie der Hämoglobingehalt wird beim Normalen durch UV-Licht nicht verändert (Berner), wohl aber bei experimentell anämisierten Tieren rascher ersetzt (Kestner, Hobert). Die Vermehrung in Höhenlagen hat andere Ursachen als das Licht.

Dagegen ist der *Erythrocytenumsatz* gesteigert (Ziegler), was aus der Verbreiterung der Kochsalzresistenz zu erkennen ist (v. Rohde). Unter den Erythrocyten sind nach der Bestrahlung sowohl leichter zu schädigende vorhanden, die sich also im Abbau befinden, aber auch schwerer zu schädigende Erythrocyten, d. h. jüngere resistentere Zellen.

Die *Leukocyten* sind vorübergehend immer, lang dauernd erst durch stärkere Bestrahlungen zu steigern. Diese Steigerung betrifft zunächst die Polymorphkernigen, mit deren Rückgang dann die Lymphocyten und Eosinophilen. Ähnlich wie nach unspezifischer Reiztherapie bleibt häufig eine Eosinophilie zurück (Koenigsfeld, Lippmann).

Die *Blutplättchen* sind nach Traugott häufig vermehrt, wie auch Cramer-Drew bei Ratten fanden. Die Blutgerinnungszeit ist verkürzt.

Die *Bildung von Immunkörpern* ist ebenfalls nach Art der allgemeinen Leistungssteigerung durch unspezifische Reize infolge einer Bestrahlung vermehrt. Bei Kaninchen fand Koenigsfeld derart eine vermehrte Bildung der Agglutinine, Hämolysine, Präcipitine. Desgleichen ist die Resistenz von Mäusen gegen das Angehen von Impfcarcinomen erhöht (Koenigsfeld).

Die bactericide Fähigkeit des Blutes wird durch UV-Licht gesteigert, meist jedoch nur wenn ein Erythem zustande kommt (Eidinow); übermäßige Sonnenbestrahlungen setzen sie wieder herab (Colebrook).

In der Blutdrucksenkung, der Blutzuckersenkung und dem Anstieg des Serumkalkes sehen Jesionek-Rothman einen Beweis für eine *Sympathicohypotonie*, bedingt durch eine primäre Wirkung des Lichtes auf die Sympathicusendigungen in der Haut. Abgesehen davon, daß die Einzelbefunde nicht unbestritten sind, können diese Erscheinungen auch durch Vagusreize, wie sie nach Zellzerfall bekannt sind (Stahl), erklärt werden.

Veränderungen in inneren Organen, meist nach ganz massiven Bestrahlungen, müssen ebenfalls auf die Resorption zerfallenen Eiweißes zurückgeführt werden und sind kein Beweis für eine Tiefenwirkung des UV-Lichtes. Nach den Befunden von Gassul und M. Levy waren vor allem bei Mäusen Milz, Leber und Lunge, weniger die Nieren hyperämisch und zeigten nach 24 Stunden Nekrosen. Die schlechten Einwirkungen auf Lungenphthise, die in Fiebersteigerungen, Aktivierungen und Hämoptoen bestehen können, sind mannigfach belegt. Desgleichen zeigen auch exsudative Kinder gelegentlich Temperaturen nach Bestrahlungen oder das Auftreten bronchitischer Erscheinungen („Sonnenbronchitis", KLARE).

Nach Bestrahlungen, die sich in therapeutisch üblichen Grenzen halten, fühlt der Normale eine Steigerung seiner Arbeitsfähigkeit und eine gewisse Anspannung, die aber auch in Schlaflosigkeit und Reizbarkeit ihre Kehrseite haben kann.

Die physiologische Bedeutung des Lichtes für die normale Haut.

Die direkten physiologischen Wirkungen des Tageslichtes auf die Haut wie die indirekten auf den Organismus müssen wir als den beschriebenen UV-Lichtwirkungen gleichartig ansehen. Auf sie sind die stärker gerötete und pigmentierte Färbung, aber auch die Lichtgewöhnung und Resistenzerhöhung der unbedeckt getragenen Hautpartien zurückzuführen.

Bezüglich der Gesichtsröte wirken aber außer dem Licht auf diese Hautstellen auch noch Wärme und Kälte ein, deren Einfluß auf die Gefäße bekannt ist. In Anbetracht der Tatsache, daß Wärme für gewöhnlich nur ein flüchtiges Erythem hervorruft, auch Personen, welche besonders starker Wärme ausgesetzt sind, z. B. Bäcker, Glasbläser, Metallgießer, sich eher durch eine blasse Gesichtsfarbe auszeichnen, spricht FINSEN, der erstmalig dieses Problem diskutiert, der Wärme eine bedeutende Rolle für die Entstehung der Hautröte ab.

Dagegen kann auch nach Kälte eine reaktive Rötung eintreten, und es fragt sich nur, ob auf sie die rote Gesichtsfarbe von Kutschern und Seeleuten zur Winterszeit zu beziehen ist.

Für den Entscheid dieser Frage werden häufig die Berichte über die Hautfarbe von Personen herangezogen, die bei Expeditionen monatelang der Kälte und dem Dunkel der Polarnacht ausgesetzt waren. Bei den Teilnehmern der Expedition NORDENSKIÖLD war „bei Wiederkehr der Sonne die herrschende Gesichtsfarbe blaß mit einem Stich ins Gelbgrüne wie bei Pflanzen, die in dunklem Raume bei ungenügender Lichtzufuhr aufgezogen worden sind" (KJELLMAN).

Um die Möglichkeit einer subjektiven Täuschung auszuschließen, wurde auf der Expedition GYLLENKREUTZ nochmals unter besonderen Vorsichtsmaßregeln auf die Wirkung des Lichtmangels geachtet. Während alle mit Wiederkehr der Sonne ins Helle gingen, blieb ANDRÉE, der später durch seinen unglücklichen Versuch, den Pol mit dem Ballon zu erreichen, weltbekannt wurde, als Kontrolle im Finstern zurück. Als nach etwa einem Monat bei allen die Hautfarbe fein, weiß-rosig war, kam ANDRÉE hervor und wurde mit den übrigen verglichen; dabei stach seine gelbgraue Haut von der der anderen ab.

Diese Gesichtsfarbe kann sowohl auf eine Anämie wie auf eine Gefäßverengerung bezogen werden. Nach den vorgenommenen „spektroskopischen" Untersuchungen waren die Teilnehmer, besonders ANDRÉE, „etwas anämisch". Daß aber das durchaus nicht die Regel ist, beweisen die Befunde des Arztes auf der Expedition NANSEN; hier hatten sich nach der Polarnacht die Zahl der Blutkörperchen bei den Teilnehmern nicht vermindert, sondern eher vermehrt.

Wahrscheinlich ist aber die bereits besprochene Bereitschaft einer einmal belichteten Hautstelle, sich auf banale Reize zu röten, hier viel mehr von

Bedeutung. Das Licht schafft demnach die notwendige Disposition; Wärme, Kälte, vor allem Wind sind die auslösenden Momente.

Als für die Hautfarbe in Betracht kommende Gefäße sind nach Wetzel-Zottermann vor allem der subpapilläre Plexus anzusehen, während die Zahl der durchbluteten Papillar-Capillaren nicht mit der physiologischen Hautröte parallel geht. An der Gesichtsfarbe z. B. sind die Gefäße des subpapillären Plexus etwa 10—19 mal mehr als die Capillaren beteiligt (Wetzel-Zottermann).

Die Tonusverminderung gerade dieser Gefäße des Gesichtes läßt sich nach Lewis auch durch ihre geringere Reaktion auf vasoconstrictorische Substanzen beweisen; eben dieselben Verhältnisse finden sich auch an der Hand. Sie entsprechen der „Unerregbarkeit“ (Lewis) der experimentell UV-belichteten Haut.

Auch der „refraktäre Zustand“ (Lewis) auf Histamin nach UV-Belichtungen hat sein Analogon in der geröteten Haut des Gesichtes und der Hand; sie zeigt ebenfalls auf Histamininjektion eine herabgesetzte Quaddelbildung als Zeichen einer verminderten Permeabilität der Gefäßwand.

Wenn damit auf die Bedeutung des Lichtes für diese Umstimmung der Gesichtshaut hingewiesen ist, so darf doch dabei die Mitwirkung der anderen klimatischen Reize nicht übersehen werden.

Die Wirkung des Lichtes auf die krankhaft disponierte oder veränderte Haut[1].

Die *Rolle des Lichtes bei der Entstehung von Hautkrankheiten* läßt sich grundsätzlich nach zwei Graden bewerten. Wir kennen Hautkrankheiten (Hydroa vacciniformis, Dermatopathia photogenica, Urticaria photogenica, Xeroderma pigmentosum), bei denen das Licht neben der Disposition zu den *notwendigen und wesentlichen Voraussetzungen* des Krankheitsbildes gehört und solche, bei denen es nur *gelegentlich* ebensogut wie andere Faktoren den *Ausbruch begünstigt* (Pellagra, Erythematodes, Erythema exsudativum multiforme, Herpes labialis, Pemphigus, Varicellen) oder gewisse *Komplikationen bedingt* (Variola, Pigmentstörungen) und dem einzelnen Krankheitsfall dann allerdings sein besonderes Gepräge verleihen kann.

Lediglich die Fragen, die die Bedeutung des Lichtes für diese Erkrankungen angehen, sollen in den folgenden Abschnitten besprochen werden, um einen Gesamtüberblick über die biologische Wirksamkeit des Lichtes zu erhalten.

Die Bedeutung der „photodynamischen Erscheinung“ für die Lichterkrankungen der Haut.

Von den Grundvorgängen, die für das Zustandekommen einer bei den Lichterkrankungen der Haut anzunehmenden Disposition verantwortlich zu machen wären, haben wir außer von der sog. „*photodynamischen Erscheinung*“ keinerlei gesicherte Vorstellungen.

1899 entdeckte v. Tappeiner die Fähigkeit bestimmter fluorescierender Farbstoffe, Lebewesen oder ihre Produkte (Fermente, Toxine u. dgl.) gegen Licht überempfindlich zu machen, die für gewöhnlich nicht durch Licht zu beeinflussen waren. Paramäcien starben derart nach Zusatz einer großen Reihe von Farbstoffen (z. B. Methylenblau, Eosin, Rose bengale, Akridinfarbstoffen,

[1] Die eigentliche und ausführliche Darstellung der aktinischen Dermatosen geben Bering und Barnewitz in Bd. VII/2 dieses Handbuches.

Chinin u. a.) schon im Tageslicht ab (RAAB), Flimmerepithelien und Leukocyten zeigten Aufhebung ihrer Beweglichkeit (v. TAPPEINER und Mitarbeiter), an Erythrocyten trat Hämolyse auf (SACHAROFF-SACHS, PFEIFFER), Fische zeigten, in Eosinlösung dem Tageslicht ausgesetzt, Epidermisnekrosen (JODLBAUER, BUSCK). Mäuse, die mit photodynamischen Substanzen gespritzt waren, zeigten im Licht Unruhe und Aufregung, es traten Nekrosen an den Ohren auf (RAAB), umschriebener Haarausfall mit und ohne Bildung von Hautschorfen, ferner Bindehautentzündung (JODLBAUER, BUSCK), die Tiere gingen zugrunde (SACHAROFF-SACHS). Kaninchen, die Eosin erhalten hatten, zeigten desgleichen Nekrosen am Rücken. Bei allen diesen photodynamischen Prozessen ist die Anwesenheit von Sauerstoff erforderlich.

Die photodynamische *Wirksamkeit pflanzlicher* und *tierischer Farbstoffe* wurde erstmals von HAUSMANN nachgewiesen. Außer Galle wurde als besonders wichtig das Hämatoporphyrin, daneben das chemisch verwandte Chlorophyll an Paramäcien und Erythrocyten wirksam gefunden. Weiße Mäuse, die mit Hämatoporphyrin vorbehandelt sind, zeigen je nach der Dosis des Sensibilisators und der Intensität des Lichtes stürmische komatöse Erscheinungen, die mit Tod ausgehen (Lichtschlag) oder akute, besonders mit Jucken verlaufende Formen (Dauer einige Stunden). Bei noch länger verlaufenden Fällen treten dann außerordentlich starke Hautödeme in den Vordergrund, schließlich bei den chronischen Haarausfall und Hautnekrosen. Nach HAUSMANN-LÖHNER gelingt es, diese Wirkungen im luftverdünnten Raum abzuschwächen.

Von Wichtigkeit ist die *Wellenlängenabhängigkeit*, die diese photodynamischen Substanzen den von ihnen beeinflußten Reaktionen verleihen. Das Chlorophyll sensibilisiert besonders gegen die roten Strahlen des Spektrums, also gegen seine Komplementärfarbe, das Hämatoporphyrin desgleichen hauptsächlich gegen Grün um 500 $\mu\mu$ (HAUSMANN, HOWELL) oder Gelb um 578 $\mu\mu$ (FABRE-SIMONNET). Das entspricht teilweise auch einigen der Absorptionsbanden, die das Hämatoporphyrin zeigt: 1. bei 616—618 $\mu\mu$ (orange), 2. 565—568 $\mu\mu$ (gelb), 3. 530—535 $\mu\mu$ (grün), 4. 497—501 $\mu\mu$ (grün). Die Wirksamkeit erstreckt sich also in auffälliger Weise zunächst auf das sichtbare Licht.

Für UV-Licht wurden die Verhältnisse nach Hämatoporphyrin erst in letzter Zeit genauer untersucht. Zwar konnte an der Hämolyse von Erythrocyten auch für 365 und 313 $\mu\mu$ eine Sensibilisierung nachgewiesen werden, die auch für 280 und 265 $\mu\mu$ noch, aber nicht beträchtlich vorhanden ist (HAUSMANN-SONNE). Alle diese Einwirkungen, auch die bei langwelligem UV-, standen aber denen gegenüber Tageslicht quantitativ ganz bedeutend nach, so daß FABRE-SIMONNET bei nicht so ausgedehnten Versuchen überhaupt eine Einwirkung gegen 365 $\mu\mu$ nicht bemerken konnten.

Bei Mäusen zeigte sich gegen 313 $\mu\mu$ keine deutliche Sensibilisierung (HAUSMANN-SONNE). An Paramäcien fand LASSEN eine deutliche Sensibilisierung gegen langwelliges UV-Licht (365 $\mu\mu$), spurenweise Sensibilisierung gegen 313 und unterhalb 253 $\mu\mu$ und ausgesprochen keine gegen das uns als besonders erythemerzeugend bekannte Gebiet von 302—265 $\mu\mu$. Als auffälliges Gesamtergebnis, das für die später zu besprechende Bedeutung gerade des Hämatoporphyrins bei Lichterkrankungen wichtig ist, kann demnach hervorgehoben werden: *Stärkste Sensibilisierung für sichtbares Licht, beträchtliche für langwelliges UV-Licht um 365 $\mu\mu$, spurenweise oder fehlende Sensibilisierung im Bereich des erythemerzeugenden UV-Lichtes* unter 313 $\mu\mu$. Die spektroskopisch entsprechenden Absorptionsbanden liegen zwischen 1. 405—344 $\mu\mu$ und 2. unterhalb 250 $\mu\mu$.

Es ist jedoch wahrscheinlich, daß die weitere Forschung andere photodynamische Substanzen finden wird, die auch für UV-Licht stärker oder überhaupt nur sensibilisieren. Nach v. TAPPEINER absorbieren z. B. Acridin, Benzoflavin, Chinin u. a. gerade in diesem Gebiete besonders stark.

Photodynamische Erscheinungen an der menschlichen Haut wurden vielleicht zum erstenmal von PRIME beschrieben, allerdings als zufällige Nebenbefunde. PRIME hatte mit Eosin therapeutische Versuche bei Epilepsie unternommen und beobachtete bei Tagesgaben von mindestens 2,5—3 g außer Rötungen des Gesichtes und der Hände, die der Farbe des Eosins entsprachen, schmerzlose Schwellungen, Ulcerationen im Anschluß an kleine Verletzungen und Ablösung der Fingernägel, besonders der Daumen. Die Nägel der Füße waren nicht betroffen. Die Beziehungen zu den dem Licht ausgesetzten Hautstellen sind also vorhanden, allerdings hatte sich der primären Färbung nach auch das Eosin hier besonders stark angehäuft.

Eindeutig dagegen war der kühne Selbstversuch von MEYER-BETZ, der nach intravenöser Injektion von 0,2 g Hämatoporphyrin an den belichteten Teilen mit so außerordentlich starken Ödemen reagierte, daß er sich tagelang nur unter Lichtabschluß aufhalten konnte. Bemerkenswert war an diesen Erscheinungen noch, daß sie zunächst nicht in diffusem Licht auftraten, wohl aber bei auch nur kurzer Sonnenbestrahlung. Sie kamen ohne Latenzzeit binnen weniger Minuten unter heftigem Brennen, hielten als brettharte Infiltrationen oft mehrere Tage an und heilten mit starker Pigmentierung ab.

Gelegentliche Befunde bei intravenöser Trypaflavinbehandlung werden ebenfalls als Lichtsensibilisierung angesprochen. Sie bestehen in auffallend starkem Sonnenbrand (NOLTENIUS) oder in Erythemen, die lediglich im Sommer beobachtet werden (JAUSION, KONRAD) und bei Einnahme von Resorcin 0,25 g als „Antiphotokatalysator" ausbleiben (JAUSION-MARCERON). VOLK und FUHS konnten sich jedoch mit Finsenlicht und Hg-Dampflicht nicht von einer solchen Überempfindlichkeit überzeugen und auch BUSCHKE-LOEWENSTEIN sahen bei Verwendung des Trypaflavinderivates Gonoflavin keinerlei Lichtsensibilisierungen. Eine gesetzmäßige auffällige Wirkung liegt also anscheinend nicht vor.

Lokale Sensibilisierungsversuche an der normalen Haut wurden von DUKE (mit Hämatoporphyrin) und hauptsächlich von FREI (mit zahlreichen Substanzen) unternommen.

Dabei ließen sich grundsätzlich *zweierlei biologische Vorgänge* unterscheiden. Stets trat nach der Belichtung einer mit photodynamisch wirksamer Substanz (wie Hämatoporphyrin, Rindergalle, Rose bengale, Eosin, Erythrosin u. a.) injizierten Hautstelle unmittelbar nach einer Bestrahlung unter Jucken, seltener Brennen und Stechen eine *Quaddel* auf mit pseudopodienartigen Ausläufern und einem starken Reaktionshof von 1—2 Stunden Dauer. Die Bestrahlung, die bis mehrere Tage nach einer Rose bengale-Injektion, bis einige Stunden nach einer Hämatoporphyrin-Injektion wirksam war, wurde stets mit sichtbaren Strahlen vorgenommen; eine Differenzierung wurde nicht versucht. Bei geringerer Dosierung traten nur unvollkommene Quaddeln oder nur Reaktionshöfe oder schließlich nur noch Juckreiz ohne Veränderungen auf. Diese Reaktion entwickelte sich meist zu voller Stärke erst nach Aussetzen der Belichtung. Aufpinseln der photodynamischen Substanzen, selbst in stärkerer Konzentration, hatte dagegen keinerlei Wirkung.

Diese Beobachtungen von FREI entsprechen so weit durchaus der bei bestimmten Hauterkrankungen auch ohne Injektion einer photodynamischen Substanz auftretenden sog. *„allergischen urticariellen Lichtreaktion"*.

Bei stärkeren Dosen stellte sich als *zweite Reaktionsäußerung* noch eine *entzündliche*, mitunter erysipelähnliche *Schwellung* ein, die sich an die Quaddelbildung anschloß, nie ohne sie beobachtet wurde und ihre Figuration (Pseudopodien) genau nachbildete. Sie ging nach etwa 5—14 Tagen ohne Schuppung, wohl aber mit Pigmentierung zurück.

Diese zweite Reaktionsform war bei lokalen Applikationen von Eosin, Erythrosin u. dgl. zu therapeutischen Zwecken, z. B. bei Lupus und Carcinom, bereits beobachtet worden (JESIONEK, DREYER), aber sie ging mit einer besonders günstigen Beeinflussung des Krankheitsprozesses nicht einher (REYN, NEISSER-HALBERSTAEDTER). Neuere Ergebnisse von OPPENHEIM (bei Psoriasis) und KERL (bei Hauttuberkulose) mit Trypaflavinvorbehandlung und Hg-Dampflicht machen keinen überzeugenden Eindruck; VOLK und FUHS haben ihrerseits dabei gar keine therapeutische Einwirkung gesehen.

Schwierig ist auch der Nachweis, ob die Verabfolgung von Eosin bei Säuglingen (GYÖRGY-GOTTLIEB) die zur Rachitisheilung nötige Bestrahlungsdauer mit Hg-Dampflicht herabzusetzen vermag. Es ist nämlich bisher noch gar nicht erwiesen, welche von diesen Stoffen überhaupt gegen UV-Licht zu sensibilisieren imstande sind.

Lichtsensibilisierungen als unbeabsichtigte Folgen von aufgetragenen Salben wurden von HERXHEIMER-NATHAN bei Carboneol, von FRIEBOES bei bestimmten Sorten von reiner Vaseline, die nicht näher faßbare Nebenprodukte enthalten mußte, beobachtet. Die vorliegenden Mitteilungen genügen nicht, um sich ein Bild von der Beziehung zu einem bestimmten Spektralbezirk zu machen.

Die *Bedeutung der photodynamischen Substanzen für Lichterkrankungen* wurde zuerst bei Tieren erkannt. Schon HERTWIG hatte 1833 die auffallende Beobachtung gemacht, daß gewisse Tiere (Rinder, Schweine, Schafe u. a.), die nach dem Genuß von Buchweizen erkranken, dies nur tun, wenn sie dem Licht ausgesetzt sind (Buchweizenkrankheit, Fagopyrismus); dunkle Tiere oder auch dunkle Hautstellen blieben verschont. Die Hauterscheinungen bestehen dabei in einer urticariell-vesiculösen Dermatitis. Die Vermutung FINSENs, daß es sich hier um eine Sensibilisierung handeln könne und die v. TAPPEINER nach dem Vorhandensein eines fluorescierenden Farbstoffes im Futter, wurde durch das Auffinden einer alkohollöslichen fluorescierenden Substanz im Buchweizen mit photodynamischer Wirkung bewiesen (OEHMKE, ZUNTZ, FISCHER).

Ähnlich wie durch Buchweizen sind gelegentlich nach Genuß bestimmter Arten von Klee, von Hartheu, von Farbwurzeln u. dgl. Hauterkrankungen bei unpigmentierten Tieren durch Lichteinwirkung beobachtet worden (HAUSMANN).

Diese durch Verabreichung photodynamischer Substanzen entstehenden Hauterscheinungen (exogene optische Sensibilisationskrankheiten; HAUSMANN) werfen die Frage auf, ob auch für spontane Lichterkrankungen im Organismus entstehende derartige Substanzen ätiologisch anzuschuldigen sind (endogene optische Sensibilisationskrankheiten).

Eine Rotfärbung des Urins war bei einigen Fällen von *Hydroa vacciniformis* schon seit MC CALL ANDERSON (1898) MÖLLER, RASCH und LINSER aufgefallen und von den letzteren als Hämatoporphyrinurie angesprochen worden. Die Bedeutung des Porphyrins als Lichtsensibilisators bei dieser Erkrankung wurde erstmals von EHRMANN angenommen.

Aber diese Annahme ließ eine ganze Reihe neuer, heute noch nicht endgültig gelöster Probleme hervortreten. Denn selbst *bei der Hydroa vacciniformis gelang der Nachweis einer Porphyrinurie* durchaus *nicht in allen Fällen*; unter allen anderen Lichterkrankungen kam diese übrigens nur bei der Dermatopathia photogenica (ROST) als größte Seltenheit und nur spurenweise zur Beobachtung.

Aber dieser Einwand kann durch verschiedene *Gegeneinwände* entkräftet werden. Zunächst können Porphyrinausscheidungen durch ungenügende Methodik übersehen worden sein. PERUTZ beobachtete zwei Kranke, die kein

Porphyrin, doch eine farblose Vorstufe, ein Porphyrinogen ausschieden. Nach Fischer kann die Untersuchung des Kotes bei fehlender Porphyrinurie gelegentlich noch ein Ergebnis liefern.

Weiter kann die Ausscheidung des Porphyrins nur zeitweise erfolgen oder bereits abgelaufen sein, obwohl die Lichtempfindlichkeit der Haut noch besteht. So fand Hausmann bei vergifteten Mäusen noch Sensibilisationserscheinungen, wenn der spektroskopische Nachweis im Urin nicht mehr gelang. Meyer-Betz zeigte desgleichen zwei Monate nach der Sensibilisierung bei sonnigem Wetter noch Hauterscheinungen. Es ist ja nach unseren heutigen Vorstellungen durchaus denkbar, daß irgendwelche pathologischen Substanzen elektiv in bestimmten Geweben gehäuft sich vorfinden, dagegen in den Ausscheidungen oder im Blut fehlen.

Auffallend ist ein zweiter Einwand, daß es *Fälle mit reichlicher Porphyrinausscheidung* gibt *ohne* irgendwelche Zeichen von *Hauterscheinungen*. So bleiben gelegentlich Fälle von kongenitaler Porphyrinurie frei (Günther), ebenso wie fast stets die erheblichen Porphyrinurien bei Bleivergiftungen wie bei Sulfonal- bzw. Trionalvergiftungen (v. Noorden, Ellinger).

Als Ausnahme beobachtete Haxthausen einen Fall, der nach längerem Gebrauch von Luminal eine starke Porphyrinurie und einen mit Schorfbildung einhergehenden Ausschlag an den lichtzugänglichen Stellen bekam, der nach Aussetzen des Mittels schwand. Bei Kaninchen konnte Perutz nach Sulfonalvergiftung übrigens auch Hauterscheinungen hervorrufen.

Dem ist *entgegenzuhalten*, daß wir über die Differenzierung der einzelnen Porphyrine, über ihre verschiedene photodynamische Wirkung und über die Faktoren, die ihre sensibilisierenden Fähigkeiten noch beeinflussen, nur ungenügend unterrichtet sind.

Nach Schumm wurden im Organismus oder seinen Ausscheidungen bisher vier zu differenzierende Porphyrine gefunden: Das *Koproporphyrin* (Fischer), das *Uroporphyrin* (Fischer), die *Hämaterinsäure* (Schumm-Papendieck; Fischer: Protoporphyrin), und das *Kopratoporphyrin* (Schumm). Das Hämatoporphyrin-Nencki, das Mesoporphyrin oder ein anderes der aus Blutfarbstoff oder Chlorophyll künstlich darstellbaren Porphyrine ist dagegen beim Menschen bisher vergeblich gesucht worden.

Im normalen Harn finden sich Spuren von Koproporphyrin, der Menge nach abhängig von der genossenen Fleischkost, ferner Spuren eines zweiten Porphyrins, das wahrscheinlich Uroporphyrin ist.

In den Faeces mancher Menschen tritt nach Genuß von bluthaltiger Nahrung Kopratoporphyrin auf, ein bakteriochemisches Umwandlungsprodukt des Hämatins. Infolgedessen wird es zusammen mit Koproporphyrin auch nach okkulten Blutungen im Stuhl gefunden.

Bei Bleikrankheit wird im Harn reichlich und überwiegend Koproporphyrin ausgeschieden, ferner in geringerer Menge ein zweites Porphyrin, wahrscheinlich Uroporphyrin.

Bei Sulfonalvergiftung wurde bisher eine Vermehrung des ausgeschiedenen Uroporphyrins festgestellt.

Im Blut konnte bei einem sehr lichtempfindlichen Fall von kongenitaler Porphyrinurie (Fall Petry) Uroporphyrin festgestellt werden, vielleicht neben einer kleineren Menge Koproporphyrin; der Porphyringehalt des Serums war etwa 1 mg$^0/_0$ (Schumm). Bei Normalen ist Koproporphyrin in spektroskopisch nachweisbaren Mengen sicher nicht vorhanden.

Im Urin dieses Kranken fand sich reichlich Uro- und Koproporphyrin, in den Faeces Koproporphyrin (Fischer).

Alle diese Porphyrine sind photodynamisch wirksam, aber nicht von gleicher Stärke. Uroporphyrin und Kopratoporphyrin werden als hochgradig, Koproporphyrin als schwächer und Hämaterinsäure als nur ganz geringgradig lichtempfindlich angegeben (SCHUMM). Das für gewöhnlich bei Experimenten verwendete, aber im Organismus noch nicht nachgewiesene Hämatoporphyrin ist wesentlich stärker photodynamisch als das Uro- und Koproporphyrin (HAUSMANN, SHIBUYA).

Die sensibilisierenden Fähigkeiten dieser Porphyrine können aber durch bestimmte Zusätze noch verändert werden. Schon BUSCK hatte gezeigt, daß die Eiweißstoffe des Serums photodynamische Substanzen unter gleichzeitiger Abschwächung ihrer Fluorescenz in ihrer Wirkung hemmen können. SHIBUYA hat auch für Uroporphyrin diese Verhältnisse untersucht; aber während für Paramäcien und Erythrocyten sich ein Schutz gegen die photodynamische Wirkung durch Serumzusatz erzielen ließ, war dieser bei Mäusen nicht zu erreichen oder nur unregelmäßig und geringfügig. In Übereinstimmung damit war auch der Urin eines Falles von kongenitaler Porphyrinurie (Fall PETRY) gegen Paramäcien und Erythrocyten unwirksam, gegen Mäuse aber von Wirkung. Die Schutzwirkung wurde hier wahrscheinlich durch einen eiweißartigen Körper aus der Globinkomponente des Myohämoglobin stammend ausgeübt (FISCHER), vielleicht aber auch durch einen weiter vorhandenen eigentümlichen braunen Farbstoff in diesem Urin.

Jedenfalls zeigen diese Versuche, daß eine *Lichtunwirksamkeit* eines *Porphyrins abhängig* sein kann *von seiner Art* und *von dem Vorhandensein von Schutzkörpern*. Für den Nachweis der Sensibilisierung sind geeignete Versuchsbedingungen (Mäuse) heranzuziehen und desgleichen Schutzkörper nach Möglichkeit zu beseitigen.

Eine große Schwierigkeit besteht jedoch noch für unser Verständnis über die Rolle dieser Porphyrine im Organismus. Schon oben wurde auf die Wellenlängenabhängigkeit der durch Hämatoporphyrin sensibilisierten Reaktionen hingewiesen; die Hauptempfindlichkeit besteht für sichtbares Licht, eine geringere für das langwellige und fast keine für das erythemerzeugende UV-Licht. Auch für das Uroporphyrin und für Warmblüter (Mäuse) trifft das zu, daß die experimentelle Sensibilisierung hier hauptsächlich für das Tageslicht gilt.

Bei den Hydroavacciniformis-Patienten dagegen, die diese Porphyrine ausscheiden, besteht aber nach allgemeiner Ansicht hauptsächlich eine *Lichtüberempfindlichkeit gegen das UV-* und nicht gegen das Tageslicht.

Geht man auf die bisher mitgeteilten Befunde näher ein, so ist es zweckmäßig, die beim Hydroakranken beobachteten Überempfindlichkeitsreaktionen in ihrer Wellenlängenabhängigkeit danach einzuteilen, ob es sich bei ihnen lediglich um eine der normalen UV-Lichtreaktion ähnliche handelt oder um eine allergische urticarielle Sofortreaktion oder um die experimentelle Erzeugung einer Hydroaefflorescenz. Nach unseren heutigen Erfahrungen ist die erste dieser Reaktionsformen auch beim Lichtkranken stets vorhanden und von dem erythemerzeugenden UV-Lichtbereich abhängig, genau wie beim Normalen. Eine irgendwie gesteigerte Empfindlichkeit diese Reaktion betreffend, besagt für den krankhaften Prozeß zunächst gar nichts und eine Vermischung dieser Verhältnisse kann nur irreführend wirken. Die allergische Lichtreaktion könnte dagegen schon eher mit der Hydroa in Beziehung gebracht werden, obwohl auch hier Zurückhaltung ratsamer ist. Jedenfalls werden allergische Sofortreaktionen auch ohne jede Beziehung zur Hydroa beobachtet (z. B. bei der Urticaria photogenica).

Die Beobachtungen über die der normalen Erythembildung entsprechende Reaktion reichen zur Feststellung einer erhöhten Lichtempfindlichkeit nicht aus.

Eine allergische urticarielle Lichtreaktion wurde von Ehrmann, Martenstein und Funfack bei Hydroa beobachtet. Martenstein sah ihr Auftreten erst bei Hg-Dampflicht, noch nicht bei Kohlenbogenlicht. Aber bei diesen Untersuchungen ist — worauf Möller zuerst hinwies — darauf zu achten, daß ein Unterschied zwischen vorbestrahlten und unvorbestrahlten Hautstellen besteht. Unter Umständen zeigen nur die ersteren eine abnorme Lichtempfindlichkeit. Dementsprechend hatte Funfack an vorbelichteten Stellen auch bei Kohlenbogenlicht bereits eine urticarielle Lichtreaktion.

Die Erscheinungen der Hydroa konnten experimentell durch Belichtungen von Möller, Ehrmann, Jesionek und Freund hervorgerufen werden, wenn man davon absieht, daß die derartig erzeugten Papeln, Bläschen und Krustenbildungen anscheinend nie in Vernarbung übergingen. Die wirksamen Strahlen waren auch hier anscheinend die UV-Strahlen. Chininsulfat, das das UV-Licht besonders absorbiert, konnte die Strahlung unwirksam machen (Möller). Nach Freund ist der Strahlenbereich von 396—325 $\mu\mu$ besonders maßgebend. Gelegentlich bekam aber auch Möller unter glasgefiltertem Kohlenbogenlicht papulo-vesiculöse Erscheinungen.

Obwohl die vorliegenden Untersuchungen die Unwirksamkeit des sichtbaren Lichtes nicht genügend belegen, so sprechen sie doch für die hauptsächliche Wirksamkeit des UV-Lichtes, worunter aber auch das langwellige UV einzubegreifen ist. Die Diskrepanz zwischen der Wellenabhängigkeit der durch Porphyrin sensibilisierten Tiere, die hinter Fensterscheiben im diffusen Tageslicht erkranken, und den porphyrinausscheidenden Hydroakranken, bei denen ein leichter UV-Lichtschutz meist genügt, um den Erscheinungen vorzubeugen, ist jedenfalls deutlich.

Im übrigen ist es interessant, aus den Versuchen zu ersehen, wie schwierig es gelegentlich ist, solche Überempfindlichkeitsreaktionen auszulösen. Scholtz, Moro, Pautrier-Payenneville, Arzt-Hausmann vermißten sie bei ihren Versuchen überhaupt.

Wenn deshalb das bei der Hydroa gefundene Porphyrin hierbei ätiogenetisch von Bedeutung sein soll, so muß man schon annehmen, daß es durch noch unbekannte Beeinflussungen im Organismus seine Wellenabhängigkeit verändert, d. h. daß seine lichtsensibilisierenden Fähigkeiten für das UV-Licht gesteigert, andererseits aber auch seine lichtsensibilisierenden Fähigkeiten für das Tageslicht durch Schutzwirkung oder dergleichen aufgehoben werden.

Es ist aber auch nicht auszuschließen, daß die ausgeschiedenen Porphyrine lediglich Schlacken irgendwelcher Umsetzung sind, die durch das Licht ebenso wie die Hauterscheinungen ausgelöst werden (Linser). So wurde eine Vermehrung der Ausscheidungen nach UV-Lichtbestrahlungen von Linser, Arzt-Hausmann, Martenstein beobachtet. Eine kurze Übersicht über die einzelnen Lichterkrankungen der Haut erlaubt noch einiges zu den ausgeführten Problemen nachzuholen.

Das Licht als essentielle Noxe.

Hydroa vacciniformis Bazin 1860 (Sommereruption Hutchinson 1885).

Die Klinik der Hydroa vacciniformis zeigt als Hinweise auf die Lichtgenese: Ausschließliches Befallensein der dem Licht ausgesetzten Hautstellen, Auftreten nach sonnigen Tagen (hauptsächlich im Frühjahr). Unter Lichtschutz heilt der Ausschlag ab.

Allerdings wird ausnahmsweise auch die Eruption auf von Kleidern gedeckten Hautpartien gesehen. Hier ist aber eine Durchlässigkeit der Bekleidung besonders bei Frauen für die erregenden Strahlen nicht auszuschließen (Möller, Jesionek).

Wichtig ist ferner, daß jedoch die Haut nicht im ganzen erkrankt, so ist das Kinn meistens verschont; die regionäre Empfindlichkeit spielt hier also noch eine besondere Rolle. Desgleichen treten auch immer nur an einzelnen Stellen die weißlichen Nekrosen auf als Primärerscheinungen (JESIONEK), aus denen sich dann die Quaddeln, Papeln und schließlich die genabelten Bläschen entwickeln. Der Ausgang erfolgt meist unter Narbenbildung. Eigentümliche sklerodermieartige Umwandlung der narbig veränderten Haut haben GÜNTHER und KREIBICH beschrieben.

Die Empfindlichkeit gegen Licht kann sehr verschiedenen Grades sein; sie verliert sich, da die Erkrankung in Anfällen verläuft, und kehrt unter Umständen verstärkt wieder.

Neuere Untersuchungen über die Porphyrinverteilung in der Haut (KÖNIGSDÖRFFER) zeigten, daß nach Vorbehandlung mit Alkalien im Fluorescenzlicht (Woodlicht, nachweisbar bei dem Fall PETRY) die Papillen direkt unter der Basalzellenschicht, weniger die Epidermis ein dem Normalen fehlendes Porphyrin enthielten. Eine nach Schwefelsäurevorbehandlung nachweisbare Porphyrinkomplexverbindung war dagegen auch beim Normalen vorhanden.

Sommerprurigo Hutchinson (KREIBICH-PICK). Dermatopathia photogenica.

Über eine nicht einmal so seltene Lichterkrankung der Haut herrscht bezüglich der Bezeichnung und Umgrenzung eine größere Uneinigkeit als gewöhnlich.

Von HUTCHINSON als Sommerprurigo beschriebene Fälle einer Hautkrankheit waren von BERLINER als durch Sonnenstrahlen bedingt angenommen worden, was MÖLLER, JESIONEK und andere jedoch ablehnten. Tatsächlich fanden sich aber unter den Fällen HUTCHINSONS einige mit einem besonderen Krankheitsbild, das auch von anderen Untersuchern beobachtet worden war (KREIBICH, ROST, PERUTZ, PICK) und das teils als besonderes Krankheitsbild (KREIBICH, ROST, PICK), teils als narbenlose, abgeschwächte Form der Hydroa vacciniformis aufgefaßt wurde (JESIONEK, PERUTZ u. a.). Die Erkrankung hat ihre klinische Besonderheit in stark juckenden Papeln und Bläschen, die auf mit der Zeit lichenifizierter Haut auftreten und die im Winter ohne Narben abheilen.

Die Beziehungen zum Licht werden dadurch ersichtlich, daß streng nur die belichteten Hautpartien erkranken: Gesicht und Vorderarme, und daß der Beginn jeden Ausbruchs in das Frühjahr nach Besonnung fällt.

Porphyrin wurde nur einmal in Spuren im Urin gefunden (PICK). Belichtungsversuche wurden von WUCHERPFENNIG unternommen, der bei zwei Fällen eine urticarielle Sofortreaktion beobachten konnte auf UV-Licht unter 365 $\mu\mu$; die urticariogene Dosis lag einmal innerhalb, einmal bedeutend oberhalb der Erythemdosis.

KELLER konnte bei den Fällen der Freiburger Hautklinik niemals eine andere als eine normale Erythembildung nach UV-Licht beobachten, gleichgültig ob befallene oder nichtbefallene Stellen untersucht wurden. Indessen entwickelten sich dann aus solchen UV-Lichterythemen nach 3—4 Tagen infiltrierte, mit kleinen Krusten durchsetzte Herde, die dem ursprünglichen Krankheitsbild gleichsahen und persistierten. An der *nichterkrankten* Körperhaut dagegen bildeten sich die UV-Lichterytheme ohne diese Umwandlung wie bei Normalen zurück.

Die Beziehungen der Dermatopathia photogenica zu den als Eczema solare beschriebenen Fällen von VEIEL, UNNA, WOLTERS, MÖLLER, NOBEL u. a. sind wohl als sehr nahe anzunehmen.

Urticaria solaris (photogenica).

Fälle von durch Licht hervorgerufener Urticaria kommen verhältnismäßig selten zur Beobachtung (QUINCKE, WARD, OCHS, DUKE, BEINHAUER, FREI, PASTEUR VALLERY-RADOT, WUCHERPFENNIG u. a.).

Die Erscheinungen bestehen in dem Auftreten von Quaddeln mit Reaktionshöfen, bei geringen Dosen auch nur von solchen Reaktionshöfen kurze Zeit nach der Belichtung. Ob auch hier ähnlich wie bei der Kälte-Urticaria, die Quaddel erst nach beendetem Reiz auftreten kann, das Licht selbst für die Dauer seiner Einwirkung die Quaddelbildung unterdrückt, ist noch nicht geprüft.

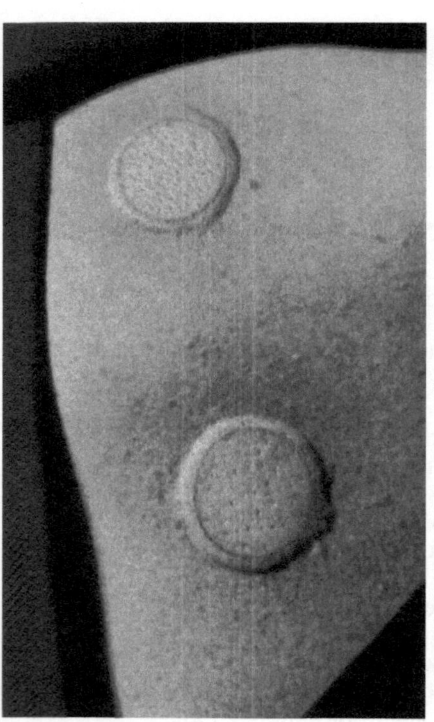

Abb. 67. Experimentelle urticarielle Lichtreaktion bei allergischer Lichtüberempfindlichkeit. Die Reaktion überschreitet das Bestrahlungsfeld (markierter Kreis). [Nach WUCHERPFENNIG, Arch. f. Dermat. 156 (1928).]

Nach WUCHERPFENNIG überschreitet die Quaddelbildung meist das Einwirkungsfeld in der Spaltrichtung der Haut (Diffusion der toxischen Substanzen) (Abb. 67).

Die wirksamen Strahlen sind nicht nur das erythemerzeugende UV-Licht, sondern auch das langwellige UV-Licht von 365 $\mu\mu$ (Woodlicht; BEINHAUER, WUCHERPFENNIG) und mindestens auch das kurzwellige sichtbare Licht. So gingen noch wirksame Strahlen durch dickes Fensterglas (FREI); WUCHERPFENNIG erhielt noch Resultate mit einer Solluxlampe, die durch Orangeglas gefiltert war. Jedoch ist das bei der spektralen Ungenauigkeit solcher Filter noch kein sicherer Beweis, bis zu welcher Farbe die Wirksamkeit geht. Rotes und ultrarotes Licht ist jedenfalls wirkungslos (FREI, BEINHAUER, WUCHERPFENNIG).

Ein Unterschied in der Reaktionsstärke vorbestrahlter und unvorbestrahlter Haut läßt sich nicht feststellen. Im Gegenteil läßt sich sogar einige Stunden nach der Bestrahlung eine Gewöhnung beobachten (FREI, WUCHERPFENNIG). Wie lange diese Gewöhnung dauert, ist nicht untersucht. Dagegen ist sie jedenfalls spezifisch, sie erstreckt sich nicht auf Histaminempfindlichkeit (WUCHERPFENNIG), noch wird sie durch eine Morphiumquaddel hervorgerufen (FREI). DUKE fand mit Intracutan-Injektionen von Hämatoporphyrin bereits eine geringere Dosis wirksam als bei Kontrollen. Porphyrin wurde nie gefunden (FREI, BEINHAUER, WUCHERPFENNIG).

Die normale Erythembildung auf kurzwelliges UV-Licht ist unverändert (FREI, WUCHERPFENNIG).

Eine besondere Empfindlichkeit für Druck (Urticaria factitia) oder Histamin besteht nicht. WUCHERPFENNIG glaubt Verschlimmerungen z. Zt. der Menses beobachtet zu haben, VALLERY-RADOT sah dagegen keinen Unterschied.

Mit der Zeit, besonders wenn dem Lichtschutz keine Beachtung geschenkt wird, pflegt sich die Empfindlichkeit erheblich zu verstärken, insofern jetzt bereits geringste Lichtmengen, auch selbst gespiegeltes Sonnenlicht genügen können, wie in dem Fall von VALLERY-RADOT. Bei stärkerer Belichtung blieben hier die Quaddeln tagelang bestehen. Lichtschutzsalben, wie innerlich Resorcin, zeigten nur geringe Wirkungen.

Xeroderma pigmentosum (KAPOSI 1870).

Das *Xeroderma pigmentosum* wird im Gegensatz zu KAPOSI von den meisten der späteren Autoren (NEISSER, PICK, UNNA u. a.) als Lichtkrankheit der Haut angesehen. Von den klinischen Erscheinungen: Erythemen, Pigmentverschiebungen, Atrophien, Hyperkeratosen, Carcinomen entstehen zwar zunächst nur die Erytheme häufig nach Belichtungen, und zwar erstmals, aber auch weiterhin während der Erkrankung. Wenn diese Erytheme prinzipiell auch nichts anderes zu sein scheinen als gewöhnliche Lichterytheme, so liegt damit doch zunächst eine abnorm gesteigerte Lichtempfindlichkeit einzelner Hautpartien vor, insofern sie sich schon im Tageslicht einstellen und dauernd wiederholen. Weiterhin wandeln sich diese Erytheme dann in die sekundären Hauterscheinungen um, wozu vielleicht die spezifische Rolle des Lichtes entbehrlich ist. Die Tatsache, daß gelegentlich Rückgang selbst der Tumoren nach Lichtschutz beobachtet wurde (JAMIESON, ROTCH), spricht nicht gegen diese Auffassung. Die Beobachtung von ARNOZAN, daß auch auf ein Blasenpflaster hin ein Xeroderma pigmentosum entstand, ist vereinzelt. Für gewöhnlich scheint lediglich das Licht wenigstens der auslösende unentbehrliche Faktor bei vorhandener Disposition zu sein. Die Affektion sitzt deshalb fast ausnahmslos an entblößten oder leicht bedeckten Hautstellen und läßt sich mit absolutem Lichtschutz zum Stillstand bringen.

Experimentelle Belichtungsversuche stammen von LÖW, WEIK, ROTHMAN, MARTENSTEIN, HEINE, MARTENSTEIN-BOBOWITSCH. Die Ergebnisse sind nicht sehr befriedigend in Hinsicht auf besondere Einblicke in die Ätiologie. Meist gegenüber einigen wenigen zufälligen Kontrollen zeigten die bisher untersuchten Xeroderma pigmentosum-Fälle Abweichungen der Lichtreaktionen gelegentlich im Sinne einer Verstärkung, gelegentlich im Sinne einer Abschwächung, qualitativ ohne Besonderheiten (abgesehen von der gelegentlich längeren Dauer) und quantitativ nicht so hohen Grades, daß sie nicht innerhalb der normalen Variationsbreite unterzubringen wären. Die Befunde sind sowohl an normaler wie pathologischer Haut angestellt. ROTHMAN beobachtete in einem Fall die Entstehung von Teleangiektasien im Anschluß an die Lichtreaktion, die freilich wieder nach wenigen Tagen verschwanden. Porphyrin wurde bisher nie gefunden, ebensowenig sonstige sensibilisierende Substanzen im biologischen Versuch (ROTHMAN).

Charakteristisch im Sinne der Erkrankung wäre ja auch weniger der Nachweis einer veränderten Empfindlichkeit, als der einer Umwandlung experimentell gesetzter Lichtreize in die spezifischen Hauterscheinungen, wozu unter Umständen Jahre gehören. WEIK hat anscheinend derartige Beobachtungen machen können: $^1/_4$ Jahr nach einer Finsenbestrahlung waren innerhalb der von der Bestrahlung herrührenden Pigmentierungen umschriebene Pigmentflecke aufgetreten, $1^1/_2$ Jahre nach einer anderen Bestrahlung außer solchen noch Hyperkeratosen.

Der Hypothese GOUGEROTs, die, ausgehend von der Ähnlichkeit des Xeroderma pigmentosum mit chronischen Röntgenschädigungen, eine dem Röntgenlicht ähnliche besondere Strahlung im Sonnenlicht vermutet — etwa der geheimnisvollen ultraharten Höhenstrahlung entsprechend — die das Xeroderma pigmentosum hervorruft, steht einmal ein Befund von ROTHMAN entgegen, dessen Patient auf Röntgenbestrahlungen von normaler Empfindlichkeit war, außerdem die Wirksamkeit des Lichtschutzes. Die Fälle von MARTENSTEIN, HEINER, MARTENSTEIN-BOBOWITSCH, die eine stärkere Röntgenreaktion als die Kontrolle aufwiesen, sind weniger beweiskräftig, als stets wieder betont werden muß, daß eine gegenüber *einer* Kontrolle beurteilte Empfindlichkeit die auch für die Röntgenstrahlen vorhandene starke individuelle Empfindlichkeit übersehen kann.

Für das Xeroderma pigmentosum sind es also vor allem klinische Gründe, die für Lichtbedingtheit sprechen; dasselbe gilt für die Witterungsatrophie der Haut („Seemannshaut", UNNA, „Landmannshaut" , JADASSOHN) und für die „persistierenden Sommersprossen" (SEQUEIRA), die gelegentlich als tardive Formen des Xeroderma pigmentosum aufgefaßt werden.

Das Licht als fakultativ auslösende Noxe.

Pellagra.

Der Einfluß des Lichtes auf den Ausbruch einer Pellagra ist in manchen Fällen sehr augenscheinlich und wird seit Ende des 18. Jahrhunderts ätiologisch in Betracht gezogen. In ähnlicher Weise wie bei den essentiellen Lichterkrankungen der Haut wird der mit Belichtungsstellen scheinbar übereinstimmenden Lokalisation der Pellagra große Bedeutung beigelegt. Die Erscheinungen sollen häufig im Winter verschwinden und im Frühjahr wiederkehren. Da der Genuß von ausschließlicher oder verdorbener Maisnahrung zur Entstehung der Pellagra die Grundlage geben sollte, lag die Annahme nahe, daß sensibilisierende Substanzen mit dem Mais aufgenommen würden (ASCHOFF, RAUBITSCHEK).

Tatsächlich können durch längere Maisfütterung Mäuse, Meerschweinchen und Kaninchen gegen Licht überempfindlich gemacht werden (HORBAZEWSKY, RAUBITSCHEK u. a.), aber die Hautmumifikationen, der Haarausfall, die Herpesausschläge dieser Versuchstiere entsprechen durchaus nicht den Hauterscheinungen der Pellagra (KARCZAG), ebensowenig wie die beim Menschen beobachteten Erkrankungen nach Eosin- oder Hämatoporphyringebrauch (HAUSMANN). Bei Pferden, Rindern, Schweinen und Gänsen hat die Maisfütterung überhaupt keinen sensibilisierenden Einfluß (HAUSMANN). Nachdem aber der Maisgenuß als unnötig zur Entstehung der Pellagra nachgewiesen ist (MERK), dürften auch photodynamisch wirkende Stoffe im Mais für die Pellagra keine generelle Rolle mehr spielen.

Die wesentliche Bedeutung des Lichtes für die Pellagra wird von MERK u. a. sehr energisch bestritten. Der Beginn fällt gelegentlich in den Winter, ein Anschwellen der Fälle im Herbst ist zu verzeichnen, während sie im Hochsommer auch in Pellagragebieten seltener anzutreffen ist (MERK). Periodische Jahresschwankungen brauchen nicht auf Umweltseinflüsse (Licht) hinzuweisen, sondern können auch durch physiologische periodische Schwankungen des endokrinen chromaffinen Systems begründet sein (KARCZAG). Bei genauerer Untersuchung entspricht die Lokalisation keineswegs der Lichteinwirkung; vor allem geht das Pellagraerythem über die belichtete Stelle hinaus und tritt auch an nie belichteten Stellen auf (perigenital und perianal). Andererseits behalten auch bei ganz nackt herumlaufenden Zigeunerkindern die Pellagraerscheinungen die ihnen eigentümliche Lokalisation an Händen und Füßen bei (NEUSSER). Ältere Autoren (GHERARDINI) haben bei experimentellen Belichtungen Sonnenlichterytheme für Pellagraerytheme gehalten. Spezifische Erscheinungen blieben in neueren Versuchen (OPPENHEIM, MERK), allerdings bei Belichtungen nichterkrankter Stellen sicher aus. Es besteht bei Pellagrösen weder eine gesteigerte Lichtempfindlichkeit, noch werden Porphyrine in den Ausscheidungen (OPPENHEIM, HAUSMANN), oder fluorescierende Stoffe im

Serum gefunden. Die Meinung Raubitscheks, daß Pellagra bei farbigen Rassen, wie bei Negern unbekannt wäre, hat sich als irrig erwiesen.

Die genannten Gründe zeigen, wie schwierig es ist, sich über die ätiologische Bedeutung des Lichtes für die Pellagra klar zu werden. Belichtungsversuche, besonders an nicht erkrankten Stellen, d. h. unter Vernachlässigung der Möglichkeit einer regionären Disposition, beweisen nicht viel, gleichgültig ob sie normale oder abnorme Empfindlichkeit zeigen. Der Nachweis, daß spezifische Hauterscheinungen aus einem Lichterythem entstehen, setzt eine längere Beobachtung voraus. Wenn also auch nicht experimentell, so scheint doch die Entstehung pellagröser Erscheinungen aus zufälligen Lichterythemen *klinisch* genügend oft beobachtet zu sein, die fakultativ auslösende Rolle des Lichtes ist demnach nicht auszuschließen. Die Ansicht, daß diffuse Lichtreaktionen Anlaß zu diffusen spezifischen Hauterscheinungen geben müßten und nicht zu umschriebenen, ist nicht gegen die Lichtätiologie zu verwerten. Solche Umwandlungsformen entstehen auch z. B. nach gleichmäßigen Röntgendermatitiden, als Keratome u. dgl., nicht gleichmäßig, sondern multizentrisch.

So weit liegen die Verhältnisse bei der Pellagra ähnlich wie beim Xeroderma pigmentosum. Wenn die Pellagra dennoch nicht ohne weiteres neben das Xeroderma pigmentosum zu den essentiellen Lichterkrankungen gestellt werden kann, so hat das seine Gründe darin, daß die Pellagra gegenüber dem Xeroderma pigmentosum auch ohne Lichteinfluß entstehen kann, auch außerhalb belichteter Stellen auftritt, in sonniger Umgebung zur Abheilung gebracht werden kann (Merk) und bei Lichtschutz nicht von selbst zum Stillstand oder zur Ausheilung kommt.

Erythematodes.

Ausbrüche oder Exacerbationen durch Sonnenbestrahlung bei Erythematodes, sowie scharfe Begrenzung auf belichtete Stellen wurden von uns häufig beobachtet in Übereinstimmung mit Hutchinson, Warde, Jackson, Möller, Solger, Ormsby-Mitchell u. a. Nach Gehrke und Haxthausen besteht für die Häufigkeit der Erkrankung ein Sommergipfel; desgleichen ist die ländliche Bevölkerung häufiger erkrankt (74% des Freiburger Materiales; Dissertation Gehrke). Andererseits ist der Erythematodes in den Tropen eine Seltenheit (Castellani, Chalmers-Prout) und Besserungen im Wüstenklima sind nach Roberts und Freshwater erstaunlich. Das Licht spielt hier wie andere Reize: Wärme, Kälte, bei vorhandener Disposition den auslösenden Gelegenheitsfaktor; aber diese Disposition ist wohl nur vorübergehend, daher die Möglichkeit, daß das Licht auch wiederum zu einem anderen Zeitpunkt therapeutisch wertvoll sein kann. Bei 79 Fällen von Erythematodes stellte King-Smith 6 mal Sonnenbrand, 3 mal Quarzlampenbestrahlung und 20 andersartige Noxen in der Vorgeschichte fest. Auch experimentell haben wir nach Quecksilberdampflicht Entstehung von Herden gesehen, ebenso wie Pulay; Sequeira und Balean beobachteten Auftreten nach Finsenlicht.

Die experimentellen Untersuchungen von Gross-Volk, die beim Meerschweinchen lediglich nach Vorbehandlung mit Tuberkelbacillenemulsion oder nach Infektion häufig stärkere Lichtreaktionen sahen als normal, können demnach höchstens zur Erklärung der vorübergehenden gelegentlichen Lichtempfindlichkeit des Erythematodes herangezogen werden, wenn bei der Außerachtlassung genauer Dosierung diese Versuche überhaupt bewertet werden sollen. Pulay vermutet in der bei seinem 1 Fall vermehrten Harnsäure den Lichtkatalysator. Porphyrin wurde bei zwei akuten lichtempfindlichen Erythematodesfällen von Randak und Hofmann festgestellt; die Frage bleibt offen, ob als Ursache oder Folge der gesteigerten Lichtreaktion.

Sonstige Hauterkrankungen.

Die fakultativ auslösende Wirkung des Lichtes tritt auch bei anderen Hauterkrankungen in Erscheinung. So werden einige Formen von *Erythema exsudativum multiforme* als durch Belichtung provoziert angesehen (Kreibich, Jadassohn).

Die *Psoriasis* kann in ihrem reizbaren Stadium durch Licht akute Verschlimmerungen erfahren, unter Umständen sind die Ausbrüche auf die belichteten und lichtentzündeten Stellen scharf begrenzt (Finkenrath, K. Linser, Pick).

Herpes labialis wird nach Gletscherwanderungen, nach Sonnenbädern häufig bemerkt (Allgemeinwirkung?), während er nach Bestrahlungen mit Quecksilberdampflicht keine besonders auffallende Erscheinung ist (W. Jadassohn).

Königstein beobachtete eine seit Jahren im Frühjahr bei intensiver Sonnenbestrahlung rezidivierende Acne varioliformis mit gesteigerter Porphyrinausscheidung im Urin.

Bei Pemphigus acutus fand Keller nach UV-Lichtbestrahlung Blasenbildung bei einer dem Erythemgrad nach normalen Lichtempfindlichkeit. Als nach 8 Tagen die spontane Blasenbildung aufgehört hatte, war auch die Möglichkeit sie durch Licht zu erzielen, erloschen, ein Beweis für die Rolle der vorüber gehenden Disposition und die lediglich auslösende Wirkung des Lichtes (Abb. 45).

Besonders heftige Ausbrüche von *Varicellen* glaubte Sack auf UV-Bestrahlung zurückführen zu können. Gleiche Befunde machten Birk-Schall, während Rohrböck ein dichtes, aber atypisch fast bläschenloses Exanthem an den bestrahlten Stellen sah. Wenn anderwärts bei Nachprüfungen kein Einfluß durch Belichtungen gefunden werden konnte (Reiche), so läßt sich auch dieser Gegensatz durch momentan schwankende Bereitschaft erklären.

Umwandlung einer starken Lichtreaktion in sklerodermatische Herde (oder Provokation einer Sklerodermie?) konnte von Thilenius beobachtet werden.

Das Licht als komplizierende Noxe.

Variola.

Die Behandlung der Pocken mit Abdeckung durch rote Tücher ist bereits seit dem Mittelalter bekannt und in den verschiedensten Ländern Volkssitte und ärztliche Behandlungsweise gewesen; die Absicht war jedoch, soweit sie nachweisbar ist, das Exanthem hervorzulocken und durch Ablenkung auf die Haut die inneren Organe zu schützen (Würtzen). Seit Anfang des 18. Jahrhunderts aber wird das Licht als schädlich für die Güte der Narbenbildung angegeben und die Variolapatienten in völliger Dunkelheit behandelt (Picton, Ridge und englische Autoren). Browne schloß aus Filterversuchen mit gefärbter Gelatine, daß nur die kurzwelligen Strahlen wirksam sind. Außer Erfolgen gab es jedoch auch Mißerfolge, besonders da die Dunkelheit psychisch oft schwer ertragen wurde.

Finsen wies erneut auf Grund seiner eingehenden Kenntnisse der Wirksamkeit kurzwelligen Lichtes nachdrücklich auf die Dunkelbehandlung als „negative Phototherapie“ und auf ihren zweckmäßigen Ersatz durch Rotlicht hin. Durch Ausschluß der chemisch wirksamen Strahlen lassen sich nach ihm Komplikationen der Variola wie Suppuration der Vesikeln, das Suppurationsfieber, Narbenbildung und Folgekrankheiten verhüten. Der Lichtabschluß muß allerdings absolut sein und darf auch vorübergehend nicht unterbrochen werden, er muß so früh wie möglich einsetzen und ununterbrochen bis zum Eintrocknen der Blasen fortgeführt werden. Lediglich unter diesen rigorosen Bedingungen sind die Erfolge ausgezeichnet, eine Genesung tritt mit kaum sichtbaren Narben ein. Todesfälle, besonders vor dem Suppurationsstadium können eintreten; der Ausschluß des Lichtes verhütet vor allem die Ausdehnung der Hauterkrankung.

Die Technik, ein „Rotzimmer“ einzurichten, das den Anforderungen genügt, ist nach WÜRTZEN durchaus nicht so leicht. Von rotem Tuch, das an den Seiten dicht anliegen muß, werden etwa 4 Schichten gefordert. Rote Glasscheiben müssen spektroskopisch geprüft werden, da sie gelegentlich grüne Strahlen durchlassen. Schließlich bleicht rotes Glas, die teuern diffus durchgefärbten Sorten ausgenommen, mit den Jahren, besonders im Licht, und wird unbrauchbar. Auch das Vorzimmer, wie die künstlichen Lichtquellen sind rot abzudunkeln.

Mit wenigen Ausnahmen von psychischer Depression soll der Aufenthalt in einem derartigen Raum angenehm empfunden werden.

Nach der Sorgfalt, die der Herstellung eines reinen Rotlichtes gewidmet ist, müßte man annehmen, daß bei den Variolakranken eine Lichtempfindlichkeit vorhanden ist, wie sie einer photographischen Platte entspricht, also auch sich gegen sichtbares Licht erstreckt mit Ausnahme von Rot.

Die Anwendung der Methode gab zunächst gute Erfolge, besonders in nordischen Ländern. Wurde versuchsweise die Behandlung vorzeitig abgebrochen, so konnten sich völlig eingetrocknete Bläschen noch zu Pusteln umwandeln (SVENDSEN). Nach dem 4. Krankheitstag gab die Rotlichttherapie freilich keine günstigen Aussichten mehr.

Mehrere enttäuschende Befunde werden von den Anhängern der Therapie auf ungenügende Technik zurückgeführt. RIKETTS und BYLES fanden aber auch bei 13 Fällen, von denen 9 innerhalb der ersten 3 Tage in eine einwandfreie Behandlung kamen, völlige Wirkungslosigkeit.

Verwendung von lichtabsorbierenden Schutzstoffen zeigten gleichfalls wechselnde Resultate. FRIEDEMANN verwandte Kaliumpermanganat mit gutem Erfolg, FREUND-MORAWETZ spektroskopisch einwandfreie Rapidfilterrotglycerinsalbe ohne Erfolg.

SCHAMBERG machte geltend, daß die Pocken im Sommer weder einen schwereren Verlauf zeigen als im Winter, noch daß Neger weniger stark daran erkranken als Weiße. Dagegen erwähnt ROLLIER das Ausbleiben von Narben nach Pocken bei Leuten, die in der Hochgebirgssonne stark pigmentiert waren. Vielleicht sind die Widersprüche in der Frage nach der Bedeutung des Lichtes für die Variola durch die heute mehr Berücksichtigung findenden epidemiologischen Schwankungen dieser Erkrankung zu erklären (HAUSMANN).

Auch die Behandlung von anderen, nicht als Lichterkrankungen angesehenen Hautkrankheiten wie *Erysipel, Scharlach, Masern,* desgleichen *Ekzeme* und *Trichophytie* hat sich trotz günstiger Beobachtungen von BIE, CNOPF, FINSEN, JESIONEK u. a. nicht eingeführt. Daß Erysipele auch durch UV-Licht günstig beeinflußt werden können, beweist noch nicht die Unwirksamkeit der Ausschlußtherapie; sie könnten sehr wohl beide zu Recht bestehen. Nur scheinen die Erfolge der „negativen Phototherapie“, wenn sie überhaupt vorhanden sind, in die Variationsbreite der üblichen Verlaufsformen der erwähnten Hauterkrankungen zu fallen, d. h. ohne umständliche statistische Verarbeitung größeren Materials ist ein Einfluß der Rotlichttherapie mit Sicherheit nicht nachzuweisen; bis dahin ist man lediglich auf „Eindrücke“ angewiesen.

Pigmentstörungen als Lichtkomplikationen.

Das Licht kann auch auf der normalen Haut *je nach der verabreichten Dosis* Hyperpigmentierungen und Depigmentierungen verursachen. Die dauernd depigmentierten Narben nach Finsenbestrahlungen sind allgemein bekannt. Außerdem aber können vorübergehende Depigmentierungen im bestrahlten Gebiet *negative Lichteffekte* sein, insofern schuppen- oder krustenbedeckte Hautstellen an einer Lichtentzündung und nachfolgenden Pigmentierung nicht teilnehmen. Schließlich kann aber auch hierdurch eine umschriebene Pigmentierungsschwäche nach Lichtreiz und trotz Lichtentzündung zum Ausdruck kommen.

Von umschriebenen Hyperpigmentierungen sind es die *Sommersprossen*, die zweifellos durch Licht *verstärkt*, wenn auch nicht direkt bedingt werden. Ihre Lokalisation ist dafür zu unregelmäßig über belichtete und unbelichtete Hautstellen verteilt, in sich aber sehr regelmäßig; Gesicht, Schultern, Streckseite der Arme, Hände, aber auch Bauch und Streckseite der Oberschenkel können befallen sein. In Woodlicht zeigt übrigens fast jedermann sommersprossenartige Pigmentflecken im Gesicht (BOMMER). Sommersprossen nehmen gelegentlich an einer heftigen Lichtentzündung nicht teil (BOWLES), sie sitzen dann wie Dellen in der lichtentzündeten Haut.

Nach Versuchen von JESIONEK entwickeln sich auch *Chloasmaflecken* unter Lichtabschluß geringer.

Eigentümliche streifen-, tropfen- und *berlockartige Hyperpigmentierungen*, die als Artefakte imponieren und als solche von ROSENTHAL, FISCHER, ARNDT angesprochen wurden, sind in ihrer Entstehung und Beziehung zum Licht durch Beobachtungen von E. FREUND, E. HOFFMANN-SCHMITZ geklärt worden. Es war bereits aufgefallen, daß derart Erkrankte vorher meist Sonnen- oder Meerbäder genommen hatten und die Hautverfärbungen, die nach einem herabgelaufenen Tropfen brauner Farbe aussahen, konnten am ersten auf irgend eine lichtsensibilisierende Substanz bezogen werden. Als schädliches Moment stellten sich Anspritzungen mit kölnischem Wasser heraus, in dem vor allem die Beimengungen (Bergamottöl) als gefährlich angesehen werden. AXMANN hat als Bestandteile wohlriechender Öle außer Zimtaldehyden Eugenol und Phallandran besonders wirksam gefunden (Abb. 68).

Es scheint bei vorhandener Disposition nach Bespritzen mit kölnischem Wasser verschiedener Firmen (4711, Atkinson, Wolf & Sohn) auf der Haut, ohne oder mit urticariellen Sofortreaktionen (GALEWSKY-LINSER), unter dem Einfluß der Belichtung noch nach Wochen zu umschriebenen äußerst lang dauernden, seltener nur kurzen (RUEGENBERG) Hyperpigmentierungen zu kommen, die dem Verlauf des Tropfens bis zu seiner Verdunstung folgen. Auch andere sekundäre Pigmentierungsreize sollen das Licht gelegentlich ersetzen können (HENNIG), vor allem scheint die Anwesenheit von Schweiß von Wichtigkeit (ZURHELLE). Die Bedeutung des Lichtes ist jedenfalls experimentell sichergestellt (FREUND, HOFFMANN-SCHMITZ).

Von FREUND, AXMANN, UHLMANN u. a. wurde die Eigenschaft dieser ätherischen Öle im Verein mit Belichtung zur Pigmentierung bei *Vitiligo* therapeutisch verwendet, angeblich zum Teil mit Erfolg.

Die temporären *Depigmentierungen*, die in einem belichteten Gebiet erscheinen können, müssen teilweise *bedingt durch* den fehlenden Lichtreiz bei Absorption der wirksamen Strahlen in *Auflagerungen* und demzufolge mangelnder Lichtreaktion aufgefaßt werden, teilweise aber auch als Nachweis einer bestehenden umschriebenen *Pigmentierungsschwäche.*

Solche Depigmentierungen sind nach Bestrahlungen von Pityriasis versicolor (EHRMANN, WERTHEIM, FELDMANN, KISTIAKOVSKY), nach Pyodermien, seborrhoischem Ekzematoid, Trichophytie (FELDMANN), Pityriasis simplex, oberflächlichem Erythematodes (JADASSOHN) nach Psoriasis, nach Pityriasis lichenoides chronica (FINKENRATH) beobachtet worden, am häufigsten aber als Leukoderm nach syphilitischem Exanthem (EHRMANN, WERTHEIM).

Gerade für die Lues scheint durch die experimentellen Untersuchungen von EHRMANN-WERTHEIM sichergestellt, daß die Belichtung hier eine auf die Efflorescenzen umschriebene Pigmentierungsschwäche aufdeckt. Obwohl die einzelnen Efflorescenzen an der Lichtreaktion teilnehmen, und rascher als die

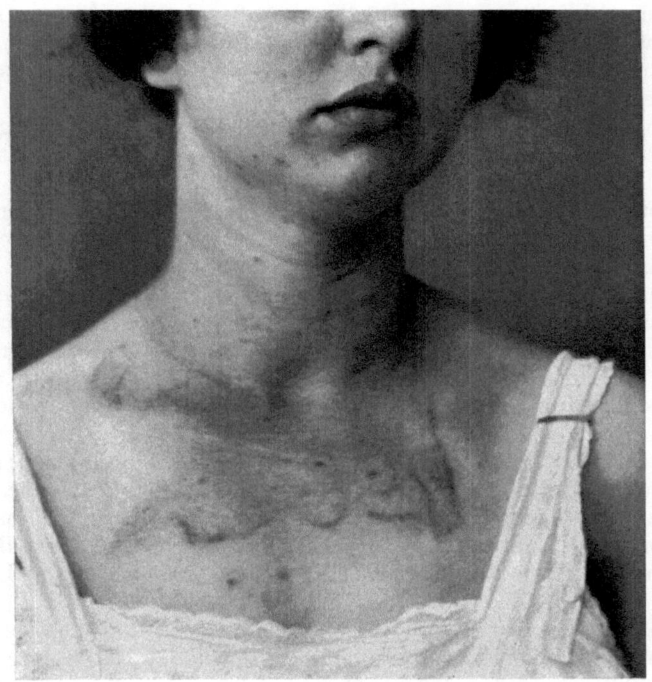

Abb. 68. Strichförmige Hyperpigmentierungen nach Sonnenbestrahlungen und vorhergehendem Anspritzen mit Kölnischem Wasser. (Nach HOFFMANN-SCHMITZ, Münch. med. Wschr. 1925.)

unbestrahlten Kontrollen zur Rückbildung gebracht werden, pigmentieren sie schwächer als die Umgebung, wenigstens für die Zeit ihres Bestehens und auch noch darüber hinaus. Erst nach einigen Wochen können sie durch weitere Bestrahlungen wieder zur Pigmentierung angeregt werden.

Auch für die Pityriasis versicolor nehmen — allerdings nicht unbestritten — STEIN und POLLAND eine lokale durch die Pilze hervorgerufene Pigmentierungsschwäche an, da auch nach medikamentös völlig beseitigter Pilzerkrankung nach Belichtung Leukodermflecke auftreten sollen. KISTIAKOVSKY vermutet, daß gewisse tropische Pilzerkrankungen, die meist an unbedeckten Körperstellen lokalisiert sind und mit Depigmentierungen einhergehen, demselben Kontrast der Lichtreaktion ihre Eigenart verdanken (JEANSELME: Achromie parasitaire de la face et du cou à recrudescence estivale in Indochina; PARDO-CASTELLO und DOMINGUEZ: Achromia parasitaria in Cuba).

Lichtschutz.

Gegen die schädigenden Wirkungen des Lichtes ohne oder bei vorhandener Disposition läßt sich ein *Schutz* einmal durch *Veränderung der Hautempfindlichkeit*, dann durch *Abhaltung der schädigenden Strahlen* erreichen.

Eine Veränderung der Hautempfindlichkeit ist durch *Gewöhnung*, d. h. Bestrahlung mit langsam steigenden Dosen zu erzielen und tatsächlich genügt diese Gewöhnung auch zur Vermeidung abnorm starker Lichtreaktionen bei Notwendigkeit, sich dem Licht auszusetzen, z. B. auf Gletscherwanderungen, Skitouren; sie genügt aber auch gelegentlich zur Behandlung einer Urticaria solaris oder einer Dermatopathia photogenica, aber nicht einer Hydroa vacciniformis oder eines Xeroderma pigmentosum. Außer der *spezifischen* Gewöhnung durch Licht wäre eine solche mit *unspezifischen*, die Epidermiszellen treffenden Reizmitteln nicht undenkbar (z. B. Chrysarobin; Veiel: Tanninsalicylsalbe mit steigendem Schwefelzusatz).

Der Mechanismus der von Benoît angegebenen Schutzwirkung innerlich genommenen Resorcins (0,1 g vor der Bestrahlung) ist, wenn vorhanden, noch unklar.

Die hauptsächlich verwendeten Schutzmaßregeln bestehen aber in *Fernhaltung* des *wirksamen Lichtes*. In diese Kategorie fällt z. B. die Rotlichtbehandlung lichtbedingter oder lichtbeeinflußbarer Hauterkrankungen, z. B. auch des Erythematodes acutus (Rost). Gewöhnliches Fensterglas bietet dagegen durchaus keinen genügenden Schutz gegen schädigende Strahlen. Die allgemeine Ansicht, daß Glas für die erythemerzeugenden ultravioletten Strahlen undurchlässig wäre, ist irrig. Die Absorption ist relativ zwar sehr hoch, aber nicht absolut; es gelingt fast durch jedes Fensterglas bei genügender Dosierung Erytheme zu erzeugen.

Als direkte an der Haut zu verwendende *Lichtschutzmittel* sind außer Schleiern oder Handschuhen, bei denen weniger die Farbe (braun, rot, grün) als die Dichtigkeit des Gewebes wichtig ist, meist Deckschichten in Form von Salben oder Firnissen gebräuchlich, obwohl sie bei wechselnd stark empfundener Belästigung auch nur einen relativen Wert haben, d. h. selten einen absoluten Lichtschutz bieten.

Bereits *Salbengrundlagen* (Vaselin, weniger Lanolin) setzen bei dünnem Auftragen durch Lichtabsorption die Lichtreaktion herab (Hoffmann). Vaselin absorbiert in 0,2 mm dicker Schicht fast absolut unter 325 $\mu\mu$ (Freund), in hauchdünner Schicht läßt es jedoch Licht bis 248 $\mu\mu$ abgeschwächt passieren (Hörnicke).

Als *Zusätze* zu diesen Salben wurden das UV-Licht stark absorbierende Substanzen empfohlen, so von Hammer: Chininsulfat; Hoffmann: 3% Chinin. tannic. in Ungt. Glycerini; Unna: Curcumafarbstoff, ferner die von Mannich angegebenen Äsculinderivate (*Zeozon*: das Monooxyderivat; *Ultrazeozon*: das Dimethylaminoderivat des Äsculins). Von Freund-Eder wird das naphtholsulfosaure Natrium als *Antilux* empfohlen. Zu diesen Mitteln kommt neuerdings das *Corodenin*, ein von Riedel hergestelltes Chinolinderivat mit Suprareninzusatz in wässeriger Lösung, das nach Niederhoff durch ein außerordentlich hohes Absorptionsvermögen gerade für 330—285 $\mu\mu$ und unterhalb 260 $\mu\mu$ ausgezeichnet ist.

Als ein verhältnismäßig angenehmer Lichtschutz wurde von P. S. Meyer und Amster ein 10% Tanninspiritus angegeben, der auf die Haut eingerieben wird. Die Annahme der Verfasser, ein neues Prinzip des Lichtschutzes im Sinne einer Kolloidverfestigung der Epidermis gefunden zu haben, bestätigte sich nach Untersuchungen von Keller, Hörnicke und R. L. Mayer nicht. Die Schutzwirkung tritt hier ebenfalls durch Lichtabsorption ein, d. h. auch dann, wenn der Tanninspiritus z. B. auf eine Quarzscheibe aufgetragen wird. Das Tannin hat selbst in hauchdünner Schicht unterhalb 334 $\mu\mu$ eine fast absolute Absorption (Hörnicke). Auch die dem Tannin, dem Glucosid der Trioxybenzoesäure (Gallussäure), entsprechenden Homologen der Dioxy- und Monooxybenzoesäuren sind lichtschützend, jedoch mit fallender Zahl der Oxygruppen geringer (R. L. Mayer). Das Tannin zeichnet sich dadurch aus, daß es außerordentlich lange fest haftet.

Vergleichende Untersuchungen über die Wirksamkeit verschiedener im Handel üblicher Lichtschutzsalben gegen Hg-Licht wurden von Keller ausgeführt. Auf $^1/_{10}$ der Wirkung setzten Vaselin, Gletscherbrandsalbe die Lichtwirkung herab, auf $^1/_5$—$^1/_{10}$ 10% Tanninspiritus, auf $^1/_5$ Lanolin, Zeozon- und Ultrazeozonsalbe, Sonnenbrandbalsam; auf $^1/_2$ Gletschermattan und Niveacreme. Die Salben waren den praktischen Verhältnissen entsprechend dünn aufgestrichen.

Nach Freund schützt 10% Tanninalkohol wenig, besser 10% Tanninsalbe, fast ebensogut Vaseline, am besten Antilux.

In Hinsicht auf die geringen Mengen Licht, die bei Disposition zur Wirkung nötig sind, ist also zu betonen, daß auch die Schutzmittel meistens nicht absolut wirken können, daher keinen unbeschränkten Gebrauch von Licht gestatten. Desgleichen fehlt natürlich an den derart abgedeckten Stellen die Möglichkeit einer Gewöhnung.

Die therapeutische Wirkung des Lichtes.

Es gibt wohl keine Hauterkrankung, bei der das Licht nicht schon einmal therapeutisch in Anwendung gekommen und entsprechend seiner eingreifenden und vielfachen Wirkungsweise auf die Haut nicht auch von irgend einem Einfluß gewesen wäre.

Je nach dem Wirkungsmechanismus lassen sich zunächst dabei die *indirekten* Lichtwirkungen, die den Weg über den Gesamtorganismus nehmen und unabhängig vom Einstrahlungsbezirk sind, unterscheiden von den *direkten* Lichtwirkungen, die lediglich lokal wirken und auf die bekannten unmittelbaren Reaktionen in der bestrahlten Haut zurückzuführen sind.

Diese *indirekten* Lichtwirkungen, für die Behandlung der Rachitis, Spasmophilie und Anämie von größter Wichtigkeit, haben in der Dermatologie ihr Hauptanwendungsgebiet in der Behandlung der Hauttuberkulosen, außerdem aber ihre Bedeutung bei Hauterkrankungen im Gefolge von Stoffwechselstörungen (z. B. Diabetes, Rothman). Da die Lichtwirkungen auf den Organismus zu einem großen Teil in Vorgängen bestehen, die mit denen nach parenteraler Eiweißinjektion identisch sind, läßt sich von den indirekten Lichtwirkungen auch eine Beeinflussung derjenigen Hautkrankheiten erwarten, die auf parenterale Eiweißkörperapplikation ansprechen *(Pruritus, tiefe Trichophytie, Furunculose)*. Immerhin ist hier aber die Bestrahlung umständlicher als eine intramuskuläre Injektion.

Die meisten Hauterkrankungen dagegen werden erst durch *lokale* Bestrahlungen beeinflußt, wobei es natürlich gleichgültig ist, ob lediglich streng begrenzte Lokalbestrahlungen erkrankter Hautstellen verabfolgt werden oder Allgemeinbestrahlungen, bei denen aus Gründen der Einfachheit gesunde wie kranke Haut nebeneinander bestrahlt wird. Das Kriterium für die direkte Wirkung ist die *Begrenzung auf den bestrahlten Bezirk*.

Da das UV-Licht auf die Haut — in groben Zügen — eine *hyperämisierende, nekrotisierende, schälende, pigmentierende* und *resistenzvermehrende Wirkung* haben kann, so lassen sich die Hauterkrankungen nach dem bei ihnen besonders wirksamen Prinzip einteilen, soweit dieses im jeweiligen Falle bekannt ist.

Die *Hyperämie* bzw. die entzündliche Exacerbation scheint wirksam zu sein bei Pruritus, bei torpiden Ulcerationen, bei oberflächlichen lupösen und anderen tuberkulösen Erkrankungen, bei Alopecien.

Die *Nekrotisierung* betrifft besonders lichtempfindliche Zellarten: die Capillaren bei Gefäßmälern, pathologisches Gewebe bei Tuberkulosen.

Eine *schälende* Wirkung hebt Erreger oder pathologische Produkte mit der dünner oder dicker abzustoßenden Epidermisschicht ab: bei Acne, oberflächlichen Trichophytien, Pityriasis versicolor, bei den Hyperkeratosen des Erythematodes und seniler Keratome.

Die *pigmentierende* Fähigkeit des Lichtes wird mit mehr oder weniger Erfolg bei Vitiligo und Leukodermien Verwendung finden.

Die *Resistenzvermehrung,* bedingt durch eine auch gegen andere Reize gerichtete Lichtgewöhnung, ist für die Erfolge des Lichtes bei Dermatitis herpetiformis wahrscheinlich von Bedeutung.

Aus dieser Zusammenstellung ergibt sich bereits, daß die therapeutische Beeinflussung des Lichtes auf eine Hautkrankheit meist symptomatisch und nicht kausal ist.

Eine große Reihe von lichtbeeinflußbaren Hauterkrankungen lassen sich zur Zeit aber noch nicht derart zu irgend einer bestimmten Wirkung des Lichtes in Beziehung setzen. Z. B. wird die gelegentliche Beeinflussung der Psoriasis und anderer psoriasiformen oder pityriasiformen Exantheme (seborrhoisches Ekzematoid; Pityriasis lichenoides chronica, Pityriasis rosea) gern auf eine Schälwirkung zurückgeführt; tatsächlich aber reagieren schuppenbedeckte Hautstellen weniger auf Licht und schälen sich entsprechend weniger als normale. Den Einfluß auf die hyperämisierende Wirkung zurückzuführen, geht desgleichen schlecht an, da dieselben Stellen weniger an der Hyperämie teilnehmen. Trotzdem werden die Efflorescenzen hier sichtlich durch die Bestrahlung mehr und mehr *eingeengt.* Man könnte hier fast an indirekte Lichtwirkung denken, wenn sie nicht genau belichtungsbegrenzt wären; vielleicht sind hier insofern indirekte Lichtwirkungen im Spiele, als normale lichtentzündete Haut auch vom Rande her auf selbst weniger lichtreagierende Efflorescenzen einwirkt [„Zellinfektion“ (Frey) oder „Zellinduktion“]. Anders ist es oft schwer zu erklären, wie gerade schuppenbedeckte Exantheme durch Lichtbehandlung zurückgehen, obwohl das Exanthem selbst an der Lichtreaktion anscheinend nicht teilnimmt.

Im folgenden lehnen wir uns bei der Besprechung der Lichtbehandlung der einzelnen Erkrankungen an die von Rost gegebene Einteilung an.

Exogene Hautkrankheiten.

Bei den durch Epizoen bedingten Hautkrankheiten findet das Licht im allgemeinen keine Verwendung.

Scabies: Postscabiöse Dermatitis und Pruritus wird durch bis zum Erythem gehende UV-Lichtbestrahlungen häufig günstig beeinflußt (Klingmüller, Michael u. a.). Bei Demodexräude der Hunde wird zwar das Allgemeinbefinden durch Bestrahlungen gebessert, die Krankheit selbst jedoch nicht geheilt (Hardenberg).

Bei den **mykogenen Hauterkrankungen** ist nur bei in der Epidermis sehr oberflächlich gelegenen Infektionen von der schälenden Wirkung des Lichtes ein Erfolg zu erwarten.

Die *Pityriasis versicolor* wird meist durch einige bis zum Erythem gehende Bestrahlungen behoben (JESIONEK, STÜMPKE, HALBERSTAEDTER). Die Herde nehmen zunächst dabei an der Lichtreaktion der normalen Haut nicht teil. Jedoch stellt sich eine geringe Abschilferung ein, sie verlieren ihre gelblich-bräunliche Farbe und werden lichter. Schließlich ist in einigen Wochen die Haut völlig normal, nachdem vorübergehend nur noch eine Collerette bestanden hatte. Von den Pilzelementen schwinden zunächst die Sporen, später auch das Mycel (KISTIAKOVSKY).

Rezidive treten jedoch wie bei anderen Behandlungsarten auf.

Von *Trichophytien* können nur die oberflächlichsten Formen an unbehaarten Stellen durch eine kräftige Reaktion geheilt werden (THEDERING, STÜMPKE, HALBERSTAEDTER, SCHÖNSTEIN). Die Wirkung beruht wahrscheinlich nicht auf einer Abtötung der Pilze, da nach FRANZ BLUMENTHAL Trichophytonpilze weder in Kulturen, noch in Haaren oder Hautschuppen durch verhältnismäßig lange Höhensonnenbestrahlung abgetötet werden können. Erst sehr starke Intensitäten verhindern das Weiterwachsen einer Trichophyton-gipseum-Kultur (TAKAHASHI-TAKEMURA). Sproß- und Schimmelpilzkulturen vermochte BIE erst durch erhebliche Lichtdosen zur Abtötung bringen; ihre Lichtresistenz ist aber weit größer als die der Bakterien. HANAWA fand, daß die Keimzahl der *auf* der menschlichen Haut vegetierenden verschiedenen Schimmelpilzarten durch Höhensonnenbestrahlungen auf ein Viertel heruntergesetzt wird. Die Befunde scheinen sich also zu widersprechen. Es darf aber angenommen werden, daß die üblichen Lichtdosen Pilze *innerhalb der Epidermis* nicht zur Abtötung bringen können, Heilungen oberflächlicher Trichophytien demnach rein mechanisch erfolgen.

Andere Autoren, die jedoch mit dieser Methode Erfahrung haben, sind von dem Erfolg enttäuscht. Gelegentlich entwickelt sich unter dem Einfluß der Bestrahlung nur eine tiefe Trichophytie (FRANZ BLUMENTHAL). Das Befallensein der Haarwurzelscheide ist auch bei oberflächlicher Trichophytie nicht immer auszuschließen und dadurch der gelegentliche Mißerfolg der UV-Bestrahlung erklärt (STÜMPKE). Besser als Quecksilberdampflicht wirkt nach FRANZ BLUMENTHAL die Aureollampe, die jedoch keine erythemerzeugenden, sondern wärmebildenden Strahlen aussendet.

Trotz gelegentlicher Erfolge ist die UV-Lichttherapie der oberflächlichen Trichophytie infolge ihrer Unterlegenheit anderen Methoden gegenüber nicht gebräuchlich.

Bei tiefer Trichophytie findet das UV-Licht lokal keine Anwendung. Allgemeinbestrahlungen empfiehlt BREIGER.

Pityriasis rosea kann in sehr eleganter Weise durch einige bis zum kräftigen Erythem gehende Bestrahlungen geheilt werden (JESIONEK, HALBERSTAEDTER u. a.).

Unter den *bacillogenen Hauterkrankungen* waren es vor allem die **Hauttuberkulosen,** deren erfolgreiche Therapie der Lichtbehandlung zu der ersten Beachtung in weiteren Ärztekreisen verhalf und zu dem rasch wachsenden Ansehen bis auf ihre heutige Verbreitung.

Ausgehend von der Entdeckung der bactericiden Fähigkeit des diffusen Lichtes, die seit den ersten Arbeiten von DOWNES-BLUNT (1877) zahlreiche Untersuchungen hervorgerufen hatte, versuchte FINSEN durch Anwendung des von ihm als besonders wirksam gefundenen *konzentrierten Lichtes* bei infektiösen Hauterkrankungen die Erreger im Gewebe abzutöten. Diese Versuche, die zuerst mit durch Glaslinsen bei Wasserkühlung konzentriertem Sonnenlicht, dann mit den bekannten Finsenapparaten durchgeführt wurden, erbrachten die Aufsehen erregenden Heilerfolge bei Lupus, mit vor allem beachtenswerten kosmetischen Resultaten. Aber obwohl Koch u. a. festgestellt hatte, daß das Licht auch auf Tuberkelbacillenkulturen bactericid wirkt, und Jansen, daß durch Hautschichtendicken bis etwa 1,5 mm eine Finsenbestrahlung noch abtötende und durch 4 mm Haut noch schädigende Wirkung auf Bakterienkulturen (Prodigiosus) erzielen kann, ist die Beeinflussung lupösen Gewebes in der Hauptsache nicht auf Abtötung der Tuberkelbacillen zurückzuführen. Nach Jansen-Delbanco werden im Gewebe (Lymphdrüse) diese Bacillen nur bis 0,2 mm Tiefe abgetötet und Meerschweincheninfektionen ließen sich mit unmittelbar vorher belichtetem pathologischem Gewebe noch ausführen (Klingmüller-Halberstaedter, Frank Schultz). Nur Nagelscmidt gelang es einige Male, durch Bestrahlung Hauttuberkulosen bei Meerschweinchen wirklich zu sterilisieren.

Eine Beeinflussung des Lupus, wenigstens unter 0,2 mm Tiefe, muß also in einer eigentümlichen *Beeinflussung auf das tuberkulöse Gewebe* beruhen. Tuber-

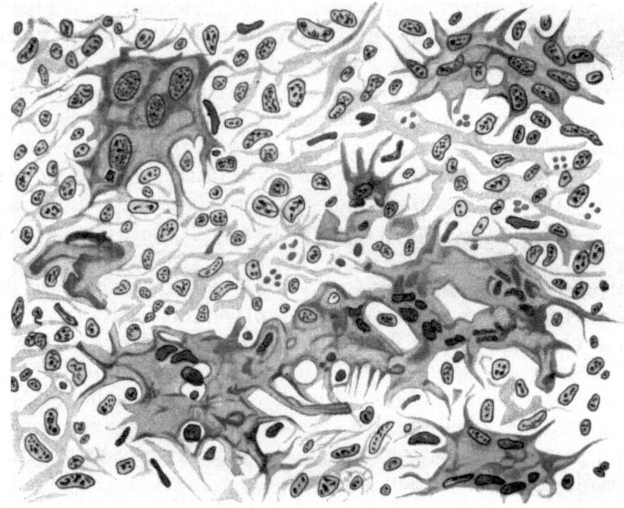

Abb. 69. Tuberkuloides Gewebe nach mehrfacher Finsenlichtbehandlung. Riesenzellen im Auflösungszustand mit tiefen Einkerbungen von den Seiten und großen Vakuolen. [Nach Jansen-Delbanco, Arch. f. Dermat. 88 (1907).]

kulin wird durch Licht nicht beeinflußt (Jansen); nach Hausmann, Neumann und Schuberth werden nur verdünnte Lösungen von Alttuberkulin durch Hg-Licht in ihrer intracutanen Wirkung abgeschwächt, konzentriertes ist dagegen sehr lichtfest. Für die Allgemeinreaktion verhält sich jedoch auch das lichtabgeschwächte Tuberkulin genau so wie unbestrahltes.

Die *histologischen Untersuchungen* bestrahlter Lupusknötchen (Glebowsky, Pilnow, Serapin, Mac Leod, Leredde-Pautrier, Schmidt-Markuse, Wanscher, Doutrelepont, Jansen-Delbanco, Gavazzeni, Heiberg-Lomholt) ergaben außer den üblichen Wirkungen einer starken Bestrahlung wie Epidermisnekrose, subepidermidale Blasenbildung, Thrombenbildung in den oberflächlichen Gefäßen, Leukocytenauswanderung, auch *Nekrosen der obersten Schichten des Infiltrates* als besonders eigentümliche *Veränderungen des spezifischen tuberkuloiden Gewebes.* Im Protoplasma der Riesenzellen zeigt sich eine Vakuolisierung, desgleichen in den Epitheloidzellen, die durch Ödem auseinander gedrängt sind (Abb. 69). Wieviel hier direkte Lichtwirkung, wieviel sekundär durch Ödem und Thrombenbildung bedingt ist, ist nach Jansen-Delbanco schwer zu unterscheiden. In der Umgebung thrombosierter Gefäße zeigt sich fettige Degeneration. PILNOW beobachtete Anlagerung und zum Teil Einwanderung von Leukocyten in die veränderten Riesenzellen, ein einzig dastehender Befund, den SACK nach anfänglichem Zweifel auf Grund der Durchsicht PILNOWscher Präparate zu bestätigen geneigt ist. Die Abheilung findet zunächst unter Ersatz durch Lymphocyten, später unter reichlicher Neubildung von Bindegewebe statt, das auf hohe Dosen geringer und später als die anderen Gewebselemente ebenfalls vorübergehende Schädigungen gezeigt hat: Kernpyknosen und Schwellung der Fibrillen (HEIBERG-LOMHOLT).

Die Gefäße erfahren zunächst keine Rückbildung; sie obliterieren erst am Schluß des Vernarbungsprozesses durch endovasculäre Proliferation (GLEBOWSKY). Bei Verwendung von Finsenlicht findet sich eine deutliche Beeinflussung nach JANSEN-DELBANCO bis 0,5 mm Tiefe; darunter bleiben Riesenzellen auch nach mehrmaliger Bestrahlung vorhanden, wenn auch zunächst mit Degenerationserscheinungen: Einkerbungen und Vakuolisierungen. Unter 1 mm läßt sich eine Lichteinwirkung histologisch dagegen nicht mehr nachweisen (HEIBERG-LOMHOLT).

Der histologisch nachweisbare Einfluß des Lichtes besteht also in einer fast elektiven Zerstörung des tuberkuloiden Gewebes mit Schonung des normalen Bindegewebes. Diese Wirkung beruht vielleicht auf der besonderen Hinfälligkeit des lupösen Gewebes, die gegenüber jeder Ätzbehandlung bekannt ist. Wahrscheinlich spielen aber auch gewisse optische Bedingungen im lupösen Gewebe eine Rolle (HAXTHAUSEN). Rein optisch weist nämlich der Lupusfleck in normalem Gewebe das Verhalten eines Fettfleckes auf einer Mattscheibe auf; bei der Aufsicht dunkel und dabei merkwürdig homogen, ist er bei Durchsicht heller als die Umgebung, wie sich an Flachschnitten durch Lupusknötchen zeigen läßt. Man kann deshalb aus einem Hautschnitt von lupösen Infiltraten ein photographisches Negativ gewinnen; es läßt sich vermuten, daß auch die Tiefenwirkung des UV-Lichtes hier erhöht ist.

Als die *auf das tuberkuloide Gewebe wirksamen Strahlen* werden auf Grund der historischen Entwicklung der ganzen Therapie unbezweifelt die ultravioletten Strahlen angenommen. Aber HAXTHAUSEN weist neuerdings darauf hin, daß unter den eben geschilderten optischen Verhältnissen auch die leuchtenden Wärmestrahlen von therapeutischem Einfluß entweder für sich allein, oder in Unterstützung der UV-Strahlen auf das lupöse Gewebe sein können.

Er geht damit auf Untersuchungen von SCHOLTZ zurück, der nachwies, daß bei Finsenbestrahlungen in einer gewissen Tiefe die absorbierten Leuchtwärmestrahlen eine Temperaturerhöhung erzielen können, während die Erwärmung der Hautoberfläche durch die Wasserkühlung verhindert wird. Diese Annahmen, die seinerzeit viel Widerspruch fanden, weil sie Temperatursteigerungen in der Tiefe ohne Verbrennungsgefühl oder Verbrennungsreaktion der Oberhaut annahmen, müssen heute nach den Ergebnissen SONNEs bei den Leuchtwärmestrahlen als berechtigt angesehen werden. Die therapeutische Bedeutung hatte SCHOLTZ offen gelassen. Bei Messung der Tiefentemperatur fand HAXTHAUSEN erhebliche, z. T. unwahrscheinliche Werte (bis 55,4°) in der menschlichen Haut, JANSEN dagegen hatte bereits früher in Kaninchenhaut während der Bestrahlung nie über 40,8° Temperatursteigerungen feststellen können. Die Differenz der Befunde mag durch die Schwierigkeit der Meßmethodik, durch die verschiedene Abkühlungsgröße der Oberhaut bei wechselnder Strömungsgeschwindigkeit des Kühlwassers und durch die Verschiedenheit der gemessenen Tiefe bedingt sein. Temperatursteigerungen in der Tiefe ohne Erhöhung der Oberflächentemperatur dürften also bei Lokalbestrahlung mit wassergekühlten Lampen tatsächlich anzunehmen sein. Die therapeutische Rolle dieser Leuchtwärmestrahler bestimmte Haxthausen, indem es ihm gelang, lediglich mit den leuchtenden Wärmestrahlen (rot und gelb) einer Finsenlampe von 10 bestrahlten Knötchen zwei zum Verschwinden und zwei zum Rückgang zu bringen, ohne daß es zu einer Lichtreaktion oder Verbrennung gekommen wäre. Er schließt daraus auf die Möglichkeit einer die UV-Lichtwirkung unterstützenden Wirkung der leuchtenden Wärmestrahlen, die sich sowohl auf das widerstandsunfähige tuberkuloide Gewebe, wie vielleicht auf die Tuberkelbacillen erstreckt, in Übereinstimmung mit Versuchen von Bang, nach denen die bactericide Kraft der chemischen Strahlen mit der Temperatur steigt.

Auch Wichmann berichtet neuerdings über „durchweg zufriedenstellende" Erfolge konzentrierter leuchtender Wärmestrahlen bei Lupus; seine histologischen Belege dieser Wirkung: verringerte Färbbarkeit des erkrankten Gewebes, Lymphocytenwälle in der Umgebung u. dgl. sind jedoch als Befunde, die man auch bei unbestrahlten Knötchen findet, nicht überzeugend.

Wenn also auch ohne UV-Licht gelegentlich eine klinische Beeinflussung von lupösen Infiltraten nach Leuchtwärmestrahlen zu beobachten ist, so ist damit die bedeutend spezifischere Wirkung des UV-Lichtes nicht im geringsten einem Zweifel unterzogen. Es wird nur darauf hingewiesen, daß einer reaktiven Hyperämie und Entzündung nach einem Reiz irgendwelcher Art (ähnlich wie übrigens auch nach Kohlensäureschnee) bei der Beseitigung der lupösen Infiltrate ebenfalls eine Rolle zugeschrieben werden kann.

Klinische Befunde nach Verwendung von Kohlenbogenlicht und Hg-Dampflicht zeigen, daß die verschiedenen Wellenlängen des UV-Lichtes auf das lupöse Gewebe keine qualitativ differenten Wirkungen haben. Nur die *Tiefenwirkung* ist bei der höheren Penetranz des langwelligen UV-Lichtes der Kohlenbogenlampe (Finsenlicht) als größer anzusehen, wenigstens was die direkte deletäre Wirkung des Lichts auf das tuberkuloide Gewebe betrifft. Von Hesse, Wichmann, Hasselbalch, Maar u. a. wurde die nach Durchstrahlung von Kaninchenohren noch vorhandene größere direkte UV-Lichtwirkung bei Finsenlicht auch mehrfach nachgewiesen.

Jedoch sind diese Gesichtspunkte nicht die einzigen, die bei der Wahl einer Lichtquelle beachtet werden müssen. Es wurde schon darauf hingewiesen, daß unter 1 mm eine Lichtwirkung auf Lupusknötchen histologisch von Heiberg-Lomholt auch bei Finsenlicht nicht mehr nachweisbar ist. Differenzen in der direkten Tiefenwirkung können sich also nur innerhalb dieser Schichtdicke äußern, was in Anbetracht, daß die lupösen Veränderungen meist weit tiefer reichen, nicht mehr von so großem Belang erscheint. Es muß ferner nochmals betont werden, daß eine *lokale indirekte Lichtwirkung*, also die reaktive Entzündung des noch gesunden Gewebes und nicht die direkte Lichtwirkung auf die krankhaften Anteile, bei der Beeinflussung des Lupus nicht unberücksichtigt bleiben darf; diese ist aber in ihrer Tiefenwirkung weniger von der Penetranz des Lichtes als von der Menge der gebildeten toxischen Substanzen abhängig.

Je nach ihrer Einstellung zu dieser Frage sind die einzelnen Autoren deshalb geneigt, die teuren und langwierigen Einzelsitzungen mit Finsenlicht beizubehalten (Reyn) oder dieses durch die billigere und kürzer anzuwendende Kromayerlampe zu ersetzen (Stümpke, Rost u. a.). Auch hier können noch durch Verwendung von Blauviolglasfiltern die kurzwelligen UV-Lichtanteile im Strahlengemisch besonders abgeschwächt werden. Eine Erhöhung der Tiefenwirkung strebt auch die während der Belichtung ausgeübte Kompression an.

Jesionek dagegen begnügt sich damit, lokal auch ohne jede Kompression lediglich mit einer luftgekühlten Quarzlampe zu bestrahlen. Desgleichen bevorzugen auch Kropatsch-Volk Distanzbestrahlungen mit der Finsenlampe.

Nach allen diesen Bestrahlungsarten läßt sich also klinisch eine Rückbildung lupöser Infiltrate beobachten, allerdings bedarf es auch zum Verschwinden kleinerer Stellen häufig wiederholter Belichtungen.

Bei reiner UV-Lichtbehandlung fanden FINSEN-FORCHHAMMER bei ihren ersten 800 Patienten durchschnittlich 40 Sitzungen für gering ausgebreitete, und etwa 200 Sitzungen für umfangreiche Lupusfälle zur Heilung nötig. Bei einer Bestrahlungsdauer von $1-1^1/_4$ Stunden für das $1^1/_2$ cm durchmessende Feld läßt sich daraus der Aufwand an Zeit und Kosten bei der Finsenbestrahlung beurteilen. Kürzt sich auch bei Kromayerlampen die Bestrahlungszeit bedeutend ab (je nach der Intensität der Lampe bis auf 20—30″), so sind auch hier häufige Bestrahlungen derselben Stellen unerläßlich. Die Höhe der Einzeldosis, die sich nach der lokalen Empfindlichkeit und dem Grad der Lichtgewöhnung zu richten hat, wird meist so stark gewählt, daß eine bullöse Reaktion erfolgt, die zu ihrer Abheilung etwa 10—14 Tage benötigt.

JESIONEK-ROTHMAN bevorzugen als Einzelreaktion dagegen lediglich eine stark erythematöse bis urticarielle und versuchen eine Wiederholung bereits alle 3—6 Tage, nachdem sie in dieser Zeit durch häufig gewechselte feuchte Umschläge das Erythem so gut wie völlig zur Rückbildung gebracht haben.

Die gesunde Umgebung wird in einem Umkreis von $^1/_2$—1 cm mitbestrahlt. Eventuell ist es zweckmäßig, über die Ausdehnung eines Herdes sich durch Tuberkulininjektion Auskunft zu verschaffen (STÜMPKE). Falls ein lupöser Herd im ganzen nicht auf einmal der Bestrahlung unterzogen werden kann, wie z. B. bei der Finsenbestrahlung, beginnt man von außen nach innen. Die therapeutische Beeinflussung von Knötchen in narbigem Gewebe ist bedeutend schlechter als in normalen (ROST, JESIONEK-ROTHMAN), ebenfalls ein Hinweis auf die Bedeutung sekundärer Prozesse, die von der Lichtreaktion im normalen Gewebe ausgehen. Die Abheilung erfolgt nach ein- wie mehrmaligen Bestrahlungen mit dauernd pigmentloser, zarter, weicher Haut; Randpigmentierungen verlieren sich nach langer Zeit. Komplikationen wie Pyodermien oder Erysipele sind, obwohl nach M. EHRLICH sich in den aus den Blasen bildenden Krusten häufig Staphylokokken und auch Streptokokken befinden, selten. Unangenehm sind lang dauernde oberflächliche Ulcerationen, die sich aber meist erst in durch anderweitige Behandlung verursachten fibrösen oder keloidartigen Narben entwickeln. Gelegentliche Fernwirkungen auf nicht bestrahlte Herde werden ebenso wie das Auftreten von Phlyktänen (LUNDSGAARD, COLLIN) als Tuberkulinwirkungen aufgefaßt (REYN).

Die statistischen Erfolge der *lokalen UV-Lichttherapie* (Finsenlicht: FINSEN-FORCHHAMMER, MÖLLER, JADASSOHN, ZINSSER, SEQUEIRA, WELJAMINOW, REYN, BIZARD; Quarzlicht: STÜMPKE) sind trotz verschiedener Zahlen zunächst ausgezeichnet (Heilungen 20—62%, Besserungen 12—70%). Von größtem Belang für das Resultat ist die Intensivierung der Behandlung ein und derselben Stelle, also häufige Bestrahlungen (20—30) und deshalb möglichst geringe Ausdehnung des Prozesses. Sobald große Flächen befallen sind, sinken die Heilerfolge bei den Autoren rasch herab; obwohl sie auch hier nicht unmöglich sind, scheitern sie meist an der verfügbaren Behandlungszeit und den Unkosten. Die Dauer der Behandlung verführt ambulante Patienten zur Saumseligkeit, die sich mit Verschlimmerungen rächt. Zur Ersparung von Zeit sind deshalb auch die meisten der statistisch als finsenbehandelt gebuchten Fälle noch kombiniert behandelt, z. B. unter den ersten 800 Fällen von FINSEN-FORCHHAMMER allein 84%. Verwendet werden als Kombinationsverfahren meist Excochleation (FINSEN), Pyrogallus (FINSEN, ZINSSER), Röntgen (SEQUEIRA, STÜMPKE).

Die *Dauererfolge* dieser Behandlung betragen etwa 15—40%. Auch hier spielt die Intensität der angeführten Behandlung die hauptsächliche Rolle.

Rezidive sind bei den lediglich gebesserten Fällen natürlich nie auszuschließen; aber auch bei den zunächst geheilten treten sie wieder auf (z. B. WELJAMINOW 47% in 1—9 Jahren, SEQUEIRA 14%, FORCHHAMMER 8% noch nach 2 Jahren). Nicht immer entstehen die Rezidive aus Resten klinisch nicht mehr nachweisbarer Infiltrate, sondern von versteckten primären Schleimhautaffektionen aus, gegen die die Lokalbehandlung des Herdes natürlich machtlos ist.

Eine Vervollkommnung erfuhr die Lokalbehandlung durch die *Einführung der Allgemeinbehandlung mit Licht.*

Angeregt durch FINSEN hatten BERNHARD (1902) und nach ihm ROLLIER systematisch Sonnenbäder zur Behandlung chirurgischer Tuberkulosen begonnen mit den bekannten begeisternden Erfolgen. Nachdem REYN und ERNST desgleichen bei chirurgischen Tuberkulosen mit allgemeinen Kohlenbogenlichtbestrahlungen ähnliche Resultate erzielt hatten, begannen sie auch bei Lupus neben der Lokalbestrahlung diese Allgemeinbestrahlungen durchzuführen und verbesserten dadurch ihre Heilerfolge von 60 auf 85%. Die Anwendung der Quecksilberdampfquarzlampen ergab KÖNIG, VULPIUS, HAGEMANN erstmals bei chirurgischen Tuberkulosen und ROST bei Hauttuberkulosen die gleichen befriedigenden Erfolge. Sowohl die Besserung des Allgemeinzustandes, zunehmender Appetit, vermehrte Durchblutung der Haut, Gewichtszunahme, als auch Austrocknung ulcerierter, nässender Einzelherde zeigt sich; zweifellos können vereinzelte Herde auch lediglich unter Allgemeinbestrahlung, selbst wenn sie dem Licht durch abschließende Verbände entzogen sind (JESIONEK), spontan abheilen. Immerhin ist das nicht die Regel. HEIBERG und WITH, die histologisch diese Rückbildungsvorgänge nach Allgemeinbestrahlungen untersuchten, fanden Verringerung der Färbbarkeit und Schwinden der Epitheloidzellen, dafür Zunahme der Lymphocyten; ihr steter Befund tuberkuloiden Gewebes selbst nach sehr zahlreichen Bestrahlungen zeigt jedoch, daß eine rezidivfreie Ausheilung auf diesem Wege nur sehr selten zu erwarten ist.

Die Beziehung der Heilungstendenz zur Allgemeinbestrahlung wird dadurch noch auffälliger, als nach ROST eine gute Reaktionsfähigkeit der Haut auf Licht eine günstige Prognose verspricht. JESIONEK schreibt dagegen ähnlich wie ROLLIER der Pigmentierung eine in diesem Sinne geltende Bedeutung zu, was VULPIUS, LENKEI, ROST, REYN u. a. ablehnen. Die Technik der Bestrahlung ist je nach dieser Einstellung demnach verschieden und besteht entweder in einschleichenden Dosen (ROLLIER, JESIONEK) oder in „Einzelschlägen", die stets ein Erythem erzeugen sollen (ROST, REYN).

Die Erfolge, die erzielt werden können, sind auch hier von der Dauer der Behandlung und vor allem von der Möglichkeit abhängig, Rezidive rechtzeitig zu Gesicht zu bekommen und erneut zu behandeln. Der Anfangserfolg ist stets sehr ermutigend, die Aufrechterhaltung des Erfolges durch äußere Umstände oft gestört. Immerhin gibt ROST an, daß unter weiterer Verwendung von lokalen Röntgenbestrahlungen (sog. „systematische kombinierte Strahlenbehandlung")

von	108	Zugängen	nach	5	Jahren	Behandlung	55%	geheilt,	23%	gebessert
	115	„	„	4	„	„	42 „	„	33 „	„
	130	„	„	3	„	„	24 „	„	18 „	„
	70	„	„	2	„	„	9 „	„	6 „	„

waren (Abb. 70—73). Aus diesen Zahlen geht die gelegentlich jahrelange Behandlungsnotwendigkeit hervor. Diese lange Dauer erfordert natürlich eine gewisse Einteilung des Behandlungsplanes. Als Beispiel lediglich seien genannt die *chronisch intermittierende Behandlung* des Finseninstitutes (REYN), Behandlungszyklen von 1—6 Monaten, dazwischen 3—6 Monate Pause und die *chronisch persistierende*, wie sie z. B. in eigens eingerichteten Luposorien auf dem Lande möglich ist (BREMENER, Moskau).

Heiberg und Lomholt sind der Frage nachgegangen, welche Gründe für die Resistenz einzelner Fälle aufzudecken sind. Histologisch fand sich bei 55 derartigen Fällen eine Überschichtung mit Narbengewebe von $^1/_4$—$^3/_4$ mm Dicke. Von den übrigen 43 reichten in 35 Fällen die Infiltrate tiefer als 1,5 mm unter die Epidermis, teilweise bis zu 6 mm.

Obwohl eine Tiefenwirkung selbst bei lang dauernden Finsenbestrahlungen unterhalb 1 mm mit Sicherheit histologisch nicht mehr beobachtet werden kann, werden gelegentlich therapeutische Beeinflussungen tiefer reichend dennoch anzunehmen sein; Mißerfolge wären sonst zweifellos bei der doch häufigen Tiefenausdehnung des Lupus noch häufiger. Immerhin sind hier die Grenzen der Bestrahlungsbehandlung gesteckt; Rost hat, um die Tiefenheilung zu erreichen, die lokale Röntgenbestrahlung systematisch herangezogen. Von anderen Autoren sind aus ähnlichen Gesichtspunkten und weiter um die Behandlungsdauer abzukürzen *allgemein* Tuberkulin (Reyn, Jesionek u. a.), Goldinjektionen (Jesionek), fettreiche Masttherapie (Rost) und *lokale* Ätzbehandlung (Pyrogallus, Pyotropin), Kohlensäureschnee (Jesionek), Elektrokoagulation oder Excision (Reyn) zur Unterstützung der Lichttherapie fast ausnahmslos herangezogen, so daß rein lichtbehandelte Lupusfälle kaum noch anzutreffen sind.

Die Erfolge bei Lupus veranlaßten auch bei den anderen Formen der Hauttuberkulosen die Bestrahlungsbehandlung vorzunehmen.

Schleimhautlupus, für lokale UV-Lichtbehandlung ungeeignet, wird durch Allgemeinlichtbestrahlungen allein bedeutend gebessert oder gelegentlich auch zur Abheilung gebracht (Rost, Spitzer u. a.); Allgemeinbestrahlungen erhöhen die Aussichten einer lokalen Röntgentherapie. Dasselbe gilt für schmerzhafte ulceröse Schleimhautgeschwüre (Spitzer).

Bei tuberkulösen Lymphomen, geschlossenen oder fistulösen, wird die heute übliche Röntgentherapie durch Allgemeinbestrahlungen in ihren Heilresultaten verbessert; Reyn erreichte dadurch eine Verbesserung seiner Heilungsziffern von 40% auf 84—99%, letztere Zahl, falls noch lokale Lichtbestrahlungen mit Finsenlicht hinzugefügt wurden.

Für die aus solchen durchgebrochenen Lymphomen oder andersartig entstandener *Tuberculosis colliquativa* wie für die *Tuberculosis verrucosa* gilt das gleiche: gute unterstützende Wirkung der Allgemeinbestrahlung zur lokalen Röntgenbestrahlung. Lokalbestrahlungen bei Tuberculosis colliquativa mit Licht können gelegentlich versucht werden, solche bei Tuberculosis verrucosa haben keinen großen Erfolg.

Bei den *exanthematischen Tuberkulosen* genügen Allgemeinbestrahlungen oft als einzige Therapie.

Bei der *Tuberculosis indurativa* (Bazin) sieht man von lokaler UV-Bestrahlung gelegentlich gute Erfolge (Jesionek-Rothman).

Die *lichenoide Tuberkulose* tritt nach Allgemeinbestrahlungen oft erst zutage; sie verschwindet bei weiteren derartigen Allgemeinbestrahlungen, die freilich hier gleichzeitig meist auch Lokalbestrahlungen darstellen (Rost, Birkschall).

Lupus pernio und Boeck*sche Sarkoide* sind gelegentlich refraktär (Jesionek-Rothman), andere Fälle sprechen besser an (Stümpke).

Bei bestehender florider Lungentuberkulose sind wegen Gefahr einer Aktivierung oder auch Provokation einer Hämoptoe Allgemeinbestrahlungen kontraindiziert oder nur mit äußerster Vorsicht auszuüben. Auch bei Meerschweinchen wies M. Levy solche Blutaustritte in den Lungen nach experimentellen Bestrahlungen histologisch nach.

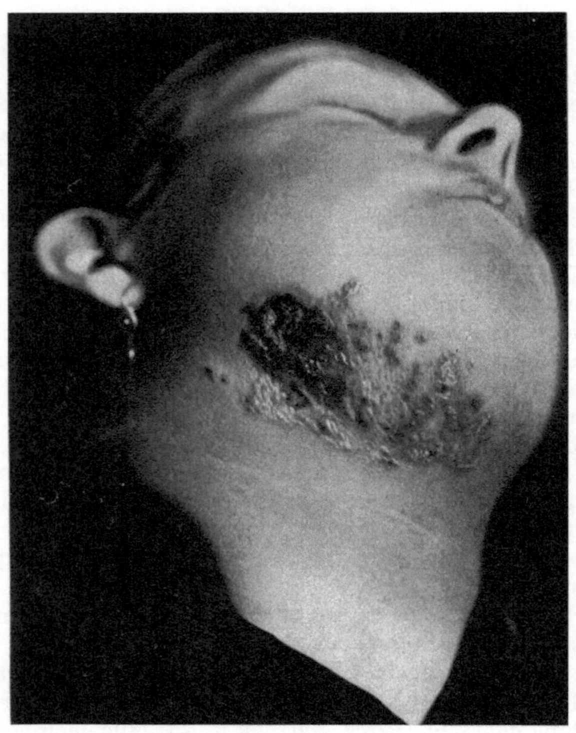

Abb. 70. Lupus des Kinns *vor* „systematischer kombinierter Strahlenbehandlung“. (Nach ROST.)

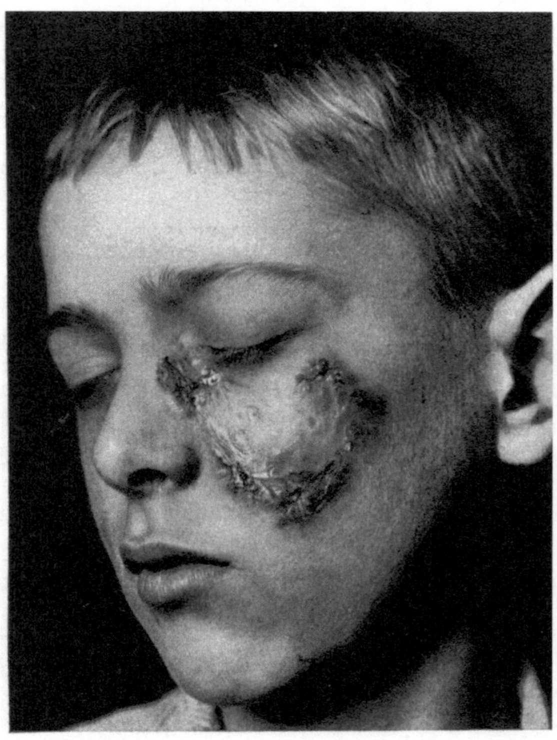

Abb. 72. Lupus der Wange *vor* „systematischer kombinierter Strahlenbehandlung“. (Nach ROST.)

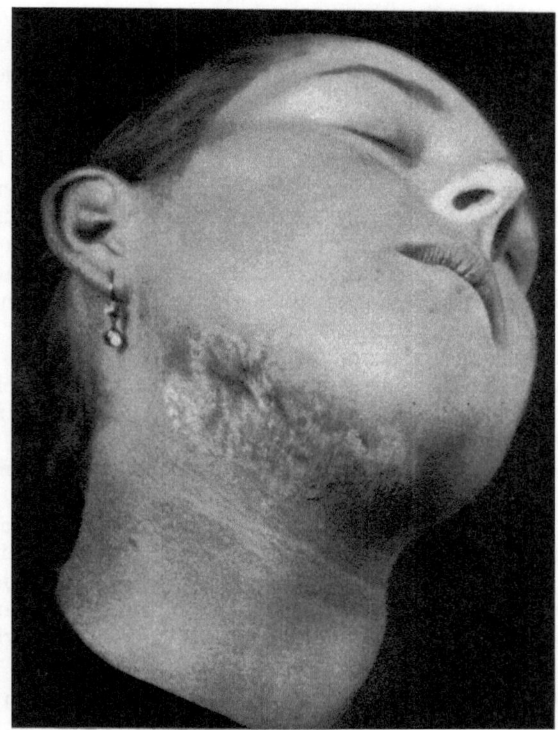

Abb. 71. Lupus des Kinns *nach* „systematischer kombinierter Strahlenbehandlung". (Nach ROST.)

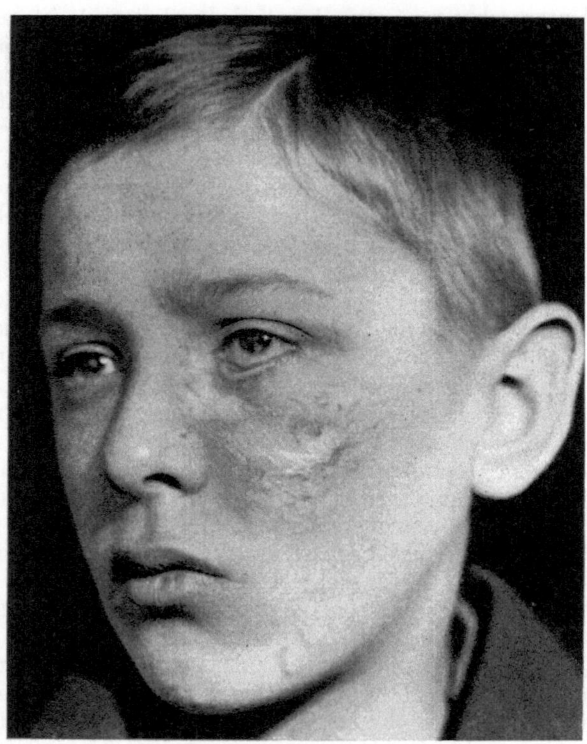

Abb. 73. Lupus der Wange *nach* „systematischer kombinierter Strahlenbehandlung". (Nach ROST.)

Die Lichttherapie des Ulerythema centrifugum (Erythematodes) hat insofern ihre Bedenken, als die provozierende Wirkung des Lichtes sowohl bei dem exanthematischen Erythematodes acutus als auch bei akuten Zuständen der discoiden Form bekannt ist. Die therapeutische Anwendung ist deshalb allgemein auf die ausgesprochen chronischen Herde beschränkt, bei der zahlreiche Autoren (Wetterer, Müller, Bering, Pinczower, Schattemann, Reines, Simpson u. a. mit Hg-Licht; Finsen, Sequeira, Bizard u. a. mit Finsenlicht) zweifellos gute Erfolge gesehen haben. Während für die oberflächlichen Formen das Hg-Licht (Kompression) genügt, ziehen manche für die hyperkeratotischen Formen Finsenlicht vor (Thedering, Blumenthal). Die Dosis soll ein starkes Erythem evtl. Blasenbildung erreichen.

Die bequemere Kohlensäureschneevereisung hat der Lichttherapie des Erythematodes bedeutend Abbruch getan und ist nach manchen Autoren (Rost, Butler) befriedigender.

Für das *Erysipeloid* gelten bezüglich der Lichttherapie ähnliche Gesichtspunkte wie für das Erysipel.

Entsprechend den bactericiden Fähigkeiten des UV-Lichtes sind Versuche, bei **kokkogenen Hauterkrankungen** Heilungen herbeizuführen oder ein Fortschreiten zu vermeiden, naheliegend und häufig gemacht worden. Die Wirksamkeit gerade des erythemerzeugenden Lichtes ist in spektral zerlegtem UV-Licht von Gates nachgewiesen worden. Um $50^0/_0$ der Keime vom Staphylococcus aureus auf Agarplatten abzutöten war nötig

von der Linie	237,8 $\mu\mu$	153 erg pro qmm
„ „ „	267,5 „	88 „ „ „
„ „ „	302,2 „	3150 „ „ „
„ „ „	312,6 „	25000 „ „ „

Nach den Untersuchungen von Bie (bei Prodigiosus) ist aber nicht zu zweifeln, daß genügende Intensitäten vorausgesetzt, auch die übrigen ultravioletten und sichtbaren Strahlen, vielleicht mit Ausnahme der roten, Bakterien zu töten imstande sind. Nach Larsen ist (in Kulturen) der Staphylococcus aureus lichtempfindlicher als der Staphylococus albus und dieser bedeutend lichtempfindlicher als der Staphylococcus citreus.

Dennoch ist die Einstellung zur *UV-Lichttherapie der Pyodermien* nicht einheitlich. Natürlich könnte ein bactericider Effekt nur bei sehr oberflächlichen Affektionen angenommen werden, vielleicht aber nicht einmal der, sondern nur eine Desinfizierung noch normaler, aber schon übersäter Haut, z. B. in der Nachbarschaft von Furunkeln. Daß diese abgetöteten Kokken von der unverletzten Haut aus als eine Autovaccine wirken könnten, ist nicht sehr wahrscheinlich, ebenso wie, daß eine direkte Lichtwirkung von genügender Dosis in der Tiefe des Gewebes oder in den Follikeln die Kokken erreicht. Worauf demnach sich die Erfolge der UV-Behandlung von Pyodermien gründen, falls sie ihre Richtigkeit haben, ist nicht einzusehen.

Bei *superfiziellen Pyodermien* der Kinder, bei pemphigoiden Pyodermien der Säuglinge, bei Angulus infectiosus (Faulecken, Perlèche) und Ekthyma ist von UV-Bestrahlung Gutes gesehen worden (Castle u. a.).

Es ist interessant, daß auch bei einer so launisch verlaufenden Erkrankung wie dem *Erysipel* sich scharf entgegengesetzte Meinungen über die Wirksamkeit der UV-Lichttherapie widersprechen. Birk-Schall, Hamburger sahen nie Erfolge oder häufige Mißerfolge, Halberstaedter fand die schwereren Fälle hartnäckig, dagegen sind Schenk-Popp, Pétenyi, Weetring, Czepa, Meyer, Brünauer, Přerowsky und Becker von der Wirksamkeit überzeugt. Becker glaubt, daß Mißerfolge durch eine zu geringe Dosis bedingt sind; er verlangt ein kräftiges Erythem oder $1^1/_2$ Höhensonneneinheit.

BRÜNAUER gibt dagegen etwas unter einer mittleren Erythemdosis und bestrahlt vor allem die Randpartien und die angrenzende gesunde Haut evtl. unter Abdeckung der Mitte; es sollen dadurch durch Schädigung der Fermente in den Zellen der Ausbreitung schädliche Verhältnisse geschaffen werden.

Wir sind dagegen mit FRANZ BLUMENTHAL der Meinung, daß die Erfolge der UV-Therapie bei dem wechselnden, oft kritisch abfallenden Erysipel nicht überzeugend sind.

Mehrere Fälle von chronisch rezidivierendem Erysipel glaubt GAWALOWSKI durch mehrere Bestrahlungen rezidivfrei bekommen zu haben.

Staphylogene Pyodermien können nach HALBERSTAEDTER durch UV-Licht ebensogut wie mit anderen Methoden erfolgreich behandelt werden. Kleine beginnende Furunkel werden gelegentlich abortiv zur Rückbildung gebracht, aber bei tieferschreitenden Prozessen versagt die UV-Lichttherapie (HALBERSTAEDTER). Wenn auch gelegentlich andere Autoren (STÜMPKE) die Erfolge nicht schlecht oder sogar gut finden, so stehen uns zweckmäßigere Mittel wie Wärmebestrahlung, BIERsche Stauung mit Saugglocke u. a. zur Verfügung. BREIGER sah bei Furunculosen erst Allgemeinbestrahlungen wirkungsvoll.

Bei follikulären Pyodermien des Bartes sah STÜMPKE nach UV-Licht Verschlimmerungen, dagegen ausgezeichnete Erfolge gelegentlich bei hartnäckiger Folliculitis des behaarten Kopfes durch energische Bestrahlung.

Wir glauben, daß die Verdickung und Verhärtung der Epidermis nach UV-Bestrahlung für die Eröffnung oberflächlicher oder tieferer Hautabscesse nicht günstig ist, und daß bei oberflächlichen Pyodermien Ausbreitungen unter der sich bildenden UV-Lichtschuppe nicht selten sind. Jedenfalls stehen uns einfachere und sicherer wirkende Therapeutica zu Gebote.

Zur Ausnützung etwa vorhandener immunisatorischer Fähigkeiten der Haut (sog. *Esophylaxie*) bei **Syphilis** ist die UV-Lichtbestrahlung von BREIGER, HESSE, HAUPTMANN u. a. empfohlen worden. Zweifellos können Bestrahlungen bei Syphilitikern im Sinne einer Reiztherapie wirken und gelegentlich wie bei einem Falle von maligner Lues (JAKOBI) oder Lues III (BREIGER) einen therapierefraktären Zustand brechen; daß dies aber durchaus nicht die Regel ist, zeigen genügend Versager (SPIETHOFF).

Eine UV-Lichtreaktion der Haut in bezug auf ihre spezifisch immunisatorische Rolle einer luetischen gleichsetzen, hieße nach sehr groben Äußerlichkeiten vergleichen. Gegen ein solches Vorgehen sprechen wohl am meisten die Befunde von EHRMANN-WERTHEIM, daß UV-Lichtbestrahlungen lokal einen luetischen Ausschlag geradezu zum Verschwinden bringen, desgleichen die Beobachtung von RASCH, daß durch Sonnenbäder stark pigmentierte Stellen gelegentlich isoliert frei von Papeln bleiben. Hiernach müßten wenigstens vom Standpunkt der Esophylaxie aus UV-Lichtbestrahlungen im Beginn einer Lues eher für schädlich gehalten werden, da sie ein spezifisches Exanthem verhindern oder verdrängen können.

STÜMPKE gibt dagegen an, daß kurze Belichtungen ein schwaches Exanthem deutlicher werden lassen.

Die Erfolge der UV-Lichttherapie auf den Verlauf der Lues sind wohl schwer einwandfrei festzustellen. Eine Einwirkung auf die WASSERMANNsche Reaktion kommt nach den Untersuchungen von SPIETHOFF nicht in Betracht. Die Spirochäten verschwinden zwar gelegentlich nach mehreren Bestrahlungen auch aus nicht direkt belichteten Papeln, aber ihr Verschwinden ist nicht von Dauer (SPIETHOFF). In Kombination mit spezifischer Behandlung haben Allgemeinbestrahlungen keinen besonderen Einfluß auf den üblichen Verlauf (RAVAUT-BASCH-LAMBLING). Auf den durchaus nicht besonders günstigen Verlauf der

Hautlues bei dem Licht viel ausgesetzten Naturvölkern hat unseres Erachtens Heller mit Recht hingewiesen.

Kautz hält bei Lues die Lichtbehandlung für kontraindiziert, insofern er 8 Patienten sah, deren unerkannte Syphilis (Gummen, spezifische und andere schlecht heilende unspezifische Ulcera) ohne jeden Erfolg mit UV-Licht bestrahlt wurden; erst die spezifische Therapie führte eine Heilung herbei.

Lediglich unterstützend bei exulcerierten Gummen und schlecht heilenden extragenitalen Primäraffekten wird das UV-Licht von Stümpke erwähnt.

Die luetische Alopecie wird nach Saidman auch ohne spezifische Therapie durch Licht gut beeinflußt.

Bei Lues des Zentralnervensystems vermag dagegen eine Lichtbehandlung vielleicht ähnlich günstig zu wirken wie andere unspezifische protoplasmaaktivierende und leistungssteigernde Verfahren. Man muß sich nur unseres Erachtens hüten, die dabei in der Haut vorgehenden Lichtreaktionen mit den spezifisch exanthematischen der Hautlues zu identifizieren, wie es von Nichtdermatologen bisweilen geschieht, oder die von der Haut ausgehenden unspezifischen Leistungssteigerungen für etwas Besonderes zu halten.

Gleichzeitig mit Salvarsanbehandlung sollen deshalb intensive Höhensonnenbestrahlungen bei Paralytikern ähnlich günstige Einwirkungen wie eine Malariakur haben (Hauptmann).

Es ist dagegen vorläufig nichts mehr als eine an mehreren Punkten angreifbare Hypothese, das seltene Vorkommen der Paralyse bei den Eingeborenen warmer Länder zu einem großen Teil auf eine Sonnenstrahlenbeeinflussung der Haut zurückzuführen (Carrière).

Im allgemeinen wird man also Bestrahlungen nur in seltenen Fällen bei Syphilis zur Roborierung schwächlicher Personen oder Umstimmung eines refraktären Zustandes heranziehen.

Dermatitiden mit unbekanntem Virus. Bei den *exanthematischen Erkrankungen* (Scharlach usw.) ist die UV-Lichttherapie nicht gebräuchlich.

Unter den zur Herpesgruppe gehörenden Hauterkrankungen soll der seltene *Herpes recidivans der Hände* nach Vajano durch wenige Höhensonnenbestrahlungen zu heilen, d. h. Rezidive zu vermeiden sein.

Einer Bestrahlung des *Herpes zoster* zur Beeinflussung der Schmerzen werden trotz günstiger Angaben von Fraikin-Barill, Aumont-Leuret wohl andere Medikationen als zuverlässiger und bequemer vorgezogen werden.

Von den rheumatoiden Erkrankungen sind bei der idiopathischen *Purpura haemorrhagica* mit Allgemeinbestrahlungen gute Erfolge gesehen worden (Sooy-Moise); mit einer Vermehrung der Thrombocyten, die den experimentellen Befunden bei Ratten entsprachen (Cramer-Drew), kamen die Blutungen zum Stillstand.

Oppenheim beobachtete günstige Wirkungen bei *Purpura Majocchi.*

Bei einem Fall von disseminierten, sich außerordentlich rasch ausbreitenden *Warzen* haben wir die Erkrankung mit wenigen bis zur Schälung gehenden UV-Lichtdosen zur Abheilung bringen können.

Die Erfolge der UV-Lichtbehandlung **Alopecia areata** sind seit Einführung dieser Therapie durch Jersild (Finsenlicht 1899), Kromayer (kaltes Eisenlicht 1904) und Bering (Hg-Licht 1909) allgemein anerkannt. Unbeeinflußt blieben Nagelschmidt von 104 Fällen nur 8; der Erfolg ist bei frischen Erkrankungen und bei noch deutlich ausgeprägter Follikelbildung am ehesten zu erwarten (Stümpke). Jedoch sind auch jahrelang bestehende Alopecien mit klinisch anscheinend völliger Follikelatrophie noch durch mehrmonatige Behandlung gelegentlich überraschend zu beeinflussen (Kromayer, Nagelschmidt, Stümpke).

Die UV-Lichtwirkung ist hier eine lokale. Im Verlauf der UV-Lichthyperämie kommt es wahrscheinlich zu einer Stoffwechselbeschleunigung in den Follikeln, die, solange sie überhaupt proliferationsfähig sind, mit beschleunigtem Haarwachstum reagieren.

Die *Dosis* soll bis zur starken Erythembildung gehen, und darf selbst eine Blasenbildung nicht scheuen. Meist sind häufigere Sitzungen nach völlig abgeklungenen Reaktionen nötig. Die ersten feinen Haare kann man bisweilen schon 2—3 Wochen nach Beginn der Behandlung wahrnehmen, bis zur Wiederherstellung normal pigmentierter Haare vergehen jedoch trotz weiterer Bestrahlungen mindestens zwei Monate; die zunächst wachsenden Haare sind oft heller und dünner.

Die Anregung des Haarwachstums ist zweifellos eine UV-Lichtwirkung, wenn auch Selbstbesserungen nicht in jedem Fall auszuschließen sind (BUTLER). Behandelte Flecken heilen rascher als unbehandelte bei denselben Patienten (JERSILD).

Daß das Licht den *normalen Haarwuchs* befördert, ist eine allgemein geteilte Meinung. Bei genauer Untersuchung ist jedoch der bestimmte Nachweis schwierig zu führen. Nach R. SEYMOUR wachsen Haare im Sommer durchaus nicht stärker als im Winter. TROTTER konnte bezüglich der Länge der Haare am Vorderarm bei Frauen keinen Unterschied zwischen Winter- und Sommerwachstum feststellen. Desgleichen waren an den Oberschenkeln die Haare gleich stark, gleichgültig, ob sie von sonnengebräunten oder unpigmentierten Stellen (unter dem Badeanzug) entnommen waren.

Dagegen war bei einem Mann, der lediglich einen Arm häufig der Sonne aussetzte, nach drei Monaten das Haar dieses Armes etwas länger als das des bedeckten Kontrollarmes. Nach weiteren drei Monaten war aber diese Differenz wieder verschwunden. Hieraus geht hervor, daß das Licht zwar das Wachstum der Haare zu beschleunigen imstande ist, nicht aber die vorhandenen Haare zu vermehren oder zu verstärken.

Zweifellos sind aber auch diese Verhältnisse von der Dosis des verwendeten Lichtes abhängig. Während z. B. DANFORTH bei depilierten Mäusen mit geringen UV-Lichtbestrahlungen meist keinen Erfolg hatte und die oben mitgeteilten Beobachtungen von TROTTER sich ebenfalls nur auf mittlere Dosen bezogen, wird beim Menschen auch an normaler Haut nach starken und häufigen Finsenbestrahlungen, z. B. in der Umgebung lupöser Herde, ein Wachstum längerer und stärker entwickelter Haare beobachtet (JERSILD).

Rezidive werden nach der Lichtbehandlung der Alopecia areata genau wie nach jeder anderen Therapie beobachtet. Ob der von NAGELSCHMIDT gemachte Vorschlag, sie nach der Abheilung prophylaktisch alle vier Wochen nachzubestrahlen, theoretisch viel Aussicht auf Erfolg hat, sei dahingestellt.

Unter den **toxischen Dermatitiden** (ROST) (Hautentzündungen gegen intern oder extern angreifende chemische Noxen verschiedenster Art) befinden sich auch die meisten *akuten* Ekzeme der Autoren. Eine Ultraviolettlichttherapie wird hier allgemein abgelehnt, die Lichtreaktion fügt sich nur in unangenehmer Weise der toxischen Hautentzündung hinzu.

Die Lichtbehandlung der *chronischen* Dermatitiden hat dieselbe Indikation wie bei dem noch zu erwähnenden Ekzem.

Die Ergebnisse von KELLER und P. S. MEYER, nach Licht auch eine gegen andere Reize gerichtete Gewöhnung aufzudecken, legten es nahe, ansteigende Belichtungen zur Desensibilisierung einer überempfindlichen Hautstelle nach Abheilung aller Erscheinungen zu versuchen und damit Rezidiven vorzubeugen. Während P. S. MEYER bei einem Metzger durch derartige Bestrahlungen gegen ein Konservierungsmittel „Desolin“ Gesicht und Hände desensibilisiert haben will, desgleichen Goodman eine durch Seebäder veranlaßte Dermatitis durch Bestrahlungen verhüten konnte, haben wir bei Jodoform- oder Terpentinüberempfindlichkeit keinerlei Desensibilisierung nach Bestrahlungen gesehen, wobei wir in der unbestrahlten Haut desselben Patienten eine einwandfreie Kontrolle hatten. Auch die stark urticarielle Reaktion, die bei einer Überempfindlichkeitsreaktion der Bläschenbildung vorangeht oder sie begleitet, deutet ja auf die Mitwirkung des Bindegewebes bei diesen Vorgängen hin, auf das das UV-Licht nur einen sehr begrenzten Einfluß hat.

Auch bei der *Urticaria factitia* ist desgleichen eine Herabminderung der Überempfindlichkeit durch UV-Bestrahlungen uns nie gelungen.

Trotz vereinzelter günstiger Erfolge (Jost, Schneiter u. a.) hat die UV-Lichtbehandlung der *Pernionen* enttäuscht (Grünbaum, v. Noorden).

Unter den Dermatitiden nach Strahleneinflüssen sind es vor allen Dingen die *Röntgenreaktionen*, die in ihren mannigfachen Erscheinungen und Symptomen durch UV-Licht therapeutisch beeinflußt werden sollen.

Die antagonistische Wirkung des UV-Lichtes auf Röntgenstrahlen, die nach den Angaben von Pacini, Sampson, Jones, Quimby bestehen sollte und einesteils zu Gewöhnungsversuchen der Haut gegen Röntgenstrahlen zur Erhöhung ihrer Dosis und Tiefenwirkung, anderenteils zu Präventivmaßregeln nach Überdosierungsn mit Röntgenlicht Veranlassung gaben, besteht nach Keller, Perthes, Mac Kee, Michael nicht zu Recht; im Gegenteil addieren sich die beiden Reaktionen und es kommt gelegentlich zu heftigen Kombinationsschädigungen (Malten).

Auch auf eine chronisch röntgengeschädigte Haut *(Dermatopathia radiogenica)* ist eine UV-Lichtwirkung gelegentlich schädlich. So haben wir Sekundärschäden auf einem durch Röntgenstrahlen sklerodermatisch veränderten Hautherd im Sinne eines schwer heilenden ulcerösen Zerfalls nach UV-Licht gesehen. Sie entsprachen den torpiden Ulcerationen nach Hg-Licht auf röntgengeschädigter Haut z. B. bei Lupus, Ulcerationen, die ihrerseits durch Blaulichtkompressionsbestrahlung nach Thedering wieder günstig beeinflußt werden sollen.

Da auch Reyn von der Höhensonne hier keinen guten Erfolg sieht, sondern lediglich von dem Kohlenbogenlicht mit Quarzkompression, so ist die Annahme nicht von der Hand zu weisen, daß es wahrscheinlich hier auf die Anwesenheit von Leuchtwärmestrahlen ankommt und hohe Dosen UV-Licht unbedingt gefährlich sind. Außerdem spielt aber sicher der in jedem Fall verschiedene Grad der Vascularisation der Röntgenhaut eine Rolle, wobei auch die Teleangiektasien als nicht aktive Gefäße aus der Beurteilung ausgeschieden werden müssen; sobald einmal die Vascularisation und damit die Heilungsfähigkeit ungenügend ist, genügen UV-Bestrahlungen unter Umständen, um lang dauernde Ulcerationen hervorzurufen.

Auch die Verwendung des UV-Lichtes *zur Beseitigung dieser Teleangiektasien* — über die biologischen Grundlagen Näheres später bei den Angiomen — ist deshalb nicht ungefährlich. Erfolge sind zweifellos gelegentlich zu erreichen (Wichmann, Becker, Hazen), bleiben aber auch wieder aus (Becker, Wise, eigene Fälle), so daß man in Anbetracht der Gefahr der Schädigung lieber von einem so wenig differenzierten Mittel absieht, vor allem wenn es sich um große einzeln verlaufende Teleangiektasien handelt, die z. B. isoliert mit anderen zerstörenden Methoden angegriffen werden können.

Infolge der Schälwirkung des Lichtes können in sehr günstig gelegenen Fällen oberflächliche Röntgenkeratosen einmal zur Abheilung kommen (Becker).

Röntgenulcerationen können bei torpidem Verhalten durch UV-Licht zur Heilung angeregt werden (Wichmann); die Umgebung ist jedoch meist vorsichtig zu schützen. Auch hier wird man andere Verfahren bevorzugen.

Bei *Verbrennungen durch Wärme* empfiehlt E. D. KESSLER zur Sterilerhaltung der Brandwunden UV-Licht; ein lokaler wie allgemeiner Erfolg wäre — wenn regelmäßig vorhanden — eher als unspezifische Reizwirkung zu erklären.

Obwohl der *Antagonismus von UV- und infraroten Strahlen gelegentlich* — nach HILL und unseren Beobachtungen zu Unrecht — behauptet wird (DUFESTEL, AHLSWEDE, BENOÎT), sind UV-Bestrahlungen als Abortivmittel gegen die Auswirkung eingetretener Verbrennungen von vornherein als illusorisch anzusehen und wohl nie in Anwendung gekommen.

Endogene Hauterkrankungen.

Unter den endogenen Hauterkrankungen, bei deren Entstehen also dispositionelle oder konstitutionelle Momente vorwiegen, ist der UV-Lichttherapie der **ekzematösen und ekzemähnlichen** (ekzematoiden) **Erkrankungen** im allgemeinen die Röntgentherapie überlegen.

Ekzeme mit akuten Erscheinungen sind analog den akuten Dermatitiden von der Lichtbehandlung völlig auszuschließen (STÜMPKE, THEDERING).

Bei *chronischen Formen* sind — unter Berücksichtigung der von den einzelnen Autoren in der Ekzemgruppe verschieden gehandhabten Bezeichnungen — die Erfolge der UV-Lichttherapie gelegentlich vorzüglich (STÜMPKE).

Hartnäckige, dauernd rezidivierende *papulo-vesiculöse und pustulöse* Ekzeme werden nach KROMAYER, RAVE unter Umständen durch eine einmalige bis zur heftigen exsudativen Entzündung führende Bestrahlung beseitigt.

Die chronisch infiltrierten Formen, die Lichenifizierung zeigen, sind nach STÜMPKE für die Lichtbehandlung geeignet, die Kombination mit anderen Verfahren nicht ausschließt. Während STÜMPKE mit Distanzbestrahlungen auskommt, empfiehlt THEDERING mehrmalige Kompressionsbestrahlungen. REYN bevorzugt als überlegen das Finsenlicht. Sobald jedoch die Herde zu ausgedehnt und die Infiltration zu tief reicht, sind der Lichttherapie Grenzen gesetzt und die Röntgentherapie zeigt sich wirksamer (THEDERING).

Trotz der zweifellos gelegentlich günstigen Erfolge ist die Lichtbehandlung auch der chronischen Ekzeme keineswegs Allgemeingut geworden. BUTLER findet die Erfolge unklar und tatsächlich sind sie auch bei weitem nicht so verläßlich wie die der Röntgentherapie. Erst wenn diese versagen sollte oder zu häufige Röntgenbestrahlungen oder gar Nebenschädigungen der Haut ihre Anwendung verbieten, ist unseres Erachtens eine UV-Lichttherapie indiziert, die eine Exacerbation des chronischen Prozesses veranlaßt, und bei deren Abheilung dann die chronischen Erscheinungen desgleichen verschwinden (BLUMENTHAL).

Unter den *seborrhoischen Ekzematoiden* werden als geeignet für die UV-Lichttherapie empfohlen: die nässenden Herde in den Ellbeugen, Kniekehlen, in den Genitalfalten, die nach dieser Behandlung eintrocknen und verschwinden sollen (THEDERING), die psoriasiformen disseminierten Herde, bei denen auch wir in gleicher Weise wie bei der klinisch ähnlichen *Pityriasis rosea* günstige Erfolge sahen, schließlich die der letzten Gruppe nahestehenden petaloiden Herde in der vorderen und hinteren Schweißrinne (STÜMPKE).

Bei dem seborrhoischen Ekzematoid der behaarten Kopfhaut *(Pityriasis oleosa bzw. sicca capitis)*, das mit mehr oder minder starkem Haarausfall verbunden ist und unter Umständen zu Glatzenbildung führt, wird die UV-Lichtbehandlung vor allem zur Anregung des Haarwachstums angeführt.

Die Angaben NAGELSCHMIDTS, der meist mit *einer* Bestrahlung Verschwinden der subjektiven Symptome (Jucken) und der Schuppen, Regeneration und vermehrtes Längenwachstum der Haare erzielen will, müssen nach den

Erfahrungen anderer Autoren wohl als zu optimistisch angesehen werden. Im allgemeinen kann man sagen, daß die Schuppenbildung und der Haarausfall nachläßt (Kromayer, Stümpke, Bizard, Saidman). Die Regeneration der Haare bleibt jedoch sehr häufig aus oder beschränkt sich auf einen sehr geringfügigen Flaum. Jedenfalls sind mit fortgeschrittener Erkrankung nur noch wenige Follikel, deren Haare bereits ausgegangen sind, durch Licht proliferationsfähig. Dementsprechend findet Bizard die Bestrahlungen bei älteren Leuten wirkungslos und lediglich unter 40 Jahren von Vorteil. Bei ausgesprochener Glatze ist auch UV-Licht erfolglos (Halberstaedter). Immerhin ist die Lichttherapie zur Verringerung des Haarausfalls, am besten kombiniert mit medikamentöser Behandlung (Stümpke) bei seborrhoischen Alopecien brauchbar. Da die Wirkung jedoch nur temporär ist, müssen die Bestrahlungen häufiger wiederholt und evtl. über Jahre mit Unterbrechungen fortgesetzt werden. Die Prognose auf Wiederersatz ausgegangener Haare durch Licht ist meist ungünstig und die Patienten sind infolge übertriebener Erwartungen häufig letzten Endes unzufrieden.

Bei der *Acne vulgaris* ist die UV-Lichttherapie hauptsächlich für die oberflächlicheren Formen indiziert: ein Teil der Comedonen wird mit der Abschälung der Epidermis entfernt, oberflächliche Pusteln trocknen aus und auch kleinere knotenförmige Infiltrate schmelzen ein (Thedering, Stümpke).

Die UV-Lichtwirkung ist zumeist also eine Schälwirkung (Halberstaedter, Fr. Blumenthal), daneben spielt aber auch wohl die resorbierende Wirkung im Verlauf der entzündlichen Lichtreaktion eine günstige Rolle (Halberstaedter). Die meisten Autoren bevorzugen infolgedessen starke oder sogar heroische Dosen (Butler), meist mehrmals wiederholt, entsprechend der Stärke der Reaktion bis zu 40—50 Sitzungen (Kissmeyer).

Auch Jesionek bestrahlt längere Zeit hindurch, in der Absicht durch eine chronische Hyperämie die der Acne zugrunde liegenden Verhornungsanomalien zu regulieren; durch kleinere Dosen vermeidet er eine Schälwirkung. Die Erfolge sind nach Forchhammer, Thedering, Stümpke, Jesionek, Kissmeyer, Butler günstig, jedoch sind Rezidive auch mit dieser Methode nicht auszuschließen, und tiefere Knoten werden gelegentlich erst durch Kompressionsbestrahlung (Stümpke) beeinflußt, im allgemeinen werden jedoch hier Röntgenstrahlen bevorzugt.

Auch bei den oberflächlichen Formen ist Kombination mit medikamentöser Therapie angeraten: mit Schwefel (Forchhammer, Kromayer, Fr. Blumenthal), mit Seifenspiritus (Butler) u. dgl. Mit Röntgentherapie wird von Thedering, Kromayer u. a. kombiniert.

Allgemeinbehandlung durch UV-Bestrahlungen, z. B. zur Beseitigung einer bestehenden Anämie befördert die lokale Beeinflußbarkeit der Acne (Thedering, Stümpke). Bei der *Acne necrotisans* (varioliformis) erzielte Brinitzer gute Erfolge.

Bei *Rosacea* wird von Sonnenlicht häufig ein ungünstiger Einfluß gesehen, jedoch spielen hier die Wärmestrahlen vermutlich eine gewisse Rolle (Blumenthal), da auch Herdfeuer ungünstig wirkt (Rost). Ultraviolettreiches Licht bei Vermeidung der Wärmestrahlung im Hochgebirge oder an der Nordsee soll dagegen günstig wirken, obwohl die Allgemeinwirkung auf den Organismus durch den Klimawechsel und damit eine indirekte Beeinflussung der Rosacea natürlich nicht mehr ausszuchließen ist (Fr. Blumenthal).

Während für die pustulösen Erscheinungen bei der Rosacea Röntgenbestrahlungen bevorzugt werden, wirkt das UV-Licht auf die kosmetisch störenden diffusen Erweiterungen der oberflächlicen Hautgefäße und die vereinzelten gröberen Teleangiektasien elektiv ein (Thedering, Stümpke, Fr. Blumentahl).

Die Dosis muß kräftig gewählt sein, wird zweckmäßig mit Kromayerlampe unter Kompression verabfolgt und darf bis zur Blasenbildung gehen. Die thrombosierten Gefäße sind als verbreiterte dunkle Stränge schon bald nach der Belichtung in der ödematösen Haut zu sehen (THEDERING).

Die Abheilung der Rosacea erfolgt mit kosmetisch gutem Resultat ohne Narbenbildung, wonach nicht nur die Teleangiektasien, sondern auch das lockere hypertrophische Bindegewebe, das der Rosaceahaut of ein schwammiges Aussehen verleiht, beseitigt sind. Mehr als drei Bestrahlungen sind meist nicht nötig (STÜMPKE).

Rezidive sind nicht ausgeschlossen; eine Behandlung vorhandener Allgemeinstörungen, soweit solche sich fassen lassen, ist nicht zu vernachlässigen.

Bei *Rhinophym* läßt sich durch UV-Licht (Kompression) gelegentlich ein Abblassen der Knoten, wenn auch keine besondere Rückbildung erzielen (STÜMPKE).

Der Gruppe *Hauterscheinungen bei exsudativer Diathese* werden von ROST die ekzemartigen Ausschläge der Säuglinge als exsudative Ekzematoide zugeteilt; sie umfassen die Erscheinungen des *Gneis, des Milchschorfs*, ihre akuten Exacerbationen und die häufig gleichzeitig auftretenden stark juckenden oberflächlichen Herde an Rumpf und Extremitäten. Hier wirken Allgemeinbestrahlungen zur Unterstützung der allgemeinen Therapie günstig (MARCHIONINI), genügen aber allein nicht zur Abheilung oder Verhütung von Rezidiven.

Auch bei *Strophulus* wird man entsprechend den günstigen Beobachtungen von MICHAELIS, WELTRING, ROHR nicht auf eine Allgemeinlichttherapie verzichten, da eine Verfestigung der häufig pastös schwammigen Haut der Kinder als Erfolg nicht zu verkennen ist; die Ausschläge freilich werden nicht immer eklatant beeinflußt.

Die Wirkungen sind hierbei zweifellos vor allem indirekte und hängen wohl mit den früher besprochenen Veränderungen des Mineralstoffwechsels zusammen.

Bei den aus den Säuglingsekzematoiden gelegentlich hervorgehenden chronisch infiltrierenden Ekzematoiden der Kleinkinder und Schulkinder (neurogenes Ekzem MOSSE, neurogene Dermatose EPSTEIN-NEULAND, exsudatives Ekzematoid ROST) sind die Erfolge der UV-Lichtbestrahlungen nach den sonst sehr zurückhaltenden Angaben von BIRK-SCHALL ein wirklicher Fortschritt; unter allen Hauterkrankungen des Kindesalters werden von diesen Autoren lediglich hier Bestrahlungen als indiziert bezeichnet. Die einzelnen meist lichenifizierten Stellen müssen durch Teersalben zunächst erweicht und dann längere Zeit, auch über ihre klinische Heilung hinaus bestrahlt werden. Nach vorübergehender Steigerung ist der Juckreiz rasch beseitigt. MOSSE hat mit intensiven Dosen unter sorgfältiger Abdeckung der nicht befallenen Stellen in 3—4 Bestrahlungen die Krankheitssymptome zum Verschwinden gebracht.

Verfolgt man das Schicksal der an exsudativen Hauterkrankungen leidenden Personen, so findet man bei einem beträchtlichen Teil unter ihnen nach der Pubertät erneut auftretende Hautaffektionen bestimmten Charakters, die gelegentlich mit Asthma kombiniert sind. Die Hauterscheinungen, deren Intensität rasch wechseln kann, sitzen als hautfarbene papulös zerkratzte Herde meist mehr oder minder diffus im Gesicht, am Hals, Nacken und an den Gelenkbeugen, können aber auch den ganzen Körper befallen haben.

In der Literatur sind sie als Neurodermie, Neurodermitis flexurarum, callöses Ekzem (POLZIN-UNNA), generalisierter Lichen Vidal — nicht immer rein abgegrenzt von fremden Krankheitsbildern — beschrieben und als *Asthmaprurigo* von SABOURAUD schärfer präzisiert wie als *spätexsudatives Ekzematoid* von ROST kausalgenetisch hervorgehoben. Da diese Patienten sich fast regelmäßig als

Allergiker erweisen, insofern sie auf Reize eiweißartiger Art Überempfindlichkeitserscheinungen zeigen, tritt die Erkrankung auch gelegentlich erst als Berufserkrankung in späteren Jahren hervor. Da die wirksamste Behandlung, die Röntgenbehandlung, infolge der häufigen Rezidive nur äußerst sparsam verwendet werden darf, um ihre Vorteile über einen möglichst langen Zeitraum dem Patienten zukommen zu lassen, haben wir von Allgemeinbestrahlungen mit Höhensonne im Sinne einer Juckstillung bei nicht zu tiefer Infiltration Besserungen gesehen, die Rezidive freilich nicht ausschlossen.

Erfolge wurden auch von THEDERING (Neurodermitis chronica disseminata faciei), von LOMHOLT (bei Neurodermitis) u. a. beschrieben.

Das *skrofulöse Ekzematoid*, an Mund und Nase mit starker Schwellung und Exsudation einhergehende, wenig juckende ekzemartige Affektionen tuberkulös infizierter exsudativer Kinder, läßt sich ebenso wie die gelegentlich gleichzeitig vorkommende lichenoide Tuberkulose *(Lichen scrophulosorum)* durch Allgemeinbestrahlungen günstig beeinflussen und sogar zur Abheilung bringen (ROST).

Nachdem bei Diabetikern (PINCUSSEN) wie bei Personen mit normalem Zuckerstoffwechsel (ROTHMAN) durch Allgemeinbestrahlungen Herabsetzungen des Blutzuckers und Erhöhung der Zuckertoleranz nachgewiesen waren, lag es nahe, die günstigen Wirkungen allgemeiner Bestrahlungen auf diabetischen Pruritus als indirekte Lichtwirkung aufzufassen. Experimentelle Untersuchungen von ROTHMAN mit Teilbestrahlungen an einem geeignet gelegenen Fall, in dem freilich das Jucken mit der Zuckerstoffwechselstörung nicht streng parallel ging, ergaben, daß die antipruriginöse Lichtwirkung hauptsächlich eine direkte ist, also auf die bestrahlten Stellen beschränkt bleibt, und nur zum geringeren Teil auch indirekt wirkt. Lokal wirken aber Hyperämien jeder Herkunft während ihres Bestehens auf Jucken mindernd.

Auch das *diabetische Ekzematoid*, das gelegentlich durch Blastomyceteninfektion kompliziert wird und als hartnäckige perigenitale Affektion mit erodierten Stellen bekannt ist, konnte ROTHMAN durch lokale Lichtbestrahlungen günstig beeinflussen; außer Schwinden der Hyperämie und Überhäutung der Erosionen schwand bsonders der quälende Juckreiz. Auch hier war die Wirkung hauptsächlich eine direkte.

Von den Erscheinungen des NOBLschen varikösen Symptomenkomplexes werden lediglich Ulcera cruris der UV-Lichtbehandlung mit Vorteil unterzogen, jedoch nicht bei akut entzündeter Umgebung und starker Wundsekretion, sondern bei völlig infiltrierten Rändern und bei ganz schlaffen Granulationen, deren Anregung anderen Mitteln nicht gelungen ist, kurz als ultimum refugiens (STÜMPKE). Dabei soll nicht nur das Ulcus, sondern auch die Umgebung der Bestrahlung unterzogen werden (SCHÄFFER). Sind torpide Beläge vorhanden, so empfiehlt sich zunächst einmal eine Ätzwirkung durch eine intensive Lichtdosis (THEDERING). Eine eigentliche Bestrahlungshyperämie der Granulationen soll nach PERTHES ausbleiben. Da im epithelfreien Wundbett eine Lichtgewöhnung fehlen soll und die vom Rande sich neubildenden Epidermisränder noch nicht an der Gewöhnung haben teilnehmen können, so ist eine Steigerung der Dosis bei häufigen Bestrahlungen nicht am Platze (PACINI). Wir glauben jedoch, daß sichere Einblicke in diese Verhältnisse nur sehr schwer zu bekommen sind, und — wenn man ihnen Wichtigkeit beimißt — exakte Versuchsbedingungen und strenge Kritik erfordern. KAUTZ beobachtete, daß bei solchen Ulcerationen UV-Licht zunächst zwar die Epithelisierung anregt, dann aber ein Stillstand erfolgt.

Die meisten Autoren raten, über der Lichttherapie die Stauung behebende Maßnahmen nicht zu verabsäumen.

Von den *vasoneurotischen Erkrankungen* wurden bei RAYNAUD*scher Krankheit* von WOODBURY Besserungen erzielt. Die Erfolge bei solchen sympathisch bedingten Gefäßstörungen (RAYNAUD, Akrocyanosen, Gefäßspasmen) sind nach LIPPMANN nicht häufig, aber gelegentlich verblüffend.

Bei umschriebenen *Sklerodermien* ist Licht von FORCHHAMMER, BELOT und NAHAN mit Vorteil verwendet. Wir haben sowohl bei Sklerodermie erhebliche Unterempfindlichkeit bezüglich der Erythembildung gesehen, als auch schlechte Heilungen bei nach hohen Dosen auftretenden Blasenbildungen.

Unter den ihrer Entstehung nach uns noch völlig dunklen endogenen Hauterkrankungen war bei der **Vitiligo** von der Verwendung des Lichtes zur Anregung der Pigmentierung ein Erfolg zu erhoffen. Nachdem jedoch von BLOCH gezeigt worden ist, daß die Vitiligo auf einem definitiven Schwund der Dopaoxydase beruht — wobei allerdings eine Zeitlang auch in den Herden fleckweise noch Spuren von Pigment und auch von Oxydase zurückbleiben —, sind die tatsächlichen Mißerfolge der Lichttherapie, wenigstens bei den länger bestehenden und fortgeschrittenen Fällen von Vitiligo, verständlich. Zwar sind gelegentlich Autoren (KROMAYER, NAGELSCHMIDT) von dem Erfolg befriedigt; meistens ist er jedoch unbefriedigend bezüglich der kosmetischen Resultate und der Dauer.

EHRMANN, BUSCHKE, STEIN u. a. fanden bei Vitiligo deshalb eine nur fleckweise, anscheinend follikulär gelegene Pigmentierung, eben wohl ausgehend von den stets noch zurückbleibenden versprengten Resten einer geringfügigen Fermenttätigkeit. Diese gleichen Stellen lassen sich auch durch andere pigmentbildende Reize erregen (Kohlensäureschnee STEIN, Doramad BLUMENTHAL), aber da es sich nur um Reizung einer dem Untergang verfallenen Funktion handelt, sind die Erfolge nicht von Dauer. Mikroskopisch lokalisiert sich das Pigment ausschließlich in der Epidermis bei Freisein des Bindegewebes. Intra- und intercellulär gelagert, von graubrauner bis graugrüner Farbe, unregelmäßig bröcklig liegt es in der Mitte der vitiliginösen Efflorescenz am dichtesten, und unterscheidet sich klinisch wie morphologisch nicht von gewöhnlichem Hautmelanin.

Auch unter Verwendung der für die Pigmentierung durch Licht sensibilisierenden ätherischen Öle, die, in kölnisch Wasser enthalten, die eigentümlichen Erscheinungen der Berlock-Krankheit machen (FREUND, HOFFMANN-SCHMITZ) sind Erfolge (AXMANN, UHLMANN) wie Mißerfolge (FREUND) berichtet. AXMANN hat als besonders geeignetes Präparat eine Tinktur mit Zimtaldehyden, Eugenol und Phallandran angegeben, die von Töpfer, Seebenisch bei Leipzig hergestellt wird. Jedenfalls lassen sich mit diesen Stoffen die vitiliginösen Flecken isoliert betupfen und dadurch auch in ein besseres Verhältnis zu der stärkeren Pigmentierungsbereitschaft der umgebenden normalen Haut setzen. Im übrigen ist es noch unentschieden, ob diese künstlichen Pigmentierungen *alle* tatsächlich echte Pigmentierungen sind oder nur Schwärzungen anderer Art. Es muß hier auch daran erinnert werden, daß z. B. Comedonenköpfe sich ausgesprochen an belichteten Stellen isoliert verfärben, zweifellos ohne daß es hier zu echten Melaninbildungen kommt. Auch sei an die flüchtige Verfärbung nach Belichtung bei kongenitalem Albinismus erinnert (KELLER).

Trotz einzelner Angaben von Erfolgen, die vielleicht auf noch nicht endgültigem Verlust der Pigmentierungsfähigkeit beruhen, ist in Anbetracht der in jedem Fall quantitativ besonders liegenden Differenz der Pigmentierungsbereitschaft zwischen normaler und vitiliginöser Haut der kosmetische Erfolg von UV-Bestrahlungen sehr wenig vorauszusehen. Man wird jedenfalls bei therapeutischen Versuchen in dieser Richtung die normalen Ränder sorgfältig vor der Belichtung schützen.

Bei *Dermatitis herpetiformis* sind günstige Beeinflussungen mancher Fälle durch UV-Licht gesehen worden (Thedering). Die Erfolge sind lediglich oder hauptsächlich symptomatisch, wie sich von Keller zeigen ließ, der nach halbseitiger mehrmaliger Bestrahlung eine Provokation nach Jodkali bloß auf der unbestrahlten Haut eintreten sah. Kombinationen mit Arsentherapie werden empfohlen (Keutel).

Auch bei *Pemphigus vulgaris*, wahrscheinlich gutartigen Fällen, die von der Dermatitis herpetiformis nicht immer klar abzugrenzen sind, sind vereinzelte auch überraschende Erfolge gesehen worden (Brandweiner).

Die Behandlung der **Psoriasis** mit UV-Licht ist sehr umstritten. Zweifellos sind Erfolge vorhanden (Linser u. a.), doch hat sich die Therapie trotz ihrer Vorzüge (Salbenlosigkeit, stete Anwendbarkeit ohne Spätschädigungen) nicht durchsetzen können. Auch wir haben Rückbildungen von Psoriasis gesehen bei experimentell umschriebenen Bestrahlungen, deutlich beschränkt auf die Belichtungsstellen, doch verlief die Besserung sehr langsam. In unberechenbarer Weise entstanden bei anderen auch wieder Reizungen und Umwandlungen bestrahlter Stellen in Psoriasisherde, wie sie auch von Pick, K. Linser, Finkenrath gesehen worden sind.

Die Indikationen sind bei der Unsicherheit der Erfolge demnach recht verschieden: Thedering, Halberstaedter bestrahlen die oberflächlichen Herde bei frischen Fällen, nicht aber die inveterierten; Stümpke verwendet bei circumscripten Plaques Kompressionsbestrahlung, also höhere Dosen. Schuppen sind durch Salben zweckmäßig zu entfernen.

Ballico empfielt prophylaktische Bestrahlungen zur Verhütung der Rezidive; wir haben dieses Verfahren, weil wir gelegentlich ausgedehnte Provokationen sahen, wieder aufgegeben.

Jadassohn sah weder von natürlicher Sonne, Hg-Licht noch Kohlenbogenlicht deutliche Erfolge.

Bei der *Parapsoriasis en plaques* wirken Lichtbestrahlungen durch Schälwirkung symptomatisch günstig (Levin, eigene Beobachtungen).

Für die sonst (außer durch Pilocarpin nach Herxheimer) wenig beeinflußbare *Pityriasis lichenoides chronica* scheint sich im UV-Licht eine beachtenswerte therapeutische Behandlungsweise gefunden zu haben. Günstige Erfolge sind von Ehrmann, Almkvist, Finkenrath, Michelson u. a. gesehen worden. Das papulöse Exanthem nimmt zunächst an der Lichtreaktion anscheinend nicht teil; bei genügend hoher Dosis entwickelt sich während der Lichtdermatitis geradezu ein Negativ des Krankheitsbildes (Finkenrath). Dennoch bildet sich dann der Ausschlag zurück, streng auf die Belichtungsstellen begrenzt, gelegentlich unter Auftreten eines Leukoderms. Die Erfolge pflegen nachhaltig zu sein. Nach den Beobachtungen Ehrmanns scheinen vorangehende Arseninjektionen die Beeinflußbarkeit durch Licht noch günstiger zu gestalten, wenigstens insofern nachher geringere Dosen genügen.

Die Lichtbehandlung des *Lichen ruber* ist nach den Erfahrungen von Bettmann, Jesionek, Brandweiner aussichtsreich. Besonders das Jucken ist bereits wenige Stunden nach der Bestrahlung verschwunden (Jesionek, Rothman, Stümpke), jedoch darf die Behandlung sich nicht auf wenige Bestrahlungen beschränken und bedarf zweckmäßig der Kombination mit Arsen. Auch wir haben günstige Beeinflussungen resistenter Herde nach längerer Arsenbehandlung durch Belichtungen gesehen. Die Wirkung ist streng lokal.

Unter den Hautmälern **(Naevi)** sind es zunächst lokale Hyperpigmentierungen, deren kosmetische Entfernung durch Licht gelegentlich versucht worden ist. Stümpke unterscheidet bezüglich der Aussicht auf Erfolg angeborene Pigmentierungen (Naevi pigmentosi) und erworbene Pigmentierungen (Chloasma,

Epheliden); lediglich bei diesen ist ein, allerdings häufig nur vorübergehender Erfolg durch intensive Bestrahlungen, also Schälkur zu erzielen (STÜMPKE, THEDERING). Daß, wenigstens bei geringeren Dosen, Chloasmaflecken sich durch Licht verstärken, erwähnt JESIONEK; Lentigines zeigen sich gelegentlich an der Lichtreaktion selbst weniger beteiligt (BOWLES).

Bei der Beseitigung *vasculöser Naevi* kommt die intimaschädigende Wirkung *konzentrierter* und *hoher* Lichtdosen zur Geltung. Bei der geringfügigen Penetranz des UV-Lichtes reichen allerdings die erforderlich starken Lichtmengen nicht in große Tiefen. Die Erfolge sind deshalb von der Ausdehnung der Gefäßnaevi nach der Tiefe hin sehr abhängig.

KROMAYER unterscheidet für den Behandlungserfolg drei Gruppen:

1. Ausgedehnte oberflächliche blaurote Naevi, zumeist bestehend aus subepidermalen Capillaren mit geringem arteriellen Zufluß aus der Tiefe; definitiver Erfolg nach mehreren Bestrahlungen gut.

2. Kleine hellrote Naevi von vorwiegend arterieller Zusammensetzung; Erfolg zunächst gut, doch sind Rezidive häufig. Günstig gelegen für Radiumanwendung.

3. Tiefreichende Naevi mit Bindegewebswucherung; kombinierte Quarzlicht-Radiumbehandlung.

Die hohe Dosis macht meist Kompressionsbestrahlung erforderlich.

Histologisch hat GLEBOWSKY die UV-Einwirkung auf Gefäße untersucht. Er fand nach vorübergehender Hyperämie Peri- und Endovasculitis, Wucherung der Gefäßendothelien und damit Verödung der Gefäße; im wesentlichen also Befunde, die denen von DREYER-JANSEN an der Froschzunge entsprechen. Auch an diesen Versuchen fällt die Notwendigkeit hoher Dosen auf. Tiefenwirkung ist nur gering.

Es ist deshalb nicht verwunderlich, wenn die Bedingungen zu einem Erfolg für das UV-Licht nicht immer vorhanden sind und die Ergebnisse mancher Autoren ungünstig lauten; so hatte BUTLER von 28 Fällen nur drei gute Resultate.

Auch bei *generalisierten essentiellen Teleangiektasien* sind die Erfolge nur teilweise befriedigend (S. W. BECKER).

Keloide auch *Acnekeloide (Folliculitis sclerotisans nuchae)* und hypertrophische Narben (z. B. bei Lupus) können nach KROMAYER, THEDERING, STÜMPKE durch UV-Licht erweicht werden; meist wird Kompressionsbestrahlung mit Blaulicht empfohlen. Zweifellos kommt es bei dem Erfolg darauf an, wie lange das Keloid schon besteht.

Lichtbeeinflussungen bei diabetischen *Xanthomen* wurden von ROTHMAN beobachtet; die Wirkung war hauptsächlich eine direkte, zum kleineren Teil auch indirekt. Die Rückbildung erfolgte demnach am raschesten an den stärkst bestrahlten Stellen meist unter Hinterlassung eines Pigmentfleckes. Histologisch zeigte sich 2—3 Tage nach der Belichtung als Besonderheit ein Austritt des Farbstoffes und der Cholesterinmassen aus den ursprünglichen Knötchen und eine Anlagerung an die entzündlich veränderten Papillargefäße. Die direkte Einwirkung des Lichtes auf die Tumormasse läßt auch eine Beeinflussung des nicht diabetischen Xanthoms durch Licht erwarten.

Bei *Lidxanthomen* sind von LOMHOLT, REYN mit Finsenlicht gute Erfolge erzielt.

Obwohl JENSEN und JANSEN zeigen konnten, daß die Geschwulstzellen des Mäusecarcinoms durch Finsenlicht sicher abgetötet werden, wenn die zu beeinflussende Gewebsschicht nicht dicker als 0,2 mm ist, und KÖNIGSFELD durch Höhensonnenbestrahlungen bei Mäusen das Angehen von Impftumoren in 10—30% zu verhindern vermochte, erweist sich auch hier die Übertragung der Erfahrungen des Tierexperimentes auf den Menschen als unzulänglich.

Lediglich bei ganz oberflächlichen Prozessen hatte Forchhammer bei 51 Fällen in 61% gute Resultate. Im allgemeinen wird jedoch vor der Anwendung des Lichtes gewarnt (Jesionek-Rothman, Halberstaedter, Thedering, Stümpke). Beschleunigung des Wachstums der Carcinome oder geradezu Entstehung maligner Wucherungen, besonders in röntgenatrophischer Haut wurden von Jesionek-Rothman beobachtet.

Da Kautz Progredienz auch bei Allgemeinbestrahlungen gesehen hat, rechnet er bösartige Tumoren als Kontraindikation für eine Lichtbehandlung.

Bei *Mycosis fungoides* im erythematösen Stadium erreichten Louste-Marin-Caillau durch UV-Licht Beseitigung des Juckens und Besserung des Allgemeinbefindens.

Überblickt man zusammenfassend nochmals das ganze Gebiet der UV-Lichtindikationen in der Dermatologie, so sind es nur verhältnismäßig wenige Erkrankungen, bei denen das Licht als ein Heilmittel von Belang neben anderen Behandlungsmethoden als gleichwertig oder überlegen treten kann. Darunter ist die *Hauttuberkulose* immer noch die wichtigste Domäne der Lichtbehandlung, wenn sie auch hier, wie früher belegt wurde, meist in Kombination mit anderen Verfahren in Tätigkeit tritt. Missen möchte man weiterhin das Licht nicht mehr in der Behandlung der Alopecia areata, der Pityriasis rosea und versicolor, der flächenhaften und lichenoiden Parasporiasis. Versuchen kann man es bei Dermatitis herpetiformis, den exsudativen Hauterscheinungen der Kinder und Erwachsenen, bei oberflächlicher Acne und den Teleangiektasien der Rosacea und flachen Naevi. Und schließlich wird es in den Händen des vorsichtigen und geübten Lichttherapeuten auch noch bei Fällen von discoidem Erythematodes und bei umschriebenen chronischen Plaques (Ekzem, Neurodermie) Erfolge bringen können.

Während gerade in dem letzten Jahrzehnt unsere Kenntnisse über die biologischen Grundlagen der Lichtwirkung eine wesentliche Bereicherung erfahren haben, hat sich der Kreis der therapeutischen Anwendung in der Dermatologie nicht wesentlich mehr erweitert, im Gegenteil eher etwas mehr auf ein präziseres Gebiet zusammengezogen, nachdem eine wilde Behandlung aller möglichen Krankheitszustände mit Licht es zweifellos vorübergehend diskreditiert hatte.

Bestrahlungstechnik.

Eine Verständigung über den Wert der Lichttherapie der einzelnen Erkrankungen ist wegen der Regellosigkeit unserer Bestrahlungstechnik oft schwer zu erreichen. Im Gegensatz zur Röntgentherapie besteht bei der Verwendung des UV-Lichtes eine eigentümliche Abneigung gegen eine exakte Dosierung, deren Nichtbeachtung mit der individuellen Empfindlichkeit der zu bestrahlenden Personen entschuldigt wird. 1901 wurden ähnliche Gründe von den namhaftesten Autoren, wie z. B. Neisser und Jadassohn (in Ebstein-Schwalbe) gegen die Röntgendosierung vorgebracht; heute ist man nach Ausbau einer zureichenden Dosimetrie in vielleicht übertriebener Weise von der geringen individuellen Schwankung einer Röntgenreaktion überzeugt.

Lediglich die Gefahrenlosigkeit der Lichttherapie, die in der großen Erythembreite der meisten Personen ihre Ursache hat, erlaubt es, mit der heute üblichen ungenauen Behandlungsweise fortzufahren.

Eine Wiedergabe verschiedener Techniken nach Bestrahlungszeiten und Lampenabständen erübrigt sich also, da sie unreproduzierbar sind, wenn die wechselnden Intensitäten der Lichtquellen nicht bekannt sind. In großen Zügen seien nur auf die von den verschiedenen Schulen verfolgten Grundsätze hingewiesen.

Die Differenzen, die sich meist auf die Allgemeinbehandlung erstrecken, betreffen vor allem die zweckmäßige *Dosis* und damit im Zusammenhang die *Wahl der Strahlenquelle.* Denn diejenigen, die in der Lichtentzündung der Haut den Angriffspunkt für den therapeutischen Effekt sehen, werden sich gerne der erythemstrahlenreichen Hg-Lichtlampen und hochbelasteten oder imprägnierten Kohlenbogenlampen bedienen, jene die in einer einschleichenden Behandlung und in der erzeugten Pigmentierung den Heileffekt erklicken, eher „verbrennungsfreie" Strahlenquellen, wie z. B. niedrig belastete Bogenlampen. Der Kampf der wissenschaftlichen Ansichten wird von den herstellenden Firmen in die Reklamen übernommen und dadurch nicht eben verfeinert.

Die Anhänger der Sonnenlichttherapie — die jedoch keine reine UV-Lichttherapie ist, sondern bei der auch Leuchtwärmestrahlen und vor allem klimatische Faktoren wirksam sind — propagieren zumeist eine einschleichende Behandlung.

Das Schema von BERNHARD, dessen Erfolge bei extrapulmonaler Tuberkulose allgemein anerkannt sind, lautet: zunächst je 10'-Bestrahlung vorn und hinten

1. Tag von den Füßen bis zu den Knien,
2. Tag bis Mitte Oberschenkel,
3. Tag bis zur Leiste,
4. Tag bis zum Nabel,
5. Tag bis zur Magengrube,
6. Tag bis zu den Brustwarzen,
7. Tag bis zum Kinn.

Dann wird in täglicher Bestrahlung um 5—10 Minuten bis zu stundenlanger Dauer gesteigert. Unter Umständen gehen lediglich Bestrahlungen des erkrankten Herdes der Allgemeinbestrahlung voran. Umgekehrt setzt KISCH erst später mit der lokalen Herdbestrahlung ein.

JESIONEK, der ebenfalls für eine langsame Progredienz der Bestrahlungsdosen ist, hat als einen Ersatz der Sonnenlichttherapie „Lichtbäder" begründet, Hallen, in denen Hg-Lichtquellen und Solluxlampen für eine mehr oder minder gleichmäßige Durchstrahlung sorgen und in denen die Patienten sich frei bewegen (Abb. 74).

In der „plage artificielle" des Pariser Institutes für Aktinologie (SAIDMAN) spielen die Kinder im Seesand im Licht von metallimprägnierten offenen Kohlenbogenlampen und dunklen Wärmestrahlern.

Kurze „Lichtduschen" mit Hg-Licht von wenigen Minuten täglich oder mehrmals wöchentlich werden von THEDERING empfohlen.

Die entgegengesetzten Einstellungen nehmen ROST, REYN u. a. Autoren ein, die eine Gewöhnung der Haut durch unterschwellige Dosen vermeiden und mit Einzelschlägen eines mittelkräftigen UV-Lichterythems wirken wollen. Während REYN offenes Kohlenbogenlicht bevorzugt, zunächst von 30—40' Dauer, alle 2 Tage steigend um 10—15' bis $2^1/_2$ Stunden Höchstdauer, ist das in Deutschland meist übliche Hg-Dampflicht viel intensiver und bedarf nach MEYER-BERING, ROST u. a. infolgedessen einer genaueren Dosierung. Wird zu diesen Bestrahlungen die sog. „künstliche Höhensonne" benutzt, bei der der Patient liegt und damit einwandfrei eingestellt werden kann, so sind hierbei noch verschiedene technische Einzelheiten zu beachten, ganz gleichgültig, ob man dabei ein dosimetrisches Verfahren verwenden will oder nicht. Im übrigen sind auch die folgenden Daten lediglich für diese verbreitetste Strahlenquelle bekannt.

Bezüglich des *Abstandes* wird man einmal, um einen unebenmäßigen Körper gleichmäßig zu bestrahlen, eine möglichst große Entfernung wählen, andererseits durch die verfügbare Bestrahlungszeit dabei beschränkt sein. Da diese

Bestrahlungszeit im Anfang entsprechend der Gewöhnung kürzer sein kann, ist es gelegentlich üblich, in größeren Abständen von 1 m zu beginnen und später in kürzeren die Bestrahlungen fortzusetzen.

Die in der Literatur mitgeteilten Schemata beweisen oft, daß hierbei, trotz der Absicht immer gleichmäßig zu steigern, durch Nichtberücksichtigung des Intensitätsabfalles bei der Lichtausbreitung ganz willkürliche Sprünge vorwärts und zurück gemacht werden. Da im allgemeinen die Intensität einer Lichtquelle proportional dem Quadrat der Entfernung abnimmt, schlägt DAHLFELD zur Vermeidung derart entstehender Fehler vor, die Belichtungszeit stets auf 1 m Entfernung berechnet anzugeben („Einheitsminuten"), gleichgültig in welcher Entfernung die Bestrahlung tatsächlich erfolgt.

Das Gesetz von der quadratischen Intensitätsabnahme gilt jedoch nur für eine *punktförmige Lichtquelle*, was für eine BACHsche Höhensonne mit Reflektor

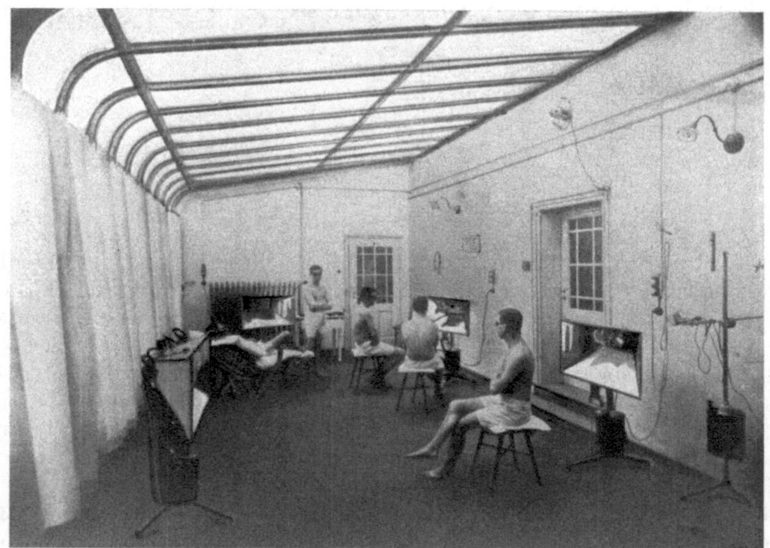

Abb. 74. Bestrahlungshalle mit JESIONEKschen Hallenlampen ausgerüstet.

ebensowenig wie für eine andere praktisch verwendete Lichtquelle zutrifft. Zwar findet HACKRADT, daß weiter als in 20 cm Entfernung die Intensität quadratisch abfällt, aber nach FREUND sinkt in doppelter Entfernung die Intensität nicht auf $^1/_4$, sondern nur auf etwa $^1/_3$ im Bereich des ersten Meters, gemessen an dem sichtbaren Licht der Lampe.

Nach KELLER trifft das auch für die erythemerzeugenden UV-Strahlen zu, was wegen der Absorption der Luft in größeren Schichtdicken nicht von vornherein feststand. Der Exponent, mit dem die Intensitäten abnehmen, beträgt 1,6—1,7, d. h. zur gleichen Dosis sind in doppelter Entfernung die 3—$3^1/_4$ fache Zeit vonnöten, oder die doppelte Zeit ergibt dieselbe Dosis in 1,5 fachem Abstand. Auch in $1^1/_2$ m Entfernung wirkt die Lichtquelle noch nicht punktförmig. Diese Abweichungen, die auch von GUTHMANN in ähnlichen Größen gefunden worden sind, sind nach diesem Autor zu erheblich, als daß sie in der Praxis vernachlässigt werden könnten. Da diese Verhältnisse für jede Lampe in Abhängigkeit von der Öffnung und der noch vorhandenen Wirksamkeit des Reflektors stehen, sind sie jeweils etwas verschieden und rechnerisch schwer zu erfassen. Es scheint deshalb zweckmäßiger, dauernd mit einem als mit vielen Abständen zu bestrahlen.

Die Frage, einen Körper möglichst *gleichmäßig zu bestrahlen*, wurde experimentell zunächst von HACKRADT angegangen. Unter Berücksichtigung des Intensitätsabfalles mit der Entfernung und der Abhängigkeit der Intensität von dem Kosinus des Lichteinfallswinkels berechnete er als günstigste Bedingungen für eine homogene Bestrahlung, wenn bei Verwendung von zwei Höhensonnen nach ROST der Brenner-Hautabstand sich zu dem Abstand zwischen beiden Lampen verhält, wie 1 : 1,414; die Bestrahlung erfolgt demnach am gleichmäßigsten, wenn bei 50 cm Bestrahlungsabstand die beiden Lichtquellen

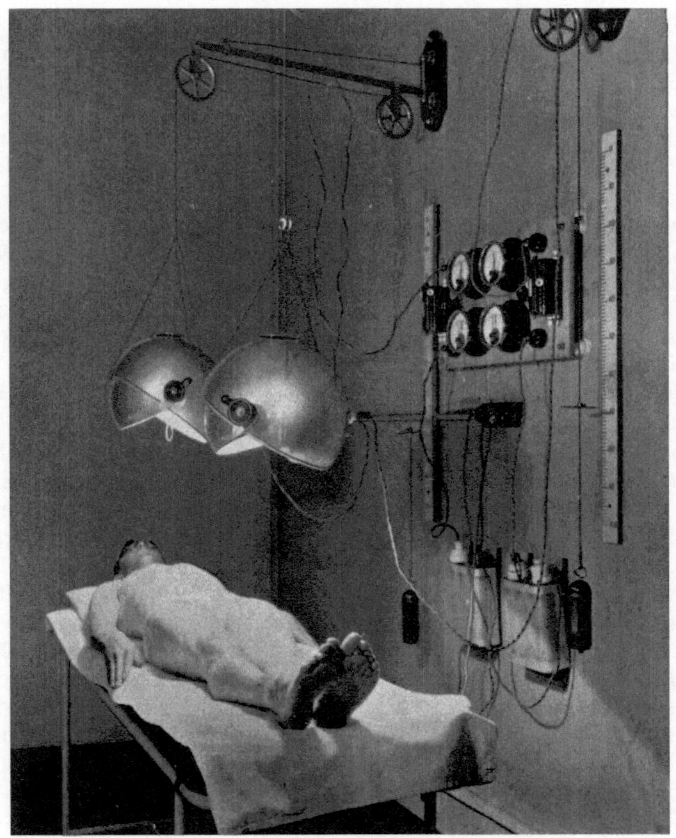

Abb. 75. Höhensonnenbestrahlung mit 2 Höhensonnen nach ROST. Strom-, Spannungsmesser und Stromregler zu experimentellen Lichtuntersuchungen.

in etwa 75 cm Abstand voneinander angebracht sind. Diese Lampen befinden sich dann etwa über der Mitte des Oberschenkels und der Brust (Abb. 75).

GUTHMANN hat in ähnlicher Weise die *Isodosen* der Höhensonne berechnet. Mit einer Höhensonne ohne Reflektor lassen sich bis auf $\pm$ 15$^0/_0$ Abweichung stets etwa *die* Strecken homogen bestrahlen, die dem Lampenabstand gleich sind. Demnach müßte man, um den menschlichen Körper ohne Gesicht zu bestrahlen, etwa einen Abstand von 140 cm wählen.

Für zwei Lichtquellen, die in 50 cm bestrahlen sollen, berechnet er als geeignetsten Abstand voneinander 90 cm.

Bei diesen Untersuchungen war jedoch bisher die *regionäre Lichtempfindlichkeit* des Körpers unberücksichtigt geblieben. Unter Zugrundelegung der früher angegebenen Zahlen findet er, daß eine Höhensonne, 1 m über der unteren Hälfte des Unterschenkels angebracht, die gleichmäßigsten Erytheme auf dem ganzen Körper hervorbringt. Allerdings ist die Dosis gegenüber einer Bestrahlung oberhalb des Stammes dabei zu vervierfachen. Wenn auch die Arme zweckmäßig flach an den Körper gelegt werden, gelingt ihre völlig gleichmäßige Bestrahlung dennoch nie.

Bei zwei Lichtquellen wird man eine Homogenität der Wirkung am besten durch verschieden starke Lichtquellen zu erreichen suchen, wobei die stärkere Lichtquelle über den unteren Extremitäten zu stehen kommt; hier ist dann zur Kontrolle ein dosimetrisches Verfahren nicht zu umgehen.

Bei der *Festsetzung der Dosis* kann man sich einmal von einer rohen Empirie leiten lassen, d. h. auf Grund tastender Versuche die gewünschte Wirkung am Menschen feststellen. Es braucht hier nicht nochmals dargelegt zu werden, welchen Fehlerquellen dieses Verfahren ausgesetzt ist. Als exaktere Methoden haben die einer mehr *schematischeren* und die einer mehr *individualisierenderen Richtung* zu gelten.

Die *individualisierende Methode* beabsichtigt, bei jedem Patienten durch Vorbestrahlung kleiner Felder die richtige Dosis zu bestimmen. Dazu sind kleine Vorrichtungen — meist ein Satz Blenden, wie sie auch zur Empfindlichkeitsprüfung verwandt werden — von Finkenrath, Keller, Dahlfeld, Saidman u. a. angegeben worden. Man kann sich aber aus Karton solche Blenden ohne weiteres leicht herstellen. Es darf aber bezweifelt werden, ob in einem großen Betrieb eine so umständliche Methode, gegen die theoretisch natürlich kein Einwand zu erheben ist, Verwendung finden kann.

Die *schematische Dosierungsmethode* basiert auf einer dosimetrisch bestimmbaren Lichteinheit, heute zumeist auf der erwähnten „*Höhensonneneinheit*“ (HSE). Die Freiburger Hautklinik beginnt mit 1 HSE und steigt nach Ablauf der Reaktion nach einer Woche je um eine weitere HSE, natürlich nur wenn dieselbe Hautstelle wieder bestrahlt wird. Für gewöhnlich werden in einer Sitzung entweder Vorder- und Rückseite oder beide Flanken bestrahlt, so daß also etwa alle 4 Tage eine Bestrahlung vorgenommen werden kann. Die Höchstdosis beträgt 10 HSE, wonach eine Entwöhnungspause von mindestens 5 Wochen einsetzen soll. Sind während der Bestrahlungskur unvorhergesehene Pausen eingetreten, so wird für jede Woche, die eine Bestrahlung zu spät vorgenommen wird, wiederum 1 HSE an der eigentlich gültigen Dosis abgezogen; findet z. B. eine Bestrahlung, die in der 7. Woche fällig war, erst in der 9. statt, so werden als Dosis jetzt 5 HSE (7 minus 2) gewählt.

Dieses schematische Verfahren ist trotz der verschiedenen individuellen Empfindlichkeit um so mehr erlaubt, als im Verlauf der Kur ein *Ausgleich dieser Empfindlichkeit* erfolgt: die zunächst empfindlichsten Individuen reagieren und gewöhnen stärker, während umgekehrt die weniger empfindlichen mangels stärkerer Reaktion ihre Empfindlichkeit länger beibehalten. Natürlich kann man auch mit Bruchteilen einer HSE beginnen, läuft dann aber Gefahr, das erstemal kein Erythem zu bekommen.

Bei der Besprechung der Bestrahlungstechnik ist es schließlich auch noch nötig, darauf hinzuweisen, daß die Augen gegen UV-Licht geschützt, d. h. abgedeckt oder zumindest sehr sorgfältig geschlossen sein sollen. Die Lichtentzündung der Conjunctiva bulbi ist ein außerordentlich peinigender Zustand für den Kranken. Tagsüber oft ohne Erscheinungen, beginnen die Beschwerden einige Stunden nach dem Einschlafen, d. h. bei Druck der Augendeckel. Die Augen brennen außerordentlich und sind kaum zu öffnen. Einige Tropfen Cocain, 5%ig beheben die Schmerzen in wenigen Sekunden und können auch prophylaktisch eingeträufelt werden; kalte Umschläge genügen bei leichten Erscheinungen gelegentlich zur Linderung.

Sind unerwünschte heftige Erscheinungen seitens der Haut aufgetreten, so genügen Puder (im Haushalt: Kartoffelmehl), Pasten oder Kühlsalben. Es ist jederzeit ratsam, den Patienten vorher auf die Möglichkeit und den Nutzen einer kräftigen Hautreaktion aufmerksam zu machen, um nicht bei ihm den stets bereitliegenden Gedanken einer Verbrennung aufkommen zu lassen.

Die Wirkungen der Wärmestrahlen auf die Haut.

Da die Wirkungen strahlender Wärme auf die Haut, soweit wir wenigstens wissen, sich nicht von den Wirkungen der Kontaktwärme unterscheiden, es sei denn durch die höhere Tiefenwirkung, und da sie in Erscheinungen übergehen, die als „thermische Schädigungen" an anderer Stelle des Handbuches behandelt werden, so kann hier nur kurz auf sie eingegangen werden. Ihre Eigentümlichkeiten kommen gelegentlich neben der UV-Lichtwirkung zur Geltung bei Strahlenquellen, die beide Strahlenarten aussenden.

Hauptsächlich von der *Intensität der Wärmestrahlung* und weniger von der Dosis, d. h. Bestrahlungsdauer abhängig sind die Reaktionen der Haut sehr verschiedenen Grades. Wird die Haut mit einer als warm empfundenen Strahlung bestrahlt, so stellt sich nach etwa 1—2 Minuten ein Erythem ein, das einheitlich hellrot ist und das Einstrahlungsfeld erheblich in zackigen Fortsätzen überschreitet. Tatsächlich verschmelzen jedoch in diesem Erythem zweierlei Vorgänge, wie sich aus den Untersuchungen an sensibel gelähmter Haut nach Eintritt der lokalen Nervendegeneration ergibt (KELLER): ein auf das Einstrahlungsfeld beschränktes hellrotes bis düsterrotes Erythem, das auch an empfindungsloser Haut auftritt und ein hellrotes Erythem, das sowohl über die Grenzen hinaus irradiiert, wie auch das lokal begrenzte Erythem noch überlagert und verstärkt. Dieses irradiierende Erythem ist also ein „irritatives Reflexerythem" (L. R. MÜLLER) oder „roter Hof" (EBBEKE, LEWIS), zu den Axonreflexen gehörig.

In Kenntnis dieser Verhältnisse kann man dann bei Wahl geringerer Wärmeintensitäten auch an normaler Haut lediglich ein umschriebenes Erythem erzielen. Das Reflexerythem kommt also erst bei einer gewissen Reaktionsstärke hinzu; nach LOVE-LEWIS erst bei einer Hauttemperatur von 43—44°.

Dies *momentane Wärmeerythem*, das auch capillaroskopisch nachweisbar hauptsächlich in einer Erweiterung des subpapillären Gefäßnetzes besteht, ist mit einer außerordentlichen *Beschleunigung der lokalen Durchblutung* verbunden; auch einzelne größere Hautvenen füllen sich praller.

KISCH, der sich über diese Verhältnisse Anhaltspunkte verschaffen wollte, verglich die nach gleichmäßigen Hautstichen mit dem FRANKschen Schnepper gewonnenen Blutmengen; nach $^1/_2$ stündiger Bestrahlung mit reinen Wärmestrahlen bis zur Hauttemperatur von 46° betrug die Blutmenge

sofort	das 13—17fache	
nach 1 Std.	„ 8—12 „	
„ 2 „	„ 7—12 „	
„ 3 „	„ 2— 5 „	des Normalen.

Hieraus ersieht man das unter Umständen lange *Überdauern der Bestrahlungshyperämie*; bei geringeren Intensitäten allerdings ist die Reaktion schon nach wesentlich kürzerer Zeit abgeklungen.

Diese vermehrte Blutdurchströmung dient nun hauptsächlich zum *Wärmeabtransport*. Das läßt sich schon aus folgender Beobachtung erkennen, daß unsere subjektive Wärmeempfindung mit dem Augenblick nachläßt *(Adaption)*, wo das Erythem beginnt. Bestrahlt man dagegen in Esmarchscher Blutleere und mit abgebundenem Arm, so bleibt das anfängliche Hitzegefühl so lange, bis die Binde gelöst wird und sich ebenfalls nach 1—2′ das Erythem entwickeln kann (Keller). Hierauf beruht auch die Tatsache, daß die höchste Temperatur, die bei Kontaktwärme vertragen werden kann, 47⁰—48,5⁰ ist, wenn der Reiz *sofort* in dieser Stärke erfolgt, bei Einschleichen dagegen zwischen 51,5⁰ und 52,5⁰ liegt (Love-Lewis). Im ersten Fall kann natürlich eine ableitende Hyperämie noch nicht eintreten.

Wird die Erhöhung der Oberflächentemperatur während der Bestrahlung z. B. durch Wind (Föhn) unterdrückt, so kann das Erythem ausbleiben, bis Bestrahlung und Abkühlung aufhören und die in den tieferen Gewebsschichten aufgespeicherte Wärme rückwirkend zur Oberfläche geleitet wird. Diese Verhältnisse kommen z. B. für eine Person in Betracht, die nach einem Aufenthalt im Freien bei Sonne und Wind in ein wärmeres Zimmer tritt.

Der *Rückgang* dieser momentanen Wärmereaktion ist vollkommen; er erfolgt ohne jede Pigmentierung oder Zeichen einer eingetretenen Gewöhnung.

Was die *Ausscheidungsverhältnisse der Haut* anbetrifft, so ist die insensible Perspiration lediglich während der Bestrahlung verändert, und zwar vermindert (Flarer); nach Aufhören der Bestrahlung sieht man jedoch gelegentlich reichlich Schweiß entstehen.

Die *Potentiometrie* der Haut ergibt während der Erwärmung eine Positivierung, die um so ausgesprochener ist, je weniger positiv das bestehende Grundpotential vor der Bestrahlung war (Rein); wahrscheinlich handelt es sich hier um eine Änderung des vegetativen Zustandes der Haut im Sinne einer Herabsetzung des lokalen Vagotonus.

Werden *stärkere Wärmereize*, die etwa an der Grenze der Erträglichkeit liegen, längere Zeit angewandt, so treten unter Umständen noch während der Bestrahlung urticarielle, düsterrote Schwellungen auf, auf denen, wenn die Bestrahlung fortgesetzt wird, sich bald die oberflächlichsten Schichten der Haut, wie bei einer schlaffen Blase abschieben lassen. Die Empfindungsstörungen die hierbei wahrgenommen werden, darf man sich jedoch durchaus nicht als besonders schmerzhaft vorstellen, besonders wenn es sich um kleinere Stellen handelt und wenn mit der Intensität langsam eingeschlichen worden ist. In dem Bestreben, es „gut warm zu bekommen", zieht sich gelegentlich ohne besondere Schwierigkeit der Patient zu seiner Verwunderung und zur Bestürzung des Arztes derartige Verbrennungen zu. Unterstützt wird das Auftreten solcher Schädigungen durch eine mit der urticariellen Schwellung auftretende Hyposensibilität (W. Jadassohn).

Auf empfindungsloser Haut mit lokaler Nervendegeneration ist die auftretende Quaddel völlig weiß mit einem schmalen, düsterroten Hof, jedoch ohne jedes Reflexerythem. Die genannten Erscheinungen werden bei Wärmestrahlen aller Art beobachtet und sind deshalb nicht für das kurzwellige Ultrarot, wie W. Jaddassohn annimmt, charakteristisch.

Diese *Verbrennungen* bleiben als lang dauernde Erythemflecke oder nach vorübergehender Bildung praller Blasen als nicht besonders schmerzhafte, in den ersten Tagen reaktionslose Ulcerationen mit Schorf bestehen, um dann langsam demarkiert zu werden und unter Umständen erst in Wochen zur Ausheilung zu kommen.

Histologisch verläuft die Blasenbildung zunächst oberhalb der Basalzellenschicht; Kerne und Protoplasma der abgehobenen Schichten sind im Gegensatz zur UV-Lichtblase gut erhalten. Die Schädigungen der Cutis werden erst nach etwa 4 Tagen offenbar; das Bindegewebe verliert seine feinfaserige Struktur, es ist kern- und gefäßarm, die Elastica schwindet (W. JADASSOHN).

Interessant ist, daß diese Verbrennung nicht immer flächenhaft gleichmäßig verläuft, sondern sich gelegentlich auf netzartige Zeichnungen beschränkt, die anscheinend normale Haut umschließen.

Solche *netzartigen Zeichnungen* sind nun charakteristisch für eine Reaktion der Haut, die sich nach mehreren Bestrahlungen mittelkräftiger Stärke einstellen kann (Abb. 76).

Von BUSCHKE-EICHHORN, ADAMSON, LEHNER-KENEDY u. a. wurden die Beziehungen dieser Veränderungen zu der sog. Cutis marmorata festgestellt.

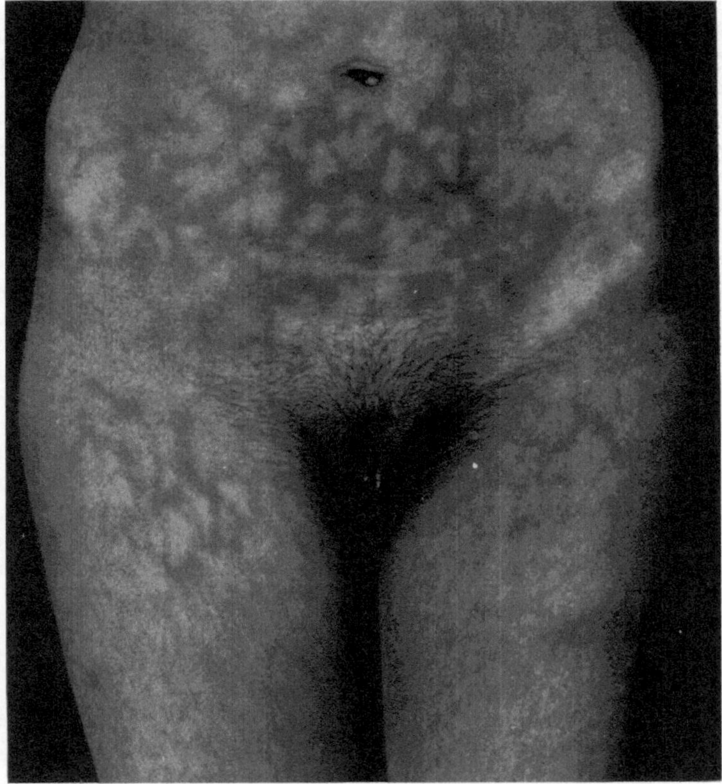

Abb. 76. Retikuläre Pigmentierungen nach häufiger lokaler Wärmeanwendung.

Direkte Übergänge der Streifen der einen in die der anderen Erscheinung ließen sich an den Rändern der Wärmereaktion feststellen, so daß ihre Entstehung aus der Cutis marmorata dadurch wahrscheinlich wird.

BUSCHKE-EICHHORN unterscheiden dabei drei Grade: zuerst eine Verstärkung der Hyperämie der Streifen der Cutis marmorata *(C. m. vascularis)*, dann eine Pigmentierung *(C. m. pigmentosa)* und schließlich eine Infiltration dieser Streifen, entweder im ganzen oder in einzelnen erbsen- bis bohnengroßen Stellen *(C. m. hyperplastica)*.

Histologisch finden sich starke Infiltrate aus Lymphocyten um die zur Epidermis parallel verlaufenden oberen Gefäße, die starke Erweiterung zeigen (LEHNER-KENEDY, EHRMANN-PERUTZ), außerdem gelegentlich Leukocyten und Plasmazellen (BUSCHKE-EICHHORN).

In der Epidermis liegt reichlich Pigment, meist in den Basalzellen, gelegentlich aber auch in den höheren Schichten; die Dendritenzellen sind vermehrt (Ehrmann-Perutz). In der Cutis zahlreiche Chromatophoren.

Diese derart beschriebenen netzartigen Streifen von etwa 3—6 mm Breite entsprechen nach Lewis Venen des subpapillären Gefäßnetzes, die aus noch unbekannten Gründen einen verminderten Tonus aufweisen und unter dem fortgeleiteten Arteriolendruck erweitert bleiben. Da die Haut über diesen Venen eine Temperaturerniedrigung von etwa 0,08^0 gegenüber dem Zentrum der Flecken aufweist, nimmt Lewis hier eine schlechtere Blutversorgung und eine stagnierendere Strömung an. Ihre verminderte Reaktionsfähigkeit beweisen diese Stellen durch eine geringere Blässe auf injiziertes Adrenalin und eine kleinere Quaddelbildung auf Histamin. Bei Urticaria factitia entwickeln sich auf diesem Streifen die Quaddeln gar nicht oder abgeschwächt; sie sind also ebenso wie die UV-belichtete Haut „unerregbar" gegen vasokonstriktorische Substanzen und „refraktär" (Lewis).

Die bei diesen Vorgängen entstehende *tiefbraune Pigmentierung*, die weit über die reine UV-Lichtpigmentierung hinausgeht und der homogenen Sonnenpigmentierung der Intensität, wenn auch nicht der Verteilung nach ähnelt, hat Kisch veranlaßt, in diesem Pigment eine Schutzmaßregel gegen die Wärmestrahlen zu erblicken. Tatsächlich konnte er auch feststellen, daß diese pigmentierten Stellen eine um 2—3^0 geringere Oberflächentemperatur bei einer Bestrahlung als die unpigmentierten erreichten, ebenso die Haut eines Negers sich weniger erwärmte als die eines Weißen. Da die Versuche unter der Unzulänglichkeit der verwendeten Instrumente litten, können sie noch nicht als völlig gesichert angesehen werden. Die gewöhnliche Erfahrung ist (Sonne, Keller, Peemöller), daß sich Pigmentflecken zunächst stärker erwärmen als die Umgebung und gelegentlich allein Verbrennungserscheinungen zeigen können. Da nach Peemöller eine pigmentierte Stelle dann allerdings eher schwitzt, kann eine umschriebene Abkühlung folgen. Auch Weidenreich, Hill u. a. teilen die Vorstellung, daß das Pigment die Blutgefäße durch oberflächlichere Absorption der Wärmestrahlen schützt und die Wärme durch die Verdunstung seitens der Haut wieder rascher nach außen abgegeben werden kann.

Nach außerordentlich häufigen Bestrahlungen werden die netzförmigen Pigmentierungen dann schließlich gleichmäßiger diffus, wie aus Abbildungen von Kisch hervorgeht.

Bei den *Wirkungen der Wärme auf den Organismus* müssen im Gegensatz zu den UV-Lichtstrahlen wegen der höheren Eindringungsfähigkeit *direkte* und *indirekte Tiefenwirkungen* unterschieden werden.

Die Erwärmung tief liegender Organe durch die Haut hindurch ist durchaus nicht gleichmäßig, sondern bei blutreichen Organen stärker (Hill-Campbell); so erwärmen sich das Gehirn und die Muskulatur mehr als z. B. Leber und Nieren. Auf diese direkte Wirkung auf das Zentralnervensystem wird bekanntlich der „Sonnenstich" zurückgeführt.

Eine Steigerung der Körpertemperatur kommt zwar beim Meerschweinchen durch leuchtende Wärmestrahlen mehr als durch ultrarote zustande (Sonne), fehlt jedoch beim Menschen mit seiner besseren Wärmeregulation.

An *indirekten Wirkungen* sind nach geringeren Bestrahlungen beim Menschen wenig Befunde gemacht worden.

Die Peptidase, als Zeichen des Auftretens von Spaltprodukten körpereigenen Eiweißes, war nach Solluxbestrahlungen nicht vermehrt (Mertz). Der Gaswechsel ist nach Wärmebestrahlung nicht erhöht, im Gegenteil, eine durch UV-Licht bedingte Erhöhung wird unterdrückt (Kestner).

Immunisierungsvorgänge waren bei Tieren auch durch Wärme zu beeinflussen. Nach FAMULENER-MADSEN werden Toxine (Tetanolysin) durch Erhöhung der Temperatur von 37 auf 42° bis auf 1,3% zerstört. Meerschweinchen, die mit Diphtherietoxin gespritzt waren, überlebten nach Wärmebestrahlungen häufiger als die Kontrollen (SONNE). Beim Menschen ist dagegen die Bildung von Typhusagglutinin nach Vaccinierung durch Wärmebestrahlungen bis auf ein längeres Verweilen der maximalen Werte nicht wesentlich verändert (HANSEN).

Die bactericide Kraft im Serum steigt nach COLEBROOK-HILL-EIDINOW erst dann an, wenn es durch die Wärmebestrahlung zu einer lokalen Hautverbrennung gekommen ist.

Therapeutisch werden die Wärmestrahlen besonders lokal verwendet und überall dort von Vorteil sein, wo auch Kontaktwärme subjektiv und objektiv angenehm empfunden wird. Tatsächlich ist die Verabfolgung bei Pernionen, bei Furunkeln, Bartfolliculitiden und Schweißdrüsenabscessen, ferner auch besonders bei tiefer Trichophytie meist von ausgezeichneter Wirkung. Die neuralgischen Beschwerden nach Herpes zoster werden desgleichen gut beeinflußt.

Es ist schon bei der UV-Lichttherapie auf die Verwendung der *Wärmestrahlen bei Hauttuberkulose* hingewiesen worden. HAXTHAUSEN, WICHMANN und KROPATSCH haben teils mit Wärmestrahlen allein, teils zusätzlich zur UV-Lichttherapie auch bei Lupus planus gewisse Erfolge verzeichnet.

Eine wirkliche Berechtigung der Anwendung der Wärmestrahlen scheint aber bei den ulcerösen und hypertrophischen Formen des Lupus und der colliquativen Tuberkulose vorzuliegen; gerade diese mit kleinen Abscessen durchsetzten matschigen Erkrankungsherde trocknen daraufhin leichter aus und beginnen sich zu epithelisieren.

Die Wundanregung und schnellere Überhäutung wird auch bei ulcerierten indurativen Tuberkulosen an den Beinen (BAZIN) empfohlen (LEVICK) und zur Behandlung von Röntgenulcerationen und Röntgenschädigungen ebenfalls mit Vorteil angewandt (REYN).

Gelegentliche Erfolge bei Analpruritus (AHLSWEDE), Genitalpruritus (NETZER), bei Ekzemen sind beschrieben.

Der *Antagonismus, der zwischen UV-Licht und Ultrarot* für die Phosphorescenz besteht, insofern ultrarote Strahlen eine durch UV-Licht erregte Phosphorescenz zum Verlöschen bringen (BECQUEREL), mag für gewisse biologische Reaktionen, wie die Aktivierung des Cholesterin zu Vitamin D ebenfalls vorhanden sein (LUDWIG-V. RIES), gilt aber für die Haut nicht (HILL, DUFESTEL). Die vorliegenden Befunde über Reaktionen von Wärmestrahlen in Kombination mit UV-Licht sind früher besprochen worden.

Eine Wärmewirkung ist auch die von J. MEYER eingeführte Aktinokauterisation. Hier werden *alle* Strahlen, die ultravioletten, sichtbaren und ultraroten einer Kohlenbogenlampe durch eine Quarzlinse gsammelt und ohne jede Kühlung auf den zu beeinflussenden Herd konzentriert. Die nach Sekunden bis Minuten entstehenden Reaktionen sind zunächst völlig die einer Verbrennung, wozu nach einer gewissen Zeit sich auch noch eine geringere UV-Lichtwirkung einstellen mag. Erfolge werden weniger beim Lupus, als offener Tuberkulose, Wunden, Keloiden, Furunkeln und Alopecia areata beobachtet. Warzen verschwinden auch gelegentlich an nicht direkt bestrahlten Stellen, so daß hierbei eine Suggestionswirkung nicht auszuschließen ist.

Die Warzenbehandlung mit dem Brennglas und Sonnenlicht ist übrigens schon als altes Volksmittel bekannt.

Literatur.

Achelis-Rothe: Über den Einfluß der Hautbestrahlung mit UV-Licht auf die sensiblen Nerven. Pflügers Arch. **218**, 427 (1927). — Adamson: Zit. bei Lewis. — Ahlswede, H. E.: Red light treatment. Arch. of Dermat. **8**, 527. (1923). — Almkvist, J.: Sur le traitement de la parapsoriasis lichenoide par la lumière. Acta dermato-vener. (Stockh.) **2**, 390 (1921). — Anderson-Robinson: The oxalic acid-uranyl sulfate ultraviolet Radiometer. J. amer. chem. Soc. **47** (1925). — Arnogan: Zit. bei Löwenbach. — Arnold, W.: Die Intracutaninjektion unspezifischer Stoffe. Z. exper. Med. **26**, 312 (1922). — Arzt-Hausmann: Zur Kenntnis der Hydroa. Strahlenther. **11**, 444 (1920). — Aumont-Leuret: Zit. bei P. S. Meyer. — Axmann: (a) Behandlung der Pigmentatrophie mittels lichtsensibler Stoffe. Münch. med. Wschr. **1925**, 1918. (b) Pigmentatrophie und lichtsensible Stoffe. Münch. med. Wschr. **1926**, 90. — Azuma, Y.: Beiträge zur biologischen Strahlenwirkung der Alpensonne und Hg-Lampe. Pflügers Arch. **214**, 189 (1926).

Becker, J.: Die wirksame Dosis bei der Quarzlichtbehandlung des Erysipels. Münch. med Wschr. **1927**, 497. — Becker, Ph.: Beitrag zum Kapitel der Röntgenschädigungen und deren Behandlung mit Quarzlampe und gedämpften Hochfrequenzströmen. Strahlenther. **6**, 405 (1915). — Becker, S. W.: Further Studies on generalized teleangiectasia. Acta dermato-vener. (Stockh.) **8**, 117 (1927). — Beinhauer, L. G.: Urticaria solaris. Arch. of Dermat. **12**, 62 (1925). — Benoît: (a) Paris méd. **49**, 462 (1924). (b) Zit. bei Pacini. — Bering: Der Einfluß des Lichtes auf die Atmung der Zelle. Arch. f. Dermat. **19**, 361 (1914). — Bering-Meyer: (a) Methoden zur Messung der Wirksamkeit violetter und ultravioletter Strahlenquellen. Strahlenther. **1**, 189 (1912). (b) Experimentelle Studien über die Wirkung des Lichtes. Strahlenther. **1**, 411 (1912). — Berner, K.: Über die Wirkung der Bestrahlung mit Hg-Dampflampe auf das Blut. Strahlenther. **5**, 342 (1915). — Bernhard, O.: Sonnenlichtbehandlung in der Chirurgie. Neue dtsch. Chirurgie **23**. Stuttgart: Ferdinand Enke 1917. — Bie, V.: (a) Untersuchungen über die bakterientötende Wirkung der verschiedenen Abteilungen des Spektrums. Mitt. Finseninst. **40**, H. 1 (1900). (b) Über das Vermögen des Lichtes, Sproß- und Schimmelpilze zu töten. Mitt. Finseninst. **78**, H. 1 (1900). — Bier: Zit. bei Stahl. — Birk-Schall: Strahlenbehandlung bei Kinderkrankheiten im Lehrbuch der Strahlentherapie Bd. 3, S. 713. Berlin 1926. — Bizard, L.: Traitement du lupus par la Finsenthérapie. Bull. Soc. franç. Dermat. **28**, 138 (1921). — Bleibaum, I.: Ein Beitrag zur Klärung der physikalischen Grundlagen der Lichtbestrahlung. Strahlenther. **18**, 220 (1924). — Bloch, Br.: (a) Zur Pathogenese der Vitiligo. Arch. f. Dermat. **124**, 209 (1917). (b) Das Problem der Pigmentbildung in der Haut. Arch. f. Dermat. **124**, 129 (1917). — Bloch, E.: Zit. bei Saidman. — Blumenthal, Franz: Strahlenbehandlung bei Hautkrankheiten. Berlin 1925. — Bowles, R. L.: Über den Einfluß der Sonnenstrahlen auf die Haut. Mh. Dermat. **18**, 16 (1894). — Brandweiner: Künstliche Höhensonne bei Pemphigus vulgaris. Wien. klin. Wschr. **1915**. — Breiger: Lichtbehandlungen bei Geschlechtskrankheiten nach 20jähriger Erfahrung. Münch. med. Wschr. **1920**, 1012. — Bremener, M. M.: Fünf Jahre Tätigkeit des Moskauer Institutes für Hauttuberkulose. Strahlenther. **26**, 638 (1927). — Brinitzer: Diskussion zu Ritter: Acne varioliformis. Dermat. Ges. Hamburg-Altona. 2. Febr. 1924. Ref. Zbl. Hautkrkh. **16**, 16 (1925). — Brummer, K.: Über den Einfluß kurzwelliger Strahlen auf die Permeabilität der Haut. Dermat. Z. **45**, 170 (1925). — Brünauer, St. R.: Zur Behandlung des Erysipels mit UV-Licht. Med. Klin. **1924**, 1003. — Bucky, G.: Grundlinien und Ausblicke über Grenzstrahlentherapie. Strahlenther. **24**, 524 (1927). — Buschke: (a) Notiz zur Behandlung der Vitiligo mit Licht. Med. Klin. **1907**, 983. (b) Zur Kenntnis netzförmiger Hautveränderungen. Dermat. Wschr. **77**, 1266 (1923). — Buschke-Eichhorn: Über den Einfluß des Lichtes auf das Leucoderma syphiliticum. Dermat. Z. **18**, 109 (1911). — Buschke-Loewenstein: Intravenöse Gonoflavintherapie bei Gonorrhöe. Dtsch. med. Wschr. **1928**, 53. — Busck, G.: (a) Untersuchungen über die Durchstrahlungsmöglichkeit des Körpers. Mitt. Finseninst. **1903**, H. 4, 29. (b) Beitrag zu den Untersuchungen über die photochemische Hautreaktion. Mitt. Finseninst. **10**, 23 (1906). — Busse, W.: UV-Lichtmessungen im nördlichen Schwarzwald. Strahlenther. **28**, 64 (1928). — Butler: UV-Ray Therapy in Dermatology. Arch. of Dermat. **9**, 51 (1924).

Cappelli, J.: Histologische Untersuchungen über die Wirkung der Kromayer-Quarzlampe auf die normale Haut des Menschen und beim Lupus vulgaris. Arch. f. Dermat. **105**, 107 (1909). — Carrière, R.: Paralyse und Pockenschutzimpfung. Allg. Z. Psychiatr. **86**, 45 (1927). — Castellani: Zit. bei Lewandowsky. — Chalmers-Prout: Zit. bei Lewandowsky. — Champeil: La lumiere de Wood. Thèse de Alger. **1925**. — Clark, J.: A simple method of measuring the intensity of ultraviolet light with comparative results on a number of physiological reactions. Amer. J. Physiol. **69**, 200 (1924). — Cobet, R. D.: Hauttemperatur des Menschen. Erg. Physiol. **25**, 439 (1926). — Cobet-Bramigk: Über Messung der Wärmestrahlung der menschlichen Haut und ihre klinische Bedeutung. Dtsch. Arch. klin. Med. **144**, 45 (1925). — Cobet-Kötschau-Roeloff: Zit. bei Cobet. — Collin:

Zit. bei Heiberg-With. — Cramer-Drew: The effect of light on the organism. Brit. J. exper. Path. **4** (1923).

Dahlfeld, C.: Zur rationellen Dosierung der UV-Reizstrahlen. Strahlenther. **16**, 75 (1924). — Danforth, C. H.: Studies on Hair. Arch. of Dermat. **12**, 195 (1925). — Dannmeyer, F.: (a) Intensitätsbestimmungen im hygiedorischen Bereich gewisser UV-Lichtstrahler. Strahlenther. **22**, 738 (1926). (b) Glühlampen mit UV-durchlässigem Glase. Strahlenther. **26**, 413 (1927). (c) Über UV-Strahler und Filter. Strahlenther. **28**, 69 (1928). — Dannmeyer, Kestner-Peemöller: Die kurzwelligsten ultravioletten Strahlen im Sonnenspektrum. Strahlenther. **22**, 579 (1926). — Dessauer, Fr.: Über den Grundvorgang der biologischen Strahlenwirkung. Strahlenther. **27**, 364 (1927). — Diehl, F.: Elektrische Veränderungen der Haut nach UV-Bestrahlung. Ber. Physiol. **42** (1927). — Dieterich, H.: Das Lichterythem und der Einfluß von Menstruationszyklus und Schwangerschaft. Strahlenther. **27**, 587 (1927). — Dixon: Zit. bei Lewis. — Dorno, C.: (a) Über UV-Strahlung. Strahlenther. **14**, 25 (1923). (b) Technik der Strahlenmessungen. Strahlenther. **18**, 177 (1924). (c) Physik der Sonnen- und Himmelsstrahlung im Lehrbuch der Strahlentherapie Bd. 1 (1925). (d) Beiträge zur Kenntnis des Sonnen- und Quarzlichterythems und Pigmentes. Strahlenther. **22**, 70 (1926). (e) Zum Gebrauch der Cadmiumzelle für Messung der ultravioletten Strahlen. Strahlenther. **25**, 351 (1927). (f) UV-durchlässiges Glas. Schweiz. Z. Gesdh.pfl. 8 (1928). — Doutrelepont: Zit. bei Lewandowsky. Dtsch. med. Wschr. **1905**, 1260. — Downes-Blunt: Zit. bei Jesionek. — Dreyer, G.: Sensibilisierung von Mikroorganismen im tierischen Gewebe. Mitt. Finseninst. **7**, 132 (1904). — Dreyer-Jansen: Über den Einfluß des Lichtes auf tierisches Gewebe. Mitt. Finseninst. **1905**, H. 9, 180. — Dufestel, L. G.: (a) L'héliothérapie artificielle, bases physiques et biologiques techniques, indications et résultats. Thèse de Paris **1923**. (b) Pigmentation et accoutumance. Ann. l'Inst. Actinol. **1**, 195 (1926). (c) La pigmentation. Ann. l'Inst. Actinol. **2**, 88 (1928). — Duke: Urticaria caused by light. J. amer. med. Assoc. **80** 1835 (1923).

Ebbecke, U.: Die lokale vasomotorische Reaktion der Haut und innerer Organe. Pflügers Arch. **169**, 1 (1917). — Eder: Ein neues Graukeilphotometer. Halle: Knapp 1920. — Eder-Valenta: Absorptionsspektren von farblosen und gefärbten Gläsern mit Berücksichtigung des UV.Denkschr. Akad. Wiss. Wien **61** (1894). — Ehrlich, M.: Zit. bei Lewandowsky. — Ehrmann, S.: (a) Versuche über Lichtwirkung bei Hydroa aestivalis (Bazin), Sommereruption (Hutchinson). Arch. f. Dermat. **77**, 163 (1905). (b) Weitere Untersuchungen über Lichtwirkung bei Hydroa aestivalis (Bazin), Sommereruption (Hutchinson). Arch. f. Dermat. **97**, 75 (1909). (c) Die Anwendung der Elektrizität in der Dermatologie. Wien Leipzig 1908. (d) Pityriasis lichenoides chronica. Wien. dermat. Ges. 25. Jan. 1920. Ref. Arch. f. Dermat. **137**, 82 (1921). (e) Über kombinierte Licht-Arsentherapie bei Pityriasis lichenoides chronica. Dermat. Z. **45**, 5 (1925). — Ehrmann-Perutz: Die experimentellen Grundlagen der allgemeinen Lichtpathologie in: Schädigungen der Haut von Ullmann. Leipzig, Bd. 2, S. 177. 1922. — Ehrmann-Wertheim: Zur Frage des Leucoderma syphiliticum. Arch. f. Dermat. **143**, 128 (1923). — Eidinow, A.: Über die bactericide Wirkung der UV-Strahlen. Strahlenther. **25**, 730 (1927). — Elster-Geitel: Zit. bei Vahle. — Epstein-Neuland: Über neurogene Dermatosen. Jb. Kinderheilk. **93**, 33 (1920). — Essinger-György: Beitrag zum Chemismus der Strahlenwirkung (künstl. Höhensonne). Biochem. Z. **149**, 344 (1924).

Feldmann, A. A.: Über das Leucoderma solare. Dermat. Wschr. **80**, 117 (1925). — Finkenrath, K.: (a) Quantitative Strahlenmessung in der Lichtbehandlung. Strahlenther. **16**, 309 (1924). (b) Die Quarzlichtdosimetrie. Zbl. Hautkrkh. **15**, 401 (1925). (c) Arsen als Sensibilisator in der Strahlentherapie. Dermat. Z. **46**, 316 (1926). — Finsen: Neue Untersuchungen über die Einwirkung des Lichtes auf die Haut. Mitt. Finseninst. **1**, 8 (1900). — Finsen-Forchhammer: Resultate der Lichtbehandlung bei unseren ersten 800 Fällen von Lupus vulgaris. Mitt. Finseninst. **1904**, H. 5/6. — Fischer, H.: Über Porphyrinurie. Münch. med. Wschr. **1916**, 378. — Fischer, W.: Diskussion Berl. dermat. Ges. 17. Juni 1924. Ref. Dermat. Z. **42**, 925 (1925). — Flarer, Fr.: Ricerche sperimentali e cliniche sulla „perspiratio insensible" nell'uomo. Boll. Soc. med.-chir. Pavia **1**, 25 (1926). Ref. Zbl. Hautkrkh. **21**, 808 (1927). — Forchhammer: Über die Behandlung von Hautkrankheiten mit konzentriertem Licht. Internat. dermat. Kongreß. **2**, 84 (1904). – Fraikin-Barill: Zit. bei P. S. Meyer. Zbl. Hautkrkh. **22**. — Frei: Lokale urticarielle Hautreaktion auf Sonnenlicht. Arch. f. Dermat. **149**, 124 (1925). — Frei, W.: Versuche zur urticariellen Lichtreaktion. Arch. f. Dermat. **151**, 67 (1926). — Freshwater: Zit. bei Lewandowsky. — Freund, E.: Über bisher noch nicht beschriebene künstliche Hautverfärbungen. Dermat. Wschr. **63**, 931 (1916). — Freund: (a) Beitrag zur Physiologie der Epidermis mit Bezug auf ihre Durchlässigkeit für Licht. Arch. f. Dermat. **48**, 3 (1901). (b) Ein wichtiger Fortschritt für die medizinische Lichtforschung. Strahlenther. **10**, 1145 (1920). (c) Biologischer Lichtschutz oder Lichtabschirmung. Dtsch. med. Wschr. **1925**, 2017. — Freund-Valenta: Eine Rötungsskala. Dtsch. med. Wschr. **1922**, 839. — Frey, E.: Die Ansteckung gesunder Zellen durch kranke. Dtsch. med. Wschr. **1923**, 535. — Frieboes, W.: Vaseline-

und Teerschädigungen der unbedeckten und belichteten Körperhaut. Dermat. Z. **24**, 641 (1917). — Fuhs: Diskussion zu Kerl. Zbl. Hautkrkh. **26**, 467 (1928). — Funfack, M.: Zur Frage der Ätiologie der Hydroa vacciniforme. Arch. f. Dermat. **146**, 303 (1924). — Fürstenau: Das Aktinimeter. Strahlenther. **12**, 291 (1921).

Galewsky - Linser: Berlock - Krankheit. Mitteldtsch. dermat. Tagg 5. Dez. 1926. Ref. Dermat. Z. **50** (1927). — Gans, O.: Über physikalisch-chemische Zustandsänderungen in gesunder und kranker Haut. Strahlenther. **18**, 655 (1924). — Gans-Pakheiser: Über den Calciumgehalt der gesunden und kranken Haut. Dermat. Wschr. **78**, 249 (1924). — Gans-Schlossmann: Über den Einfluß der UV-Strahlen auf die Permeabilität der Haut. Dermat. Wschr. **80**, 469 (1925). — Gassul: Experimentelle Studien über die biologische Wirkung des Hg-Quarzlichtes auf die inneren Organe. Strahlenther. **9**, 232 (1919). — Gassul, R.: Probleme der Dosimetrie und Dosierungsmethodik bei der Behandlung mit UV-Strahlen. Dtsch. med. Wschr. **1924**, 1755. — Gates: The quantitativ action of UV-Light on Staphylococcus aureus. Proc. Soc. exper. Biol. a. Med. **21** (1923). — Gavazzeni: Zit. bei Lewandowsky. — Gawalowsky, K.: Lichttherapieinstitutsbericht (tschech.). Česká Dermat. **2**, 165 (1921). — Geitel: Photoelektrische Meßmethoden. Abderhalden, Handbuch der biologischen Arbeitsmethoden II, 1921. — George, H.: Deux nouvelles lampes à vapeur de mercure. Rev. d'Opt. **4**, 82 (1925). — Girandeau: Zit. bei Saidman. — Glebowsky: Zit. bei Sack. Münch. med. Wschr. **1902**, 1141. — Gougerot, H.: (a) Xeroderma pigmentosa. Progrès clin. **9** (1921). Zbl. Hautkrkh. **4**, 506 (1922). (b) Radiolucites solaires chroniques cancérigènes. J. des Prat. **36** (1922). Ref. Zbl. **7**, 390 (1923). — v. Gröer-Hecht: Zit. bei Hecht. — v. Gröer-v. Jasinski: Über die Beeinflussung der Schmerzempfindlichkeit der Haut durch Quarzlampenbestrahlung. Klin. Wschr. **1922**, 683. — Gross-Volk: Beitrag zur Pathogenese der Tuberkulide. Arch. f. Dermat. **120**, 301 (1914). — Grünbaum: Zit. bei Noorden. — Guillaume: Zit. bei Schall Alius. Strahlenther. **26**. — Günther, H.: Die klinischen Symptome der Lichtüberempfindlichkeit. Dermat. Wschr. **68**, 177, 203, 213, 230 u. 243 (1919). — Guthmann, H.: (a) Lichterythem, Pigmentation und Wellenlänge. Münch. med. Wschr. **1927**, 402. (b) Über die Abhängigkeit des biologischen Effektes von der Röntgenlichtdosis. Strahlenther. **25**, 280 (1927). (c) Physikalische Grundlagen der Lichttherapie. Sonderband der Strahlenther. **10** (1927). — Gyemant: Röntgenkongreß **1924**; zit. bei Finkenrath. — Gyllenkreutz: Zit. bei Möller. György-Gottlieb: Verstärkung der Bestrahlungstherapie der Rachitis durch orale Eosinverabreichung.

Hackradt, A.: (a) Colorimetrische Dosierung ultravioletter Strahlen. Strahlenther. **10**, 1137 (1920). (b) Über die Ausbreitung der photochemischen Strahlenenergie. Strahlenther. **12**, 1005 (1921). (c) Über die Lagerung des Patienten bei Belichtung mit der künstlichen Höhensonne. Strahlenther. **12**, 1015 (1921). (d) Über die colorimetrische Ausdosierung künstlicher Lichtquellen. Strahlenther. **12**, 843 (1921). — Hagemann: Zit. bei Bernhard. — Hagen-Rubens: Zit. bei Saidman. — Hahn, H.: Neue Anschauungen vom Temperatursinn. Dtsch. med. Wschr. **1927**, 528. — Halberstaedter: Die Behandlung mit künstlichem Licht in der Dermatologie. Klin. Wschr. **1923**, 933. — Hammer: Über den Einfluß des Lichtes auf die Haut. Arch. f. Dermat. **24**, 329 (1892). — Hanawe: Studien über die auf gesunder und kranker Haut angesiedelten Pilzkeime. Jap. Z. Dermat. **20**. Ref. Arch. f. Dermat. **137**, 292 (1921). — Hansen, Th.: Der Einfluß des allgemeinen Lichtbades auf die Menge des Typhusagglutinins. Strahlenther. **16**, 114 (1924). — Hardenberg: The effects of UV-irradiation on Demodex folliculorum. Proc. Mayo clin. **1927**, 2. Ref. Dermat. Wschr. **86**, 283 (1928). — Hasselbalch, K. A.: Chemische und biologische Wirkung der Lichtstrahlen. Strahlenther. **2**, 403 (1913). — Hauptmann: Wie können wir der Paralyse und Tabes vorbeugen? Klin. Wschr. **1926**, 695. — Hausmann, W.: (a) Grundzüge der Lichtbiologie und Lichtpathologie. Sonderband d. Strahlenther. 8 (1923). (b) Die kurzwelligsten UV-Strahlen im Sonnenspektrum. Strahlenther. **24**, 192 (1926). — Hausmann-Kowarschik: Zit. bei Hausmann, Grundzüge. — Hausmann-Krumpel: (a) Über die Durchlässigkeit ungefärbter Gläser für UV-Strahlen in ihrer hygienischen Bedeutung. Wien. klin. Wschr. **1927**, 279. – (b) Über den Einfluß der Verstaubung auf die Durchlässigkeit des Fensterglases. Strahlenther. **27**, 386 (1927). — Hausmann-Neumann-Schuberth: Der Einfluß des Lichtes auf Tuberkulin. Z. Tbk. **47**, 2 (1927). — Hausmann-Sonne: Über die sensibilisierende Wirkung des Hämatoporphyrins im UV. Strahlenther. **25**, 174 (1927). — Hausmann-Spiegel-Adolf: Über Lichtschutz durch vorbestrahlte Eiweißlösungen. Klin. Wschr. **1927**, 2182. — Hausmann-Volk: Überempfindlichkeit gegen Licht. Arch. f. Dermat. **151**, 60 (1926). — Hausser, K. W.: Einfluß der Wellenlänge in der Strahlenbiologie. Strahlenther. **28**, 25 (1928). — Hausser-Vahle: (a) Die Abhängigkeit des Lichterythems und der Pigmentbildung von der Schwingungszahl der erregenden Strahlung. Strahlenther. **13**, 41 (1922). (b) Zur Physik des Gletscherbrandes und der Sonnenbräunung. Vortrag in der 88. Verslg dtsch. Naturforsch. Innsbruck **1924**. — Haxthausen, H.: (a) Ein Fall von Hydroa aestivale ähnelndem Lichtausschlag bei einem Patienten mit Hämatoporphyrinurie, hervorgerufen durch Luminal. Dermat. Wschr. **84**, 827 (1927). (b) Über den Einfluß der Jahreszeiten auf verschiedene Hautkrankheiten (dän.). Zbl. Hautkrkh. **15**, 332 (1925). (c) Eine optische Eigentümlichkeit der Lupusknötchen und ihre Bedeutung für die Finsenbehandlung und die leuchtenden Wärmestrahlen und ihre Bedeutung für diese. Strahlenther. **13**, 654 (1922). (d) Finsenbehandlung des Lupus vulgaris mit verstärktem Licht und Verwendung eines besonderen Filters zur teilweisen Absorption der leuchtenden Wärmestrahlen. Strahlenther. **22**, 337 (1926). — HECHT: Die Haut als Testobjekt. Wien 1925. — HEIBERG, K. A.: Einige Bemerkungen über die Wirkung fortgesetzter Bogenlampenlichtbäder auf die Haut. Arch. f. Dermat. **130**, 306 (1921). — HEIBERG-LOMHOLT: Relapses in Lupus vulg. and their treatment with concentrated carbon-arc light. Brit. J. Dermat. **36**, 245 (1924). — HEIBERG-WITH: Lup. treated with general carbon-arc light baths as the only therapy. Brit. J. Dermat. **34**, 69 (1922). — HEINER: Beiträge zur Strahlenempfindlichkeit der Haut bei Xeroderma pigmentosum (ung.). Zbl. Hautkrkh. **18**, 217 (1925). — HELLER: Diskussion zu JACOBI. Dermat. Z. **47**, 319 (1926). — HENNING: Berlock-Krankheit. Mitteldtsch. dermat. Tagg 5. Dez. 1926. Ref. Dermat. Z. **50** (1927). — HERXHEIMER-NATHAN: Über Sensibilisierung der Haut durch Carboneol gegenüber Sonnenlicht und eine dadurch bedingte Dermatitis solaris. Dermat. Z. **24**, 385 (1917). — HESCHELES: Zit. bei HECHT. — HESS, A. F.: Die Aktivierung von Cholesterin und Nahrungsmitteln mit Hilfe von UV-Strahlen. Dtsch. med. Wschr. **1926**, 577. — HESSE, E.: (a) Zur Tiefenwirkung des Quarzlampenlichtes. Münch. med. Wschr. **1907**, 1738. (b) Die Rolle des Lichtes in der Luestherapie. Strahlenther. **12**, 460 (1921). — HILL-CAMPBELL: Heating of the tissus of the body by light and heat rays. Lancet **1923**, 746. — HOBERT, H.: Über Blutregeneration anämisierter Mäuse im Dunkeln, im Licht und unter der Einwirkung der künstlichen Höhensonne. Klin. Wschr. **1923**, 1213. — HÖBER: Physikalische Chemie der Zelle und des Gewebes. 5. Aufl. Leipzig 1924. — HOFFMANN, E.: Über die Bedeutung der Strahlenbehandlung in der Dermatologie. Strahlenther. **7**, 1 (1916). — HOFFMANN E,.: und SCHMITZ: Über lineär- und tropfenartig begrenzte Pigmentierung nach starker Besonnung und Anspritzen mit parfümiertem Spiritus. Münch. med. Wschr. **1925**, 1414. — HOFMANN (Reichenberg): Lupus erythematodes. Dtsch. dermat. Ges. tschechoslowak. Republik, 19. April 1925. Zbl. Hautkrkh. **17**, 265 (1925). — HOKE: Untersuchungen über die Intracutanreaktion. Wien. klin. Wschr. **1920**, 904. — HOLTHUSEN: Besprechung. Klin. Wschr. **1927**, 1866. — HOLTHUSEN, H.: (a) Theoretische Grundlagen der Strahlentherapie mit besonderer Berücksichtigung der Allgemeinwirkung. Lehrbuch der Strahlenther. **1**, 803. (b) Der Grundvorgang der biologischen Strahlenwirkung. Strahlenther. **25**, 157 (1927). (c) Bemerkungen zu DESSAUER. Strahlenther. **27**, 382 (1927). (d) Aussprache. Strahlenther. **28**, 40 (1928). — HOLTZ, FR.: Die Photoaktivierung des Ergosterins zum antirachitischen Vitamin D. Strahlenther. **28**, 108 (1928). — HOME, EVERARD: Zit. bei WÜRTZEN. — HORBAZEWSKY: Zit. bei KARCZAG. — HÖRNICKE, C. B.: (a) Die Änderungen von Intensität und Stromverbrauch verschiedener Bestrahlungslampen während der Einlaufszeit. Strahlenther. **20**, 664 (1925). (b) Worauf beruht die lichtschützende Wirkung des Tannins. Strahlenther. **22**, 362 (1926). (c) Eine neue Bestrahlungskammer für künstliche Lichtbehandlung. Münch. med. Wschr. **1927**, 500. — HUFNAGEL, V.: UV-Fluorescenz und Sauerstoffaktivierung im Blute. Med. Welt **1928**, 688.

JACOBI: Hg-, Bi-, Sa-refraktäre Lues maligna nach allgemeiner Höhensonnenbestrahlung abgeheilt. Berl. dermat. Ges. 12. Jan. 1926. Dermat. Z. **47**, 318 (1926). — JADASSOHN, J.: (a) Syphilidol. Beiträge. Arch. f. Dermat. **86**, 45 (1907). (b) Über die Behandlung der Psoriasis. Fortschr. Ther. **1926**, 721. — JADASSOHN, W.: (a) Diskussionsbemerkung. Schweizer dermat. Tagg **1926**. (b) Experimentelle Untersuchungen über die Wirkung von kurzwelligem Ultrarot auf die Haut. Arch. f. Dermat. **152**, 113 (1926). — JAKOB, M.: Wärmeleitung. Im Handbuch der Physik Bd. 11. GEIGER SCHEEL 1926. — JANSEN, H.: (a) Histologische Untersuchungen der durch KROMAYERs Hg-Quarzlampe erregten Lichtentzündung. Arch. f. Dermat. **90**, 53 (1908). (b) Untersuchungen über die Fähigkeit der bactericiden Lichtstrahlen, durch die Haut zu dringen. Mitt. Finseninst. **4**, 37 (1903). — JANSEN-DELBANCO: Die histologischen Veränderungen des Lupus vulgaris unter FINSENs Lichtbehandlung. Arch. f. Dermat. **83**, 323 (1907). — JARISCH: Zur Anatomie und Herkunft des Oberhaut- und Haarpigmentes bei Menschen und Säugetieren. Arch. f. Dermat. **23** II, 35 (1891). — JAUSION-MARCERON: Le „coup de lumière“ acridinique. Bull. de Dermat. **32**, 358 (1925). — JENSEN, C. O., und H. JANSEN: Untersuchungen über die Widerstandsfähigkeit der Geschwulstzellen gegenüber intensivem Licht. Mitt. Finseninst. **1904**, H. 7, 151. — JERSILD, O.: Einige Fälle von Alopecia areata mit konzentrierten chemischen Lichtstrahlen behandelt. Mitt. Finseninst. **1900**, H. 1, 113. — JESIONEK: (a) Zur Lichtbehandlung des Lupus. Dtsch.. med. Wschr. **1914**, 895. (b) Lichtbiologie und Lichtpathologie. Prakt. Erg. Hautkrkh. **2** (1912). — JESIONEK, A.: Reizwirkungen des Lichtes und ihre therapeutischen Indikationen. Strahlenther. **16**, 24 (1924). — JESIONEK-ROTHMAN (a) Die physikalischen Behandlungsmethoden des Lupus vulgaris. Klin. Wschr. **1923**, 883. (b) Irrtümer der Lichttherapie. In „Irrtümer der Strahlentherapie“. Leipzig: Georg Thieme 1924. — JODLBAUER: Die Sensibilisierung der fluorescierenden Stoffe. Strahlenther. **2**, 84 (1913). — JOHANSEN: Die Energiestrahlung des Kohlenlichtbogens und des Hg-Lichtbogens und der

Sonne und ihre spektrale Verteilung. Strahlenther. **6**, 44 (1915). — Jones, I. W.: UV-ray therapy in dermatology. South. med. J. **16**, 423 (1923). — Jost: Zit. bei v. Noorden. — Juon, M.: Sensibilisations- und Desensibilisationsversuche mit UV. Strahlenther. **28**, 180 (1928). — Jüngling: Vergleichende Untersuchungen über die Wirkung des Sonnenlichtes und des Lichtes der Hg-Quarzlampe auf die Haut. Strahlenther. **7**, 413 (1916).

Karczag, L.: Zur Biologie und Klinik der Pellagra. Wien. klin. Wschr. **1926**, 1449. — Kartschagin, W.: Über den Einfluß des Pigmentes auf die Menge der von der Haut reflektierten UV-Strahlen. Z. phys. Ther. **32**, 207 (1926). — Kauffmann: Über die Latenzzeit der Schmerzempfindung im Bereich hyperalgetischer Zonen bei Anwendung von Wärmereizen. Münch. med. Wschr. **1921**, 1174. — Kautz, Fr.: Kontraindikation bei Bestrahlung mit künstlicher Höhensonne. Münch. med. Wschr. **1918**, 765. — Keller, Ph.: Fluorescenzerscheinungen an der menschlichen Haut. Dermat. Wschr. **82**, 457 (1926). (b) Die Verwendbarkeit des Fürstenauschen Aktinimeters für Höhensonne. Dtsch. med. Wschr. **1921**, 473. (c) Über praktische und biologische Höhensonnendosierung; Höhensonneneinheit. Dtsch. med. Wschr. **1922**, 346. (d) Über die Wirkung des ultravioletten Lichtes auf die Haut unter besonderer Berücksichtigung der Dosierung. I. Dosierung. Strahlenther. **16**, 52 (1923). (e) Umstimmung der Haut nach UV-Bestrahlung. Strahlenther. **17**, 197 (1924). (f) Erythemdosimeter. Klin. Wschr. **1924**, 1668. (g) Erythemdosimeter. Strahlenther. **17**, 420 (1924). (h) Lichtempfindlichkeit bei Pemphigus acutus. Dermat. Wschr. **79**, 1433 (1924). (i) Dosierung und Dosimetrie medizinischer Ultraviolettlichtquellen. Lehrbuch der Strahlentherapie, Bd. 1, S. 217. Berlin 1925. (k) Über die Dosierung ultravioletter Lichtstrahlen. Verh. dtsch. Röntgenges. **15**, 86 (1924). (l) Lichtschädigungen der Haut. In „Aus dem Arbeitsgebiet des Sportarztes“ von Rautmann. Jena: Gustav Fischer 1926. (m) Über die Wirkung des UV-Lichtes auf die Haut. Strahlenther. **28**, 152 (1928). — Keller, Ph. und Rein: Polarisationsmessungen an der Haut nach Röntgen- und UV-Lichtbestrahlung. Dermat. Kongreß Bonn 1927. Arch. f. Dermat. **155**, 67 (1928). — Kerl: Kombinierte Trypaflavin-Quarzlichtbehandlung. Zbl. Hautkrkh. **26**, 466 (1928). — Kestner-Peemöller-Plaut: Die Einwirkung der Strahlung auf den Menschen. Klin. Wschr. **1923**, 2018. — Kisch, E.: Diagnostik und Therapie der Knochen- und Gelenktuberkulose. Leipzig: F. C. W. Vogel 1921. — Kissmeyer, A.: L'acné traité par la lumière non concentrée de l'arc de charbon. Acta dermato-vener. (Stockh.) **3**, 618 (1922). — Kistiakovsky, E. V.: Pityriasis versicolor and UV-Rays. Arch. of Dermat. **15**, 685 (1927). — Kjellman: Zit. bei Möller. — Klare, K.: „Sonnenbronchitis“ bei exsudativen Kindern. Münch. med. Wschr. **1926**, 1441. — Klingmüller-Halberstaedter: Über die bactericide Wirkung des Lichtes bei Finsenbehandlung. Dtsch. med. Wschr. **1905**, 539. — Kneschke, W.: Blutkalk und Lichtbehandlung der Rachitis. Klin. Wschr. **1923**, 1935. — Köhler, A.: Mikrophotographische Untersuchungen im UV-Licht. Z. Mikrosk. **21**, 129 u. 273 (1904). — König: Zit. bei Bernhard. — Königsdörffer, H.: Zur Kenntnis der Porphyrie. Strahlenther. **28**, 132 (1928). — Königsfeld, H.: a) Über Beeinflussung der Immunkörper durch Höhensonnenbestrahlung. Verh. dtsch. Ges. inn. Med. **1923**, 202. b) Über Beeinflussung der Immunkörperbildung der Höhensonnenbestrahlungen. Z. exper. Med. **38**, 410 (1923). (c) Weitere experimentelle Untersuchungen über die biologische Wirkung der künstlichen Höhensonne. Klin. Wschr. **1924**, 1787. — König-Smith, D.: External irritation as a factor in the causation of lupus erythematosus discoides. Arch. of Dermat. **14**, 547 (1926). — Königstein: Hämatoporphyrin im Harn bei Acne varioliformis. Wien. dermat. Ges. 20. Okt. 1926. Wien. klin. Wschr. **1926**, 1407. — Kollath, W.: Ultraspektrometrie des Blutes. Strahlenther. **28**, 115 (1928). — Kreibich, C.: (a) Zur Wirkung des UV-Lichtes auf die Zelle. Virchows Arch. **222**, 28 (1916). (b) Zur Wirkung des UV-Lichtes auf intracelluläre Fermente. Arch. f. Dermat. **113**, 529 (1912). (c) Sklerodermieartige Lichtdermatose. Arch. f. Dermat. **144**, 454 (1923). — Kroetz, Chr.: (a) Zur Biochemie der Strahlenwirkungen. Biochem. Z. **151**, 146 u. 449 (1924). (b) Strahlen und Proteinkörper als Transmineralisationsmittel. Klin. Wschr. **1925**, 631. (c) Über die Lichtwirkung vom physikalisch-chemischen Standpunkt aus. Strahlenther. **28**, 92 (1928). — Kromayer: Die Behandlung der roten Muttermale mit Licht. Dtsch. med. Wschr. **1910**, Nr 7. — Kropatsch, A.: Behandlung mit Finsenlicht ohne Druckapparat. Strahlenther. **21**, 701 (1926). — Kuhlmann, B.: Die Bedeutung der Lichtmessung bei Benutzung der künstlichen Höhensonne in der ärztlichen Praxis. Strahlenther. **28**, 200 (1928). — Küster-Thiel: Lehrbuch der allgemeinen physikalischen und theoretischen Chemie. Bd. 2. Heidelberg: Karl Winter 1923.

Larsen, A. L.: Haben die verschiedenen Bakterienarten dieselbe Widerstandskraft dem Licht gegenüber? Mitt. Finseninst. **1900**, H. 1, 89. — Lasch, W.: Über die Wirkung der künstlichen Höhensonne auf den Stoffwechsel. Dtsch. med. Wschr. **1921**, 1062. — Lassen, H. C. A.: Über die Lichtsensibilisation im UV-Licht. Strahlenther. **27**, 757 (1928). — Ledermann-Meyer, P. S.: Verstärkung der Reaktion gegen Höhensonne durch Vorbestrahlungen. Klin. Wschr. **1926**, 1462. — Lehner-Kenedy: Zur Kenntnis der Entzündungen der Haut mit netzförmiger und verästelter Zeichnung. Arch. f. Dermat. **141**, 325 (1922). — Leicher, H.: Lichtwirkung und Blutkalk. Strahlenther. **19**, 392 (1925). — Lenkei: Zit.

bei VULPIUS. — LEREDDE-PAUTRIER: Zit bei WANSCHER. — LEVICK, M.: Über den therapeutischen Wert roter Strahlen. Strahlenther. **25**, 735 (1927). — LEVIN: Zit. bei BUTLER. — LEVY, M.: Über die Bedeutung einiger durch UV-Licht erzeugter histologischer Veränderungen für die Therapie innerer Krankheiten. Z. klin. Med. **99**, 407 (1924). — LEWANDOWSKY, F.: Die Tuberkulose der Haut. Berlin 1916. — LEWIS, TH.: Die Blutgefäße der menschlichen Haut und ihr Verhalten gegen Reize. Berlin: S. Karger 1928. — LEWIS-ZOTTERMANN: The resistance of the human skin to constant currents in relation to injury and vascular response. J. of Physiol. **42**, 28 (1926/27). — LINDHARD: Zit. bei HASSELBALCH. — LINKE, FR.: Die Sonnen- und Himmelsstrahlung. Strahlenther. **28**, 6 (1928). — LINSER: Zit. bei JESIONEK. LINSER, K.: Psoriasis vulgaris, provoziert durch Sonnenlicht. Mitteldtsch. dermat. Tagg, 5. Dez. 1926. Zbl. Hautkrkh. **22**, 619. — LINSER, K. und KROPATSCH: Sensibilisation und Desensibilisation der Haut gegen UV-Licht. Strahlenther. **22**, 514 (1926). — LIPPMANN, A.: (a) Lichttherapie innerer Krankheiten. Lehrbuch der Strahlentherapie. Bd. 3, S. 623, 1926. (b) Licht und Stoffwechsel. Erg. med. Strahlenforschg **3**, 645. Leipzig: Georg Thieme 1928. (c) Die Begrenzung der Indikationen für die Bestrahlung mit der künstlichen Höhensonne. Strahlenther. **28**, 411 (1928). — LIPPMANN-VÖLKER: Beiträge zur Frage der Stoffwechselbeeinflussung durch UV-Bestrahlung. Klin. Wschr. **1928**, 213. — LOEWY-DORNO: Über Haut- und Körpertemperatur und ihre Beeinflussung durch physikalische Reize. Strahlenther. **20**, 411 (1925). — LOMHOLT, SV.: Behandlung von nichttuberkulösen Hautleiden mit konzentriertem Kohlenbogenlicht. Ugeskr. Laeg. (dän.) **85**, 349 (1923). — LOSSEN, H.: Über eine angebliche Verbrennung dritten Grades mit der künstlichen Höhensonne. Strahlenther. **21**, 710 (1926). — LOUSTE-MARIN-CAILLAU: Mycosis fungoides à forme erythemateuse traitée par l'UV. Bull. de Dermat. **32**, 387 (1925). — LOVE-LEWIS: Zit. bei LEWIS. — LÖWENBACH, G.: Xeroderma pigmentosum. MRAČEK, Handbuch der Hautkrankheiten. Bd. 3, S. 240. 1904. LUDWIG v. RIES: Die biologische Bedeutung der Rot- und Hg-Lichtbehandlung. Klin. Wschr. **1928**, 1010. — LUNDSGAARD: Zit. bei WANSCHER. — LUTZ: Zur Kenntnis der biologischen Wirkung der Strahlen auf die Haut, mit spezieller Berücksichtigung der Pigmentbildung. Arch. f. Dermat. **124**, 233 (1917).

MAAR, V.: Die Tiefenwirkung der FINSEN-REYN-Lampe und der KROMAYER-Lampe. Arch. f. Dermat. **90**, 3 (1908). — MC CALL ANDERSON: Zit. bei MÖLLER. — MAC LEOD: Zit. bei HILL-CAMPBELL. — MACHT-STEPP: Über die Wirkung polarisierten Lichtes bei sog. Avitaminosen. Arch. f. exper. Path. **112**, 242 (1926). — MALMSTRÖM, V.: Observations respecting the sense of pain in skin exposed to UV-Rays. Acta radiol. (Stockh.) **3**, 327 (1924). — MALTEN, H.: (a) Gehäufte Strahlenwirkung. Münch. med. Wschr. **1926**, 823. (b) Die Messung therapeutischer Lichtstrahlen. Strahlenther. **27**, 187 (1927). (c) Die Messung strahlender Energie. Münch. med. Wschr. **1925**, 985. — MARCHIONINI, A.: Unsere Erfahrungen mit der künstlichen Höhensonne bei Anwendung der JESIONEKschen Hängelampe. Fortschr. Med. **42**, 253 (1924). — MARTENSTEIN, H.: (a) Experimentelle Untersuchungen bei Hydroa vacciniforme. Arch. f. Dermat. **140**, 300 (1922). (b) Experimentelle Untersuchungen über Strahlenempfindlichkeit bei Xeroderma pigmentosum. Arch. f. Dermat. **147**, 499 (1924). — MARTENSTEIN-BOBOWITSCH: Über Strahlenempfindlichkeit bei Xeroderma pigmentosum. Arch. f. Dermat. **150**, 165 (1926). — MAYER, R. L.: Über den Lichtschutz des Tannins und verwandter Substanzen. Dtsch. med. Wschr. **1926**, 1469. — MEIROWSKY: Untersuchungen über die Wirkung des Finsenlichtes auf die normale und tätowierte Haut des Menschen. Mh. Dermat. **42**, 391 (1906). — MEIROWSKY, E.: Der gegenwärtige Stand der Pigmentfrage. Strahlenther. **2**, 104 (1913). — MERK, L.: Die Pellagra. Zbl. Hautkrkh. **17**, 241 und 369 (1925). — MERTZ, A.: Fermentvermehrung im Serum nach Lichtbestrahlungen. Strahlenther. **22**, 301 (1926). — MEYER-BETZ, FR.: Untersuchungen über die biologische Wirkung des Hämatoporphyrins. Dtsch. Arch. klin. Med. **112**, 476 (1913). — MEYER, H.: Die Behandlung von Wandererysipel mit künstlicher Höhensonne. Z. ärztl. Fortbildg **1924**, 112. — MEYER, J.: L'actinocautère en dermatologie. Ann. de l'Inst. Actinol. **2**, 110 (1928). — MEYER, P. S.: (a) Der derzeitige Stand der Behandlung mit künstlichem Licht in der Dermatologie mit besonderer Berücksichtigung der biologischen Grundlagen. Zbl. Hautkrkh. **22**, 713 (1927). (b) Gewöhnung vitiliginöser Hautstellen an UV-Licht und andere Reize. Arch. f. Dermat. **147**, 238 (1924). (c) Über Schutzmittel gegen UV-Licht und Röntgenstrahlen. Z. physik. Ther. **30**, 261 (1925). — MEYER, P. S. und AMSTER: Über Lichtschutz, insbesondere die lichtschützende Wirkung des Tannins. Klin. Wschr. **1925**, 921. — MICHAEL: Diskussion zu E. L. OLIVER. — MICHAELIS, L.: Die Permeabilität von Membranen. Naturwiss. **14**, 33 (1926). — MICHELSON, W. A.: Ein neues Aktinometer. Physik. Z. **9**, 18 (1908). — MÖLLENDORFF, M. v.: Die Wirkung der künstlichen Höhensonnenbestrahlung auf das subcutane Bindegewebe der weißen Maus. Z. Zellforschg **6**, 151 (1927). — MÖLLER, M.: Der Einfluß des Lichtes auf die Haut in gesundem und krankhaftem Zustande. Bibliotheca med. D II. Stuttgart: Ferdinand Enke 1900. — MOOGO: Die Bedeutung des Zustandes der Haut für die unmerkliche Hautwasserabgabe. Z. exper. Med. **42**, 449 (1924). — MORO: Zit. bei ARZT-HAUSMANN. — MOSSE, U.: Behandlung des neurogenen Ekzems mit Höhensonne. Dtsch. med. Wschr. **1924**, 1802. — MOYCHO: Zit.

bei Sobotka. — Müller, L. R.: Studien über den Dermographismus und dessen diagnostische Bedeutung. Dtsch. Z. Nervenheilk. **47** u. **48**, 413 (1913). — Müller, O.: Die Capillaren der menschlichen Körperoberfläche. Stuttgart: Ferdinand Enke 1922. — Müller-Pouillet: Lehrbuch der Physik. Bd. 2. 1898.

Naegeli, O.: Unannehmlichkeiten bei der externen Doramadbehadlung. Klin. Wschr. **1926**, 2400. — Nagelschmidt, F.: (a) Zur Theorie der Lupusbehandlung durch Licht. Arch. f. Dermat. **63**, 330 (1902). (b) Vitiligo durch wiederholte Quarzlampenbestrahlung erfolgreich pigmentiert. Berlin. dermat. Ges. 22. Okt. 1920. Ref. Arch. f. Dermat. **137**, 12 (1921). — Nansen: Zit. bei Berner. — Nathan-Sack: Arch. f. Dermat. **138**, 391 (1922). — Nathan-Stern: Über Kalium- und Calciumschwankungen im Blutserum bei Dermatosen. Klin. Wschr. **1928**. — Neisser-Halberstaedter: Zit. bei Jodlbauer, Strahlenther. **2**. — Netzer, Fr.: Unsere Erfahrungen mit der verbrennungsfreien Ultrasonne. Strahlenther. **20**, 181 (1925). — Niederhoff, P.: (a) Zur Frage der Strahlungsimmunität. Strahlenther. **21**, 162 (1926). (b) Spektrographische Untersuchungen an Kohlenhydraten. Klin. Wschr. **1927**, 617. (c) Über das Absorptionsspektrum des Corodenins im UV. Strahlenther. **26**, 634 (1927). — Nogier: Le lumière de Wood. Medecine **1925**, 687. — v. Noorden: Über chronische Trionalvergiftung. Münch. med. Wschr. **1916**, 683. — Noorden, W. v.: Die neuere Frostbeulenbehandlung. Münch. med. Wschr. **1928**, 691.

Ochs: Zit. bei Beinhauer. — Oehmke: Zit. bei Hausmann. — Offermann: Sind die Oxydasefermente durch Röntgen- und Mesothoriumbestrahlung beeinflußbar. Strahlenther. **5**, 321 (1915). — Oppenheim: Sensibilisierung durch Trypaflavin und Hg-Lichtbestrahlung einer ausgedehnten Psoriasis vulgaris. Zbl. Hautkrkh. **26**, 351 (1928). — Ormsby-Mitchell: Lupus erythematosus with an extensive eruption on the trunk. Arch. of Dermat. **9**, 272 (1924).

Pacini, A. I.: (a) UV energy in the therapy of X-ray dermatoses. Amer. J. Electrother. **11**, 363 (1922). (b) Cellular regeneration under UV stimulus. Amer. J. Electrother. **41**, 226 (1923). — Passow: Beitrag zur Photometrie UV-Lichtquellen. Arch. Augenheilk. **90**, 123 (1921). — Pauli, E. W.: (a) Über künstlich vergrößerte Durchlässigkeit der tierischen und menschlichen Haut für den langwelligen Teil des Spektrums. Strahlenther. **25**, 546 (1927). (b) Untersuchungen über die künstlich vergrößerte Durchlässigkeit der Haut für die kurzwelligen Strahlen des Spektrums und über die Eigenbestrahlung der Haut bei Bestrahlung mit UV-Licht. Strahlenther. **26**, 577 (1927). — Pauli-Dennig: Über die Durchlässigkeit der tierischen und menschlichen Haut im sichtbaren Teil des Spektrums. Strahlenther. **26**, 761 (1927). — Pauli-Invančević: Untersuchungen über das Absorptionsvermögen der Haut im langwelligen Gebiet des Spektrums. Strahlenther. **25**, 532 (1927). — Pauli-Kliewe: Über die künstlich vergrößerte Durchlässigkeit der Haut für bactericide Lichtstrahlen. Strahlenther. **26**, 767 (1927). — Pautrier-Payenneville: Zit. bei Arzt-Hausmann, Günther. — Peemöller, Fr.: (a) Neuere Untersuchungen über die blutdrucksenkende Wirkung von künstlichen Lichtquellen. Klin. Wschr. **1923**, 973. (b) Biologische Lichtwirkungen beim gesunden und kranken Menschen. Strahlenther. **20**, 856 (1925). (c) Die physiologische Bedeutung des Pigments. Strahlenther. **28**, 168 (1928). (d) Die Wirkung von erythembildenden Lichtstrahlen und Wärmestrahlen auf die menschliche Haut. Strahlenther. **24**, 573 (1927). — Perthes, G.: Über Strahlenimmunität. Münch. med. Wschr. **1924**, 1301. — Perutz: Zit. bei Ehrmann-Perutz, Experimentelle Grundlagen in Schädigungen der Haut.— Pétenyi: Zit. bei Rohr. — Pfahler, Klauder und Martin: Exp. studies on the combined effects of Roentgen rays and UV rays. Amer. J. Roentgenol. **16**, 150 (1926). — Picard, H.: Intensiv-Bestrahlungs- und Inhalationskammer. Strahlenther. **16**, 512 (1924). — Pick, E.: (a) Zur Kenntnis der Sommerprurigo (Hutchinson). Arch. f. Dermat. **146**, 466 (1924). (b) Umwandlung einer Lichtdermatitis in Psoriasis. Zbl. Hautkrkh. **12**, 127 (1924). — Pilnow: Zit. bei Sack. Münch. med. Wschr. **1902**, 1141. — Pincussen, L.: (a) Über die Beeinflussung des Stoffwechsels der Kohlenhydrate durch Strahlung. Klin. Wschr. **1922**, 174. (b) Die Einwirkung des Lichtes auf Stoffwechselvorgänge. Strahlenther. **18**, 625 (1924). (c) Über biologische Lichtwirkungen. Strahlenther. **25**, 523 (1927). (d) Licht und Stoffwechsel. Strahlenther. **28**, 103 (1928). — Pohle, E. A.: (a) Physical and biological Problems in heliotherapy. I. Standardization. Amer. J. Roentgenol. **15**, 193 (1926). (b) Standardization of ultraviolet rays. J. amer. med. Assoc. **86**, 818 (1926). — Polland, R.: Kann das Hautpigment durch Pityriasis versicolor beeinflußt werden. Dtsch. Z. **49**, 146 (1926). — Polzin, F.: Zwei Fälle von Eczema callosum. Dermat. Z. **34**, 78 (1921). — Pürckhauer, R.: Experimentelle Untersuchungen über die Tiefenwirkung der Kromayer-Quarzlampe an normaler Haut. Arch. f. Dermat. **87**, 355 (1907). — Pulay, E.: (a) Stoffwechselpathologie und Hautkrankheiten. 17. Mitt. Lupus erythematodes. Beitrag zur Pathologie des Lichtes. Dermat. Wschr. **73**, 1217 (1921). (b) Stoffwechsel und Haut. Berlin 1923.

Quimby, A. I.: The roentgenologist's mechanical and physiological protection from X-ray. Amer. J. Electrother. **40**, 387 (1922). — Quincke: Zit. bei Frei.

Rajewsky: Aussprache. Strahlenther. **28**, 42 (1928). — Randak: Porphyrin bei Lupus erythematodes disseminatus acutus. Wien. dermat. Ges. 23. Okt. 1924. Zbl. Hautkrkh.

16, 382 (1925). — RASCH: Some historical and clinical remarks on the effect of light. Proc. roy. Soc. Med. **20**, 11 (1926). — RASCH, C.: Effectiv of the sun's light on a syphilitic eruption. Brit J. Dermat. **33**, 56 (1921). — RAVAUT-BASCH-LAMBLING: De l'action combinée de la phototherapie et de la chimiotherapie dans le syphilis. Ann. Dermat. **6**, 518 (1925). — RAVE, W.: Die klinische Verwendung der KROMAYERschen Quarzlampe bei Ekzemen. Arch. f. Dermat. **101**, 81 (1910). — REGELSBERGER, N.: Über den Galvanismus der menschlichen Haut. Zum Problem der biologischen Strahlendosis. Z. exper. Med. **42**, 159 (1924). — REICHE, A.: Varicellen und ultraviolette Strahlen. Münch. med. Wschr. **1923**, 360. — REIN, H.: Über die Topographie der Wärmeempfindung. Z. Biol. **82**, 513 (1925). — REITER-GABOR: UV-Strahlen und Zellteilung. Strahlenther. **28**, 124 (1928). — REYN, A.: (a) Röntgen- und Lichtbehandlung tuberkulöser Lymphome. Strahlenther. **19**, 261 (1925). (b) Apparate und Methoden zur Lichtbehandlung. Mitt. Finseninst. **10**, 128 (1906). (c) Über den jetzigen Stand der Finsentherapie. Strahlenther. **28**, 306 (1928). — REYN-ERNST: Über die Anwendung künstlicher Lichtbäder bei Lupus vulgaris und chirurgischer Tuberkulose. Strahlenther. **6**, 16 (1915). — RHEINDORF: Zit. bei BLOCH. — ROBERTS: Zit. bei LEWANDOWSKY. — ROHR, F.: Das Indikationsgebiet der Quarzlampe „Künstliche Höhensonne" in der Kinderheilkunde. In BACH: „Künstliche Höhensonne". Leipzig 1927. 16.—17. Aufl. — ROHRBÖCK: Der Einfluß der UV-Strahlen auf Varicellen. Orv. Hetil. (ung.) **20** (1924). Ref. Dermat. Wschr. **80**, 789 (1925). — ROSENTHAL, I.: Die Physiologie der tierischen Wärme in HERMANN, Handbuch der Physiologie Bd. 4 (1882). — ROSENTHAL, O.: Hauterkrankung in Berlockform. Berlin. dermat. Ges. 17. Juni 1924. Ref. Dermat. Z. **42**, 295 (1925). — ROST, G. A.: (a) Über die Höhensonnenbehandlung des Lupus und anderer tuberkulöser Erkrankungen der Haut. Dtsch. med. Wschr. **1915**, Nr 39. (b) Die systematische kombinierte Strahlenbehandlung der Hauttuberkulose, insbesondere des Lupus. Verh. 6. Sitzg Lupusausschusses. Berlin 1919. (c) Anwendung und Messung der UV-Strahlen künstlicher Lichtquellen. Strahlenther. **10**, 1129 (1920). (d) Versuch einer Einteilung der Hautkrankheiten auf kausalgenetischer Grundlage. 12. dtsch. dermat. Kongreß **1921**. Arch. f. Dermat. **138**, 309 (1922). (e) Die Behandlung der Hauttuberkulose. Strahlenther. **13**, 560 (1922). (f) Hautkrankheiten. S. 252. Berlin 1926. — ROTHE, H.: Über den Einfluß der sensiblen Nerven auf das Hauterythem nach Bestrahlung mit UV-Licht. Pflügers Arch. **218**, 418 (1927). — ROTHMAN, ST. (a) Untersuchungen über die Physiologie der Lichtwirkungen. Klin. Wschr. **1923**, 881. (b) Untersuchungen über die Physiologie der Lichtwirkungen. Z. exper. Med. **36**, 398 (1923). (c) Erhöhung der Zuckertoleranz durch Lichtbäder. Klin. Wschr. **1924**, 1959. (d) Untersuchungen über Xeroderma pigmentosum. Arch. f. Dermat. **144**, 440 (1923). (e) Erhöhung der Zuckertoleranz durch Lichtbäder. Klin. Wschr. **1924**, 1959. (f) Die Beeinflussung der Lichtentzündung und der Pigmentierung durch Novocaineinspritzungen. Strahlenther. **22**, 729 (1926). (g) Lichtbehandlung diabetischer Hautleiden. Strahlenther. **24**, 465 (1927). — ROTHMAN-CALLENBERG: Untersuchungen über die Physiologie der Lichtwirkungen. 2. Mitt.: Lichtbäder und Serumkalkspiegel. Klin. Wschr. **1923**, 1751. — RÖVER, W.: Ein neues UV-Aktinimeter. Fortschr. Röntgenstr. **33**, 101 (1925). — RUBNER, M.: Die strahlende Wärme irdischer Lichtquellen in hygienischer Hinsicht. I. Wirkung der Wärmestrahlung auf den Menschen. Arch. f. Hyg. **23**, 87 (1895). — RUEGENBERG, W.: Zwei weitere Fälle von Pigmentierung nach Sonnenbestrahlung und Anwendung spirituöser Parfüms. Münch. med. Wschr. **1925**, 1582. — RÜTTENAUER, A.: UV-Messungen mittels Cadmiumzelle und Elektrometer. Strahlenther. **27**, 794 (1928).

SABOURAUD: Entretiens dermatologiques. Paris 1913. — SACK: Über die Natur der zur Heilung führenden regressiven und produktiven Gewebsveränderungen. Münch. med. Wschr. **1902**, 1141. — SACK, A.: Varicellen und UV-Strahlen. Münch. med. Wschr. **1922**, 591. — SAIDMAN: L' effet photoélectrique produit par les rayons UV chez l'homme. C. r. Acad. Sci. — SAIDMAN, J.: (a) Test sensitométrique automatique. Ann. de l'Inst. Actinol. **2**, 108 (1928). (b) Sur l'absorption des rayons UV par le peau. C. r. Acad. Sci. **179** (1924). (c) Les rayons ultraviolets. Paris 1925. — SAIDMAN-DUFESTEL: Sur le visibilité de la portion initiale du spectre UV. Ann. de l'Inst. Actinol. **1**, 279 (1926). — SAMPSON, C. M.: UV and X-ray as physiologic complements in therapeusis. Amer. J. Roentgenol. **9**, 570 (1922). — SAPHIER, J.: (a) Die Dermatoskopie IV. Arch. f. Dermat. **136**, 149 (1921). (b) Die Dermatoskopie. V. Arch. f. Dermat. **143**, 156 (1923). — SCHÄFFER, J.: Therapie der Haut- und venerischen Krankheiten. 4. Aufl. Berlin 1919. — SCHALL-ALIUS: (a) Zur Biologie des Ultraviolettlichtes. I. Zur Frage der Dosimetrie des Ultraviolettlichtes. Strahlenther. **19**, 559 (1925). (b) Zur Frage der Messung der Hautreaktion. Strahlenther. **19**, 796 (1925). (c) UV-Licht und Wärmestrahlen. Strahlenther. **26**, 649 (1927). (d) Die Reaktion der menschlichen Haut auf wiederholte UV-Lichtbestrahlungen. Strahlenther. **27**, 769 (1928). — SCHIMANKO, I. I.: Die Verwandlung der Hautallergie und der Einfluß physikalisch-chemischer Faktoren. Strahlenther. **19**, 805 (1925). — SCHMIDT-MARCUSE: Zit. bei LEWANDOWSKY. Arch. f. Dermat. **64**. — SCHNEITER: Zit. bei v. NOORDEN. — SCHOLTZ: (a) Beitrag zur Lehre von der Hydroa aestivalis. Arch. f. Dermat. **85**, 95 (1907). (b) Über die Wirkung konzentrierten Lichtes. 5. internat. dermat. Kongreß **2**, 459 (1904). — SCHÖNstein: Ref. über mit Heliotherapie behandelte Hautkrankheiten. Gyógyászat **1925**. Ref. Dermat. Wschr. **80**, 699 (1925). — Schrötter zit. bei Saidman: Les rayons ultraviolets v. Schubert: Das Blut als Angriffsfläche der UV-Strahlen. Dtsch. med. Wschr. **1926**, 904. — Schultz, Frank: Experimentelle Beiträge zur Lichtbehandlung. Berl. klin. Wschr. **1905**, 979. — Schultz, P. A.: Über neue Hilfsmittel auf dem Gebiet der Strahlentherapie. Münch. med. Wschr. **1924**, 1451. — Schultze, W.: (a) Über die Reflexion und Absorption der Haut im sichtbaren Spektrum. Strahlenther. **22**, 38 (1926). (b) Untersuchungen über das Verhalten der Haut gegenüber Strahlen des sichtbaren Spektralgebietes. Münch. med. Wschr. **1926**, 943. (c) Über Strahlenmessungen in der Lichttherapie. Münch. med. Wschr. **1927**, 216. — Schultze-Rothman: Über die Absorption des entzündungserregenden UV-Lichtes in der menschlichen Haut. Strahlenther. **22**, 736 (1926). — Schumm, O.: Elektrochemische Untersuchungen an Porphyrinen, Porphyratinen und Muskelfarbstoffen. Strahlenther. **28**, 142 (1928). — Sellei-Liebner: Über Prurigo aestivalis. Arch. f. Dermat. **152**, 19 (1926). — Serapin: Zit. bei Lewandowsky. — Sequeira, I. A.: (a) Seven years experience of the Finsen treatment. Lancet **1**, 713 (1908). (b) The Finsenlight treatment at the London hospital 1900—1913. Lancet **1913 I**, 1655. Übersetzung: Strahlenther. **3**, 343 (1913). — Shibuya, H.: (a) Über die sensibilisierende Wirkung der Porphyrine. Strahlenther. **17**, 412 (1924). (b) Über die Sensibilisation von Warmblütern durch Serumporphyringemenge. Strahlenther. **18**, 710 (1924). — Sobotka: Studien über den Einfluß experimentell veränderter örtlicher Bedingungen auf die Lichtreaktion. Archiv f. Dermat. **121**, 45 (1916). — Solomon: Zit bei Saidman. — Sonne, C.: (a) Visible and invisible heat rays. Determination of amount of heat radiated to the skin of luminous and obscure heat rays that can be borne without causing combustion. Acta med. scand. (Stockh.) **54**, 350 (1921). (b) The reflection and absorption by the skin of luminous rays and obscure heat rays. Acta med. scand. (Stockh.) **54**, 358 (1921). (c) Determination of the skin temperature during the highest endurable intensity of radiation with luminous rays and obscure heat rays. Acta med. scand. (Stockh.) **54**, 367 (1921). (d) Calculations and determinations of the temperature of the subcutaneous tissue during radiation with luminous rays and obscure heat rays of the maximum intensity endurable. Acta med. scand. (Stockh.) **54**, 374 (1921). (e) Calculations and determinations of the temperature of the subcutaneous tissue during radiation with luminous rays and obscure heat rays of the maximum intensity endurable. Acta med. scand. (Stockh.) **54**, 374—383 (1921). (f) What therapeutic effect may the visible heat rays (luminous rays) be imagined to have. Acta med. scand. (Stockh.) **54**, 384—394. (g) Untersuchungen an Meerschweinchen über den Einfluß des Lichtbades auf die Wirkung des Diphtherietoxins im Organismus. Strahlenther. **16**, 104 (1924). (h) Wo liegt der „biologische Effekt“ im UV-Spektrum? Strahlenther. **25**, 559 (1927). (i) Die Abhängigkeit der lichtbiologischen Reaktion von der Wellenlänge. Strahlenther. **28**, 45 (1928). — Sonne-Rekling: Behandlung der Rattenrachitis mit monochromatischem UV-Licht. Strahlenther. **25**, 552 (1927). — Soog-Moise: Zit. bei P. S. Meyer. — Spiethoff, B.: Der Einfluß der UV-Strahlen auf die Symptome der Syphilis. Dermat. Z. **47**, 43 (1926). — Spitzer: Über die Anwendung des Kohlenbogenlichtbades bei primärer und sekundärer Tuberkulose der Haut und Schleimhaut. Münch. med. Wschr. **1916**, 1541. — Stahl, R.: (a) Untersuchungen über die Beeinflussung normaler und pathologisch veränderter Haut durch die parenterale, leistungssteigernde Reiztherapie. Z. exper. Med. **26**, 318 (1922). (b) Über Fernwirkung im Organismus. Herdreaktionen und vegetatives Nervensystem. Klin. Wschr. **1923**, 1024. — Stahl-Simsch: Über Beeinflussung von Erythem- und Pigmentbildung in der Lichttherapie. Strahlenther. **28**, 178 (1928). — Stein: Experimentelle und histologische Untersuchungen über Hautgewöhnung. Archiv f. Dermat. **97**, 27 (1909). — Stümpke, G.: (a) Die medizinische Quarzlampe. Berlin: Hermann Meußer 1919. (b) Die Behandlung des Lupus erythematodes. Zbl. Hautkrkh. **1**, 169 (1921). — Szilard: Zit. bei Saidman.

Takagi, I.: Über die Durchlässigkeit ungefärbter Gläser für UV-Strahlen in ihrer hygienischen Bedeutung. Strahlenther. **25**, 580 (1927). — Takahashi-Takemura: On action of the UV-light upon trichophytosis and trichophyton. Jap. J. of Dermat. **23**, 20 (1923). — Tchahotine: Zit. bei Höber. — Thedering, F.: Das Quarzlicht und seine Anwendung in der Medizin. Oldenburg 1916. — Thilenius-Dorno: Das Davoser Frigorimeter. Meteorol. Z. **1925**, 57. — Tröndle: Zit. bei Höber. — Trotter, M.: The resistance of hair to certain supposed growth stimulants. Arch. of Dermat. **7**, 93 (1923).

Uhlmann, E.: (a) Vitiligo mit Höhensonne und Kölnisch Wasser behandelt. Zbl. Hautkrkh. **22**, 30 (1927). (b) Pigmentbildung bei Vitiligo. Med. Klin. **1927**, 279. — Unna, P. G. (a): Xeroderma pigmentosum. Histopathologie der Hautkrankheiten. Berlin 1894. (b) Über das Pigment der menschlichen Haut. Mh. Dermat. **4**, 287 (1895). — Unna-Golodetz: Die Verteilung des Sauerstoffs und der Sauerstoffermente in der Haut. Dermat. Wschr. **54**, 2 und 54 (1912).

Vahle, W.: Optische Grundlagen der Lichttherapie und der in der Lichtbehandlung gebräuchlichen Lichtquellen. Lehrbuch der Strahlentherapie. Bd. 1, S. 71. Berlin 1925. — Vajano: Über einige Fälle von Herpes recidivans der Hände, geheilt durch UV-Strahlen.

Giorn. ital. Mal. vener. **1924**. Ref. Dermat. Z. **44**, 165 (1925). — VALLERY-RADOT, BLAMOUTIER, BESANÇON, SAIDMAN: Urticaire solaire. Bull. Soc. Méd. Paris **50**, Nr 23 (1926). — VEIEL: Über einen Fall von Eczema solare. Vjz. Dermat. **19**, 1113 (1887). — VERRES, FR. v.: Über die Wirkung des Finsenlichtes auf normale Haut. Mh. Dermat. **40**, 429 (1905). — VOLK: Diskussion zu KERL. Zbl. Hautkrkh. **26**, 467 (1928). — VOLLMER, H.: Zur Biologie der Haut. Klin. Wschr. **1923**, 1878. — VOLTZ, FR.: Die physikalischen und technischen Grundlagen der Messung und Dosierung der Röntgenstrahlen. Sonderband der Strahlenther. **6** (1921). — VULPIUS: Über die Lichtbehandlung der chirurg. Tuberkulose. Münch. med. Wschr. **1913**, 1079.

WANSCHER, E.: Untersuchungen der bei der Lichtbehandlung des Lupus vulg. hervorgerufenen histologischen Veränderungen. Mitt. Finseninst. **7**, 1 (1904). — WARD: Zit. bei BEINHAUER. — WEBSTER-HILL-EIDINOW: Measurement of ultra-violet light by means of acetone methylene-blue solution. Lancet **206**, 745 (1925). — WEIDENREICH: Zit. bei MEIROWSKY. Strahlenther. **2**. — WEIK-HAHN: Zwei Fälle von Xeroderma pigmentosum mit experimentellen Untersuchungen über die Einwirkung verschiedener Lichtarten. Arch. f. Dermat. **87**, 371 (1907). — WELJAMINOW: Ein Dezennium des Bestehens des Lichtinstituts und die Resultate der Lupusbehandlung nach FINSEN (russ.). Auszug: Mh. Dermat. **53**, 103 (1911). — WELSCH, G.: Beobachtungen über künstlich erzeugte Lichtwirkungen auf die Hautcapillaren. Münch. med. Wschr. **1922**, 546. — WELTRING: Zit. bei ROHR. — WETZEL-ZOTTERMANN: Zit. bei LEWIS. — WICHMANN, P.: (a) Experimentelle Untersuchungen über die biologische Tiefenwirkung des Lichtes der medizinischen Quarzlampe und der Finsenapparate. Münch. med. Wschr. **1907**, 1382. (b) Zur biologischen und therapeutischen Wirkung der leuchtenden Wärmestrahlen. Strahlenther. **28**, 189 (1928). — WIDMARK: Zit. bei BIE. — WIRZ, F.: Druck und Entzündung. Arch. f. Dermat. **151**, 208 (1926). — WITH: Studien über den Einfluß der Lichtbehandlung auf Vitiligo. Ref. Dermat. Wschr. **71**, 1018 (1920). — WOLTERS: Diskussionsbemerkung. Eccema solare. Erg.-H. z. Arch. f. Dermat. **24**, 187 (1892). — WUCHERPFENNIG, V.: Pathologische Lichtüberempfindlichkeit in qualitativer und quantitativer Hinsicht. Arch. f. Dermat. **156**, 520 (1928). — WÜRTZEN, C. H.: Die Finsenbehandlung bei Pocken. Erg. inn. Med. **14**, 326 (1915).

ZIEGLER, K.: Über die Wirkung der künstlichen Höhensonne auf den Gesamtorganismus. Strahlenther. **14**, 15 (1923). — ZINSSER, F.: Die Behandlung des Lupus nach FINSEN. Dtsch. med. Wschr. **1910**, 1164. — ZONDEK, B.: (a) Tiefenthermometrie. I. Münch. med. Wschr. **1919**, 1315. (b) Tiefenthermometrie. II. Münch. med. Wschr. **1919**, 1379. (c) Tiefenwirkung bei thermischen Behandlungsmethoden. Klin. Wschr. **1922**, 1744. — ZUNTZ: Zit. bei HAUSMANN. — ZURHELLE, E.: Experimentelle Untersuchungen über die Einwirkung von Kölnischem Wasser auf die menschliche Haut. Münch. med. Wschr. **1928**, 723.

Röntgenphysik.

Von

Adolf Liechti-Bern.

Mit 80 Abbildungen.

Alle Zweige der biologischen Wissenschaften haben heute an den verschiedensten Punkten die Berührung mit der reinen Physik wieder erlangt oder gefunden. Nachdem in der allgemeinen Biologie und damit auch in den medizinischen Disziplinen vor Jahrzehnten die Chemie im Brennpunkte der Forschung stand, hat sich indessen eine gewisse Schwenkung nach der physikalischen Seite hin bemerkbar gemacht, die ihren Grund in der gewaltigen Entwicklung eines physikalischen Gebietes hat, das für die chemische Forschung nicht weniger bedeutungsvoll ist wie für die Physik selber. Dieses Wissensgebiet ist die moderne Atomforschung im Verein mit der Quanten- und Relativitätstheorie.

So bedeutet unser Gebiet der Röntgenphysik nur einen Teil jenes großen Gebäudes der Lehre von den anorganischen Zustandsänderungen ohne Änderung der stofflichen Zusammensetzung der Materie, einen Teil allerdings, der sich durch besondere Bedeutung auszeichnet. Gerade in der Aufklärung der Struktur der Materie spielen die Röntgenstrahlen eine besonders wichtige Rolle und die Erforschung der Zusammensetzung der Elemente der nicht organisierten Materie gibt den biologischen Wissenschaften neue Fragestellungen und neue Methoden.

Die allgemein-biologische Bedeutung der Strahlen ist aber nicht der einzige Grund, der die Strahlenphysik als einen grundlegenden Wissenszweig erscheinen läßt. Wir zählen heute die strahlende Energie zu den wichtigsten therapeutischen Agenzien und die Röntgenstrahlen sind gerade für den Dermatologen von besonderem praktischem Interesse. Wie die Pharmakologie als selbständige Wissenschaft die Wirkungsweise der chemisch wirkenden Medikamente aufzuklären versucht und dadurch befruchtend auf die Pathologie und Therapie wirkt, so soll der Arzt, der sich der Röntgenstrahlen als therapeutisches oder diagnostisches Hilfsmittel bedient, auch, soweit möglich, über die Wirkungsweise derselben orientiert sein.

Wenn es bis anhin nicht gelungen ist, den Mechanismus der *biologischen* Röntgenstrahlenwirkung restlos zu erforschen, so liegt das an der Unzulänglichkeit der Methoden. Es fällt auf, daß gerade in einer Zeit, wo die Physik der Röntgenstrahlen nach den verschiedensten Richtungen hin enorme Fortschritte zu verzeichnen hat, wo uns die Apparatetechnik fast unbeschränkte Möglichkeiten in die Hand gibt, die vielen Fragen nach den feineren Details der biologischen Wirkung der Röntgenstrahlen zum großen Teile unbeantwortet bleiben müssen, trotzdem eine Unmenge von experimentellen Tatsachen und klinischen Befunden bereits vorliegen. Zwei mögliche Wege, diesem Übelstand abzuhelfen, sind durch den Stand der Dinge vorgezeichnet. Einesteils durch Vordringen von den Gebieten der exakten Wissenschaften der Physik und

Chemie und anderseits durch Untersuchungen an einfachen biologischen Objekten Klarheit zu schaffen.

Im weiteren soll die Röntgenphysik die Grundlagen geben für das Verständnis der Wirkungsweise der technischen Hilfsmittel zur Erzeugung von Röntgenstrahlen für Therapie und Diagnostik, ähnlich wie z. B. die Akustik die Grundlagen für Perkussion und Auskultation abgibt.

I. Wesen, Eigenschaften und Wirkungen der Röntgenstrahlen.

A. Die Röntgenstrahlen als elektromagnetische Schwingung.

Durch die Versuchsanordnung von LAUE, FRIEDRICH und KNIPPING und durch den Ausfall ihres Experimentes waren Beugungs- und Interferenzerscheinungen der Röntgenstrahlen an Krystallen nachgewiesen und dadurch nicht nur die Gitterstruktur der Krystalle bewiesen, sondern auch die Röntgenstrahlen als *periodisch ablaufenden Vorgang* sichergestellt. Damit war, im Verein mit den schon bekannten Tatsachen der Polarisation und der identischen Fortpflanzungsgeschwindigkeit der Röntgenstrahlen mit dem Licht, mit einem Schlage die Wesensgleichheit der Röntgenstrahlen und des sichtbaren Lichtes bewiesen. Heute wissen wir, daß sich Röntgenstrahlen lediglich durch ihre Wellenlänge vom sichtbaren Licht, vom Ultraviolett sowie von den elektrischen Wellen der drahtlosen Telegraphie unterscheiden.

Jeder Vorgang, der nach einer bestimmten, stets konstanten, endlichen Zeit wieder in die gleiche Phase, d. h. in den gleichen Zustand mit gleicher Vor- und Nachgeschichte kommt, nennen wir ganz allgemein einen periodischen Vorgang. Ein einfacher periodischer Vorgang sind z. B. die Schwingungen eines Pendels. Tragen wir die Lage eines Punktes des Pendels in Abhängigkeit von der Zeit in ein Koordinatensystem ein, so erhalten wir die einfachste Form einer periodischen Kurve, die Sinoide ($y = \sin x$). Wellenbewegungen sind ebenfalls periodische Vorgänge. Oft sind es reine Sinoiden. Akustische Wellenzüge sind oft zusammengesetzt aus mehreren Sinoiden (Grundton plus Obertöne). Der periodische Charakter bleibt aber auch bei solchen superponierten Wellenzügen erhalten, die Bewegung kommt stets nach einer bestimmten konstanten Zeit wieder in dieselbe Phase. Komplizierte periodische Bewegungen lassen sich immer nach einer FOURIERschen Reihe in, allerdings oft unendlich viele, Sinoiden zerlegen. Die Träger für akustische Wellen sind die Teilchen der Luft, für die Wasserwellen diejenigen des Wassers und für elektromagnetische Wellen das Vakuum. Unter Schwingungsdauer (T) verstehen wir die Zeit, die verstreicht von einer Phase bis zur nächsten identischen Phase, d. h. bis ein Punkt des Mediums, in dem die Wellenbewegung stattfindet, wieder in den nächstmaligen gleichen Zustand kommt. Unter Wellenlänge (λ) wird die Wegstrecke verstanden, die in der Zeit T von der bewegten Welle zurückgelegt wird. Die Frequenz (ν) ist die Zahl der ganzen Wellenzüge, die in der Zeiteinheit ablaufen. Frequenz und Wellenlänge stehen in reciproker Beziehung $\lambda = \frac{1}{\nu}$.

Je größer die Frequenz, um so kleiner also die Wellenlänge und umgekehrt. Die Fortpflanzungsgeschwindigkeit einer Wellenbewegung ist die Geschwindigkeit, mit der eine bestimmte Phase vorgeschoben wird. Bei der Wellenbewegung werden nicht die Teilchen des Mediums transportiert, sondern sie führen eine periodische Bewegung um einen Gleichgewichtspunkt aus, der sich nicht vorwärts bewegt. Es wird also nicht die Masse vorgeschoben, sondern die Bewegung. Je nachdem die periodische Bewegung der einzelnen Teilchen in der gleichen

Richtung wie die Fortpflanzungsrichtung vor sich geht oder senkrecht zu ihr, nennen wir die Wellen *longitudinale* (akustische) oder *transversale* (elektromagnetische). Die Wasserwellen kommen durch sog. *Orbitalbewegung* der Wasserteilchen (Zentralbewegung: Ellipsen, Kreise) zustande. Bei transversalen Wellen können bestimmte Schwingungsebenen bevorzugt sein, oder die Bewegung der Teilchen kann überhaupt nur in einer bestimmten Ebene erfolgen. In diesem Falle ist die Wellenbewegung *polarisiert*, teilweise oder total. Treffen

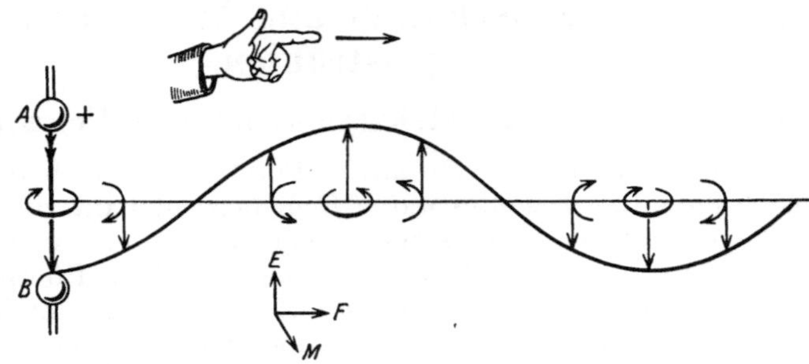

Abb. 1. Elektromagnetische Schwingung.
Die veranschaulichte elektromagnetische Schwingung soll durch oscillatorische Funkenentladung zwischen den beiden Kugeln A und B zustande kommen. Die im Funken bewegte Elekrtizität verhält sich gleich wie ein vom Strom durchflossener Leiter, d. h. erzeugt magnetische Kraftlinien, die in einer zum Leiter senkrechten Ebene kreisförmig um denselben verlaufen und durch die Kreispfeile dargestellt sind. Wenn durch den Pfeil F die Fortpflanzungsrichtung angegeben sein soll, so bedeutet E den elektrischen Vektor. Dieser gibt Größe und Richtung der durch die elektromagnetische Schwingung erzeugten elektrischen Kraft in einem gegebenen Punkte an. M dagegen stellt den magnetischen Vektor dar, der Größe und Richtung der magnetischen Kraft in einem bestimmten Punkte darstellt. Fortpflanzungsrichtung, elektrischer Vektor und magnetischer Vektor stehen aufeinander senkrecht wie die drei ersten Finger der im oberen Teil des Bildes bezeichneten linken Hand. Der elektrische Vektor liegt in der Ebene des die Schwingung erzeugenden elektrischen Stromes, hier also in der Ebene des Funkens.

zwei linear polarisierte Wellenzüge, die sich gegenseitig beeinflussen, zusammen, so resultiert, entsprechend einem Vektordiagramm, ein *elliptisch* oder *circulär* polarisierter Wellenzug.

Die Gammastrahlen des Radiums, die Röntgen- und Grenzstrahlen, ultraviolettes und sichtbares Licht, Infrarot und die Wellen der drahtlosen Tele-

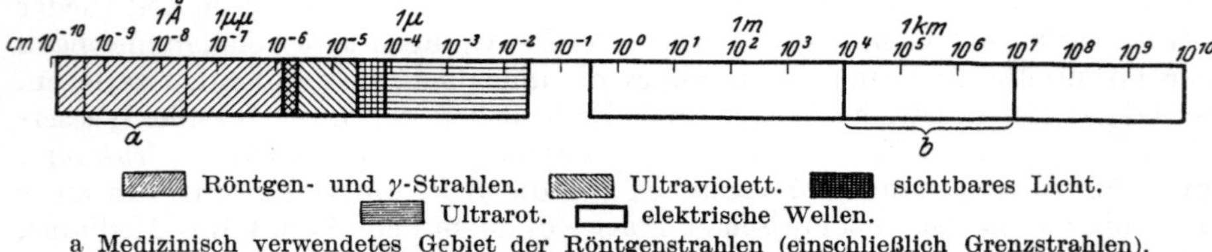

Röntgen- und γ-Strahlen. Ultraviolett. sichtbares Licht.
Ultrarot. elektrische Wellen.
a Medizinisch verwendetes Gebiet der Röntgenstrahlen (einschließlich Grenzstrahlen).
b Wellenlängengebiet der Radiotelegraphie.

Abb. 2. Übersicht über die elektromagnetischen Schwingungen aller Wellenlängen.
(Nach einem Schema von BAERWALD.)

graphie und Telephonie werden unter dem Begriff der *elektromagnetischen Schwingungen* zusammengefaßt. Elektromagnetische Wellen nennt man sie deshalb, weil man sich zwei periodische Wellenzüge im Vakuum vorstellt, die eng miteinander gekoppelt sind. Die Schwingungsebenen der beiden transversalen Wellenbewegungen stehen nach den Annahmen der elektromagnetischen Lichttheorie senkrecht aufeinander. Der eine Wellenzug hat elektrischen Charakter, der andere ist magnetischer Art (elektrischer und magnetischer Vektor). Eine anschauliche Darstellung einer elektromagnetischen Schwingung soll durch Abb. 1 gegeben werden.

Da die Wellenlänge die Dimension einer Länge hat, wäre ihre Einheit im CGS-System der Zentimeter. Praktisch werden aber die Wellenlängen der drahtlosen Telegraphie in Metern resp. Kilometern (cm · 10^2 resp. cm · 10^5), diejenigen im Infrarot, sichtbaren und ultravioletten Gebiet in $\mu\mu$ (cm · 10^{-7}) und im Röntgen- und Radiumgebiet in Ångströmeinheiten (1 Å = 1 cm · 10^{-8}) gemessen. In letzter Zeit wurde für die Wellenlänge der Röntgenstrahlen und Radium-γ-Strahlen auch die X-Einheit (cm · 10^{-11}) von SIEGBAHN eingeführt und vielfach werden die Wellenlängen des sichtbaren und ultravioletten Lichtes in Ångströmeinheiten angegeben.

Um einen Überblick über das ganze Wellenlängengebiet von den elektrischen Wellen der drahtlosen Telegraphie bis zu den kurzwelligsten γ-Strahlen zu erhalten, sei das folgende Bild wiedergegeben (Abb. 2).

1. Grenzen des Spektralgebietes der Röntgenstrahlen.

Die kurzwellige Grenze der Röntgenstrahlen liegt bei ungefähr 0,06 Å und überschneidet damit den langwelligen Bereich der γ-Strahlen des Radiums. Die längste Welle, die einem technischen Röntgenrohr mit Glaswandung entnommen werden kann, beträgt etwa 1,2 Å. Die für die Tiefentherapie in Betracht kommenden Wellenlängen dürften sich zwischen 0,062 und 0,2 Å., diejenigen für die Oberflächentherapie und Diagnostik zwischen 0,09 und 0,4 Å. bewegen. Wird in die Glaswand des Rohres ein LINDEMANN-Fenster eingebaut, wie z. B. bei den von BUCKY angegebenen Weichstrahlröhren, so können noch erheblich längere Wellen aus dem Rohr ins Freie gelangen, weil das LINDEMANN-Glas nur etwa $^1/_5$ so kräftig absorbiert wie das gewöhnliche Glas. Die Wellenlänge der BUCKY-Strahlen dürfte sich zwischen 1,0 und 3,0 Å erstrecken.

Theoretisch können im Röntgenrohr durch Bremsung der Elektronen auf der Antikathode sämtliche Wellen von den kürzesten bis zu den längsten des oben angegebenen Gebietes entstehen. Praktisch aber stellen sich doch einesteils erhebliche Schwierigkeiten ein, andernteils hat sich gezeigt, daß die Erzeugung von gewissen Wellenlängengebieten auf andere Weise rationeller vorgenommen wird. Die kürzesten Wellenlängen von 0,057 Å. haben DESSAUER und BACK spektographisch gemessen. Dieses λ entspräche einer Spannung von 217 Kilovolt an den Klemmen der Röhre. Diese obere Grenze der Spannung ist praktisch durch die Belastungsgrenze der technischen Röntgenröhre gegeben.

Dadurch, daß ein Fenster aus LINDEMANN-Glas in der Röhre angebracht wird, wird die langwellige Grenze bereits erheblich herausgeschoben, und durch Goldschlägerhaut können Wellenlängen bis zu $\lambda = 15{,}0$ Å passieren. Da diese langen Wellen von der Luft schon erheblich absorbiert werden, so muß zum Nachweis der Wellenlängen von 3—15 Å zwischen Spektrograph und Röhre ebenfalls ein Vakuum von einigen mm Hg hergestellt werden. Mit dem Hochvakuumspektrographen, wo ein Fenster überhaupt vermieden werden kann, sind noch längere Wellen bis zu 23 Å auf der photographischen Platte registrierbar. Ein solcher Hochvakuumspektrograph besonderer Konstruktion sowie die Verwendung einer besonderen Antikathode gestattete DAUVILLIER sogar den Nachweis von $\lambda = 150$ Å.

2. Die Ausbreitung der Röntgenstrahlen und deren Geschwindigkeit.

Die Röntgenstrahlen breiten sich im Raume geradlinig nach allen Richtungen aus, wenn sie nicht durch absorbierende Körper gehemmt werden, genau gleich, wie wir es vom sichtbaren Lichte wissen (Einschränkung dieses Gesetzes siehe später, Kap. II). Die Intensität der Röntgenstrahlenenergie nimmt dabei nach dem bekannten Gesetz mit dem Quadrat des Abstandes von der Strahlenquelle ab. Die Fortpflanzungsgeschwindigkeit wurde von MARX (1905) gemessen und derjenigen des Lichtes gleich befunden. Sie beträgt bekanntlich rund 300000 km/sec und sei in Zukunft mit c bezeichnet.

Unter *Intensität* einer Strahlung versteht man die in der Zeiteinheit auf die Flächeneinheit auffallende Strahlenenergie. Denken wir uns im Raume einen ideellen Punkt als Strahlenquelle, so breitet sich das Röntgenlicht mit der Geschwindigkeit c nach allen Richtungen des Raumes geradlinig aus, so daß auf einer Kugelfläche, mit der Strahlenquelle als Mittelpunkt, überall die gleichen Intensitäten herrschen. Denken wir uns des ferneren einen Kegel mit der Spitze im Mittelpunkt der Kugel (Strahlenquelle) von irgend einem bestimmten Öffnungswinkel, so fließt in jedem Querschnitt pro Zeiteinheit dieselbe Lichtmenge. Da aber der Querschnitt des bestrahlten Kegels (er sei senkrecht zur Kegelachse angelegt) um so größer ist, je weiter er von der Spitze des Kegels entfernt ist, verteilt sich der gleiche Lichtstrom in größerem Abstand von der Lichtquelle auf eine größere Fläche, und die auf die Flächeneinheit entfallende Menge wird entsprechend geringer. Seien die betrachteten Abstände r_1, r_2, r_3 usw. und die dazu gehörenden Flächen der Kegelquerschnitte F_1, F_2, F_3 usw., so besteht die Beziehung $F_1 : F_2 : F_3 = r_1^2 : r_2^2 : r_3^2$. Da die Intensitäten umgekehrt proportional den bestrahlten Flächenstücken sind, so ist

$$J_1 : J_2 : J_3 = 1/r_1^2 : 1/r_2^2 : 1/r_3^2.$$

Nach Präzisionsmessungen mit verschiedenen Methoden an Licht und elektromagnetischen Wellen längs Drähten ist ein Mittelwert der Lichtgeschwindigkeit im Vakuum von

$$c = 2{,}9986 \cdot 10^{10} \text{ cm/sec.} \pm 0{,}1‰$$

errechnet worden, der unabhängig ist von der Wellenlänge, der Intensität und dem Bewegungszustand der Lichtquelle.

Was diesen letzten Punkt anbelangt, ist von FIZEAU, MICHELSON und MORLEY sowie von ZEEMANN eine Mitführung des Lichtes durch den bewegten Träger der Welle nachgewiesen worden. Die Versuche der oben zitierten Autoren spielen in der allgemeinen Relativitätstheorie eine große Rolle. Es kann an dieser Stelle auf diesen Zusammenhang jedoch nicht eingegangen werden. Es sei nur darauf hingewiesen, daß gerade diese Versuche keine Bewegung der Erde gegen einen hypothetischen ruhenden Äther nachzuweisen gestatteten. Deshalb hat der Äther seine physikalische Bedeutung verloren und an dessen Stelle tritt in neuerer Zeit der Begriff des Vakuums und die oben erwähnte Größe für c hat, gestützt auf theoretische Überlegungen und experimentelle Ergebnisse in den verschiedensten Gebieten der elektromagnetischen Lichttheorie, der Quantentheorie und Atomtheorie, die Bedeutung einer universellen Konstanten erlangt.

3. Beugungs- und Interferenzerscheinungen.

Wird ein Zug von Wasserwellen durch einen schmalen Engpaß, der durch zwei zur Fortpflanzungsrichtung senkrecht gestellte Bretter realisiert sein möge, hindurchgeschickt, so breiten sich die Wasserwellen auch im Schatten der beiden Bretter aus. Der Wellenzug geht „um die Ecke“, ähnlich wie wir dies auch bei Schallwellen beobachten können. Für das Licht ist die Tatsache der Beugung und Interferenz durch den berühmten und grundlegenden Spiegelversuch von FRESNEL erwiesen worden. Damit, d. h. durch die Tatsache, daß, wie bei den Wasserwellen aus Bewegung plus Bewegung unter bestimmten Bedingungen Ruhe resultieren kann, war ein zwingender Beweis für die Wellennatur des Lichtes erbracht und eine Menge anderer experimenteller Tatsachen stützten und bestätigten diese Ansicht Schritt für Schritt. Insbesondere sind alle die Interferenzerscheinungen des sichtbaren Lichtes auf Beugung nach dem bekannten HUYGHENSschen Prinzip zurückzuführen. Lassen wir durch einen feinen Spalt Licht, von einer punktförmigen Lichtquelle ausgehend, auf einen weißen Schirm fallen, so erscheint der Lichtfleck bedeutend größer als der geometrischen Projektion entsprechend. Am Übergang von Licht zu Schatten treten bei Anwendung von weißem Licht farbige Ränder, bei Ausführung des Experimentes mit monochromatischem Licht, z. B. mit der gelben Natriumflamme, helle und dunkle Streifen auf. Letzteres kommt dadurch zustande, daß an den dunklen Stellen zwei gebeugte Wellenzüge zu Interferenz und Superposition gekommen sind derart, daß das Wellental des einen gerade in den Wellenberg des anderen zu fallen kam, d. h. so, daß ihr Gangunterschied gerade eine halbe Wellenlänge oder ein ungerades Vielfaches davon gewesen ist. Dadurch werden die beiden Wellen gelöscht. An den Orten der hellen Streifen ist Wellenberg auf Wellenberg und Wellental auf Wellental getroffen. Für den Fall des weißen Lichtes wird an einer bestimmten Stelle nur eine bestimmte Wellenlänge gelöscht und es bleibt die Komplementärfarbe übrig; es entstehen farbige Ränder. Gangunterschiede kommen durch die verschieden langen Wege zustande, die zwei gebeugte Strahlen zurückzulegen haben, um an den Ort der Interferenz zu gelangen. Die eben beschriebene Erscheinung wird intensiver und sauberer, wenn statt eines Spaltes deren mehrere verwendet werden (Gitterwirkung, ROWLANDsche Gitter).

Für elektromagnetische Schwingungen im Gebiet der drahtlosen Telegraphie sind Interferenz- und Beugungserscheinungen ebenfalls nachgewiesen.

Nachdem die Polarisation bei Röntgenstrahlen ebenfalls bekannt und nachdem die Größe der Fortpflanzungsgeschwindigkeit mit derjenigen des Lichtes identifiziert war, war die Verwandtschaft der ersteren mit den letzteren Wellen so gut wie sicher. Seit den ersten Versuchen von RÖNTGEN galt auf lange Zeit hinaus der Satz, daß Röntgenstrahlen die Erscheinungen der Reflexion, Beugung und Brechung nicht zeigen. In der Tat war es auch noch nicht gelungen, Wellenlängen zu messen. Versuche von HOGA und WIND, sowie die ersten Untersuchungen von WALTER und POHL an feinen Spalten in Bleiblechen waren unsicher, und zwar deshalb, weil komplexes Röntgenlicht verwendet wurde. Von WALTER konnte der Nachweis der Beugung mittels der Spaltmethode erst geraume Zeit später unter Anwendung von monochromatischer Röntgenstrahlung (Fluorescenzstrahlung des Kupfers) erbracht werden.

Indessen gelang LAUE das experimentum crucis, das er, auf folgenden Gedankengang sich stützend, ausführte. Entsprechend dem regelmäßigen Bau der Krystalle kann man sich vorstellen, daß die einzelnen Atome regelmäßig in bestimmten Ebenen angeordnet sind. Aus der Dichte eines Krystalls und aus der Zahl der Atome pro Mol, der sog. LOSCHMIDTschen Zahl, hat LAUE den Abstand solcher Netzebenen bestimmt resp. errechnet und gefunden, daß die Größenordnung wahrscheinlich derjenigen der Wellenlänge der Röntgenstrahlen gleichkommen müßte. Aus der Optik weiß man, daß dies Bedingung für eine gute Gitterwirkung ist. Ist die LAUEsche Überlegung richtig und ist es richtig, daß Röntgenstrahlen elektromagnetische Wellenbewegung sind, und zwar solche mit kleiner Wellenlänge, dann müssen an Krystallen Beugungs- und Interferenzerscheinungen mit Röntgenstrahlen beobachtet werden können. In der Tat ist der Versuch auch positiv ausgefallen. In der folgenden Abbildung 3 ist in der Mitte der Figur das primär durchstoßende Röntgenstrahlenbündel mit seiner Spur auf der photographischen Schicht sichtbar.

Neben dem direkten Bündel sind aber regelmäßig angeordnete Schwärzungsflecke auch außerhalb des Zentrums erkennbar. Es ist aus der Abbildung ersichtlich, daß die reflektierten Strahlen im allgemeinen ausgelöscht werden und nur in ganz bestimmten Richtungen erhalten bleiben. In diesen Richtungen ist die Bedingung erfüllt, daß die einzelnen reflektierten Wellensysteme so zusammentreffen, daß ihr Gangunterschied ein ungerades ganzes Vielfaches einer halben Wellenlänge beträgt, so daß Wellental mit Wellental zusammenfällt und die Bewegung sich so summiert. Damit war der endgültige Beweis der Wellennatur der Röntgenstrahlen erbracht und eine Methode zur Ermittlung ihrer Wellenlänge geschaffen.

Zur näheren Erklärung der Beugungserscheinungen bei den Röntgenstrahlen mögen vorerst diejenigen des sichtbaren Lichtes an Gittern erörtert werden. Erinnern wir uns des eben angeführten Versuches mit dem beleuchteten engen Spalt. Nach dem HUYGHENSschen Prinzip wird jeder Punkt des von einem Wellensystem erfaßten Mediums zum Ausgangspunkt von neuen sog. Elementarwellen. Die resultierende sichtbare Welle ist als Resultante sämtlicher sich superponierender Elementarwellen zu denken. Man denke sich einen einzigen, schmalen Spalt in einer lichtundurchlässigen Wand, wie in Abb. 4 von parallelem monochromatischem Licht von links her beleuchtet. Man kann dann annehmen, daß von einer beliebigen Anzahl von Punkten der Spaltebene neue Lichtwellen ausgehen. Ein unabgelenktes Strahlenbündel führt zu einem Helligkeitsmaximum, weil sämtliche Wellen sich in gleicher Phase befinden. Teilen wir nun aber die Spaltebene in zwei Teile A und B und betrachten wir nun Strahlen, die sich in einer von der ursprünglichen Richtung um den Winkel ε abgelenkten Richtung fortpflanzen. Nehmen wir des ferneren an, der Winkel sei so bemessen, daß der aus der Mitte der Spaltebene entsandte Strahl $\overline{MM}$ mit dem Strahl $\overline{XX}$ der von der oberen Begrenzung des Spaltes ausgeht, gerade einen Gangunterschied von $\lambda/2$ habe, so löschen sich diese beiden Wellen bei ihrer Vereinigung (durch eine Sammellinse) aus. Dasselbe geschieht mit den Strahlen, die unmittelbar auf X resp. M nach unten folgen. Alle in dieser Richtung ausgesandten Strahlen der ganzen Spaltbreite heben sich also bei der Vereinigung auf. In der betrachteten Richtung liegt also ein Ort der Dunkelheit für den Fall, daß monochromatisches Licht verwendet wird.

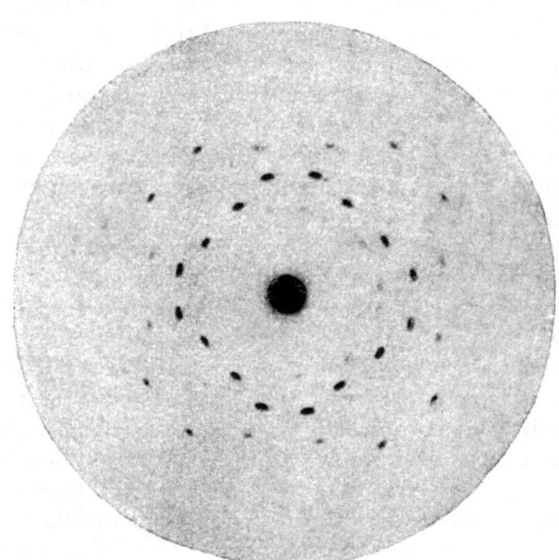

Abb. 3. LAUE-Diagramm. Zinkblende, senkrecht zur Würfelfläche.

Teilen wir ein zweites Mal, wie in Abb. 5, die gleiche Spaltbreite XY in drei Teile A, B, C und überlegen gleich wie vorher, d. h. nehmen wir an, daß der neue Winkel ε' derart bemessen sei, daß der erste Strahl des oberen ($\overline{XX}$) und mittleren ($\overline{NN}$) Drittels einen Gangunterschied von $\lambda/2$ haben soll, dann heben sich wohl alle Strahlen des oberen und mittleren Drittels auf, nicht aber diejenigen des unteren Drittels, weil diese Strahlen eine Phasendifferenz von $2\ \lambda/2$ haben. In dieser neuen Richtung (ε') also liegt der Ort eines Helligkeitsmaximums.

Dasselbe ist an Intensität geringer als dasjenige des unabgelenkten Strahlenbündels, weil hier nur $^1/_3$ der Lichtmenge wir ksam ist wie dort (vgl. Abb. 5).

In derselben Weise lassen sich auch die folgenden Minima und Maxima erklären. Die Maxima müssen an Intensität immer geringer werden, weil immer ein kleinerer Teil der Gesamtlichtmenge, d. h. $^1/_3$, $^1/_5$, $^1/_7$, $^1/_9$ usw. wirksam bleibt. Beim einfachen Spalt sind die Übergänge von den Maxima zu den Minima fließend.

Betrachten wir mehrere Spalte, so sind die Überlegungen prinzipiell die gleichen, nur ist zu bedenken, daß nicht nur die Strahlen benachbarter Spalten zur Interferenz gelangen, sondern daß jede beliebige Kombination denkbar ist. Diese Tatsache ändert jedoch an dem Auftreten von Maxima und Minima nichts, sondern bewirkt nur, wie eine eingehende Überlegung ohne Schwierigkeiten ergeben würde, daß die Maxima steil abfallen, die Lichtstreifen also schärfer und heller auf dunklerem Grunde erscheinen müssen. Viele Spalte nebeneinander gelagert sind aber nichts anderes als ein Gitter und die eben

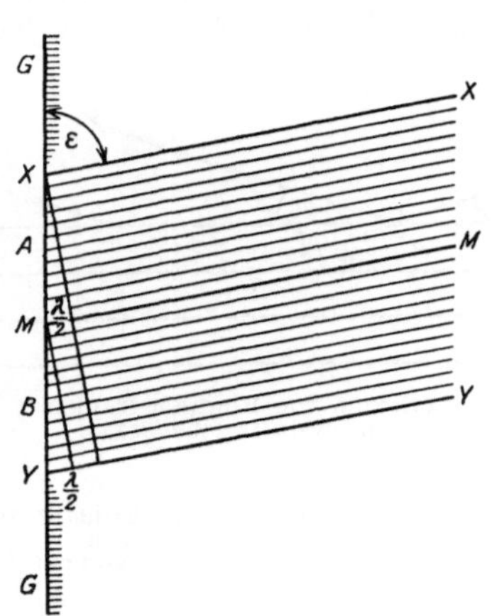

Abb. 4. Schema zur Beugung des Lichtes am einfachen Spalt. Richtung des Helligkeitsminimums (siehe Text).

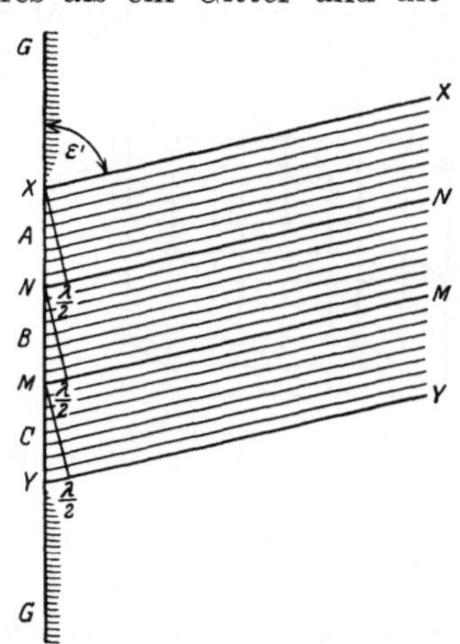

Abb. 5. Schema zur Beugung des Lichtes am einfachen Spalt. Richtung des 1. Helligkeitsmaximums (siehe Text).

besprochene Anordnung wird Beugungsgitter genannt und ist erstmals von Rowland konstruiert und in die Optik eingeführt worden. Aus der beigegebenen Zeichnung läßt sich leicht die Beziehung $\sin \varepsilon = \frac{n \cdot \lambda/2}{d}$ herauslesen. Darin ist d der Abstand von Spaltmitte zu Spaltmitte. Dieser Abstand wird als *Gitterkonstante* bezeichnet. Für n kann der Reihe nach eine ganze Zahl eingesetzt werden und dann ist ε der Winkel, in dem Helligkeitsmaxima oder -minima entstehen, je nachdem ob k eine gerade oder ungerade Zahl ist. Ist k gerade, so entsteht ein Minimum, ist k ungerade, ein Maximum. Damit haben wir ein Mittel in der Hand, Wellenlängen zu messen, indem wir bei bekannter Gitterkonstante den Winkel ε bestimmen und die Ordnung des Maximums resp. Minimums abzählen.

Die eben gemachten Betrachtungen gelten, wie gesagt, für monochromatisches Licht. Wird weißes Licht verwendet, so wird an bestimmten Orten nur eine bestimmte Wellenlänge gelöscht und es bleibt die Komplementärfarbe übrig. Es treten also nicht Maxima und Minima, sondern farbige Streifen auf.

Der Versuch von Laue, Friedrich und Knipping ist die Anwendung des oben Gesagten auf die Röntgenstrahlen. Zum Verständnis der Abb. 3 ist zu bedenken, daß die Krystalle nicht ebene Gitter darstellen, wie z. B. die Rowlandschen Gitter der Optik. Man kann sich vorstellen, daß z. B. beim Steinsalzkrystall mehrere Gitterebenen hintereinander geschaltet sind und daß sie so ein räumliches Gitter darstellen. Die einzelnen Ebenengitter sind auch nicht Liniengitter, sondern Kreuzgitter. Die folgende Abbildung 6 gibt ein Bild der Gitterebenen des Steinsalzkrystalls.

Aus diesem Grunde kommt eine Beugung nicht nur nach einer, sondern nach mehreren Richtungen zustande, wie Abb. 3 zeigt. Diese Tatsache hat ihren Grund auch darin, daß die tieferen Gitterebenen auch wirklich dank der Durchdringungsfähigkeit der Röntgenstrahlen zur Wirkung in bezug auf Beugung der Röntgenstrahlen kommen.

In der von Laue gegebenen Form ist die Aufnahme von Beugungsbildern durch Krystalle namentlich für die Aufklärung von Krystallstrukturen besonders wertvoll. Für die Spektrometrie der Röntgenstrahlen ist eine etwas andere Deutung, wie sie Bragg eingeführt hat, leistungsfähiger. Bragg nimmt an, daß an den mit Atomen oder Atomgruppen besetzten Gitterebenen der Krystalle die Röntgenstrahlen reflektiert werden. Aus der folgenden Abb. 7 ist leicht

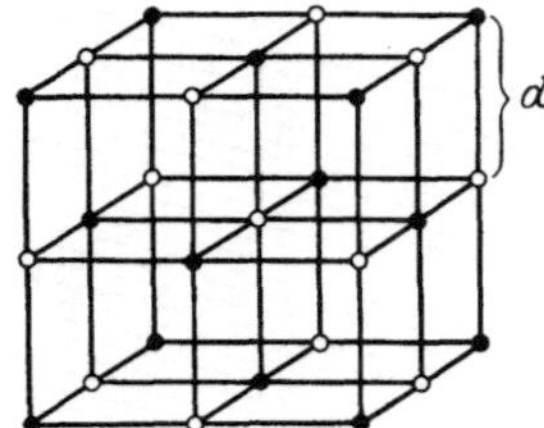

Abb. 6. Steinsalzgitter.
• Na-Atome, ○ Cl-Atome, d Gitterkonstante.

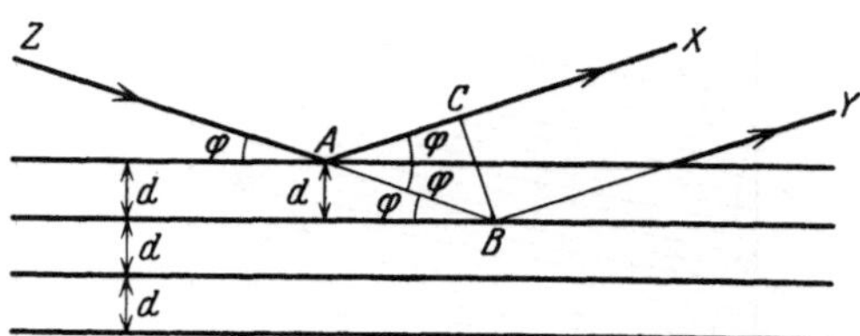

Abb. 7. Reflexion von Röntgenstrahlen am Steinsalzkrystall (siehe Text).

ersichtlich, daß der Gangunterschied zweier bei A zur Interferenz gelangender Strahlen $\overline{XCAZ}$ und $\overline{YBAZ}/\Delta = \overline{BA} - \overline{CA}$ sein muß. Aber $\overline{CA} = \overline{BA} \cdot \cos 2\varphi$ und somit $\Delta = \overline{BA}\,(1 - \cos 2\varphi)$.

$$\text{Ferner } \overline{BA} = \frac{d}{\sin\varphi} \text{ und } \Delta = \frac{d\,(1 - \text{cas } 2\varphi}{\sin\varphi} = \frac{d \cdot 2\sin^2\varphi}{\sin\varphi}$$

$$\Delta = d \cdot 2 \sin\varphi.$$

φ wird Glanzwinkel genannt. Δ muß, wenn die Strahlen reflektiert werden sollen, ein ganzes Vielfaches von λ sein. In allen anderen Fällen werden die Strahlen gelöscht. Also muß sein $\mu \cdot \lambda = 2 \cdot d \cdot \sin\varphi$, wenn d die Gitterkonstante bedeutet. Zur Messung der Wellenlänge ist also bei bekanntem d nur der sog. Glanzwinkel φ zu bestimmen, in welchen der zu untersuchende Strahl von der Krystalloberfläche reflektiert wird. Die Gitterkonstante d hat Bragg für den Steinsalzkrystall aus der Dichte desselben und der Zahl der Atome im Gramm-Mol/der Loschmidtschen Zahl ($60{,}4 \cdot 10^{22}$) hergeleitet und zu

$$d = 2{,}81400\ \text{Å}$$

errechnet. Dieser Braggsche Wert, der für 18° C gilt (bei der Wärmeausdehnung ändert d), ist vorläufig die Normale der ganzen Wellenlängenmessung im Röntgenstrahlengebiet, trotzdem er nur eine Genauigkeit von 0,5°/₀ aufweist, weil die Loschmidtsche Zahl mit diesem genannten Fehler behaftet ist. Vorläufig ist es noch nicht gelungen, den Anschluß an das ultraviolette Gebiet zu finden, das seinerseits über das Sichtbare durch die Arbeiten von Michelson an den Urmeter in Paris direkt angeschlossen ist. Wenn dieser Anschluß gelingen sollte, wäre auch später eine Korrektur der jetzigen Wellenlängenwerte leicht durchzuführen.

4. Reflexion und Brechung.

Nach den Annahmen von BRAGG findet, wie schon hervorgehoben, Reflexion nicht nur beim Licht und den HERTZschen Wellen statt, sondern auch bei den Röntgenstrahlen. Jedoch sind die Spiegelflächen im Röntgengebiet ganz besonderer Art und in den Netzebenen der Kristalle gegeben. Eine weitere, sowohl dem Licht wie auch den Röntgenstrahlen zukommende Eigenschaft ist die Brechung.

Bei der Wellenlängenmessung nach der BRAGGschen Beziehung müßte die Wellenlänge ungeachtet der beobachteten Ordnung resp. des ausgemessenen Glanzwinkels, also unabhängig von n gefunden werden. Nach den Untersuchungen von STENSTRÖM und LARSSON ist dies aber nicht der Fall, sondern findet sich ein deutlicher Gang mit der Ordnung der Spektrallinien. COMPTON hat die einfache BRAGGsche Gleichung mit einem Korrektionsglied versehen: $n \cdot \lambda = 2\, d \sin \varphi . \left(1 - \frac{1-\mu}{\sin^2 \varphi}\right)$, worin μ den Brechungsindex bedeuten soll. Diese Abweichung vom BRAGGschen Gesetz ist kaum anders oder jedenfalls am einfachsten mit der Annahme der Brechung der Röntgenstrahlen beim Eintritt in den Krystall zu erklären. Die Abb. 7 ist dann entsprechend umzudenken. Aus den Messungen von STENSTRÖM errechnet sich der Brechungsindex für Röntgenstrahlen ungefähr um die Größenordnung 10^{-6} kleiner als 1. Der Krystall stellt also für Röntgenstrahlen das optisch weniger dichte Medium dar und deshalb müßte die Erscheinung der totalen Reflexion bei diesem Strahlengang bei einem gewissen, allerdings sehr großen Grenzwinkel von etwa $90^0 - 0^0\, 20'$ auftreten.

COMPTON und DUANE ist es gelungen, mit einem auf Metall eingeritzten Gitter ein Gitterspektrum aufzunehmen. Ebenso hat THIBAUT ein auf Glas geritztes Gitter zur Messung der K-Linie des Kupfers benutzt. Die Fehler dieser Gittermethoden sind aber vorläufig noch größer als diejenigen der LOSCHMIDTschen Zahl, die in den Standard von d des Steinsalzes eingeht, so daß damit das Problem der Wellenlängenmessung im Röntgengebiet durch direkte Längenmessung noch nicht gelöst ist. Nachdem nach oben Gesagtem die Brechung der Röntgenstrahlen als wahrscheinlich anzunehmen ist, müßte es auch möglich sein, Dispersionsspektren zu erhalten. In der Tat ist es LARSSON, SIEGBAHN und WALLES geglückt, durch Dispersion der Röntgenstrahlen in einem sehr schmalen Glasprisma ein Spektrum zur Darstellung zu bringen.

In der folgenden Tabelle seien noch die Gitterkonstanten einiger in der Physik gebräuchlicher Krystalle zusammengestellt:

Tabelle 1. Gitterkonstanten einiger gebräuchlicher Spektrometerkrystalle und deren Ausdehnungskoeffizienten (nach einer Tabelle von LINDH). Gitterebene: Spaltfläche, bei Quarz: Prismenfläche.

Krystall	d in A	Ausdehnungskoeffizient	Beobachter
Steinsalz	2,81400	0,0000404	SIEGBAHN
Kalkspat	3,02904	0,0000104	„
Quarz	4,24664	0,0000142	SIEGBAHN und DOLEJSEK
Gips	7,5776	0,000025	HJALMAR
Glimmer	9,93	—	LARSSON

Über die praktische Anwendung der Spektrographie in der medizinischen Röntgentechnik wird von SCHREUS in diesem Handbuch berichtet.

5. Polarisation.

Wie beim Licht und den HERTZschen Wellen ist Polarisation auch bei Röntgenstrahlen ziemlich früh zuerst durch BARKLA 1906 nachgewiesen worden, kurz nachdem die identische Größe der Fortpflanzungsgeschwindigkeit für Röntgenstrahlen und Licht von MARX gefunden worden war. Polarisationserscheinungen wurden namentlich an gestreuten und reflektierten Röntgenstrahlen beobachtet.

BARKLA ging von der klassischen Theorie aus, wonach die Streuung der Röntgenstrahlen durch erzwungene Schwingungen der Elektronen in den Atomen des Streukörpers zustande kommen soll. Wird ein streuendes Medium von polarisierten Strahlen getroffen, so können seine Teilchen von dem auftreffenden Strahl nur zu Schwingungen in der Ebene des elektrischen Vektors gezwungen werden. Würde man nun die Intensität der gestreuten Strahlung mit einem um den Streukörper mit der Strahlrichtung als Achse herumgeführten Instrument messen, so müßte sich eine durch ein Maximum an Intensität ausgezeichnete Richtung finden lassen. Nach BARKLAs Untersuchungen war dies auch der Fall. Es ergab sich eine Polarisation in der Ebene des Elektronenstroms in der Röntgenröhre. Zu gleichem Resultat kamen BASSLER und HERWEG. Polarisation von an Krystallflächen reflektierten Strahlen konnten KIRKPATRIK sowie MARC und SZILLARD nachweisen. BISHOP fand Polarisationserscheinungen an der Molybdän-Kα-Strahlung einer Antikathode.

6. Durchdringungsfähigkeit, Absorption, Streuung, Sekundärstrahlung.

Die Röntgenstrahlen sind fähig, sämtliche Stoffe, gleichgültig ob fest, flüssig oder gasförmig zu durchdringen. Dabei wird aber stets ähnlich wie beim Licht ein gewisser Teil der eintretenden Energie absorbiert. Während beim Licht die Durchdringungsfähigkeit von molekularen Eigenschaften oder von Eigentümlichkeiten der gegenseitigen allgemeinen Beziehungen der Moleküle abhängig ist, so sind für die Absorption und damit auch für die Durchdringungsfähigkeit der Röntgenstrahlen weniger molekulare als vor allem atomare Eigenschaften maßgebend. Neben der Dichte eines Körpers spielt das Atomgewicht resp. die später zu besprechende Atomnummer oder die sog. Ordnungszahl der Elemente im periodischen System die Hauptrolle. Eine und dieselbe Strahlung (Wellenlänge) durchdringt einen Körper um so besser, resp. wird um so weniger in ihm absorbiert, je kleiner die Dichte ϱ und je kleiner das Atomgewicht resp. die Ordnungszahl Z. Ein und derselbe Körper ist aber andererseits für eine Strahlung um so durchlässiger, je kleiner ihre Wellenlänge ist. Strahlen mit kurzen Wellenlängen nennen wir harte, solche mit langen, weiche Strahlen. Harte Röntgenstrahlen durchdringen also einen bestimmten Körper besser, d. h. weniger geschwächt als weiche, und leichte Körper (kleines Z und kleines ϱ) setzen einer bestimmten Strahlung weniger Widerstand entgegen, schwächen sie weniger als schwere Körper (vgl. Kap. IV).

Ähnlich wie das Licht in trüben Medien werden Röntgenstrahlen in allen Körpern, gleichgültig in welchem Aggregatzustande sie sich befinden, gestreut. Schon RÖNTGEN selber fand, daß jeder von Röntgenstrahlen getroffene Körper Ausgangspunkt von einer neuen Strahlung wird, die wir als *Sekundärstrahlung* bezeichnen. Die Gesamtheit der sekundären Strahlen ist aber nicht etwa identisch mit den Streustrahlen, denn die ersteren enthalten noch zwei andere Komponenten, die von der Streustrahlung abzutrennen sind, die Fluorescenzstrahlung und die sekundäre Elektronenstrahlung. Die eine Komponente ist die *charakteristische* Strahlung des Streukörpers oder die sekundäre *Fluorescenzstrahlung*, deren Eigenschaften nicht von der Primärstrahlung, sondern einzig und allein von dem sekundär strahlenden Medium abhängig sind (vgl. Kap. III/2). Im Gegensatz dazu ändert die *gestreute Strahlung* ihre Eigenschaften mit denjenigen der Primärstrahlung gleichsinnig und kann deshalb vorerst einfach als eine aus ihrer Richtung abgelenkte Primärstrahlung aufgefaßt werden. Die Streuung soll später in Abschnitt III behandelt werden.

B. Corpuscularstrahlen.

Eine dritte Komponente der Sekundärstrahlung, allerdings auch in ihren Eigenschaften von denjenigen der Primärstrahlung abhängig, ist von grundsätzlich anderer Art wie die Röntgenstrahlen, nämlich die sekundäre *Elektronenstrahlung*. Sie ist identisch mit den Kathodenstrahlen und den β-Strahlen der radioaktiven Stoffe und ihrem Wesen nach besteht sie aus mit verschiedener Geschwindigkeit bewegten Elektronen, also aus Teilchen negativer Elektrizität, mit äußerst geringer Masse. Sie gehören also zu den *Corpuscularstrahlen*, wie die Kanal- und Anodenstrahlen, die aus bewegten positiv geladenen Teilchen, aus positiven Ionen bestehen. Die bewegten Elektronen als Sekundärelektronen, oft auch in Anlehnung an die Terminologie der Strahlungen der radioaktiven Substanzen, sekundäre β-Strahlen genannt, sind als Kathodenstrahlen sehr gut untersucht. Sie unterscheiden sich von den γ-Strahlen dadurch, daß sie durch elektrische und magnetische Felder abgelenkt werden. Sie leisten mechanische Arbeit und können sehr leicht direkt in Wärmeenergie übergeführt werden (Glühen der Antikathode). Auch die Kanalstrahlen, die den α-Strahlen des Radiums entsprechen, lassen sich durch elektrische und magnetische Felder ablenken, jedoch entgegengesetzt wie die Kathodenstrahlen und viel weniger stark. Ihre Masse ist bedeutend größer als diejenige der Elektronen. Sie sind deshalb, wie schon erwähnt, als positiv geladene Teilchen identifiziert worden.

Die Atomistik der Materie hat seit Demokrit die vielfältigsten Wandlungen und Widerlegungen durchgemacht, hat sich aber in letzter Zeit seit Dalton, Descartes u. a. absolut behauptet, so daß heute niemand mehr an dem corpuscularen Aufbau der Materie zweifelt. Das fiktionalistische Moment im Atomismus darf aber auch heute nicht verkannt werden, trotzdem nicht mehr daran gezweifelt werden kann, daß nicht nur die *Materie*, sondern auch die *Elektrizität*, die Energie überhaupt, nach der Atom- und Quantentheorie als atomistisch aufgebaut angenommen werden muß.

1. Negative Strahlen, das Elektron.

Die Ladung eines Wasserstoffatoms bei der Elektrolyse wurde erstmals von Stoney 1891 „Elektron" genannt. Heute verstehen wir unter dem Begriff Elektron das kleinste nicht mehr teilbare Teilchen negativer Elektrizität. Für die Ladung eines ruhenden Elektrons brauchen wir den Ausdruck Elementarladung.

Alle Strahlen negativer Elektrizität, also die Kathodenstrahlen, die β-Strahlen der radioaktiven Elemente, die sekundäre Elektronenstrahlung sind bewegte negative Elektronen. Ebenso sind für die Elektrizitätsleitung in ionisierten Gasen z. T. die Elektronen verantwortlich zu machen und wahrscheinlich sind sie auch die Träger der Elektrizitätsleitung in Metallen. Seiner universellen Bedeutung wegen sei das Elektron im folgenden durch seine Eigenschaften näher definiert.

a) Die Ladung des Elektrons. Elementarladung kleiner Teilchen, Ionenladung und Ladung des α-Teilchens.

Durch die Versuchsanordnung von J. J. Thomson, Townsend und H. A. Wilson ist es möglich geworden, die Elementarladung des Elektrons zu bestimmen. Wenn auch viele Methoden zu dieser Bestimmung existieren, so sind sich doch diejenigen der genannten Autoren, was Einzelheiten anbelangt, ziemlich ähnlich und im Prinzip gleich. Läßt man ein komprimiertes, mit Wasserdampf gesättigtes Gas plötzlich expandieren, so wird es durch die Abkühlung übersättigt und das Wasser fällt in feinen Tröpfchen aus. Es war schon früher nachgewiesen worden, daß die Tropfenbildung an Kondensationskerne gebunden ist. Als solche Kondensationskerne fungieren nicht nur Staubteilchen, sondern vor allem, wie C. T. R. WILSON zeigen konnte, auch die Ionen des Gases. In einem staubfreien, mit Wasserdampf übersättigten Raum fällt derselbe als Nebel aus mit dem Moment, wo durch Kathoden- oder Röntgenstrahlen Ionen im Raume auftreten. Der Nebel fällt im Gravitationsfeld langsam auf den als isolierte Elektrode ausgebildeten Boden des beobachteten Raumes. Jedes Tröpfchen führt entsprechend seiner Entstehung eine bestimmte Ladung mit sich, die der Kondensatorplatte zugeführt wird. Die Ladung der letzteren, aber auch die Gesamtmasse des zu Boden fallenden Nebels kann festgestellt werden, die Ladung mittels eines Elektrometers, die Maße durch Wägung. Aus der Fallgeschwindigkeit der Tröpfchen läßt sich nach einer relativ einfachen Beziehung nach STOCKES die Größe derselben bestimmen, so daß auch ihre Zahl errechnet werden kann. Aus einem Quotienten aus Gesamtladung der Elektronenplatte und der Zahl der Teilchen ergibt sich die Ladung eines einzelnen Teilchens. Durch einen Kunstgriff von H. A. WILLSON lassen sich auch die negativen von den positiven Teilchen trennen, dadurch, daß erstere bei einer geringeren Übersättigung von 25—30$^0/_0$ schon eine Nebelbildung bewirken, während letztere erst bei einer höheren Übersättigung zum Ausfallen des Wasserdampfes führen. Mit allen Modifikationen dieser Methode wurde eine und dieselbe Ladung der Elektrizitätsträger beobachtet. Nach den Gesetzen der Ionisation in Gasen treten aber stets gleich viel negative und positive Träger auf. Negative Träger sind aber entweder Elektronen oder Ionen mit negativer Ladung, die durch ein überschüssiges Elektron bewirkt wird.

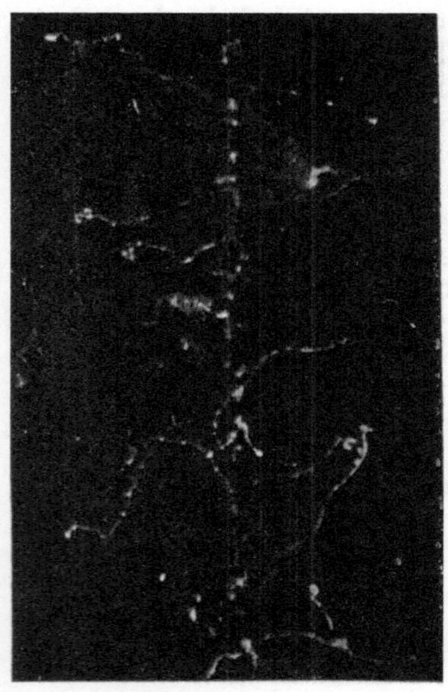

Abb. 8. WILSON-Aufnahme der Bahnen von Elektronen, die durch ein dünnes Röntgenstrahlenbündel in Luft ausgelöst worden sind.

Die folgende Abb. 8 gibt ein photographisches Bild von Elektronenbahnen nach der WILLSONschen Nebelmethode wieder. Die hellen Punkte entsprechen je einem um ein Ion als Kondensationskern sich gebildet habendes Nebeltröpfchen. Die Ionisation hat durch Elektronen, die durch ein dünnes Röntgenstrahlenbündel ausgelöst waren, stattgefunden. Man beobachte die kurzen, vielfach gekrümmten Bahnen, die nur relativ selten einen hellen Fleck zeigen und vergleiche mit der Abb. 9 die Bahnen von α-Teilchen.

Die atomistische Struktur der Elektrizität wird aber erst eindringlich bewiesen durch die Umladungsversuche von MILLIKAN, E. MEYER, GERLACH und BÄR. Werden Teilchen von der Größenordnung 10^{-4} bis 10^{-5} cm aus Metall, Schwefel, Selen, Schellack, Kolophonium, Paraffin oder aus Öl oder Glycerin in ein elektrisches Feld gebracht und beobachtet, so läßt sich wiederum aus deren Geschwindigkeit der Bewegung und aus der angelegten Feldstärke die Größe der Ladung nach dem STOCKESschen Gesetz berechnen. Werden ferner die Teilchen auf irgend eine Weise umgeladen, entweder dadurch, daß ihnen Ladung zugeführt wird, (Anlagerung von Ionen) oder, daß ihnen durch den lichtelektrischen Effekt negative Ladung in Form von Elektronen entzogen wird, so zeigt sich folgendes: Die Landungsänderung eines Teilchens erfolgt stets in Sprüngen von

$$e = 4{,}774 \cdot 10^{-10} \textit{ elektrostatischen Ladungseinheiten}$$

oder einem ganzen Vielfachen dieser Größe, unabhängig vom Material des Teilchens, von der Vorgeschichte desselben, von der Art des Zustandekommens der Umladung, unabhängig auch vom Druck usw. Die Zahl e stellt das elektrische atomare Elementarquantum dar, das ein Elektron oder ein vorerst negativ einwertiges Gasion mit sich führt.

Auf ungefähr die gleiche Ladungsgröße gelangen wir aber auch nach den FARADEYschen Gesetzen der Elektrolyse für elektrolytische Ionen, sowie nach RUTHERFORD und GEIGER aus Konstanten des Zerfalls von radioaktiven Elementen für β-Teilchen. Die negativen Ionen der Gase, die Elektronen und negativ elektrolytischen Ionen zeigen also, sofern letztere einwertig sind, stets dieselbe Ladungsgröße.

b) Spezifische Ladung, Maße und Radius des Elektrons.

Daß die Elementarladung e auch dem Elektron zukommt, geht eindeutig und direkt aus den MILLIKANschen Versuchen über die Teilchen-Umladung durch den lichtelektrischen Effekt, d. h. durch Absprengung eines Elektrons aus einem Teilchen hervor. Eine direkte Bestimmung der Masse m eines Elektrons ist nicht möglich, jedoch gelang deren quantitative Auswertung über den Umweg der sog. *spezifischen Ladung*. Unter spezifischer Ladung verstehen wir das Verhältnis von Ladung zu Maße des Elektrons, e/m.

Ein in einem Kathodenstrahlenrohr fließender Elektronenstrom verhält sich im elektrischen oder magnetischen Felde wie ein stromdurchflossener Leiter, wird also bei geeigneter Lage des Feldes durch dasselbe abgelenkt. Aus der Größe der Ablenkung und der durch das Potentialgefälle an der Röhre gemessenen Geschwindigkeit der Elektronen, sowie durch die Größe der Feldstärke läßt sich die spezifische Ladung des Elektrons berechnen. Neben der eben angedeuteten Methode besteht auch die Möglichkeit, e/m aus dem ZEEMANN-Effekt, d. h. aus der spektroskopischen Auflösung und Verschiebung verschiedener Spektrallinien im magnetischen Felde, sowie auch aus der Feinstruktur der Wasserstoff- und Heliumlinien in Verbindung mit Konstanten der Atomphysik (PASCHEN) zu bestimmen. Alle Bestimmungen führten auf annähernd die gleiche Größe. Als wahrscheinlichster Wert sei genannt:

$$e/m = 5{,}298 \cdot 10^{-17} \textit{ elektrostatische Einheiten/Gramm.}$$

Daraus ergibt sich bei bekannter Elementarladung e die Masse zu $m = 9{,}003 . 10^{-28}$ g. Die Masse des Elektrons verhält sich zur Masse des Wasserstoffatoms wie 1 : 1848.

Der Radius des Elektrons kann nach dem Äquivalenzsatz zu $r = 2{,}82 \cdot 10^{-13}$ cm errechnet werden.

Der oben angeführte Wert für m gilt nur für die Masse des ruhenden Elektrons. Nach der allgemeinen Relativitätstheorie LORENZ-EINSTEIN ist aber die Masse eines Körpers nicht konstant, sondern von dessen Gschwindigkeit v abhängig. Sie wird mit steigendem v größer und nähert sich nach der Relativitätstheorie dem Grenzwert unendlich, wenn sich v der Lichtgeschwindigkeit c nähert. Zwischen der Ruhemasse m_0 und der Masse bei der Geschwindigkeit v, m_v besteht die Beziehung $m_v = \frac{m_0}{\sqrt{1 - v^2/c^2}}$.

Im Jahre 1906 ist zum ersten Male von KAUFMANN auf die Inkonstanz der e/m-Werte bei veränderter Geschwindigkeit des Elektrons hingewiesen worden.

Die von der LORENZ-EINSTEINschen Theorie verlangte Inkonstanz der Masse besteht also tatsächlich und neuere Messungen von BUCHERER, NEUMANN, NOLZ, RUBKA und vielen anderen ergeben eine auffallende Übereinstimmung der experimentell gefundenen Abweichungen der Geschwindigkeitsfunktion mit den abgeleiteten Gesetzen der Relativitätstheorie.

2. Positive Strahlen, das α-Teilchen.

a) Kanalstrahlen.

In einem Entladungsrohr, das auf einige mm Hg evakuiert ist und als Kathode ein durchlöchertes Blech trägt, beobachtet man beim Anlegen einer Spannung eine büschelförmige Strahlung, die von den Löchern in der Kathode ausgeht, sich aber nach rückwärts, also nicht in der Richtung zur Anode ausbreitet. Diese Strahlung ist von GOLDSTEIN entdeckt worden. Beim magnetischen oder elektrischen Ablenkungsversuch erweist sie sich ebenfalls als ablenkbar, verhält sich aber in dieser Hinsicht anders als die Kathodenstrahlen. Einerseits ist die Ablenkungsrichtung entgegengesetzt derjenigen bei den negativen Elektronenstrahlen, anderseits aber ist ihre Größe ceteris paribus hier viel geringer als bei den Kathodenstrahlen. Aus der ersten Beobachtung ist der zwingende Schluß zu ziehen, daß sie positiv geladene Teilchen sind, die sich dank ihrer Bewegung im magnetischen Felde wie ein Strom von positiver Elektrizität verhalten und die dank ihrer großen Geschwindigkeit die Eigenschaften von Strahlen aufweisen. Wir nennen sie *Kanalstrahlen.* Die zweite Tatsache läßt schließen, daß die Teilchen eine größere Masse haben als die Elektronen.

b) Anodenstrahlen.

Wird ein hochevakuiertes Entladungsrohr, dessen Anode aus geschmolzenen Salzen (Jodide und Bromide von Lithium, Kalium oder Natrium) besteht, an Spannung gelegt, so beobachtet man ebenfalls von der Anode ausgehende, sich nach der Kathode bewegende Strahlen gleicher Eigenschaften wie die Kanalstrahlen. Sie sind 1906 von GEHRKE und REICHENHEIM entdeckt, und mit dem Namen *Anodenstrahlen* bedacht worden. Es sind ebenfalls corpusculäre Strahlen positiver Elektrizität, aber wie gesagt, die Teilchen sind mit relativ großer Masse behaftet.

c) α-Strahlen.

Eine in der Atomtheorie ganz besonders hohe Bedeutung hat eine dritte Art von positiven Corpuscularstrahlen gewonnen, nämlich die beim Zerfall von radioaktiven Elementen emittierten sog. α-Strahlen. Sie waren in den letzten Jahrzehnten Gegenstand eingehender Untersuchungen und seien deshalb auch hier näher besprochen. Beim Zerfallsprozeß des Radiums und seiner Verwandten wird neben der γ-Wellenstrahlung und der β-Elektronenstrahlung die positiv corpusculare α-Strahlung ausgesandt. Das α-Teilchen hat wie die Kanal- und Anodenstrahlen eine 1848 mal größere Masse als das Elektron. Bei gleicher Geschwindigkeit ist die ihm innewohnende kinetische Energie also bedeutend größer. Sie ist so groß, daß jedes einzelne Teilchen beim Auftreffen auf einen Zinksulfidschirm eine circumscripte Fluorescenz des Schirms, eine sog. Scintillation auslöst. Damit hat man ein Mittel in der Hand, die α-Teilchen direkt zu zählen. Die direkte Zählung der Elektronen stieß deswegen auf gewaltige Schwierigkeiten und konnte bis anhin nicht zu genauen Messungen verwendet werden, weil die Energie ihres Stoßes mit anderen Atomen entsprechend ihrer kleineren Masse zu gering ist, um nennenswerte Leuchterscheinungen zu verursachen. Die exaktesten Zählungen sind jedoch von RUTHERFORD und GEIGER mit einer elektrischen Zählmethode gewonnen worden. Tritt ein α-Teilchen in den Raum zwischen zwei an Spannung gelegte Kondensatorplatten ein, so ionisiert es die Luft. Die dadurch bedingte momentane Leitfähigkeitserhöhung läßt sich als Ausschlag eines in Serie mit dem Kondensator und der Spannungsquelle geschalteten hochempfindlichen Galvanometers nachweisen. Mit dieser Methode ergab sich, daß 1 g Radium in der Sekunde $3{,}57 \cdot 10^{10}$ Teilchen aussendet. Aus der Teilchenzahl und der Größe der durch die Teilchen erzeugten Stromstärke haben RUTHERFORD und GEIGER mit Radium C, sowie REGNER mit Pollonium die Ladung eines α-Teilchens zu

$$E_\alpha = 9{,}43 \cdot 10^{-10} \textit{ elektrostatische Einheiten}$$

bestimmt. Vergleichen wir diesen Wert mit dem früher bestimmten Elementarquantum, so finden wir ihn ziemlich genau doppelt so groß. Das α-Teilchen trägt also eine doppelt positive Elementarladung. Aus Ablenkungsversuchen ist die spezifische Ladung E/m zu

$$E/m_\alpha = 1{,}447 \cdot 10^{14} \textit{ elektrostatische Einheiten/Gramm}$$

gefunden worden. Daraus errechnet sich die Masse m_α zu

$$m_\alpha = 6{,}6 \cdot 10^{-24} \textit{ Gramm.}$$

Dieser Wert ist aber derselbe, wie er für die Masse des Heliumatoms gefunden wurde. α-Teilchen sind also doppelt positiv geladene Helimatome. Diese Erkenntnis bedeutet für die Atomtheorie einen gewaltigen Fortschritt und hat im Verein mit der Ausmessung des Elektrons nicht nur auf die Atomtheorie selber, sondern auch auf die elektromagnetische Lichttheorie und auf die Quantentheorie befruchtend gewirkt.

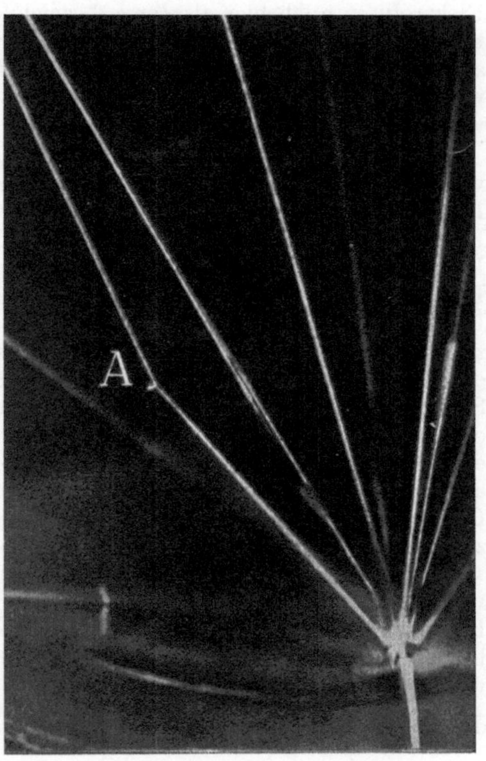

Abb. 9. Bahnen von α-Teilchen. Bei A erscheint eine Bahn durch Zusammenstoß mit einem Gasmolekül geknickt. (WILSON-Aufnahme.)

Die beistehende Abb. 9 gibt nach der WILLSONschen Nebelmethode Bahnen von α-Teilchen wieder. Das Bild ist eine photographische Aufnahme. Wie ersichtlich, verlaufen die Bahnen im allgemeinen absolut gerade und sind scharf begrenzt.

Elektronen und α-Teilchen haben mannigfache physikalische, chemische und biologische Wirkungen. Diese sollen in den folgenden Kapiteln ebenfalls kurz Erwähnung finden. An dieser Stelle soll nur noch bemerkt werden, daß es in den letzten Jahren gelungen ist, Elektronen in großen Mengen aus der Röhre austreten zu lassen. Dieselben zeigen außerordentlich intensive chemische und biologische Wirksamkeit.

C. Physikalische Wirkungen der Röntgenstrahlen.

1. Elektrische Wirkungen.

a) Ionisierung von Gasen.

Ein aus elektrisch neutralen Molekülen bestehendes Gas leitet den elektrischen Strom nicht. Die Leitung in Gasen kommt durch elektrisch geladene kleine Teilchen zustande, die in Analogie zu dem Elektrizitätstransport in Elektrolyten auch hier als *Ionen* bezeichnet werden mögen, trotzdem die Elektrizitätsträger in Gasen und in Elektrolyten eigentlich nichts gemein haben als ihre Ladung. Insbesondere ist die Art der Genese hier und dort eine ganz verschiedene. LENARD bevorzugt deshalb den Ausdruck *Elektrizitätsträger*, wenn es sich um Gase handelt.

Wir haben es in der Hand, den Ionisierungszustand von Gasen beliebig zu verändern. Durch verschiedene Mittel, *Ionisatoren*, läßt sich der Vorgang der Ionisierung, d. h. also der Leitfähigkeitserhöhung bewerkstelligen. Chemische Energie, Stöße durch hochtemperierte neutrale Moleküle (thermische Ionisation), Energie von elektromagnetischer Wellenstrahlung (kurzwelliges Ultraviolett, Röntgen- und γ-Strahlen) sowie corpusculare Strahlen (α- und β-Strahlen, Kathodenstrahlen, Kanalstrahlen) kann ausreichen, um neutrale Moleküle zu Elektrizitätsträgern umzuwandeln. Uns interessiert vor allem die Ionisierung durch Röntgenstrahlen. Einzelheiten findet man im Kapitel Dosimetrie von SCHREUS dieses Handbuches. Hier sei nur bemerkt: Wir wissen heute, daß die Ionisation von Gasen durch Röntgenstrahlen so zustande kommt, daß ein Teil der absorbierten Röntgenstrahlenenergie dazu verwendet wird, um aus dem neutralen Atom und Molekül des Gases ein Elektron mit einer gewissen Geschwindigkeit herauszuschleudern. Dabei bleibt ein positiv geladenes Ion zurück. Das ausgeschleuderte Elektron ist befähigt, wenn sein Inhalt an kinetischer Energie groß genug war, noch weitere Elektronen ans anderen Atomverbänden zu lösen. Das durch die primären Röntgenstrahlen ausgeworfene Elektron heißt *Primär-Elektron*. Die weiteren durch dieses Primärelektron befreiten sind *Sekundär-*, evtl. *Tertiär-Elektronen*. Dadurch, daß ein Elektron weitere solche auslöst, nimmt die Anfangsenergie, die gegeben ist in dem Ausdruck $\frac{v^2 \cdot m}{2}$ ab. Zuletzt, d. h. wenn seine Energie auf ein Minimum gesunken ist, verfängt es sich in einem Atom, indem es von diesem absorbiert wird und macht aus ihm ein negatives Ion, indem es seine Ladung auf das Atom überträgt. An diesem Mechanismus wirken nicht nur die später näher zu besprechenden Photoelektronen, sondern auch die sog. Rückstoß- oder COMPTON-Elektronen, die bei dem Streuakt zustande kommen mit (vgl. Kap. „Röntgenstrahlen und Materie", COMPTON-Effekt, S. 219 dieses Handbuches). Dem Vorgang der Ionenbildung steht der entgegengesetzte der *Rekombination* von entgegengesetzt geladenen Teilchen zu neutralen Atomen und Molekülen entgegen und die resultierende Ionisation ist als ein Gleichgewichtszustand der beiden Vorgänge der Ionisierung und der Rekombination zu neutralen Molekülen zu betrachten.

Es ist leicht einzusehen, daß bei dem geschilderten Vorgang der Ionisation stets gleich viel positive und negative Träger entstehen müssen und, daß demnach der betrachtete Gasraum als solcher nach wie vor elektrisch neutral bleibt.

Bringen wir das Gas zwischen zwei Kondensatorplatten und legen an dieselben eine bestimmte Potentialdifferenz, so zeigt, wie gesagt, ein in den Stromkreis: Spannungsquelle-Kondensator in Serie geschaltetes Galvanometer keinen Ausschlag, weil das Gas keine Leitfähigkeit besitzt. Werden aber durch dasselbe Röntgenstrahlen hindurchgeschickt, so tritt Ionisierung ein, die geladenen

Teilchen werden im elektrischen Feld entsprechend dem Sinn ihrer Ladung bewegt, das Gas wird leitfähig, das Galvanometer schlägt aus. Läge keine Spannung an den Kondensatorplatten, so würden die Ionen unregelmäßige, ungerichtete Bewegungen ausführen, weil mangels des elektrischen Feldes keine gerichtete Kraft an ihnen angreifen würde. Den Strom, den das Galvanometer anzeigt, nennen wir *Ionisationsstrom.*

Im Beginn der Einwirkung der ionisierenden Strahlung sowie beim Sistieren derselben steigt der Ionisationsstrom nicht momentan, sondern in einer bestimmten endlichen Zeit auf den Maximalwert an, resp. sinkt auf den Wert Null zurück. Das Absinken erfolgt um so rascher, je größer die Spannung an den Elektroden. Bei gleicher ionisierender Intensität steigt bei steigender Potentialdifferenz der Ionisationsstrom anfänglich proportional der angelegten Spannung und gehorcht dabei also annähernd dem OHMschen Gesetz. Später steigt der Ionisationsstrom langsamer an, um sich bei noch höherem Potential assymptotisch einem maximalen Grenzwert zu nähern. In Abb. 10 sind die Verhältnisse graphisch veranschaulicht. Die Spannung, bei der der Ionisationsstrom nicht mehr zunimmt, heißt *Sättigungsspannung* (V_s) und der bei dieser oder einer höheren Spannung fließende Strom nennen wir *Sättigungsstrom* (i_s). Der Sättigungsstrom wächst mit dem Abstand der Kondensatorplatten und mit der Intensität der ionisierenden Strahlung.

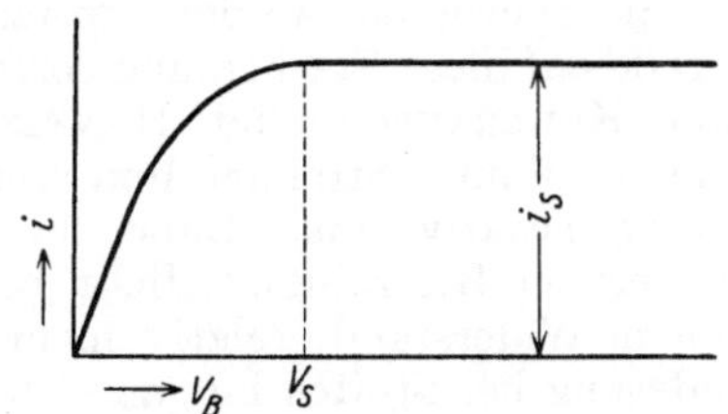

Abb. 10. Sättigungskurve des Ionisationsstromes. Abszisse: Spannung, V_B, Ordinate: Ionisationsstrom i. V_S: Sättigungsspannung, i_s: Sättigungsstrom.

Der Elektrizitätstransport in ionisierten Gasen ist stets von einem Transport von Materie verbunden (Ionenwind).

b) Leitfähigkeitsänderungen durch Röntgenstrahlen.

α) *Selen.*

Die Ionisierung von Gasen bewirkt eine gewaltige Änderung ihrer Leitfähigkeit in dem Sinne, daß bei Bestrahlung dieselbe zunimmt. Ganz ähnlich verhält sich das Selen, indem sein elektrischer Leitwiderstand bei Bestrahlung um so mehr abnimmt, je intensiver die auffallende Energie ist. Die Leitfähigkeitszunahme tritt ebenfalls langsam ein und ist zudem vom Zustand des Selens abhängig (Trägheit, Ermüdung). Nachdem man früher angenommen hatte, daß es sich bei dem besprochenen Effekt um einen photochemischen Prozeß handle, indem man annahm, daß bei Bestrahlung der Körper in einen anderen chemischen Zustand übergeführt werde, weiß man heute nach den Untersuchungen von GUDDEN und POHL, daß der Mechanismus des Selen-Effektes ein ganz ähnlicher ist wie bei der Gasionisierung. Durch die Röntgenstrahlen werden Elektronen mobilisiert und können zur Elektrizitätsleitung verwendet werden, d. h. der anfänglich sehr große Leitwiderstand wird verringert. Dasselbe Phänomen ist in neuerer Zeit auch an verschiedenen Krystallen beobachtet worden.

β) *Dielektrika.*

J. J. THOMSON, P. CURIE und JOFFÉ konnten nachweisen, daß bei Bestrahlung von flüssigen Dielektrika, wie z. B. Petroläther, Tetrachlorkohlenstoff, Benzol, Schwefelkohlenstoff mit Röntgenstrahlen deren Leitfähigkeit zunimmt. Dasselbe fanden SZIVESSY und SCHÄFER mit ultravioletten Strahlen an Paraffinöl. Auch der Widerstand von festen Isolatoren nimmt bei Röntgenstrahleneinwirkung ab (Becker). Joffé hat denselben Effekt an Quarz gefunden. Die Leitfähigkeitszunahme hält nach der Bestrahlung einige Tage an, um nachher wieder abzusinken. Der Mechanismus der Widerstandsabnahme bei festen, wahrscheinlich aber auch bei flüssigen Dielektrica dürfte wohl der gleiche sein wie beim Selen, d. h. die Leitfähigkeitsänderung dürfte durch einen sog. inneren lichtelektrischen Effekt zustande kommen (Gudden und Pohl), und einen ähnlichen Mechanismus zur Grundlage haben wie die Verfärbung von Krystallen.

γ) *Elektrolyte.*

Bei Elektrolyten konnte eine Leitfähigkeitsänderung mit Röntgenstrahlen nie nachgewiesen werden, trotzdem das Augenmerk verschiedener Forscher gerade auf diese Erscheinung gerichtet war. So fielen die Versuche von Henning und Kohlrausch und Henning an Bariumchloridlösungen mit Röntgen- und Radium-γ-Strahlen und von Janitzky an Kupfersulfat und Natriumacetat negativ aus. Dabei ist zu bedenken, daß ein kleiner leitfähigkeitssteigernder Bestrahlungseffekt bei Gasen und Dielektrica, Stoffen mit äußerst hohem Widerstand, relativ mehr ausmacht als eine gleich große Widerstandsänderung bei Stoffen mit an sich schon hoher Leitfähigkeit wie die Elektrolyte (Sauter und Oberguggenberger).

c) Lichtelektrischer Effekt.

Wird eine isoliert aufgestellte negativ aufgeladene Metallplatte mit kurzwelligem Ultraviolett, mit Röntgen- oder γ-Strahlen bestrahlt, so wird die Platte nach und nach entladen. War sie ungeladen, so ladet sie sich unter Umständen positiv auf. Diese Erscheinung wird lichtelektrischer Effekt genannt. Die Schnelligkeit der Entladung ist abhängig von der Intensität und der Qualität der Strahlung und vom Material der Platte. Am raschesten tritt bei Lichtstrahlen die Entladung von Natrium, Kalium und Rubidium ein. Auch Amalgame wirken gut lichtelektrisch. Sie werden in den lichtelektrischen Zellen zur Messung der Lichtintensität verwendet. Die auffallende Strahlung wirkt ceteris paribus um so intensiver, je kürzer ihre Wellenlänge. Der lichtelektrische oder Hallwachs-Effekt kommt dadurch zustande, daß aus der bestrahlten Substanz Elektronen ausgelöst und fortgeschleudert werden. Durch Verlust von negativer Elektrizität bleibt die Platte positiv geladen zurück.

Die Zahl der aus der Metalloberfläche herausgeschleuderten Elektronen ist abhängig von der Intensität der betreffenden Strahlung und dieser direkt proportional. Andererseits ist die Geschwindigkeit der emittierten Elektronen einzig und allein abhängig von der Wellenlänge der Strahlung und dem Material der Platte derart, daß, je kurzwelliger das auffallende Licht, desto schneller die Elektronen. Sichtbares Licht wird also sehr langsame, Röntgen- und γ-Strahlen sehr schnelle lichtelektrische Elektronen liefern.

Beim Austreten eines Elektrons aus der Oberfläche eines Körpers hat es eine Arbeit zu leisten gegen jene Kraft, die es normalerweise zwingt, im Körperinnern zu verweilen. Jene Arbeit nennen wir die *Austrittsarbeit.* Ob sich zu dieser Austrittsarbeit noch eine zweite Komponente hinzugesellt, die durch diejenige Arbeit dargestellt wird, die das Elektron leisten muß, wenn es den Atomverband verläßt (Ionisationsarbeit) bleibe dahingestellt. Nach der heute allgemein gültigen Ansicht, daß sich in Metallen freie Elektronen befinden, wäre dies nicht der Fall. Gerade diese Austrittsarbeit ist es aber, welche die Abhängigkeit der Elektronengeschwindigkeit vom Metall bedingt, weil sie nicht für jedes Metall die gleiche Größe hat. Am leichtesten erfolgt der Austritt bei Kalium. Diese Tatsache steht mit der Elektropositivität dieses Metalls in Zusammenhang und jedenfalls macht sich dies bei langweiligen Strahlen bemerkbar, indem ein erheblicher lichtelektrischer Effekt mit sichtbarem Licht lediglich an Alkalimetallen beobachtet werden kann. Dies deswegen, weil für langwelliges Licht die resultierende Elektronengeschwindigkeit in die Größenordnung der Austrittsarbeit fällt.

Die Geschwindigkeit von Elektronen wird als „Volt-Geschwindigkeit" angegeben. Eine Geschwindigkeit von 1000 Volt heißt, das Elektron bewegt sich ebenso rasch wie wenn es ein elektrische Feld von 1000 Volt frei durchflogen hätte. Die Geschwindigkeit eines durch sichtbares Licht lichtelektrisch ausgelösten Elektrons beträgt etwa 3 Volt. Davon geht an Austrittsarbeit etwa 1—2 Volt verloren, so daß für die effektive Geschwindigkeit des austretenden Elektrons etwa 1—2 Volt übrig bleiben. Im Röntgengebiet dagegen, wo viel größere Energiebeträge zur Verfügung stehen, wird die Elektronengeschwindigkeit 20—200 kV (1 kV = 1000 Volt).

Der lichtelektrische Effekt bedeutet genau das Umgekehrte wie der Vorgang der Röntgenstrahlenerzeugung durch gebremste Elektronen an der Antikathode (vgl. Kap. Entstehung der Röntgenstrahlen, S. 192 dieses Handbuches). Beiden Vorgängen liegt die EINSTEINsche Gleichung

$$e \cdot V = \nu \cdot h$$

zugrunde, worin e die bekannte Elementarladung, V die Potentialdifferenz, in der sich die Elektronen bewegen, ν die Frequenz der Wellenstrahlung und h eine von PLANK errechnete Konstante, das sog. PLANKsche Wirkungsquantum bedeutet. Lesen wir die obige Formel von links nach rechts, so bedeutet sie den Übergang von, durch die Spannung V beschleunigten Elektronen in Wellenstrahlen von der Frequenz ν, die Energietransformation, wie sie beim Bremsvorgang an der Antikathode realisiert ist. Lesen wir die EINSTEINsche Gleichung von rechts nach links, so stellt sie die Transformation von Wellenstrahlenenergie in Energie bewegter Elektronen dar, den lichtelektrischen Effekt (vgl. auch das Kapitel über Röntgenstrahlen und Atombau, S. 212 dieses Handbuches).

d) BECQUEREL-Effekt.

Wird eine in angesäuertes Wasser tauchende, anodisch polarisierte Goldelektrode mit sichtbarem Licht bestrahlt, während eine beliebige andere in demselben Wasser stehende Elektrode im Dunkeln bleibt, so zeigt sich eine mit endlicher Geschwindigkeit, aber ziemlich rasch einsetzende Potentialänderung zwischen den beiden Elektroden. Dieser Effekt wurde 1839 von BECQUEREL entdeckt und später nach ihm benannt. An Stelle der oben genannten Elektrode kann eine mit Sulfid, Jodid, Bromid oder Chlorid beschlagene Silber-Kupfer-, Zink-, Zinn- oder Eisenplatte, die an der Oberfläche mit einem ihrer Salze verunreinigt ist, verwendet werden. Ganz reine Metalle zeigen den Effekt nicht (KOCHAN). Der Sinn der Änderung der EMK. ist von Elektrode zu Elektrode verschieden; ebenso die Empfindlichkeit auf gleiche Lichtintensitäten. Bei vielen Elektroden ist die Änderung des Potentialgefälles der Lichtintensität proportional, bei anderen besteht Proportionalität mit der Wurzel aus der Intensität. Es gibt Elektroden, die ein ausgesprochenes Maximum der Wirkung bei einer bestimmten Farbe zeigen. Unter gewissen Bedingungen kann die Spannungsänderung mit fluorescierenden Substanzen sensibilisiert werden. Die Röntgenstrahlen wirken äußerst intensiv auf solche Elektroden, so daß oft 5 Tage nach der Bestrahlung der ursprüngliche Potentialwert noch nicht erreicht ist. Der BECQUEREL-Effekt wird als eine Folge des lichtelektrischen Effektes an den Elektroden aufgefaßt.

2. Wärmeentwicklung durch Röntgenstrahlen.

Werden Röntgenstrahlen in einem Körper absorbiert, so wird derselbe erwärmt. Die Strahlenenergie wird in Wärmeenergie übergeführt. Diese Tatsache ist zur Messung der Röntgenstrahlenenergie benutzt worden. Jedoch bietet diese, auf bolometrischem Verfahren beruhende Methode mancherlei Schwierigkeiten, namentlich wegen der unvollständigen Absorption harter Röntgenstrahlen im Absorptionskörper und wegen Wärmeverlusten im Bolometer selbst, die um so schwerer ins Gewicht fallen, als die zu messenden Wärmemengen äußerst gering sind.

3. Luminescenzerscheinungen.

Werden bestimmte Körper von strahlender Energie getroffen, so senden sie selbst Licht von bestimmter Farbe aus, sie sind *luminescent*. Die Luminescenzerscheinungen durch strahlende Energie (sichtbares, ultraviolettes Licht, Röntgen- und Radium-γ-Strahlen), die Photo-, Röntgen-, Radio-Luminescenz, steht in Parallele zu der Kathodenstrahlen-, Kanalstrahlen-, Elektronen-, Chemo-, Thermo-, Tribo-Luminescenz, die durch Bestrahlung mit Kathoden- oder Kanalstrahlen, durch elektrische Entladung, durch chemische Reaktion, durch hohe Temperaturen resp. durch mechanische Einflüsse zustande kommt. Bei der Thermoluminescenz wird die zur Strahlung nötige Energie der Wärmeenergie des Systems entnommen. Im Gegensatz dazu entsteht Luminescenz durch Einstrahlung von Wellenstrahlen dadurch, daß einzelne bevorzugte Atome oder Moleküle eine erhöhte Energie empfangen haben, deren Energieniveau dadurch weit über demjenigen des mittleren Wärmeenergieniveaus steht und die das Atom zur Emission der Fluorescenzstrahlung befähigt. Solche Atome befinden sich in einem, wie man sich ausdrückt, erhöhten Anregungszustand. Die allgemeine Bedingung für das Zustandekommen der Luminescenz ist daher gegeben einerseits in dem Vorhandensein von Erregungsprozessen überhaupt, anderseits aber muß die Wahrscheinlichkeit, daß die aufgenommene Energie durch Stoß an benachbarte Moleküle abgegeben werden kann, bevor die Emission der Luminescenzstrahlung erfolgt, möglichst herabgesetzt werden. Die letzte Bedingung ist in den verdünnten Gasen, in einigen ziemlich komplexen anorganischen und organischen Substanzen, sowie in einigen Krystallen gegeben.

Findet die Lichtemission nur während der Einstrahlung statt, so wird diese Erscheinung als *Fluorescenz* bezeichnet. Überdauert die Luminescenz die Zeit der Einstrahlung, so haben wir es mit *Phosphorescenz* zu tun. Lange nachleuchtende Körper werden *Phosphore* genannt.

Unter den durch Röntgenstrahlen luminescenzfähigen Stoffen sind wohl diejenigen der Leuchtschirmtechnik der medizinischen Radiologie die wesentlichsten und bekanntesten. Das etwas teure Barium-Platin-Cyanür ist in letzter Zeit auch wegen der selektiven Absorption harter Therapiestrahlen durch die Barium- und Platin-Atome bei Verwendung der Leuchtschirmhelligkeit als Dosimeterreaktion durch das wohlfeilere Zinksilicat (Astralschirm) verdrängt worden. Das reine Calcium-Wolframat hat für Röntgenstrahlen den Vorteil, daß bei ihm das lästige Nachleuchten auf ein Minimum beschränkt ist.

Als Fluorescenzschirm für Ultraviolett werden heute ebenfalls meistens als Pulver mit einem Bindemittel auf eine feste Unterlage aufgestrichene Zink- oder Calciumsulfide mit verschiedenen aktivierenden Materialien als Zusatz (sog. Lenardphosphore) angewandt, die sich namentlich dadurch auszeichnen, daß sie auf Röntgenstrahlen nicht fluorescenzfähig sind.

Was den Mechanismus der Luminescenzerscheinungen anbelangt, ist er sowohl nach Strahlenart als auch bei verschiedenen luminescenten Stoffen verschieden. Während die Photoluminescenz sehr oft dadurch zustande kommt, daß die eingestrahlte Energie selbst zur Auslösung eines Emissionsaktes verwendet wird, ist für Röntgen- und γ-Strahlen anzunehmen, daß die Emission von Fluorescenzlicht über den Umweg der Photoelektronen vonstatten geht.

Röntgenluminescenz ist also als Kathodenstrahlenluminescenz zu deuten. Dies aus folgendem Grund: Die Absorption von Röntgenstrahlen in luminescierenden Medien ist zu gering, die einzelnen Absorptionsakte sind also zu selten, als daß ein so intensives Luminescenzlicht, wie wir es bei den erwähnten Lichterscheinungen beobachten, auftreten könnte. Dagegen wird durch den einzelnen Absorptionsakt eine relativ große Energiemenge in das System hineingebracht, es werden schnelle Photoelektronen ausgelöst und diese ihrerseits geben ihre Energie stufenweise an die fluorescenzfähigen Moleküle ab, derart, daß die Energie des bewegten Elektrons für viele Emissionsakte von Fluorescenzlicht ausreicht. Danach ist es auch erklärlich, daß bestimmte Substanzen, wie z. B. das sog. „Keton" trotz ausgiebiger Kathodenstrahlenluminescenz keine Röntgen-Luminescenz zeigen.

Die Tatsache, daß fast alle Körper wie Wasser, Eis, Alkohol, Chloroform, Schwefelkohlenstoff, Öle, Fette, Wachs, Blutserum und Albumine bei Bestrahlung mit γ-Strahlen ziemlich stark sichtbar und ultraviolett fluorescieren (Mallet) wird von verschiedener Seite so gedeutet, daß das Fluorescenzlicht der eigentliche Überträger der Röntgen- und Radiumwirkung im Körper sei (Guillaume, v. Ries).

Die Intensität des Fluorescenzlichtes nimmt bei vielen fluorescierenden Körpern mit der Zeit des Fluorescierens ab, die Fluorescenz ermüdet. Diese Ermüdungserscheinungen sind auf chemische Veränderungen der fluorescierenden Substanz zurückzuführen. Es sei noch erwähnt, daß die Fluorescenzerscheinungen durch geeignete Substanzen sensibilisiert werden können.

4. Verfärbungen.

Manche Krystalle verfärben sich unter Bestrahlung mit Röntgen- oder Radiumstrahlen mehr oder weniger tief. So das Steinsalz (Röntgen und Joffé, Gudden und Pohl, Gyulai), K Cl-Krystalle, einige natürliche Mineralien, Fluorit, Apatit, Adular usw. (Przibram). Die Krystalle erhalten durch die Verfärbung alle Eigenschaften von Phosphoren, indem sie photoluminescent werden, oder indem ihre schon vorhandene Luminescenz erhöht wird. Durch Erhitzung kann die Verfärbung wieder rückgängig gemacht werden. Dieser Vorgang ist von Thermoluminescenzerscheinungen begleitet. Ähnlich wie Krystalle und Mineralien verhalten sich auch Gläser (braune oder violette Verfärbung der Röntgenröhren).

Es wird angenommen, daß es sich bei diesen Erscheinungen um eine Veränderung des Strukturgitters der Substanzen handelt.

D. Chemische Wirkungen.

In diesem Abschnitt sei von einigen Reaktionen berichtet, die durch die Röntgenstrahlen bedingt sind und unter die Rubrik der photochemischen Reaktionen gezählt werden, Reaktionen, bei denen feststeht, daß ihr Mechanismus wirklich als chemische Reaktion anzusprechen ist.

Indessen darf man sich der Tatsache nicht verschließen, daß Physik und Chemie gerade auf diesem Gebiete auf das engste miteinander verbunden sind, sowohl was Methodik als auch was Fragestellung anbelangt.

1. Die Wirkung auf die photographische Schicht.

Wie bereits die ersten Versuche RÖNTGENs ergaben, schwärzen Röntgenstrahlen wie sichtbares und ultraviolettes Licht die photographische Platte. Die lichtempfindliche Schicht derselben ist eine Emulsion von Silberhalogeniden (Chlorid, Bromid, Jodid) in Gelatine. Bei den üblichen photographischen Verfahren mit sichtbarem, ultraviolettem und Röntgenlicht sind nach der Belichtung keinerlei Bildspuren sichtbar. Das Bild muß erst durch einen weiteren Prozeß entwickelt werden. Beide Prozesse, die Vorgänge bei der *Belichtung* und bei der *Entwicklung*, sind verschiedener Natur, d. h. haben getrennte Mechanismen.

Bei der *Belichtung* findet eine Trennung der Halogenide in Silber und Halogen statt. Die Zahl der getrennten Moleküle ist jedoch bei den üblichen Expositionszeiten so gering, daß eine Schwärzung der belichteten Partien nicht beobachtet werden kann. Daß aber tatsächlich bei Anwendung größerer Lichtmengen eine Spaltung des AgBr-Moleküls durch und während der Belichtung stattfindet, ist in neuerer Zeit einwandfrei nachgewiesen, indem es P. P. KOCH und VOGLER gelang, das Silber-Strukturgitter an belichteten, nicht entwickelten Bromsilberplatten durch DEBYE-SCHERRER-Aufnahmen nachzuweisen. Der Nachweis von metallischem Silber konnte auch von SCHAUM und FEICK durch Messung der Dielektrizitätskonstante geführt werden, während die Abspaltung des Halogens durch SCHWARZ und HARTUNG bewiesen ist. Den Mechanismus der Silberhalogenidspaltung stellt man sich am einfachsten als inneren lichtelektrischen Effekt nach WINTHER vor. Neuerdings ist von FAYANS diese Theorie weiter ausgebildet worden. Nach seiner Annahme wird infolge der Absorption eines Strahlenquants ein Elektron aus dem Halogen des Krystallgitters (das Silberhalogenid befindet sich in der Emulsion in krystalliner Form) herausgeschleudert und lagert sich nach kürzerer oder längerer Bahn an das Kation Silber an. Dadurch ist sowohl das negativ geladene Halogen als auch das Silber neutralisiert. EGGERT und NODDAK haben nachgewiesen, daß durch die Absorption eines Quants einer Strahlung von 400 $\mu\mu$ gerade ein Elektron transportiert, d. h. ein Silberatom in metallischen Zustand gebracht wird. Die energiereicheren Röntgenstrahlen z. B. von $\lambda = 0{,}45$ Å dagegen haben einen viel größeren Effekt. Jedes absorbierte Quant (vgl. später Kap. Röntgenstrahlen und Atombau) dieser Strahlung spaltet etwa 1000 Silberatome ab (EGGERT und NODDAK).

Üblicherweise wird der eben besprochene primäre Belichtungsprozeß von dem *Entwicklungsprozeß* gefolgt. Vergleicht man die bei der Belichtung primär ausgeschiedene Silbermenge mit derjenigen nach vollendeter Entwicklung, so findet man letztere 10^7—10^8 mal größer. Das Silber des latenten Bildes muß als Katalysator gedient haben. Wenn z. B. belichtetes Chlorsilber rascher durch die Entwicklungsflüssigkeit reduziert wird, so zeigt sich doch das unbelichtete ebenfalls, wenn auch weniger rasch reduzierbar. Diese Tatsache findet ihren Ausdruck in der Schleierbildung der photographischen Platten. Gestützt darauf wurde die Silberkeimtheorie der Entwicklung von OSTWALD, ABEGG und SCHAUM ausgebildet. Diese besagt, daß um den beim Absorptionsakt vorgebildeten Silberkeim sich bei der Entwicklung weitere metallische Silberatome ansammeln, und zwar so, daß bei beendeter Entwicklung das ganze primär befallene Korn, d. h. jedes, einen Silberkeim tragende Kryställchen der Emulsion, vollständig reduziert ist. Den Vorgang der Entwicklung zeigen die folgenden Bilder (Abb. 11) in drei Stufen.

Die wesentlichsten Eigenschaften einer photographischen Emulsion sind Empfindlichkeit und Gradation. Die *Empfindlichkeit* ist vornehmlich abhängig von der Zahl und der Größe der Körner, welche Körnereigenschaften ihrerseits wieder abhängig sind von dem sog. Reifeprozeß der Emulsion. Je größer

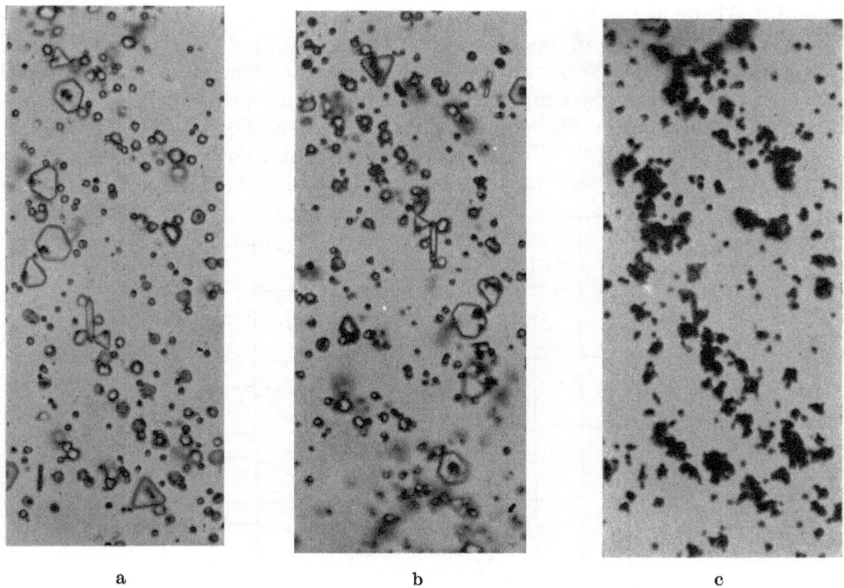

a b c

Abb. 11. Vorgang der Entwicklung.
Die Bilder von links nach rechts zeigen die fortschreitende Reduktion der Bromsilberkryställchen der Emulsion. a unentwickelte, b kurz, c ausentwickelte Körner. Vergrößerung 1 : 1500. (Nach MANKENBERG.)

das Korn, je reifer die Emulsion, um so empfindlicher die Schicht.

Unter *Gradation* verstehen wir den Verlauf von Lichtintensität und Schwärzung der Platte. Tragen wir die Schwärzung in Abhängigkeit von der Lichtmenge in ein Koordinatensystem ein, so ergibt sich die Kurve 1 der Abb. 12 nach EGGERT und RAHTS für sichtbares, Kurve 2 für Röntgenlicht. Beide Kurven zeigen links unten ein ziemlich horizontal verlaufendes Stück, das der Schleierschwärzung entspricht. Auch bei der Belichtung 0 findet sich eine merkliche Schwärzung. Nach dieser horizontalen Strecke steigen beide Kurven ungefähr linear, die Lichtkurve steiler, die Röntgenkurve flacher an. Die Verlängerung des geraden Teils der Röntgenkurve zielt in den 0-Punkt, diejenige der Lichtkurve schneidet dagegen die Achse der Belichtungszeiten, wie ersichtlich bei 20 Sekunden, was nichts anderes heißt, als daß Belichtung unterhalb 20 Sekunden keine Schwärzung bewirkt. Es besteht also für die Lichtschwärzung einer photographischen Emulsion eine Schwelle, für die Röntgenstrahlenwirkung dagegen fehlt dieselbe. Auf die theoretische Bedeutung dieses Verhaltens kann hier nicht eingegangen werden, es sei nur bemerkt, daß sich α-Strahlen gleich

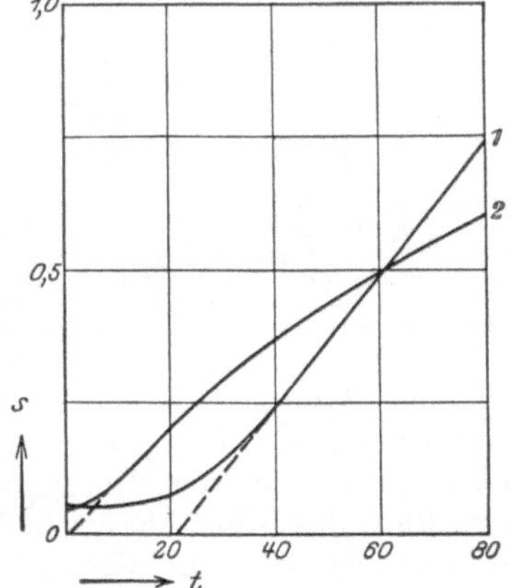

Abb. 12. Schwärzungsverlauf einer photographischen Emulsion bei Einwirkung von sichtbarem Licht (Kurve 1) und von Röntgenstrahlen (Kurve 2), schematisch. (Nach EGGERT und RAHTS.)

verhalten wie Röntgenstrahlen, und daß diese Tatsache mit dem Energiereichtum der beiden Strahlenarten im Zusammenhang steht.

Da die Schwärzung nur durch absorbierte Strahlen verursacht sein kann und da die Absorption der Röntgenstrahlen in der photographischen Schicht sehr gering ist, hat man in neuerer Zeit die sog. doppelt begossenen Filme in die Röntgentechnik eingeführt. Dadurch, daß die Strahlen zwei Schichten passieren müssen, wird die Empfindlichkeit der Filme auf das Doppelte erhöht.

Dasselbe in erhöhtem Maße wird durch die Verstärkerfolien aus Calciumwolframat bewirkt. Durch dieselben wird das Röntgenlicht in blauviolettes Fluorescenzlicht verwandelt, das dann seinerseits die Platte schwärzt. Dadurch

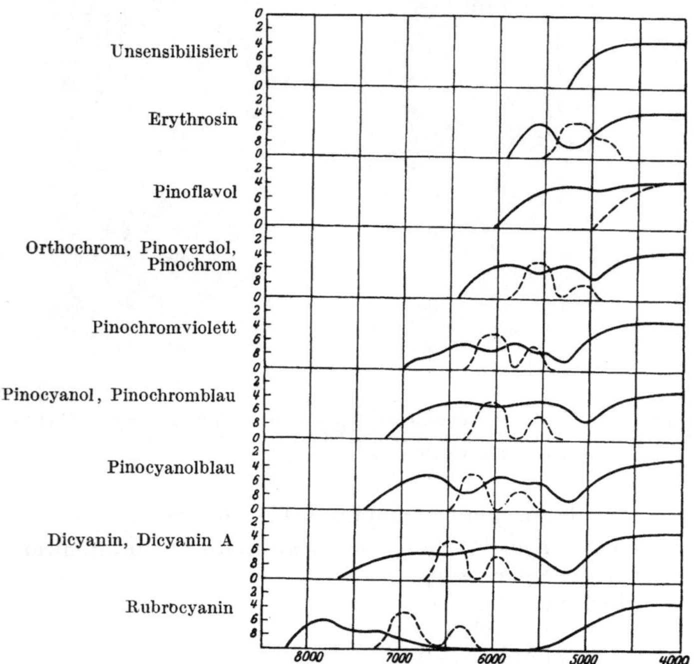

Abb. 13. Wirkung einiger Sensibilisatoren auf die photographische Schicht. (Nach EGGERT und RAHTS.)
Auf der Abszisse sind die Wellenlängen in Å, auf der Ordinate die Logarithmen der Belichtungsintensitäten die zur Erreichung, der Schwärzungsschwelle nötig sind, aufgetragen. Die ausgezogenen Linien stellen die Empfindlichkeit der verschiedenen sensibilisierten Bromsilberplatten dar, während die gestrichtelten Kurven den Absorptionsgebieten der betreffenden Sensibilisatoren entsprechen. Man beachte, daß das sensibilisierte Gebiet gegenüber dem Absorptionsgebiet des Sensibilisators bei allen angegebenen Stoffen um ein beträchtliches nach der Seite der längeren Wellenlängen verschoben ist.

wird eine Verstärkung um das 5—10fache erreicht, wenn zwei Folien Verwendung finden. Entsprechend dem steileren Verlauf der Lichtkurve 1 in Abb. 12 gegenüber der Röntgenkurve 2 und in Anbetracht, daß durch Folienverstärkung das Bild mehr ein Lichtbild und zum allergeringsten Teil ein Röntgenbild wird, ist auch die Gradation des ganzen Systems Film + Verstärkungsschirm steiler. Die Tatsache ist ein sehr günstiges Moment für die Aufnahme, da das Bild dadurch an Kontrast gewinnt.

Die Gradation hängt auch von der Korngröße ab, und zwar in dem Sinne, daß sie um so steiler wird, je kleiner das Korn. So wird durch den Reifeprozeß, bei dem die Korngröße zunimmt, die Emulsion zwar empfindlicher, aber ihre Gradation flacher, der Kontrast also ceteris paribus geringer. Die Steilheit der Schwärzungskurve ist in geringerem Maße bei gleichem Plattenmaterial im fernern auch abhängig von der Entwicklersubstanz.

Auf folgende theoretisch interessante Tatsache sei noch kurz verwiesen. Der Schwärzungswert eines bestimmten Plattenmaterials bei einer bestimmten auffallenden Röntgenstrahlenmenge ist gegeben durch das Produkt aus Intensität und Zeit. Der Schwärzungseffekt ist also, gleiche Röntgendosen vorausgesetzt, gleich, ob eine kleinere Intensität in längerer Zeit oder eine größere Intensität auf kurze Zeit eingestrahlt wird (Gesetz von BUNSEN und ROSCOE). Das Gesetz von BUNSEN und ROSCOE gilt wohl für Röntgenstrahlen, nicht aber für sichtbares Licht. Hier ist im allgemeinen die Wirkung größerer Intensitäten größer als die Wirkung kleinerer Lichtintensitäten auf entsprechend lange Zeit ausgedehnt, eine Tatsache, die sich für Röntgenstrahlen in ihrer Wirkung auf biologische Objekte ebenfalls nachweisen läßt (HOLTHUSEN, LIECHTI u. v. a.). Den Mechanismus dieser letzten Tatsache (SCHWARZSCHILDsches Gesetz) kann man sich so denken, daß mehrere Absorptionsereignisse in einer bestimmten Zeit nötig sind, um einen Silberkeim zu schaffen.

Werden auf eine und dieselbe lichtempfindliche Schicht erst sichtbares und daraufhin ultraviolettes oder Röntgenlicht eingestrahlt, so addieren sich die beiden Lichtmengen in ihrer Wirkung angenähert. Werden aber erst die kurzwelligeren Strahlen und nachher das sichtbare Licht appliziert, so findet eine gegenseitige Vernichtung der schwärzenden Wirkung statt (CLOYDEN- und VILLARD-Effekt). Ultrarotes Licht ist befähigt, ein irgendwie entstandenes latentes Bild vollständig zu löschen (HERSCHEL-Effekt).

Bromsilberschichten sind nur empfindlich auf Licht mit kleinerer Wellenlänge als 500 $\mu\mu$. Dies deshalb, weil längere Wellen gar nicht absorbiert werden. Bringt man aber einen Stoff in engen Kontakt mit dem Bromsilbermolekül, der die langwelligen Strahlen absorbiert und anderseits befähigt ist, die absorbierte Energie dem Silberhalogenid weiter zu geben, so ist es möglich, die lichtempfindliche Schicht zu sensibilisieren. Solche Sensibilatoren finden in großer Zahl in der Phototechnik Verwendung. Von ihnen seien als die gebräuchlichsten genannt: Eosin, Erythrosin, Pinoflavol, Pinochrom, Pinoverdol, Pinocyanol, Dicyanin und Rubrocyanin, Neocyanin. Die folgende Abb. 13 gibt einen Überblick über das sensibilisierende Wellenlängengebiet der verschiedenen im Handel erhältlichen Stoffe.

Mit Rubrocyanin sensibilisierte Schichten werden empfindlich auf Strahlen bis zu der Wellenlänge 800 $\mu\mu$. Neocyanin ist ein Sensibilisator für Ultrarot- und Wärmestrahlen bis zu 1200 $\mu\mu$.

2. Andere photochemische Reaktionen.

Es sind eine Unmenge photochemischer Reaktionen bekannt, die unter Bestrahlung mit sichtbarem und ultra-violettem Licht ablaufen. Im Gegensatz dazu ist die Literatur über Reaktionen mit Röntgenstrahlen, außer der photographischen Wirkung derselben, recht dürftig. Ein Grund hierfür mag wohl darin liegen, daß die Energie der kurzwelligen Strahlen in einem Reaktionsgemisch nur geringgradig absorbiert wird, und daher außerordentlich große Röntgendosen zur Erreichung einer bestimmten chemischen Reaktion erforderlich sind, Dosen, die zu liefern die Röntgenlichtquellen im allgemeinen noch nicht imstande sind. Es seien im folgenden einige weitere chemische Röntgenstrahlenwirkungen angeführt. Sie sind zum Teil mit mehr oder weniger Erfolg als Dosimeterreaktionen verwendet worden.

Aus einem Gemisch von Ammoniumoxalat und Sublimat (EDERsche Lösung) wird durch Röntgenstrahlen (und durch sichtbares Licht) unter Leitfähigkeitsänderung Kalomel ausgefällt (SCHWARZ, LÜPPO-CRAMER, GRANN, RICHARDS und WELLS, SCHWARZ und SIRK).

Orthonitrobenzaldehyd geht bei Belichtung mit Röntgenstrahlen über in Orthonitrobenzoesäure (WINTZ).

Aus einer chloroformigen Lösung von Jodoform wird bei Anwesenheit von Sauerstoff unter Oxydation Jod ausgeschieden (HARDY und WILLCOCK, FREUND u. v. a.). Ebenso wird der Jodwasserstoff oxydiert.

Jodsäureanhydrid wird unter Belichtung mit Röntgenstrahlen zersetzt (BERTHELOT).

Unter dem Einfluß von kurzwelligen Strahlen vereinigen sich Kupfer und Sauerstoff zu Kupferoxydul.

An Photopolymerisationen ist diejenige des Acetylens beobachet worden.

Die Wirkung der Röntgenstrahlen auf katalytische Vorgänge, wie z. B. die Hemmung der Platinkatalyse des Hydroperoxyds (SCHWARZ und FRIEDRICH) gehören in diesem Zusammenhang nur erwähnt.

E. Physikalisch-chemische Wirkungen.

1. Auf disperse Systeme.

Es liegt an sich ziemlich nahe, die biologische Wirkung der Röntgenstrahlen auf deren Effekt auf kolloidale Systeme zurückzuführen, da doch die Kolloide im Körper eine gewaltige Rolle spielen. BORDIER hat als erster auf den Umweg der Röntgenstrahlenwirkung über die dispersen Systeme der lebenden Substanz aufmerksam gemacht und eine Reihe Untersuchungen beweisen die Möglichkeit, mit strahlender Energie Veränderungen an Eiweißen in vitro hervorzurufen. So haben FERNAU und PAULI sowie früher schon DREIER und HANSSEN zeigen können, daß Eiweiße mit Radiumstrahlung (β- und γ-Strahlen) zum Ausflocken gebracht werden, wenn die Einwirkungszeit des Radiums eine genügend lange war. Schon kleine Dosen führten aber zu einer Dispersitätsänderung, gemessen an der Viscositätsänderung im Sinne einer Vergrößerung der Teilchen. FERNAU und PAULI schlossen aus der von ihnen beobachteten Tatsache, daß im wesentlichen nur positiv geladene Teilchen zur Fällung gebracht werden können, auf eine direkte entladende Wirkung der negativen β-Strahlen des Radiums. Respektive nahmen sie an, daß die durch die γ-Strahlung ausgelösten sekundären Elektronen für die Ausflockung verantwortlich gemacht werden müßten. Dies um so mehr, als auch anorganische positive Sole durch Radium- und Röntgenstrahlen leicht ausgefällt werden können (FERNAU und PAULI, CROWTHER und FAIRBROTHER, HENRY und MAYER). RIGHI beobachtete Flockung an Eisenhydroxydsolen durch β-Strahlen, konnte aber dasselbe Kolloid nicht fällen, wenn auch die positiven α-Strahlen des Radiumpräparates mitwirkten. Faßt man aber die Resultate aller der zahlreichen Arbeiten über Beeinflussung von Kolloiden durch Röntgen- und Radiumstrahlen zusammen (BETSCHACHER, NAKASHIMA, v. GALECKI, JORISSEN und WOUDSTRA, HARDY, PAULI und MATULA) und berücksichtigt man auch den Einfluß des sichtbaren Lichtes (RAFF und ROSSI, STINTZING, JOUNG, AUDUBERT), so wird es zum mindesten fraglich, ob die Fällungen durch einfache Entladung erklärt werden können. Wenn man sich vorstellt, daß ein Transport negativer Elektrizität in Form von Elektronen auf die Teilchen stattfindet, so könnten dieselben allerdings entladen und so dem isoelektrischen Punkt näher gebracht werden, in welchem bekanntlich ein Fällungsoptimum besteht. Durch diesen Mechanismus wäre aber vorerst nur eine Entladung von positiven Teilchen erklärlich.

Wie NORDENSON und WELS nachgewiesen haben, können aber auch negative Sole ausgeflockt werden. Die Möglichkeit einer entladenden Wirkung von β-Strahlen oder von sekundären Elektronen darf aber, gestützt auf diese Tatsache, nicht ohne weiteres von der Hand gewiesen werden, denn es wäre denkbar, daß nicht ein Transport von negativer Elektrizität *auf* die Teilchen, sondern ein solcher von diesen *weg* in das Suspensionsmittel stattgefunden hat. Durch eine Art lichtelektrischen Effekt würde dann das Teilchen positiver aufgeladen und es würde, wenn es vorher negativ war, entladen. Welcher der beiden Vorgänge vorherrscht, der lichtelektrische Effekt der Teilchen oder der Elektronentransport auf die Teilchen, hängt ab von der chemischen Natur der Teilchen und des Suspensionsmittels, von deren Dielektrizitätskonstanten und von den wirkenden elektrostatischen Verhältnissen. Gerade beim Vorherrschen dieser letzteren wäre es auch möglich, daß auf alle Fälle eine Entladung zustande kommen müßte, gleichgültig, ob wir es mit einem negativen oder mit einem positiven Kolloid zu tun haben (LIECHTI).

Wenn auch die Möglichkeit einer Entladung besteht und wenn auch die Flockung von Solen deren Ursache eine Entladung sein kann, feststeht, so ist doch anderseits auch hier sichergestellt, daß bei Bestrahlung von Eiweißen mit Röntgenstrahlen chemische Veränderungen zustande kommen, und zwar zeitlich vor der Koagulation der Sole, vor einer Dispersitätsänderung überhaupt. Den Beweis für diese Tatsache konnte WELS dadurch erbringen, daß er zeigte, daß die Farbe des durch dunkles Ultraviolett erzeugten Fluorescenzlichtes von Eiweißlösungen nach Bestrahlung mit ultravioletten oder Röntgenstrahlen sich sehr bald ändert. Farbänderungen von Fluorescenzlicht stehen aber immer mit Konstitutionsänderungen des fluorescierenden Moleküls im Zusammenhang. Es wird angenommen, daß diese chemische Veränderung identisch ist mit der längst bekannten Denaturierung der Eiweiße, die vielleicht als innere Anhydridbildung, wie sie PAULI und MATULA postulieren, zu Recht bestehen mag. Primäre chemische Veränderungen sind jedoch bis anhin nur bei Eiweißen streng bewiesen und rein physikalische Vorgänge (z. B. Entladung) dürften bei diesen und andern Kolloiden gleichwohl eine gewisse Rolle spielen.

2. Auf die Wasserstoffionenkonzentration.

Bei Bestrahlung von verschiedenen Solen (Albumin-Lecithinemulsion) konnten FERNAU und PAULI eine deutliche Steigerung der Wasserstoffionenkonzentration beobachten, während die elektrische Leitfähigkeit unbeeinflußt blieb. Eine Steigerung der Wasserstoffionenkonzentration der lebenden Subcutis fand auch LIECHTI und KAPLANSKY und SOLOWEITSCHIK.

3. Auf Kettenpotentiale.

Im Moment der Bestrahlung einer CREMERschen Glaskette mit Röntgenstrahlen steigt ihre Potentialdifferenz um mehrere Millivolt an, um beim Sistieren des Strahleneinflusses mit endlicher aber großer Geschwindigkeit wieder auf den früheren Wert abzusinken (LIECHTI). Dasselbe Phänomen läßt sich auch bei Ölketten nachweisen, bleibt aber aus bei Potentialen, die von Ferrocyankupfer- oder nicht ausgetrockneten Kollodiummembranen herrühren. Der Mechanismus dieser Beeinflussung wurde als Umladung durch eine Art lichtelektrischen Effekt an der Glasmembran resp. an den Grenzflächen gedeutet. Nach der durch MICHAELIS erweiterten Porentheorie der Permeabilität müßte sich, durch eine Ladungsänderung der Membran, ihre Permeabilität in bestimmter Richtung ändern. Daraus wurde im Verein mit anderen Tatsachen (Ionenverschiebungen im bestrahlten Gewebe, KROETZ, LIEBER) die Berechtigung einer Permeabilitätstheorie der biologischen Strahlenwirkung abgeleitet (LIECHTI, LIEBER).

II. Die Entstehung der Röntgenstrahlen und die Röntgenröhren.

A. Die Entstehung der Röntgenstrahlung.

1. Die Bremsstrahlung.

Zur Erzeugung von Röntgenstrahlen werden eigens zu diesem Zwecke konstruierte Entladungsröhren verwendet, die im wesentlichen aus zwei Teilen bestehen, ohne welche das Zustandekommen von Röntgenstrahlen unmöglich ist. Röntgenstrahlen entstehen überall da in größerer Menge, wo bewegte Elektronen auf Materie auftreffen. Dadurch sind die beiden Teile, nämlich eine Kathodenstrahlenquelle einerseits und eine zum Auffangen der Elektronen dienende Masse anderseits gegeben. Die von der Kathode K in der folgenden Abb. 14 ausgehenden Elektronen werden durch das an die Röhre gelegte elektrische Feld, — Pol bei K, + Pol bei A, beschleunigt und treffen auf die sog. Antikathode A mit einer bestimmten Geschwindigkeit auf. Die Bezeichnung Antikathode ist von früher her übernommen, indem bei der ersten Konstruktion neben derselben noch eine weitere Elektrode, die Anode, in die Röhre eingebaut

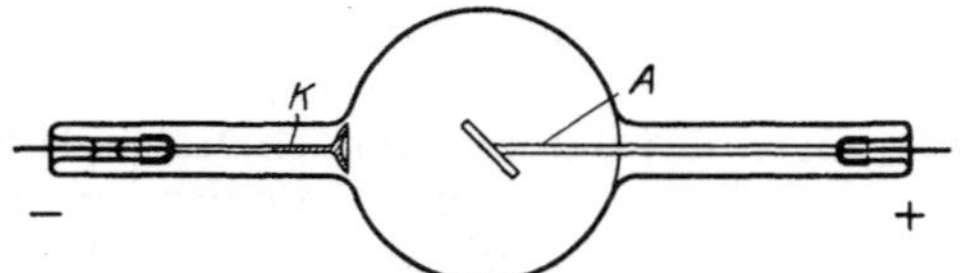

Abb. 14. Schema einer einfachen Röntgenröhre. K Kathode, A Antikathode, + Pluspol, — Minuspol.

wurde. Als Anode, d. h. als Zuführung der positiven Elektrizität genügt aber, wie sich später erwies, die Antikathode selbst.

Die Elektronenbildung im Röntgenrohr kommt auf zwei grundsätzlich verschiedenen Wegen zustande. Um den klassischen Vorgang bei den *Ionenröhren* zu verstehen, denke man sich den Innenraum der oben skizzierten Röhre vorerst unter Atmosphärendruck stehend. An beiden Elektroden liege eine Gleichspannung von bestimmter Größe. Ein in den Stromkreis eingeschalteter Strommesser zeigt keinen Ausschlag. Es fließt kein meßbarer Strom, weil keine nennenswerte Zahl von Elektrizitätsträgern (Ionen) im Gasraum vorhanden ist. Wohl ist die atmosphärische Luft durch Spuren von radioaktiver Strahlung stets minimal ionisiert, aber bei Atmosphärendruck ist die Wahrscheinlichkeit, daß diejenigen vorhandenen Ionen, die durch das elektrische Feld beschleunigt werden, auf andere Moleküle stoßen, sehr groß, weil letztere in erheblicher Dichte den Raum ausfüllen. Bei hohem Gasdruck ist, wie man sich in der kinetischen Gastheorie auszudrücken pflegt, die „freie Weglänge" eines Moleküls klein. Anderseits kann man sich leicht vorstellen, daß die Wirkung eines elektrischen Feldes um so größer ist, je größer die freie Weglänge eines Ions. Bei extremer Steigerung der angelegten Spannung würde zwischen Anode und Kathode ein Funke übergehen. Wir haben aber ein Mittel in der Hand, die freie Weglänge zu vergrößern, nämlich dadurch, daß wir den Gasdruck herabsetzen, den Entladungsraum evakuieren. Bei fortschreitender Evakuation fließt von einem bestimmten verminderten Druck an ein Strom in der Röhre, der sich nicht nur durch den Ausschlag am Strommesser, sondern auch durch Lichterscheinungen im Rohr kund tut. Es entsteht das sog. Glimmlicht an beiden Elektroden, das durch den Kathoden-Dunkelraum im zwei Teile, das negative und das positive Glimmlicht getrennt ist (Glimmentladung). Die freie Weglänge der Moleküle ist durch die Druckerniedrigung derart vergrößert worden, daß durch die bewegten, zu Anfang bereits anwesenden Ionen, durch *Stoßionisation,* neue Moleküle ionisiert werden, die als Elektrizitätsträger ihrerseits von der beschleunigenden Wirkung des Feldes erfaßt werden und so zum Elektrizitätstransport in der Röhre beitragen. Bei höherer Evakuation wird der Kathodendunkelraum immer breiter, das negative Glimmlicht nimmt an Ausdehnung zu, an Lichtintensität aber ab und, wenn ein Vakuum von 0,1 mm Hg erreicht ist, lassen sich an der Antikathode Röntgenstrahlen nachweisen. Bei den ersten Versuchen von RÖNTGEN fungierte als Antikathode die Glaswand der Röhre selbst und das Auftreten von Röntgenstrahlen konnte an einer grünlichen Fluorescenz der der Kathode gegenüberliegenden Glaswand erkannt werden. Wird das Rohr noch weiter ausgepumpt, so nimmt der Röhrenstrom wieder ab, die Leuchterscheinungen ebenfalls, die Emission von Röntgenstrahlen wird unmeßbar klein. Dies deshalb, weil die Zahl der überhaupt vorhandenen Moleküle derart abnimmt, daß nunmehr nur eine kleinere Elektrizitätsmenge transportiert werden kann.

Für die Entstehung von Röntgenstrahlen in einem solchen Ionenrohr besteht also ein bestimmtes Optimum des Gasdruckes, das bei etwa 0,1 mm Hg liegt. Verfolgt man den Spannungsverlauf in der Röhre selbst, so finden wir den Spannungsabfall in der Nähe der Kathode am größten (Kathodenfall), d. h. hier werden die Elektrizitätsträger am stärksten beschleunigt, und zwar die positiven Träger in der Richtung nach der Kathode. Auf ihrem Wege, namentlich aber in der Substanz der Kathode, meist als Hohlspiegel aus Aluminium ausgebildet, selbst, werden durch diese Elektronen ausgelöst, die mit großer Geschwindigkeit als Kathodenstrahlen, die Oberfläche der Kathode orthogonal verlassend, gegen die Antikathode fliegen und daselbst gebremst werden. Bei diesem Bremsvorgang entstehen Röntgenstrahlen. Für die Ionenröhren charakteristisch ist also ein bestimmter kleiner Gasrest in der Röhre, der bei Anlegung der Spannung durch Stoßionisation nahezu vollständig ionisiert wird und dessen Träger zur Auslösung der Kathodenstrahlen führen (Gasröhren). Der in der Röhre fließende Strom ist einzig und allein abhängig von dem weitgehend zufälligen Gasgehalt der Röhre. (Über Regulation vgl. S. 205.)

Im Gegensatz dazu wird bei der zweiten Art der Elektronenerzeugung (WEHNELT) in den sog. *Elektronen-* oder *Coolidgeröhren* die Tatsache nutzbar gemacht, daß glühende Metalle Elektronen emittieren. Der Aluminiumhohlspiegel der Ionenröhre wird hierbei durch eine elektrisch geheizte Glühspirale ersetzt, die sich bei bestimmter Temperatur mit einer Wolke von Elektronen umgibt, die nun durch das elektrische Feld beschleunigt werden können. Um den Elektronen möglichst freie Bahn zwischen Kathode und Anode zu schaffen, wird das COOLIDGE-Rohr möglichst vollständig evakuiert. Auf diese Weise ist es möglich, durch verschieden intensive Heizung des Glühfadens eine kleinere oder größere Menge Elektronen in Freiheit zu setzen und dadurch den Röhrenstrom, d. h. dessen Intensität im Elektronenrohr zu regulieren. Die Röhrenstromstärke ist proportional der Zahl der emittierten Elektronen. Die Zahl der von einem glühenden Metall ausgesandten Elektronen aber ihrerseits ist wiederum abhängig vom Metall selber, von dessen Form und von seiner Temperatur (LANGMUIR). Für medizinische Röntgenröhren hat sich Wolfram zur Herstellung von Glühspiralen am geeignetsten erwiesen. Eine namhafte Elektronenemission kommt aber erst bei Weißglut des Fadens zustande. Die schon bei dunkler Rotglut erheblich emittierenden, mit Toriumoxyd überzogenen Wolframfäden sind namentlich im physikalischen Laboratorium zu bestimmten Sonderzwecken im Gebrauch. Die Abhängigkeit der Emission (Zahl der

Kathodenstrahlenteilchen) gemessen im Röhrenstrom i ist durch die folgende Gleichung gegeben:

$$i = a \cdot \sqrt{T} \cdot e^{-\frac{b}{T}}$$

worin T die absolute Temperatur und a und b Materialkonstanten bedeuten.

Bei gleicher Emission (gleiche Heizstromstärke, gleiche Temperatur des Glühdrahtes) verhält sich die Stromspannungskurve wie eine Sättigungskurve (vgl. Kap. II 2), d. h. wird die Spannung gesteigert, so nimmt die Stromstärke im Anfang ungefähr linear zu (nach dem Ohmschen Gesetz). Bei weiterer Steigerung der Spannung verläuft aber die Kurve immer weniger steil und von einer bestimmten Spannung an nimmt die Stromstärke nicht mehr zu, es fließt jetzt der Sättigungsstrom. Die Spannung, bei der nach weiterer Erhöhung kein Stromzuwachs mehr stattfindet, nennen wir Sättigungsspannung. Die Größe des Sättigungsstromes ist abhängig von der Größe der Elektronenemission. Der Sättigungsstrom ist dann erreicht, wenn sämtliche verfügbaren Elektronen zum Elektrizitätstransport verwendet werden (vgl. Abb. 10 u. 26).

Für die Entstehung der Bremsstrahlung ist die Art, wie die Elektronen zustande kommen, ohne wesentliche Bedeutung. Von Wichtigkeit dagegen ist ihre Geschwindigkeit, denn von ihr hängt die Qualität der resultierenden Strahlung, wie wir sehen werden, ab. Die Elektronengeschwindigkeit ihrerseits ist aber einzig und allein von der Röhrenspannung abhängig. Wenn ein Kathodenstrahlteilchen das Potentialgefälle V durchflogen hat, ist an ihm die elektrische Arbeit $e \cdot V$ (e = Ladung des Elektrons, vgl. Kap. I B) geleistet worden. Die lebendige Kraft desselben Elektrons von der Geschwindigkeit v ist $\frac{m \cdot v^2}{2}$ wenn m entsprechend den früheren Erörterungen die Masse des Elektrons bedeutet. Es ist also $e \cdot v = \frac{m \cdot v^2}{2}$ und $v = \sqrt{e/m \cdot 2 \cdot v}$. Wie früher (S. 177) hervorgehoben, ist aber die Elektronenmasse von v abhängig und durch die Gleichung $m = \frac{m_0}{\sqrt{1 - (v/c)^2}}$ gegeben. Unter Berücksichtigung dieser Gleichung (der Relativitätskorrektion) ergeben sich die folgenden Geschwindigkeiten und ihre Verhältnisse zur Lichtgeschwindigkeit β, wenn v in kv gemessen wird.

Tabelle 2. Die Elektronengeschwindigkeit in Abhängigkeit von der Spannung.

V in kv	v in km/sec.	$\frac{v}{c} = \beta$
50	128,888	0,425
100	164,500	0,55
150	191,000	0,635
200	209,000	0,70
250	223,000	0,745

Der Mechanismus des Bremsvorganges ist in seinen Einzelheiten noch nicht restlos geklärt. Wenn auch die moderne atomtheoretische Betrachtungsweise außerordentlich viel geleistet hat, so ist es für die Erklärung des Bremsvorganges doch vorteilhafter, die klassischen Anschauungen zu Hilfe zu ziehen und sich hierbei der Stokesschen Impulstheorie zu bedienen, die folgendes aussagt: Durch die plötzliche Geschwindigkeitsänderung in der Elektronenbewegung, durch das Aufprallen auf das Antikathodenmetall, erfahren elektrische und magnetische Kraftfelder, die von den Atomen der Antikathode ausgehen, eine Deformation, die zur Emission von Röntgenstrahlen führt, ähnlich wie durch eine Detonation ein Knall, ein System von Luftwellen verschiedener Frequenz erzeugt wird. Wir wissen, daß die Erzeugung von Bremsstrahlen dem Einsteinschen Gesetz gehorcht. Zum Verständnis der Einsteinschen Beziehung nehmen wir die Plancksche Quantentheorie zu Hilfe, die besagt, daß die Abgabe von strahlender Energie nur in ganz bestimmten Quanten vor sich gehen kann. Das Energiequantum, die kleinste Energiegröße, das Energieatom, einer Strahlung von der Frequenz ν ist gleich $\nu \cdot h$, worin h eine universelle Konstante, das PLANKsche Wirkungsquantum bedeutet. Wenn also die elektrische Energie $e \cdot V$ in strahlende Energie umgewandelt wird, so muß die Größe des Quants der aufgewendeten elektrischen Energie gleich sein. Es ist $\nu \cdot h = e \cdot V$ ($h = 6{,}55 \cdot 10^{-27}$ Erg/sec.) und $\nu = \frac{e \cdot V}{h}$. Bezeichnen wir $c/\lambda = \nu$ in Å-Einheiten und V in kV, so wird $\lambda = \frac{12{,}35}{V}$ (Gesetz von DUANE und HUNT).

Dies besagt, die Wellenlänge λ einer in der Röntgenröhre entstandenen Strahlung wird um so kleiner, die Strahlung um so härter, je höher die angelegte Spannung ist.

Nun besteht aber die Bremsstrahlung keineswegs nur aus einer einzigen Wellenlänge. Sie ist nicht monochromatisch, die eben angegebene Gleichung ist deshalb der Ausdruck einer Grenzbedingung, und zwar für die kürzeste Wellenlänge λ_0. Die durch die Gleichung $\lambda = \frac{12{,}35}{V}$ definierte Wellenlänge wird dann ausgesandt, wenn die gesamte Energie eines mit der der Spannung V entsprechenden Geschwindigkeit v begabten Elektrons zur Strahlenemission verwendet wird. Das Elektron hat in diesem Falle am Schlusse des Bremsaktes die Geschwindigkeit 0. Nun kommt es aber vor, und diese Fälle sind die weitaus häufigsten, daß ein Kathodenstrahlteilchen beim Bremsvorgang seine Energie in mehreren Teilbeträgen abgibt, so daß Wellenlängen emittiert werden, die einer kleineren Energie als $e \cdot V$ entsprechen. Entsprechend muß die Mehrzahl der in einem Bremsspektrum enthaltenen λ größer sein als λ_0. Die Bremsstrahlung ist somit eine *heterogene* Strahlung, sie setzt sich aus unendlich vielen Komponenten verschieden langer Wellen zusammen und gleicht in dieser Beziehung einem akustischen Knall, mit dem sie oben in Analogie gesetzt wurde. Sie stellt ein kontinuierliches System von Wellenlängen dar, d. h. in einem bestimmten Wellenlängenbezirk sind alle λ mit kleinerer oder größerer Intensität vertreten. Die kürzeste Wellenlänge λ_0 ist in recht geringem Maße in dem kontinuierlichen Bremsspektrum vorhanden. Die Intensität nimmt aber nach der langweiligen Seite sehr rasch zu, um nach einem Maximum wieder langsam abzusinken. Werden die Intensitäten, die bestimmten λ zugeordnet sind, in Abhängigkeit von der Wellenlänge in ein Koordinatensystem eingetragen, so ergibt sich schematisch folgende Kurve der sog. spektralen Intensitätsverteilung des Bremsspektrums.

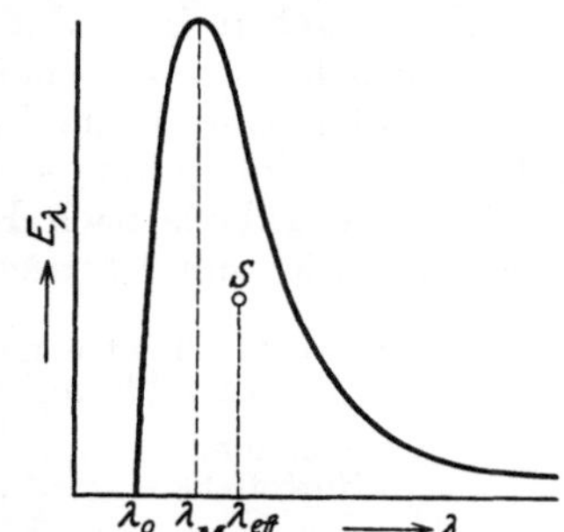

Abb. 15. Spektrale Intensitätsverteilung einer Bremsstrahlung. Schematisch. Abscisse: Wellenlänge λ; Ordinate: Energie E_λ. λ_0: kürzeste Wellenlänge; λ_M dem Intensitätsmaximum zugeordnete Wellenlänge; λ_{eff} dem Schwerpunkt (S) der von der Kurve und der Abszissenachse eingeschlossenen Fläche zugeordnete Wellenlänge.

Die Heterogenität des Bremsspektrums besteht bemerkenswerterweise nicht nur, wenn eine zeitlich veränderliche Gleichspannung zum Betriebe der Röhre verwendet wird, sondern auch dann, wenn diese mit konstanter Gleichspannung gespiesen wird (HULL).

Die Grenzwellenlänge hat nach dem eben Erörterten eine ausgezeichnete Stellung im Spektrum dadurch, daß sie das scharfe kurzwellige Ende des Spektrums bildet und dadurch, daß sie dem DUANE und HUNTschen Gesetz gehorcht, nach welchem sie eindeutig durch die Klemmenspannung der Röhre bestimmt ist. Sie ist unabhängig vom Antikathodenmaterial (WAGNER) und von der

Röhrenstromstärke (Behnken). Aus dem spektrometrisch bestimmten λ_0 kann man also auf die Klemmenspannung der Röhre schließen. Die spektrometrische Spannungsbestimmung ist heute wohl noch die einwandfreiste, trotz der großen Schwierigkeiten, die sie bei sehr hohen Spannungen bietet.

2. Die Intensität der Bremsstrahlung.

a) Der Nutzeffekt.

Die obigen Erörterungen beziehen sich lediglich auf Kathodenstrahlteilchen, deren Energie wirklich zur Erzeugung von Röntgenstrahlen verwendet werden. Betrachtet man aber die gesamte Elektronenenergiemenge, die im Vakuumrohr fließt und vergleicht sie mit der Röntgenstrahlenenergie, die dem Rohr entnommen werden kann, betrachten wir mit andern Worten den *Wirkungsgrad* der Transformation der Elektronen- in Röntgenstrahlenenergie, so ergibt sich, daß dieser Nutzeffekt äußerst gering ist. Die überwiegend größte Zahl von Elektronen geben ihre Energie zur Wärmeproduktion her. Der Nutzeffekt bewegt sich in der Größenordnung von Promillen, ist aber von verschiedenen Faktoren abhängig. Einmal wächst er ungefähr mit der Spannung proportional, andernteils steigt er mit steigender Ordnungszahl des Antikathodenmaterials. Die folgende Tabelle nach Rutherford und Barnes zeigt das Ansteigen des Wirkungsgrades mit wachsender Klemmenspannung der Röhre:

Tabelle 3. Nutzeffekt einer Elektronenröhre mit Wolframantikathode in Abhängigkeit von der Klemmenspannung.

Spannung	48	64	96	kV
Nutzeffekt	1,18	1,98	2,74	‰

Bei 200 kV wäre ein Wirkungsgrad von etwa 5,5‰ zu erwarten, unter der Voraussetzung, daß die direkte Proportionalität mit der Spannung zu Recht besteht.

b) Die Abhängigkeit der Intensität der Bremsstrahlung von der Röhrenstromstärke.

Die Röhrenstromstärke ist ein Maß für den gesamten Elektronenstrom in der Röntgenröhre. Je mehr Elektronen auf die Antikathode auffallen, um so größer ist die Menge der produzierten Röntgenstrahlen. Die von einer Röhre gelieferte Intensität ist also proportional der Röhrenstromstärke. Thaller hat strengste Proportionalität zwischen Röhrenstrom und Intensität zwischen 1 und 110 mA nachgewiesen. Ebenso Schempp und Trauke.

c) Abhängigkeit der Intensität von der Spannung und deren Verlauf.

α) *Spannung.*

Wird eine und dieselbe Röhre bei gleichem Röhrenstrom (mA-Zahl) mit verschiedenen Spannungen betrieben, so zeigt sich, daß die Strahlenenergie um so größer ist, je höher die Spannung. Nach dem Ulreyschen Messungen ist die pro Zeiteinheit gelieferte Energie dem Quadrat der Spannung proportional. Die bei niedrigen Spannungen ausgeführten Versuche von Weeks ergaben ein Ansteigen der Intensität mit der dritten Potenz. Bei diesen Messungen mag wohl aber die starke Absorption der Röhrenwand bei niedrigen Spannungen diesen steilen Anstieg vorgetäuscht haben. Die Erfahrungen des Verfassers gehen dahin, daß man sich bei Spannung zwischen 130 und 200 kV in kleinen Intervallen von etwa 20 kV auf die quadratische Abhängigkeit bei konstantem Gleichstrom und bei pulsierendem, sinoidalem Gleichstrom absolut verlassen darf. Vergleiche auch die Kurven von GREBE in Kapitel Dosimetrie dieses Handbuches. Die quadratische Zunahme der Intensität bei steigender Spannung ist auch leicht erklärlich ans der Tatsache, daß nicht nur die primär zugeführte Energie proportional der Spannung zunimmt, sondern daß auch der Nutzeffekt die gleiche Proportionalität aufweist.

β) *Die Spannungskurve.*

Wir haben oben stets von Spannung schlechtweg gesprochen und uns darunter z. B. eine *konstante Gleichspannung* vorgestellt. Diese hat als Charakteristicum die Eigenschaft, daß das Potential in jedem Zeitmoment, in dem es überhaupt wirkt, den gleichen Wert besitzt. Wirkt die konstante Gleichspannung stets, ohne unterbrochen zu werden, so haben wir es mit einer *kontinuierlichen konstanten Gleichspannung* zu tun wenn die Spannung in bestimmten Intervallen unterbrochen wird, mit einer *intermittierenden, konstanten Gleichspannung*. Indessen kann aber der Anstieg und der Ablauf einer intermittierenden Gleichspannung zwischen dem Werte 0 und dem Maximalwert eine beliebige Kurve beschreiben. Abb. 16 gibt eine Auswahl verschiedener Spannungskurven.

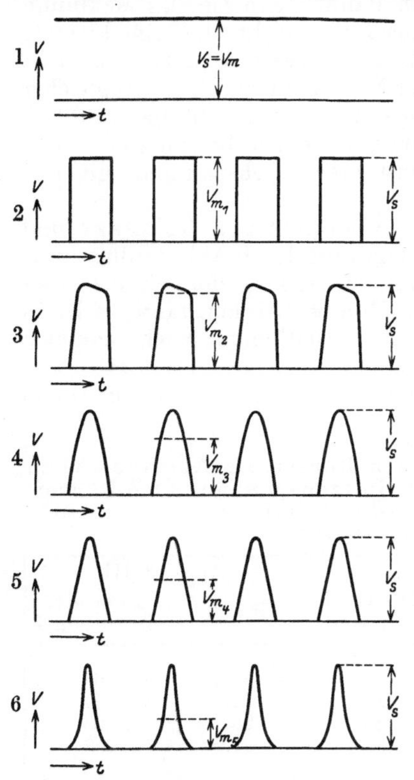

Abb. 16. Zeitlicher Spannungsverlauf.
1 Konstante kontinuierliche Gleichspannung.
2 Konstante intermittierende Gleichspannung.
3 Annähernd konstante Gleichspannung (intermittierend). 4 Sinoidale Gleichspannung.
5 und 6 Deformierte Sinoiden.

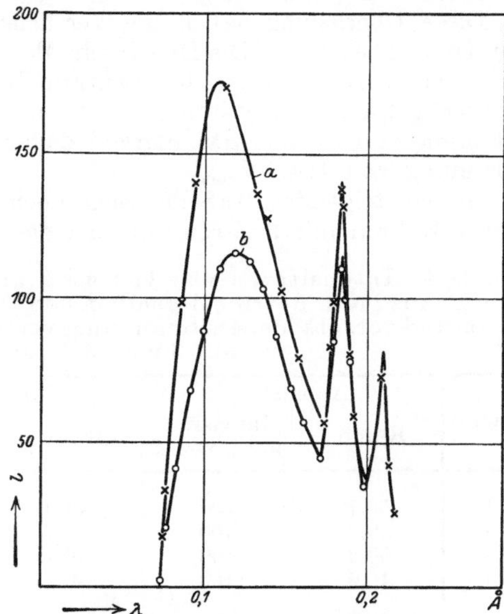

Abb. 17. Abhängigkeit der Intensität der Strahlung einer Röntgenröhre von der Stromform. (Nach DUANE.)
a: 164 kV, konst. kontinuierliche Gleichspannung;
b: sinoidale Spannung von 164 kV_{max}; Filter 3,44 mm Cu; konstante Röhrenstromstärke.

Den zu dem Maximum gehörigen Spannungswert nennt man Spitzenspannung, Scheitelspannung (V_s), Maximalspannung (V_{max}). Den Mittelwert der Spannung (V_m), d. h. diejenige, die im Mittel wirksam ist, nennt man Effektivspannung (V_{eff}). Das Verhältnis von Scheitel- zu Effektivspannung nennen wir Formfaktor. Für sinoidale Spannungen, Abb. 16/4, ist der Formfaktor $\sqrt{2} = 1{,}414$, d. h. die Scheitelspannung ist $\sqrt{2}$ mal höher als der Effektivwert. Bei der spitzen Kurve Nr. 6 ist der Formfaktor noch bedeutend höher. Je flacher die Kurve, um so mehr nähert sich der Formfaktor der Einheit.

γ) *Die Abhängigkeit der Intensität von der Spannungsform.*

Es ist leicht einzusehen, daß bei einer konstanten Gleichspannung in jedem Zeitmoment ein gleicher Nutzeffekt der Strahlung wirksam ist, weil zu jeder Zeit die gleiche Spannung an der Röhre liegt. Betreiben wir aber dasselbe Rohr mit einer sinoidalen Spannung von gleichem Scheitelwert, so wirkt diese Spannung nur eine ganz kurze Zeit, nämlich dann, wenn sie das Maximum erreicht hat. In allen andern Zeitelementen der Phase wirkt aber eine kleinere Spannung. Dementsprechend kommt der Röhre bei dieser Betriebsweise nicht konstant der gleich hohe, sondern ein kleinerer Nutzeffekt zu, d. h. bei gleicher Röhrenstromstärke und bei gleicher Scheitelspannung ist die Röntgenstrahlenenergie bei zeitlich veränderlicher Gleichspannung mit einem bestimmten Formfaktor, der größer ist als 1, kleiner als bei konstanter Gleichspannung mit dem Formfaktor 1 (BEHNKEN).

Diese Überlegung haben die Versuche von COOLIDGE und KEALSREY und von DUANE bestätigt. Die DUANEsche Bestätigung wird durch Abb. 17 illustriert. Die obere Kurve a zeigt die spektrale Intensitätsverteilung der mit 3,44 mm Kupfer gefilterten Strahlung eines COOLIDGE-Rohres bei konstanter Gleichspannung von 164 kV. Die Kurve b dagegen wurde erhalten mit einer sinoidalen Spannung von 164 kV_{max}.

In der folgenden Tabelle seien noch die ionimetrisch gemessenen Dosen von 4 Röhren mit 3 Stromformen eingetragen.

Tabelle 4. Intensitäten von vier verschiedenen Röhren im Abstande 30 cm vom Fokus beim Betrieb derselben mit 117 kV Spitzenspannung 4 mA Röhrenstrom und verschiedenem Spannungsverlauf. Ohne Filter; Röhrenwandstärke auf 3 mm Al-Äquivalent ergänzt.

Röhre	Apparat I		Apparat II		Apparat III	
	R/min.	Intensität in % von I	R/min.	Intensität in % von I	R/min.	Intensität in % von I
1	50,7	100	44,0	87	32,3	64
2	50,6	100	47,7	94	32,4	64
3	50,2	100	40,1	80	26,7	53
4	48,6	100	40,9	84	27,9	57

Apparat I: konstante, kontinuierliche Gleichspannung.
„ II: sinoidale, pulsierende Gleichspannung (Ventilgleichrichtung),
„ III: deformierte Sinoiden eines rotierenden Gleichrichters.

d) Der Einfluß des Antikathodenmaterials auf die Intensität der Bremsstrahlung.

Nach den Untersuchungen von HULL und WAGNER ist die Strahlenausbeute eines Elektronenrohres ceteris paribus um so größer, je höher das Atomgewicht des Antikathodenmaterials gewählt wird. Die emittierte Strahlenenergie steigt proportional mit der Ordnungszahl des Materials der Anode. Um die Ausbeute möglichst zu steigern, ist es also angezeigt, hochatomige Metalle zu verwenden. Als solche kommen praktisch in Betracht Tantal (73), Wolfram (74), Iridium (74) und Platin (78). Der Grund, warum heute am weitaus häufigsten Wolfram zur Konstruktion von Antikathoden verwendet wird, liegt in dem hohen Schmelzpunkt von 3000° C und dem guten Wärmeleitvermögen dieses Metalles.

e) Die räumliche Intensitätsverteilung der Strahlung eines Röntgenrohres.

Betrachten wir die in einem bestimmten stets gleichen Abstand pro Zeiteinheit auf die Flächeneinheit auftreffende Strahlenenergie in einer Ebene durch die Röhrenachse senkrecht auf den Antikathodenspiegel in Abhängigkeit von dem Winkel φ der betrachteten Strahlenrichtung mit der Röhrenachse, so ergibt sich das folgende Bild (Abb. 18), das ohne weitere Erklärung zu lesen ist.

Daraus ist ersichtlich, daß das Maximum der Intensität bei etwa $\varphi = 80^0$ liegt, und daß sie nach beiden Seiten hin bald abnimmt. Das Maximum bei einem Winkel φ, der kleiner ist als 90^0, wurde von SOMMERFELD aus theoretischen

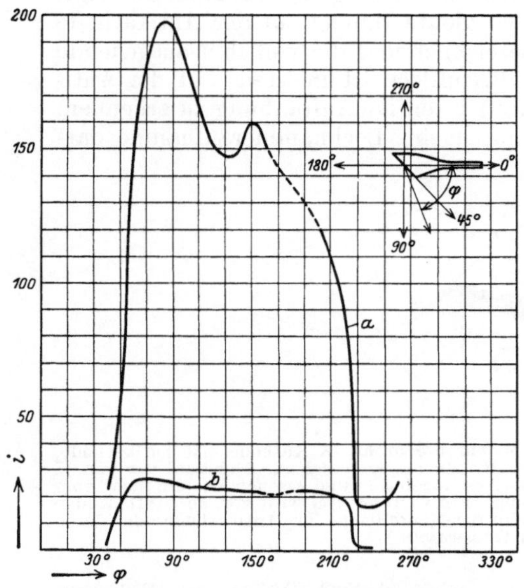

Abb. 18. Räumliche Intensitätsverteilung der Strahlung einer mit 200 kV betriebenen Röntgenröhre. (Nach COOLIDGE und KEARSLEY.)
Die Messung erfolgte in einer Ebene, die, auf dem Antikathodenspiegel senkrecht stehend, durch die Röhrenachse gelegt ist. φ bedeutet wie in der Hilfsfigur gezeichnet den Winkel der Röhrenachse mit dem beobachteten Strahl. Auf der Ordinate sind die Intensitäten in beliebigen Einheiten, auf der Abszisse die Winkel φ aufgetragen. Die Kurve a entspricht der ungefilterten, b der mit 1,0 mm Kupfer gefilterten Strahlung.

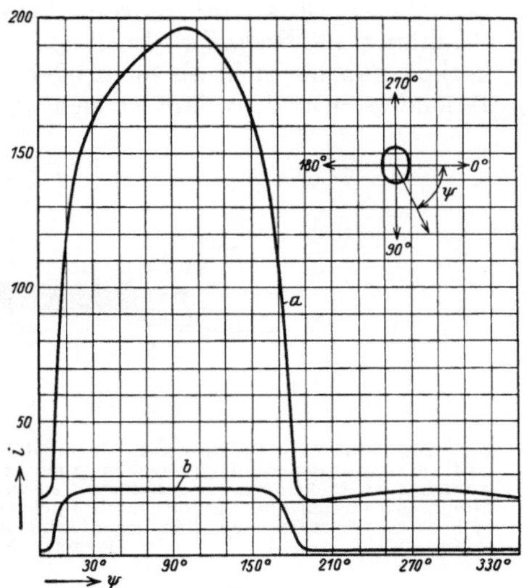

Abb. 19. Räumliche Intensitätsverteilung der Strahlung einer mit 200 kV betriebenen Elektronenröhre. (Nach COOLIDGE und KEARSLEY.) Die Messung erfolgte in einer zur Röhrenachse senkrechten Ebene durch den Mittelpunkt des Antikathodenspiegels. Die Kurve a entspricht der ungefilterten, b der mit 1,0 mm Kupfer gefilterten Strahlung. Die Bedeutung des Winkels ψ geht aus der Hilfsfigur hervor. Ordinate: Intensität in beliebigen Einheiten, Abszisse: Winkel ψ.

Gründen nach der Impulstheorie des Bremsmechanismus gefolgert und in den Untersuchungen von COOLIDGE und KEARSLEY bestätigt gefunden. Ebenso soll nach den Berechnungen SOMMERFELDs der Winkel φ für das Maximum mit zunehmender Elektronengeschwindigkeit kleiner werden.

Die Intensitätsverteilung in einer Ebene senkrecht zur Röhrenachse wird durch das folgende Bild (Abb. 19) veranschaulicht.

Wie Abb. 19 zeigt, ist die Intensität zwischen 60^0 und 140^0 am größten und schwankt innerhalb dieses Bereiches nur wenig.

Die *Härte* der Strahlung ist innerhalb weiter Grenzen konstant, wie aus dem Vergleich der Kurven a und b hervorgeht (DUANE). Am härtesten ist die Strahlung da, wo sie die Antikathode streifend verläßt. Es ist übrigens hervorzuheben, daß solche Diagramme bei verschiedenen Röhren verschieden ausfallen müssen und namentlich von der Beschaffenheit der Antikathodenoberfläche beeinflußt werden. Alte Röhren, die tief angestochen (vgl. S. 208) sind, zeigen sehr oft tiefe Krater, die die Strahlung in bestimmten Richtungen abschirmen und zugleich durch Filterwirkung die Qualität in erhärtendem Sinne ändern können.

f) Brennfleck- und Stielstrahlung.

Abb. 20 veranschaulicht die gegenseitige Lage von Kathode (K) und Antikathode (AK) einer COOLIDGE-Röhre mit massivem Wolframklotz als Antikathode. Der Glühdraht ist als eine ebene Spirale ausgebildet und von einem kleinen, meist aus Molybdän gefertigten Cylinder (S) umgeben. Letzterer hat den Zweck, das elektrische Feld so zu formen, daß die Elektronen in möglichst geschlossenem Bündel auf die Antikathode zufliegen. Wie Abb. 20 zeigt, ist dies auch der Fall und der durch das dichte Bündel auf der Antikathode gezeichnete Fleck wird als Brennfleck bezeichnet und die von ihm ausgehende Strahlung als *Brennfleckstrahlung*. Der Brennfleck ist meistens auf der Antikathodenfläche leicht als mehr oder weniger intensive Aufrauhung zu erkennen. Besonders instruktiv läßt er sich aber durch eine Lochkammeraufnahme dar-

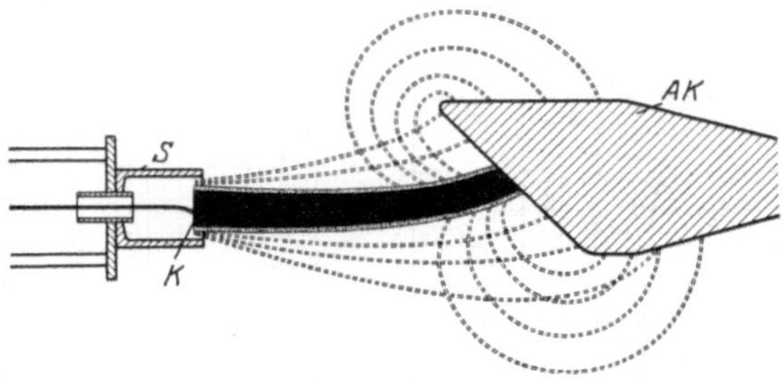

Abb. 20. Bahnen der Elektronen in einem Glühkathodenröntgenrohr. K Kathode, AK Antikathode. Auf den durch den dunklen Streifen gezeichneten Bahnen bewegen sich die Mehrzahl der von K ausgehenden Elektronen. Ein geringer Teil wird seitlich abgebogen und erzeugt hier die nicht vom Brennfleck ausgehende Antikathodenspiegelstrahlung. Ein weiterer Teil wird von der Antikathode reflektiert und trifft nach einer bogenförmigen Bahn die Mantelfläche der Antikathode oder deren Träger. (Nach GROSSMANN.)

stellen. Abb. 21 zeigt eine solche, die von einer A.E.G.-Röhre mit Wolframklotz herstammt.

Der Brennfleck liefert den überwiegend größten Anteil der Gesamtstrahlung. Jedoch läßt es sich nicht vermeiden, daß ein Teil der Kathodenstrahlen abseits abgebogen werden, so daß sie auf die Manteloberfläche der Antikathode oder wenigstens auf außerhalb des Brennfleckes des Antikathodenspiegels gelegene Punkte auftreffen. Ebenso ist sichergestellt, daß ein gewisser Anteil der Brennfleckelektronen auf der Antikathode reflektiert werden und im Bogen ebenfalls auf die Mantelfläche der Antikathode oder deren Stiel auftreffen. In Abb. 20 sind die eben beschriebenen Bahnen eingezeichnet. Selbstverständlich erzeugen solche Kathodenstrahlen ebenfalls Röntgenstrahlen, und zwar unter Umständen in nicht zu vernachlässigender Menge.

Die so entstandene, nicht vom Brennfleck ausgehende Strahlung nennt man *Stielstrahlung*. Die Lochkammeraufnahme (Abb. 21) zeigt deutlich den Strahlen aussendenden Stiel gezeichnet. Je nach Bauart der Röhre kann die Stielstrahlung bis zu 18% der Brennfleckstrahlung ausmachen. Antikathoden mit feinem Fokus und großer Antikathodenfläche liefern eine geringe Stielstrahlung als solche mit kleiner Antikathodenfläche oder großem Brennfleck. Es hat auch Verfasser bei einem fein fokusierten Metwarohr (MÜLLER) mit großer Antikathode nur 5% Stielstrahlung gefunden.

Brennfleck- und Stielstrahlung spielen sowohl in der Diagnostik als auch in der Therapie eine nicht untergeordnete Rolle. Bei den Diagnostikröhren muß im Interesse der Bildschärfe alles angewendet werden, um einen möglichst feinen Fokus zu erzeugen, was zwar umgekehrt die Belastbarkeit der Röhre herabsetzt, denn je kleiner der Fokus, desto größer ceteris paribus die Elektronendichte pro Flächeneinheit des Brennfleckes, und um so höher die Belastung desselben (Temperaturerhöhung). Deshalb ist der Strichfokus (GOETZE) ein entschiedener Fortschritt in der Röhrentechnik gewesen. Was die neue POHLsche Röhre mit rotierender Antikathode in dieser Beziehung leisten wird, muß die Zukunft lehren. Im Gegensatz dazu hat bei Therapieröhren der große Fokus einen geringeren Nachteil, nämlich nur darin bestehend, daß durch das Abweichen des Brennfleckes vom Idealpunkt eine Abweichung vom Quadratgesetz (Abnahme der Intensität umgekehrt dem Quadrat der Entfernung von der Antikathode) zur Folge hat, die um so größer ist, je größer der Brennfleck. Aber auch die Stielstrahlung wirkt im gleichen Sinne, indem sie ebenfalls die räumliche Ausdehnung der Strahlenquelle vergrößert. Auch bei der Dosierung von Strahlenquellen kann Brennfleck- und Stielstrahlung zu Irrtümern Anlaß geben dann, wenn die Anordnung der Blenden so gewählt wird, daß nur der Brennfleck oder die Antikathodenflächen ausgeblendet werden (EUGSTER und ZUPPINGER). (Vgl. auch SCHREUS: Dosimetrie in diesem Handbuch.) Wenn auch die von dem Stiel der Anode ausgehende Strahlung bis zu 18% der Brennfleckstrahlung ausmachen kann, so gilt dieser Prozentsatz nur für die ungefilterte, d. h. nur mit der Glaswand der Röhre gefilterte Strahlung. Die Stielstrahlung ist ganz erheblich weicher als die vom Brennfleck ausgehende. Deshalb wird sie durch das Filter relativ mehr geschwächt und der durch Stielstrahlung bedingte Zusatz wird proportional kleiner. Wenn z. B. eine ungefilterte Brennfleckstrahlung eines mit 180 kV betriebenen Tiefentherapierohres eine Halbwertschicht von 0,27 mm Kupfer aufweist, so beträgt die Halbwertschicht der vom Stiel derselben Röhre unter denselben Bedingungen ausgehenden Strahlung nur 0,17 mm Kupfer.

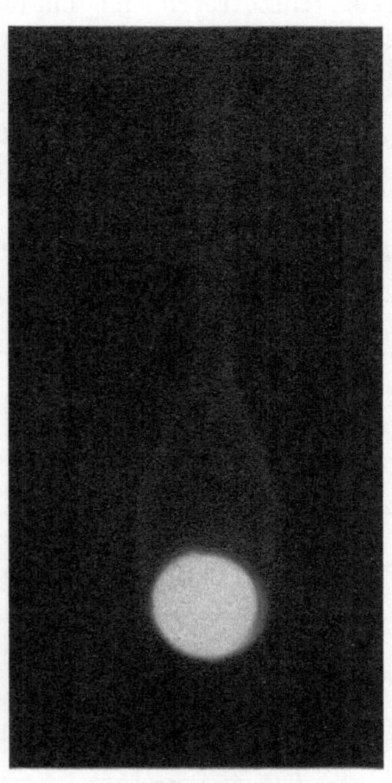

Abb. 21. Lochkammeraufnahme der Antikathode einer A.E.G.-Tiefentherapieröhre Type III. Über dem Brennfleck ist der Stiel deutlich gezeichnet.

g) Der Einfluß der Röhrenwandstärke und Filterung auf die Gesamtstrahlung einer Röntgenröhre.

Zu den Faktoren, die die Gesamtenergie einer Antikathodenstrahlung in erheblichem Maße beeinflussen, gehört auch die Glaswandstärke der Röhre resp. das vorgeschaltete Filter. Der Einfluß der Röhrenwandstärke ist je nach Spannung und Filterung verschiedengroß, und zwar ist er um so größer, je weicher die Strahlung, d. h. je niedriger die Spannung und je leichter eine eventuelle Filterung. Kann man bei Tiefentherapiestrahlungen die verschiedene Absorption in verschieden dicker Röhrenwand praktisch vernachlässigen, so spielt sie doch in der Oberflächentherapie eine nicht zu unterschätzende Rolle in dem Sinne, daß eine indirekte Dosierung (vgl. Beitrag SCHREUS dieses Handbuches) durch Angabe der elektrischen Daten schon aus diesem Grunde nicht zu empfehlen ist (WUCHERPFENNIG, HOLTHUSEN und LIECHTI, JACOBI und LIECHTI).

3. Die Qualität der Antikathodenstrahlung.

a) Stromstärke und Antikathodenmaterial.

Oben (Kap. II A 1) wurde bereits hervorgehoben, daß die Grenzwellenlänge unabhängig ist von der Stromstärke. Aber auch die gesamte spektrale Energieverteilung ist von der Röhrenstromstärke unabhängig. Die mittlere Qualität wird also durch die Größe des im Röntgenrohr fließenden Stromes (Elektronenstrom) nicht beeinflußt. Dasselbe gilt auch für das Antikathodenmaterial, weil dasselbe für die Größe der Grenzwellenlänge ebenfalls unmaßgeblich ist. Das Hinzutreten der charakteristischen Strahlung der Antikathode bedingt eine kleine Verschiebung der Qualität bei verschiedenen Anodenmetallen. Diese Verschiebung soll im folgenden Abschnitt besprochen werden.

b) Der Einfluß der Spannung und deren Verlauf auf die Qualität der Antikathodenstrahlung.

Wie wir gesehen haben, verschiebt sich die Grenzwellenlänge (und mit ihr das gesamte Spektrum) mit steigender Spannung entsprechend dem Duane-

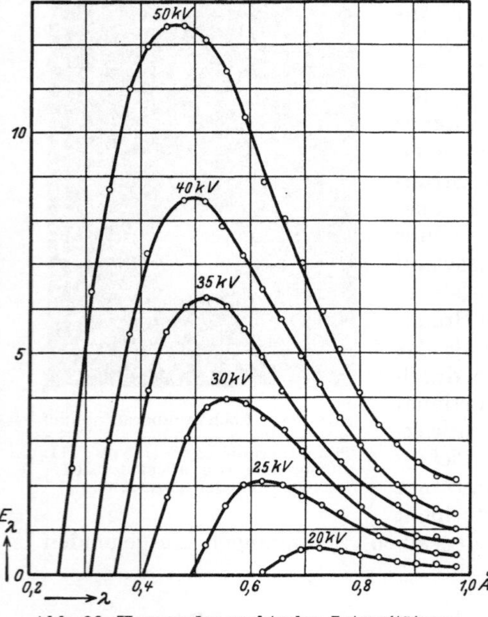

Abb. 22. Kurven der spektralen Intensitätsverteilung bei verschiedenen Spitzenspannungen. (Nach Ulrey.)
Abszisse: Wellenlänge (λ) in Å, Ordinate: Die zu einer bestimmten Wellenlänge zugeordnete relative Energie. Die Kurven sind bei konstantem Röhrenstrom und der angeschriebenen Spitzenspannung aufgenommen.

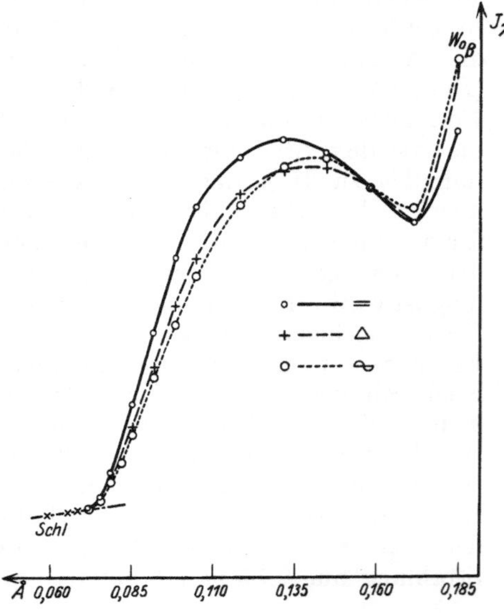

Abb. 23. Abhängigkeit der Qualität der Strahlung von der Stromform. (Nach Glocker.)
Abszisse: Wellenlängen in Å; Ordinate: Intensitäten J_λ. = konstante Gleichspannung; △ Induktorspannung; ∾ sinoidale Gleichspannung; 0,5 Cu-Filter.

Huntschen Gesetz nach der kurzwelligen Seite hin. Zur Illustration sei die Abb. 22 nach Ulrey gegeben.

Die Abbildung zeigt, daß mit steigender Spannung nicht nur λ_0 kleiner wird, sondern auch die mit maximaler Energie vertretene Wellenlänge $\lambda_{E\,max}$ nach rechts verschoben wird, abgesehen davon, daß die Gesamtenergie — durch den Inhalt der durch die Kurven eingeschlossenen Flächenstücke dargestellt — ebenfalls zunimmt. Diese Tatsache besagt nichts anderes, als daß mit steigender

Spannung die Strahlung im Mittel härter wird. Vgl. auch die Abb. 9 in Kapitel SCHREUS, S. 299, die die Härteänderung, gemessen durch die Halbwertschicht mit der Spannungsänderung zur Darstellung bringt.

Wenn auch λ_0 durch die Spitzenspannung allein definiert und unabhängig von der Stromform ist, so bleibt doch die mittlere Härte einer Antikathodenstrahlung von der Stromform nicht gänzlich unabhängig. So zeigte GLOCKER, daß die Kurve der spektralen Intensitätsverteilung bei Anwendung von Induktor- und sinoidalem Strom bei gleicher Spitzenspannung nicht voneinander abweichen, während bei konstanter Gleichspannung eine Verschiebung der mittleren Wellenlänge im Sinne einer Verkleinerung derselben beobachtet werden kann, so wie die Kurven (Abb. 23) zeigen.

Zu dem gleichen Ergebnis kam DUANE, sowie RUMP. JACOBI und LIECHTI konnten ebenfalls ähnliche Beobachtungen machen. Sie fanden, daß ein Unterschied der Halbwertschicht, gleiche Maximalspannung vorausgesetzt, beim Betrieb einer Röhre mit sinoidalem Strom und konstanter Gleichspannung verschwindend gering wird, wenn die Strahlung schwer gefiltert wird. Bei leichterer Filterung und geringerer Spannung (Oberflächentherapiebetrieb) fanden sie dagegen bei Anwendung von sinoidalem Strom eine geringere Halbwertschicht, als wenn die Röhre mit Gleichspannung betrieben war.

c) Die Abhängigkeit der Qualität von der Röhrenwandstärke und der Filterung.

Da bei der Röhrenfabrikation die Glaswandstärke des Kolbens nicht beherrscht werden kann, resultiert auch bei gleichem Röhrentyp der gleichen Herkunft die Wandstärke in sehr weiten Grenzen (0,5—3 mm, je nach Typ und Herkunft). Da ferner die verwendeten Glassorten die an der Antikathode gebildete Strahlung ungleich absorbieren, ist leicht einzusehen, daß die Qualität der ungefilterten, aus der Röhre ins Freie tretenden Strahlung wegen der verschiedenen Filterwirkung der verschieden dicken Glaswand unter sonst gleichen Umständen recht verschieden ausfallen muß. Das gewöhnliche Glas absorbiert ungefähr wie Aluminium, und es ist vorgeschlagen worden, die Röhrenwandstärke für Tiefentherapieröhren auf 3 mm Aluminiumäquivalent zu normalisieren und eventuell dünnerwandige Röhren durch Aluminiumfilter auf 3 mm zu ergänzen. Bei der Tiefentherapie, wo ohnehin schon schwer gefiltert wird, spielen kleine Differenzen in der Röhrenwandstärke wohl eine geringere Rolle, jedoch ist die Tatsache von größerer Bedeutung in der oberflächentherapeutischen Praxis, wo eventuell mit dünnen Aluminiumfiltern und geringeren Spannungen (weicheren Strahlungen) gearbeitet wird.

Über die qualitative Veränderung eines Strahlengemisches durch das Filter soll in Kap. IV 4 gesprochen werden.

d) Brennfleck- und Stielstrahlung.

Härteunterschiede der Brennfleck- und Stielstrahlung, sowie die Abhängigkeit der Qualität von der Richtung, in der die Strahlen die Antikathode verlassen, wurden unter II A 2 e und f besprochen.

4. Die charakteristische Strahlung der Antikathode.

Unter gewissen Bedingungen überlagert sich dem kontinuierlichen Bremsspektrum das Linienspektrum der Eigenstrahlung des Antikathodenmetalles (vgl. auch Kap. III 2, S. 215).

Wie dort ausgeführt werden wird, entsteht die Eigenstrahlung erst, wenn ein bestimmter Spannungswert, die sog. *Anregungsspannung*, erreicht ist. Dann aber wird das ganze Eigenspektrum emittiert. Im Gegensatz zum Bremsspektrum, in welchem in einem bestimmten Wellenlängenbereich sämtliche λ vertreten sind, enthält das charakteristische Spektrum nur einige wenige eng begrenzte Wellenlängen, die sich im Spektrum naturgemäß als Linie abzeichnen. Diese Wellenlängen sind aber im Gegensatz zum Bremsspektrum unabhängig von der Spannung, wenn diese den Betrag der Anregungsspannung erreicht hat oder diese übersteigt. Sie sind nur abhängig vom Material bzw. von der Ordnungszahl des Antikathodenmaterials. Bei den für medizinische Zwecke in Betracht kommenden Antikathodenmaterialien Wolfram und Platin entstehen nur zwei Linien oder besser zwei Doppellinien, die nach Siegbahn die folgenden Bezeichnungen tragen und die in der Tabelle 5 angegebenen Wellenlängen in Å aufweisen. In der letzten Kolonne der Tabelle 5 sind die relativen Intensitäten der verschiedenen Linien nach Sommerfeld eingetragen.

Tabelle 5. Wellenlängen der K-Linien von Wolfram ($Z = 74$) und Platin ($Z = 78$) in Å (Linienbezeichnung nach Siegbahn).

Linie	Wolfram	Platin	Intensität
α_2	0,21352	0,19010	8
α_1	0,20885	0,18528	10
β_1	0,18436	0,1634	4
β_2	0,17940	0,1582	1

Eine Kurve der spektralen Energieverteilung bei Überlagerung des charakteristischen mit dem Bremsspektrum gibt Abb. 17, die durch Photometrieren eines Spektrums erhalten wurde, das mit einer mit Wolframantikathode versehenen Röhre aufgenommen wurde. Trotzdem die Intensitäten der charakteristischen Linien recht beträchtlich sind und das Intensitätsmaximum dasjenige der Bremsstrahlung oft übersteigt und trotzdem die Anregungsspannung — bei Wolframantikathode von 70 kV, bei Platin von 79 kV — bei Therapiebedingungen meistens erreicht sind, dürfte sie doch auf Intensität und Qualität der Antikathodenstrahlung keinen bedeutenden Einfluß ausüben, weil ihre Gesamtintensität gegenüber derjenigen der Bremsstrahlung zurücktritt.

B. Technisches über Röntgenröhren.

1. Die Ionenröhren.

Die klassische Ionenröhre ist zwar fast überall durch die neueren Coolidge-Röhren verdrängt worden, aber dennoch findet man sie ab und zu auch heute noch gerade für Oberflächentherapie verwendet. Deshalb sei noch kurz auf einige technische Punkte hingewiesen, nachdem ihre Wirkungsweise in Kap. II A 1 besprochen war.

a) Konstruktion.

Wie Abb. 24 zeigt, werden die Ionenröhren auch heute meistenteils noch mit drei Elektroden konstruiert, einer *Kathode*, die aus einem Aluminiumhohlspiegel besteht, dessen metallische Zuleitung durch den Kathodenhals geführt ist, einer an gegenüberliegender Stelle in der Kathodenhalsachse liegenden *Anode*, die als Stift oder als Scheibe ausgebildet ist und ebenfalls in einem Glashals liegt und der *Antikathode*, die meist in einem Winkel von 45° in die Mitte der Röhrenkugel hineinragt und einen ebenen, aus Platin oder Wolfram gefertigten Antikathodenspiegel trägt. Antikathode und Anode sind leitend miteinander verbunden. Da von der aufprallenden Kathodenstrahlenenergie nur etwa 1‰ in Röntgenstrahlen umgewandelt, und der ganze Rest in Wärme übergeführt wird, so erhitzt sich die Antikathode sehr erheblich. Die sich bildende Wärme muß abgeführt werden. Dies kann durch Strahlung oder durch Leitung geschehen. Bei den klassischen Röhren wird die Antikathoden*kühlung* ausnahmslos durch Leitung bewerkstelligt, entweder durch metallische Leitung im Antikathodenträger oder durch Wasserkühlung. Erstere Art der Kühlung, die trockene Kühlung, genügt für Röhren mit geringer Belastung (leichte Oberflächentherapie). Durch Anbringen von Rippen wird der Kühleffekt verstärkt. Bei höher belasteten Röhren wird eine zureichende Kühlung am besten mit Wasser erreicht, und zwar wird in den meisten Fällen die Verdampfungswärme des Wassers, nämlich die Tatsache, daß zum Verdampfen von 1 g Wasser 537 g-cal., also eine ganz erhebliche Wärmemenge nötig ist, benutzt. Diese sog. *Siedekühlung* hat zudem den Vorteil, daß die Temperatur der Antikathode vom Momente an, wo das Wasser siedet, stets konstant bleibt. Da sich die Kathode

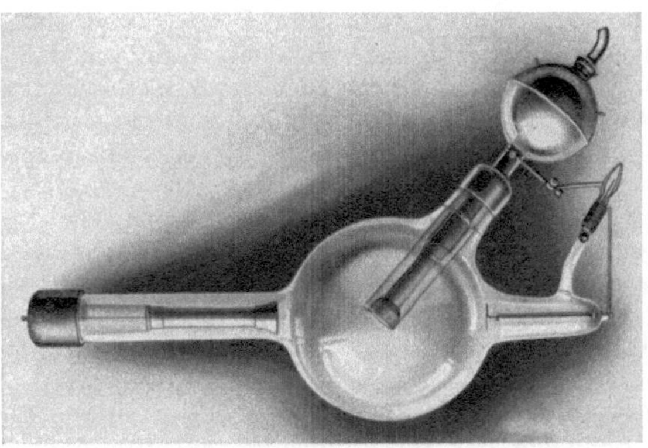

Abb. 24. Ionenrohr (DM-Sioderöhre von C. H. F. Müller), Osmoregulierung. Siedekühlung.

ebenfalls erhitzt, wird sie bei hoch belastbaren Röhren meist durch *Rippenkühlung* auf niedriger Temperatur gehalten.

b) Regulierung.

Es liegt in der Natur der Wirkungsweise der Ionenröhren, daß, wie früher hervorgehoben, zur Erreichung von bestimmten Betriebsbedingungen ein ganz bestimmter Gasgehalt in der Röhre vorhanden sein muß, nicht zu viel Gas, weil dadurch die Leitfähigkeit zu groß, die Spannung zu niedrig, die Strahlung zu weich würde, aber auch nicht zu wenig, weil sonst die Leitfähigkeit zu gering, die Strahlung zu wenig intensiv und zu hart würde. Während des Betriebes ändert sich aber der Gasgehalt aus zwei Gründen. Einmal sind in den Metallen der Elektroden stets Gase okkludiert, die beim Erhitzen der Röhre vom Metall abgegeben werden. Im Laufe des Betriebes werden aber Gasteilchen durch zerstäubte Metallteilchen mitgerissen und an die Glaswand fixiert. Dadurch nimmt der Gasgehalt und die Leitfähigkeit der Röhre ab, sie wird härter. Der Gasabgabe der Metallteile beim Erwärmen der Röhre kann dadurch wirksam begegnet werden, daß durch Erhitzen auf hohe Temperatur das Gas schon während der Evakuation ausgetrieben wird und es wird dann die an zweiter Stelle erwähnte Erscheinung in den Vordergrund treten, die Härtung der Röhre während sie unter Spannung steht. Aus diesem Grunde muß der Gasgehalt der Röhre während des Betriebes reguliert werden können, und zwar nur in einer Richtung, nämlich in dem Sinne, daß man Gas in ihren Raum willkürlich einströmen lassen kann. Diesem Zwecke dienen verschiedene *Regeneriervorrichtungen*, von denen als wesentlichste die Osmoregulierung (VILLARD) zu nennen ist. Sie beruht auf der Tatsache, daß Palladium bereits bei Rotglut für Wasserstoff, nicht aber für andere Gase, durchlässig wird. Ein in die Röhre eingeschmolzenes Palladiumröhrchen gestattet dem Wasserstoff, wenn es mit einem kleinen Bunsenbrenner erhitzt wird, den Durchtritt. Die Gaszuleitung zum Bunsenbrenner geschieht durch einen Gummischlauch und kann mittels eines Ventils unterbrochen oder frei gegeben werden. Die Zündung des Bunsenbrenners bei Öffnung des Gashahns erfolgt durch eine kleine Stichflamme. Beim Bauer-Luftventil wird der Außenluft der Zutritt in die Röhre gestattet in dem Moment, wo eine capillare Quecksilbersäule vor einem luftdurchlässigen Tonfilter weggeschoben wird. Die Bewegung des Quecksilbers erfolgt pneumatisch mittels eines kleinem Ballons, der mit einem langen Gummischlauch mit dem Ventil verbunden ist.

Die Tiefentherapie verlangt aus bekannten Gründen hohe Spannungen. Entsprechend mußten die Röhren, um ihre Leitfähigkeit herabzusetzen, höher evakuiert werden, welcher Vorgang seinerseits bedingte, daß die Regeneration in rascherer Folge vorgenommen werden muß (selbsthärtende Siederöhren). Letzterer Umstand ließ eine automatische Regeneriervorrichtung als nützlich erscheinen und führte zur Konstruktion von Regenerierautomaten (Baumeister und Wintz).

Beim Wintzschen Regenerierapparat wird das Gasventil elektromagnetisch betätigt, und zwar auf die Weise, daß es geöffnet wird, wenn der Zeiger des Röhrenstrommessers, entsprechend der durch Gasverlust der Röhre geringer werdenden Leitfähigkeit, langsam zurückgeht und bei einem bestimmten Punkte einen elektrischen Kontakt schließt, der seinerseits den Strom des Elektromagneten fließen läßt. Während der Wintzsche Regenerierautomat die Röhrenstromstärke reguliert, so erhält der Apparat von Schreus die Spannung konstant. In den Schlauch der Gaszuführung zum Bunsenbrenner ist bei dem Spannungshärteregler von Schreus ein erweitertes Glasrohr eingeschaltet, das in geeignetem Abstand zwei eingeschmolzene Elektroden trägt, die mit der Hochspannungsleitung verbunden werden. Steigt durch das Sinken der Röhrenleitfähigkeit die Spannung an den Klemmen der Röhre, so schlägt zwischen den beiden Elektroden ein Funke über. Durch die Erwärmung des Gases dehnt sich dasselbe in der Röhrenerweiterung aus und die Flamme des Bunsenbrenners, die vorher nur wenige Millimeter hoch brannte, wird durch einen größeren Gasstrom gespeist und schlägt hoch, so daß das oben erwähnte Palladiumröhrchen der Osmoregulierung erhitzt wird. In Anbetracht, daß die klassischen Röntgenröhren aus dem Therapiebetrieb zum größten Teil verschwunden sind und sicher nach und nach ganz verschwinden werden, erübrigt es sich, an dieser Stelle auf einzelne Modelle derselben einzugehen.

2. Die Elektronenröhren.

Aus der Schilderung der Wirkungsweise der Ionen- und Elektronenröhren ging hervor, daß erstere mannigfache Nachteile aufweisen. Neben der Inkonstanz des Betriebes, der Notwendigkeit der fortlaufenden Regenerierung, der relativ wenig hohen Belastbarkeit ist die direkte durch den Röhrenwiderstand bedingte Abhängigkeit von Spannung und Strom ein Nachteil, der bei den Coolidge-Röhren, zum Teil doch wenigstens, soweit diese Abhängigkeit die Röhre selbst betrifft, wegfällt.

a) Konstruktion.

Die Elektronenröhren tragen, wie Abb. 25 zeigt, in ihrer heutigen Form, im Gegensatz zu den vorher beschriebenen Ionenröhren, nur zwei Elektroden, die Glühkathode und die Antikathode. In neuerer Zeit wird der Glühfaden der ersteren fast ausschließlich aus Wolframdraht hergestellt. Die meist aus wenigen Windungen bestehende ebene Spirale ist aus früher angeführten Gründen in einen Kelch aus Molybdän eingesetzt (vgl. früher Kap. II A 2 f) und bei einzelnen Modellen zudem noch mit einem Schutzgitter bedeckt (C. H. F. Müller, Metro-Röhren). Die einzelnen Stücke der Glühspirale emittieren Elektronen

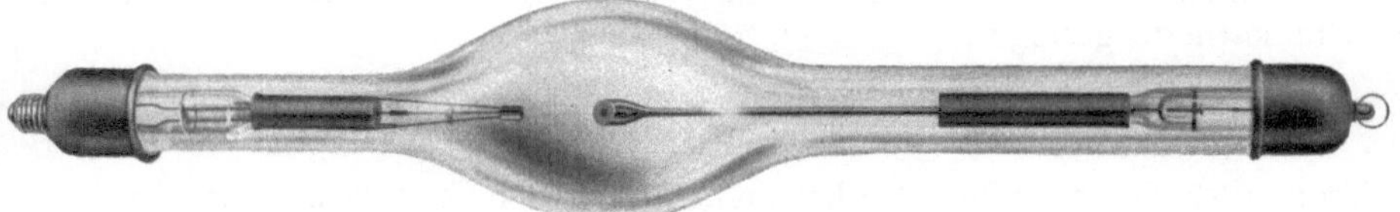

Abb. 25. Elektronenrohr mit massiver Wolframantikathode (Type III der A.E.G.).

nach allen Richtungen. Sie werden aber im wesentlichen, dank der angelegten Spannung, in der Richtung nach der Antikathode beschleunigt. Es ist aber eine bestimmte Spannung nur befähigt, einen bestimmten Prozentsatz der überhaupt an der Glühspirale vorhandenen Elektronen aus derselben zu befreien. Dieser Prozentsatz ist bei gegebener Spannung abhängig von der Form der Kathode und namentlich von der Form des Kelches und von der Größe des über die Spirale anodenwärts hervorragenden Stückes des Molybdäncylinders. Je tiefer die Spirale sitzt, um so besser werden die Elektronen zusammengehalten und um so mehr beeinflussen sie sich gegenseitig, indem sie sich elektrostatisch abstoßen. Jeder Querschnitt des Elektronenstromes wird von dem darauffolgenden, anodenwärts gelegenen Querschnitt gehemmt.

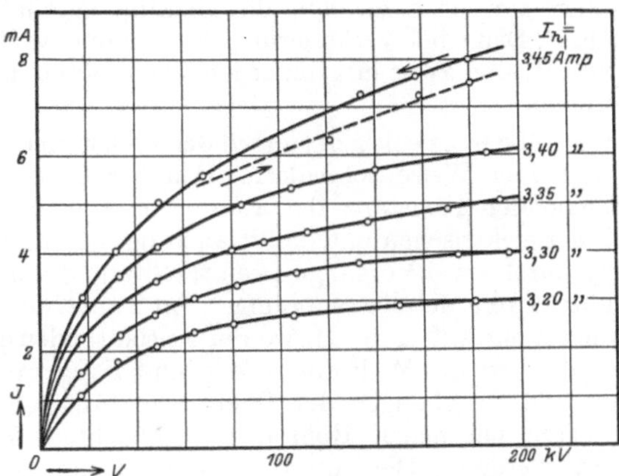

Abb. 26. Abhängigkeit des Röhrenstromes J (mA) von der Klemmenspannung V (kV) bei verschiedener Heizstromstärke. J_h mit konstanter Gleichspannung betriebene Tiefentherapieelektronenröhre. Die zu 3,45 Amp. gehörende gestrichelte Kurve wurde bei steigender, die ausgezogene bei sinkender Spannung gemessen. (Nach GROSSMANN.)

Dieser Raumladeeffekt ist also bei sonst gleichen elektrischen Bedingungen mitbestimmend für die Zahl der nach der Antikathode fliegenden Elektronen (Durchgriff). Mit der Heizstromstärke und der Spannung ist der Röhrenstrom also nicht definiert, sondern ein ganz wesentliches Bestimmungsstück stellt Form, Größe und Anordnung der ganzen Glühkathode dar. Auf den Raumladeeffekt ist es auch zurückzuführen, daß die Stromspannungskurve (Charakteristik) unter Umständen recht wenig ausgesprochen die Form einer Sättigungskurve (Abb. 10) zeigt. Diese Möglichkeit beweist Abb. 26 nach GROSSMANN.

Die gestrichelte Kurve, mit 3,45 Amp. angeschrieben, wurde bei steigender Spannung, die dazu gehörige ausgezogene Kurve bei sinkender Spannung aufgenommen. Die Abweichung der beiden Kurven kommt daher, daß die strahlende Antikathode an die Glühkathode Wärme abgibt, die sich zu der Jouleschen Wärme des Glühdrahtes addiert. Bei steigender Spannung ist aber im Moment der Messung die Temperatur der Antikathode weniger hoch als bei sinkender und dementsprechend im ersten Fall die Einstrahlung auf die Glühkathode geringer.

b) Eigenschaften der Elektronenröhren.

Trotz aller dieser Einflüsse ist bei ein und derselben Coolidge-Röhre dennoch die Röhrenstromstärke durch Heizstrom und Spannung gut definiert und konstant und anderseits ist im Gegensatz zu den Ionenröhren die Möglichkeit gegeben, ohne Änderung der Spannung, also ohne Änderung der Qualität, die Röhrenstromstärke, also auch die Intensität der Strahlung, zu ändern dadurch, daß der Heizstrom verändert wird. Dies gilt nur für den Fall, daß die Spannung wirklich gleich gehalten wird, denn wenn nicht besondere Vorsichtsmaßregeln getroffen werden, sinkt bei größerer Belastung die Spannung am Apparat ab, resp. steigt an, wenn die Milliampèrezahl verkleinert wird. In diesem Sinne ist also die Qualität (Spannung) nicht unabhängig von einer Intensitätsänderung, die durch die Röhrenstromstärke bedingt ist. Jedoch läßt sich der eingetretene Spannungsabfall beim Erhöhen des Heizstromes leicht kompensieren dadurch, daß auch die Spannungsregulierung höher geschaltet wird. Die den Coolidge-Röhren nachgerühmte unabhängige Regulierbarkeit von Qualität und Intensität besteht aber mit der eben erwähnten Einschränkung nur in dem Sinne, daß die Intensität reguliert werden kann ohne die Qualität namhaft zu verändern, nicht aber umgekehrt. Denn bei Veränderung der Spannung (Qualität) ändert sich auch die Intensität, und zwar in ganz erheblichem Maße, nämlich mit dem Quadrat der Spannung.

Diese Bemerkung soll den gewaltigen Vorteil der Elektronenröhren gegenüber den Klassischen in keiner Weise schmälern. Am hervorstechendsten ist der Vorteil einer weitgehenden Konstanz der Röhren und einer ausgezeichneten Reproduzierbarkeit der elektrischen und damit auch der Strahlungsbedingungen. Die Konstanz wird durch zwei Vorgänge beeinträchtigt, durch das Anstechen der Antikathode und durch Metallzerstäubung. Im Laufe der Zeit rauht sich der Brennfleck immer mehr auf, d. h. da, wo der Antikathodenspiegel von Elektronen getroffen wird, wird das Wolfram spröde und rissig und es bilden sich kleine Vertiefungen und Erhebungen der Oberfläche (Anstechen). Dieses Angestochensein ist schon bei neuen Röhren zu beobachten, weil diese unter Spannung evakuiert werden. Die Antikathode wird um so intensiver angestochen, je höher ihr Brennfleck belastet ist, d. h. je dichter die Elektronen auf den Spiegel auftreffen. Da es unmöglich ist, eine absolut gleichmäßige Belastung des Brennfleckes zu erzielen, so gibt es stets Partien, die von einer besonders großen Zahl von Elektronen getroffen werden. Solche Stellen zeichnen sich durch tiefe Eingrabungen aus. Deshalb ist eine gleichmäßige Belastung des Brennfleckes zu erstreben und die Güte einer Röhre hängt sehr viel davon ab, wieweit dies erreicht ist. Durch das *Anstechen* kann nun, wie wir schon im Kap. II A 2 e hervorgehoben haben, Intensität und Qualität der Strahlung weitgehend beeinflußt werden, indem durch Absorption in vorstehenden Stellen die Strahlung in bestimmter Richtung geschwächt und zudem gehärtet werden kann. Insofern ist es möglich, daß Röhren, die lange im Gebrauch sind und die oft hoch belastet waren, ihre Leistung ändern.

Ein zweiter Vorgang, die *Metallzerstäubung*, wirkt ebenfalls leistungsvermindernd. COOLIDGE konnte nachweisen, daß die Ausbeute einer Röhre dadurch herabgesetzt wird, daß sich zerstäubtes Wolfram auf dem Antikathodenspiegel wieder ablagert. Zerstäubung des Wolframs tritt in erheblichem Maße nur bei starker Überlastung, beim Auftreten von sehr hohen Antikathodentemperaturen ein. Kupfer dagegen zerstäubt leichter und Röhren mit Antikathodenstiel aus Kupfer zeigen ab und zu auch an der Glaswand einen dicken Kupferbelag, der naturgemäß die Intensität und Qualität der austretenden Strahlung beeinflussen muß.

Bei Therapieröhren ist die Größe des Fokus von untergeordneter Bedeutung, so daß er beliebig groß sein darf, ohne die Funktion der Röhre in erheblichem Maße zu stören. Je größer der Brennfleck, um so geringer die Dichte der auf ihn auftreffenden Elektronen und um so geringer also auch die Belastung der Flächeneinheit. Bei Diagnostikröhren dagegen verlangt die zu erstrebende möglichst große Bildschärfe einen kleinen Fokus. Der kleine Fokus ist aber wenig belastbar und deshalb hat GOETZE den sog. Strichfokus angegeben. Dabei wird der Brennfleck in einen Strich ausgezogen, der in der auf der Antikathodenfläche senkrechten Ebene durch die Röhrenachse liegt.

Durch diesen Kunstgriff wird der Brennfleck vergrößert und seine Projektion in der Richtung des Zentralstrahles ist dennoch sehr klein dadurch, daß der Antikathode eine Neigung von früher 14°, heute 19° gegenüber der Senkrechten auf die Röhrenachse gegeben wird (C. H. F. Müller, Media-Röhren). Um in ein und derselben Röhre einen kleinen (scharf abbildenden) und großen (hochbelastbaren) Brennfleck zur Verfügung zu haben, konstruierten Siemens-Reiniger-Veifa die sog. Dofocröhre, bei denen durch eine einfache Umschaltung, je nach Wahl, eine kleine oder große Glühspirale in Betrieb genommen werden kann.

Wie schon erwähnt, ist das heute für Therapieröhren meist verwendete Antikathodenmetall das Wolfram, namentlich deshalb, weil es ein guter Wärmeleiter ist und weil es eine sehr hohe Schmelztemperatur hat. Letztere Tatsache gibt die Möglichkeit, die *Antikathodenkühlung durch Strahlung* zu bewerkstelligen. Die Wärmemenge, die ein Körper durch Strahlung in der Zeiteinheit verliert, ist der 4. Potenz der absoluten Temperatur proportional und deshalb ist es möglich, daß die gesamte durch die auffallenden Elektronen der Antikathode zugeführte Wärmemenge durch Strahlung wieder abgeführt werden kann, wenn dabei die Antikathode eine sehr hohe Temperatur annimmt. Dies ist bei den Tiefentherapieröhren der Fall, sowohl bei der ursprünglichen COOLIDGE-Röhre als auch bei anderen Modellen anderer Herkunft. Statt einer massiven, keulenförmigen Antikathode, wie sie die COOLIDGE-Röhre und die Elektronentherapieröhren der A.E.G. aufweisen, haben C. H. F. Müller und Siemens & Halske eine durch einen Stiel getragene Wolframplatte eingesetzt. Dadurch wird die Ausstrahlung auch nach der Rückseite ermöglicht und so die Kühlung durch Strahlung gefördert.

Es werden auch Therapieröhren mit Wasserkühlung (Siede- oder Spülkühlung) hergestellt. Sie haben den Vorteil, daß sie bei geringer Belastung direkt an einen Transformatorapparat ohne Gleichrichtung angeschlossen werden können, weil eine Leitung des Stromes in umgekehrter Richtung dank des hohen Vakuums und dank des Fehlens von Elektronen an der nicht glühenden Antikathode (Kathode bei umgekehrter Stromrichtung) nicht stattfinden kann. Diesem Vorteil steht ein Nachteil gegenüber. Die wassergekühlten Tiefentherapieröhren sind unhandlicher als die trockenen Röhren. Entweder hindert bei der Spülkühlung die Schlauchzuführung des Wassers, das von einer Pumpe oder einem Syphon hertransportiert wird, oder sie kann nicht in allen

Lagen betrieben werden, wenn nicht Pumpenkühlung vorhanden, oder bei Siedekühlung stört das Geräusch des Siedens, die Dampfentwicklung, die ständige Bewegung der Röhre, die durch das Sieden bedingt ist. Deshalb werden für die tiefentherapeutische Praxis meist Trockenröhren verwendet. Es erübrigt sich auch hier, einzelne Modelle zu besprechen. Einmal gibt es zu viele Typen, als daß sie im Rahmen dieses Werkes erwähnt werden könnten, und zudem geben die Firmen zuverlässige Auskunft über die Belastbarkeit ihrer Röhren.

Jedoch sei an dieser Stelle noch einer Errungenschaft der allerletzten Jahre gedacht, die praktische Probleme der Strahlentherapie der Lösung näher gebracht hat. Das Problem des Strahlenschutzes steht heute mehr denn je im Vordergrund. In den Media-Metalix-Röhren von C. H. F. Müller ist ein Diagnostikrohr geschaffen, das an sich allen Anforderungen des Strahlenschutzes Genüge leistet, ohne, was seine Leistung anbelangt, Nachteile aufzuweisen. Neuerdings wird auch von derselben Firma ein hoch belastbares Tiefentherapierohr mit Selbstschutz konstruiert (Metwa-Metalix), das aus konstruktiven Gründen mit Wasserkühlung gebaut werden muß.

Auf das Lilienfeld-Rohr soll hier nicht eingegangen werden.

3. Wissenswertes über die Behandlung von Therapieröhren und über die Erkennung von Störungen.

1. Glas bricht namentlich da leicht, wo seine Oberfläche nicht intakt ist. Man vermeide es, beim Hantieren mit Röhren dieselben zu zerkratzen z. B. dadurch, daß man sie auf harten Gegenständen schiebt. Coolidge-Röhren mit massivem Wolframklotz können mitunter auch ein brüskes Absetzen auf ein Polster nicht ertragen, weil der schwere Klotz durch seine Trägheit ein Herausbrechen der Antikathode mitsamt ihrem Träger verursachen kann.

2. Zur Vermeidung von Gleitfunken muß die Röhre stets absolut sauber gehalten werden und namentlich von dem sich besonders leicht auf geladenen Teilen absetzenden Staub gereinigt werden. Metallene Gegenstände in der Nähe der Röhre sollen vermieden werden. Sie können sich, wenn sie isoliert aufgestellt sind, statisch aufladen und eine Entladung durch die Röhre bewirken oder sie können die Röhre zum Teil überbrücken und so zum Durchschlagen Anlaß geben.

3. Die Röhren sollen möglichst an den Armaturen der Enden der Röhren, niemals in der Nähe der Glaskugel eingespannt werden.

4. Röhren, die hoch belastet werden sollen (Tiefentherapie) dürfen nicht sofort mit voller Belastung betrieben werden. Man steigere die Spannung langsam, aber so, daß die Wattaufnahme, das Produkt aus Spannung mal Stromstärke, von Anfang an die endgültige Leistung fast erreicht. Man kürzt dadurch die Einlaufzeit der Röhre erheblich ab, ohne ihr zu schaden und verringert damit einen Teil des Dosierungsfehlers, wenn nur nach der Zeit dosiert wird.

5. Die Röhre darf nie unter Spannung gesetzt werden, bevor man sich vergewissert hat, daß die Heizung in Ordnung ist. Nachsehen, ob die Kathode glüht oder ob der Heizstrommesser, wenn vorhanden, seinen üblichen Ausschlag zeigt. Wird Spannung an die Röhre gelegt, ohne daß der Heizfaden glüht, so steht die Röhre unter Umständen unter Überspannung, weil der Apparat bei Leerlauf (Röhre sperrt) eine höhere Spannung erzeugt als bei Belastung. Wenn schon bei der Herstellung die Röhren mit hohen Belastungen geprüft werden, so übersteige man die von den Firmen angegebenen Höchstleistungen im Interesse der Lebensdauer der Röhre doch keinesfalls. Man schütze die Röhre auch vor gelegentlich auftretenden Überspannungswellen dadurch,

daß man die dahin zielende Schutzeinrichtung am Apparat überwacht (vgl. Kap. über Apparate).

6. Jedes COOLIDGE-Rohr zeigt im Antikathodenhals geringgradige grüne Fluorescenz. Ist diese auffällig stark oder breitet sie sich sogar in die Glaskugel hinein aus, so zeigt dies an, daß das Vacuum aus irgend einem Grunde geringer geworden ist und daß Stoßionisation auftritt. Man gehe dann mit der Spannung besonders vorsichtig hoch und schalte nicht höher, bis die Fluorescenz fast verschwunden ist. Ziemlich hochgradige Fluorescenz läßt sich durch vorsichtigen Betrieb während längerer Zeit wieder rückgängig machen. GROSSMANN gibt an, daß dies sogar möglich ist, wenn der Gasgehalt so weit gestiegen ist, daß blaues GEISSLER-Licht entsteht.

Bei COOLIDGE-Röhren können folgende Störungen eintreten:

1. Bruch der Röhre durch mechanisches Trauma. Beim Anschalten der Spannung schlägt der Strommesser, auch wenn nicht geheizt wird, maximal oder fast maximal aus und sein Ausschlag wird im zweiten Falle bei geringer Steigerung der Spannung maximal. In der Röhre ist ein violettes Lichtband zwischen Kathode und Anode sichtbar. Die Röhre hat Gas gezogen. Irgendwo findet sich ein Bruch, der sich stets nach einer oder mehreren Richtungen fortsetzt.

2. Bruch der Röhre durch elektrisches Trauma, Durchschlag. Gleiche Symptome wie oben. Es findet sich an der Stelle, wo der Funke durchgeschlagen hat, ein feiner punktförmiger Bruch mit Kraterbildung und feiner Splitterung.

3. Defekte der Heizung in der Heizleitung sind am weitaus häufigsten. Bei alten Röhren kommt es vor, daß der Heizfaden selbst durchbrennt. Wenn die Röhre bei glühender Antikathode kontinuierlich oder zeitweise falsch gepolt ist, wird der Heizfaden zur Antikathode, er wird angestochen und leidet Schaden. Der durchgebrannte Faden ist meist ohne weiteres zu erkennen, wenn nicht, versucht man, ob er mit einer Taschenlampenbatterie zum Glühen gebracht werden kann. Meist genügt diese, um ihn in Rotglut zu versetzen. Fließt, auf diese Art geprüft, kein Strom mehr im Heizkreis, so ist die Heizung irgendwo innerhalb der Röhre unterbrochen. Ist die Heizleitung in ihrer Zuführung unterbrochen, so fließt trotz intakter Röhre kein Heizstrom, was daran erkenntlich ist, daß der Faden nicht glüht wenn die Heizung eingeschaltet ist, und daß das Heizstromampèremeter nicht ausschlägt. Ist der Heizstrom nach dem Heizstrommesser kurz geschlossen, dann schlägt derselbe zu stark aus, ohne daß der Faden glüht. Wenn weder das Ampèremeter ausschlägt, noch der Faden glüht, ist die Heizleitung vor dem Ampèremeter kurz geschlossen oder irgendwo gänzlich unterbrochen. Man versuche jedoch eine andere Stellung der Heizregulierung, denn oft ist der Widerstand derselben so groß bemessen, daß ein derart geringer Strom fließt, daß er nicht bemerkt werden kann. Ist Heizung da, schwankt aber das Milliampèremeter während des Betriebes über die gewöhnlichen Grenzen hin und her, und zwar so, daß seine Schwankungen umgekehrt denjenigen am Spannungsmesser sind, aber gleichsinnig mit den minimalsten Schwankungen des Heizstrommessers, dann findet sich irgendwo in der Heizleitung ein Wackelkontakt, oft in den ausziehbaren Kabeln der Heizleitung. Man schalte dann die Spannung ab und ziehe an den ausziehbaren Kabeln hin und her und beobachte, ob die Heizung flackert, d. h. ob der Glühfaden ungleichmäßig intensives Leuchten zeigt, oder ob das Heizstrominstrument schwankt. Wenn ja, dann liegt der Wackelkontakt in den Kabeln. Sind die Schwankungen des Milliampèremeters synchron und gleichsinnig mit denjenigen des kV-Meters, so deutet dies auf Netzschwankungen oder auf eine Störung im Primärstromkreis hin.

III. Röntgenstrahlen und Atombau.

Wir wollen in diesem Abschnitt kurz die Tatsachen zusammenstellen, die zum Verständnis der Wirkungen der Röntgenstrahlen auf die Materie notwendig sind, nachdem in Kap. I bereits die hauptsächlichsten Eigenschaften und Wirkungen der Röntgenstrahlen in anderem Zusammenhange besprochen wurden. Die Stellung der Kapitel liegt darin begründet, daß dort eine lückenlose Darstellung von Wesen, Eigenschaften und Wirkungen der X-Strahlen als elektromagnetische Schwingungen und in ihrer Beziehung und Stellung zu dem elektromagnetischen Spektrum überhaupt gegeben werden sollte. Es sollte dort nicht unterlassen werden, alle Möglichkeiten der Röntgenstrahlenwirkungen, physikalische und chemische, zusammenhängend darzustellen bis unmittelbar zu dem Punkte, wo die allgemeine biologische Forschung eingesetzt hat, um den Mechanismus der Röntgenstrahlenwirkung auf lebende Zellen noch weiter aufzuklären. Wenn auch die dort behandelten Erscheinungen in engem Zusammenhang mit dem Inhalt dieses Kapitels stehen, so ließ sich Abschnitt I doch getrennt darstellen, weil die dort erwähnten Phänomene zum Teil nicht bis in alle Einzelheiten auf atomtheoretischer Basis restlos erklärt sind. Gegebenenfalls wurde dort auf Kap. III verwiesen, dann, wenn die Beziehungen engere waren.

Der enge Zusammenhang der elektromagnetischen Lichttheorie und Atomphysik, insbesondere aber auch die Beziehungen zwischen Atomphysik, Relativitäts- und Quantentheorie einerseits und Radiobiologie und Biologie anderseits bedingt, wie eingangs hervorgehoben, die Wichtigkeit der Röntgenphysik. Es sei vorerst einiges Prinzipielles aus der Atomtheorie, soweit es zum Verständnis der Strahlenphysik notwendig ist, kurz dargestellt.

1. Der Bau der Atome.

Wenn auch die Lauesche Entdeckung und die an sie sich anschließende Atomforschung eine gewaltige Bereicherung des experimentellen Tatsachenmaterials und eine Erweiterung der Vorstellungen von dem Bau der Materie gebracht hat, so ist doch die Struktur der Materie, das Modell der Atome, bedeutend vereinfacht worden. Die Zahl der Bausteine der Materie ist von 89 auf 2 herabgesunken.

Wir nehmen heute an, daß die Atome sämtlicher Elemente nach dem gleichen Schema gebaut sind. Im Zentrum des Atoms sitzt der positiv geladene Kern, und um ihn herum kreisen in bestimmten Bahnen eine bestimmte Anzahl von negativ geladenen Elektronen. Die Atome der verschiedenen Elemente unterscheiden sich lediglich durch die Masse und die Ladung des Kernes, sowie durch die Zahl der diesen normalerweise umkreisenden Elektronen. Das einfachste Atom, das Wasserstoffatom, besteht nach diesem Schema aus einem einfach positiv geladenen Kern (Proton von Rutherford) mit der Masse 1, der in neutralem Zustande von einem einzigen Elektron umkreist wird. Das folgende Atom des Helium hat einen doppelt positiv geladenen Kern und zwei ihn umkreisende negative Elektronen, die die Kernladung absättigen und dadurch das Atom nach außen als elektrisch neutral erscheinen lassen. Auf diese Weise können sämtliche Elemente bis hinauf zum Uran, das 92 Elektronen und einen Kern mit 92 positiven Ladungseinheiten besitzt, geordnet werden nach der Zahl der Kernladungen der sog. *Ordnungszahl* oder *Atomzahl* Z. Das von Lothar Meyer und Mendeleyeff aufgestellte periodische System (Tabelle 6) bekommt dadurch einen in diesem Sinne aperiodischen Charakter.

Von vornherein bestände die Möglichkeit, daß sich die Elektronen auf beliebigen Bahnen um den Kern herum bewegen könnten, wenn nur die Bedingung erfüllt ist, daß die elektrostatische Anziehung und die durch die Bewegung des Elektrons bedingte zentrifugale Beschleunigung sich das Gleichgewicht halten würden, ähnlich wie diese Bedingung bei der Planetenbewegung um ihre Sonne erfüllt sein muß in bezug auf die gegenseitige Massenanziehung der Himmelskörper. Ebenso kann man sich die Bahnen der Elektronen als Kreise oder Ellipsen vorstellen, die in ein und derselben oder in verschiedenen Ebenen gelegen sein können.

Um unter allen diesen Möglichkeiten Ordnung zu schaffen und um anderseits die theoretischen Überlegungen in Einklang mit den experimentellen Ergebnissen zu bringen, machte BOHR folgende Annahme über das Atommodell. Einmal sind die Elektronen fähig, ohne Energieverlust auf ihren Bahnen zu kreisen dann, wenn sie sich nicht auf beliebigen, sondern auf ganz bestimmten, nach bestimmten Gesetzen errechenbaren Bahnen bewegen. Diese Annahme bedeutet eine Umgehung der früher schwer verständlichen Vorstellung, daß entweder das Elektron sich, wenn es keine Bewegung aufweisen würde, mit dem Kern dank der elektrischen Kräfte fest vereinigen würde, oder aber, daß es bei Rotation um den Kern Energie veräußern und so langsam unter Strahlung auf einer Spiralbahn in den Kern fallen müßte. Auf die Begründung der BOHRschen Annahme kann hier nicht eingegangen werden. Es sei nur darauf verwiesen, daß sie namentlich durch die Strukturanalyse der Spektren eine glänzende Bestätigung gefunden hat.

Die vorgezeichneten Bahnen der Elektronen denke man sich, um über die Ebenen derselben nichts zu präjudizieren, auf Schalen, z. B. auf Kugelschalen um den Atomkern angeordnet. So ist es klar, daß die dem Kern am nächsten gelegenen Elektronen am festesten mit demselben verbunden sind. Jede dieser, namentlich durch die Arbeiten von KOSSEL und SOMMERFELD festgelegten, ausgezeichneten Quantenbahn entspricht einem bestimmten Energieniveau. Man weiß heute, daß innerhalb der bekannten Elemente 7 verschiedene Elektronenschalen zu unterscheiden sind, die mit Ausnahme der innersten wieder als Gruppen von verschiedenem Niveau aufzufassen sind, deren Energiedifferenzen unter sich dann allerdings relativ gering sind. Die Elektronenschalen werden von innen nach außen mit den großen Buchstaben K bis Q bezeichnet. Die größte Energiedifferenz besteht zwischen den beiden aufeinanderfolgenden K- und L-Ringen. Je weiter wir nach der Peripherie des Atoms gelangen, um so kleiner werden die Differenzen der Energieinhalte der aufeinanderfolgenden Elektronenringe. Es sei noch bemerkt, daß nach den neuesten Fortschritten der Atomphysik und gestützt auf die Quanten- und Relativitätstheorie anzunehmen ist, daß die Elektronen sich auf Kreisen oder zum Teil auf KEPPLER-Ellipsen mit verschieden großer Exzentrizität bewegen, und zwar so, daß diese letzteren noch eine Perihelbewegung um den Kern ausführen.

Über die Besetzung der einzelnen Eektronenschalen herrschen noch getrennte Ansichten. Sicher ist, daß der K-Ring nur mit zwei Elektronen besetzt ist. Es wird angenommen, daß der L-Ring 8, der M-Ring 18 Elektronen, der N-Ring dagegen 32 Elektronen tragen soll. Diese Annahme wird aus der Stellung der Elemente im periodischen System erschlossen. Konstruieren wir nach obigem Schema die Atome vom Wasserstoff an aufwärts, so haben wir bereits gesehen, daß Helium ($Z = 2$) mit 2 Kernladungen in der Tabelle 6 in der VIII. Vertikalreihe (O-Gruppe) steht. Das folgende Atom Lithium ($Z = 3$) mit 3 Elektronen steht dagegen wieder in der I. Vertikalreihe, es ist einwertig. Das dritte Elektron beginnt eine neue Schale, die L-Schale zu bilden, die bis zu Neon (10) voll besetzt ist. Mit Neon ist die L-Schale abgeschlossen. Beim Natriumatom wird durch das 11. Elektron eine neue, die M-Schale begonnen. Sie enthält bei vollständigem Ausbau 18 Elektronen und ist mit Nickel, $Z = 28$ abgeschlossen. Die N-Schale

Tabelle 6. Periodisches System der Elemente.

Perioden		Gruppen der Elemente I (a b)	II (a b)	III (a b)	IV (a b)	V (a b)	VI (a b)	VII (a b)	VIII	O
1		1 H 1,008								2 He 4,00
2		3 Li 6,94	4 Be 9,02	5 B 10,82	6 C 12,00	7 N 14,008	8 O 16	9 F 19,00		10 Ne 20,2
3		11 Na 23,00	12 Mg 24,32	13 Al 26,97	14 Si 28,06	15 P 31,04	16 S 32,07	17 Cl 35,46		18 Ar 39,88
4	a	19 K 39,10	20 Ca 40,07	21 Sc 45,10	22 Ti 48,1	23 V 51,0	24 Cr 52,0	25 Mn 54,93	26 Fe 55,84 27 Co 58,97 28 Ni 58,68	
	b	29 Cu 63,57	30 Zn 65,37	31 Ga 69,72	32 Ge 72,60	33 As 74,96	34 Se 79,2	35 Br 79,92		36 Kr 82,9
5	a	37 Rb 85,5	38 Sr 87,6	39 Y 89,0	40 Zr 91,2	41 Nb 93,5	42 Mo 96,0	43 Ma	44 Ru 101,7 45 Rh 102,9 46 Pd 106,7	
	b	47 Ag 107,88	48 Cd 112,4	49 In 114,8	50 Sn 118,7	51 Sb 121,8	52 Te 127,5	53 J 126,92		54 X 130,2
6	a	55 Cs 132,8	56 Ba 137,4	57 La* 138,9	72 Hf 178,3	73 Ta 181,5	74 W 184,0	75 Re	76 Os 109,9 77 Ir 193,1 78 Pt 195,2	
	b	79 Au 197,2	80 Hg 200,6	81 Tl 204,4	82 Pb 207,2	83 Bi 209,0	84 Po	85 —		86 Em 222
7		87 —	88 Ra 226,0	89 Ac	90 Th 232,1	91 Pa	92 U 238,2			

* Seltene Erden: 58 Ce 140,2 59 Pr 140,9 60 Nd 144,3 61 — 62 Sm 150,4 63 Eu 152,0 64 Gd 157,3 65 Tb 159,2 66 Dy 162,5 67 Ho 163,5 68 Er 167,7 69 Tu 169,4 70 Nb 173,5 71 Cp 175,0

beginnt mit Cu (Z = 29) und ist mit der Gruppe der seltenen Erden (Cd, Z = 71) abgeschlossen. Die O-, P- und Q-Schalen sind nicht vollständig ausgebaut. Deshalb nehmen ihre Besetzungszahlen von innen nach außen wieder ab.

Die Elektronen des äußersten Ringes bedingen die Valenz des Atoms. Sie werden deshalb *Valenz-Elektronen* genannt. Sie sind maßgeblich für die chemischen Eigenschaften der Atome.

In der Abb. 27 sind die einzelnen Elektronenschalen K—P schematisch um den Atomkern als konzentrische Kreise angeordnet. Die einzelnen Niveaus, z. B. N_1—N_7, sind ebenfalls als solche Kreise mit geringer Abweichung ihres

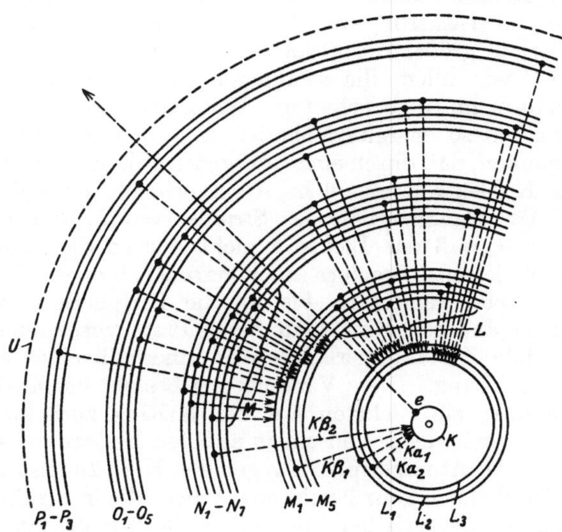

Abb. 27. BOHRsches Modell eines Atoms mit hoher Ordnungszahl. Emission eines Photoelektrons und Entstehung der charakteristischen Strahlung. Die mit K bis P bezeichneten Kreisstücke stellen schematisch die einzelnen Elektronenschalen dar. Die Elektronen der verschiedenen Schalen bewegen sich wiederum auf verschiedenwertigen Energieniveaus, die durch die Indices am Fuße der Bezeichnungen K bis P bezeichnet sind. Wird das mit e bezeichnete Elektron durch ein Absorptionsereignis aus seiner Bahn herausgeschleudert (Emission eines Photoelektrons, durch den Pfeil angedeutet), so wird dadurch ein Platz auf dem innersten Elektronenring frei. Dieser Platz wird nach kurzer Zeit durch ein anderes Elektron ersetzt, indem dieses aus einer äußeren Bahn auf den K-Ring fällt. Bei diesem Vorgang entsteht die K-Strahlung. Fällt ein Elektron auf die L- resp. M-Bahn, so entsteht die L- resp. M-Strahlung. Je nachdem, von welcher äußeren Bahn das Elektron stammt, enthält es eine verschieden große Energie, entsprechend der Energiedifferenz der Anfangs- und Endbahn. Wie angegeben entsteht, z. B. eine $K\alpha$-Strahlung, wenn das Elektron aus einem L- auf den K-Ring und eine $K\beta$-Strahlung, wenn es aus dem M- oder N- auf den K-Ring fällt.

Radius eingezeichnet. Die Abbildung sei als Schema für die Energieverhältnisse der Elektronenbahnen in einem Atom hoher Ordnungszahl gegeben.

2. Die Entstehung der charakteristischen Strahlung und die Emission von Photoelektronen, reine Absorption.

Wie schon oben hervorgehoben, ist die Emission von Photoelektronen (Elektronen, die bei der reinen Absorption entstehen) mit der Annahme verknüpft, daß die Elektronen ohne Energieverlust ihre Bewegung um den Kern ausführen können. Wird nun durch irgend einen Vorgang, sei es durch elektrische Kraftfelder oder durch Stoß mit anderen Teilchen oder durch Strahlung dem oben beschriebenen Atom Energie zugeführt, so daß diese Energie wirklich mit dem Atom in Wechselwirkung tritt, d. h. *absorbiert* wird, so wird durch dieselbe ein Elektron aus seinem Platze herausgehoben und an die Peripherie des Atoms, unter Umständen sogar darüber hinaus, befördert. Diesen Vorgang nennt man *(reine) Absorption* der betreffenden Energieform. Dabei hat das Atom eine Veränderung erlitten. Es hat an Energie gewonnen, es ist höherwertig, wir nennen es *angeregt*. Der neu angeregte Zustand ist aber nur von äußerst kurzer Dauer, denn er ist nach dem oben Gesagten nicht stabil. Welches von den vielen Elektronen aus seinem Platze herausgehoben wird, ist von Gesetzen der Wahrscheinlichkeit abhängig. Das eine aber ist sicher: War der dem Atom zugeführte Energiebetrag klein, dann reichte er nicht aus, um ein in Kernnähe sitzendes Elektron zu mobilisieren, und wenn er wirklich eine Anregung zur Folge hatte, dann wird er ein locker sitzendes Elektron einer äußeren Schale angegriffen haben. Im Gegensatz dazu wird die Wahrscheinlichkeit, daß ein inneres Elektron aus dem Atomverbande herausgeschleudert wird, um so größer, je größer die absorbierte Energiemenge war.

Uns interessiert vor allem die strahlende Energie und im folgenden sei stets diese Energieform im Auge behalten. Wir hatten früher (Kap. I) gesehen, daß eine Strahlung um so energiereicher ist, je größer ihre Frequenz. In der Abb. 27 ist angenommen, daß durch eine Röntgenstrahlung ein auf dem innersten Ring befindliches K-Elektron aus dem Atomverbande eliminiert wurde (gestrichelter Pfeil). Der Energieinhalt des Strahles war in dem angenommenen Falle also derart groß, daß das Elektron nicht nur an die Atomperipherie U transportiert werden konnte, sondern noch darüber hinaus. Es sei bemerkt, daß das Elektron stets wenigstens bis an die Peripherie gebracht werden muß, weil auf einem äußeren Ring kein freier Platz vorhanden wäre.

Der neue unstabile Zustand verlangt aber innerhalb einer äußerst kurzen Zeit eine neue Veränderung. Diese Veränderung besteht darin, daß von einem äußeren Elektronenring ein Elektron auf den K-Ring zurückfällt. Der neue frei werdende Platz wird wieder von einem äußeren Elektron besetzt usw. Bei dieser Bewegung von der Atomperipherie gegen den Kern zu leistet jedes fallende Elektron eine der Größe nach ganz bestimmte Arbeit, die in Strahlung umgesetzt wird. Da nach quantentheoretischer Vorstellung die Energie nur in bestimmten Quanten umgesetzt werden kann, so muß bei bestimmter zur Verfügung stehender Energie eine Strahlung von bestimmter Frequenz emittiert werden. Die zur Verfügung stehende Energie ist aber gegeben in der Differenz zweier Energiestufen der Elektronenbahn. Wenn nach Abb. 27 E_{L_1} und E_K die Energie ist, die dem L_1 resp. K-Niveau zukommt, so ist $E_K - E_{L_1}$ die beim Elektronenfall von L_1 auf K frei werdende Energie, und diese wird nach der Gleichung

$$E_K - E_{L_1} = \nu \cdot h$$

in eine Strahlung von der Frequenz ν übergeführt. Alle Elektronen, die auf den K-Ring fallen, emittieren eine K-Strahlung, diejenigen, die auf den L- oder M-Ring fallen, die weichere L- oder M-Strahlung. Je nachdem sie von einem mehr außen oder mehr zentralwärts gelegenen Ring kommen, ist die Strahlung von größerer oder kleinerer Frequenz. Im oben angenommenen Fall würde es zu der Emission einer ganz bestimmten Wellenlänge, nämlich der $K\alpha_1$-Linie des betreffenden Atoms, kommen. Fällt z. B. ein Elektron, wie in Abb. 27 angedeutet, aus dem N_5-Ring auf K, so entsteht die härtere $K\beta_2$-Linie. Diesen zweiten Vorgang, bei dem eine Wellenstrahlung entsteht, nennen wir die *Emission der charakteristischen Strahlung*.

Wir hatten angenommen, daß die Strahlung energiereich genug war, ein K-Elektron herauszuschleudern; war dies nicht der Fall, d. h. war die Strahlung zu energiearm, dann reichte ihre Energie vielleicht aus, um ein L-, M-, N- usw. Elektron zu befreien und die Folge davon ist, daß auch die weichen L-, M-, N- usw. Strahlungen angeregt werden. Jede charakteristische Strahlung besteht nach dem Obigen aus einigen wenigen Komponenten und wird deshalb *Serie* genannt (K-Serie, L-Serie, M-Serie usw.).

Die Arbeit, die nötig ist, um ein Elektron aus dem Atomverbande zu befreien, nennen wir *Abtrennungsarbeit*. War die absorbierte Energie größer als die Abtrennungsarbeit, so wird die restliche Energie dazu verwendet, das Elektron außerhalb der Atomperipherie noch weiter zu beschleunigen. Jedes durch einen Absorptionsakt aus dem Atom herausbeförderte Elektron nennt man *Photoelektron* (über freie Elektronen vgl. auch Kap. III 5, S. 231).

Je kleiner ein Atom, d. h. je kleiner seine Ordnungszahl, desto geringer ist das Energieniveau eines bestimmten Elektronenringes, um so geringer ist auch die Arbeit, die nötig ist, ein Elektron aus seiner Bahn herauszuschleudern, um so geringer aber auch die frei werdende Energie beim Fall eines Elektrons in eine kernnahe Bahn und um so langwelliger die charakteristische Strahlung

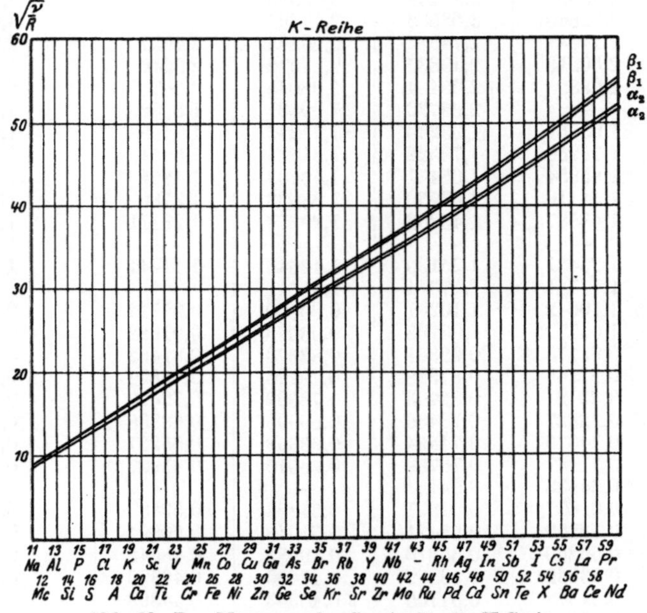

Abb. 28. Das MOSELEYsche Gesetz für die K-Serie.

Abszisse: Ordnungszahl, Ordinate: eine $\sqrt{\nu}$ proportionale Einheit $\sqrt{\frac{\nu}{R}}$, R = RYDBERGH-Konstante.

des Atoms. Die Minimalfrequenz, die nötig ist, um bei einem bestimmten Atom eine bestimmte Serie anzuregen, nennen wir *Anregungsgrenze*. Die Anregungsgrenze muß etwas höher liegen als die kürzeste Linie der betreffenden Serie, weil ja das Elektron gänzlich aus dem Kraftfeld des Atoms herausgeschleudert werden muß, während das zurückfallende, die charakteristische Strahlung bedingende Elektron von einem Punkte ausgeht, der stets noch innerhalb der Atomperipherie gelegen ist. Diese Tatsache ist unter dem Namen des STOKESschen Gesetzes bekannt.

Zwischen der Atomnummer und den Wellenlängen der von dem betreffenden Atom bei Anregung emittierten Serien besteht eine einfache Beziehung in dem Gesetz von MOSELEY, das besagt, daß die Qadratwurzel aus der Frequenz, also $\sqrt{\nu}$ der Atomnummer direkt proportional ist. Die strenge Gültigkeit des MOSELEYschen Gesetzes geht aus der folgenden Abb. 28 hervor.

In der Tabelle 7 seien die einzelnen Elemente, ihre Atomnummern und die Wellenlängen der K-Serie, sowie ihre Anregungsgrenzen zusammengestellt.

Tabelle 7. Wellenlängen der K-Reihe in Å (nach SIEGBAHN).

Element	α_2	α_1	β_1	β_2	Wellenlänge der K-Absorptionsbandkante in Å
11 Na	11,8836		11,591	—	—
12 Mg	9,86775		9,5345	—	9,5112
13 Al	8,31940		7,9405	—	7,9470
14 Si	7,10917		6,7393	—	—
15 P	6,14171		5,7861	—	5,7580
16 S	5,36375	5,36090	5,0213	—	5,0123
17 Cl	4,72136	4,71821	4,3946	—	4,3844
19 K	3,73706	3,73368	3,44680	—	—
20 Ca	3,35495	3,35169	3,08343	—	3,4345
21 Sc	3,02840	3,02503	2,77394	—	3,0633
22 Ti	2,74681	2,74317	2,50898	2,4937	2,7517
23 Va	2,50213	2,49835	2,27972	2,2646	2,3957
24 Cr	2,28895	2,28484	2,08045	2,0670	2,2653
25 Mn	—	2,09732	1,90591	1,8932	2,0623
26 Fe	1,93651	1,93230	1,75272	1,7406	1,8893
27 Co	1,78956	1,78528	1,61713	1,6054	1,7377
28 Ni	1,65854	1,65461	1,49703	1,4854	1,4890
29 Cu	1,54116	1,53730	1,38933	1,3780	1,3785
30 Zn	1,43587	1,43206	1,29271	1,28111	1,2963
31 Ga	—	—	—	—	1,1902
32 Ge	1,25421	1,25130	1,12646	1,11441	1,1148
33 As	1,17741	1,17344	1,05511	—	1,0435
34 Se	1,10642	1,10241	0,99000	0,97744	0,9790
35 Br	1,04172	1,03768	0,93073	0,91822	0,9179
37 Rb	0,92773	0,92361	0,82673	0,81462	0,8143
38 Sr	0,87745	0,87328	0,78106	0,76874	0,7696
39 Y	0,83121	0,82703	0,73902	0,72677	0,7255
40 Zr	0,78827	0,78406	0,69998	0,68808	0,6872
41 Nb	0,74879	0,74454	0,63398	0,65237	0,6503
42 Mo	0,71187	0,70759	0,63075	0,61927	0,61842
44 Ru	0,64588	0,64154	—	—	0,5584
45 Rh	0,61637	0,61201	0,54467	0,53437	0,5530
46 Pd	0,58860	0,58421	0,51948	0,50894	0,5075
47 Ag	0,56259	0,55816	0,49585	0,48542	0,4850
48 Cd	0,53832	0,53389	0,47409	0,46396	0,4632
49 In	0,51548	0,51105	0,45363	0,44398	0,4434
50 Sn	0,49388	0,48941	0,43425	0,42472	0,4242
51 Sb	0,47384	0,46929	0,41616	0,40681	0,4065
52 Te	0,45491	0,45037	0,39892	0,38988	0,3896
74 W	0,21352	0,20885	0,18436	0,17940	0,17806
77 Ir	0,1958	—	0,1684	—	—
78 Pt	0,19010	0,18528	0,1634	0,1582	0,1581

In Tabelle 8 sind die L_1-Absorptionsgrenzen und in Tabelle 9 die M_1-Absorptionsgrenzen eingetragen.

Tabelle 8. Wellenlängen der L_1-Anregungsgrenze in Å (nach SIEGBAHN).

Z, Element	λ_{L_1}	Z, Element	λ_{L_1}
47 Ag	3,6844	63 Eu	1,773
51 Sb	2,9945	74 W	1,2136
52 Te	2,8470	78 Pt	1,0704
53 J	2,7124	79 Au	1,0383
55 Cs	2,4678	80 Hg	1,0067
56 Ba	2,3577	81 Tl	0,9776
57 La	2,250	82 Pb	0,9497
58 Ce	2,1597	83 Bi	0,9216
59 Pr	2,0727	88 Ra	0,802
60 Nd	1,9903	90 Th	0,7596
62 Sm	1,8409	92 U	0,7214

Tabelle 9. Wellenlängen der M_1-Anregungsgrenze in Å (nach SIEGBAHN).

Z, Element	λ_{M_1}
83 Bi	4,762
90 Th	3,721
92 U	3,491

3. Die Zerstreuung von Strahlen.

Wir hatten in Kap. I A 6 die Bemerkung gemacht, daß die Sekundärstrahlung, die entsteht, wenn Röntgenstrahlen auf Materie auftreffen, sich zusammensetzt aus den eben besprochenen charakteristischen Strahlen, den Elektronenstrahlen, der Streustrahlung, und daß die Streustrahlen als aus ihren Bahnen abgelenkte Primärstrahlen anzusehen wären. Wir sagten dort, daß ihre Qualität im Gegensatz zu der Fluorescenzstrahlung dieselbe sei, wie diejenige der Primärstrahlung, ähnlich wie beim sichtbaren Licht. Diese Anschauung gilt nach heutigen Messungen und nach neueren Theorien des Streuvorganges nicht mehr, und zwar weder für Röntgenstrahlen noch für sichtbares Licht und Ultraviolett.

a) Der COMPTON-Effekt bei Röntgenstrahlen.

Die alte Vorstellung vom Wesen der Streustrahlung basierte auf der Theorie von J. J. THOMSON, wonach die Elektronen des streuenden Körpers durch die Primärstrahlung zwangsläufig zum Mitschwingen veranlaßt werden sollte. Durch die erzwungene Oszillation der Elektronen sollte eine Strahlung von gleicher Frequenz emittiert werden, die sich aber nicht nur in der Richtung des primären Strahlenbündels, sondern nach allen Richtungen des Raumes ausbreiten würde. Die experimentellen Tatsachen unterstützten zu Anfang vorerst auch diese Theorie, trotzdem schon früher von EVEN und GRAY auf die Schwierigkeiten aufmerksam gemacht wurde, die THOMSONsche Theorie mit Experimenten an γ-Strahlen des Radiums in Einklang zu bringen. SADLER und MESSHANG beobachteten schon 1912 eine Wellenlängenänderung beim Streuvorgang von Röntgenstrahlen. Erst 1922 hat COMPTON die grundlegende Bedeutung dieser Wellenlängenänderung erkannt, neu belegt und dafür eine theoretische Erklärung gegeben.

Der von COMPTON entdeckte Effekt ist durch zwei Erscheinungen charakterisiert: 1. durch die schon erwähnte Wellenlängenänderung der Streustrahlung gegenüber der Primärstrahlung im Sinne einer *Wellenlängenzunahme* und 2. durch die mit dem Streuvorgang eng gekoppelte *Emission von Elektronen.*

1. Bestrahlen wir fein pulverisierte Kohle mit einer homogenen oder nahezu homogenen Strahlung, z. B. mit der $K\alpha$-Linie des Molybdäns von der Wellenlänge 0,711 Å, deren spektrale Intensitätsverteilung durch Abb. 29 A dargestellt ist (Versuche von COMPTON) und untersuchen wir die spektrale Intensitätsverteilung der gestreuten Strahlung, die in den Winkeln 45°, 90°, resp. 135° aus dem Kohlepulver austritt, so ergeben sich die Kurven von Abb. 29 B, C resp. D. Aus ihnen ist ersichtlich, daß neben einem unverschobenen Maximum bei 0,711 Å (unverschobene Linie P), ein 2. Maximum bei größerer Wellenlänge erscheint, und daß die Verschiebung dieses 2. Maximums (verschobene Linie T) um so größer ist, je größer der Winkel zwischen Primärstrahlen und betrachtetem Streustrahlenbündel (Streuwinkel Θ). Des fernern ist zu bemerken, daß die Intensität der verschobenen Linie relativ zur Intensität der unverschobenen mit zunehmendem Streuwinkel zunimmt. Von COMPTON selbst, unabhängig aber auch von DEBYE sind die geschilderten Erscheinungen theoretisch gedeutet worden.

Von der PLANCK-EINSTEINschen Theorie ausgehend wird angenommen, daß bei der Streuung das eingestrahlte primäre Quant auf ein freies oder doch nur lose gebundenes Elektron stößt und dadurch in seiner Richtung abgelenkt wird. Bei diesem Zusammenstoß wird vom primären Quant dem Elektron Energie übermittelt und das neue Streustrahlen-Quant ist energieärmer als das Primärstrahlenquant; es muß also nach der Quantentheorie eine größere Wellenlänge haben. Die Energiedifferenz zwischen der Größe des primären und des gestreuten Quants wird zur Beschleunigung des getroffenen Elektrons verwendet. Die unverschobene Linie, die in dem Spektrum der gestreuten Strahlung ebenfalls noch erscheint, wird durch den Zusammenstoß eines primären Strahles mit einem festgebundenen Elektron erklärt,

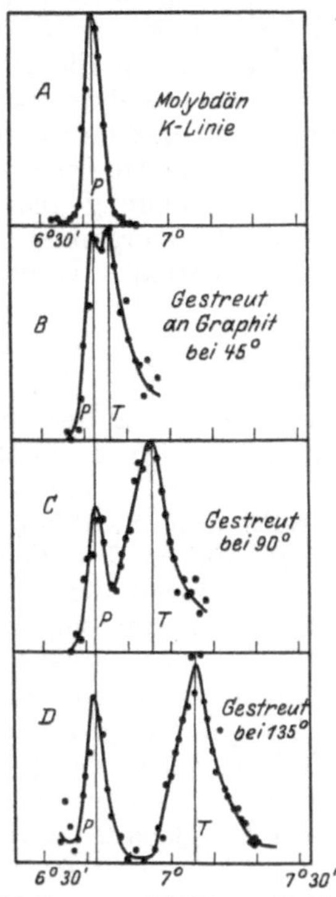

Abb. 29. COMPTON-Effekt an Kohlepulver bei verschiedenen Streuwinkeln. ($\Theta = 45°$, 90 und 135°.) Abszisse: Glanzwinkel (wird mit zunehmender Wellenlänge größer). Ordinate: relative Intensität der entsprechenden Wellenlänge. Mit zunehmendem Streuwinkel nimmt einerseits die Wellenlängenverschiebung zu (Abstand vom Maximum links, unverschobene Linie, zum Maximum rechts, verschobene Linie). Die verschobene Linie nimmt ferner mit zunehmendem Streuwinkel an Intensität gegenüber der unverschobenen Linie zu.

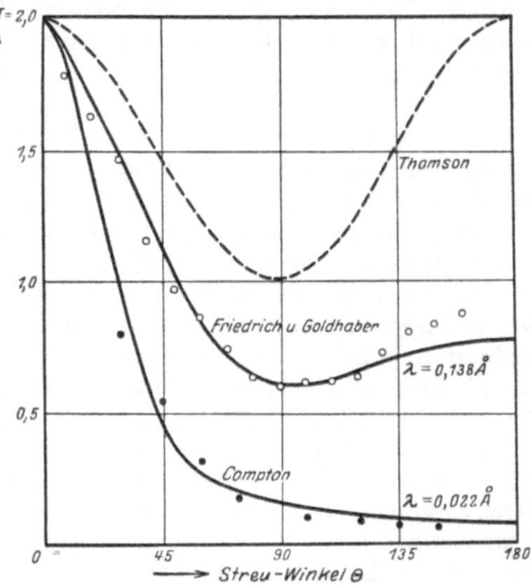

Abb. 30. Räumliche Intensitätsverteilung der gestreuten Röntgenstrahlen. (Nach FRIEDRICH). Abszisse: Streuwinkel Θ; Ordinate: Intensität. Die ausgezogenen Linien geben den nach COMPTON, die gestrichelten den nach THOMSON berechneten Intensitätsverlauf wieder. Die Punkte stellen gemessene Werte dar. $\lambda = 0{,}138$ Å gibt den Verlauf einer harten Röntgenstrahlung (von FRIEDRICH und GOLDHABER gemessen). $\lambda = 0{,}022$ Å für eine Radium-γ-Strahlung (von COMPTON gemessen) wieder.

wobei keine Energie an dasselbe abgegeben werden kann und nur das primäre Quant in seiner Richtung ohne Wellenlängenänderung abgelenkt wird. Die Verschiebung der Wellenlänge beim Streuakt gehorcht nach Theorie und Experiment der Beziehung:

$$\Delta\,\lambda = 2 \cdot 0{,}0242 \sin^2\left(\frac{\Theta}{2}\right) \text{ in Å},$$

worin $\Delta\,\lambda$ die Abweichung der Wellenlänge der gestreuten und der primären Strahlung und Θ den Streuwinkel bedeutet.

Diese Gleichung gilt für alle Qualitäten der Primärstrahlung und für jedes Material. Die Wellenlängendifferenz ist also unabhängig von Wellenlänge und

Atomnummer des streuenden Mediums. Daraus folgt, daß die Wellenlängenänderung relativ um so größer ist, je härter die Primärstrahlung.

Der Streuwinkel kann beliebig groß sein, d. h. zwischen den Grenzen 0^0 und 180^0 variieren, jedoch sind bestimmte Richtungen, in denen Streustrahlen emittiert werden, bevorzugt. In der Richtung $\Theta = 0$ werden am weitaus meisten Streustrahlen entsandt. Die Abb. 30 gibt nach FRIEDRICH die Streustrahlenintensität, in Abhängigkeit von dem Streuwinkel wieder. Die ausgezogenen Linien sind nach der DEBYE-COMPTONschen Theorie errechnet, während die Punkte gemessenen Werten entsprechen (CROWTHER, OWEN, FRIEDRICH und BENDER, KOHLRAUSCH, HOFMANN). Die gestrichelte Kurve ist vergleichsweise beigegeben, um die Verteilung nach der alten THOMSONschen Theorie zu veranschaulichen und die Diskrepanz derselben mit den gemessenen Werten zu demonstrieren. Jedoch kann nicht unerwähnt bleiben, daß die Verteilungskurve sich derjenigen nach THOMSON um so mehr nähert, je langwelliger die betrachtete Strahlung ist. Je kurzwelliger diese, um so mehr weicht deren Verteilung von der THOMSONschen Kurve ab. Aus Abb. 30 ist ersichtlich, daß die Strahlung $\lambda = 0{,}022$ Å nach rückwärts, also im Winkel $\Theta = 180^0$ fast keine Streustrahlung mehr abgibt. Je härter die Strahlung also, um so mehr herrscht die Intensität der Streuung in der Richtung des Primärstrahles vor.

Des ferneren muß man sich vergegenwärtigen, daß allerdings die Größe $\Delta\lambda$, der Abstand der verschobenen von der unverschobenen Linie nicht in Abhängigkeit steht von dem Material des streustrahlenden Mediums, daß aber dennoch die mittlere Wellenlänge des Streustrahlengemisches ceteris paribus von der Atomnummer des Strahlers abhängt, und zwar auf folgende Weise: Eine Primärstrahlung von bestimmter Frequenz findet relativ um so mehr lose gebundene Elektronen im Atom, je kleiner dessen Ordnungszahl ist. Aus diesem Grunde steigt die Wahrscheinlichkeit, daß ein primäres Quant gestreut wird mit sinkender Ordnungszahl des Streustrahlers, und die relative Intensität der verschobenen Linie gegenüber derjenigen der unverschobenen nimmt zu. Das von einer bestimmten Primärstrahlung ausgelöste Streustrahlengemisch wird also um so weicher, je kleiner Z des Streukörpers. Andererseits aber wird bei sinkender Wellenlänge der Primärstrahlung, also bei wachsender Energie des Quants, das Verhältnis von freien zu gebundenen Elektronen in ein und demselben Atom steigen. Dadurch wird ebenfalls die Wahrscheinlichkeit, daß ein Streuvorgang eintritt, gesteigert. Diese von JAUNCEY gemachten theoretischen Überlegungen finden ihre Bestätigung in den Experimenten von Woo. In der folgenden Tabelle 10 sind dessen Resultate eingetragen. Die 3. Kolonne enthält die Verhältnisse der Intensität der verschobenen Linie (J_v) zu derjenigen der ruhenden Linie (J_r).

Tabelle 10. Zunahme des Verhältnis der Intensität der verschobenen zu derjenigen der unverschobenen Linie mit abnehmender Atomnummer (nach Woo).

Strahler	Atomnummer	I_v/I_r	Strahler	Atomnummer	I_v/I_r
Li	3	—	S	16	1,91
Be	4	8,72	Ca	20	1,71
B	5	7,02	Fe	26	0,51
C	6	5,48	Cu	29	0,21
Na	11	3,04	—	—	—

Die Erweichung der gestreuten Strahlung wird also, wie ersichtlich, um so ausgiebiger, je kleiner die Wellenlänge und je kleiner die Ordnungszahl des streuenden Atoms.

2. Eine zweite für die Atomtheorie, für das Verständnis des Mechanismus der Strahlenwirkungen und für die Dosimetrie der Röntgenstrahlen gleich wichtige Erscheinung beim Streuvorgang ist die schon erwähnte Elektronen-Emission. Durch den Zusammenstoß des primären Quants — auf die Vorstellung derselben als Nadelstrahlung (Einstein) sei hier nur hingewiesen — wird ein freies oder lose sitzendes Elektron beschleunigt. Seine Bewegungsenergie entspricht der Differenz der Energieinhalte des primären und des gestreuten Quants ($\Delta\,\lambda$). Im Gegensatz zu den früher besprochenen Photo-Elektronen ist die Geschwindigkeit dieser neuen Elektronenstrahlen, der *Rückstoß*- oder Compton-Elektronen, eine geringere. Ihr Nachweis ist mittelst der Wilsonschen Nebelmethode (vgl. Kap. I B) durch Bothe und Wilson erbracht worden.

Wir haben gesehen, daß der Streuwinkel jeden Betrag zwischen 0^0 und 180^0 annehmen kann. Nicht so das mit dem Streuakt emittierte Rückstoßelektron. Seine Emissionsrichtung ist nach der Theorie auf den Winkelraum zwischen 0 und 90^0 beschränkt. Zu jedem Streuwinkel des Rückstoßelektrons

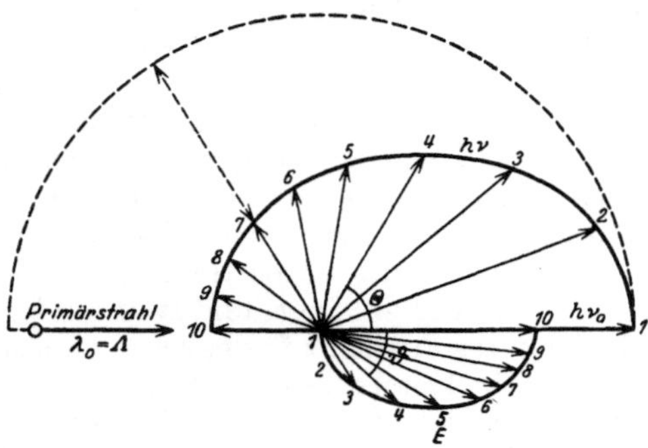

Abb. 31. Quantengröße ν . h in Abhängigkeit vom Streuwinkel Θ (obere Hälfte der Figur) und Rückstoßelektronengeschwindigkeit E in Abhängigkeit von ihrem Emissionswinkel ϑ (untere Hälfte der Figur). Die Länge der Pfeile ist ein Maß für die Größe von ν . h resp. der Elektronengeschwindigkeit. Das primäre Quant ν_0 . h verliert bei Streuung im Winkel $\Theta = 180^0$ (ν . h — Vektor 1) keine Energie. Die Geschwindigkeit des ihm zugeordneten Rückstoßelektrons, das im Winkel $\vartheta = 90^0$ emittiert werden sollte, ist = 0. Das in der Richtung des ν . h-Vektors 7 gestreute Quant verliert eine dem gestrichelten Pfeil entsprechende Energie. Diese Energie wird dazu verwendet, ein Rückstoßelektron in der Richtung des E-Vektors 7 (untere Hälfte) zu beschleunigen. Das im Winkel $\Theta = 180^0$ gestreute Quant (ν . h-Vektor 10) verliert am meisten Energie, seine Wellenlänge wird am stärksten verkürzt, nämlich um den in der Figur angedeuteten Betrag Λ = 0,0242 Å („universelle Länge"). Dieses Quant verursacht aber ein Rückstoßelektron größter Geschwindigkeit in der Richtung $\vartheta = 0^0$ (E-Vektor 10).

(ϑ) gehört ein bestimmter Winkel Θ des gestreuten Quants. Für $\Theta = 0^0$ wird $\vartheta = 90^0$; wenn $\Theta = 180^0$, so ist $\vartheta = 0^0$. Die größte Geschwindigkeit haben die in der Primärstrahlenrichtung emittierten Elektronen. Sie stammen von einem Streuakt her, bei dem der gestreute Wellenstrahl gegen die Strahlenquelle zurückgesandt wird. Dieser weist aber nach der oben angeführten Beziehung die maximale Wellenlängenverschiebung auf. Deshalb steht in diesem Falle die größte Energie zur Beschleunigung des Compton-Elektrons zur Verfügung. Die Zunahme der Elektronenenergie bei kleiner werdendem ϑ und die gleichzeitige Abnahme des Energieinhaltes des dazu gehörenden Streuquants geht aus der Abb. 31 hervor.

Die untere Hälfte der Figur gibt Aufschluß über die kinetische Energie (Geschwindigkeit) des Rückstoßelektrons, die obere über die Größe des gestreuten Quants. Je zwei mit gleichen Zahlen bezeichnete Vektoren sind einander zugeordnet.

Durch Untersuchungen, die direkt im Hinblick auf die Verhältnisse in der Strahlentherapie angestellt wurden, ist der Compton-Effekt mehrmals bestätigt worden (vgl. Schreus, dieses Handbuch S. 291). So haben Friedrich und

BENDER mit Wasser als Streukörper sogar eine weit höhergradige Erweichung gefunden, als der COMPTON - DEBYEschen Gleichung entspricht. Die Versuchsanordnung wurde dadurch den praktischen Verhältnissen angepaßt, daß in den im folgenden zu besprechenden Versuchen Streukörper von größerer Ausdehnung angewandt wurden. Dieses Resultat ist erst als Folge des Auftretens einer durch die sekundären Photo-Elektronen ausgelösten Bremsstrahlung gedeutet worden (DUANE und CLARK), jedoch ist später, nachdem die oben erwähnte Tatsache mehrmals von RAYEWSKY, FRIEDRICH und GOLDHABER, JACOBI und LIECHTI u. v. a. bestätigt worden war, die Vorstellung der erweichenden Wirkung eines tertiären Strahlungsquants fallen gelassen worden. Man nimmt jetzt an, daß in einem ausgedehnten streuenden Medium eine mehrfache COMPTON-Wirkung zustande kommt. Untersuchung an Radium-γ-Strahlen (FRIEDRICH) hat bestätigt, daß bei diesen harten Strahlen einmal der COMTON-Effekt besonders großen Einfluß ausübt, daß er aber anderseits in ausgedehnten Streukörpern wirkend, weit größer ausfällt, als nach COMPTON zu erwarten wäre. Daß es sich wirklich um eine mehrfache Streuung handelt, hat RAYEWSKY dadurch bewiesen, daß er zeigte, daß der quantitative Ausfall der Unstimmigkeit mit der Theorie von der angewandten Feldgröße abhängig ist und es sich also um einen Volumeneffekt handeln muß.

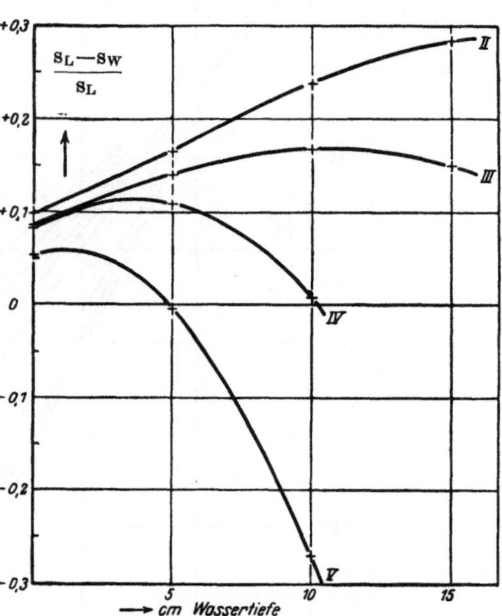

Abb. 32. Änderung der Qualität verschiedener komplexer Strahlengemische mit der Wassertiefe. Abszisse: Wassertiefe in Zentimeter, Ordinate: $\frac{s_L - s_W}{s_L}$.

In neuerer Zeit haben JACOBI und LIECHTI den Einfluß des COMPTON-Effektes bei ausgedehnten Streukörpern, vom praktischen Standpunkt ausgehend, untersucht, indem sie sich die Frage vorlegten: Wie ändert sich die Qualität verschieden harter Gebrauchsstrahlungen, also mehr oder weniger heterogener Strahlungsgemische, wenn sie in die Tiefe des Wassers als Streukörper eindringen und sich zu ihnen die comptongestreute Sekundärstrahlung hinzugesellt, oder kurz, wie ändert sich die in der Tiefe des Gewebes wirksame Qualität der Strahlung mit der Gewebstiefe und mit der Qualität der Primärstrahlung? Die untersuchte Qualitätsänderung ist eine Resultaten aus der erhärtenden Wirkung des Wassers nach dem RÖNTGENschen Absorptionsgesetz (Filterwirkung) und der erweichenden Wirkung desselben durch die COMPTON-Streuung. Die folgende Kurvenschar (Abb. 32) soll diese Qualitätsänderung mit der Wassertiefe für 4 verschieden harte Strahlungen wiedergeben.

Auf der Ordinate sind die Quotienten $\frac{s_L - s_W}{s_L}$ aufgetragen, worin s_L die Prozentzahl angibt, auf die die Primärstrahlung in freier Luft durch eine Schicht von 4 mm Aluminium geschwächt wird, s_W dagegen bedeutet die entsprechende Größe in Wasser gemessen. Auf der Abszisse finden sich die Wassertiefen. Die Werte der Ordinate geben ein Maß für die Qualitätsänderung, bezogen auf die Qualität der Primärstrahlung ohne Streukörper, so daß alle positiven Werte eine Erweichung, alle negativen Werte dagegen eine Erhärtung bedeuten. Aus der Abbildung ist ersichtlich, daß eine harte komplexe Strahlung II (Halbwertschicht 0,76 mm Kupfer, Homogenität $\omega = 2{,}0$) mit zunehmender Wassertiefe im Anfang rasch, später langsamer, dank des vorwiegenden Einflusses der Compton-Streuung erweicht wird. Die weiche Strahlung V (HWS = 0,06 mm Kupfer, $\omega = 2{,}0$) dagegen wird nach einer anfänglichen sehr geringgradigen Erweichung mit zunehmender Tiefe sehr bald erheblich härter wegen des Vorwiegens der Röntgenschen Erhärtung. Die Strahlung III (HWS = 0,36 mm

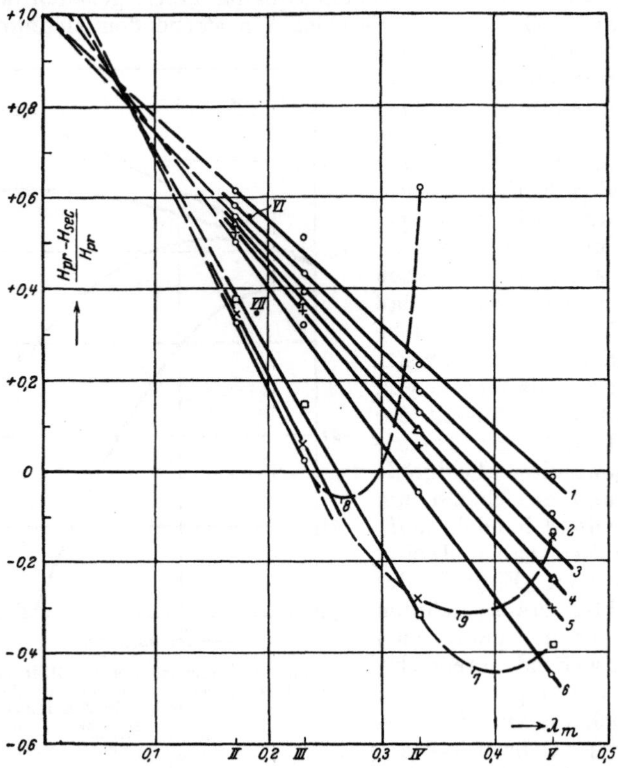

Abb. 33. Qualitätsänderung der reinen gestreuten Strahlung gegenüber der heterogenen Primärstrahlung. Abszisse: Mittlere Wellenlänge der Primärstrahlung. Ordinate: $\frac{H_{pr}-H_{sec}}{H_{pr}}$, HWS-Änderung bezogen auf die primäre HWS. Streukörper: 1 Paraffin. liquid., 2 Radioplastin, 3 Reis, 4 Wasser, 5 Fleisch, 6 Galalith, 7 Aluminium, 8 Eisen, 9 Fensterglas.

Kupfer, $\omega = 2{,}0$) zeigt deutlich die Überlagerung der beiden Effekte. In geringern Tiefen anfangs ein Überwiegen des erweichenden Compton-Effektes, später von 10 cm Tiefe an das Überwiegen des erhärtenden Effektes durch Absorption der weichen Komponenten der in die Tiefe dringenden Strahlung.

Zur Illustration des Einflusses der Compton-Wirkung auf die reine Streustrahlung ohne Beimischung der erhärtenden Primärstrahlung sei noch das folgende Bild (Abb. 33) nach Jacobi und Liechti gegeben:

Auf der Ordinate sind diesmal die Quotienten $\frac{H_{pr} - H_{sec}}{H_{pr}}$ aufgetragen. H_{pr} und H_{sec} bedeutet die Halbwertschicht in Kupfer der primären Einfallsstrahlung resp. die HWS der gestreuten Strahlung. Der Quotient gibt also die

HWS-Änderung bezogen auf die Halbwertschicht der primären Strahlung an. Die Abszisse trägt die mittleren Wellenlängen (λ_m) der heterogenen Strahlung, d. h. die Wellenlänge, die eine homogene Strahlung von gleich großer HWS haben würde. Die positiven Werte bedeuten wieder eine Erweichung, die negativen ein Härterwerden der Streustrahlung gegenüber der primären Strahlung. Die verschiedenen Kurven entsprechen den angeschriebenen Streukörpern.

Die Kurven zeigen, daß z. B., bei Verwendung einer ausgedehnten Wassermasse (Kurve 4) als Streukörper, diese eine mäßig erweichte Streustrahlung aussendet, wenn die inhomogene Primärstrahlung mittelhart, z. B. $\lambda_m = 0{,}33$ Å ist. Die von einer extrem weichen Primärstrahlung stammende Streustrahlung ($\lambda_m = 0{,}45$ Å) dagegen ist erheblich erhärtet. Galalith als Streukörper dagegen (Kurve 6) entsendet bei beiden Primärstrahlungen eine erhärtende Streustrahlung, während Paraffinum liquidum (Kurve 1) die härtere Strahlung erheblich erweicht, die weichere kaum erhärtet streut. Das heißt wiederum, daß die COMPTON-Wirkung um so mehr hervortritt, je härter die Primärstrahlung und je kleiner das Atomgewicht bzw. die effektive Atomnummer des streuenden Mediums ist. Daß die reine Streustrahlung überhaupt unter Umständen härter sein soll als die Primärstrahlung aus der sie hervorgeht, ist auf den ersten Blick erstaunlich. Es ist dies eine ausgesprochene Wirkung des ausgedehnten Streukörpers, indem ja auch tiefere Schichten der streuenden Substanz zur Wirkung kommen, in dem Sinne, daß diese eine durch Filterwirkung der Überschichten bedeutend erhärtete Strahlung eingestrahlt erhält. Bei weichen Primärstrahlungen reicht diese Erhärtung offenbar aus, um die sehr wenig ausgesprochene COMPTON-Wirkung zu überkompensieren.

Nach diesen Darlegungen liegt es auf der Hand, daß der COMPTON-Effekt sich nicht nur in rein physikalischen Anschauungen und Theorien tiefgreifend ausgewirkt hat, sondern daß er eine nicht weniger bedeutende Rolle in der praktischen Röntgentherapie spielt. Es sei nur daran erinnert, daß durch die eben besprochene Qualitätsänderung in der Gewebstiefe eine Verfälschung der Tiefendosen und Streuzusatzmessungen zustande kommen muß, wenn, wie früher üblich, mit wellenlängenabhängigen Kammern gearbeitet wird (vgl. in bezug auf die Bedeutung des COMPTON-Effektes für die Röntgenstrahlenmessung Kapitel SCHREUS dieses Handbuches). Aber auch die ganzen Vorstellungen von der Wirkungsweise der Röntgenstrahlen im lebenden Gewebe werden durch die neue Erscheinung berührt (vgl. Kapitel sekundäre Elektronenstrahlung).

b) Der RAMAN-Effekt beim sichtbaren Licht.

Ein dem COMPTON-Effekt im Röntgengebiet ganz analoges, jedenfalls in bezug auf seine Erscheinungsform ganz ähnliches Phänomen, ist von RAMAN auch im Gebiete des sichtbaren und ultravioletten Lichtes beobachtet worden. Es handelt sich hier, wie bei der COMPTON-Streuung, um eine Wellenlängenverschiebung des gestreuten TYNDALL-Lichtes nach der Seite längerer Wellen. Um Fluorescenz kann es sich dabei deshalb nicht handeln, weil die Wellenlänge des gestreuten Lichtes bei Veränderung des primär einfallenden Lichtes auf ein und denselben Körper, stets um einen bestimmten Betrag nach der langwelligen Seite abweicht. Es wird von PRINGSHEIM angenommen, daß der Mechanismus des neuen Strahleneffektes demjenigen des COMPTON-Effektes in Parallele zu setzen ist, mit dem Unterschied, daß die Energiedifferenz zwischen primärem und gestreutem Quant nicht zur Elektronenemission, sondern zur Erregung von Kernschwingungen verwendet wird.

4. Die sekundäre Elektronen-Strahlung.

Wir haben in Kap. III 2 gesehen, daß die sekundäre Elektronenstrahlung, zum Teil wenigstens, dadurch zustande kommt, daß durch den Akt der reinen Absorption ein Photoelektron aus dem Atomverbande herausgeschleudert wird. Die Photoelektronen bilden aber nur die eine Komponente der sekundären Elektronenstrahlung. Zu ihnen gesellen sich die Rückstoßelektronen des Streuvorganges.

a) Die *Geschwindigkeit der Photoelektronen* steht in Abhängigkeit zur Wellenlänge der Primärstrahlung, indem eine härtere Strahlung schnellere Photoelektronen auslöst als eine weiche. Die zahlenmäßige Relation ist in dem EINSTEINschen Gesetz gegeben (vgl. Kapitel lichtelektrischer Effekt). Die Geschwindigkeit eines durch einen primären Wellenstrahl ausgelösten Photoelektrons reicht nahezu an diejenige des den Primärstrahl in der Röntgenröhre verursachenden Kathodenstrahles heran. Nahezu nur, weil die Abtrennungsarbeit für die Beschleunigung des Elektrons verloren geht. Für die Geschwindigkeit der Photoelektronen gilt also angenähert die Tabelle S. 194. Abgesehen davon sind aber die in Tabelle 2 angegebenen Werte nur Maximal-

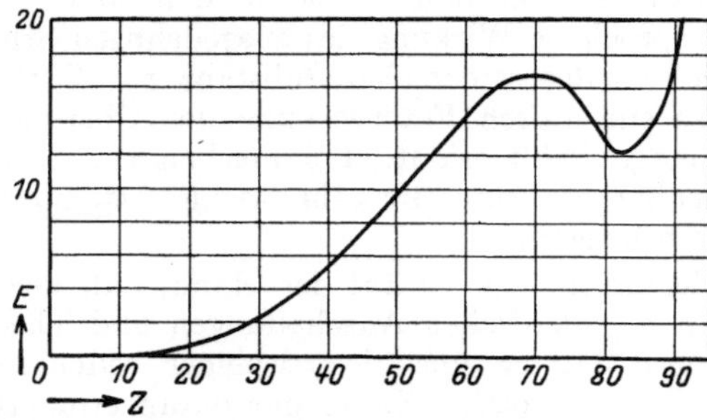

Abb. 34. Die Abhängigkeit der Emission von Sekundärelektronen von der Ordnungszahl des Sekundärstrahles. Abszisse: Ordnungszahl Z, Ordinate: Emission der Sekundärelektronen in beliebigen Einheiten. Schematisch. (Nach HOLTHUSEN und ASCHER.)

geschwindigkeiten, die nicht erreicht werden, wenn ein Teil der Energie des Primärstrahles zum Auslösen eines kernnahen Elektrons mit großer Abtrennungsarbeit verwendet wurde (vgl. Kap.: Charakteristische Strahlung). Heterogene Strahlungen lösen naturgemäß entsprechend den verschieden großen Energieinhalten ihrer Komponenten Elektronen verschieden großer Geschwindigkeiten aus.

b) Was die *Gesamtmenge* der von einem Körper emittierten Elektronen (Photo- und COMPTON-Elektronen) anbetrifft, kann wohl Sicheres nur über die Emission von festen Oberflächen ausgesagt werden. Die Elektronenemission nimmt dabei mit steigender Ordnungszahl des streuenden Mediums und mit steigender Härte der primären Erregerstrahlung zu (BEATTY, WHIDDINGTON, BRAGG, PORTER, MOORE, SCHERRER, BERG und ELLINGER).

Die genauesten *Ionisations*messungen stammen von HOLTHUSEN und ASCHER, welche Autoren fanden, daß bei ein und derselben Strahlenqualität die Elektronenemission mit der dritten Potenz der Ordnungszahl des Sekundärstrahlers zunimmt, für den Fall, daß die Absorptionsgrenze (vgl. Kap. IV 2, selektive Absorption) des letzteren oberhalb der Wellenlänge der Erregerstrahlung liegt. Ist die Absorptionsgrenze dagegen schon überschritten, so bleibt die Zunahme hinter der dritten Potenz von Z erheblich zurück. Anderseits steigt bei gleichbleibendem Strahler die Emission mit sinkender Wellenlänge, geht durch ein Maximum im Gebiet der Anregungsgrenze, um nach vorübergehendem Minimum ein zweites Mal, bei Anwendung von sehr kleinen Wellenlängen, anzusteigen. Das erste Maximum verschiebt sich mit steigendem Z des Strahlers nach der Seite der kleineren Wellenlänge. Die gleichen Verhältnisse fand LIECHTI bei Versuchen an oberflächlichen Bakterienkulturen, welche Resultate von HOLTHUSEN bestätigt werden konnten. Bei Verwendung von *Bakterienkulturen* gelingt also der Nachweis, daß bei gleichbleibender Primärstrahlung die Elektronenemission in Abhängigkeit von der Ordnungszahl des Strahlers durch ein Maximum im Gebiete der Absorptionskante hindurch geht, so wie die Abb. 34 nach HOLTHUSEN und ASCHER darstellen soll. Es kann aber nicht unerwähnt bleiben, daß die eben geschilderten Zusammenhänge zwischen Elektronenemission, Qualität der Erregerstrahlung und Atomzahl des Sekundärstrahlers nur bei Untersuchungen der Elektronenemission in Luft nachweisbar sind (Ionisation, oberflächliche Bakterienkulturen). Wird die Größe der Einwirkung der emittierten Elektronen z. B. auf photographischen Film (HOLTHUSEN) oder Haut

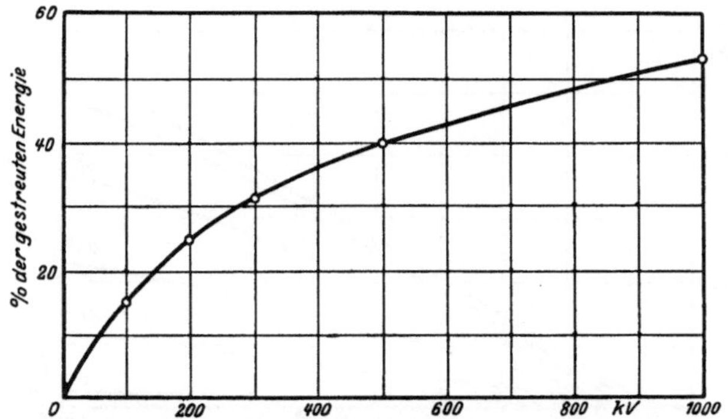

Abb. 35. Prozentsatz der gestreuten Elektronenenergie (bezogen auf die gesamte gestreute Energie) in Abhängigkeit von der Qualität der Erregerstrahlung. Abzsisse: Spannung der Primärstrahlung. Ordinate: Prozente Elektronenenergie. (Nach HERZ.)

(LIECHTI) untersucht, so zeigt sich eine kontinuierliche Zunahme der Wirkung mit der Härte und der Ordnungszahl des Sekundärstrahlers.

c) Über den Anteil der *Elektronenenergie* beim Bestrahlen von *biologischen Objekten* ist noch sehr wenig bekannt. HERZ findet, daß die sekundäre Elektronenstrahlung etwa 4% der Gesamtenergie ausmacht.

d) Es wurde schon erwähnt, daß mit steigender Härte die Streuung und damit die Zahl der Rückstoßelektronen rapid zunimmt gegenüber der Zahl der Photoelektronen. COMPTON und SIMON haben in WILSONschen Aufnahmen Auszählungen vorgenommen und folgende *Verhältnisse* für die Zahl der Spuren der *Rückstoßelektronen* zu der Zahl der Spuren der *Photoelektronen* gefunden:

Tabelle 11. Zunahme des Verhältnis der Zahl der Rückstoßelektronen N_r zu derjenigen der Photoelektronen N_p (N_r/N_p) in Luft mit abnehmender Wellenlänge der Primärstrahlung. (Nach COMPTON und SIMON.)

λ_{eff} in Å	N_r	N_p	N_r/N_p	σ/α
0,71	5	49	0,10	0,27
0,44	10	11	0,9	1,2
0,29	33	12	2,7	3,8
0,20	74	8	9	10
0,17	68	4	17	17
0,13	72	1	72	32

Dasselbe fanden FRICKE und GLASSER bei Röntgenstrahlen, während LISE MEITNER angibt, daß bei γ-Strahlen des Radiums die Photoelektronen überhaupt eine zu vernachlässigende Rolle spielen.

Ähnlich wie die Luft als streuendes Medium, wird sich auch das biologische Gewebe verhalten. LORENZ und RAYEWSKY sowie HERZ geben überschlagsweise an, daß eine Strahlung von 150 kV in 10 cm Wassertiefe eine Rückstoßelektronenmenge auslöst, die $65^0/_0$ der Gesamtelektronen ausmacht. Bei 200 kV dagegen ist dieser Prozentsatz jedoch bereits $300^0/_0$.

e) Es dürfte interessieren, über die *Energie der Rückstoßelektronen* im Verhältnis zur gesamten gestreuten Energie orientiert zu sein. Die Abb. 35 nach HERZ gibt den Prozentsatz der gestreuten Elektronenenergie bezogen auf die gesamte gestreute Energie (Ordinate) in Abhängigkeit von der Qualität der Primärstrahlung (Abszisse) gemessen in kV bzw. Wellenlänge wieder. Die dort eingetragenen Werte stehen in guter Übereinstimmung mit denjenigen von LORENZ und RAYEWSKY.

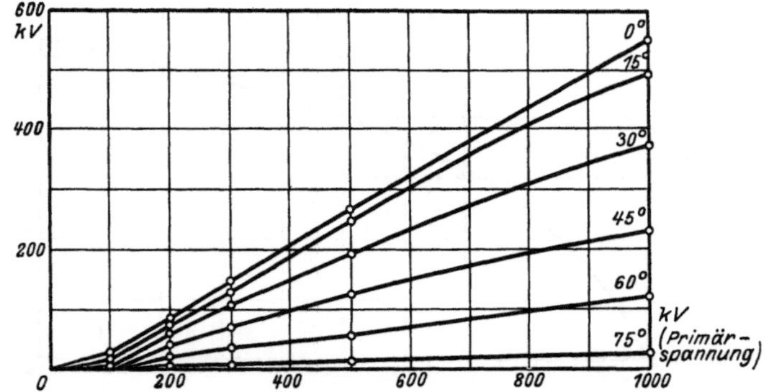

Abb. 36. Geschwindigkeit der Rückstoßelektronen (Ordinate) in Abhängigkeit von der Primärspannung (Abszisse) und dem Winkel ϑ in dem die Elektronen emittiert werden. (Nach HERZ.)

f) Über die *Voltgeschwindigkeit* der *Rückstoßelektronen* gibt die Abb. 36 nach HERZ Auskunft.

g) *Absorption von Elektronen.* Fragen wir uns, was mit den in einem bestrahlten Körper emittierten Elektronen weiter geschieht, so kann vorläufig ungeachtet der den Elektronen innewohnenden Geschwindigkeit prinzipiell folgendes gesagt werden. Es sei die Annahme getroffen, daß sekundäre Elektronen bei der Absorption in Materien das gleiche Schicksal erleiden wie Kathodenstrahlen (LENARD, HOLTHUSEN).

Das aus dem Atomverbande herausgelöste β-Teilchen kommt auf seiner Bahn mit den Atomen des Mediums in Konflikt. Entweder durchquert es die getroffenen Atome unter Abgabe eines kleinen Teilbetrages seiner kinetischen Energie, die dazu verwendet wird, ein weiteres mehr oder weniger lose sitzendes Elektron aus seinem Atomverbande zu lösen. Ein Photoelektron, das durch ein primäres Quant Wellenstrahlung zur Emission gebracht wurde, nennt man *Primärelektron*, die durch ein primäres Elektron herausgeschleuderten *Sekundärelektronen.* Ein primäres Photoelektron größerer Geschwindigkeit befreit nicht nur eines, sondern mehrere Sekundärelektronen und naturgemäß um so mehr, je reicher es an Energie war. In der folgenden Tabelle sind die Zahlen der von einem Primärelektron im Mittel in Luft (760 mm Hg, 18^0 C) ausgelösten Sekundärelektronen bei verschiedenen Geschwindigkeiten des Primärelektrons (nach Berechnungen von LENARD) eingetragen.

Tabelle 12. Die von einem Elektron der Anfangsgeschwindigkeit v in Luft unter Normalbedingungen ausgelöste Zahl von Sekundärelektronen S in Abhängigkeit von v. (Nach LENARD.)

$v/c = \beta$	V in kV	S in Luft	% der Gesamtenergie verzehrt durch	
			Absorption	Auslösungsarbeit
0,10	2,56	2	99,0	1,0
0,15	5,84	7	98,5	1,5
0,20	10,5	20	98,0	2,0
0,25	16,7	53	97,0	3,0
0,30	24,7	100	96,0	4,0
0,35	34,3	160	95,0	5,0
0,40	46,5	247	93,0	7,0
0,45	61,2	385	92,0	8,0
0,50	79,1	580	90,0	10,0
0,55	101,0	1150	88,5	11,5
0,60	128,0	1520	87,0	13,0
0,65	161,0	1990	85,0	15,0
0,70	203,0	1990	82,5	17,5
0,75	260,0	2570	79,5	20,5
0,80	342,0	3310	76,0	24,0

Die Zahl der gebildeten Elektronen steigt, wie ersichtlich, sehr rapide mit der Geschwindigkeit v der Photoelektronen.

War die Geschwindigkeit des Primärelektrons äußerst groß, mehrere Hundert kV, so ist die Möglichkeit gegeben, daß einige durch dasselbe ausgelöste Sekundärelektronen einen Energievorrat besitzen, der so groß ist, daß das Sekundärelektron seinerseits befähigt ist, neue Elektronen aus dem Atomverbande herauszuschleudern (Tertiärelektron).

Es mag nicht sehr häufig vorkommen, daß ein Primärelektron seine Energie, stets Sekundärelektronen auslösend, in kleinen Stufen abgibt, bis sie vollständig aufgebraucht ist. Im Gegenteil, über kurz oder lang bleibt das Primärelektron in einem Atom stecken, es wird absorbiert. In Tabelle 12 sind die Prozentsätze der durch Absorption, bzw. durch Auslösung von Sekundärelektronen verbrauchten Energie in der zweitletzten und letzten Kolonne eingetragen. Mit steigender Geschwindigkeit verschiebt sich das Verhältnis erheblich zugunsten der Sekundärelektronenbildung und die Absorption wird prozentual zurückgedrängt.

Das absorbierte Elektron, gleichgültig welcher Geschwindigkeit, gibt mit einem Schlag beim Absorptionsakt seine Energie vollständig ab. Diese wird in eine andere Energieform übergeführt, und zwar entweder in strahlende Energie, in Röntgenstrahlen, in Wärme oder in chemische Energie. Wenn, wie gesagt, für die sekundären Elektronen dasselbe gilt wie für Kathodenstrahlen — erstere unterscheiden sich ja lediglich durch das Fehlen einer bevorzugten Richtung von den letzteren — so ist anzunehmen, daß die absorbierte Elektronenenergie zum weitaus größten Teil in Wärme umgewandelt wird (vgl. S. 196).

Die gebildeten sekundären Elektronen (nicht Sekundärelektronen) dringen dank ihrer, allerdings geringen, Durchdringungsfähigkeit von ihrem Ursprungsort eine gewisse Strecke weit in dem das Mutteratom umgebenden Material vor. Die Reichweite eines Elektrons ist um so kleiner, je kleiner seine Geschwindigkeit und je dichter das Medium, in dem es sich seinen Weg bahnen muß. Am weitesten fliegen Teilchen, die in kleinen Teilbeträgen stufenweise ihre Energie abgeben, bis dieselbe erschöpft ist. Die maximale Dicke eines bestimmten Materials, die ein Elektron unter den eben genannten Bedingungen noch zu durchdringen vermag, nannte LENARD Grenzdicke X. Sie wird praktisch von keinen Elektronen mehr erreicht. Von größerer Bedeutung ist die Schichtdickte Y, die diejenige Wegstrecke angibt, auf welcher die Elektronen *praktisch* vollständig absorbiert, d. h. auf etwa 1% ihrer Anfangsintensität geschwächt werden. Die beiden Größen X und Y finden sich in der folgenden Tabelle 13 nach LENARD.

Tabelle 13. Schichtdicken X und Y bei verschiedener Anfangsgeschwindigkeit der Elektronen. (Nach LENARD.)

$v/c = \beta$	V in kV	Aluminium X mm	Aluminium Y mm	Wasser X mm	Luft X cm	Luft Y cm
0,30	25	0,011	0,0045	0,030	3,6	1,5
0,414	50	0,045	0,016	0,12	15	5,3
0,49	75	0,084	0,037	0,23	28	12,2
0,548	100	0,125	0,08	0,34	41	26,0
0,635	150	0,22	0,15	0,60	73	50,0
0,695	200	0,31	0,20	0,84	103	65,0
0,742	250	0,42	0,29	1,13	140	95,0

In der Tabelle sind die Daten für Körper mit niedriger effektiver Atomnummer eingetragen, weil sie für das Verständnis der Verhältnisse im biologischen Objekt am bedeutungsvollsten sind. Stets muß man sich aber bewußt sein, daß alle die theoretischen Überlegungen und Betrachtungen in quantitativer Hinsicht auf äußerst große Schwierigkeiten stoßen mit dem Moment, wo sie auf praktische Fragen angewendet werden sollen. Nicht nur die komplizierte und nicht genügend erforschte Zusammensetzung der lebenden Materie, sondern schon die Komplexität der in der Röntgentherapie verwendeten Strahlungen, der Einfluß des COMPTON-Effektes und vieles anderes sind Komplikationen, die vorläufig nicht zu übersehen sind, wennschon die physikalischen Einzelvorgänge zum Teil bis in alle Details erforscht sind. Insbesondere ist zu beachten, daß eine homogene Strahlung im ausgedehnten biologischen Objekt dank der COMPTON-Wirkung nicht existiert, mag die Primärstrahlung noch so vorsichtig homogenisiert sein.

In der obigen Darstellung der Absorption von Elektronenstrahlen sind Photo- und COMPTON-Elektronen mit Absicht nicht getrennt worden. Die Wirkung hinsichtlich ihrer Absorption und Sekundärelektronen-Auslösung entspricht der kinetischen Energie des Elektrons, ungeachtet seiner Herkunft und Vorgeschichte, d. h. gleichgültig ob es seine Entstehung der reinen Absorption oder einem Streuakte verdankt. Daß der Gegensatz zwischen Photo- und Rückstoßelektronen in bezug auf den Mechanismus der biologischen Röntgenstrahlenwirkung ein nicht so tiefgreifender ist, zeigt noch folgende Überlegung.

Eine 200-kV-Strahlung sei mit 1,0 mm Cu gefiltert. Das resultierende Strahlengemisch hat eine mittlere Wellenlänge von 0,125 Å (vgl. Kurve 9, S. 299 dieses Handbuches), welche Wellenlänge ungefähr 100 kV entspricht. Die durch diese Strahlung in geringer Entfernung von der Oberfläche ausgelösten Photoelektronen (in der Tiefe ändern sich die Verhältnisse wegen der COMPTON-Wirkung) würden also im Mittel ungefähr eine Geschwindigkeit von etwas unter 100 kV aufweisen. Sicher sind aber auch noch langsamere Photoelektronen vorhanden. Nach Abb. 36 erreichen aber die in der Richtung der Primärstrahlung emittierten Rückstoßelektronen ungefähr die halbe Voltgeschwindigkeit der Primärenergie, in unserem Falle also auch 100 kV, immerhin zu einem gewissen allerdings wohl sehr kleinen Prozentsatz. Die schnellsten durch eine komplexe Tiefentherapiestrahlung ausgelösten COMPTON-Elektronen erreichen also die Geschwindigkeit der langsameren Photoelektronen oder übersteigen dieselben sogar. Durch dieses Überschneiden der Geschwindigkeiten kommt es zustande, daß jedenfalls im Gebiete der härteren Therapiestrahlungen in einem Körper von der Dichte und der Zusammensetzung der tierischen Gewebe, sämtliche Elektronengeschwindigkeiten vertreten sind und dies zwar ganz abgesehen von der Sekundär- und Tertiärelektronenbildung, nur durch die Vorgänge der reinen Absorption und der COMPTON-Streuung.

Wenn auch bei verschiedener Härte der Primärstrahlung und in verschiedener Tiefe das Mengenverhältnis der einzelnen Komponenten verschieden sein mag, so findet doch in dieser Hinsicht durch den Streuvorgang ein gewisser Ausgleich statt. Bei sehr harten Primärstrahlen treten die extrem schnellen Photoelektronen an Zahl zugunsten der langsameren Rückstoßelektronen zurück, während bei weichen Strahlen, wo die Vorgänge der reinen Absorption und somit die Photoelektronenbildung vorherrscht, diese eine kleinere Geschwindigkeit aufweisen, dafür aber die hier noch erheblich langsameren COMPTON-Elektronen an Zahl bedeutend abnehmen.

Die geschilderten Verhältnisse sind von besonderer Bedeutung für das Verständnis des Wesens der Wirkung der Röntgenstrahlen im Gewebe deshalb, weil heute die Ansicht, daß die Elektronen das biologisch wirksame Agens sind, wohl allgemein anerkannt ist (HALBERSTAEDTER und MEYER, MILANI und DONATI, HOLTHUSEN, LIECHTI).

Gemäß den oben angeführten Betrachtungen ist es auch verständlich, daß die biologische Wirkung bezogen auf gleiche Ionisation unabhängig von der Qualität (HOLTHUSEN, DETERMANN, JACOBI und HOLTHUSEN; HESS, LIECHTI), also unabhängig von der Wellenlänge und somit auch vom Energieinhalt der Strahlung ist. Die von GLOCKER gemachte Annahme, daß die energiearmen COMPTON-Elektronen biologisch unwirksam sein sollen, besteht wohl von diesem Gesichtspunkte aus nicht zu Recht.

5. Die Umwandlungsmöglichkeiten der primären Röntgenstrahlenenergie.

Um die verwickelten Verhältnisse bei der Umwandlung der primären Röntgenstrahlenenergie zu überblicken, seien nochmals sämtliche Möglichkeiten unter Verwendung des folgenden Schemas zusammengefaßt besprochen:

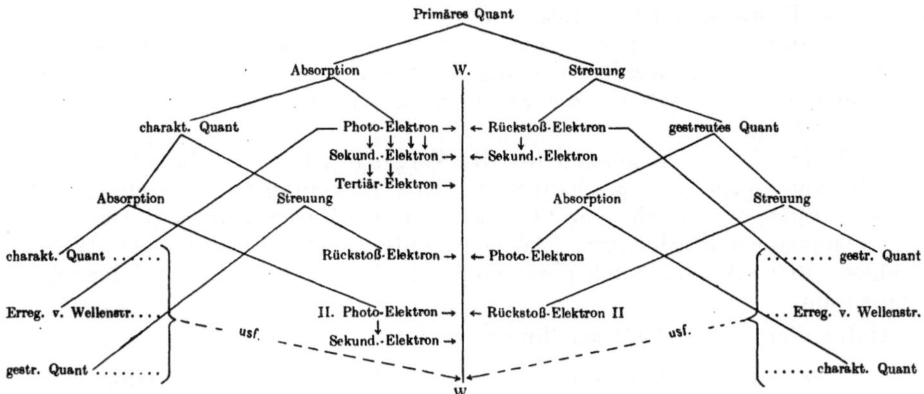

Die zusammengeklammerten Wellenstrahlen verhalten sich als solche. Wie oft die dargestellten Transformationen vor sich gehen können, ehe die Energie vollends in Wärme übergeführt ist, hängt vor allem von der Größe des primären Quants und davon ab, ob das Medium befähigt ist, die Energie für photochemische Reaktionen zu verwerten.

Denke man sich von oben beginnend eine Röntgenstrahlung auffallend auf einen ausgedehnten Körper, dessen Abmessung so groß sein soll, daß die einmal in denselben eingedrungene Strahlung nicht die Möglichkeit habe, ihn wieder zu verlassen, d. h. daß sie von ihm restlos verschluckt werde. Ein aufgenommenes primäres Quant wird entweder absorbiert (reine Absorption) oder gestreut. Die zweite Möglichkeit tritt bei härteren Strahlen mehr und mehr in den Vordergrund (vgl. S. 220). Im ersten Fall (reine *Absorption)*, der zuerst besprochen werden soll, resultiert aus dem Absorptionsakt ein Photoelektron und ein Quant charakteristischer Strahlung. Das Photoelektron kann entweder dank seiner großen Geschwindigkeit seinerseits wieder ein Atom zu charakteristischer Strahlung veranlassen, oder aber, es kann auf seinem Wege weitere Sekundärelektronen aus dem Atomverbande auslösen, oder endlich es bleibt in einem Atom stecken, wobei seine gesamte Energie in eine andere Form (Wärme, in Schema mit W bezeichnet) übergeführt wird. Sekundärelektronen sind befähigt, Tertiärelektronen zu bilden oder direkt in Wärme überzugehen. Letzteres ist wahrscheinlicher. Die beim Absorptionsakt entstehende charakteristische Wellenstrahlung fällt im Körper prinzipiell dem gleichen Schicksal anheim wie die Primärstrahlung. Nur ist zu bedenken, daß sie wenigstens um den STOKESschen Sprung energieärmer ist. Sie kann vor allem entweder zu einem Vorgang der reinen Absorption oder zur Streuung Anlaß geben.

Betrachten wir die zweite Möglichkeit, die *Streuung*. Auch dabei entstehen Elektronen und Wellenstrahlen. Die Wellenstrahlung ist je nach der Härte der Primärstrahlung weicher als diese, die Elektronen von mäßig großer Geschwindigkeit. Das gestreute Quant kann nun wieder gestreut werden und seine Energie neuerdings in ein Streustrahlenquant 2. Ordnung und in ein Rückstoßelektron aufgeteilt werden. Dieser Vorgang kann sich mehrmals wiederholen oder es kann die Reihe gleicher Vorgänge unterbrochen werden und eine andere Umwandlung eintreten. Das gestreute Quant kann rein absorbiert werden, wobei eine Serie charakteristischer Strahlung und ein Photoelektron emittiert wird. Wo und wie auch nur immer Elektronen gebildet werden, haben diese die Tendenz entweder Sekundärelektronen auszulösen oder dann ihre Energie in Wärme umzuwandeln. Das Auslösen der Wellenstrahlung ist selten, abgesehen davon, daß durch die fortschreitende Geschwindigkeitsabnahme derselben eine Anregung zur Emission von charakteristischer Strahlung unter Umständen (in Körpern mit hohem Z) bald einmal ausgeschlossen wird. Das Schicksal der anläßlich der COMPTON-Streuung entstehenden Elektronen ist mutatis mutandis (geringere Geschwindigkeit) dasselbe wie das Schicksal der Photoelektronen. Sie lösen entweder Sekundärelektronen aus oder werden in eine andere Energieform übergeführt. Die Wahrscheinlichkeit, daß sie zur Emission von Wellenstrahlung Anlaß geben, ist sehr gering.

Nach dem Gesagten können wir die Vorgänge nach zwei Gesichtspunkten klassifizieren, nach dem Mechanismus: reine Absorption und Streuung. Bei beiden Vorgängen entsteht sowohl Elektronen wie Wellenstrahlung. Oder nach der entstehenden Strahlenart: Elektronenemission und Emission von Wellenstrahlen. Beide Arten entstehen sowohl bei der Streuung als auch bei der reinen Absorption.

Unter den *Primärelektronen* finden wir:

Primäre Photoelektronen.

Diese verdanken ihren Ursprung

1. einem primären Quant,
2. einem Quant sekundärer charakteristischer Strahlung,
3. einem Streustrahlenquant.

Primäre Rückstoß-Elektronen.

Diese entstehen durch

1. ein gestreutes primäres Quant,
2. ein mehrfach gestreutes Quant,
3. ein gestreutes Quant charakteristischer Strahlung.

Bei den unter den geforderten Bedingungen eintretenden Umwandlungen sind zwei Formen von besonderer Bedeutung, die Umwandlung der Wellenstrahlung in Elektronenenergie und die letzten Endes resultierende Überführung in eine andere Energieform. Als diese andere Energieform kommt wohl quantitativ energetisch betrachtet, vorwiegend die Wärme in Betracht, wenn keine Möglichkeit gegeben ist, daß sich die in das bestrahlte System hineingetragene Energie auf andere Art auswirkt. Es gibt wohl Systeme, die dank ihrer Zusammensetzung diese Möglichkeit nicht aufweisen, d. h. die nicht fähig sind, die strahlende Energie anders zu verwerten, als daß sie sich allgemein erwärmen, oder, mit kurzen Worten, die auf strahlende Energie (z. B. Röntgenstrahlen) nicht empfindlich sind. Ein bestrahltes Stück Blei zeigt lediglich Erwärmung und sonst keine andere Reaktionen. Im Gegensatz dazu gibt es aber erfahrungsgemäß auch solche Systeme, die auf Röntgenstrahlen empfindlich sind, die auf irgendeine Weise in anderer Form als durch allgemeine Erwärmung reagieren, wäre es z. B. dadurch, daß sie unter dem Einfluß der Strahlung chemische Umwandlungen durchmachen oder ihr physikalisches Gefüge ändern würden. Man denke an die vielen photochemischen Reaktionen, die mit Röntgenstrahlen auslösbar sind, an Synthesen, Polymerisation usw. und man denke an die ihrer Natur nach nicht restlos ergründeten physikalisch-chemischen Wirkungen (vgl. Kap. I E) und man bedenke endlich, daß namentlich die biologischen Wirkungen von sehr weitgehendem Ausmaße sein können (vgl. Kap. HALBERSTAEDTER, dieses Handbuchs).

Wir hatten oben angenommen, daß der absorbierende Körper von solchem Ausmaße sein soll, daß keine Strahlung mehr denselben verlassen kann. Praktisch ist dieser Forderung unter Umständen nur unter den größten Schwierigkeiten nachzukommen. Es sei in diesem Zusammenhang an die Schwierigkeit der Energiemessung der Röntgenstrahlen erinnert. Aber auch in praktischer Hinsicht ist die obige Forderung nie oder nur selten und dann nur angenähert erfüllt. Während bei Bestrahlungen in der Oberflächentherapie ab und zu der bestrahlte Körper so bemessen sein mag, daß die dem Einfallsfelde gegenüberliegende Grenze keinen nennenswerten Betrag an Strahlen wieder austreten läßt, so ist doch bei Anwendung von härteren Strahlen in der Tiefentherapie gerade das Gegenteil der Fall. In dem folgenden Abschnitt soll deshalb einiges Quantitatives über den Durchgang von Röntgenstrahlen durch Körper von in der Richtung des Strahlenganges kleiner Abmessung mitgeteilt werden.

IV. Absorption, Streuung, Schwächung.

Auf Seite 174 hatten wir bereits von der Durchdringungsfähigkeit der Röntgenstrahlen als einer ihrer Haupteigenschaften gesprochen. Dem Vermögen, sämtliche Stoffe ohne jede Ausnahme unter Umständen zu durchdringen, verdanken die Röntgenstrahlen vor allem ihre Anwendungsmöglichkeit in der Medizin, und zwar sowohl bei ihrer therapeutischen als auch in der diagnostischen Anwendung, des nach ihrem Entdecker benannten Verfahrens. Nachdem früher mehr die Erscheinung als solche und in ihrer Analogie zum sichtbaren Licht (Kap. I A 6) behandelt wurde, sollen in diesem Kapitel die Gesetze, nach welchen eine Röntgenstrahlung die Materie *durchsetzt*, besprochen werden. Während schon in Kap. II 2 und 3 der Durchgang der Strahlung durch Materie Gegenstand der Betrachtung vom Standpunkte der Wechselwirkung der Strahlen mit dem durchsetzten Medium war, so soll hier im Gegenteil das Augenmerk auf den durchgedrungenen Teil der Strahlung gelenkt sein. Während dort also die im Körper verschluckte Energie und deren Umwandlungen betrachtet wurde, soll hier vorwiegend die nicht absorbierte Energie und ihre Eigenschaften betrachtet werden.

1. Schwächung.

Es gibt Körper, die in einer bestimmten Schichtdicke eine bestimmte Strahlung sozusagen ohne Einbuße ihrer Intensität passieren lassen. Im Gegensatz dazu kann eine gleich dicke Schicht eines andern Körpers die gleiche Strahlung fast auf unmerkliche Intensität *schwächen*. Jeder Körper schwächt jede Röntgenstrahlung, läßt aber stets einen, wenn auch noch so geringen Bruchteil, durch.

a) Der Schwächungskoeffizient.

Denken wir uns ein dünnes Strahlenbündel von einem Punkt der Antikathode ausgehend und in einen Körper K eindringend, so nimmt die Intensität (J) der Strahlung ab, und zwar um so mehr, je tiefer gelegene Punkte wir betrachten (Abb. 37). Diese Intensitätsabnahme erfolgt aus zwei Gründen. Einmal, weil die Entfernung von der Strahlenquelle (a + x) zunimmt und dabei eine Intensitätsverminderung nach dem bekannten Quadratgesetz eintritt. Ein zweiter Grund für das Abnehmen der Intensität liegt aber in der Schwächung der

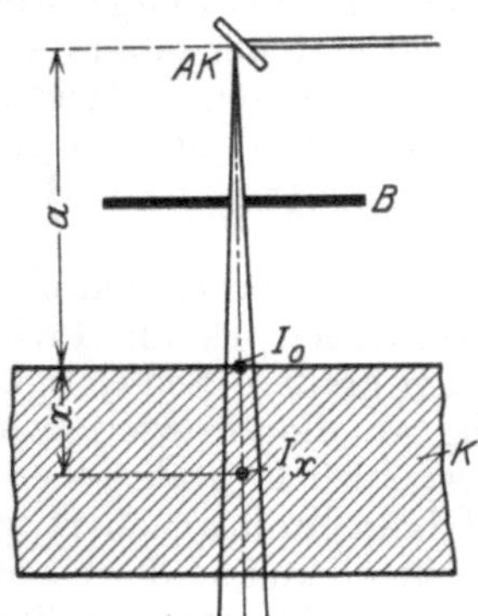

Abb. 37. Von der Antikathode Ak fällt ein durch die Blende B ausgeblendetes Strahlenbündel auf den im Abstande a sich befindenden Körper K. I_0 = Oberflächenintensität, I_x = Intensität in der Körpertiefe x.

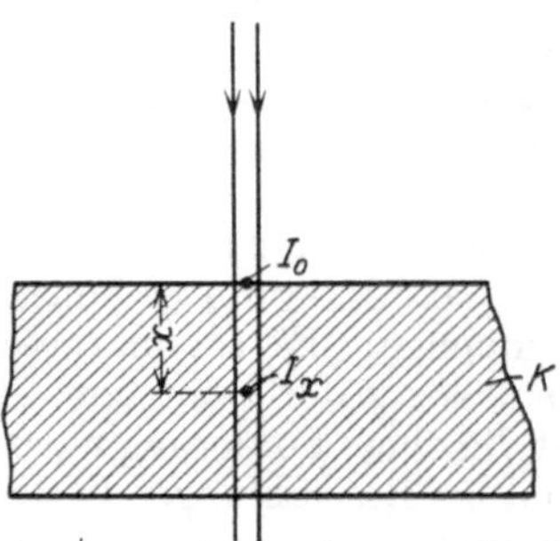

Abb. 38. Von einer im Unendlichen gelegenen Antikathode fällt ein dünnes paralleles Strahlenbündel auf den Körper K. I_0 = Intensität an der Oberfläche; I_x = Intensität in der Tiefe x.

Strahlung durch den Körper K. Um den ersten Einfluß, die Intensitätsänderung nach dem Quadratgesetz, auszuschalten, denken wir uns die Strahlenquelle ins Unendliche versetzt. Wir wollen also ein dünnes paralleles Strahlenbündel betrachten, das praktisch keinen Intensitätsabfall nach dem Ausbreitungsgesetze zeigt und das nur unter dem schwächenden Einfluß der Medien steht, die es durchsetzt. Die Abb. 38 soll die betrachteten Verhältnisse veranschaulichen.

Eine weitere Annahme sei noch getroffen. Das Strahlenbündel soll nämlich aus Strahlen gleicher Wellenlänge zusammengesetzt sein, es sei eine homogene Strahlung, die an der Oberfläche des Körpers die Intensität J_0, in einer bestimmten Tiefe x die Intensität J_x aufweise. In Abb. 39 ist ein rechtwinkliges Koordinatensystem gezeichnet, das auf der x-Achse die Tiefe (x), auf der y-Achse die Intensitäten enthält. Nehmen wir des fernern an, daß die Intensität an der Oberfläche (x = 0) willkürlich = 100 und in 1 cm Tiefe = 84 sei, so ist die Intensität auf 84/100 = 0,84 geschwächt worden. Im zweiten Zentimeter wird die Intensität 84 wieder um den gleichen Prozentsatz geschwächt, also auf $84 \cdot 0{,}84 = 70$, im dritten auf $70 \cdot 0{,}84 = 59$ usw. Der Anteil, um den die Strahlung in einer bestimmten Schicht geschwächt wird, ist also der jeweiligen Intensität und der betrachteten Schichtdicke proportional. Da aber die Intensität nicht nur von cm zu cm, sondern von jeder, eigentlich unendlich dünnen Schicht zur anderen ändert, muß der Vorgang der Schwächung differentiell betrachtet werden, indem wir stets um die sehr kleine Schichtdicke Δ x vorwärts schreiten, auf der eine Intensitätsänderung Δ J erfolge. Ein Strahlenbündel verliert also auf der Strecke Δ x den Betrag $\Delta J = J \cdot \Delta x \cdot \mu$ an Intensität. Indem wir von dem Differenzenquotienten

$$\frac{\Delta J}{\Delta x} = - J \cdot \mu$$

auf den Differentialquotienten übergehen, so erhalten wir für die Intensitätsabnahme die Differentialgleichung

$$\frac{dJ}{dx} = - J \cdot \mu,$$

deren Lösung nach den Gesetzen der Differentialrechnung lautet

$$J_x = J_o \cdot e^{-\mu \cdot x}.$$

Die Konstante μ, welche die Intensitätsabnahme pro Längeneinheit darstellt, wird *Schwächungskoeffizient* genannt. Er bezieht sich nur auf das gegebene

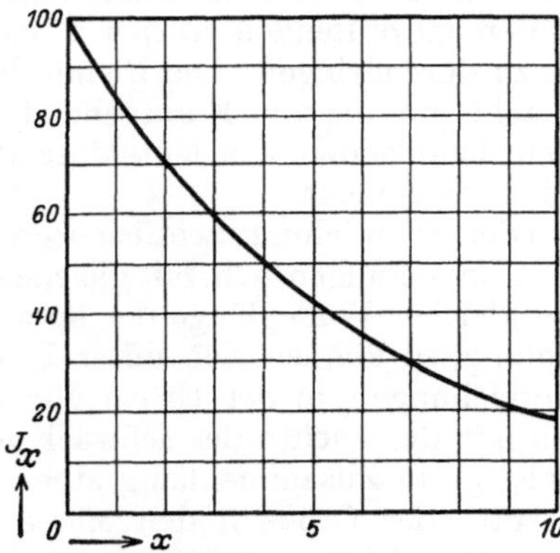

Abb. 39. Intensitätsverlauf in einem schwächenden Körper im linearen rechtwinkligen Koordinatensystem. Abszisse: Schichtdicken; Ordinate: relative Intensitäten.

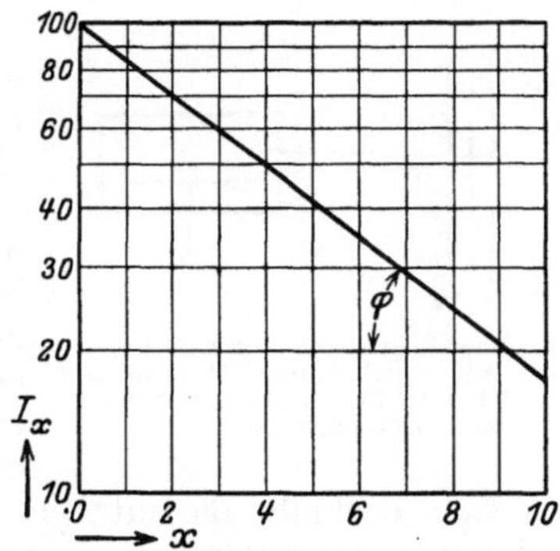

Abb. 40. Intensitätsverlauf in schwächenden Schichten im logarithmischen Raster dargestellt. Abszisse: Schichtdicken x; Ordinate (logarithmisch geteilt) Intensitäten. Der Tangens des Winkels φ ist gleich dem Schwächungskoeffizienten, tg $\varphi = \mu$.

Medium und auf die gegebene Strahlung (Wellenlänge). e bedeutet in der obigen Gleichung die Basis der natürlichen Logarithmen (e = 2,71828).

Die Schwächungsgleichung ist die Funktion einer Exponentialkurve, wie sie die Kurve von Abb. 39 darstellt. Dies besagt: Tragen wir in einem rechtwinkligen Koordinatensystem mit linearer Teilung die Intensität in Abhängigkeit von der Schichtdicke auf, so entsteht eine Kurve von der typischen Form der Exponentialkurve. Wie Abb. 39 zeigt, fällt diese erst steiler, dann langsamer ab, um sich asymptotisch dem J-Werte 0 zu nähern. Der Abfall ist um so steiler, je größer der Schwächungskoeffizient, d. h. je stärker eine Strahlung durch eine bestimmte Schicht an Intensität abnimmt. Wird die Gleichung

$$J_x = J_o \cdot e^{-\mu \cdot x}$$

logarithmiert, so resultiert

$$\ln \frac{J_o}{J_x} = \mu \cdot x.$$

Die logarithmische Gleichung ist von linearer Form und besagt nichts anderes, als daß eine gerade Linie erhalten werden muß, wenn auf der einen Koordinatenachse die Logarithmen der Verhältnisse der Intensitäten an der Oberfläche und derjenigen in der Tiefe x in Abhängigkeit von x aufgetragen werden. Statt die Logarithmen zahlenmäßig in ein lineares Raster einzutragen, kann man die Numeri in ein System eintragen, dessen eine Achse logarithmische Teilung besitzt, wie in Abb. 40. Es ist leicht ersichtlich, daß der Tangens des Winkels φ zahlenmäßig dem Schwächungskoeffizienten entspricht ($\operatorname{tg} \varphi = \mu$). Je größer φ, desto größer $\operatorname{tg} \varphi$, desto größer μ, desto steiler die Kurve und desto größer die Schwächung der betreffenden Strahlung durch das betreffende Material. Die Ermittlung des Schwächungskoeffizienten eines bestimmten Materials in bezug auf eine bestimmte Strahlung gestaltet sich so, daß das eine Mal die Intensität der Strahlung ohne schwächende Schicht (J_0) ein zweites Mal mit derselben (J_x) gemessen wird.

Beträgt die Dicke der Schicht x, so ist der Schwächungskoeffizient (μ) nach der folgenden Gleichung zu errechnen:

$$\mu = \frac{1}{x} \ln \frac{J_0}{J}.$$

Die Abb. 41 soll schematisch die Anordnung zur Messung von Schwächungskoeffizienten veranschaulichen. Die von der Antikathode A K ausgehende Strahlung passiert die Blende B_1, um danach den zu prüfenden Körper F von der Dicke x zu durchdringen. Die Blende B_2 wird angebracht, um die von F ausgehenden Streustrahlen abzublenden. J bedeutet irgendein Ionisationsinstrument.

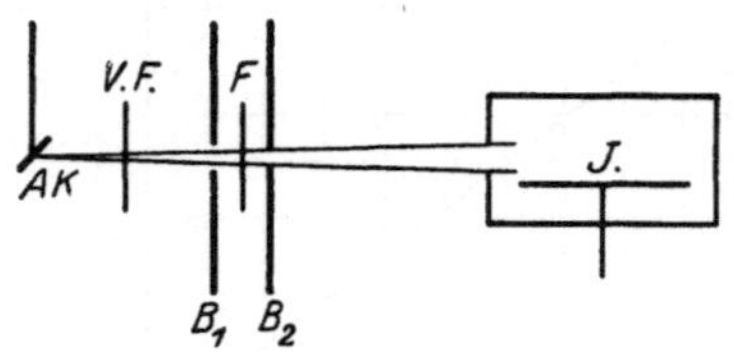

Abb. 41. Anordnung zur Schwächungsmessung. AK Antikathode, B_1 und B_2 Blenden, VF Vorfilter, F Analysenfilter und I Meßinstrument.

Mißt man den Schwächungskoeffizienten μ unter gleichen Bedingungen, d. h. mit gleichem Material bei gleicher Wellenlänge der homogenen Strahlung, so können sich unter Umständen Abweichungen in der Größe von μ ergeben, die mit der Dichte des schwächenden Materials (ϱ) in Zusammenhang stehen. Es hat sich deshalb als nützlich erwiesen, statt der Größe μ den Massenschwächungskoeffizienten μ/ϱ einzuführen, der bei gleicher Strahlung einzig und allein von den untersuchten Materialien und unabhängig von der zufälligen Dichte derselben ist und also für eine gegebene Strahlung und ein definierter Körper eine Konstante ist.

b) Absorptionskoeffizient und Streukoeffizient.

Der Wert von μ gibt nach dem Gesagten den Anteil an, um den eine gegebene Strahlung bei bestimmten Bedingungen geschwächt wird. Wir hatten früher gesehen, daß die Schwächung eine doppelte Ursache hat: die reine Absorption und die Streuung. Wir können also trennen zwischen Schwächung durch Absorption und Schwächung durch Streuung. Dementstechend definieren wir ganz analog wie oben den Absorptionskoeffizienten (α) nach der Gleichung

$$J_x = J_0 \cdot e^{-\alpha \cdot x}.$$

Die Gleichung beziehe sich diesmal auf die reine Absorption, und es bedeutet dann α denjenigen Anteil der Strahlung, der im Absorber durch reine Absorption verloren geht, also zur Emission von charakteristischer Strahlung und von Photoelektronen verwendet wird. α ist aus dem gleichen Grunde durch α/ϱ, den Massenabsorptionskoeffizienten, ersetzt worden, wie μ durch μ/ϱ ersetzt wurde.

Der Streukoeffizient (σ) resp. der Massenstreukoeffizient σ/ϱ hat die gleiche Bedeutung in bezug auf den Streuvorgang. σ gibt ein Maß für den durch Streuvorgänge verwendeten Anteil einer Strahlung.

Weil sich die Gesamtschwächung aus Absorption und Streuung zusammensetzt, ist leicht einzusehen, daß

$$\mu = \alpha + \sigma$$

sein muß und, daß die Schwächungsgleichung demnach

$$J_x = J_0 \cdot e^{-x(\alpha + \sigma)}$$

geschrieben werden kann.

Entsprechend dem Mechanismus der Absorption und der Streuung kann α noch weiter aufgeteilt werden in den Fluorescenzkoeffizienten (k′) und einen Photoemissionskoeffizienten (k), resp. kann σ aufgeteilt werden in den Streustrahlungskoeffizienten σ_s und den Rückstoßkoeffizienten σ_r. Das folgende Schema möge über die bei der Schwächung in Betracht fallenden Koeffizienten Aufschluß geben.

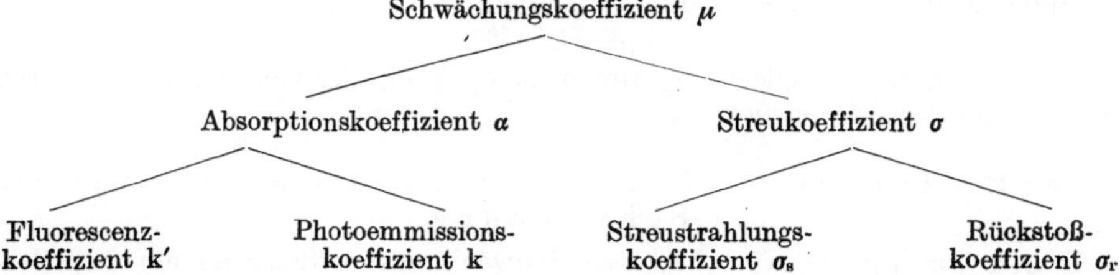

2. Die Abhängigkeit der Schwächung von der Wellenlänge und der Ordnungszahl des schwächenden Elementes, selektive Absorption.

a) Der Einfluß der Wellenlänge.

Verfolgen wir zunächst den Einfluß der Wellenlänge auf die Schwächung durch ein und denselben Körper; setzen wir voraus, daß er ein reines Element

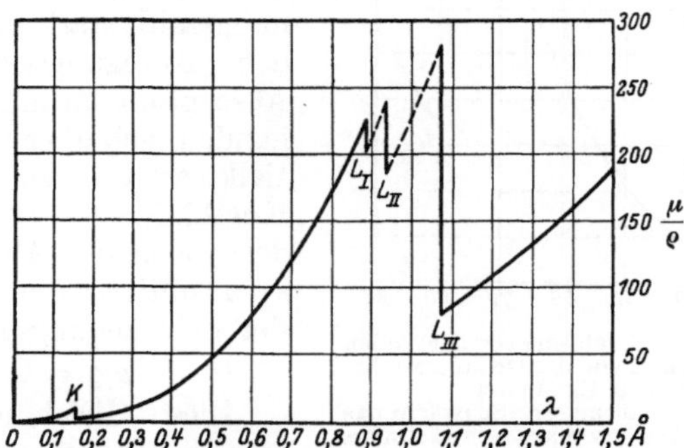

Abb. 42. Schwächung der Röntgenstrahlen in Platin in Abhängigkeit von der Wellenlänge. Abszisse: Wellenlängen in Å; Ordinate: $\frac{\mu}{\varrho}$. (Nach BOTHE.)

sein möge. Dabei zeigt sich, daß mit dem Kleinerwerden der Wellenlänge einer monochromatischen Strahlung auch die Schwächung, gemessen durch den Schwächungskoeffizienten, abnimmt, und zwar ziemlich schnell. Aber die Abnahme ist nicht eine kontinuierliche. Wie die folgende Abb. 42 zeigt, schnellt die Schwächung stellenweise plötzlich, nachdem sie vorher kontinuierlich abgenommen hatte, wieder steil in die Höhe, um nachher neuerdings wieder stetig abzunehmen.

Die genannte Tatsache nennen wir selektive Absorption und die Wellenlänge, bei der sie eintritt, *Absorptionsgrenze* oder *Absorptionsbandkante*. Sie kommt, wie früher schon gezeigt, dadurch zustande, daß hier die Anregungsgrenze der Atome des Absorbers erreicht ist und die mehr absorbierte Energie zur Emission der Fluorescenzstrahlung verwendet wird. Wie es in ein und demselben Element verschiedene Anregungsgrenzen gibt (vgl. Tab. 7, 8 u. 9), so wird es auch eben so viele Absorptionsgrenzen geben, die je einer Emissionsgrenze entsprechen.

Aus Abb. 42 ist ersichtlich, daß μ/ϱ mit kleineren λ rascher absinkt als proportional der Wellenlänge. Trägt man aber wie in Abb. 44 die Logarithmen von μ/ϱ in Abhängigkeit von den Logarithmen der Wellenlängen ein, so wird die erhaltene Kurve in den Gebieten der regulären Absorption (im Gegensatz zur selektiven Absorption) zur Geraden (Kossel, Siegbahn), der die allgemeine Funktion

$$\log \mu/\varrho = \mathrm{b} \cdot \log \lambda + \mathrm{c}'$$

zugrunde liegen muß, die exponiert übergeht in

$$\mu/\varrho = \mathrm{c}' \cdot \lambda^{\mathrm{b}}.$$

In der logarithmischen Gleichung gibt b die Steigung der Geraden und c′ deren Lage zur log λ-Achse wieder.

b) Der Einfluß der Ordnungszahl des Elementes auf die Schwächung.

Tragen wir ähnlich wie oben den Schwächungskoeffizienten ein und derselben Strahlung in Abhängigkeit von der Ordnungszahl der schwächenden, vorläufig reinen Elementes in ein rechtwinkliges, lineares Koordinatensystem ein, so ergibt sich das folgende Bild (Abb. 43), das ganz ähnlich erscheint wie Abb. 42.

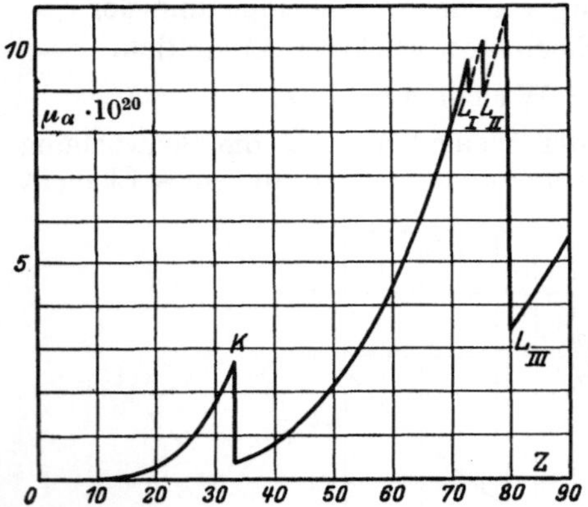

Abb. 43. Schwächung einer Strahlung von der Wellenlänge 1,0 Å in Abhängigkeit von der Ordnungszahl Z des schwächenden Elementes. Abszisse: Z, Ordinate: atomarer Schwächungskoeffizient $\mu_\alpha \cdot 10^{20}$. Der atomare Schwächungskoeffizient ist der mit dem absoluten Gewicht des Atoms multiplizierte Massenschwächungskoeffizient und bedeutet die Schwächung durch eine Schicht, die ein Atom pro Quadratzentimeter enthält. (Nach Bothe.)

Die Abbildung besagt, daß die Schwächung mit steigender Ordnungszahl stark zunimmt und an den Anregungsgrenzen wiederum Absorptionssprünge aufweist. Es handelt sich aber um eine Exponentialkurve von der Form $\mu/\varrho = \mathrm{c}'' \, \mathrm{Z}^{\mathrm{a}}$. Kombinieren wir diese Funktion mit derjenigen der Abhängigkeit von λ, so resultiert die allgemeine Form der Schwächungsgleichung:

$$\mu/\varrho = \mathrm{C} \cdot \mathrm{Z}^{\mathrm{a}} \cdot \lambda^{\mathrm{b}}.$$

Diese Gleichung stellt das Gesetz der Schwächung nur für große Wellenlängen und große Z dar. Für kleinere λ und kleinere Ordnungszahlen muß ein Summand c zugesetzt werden, um den experimentellen Befunden gerecht zu werden. Die Gleichung geht dann über in:

$$\mu/\varrho = \mathrm{C} \cdot \mathrm{Z}^{\mathrm{a}} \cdot \lambda^{\mathrm{b}} + \mathrm{c}$$

als allgemeine Grundlage für alle die lange vor der Entdeckung der Röntgen-Spektrographie empirisch gefundenen Schwächungsgleichungen.

Es handelt sich des weiteren darum, die Größen C, a, b und c empirisch durch Messung und Rechnung zu ermitteln. Es sei noch bemerkt, daß beim Übergang von Absorptionskanten eine oder mehrere der Konstanten sich ändern müssen. Glocker gibt die Schwächungsformel mit folgenden Konstanten an:

$$\mu/\varrho = 22{,}8 \cdot 10^{-6}\, Z^{4,28} \cdot \lambda^{2,8} + c$$

für den Fall, daß die Wellenlänge größer, und

$$\mu/\varrho = 1120 \cdot 10^{-6} \cdot Z^{3,75} \cdot \lambda^{2,8} + c$$

wenn λ kleiner der Wellenlänge der Anregungskanten ist. GLOCKER läßt also beim Absorptionssprung sowohl C als auch a verändern. Für b gibt er 2,8 an. Nach neueren Messungen von ALLEN muß diese Konstante aber höher bemessen werden; er gibt b = 2,92 an. Der allgemeinste Wert für b wird dagegen von RICHTMYER, DUANE und MAZUNDER, RICHTMYER und WARBURDON, HAEWLETT, WINGARDH zu 3,0 angenommen. Die Konstante b ist, wie ersichtlich, nicht nur von der Tatsache des Absorptionssprunges im Gebiet der Absorptionskante unberührt, sondern auch unabhängig von λ und Z. Anders der Exponent von Z, der im Gebiet der Anregungsgrenze eine sprunghafte Änderung erfährt, ähnlich wie der Proportionalitätsfaktor C. Was den Exponent von Z anbelangt, fanden ihn verschiedene Autoren allerdings verschieden groß (BARKLA, HULL und RIZE). Die Bedeutung des Summanden c soll später besprochen werden; er beträgt angenähert zwischen 0,15 und 0,18, kann aber auch höhere Werte annehmen. In der folgenden Tabelle sind einige Formeln für gebräuchliche Materialien und ihre Geltungsbereiche zusammengestellt.

Tabelle 14. Schwächungsformeln für verschiedene anorganische Materialien und deren Wellenlängen-Geltungsbereich.

Z, Material	Geltungsbereich	Formel	
6—47	$\lambda < 0{,}7$ $\lambda < \lambda_k$	$\frac{\mu}{\varrho} = 0{,}00782 \cdot Z^{2,92} \cdot \lambda^{2,92} + c$	c wachsend mit λ und Z
	$\lambda > \lambda_k$	$= 0{,}0010 \cdot Z^{2,92} \cdot \lambda^{2,92} + c$	
Papier	—	$\frac{\mu}{\varrho} = 1{,}47 \cdot \lambda^3 + 0{,}18$	
Wasser	—	$\frac{\mu}{\varrho} = 2{,}5 \cdot \lambda^3 + 0{,}18$	
13 Al	0,1—0,4	$\frac{\mu}{\varrho} = 14{,}45 \cdot \lambda^3 + 0{,}15$	
13 Al	0,4—0,7	$\frac{\mu}{\varrho} = 14{,}30 \cdot \lambda^3 + 0{,}16$	
29 Cu	0,1—0,6	$\frac{\mu}{\varrho} = 147 \cdot \lambda^3 + 0{,}5$	
47 Ag	0,1—0,4	$\frac{\mu}{\varrho} = 603 \cdot \lambda^3 + 0{,}7$	
	$\lambda > \lambda_k$	$= 86 \cdot \lambda^3 + 0{,}6$	
82 Pb	$\lambda > \lambda_k$	$\frac{\mu}{\rho} = 510 \cdot \lambda^3 + 0{,}75$	

Die folgende Tabelle 15 enthält die von KÜSTNER gefundenen Schwächungsformeln für verschiedene Körpergewebe, sowie die daraus berechneten μ/ϱ-Werte bei verschiedenen Wellenlängen.

Es sei hinzugefügt, daß die angeführten Schwächungsgleichungen bei Körpern niedriger Ordnungszahl und bei sehr kleinen Wellenlängen nur mit Schwierigkeiten mit den experimentellen Daten in Übereinstimmung gebracht werden können. So fügt sich Wasserstoff nicht in dar λ^3-Gesetz ein, was allerdings durch das Vorherrschen der Streuung (vgl. Streukoeffizient) auch nicht zu erwarten ist. Ebenso unsicher sind die Verhältnisse bei Helium und Lithium

Tabelle 15. Schwächungsformeln für einige Körpergewebe, nebst aus ihnen berechnete $\frac{\mu}{\varrho}$-Werte für verschiedene Wellenlängen. (Nach KÜSTNER.)

Gewebe	Formel	$\frac{\mu}{\varrho}$ für $\lambda =$ 0,05	0,1	0,2	0,3	0,4	0,5
Fettgewebe.	$\frac{\mu}{\varrho} = 1{,}6 \cdot \lambda^3 + 0{,}18$	0,18	$0{,}18_2$	0,193	0,230	0,28	0,38
Muskel	$= 2{,}2 \cdot \lambda^3 + 0{,}18$			0,19	0,24	0,32	0,45
Blut	$= 2{,}5 \cdot \lambda^3 + 0{,}18$			0,20	0,247	0,34	0,49
Knochen ..	$= 11{,}0 \cdot \lambda^3 + 0{,}18$			0,27	0,477	0,88	1,55

(HAEWLETT). Für Wasser soll nach RICHTMYER und GRANT der λ-Exponent nicht 3 sein, während OLSON, DERSHEM und STORCH ihre Messungen durch die dritte Potenz der Wellenlänge darstellen konnten. Bei sehr kleinen λ trübt, wie wir später sehen werden, die Streuung die Verhältnisse recht erheblich (HAEWLETT).

Eine große Reihe von ALLEN (l. c.) gemessener Schwächungskoeffizienten gibt eine weitere Tabelle 16.

Tabelle 16. Massen-Schwächungskoëffizienten μ/ϱ. (Nach ALLEN.)

λ Å	C	Mg	Al	S	Fe	Ni	Cu	Zn	Ag	Sn	W	Pt	Au	Pb	Bi
0,100									1,04		3,80	3,40	3,60	3,40	2,90
110			0,165		0,32	0,37	0,39	0,46	1,23	1,50	4,36	4,10	4,20	3,92	3,50
120	0,148	0,160	0,175	0,20	0,38	0,44	0,47	0,54	1,52	1,80	5,00	5,10	4,85	4,64	4,40
130		0,165	0,185	0,22	0,43	0,51	0,56	0,64	1,82	2,20	5,85	6,30	5,90	4,00	2,52
138	0,150	0,170	0,190	0,24	0,49	0,57	0,63	0,74	2,15	2,55	6,70	7,30	6,00	2,90	2,20
150		0,175	0,205	0,27	0,58	0,67	0,78	0,89	2,63	3,00	8,10	4,30	3,60	2,37	2,44
162	0,152	0,190	0,218	0,31	0,68	0,80	0,94	1,06	3,18	3,60	5,00	2,60	2,63	2,78	2,90
170	0,155	0,198	0,228	0,32	0,70	0,95	1,05	1,20	3,58	4,00	3,32	2,84	2,88	3,10	3,32
180		0,207	0,243	0,35	0,82	1,10	1,22	1,36	4,10	4,70	2,53	3,24	3,30	3,52	3,86
190	0,160	0,220	0,256	0,38	0,93	1,27	1,40	1,57	4,70	5,40	2,76	3,70	3,76	4,00	4,42
200		0,232	0,275	0,42	1,07	1,45	1,55	1,77	5,50	6,30	3,20	4,16	4,28	4,64	5,10
220	0,165	0,260	0,310	0,50	1,40	1,87	2,00	2,32	7,40	8,30	4,20	5,25	5,50	5,90	6,48
240	0,169	0,293	0,356	0,58	1,75	2,28	2,50	2,80	9,60	10,8	5,10	6,65	6,95	7,40	8,30
260		0,330	0,410	0,68	2,22	2,83	3,05	3,50	12,2		6,10	8,00		9,50	10,4
280	0,182	0,375	0,475	0,80	2,75	3,38	3,70	4,30	14,8		7,20	9,60		11,5	12,5
300	0,190	0,430	0,545	0,93	3,30	4,10	4,50	5,10	17,9		8,60	11,5		13,6	14,8
320	0,200	0,480	0,630	1,08	3,95	4,87	5,25	6,20	21,1		10,1	13,5		16,2	17,7
340	0,210	0,570	0,730	1,23	4,65	5,75	6,38	7,30	24,5		12,0	15,8		19,7	21,0
360	0,216	0,660	0,850	1,42	5,40	6,70	7,55	8,50	29,2		14,5	18,2		23,0	
380	0,230	0,760	0,970	1,58	6,25		8,80	10,0	34,0		17,0	21,2		27,2	
400	0,245	0,875	1,11	1,78	7,25		10,2	11,6	38,2		19,8	24,5		31,8	
420	0,260	0,995	1,25	1,95	8,30		11,7	13,5	43,5		22,8	28,0		36,5	
440	0,275	1,13	1,41				13,2	15,4	49,5		26,5	31,8		41,2	
450	0,282	1,20	1,48				14,0	16,4	53,0		28,0	33,5		43,5	
460	0,291	1,27	1,56				14,9	17,5	37,0		30,0	36,0		46,5	
484	0,312	1,44	1,75				17,2	20,2	8,8		34,3	41,5		53,0	
500			1,94				19,0	22,0	10,5		38,0	45,5		58,0	
630	0,55		3,78	6,9			37,8	43,0	20,5		75,0	87,0		101	
710	0,68		5,35	9,9			53,7	60,0	28,5			119		140	

In der folgenden Abb. 44 finden sich zum Verständnis der Gesetze der Abhängigkeit der Schwächungskoeffizienten λ und Z die Logarithmen von μ/ϱ

gegen die Logarithmen von λ für verschiedene Absorber eingezeichnet. Aus der Kurvenschar ist auch graphisch leicht ersichtlich, daß der Exponent von λ unabhängig von Z ist, da ja die früher definierte Konstante b durch die Steigung der Kurven dargestellt wird, und da anderseits sämtliche Kurven angenähert parallel verlaufen.

Die Lage der Absorptionskante (λ_k) läßt sich aus folgender Faustformel, angenähert berechnen:

$$\lambda_k = \frac{880}{(Z-4)^2}.$$

Bei Gasen ist μ/ϱ dem Druck proportional.

Um einen Anhalt über die Absorption von verschiedenen Materialien zu erhalten, sind oft die Absorptionszahlen benutzt worden. Dieselben, die Quotienten aus Z^a (worin a = ca. 4 zu setzen wäre) und dem Atomgewicht A geben ein Maß für den Größenunterschied der Schwächung zweier Materialien. Sie gelten aber nur für große Wellenlängen und für hohe Ordnungszahlen, weil nur unter diesen Bedingungen das Absorptions*verhältnis* zweier Stoffe unabhängig von λ ist (BARKLAS Gesetz), während für kurze Wellenlängen nicht unbeträchtliche Abweichungen eintreten (vgl. Tabelle 16). Es sei die folgende Tabelle 17 nach HOLTHUSEN wiedergegeben, die neben der schwächenden Substanz deren Dichte und deren Absorptionszahl enthält. In der zweitletzten Kolonne sind die relativen Schwächungen für gleiche Massen, in der letzten Kolonne für gleiche Schichtdicken (Absorption für gleiche Massen × Dichten) bezogen auf Wasser, eingetragen.

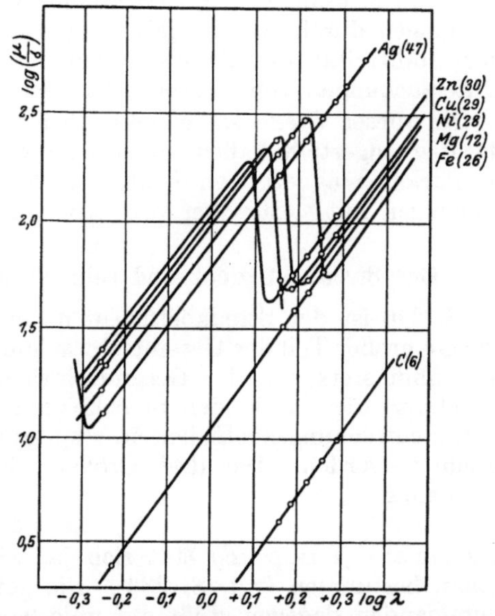

Abb. 44. Abhängigkeit des Massenabsorptionskoeffizienten verschiedener Metalle von der Wellenlänge der geschwächten Strahlung. Abszisse: log λ, Ordinate: log $\frac{\mu}{\varrho}$. (Nach KOSSEL.)

Tabelle 17. Absorptionszahlen. (Nach HOLTHUSEN.)

Substanz	Dichte	Absorptionszahl	relative Absorption	
			pro Masse	pro Schicht
Paraffin	0,89	56,2	0,44	0,39
Kohle	1,36	65,4	0,51	0,69
Papier	1,1	100	0,79	0,87
Luft	$1{,}205 . 10^{-3}$	119	0,94	0,00113
Wasser	1,0	127	1,0	1,0
Salpetersäure	1,2	131	1,03	1,24
Aluminium	2,7	516	4,06	11,0
Kupfer	8,9	4334	34,1	303
Zink	7,0	4718	37,1	260

c) Das Schwächungsvermögen von Verbindungen.

Bis anhin hatten wir angenommen, daß das schwächende Medium ein Element sein soll. Schon früher wurde erwähnt, daß die Schwächung ein rein atomarer Vorgang sei, der demnach unabhängig von molekularen Bindungen befunden werden muß. Die Schwächung eines Moleküls ist gleich der Summe der Schwächungen durch seine einzelne Atome. μ/ϱ der Verbindung setzt sich also rein additiv aus den μ/ϱ der in dem Molekül enthaltenen Atome zusammen. Ausgedehnte Messungen zur Bestimmung des Schwächungskoeffizienten von Verbindungen durch Aurén haben die zuerst von Benoist angegebene Tatsache der Additivität der Atomschwächung weitgehend bestätigt, desgleichen die Untersuchungen von Olson, Dershem und Storch, Taylor und Wingardh.

An dieser Stelle sei eingeschoben, daß Becker und Formann Versuche darüber angestellt haben, ob das Schwächungsvermögen von Substanzen sich in starken magnetischen Feldern ändert. Die Resultate waren negativ, auch diejenigen mit γ-Strahlen von Compton.

3. Der Streukoeffizient und sein Verhältnis zum Absorptionskoeffizienten.

S. 236 ist der Streukoeffizient σ definiert worden als die Zahl, die angibt, wie ein großer Teil der Gesamtschwächung durch Streuung verloren geht. Wenn bis anhin stets von der Gesamtschwächung die Rede war, so soll in diesem Abschnitt die Größe der Streukoeffizienten und namentlich sein Verhältnis zum Schwächungskoeffizienten resp. zum Absorptionskoeffizienten näher betrachtet werden. Die drei Größen hängen, wie früher gezeigt, durch die Gleichung

$$\mu = a + \sigma$$

zusammen. μ resp. μ/ϱ läßt sich ja, wie ebenfalls früher gezeigt, leicht und genau bestimmen (vgl. S. 236). Die getrennte direkte Messung seiner beiden Summanden dagegen stößt auf unlösbare Schwierigkeiten, weil Streuung und Absorption praktisch nicht zu trennen sind. Wäre der eine der beiden Summanden bekannt, so würde sich der andere ohne weiteres als Differenz gegen μ berechnen lassen.

Eine Schätzung von a und σ ist aber dennoch möglich, indem man unter gewissen Annahmen die Wellenlängenabhängigkeit der beiden Summanden ableitet. Nach der klassischen Theorie der Streuung (S. 219) gab J. J. Thomson für den Massenstreuungskoeffizienten den Wert $\sigma/\varrho = 0{,}402\,\frac{\mathrm{Z}}{\mathrm{A}}$, worin A das Atomgewicht bedeutet. Da Z/A — wenigstens für leichtere Elemente — nicht weit von 0,5 abweicht, wäre also $\sigma/\varrho = 0{,}2$ zu veranschlagen. Nach der Thomsonschen Theorie sollte die Größe von σ/ϱ unabhängig sein von der Wellenlänge und nahezu unabhängig von der Ordnungszahl des streuenden Körpers. Vielfach ist auch angenommen worden, daß in den früher gegebenen Schwächungsgleichungen (S. 239) der erste Summand als Absorptionskoeffizient, der zweite Summand als Streukoeffizient zu deuten sei. Wie aus der Tabelle 14 hervorgeht, wäre unter dieser Annahme μ/ϱ von Z nicht unabhängig, wohl aber von λ. Die klassische Annahme von der Konstanz der Streukoeffizienten stimmt nach neueren Untersuchungen nicht vollständig.

Bei Versuchen mit extrem harten Strahlen und Elementen mit sehr niedriger Atomnummer kann die Absorption gegenüber der Streuung vollständig vernachlässigt werden, und man kann setzen $\mu = \sigma$. So haben z. B. Ionisationsmessungen mit Wasserstoff gezeigt, daß die Absorption in diesem Gas verschwindend gering ist und die Schwächung vollständig auf Streuung zurückzuführen ist. Dasselbe gilt auch für höheratomige Körper bei Verwendung von γ-Strahlen.

Aus der Theorie des COMPTON-Effektes (COMPTON, WOO, DEBYE, JAUNCEY, BOTHE) läßt sich anderseits der Streukoeffizient mit einiger Sicherheit berechnen.

Faßt man die Resultate von Experiment und Rechnung zusammen, so ergibt sich folgendes über die Abhängigkeit und die Größe des Streukoeffizienten.

σ/ϱ nimmt mit wachsendem λ zu, und zwar um so mehr, je höher das Atomgewicht des streuenden Elementes ist. So mag er bei Wellenlängen von ungefähr 0,1—0,3 Å. in bezug auf leicht- und mittelatomige Elemente Größen annehmen, die um den klassischen Wert von 0,2 herum liegen. Mit sehr kurzen Wellenlängen nimmt er für alle Elemente beträchtlich ab, um wahrscheinlich für $\lambda = 0$ dem Werte 0 zuzustreben. In der folgenden Abb. 45 ist nach BOTHE das Verhältnis des Streukoeffizienten zu seinem klassischen Wert ($\sigma_0 = 0{,}2$) auf der Ordinate für Kohlenstoff eingetragen als Zusammenfassung der rechnerischen (BOTHE, HAEWLETT, COMPTON) und experimentellen Befunde (AHMAD und STONER, ISHINO, KOHLRAUSCH, LORENZ und RAYEWSKY) über diese Frage.

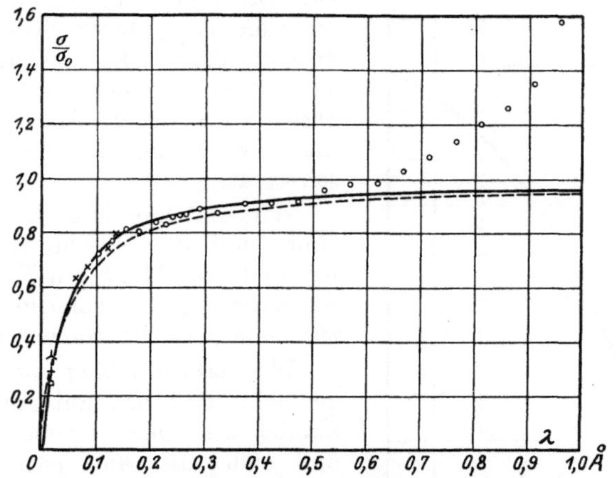

Abb. 45. Änderung des Streukoeffizienten σ von Kohlenstoff bei Änderung der Wellenlängen der Primärstrahlung. (Nach BOTHE.) Abszisse: Wellenlängen in Å, Ordinate: $\frac{\sigma}{\sigma_0}$. Die eingezeichneten Kurven entsprechen theoretisch errechneten, die Punkte experimentell gemessenen Werten. σ_0 = klassischer Wert des Streukoeffizienten.

Ist einmal der Streukoeffizient bekannt, so errechnet sich der Absorptionskoeffizient α auf einfache Weise aus den früher angegebenen Beziehungen zu $\alpha = \mu - \sigma$.

Wenn auch aus den oben mitgeteilten Befunden hervorgeht, daß σ nicht unabhängig von Wellenlänge und Ordnungszahl ist, so ist doch diese Abhängigkeit zahlenmäßig äußerst gering, wenn man in Berücksichtigung zieht, daß μ/ϱ mit ungefähr der 4. Potenz von Z und der 3. Potenz von λ anwächst. Es bleibt nichts anderes übrig, als diese weitgehende Änderung des Massenschwächungskoeffizienten auf eine im gleichen Ausmaße auftretende Änderung des Absorptionskoeffizienten zurückzuführen. In der Tat liegt es auch jetzt noch nahe, den ersten Summanden der Schwächungsformeln als α/ϱ, den zweiten als σ/ϱ zu deuten, wenn man die Gleichung

$$\mu/\varrho = \mathrm{C} \cdot \mathrm{Z}^{\mathrm{a}} \cdot \lambda^{\mathrm{b}} + \mathrm{c} \quad \text{neben}$$
$$\mu/\varrho = \alpha/\varrho + \sigma/\varrho$$

stellt und man bedenkt, daß c weitgehend unabhängig von λ und Z ist und zudem noch eine absolute Größe aufweist, die von σ/ϱ nicht wesentlich abweicht.

Nach allem, was wir heute wissen, ist also zu sagen, daß der Massenabsorptionskoeffizient sehr stark von der Größe Z abhängig ist und daß er mit λ^3 anwächst, während σ/ϱ weitgehend von diesen beiden Größen unabhängig ist. Trotzdem — gleiche Körper vorausgesetzt — der Streukoeffizient mit längern Wellen etwas zunimmt, so tritt doch die Streuung bei weichen Strahlen gegenüber der Absorption in den Hintergrund. Der zweite Summand der Schwächungsgleichung kann gegenüber dem ersten vernachlässigt werden. Die Schwächung wird praktisch vollständig durch die Absorption bestritten. Umgekehrt bei sehr kleinen Wellenlängen der durchdringenden Strahlungen. Dabei verschwindet die Absorption praktisch gegenüber der Streuung, die Gesamtschwächung ist auf Schwächung durch Streuung zurückzuführen.

In der Abb. 46 ist zur Veranschaulichung dieser Verhältnisse auf der Ordinate der Prozentsatz der Schwächung in Wasser durch reine Absorption aufgetragen gegen die Wellenlänge der Primärstrahlung (Abszisse). Die Kurve zeigt, daß eine Strahlung von $\lambda = 0{,}5$ Å durch Absorption 63%, durch Streuung nur 37% an Intensität verliert. Umgekehrt ist das Verhältnis bei einer Strahlung von 0,2 Å. Diese wird durch Absorption um 8%, durch Streuung dagegen um 92% geschwächt.

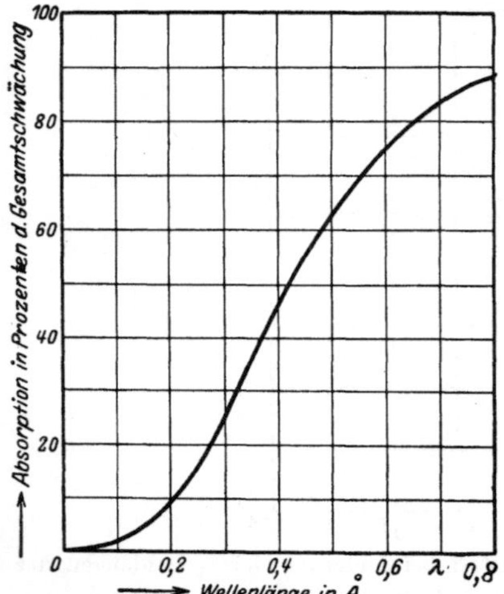

Abb. 46. Verhältnis von Schwächung und Streuung in Abhängigkeit von der Wellenlänge. Abszisse: Wellenlängen, Ordinate: Absorption in Prozent der Gesamtschwächung.

Wir sind hier hinsichtlich der Schwächung auf das gleiche Resultat gelangt wie in Kap. III 3a mit Hinblick auf den Streuvorgang als solchen im Verhältnis zum Vorgang der reinen Absorption.

Wir hatten früher die Voraussetzung gemacht, daß das untersuchte Strahlenbündel aus dem Unendlichen kommen und sich also aus parallelen Strahlen zusammensetzen soll. Trifft diese Annahme nicht mehr zu, d. h. befindet sich die Strahlenquelle in der Nähe des schwächenden Körpers, so gilt nicht mehr das Schwächungsgesetz $J_x = J_0 \cdot e^{-\mu \cdot x}$, sondern zu der nach diesem Gesetz erfolgenden Intensitätsabnahme gesellt sich die Abnahme, die bedingt ist durch das Quadratgesetz. Wenn die Strahlenquelle von der Oberfläche des streuenden Körpers die Entfernung a hat, so geht das Schwächungsgesetz über in die Form

$$J_x = J_0 \cdot \left(\frac{x}{a + x}\right)^2 \cdot e^{-\mu \cdot x}.$$

Es liegt auf der Hand, daß bei den in der Tiefentherapie üblichen Fokalabständen a der Zusatzfaktor $\left(\frac{a}{a + x}\right)^2$ eine ganz erhebliche Rolle spielt. Sein Einfluß wird um so größer, d. h. die gemessene relative Intensität wird in gleicher Tiefe um so geringer, je kleiner a gewählt wird.

Unter den neuen Bedingungen, daß a einen endlichen Wert annimmt, wird auch die Kurve, die wir erhalten, wenn J_x gegen x im logarithmischen Raster eingetragen wird, eine Kurve, die um so mehr von der Geraden abweicht, je kleiner der Abstand von der Strahlenquelle wird.

4. Heterogene Strahlengemische, Filterung.

a) Wirkung von schwächenden Schichten auf heterogene Gemische.

Den bisherigen Betrachtungen lag u. a. die Annahme zugrunde, daß die untersuchte Strahlung homogen sein sollte, d. h. daß alle ihre Komponenten ein und dieselbe Wellenlänge aufweisen. Eine solche homogene Strahlung ist z. B. die K_α-Strahlung des Wolframs, die in der Abb. 47 als Strich mit der Bezeichnung W-K_α dargestellt sein soll. Man kann sie auf irgendeine Art aus dem Bremsspektrum einer Röhre mit Wolfram-Antikathode herausgefiltert denken. Betrachten wir dagegen die gesamte Bremsstrahlung derselben Röhre, so würden wir diese durch die in der Abb. 47 eingezeichnete Kurve der spektralen Intensitätsverteilung kennzeichnen. Die Kurve 0 entspräche einer Strahlung von 200 kV, wie sie die Glaswand der Röhre verläßt. Setzen wir in den Strahlengang eine schwächende Schicht, z. B. 1 mm Aluminium, so werden die weicheren Komponenten nach dem oben erörterten λ^3-Gesetz ganz bedeutend mehr

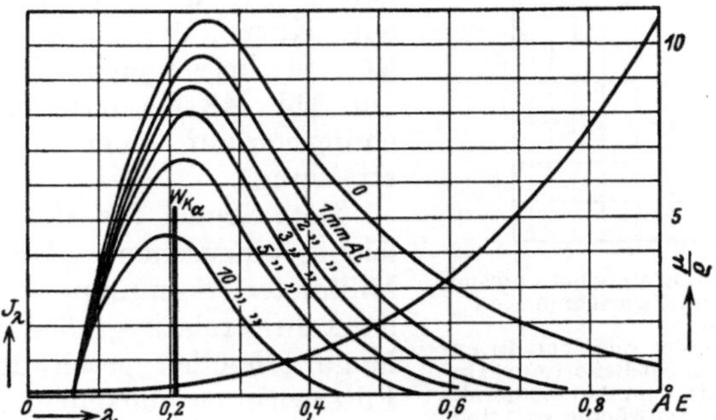

Abb. 47. Veränderung einer heterogenen Strahlung von 200 kV (Kurve 0) durch verschieden dicke schwächende Schichten, Filter (1—10 mm Aluminium). Abszisse: Wellenlängen, Ordinate: Intensitäten in beliebiger Einheit. Auf der Ordinate rechts ist der Massenschwächungskoeffizient von Aluminium aufgetragen; die Achse gehört zu der nach rechts ansteigenden $\frac{\mu}{\varrho}$-Kurve. W-K_α stellt die isolierte K_α-Linie des Wolframs dar.

geschwächt als die harten, weil ja μ/ϱ mit zunehmender Wellenlänge steil ansteigt, wie die eingezeichnete (μ/ϱ) Kurve in Abb. 47 darstellt. Die neue Strahlung ist durch die Kurve 1 mm Al dargestellt; sie ist gegenüber Kurve 0 nach zwei Richtungen verändert. Einmal ist sie geschwächt, was sich dadurch kund tut, daß die von Kurve und Koordinationsachse eingeschlossene Fläche kleiner geworden ist. Dann aber ist das Intensitätsmaximum nach links, d. h. nach der Seite der kleineren Wellenlängen verschoben. Nicht nur, daß also durch das Vorsetzen der Aluminiumschicht die Intensität geschwächt worden ist, sondern auch die Qualität der resultierenden Strahlung ist verändert worden, und zwar im Sinne der Erhärtung; die mittlere Wellenlänge (Mittelwert von λ) und die Wellenlänge der mit maximaler Intensität vorhandenen Komponente ist kleiner geworden. Während in der ursprünglichen Strahlung Wellenlängen von über 0,8 Å noch mit erheblicher Intensität vorhanden waren, können diese in der Strahlung hinter 1 mm Aluminium nicht mehr nachgewiesen werden, das Bremsspektrum ist eingeschränkt worden, und zwar vorwiegend auf Kosten der langwelligen Komponenten. Eine Qualitätsänderung durch absorbierende Schichten konnten wir, vom Compton-Effekt abgesehen, bei homogenen Strahlen nicht finden, sondern lediglich eine Intensitätsänderung. Die Erscheinung tritt um so kräftiger hervor, je dicker die absorbierende Schicht und je höher die Ordnungszahl des Materials. Die in Abb. 47 eingezeichneten Kurven entsprechen Aluminiumschichten bis zu 10 mm.

b) Filterung.

Die qualitätsändernde Wirkung von schwächenden Schichten nennen wir *Filterung*, die von den Strahlen durchdrungene Schicht *Filter* und die durchgedrungene Strahlung *gefilterte Strahlung* (Reststrahlung). Im allgemeinen wird durch ein Filter eine inhomogene Strahlung härter gemacht (Ausnahmen vgl. S. 219). Von dieser Tatsache wird bekanntlich in der Therapiepraxis weitgehend Gebrauch gemacht, um eine Gebrauchsstrahlung härter und damit durchdringungsfähiger zu gestalten.

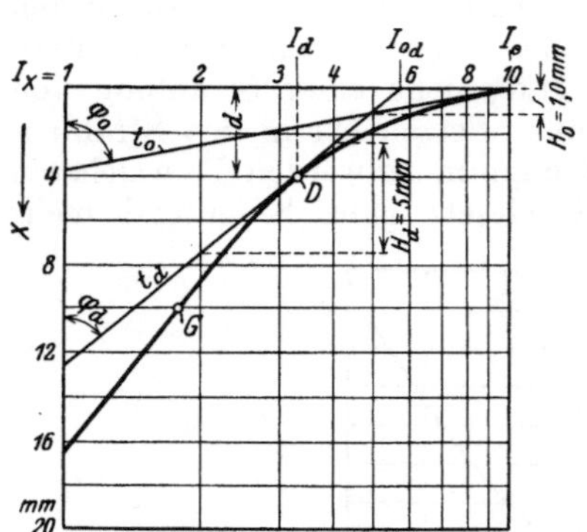

Abb. 48. Intensitätsverlauf eines heterogenen Strahlengemisches im logarithmischen Raster.
Abszisse: Logarithmus der relativen Intensitäten. Ordinate: Schichtdicke (mm Aluminium). Die Tangente t im Anfangspunkt der Kurve würde den Schwächungsverlauf einer homogenen Strahlung von der gleichen Härte wie die ungefilterte Strahlung darstellen. t_d dagegen im Punkte D repräsentiert den Schwächungsverlauf der homogenen Strahlung mit gleicher Qualität wie die inhomogene Strahlung nach Filterung mit 4 mm Aluminium. tg φ_0 und tg φ_d entsprechen den μ-Werten in den zugehörigen Al-Tiefen. G bedeutet den Homogenitätspunkt der mit 10 mm Aluminium praktisch homogenisierten Strahlung. H_0 und H_d ist die Halbwertschicht bei der Filterung 0 resp. nach der Filterung mit 4 (d) mm Aluminium. (Nach Grossmann.)

Versuchen wir von einer komplexen Strahlung eine Schwächungskurve z. B. durch Aluminium aufzunehmen, indem wir J_x in Abhängigkeit von x in ein logarithmisches Raster eintragen, so erhalten wir nicht eine Gerade, sondern eine Kurve, die um so mehr gekrümmt ist, je heterogener die Strahlung ist. Die Abb. 48 veranschaulicht den Schwächungsverlauf einer komplexen Bremsstrahlung.

Der Grund für dieses Verhalten ist leicht einzusehen. Durch den ersten Millimeter Aluminium wird die Strahlung dank ihrer relativ großen mittleren Wellenlänge erheblich geschwächt. Durch die Filterwirkung derselben Schicht ist nun aber die Strahlung insofern härter geworden, als durch das Filter die weicheren Komponenten viel stärker geschwächt sind als die härteren. Die Erhärtung hat die Strahlung durchdringungsfähiger gemacht, ihr μ/ϱ ist herabgesetzt, so daß das zweite Millimeter Aluminium nicht mehr proportional gleich viel Strahlen absorbiert wie das erste. Daß aber gleiche Schichten prozentual gleichviel Energie absorbieren, war die Voraussetzung für die Linearität des logarithmischen Diagramms des Schwächungsverlaufes ebensogut wie für die Homogenität der Strahlung. Die Schwächungskurve einer inhomogenen Strahlung verläuft also im allgemeinen anfangs steil absinkend nach unten konvex. Mit zunehmender Schichtdicke streckt sie sich aber immer mehr und wird, wie Abb. 48 zeigt, nach und nach zur Geraden. Der Punkt, wo sich die Kurve vollständig gestreckt hat, nennen wir *Homogenitätspunkt*. Er liegt in unserem Fall bei 10 mm. Im geraden Teil des Diagramms verhält sich die ursprünglich inhomogene Strahlung wie eine homogene. Für den Fall der Abb. 48, d. h. bei Aluminiumfilterung ist aber die Strahlung nach 10 mm Aluminium noch nicht angenähert homogen, wie eine Spektralaufnahme zeigen würde. Deshalb nennen wir die in obigem Fall mit 10 mm Aluminium gefilterte Strahlung durch „Aluminium praktisch homogenisiert". Es sei, um Irrtümer zu vermeiden, absichtlich nicht der übliche Ausdruck „praktisch homogen" schlechtweg gebraucht, denn die Homogenität ist in obigem Fall z. B. nur vorgetäuscht, und da das homogenisierende Filtermaterial für die Lage des Homogenitätspunktes von Bedeutung ist, muß dasselbe ebenfalls angegeben werden.

Wir hatten früher gesehen, daß in der logarithmischen Darstellung des Schwächungsverlaufes $\operatorname{tg} \varphi = \mu$, wie die Abb. 48 zeigt, für inhomogene Strahlen μ resp. μ/ϱ nicht konstant ist, sondern mit der Schichtdicke wechselt. Die Änderung des Winkels φ, die Tangente an die Kurve, gibt also wieder ein anschauliches Maß für die Änderung des Schwächungskoeffizienten der Strahlung in den betreffenden Punkten durch das angewendete Material.

c) Der Einfluß des Filtermaterials auf die Zusammensetzung der gefilterten Reststrahlung.

Wenn wir eben behauptet haben, daß das Filtermaterial von Einfluß auf die Lage des Homogenitätspunktes sei, so soll diese Angabe im folgenden erläutert werden.

Wieder zurückgreifend auf die Tatsachen von Kap. IV 3 wollen wir den Einfluß der drei Filtermaterialien Kohle (C, Z = 6). Aluminium (Al, Z = 13)

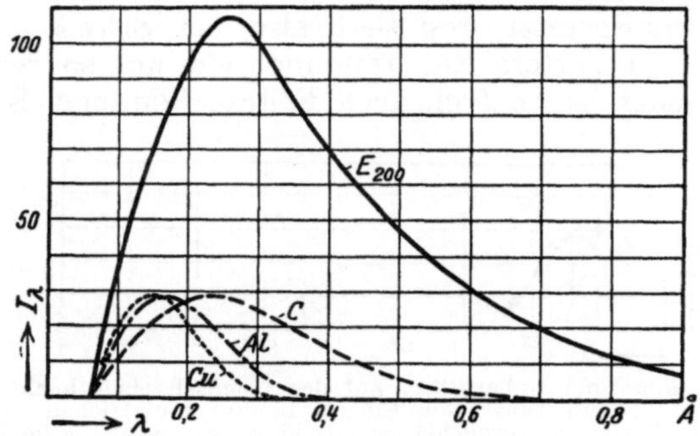

Abb. 49. Effekt verschiedener Filtermaterialien. Ein und dieselbe Strahlung von 200 kV E_{200} wird durch Kohle C, Aluminium Al und Kupfer Cu so gefiltert, daß die resultierenden Gemische gleiche Maximalintensitäten aufweisen. Das härteste Strahlengemisch liefert das Kupferfilter, das weichste die Kohle, Aluminium liegt in der Mitte. Die Kurven sind aus der E_{200}-Kurve errechnet. Die Filterdicken müßten zur Erreichung der im Bild dargestellten Verhältnisse wie folgt gewählt werden: 44 mm Graphit, 17,5 mm Aluminium und 1,0 mm Kupfer. (Nach KÜSTNER.)

und Kupfer (Cu, Z = 29) auf die spektrale Zusammensetzung (Härte) der resultierenden Strahlung untersuchen. Wir gehen aus von einer ungefilterten Strahlung von z. B. 200 kV, wie sie die Glaswand der Röhre verläßt und wie sie durch die spektraler Intensitätsverteilungskurve E_{200} der Abb. 49 dargestellt sein möge. Betrachten wir zuerst den Effekt der Filterung durch Aluminium. Die weichen Komponenten der Strahlung werden entsprechend dem λ^3-Gesetz geschwächt, solange ihre Wellenlänge so groß ist, daß der Streuanteil der Schwächung gegenüber der Absorption noch keine erhebliche Rolle spielt. Betrachten wir immer kleinere Wellenlängen, so kommen wir zu einer bestimmten Welle, wo der Streuanteil die Absorption zu überwiegen beginnt. Von diesem Punkte an gilt nicht mehr das λ^3-Gesetz, sondern der Exponent von λ wird kleiner und bei noch kürzeren Wellen ändert sich die Schwächung nur noch unwesentlich mit λ, entsprechend der weitgehenden Wellenlängenunabhängigkeit des Streukoeffizienten (vgl. S. 242). D. h. von einem gewissen Wellenlängenbezirk an werden die kürzeren Wellen prozentual ungefähr gleich intensiv geschwächt, die längeren aber nach dem λ^3-Gesetz. Naturgemäß läßt sich für diese Erscheinung keine bestimmte Wellenlänge angeben. Der Übergang ist selbstredend fließend. Man kann also nur von einer Wellenlängenzone sprechen, die das Gebiet des Vorherrschens der Absorption (längere Wellen) von demjenigen trennt, in dem die Streuung den Hauptanteil der Schwächung bestreitet. Diese Zone ist für ein gegebenes Material gegeben. Das Auftreten dieses Übergangs bewirkt, daß auf der Seite der kürzeren Wellen der härtende Einfluß des Filters nach und nach verschwindet, d. h. daß von einem gewissen Bezirk an größere λ nicht mehr erheblich intensiver geschwächt werden als kleinere Wellenlängen. Denken wir uns eine Strahlung, die lediglich auf der kurzwelligen Seite der Übergangszone läge, so hätte es gar keinen Wert, die Strahlung durch eine filtrierende Schicht zu homogenisieren, denn durch das Vorschieben von schwächenden Schichten würde kein Härterwerden mehr erzielt werden können. Wenn wir die Absorptionsformeln zu Hilfe ziehen, so ist leicht ersichtlich, daß die genannte Wellenlängenzone um so mehr nach der kleineren Welle rückt, je höher die Ordnungszahl des schwächenden Elementes. Je leichter also das Filtermaterial, um so eher kommen wir in das Wellenlängengebiet, wo die Streuung vorherrscht und wo kürzere Wellen nicht mehr nach dem λ^3-Gesetz geschwächt werden. Je leichtatomiger wir also das Filter wählen, um so relativ weniger werden die langwelligen Komponenten des Spektrums geschwächt gegenüber der Verwendung eines schweren Filters. Ein und dasselbe ungefilterte Strahlengemisch vorausgesetzt, resultiert also bei Schwächung auf gleiche Intensität eine um so härtere Reststrahlung, ein um so schwereres Filtermaterial wir verwendet haben (vgl. auch Beitrag SCHREUS, S. 296).

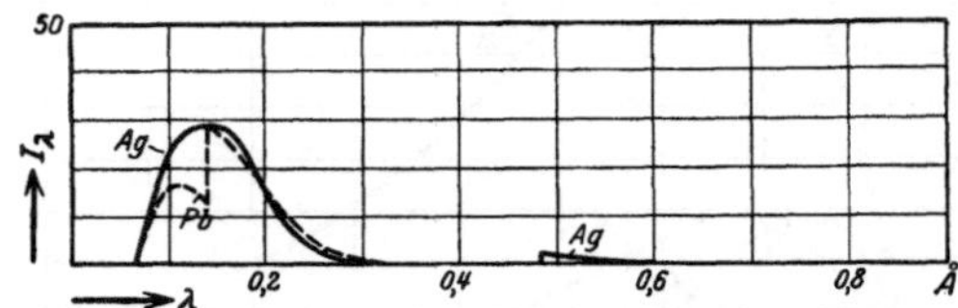

Abb. 50. Wirkung von Blei- und Silberfiltern auf das Gemisch einer harten Therapiestrahlung (200 kV). (Nach KÜSTNER.) Silberkurve ausgezogen, Bleikurve gestrichelt. Die Silberbandkante erscheint als eine zu vernachlässigende kleine Zacke rechts im Bild.

Der geschilderte Effekt der Abhängigkeit der Qualität der Reststrahlung von dem Filtermaterial wird durch die Tatsache der COMPTON-Streuung noch deutlicher. Nach S. 220 ist ja die gestreute Strahlung qualitativ der Primärstrahlung nicht gleichwertig, sondern sie ist weicher als diese. Aus diesem Grunde tritt die Verschiebung der gefilterten Strahlung nach der kurzwelligen Seite bei Anwendung von niederatomigem Filtermaterial noch mehr in den Vordergrund. In Abb. 49 sind die spektralen Intensitätsverteilungskurven der resultierenden gefilterten Gemische dargestellt.

Die Kurven tragen die Bezeichnung des Filtermaterials und sind auf gleiche Maximalintensität reduziert.

Aus dem Gesagten geht hervor, daß Strahlungen, die durch verschieden dicke Filter von verschiedener Substanz durch dieselben auf gleiche relative Intensität geschwächt und dabei gehärtet werden, nicht von gleicher Qualität sind, sondern daß die Anfangsstrahlung um so mehr gehärtet wird, je höheratomig das Filter. Daraus könnte man schließen, daß zur Filterung möglichst Substanzen mit hoher Ordnungszahl verwendet werden. Dieser Folgerung ist entgegenzuhalten, daß der Forderung der schweren Filter in der Praxis durch zwei Punkte Grenzen gesetzt sind. Einmal durch die Tatsache der selektiven Absorption der Filtersubstanz und ferner durch die schlechte Herstellbarkeit dünner Metallfolien.

Was den ersten Punkt anbelangt ist zu sagen, daß es nicht nützlich wäre, dadurch einen großen Teil der nutzbaren harten Strahlen im Filter absorbieren zu lassen, daß man ein Filtermaterial wählt, das im Bereiche des durch Filterung erstrebten Wellenlängengebietes einen Absorptionssprung aufweist, so wie ihn Abb. 50 für Silber (Ag, Z = 47) und namentlich für Blei (Pb, Z = 82) zeigt.

Wie aus Abb. 50 ersichtlich ist, kann die kleine Zacke der Silberbandkante bei 0,485 Å zwar bei sehr harten Strahlungen wie die dort dargestellte (200 kV, $\lambda_0 = 0{,}061$) vernachlässigt werden. Die Wirkung des Bleiabsorptionssprunges jedoch wirkt dort ungünstigerweise intensitätsvermindernd bzw. bei kleiner Filterdicke qualitätsverschlechternd. Bei einer 100 kV-Strahlung im Gegenteil darf die selektive Absorption von Silber nicht vernachlässigt werden. Da die Absorptionskante des Bleies mit 0,141 Å bereits unterhalb der Grenzwellenlänge (0,123 Å) bei 100 kV liegt, so wäre nach dieser Richtung kein Bedenken gegen die Anwendung dieses Metalles als Filter vorhanden (vgl. Abb. 51).

Dagegen sind sehr schwere Metalle schon deswegen zu verwerfen, weil, wie schon erwähnt, die Herstellung dünner Schichten — und solche würde man benötigen, um nicht zu stark zu schwächen — auf große Schwierigkeiten stößt, abgesehen davon, daß sie leicht lädierbar sind.

Es sei noch bemerkt, daß die eben gemachten Überlegungen (Küstner, Glocker, Winz, v. Dechend, Ereskine und Schmith, Lamarque) eine um so größere Rolle spielen, eine je härtere Gebrauchsstrahlung angewendet wird und eine je höhere Spannung dementsprechend an der Röhre liegt, daß sie aber um so mehr zurücktreten bei weichen Strahlengemischen, wie sie in der Ober-

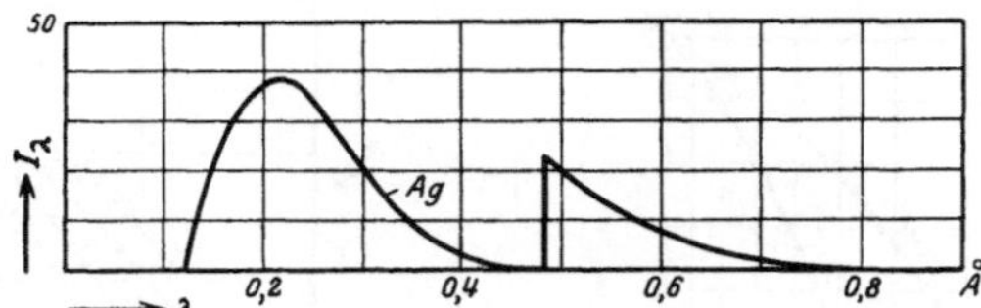

Abb. 51. Wirkung eines Silberfilters auf eine weiche Therapiestrahlung von 100 kV. (Nach Küstner.) Die Silberbandkante erscheint als eine nicht zu vernachlässigende Zacke rechts im Bilde.

flächentherapie gebräuchlich sind, wo zudem eine Filterung mit Materialien hoher Atomnummern wegen der zu starken Herabsetzung der Intensität von vorneherein nicht in Frage kommt. Für die Härtung heterogener Gemische besonders ungünstig sind jedoch Filter aus sehr leichten Substanzen wie Wasser, Kohle, Paraffin, denn durch diese werden schon relativ weiche Strahlungen vorwiegend durch Streuung geschwächt und deshalb nicht wesentlich gehärtet.

Wir kommen zurück auf die Lage des sog. Homogenitätspunktes der Abb. 48, S. 246. Wir hatten ihn dort als den Anfangspunkt des geradlinig verlaufenden Teiles der logarithmischen Absorptionskurve definiert. Da der geradlinige Verlauf derselben nach S. 235 ein Zeichen der Homogenität ist, verhält sich die untersuchte heterogene Strahlung vom Homogenitätspunkt ab wie eine homogene Strahlung. Daß es sich dabei aber um eine Täuschung handelt, ist schon erwähnt worden. Jedes Strahlengemisch muß sich nämlich in der erwähnten Beziehung (geradliniger Verlauf der logarithmischen Schwächungskurve) wie eine homogene Strahlung verhalten, wenn ihre einzelnen Komponenten durch je gleiche Schichtdicke proportional ihrer Intensität geschwächt werden. Letzteres ist aber auch dann angenähert der Fall, wenn bei der Schwächung die Absorption gegenüber der Streuung zurücktritt, d. h. bei kurzen Wellenlängen und bei leichtatomigen schwächenden Körpern. So muß die logarithmische Schwächungskurve einer gegebenen inhomogenen Strahlung um so eher einen geradlinigen Verlauf annehmen, je kleiner die Ordnungszahl des Filters gewählt wird. Zur Illustration dieser Tatsache seien folgende Kurven nach Grossmann angeführt.

Abb. 52 gibt den Schwächungsverlauf zweier Strahlungen in Paraffin, die Abb. 53 und 54 in Aluminium bzw. Kupfer wieder. Die Paraffinkurven verlaufen fast von Anfang an gestreckt. Die Kurven für Aluminium lassen den

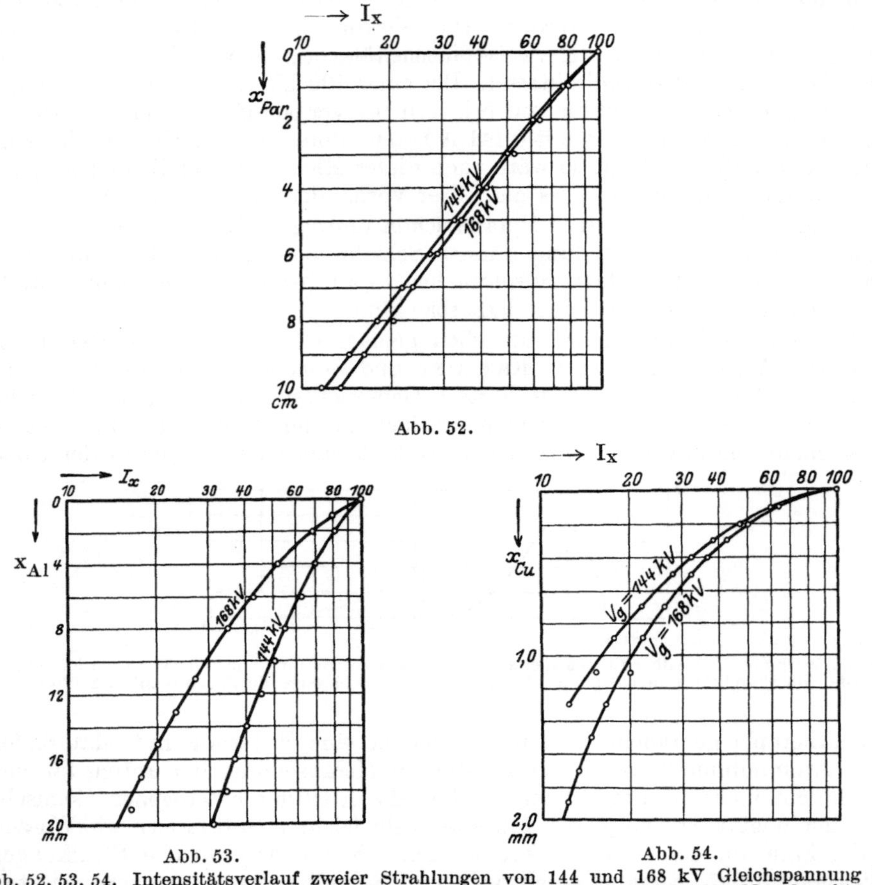

Abb. 52, 53, 54. Intensitätsverlauf zweier Strahlungen von 144 und 168 kV Gleichspannung bei Filterung mit Paraffin (Abb. 50), Aluminium (Abb. 51) und Kupfer (Abb. 52). Man beachte die Lage des Homogenitätspunktes. (Nach GROSSMANN.)

Homogenitätspunkt dagegen ungefähr bei $60^0/_0$ erkennen, während die Kupferkurve im ganzen dargestellten Verlauf noch gekrümmt erscheint.

5. Filteranalyse, Halbwertschicht

(vgl. hierzu gleich genannte Kapitel von SCHREUS, dieses Handbuch S. 318).

Waren bis anhin die Schwächungserscheinungen mehr als Tatsachen bzw. vorwiegend im Hinblick auf ihren Zusammenhang mit theoretischen Erwägungen besprochen worden, so sollen in diesem Abschnitt einige für die praktische Strahlentherapie wichtige Fragen näher erörtert werden.

Seit der Entdeckung der Röntgenstrahlen, lange vor der Kenntnis der Röntgenspektrographie, suchte man auch auf der Seite der Physiker Strahlungen durch ihre Absorptionseigenschaften zu charakterisieren. Die Spektrographie hat für den Physiker heute mehr und mehr an Bedeutung gewonnen, weil die Strahlengemische durch das Krystallgitter in ihre Komponenten zerlegt werden können und damit, wenn auch allerdings mit komplizierten Methoden, einzeln der Beobachtung zugänglich werden. Durch Zusammensetzung der einzelnen Komponenten gelingt es auch das Gesamtgemisch zu bestimmen, seine Intensitätsverteilung festzulegen, seine Spektralbreite, seine kürzeste Wellenlänge, seine mit maximaler Intensität vertretene Linie, seine mittlere Wellenlänge usw. zu bestimmen. Für den Röntgenarzt dagegen handelt es sich darum, auf möglichst einfache Weise ein möglichst eindeutiges Maß der Qualität seiner Strahlung zu gewinnen, ein Maß, das womöglich einen Mittel- oder Integralwert der Gesamtstrahlung darstellt. In diesem Sinne hat in neuerer Zeit die Schwächungsanalyse der Röntgenstrahlen ihre Bedeutung als Qualitätsmaß nicht verloren, gibt doch ein Schwächungswert irgend einer Form ein Maß für die in der Röntgentherapie wesentlichsten Eigenschaften der Strahlung, nämlich für ihre Durchdringungsfähigkeit.

a) Homogene Strahlung.

Zur qualitativen Charakterisierung einer homogenen Strahlung kann herangezogen werden:

α) die Art ihres Zustandekommens,

β) ihre Wellenlänge,

γ) ihr Verhalten absorbierenden Körpern gegenüber (Filteranalyse),

$\alpha\alpha$) durch den Schwächungskoeffizienten oder Massenschwächungskoeffizienten in einem bestimmten Material.

$\beta\beta$) durch die Schwächung in einer bestimmten Schicht eines gegebenen Materials.

$\gamma\gamma$) durch die Halbwertschicht.

α) Homogene Strahlen kann man dadurch in der Praxis realisieren, daß man die charakteristische Strahlung von bestimmten Elementen verwendet, am besten als sekundäre Fluorescenzstrahlung unter Beobachtung gewisser Kautelen. Es eignet sich vor allem zu diesem Zwecke die K-Strahlung, weil ihre wenigen Komponenten nahe beieinander liegende Wellenlängen aufweisen. Können auf irgend eine Weise die K_α-Linien eliminiert werden, so kann die spektrale Breite der Nutzstrahlung noch weiter eingeschränkt werden, indem dann nur die K_β-Linien verwendet werden können, die äußerst nahe beieinander liegen und nur durch stark auflösende Krystalle getrennt werden können. Oft gelingt es durch Anregung der Fluorescenzstrahlung in der Antikathode und durch geeignete Filterung unter Ausnützung der Absorptionskante des Filters eine nahezu einwellige Reststrahlung zu erlangen z. B. das Platin-Bremsspektrum, das mit Wolfram gefiltert ist. In beiden Fällen genügt zur Charakterisierung der Strahlung die Angabe der Art ihres Zustandekommens dadurch, daß man Metall, Serie und Index der verwendeten Linie angibt. So ist z. B. die K_α-Strahlung des Platins ($Pt-K_\alpha$) wohl charakterisiert und hat die Wellenlänge 0,187 Å. Vgl. Tabelle 5, S. 204.

Es ist also auf die angedeutete Weise eine Strahlung restlos definiert, wenn die betreffende Linie sorgfältig von andern Komponenten gesäubert war.

β) Eine weitere Möglichkeit, homogene Strahlungen herzustellen, ist die der spektralen Zerlegung. Dabei wird ein bestimmter, beliebig enger Wellenlängenbereich ausgeblendet, ähnlich wie es für das sichtbare und ultraviolette Licht in den Monochromatoren geschieht. Durch Angabe der Wellenlänge wird ebenfalls eine eindeutige Definition einer homogenen Strahlung gegeben. Die festen Beziehungen der unter α) genannten Bezeichnung mit der Wellenlänge lassen sich aus den Tabellen 7—9, S. 218 ohne weiteres ablesen.

γ) Ein weiteres Mittel, homogene Strahlen zu definieren, haben wir in der Absorptionsanalyse gegeben. Es liegt nahe, als Maß der Durchdringungsfähigkeit der zu untersuchenden Strahlungen ihre Schwächungskoeffizienten oder Massenschwächungskoeffizienten anzugeben, die nach der auf S. 236 kurz erwähnten Versuchsanordnung leicht bestimmt werden können. Bei homogenen Strahlen genügt die Angabe *eines* Wertes von μ oder μ/ϱ zur restlosen Definition der Qualität. Die Angabe der beiden Größen ist auch ohne weiteres gleichwertig, da sich dieselben ja nur durch den Faktor $1/\varrho$ unterscheiden.

In der strahlentherapeutischen Praxis ist es jedoch, in Anbetracht dessen, daß es schwierig ist, sich unter μ und dessen Größe etwas Anschauliches vorzustellen, üblich, an dessen Stelle die ursprünglich von CHRISTEN eingeführte Halbwertschicht zu setzen. Um eine Beziehung zwischen μ und der Halbwertschicht (in Formeln H = HWS) herzustellen, greifen wir auf die früher abgeleitete Schwächungsformel $J_x = J_0 \cdot e^{-\mu \cdot x}$ zurück und definieren als HWS (in einem bestimmten Material) einer gegebenen Strahlung diejenige Schichtdicke der betreffenden Substanz, die die Intensität eines dünnen Strahlenbündels auf die Hälfte des ursprünglichen Wertes schwächt. Es gilt dann, indem wir $x = H$, $J_x = J_H = 0{,}5$ und $J_0 = 1$ setzen

$$0{,}5 = e^{-\mu \cdot H}$$

oder

$$2 = e^{\mu \cdot H}$$

und logarithmiert

$$\ln 2 = \mu \cdot H$$

$$H = \frac{\ln 2}{\mu} = \frac{0{,}693}{\mu}$$

Damit ist die mathematische Relation zwischen dem Schwächungskoeffizienten resp. μ/ϱ und der Halbwertschicht in einem bestimmten Material hergestellt. Die Halbwertschicht ist also bei homogenen Strahlen den oben genannten zwei Größen μ und μ/ϱ absolut gleichwertig.

In neuerer Zeit konkurriert mit der Halbwertschicht als Qualitätsmaß in der Praxis die durch eine bestimmte Schicht eines gegebenen Materials z. B. durch 0,5 mm Kupfer verursachte *prozentische Schwächung* ($S = 1 - s$) oder die *prozentuale Restintensität* s einer zu untersuchenden Strahlung. Dieser Methode wird von verschiedenen Autoren (DUANE) der Vorzug gegeben, weil sie weniger zeitraubend sein soll. Aber auch diese Form der Qualitätsangabe ist bei monochromatischer Strahlung den oben genannten absolut gleichwertig, denn es ist

$$s = \frac{J_x}{J_0} = e^{-x \cdot \mu}$$

wenn x die Schichtdicke bedeutet, die zur Schwächung verwendet wird. Und ferner gilt

$$-\ln s = \mu \cdot x.$$

Wenn $$\mu = \frac{0{,}693}{H}$$

und $$\mu = -\frac{\ln s}{x}$$

und somit $$-\frac{\ln s}{x} = \frac{\ln 2}{H}$$

so ist $$-\ln s = 1/H \cdot x \cdot 0{,}693.$$

Somit sind die Beziehungen zwischen den Größen μ, H und s festgelegt. Es ist aber zu beachten, daß sie bei allen Schwächungsmethoden zahlenmäßig nur ineinander übergeführt werden können bei Untersuchungen homogener Strahlen und bei Anwendung ein und desselben Filtermaterials.

Mit den eben abgeleiteten Formeln ist die Möglichkeit gegeben, bei homogenen Strahlungen die drei genannten Größen ineinander überzuführen. Um die Beziehung zwischen sämtlichen Qualitätsgrößen vollständig zu haben, bleibt nur noch übrig, dieselben mit der Wellenlänge festzustellen. Um diese Aufgabe zu lösen, erinnern wir uns der früher angegebenen Schwächungs-

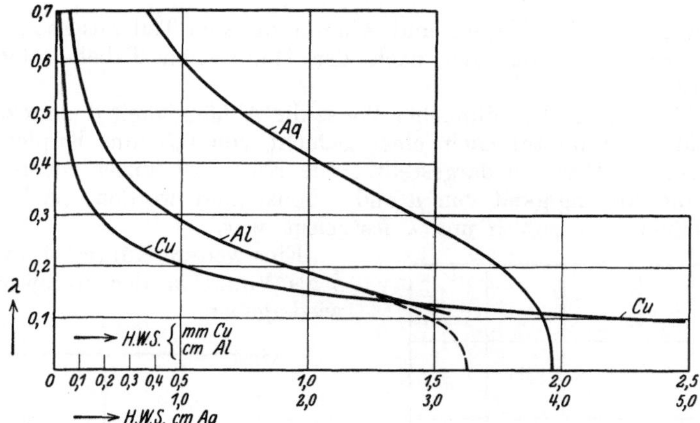

Abb. 55. Beziehung von Halbwertschicht und Wellenlänge homogener Strahlungen. HWS in Kupfer (Cu-Kurve), Aluminium (Al-Kurve) und Wasser (Aq-Kurve). Abszisse: Obere Bezeichnungen HWS in mm Cu resp. cm Al, untere Bezeichnungen cm Wasser; Ordinate: Wellenlängen.

gleichungen, die die beiden Variablen μ und λ enthalten. Wenn eine der beiden Größen gegeben ist, so ist auch die andere ohne weiteres zu berechnen. Zum bequemen Ablesen von λ bei gegebenen Halbwertschichten resp. prozentualer Restintensität resp. des Schwächungskoeffizienten seien die Kurvenbilder 55 bis 58 abgedruckt.

In Abb. 55 sind auf der Ordinate die Wellenlängen λ in Abhängigkeit von der Halbwertschicht in Kupfer, Aluminium und Wasser (Abszisse) dargestellt.

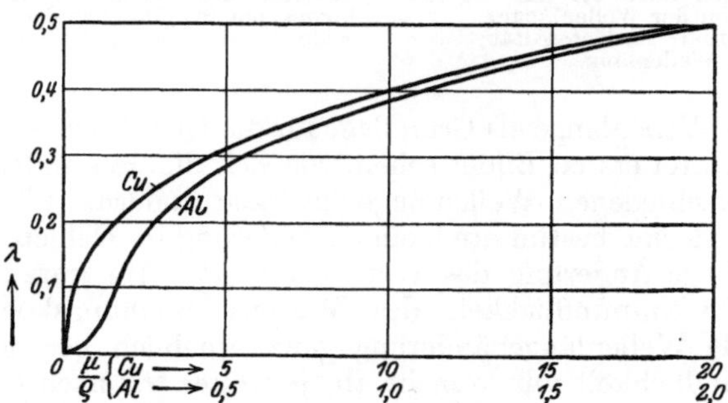

Abb. 56. Beziehung des Massenschwächungskoeffizienten $\frac{\mu}{\varrho}$ in Kupfer (Cu-Kurve) und Aluminium (Al-Kurve) und der Wellenlänge homogener Strahlungen. Abszisse: Massenschwächungskoeffizient, Ordinate: Wellenlänge.

Die drei Kurven sind mit dem Filtermaterial bezeichnet. Sie sind so entstanden, daß aus der für das betreffende Material geltenden Schwächungsformel μ für alle λ errechnet, bzw. aus der Tabelle von Allen, S. 240 aus der entsprechenden Kolonne abgelesen wurde. Aus dem Werte von μ wurde dann nach der eben abgeleiteten Formel auf die Halbwertschicht übergegangen. Die Kurven sind durch Ausgleich der Formelwerte und der gemessenen Werte gewonnen. Bei der Aluminiumkurve ist eine Diskrepanz zwischen gemessenen und errechneten

Werten (gestrichelte Kurve) bei kleinen Wellenlängen zu erkennen. Auf die theoretische Bedeutung derselben kann nicht eingegangen werden. Für die Aluminium- und Wasserkurven sind zudem gemessene Werte von STATZ herangezogen worden.

Eine weitere Kurvenschar soll die Abhängigkeit von λ und μ darstellen (Abb. 56).

Die Kurven sind für Kupfer und Aluminium zum Teil aus nach Formeln errechneten, zum Teil aus den nach der ALLENschen Tabelle abgelesenen Werten konstruiert.

In Abb. 57 endlich ist in ähnlicher Weise die Abhängigkeit der prozentualen Restintensität s (Ordinate) nach einer Schicht von 0,5 mm Kupfer in Abhängigkeit von λ (Abszisse) dargestellt. Die Kurve ist unter Benützung der Formel für die Abhängigkeit von μ und s konstruiert worden, nachdem vorher die Abhängigkeit von μ und λ festgelegt war.

Eine weitere Kurve soll in Abb. 58 s als Funktion der Halbwertschicht wiedergeben.

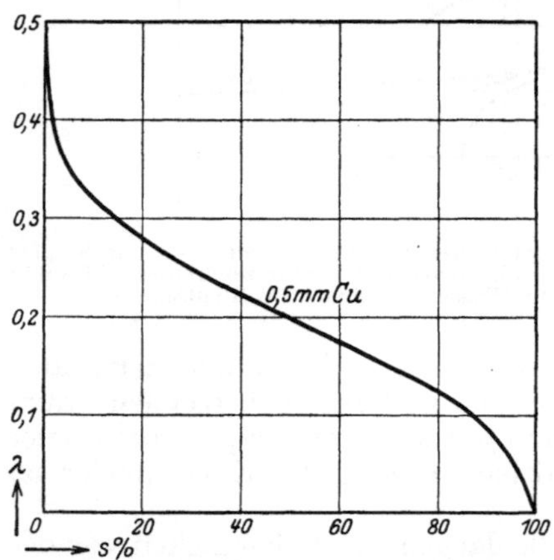

Abb. 57. Die prozentuale Restintensität s homogener Strahlungen nach 0,5 mm Cu in Abhängigkeit von der Wellenlänge. Abszisse: prozentuale Restintensität; Ordinate: Wellenlänge.

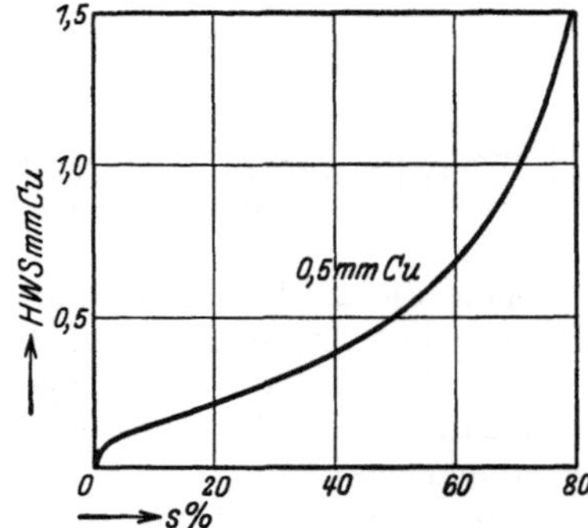

Abb. 58. Beziehungen der prozentualen Restintensität nach 0,5 mm Kupfer einer homogenen Strahlung zu deren Kupferhalbwertschicht. Abszisse: s, Ordinate HWS in mm Cu.

Wir wollen die Wellenlänge als Grundlage für die Qualitätsmessung annehmen und an Hand der drei ersten Bilder sehen, wie sich die drei andern Größen mit dieser in den verschiedenen Wellenlängenbezirken ändern. Wie aus Abb. 56 hervorgeht, bedingt eine bestimmte kleine λ-Änderung im Gebiete langer Wellen auch eine ausgiebige Änderung des Wertes von μ/ϱ. Im kurzwelligen Gebiet dagegen wird die Empfindlichkeit des Massenschwächungskoeffizienten auf eine proportionale Wellenlängenänderung ganz erheblich geringer, und zwar nimmt die Empfindlichkeit um so mehr ab, je weiter wir nach kleineren λ vorrücken. Zudem aber wird die μ/ϱ-Änderung bei kurzen Wellen um so geringer, je niedriger die Ordnungszahl der angewendeten schwächenden Substanz, denn wie ersichtlich, verläuft die Aluminiumkurve steiler als die Kupferkurve. Der Grund hierfür ist wiederum das Vorherrschen der Streuung gegenüber der reinen Absorption bei kleinen Wellenlängen, ganz ähnlich wie wir das früher anläßlich der Wahl des Materials für Homogenisierungsfilter gesehen haben. Es ist also auch hier ratsam, als Material für die Absorptionsanalyse nicht zu niedrigatomige Substanzen zu wählen. Das auf S. 247 ff. für Homogenisierungsfilter Gesagte gilt mutatis mutandis auch für das Filtermaterial, das bei Schwächungsmessungen verwendet werden soll, trotzdem es sich hier lediglich um eine Empfindlichkeitsfrage handelt.

Wenn der Schwächungskoeffizient seine relativ größte Empfindlichkeit auf lange Wellen zeigt, so ist es bei der Halbwertschicht gerade umgekehrt. Aus Abb. 55 geht hervor, daß gerade im Gebiete kleiner λ eine geringe λ-Änderung eine große HWS-Änderung bewirkt, während die unempfindliche Zone bei langen Wellen zu finden ist. Die Kupferkurve verläuft denn auch unten ziemlich flach, während sie oben sehr steilen Anstieg aufweist. Die Aluminium- und Wasserkurven biegen in der Wellenlängenzone, in der die Streuung über die reine Absorption zu überwiegen beginnt, nach unten neuerdings um, ein Zeichen, daß hier die Empfindlichkeit der HWS wieder abnimmt. Diese Kurvenschar demonstriert mit aller Deutlichkeit die oben aufgestellte Forderung, daß zur Filteranalyse schweres Metall verwendet werden soll. Während die Kupfer-Halbwertschicht bei Wellenlängen um 0,1 Å herum noch äußerst empfindlich ist, ändert sich die Aluminium-Halbwertschicht bei gleicher λ-Änderung in diesen Gebieten in viel geringerem Maße und die Wasser-Halbwertschicht verändert sich überhaupt kaum mehr nennenswert.

Die Kurven der s-Abhängigkeit von λ in Abb. 57 zeigt endlich einen nahezu linearen Verlauf zwischen den Wellenlängen $\lambda = 0{,}1$ Å, und 0,3 die Empfindlichkeit ist in diesem Gebiet eine ausgezeichnete; oberhalb und unterhalb dagegen nimmt sie rasch und beträchtlich ab.

Aus dem Gesagten dürfte sich folgendes ergeben: Liegen homogene Strahlen zur Qualitätsbestimmung vor, so sind sämtliche angeführten Größen zur Charakterisierung derselben gleichwertig. Wellenlänge, Schwächungskoeffizient, Halbwertschicht und prozentuale Restintensität lassen sich nach bestimmten Gesetzen ineinander überführen, wenn das zur Absorptionsanalyse verwendete Material bekannt und definiert ist. Was die Empfindlichkeit auf Wellenlängenänderung anbelangt, ist für lange Wellen μ, für mittlere s und für kleine und mittlere Wellenlängen die Halbwertschicht vorzuziehen. Das Filtermaterial soll möglichst hochatomig sein, ohne daß aber andererseits seine Absorptionskante in das Gebiet der untersuchten Strahlung hinein fallen darf.

b) Komplexe Strahlengemische.

Die oben angedeuteten Überlegungen galten für homogene Strahlungen. Haben wir es aber mit heterogenen Gemischen zu tun, so ändern sich die Verhältnisse in verschiedener Richtung.

α) Vom Standpunkt der Qualitätsmessung ausgehend hatten wir die Qualität einer Strahlung u. a. durch die *Art ihres Zustandekommens* definiert. Diese Möglichkeit ist auch bei komplexen Gemischen gegeben, nur daß in diesem Falle nicht ein atomarer Vorgang zur Charakterisierung dient, sondern die Angabe der Röhrenspannung oder eines dieser prozentual verlaufenden willkürlichen Maßes und dem Filter, d. h. dessen Material und dessen Schichtdicke, das die Nutzstrahlung passiert hat. Versucht man aber für eine inhomogene Strahlung die Abhängigkeit irgendeiner auf Schwächungsmessungen sich gründenden Größe von Spannung und Filterung festzulegen, so begegnet man gewissen Schwierigkeiten. Einmal ist eine einwandfreie Spannungsmessung nicht ohne weiteres (in praktisch eingestellten Betrieben wenigstens) auszuführen. Abgesehen davon aber sind zwei durch Spannung und Filterung definierte Strahlungen unter Umständen gegenüber der Schwächungsanalyse nicht identisch. Ein Faktor, der hier noch hinzu tritt, ist die Form der an die Röhre gelegten Spannung. Man vergleiche die Ausführungen Kap. II 2 c, S. 196. Dort ist die Beeinflussung der Qualität durch die Spannungsform besprochen worden. Wenn auch bei Strahlungen der Tiefentherapie, also bei Anwendung schwerer Filter (über 0,3 mm Kupfer) die Streuung der Absorptionsgröße, die herrührt von den verschiedenen Spannungsformen vernachlässigt werden kann, so wird sie bei leichterer Filterung, wie sie in der Oberflächentherapie gebräuchlich ist (unter 0,3 mm Kupfer), etwas größer, wenn auch nicht erheblich. Um eine eindeutige Definition der Qualität eines Strahlengemisches zu geben, müßte also die Stromform noch beigefügt werden (Dessauer). Diese aber ist dermaßen, nicht nur von dem Apparatetypus, sondern vom einzelnen Apparat derselben Type und zudem noch von Betriebsbedingungen (Belastung der Transformatoren) abhängig, daß diese Forderung mit wenigen Ausnahmen (konstante Gleichspannung) praktisch keinesfalls erfüllt werden kann und zudem wäre auch mit diesen drei Bestimmungsstücken noch nicht alle die Qualität einer Strahlung beeinflussenden Faktoren berücksichtigt. So z. B. spielt die Röhrenwandstärke eine nicht unerhebliche Rolle, ein Umstand, der zwar durch Normalisierung der Röhrenwandstärke aus dem Wege geschafft werden kann (Jacobi und Liechti, Wucherpfennig). Alle die zuletzt genannten Faktoren spielen mit Ausnahme von Spannung und Filterung, wie gesagt, bei praktischen Strahlungen der Tiefentherapie eine untergeordnete Rolle.

β) Nicht nur die Definition einer Strahlung nach der Art ihres Zustandekommens ist bei inhomogenen Bremsstrahlungen wesentlich komplizierter als bei homogenen, sondern auch die *Charakterisierung durch die Wellenlänge.* Eine komplexe Strahlung läßt sich nicht durch irgendeinen λ-Wert definieren. Auch nicht durch *eine* ausgezeichnete Wellenlänge, wie etwa die Grenzwellenlänge oder die dem Intensitätsmaximum zugeordnete Wellenlänge oder durch einen integralen Mittelwert aller vertretenen λ der sog. effektiven Wellenlänge (λ_{eff}). Als exakteste Definition wäre die Angabe der Kurve der spektralen Intensitätsverteilung anzusehen. Diese aber kann nur mit komplizierten physikalischen Laboratoriumsmethoden bestimmt werden. Es ist zu bedenken, daß z. B. einer bestimmten effektiven Wellenlänge viele sehr verschiedene Strahlengemische von verschiedener spektraler Breite entsprechen können. Deshalb wird auch hier wenigstens ein weiteres Bestimmungsstück benötigt, das über die spektrale Breite des Gemisches Auskunft gibt. Diese spektrale Breite ist unter anderem ein Maß für den Grad der Heterogenität des Gemisches. Die Breite des Spektrums ist, wie früher gezeigt, sehr wenig gut bestimmt, weil die langwellige Grenze derselben recht unscharf ist (vgl. S. 195).

Als 2. Bestimmungsstück kann z. B. die Grenzwellenlänge angegeben werden (March). Wenn auch hier wenigstens also zwei Größen zur Definition einer Strahlung angegeben werden müssen, wenn also die spektroskopische Methode gegenüber der unter α besprochenen keinen wesentlichen Vorteil hat, so hat sie anderseits schon wegen ihrer Kompliziertheit eine geringere Bedeutung in der strahlentherapeutischen Praxis.

γ) *Filteranalyse von Strahlengemischen.* Die Filteranalyse von Strahlengemischen ist, wie die eben erörterten andern Charakterisierungen der Strahlenqualität, dadurch gekennzeichnet, daß sie durch irgendeine gebräuchliche Größe der Absorptionsmessung nicht eindeutig charakterisiert ist, sondern daß deren wenigstens zwei notwendig sind. Diese Tatsache kommt daher, daß, wie früher gezeigt wurde, die Qualität der Strahlung mit der Schichtdicke ändert.

aa) So sahen wir, daß im Verlaufe der Schwächungskurve einer inhomogenen Strahlung der Schwächungskoeffizient sich ändert. Durch einen einzigen Wert von μ, z. B. den Anfangswert, ist also eine Strahlung nicht definiert (vgl. Abb. 59, Strahlungen b_1, b_2, c_1, c_2). Man könnte sich also so behelfen, daß man entweder nur sehr dünne absorbierende Schichten anwendet, in denen eine Qualitätsänderung praktisch vernachlässigt werden kann, oder daß man den am Anfang und am Ende der Schwächungskurve gemessenen Schwächungskoeffizienten angibt. Aber auch dann ist die Schwächungskurve nicht eindeutig bestimmt, denn durch zwei Punkte (Schichtdicken) und die zugeordneten Tangenten (μ) lassen sich sehr viele Kurven ziehen. Es wäre also zu empfehlen, einen dritten Punkt hinzuzufügen. Es sei hier angeführt, daß DESSAUER und LORENZ und RAYEWSKY als Qualitätsmaß μ in Wasser als praktisch genügend genau ansehen (vgl. S. 234 ff.).

$\beta\beta$) Aus diesem Grunde ist es empfehlenswert, nicht den Schwächungskoeffizienten, sondern die *Halbwertschicht* oder die prozentuale Restintensität nach einem Filter von bestimmter Dicke und gegebenem Material als Charakteristicum der Strahlung anzugeben. Aber auch diese Bezeichnung ist nicht eindeutig, denn, wie Abb. 59 nach HOLTHUSEN zeigt, entsprechen gleichen Halbwertschichten ganz verschiedene Absorptionsverläufe (vgl. Strahlungen b_1, c_1 resp. a_1, b_2, c_2).

$\gamma\gamma$) Das gleiche gilt von der prozentischen Schwächung bzw. der *prozentualen Restintensität* s. Die Abb. 59 zeigt, daß die verschiedenen Strahlungen d_2, e_1 sowie c_3 und b_2 und d_1 je gleiche prozentische Restintensität nach 1,0 mm Kupfer

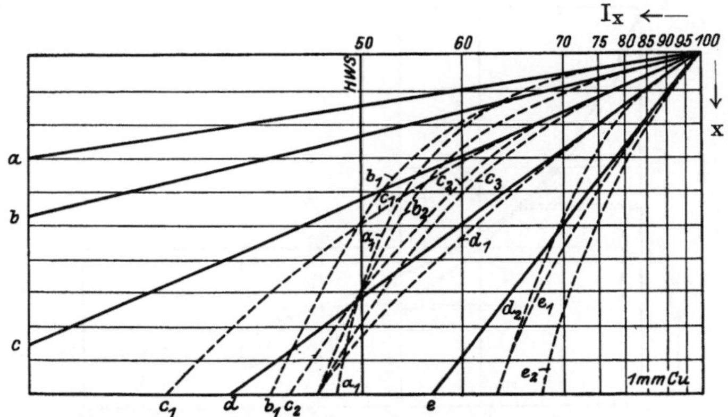

Abb. 59. Intensitätsverlauf verschiedener komplexer Strahlungen und deren Definition durch HWS. Anfangstangente (μ_0) und prozentuale Restintensität. (Nach HOLTHUSEN.)

aufweisen. Auch hier ist also ein weiteres Bestimmungsstück zur Definition der komplexen Strahlung notwendig.

Die oben abgeleiteten Gleichungen der Abhängigkeit von μ, Halbwertschicht und s gelten für heterogene Strahlungen nur in beschränktem Maße. Jedoch ist es nicht nur erlaubt, sondern angezeigt, die Kurven, die diese drei Größen mit der Wellenlänge verbinden, anzuwenden, indem wir damit die Möglichkeit haben, auf die mittlere Wellenlänge (λ_m) überzugehen, wenn wir als λ_m diejenige Wellenlänge einer homogenen Strahlung definieren, die die gleiche HWS, das gleiche s oder den gleichen Schwächungskoeffizienten in dem gleichen Material hat, wie die untersuchte komplexe Strahlung.

c) Der Heterogenitätsgrad komplexer Strahlungen.

Das neue Moment, das beim Übergang von homogenen zu inhomogenen Strahlungen hinzutritt, war die Eigenschaft letzterer, in ihrem Gemisch eine ganze Menge verschiedener Wellenlängen vertreten zu haben, d. h. in der Tatsache der *Heterogenität*. Durch die effektive und mittlere Wellenlänge ist, wie die Ausdrücke andeuten, ein gewisser Mittelwert für die Strahlung gegeben. Desgleichen bedeuten μ, HWS und s einen Integralwert für das Durchdringungsvermögen der Strahlung, ohne aber, wie gesagt, diese eindeutig zu charakterisieren, so daß es immer noch sehr viele Möglichkeiten zuläßt. Durch Lage,

Wellenlänge und Schwächungswerte ist die Ausdehnung des Spektrums und die Verteilung der Energie — letztere spielt eine geringere Rolle, weil ja die Form der spektralen Intensitätsverteilungskurve grosso modo bekannt und stets angenähert die gleiche bleibt — nicht gekennzeichnet. Grenzwellenbezeichnungen sind wohl auf der kurzwelligen Seite möglich, versagen aber auf der langwelligen Seite vollkommen, abgesehen davon, daß die Methode ihrer Ermittlung kompliziert ist. Wenn es gelänge ein anschauliches und zugleich einfach zu bestimmendes Maß für die relative spektrale Wellenlängenbreite, für den *Grad der Homogenität* aufzustellen, so könnte dieser Homogenitätsgrad oder Heterogenitätsfaktor der Größe der Filteranalyse als zweites Bestimmungsstück beigegeben werden. Sowohl der Massenschwächungskoeffizient als auch die HWS und die prozentuale Restintensität würden gemeinsam mit dem Heterogenitätsgrad eine komplexe Strahlung praktisch eindeutig bestimmen.

Erinnern wir uns, daß das Symbol einer homogenen Strahlung die Linearität

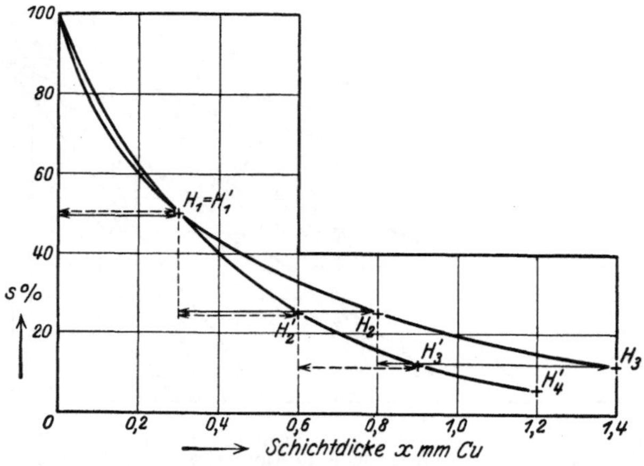

Abb. 60. Zunahme der HWS mit steigender Filterdicke bei inhomogenen Strahlungen. Die gestrichene Kurve gibt den Intensitätsverlauf einer homogenen Strahlung wieder. Die gestrichelten Strecken entsprechen der HWS und es ist $H_1' = H_2' = H_3' = 0{,}3$ mm Kupfer. Die ungestrichene Kurve dagegen entspricht einer inhomogenen Strahlung. Die ausgezogenen Strecken stellen die zunehmenden Halbwertschichten dar. Es ist $H_1 = 0{,}3 < H_2 = 0{,}5 < H_3 = 0{,}6$ mm Kupfer.

der Schwächungskurve im logarithmischen Raster ist und daß der Schwächungsverlauf um so gekrümmter ausfällt, je heterogener die Strahlung, je größer die Spektralbreite. Denken wir uns eine komplexe Strahlung fortlaufend durch Kupferfilter von 0,1 mm Dicke geschwächt, so entsteht die beistehende Kurve (Abb. 60).

Durch die Schicht H_1 wird die Anfangsintensität auf 50% geschwächt, durch die Schicht H_2 abermals auf 50% der Intensität am Ende von H_1, also auf 25% der ursprünglichen Intensität, durch H_3 wieder auf 50% von 25, also auf 12,5% der Intensität 100, usw. Wäre die Strahlung homogen, müßte $H_1 = H_2 = H_3 \ldots$ sein.

Da wir aber die Schwächungskurve einer heterogenen Strahlung aufgenommen haben, so ist $H_1 < H_2 < H_3 \ldots$ Je heterogener aber die Strahlung, um so gekrümmter verläuft die Kurve und um so größer muß das Verhältnis von H_2 zu H_1 resp. H_3 zu H_2 usw. sein. Das Verhältnis der ersten HWS zur zweiten $h = H_2 : H_1$ hat CHRISTEN als Maß der Heterogenität festgelegt. Je mehr der Wert von h von 1 nach oben abweicht, um so heterogener war die untersuchte Strahlung. Für homogene Strahlen ist $h = 1$.

Einen andern Homogenitätsfaktor haben JACOBI und LIECHTI gewählt. Sie definieren als Homogenitätsgrad (ω) den Quotienten aus der mittleren (λ_m) und der kürzesten Wellenlänge (λ_0) des Spektrums

$$\omega = \lambda_m/\lambda_0 = kV_{max}/kV_m$$

der demjenigen aus der Spitzenspannung und der dem λ_m nach dem DUANE-HUNTschen Gesetz zugeordneten mittleren Spannung kV_m gleich ist. λ_0 resp. kV_{max} ist durch die Klemmenspannung der Röhre gegeben, λ_m resp. kV_m dagegen lesen sie als Funktion einer schwächungsanalytischen Größe, der HWS, aus Abb. 55 ab. Es ist leicht einzusehen, daß $\omega = 1$ eine homogene Strahlung bedeutet, denn ω wird dann $= 1$, wenn mittlere und Grenzwellenlänge identisch sind. Je größer die Abweichung des Homogenitätsgrades von 1 im Sinne $\omega > 1$, desto heterogener ist die Strahlung. Strahlungen, die gleiches ω aufweisen, also *isohomogene* Strahlungen, sind auch nach der CHRISTENschen Definition von gleicher Homogenität, indem auch ihr h von gleicher Größe gefunden wird.

Es soll nachdrücklich aufmerksam gemacht sein, daß λ_m nicht eine spektrographische, sondern laut Definition eine reine schwächungsanalytische Größe darstellt, daß es also von vornherein nichts mit der effektiven Wellenlänge zu tun hat. Letztere, die zu dem Schwerpunkt der Intensitätsverteilungskurve im Spektrum gehörige Wellenlänge stützt sich im Gegensatz zu λ_m nur auf spektrographische Messungen und ist wahrscheinlich von der mittleren Wellenlänge verschieden oder steht mit dieser in einem wellenlängenabhängigen Verhältnis. Dennoch ist auch die Isohomogenität, die sich auf Schwächungsgrößen stützt, also die Isohomogenität nach h und diejenige nach ω einer spektralen Isohomogenität, die etwa durch die gleiche Größe der Quotienten $\frac{(\lambda_{max} + \lambda_0)/2}{\lambda_0}$ charakterisiert sein könnte, wahrscheinlich nicht gleich zu setzen, trotzdem, wie gesagt, Strahlungen, die nach h isohomogen sind, auch nach ω gleichen Homogenitätsgrad aufweisen.

Einen gewissen Überblick über die Homogenität gibt auch die Angabe der Art, wie eine bestimmte Strahlung zustande kommt, vorwiegend durch die Angabe von Scheitelspannung und Filterung (vgl. S. 247). Daß bei gleicher maximaler Klemmenspannung an der Röhre eine Strahlung um so homogener wird, je dicker und schwerer das Filter, hatten wir schon gesehen. Bei gleichbleibendem Filter wird aber das resultierende Gemisch um so heterogener, je höher die Spannung. Wenn also höhere Spannungen gewählt werden, muß auch das Filter verstärkt werden, wenn gleiche Homogenität erzielt werden soll. In dem Qualitätsdiagramm für Strahlungen der Tiefentherapie (HOLTHUSEN, JACOBI und LIECHTI) auf S. 299, Kap. SCHREUS, sind in übersichtlicher Weise die Beziehungen von Spannung (kV), Filterung (Cu, Al), Halbwertschicht (mm Cu), Homogenität (ω) für sinoidalen Strom oder konstante Gleichspannung dargestellt. Auf den gestrichelten Linien sind die Orte gleicher Homogenität, also gleicher Größe von ω zu finden. Sie stellen sog. Isohomogenitätskurven dar, die für jede Strahlung das ihr zugeordnete ω ablesen lassen. Aus dem Bild ist ersichtlich, wie weit die praktisch verwendeten Strahlengemische noch von der absoluten Homogenität entfernt sind, wenn man den Abstand des am häufigsten angewendeten Gebietes zwischen $\omega = 1{,}85$ und $2{,}05$ von der Linie $\omega = 1$ beachtet. In Abb. 9 S. 299 sind durch eine weitere Kurve links noch die Tiefendosen in Abhängigkeit von der Halbwertschicht und ω eingetragen. Die Herstellung eines entsprechenden Qualitätsdiagrammes für die Oberflächentherapie stößt wegen der Abhängigkeit der Strahlenqualität von der Stromform und dem Röhrentyp auf einige Schwierigkeiten. Wie schon erwähnt, wird im Gebiet der Oberflächentherapie die Streuung der HWS-Werte bei veränderter

Stromform recht beträchtlich. Die Abweichungen werden um so größer, je höher die Spannung und je geringer die Filterung, also je größer ω. In der Abb. 61 ist ein Qualitätsdiagramm für weiche Strahlungen aufgestellt nach dem gleichen Prinzip wie Abb. 9 S. 299. Die Kurven sind auf eine Röhre mit Wandstärke von 1,0 mm Aluminiumäquivalent reduziert.

Die Kurven, namentlich diejenigen, die im Gebiet großer Heterogenität gelegen sind, sind als Mittelwerte von Messungen mit konstanter Gleichspannung und sinoidalem Strom (rotierende und Ventilgleichrichtung) zu betrachten. Die mit einer bestimmten Apparatur und bestimmter Röhre gemessenen Halbwertschichten können zum Teil beträchtliche Abweichungen aufweisen. Für

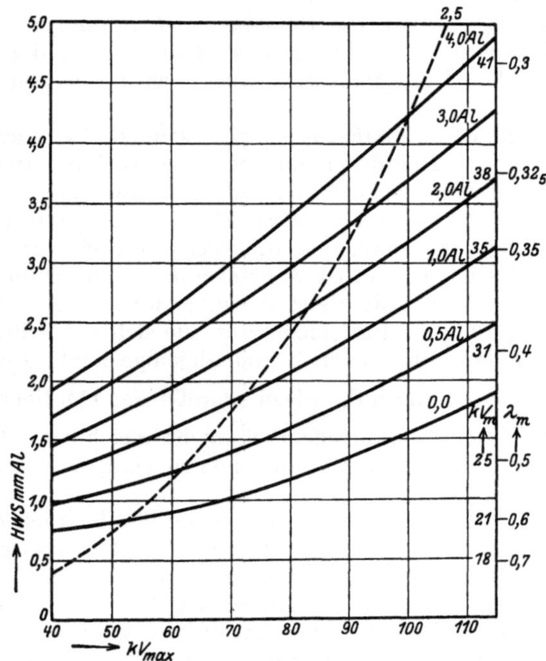

Abb. 61. Qualitätsdiagramm für Oberflächentherapiestrahlungen. Halbwertschichten in mm Al in Abhängigkeit von Spannung und Filterung bei einer Röhrenwandstärke von 1,0 mm Aluminiumäquivalenz. Abszisse: Spitzenspannungen. Ordinate links: Halbwertschichten. Ordinate rechts: Mittlere Wellenlänge und dazugehörige kV_m-Werte. Die gestrichelte Linie ist eine Isohomogenitätslinie von $\omega = 2{,}5$. Die Kurven stellen Mittelwerte dar.

$\omega < 3{,}7$ ist jedoch die Streuung nicht mehr sehr groß. Über die Bedeutung des Homogenitätsgrades für die Intensitätsverteilung im Gewebe sowie über die prozentualen Tiefendosen als Qualitätsmaß vergleiche folgenden Abschnitt.

6. Strahlenkegel weiter Öffnung.

Zu Anfang dieses Abschnittes wurde die Annahme eines sehr dünnen, eigentlich eines unendlich engen Strahlenbündels gemacht, und unsere bisherigen Betrachtungen gelten nur unter dieser Voraussetzung. Insbesondere gelten die Schwächungsgesetze nur für sehr dünne Strahlenkegel. Denken wir uns, wie in Abb. 62 dargestellt, ein Raumelement in der Tiefe eines Körpers K von einer bestimmten Strahlung durchstrahlt, die als dünnes Bündel ausgeblendet vom Fokus AK herkommen soll. Der Strahlenkegel möge in der Höhe eines Volumelementes V_1 einen gleich großen und gleich gelegenen Querschnitt aufweisen, wie das Volumelement selbst. Die Intensität in V_1 setzt sich dann zusammen einerseits aus der durch Absorption und durch Streuung geschwächten Primärstrahlenintensität, anderseits aber empfängt V_1 gestreute Strahlung anderer, ebenfalls im Strahlenkegel gelegener Raumelemente, bei dem betrachteten Falle z. B. von V_2 und V_3. Diese zusätzliche Streustrahlung ist aber in die früher besprochenen Schwächungsgesetze eingegangen, indem praktische Messungen nie bei unendlich dünnen, sondern nur bei sehr engen Bündeln ausgeführt werden können. Auf alle Fälle wird ein allfälliger Fehler, der durch nicht strenges Innehalten der Forderung von äußerst dünnen Strahlenbündeln schon durch die möglichste Parallelität der Strahlen (Röhre weit entfernt aufgestellt) sehr herabgedrückt, so daß er in die Fehlergrenzen der Versuchsanordnung an sich hinein fällt.

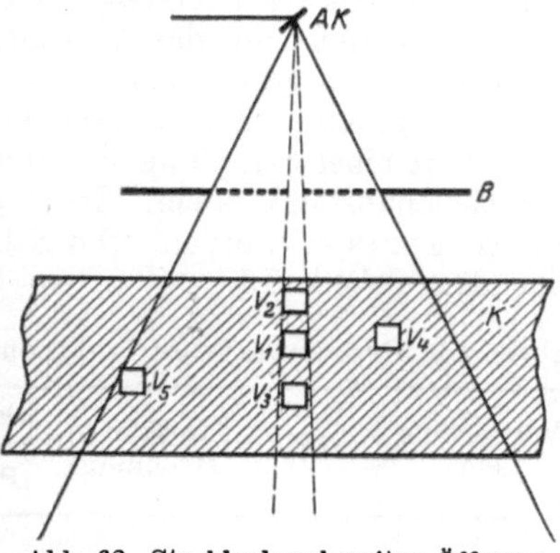

Abb. 62. Strahlenkegel weiter Öffnung.

a) Streuzusatz, Rückstreuung.

Ganz anders gestalten sich die Verhältnisse, wenn man den Strahlenkegel mehr und mehr öffnet. Es sei wieder das Volumelement V_1 (Abb. 62) betrachtet. Während dieses bei engem Bündel Streustrahlen nur von sehr wenigen in der Richtung Fokus-V_1 gelegenen Elementen empfängt, so nimmt beim Übergang auf weitere Kegel die Zahl der durchstrahlten Raumelemente und damit die auf V_1 zurückgestreute Intensität zu, während die Intensität der geschwächsten Primärstrahlung die gleiche Größe beibehält. Während also früher z. B. V_4 und V_5 an der Streuung noch nicht beteiligt waren, weil sie von der Primärstrahlung noch nicht getroffen wurden, so entsenden sie im zweiten Fall ebenfalls Streustrahlung nach V_1. Selbstverständlich trifft das Gesagte insofern nicht ganz zu, als auch bei kleinen Kegeln V_5 und V_4 von einer allerdings sehr wenig intensiven Streustrahlung getroffen waren, die von dem bestrahlten Gebiete ausging. Diese zusätzliche Streustrahlenintensität nennen wir *Streuzusatz*. Er ist ein Raumeffekt und steigt ceteris paribus mit der Größe des durchstrahlten Kegels. Bedenkt man, daß, wie früher gezeigt, die Streuung mit zunehmender Härte der Primärstrahlung und mit abnehmender Atomnummer des streuenden Mediums stark zunimmt, und daß das Gewebe aus lauter leichtatomigen Elementen zusammengesetzt ist, und bedenkt man anderseits, daß in der Tiefentherapie möglichst harte Strahlungen und große Felder Verwendung finden, so ist es verständlich, daß der Schwächungsverlauf durch den Streuzusatz bei weiten Strahlenkegeln ganz erheblich beeinflußt wird. Es ist nicht mehr möglich, unter diesen Voraussetzungen die Intensitätsverteilung in der Tiefe von Geweben oder von Wasser rechnerisch zu verfolgen. An Stelle der Rechnung muß die direkte experimentelle Messung treten,

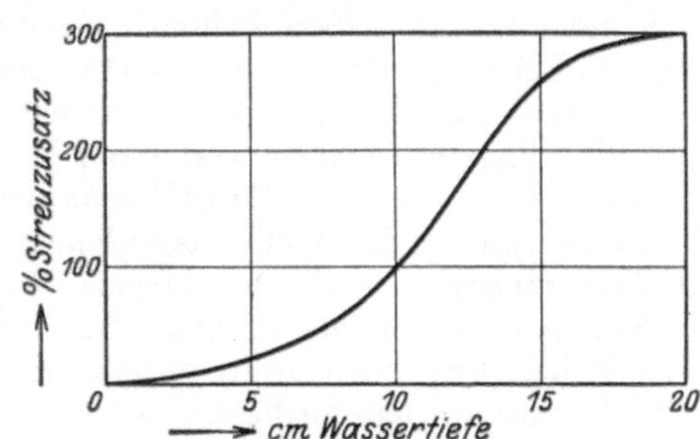

Abb. 63. Prozentualer Anteil des Streuzusatzes in Abhängigkeit von der Wassertiefe. (Nach DESSAUER.) Fokus-Wasseroberfläche: 30 cm, Feldgröße 9 × 12 cm², 150 kV Röhrenspannung. Photographisch gemessene Streuzusätze in Prozenten der errechneten Primärintensität (Ordinate) in Abhängigkeit von der Wassertiefe (Abszisse).

dies um so mehr, als ja zudem noch die Verteilung der Streuintensität nicht nach allen Richtungen dieselbe ist, sondern eine ausgezeichnete Richtung nach vorne gefunden werden kann.

Der Streuzusatz übersteigt den primären Anteil in der Tiefe eines leichtatomigen Körpers um das Mehrfache. Die Abb. 63 gibt nach DESSAUER den prozentualen Anteil des Streuzusatzes als Differenz von gemessenen und nach den Absorptionsgesetzen errechneten Intensitäten in Abhängigkeit von der Wassertiefe einer Strahlung von 150 kV bei der Feldgröße 9×12 cm^2 im Fokus-Oberflächenabstand 30 cm. Etwas geringere Streuzusätze sind von JACOBI und LIECHTI gemessen worden. Die Zahlen finden sich für zwei Strahlungen in der folgenden Tabelle 18.

Tabelle 18. Prozentsatz der gestreuten Strahlen in verschiedener Wassertiefe.

Wassertiefe cm	HWS	Gesamtstrahlung	Davon primär P %	Und gestreut S %	Streuzusatz in % der Primärintensität	Hart streut mehr als weich %
0	0,74	100	78,3	21,7	27,9	44
0	0,124	100	83,8	16.2	19,4	
5	0,74	64,0	51,1	48,9	96	31
5	0,124	47,1	57,6	42,4	73	
10	0,74	33,0	36,8	63,2	172	14
10	0,124	17,0	39,6	60,4	152	
14	0,74	18,4	29,5	70,5	239	11
14	0,124	7,8	30,8	69,3	225	

Das rasche Anwachsen des Streuzusatzes als Prozente der in der betreffenden Tiefe noch vorhandenen Primärintensität ist auch aus dieser Tabelle ersichtlich. Zudem zeigt sie, daß eine harte Strahlung (HWS = 0,74 mm Cu) erheblich mehr streut als eine weichere von der HWS = 0,124 mm Cu. Die Differenz wird allerdings mit größer werdender Wassertiefe immer kleiner, was leicht verständlich ist, da ja auch die Differenz der Qualität der beiden Strahlungen nach S. 225 mit steigender Tiefe ausgeglichen wird, dank der Wirkung des COMPTON-Effektes einerseits und des *Röntgen*schen Absorptionsgesetzes anderseits.

Eine ganz besonders wichtige Rolle spielt die Größe des Streusatzes an der Oberfläche. Die sogenannte *Rückstreuung* an der Oberfläche eines Wasserspiegels oder an dem zu bestrahlenden Patienten war Gegenstand vieler experimenteller Arbeiten. Sie ist deshalb von besonderer Bedeutung, weil ihre Größe bekannt sein muß, um die Toleranzdosis der Haut in Abhängigkeit von der Feldgröße bei gegebener in freier Strahlung gemessener Intensität festzulegen. Die Kurvenschar von Bild 64 gibt für fünf verschieden harte Gebrauchsstrahlungen die Größe der Rückstreuung in Prozenten der in freier Strahlung ohne Streukörper gemessenen Primärintensität in Abhängigkeit von der Feldgröße in cm^2 (Abszisse) wieder. Die Form des Einfallfeldes ist weitgehend ohne Einfluß auf die Rückstreuung, wenn sich deren Längen und Breiten angenähert nach der Regel des goldenen Schnittes verhalten oder aber kreisförmig sind (HOLFELDER). Die gestrichelten als V Par. resp. II Par. bezeichneten Kurven sind mit Paraffinum liquidum als Streukörper gemessen worden. Sie zeigen den bedeutend erhöhten Streuzusatz gegenüber Wasser, der auch erwartet werden muß, wenn man bedenkt, daß dem Paraffinum liquidum eine kleinere effektive Atomnummer zukommt als dem Wasser.

In Abb. 65 sind noch die Streuzusätze beim Feld 400 cm² in Abhängigkeit von der HWS in Millimeter Kupfer der Primärstrahlung eingetragen zur

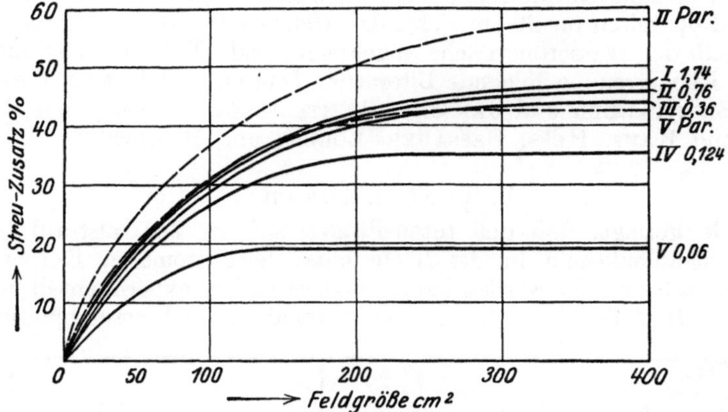

Abb. 64. Rückstreuung an der Oberfläche eines Wasserphantoms in Prozenten der ohne Streukörper gemessenen Intensität in Abhängigkeit von der Feldgröße in cm². Die gestrichelt ausgezogenen Kurven (II Par. und V Par.) sind mit Paraffinum liquidum als Streukörper gemessen. Fokusoberflächendistanz 30 cm, Blenden 6 cm über der Wasseroberfläche.

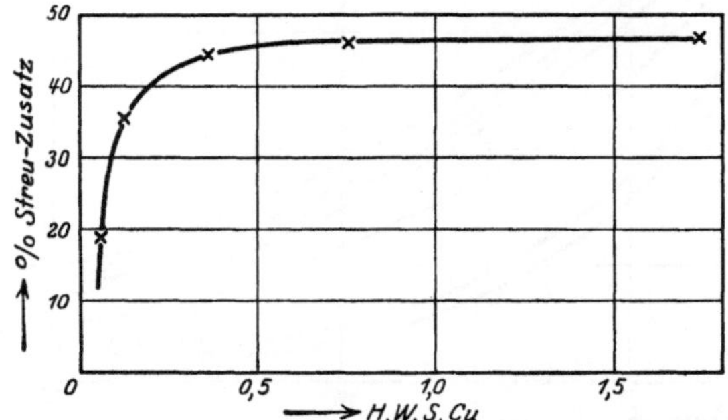

Abb. 65. Streuzusatz an der Oberfläche eines Streukörpers aus Wasser bei einer Feldgröße von 400 cm² in Prozenten der ohne Streukörper gemessenen Intensität in Abhängigkeit von der HWS in mm Cu.

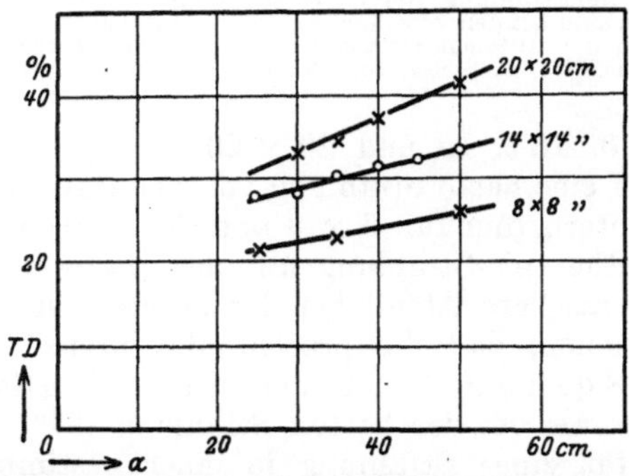

Abb. 66. Die prozentuale Tiefendose TD (Ordinate) bei verschiedenem Fokusoberflächenabstand a (Abszisse) und verschieden großen Feldern. Die 3 Kurven sind mit den Feldgrößen bezeichnet. (Nach FRIEDRICH und KÖRNER.)

Illustration der Zunahme mit der Strahlenhärte. Es ist aus der Kurve ersichtlich, daß diese Zunahme bei kleinen Halbwertschichten sehr rasch erfolgt, während bei größerer HWS sich die Kurve verflacht. Es sei noch erwähnt, daß die Größe des Streuzusatzes auch noch abhängig ist von dem Fokus-Oberflächenabstand und von der Anordnung der Blenden, die zur Begrenzung des Strahlenkegels dienen. So zeigt z. B. Abb. 66 die Zunahme der Intensität in 10 cm Wassertiefe mit steigendem Fokalabstand und zunehmender Feldgröße. Die Kurven von Abb. 64 und 65 gelten für 30 cm Fokus-Oberflächen-Distanz, wenn die Blenden 6 cm oberhalb der Wasseroberfläche angebracht sind. Vgl. in bezug auf Streuzusatz und Rückstreuung folgende Literatur: JAEGER und RUMPP, GREBE und MARTIUS, BREITLÄNDER und JANSSEN, BREITLÄNDER, GLASSER und REITTER, GLOCKER und KAUP, HESS, DESSAUER, LORENZ und RAJEWSKY.

b) Tiefendosen.

Es wurde gezeigt, daß der Intensitätsverlauf im Zentralstrahl bei weit geöffneten Strahlenkegeln in der Tiefe eines leichtatomigen Körpers nicht mehr rechnerisch verfolgt werden kann, sondern daß er experimentell bestimmt werden muß. In Abb. 67 ist die Intensitätsabnahme im Wasser für die Felder

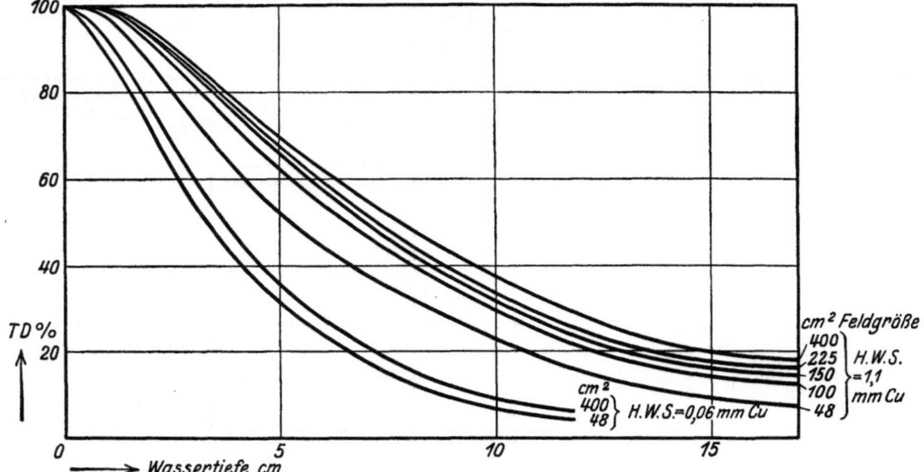

Abb. 67. Intensitätsverlauf im Wasserphantom. Wellenlängenunabhängige Luftwändekammern. Fokusoberfläche 30 cm. Abszisse: cm Wassertiefe, Ordinate: Intensität. Die obere Kurvenschar entspricht einer härteren Therapiestrahlung von HSW = 1,1 mm Cu und einer Homogenität von $\omega = 2{,}0$. Die einzelnen Kurven sind bei den verschiedenen angeschriebenen Feldgrößen ausgemessen. Die unteren 2 Kurven stellen den Intensitätsverlauf einer weichen Oberflächentherapiestrahlung von HWS 0,06 mm Cu und $\omega = 2{,}0$ dar.

6×8, 10×15, 10×10, 15×15 und 20×20 cm² dargestellt. Die obern Kurven beziehen sich auf eine harte Strahlung von der Halbwertschicht 1,1 mm Kupfer ($\omega = 2{,}0$), die untern (nur für 6×8 und 20×20 cm² ausgeführt) auf eine weiche Oberflächentherapie-Strahlung mit der Halbwertschicht 0,06 mm Kupfer ($\omega = 2{,}0$). Der raschere Abfall bei der zweiten ist deutlich. Ebenso lassen die Kurven erkennen, daß die prozentuale Intensitätsabnahme beim Übergang von Feld 6×8 qcm auf 20×20 qcm der weichen Strahlung in 10 cm Tiefe geringer (11%) ist, als bei der harten Strahlung (34%).

Die relative Intensität einer Strahlung in einer bestimmten Wassertiefe wird vielfach als Qualitätsmaß verwendet und mit *prozentualer Tiefendosis* bezeichnet. Meistens wird die prozentuale Tiefendosis (TD) in 10 cm Tiefe angegeben. Aus den verschiedensten praktischen Gründen ist gerade diese Tiefe gewählt worden (HOLFELDER, GLASSER). Da aber unter sonst gleichen Umständen die TD abhängig ist von der Feldgröße, muß noch angegeben werden, bei welchem Einfallsfeld gemessen wurde. Die TD als Qualitätsmaß ist der prozentualen Restintensität als gewisser Sonderfall an die Seite zu stellen.

Sie hat, weil als schwächender Körper Wasser angewendet wird, den früher erwähnten Nachteil der niederatomigen Substanz als Filtermaterial. Dagegen hat ihr Wert den praktischen Vorteil, daß der Streuzusatz mitgerechnet wird dadurch, daß bei großen Feldern, meist 6×8 cm², wie sie in der strahlentherapeutischen Praxis vorkommen, gemessen wird. Die TD allein (mit Feldgrößenbezeichnung) gibt aber auch keine eindeutige Bestimmung des Intensitätsverlaufes. Jedoch wird derselbe durch die Ergänzung mit dem Grad der Heterogenität eindeutig. Strahlungen gleicher TD und gleicher Homogenität werden durch Wasser in gleicher Weise geschwächt, sind also eindeutig definiert. Die Beziehungen der prozentual Tiefendosis in 5, 10 und 14 cm Wasser bei einem Feld von 225 cm² zu der Halbwertschicht und dem Homogenitätsgrad ω sind in der Abb. 68 wiedergegeben.

Die Kurven lassen erkennen, daß die Tiefendosis mit wachsender HWS anfänglich rasch zunimmt, später aber bei größeren Halbwertschichten sich

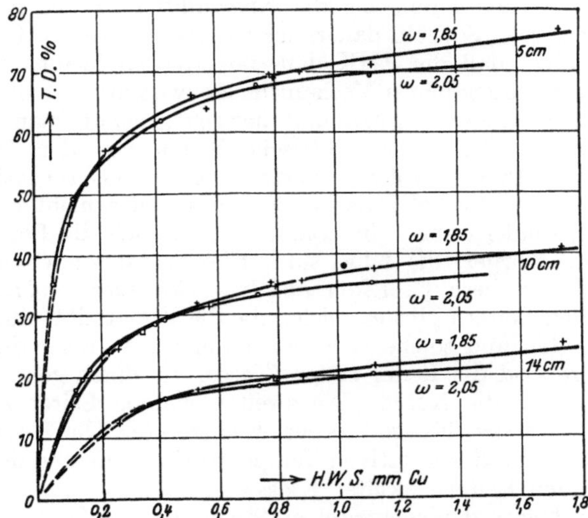

Abb. 68. Beziehungen der prozentualen Tiefendose TD in 5,10 und 14 cm Wassertiefe zur Halbwertschicht und der Homogenität.
Abszisse: HWS in mm Cu, Ordinate TD in Prozent der Oberflächenintensität. Die einzelnen Kurven tragen die Bezeichnung der Wassertiefe und des Homogenitätsgrades.

einem maximalen Grenzwert nähert. Strahlungen, die ein kleines ω aufweisen, zeigen namentlich bei größeren Halbwertschichten einen steilern Anstieg als solche größerer Heterogenität. Im Gebiete hoher Halbwertschichten zeigt die Homogenität sogar eine relativ größere TD-steigernde Wirkung als die Halbwertschicht selbst. Durch die Kurvenschar wird die Bedeutung der Heterogenität bei Strahlung für die Tiefentherapie besonders sinnfällig, indem sie zeigen, daß in Gebieten, wo eine weitere Steigerung der Härte keine Tiefendosenerhöhung mehr bewirkt, diese doch noch gesteigert werden kann durch Herabsetzung der Heterogenität. Mit den Tiefendosenkurven ist die Kette der Beziehungen zwischen Filter, Spannung, Halbwertschicht, Homogenität, Tiefendosen und Intensitätsverlauf in der Wassertiefe für die Tiefentherapiestrahlungen, wo der zeitliche Verlauf der Spannung bei schwerer Filterung keine Rolle spielt, geschlossen und der Anschluß an die Abhängigkeit der Tiefendosen von der Feldgröße und der Intensitätsverteilung außerhalb des Zentralstrahles prinzipiell festgelegt. Abweichungen, die durch Nebenumstände bedingt sind (Filteranordnung usw.) dürften einen untergeordneten Einfluß ausüben.

V. Die Stromquellen zum Betrieb von Röntgenröhren.

A. Grundlegendes aus der Elektrizitätslehre.

Jedem Punkt eines elektrischen Feldes kommt ein bestimmter Zahlenwert zu, der elektrisches Potential genannt wird und der die Arbeit angibt, die aufgewendet werden müßte, um unter Überwindung der elektrischen Anziehungskräfte eine elektrische Ladungseinheit aus dem betreffenden Punkte ins Unendliche zu bringen. Werden zwei Punkte eines elektrisch geladenen Systems von verschiedenem Potentialwert leitend miteinander verbunden, so fließt in dem Leiter ein elektrischer Strom. Die Ursache jedes elektrischen Stromes ist eine *Potentialdifferenz*, deshalb wird letztere auch *elektromotorische Kraft* (EMK) oder *Spannung* genannt. Der elektrische Strom fließt nur so lange, bis die Potentialdifferenz ausgeglichen ist, ähnlich wie ein Wasserstrom zwischen zwei communicierenden, verschieden hoch aufgefüllten Wassergefäßen nur so lange aufrecht erhalten werden kann, bis die Niveaudifferenz der beiden Wasserspiegel ausgeglichen ist. Soll ein dauernder elektrischer Strom fließen, so muß dafür gesorgt werden, daß die EMK dauernd erhalten bleibt. Apparate und Maschinen, die durch irgendeinen Mechanismus bewirken, daß an zwei Punkten ihres Systems eine dauernde Spannung herrscht, nennt man *Stromquellen*. Rein definitionsmäßig fließt der elektrische Strom von den Orten höheren Potentials (positiver Pol) zu solchen niederen Potentials (negativer Pol). Zu den Grundbedingungen eines elektrischen Stromes gehört nicht nur die elektromotorische Kraft, sondern auch eine Bahn, auf der sich die Potentialdifferenz ausgleichen kann. Körper, die fähig sind, Elektrizität zu leiten, nennt man *Leiter*, Körper, denen diese Fähigkeit abgeht, *Nichtleiter*, *Isolatoren* oder *Dielektrica*. Unter den Leitern gibt es solche, die die Elektrizität durch Transport von Elektronen leiten und solche, bei denen Ionen als Träger der Elektrizität fungieren. Erstere sind die Leiter erster Klasse, zu ihnen gehören alle festen Körper, ausgenommen die Kohle. Die zweiten werden Leiter zweiter Klasse genannt, es sind meistens flüssige Körper, Elektrolyte. Die Kohle macht eine Ausnahme, sie ist wegen des negativen Temperaturkoeffizienten des elektrischen Widerstandes zu den Leitern zweiter Klasse zu zählen.

Je besser ein Leiter den elektrischen Strom leitet *(Leitfähigkeit)*, um so rascher ist die Potentialdifferenz ausgeglichen, aber auch einen um so intensiveren Strom läßt er fließen. Die Größe eines elektrischen Stromes (Stromstärke, Intensität) hängt ab von der Größe der Spannung und von der Leitfähigkeit und ist diesen beiden Werten direkt proportional. Statt der elektrischen Leitfähigkeit wird öfter der Begriff des elektrischen *Widerstandes* verwendet. Seine Größe ist der Leitfähigkeit umgekehrt proportional. Die Beziehung von Stromstärke J, Spannung V und Widerstand R ist gegeben in dem OHMschen Gesetz $J = \frac{V}{R}$. Die Größe des Widerstandes ist abhängig von der stofflichen Zusammensetzung der Leiter, von seinem Querschnitt q und von seiner Länge l. $R = \frac{l}{q} \cdot s$. s bedeutet eine Materialkonstante und wird *spezifischer Widerstand* genannt.

In der Technik wird die Spannung in *Volt*, die Stromstärke in *Ampère* und der Widerstand in *Ohm* gemessen. Diese drei Einheiten lassen sich auf die Einheiten der Masse der Länge und der Zeit zurückführen (g-cm-sek-System). So ist die Intensität von 1 Ampère durch denjenigen Strom realisiert, der durch den Leiterquerschnitt pro Sekunde $^1/_{10}$ der elektromagnetischen Einheit der Elektrizitätsmenge transportiert. Die elektromagnetische Einheit der Elektrizitätsmenge, ein COULOMB, ist aber 3×10^{10} elektrostatische Einheiten, welch letztere dadurch definiert wird, daß sie auf eine gleich große Elektrizitätsmenge nach dem COULOMBschen Gesetz im Abstand 1 mit der Einheit der Kraft einwirkt. Liegt andererseits an den Enden eines Leiters mit dem Widerstand 1 Ohm eine Spannung von 1 Volt, so fließt in dem Leiter ein Strom mit der Intensität 1 Ampère. Das Produkt aus Spannung × Stromstärke ergibt die *Leistung* des elektrischen Stromes und wird in der Technik in Watt = Volt × Ampère gemessen. Leistung × Zeit ist die *Arbeit*, die meistens in Kilowattstunden angegeben wird.

Wird eine Elektrizitätsmenge E von bestimmter Größe auf einen Leiter größerer Ausmessung (Konduktor) übertragen, so zeigt der betrachtete Leiter ein bestimmtes elektrisches Potential V, dessen Größe abhängig ist von dem elektrischen Fassungsvermögen des Konduktors, von seiner *Kapazität* C. Und zwar ist das Potential der Kapazität umgekehrt proportional. Es gilt $V = \frac{E}{C}$. Apparate, die die Eigenschaft großer elektrischer Kapazität aufweisen, nennt man *Kondensatoren*. Der einfachste Kondensator wird durch zwei sich parallel gegenüberstehende Platten, die durch ein Dielektrikum getrennt sind, dargestellt. Die Kapazität eines Kondensators, dessen Platten von der halben Oberfläche f eine gegenseitige Distanz d aufweisen, errechnet sich zu $C = \varepsilon \cdot f \cdot \frac{1}{4\pi \cdot d}$, worin ε die *Dielektrizitätskonstante* bedeutet. Sie gibt an, wievielmal größer die Kapazität des Kondensators ausfällt, wenn als isolierende Schicht nicht Luft, sondern ein beliebiges anderes Dielektrikum gewählt wird.

Der Widerstand eines bestimmten Leiters ändert sich mit der Temperatur. Bei Metallen steigt er mit steigender Temperatur (Leiter I. Klasse), bei Kohle und den Elektrolyten nimmt der Widerstand bei steigender Temperatur ab (Leiter II. Klasse). Die Änderung, die ein Widerstand von 1 Ohm bei einer Temperaturänderung von 1^0 erfährt, ist als *Temperaturkoeffizient* definiert. Er beträgt für die gebräuchlichsten Metalle $3 \cdot 10^{-3}$ bis $5 \cdot 10^{-3}$. Eisen zeichnet sich durch einen hohen ($4{,}5-6{,}0 \cdot 10^{-3}$), gewisse Nickel- (Nickelin und Konstanten 0,0 bis $0{,}2 \times 10^{-3}$) und Manganlegierungen (Manganin 0 bis $0{,}03 \cdot 10^{-3}$) durch einen sehr kleinen Temperaturkoeffizienten aus. Diese genannten Legierungen weisen dagegen einen sehr hohen spezifischen Widerstand (Widerstand eines Drahtes von 1 m Länge und 1 qmm Querschnitt in Ohm) auf, weshalb sie zur Konstruktion von Widerständen, *Rheostaten*, Verwendung finden.

Werden verschiedene Widerstände r_1, r_2, r_3 usw. hintereinander geschaltet, so berechnet sich der Gesamtwiderstand R zu $R = r_1 + r_2 + r_3 + \ldots\ldots$ Anders wenn mehrere Widerstände parallel geschaltet sind, d. h. wenn sich an bestimmten Punkten die Strombahn verzweigt. Dann gilt, der KIRCHHOFFschen Regel folgend, die Beziehung $\frac{1}{R} = \frac{1}{r_1} + \frac{1}{l_2} + \frac{1}{r_3} + \ldots\ldots$ und als Konsequenz der Satz: Sind zwei Leiter mit verschiedenen Widerständen parallel geschaltet, so verhalten sich die Intensitäten der in beiden Leitern fließenden Ströme umgekehrt wie ihre Widerstände.

Jeder elektrische Strom übt *magnetische Kraftwirkungen* von bestimmter Richtung und Größe in seiner Umgebung aus (magnetisches Feld). Ein geradliniges Leiterelement ist von magnetischen Kraftlinien umgeben, die in einer zum Leiter senkrechten Ebene diesen kreisförmig umgeben. Blickt man in der Richtung des vom positiven zum negativen Pol fließenden Stromes, so würde sich ein frei beweglicher magnetischer Nordpol auf den Kraftlinien im Sinne des Uhrzeigers bewegen. Bei nicht geradlinigen Leitern summieren sich die einzelnen Kraftlinien im Raum je nach Lage der einzelnen Leiterelemente.

So entspricht z. B. ein vom Strom durchflossenes *Solenoid* (Drahtspule) einem *Stabmagneten*, dessen Pole sich nach einer der bekannten Regeln (*Ampère*sche Schwimmer-Regel, Rechte-Hand-Regel) bestimmen läßt. Die magnetische Wirkung eines elektrischen Stromes läßt sich auch durch die Ablenkung einer Magnetnadel demonstrieren. Darauf beruhen die Instrumente zum Nachweis von Strömen, die Galvanoskope, Tangenten-Bussole usw.

Wenn jeder vom Strom durchflossene Leiter von einem magnetischen Kraftfelde begleitet ist, so müssen sich zwei solche Leiter gegenseitig beeinflussen, da sich zwischen zwei magnetischen Feldern eine Kraft entfalten wird. So kommt es, daß gleichgerichtete parallele Ströme sich anziehen; entgegengesetzt fließende Ströme stoßen einander ab, während gekreuzte Ströme sich parallel zu stellen suchen (AMPÈRE).

Bringt man in das Innere eines Solenoids einen Eisenstab, so wird der Eisenkern bei Stromfluß in den Windungen zu einem kräftigen Magneten. War die magnetische Feldstärke an irgendeinem Punkte des eisenlosen Solenoids $\mathfrak{H}$, so ist sie nach Einbringung des Eisenstabes ganz bedeutend größer. Wenn jetzt die Feldstärke $\mu \cdot \mathfrak{H}$ beträgt, so nennen wir den Faktor μ die *Permeabilität* des Eisens und das Produkt $\mu \cdot \mathfrak{H}$ die *magnetische Indukton* $\mathfrak{B} = \mu \, . \, \mathfrak{H}$. μ kann für weiches Schmiedeeisen Werte bis zu 5000 annehmen. Wird ein Solenoid mit steigender Stromstärke gespiesen, so nimmt die Feldstärke wohl proportional der Intensität zu, die Induktion $\mathfrak{B}$ aber steigt im Anfang mit steigender Feldstärke sehr steil an, um bei höherem $\mathfrak{H}$ sich einem maximalen Grenzwerte zu nähern. Wenn dieser Grenzwert erreicht ist, kann durch Steigerung von $\mathfrak{H}$ keine größere Induktion mehr erzielt werden. Diese Tatsache nennt man *magnetische Sättigung* des Eisens.

Weichstes Eisen hat die Eigenschaft, seinen Magnetismus fast vollständig zu verlieren, wenn das umgebende Solenoid nicht mehr vom Strom durchflossen wird *(temporärer Magnetismus)*. Nicht so der Stahl, dessen Magnetismus nach Unterbruch des Stromes zum größten Teil bestehen bleibt *(permanenter Magnetismus)*. Aber auch bei Weicheisen bleibt eine gewisse magnetische Feldstärke zurück *(Remanenz)*. Auf dieser Tatsache beruht die Erscheinung der *Hysterese*. Läßt man den Strom im Solenoid allmählich ansteigen, so nimmt auch die Induktion $\mathfrak{B}$ entsprechend einer Sättigungskurve zu. Bei kleiner werdender Stromintensität entspricht aber nun im ansteigenden Schenkel der Kurve bei gleicher Stromstärke ein höherer Wert von $\mathfrak{B}$ als bei der Stromzunahme, und wenn die Intensität 0 geworden ist, beobachtet man einen bestimmten Bruchteil des Magnetismus zurückbleiben. Es ist dann eine bestimmte entgegengesetzt elektrische Kraft *(Koerzitivkraft)* notwendig, um $\mathfrak{B}$ auf 0 zu bringen. Man stellt sich die Entstehung eines Magneten ganz allgemein so vor, daß durch die magnetisierende Kraft, die in unmagnetischem Zustande ungeordnet liegenden Elementarmagneten, nach AMPÈRE durch kreisende Elementarströme bedingt, gerichtet werden. Die Tatsache der Hysterese ist der Ausdruck der Arbeit, die zu der Umrichtung aufgewendet werden muß. Die bei der Umsetzung von elektrischer in magnetische Arbeit verloren gegangene Energie wird im Wärme umgesetzt (Erwärmung von Transformatoren).

Befindet sich ein stromdurchflossener Leiter in einem magnetischem Felde, so erfährt derselbe eine Kraftwirkung, die zu einer *Bewegung* desselben führt, wenn er frei beweglich ist. Die Bewegung des Leiters erfolgt stets so, daß er die magnetischen Kraftlinien zu schneiden sucht. Die Bewegung läßt sich nach der Drei-Finger-Regel der linken Hand (FLEMMING) ableiten, die lautet: Werden die drei ersten Finger der linken Hand so gehalten, daß sie unter sich rechte Winkel bilden, so zeigt der Daumen in der Richtung der Bewegung, wenn der

Zeigefinger die Richtung der Kraftlinien und der Mittelfinger die Richtung des Stromes anzeigt. Auf der erwähnten Tatsache beruhen die Drehspulgalvanometer (DEPREZ-D'ARSONVAL) und die Elektromotoren.

Wird umgekehrt ein Leiter im magnetischen Felde so bewegt, daß er Kraftlinien schneidet, so entsteht an seinen Enden eine elektromotorische Kraft, die, wenn ein Stromweg vorhanden ist, zu einem elektrischen Strom führt *(elektrische Induktion)*. Die Richtung des Stromes folgt der Drei-Finger-Regel der rechten Hand, unter Beihehaltung der Zuordnung der Finger und der Richtung von Bewegung, Kraftlinien und Strom. Man hat lediglich die linke Hand durch die rechte zu ersetzen.

Diese Tatsache wird bei der dynamo - elektrischen Maschine verwendet. Statt einen Leiter im magnetischen Felde zu bewegen, kann man auch Stärke und Richtung desselben verändern, wodurch magnetische Kraftlinien entstehen und verschwinden. Jede Änderung der Stärke des magnetischen Feldes bewirkt in einem in ihm liegenden Leiter eine EMK durch Induktion. Da jeder stromdurchflossene Leiter von einem magnetischen Kraftfeld begleitet ist, da mit andern Worten magnetische und elektrische Felder untrennbar miteinander gekoppelt sind, muß auch jeder stromführende Leiter in einem in der Nähe liegenden zweiten Leiter einen induzierten Strom hervorrufen *(gegenseitige Induktion)*. Darauf beruhen die Induktionsapparate, Transformatoren, Telephon und ähnliche Apparate.

Induktion kann aber nicht nur von einem Leiter auf einen zweiten, isolierten stattfinden, sondern auch von jedem Leiter-Element auf ein benachbartes desselben Leiters. Diese Erscheinung nennt man *Selbstinduktion* und die durch sie auftretenden Ströme *Extraströme*. Das LENZsche Gesetz besagt, daß, wenn durch irgendeine Zustandsänderung ein Induktionsstrom entsteht, so ist derselbe stets so gerichtet, daß er die Zustandsänderung zu hemmen sucht. Aus diesem Hemmungsgesetz läßt sich leicht folgendes ableiten. Schließen wir den Stromkreis eines Solenoids, so entsteht im Momente des Schließens durch Selbstinduktion ein Extrastrom, der eine dem Primärstrom entgegengesetzte Richtung aufweist und bewirkt, daß derselbe beim Stromschluß nicht plötzlich auf seinen maximalen Wert ansteigen kann, sondern denselben nur langsam, d. h. in einer gewissen endlichen nach Sekunden gemessenen Zeit erreicht. Der Anstieg wird um so langsamer sein, je größer die Windungszahl des Solenoids, weil durch Vermehrung der Windungen die Stärke des Extrastromes zunimmt. Dasselbe geschieht beim Öffnen des Primärstromes. Es entsteht ein Selbstinduktionsstrom, der das plötzliche Absinken der Intensität auf 0 verhindert, und diesen Vorgang nur allmählich vor sich gehen läßt. Man hat die Selbstinduktion eines Leiters in Analogie mit der Trägheit einer Masse gesetzt, indem diese verhindert, daß z. B. ein schweres Schwungrad einer einwirkenden drehenden Kraft nicht plötzlich folgt, sondern dieses nur langsam seine maximale Geschwindigkeit erreichen läßt.

Wir hatten bis anhin vorausgesetzt, daß die betrachtete Stromquelle so beschaffen sei, daß ihre beiden Pole stets ein gleichsinniges Potential aufweisen, daß also ein zwischen den Polen fließender Strom stets die gleiche Richtung aufweise (*Gleichstrom*). Diese Voraussetzung ist jedoch keineswegs immer erfüllt, im Gegenteil, die technischen Stromquellen sind heute meistens derartig konstruiert, daß der Ladungssinn ihrer Pole nach bestimmten Gesetzen wechselt *(Wechselstrom)*. Am weitaus häufigsten erfolgt der Spannungswechsel aus technischen Gründen nach dem Sinus-Gesetz, d. h. derart, daß die EMK dem Sinuswert proportional ist, wenn der Winkel φ von 0 auf 360^0 anwächst. Vom Nullpunkte ($\sin 0^0 = 0$) ausgehend wächst die Spannung im Anfang rasch, später langsamer, um (bei $\sin 90^0 = 1$) ein Maximum zu erreichen. Von da an nimmt die Spannung symmetrisch zum aufsteigenden Ast wieder ab, bis sie den Wert Null (sin. $180^0 = 0$) erreicht hat. Jetzt wechselt die EMK ihren Sinn, der Strom kehrt seine Richtung um, steigt in der neuen Richtung erst steiler, dann langsamer bis zu einem Maximum an ($\sin 270^0 = -1$), um entsprechend wieder auf 0 abzufallen ($\sin 360^0 = 0$). Die *Periodenzahl* ist diejenige Zahl, die angibt, wie oft ein solcher Umlauf pro Zeiteinheit zustande kommt. Die *Wechselzahl* ist doppelt so groß; sie gibt an, wie oft in der Zeiteinheit die Stromrichtung sich umkehrt.

Die oben angegebenen Größen der Spannung, der Stromstärke und des Widerstandes haben für den Wechselstrom einen etwas anderen Sinn und ebenso tritt die Bedeutung von Kapazität und Selbstinduktion mehr in den Vordergrund.

Ein bestimmter Spannungswert wirkt beim Wechselstrom nur in einem ganz bestimmten Zeitmoment und hat somit keinen bestimmenden Wert für den Verlauf der Spannung, da die Spannung sämtliche Werte zwischen 0 und dem Maximalwert durchläuft. Es empfiehlt sich deshalb für einen sinoidalen Wechselstrom, entweder die Maximalspannung V_{max} oder den effektiven Wert (quadratischer Mittelwert) V_m anzugeben. Das Verhältnis der beiden Größen ist für den sinoidalen Wechselstrom $\frac{V_{max}}{V_m} = \sqrt{2} = 1{,}414$ (vgl. S. 197). Was für die Spannung Geltung hat, gilt auch für die Stromstärke, nämlich

$$\frac{J_{max}}{J_m} = \sqrt{2}.$$

Wir hatten gesehen, daß die Selbstinduktion elektrisch die Rolle der trägen Masse spielt. Kreist ein Wechselstrom in einem Solenoid, so hat er nicht nur den früher besprochenen Ohmschen Widerstand zu überwinden, sondern es gesellt sich zu diesem der sog. *induktive Widerstand* oder die *Induktanz*. Der gesamte Widerstand, den ein Solenoid einem Wechselstrom bietet, wird *scheinbarer Widerstand* genannt. Naturgemäß ist die Induktanz um so größer, je größer die Selbstinduktion L wird. Da aber eine um so größere Gegenspannung durch Induktion erregt wird, je rascher die Änderung der Stromstärke erfolgt, so ist der induktive Widerstand, somit auch der Gesamtwiderstand, zudem noch abhängig von der Periodenzahl oder der Frequenz ν des Wechselstromes. Statt der Frequenz wird oft die Winkelgeschwindigkeit $\omega = 2\pi \cdot \nu$ angegeben. Der Gesamtwiderstand, der *Impedanzwiderstand* eines in einem Leiter mit Selbstinduktion fließenden Wechselstromes errechnet sich somit aus der Beziehung: $R_1 = \sqrt{R^2 + \omega^2 \cdot L^2}$ und das Ohmsche Gesetz lautet beim Wechselstrom $J_1 = \frac{V}{\sqrt{R^2 + \omega^2 \cdot L^2}}$.

Legen wir an eine Kapazität (Kondensator) eine Gleichspannung, so lädt sich diese auf die Spannung der Stromquelle auf. Während der Aufladung fließt ein Strom, der aber mit dem Moment sistiert, wo der Kondensator aufgeladen ist. Eine Kapazität hat also für den Gleichstrom den Widerstand $R = \infty$. Dem Wechselstrom gegenüber bietet aber ein Kondensator keine absolute Schranke, indem dieser wechselweise aufgeladen, entladen und entgegengesetzt wieder aufgeladen usw. wird, dank der wechselnden Richtung des Wechselstromes. Der Widerstand, den ein Kondensator einem Wechselstrom bietet, ist umgekehrt proportional seiner Kapazität und der Periodenzahl. Fließt ein Wechselstrom in einem Stromkreise mit dem Ohmschen Widerstand R und mit einer zusätzlichen Kapazität C, so ist der Gesamtwiderstand $R_2 = \sqrt{R^2 + \frac{1}{\omega^2 \cdot C^2}}$. Der Ausdruck $\frac{1}{\omega C}$ wird *Reaktanz* genannt.

Müßte endlich ein Wechselstrom einen OHMschen Widerstand, eine Selbstinduktion und eine Kapazität der Reihe nach passieren, so wäre der Gesamtwiderstand $R_3 = \sqrt{R^2 + \left(\omega L - \frac{1}{\omega C}\right)^2}$.

Auch die Leistung eines Wechselstromes ist nicht wie beim Gleichstrom einfach durch das Produkt von Volt × Ampère gegeben. Dank der Selbstinduktion tritt nämlich eine *Phasenverschiebung* des Stromes gegenüber der Spannung ein, die dadurch zustande kommt, daß der Strom durch die auftretende induktive Gegenspannung verzögert wird. Ist φ der Phasenwinkel, um den der Strom gegen die EMK verschoben ist, so ist die Leistung in der Gleichung $W = V \cdot J \cdot \cos\varphi$ gegeben.

Der Winkel φ der Phasenverzögerung errechnet sich aus $\mathrm{tg}\,\varphi = \frac{\omega L}{R}$. Im Gegensatz dazu wird durch eine in den Stromkreis geschaltete Kapazität eine Phasenverschiebung erreicht, deren Betrag aus der Beziehung $\mathrm{tg}\,\varphi = \frac{1}{\omega C}$ folgt. Kapazität und Selbstinduktion wirken in bezug auf die Phasenverschiebung von Strom gegen Spannung entgegengesetzt und es kann der Fall eintreten, daß sich die beiden Komponenten gegenseitig aufheben. In diesem Falle hätten wir eine maximale Stromleistung zu erwarten, wenn in der oben gegebenen Gleichung für die Leistung, $\cos\varphi$ den Wert 1 angenommen hat. Die Phasenverschiebung eines mit Selbstinduktion und Kapazität versehenen Stromkreises ist nämlich gegeben in der Gleichung $\mathrm{tg}\,\varphi = \frac{\omega L - \frac{1}{\omega C}}{R}$ und die Wirkungen von L und C heben sich, wie durch einfache Umformung ($\mathrm{tg}\,\varphi = 0$ gesetzt) aus der obigen Gleichung leicht zu zeigen ist, dann auf, wenn die Zeit für eine Periode T der folgenden Gleichung genügt: $T = 2\pi \cdot \sqrt{L \cdot C}$.

Wäre andererseits die Phasenverschiebung $\varphi = 90^0$, dann würde in dem Leiter ein sog. *wattloser Strom* fließen, d. h. eine bestimmte Elektrizitätsmenge würde, ohne daß sie Arbeit leistet, ($\cos\varphi = 0$) hin und her pendeln. Dieser Fall kann nur eintreten, wenn der OHMsche Widerstand = 0 zu setzen ist oder doch wenigstens gegenüber der Induktanz verschwindend klein wird.

Ein in einem aus Selbstinduktion und Kapazität bestehenden System hin und her pendelnder wattloser Strom nennt man auch *elektrische Schwingung*. In Wirklichkeit wird eine elektrische Schwingung nicht sehr lange bestehen können, sie wird gedämpft, sei es, daß der OHMsche Widerstand nicht = 0 ist (praktisch ist er es nie) oder daß in der Nähe des schwingenden Systems sich Leiter befinden, denen durch Induktion elektromotorische Kräfte erteilt werden. Wird aber die so veräußerte (Streuung, Wärme) elektrische Energie auf irgendeine Weise ersetzt, so kann eine elektrische Schwingung beliebig lange aufrecht erhalten werden. Die *Eigenschwingungszahl* bzw. die Zeit einer Eigenschwingung ist durch die Gleichung $T = 2\pi\sqrt{C \cdot L}$ bestimmt.

Ähnlich wie ein Pendel durch Kräfte, die in geeignetem Rhythmus wiederkehren, zu äußerst großem Ausschlag gebracht werden kann, so ist es auch möglich, daß in einem schwingenden elektrischen System durch Impulse von außen sog. *Überspannungen* erzeugt werden können. Dies wird namentlich dann erreicht, wenn *Resonanz* der von außen wirkenden rhythmischen Kräfte mit der Eigenschwingung eingetreten ist, d. h. wenn die erregende Stromquelle die gleiche Frequenz oder ein vielfaches derselben aufweist, wie die Eigenschwingung des Systems selber.

B. Technisches.

Zum Betrieb von Röntgenröhren sind wir auf elektrische Energie von hoher Spannung angewiesen. Diese zu liefern sind folgende Apparate imstande.

1. *Hochspannungsbatterien*, aus irgendwelchen Elementen zusammengesetzt, können für den praktischen Gebrauch wegen der hohen Anschaffungs- und Unterhaltungskosten nicht in Frage kommen.
2. *Elektrisiermaschinen* sind ebenfalls weniger geeignet. Sie sind dennoch vereinzelt angewendet worden, genügen aber den heutigen Ansprüchen in keiner Weise mehr.
3. *Hochfrequenzströme* wurden schon von Röntgen zur Erregung von Röntgenstrahlen benutzt. Neuerdings werden wieder Hochfrequenzapparate für Röntgenzwecke angeboten.
4. *Induktoren.*
5. *Transformatoren.*
6. *Kondensatorenladung.*

1. Der Induktorapparat mit Unterbrecher.

Konstruktion und Wirkungsweise.

Um einen aus Eisenblechen zusammengesetzten weichen Eisenkern K (Abb. 69) sind einige wenige Lagen eines dicken Drahtes als Primärspule P ge-

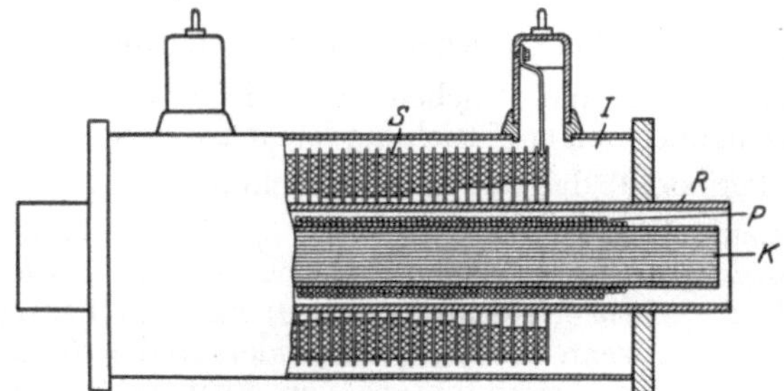

Abb. 69. Schema eines Funkeninduktors (s. Text).

wickelt. Von diesem elektrisch gut isoliert findet sich um das isolierende Rohr R, in eine Isolationsmasse J eingebettet, die Sekundärspule S in mehreren 10000 Windungen, deren Enden an die Polhörner geführt sind.

Es wurde früher erwähnt, daß beim Entstehen und Verschwinden eines magnetischen Feldes in jedem in demselben befindlichen Leiter eine EMK induziert wird, so z. B. wenn in der eben skizzierten Anordnung ein Gleichstrom in der Primärspule geschlossen oder geöffnet wird. Bei stationären magnetischen Verhältnissen, also sowohl im unmagnetischen wie z. B. im maximal magnetisierten Zustande des Eisenkerns, wird in der Sekundärspule keine elektromotorische Kraft induziert, sondern, wie gesagt, lediglich während der *Änderung* des magnetischen Kraftlinienflusses. Die induzierte Spannung ist dann aber um so höher, je größer die Änderungsgeschwindigkeit oder, wie man sich auch anschaulich ausdrücken kann, je mehr Kraftlinien in der Zeiteinheit geschnitten werden, wenn man sich unter „einer Kraftlinie" ein ganz bestimmtes Maß der magnetischen Feldstärke vorstellt. Da aber die Zahl der Kraftlinien mit zunehmendem Strom in der Primärspule zunimmt, so ist die Induktionsspannung unter anderem von dem Verlauf der Primärintensität abhängig. Wir hatten schon früher gesehen, daß der Anstieg des Stromes in einem Solenoid wegen der Selbstinduktion nur langsam, in Sekunden, auf sein Maximum erfolgt. Es wird deshalb wegen der relativ geringen Änderungsgeschwindigkeit der magnetischen Kraftlinien eine nur relativ niedrige Spannung in der Sekundärspule induziert werden können. Im Gegensatz dazu tritt die Öffnung des Primärstromes plötzlich ein. Die Magnetisierung des Eisens sinkt rasch auf 0 ab, die Kraftlinienänderungsgeschwindigkeit ist groß und entsprechend ist die bei der Öffnung des Stromes induzierte Spannung eine relativ hohe. Der beim Unterbruch fließende Strom ist dem Schließungsstrom entgegengesetzt gerichtet, weil die Sekundärwindungen in entgegengesetzter Richtung geschnitten werden (Drei-Finger-Regel der rechten Hand).

Da bei jedem Unterbrecher (vgl. S. 275) beim Unterbruch des Primärstromes zwischen den öffnenden Kontakten ein Lichtbogen von kleinerer oder größerer Länge gezogen wird, so wird dadurch die Zeit der Unterbrechung verlängert, die Öffnung geschieht nicht augenblicklich, sondern in einer gewissen kleinen aber endlichen Zeit. Diese Tatsache bewirkt eine Verkleinerung der Änderungsgeschwindigkeit der Kraftlinien und somit eine Herabsetzung der sekundären Öffnungsspannung. Der Bogen wird zum großen Teil durch den in der Primärspule entstehenden Extrastrom unterhalten. Deshalb wird, wie in der Abb. 71 gezeigt, parallel zur Unterbrechungsstelle ein Kondensator geschaltet, der den Extrastrom der Öffnung aufnehmen soll. Dieser Kondensator bewirkt nun, daß nach Öffnung des Primärstromes der Primärkreis über die Kapazität geschlossen ist. Durch diese Anordnung haben wir sämtliche Bedingungen erfüllt, die zum Auftreten von elektrischen Schwingungen nötig sind. Wir haben einen Schwingungskreis vor uns, der aus den hintereinander geschalteten Elementen der Selbstinduktion (Primärspule) und der Kapazität (Kondensator) besteht und der über die Gleichstromquelle geschlossen ist. Es sind also alle Voraussetzungen für die Entstehung von Eigenschwingungen gegeben. Diese treten denn auch auf, wie Abb. 70 zeigt. Durch magnetische Streuung (S. 276) und durch den Ohmschen Widerstand sind dieselben zwar sehr stark gedämpft, zumal wenn die sekundäre Seite noch über irgendeinen Stromverbraucher, z. B. eine Röntgenröhre, geschlossen ist. Die ausgezogene Linie der Abb. 70 gibt den Intensitätsverlauf des Primärstromes, die gestrichelte denjenigen der sekundären Spannung wieder. Die beiden Kurven zeigen, daß Strom und Spannung in ihrem Verlauf große Ähnlichkeit aufweisen. Durch den Induktor hinkt aber die Sekundärspannung dem primären Strom um eine Viertelperiode nach. Diese Phasenverschiebung von 90^0 hat ihren Grund in der Wirkungsweise des Induktorapparates und hängt zusammen mit den Gesetzen der Induktion. Wenn bei sinusförmigem Ablauf der Primärstromes derselbe sein Maximum hat, so ist der Sekundärstrom = 0, weil in diesem Moment die durch den ersten bedingte Änderung der Kraftlinienzahl = 0 ist. Umgekehrt muß aus dem gleichen Grunde der Sekundärstrom ein Maximum aufweisen, wenn der primäre = 0 ist, weil hier die Intensitätsänderung am größten, der Verlauf der Kurve des Primärstromes am steilsten ist. Der sekundäre Spannungsverlauf stellt eine erste Ableitung des Primärverlaufes dar.

Neben der Intensität und deren Ablauf ist für die Maximalspannung eines Induktors noch die Zahl der Windungen der Sekundärspule oder besser das Verhältnis der Zahl der sekundären zu den primären Windungen maßgeblich. Die Spannungserhöhung im Induktor ist diesem Quotienten direkt proportional.

Es wurde früher hervorgehoben, daß gewisse Röhrentypen, alle Ionenröhren und die Elektronenröhren, bei denen die Antikathode zum Glühen kommt (Tiefentherapieröhren mit Kühlung durch Strahlung) vor Stromstößen, die von der Kathode zur Anode fließen würden, zu schützen sind. Der sekundäre Induktorstrom ist kein Gleichstrom, sondern ein Wechselstrom, oft sehr komplizierten Verlaufes (Abb. 70). Es müssen aber auch in diesem Falle Schutzmaßnahmen getroffen werden, umgekehrte Spannungsimpulse von der Röhre fernzuhalten.

Vorrichtungen, die dazu dienen, die falsche Stromrichtung abzuhalten, nennt man *Ventile*, solche, die bewirken, daß die negativen Phasen in positiver Richtung durch die Röhre geleitet werden, *Gleichrichter*. Beim Induktorstrom lohnt sich eine Gleichrichtung aus dem Grunde nicht, weil ja die meiste Energie, namentlich aber die für die Entstehung der Röntgenstrahlen an der Antikathode so wichtige höchste Spannung von der ersten Öffnungswelle geliefert wird (vgl. Abb. 70). Die Ausnutzung der folgenden negativen und positiven Wellen würde, weil sie dank der Dämpfung von bedeutend niedrigerer Spannung sind, nur eine Inhomogenisierung der Strahlung und eine Herabsetzung der Strahlenausbeute zur Folge haben. Deshalb beschränkt man sich auf die Ausnutzung der ersten Öffnungshalbwellen. Als Ventile kommen sämtliche später besprochenen Anordnungen in Betracht. Am besten eignet sich beim Induktor eine *rotierende Ventilfunkenstrecke*, die mit dem eben zu besprechenden rotierenden Unterbrecher mechanisch gekoppelt ist, und die den Sekundärkreis im Zeitpunkte der primären Öffnung schließt. Alle andern Impulse werden dadurch von der Röhre abgehalten (Siemens Ölinduktor). Beim Symmetrieapparat (Abb. 72), der heute noch ab und zu auch zu dermatologischen Bestrahlungen

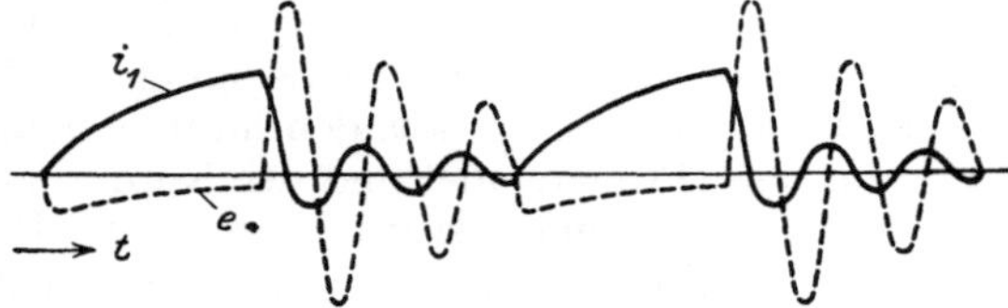

Abb. 70. Strom und Spannungsverlauf im Induktor.
i_1 primäre Stromstärke; e sekundäre Spannung; Abszisse: Zeit, t.

Verwendung findet, ist eine in Stickstoffathmosphäre laufende feststehende Ventilfunkenstrecke (Spitze — Platte) zwischen den beiden symmetrisch angeordneten Induktorspulen eingesetzt.

Eine COOLIDGE-Röhre mit kalter Antikathode (Wasserkühlung) kann direkt an den Induktor angeschlossen werden (Ventilwirkung der Elektronen-Röhren), ebenso unter Umständen ein Ionenrohr, wenn die Summe sämtlicher negativer Impulse von kleinem Energieinhalt (kurze Zeit, geringe Spannung) ist. Durch verschiedene Kunstgriffe kann diese Forderung erfüllt werden. Einmal kann die Zahl der Unterbrechungen pro Zeiteinheit gesteigert werden, dies jedoch nicht unbeschränkt; das Optimum der Unterbrechungszahl liegt bei etwa 40—50 Unterbrüchen in der Sekunde. Durch die Steigerung der Zahl der Unterbrechungen wird einerseits die Leistung des Apparates erhöht, andererseits aber kommen in kleinen Zeiten ceteris paribus weniger Eigenschwingungswellen zustande. Durch Vergrößerung der dem Unterbrecher parallel geschalteten Kapazität wird ferner die Schwingungsdauer der Eigenschwingung erhöht und so ist es möglich, durch günstige Bemessung des Kondensators einerseits und durch passende Erhöhung der Unterbrechungszahl zu erreichen, daß die Schließung des Primärstromes gerade nach Ablauf der ersten Öffnungswelle erfolgt. Der Schließungsimpuls ist bekanntlich viel kleiner und würde gegebenenfalls, wenn keine Ventilvorrichtung vorhanden wäre, wenig schaden. Es ist weiter zu beachten, daß ein Ventil um so besser sperrt, je geringere Spannungen es abzuhalten hat. Deshalb ist es von Vorteil, die Eigenschwingungen möglichst intensiv zu dämpfen, was durch Erhöhung der sekundären Leistung geschehen kann.

Wir hatten bis anhin nur von den Vorgängen bei der Öffnung und bei der Schließung des Primärstromes gesprochen. Um in bestimmten Zeitabständen Stromschluß und -unterbruch folgen zu lassen, bedient man sich eines in der Primärleitung mit dem Induktor in Serie geschalteten Unterbrechers. Als solcher diente früher der WAGNERsche Hammer oder eine nach diesem Prinzip gebaute ähnliche Vorrichtung. Auch mechanische, besonders angetriebene Unterbrecher, bei denen ein Metallstab rhythmisch in Quecksilber getaucht wurde, waren in Gebrauch. Alle diese Formen, auch der elektrolytische WEHNELT-Unterbrecher, sind heute aus der Praxis verschwunden und bedeutungslos geworden. Soweit in neuerer Zeit überhaupt noch Induktorapparate in Gebrauch sind, werden diese mit einem rotierenden Quecksilberunterbrecher ausgestattet. Die Rotation desselben wird durch einen Motor bewerkstelligt. Er betreibt eine mit seiner Achse direkt oder mittels Saite gekoppelte vertikale

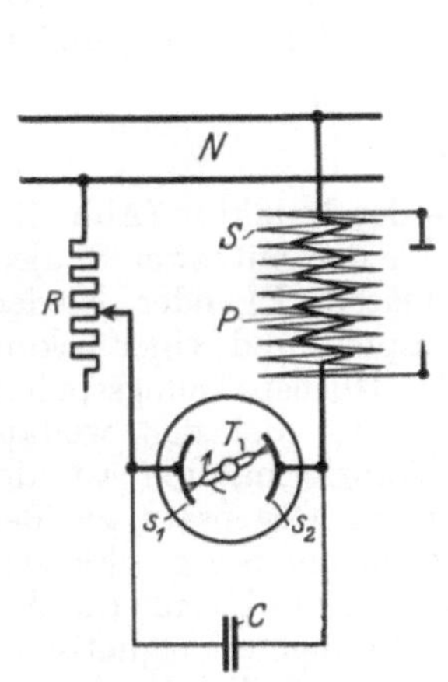

Abb. 71. Schaltbild eines Induktorapparates mit Unterbrecher. N Gleichstromnetz, R regulierbarer Vorschaltwiderstand, T rotierender Quecksilberunterbrecher, S_1 und S_2 feststehende Segmente desselben, C der Unterbrechungsstelle parallel geschaltete Kapazität, P Primär-, S Sekundärspule des Induktors.

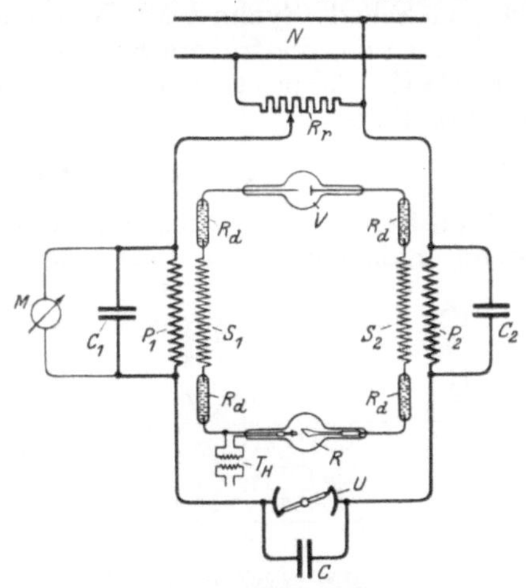

Abb. 72. Schaltschema des Symmetrieapparates. N Gleichstrom- oder Wechselstromnetz, R_r Potentiometer zur Regulierung der Primärspannung, C_1 und C_2 Kondensatoren parallel zu den Primärspulen P_1 und P_2, C Kondensator parallel zum rotierenden Unterbrecher U, T_H Heiztransformator zur Röntgenröhre R, V Ventil im Sekundärkreis, S_1 und S_2 Sekundärspulen der beiden symmetrischen Induktoren, R_d hochohmige Widerstände zum Schutze des Sekundärkreises gegen Überspannungen, M Spannungshärtemesser.

Welle, die zwei Röhrchen oder offene Rinnen (Konstantunterbrecher) trägt. Die eine, untere, achsennahe Mündung derselben taucht in einen Quecksilbernapf. Nach oben divergieren die beiden in der Achsenebene gelegenen Rohre nach außen und tragen an ihrem oberen, äußeren Ende eine Düse. Durch die Drehung der Welle mit den Düsen erfährt das in dem untern Teil der Röhrchen sitzende Quecksilber eine Zentrifugalbeschleunigung, wird dadurch hochgetrieben und spritzt aus den Düsen in den von einem Gehäuse umschlossenen Raum. Das Quecksilber spritzt entweder gegen das Gehäuse und fällt in den Napf zurück. An bestimmten Stellen dagegen sind paarige Segmente angebracht, die von dem Quecksilberstrahl getroffen werden. Ist letzteres der Fall, so wird der Strom, der an einem Segment zu-, vom anderen weggeführt wird, durch das Quecksilber hindurch geschlossen. Zur Vermeidung der früher besprochenen Funken an den Unterbrechungsstellen wird die Unterbrechung in Leuchtgas bewerkstelligt, das dank seines Wasserstoffgehaltes als besonders günstig für diesen Zweck befunden wurde. Der Induktorapparat kann nicht nur mit Gleichstrom, sondern auch mit Wechselstrom betrieben werden. Als Antriebsmotor für den Quecksilberunterbrecher wird dann ein Synchronmotor verwendet und die Segmente werden so gestellt, daß ein Stromschluß stets in derselben positiven Phase des primären Wechselstroms stattfindet, und zwar im ansteigenden Schenkel der Stromkurve. Die Öffnung erfolgt zweckmäßig etwas nach dem Maximum, d. h. dann, wenn der in der Spule fließende Strom sein etwas verzögertes Maximum erreicht hat (Neo-Symmetrie-Apparat).

Zum Regulieren der Spannung des Induktorapparates wird am zweckmäßigsten ein Vorschaltwiderstand in den primären Stromkreis eingefügt. Beim Symmetrieapparat wird die Primärspannung an einem Spannungsteiler abgegriffen (Abb. 72). Im folgenden seien noch ohne weitere Bemerkungen zwei Bilder der gebräuchlichsten Schaltung von Induktorapparaten angegeben.

Induktorapparate stellen her: Klingelfuß, Basel, die frühere Firma Reiniger, Gebbert und Schall (Symmetrie-, Neo-Symmetrie- und Gleichspannungs-Neo-Symmetrieapparat), die frühere Röntgenfirma Siemens und Halske, Berlin (Ölinduktor), Gaiffe, Gallot et Pilon, Paris, Ropiquet, Hazart et Roycourt, Amiens und Massiot, Paris.

2. Der Transformatorapparat.

Der Transformator ist prinzipiell gleich gebaut wie der Induktor (Abb. 73). Er besteht ähnlich wie dieser aus einem Eisenkern K, der mit zwei Spulen, einer primären (P) oder Niederspannungsspule und einer sekundären oder Hochspannungsspule S umwickelt ist. Bei den weitaus meisten Transformatoren ist der Eisenkern im Gegensatz zu den Induktoren magnetisch geschlossen. Die Schließung des Eisenkernes hat den Vorteil geringerer magnetischer Streuung, denn die Kraftlinien verlaufen dann dank der erheblich höheren Permeabilität des Eisens gegenüber der Luft fast vollständig in dem geschlossenen Kern. So kommt es denn, daß beim Verschwinden und Entstehen der Kraftlinien sozusagen sämtliche Windungen, die um den Kern gelegt sind, geschnitten werden. Dadurch wird einmal der Nutzeffekt des Transformators erhöht, denn es wird keine Primärenergie dazu verbraucht, um Kraftlinien entstehen zu lassen, die sekundärseitig keine induktive EMK hervorrufen.

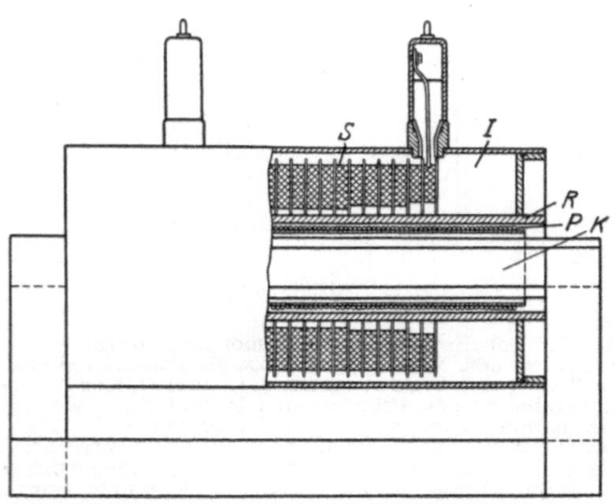

Abb. 73. Schema eines Transformators mit geschlossenem Eisenkern. (Bezeichnungen wie in Abb. 69.)

Ein weiterer Vorteil des geschlossenen Eisenkernes liegt in folgendem. Denken wir uns den Transformator primärseitig von einem sinoidalen Wechselstrom gespiesen, ohne daß sekundärseitig Strom entnommen wird. Der Transformator läuft dann leer. In allen um den Kern gelegten Windungen wird eine induktive elektromotorische Gegenkraft erregt, die in jedem Zeitmoment nur um ein geringeres niedriger ist als die jeweilige Primärspannung, die aber letzterer entgegengerichtet ist. Die Stromstärke, die bei Leerlauf in der Primärspule fließt, ist also sehr gering (Leerlaufstrom). Sie ist nicht 0, weil zum Magnetisieren (Hysterese) des Eisens eine gewisse Energie nötig ist (Eisenverlust). Ebenso müssen die Ohmschen Widerstände im Primärkreis überwunden werden (Kupferverlust). An den sekundären Klemmen des Transformators herrscht aber auch bei Leerlauf eine bestimmte maximale oder effektive Spannung. Wird nun sekundärseitig Strom entnommen, so sinkt die Spannung je nach der Größe der Belastung ab (prozentualer Spannungsabfall).

Diese Tatsache hat einen doppelten Grund. Einmal sind jetzt auch in der sekundären Spule Kupferverluste zu decken, weil der OHMsche Widerstand beim Stromfluß nun zur Geltung kommt. Ein weiterer Grund liegt aber in der magnetischen Streuung der Kraftlinien. Je größer die Streuung, desto größer wird der Spannungsabfall bei Belastung des Transformators. Deshalb sind Transformatoren mit geschlossenem Eisenkern solchen mit offenem oder Induktoren vorzuziehen. Es wurde schon bemerkt, daß durch Verringerung der Streuung der Nutzeffekt steigt und bei guten Röntgentransformatoren den Wert von 90% erreichen kann. Ebenso bewirkt die Herabsetzung der Streuung eine Verkleinerung des Spannungsabfalls, indem aus der primären Stromquelle, sofern diese leistungsfähig genug ist, weitere Energie entnommen wird. Durch die Belastung des Transformators wird die induktive Gegenspannung im Primärkreis herabgesetzt, entsprechend dem Energieverbrauch auf der Sekundärseite. An den Klemmen der Primärspule liegt deshalb eine größere EMK, die unter sonst gleichen Umständen zu einer größeren Stromstärke führt. Es kann nicht unerwähnt bleiben, daß nicht nur die induzierte Spannung zu sinken braucht, sondern es kann sich auch die Phase der induzierten Spannung gegenüber derjenigen der Primärspannung verschieben.

Die Verhältnisse sind hier ganz ähnlich wie bei der Umwandlung von elektrischer Energie in mechanische beim Elektromotor. Wenn derselbe leer läuft, wird in den Ankerwindungen ebenfalls durch die Rotation eine Gegen-EMK erregt, die den Wert der primären fast erreicht und sie bis auf einen kleinen Rest aufhebt. Bei Leerlauf wird also auch hier nur wenig Strom verbraucht. Bei mechanischer Belastung sinkt die Gegenspannung, weil die Rotationsgeschwindigkeit kleiner wird, die Differenz gegenüber der Netzspannung wird größer, die Stromstärke entsprechend ebenfalls, und der Motor entnimmt die zur Überwindung des mechanischen Widerstandes notwendige Energie aus dem Netz in Form von elektrischer Energie.

Das Verhältnis von Primärspannung zu Sekundärspannung, das sogenannte Übersetzungsverhältnis ist wie beim Induktor auch beim Transformator ceteris paribus durch das Verhältnis der Windungszahlen der primären und sekundären Wicklung gegeben. Grundsätzlich kann durch die Wahl des Windungszahlenverhältnisses jedes Übersetzungsverhältnis realisiert werden. Bei Hochspannungstransformatoren, wie sie in der Röntgentechnik Verwendung finden, von denen sehr hohe sekundäre Spannungen verlangt werden, muß auf die Isolation besondere Sorgfalt verwendet werden. Es ist vor allem die Isolation zwischen Nieder- und Hochspannungsseite (R) ausreichend zu wählen, um ein Überschlagen und damit die Gefährdung der den Apparat bedienenden Person zu verhindern. Die Isolierung der einzelnen Windungen gegeneinander, der einzelnen übereinander gewickelten Lagen und der einzelnen Spulen, in die die Sekundärspule eines Hochspannungstransformators meistens aufgelöst ist, hat lange Zeit Schwierigkeiten bereitet, ist aber heute durch Verwendung von Öl in einwandfreier Weise gelöst. Da die Isolierfähigkeit eines Dielektricums mit zunehmender Temperatur stark abnimmt, ist eine Erwärmung des Transformators zu vermeiden. Dies kann am besten dadurch geschehen, daß der Eisenkern, wie besprochen, geschlossen wird. Dadurch wird der Nutzeffekt vergrößert. Je kleiner nämlich der Nutzeffekt, um so größer die Erwärmung, weil die ganze im Transformator scheinbar verlorene Energie in Wärme umgewandelt wird.

Die Regulierung der sekundären Transformatorenspannung kann auf zwei verschiedene Wege geschehen, entweder durch einen Vorschaltwiderstand oder durch Vorschalten eines sogenannten Stufentransformators. Das Schaltschema mit Vorschaltwiderstand ist in Abb. 71 gegeben, nur ist an Stelle des Induktors der Transformator einzusetzen. Abb. 74 dagegen gibt das Schema für den Fall der Anwendung eines Stufentransformators. Das Übersetzungsverhältnis desselben ist meistens sehr klein, oft 1 : 1. Er ist so ausgebildet, daß, wie das Schema A zeigt, je nach Wahl sekundärseitig eine verschieden große Zahl von Windungen, also eine verschieden hohe Spannung abgegriffen werden kann. Der Transformator kann als sogenannter Autotransformator gebaut sein, d. h. er kann nur aus einer auf geschlossenem Eisenkern aufgewickelten Spule bestehen. Es werden dann die in diesen Windungen selbst induzierten Extraströme auf den Hochspannungstransformator geleitet. Ein Schema dieser Anordnung gibt Abb. 74 B.

Schaltungsarten von Transformatoren.

a) *Direkter Anschluß.* Verkehrte Spannungsimpulse müssen von der Röhre ferngehalten werden, wenn die angelegte Maximalspannung einen gewissen

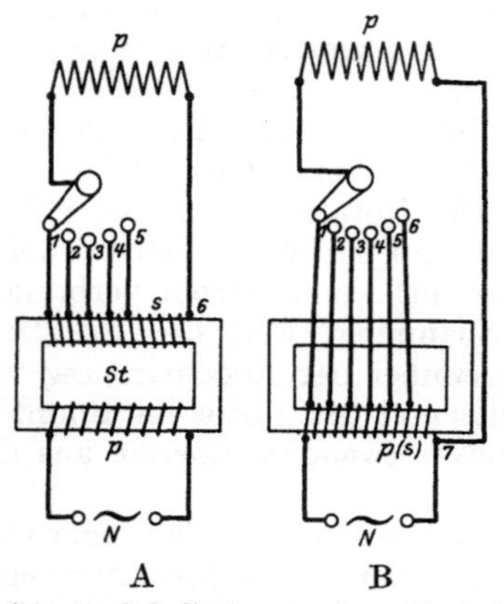

Abb. 74. A Schaltschema eines Stufentransformators St. N Wechselstromnetz. Durch Stellung der Kurbel auf die Kontaktstellen 1—5 können verschiedene Spannungen auf die Primärspule P des Hochspannungstransformators gegeben werden. B Autotransformator.

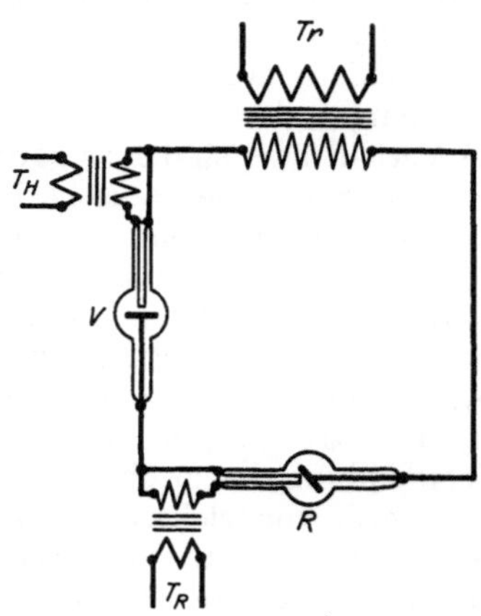

Abb. 75. Halbwellenschaltung mit einem Glühventil in Serie. Tr Hochspannungstransformator, V Glühventil, Th Heiztransformator für das Ventil, Tr Heiztransformator für die Röntgenröhre R.

Wert überschreitet. Dies ist vor allem bei älteren, stark angestochenen Röhren zu beachten, weil die feinen Spitzen der Antikathode leicht zum glühen kommen. Dadurch wird verkehrten Spannungsimpulsen der Weg durch die Röhre frei gegeben. Wird eine kleinere Leistung, d. h. eine geringere Spannung verlangt, so kann eine Coolidge-Röhre mit gekühlter Antikathode direkt an die Klemmen des Transformators angeschlossen werden (Halbwellenbetrieb).

Halbwellenapparate ohne Ventil sind: Die sog. Weichstrahlapparate verschiedener Röntgenfirmen. Die Exploratoren von Siemens und Halske, die kleinern Heliodorapparate früher der Veifa-Werke, bzw. von Reiniger, Gebbert und Schall, jetzt der Sireva, der Meteorapparat von Hofmann-Bräuer, Erlangen, der Coolinan der Sanitas Elektr.-Ges., Berlin, Diax von Koch und Sterzel, A.-G., Dresden, Monek von Ropiquet, Hazart und Roycourt, Amiens, sowie Type T.B. von Gaiffe, Gallot et Pilon, Paris. Ferner gehören in diese Klasse alle transportablen Apparate wie sie von den Firmen Sireva, Sanitas, Roewag

Bern usw. hergestellt werden; außerdem die Apparate Sol und Solmagnus von Martin und 'Sigray A.G., Budapest, der Diaphos von L. Schulmeister, Wien, sowie der Diag und Klein-Diag von O. Sommer, Wien.

b) *Ein Ventil in Serie.* Übersteigt die verwendete Spannung einen bestimmten Wert, so daß eine mit ihr betriebene Röhre diesen nicht mehr zu drosseln vermag oder dadurch Schaden leiden würde, müssen Vorkehren getroffen werden, die negative Phase auf andere Weise zu sperren. Der eine Weg ist der bei der *Hartstrahlmaschine* (Elektr.-Ges. Sanitas) begangene, daß nämlich durch besondere Konstruktion der primären Stromquelle ein unsymmetrischer Spannungsverlauf geschaffen wird, so daß dann die Phase mit niedrigerem Maximum von der Röhre selbst noch gedrosselt werden kann. Eine andere Art, die falsche Phase abzuhalten, ist der beim Induktor besprochene durch einen Synchronmotor betriebene Nadelschalter im Hochspannungskreis, der den letzteren nur dann schließt, wenn der richtige Spannungssinn auf die Röhre wirksam wird. An Stelle des Nadelschalters kann auch wie in Abb. 75 ein Glühventil (S. 284) mit der Röhre in Serie geschaltet werden. Unter die Halbwellenapparate mit einem Ventil sind zu zählen: Groß-Heliodor von Siemens, Reiniger, Veifa, Ventil-Meteor von Hofmann-Bräuer, Ventil-Diax von Koch und Sterzel, Ventil-Coolinan der Elektr.-Ges. Sanitas, Sinek von Ropiquet und Type S-1 von Gaiffe, Gallot et Pilon, ferner der Megadiag und der Diakap in Diagnostikschaltung von O. Sommer, Wien. Ebenso wird die früher zum Betrieb der Lilienfeldröhre verwendete Radiosilex-Apparatur (Koch und Sterzel) meist in Halbwellenschaltung gebraucht (500 Perioden).

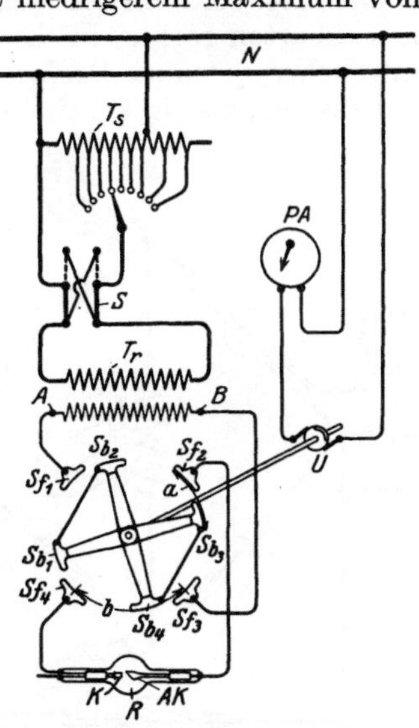

Abb. 76. Schaltschema eines rotierenden Gleichrichters in einer Ebene. N Wechselstromnetz, T_s Stufentransformator, S Polwender, Tr Hochspannungstransformator, A und B Sekundärklemmen desselben, die mit den beiden gekreuzten, festen Segmenten Sf_1 und Sf_2 leitend verbunden sind. Von Sf_3 und Sf_4 wird die pulsierende Gleichspannung für die Röntgenröhre R abgenommen. Sb_1 bis Sb_4 bilden die beweglichen in einer Ebene liegenden Segmente des Gleichrichters. Je zwei benachbarte sind miteinander verbunden. U rotierende Kontaktstellen für den Polaritätsanzeiger PA.

Bei allen sogenannten Halbwellenapparaten nach dem eben geschilderten Prinzip ist nur die eine Halbperiode belastet. Um gleiche mittlere Stromstärke zu erreichen, muß der Glühfaden der Röntgenröhre kräftiger geheizt werden, damit die Emission desselben ausreiche. Die in der Arbeitsphase dem Brennfleck zugemutete Momentanbelastung muß deshalb doppelt so groß werden. Dadurch wird der Verschleiß der Röhren größer, die auf eine Phase beschränkte Belastung um so größer und entsprechend der Spannungsabfall bei Belastung größer. Dieser Nachteile wegen werden die Halbwellenapparate heute nur noch für geringe Leistungen verwendet (Diagnostik, Oberflächentherapie).

c) *Rotierende Gleichrichter.* Mehr Ansehen genießen die mit Gleichrichtern ausgestatteten Apparate. Jeder Gleichrichter hat den Zweck, die negative Phase in richtiger Richtung der Röhre zuzuführen, d. h. sie umzukehren. Die Gleichrichtung kann auf mechanischem oder elektrischem Wege bewerkstelligt werden. Der rotierende Gleichrichter ist als solcher in einer oder in zwei Ebenen ausgebildet; Abb. 76 gibt eine schematische Darstellung der ersten Art. Er besteht aus einem rechtwinkligen Kreuz (oder einer Kreisplatte) aus isolierendem Material, das an seinen vier Enden metallene Segmente trägt. Im Kreuzungspunkte der vier Arme sitzt die zur Ebene des Kreuzes senkrecht stehende Achse, die zum Antrieb der ganzen Vorrichtung dient und andererseits mit einem Synchronmotor mechanisch verbunden ist. Die Segmente sind paarweise leitend miteinander verbunden und streichen bei Rotation bei vier weitern feststehenden Segmenten, die in der gleichen Ebene gelegen und vom Mittelpunkt des Kreuzes um je 90° abgedreht sind, vorbei. Die Kuppelung mit dem Motor muß so eingestellt sein, daß im Maximum der sekundären Spannung je ein feststehendes und ein bewegliches Segment einander genau gegenüberstehen. Die Schaltung geht aus dem Schema 76 hervor. Durch die bewegliche Anordnung wird ein feststehendes Segment in der einen Halbperiode mit dem benachbarten rechts, in der darauffolgenden mit dem benachbarten links oder umgekehrt, je nach Drehrichtung, verbunden. Der Gleichrichter stellt nichts anderes dar, als ein kontinuierlich betriebener Polwender, der bei jedem Wechsel der sekundären Stromrichtung diese in die ursprüngliche Richtung wendet. Da der Synchronmotor auf die negative wie die positive Phase in gleicher Weise anspricht, ist es möglich, daß der mit ihm gekoppelte Gleichrichter den Strom in falscher Richtung durch die Röhre leiten würde, je nachdem, in welche Phase der Motor bei Erreichung des Synchronismus zufällig fällt. Deshalb wird bei rotierenden Gleichrichtern ein Polaritätszeiger angebracht. Er besteht aus einem Drehspulinstrument, das mit einem auf der rotierenden Achse angebrachten Kontakt verbunden ist. Durch diesen letzteren werden stets die positiven oder negativen Halbperioden auf das Instrument geleitet, so daß der Zeiger nach links oder nach rechts ausschlägt, je nach der Polarität. Durch das Umstellen eines Polwenders im Primärkreis kann dann die richtige Polarität wieder erreicht werden für den Fall, daß sie falsch war. Zu den Apparaten mit rotierenden Gleichrichtern in einer Ebene gehören folgende Typen: Universalapparat Siemens und der Heliopan von Siemens - Reiniger - Veifa, die Transverterapparate Koch und Sterzel, Coolinan-Rotor und Motograph der Elektr.-Ges. Sanitas, ferner die Apparate mit rotierendem Gleichrichter (contact tournant) der Firmen Gaiffe, Gallot et Pilon und Ropiquet, ebenso der Rotadiag und der Rotastat von O. Sommer, Wien.

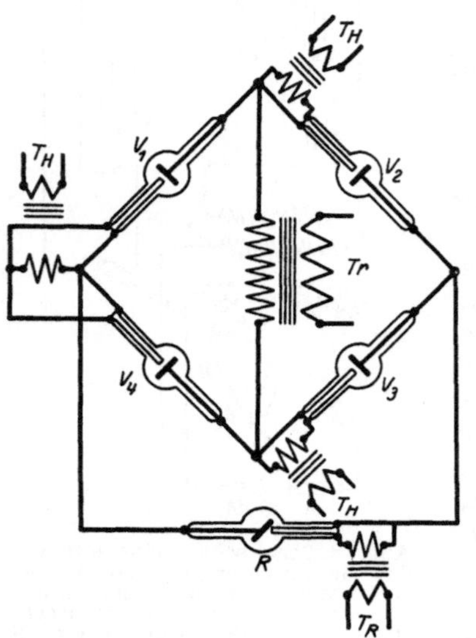

Abb. 77. GRÄTZsche Schaltung mit 4 Ventilröhren.
Tr Hochspannungstransformator, V_1 bis V_4 Ventilröhren. R Röntgenröhre, TH Heiztransformatoren für die Ventile, TR Heiztransformator für die Röntgenröhre.

Beim Multivoltapparat Siemens-Reiniger-Veifa ist der Hochspannungstransformator in zwei Teile geteilt, die auf zwei hintereinander geschaltete Gleichrichter arbeiten. Dadurch wird die Spannungsbelastung der Gleichrichter auf die Hälfte herabgesetzt.

Bei den in zwei Ebenen gebauten Gleichrichteranordnungen ist einfach das einebenige Kreuz getrennt. Je zwei gegenüberliegende Segmente sind leitend miteinander verbunden und rotieren in je einer Ebene. Die Anordnung findet beim Monopanapparat, Veifa und beim Neo-Intensiv-Reform-Apparat Verwendung. Durch eine besondere Schaltung (DESSAUER) mit 2 × 2 hintereinander geschalteten Transformatoren ist bei diesem Apparat die Spannungsbeanspruchung des Isoliermaterials auf $^1/_4$ herabgesetzt (Transformator mit Steuerung der Durchschlagsbeanspruchung).

Die rotierenden Gleichrichter haben einige schwerwiegende Nachteile: 1. zeigt sich ein erheblicher Verschleiß aller rotierender Teile; 2. durch das Auftreten von Funken wird das ganze elektrische System des Apparates zu Eigenschwingungen angeregt, die bei Resonanz starke Überspannungswellen hervorrufen können; 3. bedingen die Funkenstrecken einen nicht unerheblichen Spannungsabfall. Alle diese Nachteile fallen bei der Glühventilgleichrichtung dahin.

d) *Gleichrichtung mit Glühventilen.* Auch mit Glühventilen ist es möglich geworden, eine Gleichrichtung des Wechselstromes in pulsierenden Gleichstrom zu erzielen. Die Umkehrung der negativen Phase geschieht durch vier Ventile in GRAETZscher Schaltung, die aus dem Schema von Abb. 77 ohne weiteres hervorgeht. Die Wirkungsweise ist aus der Abbildung zu ersehen. Ventil-Apparate mit GRAETZscher Schaltung sind: Polyphos (Pandoros) der Siemens,

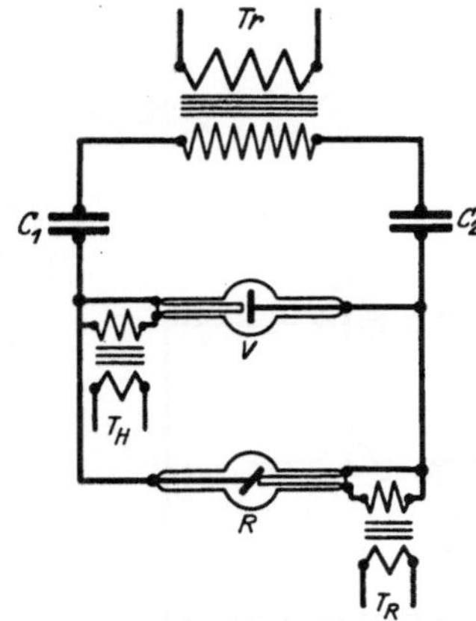

Abb. 78. VILLARD-Schaltung mit einem Ventil und 2 Kondensatoren.
Tr Hochspannungstransformator, C_1 und C_2 Kondensatoren, V Glühventil mit Heiztransformator TH, TR Heiztransformator für die Röntgenröhre R.

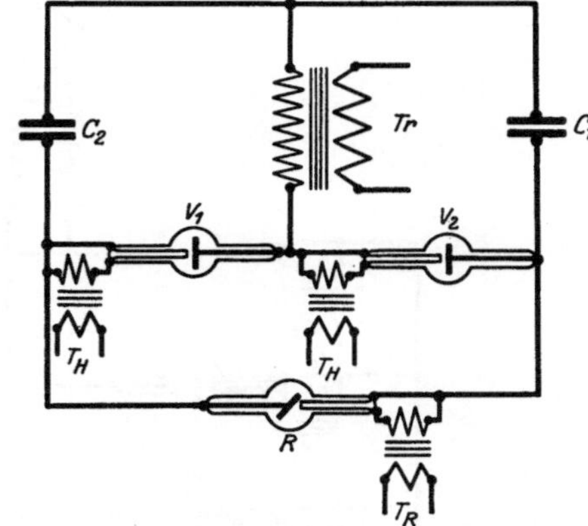

Abb. 79. GREINACHER-Schaltung mit 2 Ventilen und 2 Kondendatoren, Spannungsverdoppelung.
Tr Hochspannungstransformator, TH Heiztransformatoren für die Glühventile, V_1 und V_2, C_1 und C_2 Kondensatoren, TR Heiztransformator für die Röntgenröhre R.

Reiniger, Veifa, Meteopan und 4-Ventil-Meteor-Gleichrichter von Hofmann-Bräuer, Radio-Ventil von Koch und Sterzel, Novograph der Elektr.-Ges. Sanitas, die Type S 4 der Gaiffe, Gallot et Pilon und Quadrek von Ropiquet. In diese Klasse gehört auch das Megatron von O. Sommer, Wien.

e) *Apparate, die konstante, kontinuierliche Gleichspannung liefern.*

α) Die eben besprochenen Gleichrichteranordnungen geben eine intermittierende Gleichspannung an den Enden ihres Systems. Durch Einschalten einer Kapazität von bestimmtem Ausmaß parallel zur Röntgenröhre kann eine mehr oder weniger konstante kontinuierliche Gleichspannung der ganzen Apparatur: Gleichrichter + Kondensator, entnommen werden. Die parallel geschaltete Kapazität hat den Zweck, die einzelnen Teilladungen, die der Gleichrichter abgibt, aufzunehmen und sich dann kontinuierlich über die Röhre zu entladen. Die Konstanz der resultierenden Gleichspannung ist um so besser, je geringer die Belastung des Apparates und je größer die Kapazität des Kondensators. Als Kondensatoren werden von den Röntgenfirmen teils Batterien von Leydenerflaschen, teils einzelne Kondensatoren größerer Abmessungen verwendet (Gleichspannungsneointensivapparat, Veifa; Gleichspannungssymmetrie, Reiniger-Gebbert und Schall).

β) In der VILLARD-Schaltung werden ein Ventil und zwei Kondensatoren nach Abb. 78 geschaltet. Die beiden Kondensatoren liegen mit der Röntgenröhre in Serie, während ein Glühventil nach den Kondensatoren parallel zur Röhre eingesetzt ist. Damit wird erreicht, daß in der einen Halbperiode der Strom ungehindert durch das Glühventil hindurchtritt und dabei die Kondensatoren aufgeladen werden. In der zweiten Halbperiode sperrt das Ventil, die Spannung gleicht sich über die Röhre aus. Die Schaltung weist einige Eigentümlichkeiten auf. Einmal ist die an der Röhre liegende Spannung annähernd doppelt so hoch wie die Transformatorspannung, weil sich zu dieser noch die Kondensatorspannung der vorhergehenden Halbperiode hinzu addiert. Der einzelne Kondensator hat nur $^1/_4$ der zur Wirkung kommenden Spannung zu tragen. Die Apparate (Therapie-Heliodor, Siemens-Reiniger-Veifa, Therapie-

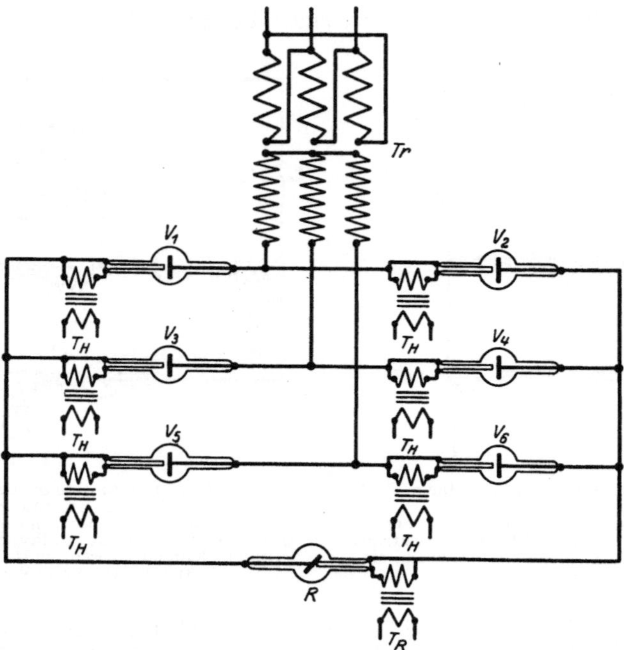

Abb. 80. Drehstromgleichrichtung. Tr Hochspannungstransformator, TH Heiztransformator für die 6 Ventile $V_1 - V_6$, TR Heiztransformatoren für die Röntgenröhre R.

Coolinan der E. G. Sanitas, sowie Diakap in Therapieschaltung von O. Sommer, Wien) gleicht einem Halbwellenapparat, liefert aber dank der Kondensatoren zeitlich nahezu konstante Gleichspannung. Für ihn haben also die früher erörterten Nachteile des Halbwellenapparates in bezug auf Brennflecküberlastung keine Geltung, wohl aber ist der Transformator nur halbwellig belastet.

γ) Die heute gebräuchlichste Schaltung für Tiefentherapieapparate für konstante kontinuierliche Gleichspannung ist die von GREINACHER und DELON angegebene und in der schematischen Abb. 79 veranschaulichte.

Die beiden Kondensatoren C_1 und C_2 werden über die beiden Ventile V_1 und V_2 in zwei aufeinanderfolgenden entgegengesetzt gerichteten Halbperioden gegensinnig aufgeladen, und zwar jeder Kondensator auf ein Potential, das der vollen Transformatorspannung entspricht. Die Entladung der Kapazitäten erfolgt dann über die Röntgenröhre kontinuierlich. Die Schaltung ermöglicht also ebenfalls eine Spannungsverdoppelung, indem an den Klemmen des ganzen

Systems annähernd die doppelte Transformatorspannung herrscht. Der zeitliche Verlauf der Spannung weist nur bei Leerlauf absolute Konstanz auf. Die Größe der Fluktuation der Spannung bei Belastung, die dadurch bedingt ist, daß von einer Aufladung zur andern die Kondensatorspannung dank der kontinuierlichen Entladung etwas absinkt, ist von verschiedenen Momenten abhängig. Einmal ist sie um so größer, je größer die Belastung durch die Röhre, weil durch einen großen Strom in einer bestimmten Zeit eine größere Entladung zustande kommt. Dann aber ist sie um so größer, je größer die Frequenz der Transformatorspannung, denn je kürzer die Zeit von einer Ladung zur andern, um so geringer die Entladung der beiden Kapazitäten. Und endlich ist die Spannung um so konstanter, je größer die Kapazität der Kondensatoren. Zu den Apparaten mit GREINACHER-Schaltung sind zu zählen: Stabili-Volt (Pandoros) der Siemens, Reiniger, Veifa, Radiokonstant I und II von Koch und Sterzel, Ultra-Meteopan von Hofmann-Bräuer, Constantos der E. G. Sanitas, ferner Uni-Quadrek und das „meuble générateur“ von Ropiquet und der „générateur à tension constante“ von Gaiffe, Gallot et Pilon, ferner liefern konstante kontinuierliche Gleichspannung die Apparate: Monopan mit Nadelgleichrichter der frühern Firma Veifa, und der Kontinu-Volt der frühern Firma Reiniger, Gebbert und Schall, sowie der Megakap von O. Sommer, Wien.

δ) *Drehstromapparate.* In neuerer Zeit wird mit Hilfe von 6 Ventilröhren auch der Dreiphasenwechselstrom nach dem Schema in Abb. 80 gleichgerichtet. Die resultierende Gleichspannung ist kontinuierlich, aber nicht konstant dadurch, daß die drei Phasen um 120° gegeneinander verschoben sind. (Titanos von Koch und Sterzel, Trifas der E. G. Sanitas.)

3. Hilfsapparate.

Die Unterbrecher- sowie die rotierenden Gleichrichtereinrichtungen sind früher erwähnt und besprochen worden. Die Meßinstrumente (Spannungs- und Strommesser) werden von SCHREUS im folgenden Kapitel abgehandelt. Es bleibt noch übrig, kurz auf zwei Hilfsapparate einzugehen, die dank der Entwicklung der Röhren- wie auch der Apparatetechnik immer mehr an Bedeutung gewinnen, auf die Heiztransformatoren und die Glühventile.

a) Heizstromquellen.

Dadurch, daß heute fast überall die Ionenröhren durch die COOLIDGE-Röhren ersetzt werden, gewinnen auch die Heizstromquellen an praktischer Bedeutung und auf deren Ausbau wurde mehr und mehr größere Sorgfalt verwendet. Jede Niederspannungsquelle kann als Heizstromquelle dienen, wenn deren Konstruktion es gestattet, diese isoliert von der Umgebung in den Hochspannungskreis einzuschalten. Es kommen als Heizstromquellen in Betracht:

α) *Dynamomaschinen*, die durch isolierende Welle mit einem Motor gekuppelt sind. Die Regulierung der Heizstromstärke kann durch Regulierung der Tourenzahl des antreibenden Motors erfolgen. Diese Anordnung ist aber zu umständlich, als daß sie in der Praxis Eingang gefunden hätte.

β) *Isoliert aufgestellte Akkumulatorenbatterien.* Die Regulierung wird mittelst eines Rheostaten bewerkstelligt, der durch ein isolierendes Gestänge bedient werden kann. Die Akkumulatorenheizung hat gegenüber der Heizung mit Transformatoren den Vorteil der absoluten Konstanz der von ihnen abgegebenen Heizströme und deren Unabhängigkeit von der Netzspannung. Jedoch ist die Bedienung der Akkumulatoren unhandlich und unter Umständen (Raumverhältnisse) ihre Anbringung nicht durchführbar. Deshalb werden heute vorwiegend Transformatoren verwendet.

γ) Heiztransformatoren. Bei ihrer Konstruktion muß zwei Punkten Rechnung getragen werden. Einmal müssen sie isoliert aufgestellt sein, dann aber werden geringe Ansprüche an ihre Leistung gestellt (maximal 200 Watt sekundär). Der erste Punkt bedingt, daß die Primärspule von der sekundären, die ja mit einem Pol an die Kathode des Hochspannungstransformators angeschlossen ist, isoliert aufgestellt sein muß, damit die hohe Spannung nicht auf die Primärspule gelangen kann (Gefährdung der den Schalttisch bedienenden Person). Die Isolation kann durch feste Isolatoren bewerkstelligt werden. Einige Firmen ziehen es jedoch vor, die Heiztransformatoren als Öltransformatoren auszubauen.

Der Trockentransformator ist natürlich leichter und kann irgendwo an die Hochspannungsleitung (z. B. in der Wanddurchführung) eingebaut werden. Wegen der geringen zur Heizung von Glühkathodenröhren erforderlichen Leistung braucht der dazu dienende Transformator keinen geschlossenen Eisenkern zu haben. Die Regulierung des Heizstromes geschieht durch einen Vorschaltwiderstand im Primärkreis. Die Glühfäden von Röntgenröhren sind meist so bemessen, daß bei 10—14 Volt Klemmenspannung etwa 3—5 A, fließen. Die Ventilröhren benötigen eine größere Leistung, nämlich bei 10—14 Volt Spannung bis zu 9 A.

b) Glühventile.

Sie sind prinzipiell gleich gebaut wie die Elektronenröhren und bestehen aus einer Glühkathode und einer tellerförmigen Anode. Entsprechend ihrem Zweck, dem Strom nur in der einen Richtung, d. h. von der Anode zur Kathode den Durchgang zu gestatten, muß dafür gesorgt werden, daß die Anode nicht zum Glühen kommt. Dies kann aber aus folgendem Grunde leicht erreicht werden. Um dem Strom einen möglichst geringen Widerstand zu bieten, muß die Elektronenemission des Glühfadens durch vermehrte Heizung ohnehin gesteigert werden um zu erreichen, daß stets eine genügende Zahl von Elektronen zur Elektrizitätsleitung vorhanden ist. Da der Widerstand der Ventilröhre also absichtlich sehr gering gemacht wird, liegt auch an den Polen derselben eine nur geringe Spannung von einigen wenigen Kilovolt. Die Zahl der durch den Röhrenstrom bewegten Elektronen ist wohl dank der großen Emission, eine sehr erhebliche, ihre Geschwindigkeit aber eine sehr geringe. Also ist auch die Wärmeproduktion an der Anode eine geringe und ebenso die Produktion von Röntgenstrahlen verschwindend klein. Bei optimaler Heizung des Glühfadens ist, wie gesagt, der Spannungsabfall im Ventil nur wenige Kilovolt. Die Tatsache ist auch vom apparatetechnischen Standpunkt aus von Bedeutung, weil ja diese Spannung von der nutzbaren Röhrenspannung in Abzug zu bringen ist. Ganz anders, wenn die Heizung der Ventile ungenügend ist. Durch Herabsetzung der Heizung sinkt auch die Emission von Elektronen, der Widerstand der Röhre steigt und dementsprechend erhöht sich auch die an ihren Polen liegende Spannung; die Elektronen prallen mit größerer Geschwindigkeit auf die Anode auf und erzeugen dort Wärme und Röntgenstrahlen. Die Anode wird zur Antikathode und das Ventil zur Röntgenröhre. Da die Anode im allgemeinen nur durch Leitung gekühlt wird, erhitzt sie sich erheblich. Dadurch kann sie zum Glühen kommen und die Ventilröhre hat dann ihre Eigenschaften als solche verloren, weil sie nicht mehr fähig ist, Spannungen, die von der Kathode zur Anode gerichtet sind, zu drosseln. Bei ungenügender Heizung einer Ventilröhre wird die Anode durch die aufprallenden Elektronen auch bald angestochen und das Ventil wird unbrauchbar. Zur Heizung von Glühventilröhren werden meistens die gleichen Heiztransformatoren, wie sie für die Röntgenröhren verwendet werden, benutzt.

c) Drosselspulen und hochohmige Widerstände.

Zum Schutze der Hochspannungsapparatur gegen Überspannungswellen werden oft in den Stromkreis Drosselspulen und hochohmige Widerstände eingeschaltet. Die ersteren bestehen einfach aus einigen wenigen Windungen eines metallenen Leiters. Sie bieten den oscilatorischen Schwingungen, dank ihrer hohen Selbstinduktion einen sehr großen scheinbaren Widerstand. Dies deshalb, weil die Frequenz der Eigenschwingung des elektrischen Systems eine große ist, wogegen die relativ niederfrequente, gleich gerichtete Spannung in der Drosselspule einen niedrigeren Widerstand findet. Die hochohmigen Wasserwiderstände wirken dagegen durch ihren hohen OHMschen Widerstand in ähnlicher Weise wie die Drosselspulen.

Literatur.

(Siehe auch Literaturverzeichnis der Beiträge SCHREUS und HALBERSTAEDTER.)

Handbücher, Lehrbücher, zusammenfassende Darstellungen.

BAERWALD, H.: Die physikalischen Grundlagen der Strahlentherapie in H. MEYERs Lehrbuch der Strahlentherapie. Bd. 2, S. 1. Berlin und Wien: Urban u. Schwarzenberg 1925. — BEHNKEN, H.: Die Röntgendosimetrie in P. LAZARUS' Handbuch der gesamten Strahlenheilkunde. Bd. 1, S. 196. München: J. F. Bergmann 1928.

DESSAUER, F. und M. BRENZINGER: Röntgenapparate und Röntgenröhren in H. MEYERs Lehrbuch der Strahlentherapie. Bd. 1, S. 361. Berlin und Wien: Urban u. Schwarzenberg 1925. — DESSAUER, F. und B. RAJEWSKY: Die Verteilung und Umwandlung der Strahlenenergie im biologischen Medium in P. LAZARUS' Handbuch der gesamten Strahlenheilkunde. Bd. 1, S. 216. München: J. F. Bergmann 1928.

EDER, J. M.: Ausführliches Handbuch der Photographie. 3. Aufl. Halle: Knapp. — EGGERT, J.: Einführung in die Röntgenphotographie. 4. Aufl. Leipzig: S. Hirzel 1928.

GEIGER, H. und K. SCHEEL: Handbuch der Physik. Bd. 14, 17, 19—24. Berlin: Julius Springer. — GLASSCHEIB, S.: Die Röntgentechnik in Diagnostik und Therapie. Berlin: Julius Springer 1929. — GLOCKER, R.: Die physikalischen Grundlagen der Röntgentherapie (Apparatur und Schutzeinrichtungen) in P. LAZARUS' Handbuch der gesamten Strahlenheilkunde. Bd. 1, S. 177. München: J. F. Bergmann 1928. — GREBE, L.: Die Spektroskopie in der medizinischen Röntgenologie in Ergebnisse der medizinischen Strahlenforschung von HOLFELDER, HOLTHUSEN, JÜNGLING und MARTIUS. Bd. 1, S. 147. Leipzig: Georg Thieme 1925. — GRIMSEHL, E.: Lehrbuch der Physik. 6. Aufl. Leipzig und Berlin: J. B. Teubner 1923. — GROSSMANN, G.: Physikalische und technische Grundlagen der Röntgentherapie. Berlin und Wien: Urban u. Schwarzenberg 1925.

HOLTHUSEN, H.: (a) Physikalische Sensibilisierung. Erg. med. Strahlenforschg **1**, 383. Leipzig: Georg Thieme 1925. (b) Physik der Röntgenstrahlen in H. MEYERs Lehrbuch der Strahlentherapie. Bd. 1, S. 237. Berlin und Wien: Urban u. Schwarzenberg 1925.

KÜSTNER, H.: Die Ionisationsmessung der Röntgenstrahlen. Erg. med. Strahlenforschg **1**, 175. Leipzig: Georg Thieme 1925.

LAUE, M. v.: Die Interferenz der Röntgenstrahlen. OSTWALDs Klassiker. Leipzig: Akadem. Verlagsgesellschaft 1923. — LENARD, P.: Quantitatives über Kathodenstrahlen aller Geschwindigkeiten. Heidelberg: C. Winter 1925. — LUDEWIG, P.: Die physikalischen Grundlagen des Betriebes von Röntgenröhren mit dem Induktorium. Berlin und Wien: Urban u. Schwarzenberg 1923.

MARX, E.: Kathodenstrahlen und Röntgenstrahlen in Handbuch der Radiologie. Bd. 5. Leipzig: Akadem. Verlagsges. 1919.

OSTWALD, W.: Lehrbuch der allgemeinen Chemie. 2. Aufl. Leipzig: Akad. Verlagsgesellschaft 1911.

POHL, R.: Die Physik der Röntgenstrahlen. Braunschweig: Vieweg 1912. — POHL, R. und P. PRIENGSHEIM: Die lichtelektrischen Erscheinungen. Slg. Vieweg H. 1 (1914).

RAPP, H.: Technische Grundlagen der Röntgentherapie in H. MEYERs Lehrbuch der Strahlentherapie. Bd. 2, S. 25. Berlin und Wien: Urban u. Schwarzenberg 1925. — RÖNTGEN, W. C.: Grundlegende Abhandlungen über die X-Strahlen. Würzburg: Curt Kabitzsch 1915.

SIEGBAHN, M.: Spektroskopie der Röntgenstrahlen. Berlin: Julius Springer 1924. — SOMMERFELD, A.: (a) Atombau und Spektrallinien. 4. Aufl. Vieweg 1924. (b) Atom, Elektron, Ion, Strahlenenergie in P. LAZARUS' Handbuch der gesamten Strahlenheilkunde. Bd. 1, S. 96. München: J. F. Bergmann 1928.

Wintz, H. und W. Rump: Die physikalischen und technischen Grundlagen der Röntgenstrahlentherapie in H. Meyers Lehrbuch der Strahlentherapie. Bd. 4, S. 167. Berlin und Wien: Urban u. Schwarzenberg 1929.

Originalien.

Abegg, R.: Arch. wiss. Photogr. **1**, 15 (1899). — Ahmad, N. und E. C. Stoner: Proc. roy. Soc. **106**, 8 (1924). — Allen, S. J. M.: Physic. Rev. **24**, 1 (1924). — Audubert, R.: Ann. Physique **18**, 5 (1922).

Bär, R.: Ann. Physik **57**, 161 (1918). — Bassler: Ann. Physik **28**, 808 (1909). — Becker, A.: Ann. Physik **12**, 124 (1903); **13**, 394 (1904). — Becker, A. und H. Holthusen: Strahlenther. **12**, 331 (1921). — Becker, J. A.: Physic. Rev. **20**, 134 (1922); **22**, 320 (1923). — Behnken, H.: (a) Z. Physik. **3**, 48 (1920). (b) Techn. Z. Physik. **2**, 153 (1921). — Berg und Ellinger: Wiss. Veröff. Siemens-Konzern **2**, 331 (1922). — Bordier: Strahlenther. **2**, 368 (1913). — Bothe, W.: Z. Physik. **16**, 319 (1923); **20**, 237; **34**, 819 (1925). — Bragg: Proc. Cambridge philos. Soc. **17**, 43 (1913). — Breitländer: Ann. Physik **23**, 79 (1926). — Breitländer und Janssen: Ann. Physik. **22**, 277 (1926). — Bucherer: Ann. Physik. **28**, 513 (1909).

Christen, Th.: Fortschr. Röntgenstr. **23**, 214 (1916). — Clark, G. L. und W. Duane: Proc. nat. Acad. amer. **10**, 41 (1924). — Compton, A. H.: (a) Physic. Rev. **17**, 38 (1921); **21**, 483 (1923). (b) Philosophic. Mag. **41**, 749 (1921); **45**, 1121 (1923). (c) Bull. nat. Res. concil. **4**, Nr 20 (1922). (d) Proc. nat. Acad. Sci. U. S. A. **11**, 598 (1925). (e) Z. techn. Physik 8, 530 (1927). — Compton, A. H. und A. W. Simon: Physic. Rev. **35**, 306 (1925). — Coolidge, W. D. und W. K. Kealsrey: Amer. J. Roentgenol. **9**, 77 (1922). — Crowther, J. A.: Proc. roy. Soc. **85**, 29 (1911). — Crowther, J. A. und J. A. V. Fairbrother: London, Edinbourgh, Dublin. Philosophic. Mag. a. J. Sci. **4**, 325 (1927). — Curie, P.: C. r. Acad. Sci. **134**, 420 (1903).

Dauvillier: C. r. Acad. Sci. Paris **182**, 1083; **183**, 68 u. 193 (1926). — Debye, P.: Physik. Z. **24**, 161 (1923). — Dessauer und Bach: Verh. dtsch. physik. Ges. **21**, 168 (1919). — Dreyer, G. und O. Hanssen: C. r. Acad. Sci. Paris. **145**, 234 (1907). — Duane, W.: Amer. J. Roentgenol. **9**, 391 u. 781 (1922). — Duane, W. und Hunt: Physic. Rev. **6**, 166 (1915). — Duane, W. und K. C. Mazunder: Proc. nat. Acad. Sci. U. S. A. **8**, 45 (1922).

Eggert, J. und W. Noddack: (a) Z. Physik. **43**, 254 (1927). (b) Berl. Ber. **31**, 922 (1925). — Eugster, A. und A. Zuppinger: Fortschr. Röntgenstr. **37**, 794 (1928). — Eve, A. S.: Philosophic. Mag. 8, 669 (1904).

Fajans, K.: In J. M. Eder: Ausführliches Handbuch der Photographie. 3. Aufl. S. 633. Halle: Knapp. — Feick, R. und K. Schaum: Z. wiss. Photogr. **23**, 389 (1925). — Fernau, A.: Biochem. Z. **167**, 380 (1926). — Fernau, A. und Wo. Pauli: (a) Biochem. Z. **70**, 426 (1915). (b) Kolloid-Z. **20**, 20 (1917); **30**, 6 (1922). — Fizeau: (a) C. r. Acad. Sci. Paris **33**, 349 (1851). (b) Pogg. Ann. **3**, 457 (1853). — Florance, D. C. H.: Philosophic. Mag. **20**, 921 (1910). — Forman, A. H.: Physic. Rev. **3**, 306 (1914); **7**, 119 (1916). — Friedrich, W.: Strahlenther. **24**, 193 (1927). — Friedrich, W. und M. Bender: (a) Ann. Physik. **73**, 505 (1924). (b) Strahlenther. **19**, 731 (1925).

Galecki, A. v.: Kolloid-Z. **10**, 149 (1912). — Glasser, O.: Strahlenther. **18**, 481 (1925). — Glasser, O. und Portmann: Amer. J. Roentgenol. **19**, 47 (1928). — Glasser, O. und Reitter: Amer. J. Roentgenol. **16**, 43. — Glocker, R.: (a) Physik. Z. **19**, 66 (1918). (b) Fortschr. Röntgenstr. **1924**, 32, Kongr.-H. 1, 174. — Glocker, R. und Kaupp: Strahlenther. **23**, 460 (1926); **26**, 156 (1927). — Glocker, R. und O. Riese: Z. Physik. **48**, 845 (1928). Gray, J. A.: Philosophic. Mag. **26**, 611 (1913). — Grebe und Martius: Philosophic. Mag. **20**, 128 (1925). — Gudden und Pohl: (a) Naturwiss. **11**, 348 (1923). (b) Z. Physik **37**, 881 (1926).

Hardy, W. B.: Proc. Cambridge philos. Soc. **12**, 201 (1903). — Hartung, E. J.: J. chem. Soc. Lond. **125**, 2198 (1924). — Henning: In Marx' Handbuch der Radiologie. Bd. 2, S. 276. — Henri, V. und A. Mayer: C. r. Soc. Biol. **56**, **I** 229; **56** **II**, 33 (1904). — Herweg: Ann. Physik. **29**, 398 (1909). — Herz, R.: (a) Strahlenther. **21**, 110 (1926). (b) Fortschr. Röntgenstr. **36**, 670 (1928). — Hess: Fortschr. Röntgenstr. **27**, 146 (1927). — Hewlett, C. W.: Physic. Rev. **17**, 284 (1921); **20**, 688 (1922). — Hofmann: Z. Physik. **36**, 251 (1926). — Hoga und Wind: Ann. Physik. **10**, 305 (1903). — Holthusen, H.: (a) Fortschr. Röntgenstr. **21**, 211 (1919). (b) Verh. dtsch. Röntgenges. **16**, 62 (1925); **22**, 30 (1926). (c) Klin. Wschr. **6**, 2033 (1927). — Holthusen, H. und O. Ascher: Acta radiol. (Stockh.) 8, 51 (1927). — Holthusen, H. und H. Gollwitzer: Strahlenther. **26**, 101 (1926). — Holthusen, H. und Ad. Liechti: Dtsch. med. Wschr. **1928**, Nr 37. — Holthusen, H., Schuback und Sielmann: Strahlenther. **24**, 577 (1927). — Hull, A. W.: (a) Amer. J. Roentgenol. **2**, 893 (1915). (b) Proc. nat. Acad. Sci. U. S. A. **2**, 268 (1916). — Hull, A. W. und M. Riece: Physic. Rev. 8, 326 (1916). — Hupka: Ann. Physik. **31**, 169 (1910).

ISHINO, M.: Philosophic. Mag. **33**, 129 (1917).

JACOBI, H. und AD. LIECHTI: Strahlenther. **27**, 711; **29**, 503 (1928). — JANITZKY: Z. Physik. **20**, 280 (1923). — JÄGER und RUMP: Strahlenther. **15**, 650 (1923). — JAUNCEY, G. E. M.: Physic. Rev. **22**, 233 (1923); **23**, 313 (1924); **25**, 723 (1925). — JOFFÉ: Ann. Physik. **20**, 964 (1906); **25**, 257 (1908). — JORISSEN, W. P. und H. W. WAUDSTRA: Kolloid-Z. **8**, 8 (1911).

KAUFMANN: Ann. Physik. **19**, 48 (1906). — KIRKPATRIK: Physic. Rev. **18**, 323 (1921). — KOCH, P. P. und H. VOGLER: Ann. Physik **77**, 494 (1925). — KOCHAN, H.: (a) Z. Elektrochem. **38**, 18 (1901). (b) Jb. Radioakt. **2**, 186 (1905). — KOHLRAUSCH, K. W. F.: Wien. Ber. **126**, 441 (1917). (b) Physik. Z. **21**, 193 (1920). — KOSSEL, W.: Verh. dtsch. physik. Ges. **16**, 898 (1914). — KÜSTNER, H.: (a) Verh. dtsch. Röntgenges. **17**, 157 (1926). (b) Strahlenther. **26**, 120 (1927). (c) Fortschr. Röntgenstr. **1924**, 35, Kongr.-H. 1, 56

LANGMUIR, J.: Physic. Rev. **2**, 45 (1913). — LARSSON: Z. Physik. **35**, 401 (1926). — LESZINSKI, W.: Z. wiss. Photogr. **24**, 275 (1926). — LIECHTI, AD.: (a) Klin. Wschr. **3**, 825 (1924) **1926**, 545. (b) Acta radiol. (Stockh.) **5**, 385 (1926). (c) Biochem. Z. **171**, 240 (1926). (d) Vortr. Kolloidchem. Ges. Hamburg, Nov. **1927**. (e) Strahlenther. **1929**. — LORENZ, E. und B. RAJEWSKY: (a) Z. Physik. **27**, 1 (1924). (b) Strahlenther. **18**, 473; **16**, 475 (1924). — LUKIRSKY: Z. Physik. **24**, 516 (1927).

MALLET, L.: (a) C. r. Soc. Biol. Paris **95**, 661 (1926). (b) C. r. Acad. Sci. Paris **183**, 274 (1926). — MARCH, STAUNIG und FRITZ: Fortschr. Röntgenstr. **28**, 420 (1921). — MAYER, E. und GERLACH: Ann. Physik. **56**, 177 (1914). — MEITNER, L.: Z. Physik. **22**, 334 (1923). — MESHAM, P.: Philosophic. Mag. **24**, 138 (1912). — MICHAELIS, L.: Naturwiss. **1926**, Nr 3. — MILLER, C. H.: Physic. Rev. **8**, 329 (1918). — MILLIKAN: Z. Physik. **14**, 798 (1913). — MOORE, H.: Proc. roy. Soc. **91**, 327 (1915).

NAKASHIMA, Y.: Strahlenther. **24**, 1 (1926). — NEUMANN: Ann. Physik **45**, 529 (1914). — NORDENSON, H.: Z. physik. Chem. **90**, 603 (1915).

OLSON, A. R., DERSHEM, E. und H. H. STORCH: Physic. Rev. **21**, 30 (1923). — OWEN, E. A.: (a) Proc. Cambridge philos. Soc. **16**, 166 (1911). (b) Proc. roy. Soc. Lond. **94**, 339 u. 510 (1918).

PASCHEN: Ann. Physik. **31**, 373 (1925). — PAULI, WO.: (a) Klin. Wschr. **1**, 1 (1924). (b) Biochem. Z. **189**, 172 (1927). — PAULI, WO und JOH. MATULA: Biochem. Z. **99**, 219 (1919). — PETSCHACHER, L.: Z. exper. Med. **47**, 348 (1925). — PRIENGSHEIM, P.: Naturwiss. **16**, 597 (1928).

REGENER: Sitzgsber. preuß. Akad. Wiss. **38**, 948 (1909). — RICHTMYER, K. F. und K. GRANT: Physic. Rev. **15**, 547 (1920); **18**, 13 (1921). — RICHTMYER, K. F. und F. W. WARBURTON: Physic. Rev. **22**, 539 (1923). — ROFFO, M. und S. ROSSI: Kolloid-Z. **11**, 121 (1912). — ROSE und H. KOCHAN: Z. physik. Chem. **38**, 18 (1901). — RUMP: Fortschr. Röntgenstr. **1924**, Kongr.-H. 1, 229. — RUTHERFORD und BARNES: Philosophic. Mag. **30**, 36 (1915). — RUTHERFORD und GEIGER: Proc. roy. Soc. Lond. **81**, 141 u. 162 (1908). — RIES, J. v.: Umschau 9, 1927.

SAUTER, F. und V. OBERGUGGENBERGER: Strahlenther. **28**, 589 (1928). — SCHAUM, K.: Arch. wiss. Photogr. **1**, 139 (1899). — SCHAUM, K. und LANGERHANSS: Z. wiss. Photogr. **23**, 1 (1925). — SCHWARZ, R. und H. STOCK: Ber. dtsch. chem. Ges. **54**, 2111 (1921). — SCHWARZSCHILD, K.: Photogr. Korresp. **1899**, 171. — SHEARER, G.: Philosophic. Mag. **44**, 793 (1922). — SIEGBAHN, M.: (a) Physik. Z. **15**, 753 (1914). (b) Ann. Physik. **59**, 56 (1919). — SPIEGLER, G. und S. ZAKOVSKY: Fortschr. Röntgenstr. **37**, 718 (1928). — STENSTRÖM, W.: (a) Physik. Z. **17**, 48 u. 318 (1916) (b) Diss. Lund. 1919. — STINTZING, H.: Kolloidchem. Beih. **6**, 231 (1914). — SZIVESSY und SCHÄFER: Ann. Physik. **35**, 511 (1911).

TAYLOR, E. G.: Physic. Rev. **22**, 709 (1922). — THOMSON, J. J.: (a) La Nature. **55**, 606 (1897). (b) Philosophic. Mag. **46**, 528 (1898). — TOWSEND: Proc. Cambridge philos. Soc. **9**, 244 (1897).

ULREY, C. F.: Physic. Rev. **11**, 401 (1918).

WAGNER, E.: Jb. Radioakt. u. Elektronik **16**, 190 (1919); **16**, 216 (1920). — WALTER: Ann. Physik. **74**, 661 (1924). — WALTER und POHL: Ann. Physik **29**, 331 (1909). — WEEKS, P. T.: Physic. Rev. **10**, 564 (1917). — WELS, P.: (a) Pflügers Arch. **199**, 26 (1923). (b) Verh. dtsch. pharmakol. Ges. Würzburg **1927**. — WELS, P. und AD. THIELE: Verh. dtsch. pharmakol. Ges. Würzburg **209**, 49 (1925). — WILSON, C. T. K.: Proc. roy. Soc. **104**, 1 (1923). — WILSON, H. A.: Philosophic. Mag. **5**, 429 (1903). — WINGARDH, K. S.: Z. Physik. **20**, 315 (1923). — WINTHER, CH.: Z. wiss. Photogr. **9**, 229 (1911). — WOLZ: Ann. Physik. **30**, 273 (1909). — WOO, G. H.: Physic. Rev. **25**, 444 (1925).

YOUNG, E. G.: Proc. roy. Soc. Lond. **93**, 235 (1922).

ZEEMANN: Proc. Amsterdam **19**, 125 (1917).

Die Dosimetrie der Röntgenstrahlen.

Von

H. TH. SCHREUS-Düsseldorf.

Mit 45 Abbildungen.

I. Physikalische und biologische Grundlagen der Dosimetrie der Röntgenstrahlen.

Die Dosimetrie der Röntgenstrahlen ist der schwierigste Teil der gesamten Röntgenkunde überhaupt, setzt sie doch alle Kenntnisse voraus, die der Mediziner aus der Röntgenphysik beherrschen muß. Während also die Dosimetrie im Grunde genommen von der Röntgenphysik nicht zu trennen ist, kann es in diesem Abschnitt nicht unsere Aufgabe sein, eine breitere Wiederholung alles dessen zu geben, was bereits im Abschnitt von LIECHTI dargelegt worden ist. Wir beschränken uns deshalb mit der Zusammenstellung von Gesetzen und Zusammenhängen, die sich aus der Röntgenphysik mit spezieller Rücksicht auf die Dosimetrie ergeben.

1. Natur und Entstehung der Röntgenstrahlen.

Röntgenstrahlen sind Wellenstrahlen, wie Lichtstrahlen, jedoch weit kurzwelliger als diese. Ihre Entstehung verdanken sie der plötzlichen Abbremsung der Kathodenstrahlen, schnell bewegter Elektronen, die ihre Energie dem Potentialgefälle zwischen zwei elektrisch geladenen Elektroden entnehmen. Die Elektronen in der Röntgenröhre werden auf zwei gänzlich verschiedenen Wegen gewonnen. Der *ältere* Weg benutzt die *Ionisation* verdünnter Luft durch hochgespannten elektrischen Strom, die zur Bildung von positiven Ionen und freien Elektronen führt. Der *zweite* Weg, von WEHNELT zuerst beschritten und heute in Form der Glühkathodenröhren die Technik beherrschend, verwendet die aus glühendem Metall (Wolframdraht) mit geringer Geschwindigkeit austretenden Elektronen.

Die *Energie des Röntgenstrahls*, der bei der Abbremsung eines Elektrons entsteht, entspricht im *günstigsten* Fall der *gesamten Energie des Elektrons*. Diese ist gegeben durch seine Geschwindigkeit und abhängig von dem Spannungsgefälle zwischen Kathode und Antikathode. *Schnelle* Elektronen sind *energiereicher* als langsame. Zwischen Spannung, Elektronengeschwindigkeit und Wellenlänge des Röntgenstrahls besteht eine von EINSTEIN aufgestellte Beziehung; sie lautet:

$$e \cdot V = \nu \cdot h \quad \text{. . . . . (1)}$$

Das Produkt aus Elektronenladung e und Spannung V ist gleich dem Produkt aus der Frequenz v und einer Konstanten h, die als allgemeine PLANKsche Energie-Konstante den Wert $6{,}55 \cdot 10^{-27}$ hat. Daraus folgt, daß *kurzwellige Röntgenstrahlen energiereicher* sind als langwellige, weil ihre Frequenz größer ist. Da die Schwingungszahl v gleich Lichtgeschwindigkeit mal Wellenlänge λ ist, so folgt der Zusammenhang zwischen V und λ in Angström-Einheiten aus dieser Formel zu

$$\lambda = \frac{12 \cdot 35}{V} \qquad (2)$$

wobei der Wert von V in Kilovolt eingesetzt wird. Dieser Zusammenhang ist für die Messung der Wellenlänge sowohl wie der Spannung von großer Bedeutung und wird noch des öfteren erörtert werden müssen.

Tabelle 1.

V	λ
10 KV	1,250 AE
30 „	0,417 „
50 „	0,250 „
70 „	0,181 „
90 „	0,139 „
120 „	0,104 „
150 „	0,083 „

Bei der Strahlenerzeugung tritt nun durchaus nicht regelmäßig der Fall ein, daß die Abbremsung des Elektrons auf einmal erfolgt, sondern viel häufiger erfolgt der Bremsvorgang in mehreren Teilbremsungen. Auch ist die Geschwindigkeit der Elektronen im Kathodenstrahlenbündel nicht gleich, besonders wenn sinusförmige Spannungsimpulse benutzt werden. Ferner wird ein sehr großer Teil der Elektronenenergie nicht in Strahlung, sondern in Wärme umgesetzt. *Es entstehen deshalb praktisch immer gleichzeitig Röntgenimpulse verschiedener Wellenlänge* und durch die Gesamtheit aller Bremsvorgänge *ein kontinuierliches, alle Wellenlängen umfassendes Spektrum,* das jedoch nach der *energiereichen kurzwelligen Seite mit der nach Formel* (2) *kürzestmöglichen Wellenlänge abschneidet.*

Die *Intensität* der durch ein Kathodenstrahlenbündel erzeugten Röntgenstrahlen ist abhängig von *der Zahl der Elektronen,* meßbar an der Stromstärke und dieser proportional, ferner aber auch von dem Umsetzungsverhältnis Kathodenenergie zu Röntgenstrahlenenergie. Dieses Verhältnis zeigt eine Abhängigkeit von der Geschwindigkeit der Elektronen [1] (also auch von der Spannung), und zwar ist die Energieausnutzung um so besser, je schneller die Elektronen sind. Sie steigt theoretisch nach CARTER wie das Quadrat der Spannung. Experimentell wurde diese Beziehung von WIDDINGTON, KRÖNKE (zit. nach VOLTZ) u. a. bestätigt. Praktisch findet man besonders im Bereich geringer Spannungen meist ein noch schnelleres Anwachsen der Intensität mit der Spannung (3. Potenz nach WEEKS), bedingt durch die bei weichen Strahlen sehr starke Absorption in der Glaswand. Eine mir von GREBE zur Verfügung gestellte Kurve veranschaulicht eine Meßreihe an der Lilienfeld-Röhre mit Radiosilexapparatur (Abb. 1). Die Wichtigkeit dieser Beziehung für den praktischen Betrieb erhellt ohne weiters, wenn man die Fehler berücksichtigt, die selbst geringe Spannungsschwankungen in der Strahlenausbeute verursachen müssen.

Neben der Steigerung der Gesamtintensität proportional dem Quadrat der Spannung tritt eine *Verschiebung der spektralen Energieverteilung* ein. Bei

[1] Die Abhängigkeit vom Antikathodenmaterial spielt praktisch keine Rolle.

Übergang von geringer zu höherer Spannung verschiebt sich nämlich das Intensitätsmaximum immer mehr zum kurzwelligen Ende des Spektrums hin, so daß nicht nur die absolute Härte λ_0, sondern auch die Durchschnittshärte (effektive Wellenlänge) ansteigt. Abb. 2 zeigt eine solche Verschiebung für Spannungen von 50 bis 200 KV nach BEHNKEN, der eine allgemeine Formel dafür nach Messungen von ULLREY sowie DOUANE und HUNT abgeleitet hat. Der wachsende Flächeninhalt der Kurven zeigt dabei sehr deutlich die Intensitätssteigerung. Hohe Spannungen sind also wirtschaftlicher als niedrige.

Neben der Bremsstrahlung sendet die Antikathode eine von ihrem Material abhängige, charakteristische Strahlung aus. Diese *Fluorescenzstrahlung* besteht aus einem sehr engen Wellenbereich, sie ist *monochromatisch*. Zur Erregung

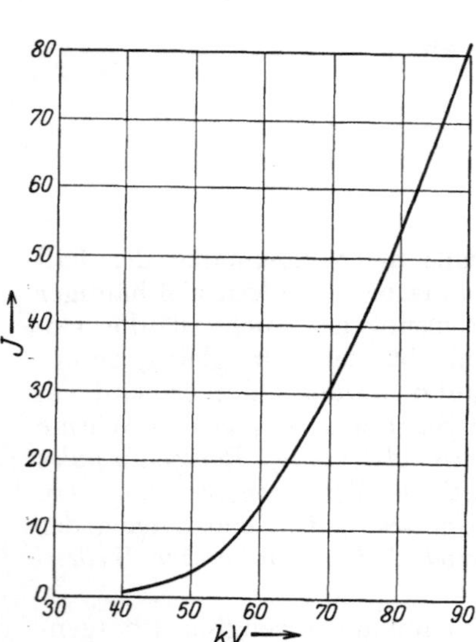

Abb. 1. Abhängigkeit der Intensität von der Spannung.

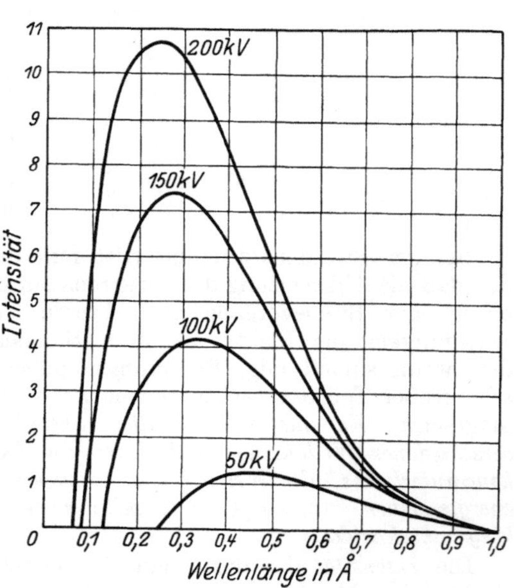

Abb. 2. Spektrale Energieverteilung. (Nach BEHNKEN.)

der Eigenstrahlung ist um so größere Elektronengeschwindigkeit nötig, je höhere Atomzahl das Antikathodenmetall hat. Ist die Elektronengeschwindigkeit groß genug, die K-Eigenstrahlung der Antikathode zu erregen, so tritt diese als intensitätsvermehrender Faktor zur Bremsstrahlung hinzu. Dabei verändert sich dann auch erheblich die effektive Wellenlänge, da beim Platin oder Wolfram die sehr harte Eigenstrahlung besonders die Intensität des kurzwelligen Endes verstärkt.

Erwähnt sei zum Schluß noch, daß erhebliche Differenzen in der Strahlenausbeute und Strahlenzusammensetzung bei den heute üblichen Apparaten und Röhren, vorausgesetzt, daß die verwendete Stromart die gleiche ist, nicht bestehen, wie zahlreiche vergleichende Untersuchungen ergeben haben (CALABRESE, STEVENS, RAHM, JONA, WACKER, PFAHLER und WIDMANN u. a.). Erheblichen Gewinn an Ausbeute besonders auch harter Strahlung bieten die mit Gleichspannung betriebenen Apparate. (Über den Einfluß der Glasdicke der Röhrenwand vgl. 2. Kapitel.)

2. Absorption, Streuung, Schwächung.

Die Verminderung der Intensität der Röntgenstrahlen beim Durchgang durch Materie erfolgt durch *Absorption* und *Streuung*. Unter *Absorption* versteht man die *Umwandlung der Röntgenstrahlen in eine andere Energieform*, entweder Elektronenstrahlung (sekundäre Kathodenstrahlung) oder elektrische, chemische oder Wärmeenergie; auch die Fluorescenz- und ein Teil der Streustrahlung gehören hierher, trotzdem sie auch den Charakter der Röntgenstrahlung haben. Diesen der Strahlung durch Transformation in eine andere Energieform entzogenen Bruchteil der gesamten Energie bezeichnet man als reine Absorption. Die direkte Messung oder Berechnung der reinen Absorption gestaltet sich sehr schwierig, weil praktisch kaum eine Versuchsanordnung zu verwirklichen ist, bei der außer Absorption nicht auch Zerstreuung der Röntgenstrahlen auftritt. Jeder Körper ist nämlich für Röntgenstrahlen trübe und reflektiert einen Teil derselben, wie Licht durch trübes Wasser und Staub zerstreut wird. Die durch Absorptionsmessungen erhaltenen Werte sind also stets *Schwächungs*werte, die sich aus Absorption *und* Streuung zusammenaddieren.

Die reine Absorption homogener, d. h. einwelliger Röntgenstrahlen erfolgt nach dem Gesetz, daß gleiche Schichtdicken gleichen Materials gleiche Anteile absorbieren. Dieses Gesetz hat die Formulierung:

$$E = E_0\, e \cdot \mu d \qquad (3)$$

wobei E_0 die auffallende, E die durchgegangene Energiemenge, μ den Absorptionskoeffizienten und d die Dicke der Schicht bedeuten; e ist die Basis des natürlichen Logarithmensystems.

Der *Absorptionskoeffizient* μ kennzeichnet den Energieanteil, der von der Strahlung zurückgehalten wird. Dieser Anteil ist von verschiedenen Faktoren abhängig, und zwar von der *Wellenlänge* der Strahlung, von der *Ordnungszahl* des absorbierenden Materials und von der Dichte desselben.

Nach KOSSEL und SIEGBAHN lautet die Beziehung von μ zur Wellenlänge:

$$\mu = A\,\lambda^b \qquad (4)$$

In dieser Formel bedeutet μ den Absorptionskoeffizienten, A eine Konstante, die vom Material (Ordnungszahl und Dichte) des absorbierenden Körpers abhängt, λ die Wellenlänge und b einen Zahlenwert, der bei allen Elementen ziemlich konstant gefunden wurde (im Mittel 2,8).

Die Abhängigkeit der Absorption vom absorbierenden Material zeigt sich in der Weise, daß die Elemente um so stärker absorbieren, je höher ihre Ordnungszahl ist. Nach GLOCKER steigt die Absorption mit der 3,14 Potenz der Ordnungszahl, also außerordentlich schnell. Darauf beruht die Schutzwirkung hochatomiger Stoffe (Blei, Barium).

Nach den Untersuchungen von MOSELEY erfolgt die Absorption der Röntgenstrahlen in den *Atomen* der Absorptionskörper. Besteht ein Körper aus verschiedenen Elementen, so setzt sich die Gesamtabsorption aus der Einzelabsorption der in ihm vorhandenen Atome zusammen. In welcher chemischen Beziehung die Atome zueinander stehen, ist dabei gleichgültig. Dagegen ist die räumliche Dichte der Atome in der Volumeneinheit (spezifisches Gewicht) außer dem Atomgewicht von Einfluß auf die Absorptionsfähigkeit, und zwar ist sie dieser proportional. GLOCKER hat eine Formel angegeben, die die Absorption aus der Ordnungszahl Z und der Dichte ϱ eines Elementes zu errechnen gestattet. Die Beziehung lautet:

$$\mu = \varrho \cdot 0{,}0004 \cdot Z^{3,14} \cdot \lambda^{2,8} \qquad (5)$$

Wie aus der Formel zu ersehen, entspricht sie der KOSSEL-SIEGBAHNschen Beziehung, wobei der Faktor A hier aus ϱ und Z zahlenmäßig eingesetzt werden kann.

Die *Zerstreuung* der Röntgenstrahlen ist abhängig sowohl von dem Atomgewicht, als auch von der Dichte des Stoffes, außerdem zeigt sie eine Abhängigkeit von der Härte der Strahlung. Nach den Untersuchungen von BARKLA, ISHINO, DEBEYE, GLOCKER, NEUKIRCHEN u. a. hat der Massenstreuungskoeffizient $\frac{1}{\varrho}$ bei weichen Strahlen und leichten Elementen den universellen Wert von 0,2 bei langwelligen Strahlen. Bei kurzwelligen nimmt er ab, auf etwa 0,12, bei Radiumstrahlen auf 0,04. Bei hochatomigen Elementen ist der Streuungskoeffizient bei langwelligen Strahlen größer, bei kurzwelligen nähert er sich jedoch dem Wert 0,2 bei sehr kurzwelligen liegt er bei allen Elementen bei 0,03.

Die Streuung der Röntgenstrahlen ist in Richtung der Primärstrahlen am stärksten, entgegengesetzt der Einfallsrichtung am geringsten. Die *Wellenlänge* der Primärstrahlen wird nach der älteren Annahme durch den Vorgang der Streuung *nicht* geändert, die Streustrahlung hat deshalb die gleiche Durch-

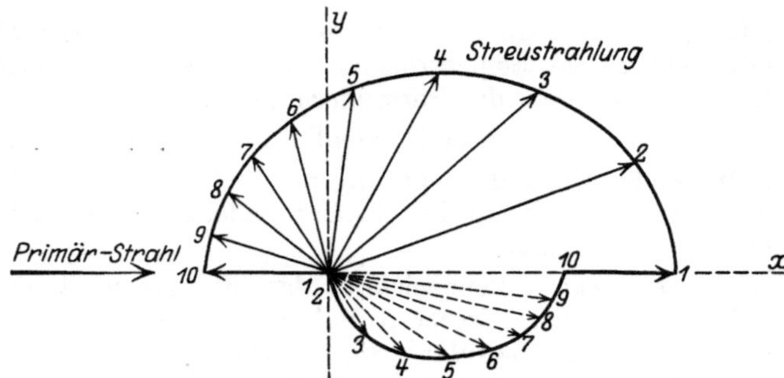

Abb. 3. Darstellung des COMPTON-Effektes in einer Ebene.

dringungsfähigkeit wie die einfallenden Strahlen. Neuerdings hat jedoch COMPTON gezeigt, daß diese allgemeine Annahme unrichtig ist. Die *Härte der Streustrahlung* zeigt vielmehr eine *Abhängigkeit vom Streuwinkel*, und zwar ist ihre Wellenlänge um so größer, je größer der Winkel ist, den der Streustrahl mit der Primärstrahlung bildet. Die Vergrößerung der Wellenlänge ist unabhängig von der Härte der Primärstrahlung und dem Atomgewicht des Streustrahlers. Sie kommt durch den Energieverlust zustande, den der Primärstrahl bei der Streuung erleidet und der sich als *Rückstoß des streuenden Elektrons* äußert (COMPTON, DEBEYE)[1]. *Die Streuung* der Röntgenstrahlen ist demnach *mit einer Elektronenemission verbunden*, die *in* Richtung des Primärstrahls am energiereichsten ist. Abb. 3 zeigt in einer Ebene die Verteilung der Härte der gestreuten Strahlung einerseits und die Geschwindigkeit der Rückstoßelektronen andererseits.

Über den COMPTON-Effekt und seine Bedeutung für Dosimetrie und biologische Wirkung sind eine größere Zahl von Arbeiten erschienen, auf die hier verwiesen sei (FRIEDRICH, FRIEDRICH und BENDER, HERZ, RAJEWSKY, WINTZ, FRIEDRICH und GOLDHACKER). Die Bedeutung dieser Rückstoßelektronen für die biologische Wirkung ist vielleicht wesentlich, da sie nach LORENZ und RAJEWSKY über 90% der überhaupt auftretenden Elektronen ausmachen

[1] Es bestehen auch andere Erklärungsmöglichkeiten des Effektes (Bremsstrahlung 2. Ordnung).

(bei 200 KV Betriebsspannung), während die durch reine Absorption entstehenden Elektronen nur 2 bis 3% der gesamten auftretenden Elektronen liefern.

Die *Streuung* der Röntgenstrahlen tritt im medizinischen Betrieb *erst bei harten Strahlen* in Erscheinung, weil erst dann die Durchdringungsfähigkeit der Streustrahlen groß genug wird, um größere Strecken des Gewebes zu durchsetzen. Wir haben dann bei harten Strahlen die merkwürdige Erscheinung, daß durch reine Absorption nur ein sehr geringer Bruchteil der Strahlung im Gewebe verbleibt. Der größte Teil der Schwächung der Strahlung geht auf Kosten der Streuung. Da diese als ungerichtete Strahlung aber ihrerseits auf weite Strecken das Gewebe durchsetzt und auch wieder absorbiert wird, so kommt durch sie doch wieder eine erhebliche Erhöhung der Dosis zustande. Diese Erhöhung muß um so größer sein, je größer das durchstrahlte Volumen des Körpers nach Breite und Tiefe und je härter die Strahlung ist. Allerdings tritt auch in dieser relativ günstigen Erscheinung bei immer weiterer Steigerung der Härte der Strahlen ein Maximum ein, da der Streukoeffizient, wie oben gesagt wurde, schließlich immer mehr abnimmt und auch die Streustrahlung selbst immer weniger absorbiert wird. JÄCKEL fand, daß das Optimum des Verhältnisses zwischen Oberflächenintensität und Tiefenintensität bei etwa 200 KV erreicht wird. Abb. 4 nach GROSSMANN stellt das nur langsame Anwachsen der Tiefendosis bei höheren Spannungen graphisch dar. Wie aus der Abbildung ersichtlich, nimmt die Tiefendosis von 200 KV ab kaum noch zu.

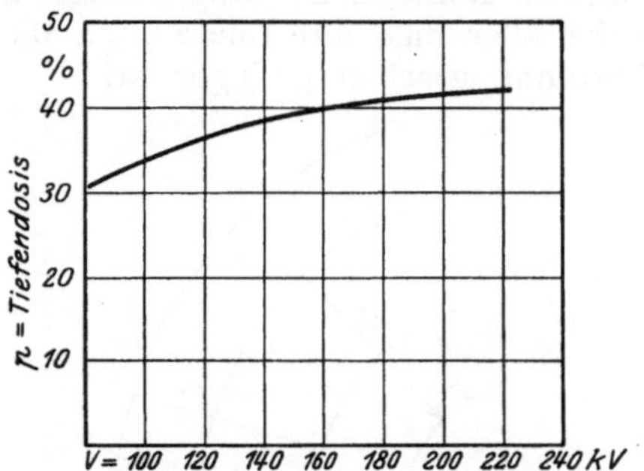

Abb. 4. Anwachsen der Tiefendosis in Abhängigkeit von der Spannung.

Es ist auf Grund des COMPTON-Effektes allerdings nicht anzunehmen, daß bei dieser Grenze auch das Optimum der biologischen Wirkung liegt, da ja die Emission der Rückstoßelektronen mit der Härte zunimmt. Die biologisch zweifellos manchmal noch stärkere Wirkung der Radiumstrahlung kann deshalb eben wegen der noch größeren Härte auf Grund des COMPTON-Effektes vielleicht eine Erklärung finden (GREBE). Wenn also aus technischen Gründen für eine rationelle Tiefentherapie eine weitere Steigerung der Spannung nicht notwendig zu sein scheint, so wäre dies für die biologische Wirkung erst noch zu erweisen.

3. Selektive Absorption.

Es wurde bereits gesagt, daß der Absorptionskoeffizient mit zunehmender Strahlenhärte mit der 2,8ten Potenz der Wellenlänge abnimmt. Verfolgt man aber experimentell an einem Element höheren Atomgewichtes die Abnahme des Absorptionskoeffizienten, so findet man, daß bei einer bestimmten Wellenlänge plötzlich ein sprunghaftes Ansteigen der Absorption eintritt. Erst bei weiterer Steigerung der Strahlenhärte nimmt der Absorptionskoeffizient wieder regelmäßig ab. Bei Untersuchung einer großen Spanne des Röntgenspektrums in geeigneter Weise findet man, daß diese sprunghafte Steigerung unter Umständen mehrmals (bis dreimal) auftreten kann. Diese eigenartige Erscheinung bezeichnet man als *selektive Absorption.* Tritt selektive Absorption bei einem Material ein, so findet eine besonders starke Wirkung der Röntgenstrahlen statt, indem sowohl der Absorptionskörper eine eigene Strahlung aussendet *(Fluorescenz-Strahlung, charakteristische Strahlung)*, als auch eine besonders starke Elektronenmission auftritt. Beide Arten von umgewandelter Primärstrahlenenergie sind medizinisch von Bedeutung. Man bezeichnet sie als *Sekundärstrahlen* [1].

Die Absorption der Röntgenstrahlen erfolgt *an den Elektronen* der Atome. Nach der PLANKschen Quantentheorie wird die Energie der Strahlung dabei in ganz bestimmten Einheiten absorbiert, deren Größe sich nach der Wellenlänge der Strahlung richtet. Dieser Energiebetrag ergibt sich aus dem Produkt νh, in welchem h die PLANKsche Wirkungskonstante, gleich $6{,}55 \cdot 10^{-27}$, $\nu = \frac{c}{\lambda}$ die Schwingungszahl ist (c = Lichtgeschwindigkeit). Die Absorption verläuft also *diskontinuierlich* in einzelnen Energiequanten. Der absorbierte Energiebetrag geht zunächst auf das Elektron über. Ein Teil wird nun dazu verbraucht, um das Elektron aus dem Energieverband des Atoms herauszuheben (Ablösungsarbeit), der Rest erteilt dem Elektron eine entsprechende Geschwindigkeit. Diese freiwerdenden Elektronen (*Photoelektronen*, Primärelektronen nach HOLTHUSEN) entsprechen also wieder völlig den Kathodenstrahlen, die in der Röntgenröhre die Röntgenstrahlung erzeugten, wobei allerdings ihre Energie um die Abtrennungsarbeit geringer ist.

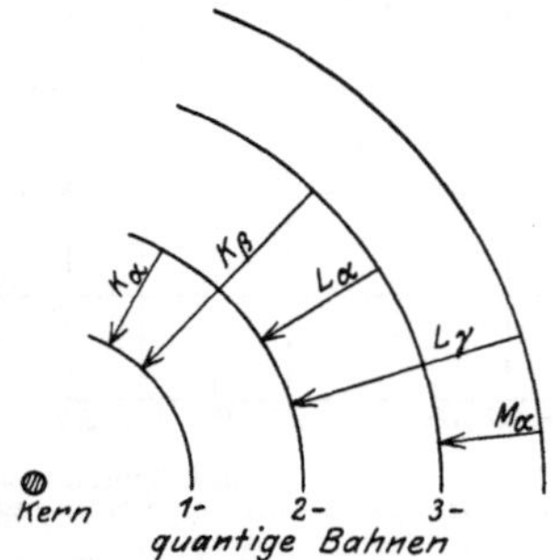

Abb. 5. Entstehung der Fluorescenzstrahlung durch Elektronenwanderung im Atom.

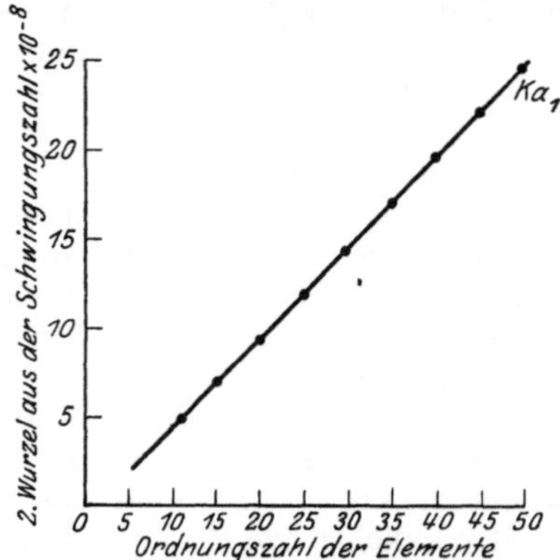

Abb. 6. Zusammenhang zwischen Ordnungszahl und Wellenlänge der Fluorescenzstrahlung. (Nach MOSELEY.)

Die Zahl der Primärelektronen wird bestimmt durch die Intensität der Röntgenstrahlen und ihren Absorptionskoeffizienten, ihre Geschwindigkeit lediglich durch die Wellenlänge der Strahlung. Es sind aber nicht alle Elemente in gleicher Weise zur Elektronenmission befähigt, sondern nach MOORE (zit. nach VOLTZ) ist das Emissionsvermögen der 4. Potenz des Atomgewichtes angenähert proportional. VOLTZ nimmt ein Ansteigen mit der vierten Potenz der Ordnungszahl an. Die Absorption der Primärelektronen ist wiederum abhängig von der Dichte der absorbierenden Substanz (LENARD) sowie von dem Atomgewicht (RUTHERFORD) resp. Atomzahl (CROWTHER).

Bei der Absorption der Primärelektronen ist es möglich, daß das Elektron den ganzen Energiebetrag wieder in einen Röntgenstrahl umsetzt und damit zum Ausgangspunkt eines Streustrahls wird (Bremsstrahlung 2. Ordnung). Nach der Theorie von COMPTON und DEBYE verdankt aber die Streustrahlung im allgemeinen ihre Entstehung der Absorption des Primärstrahls von „freien“, d. h. nicht im Atominnern gebundener Elektronen. Das beschleunigte Elektron

[1] Der *weitere* Begriff Sekundärstrahlen umfaßt auch die Streustrahlung. Die nach dem COMPTON-Effekt auftretenden weichen Streustrahlen und die Rückstoßelektronen gehören sinngemäß auch zu den Sekundärstrahlen.

kann aber auch seine Energie, im Gegensatz zum Röntgenstrahl, der nur in durch die Wellenlängen bestimmten Energiequanten absorbiert wird, in beliebigen Einzelbeträgen abgeben, entweder an ganze Atome, oder Atomkomplexe, oder auch an einzelne Elektronen. Bei Energieabgabe an ganze Atome oder Atomkomplexe entsteht eine beschleunigte Bewegung der Atome, Wärme. Bei Abgabe an ein einzelnes Elektron wird dagegen je nach der Größe des abgegebenen Energiebetrags entweder eine „Anregung" des Atoms erzielt, d. h. das Elektron geht von einer energieärmeren, kernnahen Bahn auf eine kernentferntere, energiereichere Bahn. Ist der Energiebetrag, der bei diesem Zusammenstoß zwischen dem freien Primärelektron und den im Atomverband kreisenden

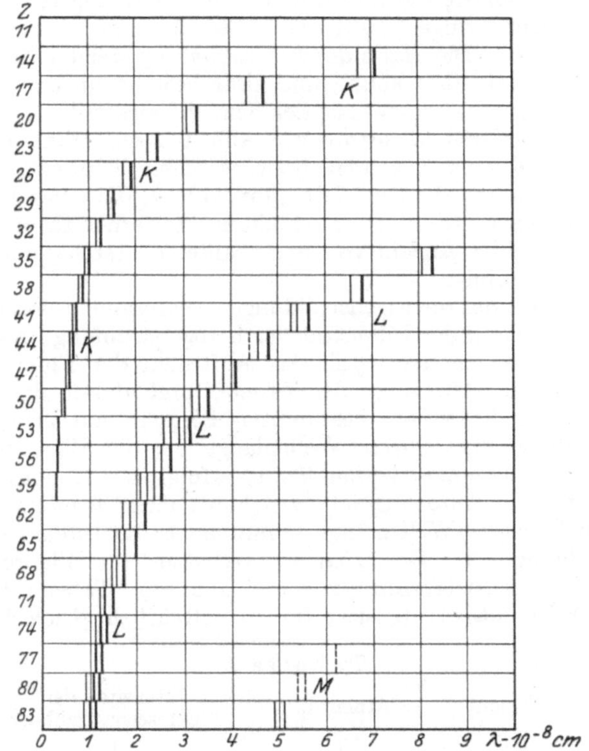

Abb. 7. Zusammenhang zwischen Ordnungszahl und Wellenlänge der Eigenstrahlung. (Nach SIEGBAHN.)

Elektron an das letztere abgegeben wird, aber größer, so kann dieses Elektron ganz aus dem Atomverband austreten und als freies Elektron mit geringerer Geschwindigkeit als das Primärelektron fortfliegen (Sekundärelektron).

Zur Anregung der Atome ist gemäß obigen Ausführungen ein *ganz bestimmter Energiebetrag* notwendig, welcher in dem System Kern-Elektron als potentielle Energie aufgespeichert wird. Die Anregung kann also erst eintreten, wenn auch die Röntgenstrahlung eine ganz bestimmte Energie (Wellenlänge) hat. Erreicht die Wellenlänge der Primärstrahlung gerade diesen für ein bestimmtes Element charakteristischen Energiebetrag, so tritt die Anregung in sehr starkem Maße ein, verbunden mit starkem Ansteigen des Absorptionskoeffizienten. Das energiereichere, angeregte Atom verharrt jedoch nicht lange in diesem Zustand, sondern die auf äußeren Bahnen kreisenden Elektronen fallen bald wieder auf innere, energieärmere Bahnen zurück. Dieser Vorgang ist mit Abgabe von Energie verbunden, und zwar in Quanten, die dem Energieunterschied der Bahnen entsprechen, und die in Form einer einwelligen (homogenen) Röntgenstrahlung ausgestrahlt wird (Fluorescenzstrahlung). Je nach dem Bahnunterschied ist das Energiequant größer oder geringer, die Strahlung deshalb härter oder weicher. Dies gilt aber nur in gewissen Grenzen. Denn nach der Theorie des Atomaufbaues von BOHR wird angenommen, daß bei jedem Atom nur eine beschränkte Anzahl von angeregten Bahnen und ihnen entsprechenden Eigenstrahlungen möglich sind. Bei den schweren Elementen sind drei Arten von Fluorescenzstrahlung beobachtet worden, die K-, L-, und M-Strahlung. Von diesen ist die kurzwelligste die K-Strahlung, die langwelligste die M-Strahlung. Die inneren Elektronenringe geben die K-Strahlen, die äußeren die L- und M-Strahlung (Abb. 5). Die *Härte der Eigenstrahlung* steigt dabei mit der Ordnungszahl der Elemente (MOSELEY), und zwar besteht ein linearer Zusammenhang zwischen der Quadratwurzel aus der Schwingungszahl, der Eigenstrahlung und der Ordnungszahl der Elemente wie Abb. 6 zeigt. Eine sehr instruktive Zusammenstellung, die den Zusammenhang zwischen Ordnungszahl und Wellenlänge der Eigenstrahlung demonstriert, gibt Abb. 7, die einer Darstellung von SIEGBAHN entnommen ist. Aus der Abbildung ist ferner zu ersehen, daß jede einzelne Serie aus einer Anzahl von Spektrallinien besteht, die K-Serie, beispielsweise aus vier Linien.

Die *Intensität*, mit der die Eigenstrahlungen ausgesandt werden, ist abhängig von der Wellenlänge und der Intensität der Erregerstrahlung. Nach der STOCKschen Regel, die auch in der Optik das Auftreten der Fluorescenzstrahlung beherrscht, kann die Anregung der Atome, und damit die Emission der Fluorescenzstrahlung bei einem bestimmten Element nur erfolgen, wenn die erregende Strahlung eine *kürzere* Wellenlänge als die Eigenstrahlung dieses Elementes hat. Ist diese aber vorhanden, so erfolgt, wie GLOCKER auch experimentell gezeigt hat, die Anregung dann gleich mit der größtmöglichen Intensität. Mit weiter abnehmender Wellenlänge nimmt auch die Intensität dei erregten Fluorescenzstrahlung ab. Das *Emissionsvermögen* für Fluorescenzstrahlung steigt mit der Atomzahl (WIDDINGTON und SADLER). Tabelle 2 (nach VOLTZ) gibt hierüber Aufschluß. (Intensität für Al willkürlich gleich 1 gesetzt.)

Tabelle 2.

Element	Atomzahl	Intensität der Fluorescenzstrahlung
Al	13	1
Cr	24	10
Fe	26	30
Ca	27	42,4
Mi	28	46,5
Cu	29	59,1
Fu	30	72,7
Se	34	91,0

4. Filterung.

Die *Absorptionsgesetze* beherrschen alle bei der Verwendung von Röntgenstrahlen beobachteten Erscheinungen, einschließlich der biologischen Effekte. Auf ihnen beruht zunächst die Anwendung der *Filterung* zu gewissen therapeutischen Zwecken.

Schon RÖNTGEN hatte gefunden, daß X-Strahlen beim Eindringen in absorbierende Medien eine Veränderung erleiden, in dem Sinne, daß die Strahlung um so durchdringungsfähiger wird, je dickere Schichten sie durchsetzt. Diese

Erscheinung kommt dadurch zustande, daß der weiche Anteil der komplexen Strahlung viel stärker absorbiert wird als der harte, so daß letzterer der Strahlung in immer größerem Maße ihren Charakter aufdrückt. Auch im Körper vollzieht sich dieser Vorgang der Strahlenhärtung. Will man nun in größeren Tiefen eine starke Wirkung erzielen, so kommt es bei komplexer Strahlung in der Oberfläche des Körpers zu besonders starker, unerwünschter Strahlenabsorption, zumal auch die Strahlendichte wegen der Nähe der Röhre dort am größten ist. Man kann nun die Überlastung der Oberfläche zum Teil dadurch verhindern, daß man die Strahlung vor ihrem Auftreffen auf den Körper durch eine absorbierende Schicht hindurchgehen läßt, die man als Filter bezeichnet. Dieser Ausdruck ist jedoch insofern etwas irreführend, als auch die harten Strahlen im Filter, entsprechend ihrem Schwächungskoeffizienten geschwächt werden. Diese Schwächung ist nur viel geringer als bei weichen Strahlen, welch letztere bei genügender Dicke des Filters praktisch vollständig ausgelöscht werden.

Man nahm früher an, daß es an sich gleichgültig sei, welches Material zur Filterung verwandt wird (Walter). Heute wissen wir jedoch, daß die Schwächung hauptsächlich infolge des Einflusses der Streuung stark vom Atomgewicht und der Dichte des Materials abhängig ist; so sind bei verschiedenen Strahlenhärten die einander in der Filterwirkung äquivalenten Schichtdicken sehr verschieden, je nachdem ob leichtatomiges oder schweratomiges Material zur Verwendung gelangt. Jedenfalls eignen sich leichtatomige Materialien (Aluminium, Kohle, Wasser) nicht so gut zur Filterung, da bei ihnen in dickeren Schichten die Streuung gerade der harten Strahlen sehr stark wird und dadurch das kurzwellige Ende des Spektrums unnötig stark geschwächt wird. Noch ungeeigneter ist ein Filtermaterial, das im Bereich der harten Strahlung selektiv absorbiert, weil dadurch gerade der Anteil ausgelöscht wird, der praktisch benutzt werden soll.

Als Filtermaterial kommt für weiche Strahlen Aluminium, für harte Kupfer und Zink in Betracht. Diese Materialien sind jedoch, wie gesagt, selbst in äquivalenten Schichtdicken nicht einander gleichwertig, da den Streukoeffizient für Aluminium bei harten Strahlen im Verhältnis zum Absorptionskoeffizienten sehr viel größer als bei Kupfer oder Zink ist, wie aus nebenstehender Tabelle 3 hervorgeht, in der nach Küstner die absorbierte Energie im Verhältnis zur gestreuten Energie eingetragen ist [vgl. auch Formeln (4) und (5) S. 291].

Tabelle 3.

$$\frac{\text{Absorbierte Energie}}{\text{gestreute Energie}} = \frac{\frac{\mu}{\varrho}}{\frac{s}{\varrho}} = \frac{A\,\lambda^3}{\frac{s}{\lambda}} \qquad \lambda = 0{,}3 \quad \lambda^3 = 0{,}027$$

$$\text{bei Kohle} \quad = \frac{1{,}0 \cdot 0{,}027}{0{,}18} = 0{,}15$$

$$\text{bei Aluminium} \quad = \frac{14{,}5 \cdot 0{,}027}{0{,}16} = 2{,}4$$

$$\text{bei Kupfer} \quad = \frac{147 \cdot 0{,}027}{0{,}5} = 8{,}0.$$

Leichtatomige Filter von geringem spez. Gewicht streuen also besonders bei harten Strahlen sehr viel stärker als schwerere Filter. Infolgedessen ist die spektrale Energieverteilung hinter dem Filter bei Kupfer oder Zink geeigneter zur Tiefentherapie als hinter Aluminium oder gar Kohle, wie aus nebenstehender Abb. 8 nach Küstner deutlich zu ersehen ist. Auch die praktischen Messungen und Berechnungen von v. Dechend, Wintz und Iten, Wintz und Baumeister, Glocker, Erskine und Smith, Lamarque u. a. kommen zu diesem Resultat.

Die in der Röntgentherapie erstrebte Härtung der Strahlen ist verschieden, je nachdem, ob oberflächlich oder tiefgelegene Objekte getroffen werden sollen. Bei *Oberflächen*therapie ist es *widersinnig, eine allzu harte Strahlung* zu verwenden, weil mit dieser eine unerwünscht große und oft sogar *gefährliche Tiefenwirkung* stets verbunden ist (E. HOFFMANN) und außerdem eine enorme Strahlenenergie nutzlos vergeudet wird. Anders ist es dagegen, wenn die *Tiefe* behandelt werden soll *unter möglichster Schonung der Oberfläche.* Dann ist die Strahlung *um so besser, je härter und je homogener* sie ist. Denn nur bei härtester Strahlung ist der Verlust durch Absorption in der Überschicht am geringsten und nur bei homogener Strahlung ist die prozentual in jeder Schicht absorbierte Strahlenmenge die gleiche.

Eine homogene (nur aus einer Wellenlänge bestehende) Strahlung ist jedoch auch durch stärkste Filterung *nicht* zu erreichen. Man begnügt sich deshalb mit *praktisch homogener Strahlung*, unter welcher man eine solche versteht, die ihren Absorptionskoeffizienten in Wasser nicht mehr wesentlich ändert, bei der also das Verhältnis der Absorption in zwei aufeinanderfolgenden Schichten nahezu gleich eins wird. Die dazu notwendigen Filterdicken sind verschieden, je nach der Strahlung, von der ausgegangen wird. Von DECHEND, ITEN und WINTZ fanden praktische Homogenität beim Symmetrieinstrumentarium und Lilienfeldröhre bei 10 mm Al; bei SHS-Röhre bei 12 mm Al: bei Coolidgeröhren bei 20 mm Al. KÜPFERLE und LILIENFELD geben für ihre Apparatur sogar einen Wert von nur 3 mm Al an. Bei Coolidgeröhren liegt das Optimum, mit dem heute meist gearbeitet wird, bei 1 mm Kupfer oder Zink. Als Beispiel für den Zusammenhang zwischen Filterung, Spannung und Halbwertsschicht sei auf Abb. 9 verwiesen, die einer vorzüglichen Arbeit von HOLTHUSEN und GOLLWITZER bzw. JACOBI und LIECHTI [1] entnommen ist. In dieser Abbildung ist zunächst leicht zu erkennen, daß die Filterung sehr viel stärker härtend auf die Strahlung wirkt als etwa die Steigerung der Spannung. Für jede Filterung läßt sich bei einer gegebenen Spannung die Halbwertschicht in Kupfer, auf der rechten Ordinate aber auch die mittlere Wellenlänge und die mittlere Spannung (letztere nicht zu verwechseln mit der effektiven Spannung) ablesen. Besonders interessant sind die gestrichelt angezeichneten, mit ,,ı bezeichneten Linien. Die dabeistehende Zahl ist der Bruch der Inhomogenität, der sich aus dem Verhältnis $\frac{KV_{max}}{KV_{mittel}}$ oder auch aus $\frac{\lambda_m}{\lambda_0}$ ergibt unter der (theoretischen) Voraussetzung, daß diese Spannungen zu homogenen Strahlungen führen. Unter der weiteren Voraussetzung, daß die durch Filterung erzielte Homo-

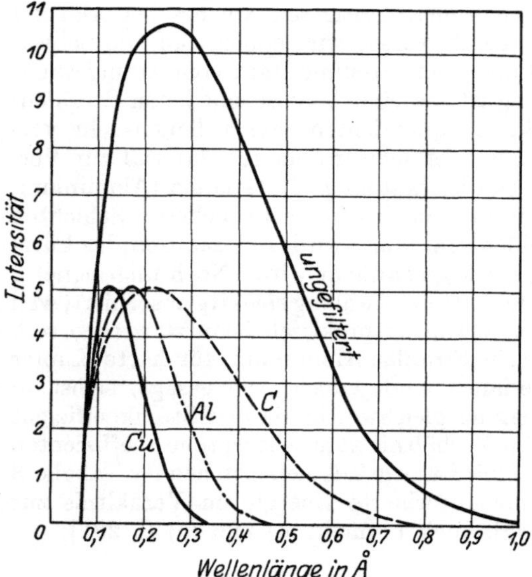

Abb. 8. Filterwirkung von C, Al und Cu. (Nach KÜSTNER.)

[1] Strahlenther. **29**, 512 (1918).

genität in ihrer Absorption mit dieser theoretisch angenommenen übereinstimmt, zeigen also diese Isohomogenitätslinien an, wie stark man Strahlungen verschiedener Spannung filtern muß, um gleiche Homogenität zu erreichen. JACOBI und LIECHTI haben nachgewiesen, daß diese Annahme erlaubt ist. An den Isohomogenitätslinien kann man also leicht die bekannte Tatsache verfolgen, daß um so stärkere Filterung notwendig ist, je höhere Spannung verwendet wird. Die Linie $\omega = 2{,}05$ entspricht dabei der Homogenität, die man allgemein als praktisch ausreichend betrachtet.

Praktisch werden bei starker Filterung als *Material* nur Kupfer oder Zink verwendet. KUPFER ist am leichtesten in genügender Gleichmäßigkeit herzustellen. LAMARQUE empfiehlt Silber und Molybdän. *Leichtatomige Filter*

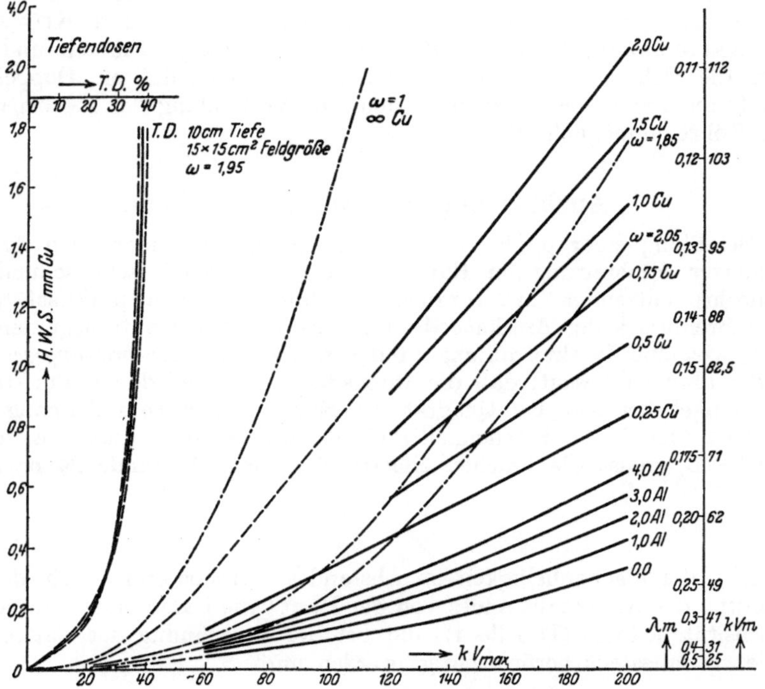

Abb. 9. Zusammenhang zwischen Filterung, Spannung und Halbwertschicht. (Nach JACOBI und LIECHTI.)

(Papier: BAUMEISTER) sind *ganz ungeeignet.* Ebenso abwegig ist das „Gewebsäquivalentfilter" von KIERSTEIN, sowie GRÖDEL (BACHEM), das Krystallfilter von LOOSE (HIRSCH) und die Filterlösungen (HgI_2, Uran) von ZIEGELROTH.

Die *Herabsetzung der Strahlenintensität* durch derart dicke Metallfilter ist *erheblich.* Man verwendet deshalb zweckmäßig nur sehr harte Primärstrahlung zur Filterung, zumal sich die Strahlenqualität hinter dem Filter um so geeigneter erweist, je härter die Primärstrahlung ist (DESSAUER). Bei der Oberflächentherapie mit ganz schwacher Filterung genügt aber auch eine weniger harte Primärstrahlung, da der Zweck der Filterung dabei weniger eine Härtung, als vielmehr eine bessere Begrenzung nach dem langwelligen Ende des Spektrums ist. Besonders KUZNITZKY erblickt hierin eine wertvolle Schutzwirkung des schwachen Filters. Neuerdings ist man vereinzelt zu noch stärkerer Filterung (Dickfilter von 3 mm Zink: RAPP) übergegangen mit der Begründung, daß damit eine noch bessere biologische Wirkung zu erzielen sei (BRAUN). Eine Erklärung für diese Beobachtung ist in gewissem Sinne auf Grund des COMPTON-Effektes möglich. Auch die früher schon von LÖWENTHAL und PAGENSTECHER vorgeschlagene Bleifilterung mag auf Grund dieser Erscheinung in einem neuen Lichte zu betrachten sein, wenn auch das Blei an sich ein ganz ungünstiges Filtermaterial ist.

Die starke Absorption, die im Filter bewirkt wird, birgt insofern eine *große Gefahr*, als bei *Vergessen des Filters* oder irrtümlich zu dünnen Filter schwere oder gar tödliche Verbrennungen gesetzt werden können. Da eine Auswechslung der Filter in der Therapie sich aber nicht vermeiden läßt, hat zuerst HOLZKNECHT eine Vorrichtung anbringen lassen, die eine Bestrahlung ohne oder mit falschem Filter unmöglich machen sollte. Später sind eine Reihe von derartigen Sicherungen angegeben worden (KRISER, KLEIN und KLÖVEKORN, HAUPT, NEUGEBAUER, IRLE und BERGERHOFF, SINGER). Einfach und recht sicher ist die Sicherung von KRISER, die darin besteht, daß ein Doppelhaken an dem Filter angebracht wird, ohne den eine Verbindung der Hochspannung mit der Röhre unmöglich ist.

5. Ausbreitung der Röntgenstrahlen.

Die Strahlung einer punktförmigen Lichtquelle vermindert sich auch bei ungehinderter Ausbreitung im Raum durch „*Dispersion*" sehr schnell. Die Röntgenröhre entsendet ihre Strahlen ebenfalls von dem praktisch punktförmigen Brennfleck der Antikathode, und ihre Strahlung unterliegt denselben Gesetzen wie eine Punktstrahlung in der Optik. Das *Ausbreitungsgesetz* für solche Strahlungen besagt, daß die Intensität an verschiedenen Punkten des Raumes umgekehrt wie das Quadrat der Entfernungen vom Ausgangspunkt sich verhält. Ist F die Flächenhelligkeit (CHRISTEN) im Abstand a von der Lichtquelle B, so ist die Flächenhelligkeit f in dem Abstande 2a nach dem Ansatz

$$\frac{b}{F} = \frac{a^2}{4a^2} \quad \ldots \ldots \ldots \ldots \quad (6)$$

nur noch $^1/_4$ der Flächenhelligkeit im Abstand a. Daraus ergibt sich, daß jede Veränderung des Röhrenabstandes von der Haut eine bedeutende Veränderung der Intensität bedingt (Tabelle 4), die bei der Berechnung der auftretenden Intensität genauestens berücksichtigt werden muß.

Tabelle 4.

Entfernung	Intensität	Entfernung	Intensität
10	100	40	6,25
15	44,4	50	4,0
20	25	60	2,78
25	16	70	1,56
30	11,11	80	1,24
35	8,16	100	1,0

Auch in der Tiefentherapie spielt das Abstandsgesetz eine große Rolle. Ganz unabhängig von der verwendeten Strahlung wird nämlich die Tiefendosis durch den Fokushautabstand gesetzmäßig beeinflußt. Bei kleinem Fokushautabstand werden die Tiefendosen allein schon durch das Ausbreitungsgesetz schnell gering, ein Umstand, der gerade bei dermatologischen Bestrahlungen nicht unerwünscht ist und durch Wahl kleiner Abstände ausgenützt werden kann.

Eine im Strahlengang befindliche Fläche erhält nur dann die in dem gegebenen Abstand von der Lichtquelle größtmöglichste Strahlungsintensität, wenn die

Strahlen *senkrecht* auf die Fläche auffallen. Steht diese jedoch parallel zur Strahlung, so wird sie offenbar überhaupt nicht von Strahlen getroffen. Daraus folgt, daß die Flächenhelligkeit abhängig ist vom *Einfallswinkel* der Strahlen, und zwar ist sie dem Sinus des Einfallswinkels proportional.

Die Bedeutung der Abhängigkeit der Flächenhelligkeit vom Einfallswinkel ist trotzdem für die Dosimetrie gering. WEISSENBERG hat gezeigt, daß bei durchdringenden Strahlen die durch schiefwinkliges Einfallen bedingte geringere Intensität durch Verlängerung des Absorptionsweges wieder aufgehoben wird. Es ist deshalb besonders bei harten Strahlen fast eine Unabhängigkeit der Dosis vom Einfallswinkel zu erwarten. Auch die meisten Dosimeter zeigten die Intensität unabhängig vom Einfallswinkel an. SCHREUS hat darauf hingewiesen, daß sich infolge dieses eigenartigen Verhaltens der Dosis zum Einfallswinkel kleine Unebenheiten des Bestrahlungsfeldes gewissermaßen selbst ausgleichen und keiner besonderen Berücksichtigung bedürfen.

6. Theorie der Dosenmessung.

Flächenenergie, physikalische Dosis, biologische Dosis.

Unter Intensität (I) einer Strahlung verstehen wir nach CHRISTEN die Strahlungsenergie (E), die in der Zeiteinheit (T) auf die Flächeneinheit (f) fällt. Diese Intensität ergibt sich aus folgender Beziehung:

$$I = \frac{E}{T \cdot f} \qquad (7)$$

Es ist dies die *absolute* Intensität der Strahlung. Die Gesamtstrahlenmenge, nach CHRISTEN Flächenenergie (F) genannt, die in einer beliebigen Zeit auf eine Einheit der Fläche auffällt, beträgt demnach

$$F = \frac{E}{f} = I \cdot T \qquad (8)$$

Unter *physikalischer Dosis* versteht man *die Gesamtstrahlen-Energiemenge,* die im biologischen Objekt *zur Wirkung* kommt. Sie entspricht *nicht der Flächenenergie,* sondern *nur dem Anteil* der Flächenenergie, der in einem *Volumenelement* (V) *tatsächlich absorbiert wird.* Ist E_0 die auffallende Energie, (E_1) die Energie nach Durchgang der Strahlung durch den Körper, so ist die physikalische Dosis (D)

$$D = \frac{E_0 - E_1}{V} \qquad (9)$$

In 1 ccm des Körpers wird demnach ein Strahlenanteil absorbiert, der bei paralleler Strahlung gleich der Differenz der Flächenenergien der einfallenden und durchgegangenen Strahlung ist. — Der Zusammenhang zwischen Flächenenergie und physikalischer Dosis läßt sich am einfachsten nach CHRISTEN aus folgender Entwicklung verstehen. Nimmt man an, die Differenz der Flächenenergien betrage gerade die Hälfte der auffallenden Energie, so erhält man aus

$$D = \frac{F_0 - {}^1/_2 F_0}{V} \qquad (10)$$

die Gleichung,

$$D = \frac{{}^1/_2 F_0}{V} \qquad (11)$$

Da wir als Volumenelement 1 ccm angenommen haben, d. h. einen Würfel von 1 cm Kantenlänge, so haben wir in diesem Fall eine Strahlung, deren Energie in 1 cm Weglänge gerade auf die Hälfte geschwächt wird. Ihre Halbwertschicht beträgt also 1 cm. Da der Inhalt des Würfels gleich Grundfläche mal Höhe, die Höhe aber gleich der Halbwertschicht a ist, so geht die Formel für die physikalische Dosis demnach über in

$$D = \frac{1/_2 F_2}{a} \quad \ldots \ldots \ldots \ldots \quad (12)$$

und da $a = \frac{0{,}693}{\mu}$ ist, so wird

$$D = \frac{1/_2 F_0 \cdot \mu}{0{,}693} \quad \ldots \ldots \ldots \ldots \quad (13)$$

Die *physikalische Dosis ist mithin der Halbwertschicht der Strahlung umgekehrt dem Absorptionskoeffizienten und der Flächenenergie direkt proportional.*

Gleiche physikalische Dosen haben nun bei *verschiedenen Zellen keine gleiche biologische Wirkung*, sondern diese ist in erster Linie abhängig von ihrer Empfindlichkeit. Christen hat dies in der Dosenformel dadurch zum Ausdruck gebracht, daß er als biologische Dosis definiert

$$D\,\text{biol.} = s \cdot D\,\text{phys.} \quad \ldots \ldots \ldots \ldots \quad (14)$$

Der Faktor s, von Christen Sensibilitätskoeffizient genannt, ist nur empirisch zu bestimmen. Es ist denkbar, daß die Ausnutzung der physikalischen Dosis in verschiedenen Geweben verschieden ist, also ein verschiedener Bruchteil zur biologischen Wirkung transformiert wird. In dieser Richtung bewegen sich die Versuche zur „Sensibilisierung". Normalerweise ist es so, daß wohl alle Gewebe, soweit sie nicht in erhöhtem Maße Atome höheren Gewichts enthalten, im gleichen Prozentsatz biologisch wirksame Bruchteile der absorbierten Strahlung umsetzen und die *verschiedene Empfindlichkeit* auf *Verschiedenheiten des Aufbaues und der Labilität der Zellsubstanzen* beruht. Die *allgemeine Regel für die Bestimmung der Sensibilitätskoeffizienten* ergibt sich aus dem bekannten *Gesetz* von Tribondeau und Bergonnié, das die Empfindlichkeit der Gewebe resp. der Zellen in bestimmte Beziehung zur gleichen physikalischen Dosis setzt. Wetterer hat recht brauchbare Tabellen zusammengestellt, die die Sensibilität verschiedener normaler und pathologischer Gewebe enthalten. In neuerer Zeit haben Seitz und Wintz sowie Krönig und Friedrich, unabhängig voneinander, versucht, die Sensibilitätsunterschiede verschiedener normaler und pathologischer Gewebe zu bestimmen. Als Vergleichsmaß wird von diesen Autoren die Haut benutzt, indem deren Empfindlichkeit gleich 1 gesetzt wird (biologische Dosierung nach Wintz). Die von den genannten Autoren gefundenen Sensibilitätskoeffizienten zeigen eine recht gute Übereinstimmung, wenn man sie, wie dies Christen versucht hat, auf eine gleiche Hauteinheitsdosis bezieht. Eine neue Sensibilitätstabelle mit speziell dermatologischem Interesse findet sich bei Blumenthal (vgl. auch Schreus, Mac Kee). Andere Autoren, z. B. Solomon, bestreiten allerdings die Reellität dieser biologischen Beziehungen.

Aus der Definition der Flächenenergie ergibt sich, daß ihre Messung nur dann möglich ist, wenn man die gesamte auf eine Fläche auffallende Strahlung zur Absorption bringt, und ihre gesamte Energie mißt. Diese Forderung vermag aber keines der gebräuchlichen Dosimeter zu erfüllen, da stets nur ein Bruchteil der Strahlung zur Absorption kommt. Der Zusammenhang zwischen Dosimeterdosis und Flächenenergie ist deshalb meist kompliziert. Da auch die Haut nur einen Bruchteil der auffallenden Flächenenergie absorbiert, entsprechend ihrem Absorptionskoeffizienten, so wäre trotzdem eine einfache Dosimetrie möglich, wenn das Verhältnis der Absorptionskoeffizienten für Dosimeter und Haut bei allen Strahlenhärten konstant wäre. Leider ist dies jedoch schon bezüglich des Verhältnisses der Absorptionskoeffizienten meist nicht der Fall, zum Teil wegen der selektiven Absorption, teils aus Gründen der verschiedenen Streuung (vgl. die Tabelle 5, S. 304, Friedrich). Das Verhältnis der Sensibilitätskoeffizienten dürfte aber noch viel verwickelter sein, zumal gerade die Haut als biologisches Testobjekt außerordentlich ungeeignet ist. Man ist deshalb bei allen Dosimetern auf eine besondere biologische Eichung angewiesen, die aber immer nur für die bei der Eichung selbst verwendeten Strahlungen Gültigkeit hat.

7. Die Beziehungen zwischen Röntgenstrahlenenergie und biologischer Wirkung.

Die sehr bedeutenden Schwierigkeiten, denen die Dosimetrie zu Anbeginn begegnet ist und die sich zum Teil beim Vergleich der Dosimeter untereinander, zum Teil in ihrer Beziehung zur Hautreaktion äußern, haben eine so große Zahl von physikalischen und biologischen Arbeiten zutage gefördert, daß eine erschöpfende Übersicht kaum möglich und im Rahmen dieses Abschnittes auch nicht nötig erscheint. Wir werden uns damit begnügen, ganz kurz die Fragen zu streifen, die zum Verständnis des Gebrauches der Dosimeter notwendig sind.

Die schwierigste Frage war stets die, wie die verschiedenen Meßgeräte bei Röntgenstrahlen verschiedener Qualität, aber gleicher auffallender Strahlenmenge die Dosis verzeichneten. Die Aufklärung dieser Frage ist erst in ganz jüngster Zeit in einem solchen Grade gelungen, daß man von einer physikalischen Lösung des Dosierungsproblems sprechen kann. Sie gelang aber erst befriedigend, als alle Einzelvorgänge, die sich bei der Absorption der Röntgenstrahlen in der Materie abspielen, hinreichend aufgeklärt waren. Der letzte und entscheidenste Schritt war die Auffindung des Compton-Effektes.

Aus der Tatsache der „Absorption" allein ließen sich zwar einige grundlegende Erscheinungen, wie z. B. die Abhängigkeit der photographischen Schicht von der Härte infolge der selektiven Absorption des Silbers und Broms und dementsprechende Fehlanzeigen bei gewissen Härtebereichen erklären. Aber eine gemeinsame Basis für die Erklärung der physikalischen Wirkung der Röntgenstrahlen bei den verschiedenen Dosimetern ergab sich daraus ebensowenig wie die Aufklärung ihrer Beziehung zur biologischen Wirkung.

Die ersten, die grundlegend an dieses Problem herangingen, waren Krönig und Friedrich sowie Holthusen. Nachdem wohl zuerst Barkla den Gedanken geäußert hatte, daß die biologische Wirkung der Röntgenstrahlen auf ihrer Umsetzung in Elektronen beruhe, stellten diese Autoren Untersuchungen darüber an, wie sich die Jonisation der Luft und die biologische Wirkung zueinander verhielten unter dem Gesichtspunkt, daß beide auf der gleichen Transformation der Strahlung in Elektronen beruhen.

Als Ergebnis der Friedrichschen Untersuchungen ist hervorzuheben, daß es gelang, eine Ionisationskammer zu finden, die in einem weiteren Härtebereich der biologischen Reaktion parallel blieb. Der Ausgangsgedanke Friedrichs war dabei, daß biologische Wirkung und Trägerbildung durch Wandstrahlung in einer kleinen Ionisationskammer dann parallel gehen müßten, wenn das Verhältnis der Absorption Gewebe: Kammerwand bei allen Strahlenhärten proportional bleibt. Daß diese Proportionalität nur durch ein niedrigatomiges Material gewahrt wird, ergibt sich aus Tabelle 5.

Aus ihr ist zu entnehmen, daß diese Proportionalität auch für Luft gegeben ist. Nimmt man nun als Kammerwand Graphit und als Inhalt Luft, so sind damit die Forderungen der Proportionalität gewahrt und die biologische Eichung ergab tatsächlich, daß eine Messung mit einer solchen kleinen Graphitkammer in weitem Härtebereich der biologischen Wirkung parallel ging.

Tabelle 5. Verhältnis der Absorption im Prüfkörper der Dosimeter und im biologischen Objekt.

Halbwertschicht im mm Al	Platin	Silber	Luft	Selen	Aluminium	Graphit
2,2	0,70	0,93	0,76	1,14	0,87	0,89
4,3	0,47	0,91	0,74	1,23	0,74	0,89
6,9	0,37	0,77	0,78	1,25	0,60	0,86
10,5	0,27	0,51	0,8	1,00	0,48	0,81
50,0	sehr klein	sehr klein	0,72	0,11	0,28	0,84

HOLTHUSEN versuchte dann weiter, die Frage zu klären, ob die Energie der Röntgenstrahlen oder aber die Energie irgendeines bei der Absorption derselben auftretenden Umwandlungsproduktes für die biologische Wirkung und die Ionisation verantwortlich sei. Er berechnete dazu aus der Trägerbildung in einer großräumigen Ionisationskammer nach Messungen von LENARD die Energie der bei der Absorption der Röntgenstrahlen entstehenden Elektronen.

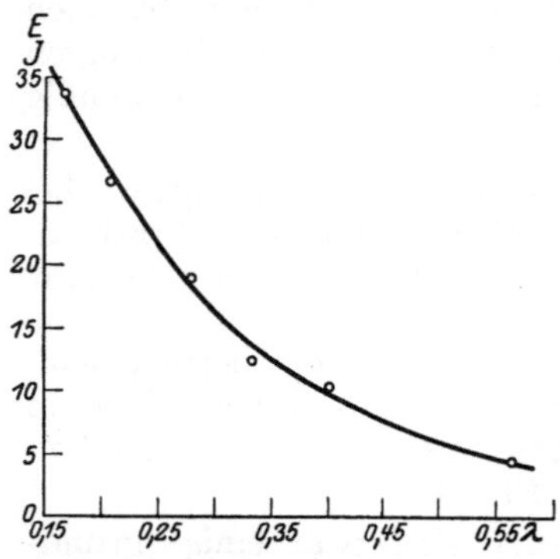

Abb. 10. Zusammenhang zwischen Ionisation, Energie und Wellenlänge. (Nach GREBE und KRIEGESMANN.)

In biologischen Versuchen zeigt sich dann, daß bei gleicher Energie der durch Strahlungen verschiedener Wellenlänge hervorgerufenen Elektronen auch gleiche biologische Wirkung entsteht (Versuche an Ascariseiern). Unter der Voraussetzung, daß die Energie der Elektronen (sekundäre Kathodenstrahlen) auch der Energie der absorbierten Röntgenstrahlen entspricht, würde die biologische Wirkung auch der Energie der Röntgenstrahlen parallel gehen. Letzterer Schluß trifft allerdings nicht zu. Auf Veranlassung von GREBE ausgeführte Messungen von BOOS, KRIEGESMANN, KIRCHER und SCHMITZ sowie KULENKAMPF haben für einen Wellenlängenbetrieb von $\lambda = 0{,}397 - \lambda = 0{,}166$ AE erwiesen, daß der Zusammenhang zwischen Energie der Strahlung und Ionisation so ist, daß die weiche Strahlung sehr viel stärker ionisierend wirkt als die harte, d. h. also bei gleicher Ionisationswirkung ist die Energie der absorbierten weichen Strahlung geringer als die der harten. Die genauen Zahlen finden sich in Tabelle 6 und Abb. 10.

Tabelle 6. (Nach GREBE und KRIEGESMANN.)

Röhrenspannung in KV effektiv	Ionisation (Elektrometerablauf) $= \frac{1}{T}$	Energie[1] $\sqrt{E}$	Mittlere Wellenlänge[2] λ in AE	$\frac{\text{Energie}}{\text{Ionisation}}$
50	28,3	13	0,397	10,4
60	24,8	20	0,333	12,4
70	26,5	30	0,275	18,8
80	23,8	47	0,205	26,5
100	14,9	73	0,166	33,5

[1] Die Energie wurde gemessen durch die Stromstärke eines Stromes, der gleiche Erwärmung erzeugt wie die absorbierten Röntgenstrahlen. Diese Erwärmung ist dem Quadrat der Stromstärke E proportional.

[2] Bestimmt durch Absorption in Kupfer.

Die Erklärung für dieses Ergebnis liegt nach GREBE, GLOCKER u. a. in dem Auftreten von COMPTON-Elektronen, also jenen bereits erwähnten Rückstoßelektronen, welche bei der Streuung in leichtatomigem Material entstehen, während bei schweratomigen auch noch im Bereich harter Therapiestrahlungen Photoelektronen, also Primärelektronen aus den Atomen, überwiegen. Aus dem gleichen Grunde, eben wegen dieses Auftretens der COMPTON-Elektronen neben den Primärelektronen entstehen auch die Wellenlängenabhängigkeiten anderer zur Messung benutzter Materialien, wie photographische Schichten (BERTHOLD und GLOCKER, BOUWERS), Leuchtschirm (GLOCKER und KAUPP), Selenzelle (KÜSTNER, SCHMITZ). GLOCKER hat sogar letzthin gezeigt, daß bei allen diesen Vorgängen nur der in Elektronenenergie umgewandelte Bruchteil der auffallenden Röntgenstrahlen wirksam ist, wobei sowohl die Primär- (Photo-), wie die COMPTON-Elektronen gemäß ihrer Energie in die Berechnung einzusetzen sind.

Das Auftreten der COMPTON-Elektronen bei leichtatomigem Material hat aber noch eine andere sehr wichtige Folge. Da sie nur geringe Reichweiten haben, ist ihre Weglänge in Luft sehr gering im Gegensatz zu den große Strecken durcheilenden, energiereichen Photoelektronen. Im Bereich harter Therapiestrahlungen überwiegen aber sehr bald diese COMPTON-Elektronen in einem solchen Maße über die Primärelektronen, daß schon relativ kleine Ionisationskammern ausreichen, um den ganzen Ionisationseffekt einer solchen Strahlung zu erfassen (GREBE). Sowohl die großen Faßkammern HOLTHUSENs sowie auch die Durchluftkammern (vgl. Abschnitt über Standarddosimetrie) werden damit überflüssig, ja es gelingt sogar nach FRICKE und GLASSER eine kleine Kammer zu finden, die sich in einem weiten Härtebereich wie eine große Ionisationskammer verhält, also wie eine wandlose oder besser Luftwändekammer. Zu diesem Zweck muß lediglich dem bereits von FRIEDRICH gewählten (reinsten) Graphit ein solcher Zusatz gegeben werden (4—5% Silicium nach GLOCKER und KAUPP), daß eine Mischung entsteht, deren „effektive“ Atomnummer gleich der „effektiven“ Atomnummer der Luft wird.

Wenn wir nun fragen, welche Energieumwandlung für den biologischen Prozeß maßgebend ist, insbesondere, ob auch hier gemäß der Anschauung von BARKLA eine Elektronenwirkung zugrunde liegt, so muß diese Frage auf Grund der vorliegenden Untersuchungen und einer fast allgemein geteilten Anschauung bejahend beantwortet werden. Ganz sicher scheint es jedenfalls zu sein, daß nicht die Energie der absorbierten Röntgenstrahlen unmittelbar in Betracht kommt. MARTIUS konnte im Anschluß an die Messungen von Boos prüfen, wie sich die biologische Wirkung gleicher absorbierter *Energien* von Strahlungen der Wellenlänge 0,325 und 0,56 AE äußerte und fand eine ähnliche Abnahme der Wirkung mit der Wellenlänge wie bei der Ionisation. Ähnliche Ergebnisse liegen vor von DOGNON, RUSS, BOLAFFIO, JONA u. a. Für eine *Elektronen*wirkung sprechen zwar viele biologische Versuche, ohne daß sich bisher aber sicher entscheiden läßt, ob nur die Photoelektronen oder auch z. B. die langsamen COMPTON-Elektronen eine biologische Wirkung hervorbringen. GLOCKER glaubt im Bereich der Therapiestrahlung den energieärmeren COMPTON-Elektronen auf Grund der Empfindlichkeit der Hautreaktion in Abhängigkeit von der Härte eine erhebliche biologische Wirkung absprechen zu sollen. Aber abgesehen davon, daß diese Reaktion nur von einem Teil der Autoren als mit der Härte absinkend, von anderen aber ein umgekehrtes Verhalten gefunden wurde, ist gerade die Haut als Reaktionsmittel in dieser Beziehung nur sehr vorsichtig zu gebrauchen, da sie als geschichtetes Organ von nicht zu vernachlässigender Dicke keine reinen Versuchsbedingungen gewähren kann (SCHREUS). Soweit brauchbare Versuchsergebnisse an geeigneten Objekten von genügender Feinheit (z. B. Wurzelspitzen von Faba equina, Ascariden oder Fliegeneiern), vorliegen, scheint ein gleiches Verhalten gegenüber den Photoelektronen und Compton-Elektronen zu bestehen wie bei der Ionisation in Luft.

Von Dessauer ist vor einiger Zeit die biologische Strahlenwirkung auf eine andere Energietransformation der Röntgenstrahlen bezogen worden, nämlich auf die Wärmebildung im Punkt der Absorption der Röntgenstrahlen (Punktwärme). Er geht dabei von der Voraussetzung aus, daß der ganze von der Röntgenstrahlung absorbierte Anteil der Energie sofort oder nach kurzer Zeit in Wärme übergehen muß. Nach den Berechnungen Dessauers genügt die Energie beispielsweise eines Ultraviolettstrahls um ein Eiweißmolekül (Molekulargewicht etwa 5000) über seine Koagulationstemperatur hinaus zu erwärmen. Eine Röntgenwelle bringt die 1000 bis 20 000 fache Energie zur Entfaltung. Diese führt zur Verdampfung und Koagulation am Ort der Transformation in Wärme, bevor sie sich auf eine größere Anzahl von Molekülen in der Umgebung des Absorptionspunktes verteilen kann. Aus der je nach Dauer und Intensität der Bestrahlung größeren oder kleineren Anzahl von diskontinuierlichen Punktwärmen im Molekularverbande der Zellen erklärt Dessauer, daß die biologische Wirkung der Dauer und Stärke der Bestrahlung proportional ist; die verschiedene Radiosensibilität der Zellen erklärt sich aus ihrer Empfindlichkeit gegen diese Punktwirkung.

Die Hypothese steht noch im Mittelpunkt der Diskussion (Blau und Altenberger, Caspari, Heidenheim, Holthusen, Dessauer). Nach den Ausführungen Holthusens begegnen ihrer Berechtigung gewichtige Bedenken.

8. Der Zeitfaktor.

Lange Zeit hat man in der Dosimetrie der Röntgenstrahlen die *allmähliche Abnahme der Röntgenwirkung*, die mit der Zeit eintritt, nicht so gewürdigt, wie es auf Grund neuerer Erkenntnisse notwendig ist. Zwar war die geringere Wirkung einer gewissen Strahlenmenge bekannt, die eintritt, wenn diese statt auf einmal über einen Zeitraum von Tagen oder Wochen gegeben wird. Man bezeichnete dies als *Verzettelung* der Wirkung, ohne näher zu untersuchen, bei welchen Intervallen diese Verzettelung beginnt.

Wenn auch in diesem Abschnitt nur die physikalische Dosimetrie in der Hauptsache zu behandeln und die Berücksichtigung der Verzettelung ein mehr biologisches Problem ist, so sei doch kurz darauf eingegangen, bis zu welchem Grade bei der Applikation einer bestimmten Dosis der „Zeitfaktor" (Holthusen) berücksichtigt werden muß.

Die Tatsache, daß jede Zelle und jeder Körper in gewissen Grenzen ein Erholungsvermögen gegen irgendwelche Schädigungen, auch Röntgenschädigungen besitzt, lassen erwarten, daß die bekannte Bunsen-Roscoesche Gleichung (Intensität = I, Zeit = T).

$$I \cdot T = \text{const.} \qquad (15)$$

die z. B. für viele Wirkungen in der anorganischen Welt gilt, mit Bezug auf die Röntgenstrahlen nicht unbegrenzte Geltung haben kann. Auch bei der Lichteinwirkung auf die photographische Platte war von Schwarzschild gefunden worden, daß dieses Gesetz nicht streng gilt, daß es mit anderen Worten nicht gleichgültig ist, ob die gleiche Lichtmenge in großer Intensität kurze Zeit oder in geringerer entsprechend längerer Zeit einwirkt. Er brachte deshalb das Gesetz in die Form

$$I^q \cdot T = \text{const.} \qquad (16)$$

wobei der Exponent q eine von Plattenmaterial abhängige Konstante bedeutete.

Für die physikalische Dosimetrie ist nun bei den gebräuchlichen Dosimetern *kein* Zeitfaktor nachgewiesen worden. Weder bei der photographischen Platte, bei der man am ersten daran denken möchte, noch bei irgendeinem anderen Dosimeter haben sich jemals solche Erscheinungen bemerkbar gemacht.

Während also für den physikalischen Teil der Dosierung das Bunsen-Roscoesche Gesetz gilt, hat sich für die biologische Wirkung ergeben, daß bei besonders empfindlichen Objekten (Vicia faba equina [Matoni und Martius]) bei Verringerung der Intensität auf $^1/_4$ bereits eine Abnahme der Wirkung wahrnehmbar war. Die meisten Untersucher (Dognon, Glocker, Rothacker und Schönleber, Holthusen) fanden allerdings, daß erst bei größeren Differenzen, etwa 1 : 8 bis 1 : 10, merkliches Nachlassen der Wirkung eintrat. Das bedeutet also praktisch, daß man einen Zeitfaktor kaum berücksichtigen muß, wenn die therapeutische Bestrahlung mit etwas geringerer Intensität und entsprechend verlängerter Zeit ausgeführt wird, wie während der Messung festgelegt wurde. Allerdings darf diese Verlängerung nicht über etwa 1 : 6 bis 1 : 10 hinausgehen. Sonst ist eine Zusatzdosis erforderlich, die Wintz z. B. für eine Abstandsvergrößerung — die ja stets eine Abnahme der Intensität umgekehrt dem Quadrat der Entfernung und entsprechende Verlängerung der Zeit erforderlich macht — von 23 auf 100 cm zu 28% feststellte. Läßt man diese Zusatzdosis fort, so wird die Reaktion deutlich geringer. Penzold gibt die Zusatzdosis von 23 auf 60 cm Abstand zu 18% an. Bemerkt sei übrigens, daß es nicht über jeden Zweifel erhaben ist, ob allein der Zeitfaktor diese Abschwächung der Reaktion bei Fernfeldern bedingt.

Verzettelt man dagegen die Bestrahlung über Tage oder gar Wochen, so wird die Abnahme der Wirkung einer sonst gleichen Dosis so viel deutlicher, daß evtl. sogar jeder Effekt ausbleiben kann, wenn nicht sehr bedeutende Zusatzdosen zugegeben werden. Für solche hat z. B. Pfahler „Sättigungskurven" herausgegeben, die von Holfelder gelobt werden.

Zum Schluß sei noch angeführt, daß der Zeitfaktor auch bei Zellen und Geweben vom Zustande ihrer „Vitalität" abhängt. *Ruhende* Zellen, z. B. trockne Samen, lassen *keinen* Zeitfaktor erkennen, sie kummulieren also jede Dosis restlos (Jüngling u. a.). Aus dieser merkwürdigen Tatsache folgt auch zum Teil, die verschiedene Reaktion der Gewebe gegenüber Röntgenstrahlen. Es besteht also eine Beziehung des Sensibilitätskoeffizienten zum Zeitfaktor und manches andere strahlenbiologische Problem hat hier seine Wurzeln.

9. Die Raumdosis.

Neben der örtlichen Einwirkung der Röntgenstrahlen zeigen sich bei Oberflächen- und Tiefenbestrahlungen fast regelmäßig Erscheinungen, die man als *Allgemeinwirkungen* zu bezeichnen pflegt, und zwar besonders der Röntgenkater und Veränderungen des Blutbildes. Diese Wirkungen können von den Zerfallprodukten untergehender Zellen, von anormalen Stoffwechselprodukten und von den getroffenen Blutbestandteilen herrühren. So ist es bekannt, daß solche Wirkungen unter anderem besonders heftig bei Bestrahlungen des Mediastinum auftreten.

Es wurde von Wintz zuerst versucht, eine *Beziehung zwischen diesen Erscheinungen und der Gesamtabsorption an Strahlen* aufzustellen, indem er als Einheit diejenige Röntgenenergiemenge vorschlug, die bei Applikationen eines Strahlenkegels von 6 × 8 cm Feldgröße und Dosis 1 HED im Körper absorbiert wird. Jüngling hat dann eine andere Berechnungsmethode angegeben, die neben größerer Genauigkeit eine bessere Anwendbarkeit für die verschiedenen Arten von Bestrahlungen unter Berücksichtigung der Variablen (Abstände, Feldgrößen, Strahlenhärten) gestattet.

Die Grundlage seiner Berechnung ist die, daß weder die verschiedene Strahlenverteilung durch „Dispersion" (bei verschiedenen Abständen) noch die

Streuung berücksichtigt, sondern lediglich die *Absorption* in Betracht gezogen wird. Die dadurch bedingten Fehler sind nicht erheblich, besonders für weichere Strahlen. Als Maßeinheit dient eine Gewebssäule von 1 qcm Querschnitt und einer Tiefe von 20 cm, in der praktisch eine völlige Auslöschung der Strahlen, also restlose Absorption im Körper erfolgen soll. Werden auf diese Säule von 1 qcm Oberfläche 100% HED appliziert, so wird eine „*Raumdosis* (RD) von 100 J gegeben. Strahlenkegel größerer Öffnung, z. B. von 50 qcm würden also $50 \times 100 = 5000$ J Raumdosis ergeben, wenn sie 20 cm tief sind und 100% HED gegeben werden. Für geringere Tiefen muß aus der prozentualen Absorption der Strahlung, in jedem Zentimeter, die durch irgendein Meßverfahren nicht schwierig zu bestimmen, resp. bei homogenen Strahlen zu berechnen ist, die RD berechnet werden. Beispiel: für eine homogene Strahlung, die im Zentimeter mit 15% absorbiert wird, würde die RD im ersten Zentimeter 15 J, in den ersten 2 Zentimetern 29 J, in den ersten 5 Zentimetern 58 J betragen. Würde also beispielsweise mit dieser 15%igen Strahlung ein Feld von 5×10 cm auf einen Körperteil von 5 cm Dicke gegeben, so wäre der Faktor, mit dem die Oberflächendosis von angenommen 80% HED $= \frac{80}{100}$ multipliziert werden muß, gleich $50 \times 58 = 2900$, die RD also $= \frac{2900 \cdot 80}{100} = 2320$ J. sein. Für inhomogene Oberflächentherapiestrahlungen muß, um eine einigermaßen sichere Rechnung durchführen zu können, die Absorption von Zentimeter zu Zentimeter *gemessen* werden. Für ungefilterte mäßig harte Strahlen sind natürlich bei weitem nicht 20 cm Gewebstiefe erforderlich, um die Strahlung fast völlig auszulöschen, so daß bei dieser Art von Therapie, auch z. B. bei Bestrahlen von Extremitäten, besonders bei ausgedehnten Dermatosen recht große Raumdosen gegeben werden. Daraus dürfte sich zum Teil auch der starke Kater bei den scheinbar doch geringen Oberflächendosen erklären. Ob die bei diesen Bestrahlungen besonders starke Absorption in den *Haut*schichten nicht noch stärkere Allgemeinwirkungen auslöst, also ein Unterschied zwischen den Raumdosen des Bindegewebes und der Haut zu machen ist, sei dahingestellt. Für die Drüsen mit innerer Sekretion, die Leber, Milz, das Mediastinum, trifft dies ganz sicher zu.

Bereits Jüngling hat darauf hingewiesen, daß es bei gleichen Raumdosen nicht gleichgültig ist, ob ein großer oder ein kleiner Körper davon betroffen wird. Besonders bei Kindern sind die Raumdosen, umgerechnet auf Kilogramm Körpergewicht, sehr viel höher als bei Erwachsenen, eine Tatsache, die recht wohl berücksichtigt werden sollte. Ein weiteres Eingehen auf die Beziehung der Raumdosis zur biologischen Strahlenwirkung überhaupt kann im Rahmen dieses Abschnittes nicht erfolgen. Weitere Literatur: Liebenstein, Stenström, Mandler.

II. Qualimetrie.

A. Parallele Funkenstrecke.

Eines der ältesten Instrumente zur Messung der Härte der Röntgenstrahlen ist die *parallele Funkenstrecke*. Diese war früher in Deutschland meist in horizontaler Form als Platte (—) und Spitze (+) in Gebrauch, in Frankreich wurde wohl zuerst von Beclère die Kugelfunkenstrecke eingeführt (Spintermeter). Sie befindet sich im praktischen Betrieb meist auf dem Schrankumbau des Apparates, richtiger ist aber die Anbringung unmittelbar neben der Röhre, da sie dann ein genaueres Maß für die wirklich benutzte Spannung bietet. Insbesondere ist mit einer solchen Anbringung der Spannungsverlust ausgeschaltet, der durch Ausstrahlung und Widerstände der Hochspannungsleitung oder darin befindliche Instrumente (Schließungslichtsperrer, Nadelschalter, Funkenstrecke, Ventilröhre) bedingt wird und unberechenbar ist.

Die Länge der Funkenstrecke (bes. Spitze-Platte) ist abhängig von der Betriebsform (LUDEWIG), insbesondere ist der Vergleich zwischen Funkenlänge bei Induktor und Transformator unmöglich. Das gilt auch für die senkrecht stehenden Funkenstrecken zwischen Spitzen (ROSENTHAL), weniger aber für Kugelfunkenstrecken.

Die parallele Funkenstrecke hat als absoluter Härtemesser nur geringe Bedeutung. Als *Kontrollmaß* für die Konstanthaltung einer bestimmten Spannung ist sie dagegen durchaus brauchbar, wenn außer der Röntgenröhre kein veränderlicher Widerstand in der Hochspannungsleitung eingeschaltet ist. Auch dann bleiben allerdings noch Störungen durch wechselnden Luftdruck, Luftfeuchtigkeit und Belichtung (besonders durch ionisierende, ultraviolette und Röntgenstrahlen) bestehen. Trotzdem die aufgezählten Fehler allgemein bekannt sind, hat sich die Angabe der Funkenstrecke zur Charakterisierung der Härte der Röntgenstrahlen (besonders in der Diagnostik [HOLTHUSEN]) bis heute fast allgemein erhalten, und ist besser als die Kilovoltmessung mit primären Voltmetern (bei Transformatoren). Von WINTZ und ITEN wird sogar bei geeignetem Betrieb (Symmetrieinstrumentarium) die parallele Funkenstrecke zur Quantitätsbeurteilung empfohlen, indem eine Steigerung der Spannung über 30 cm Parallel-Schlagweite sich in der Hauptsache in einer Verkürzung der Bestrahlungszeit äußert. (Bei Übergang von 30 cm auf 40 cm $40^0/_0$ Zeitgewinn.)

In Amerika und Frankreich im medizinischen Röntgenbetrieb, in Deutschland in der Physik und Technik und neuerdings auch Medizin wird die Funkenlänge meist zwischen Kugeln gemessen und so angegeben. Nach einer Arbeit von ULLMANN sind die mit Kugelfunkenstrecken gewonnenen Resultate auch auf andere Apparate übertragbar. Zur Sichtbarmachung der großen Differenzen zwischen den Angaben Funkenstrecke Spitze-Platte und Kugel—Kugel sei auf beistehende Tabelle 7 (zusammengestellt nach VOLTZ) verwiesen.

Tabelle 7.

Spannung in KV	Funkenlänge in Zentimetern		
	Spitze-Platte	Kugeln vom Radius	
		1,0 cm	2,5 cm
50	8	2,0	1,5
60	10,4	3,0	2,1
70	13,2	5,0	—
80	16,3	—	3,0
90	19,6	—	4,0
100	23,0	—	5,0

Eine praktische *Handkugelfunkenstrecke* wurde von SPIEGLER und HOLZKNECHT empfohlen. Bei hoher Spannung müssen in die Zuleitungen zur Kugelfunkenstrecke hohe Widerstände (Wasser) eingefügt werden, da sonst kurzschlußartige Funkenintensitäten auftreten. Die Größe der Widerstände sowie Kapazitäten der Kugeln müssen nach THALLER übrigens den Apparattypen angepaßt sein: SCHREUS sowie JACOBI und LIECHTI haben auf die Bedeutung der richtigen Dimensionierung der Widerstände aufmerksam gemacht; nach letzteren sollen die Widerstände nicht über 20 Megohm betragen[1].

[1] Strahlenther. 1928, **29**.

B. Spannungsmesser.

1. Spannungsmesser im sekundären Stromkreis.

Die einfachste und direkteste Methode der Spannungsmessung im Sekundärkreis wäre die Anbringung eines Hochspannungsvoltmeters in der Nähe der Röntgenröhre. Ein solches Hochspannungsvoltmeter wurde von Bergonnié im praktischen Betrieb versucht und brauchbar gefunden. Es eignet sich jedoch nur für bestimmte Betriebsweisen und für Spannungen, die heute in der Therapie nicht mehr verwendet werden.

Eine andere, nur theoretisches Interesse beanspruchende *Voltmeteranordnung* wurde von Voltz angegeben. Bei seiner Methode wird zur Herabsetzung der Spannung der Spannungsabfall zwischen Kondensatorplatten verwendet.

Ein neues, in Deutschland nicht eingeführtes, Instrument zur Spannungsmessung ist das *Elektroskleromètre* von Rio.

Ebenfalls hierher gehört das *Qualimeter* von Bauer, das längere Zeit eine erhebliche Rolle gespielt hat, heute aber kaum noch zur Kontrolle der Härte verwandt wird. Das Prinzip der Messung beruht auf der elektrostatischen Abstoßung eines leichten Aluminiumflügels von einer feststehenden Platte. Die Skala ist nicht nach Spannungen eingeteilt, sondern nach Dicken, Bleiblech, welche die Strahlung vollkommen absorbiert. Da diese Dicken aber auch von der Intensität der Strahlung abhängig sind, ist die Einteilung wertlos (Christen).

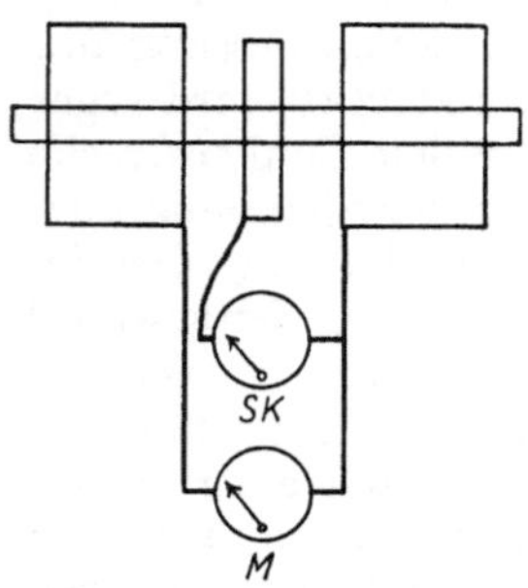

Abb. 11. Prinzipschaltung des Klingelfuss-Sklerometers.

Walter hat zuerst auf die zahlreichen *Fehlerquellen* des Qualimeters hingewiesen. Eine absolute Dosierung ist mit dem Instrument nicht möglich, da seine Ausschläge außer von der Anbringung (Nähe von Metallmassen!) abhängig sind von der Bauart des Induktors, der Belastung und anderen Umständen (Lit.: Meyer und Ritter, Holzknecht, Glocker, Glocker und Reusch, Voltz, Miescher).

Ein anderes Meßprinzip für die sekundäre Spannung verwendet Klingelfuss bei seinem *Sklerometer*. Die Schaltung des Instrumentes ist aus nebenstehender Abb. 11 zu entnehmen. Zur Messung der Spannung dient eine besondere Meßspule, die entweder direkt in den Induktor hineingewickelt, oder aber über ihn hinübergeschoben wird. Die Spannung wird mit Hilfe eines Hitzdrahtinstrumentes gemessen. Die Skala ist in Benoistgrade oder neuerdings direkt in Wellenlängen geeicht.

Das Sklerometer mißt die *wirksame* Spannung (nicht das Funkenpotential), welche in der Hauptsache die Härte der Strahlung bestimmt (die zahlreichen Arbeiten von Klingelfuss über diesen Gegenstand befinden sich im Literaturanhang).

2. Analytische Spannungsmesser.

Die Physik besitzt eine Anzahl von besonderen Methoden, Spannungskurven von hochgespannten Strömen, zum Beispiel den Spannungsverlauf beim Betriebe einer Röntgenröhre aufzunehmen. Diese Spannungskurven geben ein Maß für die Intensitätsverteilung im Röntgenspektrum. Ihre Aufnahme geht aber weit über die technischen Mittel des medizinischen Röntgenlaboratoriums hinaus, so daß sie praktisch keine Verwendung gefunden haben. Als Einrichtungen dieser Art zur Spannungsmessung sind zu nennen: die Braunsche Röhre, der *Oszillograph* (beide in geeigneter Schaltung) sowie die *Gehrkesche Glimmlichtröhre* (besonders in einer von Voltz konstruierten Anordnung als Kurvenanalysator: Voltz und Janus, von Seuffert, Voltz und Wintz). Der absolute Betrag der sekundären Spannung wird mit diesen Instrumenten nicht angezeigt, wodurch sich die Brauchbarkeit im medizinischen Röntgenbetrieb an sich schon bedeutend einschränkt.

3. Spannungsmesser im Primärkreis.

Eine letzte Methode der Spannungsmessung hat in den letzten Jahren mehr und mehr Verwendung gefunden, und ist bei Wechselstromapparaten allgemein eingeführt. Die *Kilovoltmeter* und der Spannungshärtemesser beim Symmetrieapparat. Diese Meßinstrumente (Wechselstrom-Voltmeter) sind nach nebenstehender Abb. 12 der Primärspule des Induktors oder Transformators parallel geschaltet und messen die Voltzahl an der Primärspule. Diese Voltmeter lassen sich für eine bestimmte Betriebsart und Wicklungsverhältnisse eichen, unter der Voraussetzung, daß die Periodenzahl des Primärstromes konstant ist. Während dies beim Transformator, der mit Wechselstrom gespeist wird, der Fall ist, trifft es beim Induktor nicht zu, wenn die Tourenzahl des Unterbrechers nicht genau konstant gehalten wird. Aus diesem Grunde gibt das Kilovoltmeter bei Transformatoren und richtiger Eichung brauchbare Resultate. Beim Induktor ist das Instrument nur ein Kontrollorgan für den einzelnen Apparat. Alle diese Instrumente, auch die Kilovoltmeter, sind übrigens von der sekundären Stromstärke abhängig (Gough), müssen also für verschiedene Stromstärken verschieden geeichte Skalen haben, doch sind die Fehler bis zu 10 Milliampère unerheblich (vgl. hierzu auch Heyde und Saupe, Rahm und Haas).

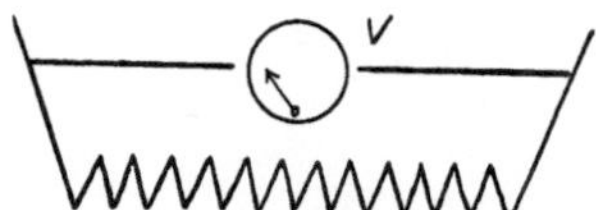

Abb. 12. Prinzipschaltung eines Kilovoltmeters.

C. Spektralanalyse[1].

Die Röntgenspektralanalyse, nach einem Vorschlag von Laue von Friedrich und Knipping zuerst verwirklicht, ist lange Zeit nicht aus dem physikalischen Laboratorium in die Praxis übertragen worden. Seit einigen Jahren jedoch besitzen wir durch die Konstruktionen zuerst von Seemann und später von March, Staunig und Fritz handliche und so vereinfachte Vorrichtungen für spektrographische Röntgenstrahlenanalyse, daß die Anwendung im medizinischen Laboratorium möglich und leicht geworden ist und mehr und mehr Eingang finden wird. Der Apparat Seemanns photographiert das Spektrum, während das Spektrometer von March, Staunig und Fritz für optische und photographische Messung eingerichtet ist.

Die Röntgenspektralanalyse wurde 1914 von *W. H.* und *W. L. Bragg* zuerst praktisch verwirklicht bei ihren Versuchen mit der von Laue, Friedrich und Knipping 1913 entdeckten Interferenz von Röntgenstrahlen an Krystallen. Die klassischen Spektrographen von Bragg sind alsbald von De Broglie und besonders von Siegbahn und seinen Schülern bis in die neueste Zeit weiter ausgebildet worden (vgl. Siegbahn). Sie sind ausschließlich in physikalischen Laboratorien zur Anwendung gekommen.

Seit 1926 hat Seemann im Würzburger Physikalischen Institut, der Geburtsstätte der Röntgenstrahlen, über eine Reihe grundsätzlich neuer Spektrographen-Konstruktionen publiziert, die wegen ihrer Einfachheit und wesentlich erhöhter Leistung alsbald Eingang in die Technik, insbesondere die medizinische Technik fanden und heute dort in den verschiedensten Ausführungsformen, darunter vier speziell für den Arzt bestimmten, weite Verbreitung gefunden haben (Abb. 13).

Alle diese Spektrometer, sei es, daß sie photographische, iontometrische oder fluoreszierende Strahlen-Indikatoren besitzen, unterscheiden sich ihrer Wirkungsweise nach von optischen Spektrometern nur dadurch, daß sie keine

[1] Zum Teil nach einer mir freundlichst überlassenen Darstellung Seemanns.

Linsen enthalten und statt des Prismas oder Beugungsgitters einen *natürlichen Krystall* (Steinsalz, Kalkspat, Gips), dessen gesetzmäßig geordnete Atomschichten die an ihren Atomen abgebeugten (gestreuten) Röntgenstrahlen in einer Weise zur Interferenz bringen, die einer spektral selektiven (farbigen) Spiegelung in Abhängigkeit vom Einfallswinkel gleichkommt (Bragg). Die Methoden der optischen und der Röntgenspektroskopie sind wesensgleich und haben grundsätzlich gleiche Ziele. Es gibt Röntgenspektren, die in Form eines Spektrogramms selbst vom Fachmann nicht von optischen Spektren zu unterscheiden sind.

Die Registrierung der Röntgenspektren auf photographischen Platten hat sich, wie in der Optik, am besten für die medizinische Technik und meist auch

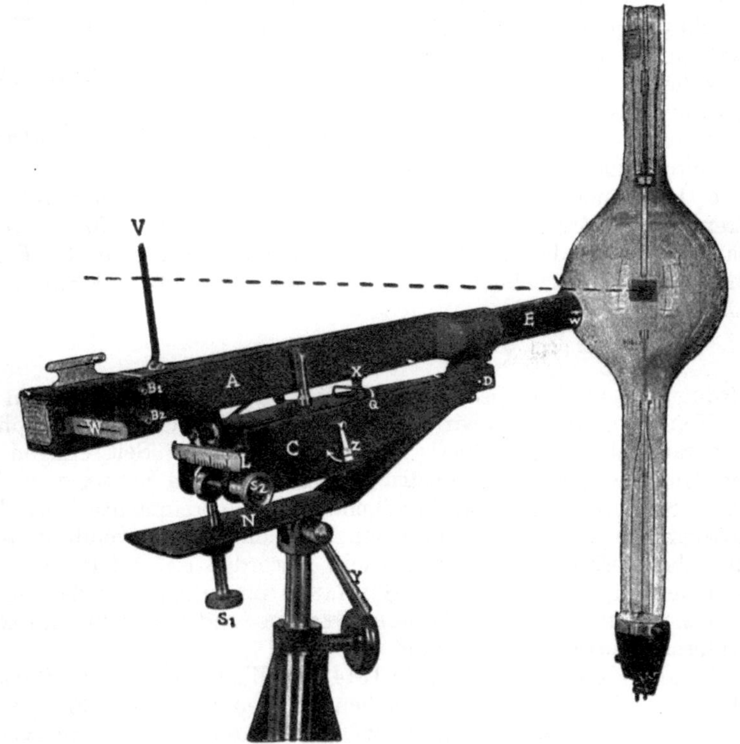

Abb. 13. Spektrometer. (Nach H. Seemann.)
A Hammer, B_1 B_2 Blenden, C Z Uhrwerk, N s_1 s_2 Einstellvorrichtung, r w Visier, E Analysator.

für die physikalische Forschung bewährt, obwohl die Expositionszeiten solcher Spektogramme je nach ihrer spektralen Ausdehnung recht erheblich sein können. Die ersten Laue-Diagramme und Bragg-Spektren erforderten zum Teil mehrere Tage Exposition. Auf alle Fälle ist ein Spektrogramm ein übersichtliches Bild über alle spektralen Einzelheiten, ein Dokument von unbegrenzter Lebensdauer, das jederzeit wieder neu ausgewertet werden kann und unabhängig von dem Stande der physikalischen Forschung genau reproduzierbar ist. Ein reguläres Spektrogramm gibt über alle qualitativen Faktoren einer Strahlung jeden nur möglichen Aufschluß.

Im Gegensatz zu diesen altbewährten Methoden der Spektralanalyse steht ein von March, Staunig und Fritz empfohlenes Verfahren der Qualitätsbestimmung von Röntgenstrahlen mittels Spektrometern, das die eigentliche Auswertung des Spektrums aus dem Spektrogramm ersetzt durch Rechnung und Anwendung von Tabellen. Nach einer von MARCH aufgestellten Theorie, die er später jedoch stark beschränkt hat, soll das ganze Spektrum jeder beliebigen Strahlung ohne Rücksicht auf die Faktoren bei ihrer Erzeugung sich weit besser und genauer aus der kürzesten Wellenlänge und der Filterdicke berechnen lassen, als es direkt gemessen werden kann. Die MARCHschen Theorien haben sich lange nicht durchsetzen können. Erst neuerdings scheinen sie durch Untersuchungen von GLOCKER sowie JACOBI und LIECHTI bestätigt zu werden.

Die drei genannten Forscher haben im Streben nach Vereinfachung der spektroskopischen Messung der Minimumwellenlänge ein Spektrometer nach BRAGG-RUTHERFORD konstruiert, das ohne Uhrwerksantrieb lediglich zur Bestimmung der Minimumwellenlänge dienen soll (Abb. 14).

Es ist absichtlich so eingerichtet, daß immer nur ein sehr kleiner Bereich des Spektrums in Gestalt einer schmalen vertikalen Linie auf den Leuchtschirm oder den photographischen Film gelangen kann. Das übrige Spektrum ist abgeblendet. Ursprünglich diente ein Leuchtschirm zur Messung. Da dessen Leuchtkraft aber bei modernen Therapieröhren mit großem Brennfleck selbst bei höchster Strombelastung oft nicht ausreichte, um die an und für sich schon äußerst lichtschwache Minimumwellenlänge deutlich genug erkennbar zu machen, gingen die Konstrukteure letzthin auch zur Kombination mit der photographischen Fixierung über (MARCH) unter Verzicht auf den früheren Vorteil des Instrumentes, die schnelle Ablesbarkeit des Meßresultats.

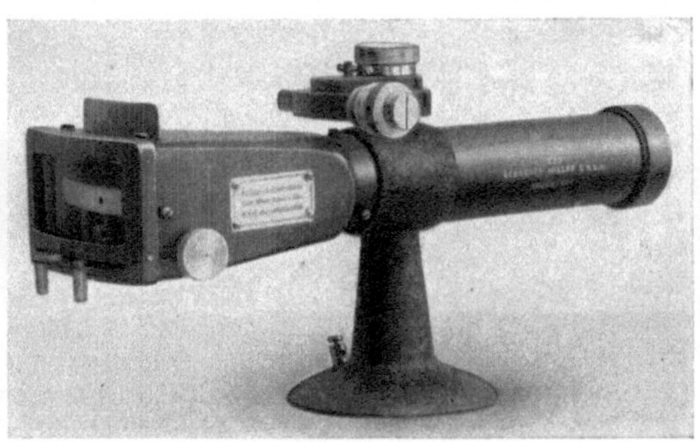

Abb. 14. Spektrometer. (Nach MARCH, STAUNIG und FRITZ.)

Die Genauigkeit, mit der sich die Minimumwellenlänge bei den Spektrometern feststellen läßt, ist vorzüglich. Die aus ihr berechnete Spannung z. B. ist auf einige Prozent genau. Natürlich läßt sich mit der photographischen Methode bei genügend langer Belichtung die größere Genauigkeit erzielen. Tatsächlich hat sich praktisch denn auch gezeigt, daß die optische Bestimmung nicht ganz an die photographische heranreicht (GLOCKER und KAUPP, SEEMANN, SICKEL, GLASSER, STERZEL, BOUWERS, BELZ, TERILL und PINE, GUNSETT).

Aus der oben erwähnten BRAGGschen Deutung der Krystallinterferenz als einer selektiven Spiegelung an den parallelen Atomschichten (Strukturflächen) in Abhängigkeit vom Einfallswinkel erhellt, daß die spektral zu zerlegende Strahlung unter allen Winkeln auf den Krystall auffallen muß, unter denen ihre Komponenten reflektiert werden. Um dies bei technischen Röntgenstrahlen im Steinsalz-Spektrographen zu erreichen, muß der Krystall allein oder Krystall und Kamera zusammen während der Aufnahme einmal oder beliebig oft mit gleichförmiger Winkelgeschwindigkeit um etwa 10^0 geschwenkt werden, für das Spektrum der Tiefentherapie genügt $1^1/_2{}^0$. Diese Schwenkung wird bei allen regulären Spektrographen mittels Uhrwerk ausgeführt, bei dem Instrument von MARCH, STAUNIG und FRITZ durch sukzessives Drehen mit der Hand und Exposition nach jeder Teildrehung.

Die Meßgenauigkeit und die Lichtstärke der Spektrometer jeder Art sind umgekehrt proportional der „relativen Öffnung“ des Spalts zur optischen Länge (Abstand Spalt—Platte) der Kamera, während die Lichtstärke dieser Größe direkt proportional ist.

Je enger der Spalt und je größer die optische Länge, um so höher die „Auflösung“ (Meßgenauigkeit) und um so länger die Expositionszeiten. Spektrometer mit verstellbarem Spalt, wie er an den großen SEEMANN-Spektrographen vorhanden ist, gestatten daher die Meßgenauigkeit auf Kosten der Lichtstärke beliebig zu erhöhen. Das Spektrometer von MARCH, STAUNIG und FRITZ hat eine rund dreimal größere „relative Öffnung“ als das einfachste Modell der SEEMANN-Spektrographen mit festem Spalt, dafür aber nur eine dreimal geringere „Auflösung“ als letzteres.

Außerdem ist bei allen Strahlungen die Spektral-Methode, nach der der Spektrograph arbeitet, von Wichtigkeit. Die einzige für alle Strahlen optimal brauchbare Methode ist die sog. Lochkamera-Methode von SEEMANN. Sie vermeidet einerseits die Unschärfe der Spektren infolge der Volumenreflexion (Eindringungstiefe) bei harten Strahlen und ist gleichzeitig von maximaler Lichtstärke.

Der wichtigste Faktor bei der Meßgenauigkeit ist jedoch die Güte des Krystalls. Steinsalz-Krystalle von ausreichender Regelmäßigkeit des Wachstums bei genügender Größe sind äußerst selten und daher sehr teuer.

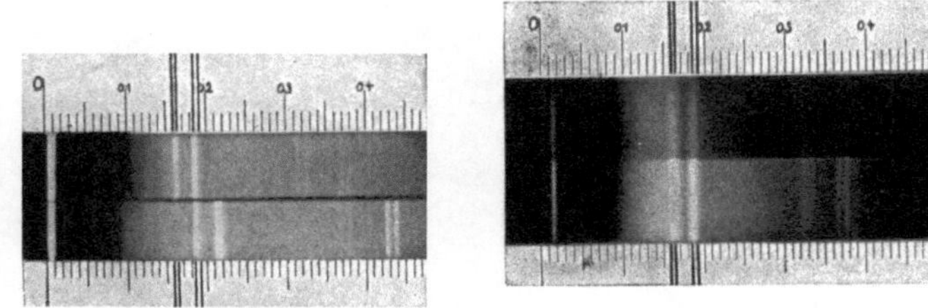

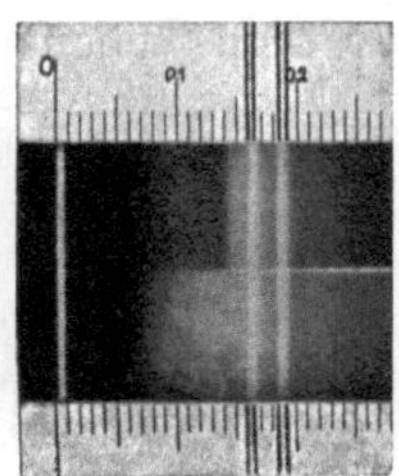

Abb. 15a. Abb. 15b. Abb. 15c.
Abb. 15a–c. Röntgenspektren nach SEEMANN (Erklärung im Text).

Die Vielseitigkeit von Spektrometern ist um so größer, je mehr Vorrichtungen sie haben. Sowohl photographische Platten als auch Leuchtschirme und Ionisationskammern können als Strahlen-Indikatoren angebracht werden. Für die Praxis ist zweifelsohne ein regelrechtes Spektrogramm auf einer photographischen Platte das einfachste und sicherste. Jedenfalls haben Ionisationsspektren (POLLAND und DOLEJSEK) oder andere Vorrichtungen zur Intensitätsmessung einzelner Spektrallinien (FRITZ) praktisch keinen Eingang gefunden.

Die Spektren Abb. 15a, b, c, mögen Beispiele für die Anwendungsmöglichkeit der Röntgenspektroskopie sein. Auf allen kann man mit Hilfe der darüber und darunter gedruckten Ångström-Skalen die Wellenlänge aller vorhandenen Komponenten ablesen, wofern nur bekannt ist, aus welchem Metall die Antikathode bestand. Jedes Metall sendet ja einige ihm charakteristische streng monochromatische Strahlungen aus, die als Linien im Spektrum erscheinen, deren Wellenlänge genau bekannt ist.

Auf Abb. 15a sind zwei Spektren verschiedenen Ursprungs wiedergegeben, die mittels der SEEMANNschen Halbierungsblende auf ein und dieselbe Platte gebracht wurden. Das obere Spektrum stammt von einer Röhre mit Pt-Antikathode, das untere von einer Ta-Antikathode. Die Linie bei 0,22 Å muß ebenso weit vom Nullpunkt der ÅNGSTRÖM-Skala entfernt sein wie von der Linie bei 0,44 Å, da letztere die II. Ordnung der ersteren ist, also von gleicher Wellenlänge 0,22 Ångström. Die aufgedruckte Skala ist so gewählt worden, daß dieses Verhältnis stimmt.

Zur praktischen Messung mit den SEEMANN-Spektrographen wird das fertige Spektrogramm auf eine in dieser Weise abgestimmte transparente oder weiße Skala derart aufgelegt, daß die Spektrallinien des Spektrums mit den Skalenteilen zur Deckung kommen, deren Wellenlänge in Ångström erstere besitzen. In dieser Lage kann nun jede andere unbekannte Wellenlänge des Spektrums abgelesen werden, insbesondere die kürzeste und die längste. So zeigt Abb. 15 b oben und unten die Minimum-Wellenlänge 0,09. Dies beweist, daß die erzeugende Spannung 136 Kilovolt war.

Das obere Spektrum von Abb. 15 b besitzt infolge seiner starken Filterung mit 1,2 mm Kupfer die längste Welle von 0,19 Å, das untere mit 0,6 mm Kupfer gefilterte die maximale Welle 0,35 Å.

Das Platin- und Tantal-Spektrum von Abb. 15 a ist ungefiltert und mit verschiedener Spannung erzeugt. Die längsten Wellen liegen außerhalb des abgebildeten Spektralbereiches. Die Minimumwellen sind oben 0,105 Å und unten 0,09 Å entsprechend etwa 100 Kilovolt an der Tantalröhre.

Die Abb. 15 c zeigt oben eine mit Bleiglas und unten eine mit Kupfer gefilterte Strahlung gleichen Ursprungs von der Minimum-Welle 0,07 Å. Blei und Kupfer sind so dick gewählt, daß die Schwächung der Wellenlängen größer als 0,14 Å gleich stark ist. Wie man sieht, schwächt das Blei bei dieser Abstimmung die Wellen kürzer als 0,14 Å außerordentlich viel stärker als Cu. Es hat bei 0,14 einen ihm charakteristischen Absorptionssprung und ist wegen dieser Anomalie, die jedem Material an einer ihm eigenen Stelle des Spektrums anhaftet, zur Filterung von harten Therapiestrahlungen ungeeignet, da es gerade die wertvollsten harten Komponenten wegfiltert und die weicheren übrig läßt. Je leichter die Metalle sind, um so weiter im weichen Gebiete des Spektrums liegen diese Absorptionsbandkanten. Bei Kupfer liegen sie ganz außerhalb des technischen Spektrums. Dieses Metall und ebenso alle leichteren wirken daher als Filter normal.

Alle diese qualitativen Eigenschaften der Strahlungen erscheinen auf den Spektrogrammen bildhaft klar und übersichtlich und lassen sich leicht quantitativ verfolgen. Die Absorptionsanalyse dagegen vermag nur auf rechnerischem Wege und durch Aufnahme von ganzen Scharen von Kurven mittels schwieriger Experimente die gleichen Aufgaben zu lösen.

Die Spektrometer gestatten ferner mittels einer oszillographischen Methode (FRITZ) den Spannungsverlauf eines Hochspannungsstromstoßes dadurch messend zu verfolgen, daß beliebige Punkte aus dem Spannungsverlauf herausgegriffen und die durch sie erzeugte Wellenlänge gemessen wird. Hierzu wird auf der Achse eines Synchronmotors ein Blendensystem angeordnet, das je nach Einstellung den gewünschten Teil der Phase bzw. den durch ihn erzeugten Strahlungsanteil abzulesen gestattet. FRITZ fand, daß die Strahlung in der Mitte der Sinuskurve die kürzeste Wellenlänge aufwies und diesen Wert über einen Bereich von 15^0 vor und nach der Spannungskuppe beibehielt. Alle modernen Röntgentiefentherapie-Apparate sind übrigens mit solchen Stromabnahmevorrichtungen versehen, daß nach Möglichkeit nur die höchsten Spannungswerte zu Strahlenerzeugungen benutzt werden, oder die Stromkurve durch besondere Konstruktion möglichst steil verläuft (DESSAUER, BAUMEISTER, WINTZ, VOLTZ, ECKERT).

D. Strahlenanalytische Methoden.

Schon vor der Spektralanalyse bestanden Bestrebungen und Methoden, die Strahlung in ihre einzelnen Komponenten zu zerlegen und diese getrennt zu messen. So zerlegte ADAMS die *Kathodenstrahlen* durch *magnetische Ablenkung* in langsame und schnelle und nahm an den von ihnen erzeugten Röntgenstrahlungen getrennt Messungen vor. Auch die *stroboskopische Methode* nach HEUNER gehört hierher, bei der durch eine Blende, die vom Symchronmotor gedreht wird, eine bestimmte Phase der Sinuskurven des Sekundärstromes herausgeschnitten und die von ihr erzeugte Strahlung gemessen werden kann (photographisch oder elektrometrisch). Auch von DESSAUER wurde eine Versuchsanordnung angegeben, die eine Analyse des zeitlichen Verlaufs der Strahlung gestattete. Seine Resultate wurden allerdings von GROEDEL bezweifelt, von SCHNÉE jedoch bestätigt. Der *Kurvenanalysator* von JANUS-VOLTZ gestattet ebenfalls unter bestimmten Voraussetzungen Rückschlüsse auf die spektrale Verteilung der Strahlen. Auf all diese Verfahren brauch hier nicht näher eingegangen werden, da sie für den Mediziner nicht anwendbar sind.

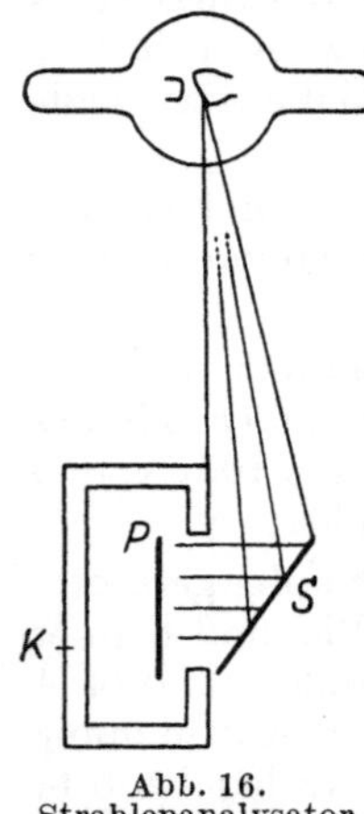

Abb. 16. Strahlenanalysator von GLOCKER. K Schutzkasten, P Platte, S Streifen.

Auf gänzlich anderem Prinzip beruht der *Strahlenanalysator* von GLOCKER, der vor Einführung der Spektralapparate auch praktisch Anwendung gefunden hat.

Eine senkrecht stehende photographische Platte, die vor direkter Bestrahlung geschützt ist, befindet sich einem Streifen gegenüber, der von der zu untersuchenden Strahlung getroffen wird (Abb. 16). Der Streifen besteht aus fünf verschiedenen Elementen (Ce, Sb, Ag, Mo, Se), die so ausgewählt sind, daß ihre Fluorescenzstrahlung von Röntgenstrahlen verschiedener Härte erregt wird. Auf der Platte erscheinen nach genügend langer Belichtung nun einzelne verschieden stark geschwärzte Flächen; bei weichen Strahlen sind die niedrigatomigen Sekundärstrahlen stärker erregt, bei harten die hochatomigen, und zwar entsprechen den Fluorescenzstrahlungen folgende Erregerstrahlungen (Tabelle 8).

Tabelle 8.

Sekundärstrahler	Atomgewicht	Ordnungszahl	Wellenlänge in ÅE
Cerium	140,25	54	0,298
Antimon	120,02	51	0,405
Silber	107,93	47	0,490
Molybdän	96,00	42	0,611
Selen	79,3	34	0,980

Die Intensität der Schwärzung auf der Platte ist ein ungefähres Maß für die Intensität der in der Erregerstrahlung vorhandenen Wellenlänge. Genauere Werte gibt die ebenfalls von GLOCKER angegebene ionometrische Messung der Intensität der Sekundärstrahlung, die aber zu kompliziert ist, um im medizinischen Laboratorium Eingang finden zu können.

Die praktische Bedeutung des Analysators wurde von GLOCKER und REUSCH, REUSCH, H. E. SCHMIDT und BLUMENTHAL gewürdigt.

E. Absorptionsmessung.

Von den vorgenannten Methoden sind gänzlich verschieden die *Härtemeßmethoden*, die auf den *Absorptionserscheinungen* der Röntgenstrahlen beruhen und zu denen die Gruppe der alten Härtemesser in erster Linie gehört.

Der älteste Härtemesser dieser Art war die Hand des Röntgenologen selbst, die vor den Leuchtschirm gebracht und an deren Durchstrahlung die Härte beurteilt wurde. Ersatz für diese gefährliche Methode boten die künstliche Hand (Skelett mit Wachs umhüllt im Handschuh) von SCHILLING sowie H. E. SCHMIDT und das konservierte Weichteilstück (Rippenwirbelstück) von HARRAS. Daneben entwickelten sich schnell die *metallischen Härtemesser*.

Diese zerfallen in *Schwellenwertskalen* und *zweimetallige Härteskalen*. Die *einmetalligen Härteskalen* beruhen auf dem Prinzip, daß um so dickere Schichten eines Metalls zur Auslösung der Strahlen notwendig sind, je durchdringungsfähiger die Strahlen sind. Solche

Skalen sind von WALTER sowie von BEEZ angegeben worden. Die zur Auslösung der Strahlen notwendige Schichtdicke ist aber nicht allein abhängig von der Härte der Strahlen, sondern auch von der Intensität derselben (CHRISTEN), so daß die Angaben der Skalen nur vergleichbar sind bei gleich intensiven Strahlungen.

Von der Intensität der Strahlen *un*abhängig sind die *zweimetalligen Härteskalen*, bei denen *ein selektiv absorbierendes* Metall (meist Silber) in konstanter Schichtdicke und ein *nicht selektiv absorbierender Körper* (meist Aluminium) in veränderlicher Dicke miteinander verglichen werden.

Die Möglichkeit der Härtemessung mit diesen Skalen beruht darauf, daß ein im Bereich der härteren Strahlungskomponenten selektiv absorbierendes Metall bei härteren Strahlen in gewissen Grenzen ungefähr ebenso stark schwächt wie bei weichen. Metalle mit leichtem Atomgewicht zeigen dagegen im Bereich der Diagnostik und Therapiestrahlungen diese selektive Absorption nicht mehr, lassen also Strahlungen um so stärker durchtreten, je mehr harte Komponenten sie enthalten. Bei Vergleich der von solchen Metallen durchgelassenen Strahlungen mit einem Leuchtschirm ergibt sich dann, daß von dem normal absorbierenden Metall eine um so dickere Schicht genommen werden muß, um gleiche Fluorescenzhelligkeit zu erzeugen, je durchdringungsfähiger die Strahlung ist. BÉNOIST, der Erfinder der zweimetalligen Härteskalen aus Silber und Aluminium, nahm allerdings eine dem damaligen Stande der Wissenschaft entsprechende andere Erklärung für diese eigenartige Erscheinung an, indem er dem Silber eine besondere Eigenschaft *(Aradiochroismus)* beilegte, nämlich die, daß es harte und weiche Strahlen gleichmäßig absorbiere.

Der erste Härtemesser dieser Art wurde übrigens von RÖNTGEN selbst angegeben. Er bestand aus einem Platinblech von 0,0026 mm Dicke, mit dem Aluminiumschichten steigender Dicke verglichen wurden.

BÉNOIST wählte aus den mitgeteilten Gründen Silber als Vergleichsabsorptionskörper, das als kreisförmiges Blech von 0,11 mm Dicke von einem Kranz von (12) Aluminiumstufen von 1—12 mm Dicke umgeben war (im Sinne des Uhrzeigers steigend). Der Vergleich der Mitte mit den Stufen wurde entweder optisch mit Fluorescenzschirm oder durch Photographie vorgenommen. Eine Modifikation dieses Instrumentes wurde später von RZEWUSKI angegeben.

Nach WALTER ist die arithmetrische Progression erster Ordnung bei der BÉNOIST-Skala nicht vorteilhaft, weil die Dickensteigerung bei weichen Strahlen zu groß, bei harten jedoch zu klein ist, wodurch die Messung ungenau und abhängig von der Intensität wird. Er wählte deshalb bei gleicher Dicke der Silberplatte und sonst gleicher Anordnung 6 Aluminiumstufen in arithmetrischer Progression zweiter Ordnung. Der Vorteil auch dieser Skala ist die Photographierbarkeit. Die WALTER-*Skala* hat große Verbreitung gefunden.

Ebenso beliebt in früheren Zeiten war die WEHNELT-*Skala*, bei der der Vergleich zwischen Silber von 0,1 mm Dicke und einem beweglichen, 5 mm langen Aluminiumkeil, der in einer Exponentialkurve von 1—16 mm ansteigt, stattfindet. Der Aluminiumkeil ist beweglich vor einem kleinen Leuchtschirme angeordnet, der zur Hälfte von der Silberplatte bedeckt ist. Auch eine starre Form war im Gebrauch, die sich im Gegensatz zur beweglichen zur Photographie eignete. Einteilung der Skala in 15 Grade.

Die *genannten Skalen* eignen sich *nur für nicht zu harte Strahlen*. Die Eichkurven werden nämlich bei harten Strahlen immer flacher, die Ablesung dementsprechend ungenauer. Erst bei sehr harten Strahlungen, außerhalb des Meßbereichs der Skala, ist wieder ein Anstieg der Eichkurve zu erwarten (BEHNKEN). Ihr Hauptnachteil ist jedoch die gänzlich willkürliche Einteilung.

Es wurde häufig versucht, die verschiedenen Skalen unter sich und mit anderen Methoden (Funkenstrecke, Bauerqualimeter, Sklerometer) zu vergleichen, doch fallen die Werte je nach den gewählten Bedingungen so verschieden aus, daß hier von der Wiedergabe solcher Vergleichstabellen Abstand genommen wird.

Eine modernere Methode, die sich im Prinzip an die zweimetalligen Härteskalen anlehnt, ist außer einer von Miramond de Laroquette angegebenen, der Homogenitätsmesser von Wintz, der auf dem Vergleich von einem Pertinaxblock von 1 cm Dicke mit 4 Aluminiumstufen von 1, 1,5, 2 und 2,7 mm Dicke beruht. Er zeigt härteste homogene Strahlung (nur für solche ist er gedacht) an, wenn die Fluorescenzhelligkeit hinter dem Block und der 2,7 mm-Stufe gleich ist. Das Instrument hat kaum Eingang gefunden.

Eine neue Methode der Härtemessung ist kürzlich von Behnken angegeben worden. Verglichen wird die Fluorescenzhelligkeit eines Leuchtschirmes hinter einer Kupfertreppe und einem unbedeckten Vergleichsfeld, dessen Fluorescenzhelligkeit durch ein Grau-Filter geschwächt wird. Auch eine photographische Messung in etwas geänderter Anordnung ist möglich.

F. Halbwertschicht.

Die Willkürlichkeit der durch die älteren Härtemeßmethoden gewonnenen Maße hat Christen, dessen klaren rechnerischen Deduktionen mancher Fortschritt zu verdanken ist, durch Einführung der Halbwertschicht als Härtemaß in physikalisch einwandfreier Weise beseitigt. Unter der Halbwertschicht einer Strahlung (HWS) versteht Christen diejenige Schichtdicke, welche die Intensität der Strahlung auf die Hälfte schwächt. Da naturgemäß bei wenig durchdringungsfähigen Strahlen die HWS klein, bei harten aber groß ist, so stellt die Messung der HWS ein sehr anschauliches und auch physikalisch exaktes Maß der Strahlenhärte dar. Halbwertschicht a und Absorptionskoeffizient μ stehen in folgender Beziehung zu einander:

$$a = \frac{0,693}{\mu} \quad . \quad . \quad . \quad . \quad . \quad . \quad . \quad . \quad . \quad . \quad . \quad . \quad . \quad (17)$$

Zur Messung der Halbwertschicht können die verschiedensten Methoden benutzt werden. Die älteste von Christen selbst angegebene, optische Methode arbeitet mit einer feststehenden Halbwertsplatte (d. h. dicke, durchlöcherte Metallplatte, die die Hälfte der Strahlen absorbiert, die Hälfte durchläßt, infolge Flächengleichheit der Löcher und Rippen) und einer verschiebbaren Stufenreihe aus Backelit, einem technischen Harz, mit gleicher Absorptionskraft wie Wasser. Die ganze Anordnung befindet sich vor einem Leuchtschirm, wird senkrecht in den Strahlengang gebracht und die Backelittreppe so lange verschoben, bis hinter ihr und der Halbwertsplatte die gleiche Fluoreszenzhelligkeit herrscht. Die Schichtdicke des Backelits gibt dann sofort ablesbar die HWS. Bei sehr harten Strahlungen ist die optische Methode recht ungenau. Eine Modifikation wurde von Voltz angegeben. Voltz verwendet statt der Halbwertsplatte vor dem Leuchtschirm ein Glasraster hinter demselben, das die Hälfte des Fluoreszenzlichtes absorbiert. Der Apparat ist nicht von der exakten senkrechten Einstellung im Strahlengang abhängig.

Methoden zur *photographischen Messung der HWS* wurden von Christen angegeben. Bei der *einfachsten Methode* wird eine Hälfte einer Platte unter einer Backelittreppe, die andere Hälfte ohne Absorptionskörper, jedoch nur halb so lange exponiert, und nun der Bereich gleicher Schwärzung auf den entwickelten Plattenhälften gesucht. Bei der *zweiten Methode* wird ein halb so stark belichtetes Vergleichsfeld auf der Platte dadurch gewonnen, daß über ihr ein Talbotsches Flügelrad (Fläche der Flügel gleich Fläche zwischen den Flügeln), während der Aufnahme durch ein Uhrwerk gedreht wird, wobei natürlich Synchronismus mit dem Unterbrecher zu vermeiden ist. Vergleich der Schwärzung wie bei der ersten Methode. Eine dritte von Christen angegebene photographische Methode ist unvollkommen und kann hier übergangen werden. Eine neue Methode stammt von Björling.

Zur Bestimmung der Halbwertschicht sind ferner alle dosimetrischen Methoden brauchbar. Es wird so vorgegangen, daß zunächst die Intensität der Strahlung gemessen und dann in den Strahlengang das Material gebracht wird, in dem die Halbwertschicht bestimmt werden soll. Man sucht die Schichtdicke, bei der die Intensität der Strahlung nur noch halb so groß ist. Zu solchen Messungen sind bei merklich inhomogenen Strahlungen nur solche Meßinstrumente brauchbar, die die Intensität der Strahlungen unabhängig von der Strahlenhärte messen, da bei Durchgang durch das absorbierende Material naturgemäß eine Härtung der Strahlen eintritt. Außerdem ist es erforderlich, ganz bestimmte Bedingungen bei der Messung einzuhalten, um keine Fehlresultate durch Streuzusatzstrahlung zu erhalten (kleine Öffnung des Strahlenkegels, Absorptionskörper weit genug vom Meßinstrument entfernt, Material von mittlerem Atomgewicht [Kupfer], Blende zwischen Absorptionskörper und Meßinstrumenten).

Bei jeder Halbwertsmessung wird nicht die Halbwertsschicht reiner Absorption, sondern die Halbwertschicht der Schwächung gemessen, da die Energieabnahme im Absorptionskörper auf Absorption und Streuung beruht.

Christen nahm bei Einführung der HWS als Härtemaß an, daß die in der Therapie verwendeten Röntgenstrahlen nahezu homogen seien. Zu dieser Annahme sah er sich berechtigt auf Grund des Walterschen Ablenkungsversuches. Lenkt man nämlich die Kathodenstrahlen in einer Röntgenröhre durch einen starken Magneten bis zum Rand der Antikathodenplatte ab, so wird der Brennfleck nicht wesentlich verbreitert, ein Zeichen, daß alle Elektronen ziemlich gleichmäßige Geschwindigkeit haben. Die Irrtümlichkeit dieser Auffassung wurde von Christen später selbst zugegeben. Eine Halbwertsmessung bei inhomogenen Strahlungen gibt demnach also keine genaue Charakterisierung des Strahlengemisches, sie vermittelt nur die Kenntnis eines mittleren Wertes, der sich als Durchschnitt aus den einzelnen Komponenten des Strahlengemisches ergibt *(mittlere HWS)*.

Bei inhomogenen Strahlungen läßt sich aber die HWS zur *Bestimmung der Inhomogenität* verwenden. Nach Christen kann man nämlich den Wert der zweiten Halbwertschicht (a_2) einer Strahlung durch den der ersten (a_1) dividieren und den erhaltenen Quotienten als Heterogenitäts-Faktor (h) bezeichnen.

$$h = \frac{a_2}{a_1} \qquad (18)$$

Dieser Faktor ist ein unechter Bruch und wird bei homogener Strahlung gleich 1. Weissenberg hat mit Recht bemängelt, daß nach dieser Kennzeichnung die Heterogenität bei homogener Strahlung nicht Null wird und schlägt als Heterogenität den Logarithmus des Quotienten $\frac{a_2}{a_1}$ vor.

Voltz hat ein besonderes einfaches Meßinstrument angegeben, daß die Heterogenität h direkt abzulesen gestattet. Auf seine Beschreibung kann hier verzichtet werden.

G. Absorptionsanalyse.

Die Bestimmung der Absorption der Röntgenstrahlen wurde schon frühzeitig zur Härtemessung herangezogen, abgesehen von den Härteskalen, die in vorstehendem Abschnitt geschildert sind, die ja natürlich auch auf Absorptionserscheinungen der Röntgenstrahlungen beruhen. Von diesen stellt aber nur die Halbwertmessung eine rechnerisch brauchbare Absorptionsmessung dar, indem sie zu einem Resultat führt, daß in wohldefiniertem Zusammenhang mit dem Absorptions-Koeffizienten steht.

Von den älteren, oft unvollkommenen Methoden der Absorptionsmessungen seien in erster Linie die *Methode von* Kienböck genannt. Dieser Autor benutzte sein Quantimeter zur Tiefenmessung, indem er die Hälfte der Quantimeterstreifen mit einem Aluminiumblech von 1 mm Dicke bedeckte und nach Belichtung und Entwicklung das Verhältnis der Schwärzung (abgelesen an der Dosisskala) als Maß der Härte einführte. Bestimmte Verhältnisse charakterisierte er nach folgender Tabelle ($x_0 =$ Oberflächendosis, $x_1 =$ Dosis unter 1 mm Al).

$H_0 : H_1 = 10 : 3$ (sehr weich)
$H_0 : H_1 = 10 : 4$ (weich)
$H_0 : H_1 = 10 : 5$ (mittelweich)
$H_0 : H_1 = 10 : 6$ (hart).

Später hat KIENBÖCK diese Härtemessung weiter ausgearbeitet. Wenn diese Methode heute verlassen ist, so kann der KIENBÖCKstreifen doch noch zu Absorptionsmessungen benutzt werden, worauf an anderer Stelle (S. 332) nochmals eingegangen wird.

Ein ähnliches *Härtemeßverfahren* wird von FÜRSTENAU *mit Hilfe des Intensimeters* angewendet. Es wird eine Messung der direkt auffallenden Strahlung und der durch 1 mm Al hindurch gegangenen Strahlung gemacht. Das Verhältnis dieser Meßresultate, abgelesen auf einer besonderen mechanischen Vorrichtung, gibt ein Härtemaß entweder in Absorptionseinheiten, oder bezogen auf andere bekannte Härtemesser wie WEHNELT-Skala, BENOIST-Skala u. a. Nach einer Nachprüfung von SCHREUS sind mindestens drei Ablesungen zur Gewinnung eines sicheren Durchschnittswertes erforderlich.

Aus Absorptionsmessungen läßt sich der *Schwächungskoeffizient* μ einer Strahlung (bei inhomogenen Strahlungen der „mittlere" Schwächungskoeffizient) rechnerisch bestimmen, nach der Formel ($R_0 =$ ungeschwächte, $R_1 =$ geschwächte Strahlung, d = Dicke der Schicht):

$$\mu = \frac{\log.\,\text{nat.}\,\frac{R^0}{R^1}}{d} \quad \text{oder} \quad \mu = \frac{\log.\,R_0 - \log.\,R_1}{d \cdot \log.\,e} \quad \ldots\ldots \quad (19)$$

Letztere Formel ist bequemer, da sie die gebräuchlichen BRIGGschen Logarithmen zu benutzen gestattet.

Am besten wird die Bestimmung von μ durch ionimetrische Messung erzielt. Man kann mit diesen Methoden den Schwächungskoeffizienten der untersuchten Röntgenstrahlungen in jedem beliebigen Material bestimmen. Fehler können dabei aber bei fast allen Meßmethoden dadurch eingehen, daß das Meßresultat hinter dem Absorptionskörper infolge Härtung der Strahlen in demselben durch eine Abhängigkeit des Meßinstrumentes von der Härte beeinflußt wird.

Auch der einfache Quotient $\frac{R_0}{R_1}$ (Schwächungsquotient) ist natürlich eine Charakterisierung der Strahlung. CHRISTEN (neuerdings auch wieder NADAUD) hat angeregt, das Verhältnis von $\frac{R_0}{R_{10}}$ (d. h. Meßresultat unter 10 cm Schicht) als praktisches Allgemeinmaß für die Durchdringungsfähigkeit der Strahlen hohen Härtegrades einzuführen.

Ein altes Ionisationsinstrument von VILLARD, das *Radiosklerometer*, auf dessen Beschreibung hier verzichtet werden muß (vgl. WETTERER), gestattete auf einer besonders geeichten Skala die Schwächungskoeffizienten direkt abzulesen. Ein neues französisches *Ionisationsgalvanometer* auf ganz ähnlichem Prinzip fußend, aber mit Zeigerablesung, stammt von SOLOMON und wird von BÉCLÈRE empfohlen.

Bei inhomogenen Strahlen wird auch bei Absorptionsmessungen nur ein *mittlerer* Wert des Absorptionskoeffizienten erhalten. Die Absorptionsmessungen an Röntgenstrahlen bieten aber die Möglichkeit, die Zusammensetzung einer

Strahlung genauer zu untersuchen und auch zahlenmäßig festzulegen. Man bedient sich zu diesem Zweck eines Vorgehens, daß als *Absorptionsanalyse, Härteanalyse* (Goos) oder *Filteranalyse* (von Seuffert, Preusz) bezeichnet werden kann. Man geht dabei etwa so vor, daß man zunächst die ungefilterte Strahlung (R_0) bestimmt und nach Messung hinter 1 mm Al (R_1) den Schwächungsquotienten $\frac{R_0}{R_1} = \mu_1$ errechnet. Einen weiteren Schwächungskoeffizienten μ_2 bestimmt man aus R_1 und einer weiteren Messung hinter 1 mm Al (R_2), einen dritten durch das Verhältnis R_2 und R_3 usw. Infolge der zunehmenden Härtung der Strahlung nähert sich dieser Quotient immer mehr dem Wert 1, d. h. die Strahlung wird schließlich homogen. Diese Analyse der Zusammensetzung einer Strahlung entspricht der Heterogenitätsmessung nach Christen, die als das Verhältnis zweier aufeinander folgender Halbwertschichten ja bereits beschrieben wurde, ist aber feiner (Lorenz und Rajewsky).

Auch die *prozentuale Abschwächung einer Strahlung* läßt sich aus solchen Absorptionsmessungen errechnen und als Härtemaß benutzen. In der Gynäkologie ist diese Charakterisierung besonders bei gefilterten Strahlen sehr gebräuchlich. Die „prozentuale Abschwächung“ ergibt sich aus den Quotienten $\frac{R_1}{R_0}$. Dieser Quotient wird nach Dessauer auf 1 cm Aluminium bezogen. Aus einer graphischen Darstellung Dessauers läßt sich dann aus zwei Messungen vor und nach Durchgang der Strahlung durch 1 cm Al ohne Rechnung μ in Wasser, sowie die prozentuale Abschwächung in Wasser ablesen. Die Messung hat mit dem besonders dazu eingerichteten Elektroskop von Winaver-Back zu erfolgen. Besser ist die Verwendung von Kupfer.

Ein ebenfalls hierher gehöriges, von Wintz vorgeschlagenes Maß für die Durchdringungsfähigkeit von Röntgenstrahlen ist die *prozentuale Tiefendosis*, deren Wert man aus dem Bruch $\frac{R_{10} \cdot 100}{R_0}$ errechnet. Dieses Maß gilt für die prozentuale Abschwächung der Strahlung in 10 cm Wasser, wobei jedoch im Gegensatz zu den vorher beschriebenen Methoden die Verringerung der Strahlenintensität durch räumliche Ausbreitung mitberücksichtigt wird. Die Messung von R_{10} erfolgt also nicht wie bei den vorstehend geschilderten Methoden bei fester Distanz Antikathoden-Meßvorrichtung, sondern das Instrument wird bei Messung des Wertes R_{10} um 10 cm von der Röhre entfernt. Außerdem erfolgt die Messung unter Einbeziehung der Streuzusatzdosis. Einen Sinn hat die Angabe der prozentualen Tiefendosis als Härtemaß deshalb nur, wenn folgendes berücksichtigt wird: 1. ein festgelegter Abstand für die Messung von R_0, 2. ein bestimmter Absorptionskörper, 3. eine bestimmte Feldgröße. Nach Wintz hat die Messung von R_0 zu erfolgen: bei 23 cm Fokus-Meßkammerdistanz, von R_{10} bei 33 cm Abstand, in einem genügend großen Wasserkasten und bei einer Feldgröße an der Oberfläche von 6 × 8 cm. Auch dann können sich noch Differenzen aus der Anordnung der Blenden, der Stielstrahlung usw. ergeben.

Andere hierher gehörige Charakterisierungen von Strahlenhärten sind der *Dosenquotient* $\frac{R_0}{R_{10}}$ sowie der *relative Wertigkeitsquotient* von Jüngling:

$$Q = \frac{0{,}5 \text{ mm Zink} + 1 \text{ mm Aluminium}}{1 \text{ mm Aluminium}} \quad \ldots\ldots\ldots \quad (20)$$

D. h. der Quotient der Intensitäten hinter diesen Filtern, besonders zur Kontrolle der Härtekonstanz der Strahlung gedacht.

Aus Absorptionsmessungen läßt sich auch eine *Berechnung der Wellenlänge einer Röntgenstrahlung* ausführen, wobei es sich naturgemäß nur um eine mittlere

Wellenlänge handeln kann[1]. Die Berechnung erfolgt nach der Formel von KOSSEL und SIEGBAHN (μ Absorptionskoeffizient[2], λ Wellenlänge)

$$\mu = A\,\lambda^{2,8} \quad \text{. . . . . (4)}$$

Für die Halbwertschicht (a) lautet die Beziehung

$$a = \frac{0{,}693}{A \cdot \lambda \cdot {}^{2,8}} \quad \text{. . . . . (21)}$$

Zweckmäßig ist es, die Werte von λ_m aus Tabellen zu entnehmen, wie z. B. denen von ALLEN aus Messungen an homogenen Röntgenstrahlen.

VOLTZ hat auf Grund dieser Beziehung eine Farbencharakteristik der Röntgenstrahlen aufgestellt, die an Stelle der üblichen Charakterisierung nach Durchdringungsfähigkeit (weich, hart usw.) benutzt werden soll, aber nicht ohne Widerspruch geblieben ist (SCHREUS).

III. Quantimetrie.

A. Physikalische Dosimetrie.

1. Indirekte Dosimetrie.

Dosisbestimmungen an Röntgenstrahlen auf Grund der *Messung der elektrischen Energie* bezeichnet man als *indirekte, Messungen* der *Strahlen selbst* als *direkte* Dosimetrie. CHRISTEN wählt dafür die Ausdrücke primäre und sekundäre (oder elektrodynamische und radiodynamische) Messung. Zur *indirekten* Messung der Dosis ist die Messung der elektrischen Energie im primären Stromkreis etwa durch Ampèremeter und Voltmeter gänzlich ungeeignet und alle Angaben dieser Art, die in der ersten Zeit allgemein üblich waren, sind gänzlich wertlos. Auch aus der sekundären Energie läßt sich die effektive Menge der aus der Röhre austretenden Strahlung nicht berechnen, da der Zusammenhang zwischen Intensität und Spannung des Stromes einerseits, erzeugter und aus der Röhre austretender Strahlung, andererseits äußerst kompliziert ist. Die indirekte Dosimetrie beschränkt sich deshalb neben der Zeitmessung praktisch auf eine *Kontrolle* der Strahlungsintensität für ganz bestimmte Betriebsbedingungen. Diese erfolgt durch Messung der sekundären Stromstärke (evtl. unter Berücksichtigung der Spannung).

Die Messung der Strom*stärke* mit dem *Milliampèremeter* ist bei weitem die wichtigste und allgemein eingeführt.

Das *Milliampèremeter* ist als *Drehspulinstrument* und als *Hitzdrahtinstrument* im Gebrauch. In die Röntgentechnik eingeführt wurde es von GAIFFE. Welches von beiden Instrumenten das genauerere und brauchbarere ist, wurde seinerzeit von GAIFFE, WALTER und WERTHEIM-SALOMONSON untersucht, doch führten diese Arbeiten zu recht differenten Resultaten. Jedenfalls ist das gegen Störungen unempfindlichere Drehspulinstrument nach DEPREZ D'ARSONVAL heute fast allein im Gebrauch.

Das Milliampèremeter zeigt bei Gleichstrom die tatsächliche Stromintensität, bei diskontinuierlichen Strömen einen Mittelwert, der von der Stromkurve und der Frequenz abhängig ist, so daß der Ausschlag trotz gleicher Strahlungs-

[1] CHRISTEN hat auch eine Methode zur Berechnung von λ aus dem Schwächungsquotienten $\frac{R_0}{R_1}$ (R_0 Messungen an der Oberfläche, R_1 Messung unter Überschicht im gleichen Abstand des Meßkörpers von der Röhre) angegeben, einem Wert, der mit μ ohne weiteres in Beziehung zu bringen ist (VOLTZ).

[2] Es ist der Koeffizient reiner Absorption, nicht der Schwächungskoeffizient gemeint. Mit Bezug auf letzteren lautet die Formel (s = Schwächungskoeffizient, σ = Streukoeffizient): $s = A\,\lambda^{2,8} + \sigma$.

intensität bei verschiedenen Konstruktionsprinzipien der Röntgenapparate verschieden ausfallen kann. Demgemäß braucht einem gleichen Ausschlag an verschiedenen Instrumentarien nicht die gleiche Intensität der Röntgenstrahlen zu entsprechen. Bei gleichem Apparat jedoch besteht nach den Untersuchungen von GAIFFE, WALTER bei gashaltigen, BEHNKEN, FRITZ, STEUERNAGEL, CHAOUL bei *gasfreien* Röhren in weiten Grenzen eine Proportionalität zwischen Milliampèremeterausschlag und Stromintensität, wenn die Spannung unverändert bleibt. Bei den modernen Gleichspannungsapparaten ist natürlich der Ausschlag des Milliampèremeters der Strahlungsintensität stets proportional.

Erhebliche *Fehlerquellen* können beim Induktorapparat auftreten, wenn Schließungsimpulse durch das elektromagnetische Milliampèremeter hindurchgehen. Da der Zeiger wegen der Trägheit der abgelenkten Spule nicht dem schnellen Wechsel der Stromrichtung zu folgen vermag, stellt er sich auf eine Mittelstellung ein, die der Differenz der mittleren Intensität des Öffnungs- und Schließungsimpulses entspricht. Es wird also weniger Strom angezeigt als zur Röntgenstrahlungerzeugung nutzbar ist, wodurch Überdosierung möglich wird. Ein Mittel, das Auftreten von Schließungsimpulsen zu erkennen, ist einmal das unruhige Flackern des Zeigers und andererseits die Einschaltung einer Glimmlichtröhre, die nur an der Kathode von Glimmlicht überzogen sein darf. (Bei Hitzdrahtinstrument treten umgekehrt zu hohe Angaben bei Schließungsströmen auf, so daß unterdosiert wird.)

Eine weitere *Fehlerquelle* kann bei Drehspulmilliampèremetern durch *elektrostatische Aufladung* der zum Abschluß dienenden Glasscheibe bedingt sein (JAECKEL). Solche Fehler lassen sich durch Anbringung eines feinen Drahtnetzes vor der Glasscheibe vermeiden.

Auch vorübergehende technische *Mängel* können natürlich auftreten und dann sehr gefährlich sein. Um die Erkennung solcher zu erleichtern, wird die Verwendung zweier hintereinandergeschalteter Milliampèremeter von HERRMANN, sowie FRITSCHE empfohlen, wovon das eine nur ab und zu durch Öffnung eines Kurzschlusses eingeschaltet wird.

Um die Fehler der Milliampèremeter zu umgehen, haben RUHMER sowie WERTHEIM-SALOMONSON vorgeschlagen, als Strommesser die LESSING-GEHRCKE*sche Glimmlichtröhre* zu verwenden. Die Länge des Glimmlichtes an der Kathode ist nämlich der sekundären Stromstärke proportional. Man kann also an der Glaswand der Röhre eine Skala anbringen und nach Eichung die sekundäre Stromstärke an dieser Skala ablesen. Eine Anwendung in der Praxis hat diese Methode nicht gefunden.

Aus der Abhängigkeit der Strahlenintensität von der Stromstärke *und* der Spannung ist ohne weiteres zu erschließen, daß eine Dosierung nach Milliampère bei wechselnder Spannung ohne Berücksichtigung der Strahlenausbeute (Wirkungsgrad) nicht möglich ist. Der Strommesser im Sekundärkreis kann mithin nicht als Dosierungsinstrument im engeren Sinne aufgefaßt werden.

Unter diesen Gesichtspunkten sind die älteren Versuche zu beurteilen, das Milliampèremeter als absolutes Dosierungsinstrument zu benutzen und die Zeit, sowie die anderen Faktoren der Bestrahlung (Härte, Abstände) als Variable in die rechnerische Ermittlung der Dosis einzuführen. Diese Methoden können jedenfalls besonders bei Betrieb mit gashaltigen Röhren nur bei sehr sorgfältiger Technik mit genügender Genauigkeit ausgeführt werden. Die ersten Versuche einer solchen Dosierung beruhten auf den Ergebnissen von GAIFFE und WALTER, nach denen die Einwirkung auf die photographische Platte genau dem Produkt J. T. entspricht, doch wurden diese Resultate schon bald durch BLYTHSWOOD, SCOBBE, WERTHEIM-SALOMONSON als nicht genau gefunden. So fand letzterer beispielsweise bei langsamen Unterbrechungen bis zu 30% Mehrleistung an Strahlen.

Einen systematischen Aufbau der Dosierung nach Milliampèremeterangaben und Zeit versuchten GAIFFE, D'ARSONVAL, WALTER, KROMAYER und KLINGELFUSS [1]. Die Methoden von GAIFFE, D'ARSONVAL und WALTER wurde nach WALTER so ausgeführt, daß zunächst die Glasdicke der Röntgenröhre bestimmt wurde. Diese Bestimmung war wichtig, weil bei geringen Strahlenhärten größere Differenzen in der Intensität durch verschiedene Dicken der Glaswand hervorgerufen wurden (WALTER, FRANK u. a.) [2]. Nach Feststellung dieser (nach CHRISTEN mit Lichtspalte und Theodolit) konnte aus einer Tabelle die Belichtungszeit für Abstände von 10—40 cm abgelesen werden (Milliampèreminuten). Eine ähnliche Methode wurde von KIENBÖCK angegeben, der übrigens als erster auf die große Bedeutung der Berücksichtigung der Härte hingewiesen hat. Die meisten Autoren empfehlen die Kontrolle der Tabellen mit einem direkt zeigenden Dosimeter (KIENBÖCK, WALTER, JONES, KLINGELFUSS, HOLZKNECHT, SCHMIDT).

Eine abweichende Methode wurde von KROMEYER angegeben. Zur Messung wurde bei festgelegter Schalttischstellung das Produkt aus Funkenlänge in Zentimetern und Milliampèrezahl benutzt (Milliampère-Zentimeter). Beträgt das Produkt 6, so wird bei 2000 Unterbrechungen in der Minute im Abstand von 15 cm in 10 Minuten die Normaldosis erreicht ($^2/_3$ SN). Bei ganz weichen Röhren (3 cm Funkenstrecke) sollte die Wirkung etwas geringer sein. Von SCHINDLER wurde mit Recht beanstandet, daß die Faktoren der Messungen — Stromstärke und Spannung — in keinem sicheren Abhängigkeitsverhältnis stehen. SCHMIDT war jedoch mit dieser Meßmethode zufrieden.

In Amerika ist neuerdings zur Dosenberechnung die Formel $\frac{M \cdot F \cdot T}{A^2}$ (M Milliampère, F Kugelfunkenstrecke, T Zeit, A Abstand) von REMER und WITHERBEE angegeben worden. Die Formel gilt nur für ungefilterte Strahlen und soll sich bewährt haben (vgl. auch andere Formeln von KINGERY, MEYER, GLASSER und DEVENPORT, SHELDON, BEETS und ARENS).

Ein ebenfalls hierher gehöriges Maß für die Röntgenstrahlenmenge gibt bei Verwendung eines KLINGELFUSS-Induktors mit Meßspule das Produkt VJT (V Skalenteile des Sklerometers, J Milliampèrezahl, T Zeit). KLINGELFUSS hat die Strahlenmessung mit dieser Methode *Röntgenolyse* genannt, in Anlehnung an die Elektrolyse, bei der die Menge erzeugten Wasserstoffs oder niedergeschlagenen Metalls ja auch als Maß für die elektrische Leistung gilt. KLINGELFUSS hat die Richtigkeit dieses Produktes für jede Variation der Faktoren durch photographische Messung dargetan, wogegen aber GRAM und NAGELSCHMIDT mit Recht gerade auf die schlechte Eignung des Silbers zu solchen Messungen (Härteabhängigkeit) hingewiesen haben. KLINGELFUSS hat allerdings diese Methode auch nur für Röhren „gleicher spezifischer Härte" verwandt wissen wollen.

Großen Fehlerquellen unterliegen ferner die Messung der Leistung des Sekundärstromes mit dem *Voltameter* (CHRISTEN) und dem *Widerstandsdilatometer* (WERTHEIM-SALOMONSON).

---

[1] Die zum Teil älteren Dosierungen ohne Meßmethoden oder ganz unzuverlässigen Angaben (z. B. primäre Ampèrezahl oder Volt) nach LEVY-DORN, JIROTKA, WATSON, HOLMES u. a. können übergangen werden, ebenso die empirischen Dosierungsmethoden (primitiv, expeditiv nach KIENBÖCK) vor der Erfindung von Dosimetern.

[2] Neben der Abhängigkeit der Gesamtintensität der austretenden Strahlung von der Glasdicke ist auch der durch sie bewirkte Einfluß auf die Zusammensetzung des Strahlengemisches bei härteabhängigen Dosimetern leicht eine Fehlerquelle (WUCHERPFENNIG).

2. Fehler der indirekten Dosimetrie.

Auch die moderne Strahlenmessung kann der Dosierung nach Stromstärke, Abstand und Zeit nicht entraten, sie wird allerdings in der Weise ausgeführt, daß entweder ständig ein Dosimeter gleichzeitig mitbestrahlt wird, oder aber, daß diese Ausdosierung vor der Ingebrauchnahme der Röhre und in regelmäßigen Abständen später immer wieder vorgenommen wird (*geeichte Röhre* nach H. E. Schmidt). Das Milliampèremeter, der Spannungsmesser und die Uhr sind dann die Kontrollorgane, die die Konstanz der Strahlenausbeute zu gewährleisten haben.

Eine solche Art des Arbeitens hat nur dann ihre Berechtigung, wenn diese Kontrollorgane wirklich genügen, um jede im Betrieb entstehende Schwankung erkennen und ihrer Größe nach abschätzen zu können. Diese Voraussetzung ist keineswegs sicher erfüllt, einmal wegen der Schwierigkeit der Erkennung gewisser Änderungen der elektrischen Bedingungen, besonders der Sekundärspannung, besonders aber wegen der Unmöglichkeit der genauen Abschätzung, welche Einwirkung die wahrgenommene Veränderung auf die applizierte Dosis hat.

Als schwerwiegender Nachteil für die Arbeit mit geeichten Röhren haben sich die Schwankungen der Netzspannung im Primärkreis erwiesen. Diese äußert sich außer in der Strombelieferung an sich bei Induktorapparaten nach Schreus besonders in einer Änderung der Tourenzahl des Unterbrechers. Hierdurch wird sowohl die *Anzahl* der sekundären Impulse, als auch besonders wegen der geänderten Unterbrechungs*zeit* bei geänderter Unterbrechungs*intensität* des Primärstromes die sekundäre Energie stark beeinflußt. Kommt dazu die Regulierung der Röhren rein nach Milliampère, so entstehen in der Strahlenausbeute Schwankungen bis zu 100%. Diese zuerst von Schönfeld erkannte Erscheinung ist von Glocker, Steuernagel, Schreus, Voltz, Martius, Baumeister, Schempp, Janus, Niemann. del Buono, Szegö, Kearsley, Chantraine, Wucherpfennig, Hoed und Koopmann untersucht worden. Nach Glocker ändert bei Schwankung der Netzspannung um 1 Volt sich die ionometrisch gemessene Intensität der Strahlung bei Hochspannungsgleichrichterbetrieb hinter 7 mm Al um etwa 5%. Auch die spektrale Zusammensetzung der Strahlung unterliegt dabei bedeutenden Schwankungen. So ergab bei einer mittelweichen Gundelachröhre eine Änderung der Primärspannung um 6% nach oben eine Zunahme der weichen Komponenten um 20%, der harten um 32%. Die Ursache für diese schwerwiegenden Folgen liegen natürlich in erster Linie in den Schwankungen der Sekundärspannung begründet. Die Mittel zur Behebung dieser Fehler sind außer genauer Beobachtung eines primären Voltmeters die Vorlegung eines genügend groß dimensionierten Widerstandes (Schreus, Martius) vor den ganzen Apparat (bei Wechselstromapparaten in Gestalt eines induktiven Feinreglers (Wucherpfennig), Tourenzähler, Regulierung der Röhre nach Spannung (Schreus-*Automat*) oder eine von Baumeister angegebene Methode mit Hilfe des Spannungshärtemessers am Symmetrieapparat) oder Siemens-Schnellregler (Niemann), der Stabilisator von Kearsley, sowie eine besondere von Chantraine angegebene Schaltungsweise.

Neben den Schwankungen der Stadtnetzspannungen können auch Änderungen der Apparatur selbst, die im Laufe der Bestrahlung eintreten, zu Schwankungen der Ausbeute führen. Solche Änderungen sind bei Gasunterbrechern Veränderung der Zusammensetzung des zur Füllung dienenden Leuchtgases bei langem Betrieb (kenntlich an Verminderung der Strahlenausbeute, Schreus) sowie Erhöhung des Widerstandes von Eisenrheostaten infolge der Erwärmung (Glocker und Reusch, Szegö), die sich ebenfalls in verminderter Strahlenausbeute äußert.

Voraussetzung jeder indirekten Dosimetrie ist, daß die Meßinstrumente des Sekundärkreises von *Eigenfehlern* frei sind. Mittel zur Verminderung technischer Fehler des Milliampèremeters wurden bereits angeführt. Zur Vermeidung von *Uhrenfehlern* wird von Holzknecht die gleichzeitige Verwendung zweier Uhren gefordert. Eine derselben sollte automatisch sein, d. h. also nach einer einzustellenden Zeit den Apparat selbsttätig abzuschalten (*Gochtuhr*). Auch solche mit selbsttätiger Registrierung sind angegeben worden (Voltz). Die Sicherungen gegen *Filtervergessen* sollten heute bei keinem Apparat fehlen, da hier einer der größten Gefahrpunkte liegt. Alle diese Mittel zusammen gewähren eine ziemliche, aber doch nicht absolute, Sicherung gegen Dosierungsfehler. Wohl der beste Schutz wird durch Verwendung der direkten Messung bei jeder Einzelbestrahlung gegen Irrtümer aller Art erzielt und zwar fast vollkommen durch Verwendung der *automatischen Dosimeter* (vgl. Abschnitt über Ionometrie).

3. Methoden von Köhler und Walter.

Eine Mittelstellung zwischen der indirekten und direkten Dosimetrie nehmen zwei dosimetrische Verfahren ein, die aus der *Wärmewirkung* der Kathodenstrahlungen die Röntgendosis zu erschließen versuchen. Die erste dieser Methoden wurde von Köhler angegeben, der durch eine Eindellung der Glaskugel ein Thermometer in die Röhre bringt und nun aus der Erwärmung des Quecksilbers die notwendige Bestrahlungsdauer (bei 5 cm Abstand von der Röhrenwand) mittels eigens angegebener Tabellen zu berechnen versucht. Diese Erwärmung aber steht naturgemäß nur im Zusammenhang mit der Erwärmung der Antikathode und der Glaswand der Röhre. Wenn bei dem damaligen Stand der Technik (kurzzeitiger Betrieb) nach Walter auch eine gewisse Proportionalität zwischen eingetretener Erwärmung und Dosis bestand, so ist dieses Prinzip naturgemäß nur sehr ungenau und kommt für heutige Verhältnisse überhaupt nicht mehr in Betracht. Die Ungenauigkeit des Verfahrens wurde bald von Belot und Walter, Kienböck, Dessauer u. a. dargetan.

Die zweite Meßmethode brachte die *Menge des verdampften Kühlwassers* einer Wasserkühlröhre als Strahlenmaß zur Anwendung (Walter, zitiert nach Kienböck).

4. Die direkten Meßmethoden.

Zur *Messung im Strahlengang* wird stets eine der bei der Absorption der Röntgenstrahlen auftretenden Energieformen benutzt. Da diese sehr mannigfaltig sind, gibt es zahlreiche Möglichkeiten, die Wirkung in Erscheinung treten zu lassen. Zu beachten ist, daß stets nur der im Meßkörper absorbierte Strahlenanteil resp. ein zur Wahrnehmung kommender effektiver Teil desselben im Meßresultat erscheint. Dieses ist also nur dann proportional der wirklichen Intensität der Strahlung, wenn keine selektive Absorption im Material des Meßkörpers erfolgt und bei allen Strahlenhärten der effektive Teil dem im Gewebe absorbierten proportional ist.

Wir unterscheiden Meßmethoden für Röntgenstrahlen, die beruhen

1. auf der elektrischen Aufladung metallischer Körper,
2. auf der Wärmewirkung,
3. auf chemischen Prozessen,
4. auf Fluoreszenzerregung,
5. auf Widerstandsänderung von leitenden Körpern,
6. auf Ionisation von Gasen,
7. auf biologischen Wirkungen.

Zu 1. und 2. Die *Aufladung* metallischer Körper zur Messung von Röntgenstrahlen hat in der Röntgentechnik keine Anwendung gefunden, trotzdem es an Vorschlägen dazu nicht gemangelt hat (Piffard, Beez, Fürstenau). Interessant ist aber, daß eine der ersten überhaupt angegebenen Dosierungsmethoden auf dieser Erscheinung beruht, nämlich der Apparat von Holtzmark (1903). Dieser aber, wie auch die auf Wärmewirkung beruhende *Bolometermethode* (Schöpps, Rutherford, Wien, Angerer u. a.), die Messungen mit Thermosäulen geeigneter Konstruktion (Wien) oder mit Luftthermometern (Dorn, Goos, Grebe und Kriegesmann), das *Radiometer* von Bumstead und das *Radiomikrometer* von Adams besitzen lediglich Interesse für physikalische, nicht aber für medizinische Messungen.

Zu 3. Auf der *chemischen Wirkung* der Röntgenstrahlen beruht das erste brauchbare Dosimeter von Holzknecht (*Radiochromometer* 1902). Es bestand aus einer Vergleichsskala mit einer ansteigenden Verfärbung von gelb zu grün und Meßkörpern, die den Röntgenstrahlen ausgesetzt wurden. Die Masse bestand nach Schwarz aus Kalischmelzen, deren genaue Zusammensetzung von Lind und Bordier untersucht wurde (99,77$^0/_0$ Kaliumsulfat, der Rest aus Kaliumsulfit oder Hyposulfit möglicherweise auch Kaliumtri-tetra- oder pentationat bestehend; zit. nach Kassabian). Das Dosimeter verfärbte sich

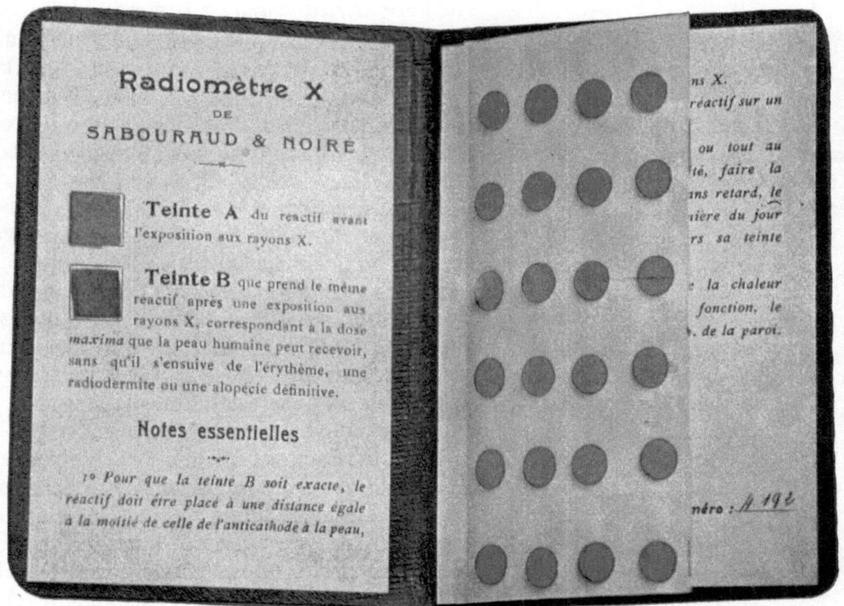

Abb. 17. Radiometer. (Nach Sabouraud und Noiré.)

auch nach Beendung der Belichtung weiter (Kienböck), mußte also sofort abgelesen werden. Neben einigen lobenden Anerkennungen (Rieder, v. Jacksch) finden sich eine größere Zahl unzufriedener Stimmen (Walter, Kienböck, Wertheim-Salomonson, Freund und Oppenheim).

Das Holzknechtsche Instrument wurde bald (1904) abgelöst von dem *Radiomètre X*, von Sabouraud und Noiré. Es ist das einzige ältere Meßinstrument, das seine Bedeutung bis heute nicht verloren hat und gerade in der Dermatologie in ausgedehntestem Maße Anwendung findet.

Dem *Radiometer X* (Abb. 17) liegt der Villardsche Effekt zugrunde, die Verfärbung des Bariumplatincyanürs unter der Wirkung der Röntgenstrahlung. Die zunächst hellgrüne, lebhaft fluorescierende Substanz erleidet unter der Einwirkung der Röntgenstrahlen einen Entwässerungsprozeß (Bordier und Galimard), wobei eine Farbänderung von grün zu gelb eintritt. Eine bestimmte Verfärbung wurde durch eine von Sabouraud und Noiré bei der Epilation von Kinderköpfen festgelegte Vergleichsfarbe als Dosimetereinheit (1 SN) bestimmt. Sie ist die Dosis, die bei mittelweicher Strahlung zur Epilation führt und eben unterhalb der Erythemdosis liegt. Voraussetzung ist dabei, daß die Tablette sich in halber Fokushautdistanz befindet und einige Vorsichtsmaßregeln beachtet werden, die im folgenden angeführt sind.

Zunächst sind nicht alle Tabletten, die von verschiedenen Firmen in Handel gebracht werden, gleich radiosensibel. Jede neu bezogene Serie wird deshalb zweckmäßig an Hand schon vorhandener Tabletten, oder auch biologisch neu geeicht. Weiter ist zu berücksichtigen, daß durch lange Lagerung besonders an trockenen und warmen Orten die Tabletten unterempfindlich werden können. Längere Einwirkung von Feuchtigkeit (Wertheim-Salomonson) soll jedoch nach Saville, H. E. Schmidt, Krüger nicht schaden. Dagegen ist nach den Untersuchungen von Gallimard sowie Kolombo stärkere *Erwärmung* zu vermeiden, da diese allein in kurzer Zeit zur Verfärbung der Tablette führen kann. Bei den Bestrahlungen ist darauf insofern Rücksicht zu nehmen, als die Tablette mindestens 2 cm von der Röhrenwand entfernt anzubringen ist. Nach H. E. Schmidt soll die Einwirkung der Wärme praktisch jedoch belanglos sein. Weitere Fehlerquellen liegen in der *Rückfärbung* der Tablette durch Einwirkung von hellem Licht. Während der Bestrahlung ist diese deshalb in schwarzes Papier zu hüllen, die Ablesungszeiten sind kurz zu halten. Die Tabletten entfärben sich nach der Bestrahlung aber auch in der Dunkelheit langsam (Levy, Dorn).

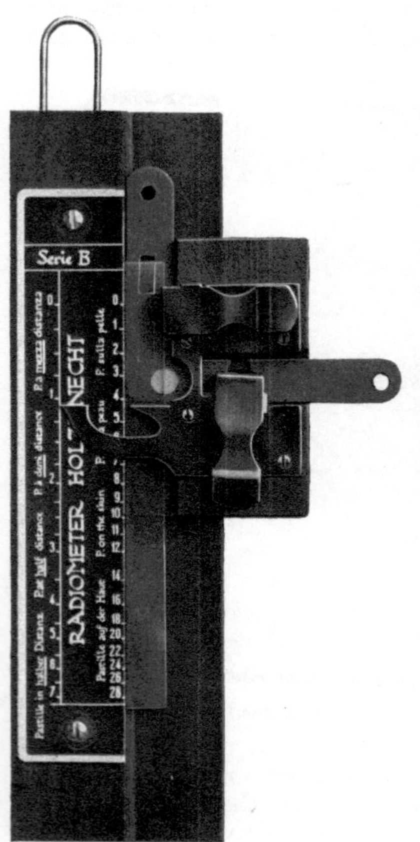

Abb. 18. Holzknecht-Radiometer.

Die *Ablesung* soll in hellem, zerstreutem Tageslicht vorgenommen werden. Bei künstlichem Licht erscheint die Verfärbung zu dunkel. Um von dieser Notwendigkeit im Winter und in den Abendstunden unabhängig zu werden, sind verschiedene Ablesemethoden bei künstlicher Belichtung angegeben worden, von denen die von Krüger angegebene Ablesevorrichtung mit Blaufilter die bekannteste ist, trotzdem ihre Zuverlässigkeit von H. E. Schmidt bestritten wurde. Andere Ablesevorrichtungen wurden angegeben von Regaud und Nogier, Ritter (vergleiche auch Rump), Dudley, Corbett, Nogier (vgl. auch Gunset, Holzknecht), Ceresole sowie Bucky. Die Vorrichtung von Bucky (Grünfilter) ist deshalb interessant, weil die Eigenfarbe der Tablette ausgelöscht und in leichter ablesbare Grautönung verwandelt wird.

Es ist häufig als Nachteil empfunden worden, daß das Radiometer von Sabouraud und Noiré nur *eine* Dosenstufe abzulesen gestattet. Man hat deshalb Vorschläge zur Unterteilung dieser Stufe durch entsprechend verfeinerte Ablesung der Bräunung gemacht. Eine solche Stufenskala wurde von Holzknecht (Abb. 18) angegeben und ist sehr verbreitet. Die Tablette (auf besonderen Pappstreifen und zur leichteren Anlegung an das Vergleichsstück halbiert) wird auf die Haut aufgelegt. Der Vergleich wird mit einer anderen Tablettenhälfte vorgenommen, die unter einem gefärbten Celluloidstreifen verschieblich ist und alle Farbstufen von grün bis tiefbraun durchläuft. Die Ablesung geschieht bei Lampenlicht.

Ebenfalls in voller Fokushautdistanz arbeitet die Methode von PIRIE. Ferner gehört hierher das *Chromoradiometer* von BORDIER, ein im Ausland weit verbreitetes Instrument, das ein fünfstufiges Radiometer nach dem Prinzip von SABOURAUD und NOIRÉ darstellt, sowie das Dosimeter von HAMPSON.

Die Brauchbarkeit des SABOURAUD-NOIRÉschen Verfahrens hat sich, trotz vieler Angriffe (COLOMBO, WERTHEIM-SALOMONSON, CHRISTEN in älterer Zeit und fast der gesamten Tiefentherapeuten in neuerer Zeit) in der praktischen Meßtechnik als ausreichend herausgestellt. Die meisten Angriffe auf das Dosimeter erfolgten früher wegen der Abhängigkeit seiner Angaben von der Strahlenhärte. Diese Tatsache trat zuerst in Erscheinung, als die Anwendung härterer und auch gefilterter Strahlen aufkamen (SAVILLE). H. E. SCHMIDT widmet 1909 dieser Tatsache eine Abhandlung. Er fand damals, daß, je härter die Strahlung, um so größer die Diskrepanz zwischen Hautreaktion und Verfärbung wird und erklärte diese Diskrepanz durch das bei verschieden harten Strahlen verschiedene Absorptionsvermögen von Tablette und Haut. Bei härteren Strahlen sinkt die Absorptionsfähigkeit der Haut schneller als die der Tablette, wodurch Unterdosierungen eintreten. Diese Erklärung ist insofern richtig, als die stärkere Absorptionsfähigkeit der Tablette bei härteren Strahlen in der Hauptsache auf der selektiven Absorption des Bariums (bei $\lambda = 0{,}3$ ÅE) sowie des Platins (bei 0,1 ÅE) beruht. — Diese Diskrepanz ist später häufig der Gegenstand von Untersuchungen gewesen (MEYER, GAUS, MEYER und RITTER, RITTER, ROST und KRÜGER, ROMINGER, H. E. SCHMIDT, BORELL, HESSMANN, OWEN und BOWES). Die Angaben von RITTER, ROST und KRÜGER sind fast allgemein übernommen worden. Sie wurden für die verschiedensten Strahlenhärten und Filterungen im Vorversuch an Erbsenkeimlingen geprüft und dann am Epilationseffekt kontrolliert. Nebenstehende Tabelle 9 gibt die gefundenen Zusammenhänge zwischen Strahlenhärte, Radiometerangabe (1 SN = 10 x), Epilationseffekt und Erythemdosis. Es zeigt sich demnach ein Ansteigen der Radiometerwerte mit steigender Strahlenhärte (Werte für 0,5 mm Zinkfilter nach SCHREUS).

Tabelle 9.

Strahlenhärte	Filter	Epilation	Erythem
1,0 cm HWS	0 mm Al	10 x	10 x
1,5 „ „	0 „ „	12 x	12 x
1,8 „ „	0,5 „ „	14 x	20 x
2,0 „ „	1,0 „ „	16 x	23 x
2,25 „ „	3,0 „ „	18 x	— x
2,5 „ „	4,0 „ „	20 x	30 x
4,0 „ „	0,5 „ Zink	20 x	30 x

Die eintretende selektive Absorption bei gewissen kurzen Wellenlängen gibt die Erklärung für das Ansteigen der x-Zahlen, sie läßt aber auch vermuten, daß bei sehr kurzwelligen Strahlungen die erträglichen Dosen nicht weiter ansteigen oder sogar absinken werden, wenn das Gebiet der selektiven Absorption wesentlich überschritten wird, was auch klinisch bestätigt ist. Die auf sehr genauen Erythemmessungen beruhenden äquivalenten Dosen von MIESCHER, die auch ionometrisch verglichen wurden, zeigt Tabelle 10.

Tabelle 10.

Strahlung, Funkenstrecke Spitze—Spitze	Filter	SABOURAUD-NOIRÉ
15 cm	0 mm Al	1,8 SN
25 „	1 „ „	3,6 „
38 „	4 „ „	3,7 „
38 „	9,5 mm Cu u. 2 mm Al	2,7 „

Auffällig ist hier die relativ hohe Dosierung für die schwächeren Filterungen, die ihren Grund wohl in einer harten Ausgangsstrahlung haben. Der zweite Punkt der Bemängelung bei der SABOURAUD-NOIRÉ-Tablette liegt in neuerer Zeit besonders in der angeblichen Unempfindlichkeit der Tablette, so daß beispielsweise Differenzen von 50% der Dosis erst zu einer erkennbaren Differenz der Verfärbung führen sollen (KRÖNIG und FRIEDRICH). Diese Autoren benutzen aber zur Ablesung die HOLZKNECHT-Skala, die nach ADLER nur relativ ungenauere Ablesungen gestatten soll. Außerdem beschränkten sich ihre Messungen auf die geringeren Bräunungsgrade, bei denen nach WETTERER die Empfindlichkeit an sich schon geringer ist als im Bereich der Testfarbe von SABOURAUD und NOIRÉ. Jedenfalls wurde bei früher häufig angestellten Vergleichsversuchen mit anderen Dosimetern (KLINGELFUSS mit Sklerometer und Milliampèremeter, H. E. SCHMIDT, MEYER mit KIENBÖCK-Dosimeter, OWEN und BOWES mit *Jonometer*) stets eine gute oder sogar bessere Ablesbarkeit als mit den oben genannten Instrumenten gefunden. Die sehr genaue Untersuchung von WELS über die Brauchbarkeit des Radiometers mit ionometrischer Kontrolle der Strahlung zeigt, daß eine Änderung von 10% der applizierten Dosis (in der Gegend der Farbe B) sich bereits durch eine erkennbare Farbänderung bemerkbar macht, die Genauigkeit der Dosierung für den praktischen Gebrauch also völlig ausreichend ist. Andere Autoren (GREBE und BICKENBACH, SCHREUS) finden eine Genauigkeit von 15—20%. Auch heute noch gilt das Dosimeter als praktisch völlig ausreichend genau (BORDIER, PALUGYAY, MIRAUMOND, DE LAROQUETTE, SICILIANO, NADAUD, JACOBI, SCHREUS). Nur darf eben nicht vergessen werden, daß eine *sorgfältige Härtemessung die Grundlage guter Resultate* ist. Bezüglich der Eichung der Tablette in R-Einheiten vgl. den Abschnitt über die Standarddosimetrie. —

Zu den chemischen Dosimetern gehören ferner folgende Verfahren, die wegen der Schwierigkeit ihrer Handhabung, oder Ungenauigkeit der Resultate außer Gebrauch gekommen sind.

Das FREUND*sche Verfahren* beruht auf der von HARDY und WILLKOK gefundenen *Zersetzung von Jodoform-Chloroform-Lösung* (Jodabscheidung bei Gegenwart von Sauerstoff) durch Radiumstrahlen. Die Lösung wurde jedesmal durch Auflösen von 2 g Jodoform in 100 g Chloroform im Dunkeln frisch bereitet und in kleinen Glasnäpfchen den Strahlen ausgesetzt. Die Zersetzung geht auch im Licht vor sich, und überdauert die Bestrahlung nach Art eines katalytischen Vorganges (WETTERER, WALTER, SCHWARZ, BAUMEISTER und GLOCKER). Das Verfahren ist ferner in hohem Maße davon abhängig, daß die Lösung wasserfrei ist (WERTHEIM-SALOMONSON), und auch die Temperatur ist von Einfluß (FREUND und OPPENHEIM). Trotzdem später BORDIER und GALLIMARD das Dosimeter in eine handlichere Form brachten, ist seine Anwendung sehr beschränkt geblieben. Die Einheit der Dosis J ist die Strahlenmenge, die $^{1}/_{10}$ mg Jod bei 1 qcm Oberfläche und 1 cm Tiefe der Schicht fällt (BORDIER und GALLIMARD).

Auf der Zersetzung der EDER*schen Flüssigkeit* beruht das *Fällungsradiometer von* SCHWARZ[1]. Diese von SCHWARZ *Kalmelogen* genannte Flüssigkeit besteht

[1] RZESWUSKI hat bereits kurz nach der Entdeckung der Röntgenstrahlen die Empfindlichkeit der EDERschen Lösung für Röntgenstrahlen festgestellt.

aus einer Mischung gleicher Teile einer wäßrigen Ammoniumoxalatlösung (8,0 : 210) und Sublimatlösung (5,0 : 105), die sich nach EDER folgendermaßen umsetzt:

$$2\,Hg\,Cl_2 + C_2O_4\,(NH_4)_2 = 2\,HgCl + 2\,Cl_2 + 2\,NH_4Cl.$$

Das ausfallende Kalomel bleibt zunächst bis zur Sättigung in Lösung (Latenzstadium), dann fällt es unter Trübung der Flüssigkeit und CO_2-Entwicklung aus. Nach ROLOFF bildet sich bei der Mischung der Flüssigkeiten Quecksilberoxalat, das dissoziiert in Lösung bleibt ($Hg^{++}(COO)_2^{--}$). Durch die Röntgenstrahlung wird eine Entladung der Oxalat $[(COO)_2]$-Teilchen herbeigeführt, die nur vermöge ihrer Ladung in Lösung sind (Entwicklung von CO_2). Das Hg geht zum Sublimat und fällt als unlösliches Hg_2Cl_2 (Kalomel) aus.

Die Handhabung des Dosimeters war zunächst so, daß 10 ccm der Mischung in einer Gummikappe bestrahlt und von 10 zu 10 Minuten die Menge ausgefallenen Kalomels volumimetrisch durch Zentrifugieren bestimmt wurde. Später verwendete SCHWARZ die Trübung als Indikator. Zuletzt haben SCHWARZ und SIRK eine nephelometrische Bestimmung der Trübung nach RICHARDS und WELLS anempfohlen.

LÜPPO-CRAMER hat im Anschluß an WINTHER empfohlen, durch Zusatz von Eisensalzen die Empfindlichkeit der EDERschen Flüssigkeit zu steigern.

Von GRANN wurde nachgewiesen, daß auch auf der Messung der Leitfähigkeitsänderung der EDERschen Lösung ein Meßverfahren aufgebaut werden kann, desgleichen durch Bestimmung des spezifischen Gewichtes.

Das Verfahren wurde von WETTERER, SOMMER und DAVIDSON empfohlen. Von FRIEDMANN-KATZMANN aber abgelehnt. Die *Einheit* der Dosis ist das *Kalom.*

Von WINTZ wurde der *Orthonitrobenzaldehyd zur Dosierung* verwandt, der sich unter dem Einfluß der Strahlung in Orthonitrosobenzoesäure umlagert:

$$C_6H_4(NO_2)\text{—}C{\overset{H}{\underset{O}{\lessgtr}}} \longrightarrow C_6H_4(N{=}O)\text{—}C{\overset{OH}{\underset{O}{\lessgtr}}}$$

Die Menge der so entstehenden Säure wird mit Natronlauge und Phenolphtalein als Indikator austitriert oder die Indigoprobe gemacht. Die Röntgenstrahlen wirken nach WINTZ wahrscheinlich nur auslösend auf den Prozeß. Eine Nachprüfung durch SCHREUS hatte das Resultat, daß eine Einwirkung von Röntgenstrahlen im obigen Sinne nicht festzustellen ist.

Ein neues chemisches Dosimeter (Ferrosulfat in Schwefelsäure) wird zur Zeit von FRICKE und MORSE noch untersucht.

Eine große Bedeutung und Verbreitung hat das *Quantimeter* von KIENBÖCK gefunden, das auf der Empfindlichkeit der Bromsilbergelatine für Röntgenstrahlen beruht. Die ersten naheliegenden quantimetrischen Versuche mit photographischen Schichten stammen von PRECHT. Ein geeignetes Chlorbromsilberpapier wurde zuerst 1904 von HORN gefunden (zit. nach KIENBÖCK), womit KIENBÖCK dann seine ersten Versuche anstellte.

Das *Quantimeter*, das im Laufe der Zeit mehrfach abgeändert wurde, besteht aus lichtempfindlichen Streifen, die in lichtdichten doppelten Hülsen aus schwarzem Papier mit Etikette zur Kennzeichnung gehüllt sind, einer Vergleichsskala, die für jede Fabrikationsserie besonders herausgegeben wird, und besonderen Entwicklungsvorschriften. Die Streifen werden in voller Fokushautdistanz exponiert, entwickelt, getrocknet und durch Vergleich mit der Normalskala abgelesen.

Bei der Anwendung des Dosimeters haben sich häufig *Schwierigkeiten* ergeben, die sogar zu schwerer Verbrennung (BUCKY) führten. Es sind deshalb wiederholt die Vorschriften für Prüfung, Entwicklung und Vergleich der Streifen geändert und Vorschläge zur Vereinfachung des Verfahrens gemacht worden. Diese erstrecken sich entweder auf die Vereinfachung der Entwicklungstechnik (Tageslichtentwicklungsapparat von POLANO) oder auf die Prüfung der richtigen Empfindlichkeit der Emulsion (KIENBÖCK, MATZDORFF) durch künstliche Lichtquellen, Radiumpräparate, oder Vergleich mit SABOURAUD-NOIRÉ-Tabletten. KIENBÖCK selbst wollte das Dosimeter nur in Verbindung mit einem direkt ablesbaren Meßinstrument gebraucht wissen, das zunächst zur gröberen Bestimmung der Bestrahlungszeit benutzt werden sollte, während später nach Entwicklung der Streifen die Dosis genau bestimmt und als Dokument dem Protokoll beigefügt werden sollte.

Die Umständlichkeit der Handhabung des Quantimeters, noch mehr aber die mehr und mehr eingeführte harte Strahlung haben das Dosimeter heute gänzlich als Dosierungsinstrument zurücktreten lassen. Bei harter Strahlung wurden von SCHMIDT sowie KIRSTEIN große Differenzen der Schwärzung gegenüber der Hautreaktion gefunden. MEYER sowie ADLER, KIENBÖCK, LINDRUM u. a. fanden dagegen relativ gute Übereinstimmungen. Die Gründe für diese Differenzen liegen wohl in der Verschiedenheit der von den verschiedenen Autoren verwandten Strahlungen, bei denen die für die Schwärzung der Schicht bei harten Strahlungen in erster Linie verantwortliche selektive Absorption des Silbers in verschiedenem Maße in Erscheinung tritt.

Diese Differenzen werden gleichgültig, wenn es sich um *relative* Messungen von Intensitäten bei Tiefendosierungen an *homogenen* Strahlen handelt. Zu solchen Zwecken ist die Verwendung von KIENBÖCKstreifen von BAUMEISTER neuerdings wieder in die Meßtechnik eingeführt worden. Eine Nachprüfung durch VON KOTHEN ergab jedoch, daß nur eine geringere Genauigkeit als mit ionometrischen Methoden zu erzielen ist, die übrigens auch schon von KRÖNIG und FRIEDRICH erwiesen wurde, während WINTZ sowie PIERGROSSI eine für die Praxis ausreichende Genauigkeit der Ablesung angeben.

Ein dem KIENBÖCK*schen* Verfahren besonders in seinen späteren Vorschriften durchaus ähnliches Dosimeterverfahren wurde von STRAUSS angegeben, der zuerst *Satrappapier* (Agfa) im Entwickler, später in lichtdichter Hülle mit nachträglicher Entwicklung verwendete. Platten statt Papier im Entwickler verwendet LEPPER in einer besonderen, den Schwärzungsverlauf zu verfolgen, geeigneter Vorrichtung. Auch IMMELMANN hat ein ähnliches Verfahren angegeben.

Zu 4. Recht alt sind die Methoden, die Fluorescenzerregung durch Röntgenstrahlen zur Dosimetrie auszunutzen. Die Stärke der Fluorescenz wird dabei entweder optisch, durch Vergleich mit einer konstanten Strahlung bestimmt, oder auf photographischem Wege ermittelt. Zur ersteren Methode gehören die Dosimeter von ROITI, KONTREMOULINS, COURTADE, zu letzteren eine Anordnung von JOHNSTON, WINTZ, und ein neues Dosimeter von BEHNKEN. Größere Bedeutung hat keines dieser Verfahren bis heute erlangt. Andere hierher gehörige Methoden sind die Schwellenwertmessung von TONSEY und die fluoreskopische Messung von GAIFFE.

Die Idee eines Fluorescenzquantitätsmessers geht bis auf *Röntgen* zurück (zit. nach CHRISTEN), der zwei verschiedene Röntgenröhren so lange in ihrem Abstand von einem Leuchtschirm veränderte, bis sie gleiche Fluorescenzhelligkeiten erregten. Die Intensitäten der beiden Strahlungen, bezogen auf gleichen Abstand, verhalten sich dann wie die gemessenen Abstände vom Schirm.

Bei solchen Fluorescenzmessungen sind besondere Bedingungen zu erfüllen, die von GLOCKER formuliert wurden. Danach darf der fluorescierende Stoff weder nachleuchten, noch ermüden, noch das von ihm ausgesandte Licht in seiner Zusammensetzung abhängig sein von der Wellenlänge der Röntgenstrahlen. Auch muß der Umsetzungskoeffizient der Röntgenstrahlenenergie in Fluorescenzlicht als Funktion der Wellenlänge bekannt sein.

Als Vergleichsfeld zur Messung der durch Röntgenstrahlen erzeugten Fluorescenzhelligkeit benutzt die Methode von Roiti (1896) eine Glühlampe mit Kobaltglasfilter. Nach Wertheim-Salomonson ist der Vergleich jedoch wegen der verschiedenen Lösung der Flächen unzuverlässig. Contremoulins benutzt eine Acetylenlichtquelle zum Vergleich. Voltz hatte mit einer im Prinzip gleichen Meßanordnung bessere Resultate. Auch bei diesen Methoden spielt die selektive Absorption im Material des Leuchtschirmes bei verschiedenen Wellenlängen eine Rolle.

Dies gilt auch für die Radiummethode von Courtade, die besonders in der Hand von Guillemminot *(Quantitometer)* eine fruchtbare Anwendung gefunden hat. Das Instrument von Courtade besteht aus einem mit einer Bleiplatte hinterlegten Leuchtschirm. Zwei Durchbohrungen der Bleiplatte gestatten einerseits der Röntgenstrahlung, andererseits den Strahlen eines Radiumpräparates bestimmter Aktivität (50 000) auf 1,75 cm^2 Fläche den Zutritt zu je einem Felde. Man nähert oder entfernt sich mit dem Instrument so lange von der Röhre, bis beide Felder gleich hell erscheinen. Als Einheit (M) hat Guilleminot diejenige Röntgenlichtmenge bestimmt, welche in einer Minute auf die Flächeneinheit eingestrahlt wird, und zwar in *der* Entfernung von der Röhre, bei der die vierfache Helligkeit des Radiumpräparates besteht. Liegt dieser Punkt etwa 3,50 m von der Röhre entfernt, so erhält ein zweiter Punkt in 10 cm Entfernung 1,296 M. Beim mittelweichen Licht entsprechen 125 M etwa 1 H.

Die *Schwellenwertsmethode* nach Tonsey arbeitet ohne Vergleichsfeld und bestimmt einfach die Entfernung, bei der die Fluorescenz des Schirmes erlischt. Ebenfalls ohne besonderes Vergleichsfeld arbeitet Gaiffe. Er benutzt die Fluorescenzermüdung des Bariumplatincyanüres zur Messung. Je intensiver die Strahlung, um so schneller die Ermüdung. Die Anordnung ist so, daß ein unbedecktes Vergleichsfeld sich neben einer Stufenfolge von absorbierenden Schichten befindet, die also Felder abnehmender Helligkeit liefern. Bestrahlt man nun diesen Schirm, so ermüdet das unbedeckte Feld am schnellsten und seine Helligkeit wird mit zunehmender Bestrahlungszeit fortschreitend mit einem der dunkleren Felder übereinstimmen.

Ein Vorläufer der Messung der Fluorescenzhelligkeit eines Leuchtschirmes in konstanter Entfernung von der Röhre durch ein *objektiv* anzeigendes Instrument ist der Vorschlag von Johnston, die Helligkeit durch Widerstandsänderung einer Selenzelle zu messen. Die Anordnung wäre also eine ähnliche, wie sie Wintz bei folgender Methode verwendet:

In einem Bleikasten befindet sich ein Leuchtschirm, auf den die Röntgenstrahlen auftreffen. Vor den Röntgenstrahlen geschützt steht ihm gegenüber ein Kienböckstreifen, der je nach der Fluorescenzhelligkeit verschieden stark geschwärzt wird. Die Schwärzungsunterschiede entsprechen den Intensitätsunterschieden des Röntgenlichtes. Der Apparat ist zur Tiefendosierung gedacht.

Neuerdings ist von Wintz (vgl. auch Wintz und Rump) ein neues auf dem Fluorescenzprinzip beruhendes Röntgenphotometer konstruiert worden, dessen Leuchtkraft proportional der Intensität ist. Die Ablesung erfolgt optisch.

Andere photographische oder kombinierte Verfahren stammen von Behnken, Toy, Björling. Die Verfärbung des Glases unter Röntgenstrahleneinwirkung wurde von Jaeckel zur Dosierung vorgeschlagen.

Zu 5. Giltay hat entdeckt, daß die Selenzelle, die aus der Photometrierung des Lichtes bekannt war, auch unter Röntgenstrahlen ihren Widerstand ändert.

Damit war die Möglichkeit gegeben, auf dieser Eigenschaft ein Meßinstrument aufzubauen (HIMSTEDT, RUHMER und LEVY). Die Schwierigkeit lag aber in der *Inkonstanz* des Selens, über dessen physikalische Eigenschaften eine große Anzahl von Arbeiten vorliegen (SIEMENS, PERREAU, HIMSTEDT, ATHANASIADIS, RIESS, JÄNISCH, FÜRSTENAU, GRANN, VOLTZ u. a.). 1913 wurde dann von FÜRSTENAU eine Meßanordnung mit Hilfe der Selenzelle unter dem Namen *Intensimeter* in den Handel gebracht, das als Dosierungsinstrument weit verbreitet ist.

Die hier in Betracht kommenden *physikalischen Eigenschaften des Selens* sind folgende: Das technisch hergestellte Selen besteht nach MARC aus zwei Modifikationen, Selen A und Selen B, die in einem bestimmten Gleichgewichtsverhältnis zueinander stehen. Das Selen B stellt die besserleitende Modifikation dar. Dieses Verhältnis wird durch Einwirkung von Strahlen zugunsten der Modifikation B verschoben, so daß eine bessere Leitfähigkeit, und zwar proportional der Intensität der Strahlung eintritt. Im Dunkeln stellt sich der alte Gleichgewichtszustand wieder ein (Dunkelleitwert). Die Einstellung des der Stärke der Belichtung entsprechenden Leitwertes erfordert einige Zeit, ebenso die Rückkehr zum Dunkelleitwert *(Trägheit)*. Von Einfluß auf die Zellen ist ferner die Temperatur und die Feuchtigkeit, sowie die Herstellungsweise, die in hohem Maße die Konstanz der Zellen bedingt *(Zeitfehler)*. Die Zellen FÜRSTENAUS scheinen praktisch konstant zu sein (FÜRSTENAU, KRÖNIG und FRIEDRICH, HEIDENHAIN), trotzdem sicherlich auch inkonstante Zellen vorkommen (SCHREUS, BARDACHZI und EPSTEIN).

Die von FÜRSTENAU verwandten Selenzellen bestehen aus einer Holztafel, auf die zwei Drähte in Spiralen aufgewickelt sind, ohne daß sie sich berühren. Die Zu- und Ableitung wird mit je einem Draht verbunden. In die Zwischenräume zwischen den Drähten wird das Selen gewalzt, das als spröde Masse bei brüsker Behandlung der Zellen herausfallen kann. Verletzungen der Zellen können ferner zu Durchtrennung der Drähte oder direktem Kontakt derselben führen, was sich entweder durch völliges Nichtleiten oder Kurzschluß offenbart. Das Meßinstrument selbst ist ein empfindliches Galvanometer in WHEATSTONscher Brückenschaltung. Als Stromquelle dient eine Trockenbatterie, deren elektromotorische Kraft durch Regulierwiderstand auf den richtigen Wert eingestellt werden kann.

Das Intensimeter besitzt einen großen Vorteil gegenüber den meisten anderen Dosimetern: es kann an strahlengeschützter Stelle abgelesen werden, da die Selenzelle mit einem langen Kabel versehen ist. Leider wird dieser Vorteil dadurch wieder aufgehoben, daß man bei längeren Bestrahlungen wegen der Ermüdung die Selenzelle nicht dauernd im Strahlenkegel belassen kann.

Die neuere Ausführung des Instrumentes (Abb. 19) besitzt zwei Meßbereiche für geringe und hohe Intensitäten, sowie Radiumkontrolle und Eichvorrichtung (RÖVER). Zur Tiefendosierung kann ein Wasserkasten bezogen werden. Zur einfachen Absorptionsmessung, zur Feststellung der Härte der Strahlung wird ein Meßfilter (1 mm Al) und eine Härteskala geliefert, die die Härte nach dem Ergebnis zweier Messungen (ohne und mit 1 mm Al Meßfilter) ohne besondere Rechnung in Absorptionseinheiten BENOIST-, WALTER- oder WEHNELT-Einheiten abzulesen gestattet.

Das Intensimeter mißt die in ihm in der Zeiteinheit absorbierte Strahlenmenge, also nicht die absolute oder die biologisch wirksame Intensität der Strahlung (CHRISTEN), zu welchem Schluß etwa der Name verleiten könnte. Zwischen den Angaben des Instrumentes und der Hautreaktion besteht keine Parallelität bei verschiedenen Strahlenhärten, trotzdem eine selektive Absorption im Bereich der therapeutisch verwandten Wellenlängen nicht eintritt (diese liegt für das Selen bei $\lambda = 0{,}96$ bis $0{,}41$ ÅE). Es ist also eine besondere biologische Eichkurve für das Intensimeter erforderlich. Die Erythemdosis in FÜRSTENAU-Einheiten (F) für harte Strahlen wird in älteren Publikationen (F. M. MEYER) meist bedeutend höher angegeben als nach neueren Gepflogenheiten. SCHREUS gibt als Werte für die ED bei ungefilterten Strahlen etwa 60—80 F, bei stark gefilterten bis zu 200 F an. Die Brauchbarkeit des FÜRSTENAUschen Intensimeter zur Dosierung wird als günstig befunden von IMMELMANN und SCHÜTZE, F. M. MEYER, STEUERNAGEL, KRÖNIG und FRIEDRICH, HEIDENHAIN, RAHM, BARDACHZI und EPSTEIN; ablehnend verhalten sich (gegen ältere Modelle) RAHM, VOLTZ, SCHREUS, GREBE, KURTZAHN u. a. Theoretische Arbeiten, die hier nur teilwesie berücksichtigt wurden, stammen von GRANN, R. MEYER, FÜRSTENAU, KÜSTNER.

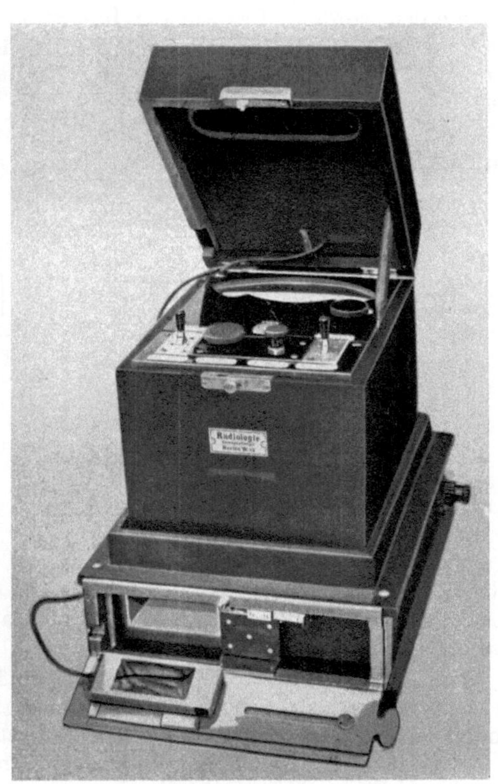

Abb. 19. Intensimeter nach FÜRSTENAU.

Ein Dosimeter mit lichtelektrischer Zelle (Photozelle) wurde von CSÁSZÁR konstruiert.

Zu 6. Das Prinzip der *ionometrischen Messungen* ist die bei der Absorption von Röntgenstrahlen in Gasen auftretende Trägerbildung, freier negativer und positiver Ionen, welche das Gas für Elektrizität leitend machen. Die Trägerbildung wird hervorgerufen durch die bei der Absorption der Röntgenstrahlen freiwerdenden Elektronen, die auf ihrer ganzen Weglänge bei Anstoßen an die Gasmoleküle Ionen erzeugen. Befinden sich in einem abgeschlossenen Gasraum zwei entgegengesetzt geladene Elektroden, so entsteht bei Ionisation des Gases ein Stromfluß zwischen ihnen. Die Stärke des fließenden Stromes ist dabei abhängig von dem Potential der Elektroden und der Stärke der Ionisation. Der Einfluß des Potentials der Elektroden auf die Intensität des Ionisationsstromes geht aber nur bis zu einer gewissen Grenze. Ist nämlich das Potential hoch genug, um sämtliche gebildeten Elektrizitätsträger in Bewegung zu setzen resp. ihre Rekombination zu neutralen Molekülen zu verhindern, so kann eine weitere Erhöhung des Potentials keine weitere Verstärkung des Ionisationsstromes mehr herbeiführen (Abb. 20). Es besteht *Sättigungsstrom.* Die Höhe des zur Erzeugung des Sättigungsstromes notwendigen Potentials richtet sich hauptsächlich nach der Größe des Ionisationsraumes und dem Abstand der Elektroden. Bei kleinen Ionisationsräumen, wie sie für medizinische Messungen üblich sind, wird Sättigungsstrom meist schon bei 50—100 Volt erreicht. Die Stärke des Ionisationsstromes ist also bei genügend hohem Potential der Elektroden nur abhängig von der Intensität der Röntgenstrahlen, und zwar ist dann die Trägerbildung in der Zeiteinheit proportional der Intensität der absorbierten Strahlung.

Es ist bereits im allgemeinen Teil besprochen worden, daß die Ionisation bei großen Kammern durch Absorptionswirkung im Gas selbst, bei kleinen Kammern aber hauptsächlich durch Absorptionswirkung in der Kammerwand (Elektronenemission) zustande kommt. Über die Beziehungen zwischen Form und Material der Ionisationskammer, Energie der absorbierten Strahlung und biologische Wirkung vgl. I. Teil.

Die Anwendung des ionometrischen Verfahrens ist in der Röntgenphysik sehr lange gebräuchlich. Auch zur Strahlenmessung in der Medizin ist es schon frühzeitig von Butscher, Villard, Allen und Dunham, Scillard und Christen empfohlen worden. Das auf der Ionisation der Luft beruhende Meßinstrument besteht im wesentlichen aus zwei Teilen: dem Ionisationsraum, auch Kammer genannt, und dem Meßinstrument, das die entstehende Ionisation kenntlich macht.

Der *Ionisationsraum* wird sehr verschiedenartig ausgebildet. Man kann unterscheiden zwischen großen Kammern, die nach Möglichkeit nur die durch

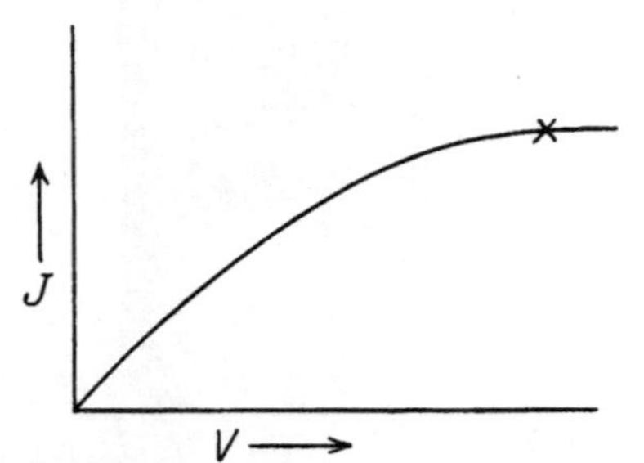

Abb. 20. Ionisationsstrom in Abhängigkeit von der Spannung (× Sättigungsstrom).

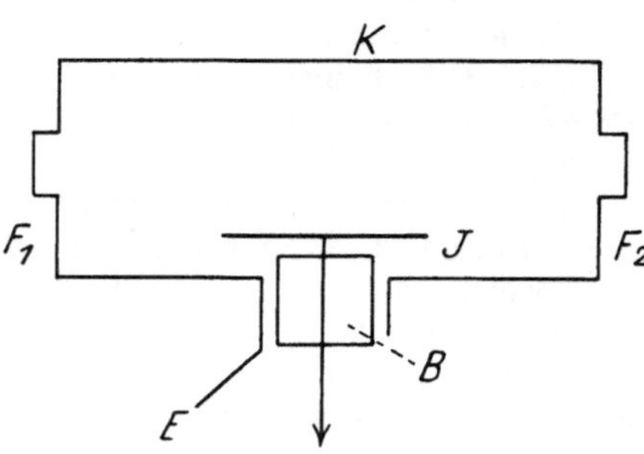

Abb. 21. Große Ionisationskammer (Faßkammer).

Röntgenstrahlenabsorption in der Luft erzeugte Trägerbildung ausnützen und kleinen Kammern, bei denen die Wandstrahlung die Hauptrolle bei der Ionisation spielt.

Die großen Kammern werden nach den Ergebnissen Friedrichs und Holthusens fast nur aus leichtatomigem Material (Kohle, Graphit, oder mit Graphit innen leitend gemachte Nichtleiter) hergestellt. Die Anordnung ist meist so, daß die Strahlung, durch ein Blendensystem bis auf ein feines Bündel abgeblendet, durch ein dünnes Fenster in die Kammer einfällt und sie auch durch ein solches wieder verläßt (Abb. 21). Auf ihrem Weg durch die Kammer trifft sie keines der in derselben angeordneten Organe, um jede Auslösung von Sekundärstrahlen an diesen zu vermeiden. In die Kammer ragt eine stabförmige, in der Längsachse stehende Elektrode hinein, die hochisoliert (Bernsteinstück B) durch die Kammerwand hindurchgeführt wird und mit dem Meßinstrument in Verbindung steht. Als zweite Elektrode wird die leitende Kammerwand selbst benutzt.

Die stabförmige Elektrode ist meist aus der Mitte der Kammer herausgerückt, um ein Auftreffen des durchgehenden Strahlenbündels zu vermeiden. Steht sie in der Mitte der Kammer, so wird das Strahlenbündel ringförmig ausgeblendet.

Auch bei der großen Kammer liefert die Inzidenz- und Exzidenzstrahlung noch einen Anteil der Ionisation, während andererseits die Stirn- und Rückwand einen Teil der Elektronen auch absorbiert. Bei Messungen der absoluten Energie der Strahlen auf ionometrischem Wege muß dies berücksichtigt werden. Nach den Berechnungen von HOLTHUSEN, sowie HOLTHUSEN und BECKER, läßt sich ein Material als Fenster der Kammer finden, das so beschaffen ist, daß abgeschirmte Luftelektronen und hinzutretende Wandelektronen sich die Wage halten, also das gleiche erreicht wird, als ob keine Kammerwand vorhanden wäre. Dabei ist die Länge der Kammer ohne Einfluß auf diese Kompensation, auch bei verschieden harten Strahlen.

Die Voraussetzungen, unter denen HOLTHUSEN u. a. diese besonders großen Ionisationskammern als notwendig erachteten, treffen wegen des COMPTON-Effektes nicht ganz zu (vgl. 1. Teil). GREBE hat gezeigt, daß bereits Kammern von 10 cm Durchmesser wellenlängenunabhängig sind und FRICKE und GLASSER sowie GLOCKER und KAUPP haben dies sogar für Fingerhutkammern festgestellt, wenn die Elektroden aus einem Material bestehen, dessen effektive Atomnummer der Luft entspricht.

Die große Kammer ist zur *Handhabung am Patienten* nicht zu gebrauchen. Für solche Messungen werden

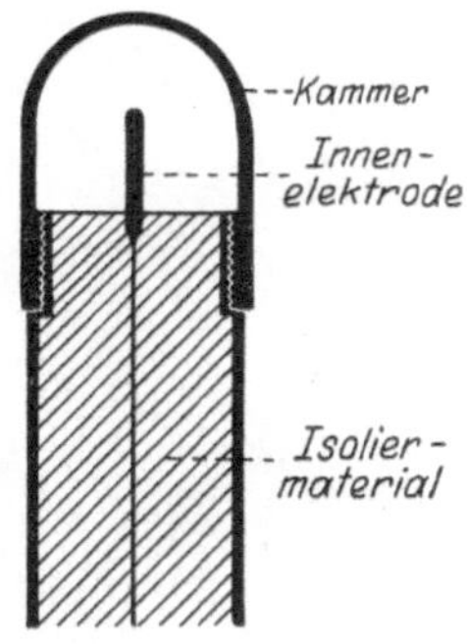

Abb. 22. Kleine Ionisationskammer.

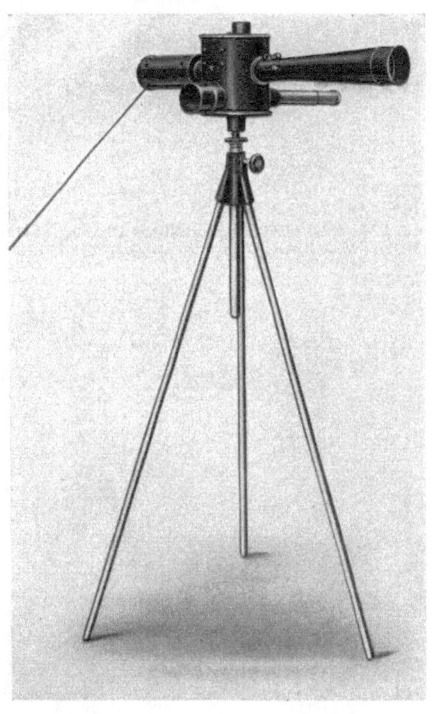

Abb. 23. Elektroskop von WINAWER-BACK.

zweckmäßig *kleine Ionisationskammern* FRIEDRICHscher resp. FRICKE-GLASSERscher Konstruktion gebraucht (Abb. 22); doch ist bei Messung homogener oder praktisch homogener Strahlen auch jedes andere Wandmaterial (Al) zu gebrauchen, wenn es *nicht* auf den *Vergleich verschiedener Strahlenhärten* ankommt. Die Innenelektrode soll aus dem gleichen Material wie die Kammerwand bestehen. Die Kammern haben nach FRIEDRICH meist Fingerhutform, wobei die Innenelektrode durch Bernstein oder auch Schwefel isoliert in die Kammer hineinragt. Die Strahlung trifft also sowohl die Kammerwand als auch die Innenelektrode in ganzer Ausdehnung. Bei der Fingerhutkammer kann ein *Richtungseffekt* eintreten, indem von vorn einfallende Strahlung in bis zu dreimal größerer Intensität gemessen wird als seitlich einfallende (GLOCKER).

Zur Messung des Ionisationseffektes bestehen zwei Möglichkeiten. Entweder mißt man die Stärke des Ionisationsstromes mit einem sehr empfindlichen

Strommesser *(Galvanometer)* oder man entlädt durch ihn eine Kapazität, deren Spannungsabfall mit einem Elektrometer gemessen wird. In ersterem Fall erhält man die *Intensität* in der Zeiteinheit, in letzterem die *Dosis*. Beide Arten der Messung sind gebräuchlich.

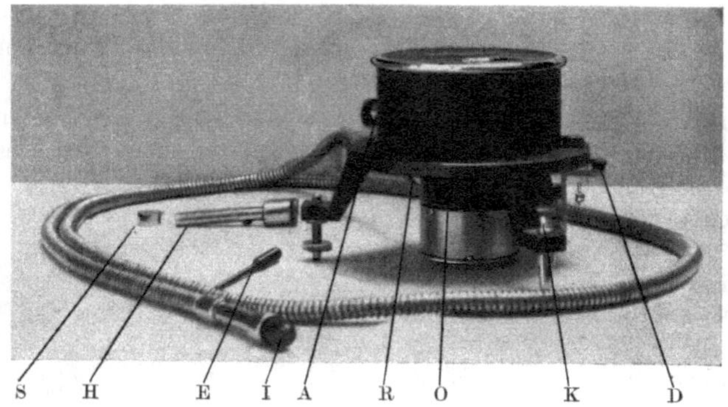

Abb. 24.
S Verschlußdeckel, H Schutzhülse, E Entladungsstift, I Ionisationskammer, A Arretierung, R Kabelansatz, O Entladungsöffnung, K Erdungsklemme, D Ladevorrichtung.

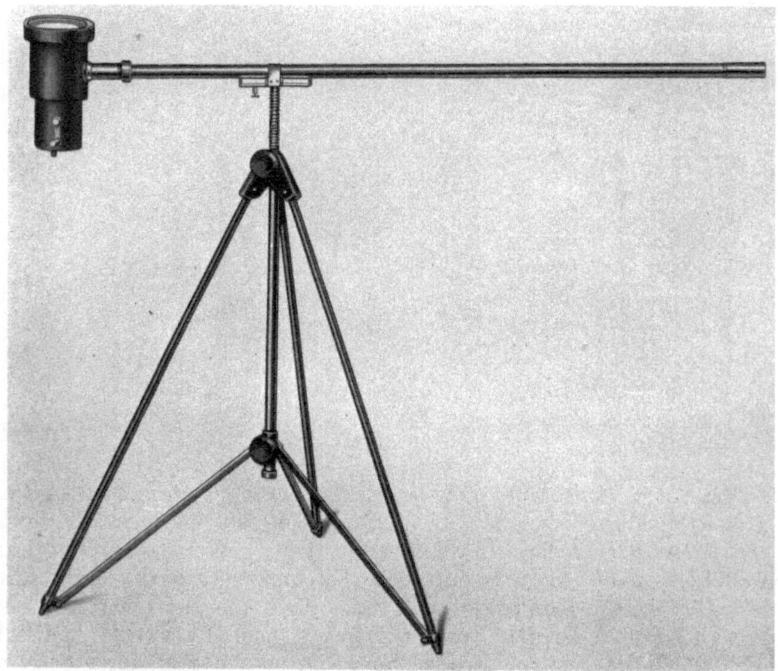

Abb. 25. Iontoquantimeter von Siemens-Reiniger-Veifa.

Ältere Konstruktionen der elektrometrischen Meßanordnungen sind das *Quantitometer* von Villard und das *Iontoquantimeter* von Szillard. Das Das *Quantitometer* von Villard ist nur noch von historischem Interesse insofern, als es ein Prinzip vorwegnimmt, das erst heute praktisch gelöst worden ist, nämlich die automatische Summierung der Dosis durch ein Instrument kleiner Kapazität.

Das *Iontoquantimeter* von SZILLARD bestand aus der Ionisationskammer, einer langen, hochisolierten, metallumhüllten, biegsamen Ableitung zum Elektrometer und dem Elektrometer selbst. Dessen Zeiger spielt zur parallaxfreien Ablesung des Ausschlags über einem Spiegel, der auch die Skala trägt. Die Einteilung der älteren Instrumente geschah in X-Einheiten, die Kapazität war groß genug, um mit *einer* Aufladung die Erythemdosis messen zu können. Die Ionisationskammer bestand aus einem zylindrischen, durch Blei umgrenzten Ionisationsraum von 1 ccm Inhalt, der zum Eintritt der Strahlen ein mit sehr dünner Aluminiumfolie bedecktes Fenster von 1 qcm Fläche besaß. Die Aufladung geschah durch eine kleine Reibungs-Elektrisiermaschine.

Von deutscher Seite liegen Publikationen über das Instrument vor von H. MEYER und CHRISTEN, die seine Brauchbarkeit bezeugen. Es zeigte sich aber bald, daß das Instrument eine besondere Eichung für verschiedene Strahlenhärtung benötigt. Die von SZILLARD vorgeschlagene Einheit der Messung ist das Mega-Mega-Ion, d. h. eine Zahl von 1 Million mal 1 Million Ionen.

In neuerer Zeit wird eine immer größere Anzahl von Ionisationsinstrumenten auf den Markt gebracht. Größere Verbreitung hat das *Elektroskop der Veifawerke* (WINAWER-BACK) gefunden, das als ziemlich großraumiges Ionisationsinstrument lediglich zur Laboratoriumsmessung dient und an Kranken selbst nicht zu verwenden ist (Abb. 23).

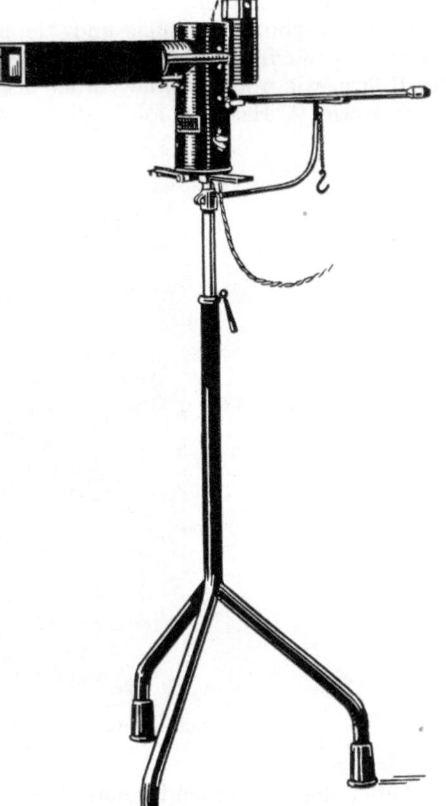

Abb. 26. Ionimeter von Koch und Sterzel.

Das *Ionisationsinstrument* von FRIEDRICH ist in einer Ausführung im Handel, die dem Apparat von SZILLARD gleicht, aber mit der kleinen, leichtatomigen Kammer FRIEDRICHs ausgestattet ist (Abb. 24).

Von Siemens-Reiniger-Veifa wird ein *großes Iontoquantimeter* für Laboratoriumsmessung mit allem Zubehör hergestellt (Abb. 25), das als Meßinstrument ein SZILLARDsches Elektrometer mit Reibungs-Elektrisiermaschine hat. Das große Instrument dieser Art hat die Form einer Meßbank, daneben ist auch eine kleinere Ausführung im Handel.

Koch und Sterzel verfertigen ein *Ionimeter*, das aus kleiner Kammer, Ableitungsschlauch und WULFFschem Zweifadenelektrometer mit Beleuchtungs- und Fernladevorrichtung nach MÜHLMANN besteht. Die Fäden des Elektrometers werden auf eine Skala projiziert, wodurch eine leichte und genaue Ablesung möglich ist (Abb. 26) (Jona und Leistner).

Ein in Frankreich weit verbreitetes Instrument ist das *Ionometer* von Solomon, das nach zahlreichen Publikationen vorzüglich brauchbar sein soll. Es ist besonders durch die Eichung auf die Solomonsche R-Einheit berühmt geworden. Es besitzt wohl als erstes Instrument dieser Art *Radium-Kontrolle* (vgl. auch den Abschnitt über Standard-Dosimetrie).

C. H. F. Müller vertreibt das *Ionimeter* von Grebe und Martius. Es besteht aus Einfadenelektrometer mit Ablesefernrohr, sehr kurzem, hochisoliertem Verbindungsstück und kleiner Kammer (Abb. 27). Das Instrument dient hauptsächlich zu Absorptionsmessungen, doch kann es auch zur Eichung der Röhre, wie übrigens alle vorher beschriebenen Instrumente benutzt werden. Hess sowie v. Hecker loben die Anwendung in der Praxis.

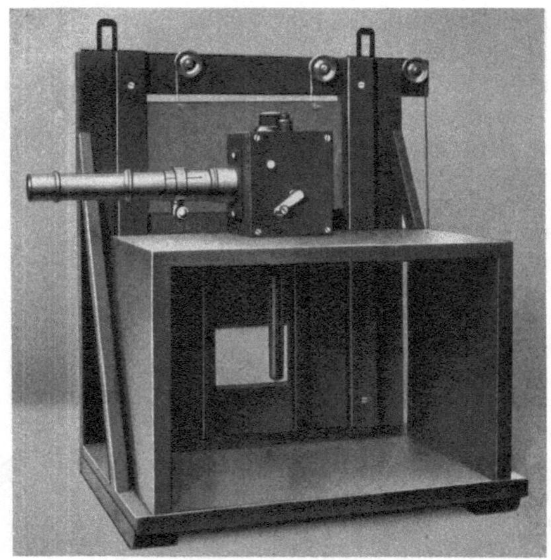

Abb. 27. Ionimeter von Grebe und Martius.

Außer den vorstehend genannten wurden im In- und Ausland eine größere Zahl von Ionometermodellen konstruiert. So die Ionometer von Sievert, Chaoul, Bachem, Weatherwax, Clark. Bezüglich des *Standardgerätes* von Küstner sei auf den Abschnitt über Standarddosimetrie verwiesen. —

Eine besondere Art der ionometrischen Messung wird durch die *automatischen Ionometer* ermöglicht. Bei diesen wird der Ablauf nicht vom Beobachter verfolgt, und von diesem die Zeit gemessen, sondern eine besondere Vorrichtung, etwa ein automatisches Zählwerk, übernimmt diese Aufgabe. Ein erstes derartiges Instrument wurde von Villard bereits 1907 konstruiert *(Quantitometer)*. Trotzdem das Instrument heute gänzlich in Vergessenheit geraten ist, sei seine Konstruktion kurz geschildert.

Eine Jonisationskammer steht mit einem Elektrometer in Verbindung, welches durch den Ionisationsstrom aufgeladen wird. Die Elektrometernadel berührt bei einem gewissen, festgelegten Ausschlag, ein Kontaktstück, wodurch es sich entlädt. Die Anzahl der Entladungen wird von diesem Kontaktstück auf ein Zählwerk übertragen, das sie registriert und abzulesen gestattet. Bemerkenswert ist, daß Villard als Dosimetereinheit bereits die elektrostatische Einheit (e) vorgeschlagen hat.

Nach dem Quantitometer von VILLARD wurden zwar wiederholt in Patentschriften automatische Vorrichtungen zur ionometrischen Dosierung beschrieben (z. B. HAMMER 1916), ein praktisch brauchbares Instrument wurde aber erst 1919 von SCHREUS konstruiert.

Das SCHREUSsche *automatische Ionometer* bestand aus Spiegel-Elektrometer mit Ionisationskammer, Selenzelle, Relais, Zählwerk, Schreibwerk und Ausschaltevorrichtung (Abb. 28). Der Lichtzeiger des Spiegelelektrometers fiel bei Entladungsstellung auf die Selenzelle, deren Widerstandsänderung ein hochempfindliches Relais betätigte. Dieses lud dann durch einen Hilfsstromkreis einerseits das Elektrometer auf, andererseits betätigte es das Zählwerk, das die Anzahl der Entladungen registrierte, zusammen mit der dazu benötigten

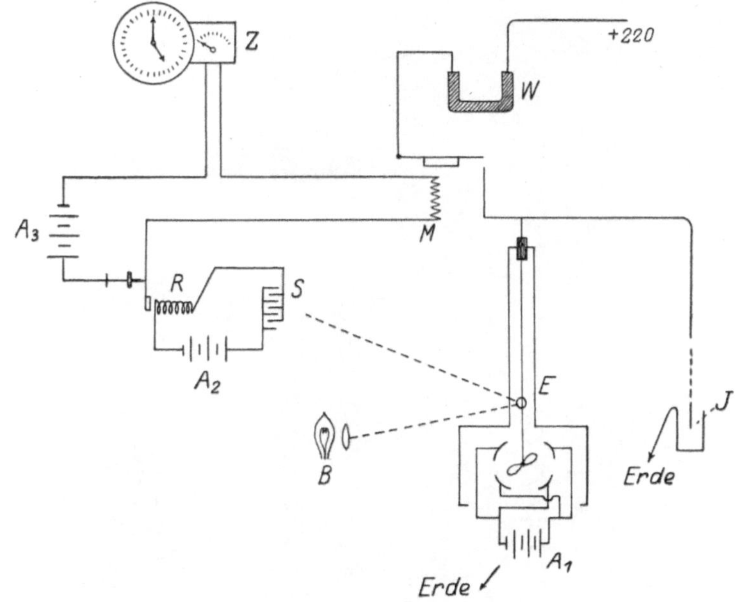

Abb. 28. Automatisches Ionometer von SCHREUS.
A_1 A_2 A_3 Batterien, B Beleuchtungsvorrichtung, E Elektrometer, R M Relais, J Ionisationskammer, S Selenzelle, W Widerstand, Z Zählwerk.

Zeit aufzeichnete, und bei einer gewissen, einstellbaren Anzahl von Entladungen die Stromzufuhr zum Röntgenapparat unterbrach.

Wenn auch dieser Apparat im großen nicht ausgeführt wurde, so gab er doch den Anstoß, daß automatische Ionisationsinstrumente neuerdings in größerer Zahl konstruiert werden. Der Vorteil der automatischen Instrumente besteht darin, daß sie eine von keinem anderen Dosierungsinstrument erreichbare Genauigkeit der Messung ermöglichen, die Dosis stets zu verfolgen gestatten, sie aufzeichnen und in Verbindung mit Ausschaltern selbsttätigen Schutz gegen Über- und Unterdosierungen durch irgendwelche Bedienungsfehler (Filter-Vergessen, falsche Abstände usw.) gewähren.

Auch ohne Verwendung von Selenzellen oder Verstärkerröhren lassen sich Konstruktionsprinzipien finden, die ein sicheres Arbeiten gewährleisten. Eine derartige Konstruktion wurde von HAMMER im Prinzip bereits 1916 zum Patent angemeldet, aber erst 1923 praktisch verwirklicht. Der Vorteil des Instrumentes liegt darin, daß das sehr kleine Elektrometer fast unmittelbar an der Ionisationskammer liegt und die lange Ableitung mit ihren Fehlerquellen damit fortfällt. Konstruktionseinzelheiten wurden von HAMMER nicht veröffentlicht; das Instrument ist jetzt im Handel zu haben (Abb. 29) und bewährt sich (HESS, eigene Erfahrung).

Gleichfalls hierher gehörig scheint eine Konstruktion von RIEBER sowie eine andere von JÄGER zu sein.

Nach einer neueren, von STRAUSS angegebenen Schaltungsweise läßt sich auch eine automatische Summierung der Sekundendosis mit Hilfe einer Verstärkerröhre durchführen, die in besonderer Weise über ein Gitter gesteuert

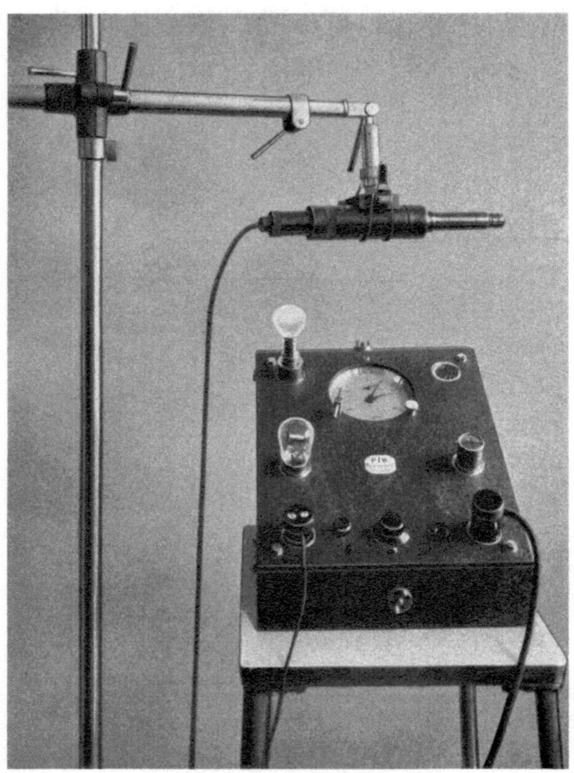

Abb. 29. Hammerdosimeter (physikalische Werkstätten Freiburg i. Br.).

wird und durch akustische oder optische Zeichen oder auch ein Schreibwerk die applizierte Dosis kenntlich macht (Abb. 30). Auch dieses Instrument ist praktisch bewährt (HIRSCH, HOLZKNECHT).

Die Messung der Ionisationsströme auf *galvanischem Wege* wurde von GLOCKER und REUSCH, sowie ITEN vorgeschlagen. Die Schaltungsweise der Ionisationsgalvanometer geht aus Abb. 31 hervor. Die eine Elektrode einer am besten mehrkammrigen Ionisationskammer (JANUS) wird mit einem hochempfindlichen Galvanometer verbunden, die andere mit dem einen Pol einer Batterie, deren anderer Pol mit dem zweiten Pol des Galvanometers in leitender Verbindung steht. Wird jetzt die Luft der Kammer ionisiert, so kann die Stärke des Ionisationsstromes mit dem Galvanometer gemessen werden und ist ein Maß für die Intensität der Strahlung. Wegen der außerordentlich geringen

Stromstärke müssen aber sehr große Ionisationskammern benutzt werden, wodurch der Apparat unhandlich wird. Dies gilt z. B. für eine Konstruktion

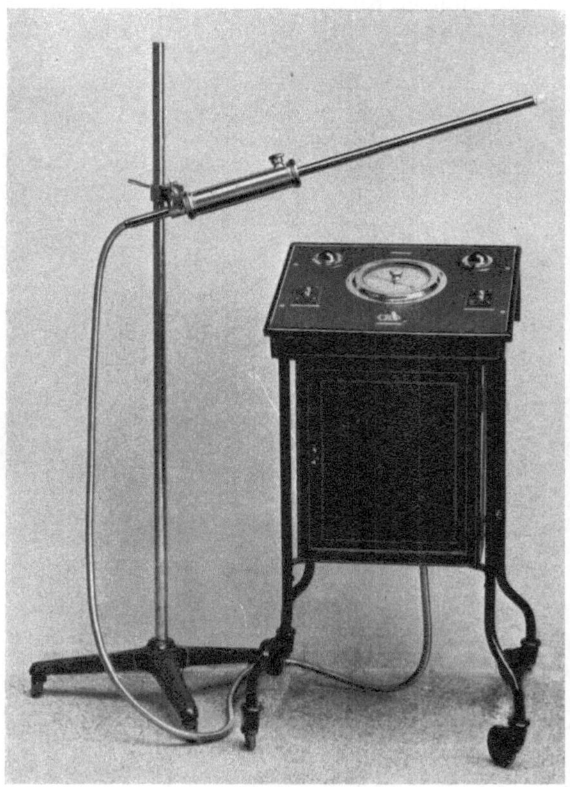

Abb. 30. Mekapion von STRAUSS-Wien.

von GEBBERT. Dieser Übelstand ist jedoch in einer *neueren Konstruktion* von DAUVILLER beseitigt, der eine kleine *kugelförmige Ionisationskammer* mit *Xenonfüllung* benutzt, dessen Ionisationseffekt 900 mal stärker ist als der in Luft. Außerdem sollen die Angaben dieser Kammer trotz des hohen Atomgewichtes des Xenon (128) unabhängig sein von der Wellenlänge der Strahlung. Andere geeignete Gase sind Methylbromid und Kreon.

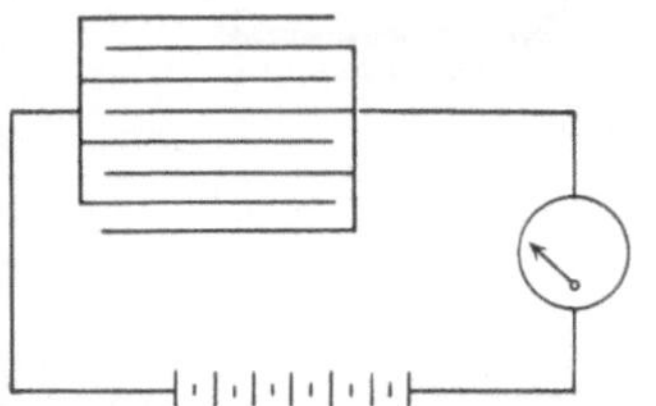

Abb. 31. Ionisationsgalvanometer (Prinzipschaltung).

Der *Siemensdosismesser* umgeht nun diesen Übelstand dadurch, daß der Ionisationsstrom einer kleinen FRIEDRICHschen Kammer durch eine Gitterröhre, wie sie in der drahtlosen Telegraphie in Benutzung ist, etwa 100 000 fach verstärkt wird und nunmehr leicht mit einem Galvanometer gemessen werden kann. Der Dosismesser (Abb. 32 u. 33) besteht aus der Ionisationskammer mit Ableitung, der Verstärkerröhre mit Heizbatterie, dem Registrierinstrument und verschiedenen Beiapparaten, auf die hier nicht näher eingegangen werden kann. Auch die Theorie der Arbeitsweise der Verstärkerröhre muß als bekannt vorausgesetzt werden.

Günstige Urteile über das Instrument wurden von HOLFELDER, MASCHERPA, BASSI, CHANTREINE, FRICK ausgesprochen.

Mehr oder weniger ähnliche Konstruktionen stammen von LERTES, JOHNSON und BEASTRUP (MANSON).

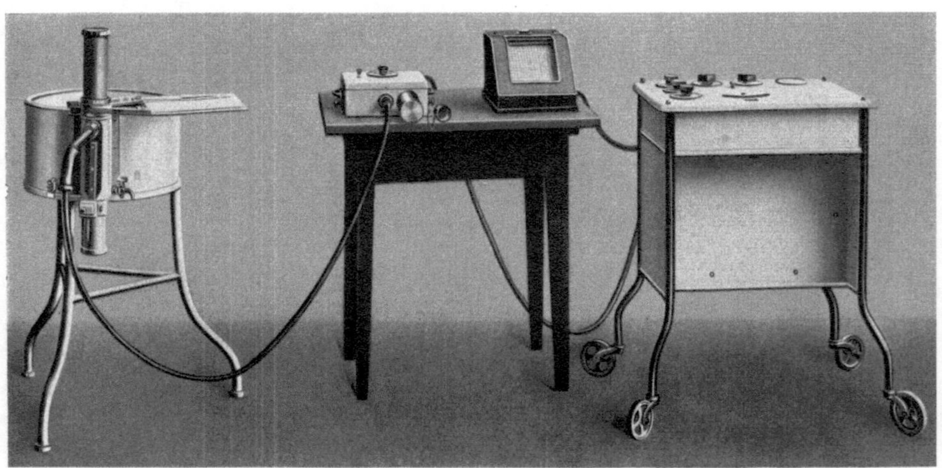

Abb. 32. Siemensdosismesser (Siemens-Reiniger-Veifa).

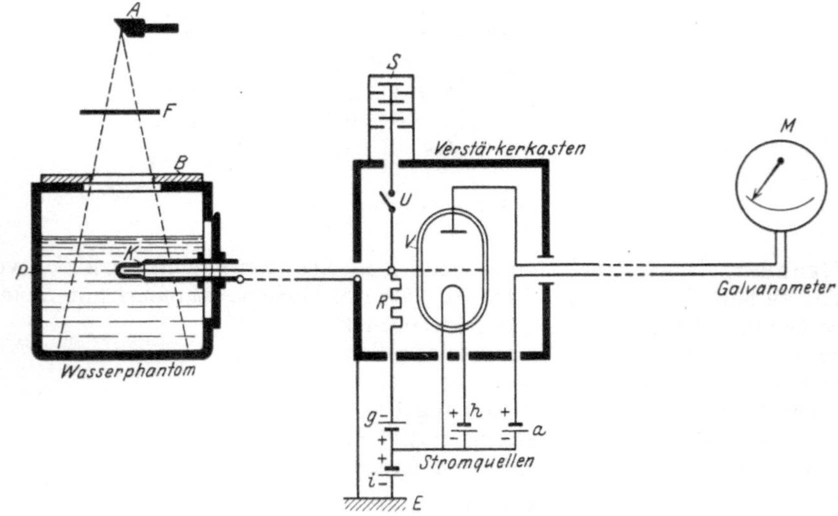

Abb. 33. Schaltung des Siemensdosismessers.

Den meisten Ionisationsinstrumenten werden von den erzeugenden Firmen die nötigen Beiinstrumente für Absorptionsmessungen beigegeben.

Die *Aufladung* der Instrumente erfolgt entweder mit Hilfe der Stadtspannung, wenn Gleichstrom vorhanden ist (Zwischenschaltung eines hohen Widerstandes!) oder mit besonderen Stromquellen (Reibungselektrisiermaschine), je nach Empfindlichkeit des Elektrometers oder erforderlicher Spannung für Sättigungsstrom). Eine praktische Verbesserung der Aufladevorrichtungen stammt von Brenzinger. Ein Kondensator mit einer festen und einer beweglichen Platte wird zunächst bei geringer Entfernung der Platten unter Zwischenschaltung eines guten Dielektrikums mit einer niedrig gespannten Stromquelle (Stadtspannung) aufgeladen. Bei Entfernung der Platten voneinander wird infolge der dann abnehmenden Kapazität die Spannung der beweglichen Platte erhöht.

Große technische Schwierigkeiten bei Ionisationsinstrumenten machen die Verbindungen der Ionisationskammern mit dem Elektrometer. Ist die Ableitung lang, so verwendet man gewöhnlich dazu ein hochisolierendes Gummikabel, das durch geerdeten Metallschlauch gegen Röntgenstrahlen, elektrostatische Aufladungen und Verletzungen geschützt wird. Bei manchen Instrumenten ist dieses Verbindungsstück jedoch sehr kurz (Ionimeter von Grebe und Martius, Hammer-Dosimeter), so daß z. B. die Gefahr von Isolationsfehlern gering ist. Bei allem Isolationsmaterial ist aber zu berücksichtigen, daß es unter der Wirkung der Röntgenstrahlen eine nicht zu vernachlässigende Leitfähigkeit annehmen kann (Grebe, Boos: Schwefel) und deshalb stets durch entsprechend dicken Bleischutz geschützt werden muß.

Auch sonst können Meßfehler durch das Hineinkriechen der Ladung in das Isolationsmaterial entstehen *(elektrische Polarisation)*, wie die Untersuchungen von Friedrich gezeigt haben. Besonders bei langen Ableitungen sind diese Fehler zu berücksichtigen (Kegereis). Friedrich empfiehlt Aufladen der Instrumente längere Zeit vor der Benutzung zur Messung.

5. Standarddosimetrie.

Fast ebenso alt wie die Dosimetrie der Röntgenstrahlen überhaupt ist das Bestreben, eine Vereinheitlichung der Dosenmessung herbeizuführen, denn die Erfahrung zeigte bald, daß die nach und nach in immer größerer Zahl konstruierten Dosimeter erhebliche und jedenfalls nicht konstante Differenzen ihrer Meßresultate ergaben. Die Folge davon war noch bis vor wenigen Jahren eine große Unsicherheit in der Festlegung der sog. Erythemdosis (Hauteinheitsdosis). Besonders kraß trat sie zutage bei Vergleichsmessungen von Bachem sowie von Grebe und Martius über die Größe der an zahlreichen Therapieinstituten gebräuchlichen Erythemdosen, bezogen sich auf ein exaktes physikalisches Maß. Wenn sich bei diesen Untersuchungen Differenzen bis fast 400% für denselben biologischen Begriff, nämlich die „Erythemdosis", zwischen den einzelnen Instituten herausstellten, so ist dieses Ergebnis Beweis genug für die Notwendigkeit des Ausbaues unserer physikalischen Meßinstrumente und der Einführung eines physikalischen Einheitsmaßes.

Die älteren Vorschläge zur Vereinheitlichung der Dosenmessung mußten an der Unvollkommenheit der Methoden und der Kenntnisse scheitern. So die Absicht von Johnston, die Leuchtschirmhelligkeit in konstanter Entfernung von der Röhre mit der Selenzelle zu messen und als Einheit der Intensität festzulegen, die Calommessung von Schwarz, die Wattmessung von Holmes und andere Methoden. Beachtenswerter sind aber bereits die bis in das Jahr 1908 zurückreichenden Vorschläge, als konstante Vergleichstrahlung die Radiumstrahlung zu benutzen. Diesen Vorschlag machte wohl zuerst 1908 Phillipps. Butscher (vergleiche auch Watson) vergleicht ionometrisch die Röntgenstrahlung in 1 m Entfernung vom Fokus mit der Strahlung von 1 mg Radium nach Durchgang durch 1 cm Blei. Das Maß ist: 1 Röntgenkerze = 1 Radiumkerze = 1 Radion. Die Dosis wird in Radionminuten ausgedrückt.

Den Standardeinheiten der genannten Vorschläge haftet eine gewisse Willkürlichkeit, Mangel einer exakten physikalischen Definition, teilweise auch Veränderlichkeit und Schwierigkeit der Reproduktion an. Holthusen ist kürzlich näher auf die Bedenken eingegangen und kommt mit Recht zu dem Schluß, daß auch beispielweise die Radiummethode, die sich ja sicherlich auf ein praktisch unveränderliches Vergleichsmaß stützt, nicht den Ansprüchen auf größtmögliche Vollkommenheit genügt, die zu stellen wir nach dem Stand unserer physikalischen Erkenntnisse berechtigt und verpflichtet sind.

Bis zum Jahre 1908 zurück reichen Vorschläge, auf dem Wege der Ionisationsmessung zu einer Standardeinheit zu gelangen. Besonders bemerkenswert ist das Vorgehen von VILLARD, die *elektrostatische Einheit* zur Messung zu benutzen. 1914 hat dann SZILLARD die gleiche Maßeinheit, ausgedrückt durch die Zahl der Ionen, die zu ihrem Transport notwendig ist, für das Ioniquantimeter zugrunde gelegt. In neuerer Zeit hat dann auch FRIEDRICH die e-Messung in seinen Arbeiten wieder eingeführt und darauf das von ihm konstruierte Ionisationsinstrument geeicht. Auch DUANE hat die e-Messung benutzt.

Der Werdegang der Standarddosimetrie beginnt in Deutschland in den ersten Jahren nach dem Kriege, als die Ionometrie mehr und mehr Eingang fand. Der Gedanke lag damals ja in der Luft und fand seinen ersten Niederschlag wohl in einer Anregung DIETLENs, die dann von SCHREUS aufgenommen und zu einem Plan entwickelt wurde, der durchaus den heute vorliegenden Richtlinien des Standardisierungsausschusses entsprach.

Zu diesem Zwecke sollte von der deutschen Röntgengesellschaft, evt. unter Einladung des Auslandes, ein Ausschuß ernannt werden, der folgende Aufgaben hat:

1. Eine Einheitsdosis festzulegen, die den Anforderungen der praktischen Therapie Rechnung trägt und die allgemein angenommen wird;

2. das physikalische Meßverfahren zu bestimmen, mit dem die Dosis gemessen wird.

3. eine Prüfungsstelle zu schaffen, die die Eichung geeigneter Dosimeter vornimmt.

Immerhin knüpfte sich die unmittelbare Entwicklung aber erst an die Arbeiten KÜSTNERs an. Als Ideal einer Einheit schwebte ihm eine energetische Messung der Röntgenstrahlen vor. Da diese aber mit den vorhandenen Mitteln nicht ausführbar ist, trennte er das physikalische Ideal von dem medizinisch-praktisch Erforderlichen und Erreichbaren. Diesen Zweck beabsichtigte er durch die Schaffung einer Standardkammer zu erreichen, wobei die Messung wiederum auf der elektrostatischen Einheit basieren sollte. Die Publikation BEHNKENs über die Vereinheitlichung der Röntgenstrahlendosismessung und die Eichung von Dosismessern ermöglichte dann aber sehr bald, die Standardisierung auf Grund einer einwandfreien Messung der Luftionisation mit Hilfe der *Druckluftkammer* in die Tat umzusetzen. Bereits 1924 wurde von der *Deutschen Röntgengesellschaft* beschlossen, ein Standardionisationsgerät in der *physikalisch-technischen Reichsanstalt* aufzustellen und die von BEHNKEN gegebene Definition der Dosiseinheit als Standardeinheit einzuführen. Diese Einheit wurde von BEHNKEN folgendermaßen definiert:

„*Die absolute Einheit der Röntgenstrahlendosis wird von der Röntgenstrahlenenergiemenge geliefert, die bei der Bestrahlung von 1 ccm Luft von 18° C Temperatur und 760 mm Quecksilberdruck bei voller Ausnutzung der in der Luft gebildeten Elektronen und bei Ausschaltung von Wandwirkungen eine so starke Leitfähigkeit erzeugt, daß die bei Sättigungsstrom gemessenene Elektrizitätsmenge eine elektrostatische Einheit beträgt. Die Einheit der Dosis wird ein „Röntgen“ genannt und mit „R“ bezeichnet* [1].“

Bei diesem Stande der Entwicklung in Deutschland waren auch im *Auslande* bereits Vorschläge zur Vereinheitlichung der Dosenmessung gemacht und in

[1] Nach der in Stockholm inzwischen international angenommenen Definition ist die Bezugstemperatur nicht 18°, sondern 0°, die Bezeichnung der Einheit nicht „R“, sondern „r“. Die Umrechnung erfolgt nach der Gleichung $R \cdot 1,066 = r$.

einem Instrument von SOLOMON auch praktisch verwirklicht worden. Die Grundlage der Einheit von SOLOMON bezieht sich aber nicht, wie die deutsche, auf eine exakte physikalische Größe (e-Einheit), deren Messung entsprechend den oben angegebenen Bedingungen erfolgt, sondern ist folgendermaßen definiert: „Die Einheit ist die Röntgenstrahlenintensität, die dieselbe Ionisation hervorruft wie 1 g Radiumelement, das in einer Entfernung von 2 cm von der Ionisationskammer koaxial zu ihr fixiert ist, wobei die Strahlung durch 0,5 mm Platin filtriert wird. Die Strahlenmenge ist gegeben durch das Produkt der Strahlenintensität, ausgedrückt in R/sec, multipliziert mit der Zeit der Applikation."

Der Unterschied gegenüber der BEHNKENschen Definition liegt vor allem in der Definition der Ionisationswirkung. Die Art der Ionisationskammer ist nämlich nicht festgelegt und damit ist das Verhältnis der Ionisationswirkung zwischen der Radiumstrahlung und irgend einer Röntgenstrahlung nach allem, was über die Vorgänge bei der Ionisation bekannt ist, stark von der Ionisationskammer (Form und Material) selbst abhängig. Daneben ebenfalls ins Gewicht fallen die Schwierigkeiten der exakten räumlichen Anordnung des Radiumpräparates und die erforderliche Radiummenge. Dagegen ist die Konstanz des Radiums an sich natürlich ausreichend, um als Maßeinheit zu dienen.

Die Hauptschwierigkeit der SOLOMONschen Definition, die Wellenlängenabhängigkeit des Ionisationseffektes, ist bei den für die SOLOMONsche Bestimmung erforderlichen kleinen Kammern durch die FRICKE-GLASSER-Kammer nur im beschränkten Maße behoben worden. BEHNKEN und JÄGER kommen auf Grund ihrer letzten sehr sorgfältigen Untersuchung über die Bestimmung der SOLOMONschen R-Einheiten mit Kleinkammern zu dem Schluß, daß diese Einheit aus Gründen der bestehenden Schwierigkeiten in der gegenseitigen Anordnung von Kammer und Radiumpräparat sowie Form und Größe der Ionisationskammer, sowie wegen der erforderlichen Menge Radium als internationale Einheit ungeeignet ist. Man hat sich in den meisten Ländern, hauptsächlich in Deutschland und Amerika, neuerdings auch international, deshalb auf die deutsche Definition der R-Einheit geeinigt.

Das französische „R" nach SOLOMON ist wesentlich kleiner als das deutsche. Der häufig ausgeführte Vergleich führte zum Teil wegen Verwendung ungeeigneter Vergleichinstrumente (fehlerhafte Eichung auf die deutsche R-Einheit, Inkonstanz) zum Teil aus Gründen der schwierigen Definition der SOLOMONschen R-Einheit öfters zu Differenzen (KAPLAN, WEBER und PRELINGER, SOLOMON, BECLÈRE, MURDOCH und STAHEL, REISS, BEHNKEN und JÄGER, GLASSER und PORTMANN u. a.). Das Verhältnis wird meist wie 1:2,3—3,2 angegeben, die Differenzen dürften zum Teil aus der Wellenlängenabhängigkeit der Kammer, zum Teil in anderen oben genannten Gründen liegen. Eine Angleichung der SOLOMONschen Einheit an die deutsche R-Einheit läßt sich nach Vorschlägen von SOLOMON u. a. dadurch erzielen, daß in obiger Definition der Abstand des Radiumpräparates nicht auf 2, sondern auf 1,33 (BEHNKEN und JÄGER) resp. 1,37 cm (GLASSER und PORTMANN) festgelegt wird.

Nachdem die Standardisierung der Röntgenstrahlenmessung in Deutschland beschlossen war, wurde 1925 beim ersten *internationalen Radiologenkongreß in London die allgemeine Einführung einer Standardeinheit vorgeschlagen und in Angriff genommen.* Seitdem hat der Gedanke einer internationalen Einheit bedeutende Fortschritte gemacht und eine lebhafte Diskussion über die zu wählende Definition hat eingesetzt (BEHNKEN, HOLTHUSEN, BECLÈRE, CHAMBERLAIN und NEWELL, ERNST, GLASSER, STENSTRÖM, DORSEY, HUNT, CHAMBERLAIN, ERSKINE, HERRIK, PONZIO, SIEVERT, GLASSER und MEYER, BRAGG, GUNSETT, SOLOMON u. a.) Die deutsche Definition der R-Einheit ist inzwischen in Stockholm als internationale Einheit anerkannt worden, nachdem die neueren Untersuchungen über den Zusammenhang dieser Einheit mit dem biologischen Effekt bei verschiedenen Strahlenqualitäten eine weitgehende Wellenlängenunabhängigkeit ergeben haben. Ferner erscheint es nicht wahrscheinlich, daß eine andere physikalische Größe, etwa die Energie der Strahlen selbst (GREBE), zugrunde gelegt werden könnte. Aber selbst dann könnte leicht eine Umrechnung später erfolgen.

Die Bestimmung der R-Einheit kann auf verschiedenem Wege vorgenommen werden, sofern die in der Definition festgelegten physikalischen Daten erfüllt bleiben. Bezüglich der Ionisationskammer ist es zur Ausschaltung von Wandwirkungen nicht einmal notwendig, so große Faßkammern zu verwenden, daß die ausgelösten *Photoelektronen* ihre volle Wellenlänge zurücklegen können. GREBE und MARTIUS haben nämlich gezeigt, daß auch kleinere Kammern genügen und FRICKE und GLASSER benutzen sogar gewöhnliche Fingerhutkammern von allerdings besonderem Wandmaterial. Die Erklärung für diese Möglichkeiten ist darin zu sehen, daß bei harten Strahlen die Absorption im Verhältnis zur Streuung ganz zurücktritt und die beim Streuvorgang ausgelösten Comptonelektronen nur kurze Weglängen besitzen. Nach der Theorie von FRICKE und GLASSER, die von GLOCKER und KAUPP bestätigt wurde, geben Kleinkammern dann die gleiche Jonisation wie eine Luftkammer ohne Wände, wenn die „effektive Atomnummer" des Wandmaterials

$$N_{eff} = \sqrt[3]{\frac{a_1 N_1^4 + a_2 N_2^4 + \ldots\ldots}{a_1 N + a_2 N_2 + \ldots\ldots}} \quad \ldots\ldots\ldots\ldots \quad (22)$$

gleich derjenigen der Luft (7,69) wird. Ist die „effektive" Atomnummer eine andere, so wird das Verhältnis der Photoelektronen zu den Comptonelektronen ein anderes und die Kammer wird wellenlängenabhängig.

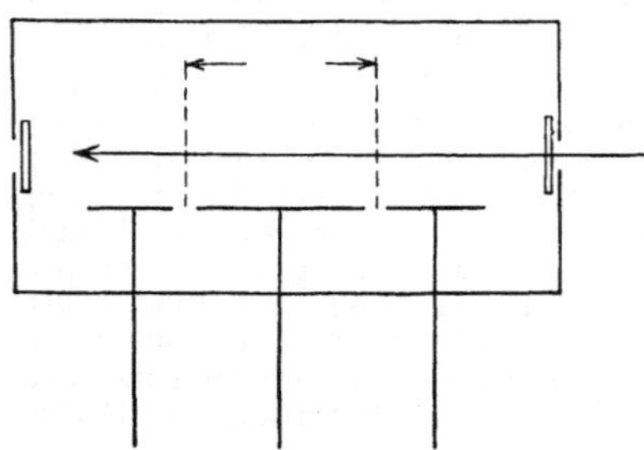

Abb. 34. Elektrodenanordnung in der Druckluftkammer.

Die neuesten Vergleiche zwischen deutschen und ausländischen Instituten über die Absolutbestimmung der R-Einheit haben eine außerordentlich befriedigende Übereinstimmung ergeben (BEHNKEN, KÜSTNER, GREBE und GÄRTNER, GLASSER), so daß ursprüngliche Differenzen, besonders zwischen den deutschen und amerikanischen Bestimmungen nunmehr als aufgeklärt gelten können (SCHREUS, BECLÈRE, GLASSER und MEYER, BEHNKEN).

Die Bestimmung der absoluten Einheit R in der Reichsanstalt wird mit einer von BEHNKEN nach einem Modell von Siemens & Halske konstruierten *Druckluftkammer* ausgeführt, die der Forderung nach voller Ausnutzung der luftelektrischen Wirkung auch sehr weitreichender Elektronen dadurch Genüge tut, daß die Luft in ihr unter einen Druck bis zu 10 Atmosphären gebracht wird. Die Ausschaltung von Wandwirkungen, die besonders an der Austritts- und Eintrittsstelle der Röntgenstrahlen von Bedeutung ist, wird in dieser Kammer dadurch erzielt, daß der mittleren isolierten Elektrode, die zum Elektrometer führt, an beiden Enden zwei isoliert in die Kammer eingeführte geerdete Hilfselektroden vorgelagert sind, welche den Ionisationsluftraum wandlos begrenzen (Abb. 34). Alle drei Elektroden werden nicht direkt von dem durchgehenden Röntgenstrahlenbündel getroffen, so daß auch von ihren Oberflächen keine die Messungen merklich störenden Elektronen direkt ausgelöst werden. Die Kammer ist mit einem Meßinstrument verbunden, dessen Eigenschaften einer dauernden Kontrolle unterliegen, so daß es den an ein Standardinstrument zu stellenden Anforderungen, besonders bezüglich Konstanz der Meßbedingungen, in der bestmöglichsten Vollkommenheit entspricht.

Die anderen Eichstellen in Deutschland verfügen natürlich über entsprechend genaue Standardinstrumente.

Ein Punkt muß bei der Eichung besonders berücksichtigt werden, nämlich die *Strahlenhärte*. Da jedes Dosimeter einschließlich der Ionometer eine Abhängigkeit seines Ausschlags von der Wellenlänge zeigt, der Ausschlag des Standardinstrumentes aber als maßgebend betrachtet werden soll — in welcher Beziehung dieser zur biologischen Wirkung steht, ist an sich zunächst gleichgültig —, so muß die Eichung für alle in Betracht kommenden Strahlenhärten und Filterungen besonders ausgeführt werden. Der Besteller gibt die gewünschten Strahlungen usw. selbst an. Dabei ist jedoch eine einheitliche Angabe der Strahlenhärte resp. Charakterisierung der Strahlung erwünscht. Die Standardkommission[1] empfiehlt in dieser Beziehung die *Halbwertsschicht* oder die Abschwächung in Kupfer, bei leichtgefilterten Strahlen in Aluminium zu bestimmen. Die Abschwächungsmessungen sollen unter Ausschaltung jeder Streuzusatzdosis (also freistehenden Reagenskörper und genügend weit entfernten Filtern eventuell unter Benutzung von Blenden) vorgenommen werden. Das Zusatzfilter soll gegen das Gebrauchsfilter hinreichend dünn sein, damit es die Strahlenqualität nicht selbst merklich verändert, was besonders bei weichen Strahlen und schwachen Filterungen zu beachten ist. Zur Ergänzung der Qualitätsangabe sind spektroskopische Bestimmungen oder einwandfreie Spannungsmessungen (Kugelfunkenstrecke) unter Angabe der Filterung zweckmäßig.

Die Übertragung der R-Einheit von den Eichstellen nach den einzelnen Instrumenten hat sich als schwieriger herausgestellt, als man ursprünglich vermuten konnte. Jedes nicht mit ganz besonderer Sorgfalt konstruierte Gerät — leider rechnen in erster Linie hierzu die Ionometer — kann leicht durch äußere Einflüsse, Temperatur und Feuchtigkeit, Erschütterungen, Veränderungen unterliegen, die seine Meßergebnisse in ganz unkontrollierbarer Weise verändern. Aus diesem Grunde hat KÜSTNER ein besonders sorgfältig konstruiertes und in allen Teilen derart stabil gearbeitetes Instrument herausgebracht, daß mit seiner Hilfe tatsächlich auch der physikalisch ungeschulte Arzt mit einer Genauigkeit von 1—2% die R-Eichung seiner Apparatur ausführen kann.

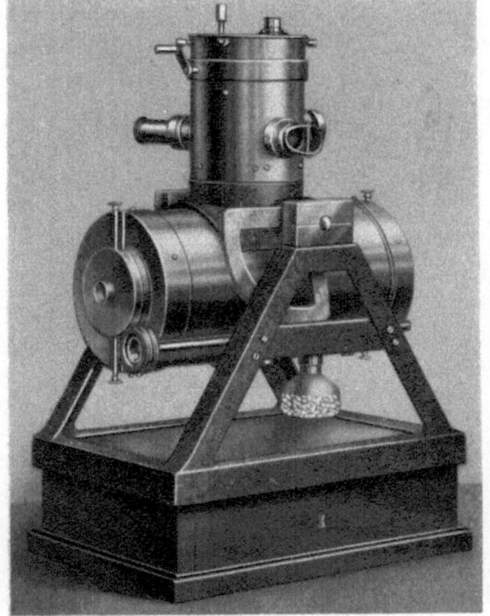

Abb. 35.

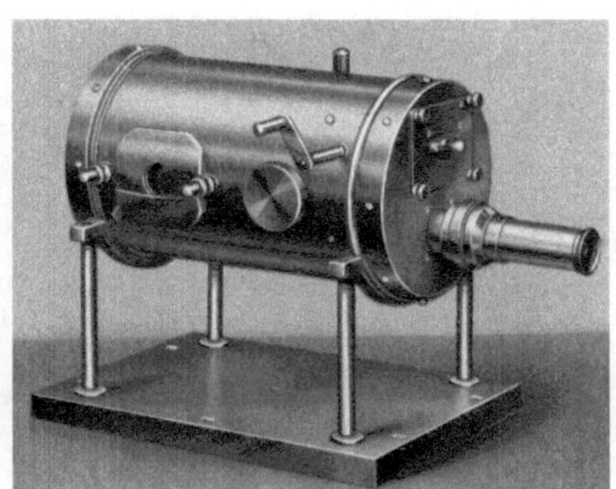

Abb. 36.

Abb. 35 und 36. Großes und kleines Eichgerät nach KÜSTNER.

Das Instrument (Abb. 35 und 36) stellt ein großräumiges Ionometer dar, das mit Elektrometer, Ablesefernrohr und Reibungselektrisiermaschinen versehen ist. Alle für die Erhaltung der Eichung wichtigen Teile sind plombiert. Eine Trockenvorrichtung macht es weitgehend unempfindlich gegen äußere Feuchtigkeit. Ein Gang mit der Härte der Strahlen tritt erst unter 80 kV und 0,075 mm Kupferfilter auf, liegt also außerhalb der auch in der Dermatologie gebräuchlichen Strahlungen (von ungefilterten abgesehen). Zur Prüfung der Konstanz wird ein plombiertes Radiumpräparat beigegeben. Die Umrechnung des Meßresultates geschieht leicht und mit großer Genauigkeit auf einer Fluchtlinientafel.

[1] Strahlenther. **19**, 1179.

Beim Gebrauch des Instrumentes muß mit aller für ionometrische Messungen erforderlichen Sorgfalt vorgegangen werden (KÜSTNER), weil sonst erhebliche Fehler sich einschleichen können (EUGSTER und ZUPPINGER).

Zur Übertragung der Eichung in die Praxis ist es nun nicht erforderlich, daß das vorstehend beschriebene Instrument oder ein anderes gutes Ionometer, das auf die R-Einheit geeicht ist, benutzt wird. Nur wenn es auf höchste Genauigkeit ankommt, wird man seiner nicht entraten können. Oft genügt auch ein anderes Dosimeter, das entweder in einer Eichstelle oder aber mit Hilfe des im Besitz befindlichen Standardinstrumentes in R geeicht wurde. Man wird sogar bei der dauernden Messung am Kranken oder, wo sonst das Eichionometer nicht anwendbar ist, sich mit Vorteil eines solchen Dosierungsinstrumentes bedienen. Bedingung ist natürlich, daß dieses genügend konstant und seine Härteempfindlichkeit genau geprüft ist. Als Beispiel für die Eichung eines in der Dermatologie viel benutzten Instrumentes sei hier die SABOURAUD-NOIRÉ-Tablette angeführt. Solche Eichungen wurden bisher ausgeführt von GREBE, SCHREUS, WUCHERPFENNIG. [Eine Eichung von BELOT, JOUVENAU, DUBREUIL und NOIRÈ ergaben für die Teinte B den Wert von 800 R (SOLOMON)].

Tabelle 11. Eichwerte für SABOURAUD-NOIRÉ-Tabletten nach GREBE und BICKENBACH. Apparat: Neointensivreform mit Gleichspannungszusatz und Glühventilen (Veifa).

Spannung	Filter mm	Halbvertsschicht in mm Cu	1 S.-N. = R	500 R = S.-N.
100	0 Al	0,039	etwa 349	etwa 1,43
120	0 „	0,039	„ 349,6	„ 1,44
120	1 „	0,09	„ 261,6	„ 1,95
120	3 „	0,15	„ 225,2	„ 2,23
170	0,5 Cu + 1 Al	0,9	„ 329,8	„ 1,52
175	1,0 Cu + 1 Al	1,3	„ 413	„ 1,21

Tabelle 12. Eichwerte für die SN-Tablette nach SCHREUS.

Spannung kV	Filter mm	1 S.-N. = R Durchschnitte	500 R = S.-N.
80—120	0 Al	428	etwa 1,16
80—120	0,5 „	392	„ 1,26
80—120	1,0 „	373	„ 1,34
80—120	3,0 „	334	„ 1,48

Tabelle 11 gibt die Eichwerte, wie sie von GREBE und BICKENBACH gefunden wurden, Tabelle 12 die Werte von SCHREUS, die im Durchschnitt etwas höher liegen (andere Tablettensorte ?). Vergleicht man mit der letzten Spalte der Tabellen die Umrechnungsdosen, wie sie z. B. von RITTER, ROST und KRÜGER für die Erythemwerte der SABOURAUD-NOIRÉ-Tablette bei verschiedenen Strahlungen angegeben wurden, so findet man für die heute gebräuchliche mittlere Erythemdosis geringere Werte. Vielleicht beruht diese Differenz ebenfalls auf der Verschiedenheit der verwandten Tablettensorten, vielleicht sind aber auch diese älteren Multiplikatoren revisionsbedürftig.

Besonders letzteres erscheint notwendig mit Rücksicht auf die Untersuchungen, die bezüglich der *Beziehung der R-Einheit zur Erythem- (bzw. Toleranz-) Dosis* angestellt worden sind. Es ist wichtig, bei nachfolgendem im Auge zu behalten, daß es sich um Ergebnisse handelt, bei denen die *Haut* als biologisches Reagens gedient hat. Es bestehen, wie öfters betont, gewichtige Bedenken, ohne weiteres die biologische Wirkung auf die Haut der biologischen Wirkung schlechthin gleichzusetzen, weil die Haut kein Reagens von genügend dünner Schicht ist, so daß eine Härteabhängigkeit der Hautreaktion wahrscheinlich ist. Auch von der Feldgröße ist eine Abhängigkeit wahrscheinlich (vgl. auch MIESCHER, VALLEBONA).

Die Aufklärung der Beziehung der R-Einheit zur Hautreaktion hat mit mancherlei Schwierigkeiten zu kämpfen gehabt. Erst die Anwendung genauer Rötungsmesser (FREUND, MIESCHER, SCHREUS, FINKENRATH, SCHALL und ALIUS, HINTZE), von Capillarbeobachtungen (GABRIEL, DAVID) neben allergenauester Dosenkontrolle hat eine genügende Klarheit gebracht. Während die größere Zahl von Autoren (GRUHN, GLASSER, MEYER und GLASSER, KLEIN und GÄRTNER, JONA, KLÖVEKÖRN und GÄRTNER, SIEVERT, WINTZ und RUMP u. a.) ein Ansteigen der R-Werte von weicher zu harter Strahlung für die gleiche Hautreaktion gefunden hatten, stellten SCHREUS und SCHÖNHOLZ und mehr oder weniger deutlich auch JONA (zitiert nach DETERMANN, JACOBI und HOLTHUSEN) ein umgekehrtes Verhalten fest. Die letzten Arbeiten (DETERMANN, JACOBI und HOLTUUSEN, HESS) machen es jedoch wahrscheinlich, daß in einem weiten Härtebereich [64 kV + Kartonfilter (0,06 mm Cu HWS.) und 180 kV +1,0 mm Cu + 1,0 mm Al (1,32 mm Cu HWS.)] *ein Gang der R-Empfindlichkeit der Hautreaktion mit der Härte nicht erkennbar* war. Der Mittelwert einer Erythemdosis ergab sich dabei (bei Feldgröße 6×8 cm) zu 550 R, ein Wert, der auch nach GREBE und MARTIUS, SCHREUS und SCHÖNHOLZ und nach einer größeren statistischen Untersuchung von KÜSTNER als brauchbare und ungefährliche Erythem- resp. Toleranzdosis angenommen werden kann. Nur bezüglich der „Grenzstrahlen" bestehen besondere Verhältnisse, auf die hier nicht mehr eingegangen werden kann[1].

B. Biologische Dosierung.

Das erste biologische Reagens war die Haut und die Publikationen über die Brauchbarkeit der Hautreaktionen zur Strahlendosierung sind außerordentlich zahlreich (Literatur bei WETTERER, RITTER, ROST und KRÜGER, ROST, JÜNGLING, MIESCHER). Besonders SEITZ und WINTZ haben in neuerer Zeit die Hautreaktion wieder zum Grundmaß der Strahlenmessung und Eichung der Dosimeter erhoben, indem sie als „Hauteinheitsdosis" für harte Strahlen diejenige Strahlenmenge definieren, die alsbald nach der Bestrahlung eine Rötung, drei Wochen später eine leichte, hellbraune Verfärbung und nach 6 Wochen eine deutliche Pigmentierung des bestrahlten Feldes bewirkt. Auf die Ungenauigkeit dieser Normierung wurde oft hingewiesen (von WIESER, FIEDLER, OPITZ, SCHREUS, MIESCHER, LEDDY und WEATHERWAX). Die Gründe, die die Haut zur biologischen Dosierung ungeeignet machen, liegen in ihrem Aufbau und in ihrer individuell verschiedenen Empfindlichkeit begründet. Was den Aufbau anbelangt, so wird die Reaktion als Antwort auf eine Schädigung um so eher eintreten, je tiefere Gefäße erheblich geschädigt sind, je härter also die Strahlung, resp. je höher die Dosis ist. Daraus läßt sich vermuten, daß die biologische Reaktion der Haut nicht allein durch einen allgemeinen, für eine dünne Schicht maßgeblichen Sensibilitätskoeffizienten definiert ist, sondern daß dieser Sensibilitätskoeffizient noch eine besondere Abhängigkeit von der Strahlenhärte zeigen muß, die von der Verteilung der Gefäßversorgung unter der Haut nach der Tiefe zu mitbestimmt wird. Die verschiedene Empfindlichkeit der Haut an verschiedenen Körpergegenden kann beispielsweise durch eine solche Überlegung erklärt werden. KIENBÖCK hat aus ähnlichen Gedankengängen heraus vorgeschlagen, die Dicke der Dosimeter der Dicke des biologischen Objektes (Haut) und der Strahlenhärte anzupassen (Dickschicht- und Dünnschichtradio-

[1] Bezüglich der Veränderung dieses R-Wertes bei harten Strahlen infolge der von der Feldgröße abhängigen Streuzusatzdosis vgl. den Abschnitt über Tiefentherapie.

meter), doch ist dieser Gedanke praktisch nicht zu verwirklichen. Jedenfalls ist es nicht statthaft, von einem Sensibilitätskoeffizienten der Haut ganz allgemein zu sprechen. Vielmehr ist die „Empfindlichkeit" der Haut an den verschiedenen Körpergegenden erheblich verschieden. Die Differenzen zwischen der relativ unempfindlichen Bauchhaut und der sehr empfindlichen Gesichtshaut kann bis zu 40% betragen (Schreus).

Unabhängig von diesen regionären Differenzen ist die normale Empfindlichkeit aber vom Lebensalter abhängig. Sie sinkt im allgemeinen von der Jugend zum Alter. Bedeutende Schwankungen kann diese Empfindlichkeit durch lokal oder allgemein sensibilierende Einflüsse erleiden. Auch die normale Empfindlichkeit der Haut unterliegt nach den Angaben der verschiedensten Autoren Schwankungen.

Unter diesen Umständen ist es verständlich, daß eine ganze Anzahl von anderen biologischen Reaktionen zur Dosierung oder doch zur biologischen Kontrolle herangezogen wurden. Ohne Anspruch auf Vollständigkeit sind hier zu nennen Spulwurmeier (Perthes, Holthusen); Froschlarven (Gaus und Lembke, Krönig und Friedrich); Mäuse (Meyer und Ritter, Miller, Hörder, Pflanzen (Körnicke, Gaus und Lembke, Wetterer, von Seuffert, Jüngling, Ritter, Rost und Krüger); Mäusetumoren (Kaysser); Mäuseepilation (Haxen und Milstead); Fliegeneier (Mavor, Packard).

Während die meisten Untersuchungen sich darauf beschränken, *relative* Vergleiche zwischen den einzelnen verwendeten Objekten zu ziehen, ist wohl der erste Versuch zur biologischen Dosierung, mit Bezug auf die Dosierung am Menschen, von Meyer und Ritter unternommen worden.

Diese Autoren bestrahlten Mäuse mit verschieden hohen Dosen ungefilterter Strahlen (5 BW.) und fanden, daß bei 25—30 X der Tod der Tiere regelmäßig eintrat. Diese Dosis (*Mausdosis*) bezeichneten sie als eine *biologische Normaldosis,* die gestattet, eine Reihe biologischer Fragestellungen und auch meßtechnische Fragen zu beantworten. Blumenthal und Karsis zeigten allerdings, daß die Mausdosis zu Zwecken der praktischen Dosierung nicht zu verwerten ist, da auch bei gleich harter Strahlung die Mausdosis um 100% schwanken kann.

Die ausgedehntesten Untersuchungen über biologische Strahlenwirkung wurden mit Pflanzenkeimlingen gemacht (Lit. bei Körnicke), so benutzten beispielsweise Ritter, Rost und Krüger Erbsen zur Feststellung biologischer Äquivalente verschiedener Strahlungen. Als Reaktion wurden fast stets die *Wachstumsunterschiede* der *Laubsprößlinge* gegenüber unbestrahlten Kontrollen benutzt.

Es blieb Jüngling vorbehalten, auf eine viel genauere biologische Reaktion bei Pflanzen hinzuweisen, nämlich die *Wurzelreaktion.* Als geeignetste Pflanze fand Jüngling die Pferdebohne (Vicia faba equina).

Die Methode dient dazu:

1. die Expositionszeit festzustellen, welche nötig ist, um mit igrend einer Strahlung einen bestimmten biologischen Effekt an der Oberfläche zu erzielen;

2. festzustellen, um wieviel die Expositionszeit bei irgendwelcher Strahlung verlängert werden muß, um denselben Effekt in einer bestimmten Wassertiefe, unter bestimmten äußeren Bedingungen (Abstand, Blendengröße usw.) zu erzielen.

Die Herkunft und Farbe der Bohnensorte ist nach Jüngling für die Eignung zur Messung ziemlich gleichgültig. Die Samen werden 24 Stunden in Wasser gequollen, alsdann mit den Keimen nach unten für 24—36 Stunden in feuchtes, harzfreies Sägemehl gesteckt, bis der Keim eine Länge von 1—2 cm erreicht hat. Zweckmäßig werden nur ziemlich gleich lange Keime zu einem Versuch benutzt.

Bei der Bestrahlung, welche so vorzunehmen ist, daß alle Wurzelspitzen gleich weit vom Fokus entfernt sind, müssen die Keime vor Austrocknung

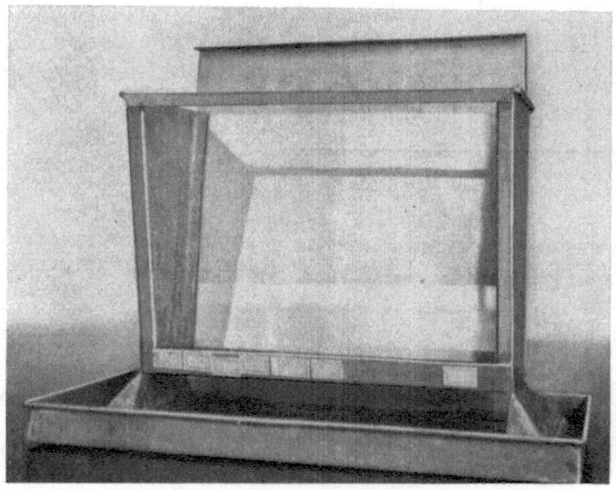

Abb. 37. Kasten zur Beobachtung des Wurzelwachstums.

durch Bedeckung mit feuchtem Sägemehl geschützt werden. Für jeden Versuch benutzt man etwa 4—6 Bohnen und die halbe Zahl Kontrollen.

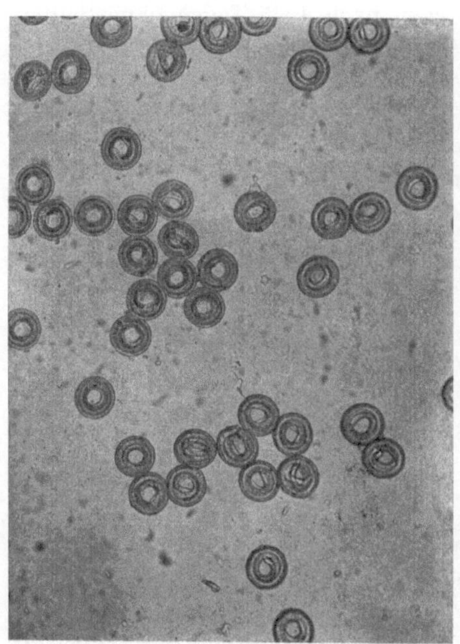

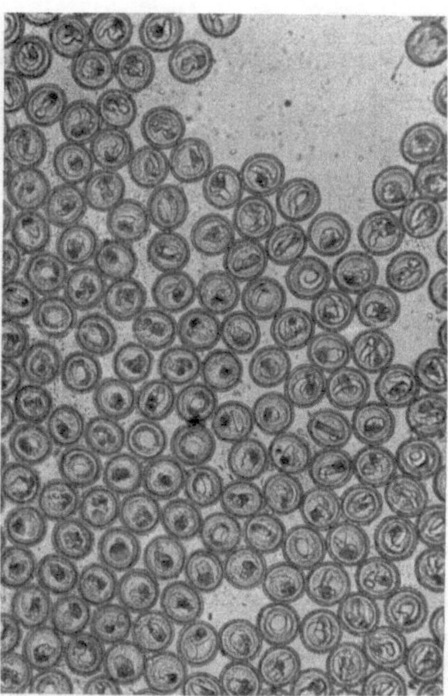

Abb. 38. Ascariseier vor und nach Einwirkung von Röntgenstrahlen.

Nach der Bestrahlung kommen die Bohnen zusammen mit den Kontrollen in einen nicht zu niedrigen Glastrog, der mit feuchtem Sägemehl gefüllt ist. Gegen die beiden Seitenwände ist das Sägemehl durch eine Schicht Filtrierpapier abgegrenzt. Um senkrechtes Wachstum der Wurzeln leichter zu erzielen, kann man eine geriffelte Glasplatte vor die Bohnen stellen (Jüngling). Martius verwendet einfach an Stelle des Filtrierpapiers Wellpappe, die aber nach Jüngling und auch eigener Erfahrung wachstumschädigende Stoffe enthalten kann. Die Bohnen sollen mit einer 2 cm hohen Schicht Sägemehl bedeckt werden. Der Wachstumskasten ist bei gleichmäßiger Temperatur zu halten.

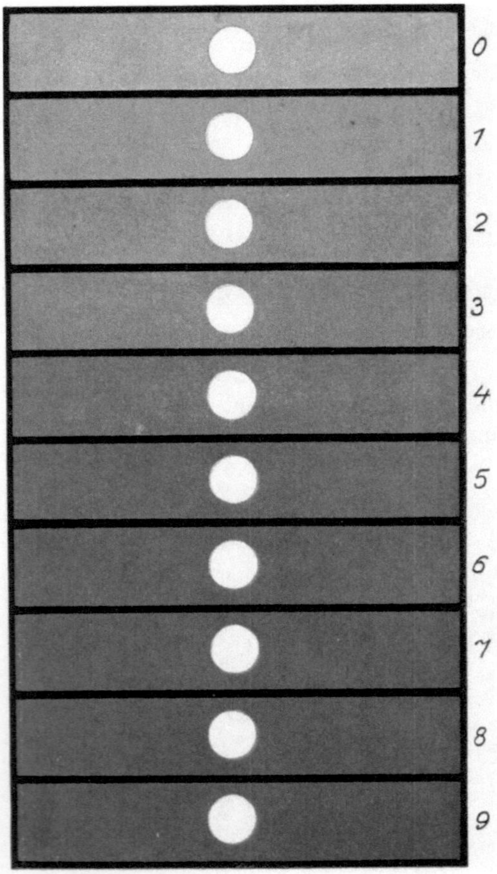

Sehr zweckmäßig zu solcher Beobachtung des Wurzelwachstums sind *Zinkkästen*, die in der Botanik allgemein üblich sind (vgl. Abb. 37). Diese Kästen haben einen durchlöcherten Boden, der ein Abfließen des überreichlichen Wassers gestattet, außerdem sind die Seitenwände durch Zinkschieber zu bedecken, so daß die Bohnenwurzeln vor Licht geschützt sind.

Abb. 39. Rötungsmesser nach Schreus.

Das *Resultat* der Bestrahlung wird abgelesen an dem *Längenwachstum* der Wurzeln, an der *Zeit des Auftretens der Seitenwurzeln* und an der *räumlichen Anordnung der Seitenwurzeln*. Jüngling gibt als Reaktionsstufen an (normal erscheinen die Seitenwurzeln zuerst oben):

1. Wachstumstillstand der Wurzeln nach 4—5 Tagen ohne Seitenwurzelbildung (Volldosis $100^0/_0$).

2. Auftreten der Seitenwurzeln, vorwiegend an der Spitze der Wurzel, wobei die letztere eine Art Pinselform annimmt ($60-85^0/_0$).

3. Auftreten der Seitenwurzel in der Mitte der Wurzel ($40-53^0/_0$).

4. Verzögerung des Auftretens der Seitenwurzeln um 2 Tage (etwa $33^0/_0$).

5. Desgleichen um 1 Tag (etwa $25^0/_0$).

6. Keine Verzögerung (unter $13^0/_0$).

Unter gleichmäßigen Versuchsbedingungen (Thermostat) entspricht die Bohnenvolldosis etwa $57^0/_0$ der Erythemdosis der Haut (etwa 600 R). Nach den Untersuchungen von Jüngling geht die Bohnenreaktion bei allen Strahlenhärten der Haut parallel. Auch zur Dosierung von Radiumpräparaten ist die Reaktion verwertbar (Jüngling).

Über die *Feinheit* der Reaktion sind neuerdings von Martius sowie Matoni Resultate berichtet worden, die zeigen, daß bereits Dosenunterschiede von $5^0/_0$ und ganz minimale Belichtungszeiten deutliche Wachstumschädigung herbeiführen. Auch Birk und Schall empfehlen die Methode, ebenso Glocker, Rothacker und Schönleber.

Ein *zweites*, aussichtsreiches biologisches Meßverfahren besteht in der Anwendung der *Eier des Pferdespulwurms* nach Holthusen. Diese Methode erfüllt die Forderung nach dem Gesetz großer Zahlen und nach der Dünne der absorbierenden Schicht, die bei Anwendung inhomogener Strahlung unerläßlich ist, da sonst die Änderung der Strahlenzusammensetzung durch Absorption in der Schicht selbst nicht vernachlässigt werden kann. Dieses von PERTHES zuerst benutzte biologische Versuchsobjekt wird nach HOLTHUSEN in folgender Weise verwendet:

Aus den Eischläuchen der frisch aus den Pferdeschlachthäusern bezogenen Spulwürmer werden Eier gleicher Reife (unterer Abschnitt der Eischläuche bis etwa 1 cm oberhalb der Teilungsstelle) mit einer stumpfen Nadel auf einen Objektträger ausgepreßt, mit einem Tropfen Wasser gemischt und in stecknadelkopfgroßen Häufchen auf Celluloidplättchen entweder gleich bestrahlt ($^1/_2$ bis 1 ED.) oder konserviert (siehe unten). Nach der Bestrahlung kommen die Celluloidträger mit den Eiern in mit feuchtem Fließpapier ausgelegter Petrischale 4 Tage in den Brutschrank. Nach dieser Zeit haben sich die Eier teilweise zu lebhaft in ihrer Eischale beweglichen normalen Würmchen entwickelt, während je nach Strahlenschädigung ein größerer oder kleinerer Teil zu Mißbildungen entartet ist (Abb. 38). Das prozentuale Verhältnis von

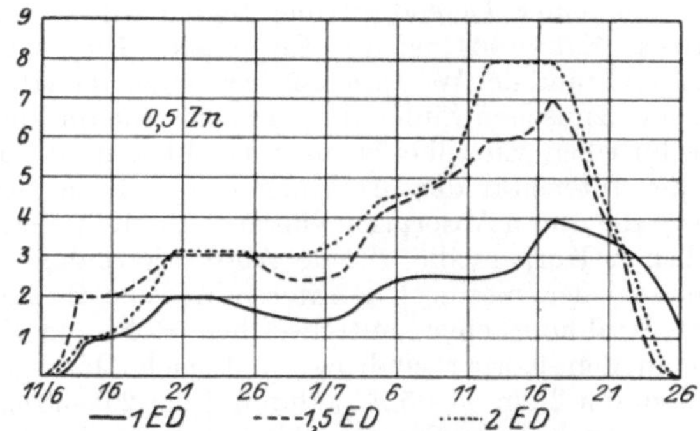

Abb. 40. Erythemkurven nach verschieden hohen Strahlendosen.

normal entwickelten und beschädigten Eiern (es werden bei mittlerer Vergrößerung 300 bis 500 Eier ausgezählt), kann die Dosis bis auf $10^0/_0$ genau bestimmt werden. Die Methode kann nach HOLTHUSEN nur zum biologischen Vergleich der Leistung verschiedener Apparate und Betriebsweisen mit einem bekannten Ausgangsinstrumentarium dienen. Austrocknung und Temperatureinflüsse sind ohne Einfluß auf den Ausfall der Reaktion.

Die Eier lassen sich bis zu 14 Tagen konservieren und dann noch (mit etwa auf $^1/_3$ herabgesetzter Empfindlichkeit) gebrauchen, wenn ihre Weiterentwicklung nach Gewinnung durch Entzug des Sauerstoffs verhindert wird. Zu diesem Zweck werden sie luftdicht in ein kleines Gefäß eingeschlossen, das einen Wattebausch, getränkt mit Pyrogallol und $5^0/_0$iger Kalilauge enthält. In diesem Zustand lassen sie sich auch ohne Beeinträchtigung der Versuchsgenauigkeit transportieren.

Letzthin hat SCHREUS eine Methode ausgearbeitet, um eine *praktische biologische Dosierung* der Röntgenstrahlen *am Menschen* auf eine einfache und gefahrlose Weise auszuführen. Die Methode beruht auf der Beobachtung, daß über eine gewisse Dosis hinaus die Rötung der Haut sich nicht mehr steigern läßt, sondern daß weitere Steigerung sich in destruktiven Prozessen (Erosion, Blasenbildung) äußert. Die *maximale Reaktion der Blutgefäße* wird in der Weise festgestellt, daß die Haut des Oberschenkels in kleinen Bezirken mit steigenden

Dosen bestrahlt wird. Zweckmäßig stanzt man in eine Bleiblechplatte in genügenden Abständen voneinander halbpfenniggroße Löcher, die nacheinander bei fortlaufender Bestrahlung bei Erreichung bestimmter Dosen abgedeckt werden. An einer Rötungsskala nach SCHREUS (Abb. 39) oder auch anderen wird nun etwa 6 Wochen lang der Verlauf der Rötung verfolgt und graphisch aufgezeichnet. Man erhält dann Kurven, die von einer gewissen Dosis ab ziemlich auf gleicher Höhe verlaufen und kann auf diese Weise bestimmen, bei welcher Dosis die maximale Reaktion der Blutgefäße erzielt wird (in Abb. 40, bei Kurve 1,5 ED.). Unter Berücksichtigung, daß bei den kleinen Feldern die rückwärtige Streustrahlung fortfällt, ist die Dosis im praktischen Betrieb bei größeren Feldern um 30—50% geringer zu wählen. Die Brauchbarkeit der Methode ist vorläufig nur für sehr harte, stark gefilterte Strahlung erprobt und hat gegenüber der genaueren physikalischen Dosierung keine praktische Bedeutung erlangt.

IV. Tiefendosierung.

1. Ältere Methoden der Tiefenmessung.

Die ersten Ansätze einer Tiefendosierung finden wir in den Arbeiten von PERTHES, DESSAUER, KIENBÖCK, später CHRISTEN. Die erste grundlegende und für den damaligen Stand der Wissenschaft hervoragende Arbeit von PERTHES (1904) enthält im medizinischen Sinne alles, was überhaupt zur Tiefentherapie an bestrahlungstechnischen Einzelheiten in Betracht kommt. PERTHES trennt die *Verringerung* der Intensität der Strahlung in der Tiefe durch *Ausbreitung* von der *Schwächung*, die durch Absorption eintritt. Er stellt fest, daß die Weichteile des menschlichen Körpers die gleiche Absorptionsfähigkeit besitzen wie Wasser mit Ausnahme der spezifisch leichteren Gewebe (Fettgewebe, Lunge). Er fand, daß die Strahlung einer mittelweichen Röhre rasch an Intensität verliert, wenn sie in den Körper eindringt und nach Durchgang durch 1 cm Gewebe 50—60%, durch 2 cm 35—52%, durch 3 cm 20—30% übrig bleiben; weiter, daß diese Intensitätsabnahme verlangsamt werden kann, wenn eine härtere Strahlung verwendet und diese zunächst durch einen Aluminiumfilter hindurchgeschickt wird.

Rein *physikalisch technisch* wurde das Problem zuerst von DESSAUER angegangen (1905). Seine späteren zahlreichen Arbeiten über die Homogenstrahlungslehre haben zweifellos nicht weniger zum Ausbau der Tiefentherapie beigetragen, auch wenn sie zunächst nicht das Problem in so sicherer Weise erfaßten als die späteren in der Hauptsache theoretischen Deduktionen CHRISTENS. Neben diesen Forschern müssen noch weitere genannt werden, deren Arbeiten jedesmal einen Markstein in der Entwicklung der Tiefentherapie bedeuten (GAUS und LEMBKE, SEITZ und WINTZ, sowie KRÖNIG und FRIEDRICH).

Die Fortschritte auf dem Wege der Tiefentherapie wurden erzielt durch die experimentelle Verfolgung der Strahlenabnahme nach der Tiefe zu. Eine solche Art der Tiefendosierung wurde zuerst von KIENBÖCK eingeführt, indem mit Hilfe seines Dosimeters die Dosen auf der Oberfläche und nach Durchgang durch ein Aluminiumfilter verglichen wurden. Auch die Einbringung der Streifen in Körperhöhlen und direkte Messung der dort vorhandenen Strahlung wurde von KIENBÖCK bereits empfohlen und später häufiger ausgeführt (KALLE). GAUS und LEMBKE führten dann ein Phantom ein, das aus 1 mm dicken, in Abständen von 1 cm übereinander geschichteten Aluminiumblechen bestand. Auf jedes Blech wurde ein Quantimeterstreifen gelegt. Bei Bestrahlung konnte aus der Schwärzungsintensität die Intensitätsabnahme nach der Tiefe zu bestimmt werden. Diese Methode ist heute verlassen, weil einmal die PERTHESsche

Regel, daß 1 cm Gewebe gleiche Absorption besitzt wie 1 mm Al bei harten Strahlen nicht zutrifft (KIENBÖCK, DESSAUER u. a.) und zweitens die Streuwirkung der dünnen Aluminiumbleche eine andere ist als die des Gewebes.

2. Phantommessungen.

KRÖNIG und FRIEDRICH haben dann zuerst eine vollkommenere Methode der Tiefenmessung angegeben, die *ionometrische* Messung im *Wasserphantom,* welche einmal die Streustrahlung unter ähnlichen Bedingungen berücksichtigt wie sie im Körper auftritt und zweitens eine Meßvorrichtung benutzt, welche eine weitgehende Parallelität mit der biologischen Wirkung besitzt.

Durch die Methode der direkten Messung der Absorption im Körperäquivalent sind alle Methoden außer Gebrauch, die sich auf rechnerische Ermittlung der Tiefendosen ohne oder mit unvollständiger Erfassung der Streustrahlen stützen (GLOCKER). Denn es hat sich gezeigt, daß nur die tatsächliche Messung der Intensitätsabnahme nach der Tiefe zu den wünschenswerten *genauen* Aufschluß über die Tiefendosen zu geben vermag, und dies auch nur, wenn auf die eigenartigen Verhältnisse, welche das Auftreten und die Intensität der Streustrahlen beherrschen, Rücksicht genommen wird.

Die *Intensitätsabnahme* der Röntgenstrahlen im Absorptionskörper ist *von drei Faktoren abhängig:* Von der räumlichen Ausbreitung, der Absorption und der Streuung.

Tiefenmessungen dürfen also nicht mit Absorptionsmessungen (vergleiche Quantimetrie) verwechselt werden, da die gemessenen Werte immer nur für die Meßbedingungen Gültigkeit haben (HOLZKNECHT und WEISSENBERG). Ihre Ableitung aus Absorptionsmessungen ist unmittelbar nicht möglich, da diese die *Gesamtschwächung* der Strahlung darstellen, die bei harten Strahlungen in der Hauptsache durch Streuung erfolgt. Da aber im Körper nur die tatsächlich absorbierten Strahlen infolge Umwandlung in eine andersartige Energie verschwinden, die gestreute Strahlung aber als ungerichtete Wellenstrahlung weiter bestehen und wirksam bleibt, so erfolgt die Intensitätsabnahme nach der Tiefe zu nicht um den ganzen Betrag der Schwächung. Die gestreute Strahlung addiert sich im Gegenteil wieder zu der übrig gebliebenen gerichteten Strahlung hinzu, und zwar in um so größerem Maße, je durchdringungsfähiger sie ist und je größeres Volumen der durchstrahlte Körper hat.

Die *Phantommessungen* werden entweder an der Leiche oder an einem Material vorgenommen, dessen Absorptionsverhältnisse denen der Weichteile des Körpers entsprechen. Von allen derartigen Meßanordnungen ist die am meisten benutzte das Wasserphantom von KRÖNIG und FRIEDRICH. Die Übereinstimmung der Absorption von Wasser und Körpergewebe ist im allgemeinen befriedigend (KRÖNIG und FRIEDRICH, BORELL). Der Einfluß von Knochen auf die Genauigkeit wurde von WEBER und PREHLINGER, sowie VOLTZ untersucht und gering befunden. Unter normalen und pathologischen Bedingungen ist die Durchlässigkeit der Gewebe nach GLOCKER und SCHLAGER zwar nicht gleich (bei Normalen konstante Werte, bei Diabetikern, Ödem, Rekonvaleszenten mehrfach erhebliche Steigerung der Durchlässigkeit), doch werden solche Unterschiede allgemein vernachlässigt.

Das Wasserphantom (Abb. 41) besteht aus einem genügend breiten und tiefen Gefäß, an dem seitlich eine Vorrichtung angebracht ist, die die wasserdichte Einführung des Meßinstrumentes bis in die Mitte des Gefäßes gestattet und auch eine vertikale Bewegung ermöglicht. Diese ist notwendig, um in jeder beliebigen Tiefe sowie auch an der Oberfläche Messungen ausführen zu können. Es wurde bereits im Kapitel über Quantimetrie erwähnt, daß fast jede moderne

Meßinstrumente bauende Firma auch ein auf diesem Prinzip beruhendes Tiefenmeßgerät liefert[1]. Eine etwas abweichende, aber recht praktische Form der Phantommessung verwenden Grebe und Martius, indem sie den Wasserkasten seitlich durchstrahlen und die Meßkammer von oben einführen. Der seitliche Schieber mit der technisch schwierigen guten Dichtung wird dadurch überflüssig. Statt des Wasserkastens läßt sich auch ein festes, dem Wasser gleich absorbierendes Material verwenden (Holz nach Meyer, das Paraffinphantom von Heitz u. a.), wobei jedoch darauf zu achten ist, daß keine die Streuverhältnisse störenden Lufträume vorhanden sind.

Phantommessungen werden in der Weise ausgeführt, daß zunächst an der Oberfläche gemessen wird. Alsdann bringt man das Meßinstrument in immer größere Tiefenlagen (zweckmäßig von Zentimeter zu Zentimeter steigend) und notiert die jeweils noch vorhandene Intensität. Bei solchen Messungen ist natürlich eine große Konstanz der Strahlung notwendig, die zweckmäßig ständig so kontrolliert wird, daß zwischen jeder Tiefenmessung die Oberflächenmessung wiederholt wird. Bleiben die Werte für die Oberflächenmessung konstant, so sind die gemessenen Tiefenwerte unmittelbar vergleichbar.

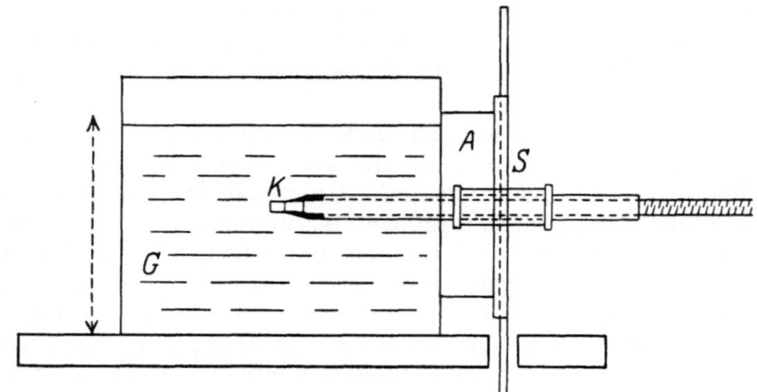

Abb. 41. Wasserphantom zur Tiefenmessung.
G Wasserkasten, K Ionisationskammer, A S Schiebevorrichtung.

Es unterliegt keinem Zweifel, daß moderne gute Röntgenapparaturen eine gute Konstanz und Gleichartigkeit der Strahlung bei richtiger Bedienung gewährleisten. Unter diesem Umständen erscheint es nicht notwendig, daß der einzelne für die gebräuchlichen Bestrahlungsweisen immer wieder die Messungen wiederholt, vielmehr genügt es, sich über den Charakter der vorhandenen Strahlung eine gewisse, typische Aufklärung zu verschaffen. Eine solche ist beispielsweise die unter Härtemessung auseinandergesetzte Methode der Feststellung der prozentualen Tiefendosis, also des Verhältnisses der Oberflächendosis zur Dosis in 10 cm Tiefe im Wasserkasten bei 6×9 cm Feldgröße, 23 cm Oberflächenantikathodenabstand und Filterung bis zum Homogenitätspunkt. Für diese Bedingungen legt man eine bestimmte Schaltung fest. Die Kontrolle hat sich dann darauf zu erstrecken, daß die Strahlung im Laufe der Zeit, bei anderen Röhren oder Apparatänderungen sich nicht ändert. Für den Geübten ist es nicht schwer, nun selbst weiter die zugehörigen Tiefenkurven zu messen. Sonst entnimmt man sie aus einer der zahlreichen Arbeiten über Tiefenmessungen oder Tabellenwerken (Krönig und Friedrich, Seitz und Wintz, Friedrich

[1] Recht praktisch ist z. B. das Wasserphantom zum Siemensdosismesser mit fahrbarem Untergestell (Obladen).

und KÖRNER, WARNEKROSS und DESSAUER, BACHEM, DESSAUER und VIERHELLER, HOLFELDER, SIEGEL, BORELL, GLOCKER, ROTHACKER und SCHÖNLEBER, GROSSMANN, HOLFELDER, BORNHÄUSER und YALOUSIS, MARTIUS, RAHM, DEL BUONO, ERSKINE und SMITH, FAILLA und QUIMBY, PALMIÈRE, BOLAFFIO, SAUPE, GLASSER, RAHM, COLIEZ, WATT, STENSTRÖM, FAILLA und QUIMBY, MANDLER, FAILLA, PREUSZ, BREUER, SCHNEIDER, SCHINZ). Findet man bei der Nachkontrolle der prozentualen Tiefendosis (oder an ihr gleichwertigen Absorptionsmessungen) konstante Werte, so ist es erlaubt, immer wieder die gleichen Absorptionskurven zur Tiefendosierung zu verwenden.

Bei den Tiefenmessungen sind eine Anzahl von *Fehlerquellen* zu berücksichtigen. Diese liegen zum Teil in den *Meßinstrumenten* selbst begründet, entweder in *selektiver Absorption* oder in anderen physikalischen Eigentümlichkeiten. Weiter kann die *Ungenauigkeit der Ablesung* zu schlechten Meßresultaten führen. Bei Ionisationskammern kommt der *Richtungseffekt* (GLOCKER) in Betracht. Ferner *schlechte Isolation* und Strahlensicherung, sowie *Polarisation* des Schlauches. Bei festem Isoliermaterial (Bernstein, Paraffin), besonders aber Schwefel (GREBE) ist etwaige Verminderung der Isolationswirkung zu berücksichtigen (dicker Bleischutz).

Fehler in den Meßresultaten können ferner bedingt sein außer durch zu geringe Dimensionierung des Wasserkastens (genügende Tiefe!) durch von außen eindringende Streustrahlung, durch Eindringen von *Stielstrahlung* der Antikathode (bei Coolidgeröhren mit Wolframklotz) in einen Teil des bestrahlten Wasservolumens, Stellung der Meßvorrichtung bei Oberflächenmessung (über, halb oder ganz unter der Wasseroberfläche), Anordnung der Filter und Blenden nahe oder entfernt von der Oberfläche usw. Ferner ist zu bedenken, daß die Zuführung zur Meßkammer (z. B. der Metallschlauch bei Ionisationskammern) einen Teil der Streustrahlung abfängt, resp. ihre Bildung verhindert, daß ferner bei Ionisationskammern der, wenn auch kleine Luftraum die Bedingungen gerade am Ort der Messung verändert. Bei Vergleich der in der Mitte und am Rand des Bestrahlungsfeldes gemessenen Werte ist zu berücksichtigen, daß in der Mitte die Streustrahlen von allen Seiten, am Rand nur von einer Seite wirken, daß ferner die Weglänge zum Rand größer und die durchsetzte Schicht dicker ist.

Von *speziellen Ergebnissen* der Tiefenmessungen sind für die dermatologische Tiefentherapie von besonderer Bedeutung die Erhöhung der Oberflächendosis durch rückwärtige Streuung, die Abnahme der Intensität in den ersten Zentimetern unter der Oberfläche und die Intensitätsverteilung um den Strahlenkegel.

Die *Erhöhung der Oberflächendosis durch rückwärtige Streustrahlung* ist abhängig von allen Bedingungen, die für die Entstehung der Streustrahlung maßgebend sind. Eine merkliche Erhöhung findet also nur statt bei harten und sehr harten Strahlen, bei nicht zu kleinen Feldern und bei genügender Dicke der bestrahlten Schicht. Aus den beiden letzteren Punkten rührt eine Steigerung der Dosis bis zu Feldgrößen von 20 zu 20 cm und Tiefen bis zu 10 cm je nach Strahlenhärte her. Die ersten Messungen von KRÖNIG und FRIEDRICH ergaben, daß bei einer durch 3 mm Al gefilterten harten Primärstrahlung die Gesamtintensität an der Oberfläche zu 25% aus Primärstrahlung, zu 75% aus gestreuter Strahlung besteht. Bei 10 mm Al-Filterung ist das Verhältnis 28,5 zu 83%, bei 1 mm Kupfer 31,5 zu 82,5%. Die Fehler bei der Summierung beider Meßwerte zu 100% Gesamtbestrahlung erklären sich aus den geometrischen Verhältnissen der Versuchsbedingungen. Neuerdings haben sich eine große Zahl von Autoren mit der genauen Messung der Rückstreuungswerte beschäftigt (WELS, PFAHLER, WEATHERWAX und LEDDY, JÄGER und RUMP, BREITLÄNDER und JANSEN, GREBE und MARTIUS, HOLTHUSEN, SCHREUS,

Glocker, Glasser und Reitter, Glocker und Kaupp, Rajewsky, Jacobi und Liechti). Die anfänglich gefundenen sehr hohen Werte (vgl. Abb. 42 nach Schreus) wurden durch die biologischen Messungen von Schreus und nach allen neueren physikalischen Arbeiten nicht bestätigt. Selbst bei sehr harten Strahlen und starker Filterung übersteigen die Werte kaum 40% der auffallenden Strahlung. Da die Feldgröße hauptsächlich die Größe der Streuzusatzdosis bestimmt, so wird die Bestrahlungszeit bei großen Feldern kürzer sein müssen als bei kleinen.

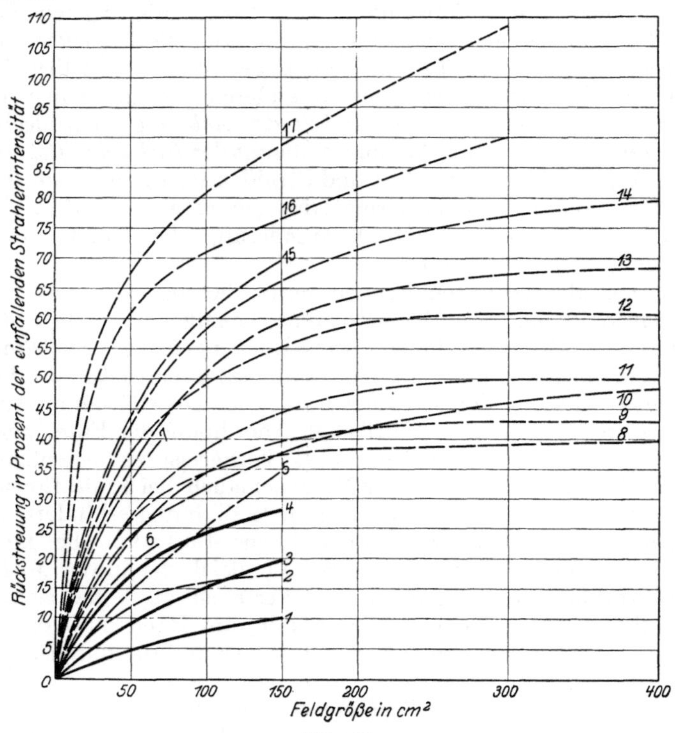

Abb. 42.

1 Schreus, 3 Al, 150 kV, biologisch bestimmt. 2 Krönig und Friedrich, 3 Al, Friedrich-Ionisationsgerät. 3 Schreus, 3 Al, 215 kV, biologisch bestimmt. 4 Schreus, 0,5 Cu + 1 Al, 215 kV, biologisch bestimmt. 5 Krönig und Friedrich, 1 mm Cu, Friedrich-Ionisationsgerät. 6 Weis, 3 Al, ionometrisch gemessen. 7 Weis, 0,5 Cu, ionometrisch gemessen. 8 Wintz und Rump, 180 kV, 0,5 Zn, Siemens-Dosismesser. 9 Holthusen, 3 Al, Siemens-Dosismesser. 10 Schreus, 0,5 Cu, 215 kV, Siemens-Dosismesser. 11 Holthusen, 3 mm Cu, Siemens-Dosismesser. 12 Wintz und Rump, 180 kV, 0,5 Zn, Iontoquantimeter. 13 Holthusen, 3 mm Cu, Holzknecht-Radiometer. 14 Holthusen, 3 mm Cu, Holzknecht-Radiometer. 15 Schreus, 0,5 Cu, 215 kV, Iontoquantimeter. 16 Grebe und Martius, 182 kV, 1,0 Zn, Ionimeter. 17 Grebe und Martius, 182 kV, 0,5 Zn. Ionimeter.

Die *Abnahme der Intensität unter den ersten Zentimetern der Oberfläche* ist für den *Dermatologen* deshalb besonders wichtig, weil es für ihn in gewissen Fällen darauf ankommt, eine hohe Dosis gerade in die obersten Lagen der Haut oder einen Tumor in der Haut möglichst gleichmäßig hineinzubringen. Dies ist nur dann möglich, wenn Bedingungen zur Anwendung kommen, die eine so langsame Abnahme der Intensität nach der Tiefe gewährleisten. Diese Bedingungen sind ein günstiges Abstandsverhältnis, eine sehr harte Strahlung und eine genügende Feldgröße. Trotzdem nun diese Faktoren weitgehend variabel sind, gelingt es in der praktischen Ausführung nicht immer sie in optimaler Weise auszunutzen. Wo solche Beschränkungen bestehen, muß das Ziel durch Anwendung besonderer Hilfsmittel erstrebt werden, auf die weiter unten zurückzukommen ist. Meist kann aber mit einer einfachen Bestrahlungsweise das gewollte Ziel erreicht werden.

Die Messungen von KRÖNIG, FRIEDRICH und KÖRNER, WINTZ, GLOCKER, ROTHACKER und SCHÖNLEBER, BORELL, HOLFELDER, BORNHÄUSER und YALOUSIS, MARTIUS, GLOCKER und KAUPP u. a. haben nämlich ergeben, daß bei großen Einfallsfeldern und extrem harter Strahlung in den ersten Zentimetern der Haut eine nur geringe Schwächung der Intensität erfolgt. Erst nach den ersten beiden Zentimetern erfolgt dann der schnellere Abfall der Intensität. Daraus folgt, daß man bei geeignetem Vorgehen bis zu 2 cm Gewebe homogen durchstrahlen kann, daß aber bei größeren Tiefen von 3 cm und mehr keine Möglichkeit besteht, eine Dosis über etwa 80% zu applizieren, ohne die

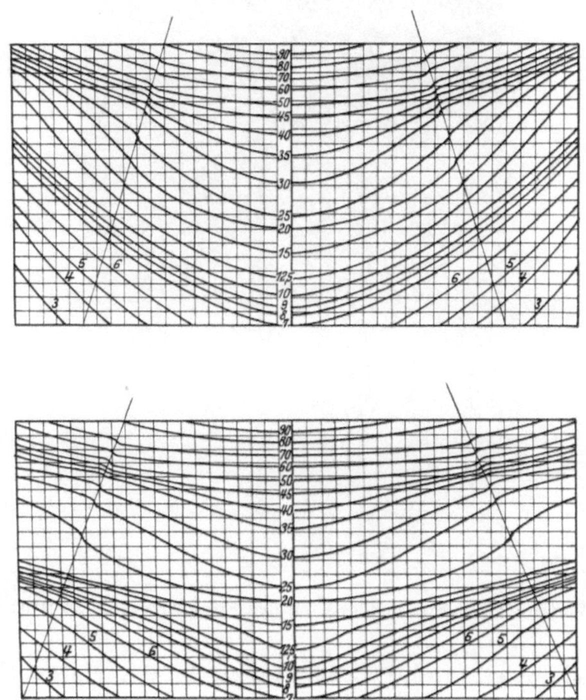

Abb. 43. Verteilung der Strahlendosis um den Strahlenkegel nach DESSAUER und VIERHELLER. [Aus Strahlenther. **12**, 686 (Abb. 28).]

Erythemdosis auf der Oberfläche zu überschreiten. Für solche Fälle ist dann Mehrfelderbestrahlung notwendig, nötigenfalls mit Hilfe von Methoden, die eine künstliche Tieflegung des zu bestrahlenden Objektes herbeiführen (vgl. unten).

Die *Verteilung der Dosis um den Strahlenkegel* ist deshalb von besonderer Bedeutung, weil bei Nebeneinandersetzen mehrerer Strahlenkegel in der unbestrahlten Zwischenzone infolge der Streuwirkung natürlich auch eine gewisse Dosis appliziert wird. Besonders die photographischen Messungen von DESSAUER und VIERHELLER ließen die Befürchtung aufkommen, daß diese Intensitäten um die Bestrahlungskegel eine so bedeutende Höhe erreichen können, daß Verbrennungsgefahr entsteht (Abb. 43). Demgegenüber haben aber die Messungen von HOLFELDER, BORNHÄUSER und YALOUSIS gezeigt, ebenso wie frühere Untersuchungen von KRÖNIG und FRIEDRICH, daß die Gefahr einer solchen Verbrennung nicht besteht. Abbildung 44 gibt die von Holfelder, Bornhäuser und Yalousis gefundene Intensitätsverteilung um den Strahlenkegel wieder, die im allgemeinen für alle Strahlenkegel, unabhängig von ihrer Öffnung und der Härte gültig ist.

Weitere Literatur zu diesen Messungen: Gottlieb, Coliez, Jaeckel, Vierheller, Fricke und Glasser, Dieterich, Saupe, Caesar und Altmann,

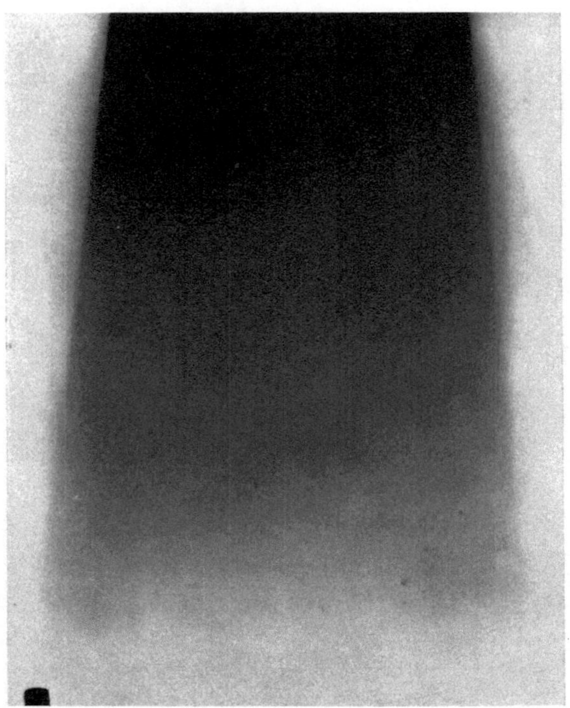

Abb. 44. Verteilung der Strahlendosis um den Strahlenkegel nach Holfelder.

Lorenz und Rajewsky, Proust und Coliez, Fürst, Maier, Mattick und Stenström, Stenström und Reinhard, Abraham.

3. Kreuzfeuer, Bestrahlungsplan, Umbaumethoden und Einstellungsvorrichtungen.

Sehr ausgedehnte Tumoren oder auch die Behandlung von tiefliegenden Prozessen machen auch in der Dermatologie häufig die Anwendung des *Kreuzfeuerverfahrens* nötig.

Die ersten Versuche Dessauers, die bis zum Jahre 1905 zurückgehen, bezweckten eine räumliche homogene Durchstrahlung des ganzen Körpers mit Hilfe von im damaligen Sinne sehr harten Röhren, Filterungen und großen Abständen zu erreichen. Aber erst seit Gauss und Lembke ist die Methode des Kreuzfeuerverfahrens wirklich systematisch und mit experimenteller Klärung in Angriff genommen worden und die heutige Technik der Vielfelderbestrahlung beruht in erster Linie auf den Untersuchungen Dessauers und seiner Mitarbeiter (Warnekros, Vierheller, Bachem), sowie von Seitz und Wintz, Jüngling und Holfelder. Man geht im allgemeinen so vor, daß nach Feststellung der Tiefenlage und des Körperumfanges an Hand der Absorptionskurven ausgerechnet wird, wieviele Felder bestimmter Ausdehnung, Strahlenqualität und Oberflächendosis gegeben werden müssen, um die gewünschte Dosis an den Erkrankungsherd zu bringen. Es ist aber meist eine ziemlich komplizierte Rechnung erforderlich.

Eine außerordentliche Vereinfachung für die *Aufstellung eines Bestrahlungsplanes* war die Methode HOLFELDERs, die in den anzuwendenden Strahlenkegeln herrschenden Dosenverhältnisse am Phantom auszumessen und auf durchsichtige Schablonen zu übertragen. Mit Hilfe dieser Schablonen kann dann

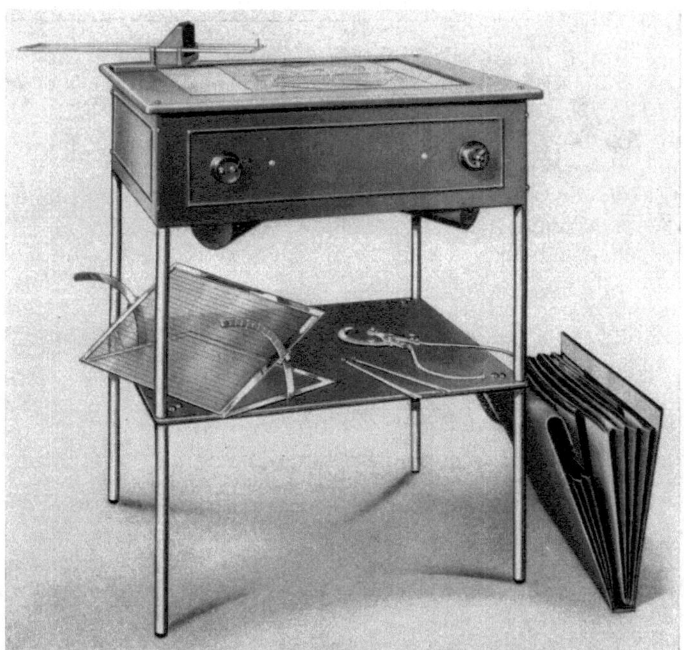

Abb. 45. Felderwähler nach HOLFELDER.

die in beliebigen Anordnungen entstehende Strahlensummierung leicht errechnet und die günstigste Bestrahlungsweise ausgewählt werden.

Der *Felderwähler* (Abb. 45) besteht aus einem Tisch, dessen Platte durch eine von unten gleichmäßig und mit bestimmter Helligkeit beleuchtete Mattscheibe gebildet wird. Auf diese Mattscheibe wird zunächst der zu bestrahlende Körperteil im Quer- und Längsschnitt aufgezeichnet (nach Körperdurchschnitten, die in Atlasform erschienen sind). Die genauen Körperverhältnisse im einzelnen Fall werden mit Blei- oder Zirkoniumdraht (Scharnier in der Mitte nach REHN gestattet den ganzen Umfang auf einmal abzunehmen) oder Tasterzirkel auf die Zeichnung übertragen. Das ganze System der für die Tiefentherapie in Betracht kommenden Strahlenkegel ist nun in Form von Längsschnitten auf einzelnen durchsichtigen Gelatinefolien zur Darstellung gebracht. Dabei sind die Strahlenintensitäten durch braune Farbwerte wiedergegeben. Die gewünschte Dosis (Farbwert) wird auf einer leuchtenden Vergleichsmarke eingestellt und die Schablonen solange gegeneinander verschoben und in der Anzahl verändert, bis eine solche Lagerung gefunden ist, daß der ganze Krankheitsherd von der gewünschten Dosis getroffen wird und in seiner Umgebung, oder an einer anderen Stelle des Körperdurchschnittes, keine gefährlichen Überdosierungen entstehen.

Die Bedeutung des Felderwählers für die praktische Therapie besonders in der Chirurgie bei der Aufstellung des Bestrahlungsplanes ist von HOLFELDER in zahlreichen Publikationen, sowie auch von Wehner, Drügg, Murdat u. a. dargetan worden.

Ähnliche Anordnungen, wie sie der Felderwähler bietet, sind in einfacher Form in den Bestrahlungsmethoden von Lehmann, Schultz, Teckel und Sippel, Jüngling, Mühlmann, Nagelschmidt, Stettner, Joly, Weatherwax, Bradley, Bowen und Leddy, z. T. schon früher zur Anwendung gebracht worden, doch ist die Genauigkeit der Holfelderschen Anordnung wohl unerreicht.

Die bei der Aufstellung des Bestrahlungsplanes am Felderwähler festgelegten Bestrahlungsbedingungen müssen bei Ausführung der Bestrahlung genau eingehalten werden. Zu diesem Zweck werden die Größen der Einfallsfelder und auch ihre Lage genau auf der Haut markiert und die Richtung des Zentralstrahles durch Zentriervorrichtung (Grashey), durch *Lotwinkelmesser* nach Wehmer, Willnot, oder auch Gradmesser am Röhrenbecher (Lehmann, Stettner), oder Visiervorrichtungen (Goldammer) auf die Einstellung übertragen. Die Abstände werden durch praktische Tubusse (Wintz, Pohl, Yalousis) sicher festgelegt und aufrecht erhalten.

Ein *Hilfsmittel* der Vielfelderbestrahlung muß noch besprochen werden, weil es für manche Fälle das einzige Mittel zur homogenen Durchstrahlung darstellt. An sehr unebenen Körperflächen gelingt nämlich eine gleichmäßige Bestrahlung nur dann, wenn man die Unebenheiten durch ein Material ausfüllt, das eine gleiche Absorption wie Gewebe besitzt. Bei Hauttumoren wird durch Anwendung von Überdeckungsschichten oft sogar erst die Vielfelderbestrahlung möglich.

Der Gedanke, *Überdeckungsschichten* zur willkürlichen Formgebung zu verwenden, stammt von Jüngling, der Bolus, Talkum und Mehl als geeignetes Material zuerst angab, das durch Pappumgrenzung in jede gewünschte Form gebracht werden kann. Der Körperteil wird rings damit umgeben. Am Hals und Kopf ist dieses Material jedoch nicht verwendbar. Man füllt es dann entweder in Leinwandsäckchen, die sich leicht anschmiegen oder aber verwendet Wasserkissen (Müller, Pohle, Rahm), Paraffin (Jüngling, Holfelder, Rutern, Morlet und Casman, Xarpell), Radioplastin (Jüngling und Rudolf), Reis (Donato).

Fast gleichzeitig mit Jüngling und unabhängig von diesem empfahl Nagelschmidt die Überdeckung von Hautcarcinomen mit streuenden Schichten, allerdings nicht mit dem Gedanken der willkürlichen Formgebung, sondern zur Ausnutzung der Sekundärstrahlen. Eine gewisse Annährung an diese Idee hat wohl auch Grödel bei Bekanntgabe seines Gewebsäquivalentfilters vorgeschwebt, wenn allerdings auch die von ihm gegebene physikalische Begründung nicht haltbar ist (Bachem). Eine sehr weitgehende systematische Ausnutzung der Streustrahlung, die jedoch für Zwecke der Hauttherapie nicht in Betracht kommt, hat schließlich Chaoul durch seinen Strahlensammler ermöglicht, durch den auch die seitlich außerhalb des eigentlichen Strahlenkegels nutzlos abgeblendete Strahlung durch Erregung von Streustrahlen in großen Streukörpern ausgenutzt und die Gesamtbestrahlungszeit so herabgesetzt wird. Andere Anordnungen nach diesem Prinzip sind von Taeckel und Sippel und von Puga *(Streuungsrinne)* angegeben worden (vgl. auch Casman, Palmieri). Erwähnt werden muß hier noch der Versuch von Rahm, durch einen großen Streukörper mit geeigneter Blendenvorrichtung eine *Konzentration* der Strahlung infolge konvergierender Streustrahlung zu erzielen. Besonders für Hauttumoren mag dieses Verfahren in einzelnen Fällen zweckmäßig sein.

Allgemeine Röntgentherapie der Hautkrankheiten.

Von

H. Th. Schreus-Düsseldorf.

Mit 10 Abbildungen.

I. Methodik der Bestrahlung.

Die oft über weite Strecken des Körpers ausgedehnten Dermatosen erfordern eine sehr *gleichmäßige Strahlenwirkung* über große Flächen. Diese können Ebenen, Cylinder oder Kugeln sein, oft alle drei Arten der räumlichen Dimensionierung gleichzeitig zeigen. Da die Röntgenstrahlung von einer punktförmigen Quelle ausgeht, nimmt ihre Intensität umgekehrt dem Quadrat der Entfernung von dem Entstehungsort ab. Die Punkte gleicher Intensität liegen also auf einer Kugelschale mit dem Brennpunkt der Röhre als Zentrum. Liegt ein ebener Körperteil dieser Kugelschale als Tangente an, so empfängt er nur an dem Berührungspunkt die höchste Intensität der Strahlung. Ist er dagegen konkav gewölbt, so liegt er, wenn der Mittelpunkt der Wölbung mit dem Brennpunkt der Röhre zusammenfällt, in ganzer Ausdehnung der Isodosenkugelschale an und erhält überall die gleiche Dosis. Dieser Fall kommt praktisch aber nur selten vor. Häufiger ist dagegen der andere Fall, daß der Körperteil kugelig oder cylindrisch gewölbt ist und nun in allen oder doch in einer Ebene von dem Ausgangspunkt der Strahlung sich entfernt. Dann muß die Intensität der Strahlung vom Berührungspunkt mit der Kugelschale nach den abhängigen Partien schnell abnehmen.

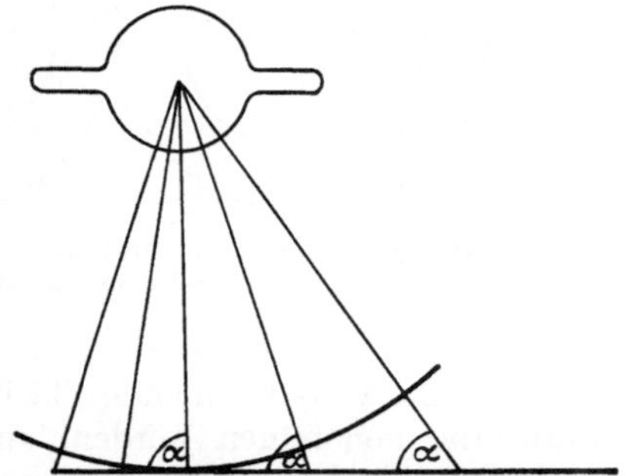

Abb. 1. Geometrische Verhältnisse bei Bestrahlung einer Ebene.

Betrachtet man zunächst den *einfachsten Fall,* nämlich die *Bestrahlung einer Ebene,* so erkennt man, daß die Abnahme der Intensität der Strahlung vom Berührungspunkt mit der Kugelschale gleicher Intensität (Isodosenschale) aus zwei Gründen abnimmt; einmal wegen der zunehmenden Entfernung vom Fokus und zweitens wegen der Abnahme des Einfallswinkels. Die mathematische Überlegung ergibt, daß die Intensitätsabnahme *umgekehrt* proportional sein muß dem Quadrat der Entfernung und *proportional* dem Sinus des Einfallswinkels (Abb. 1). Eine einfache Rechnung zeigt nun, daß die Intensitätsabnahme vom Berührungspunkt an um so langsamer erfolgen muß, je größer der Abstand der Strahlenquelle ist, weil dann der Zuwachs an Entfernung im Verhältnis zur Gesamtentfernung gering ist, ebenso wie der Einfallswinkel nur langsam kleiner wird. Abb. 2 zeigt dies für 3 Abstände. Die ausgezogenen Linien ergeben die Intensitätsabnahme nach dem Rande zu bei der praktischen Messung mit einem Fürstenauintensimeter, die gestrichelten sind nach der Quadratformel, die punktierten nach der Flächenenergie berechnet. HOLZKNECHT hat nun experimentell gezeigt, bis zu welchen Entfernungen vom Berührungspunkt mit der Isodosenschale auf einer ebenen Fläche eine praktisch ausreichende gleichmäßige Wirkung erzielt wird, wobei er als praktisch ausreichende Gleichmäßigkeit das Verhältnis der Dosen Mitte zum Rand des Bestrahlungsfeldes wie 6:5 bezeichnet. Die praktisch gleichmäßige Wirkung wird dabei eine kreisrunde Fläche umfassen, die nach HOLZKNECHT einen Durchmesser gleich dem halben Fokus-Flächenabstand hat.

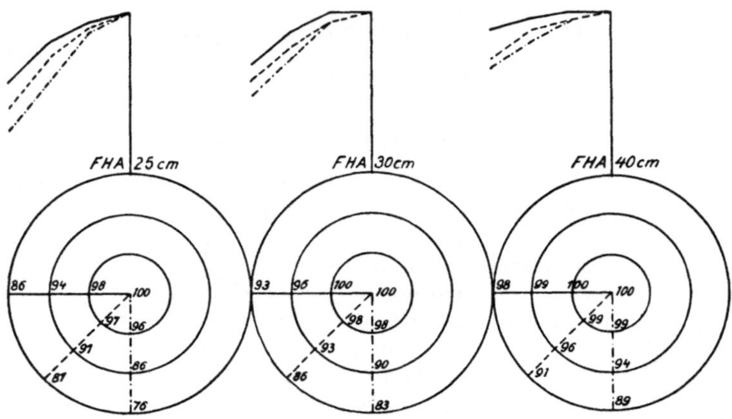

Abb. 2. Abnahme der Strahlenwirkung zum Rande einer ebenen Fläche hin. Fürstenau —, Dosis quadratisch berechnet - - -. Flächenenergie -·-·-.

Ist nun die zu bestrahlende Fläche sehr groß, so muß ein sehr großer Fokushautabstand genommen werden, um die ganze Fläche von einer Einstellung aus gleichmäßig bestrahlen zu können. Einem solchen Vorgehen steht jedoch im Wege, daß bei zunehmendem Abstand die Bestrahlungs*zeit* wie das *Quadrat* des Abstandes, der Flächendurchmesser gleichmäßiger Wirkung jedoch nur um den *halben* Betrag des Abstandes wächst (Tabelle 1). So wird das Verhältnis

Tabelle 1.

Flächendurchmesser	Abstand	Bestrahlungszeit
10 cm	20 cm	1
15 „	30 „	2,25
20 „	40 „	4
25 „	50 „	6,25
30 „	60 „	9
40 „	80 „	16

Bestrahlungszeit zu Fläche sehr schnell so ungünstig, daß diese Bestrahlungsweise unökonomisch wird. Vorteilhafter ist in solchen Fällen die Einteilung in kleinere Einzelfelder, wenn auch die Begrenzung der Flächen gegeneinander besondere Aufmerksamkeit zur Vermeidung von Doppelbestrahlung der Ränder verlangt (Partialbestrahlung). Dafür bringt die Unterteilung aber einen erheblichen Gewinn an Zeit, wenigstens bei rechteckigen Flächen (Beispiel: 20×10 cm Fläche, geteilt in zwei Flächen zu 10 × 10 cm, Abstand 20 cm, Bestrahlungszeiten 1 + 1 = 2, ungeteilt bestrahlt aus 40 cm Abstand Bestrahlungszeit = 4).

Einen anderen Weg zur Vereinfachung der Bestrahlung großer Flächen unter möglichster Zeitersparnis bietet die *Totalbestrahlung* nach HOLZKNECHT in mehreren Einzelfeldern. Ihre Vorteile sind: Wegfall der Abdeckung der einzelnen Felder gegeneinander, Verkürzung der Abstände auf die Länge des Durchmessers der Felder und schließlich Verkürzung der Bestrahlungszeit um einen gewissen Betrag unter die Zeit für den verkürzten Abstand. Die Methode ist so gedacht, daß große Felder, wie bei der Partialbestrahlung, in kleinere unterteilt und aus einem Abstand, der gleich dem Durchmesser der Einzelfelder ist, bestrahlt werden. Bei Wegfall der Abdeckung erhält dann jedes Bestrahlungsfeld eine *Zusatzbestrahlung* von den Nachbarfeldern. Die Höhe dieser Zusatzbestrahlung ist abhängig von den gewählten Abständen und Feldgrößen; sie ist in der Mitte zwischen den Fußpunkten der Röhren am größten, an den Rändern am geringsten. Die Berechnung der Intensitätsverhältnisse ergibt, daß die Wirkung auf der ganzen Fläche genügend gleichmäßig wird, wenn die Fokushautabstände gleich oder sogar noch etwas geringer als die Durchmesser der Einzelfelder genommen werden. Da die Überschneidung sich auch in den Bereich fortsetzt, wo an sich schon eine genügende Intensität herrscht, kann die Bestrahlungsdauer herabgesetzt werden. Die notwendige Verkürzung der Bestrahlungszeit kann mit einer von KOPPEL aufgestellten Formel berechnet werden, auf die hier nicht näher eingegangen wird, weil sie heute praktisch kein Interesse mehr hat. Das gleiche gilt für eine von LEVY-DORN angewandte Berechnungsweise.

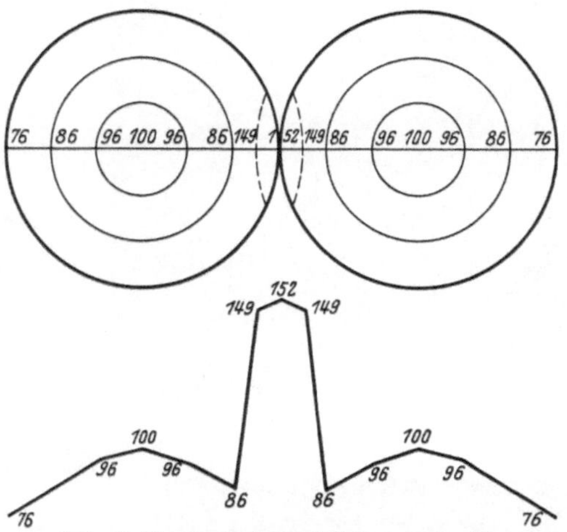

Abb. 3. Dosenerhöhung infolge ungünstiger Überschneidung am Rande zweier Felder.

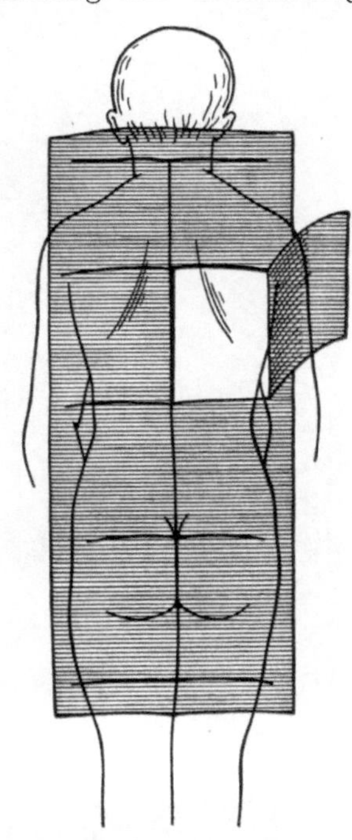
Abb. 4. Bleigummidecke mit Fenstern.

Die Totalbestrahlung wird nämlich, wenn es sich um viele, sich überschneidende Einstellungen handelt, praktisch unmöglich, weil in der Mitte zwischen

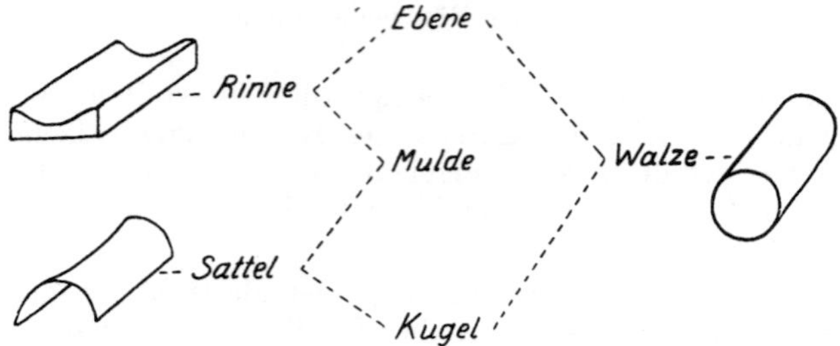

Abb. 5. Kombinationsformen einfacher geometrischer Körper.

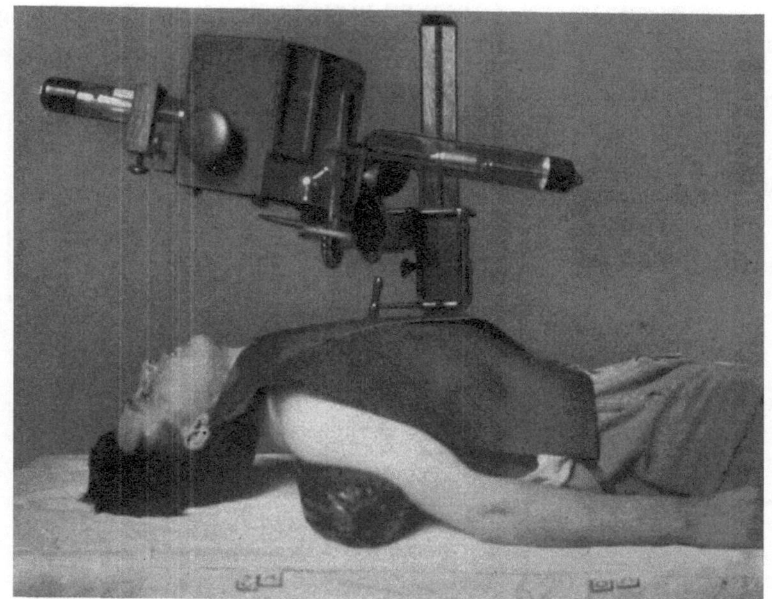

Abb. 6a.

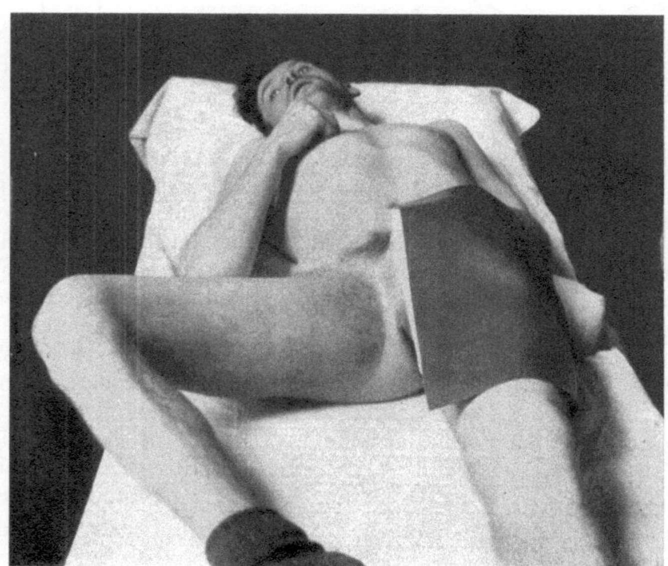

Abb. 6b.

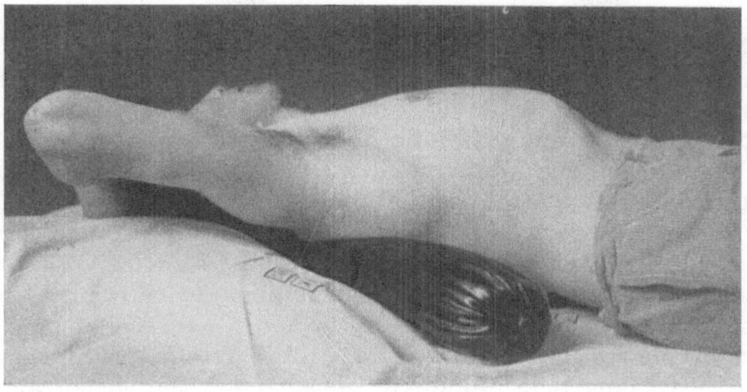

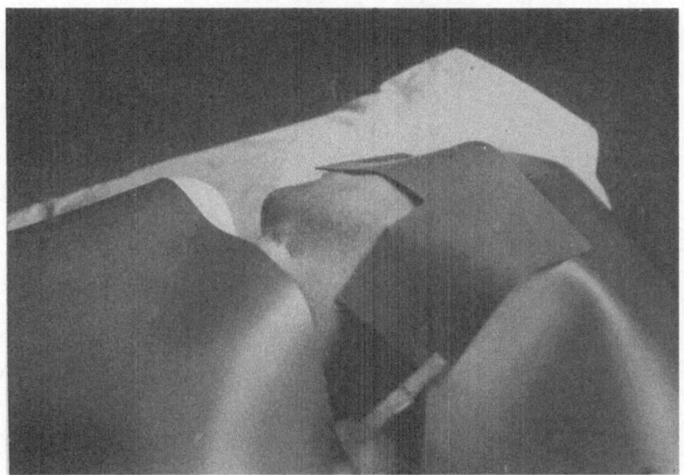

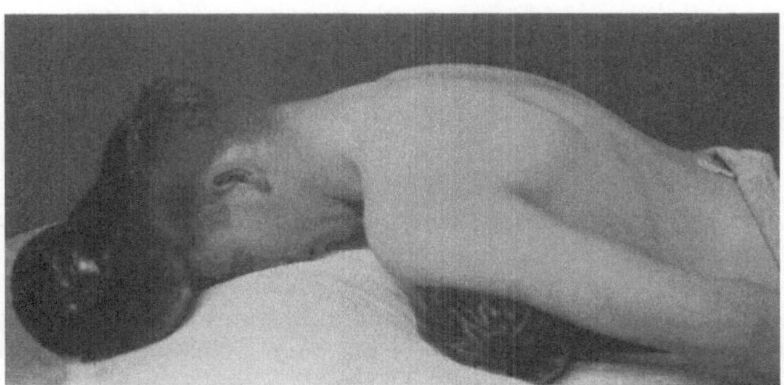

Abb. 6e.
Abb. 6a—e. Lagerung und Abdeckung.

mehreren Feldern sehr bedeutende Dosenerhöhungen entstehen, wie SCHREUS und BERGERHOFF nachgewiesen haben.

Bei der *heutigen Bestrahlungsweise mit Schutzkasten* wird die HOLZKNECHTsche Totalbestrahlung überhaupt *unmöglich*. SCHREUS und BERGERHOFF haben gezeigt, daß dabei je nach Größe der Austrittsöffnung der Strahlenkegel nur noch Überschneidungen in recht engen Bezirken stattfinden (Abb. 3), die stets unerwünscht, evt. sogar gefährlich sind. Aus diesem Grunde wird man zur Partialbestrahlung, d. h. Bestrahlung von gegeneinander abgedeckten Einzelfeldern zurückkehren müssen, wobei die Abstände etwas größer als die Durchmesser der Felder genommen werden und eine noch befriedigende Gleichmäßigkeit der Wirkung erzielt wird. Bei den modernen leistungsfähigen Röntgenapparaten ist die dadurch bedingte Verlängerung der Bestrahlungszeit ohne Belang. Auch die Ausführung der Bestrahlung selbst ist relativ einfach, wenn man eine nach Abbildung 4 geschlitzte Bleigummidecke verwendet, oder aber die Austrittsöffnung des Schutzkastens so begrenzt, daß bei dem gewählten Abstand gerade eine Fläche der gewollten Größe getroffen wird, wobei dann natürlich die Entfernung der Fußpunkte voneinander sehr genau abgemessen und anvisiert werden müssen. Letztere Lösung wird neuerdings wieder von WUCHERPFENNIG empfohlen. Hierher gehört auch die Methode von REISER.

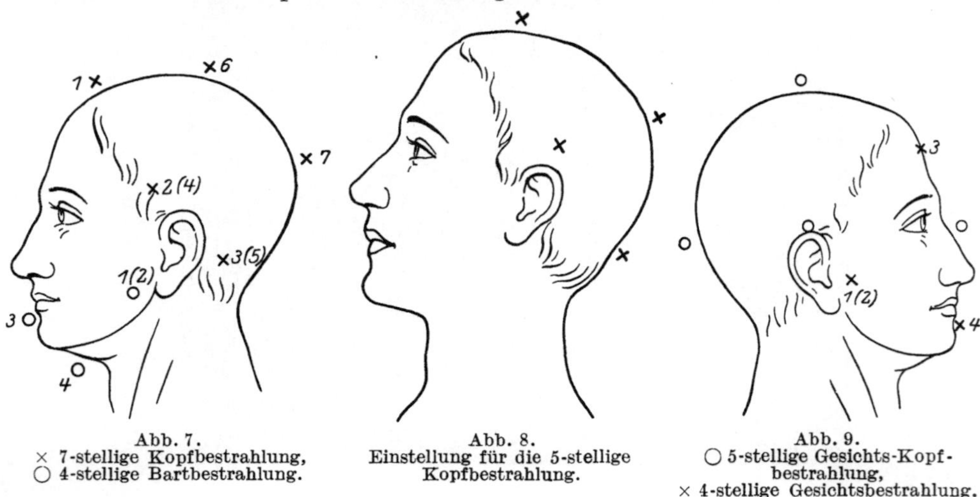

Abb. 7. × 7-stellige Kopfbestrahlung, ○ 4-stellige Bartbestrahlung.

Abb. 8. Einstellung für die 5-stellige Kopfbestrahlung.

Abb. 9. ○ 5-stellige Gesichts-Kopfbestrahlung, × 4-stellige Gesichtsbestrahlung.

Bei Bestrahlung von *unebenen Flächen* werden die Verhältnisse äußerst kompliziert; es besteht jedoch gerade beim menschlichen Körper die Möglichkeit, durch geeignete Lagerung die Flächen so zu gestalten, daß sie entweder zu Ebenen werden oder aber wenigstens in einer Dimension eine ebene Ausdehnung annehmen. Beispiele für die hauptsächlichen theoretischen Kombinationen ebener und gekrümmter Flächen ergeben sich aus Abbildung 5, Beispiele für Ausgleichung dieser Unebenheiten wenigstens in einer Dimension durch entsprechende Lagerung des Kranken zeigen die Abbildungen 6a—e.

Kugelige Körperformen (Kopf) lassen sich nach den Regeln der Totalbestrahlung und in diesem Falle auch mit Schutzkasten aus einer großen Anzahl von Röhrenstellungen aus bestrahlen, wenn eine gleichmäßige Wirkung, wie etwa bei *Epilationen,* notwendig wird. Theoretisch müßte man die Röhre während der Bestrahlung z. B. um den Kopf herumkreisen lassen, um die beste Gleichmäßigkeit zu erzielen. Praktisch genügt es jedoch, wenn man den größten Durchmesser aus 5 Stellungen bestrahlt, deren Fokushautabstand gleich dem doppelten Radius der Kugel (also z. B. des Kopfes) gewählt wird. Diese 5 Einstellungen erfolgen auf die Haargrenze rings herum („Heiligenscheinbestrahlung", vgl. Abb. 7). Der zweite größte Durchmesser im Sagittalschnitt erfordert dann noch zwei Einstellungen (Scheitel-Hinterkopf) nach KIENBÖCK. Die mit der siebenstelligen Totalbestrahlung ausgeführte Epilation wird am gleichmäßigsten. Als Dosis genügt für das Einzelfeld 80% der Epilationsdosis (nicht Erythemdosis!), bei kleinen Kindern sogar 70%. Höhere Dosen sind hier zu widerraten. *Zur Sicherheit gegen unbeabsichtigte Verminderung des Haarwuchses ist besonders bei kleinen Kindern die fünfstellige Totalbestrahlung zu bevorzugen.* Die Einstellung für die fünfstellige Totalbestrahlung werden etwa 5 cm von der Haargrenze entfernt gemacht (nur 4 im ganzen, nach Abb. 8), die fünfte Einstellung direkt auf den Wirbel. ALTMANN hat gezeigt, daß man übrigens bis zu 3 Köpfe gleichzeitig bestrahlen kann, wenn richtige Lagerung der Köpfe und Abstände eingehalten werden, eine Methode, die bei Epidemien mit Vorteil zu verwenden ist. BRIND ist sogar auf eine dreistellige Epilation heruntergegangen, die auch nach FELDMANN und WASSILEWSKY völlig ausreichende Resultate geben soll. Auf gute Fixation ist besonders bei Kleinkindern streng zu achten (Bestrahlungsgestell nach ZURHELLE).

Bei *Bartepilationen,* die auf einer sehr unregelmäßigen geometrischen Fläche erfolgen, läßt sich die Lagerung der Kranken so ausführen, daß praktisch 4 Ebenen zu bestrahlen sind. Die Fußpunkte der Einstellungen ergeben sich ebenfalls aus Abbildung 7. Die Lagerung bei Bestrahlung der Wangen verlangt schärfste Seitendrehung des Kopfes in Rückenlage, wodurch Hals und Wange in eine Ebene kommen (Abb. 6d); Oberlippe und Kinn werden senkrecht von oben, Unterkinn bei stärkster Streckung des Kopfes bestrahlt (Abb. 6a). Auch hierbei findet eine Überschneidung der einzelnen Felder statt, so daß als Dosis 80% der Epilationsdosis genügt, bei 18—20 cm Fokushautabstand.

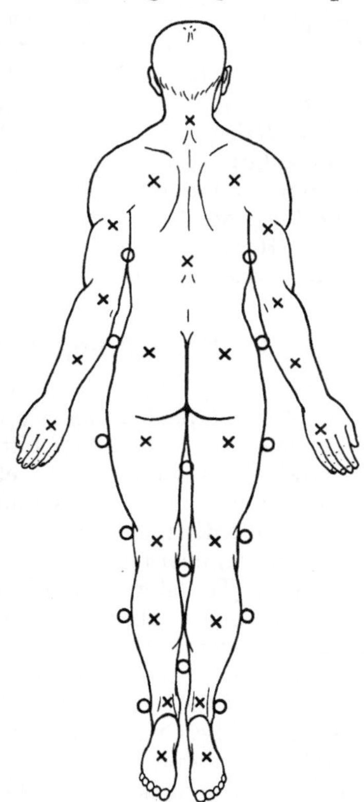

Abb. 10. Einstellungen für die Totalbestrahlung.
× Vorder- bzw. Rückenfelder,
○ Seitenfelder.

Bei Gesichts- und Kopfbestrahlungen mit kleineren Dosen (Eczem, Psoriasis) kann im allgemeinen auf eine allzugroße Gleichmäßigkeit, die besonders im Gesicht praktisch überhaupt nicht zu erreichen ist, verzichtet werden. Klinisch durchaus befriedigende Resultate gibt die fünfstellige Gesichts-Kopfbestrahlung mit Fokushautabstand von 30—35 cm, deren Einstellungen aus Abb. 9 (o) zu ersehen sind. Ist das Gesicht allein zu bestrahlen, so kann dies aus drei, mit größerer Gleichmäßigkeit aus 4 Einstellungen geschehen [(Abb. 9 (x)].

Lagerung und Einstellungsweisen für andere Körpergegenden zeigt die Abbildung 10. Zur Erleichterung der etwas ermüdenden Analbestrahlungen ist von SJÖGREN ein Bestrahlungsstuhl angegeben worden, bei dem der Kranke auf einem Holzring sitzt und die Bestrahlung von unten nach oben gerichtet ist. Bei Bestrahlung der Innenfläche der Vulva läßt man die Kranke selbst die großen Schamlippen auseinanderhalten unter Abdeckung der Hände oder benutzt ein besonderes Spreizspeculum nach FREUND.

Bei allen Einstellungen ist die Achse der Röntgenröhre stets parallel der zu bestrahlenden Fläche zu stellen. Jedenfalls muß auch bei schiefen Ebenen die

Strahlung stets senkrecht auf die Fläche auffallen [Ausnahme vierstellige Gesichtsbestrahlung, Abb. 9 (x)]. Es wird damit der Teil der erzeugten Strahlung ausgenutzt, der die Röntgenröhre unter dem Winkel von 90° gegen ihre Achse verläßt. In diesem Winkel hat die Strahlung ebenso wie weiter nach vorne zur Kathode hin die größte Intensität. Weiter nach rückwärts zur Anode hin wird die Intensität durch die Schattenwirkung der Antikathodenplatte selbst schnell geringer (Kienböck, Bordier). Sehr merkliche Schattenwirkung findet sich oft bei Elektronenröhren mit Wolframantikathode, weil sich im Brennfleck durch die starke Erhitzung des Metalls hohe warzenartige Auswüchse bilden, die viel von der oberhalb erzeugten Strahlung abfiltern. Solche Röhren zeigen dann beim Altern ein starkes Nachlassen der Leistung. Etwas kompensieren läßt sich dieser Fehler durch Ausnutzung der Strahlung, die unter geringerem Winkel als 90° auffällt.

Ein *Hilfsgerät* zur Feststellung der richtigen Einstellung ist ein kleiner Leuchtschirm an einer Haltevorrichtung nach Nogier, dessen Benutzung allerdings kaum erforderlich ist. Zweckmäßiger ist die Bestreichung der zur Abdeckung des Bestrahlungsfeldes verwendeten Schutzplatten mit einer Leuchtmasse (Holzknecht). Beide Verfahren erfordern allerdings das heute mit Recht verlassene Arbeiten im dunklen Raum.

II. Einrichtungen zur Bestrahlung, Röntgenschutz.

Die Röntgentherapie in der Dermatologie zerfällt in zwei Bestrahlungsarten, die Oberflächentherapie und die Tiefentherapie. Zur Oberflächentherapie (ohne oder mit schwacher Filterung) genügt ein kleiner Röntgenapparat, der dauernd eine Spannung von etwa 100—150 kV bei einer Intensität von 2 bis 4 Milliampere zu leisten vermag. Zur Tiefentherapie ist aber eine leistungsfähige Tiefentherapiemaschine erforderlich. Stets muß eine genügend feine Spannungsregulierung möglich sein. Zur Oberflächentherapie mit Halbwellenapparaten (Transformatoren) ist eine Spannung von mindestens 100 kV max. erforderlich. Aus diesen läßt sich durch Zuschaltung von Kondensatoren und einem Glühventil (Villard) leicht die doppelte Spannung gewinnen, die auch für stärkere Filterung genügt. Die fast allgemeine Einführung der Elektronenröhren hat schließlich auch die letzten Schwierigkeiten in der Kunst der Röhrenbehandlung beseitigt; auch von einem besonderen Röntgentyp für dermatologische Bestrahlungen kann heute nicht mehr gesprochen werden. Hervorzuheben ist lediglich, daß Coolidgeröhren ohne besondere Kühlvorrichtung (Wolframantikathode) bequemer sind als solche mit Wasserkühlung. Die modernen Bestrahlungsröhren sind übrigens bereits in strahlendichte Hüllen eingeschlossen (Selbstschutzröhren, Metallixröhre).

Die Zweckmäßigkeit der *Einrichtung* des Bestrahlungsraumes ist bei den durchgehend verwandten höheren Spannungen unter Berücksichtigung zweier Hauptgesichtspunkte zu erstreben; Schutz gegen ungewollte Strahlung und schädliche Gase für Arzt und Kranken.

Die *ungewollte Strahlung* im Röntgenzimmer gefährdet in erster Linie die bei der Bestrahlung beschäftigten Personen. Sie rührt her von direkter Strahlung, die in den Bestrahlungsraum durch die Öffnungen des Blendenkastens, besonders an der Kathodenseite, aber auch in nicht zu vernachlässigender Intensität der Anodenseite austritt. Die Strahlung der Anodenseite rührt besonders bei Coolidgeröhren davon her, daß auch der Stiel der Antikathode infolge der eigenartigen Bahnen der Elektronen erhebliche Mengen von Röntgenstrahlen aussendet (Coolidge und Moore, Perussia), deren biologische Wirkung selbst nach Durchgang durch Decken und Wände noch nachzuweisen ist (Halber-

STAEDTER und TUGENDREICH). Aber selbst wenn eine kleinere Bleiwand alle direkte Strahlung, auch die den Schutzkasten durchdringende, abfängt, so bleibt als Gefahrenquelle die in der Luft und an den Gegenständen zerstreute Strahlung bestehen, die von allen Seiten auch hinter eine kleinere Bleiwand gelangt.

Eine lange Zeit vernachlässigte Schädigung entsteht durch die *Luftverschlechterung* im Röntgenzimmer. Sie rührt her von offenen Funkenstrecken und allen hochspannungsführenden Apparateteilen, aus denen die hochgespannte Elektrizität in Form von Büschelentladungen ausstrahlt. In merklicher Menge entstehen zwei gasförmige Oxydationsprodukte: *Ozon* und *nitrose Gase*. Nach WINTZ sind die nitrosen Gase (NO_2 und NO_3) als ungefährlicher zu betrachten als Ozon und organische Ozonderivate. GUTHMANN hat durch genaue chemische Messungen die Menge des im Röntgenraum unter bestimmten Bedingungen erzeugten Ozons bestimmt und gefunden, daß es sich um Mengen handelt, die sehr wohl eine Giftwirkung zu entfalten imstande sind. Diese Messungen sind, besonders im Hinblick auf die Erfahrungen des praktischen Betriebes als der Wahrheit nahekommend zu betrachten, wenn auch von LÖNNE dagegen der Einwand erhoben wurde, daß die von GUTHMANN benutzte Nachweismethode von ERLWEIN und WEYL nicht einwandfreie Resultate liefere. Dieser Einwand ist übrigens von GUTHMANN selbst entkräftet worden. Jedenfalls steht fest, daß manche in jedem Therapieinstitut zu beobachtenden gesundheitlichen Störungen des Bedienungspersonals (Kopfschmerz, Mattigkeit, elendes Aussehen) bei geeigneten Schutzmaßnahmen gegen Gase geringer werden. Ganz deutlich ist eine solche Wirkung an den Kranken selbst festzustellen (WARNEKROS, BLEY, WINTZ, REUSCH, KIRSTEIN), ja ZWEIFEL geht so weit, jeden Röntgenkater auf Gasvergiftung zu beziehen.

Die *Schutzmaßnahmen gegen schädliche Gase* haben sich über einige nur mäßig wirksame Maßregeln zu guter Vollkommenheit entwickelt. Zu den älteren Methoden ist der Einschluß der Funkenstrecke in einen Glaskasten (RIEDER), die Schrankentlüftung (WARNEKROS, BLEY) und die Verdampfung von Pinol oder Pinulen im Bestrahlungsraum (RICHARDS) zu zählen[1]. Die neuere und recht vollkommene Art der Schutzwirkung gegen Gase und ungewollte Strahlen teilt das Röntgenzimmer in drei völlig voneinander getrennte Räume, Maschinenraum, Bestrahlungs- und Beobachtungsraum. Die Leitung vom Maschinen- zum Beobachtungsraum wird in Gestalt von wenig ausstrahlenden dicken Metallrohren unter Vermeidung von Spitzen und scharfen Kanten ausgeführt (KOHLER), kann evt. noch in eine Zwischendecke gelegt werden (MATTHES). Zwischen Beobachtungs- und Bestrahlungsraum befindet sich eine strahlensichere Wand, deren Dicke nach der Härte der zur Verwendung kommenden Strahlen zu bemessen ist. Nach BERTHOLD und GLOCKER ist bei Hartstrahlentherapie etwa 50 cm Mauerwerk (kompakter Ziegelstein) oder 5 mm Blei sowie 30 mm Bleiglas für die Durchblicke anzuraten. Ein großer Fortschritt war die Schwerspatwand von LOREY und KEMPE (VON DECHEND, BERTHOLD, GLOCKER). Die äquivalenten Schichtdicken von Blei, Bleigummi, Bleiglas und Barytstein verhalten sich nach BERTHOLD wie 1 : 3,1 : 9,7 : 13,5. Blei nimmt von dieser Strahlung in Schichtdicke von 1 mm 97,8%, 4 mm 99,9%. Weitere Literatur: MARKOVITS, PAPE, ANGEBAUD, BOWES, GROEDEL, SIEVERT, MUTSCHELLER, HERRMANN, JAECKEL, SCHEFFERS.

Der *strahlensicheren Ausgestaltung des Röhrentopfes* ist besonders in neuester Zeit größere Beobachtung geschenkt worden. Eine vollkommene, für dermatologische Zwecke aber etwas umständliche Lösung ist die Bleihaube von

[1] Letztere Methode ist natürlich nur ein „Korrigens“, kein Schutz.

Siemens & Halske, sowie das verstellbare Tiefentherapiegerät nach Holfelder, die Röhre und Hochspannungsleitung umschließen und einen besonderen Beobachtungsraum überflüssig machen, allerdings gegen vom Kranken ausgehende Streustrahlung nicht schützen. Eine andere Lösung ist eine große, mit Bleigummi ausgekleidete Hülle um die Röntgenröhre nach Wintz mit Abzugsvorrichtung, die wohl zuerst von Scholz empfohlen wurde. Sonst stecken gewöhnlich die Röhren in dicken Bleigastöpfen, die aber meist nicht als ganz strahlensicher zu betrachten sind und noch eine sorgfältige Abdeckung der Patienten erforderlich machen. Selbstschutzröhren wurden bereits erwähnt. Sie machen bei leichteren Bestrahlungen die schweren Bleiglashauben überflüssig und gestatten den Gebrauch sehr leichter und handlicher Stative.

Die *Aufhängevorrichtung* für die Röhrentöpfe sollen besonders für dermatologische Bestrahlungen leicht bewegliche und allseitig verstellbare Stative sein, die gewöhnlich auf dem Boden neben dem Bestrahlungstisch stehen, aber auch als Deckenstative ausgebildet sein können (Daniels u. a.).

Zur *Abdeckung* aller den Strahlen zu entziehenden Teile der Kranken verwendet man Bleigummiplatten, die in beliebiger Form aus großen Stücken geschnitten werden. Auch eine plastische Abdeckmasse wie Wismutbrei u. a. (Rona) kann oft mit Vorteil benutzt werden (Arneth empfiehlt eine Masse aus 1 Teil Paraffin und 5 Teilen Bleioxyd). Bleiblech ist weniger gut, knickt leicht und lädt sich auf, was die Kranken ängstlich und unruhig macht. Besondere Aufmerksamkeit erfordern bei der Abdeckung die Augen, Haare und bei Männern die Genitalien. Haare und Augen werden im allgemeinen stets geschützt, auch wenn nur geringe Dosen bei schwacher Filterung appliziert werden. Bei mittlerer Filterung (2—5 mm Al) ist selbst bei kleinen Dosen die Gefahr unerwünschter weitgehender Lockerung der schnellwachsenden Haare des Kopfes vorhanden. Eine Schädigung der Augen Erwachsener ist bei höheren Dosen nicht leicht zu befürchten. Die Einlegung von Augenschutzschalen (Wölflin) ist deshalb bei geringen Dosen nicht notwendig, bei Dosen von mehr als 0,6 ED. aber doch stets anzuraten. Bei sehr harten Strahlen (Schwerfilterung) ist die Schutzfilterung dieser dünnen Schalen allerdings wieder nur sehr gering und besser durch auf die Lider gelegte Bleistücke gewährleistet. Zum Hodenschutz nimmt man Bleigummi, Bleiblech oder einen von Kriser angegebenen Hodenschutz in Form zweier durch einen Steg zusammengehaltener Bleihalbkugeln. — Oft ist es erforderlich, auch die Schleimhaut des Mundes, sowie die Lippen besonders zu schützen, da ihre Radiosensibilität größer ist als die der Haut und deshalb auch bei mäßigen Dosen (wie z. B. bei Epilationsbestrahlungen) unangenehme Reaktionen in Form von Empfindlichkeit und Rissigkeit, die durch gleichzeitig verringerte Speichelsekretion doppelt störend ist, eintreten kann. Bedeckung der Lippen mit einem schmalen Bleistreifen und Einschieben von Bleistücken passender Form zwischen Wangen und Zahnreihen schaffen hier Abhilfe.

Zu den *Hilfsmitteln zur Ausführung der Bestrahlung* gehören Einrichtungsgegenstände zur Lagerung und Fixation der Kranken und Hilfsmittel zur Begrenzung oder Entfaltung der zu bestrahlenden Flächen. Die Lagerungstische sollen aus Holz mit dünner, wenig nachgiebiger Polsterung bestehen. Weiche Kissen sind unzweckmäßig, weil sie beim Liegen stets nachgeben und zu Veränderungen der Abstände führen. Weich und doch unnachgiebig sind Sandsäcke und Roßhaarrollen. Die Kranken müssen mit diesen stets so unterstützt werden, daß bei der Bestrahlung keine Lageänderung eintreten kann. Bei unruhigen Kranken muß öfters Fixation mit Binden zu Hilfe genommen werden. Bei kleinen Kindern ist dies aber zwecklos und die Bestrahlung oft überhaupt nur möglich durch Fixierung mit Hilfe einer dritten Person, auf deren Schutz natürlich wieder besonders Rücksicht zu nehmen ist. Zur Fixation des Kopfes hat ZURHELLE einen praktischen Halter angegeben.

Bestrahlungen in Mund, Nase, Vagina können mit Hilfe von *Bleiglaslokalisatoren* vorgenommen werden, wenn die Erkrankungsherde nicht sehr ausgedehnt sind. Meist wird man die percutane Bestrahlung mit sehr harten Strahlen vorziehen, da ausgedehnte Herde sonst nicht zu erreichen, oder nur ungenau in den Strahlenkegel einzustellen sind. Erleichterung bei Analbestrahlung bietet die Lagerung in gynäkologischen Haltern, die sich auch für Damm- und Vulvabestrahlungen besonders eignen. Unter Umständen spreizt der Kranke selbst die Gesäßbacken oder die Vulva, doch sind auch hierfür Hilfsmittel angegeben worden (Bestrahlungsstuhl nach SJÖGREN, HEUSER, Spreizzange für die Vulva nach FREUND).

III. Anwendungsweise der Röntgenstrahlen.

Die Art der Applikation der Röntgenstrahlen richtet sich nach der Empfindlichkeit der zu behandelnden Erkrankung und nach der Hartnäckigkeit derselben. Nur die klinische Erfahrung kann letzten Endes für die zweckmäßigste Applikationsmethode entscheidend sein, während der theoretischen Beurteilung die Auswahl der Strahlenhärte in erster Linie zugänglich ist. Dieser wird deshalb ein besonderer Abschnitt gewidmet werden.

1. Primitive und expeditive Bestrahlung.

Die Anwendungsweise der Röntgenstrahlen hat einen auch heute in manchen Spezialfällen nicht abgeschlossenen Entwicklungsgang zu verzeichnen. Im Anfang der Röntgentherapie war naturgemäß nur eine Methode möglich, die etwa mit der täglichen Salbenapplikation auf die Haut zu vergleichen ist, die *primitive Bestrahlungsmethode* (GOCHT, ALBERS-SCHÖNBERG, HAHN, GASSMANN und SCHENKEL). Ihre Gefahren lagen weniger in der damals nicht vorhandenen direkten Dosierungsmöglichkeit — die Apparate und Röhren waren nur sehr wenig leistungsfähig —, als in der Unkenntnis der Latenzzeit begründet, mit der jeder Bestrahlungserfolg erst eintritt. KIENBÖCK war wohl der erste, der ganz klar den Weg erkannt hat, den diese ganz besondere Eigentümlichkeit der Röntgenwirkung zu gehen erforderlich macht. Er forderte die Abkehr von der aufs Geratewohl erfolgenden primitiven und Übergang zu einer der Erkrankung jeweils angepaßten *expeditiven* Bestrahlungsmethode, die in der ungeteilten Applikation einer kleineren oder größeren Normaldosis und Abwarten des Erfolges bestand. Die Schwierigkeit dieser Methode war vor allem der Mangel eines Dosimeters und es ist nicht erstaunlich, daß erst mit Erfindung des HOLZKNECHTschen, sowie der späteren Dosimeter die expeditive Bestrahlungsmethode die ihrer inneren Berechtigung entsprechende Bewertung erfahren konnte.

2. Bestrahlungsarten und Bestrahlungspausen.

Eine dreißigjährige Erfahrung dermatologischer Röntgentherapie gestattet heute eine gewisse *Klassifikation der Dermatosen* nach Bestrahlungsdosen und Häufigkeit erforderlicher Wiederholung der Bestrahlung. Die Höhe der Dosis richtet sich nach der Empfindlichkeit des pathologischen Vorganges, sie ist ihr umgekehrt proportional. Zu den hochempfindlichen Erkrankungen (gemessen an der Hautempfindlichkeit) sind zu zählen: akute und subakute Ekzeme, Dermatitiden, frische Psoriasis, Lichen planus, Prurigo, Pruritus, Acne vulgaris, Rosacea, Mycosis fungoides, leukämische Metastasen, Sarkome, Entzündungen. Zu mittelempfindlichen gehören: chronische Ekzeme, inveterierte

Psoriaris, Tuberkulosen, Aktinomykose, Haarpapille, Papillome; als unempfindlich nach dieser Ordnung sind zu nennen: gutartige Neubildungen, senile Warzen und Keratosen, Epitheliome, Cancroide.

Diese Ordnung der Krankheiten entspricht nur scheinbar ihrer Eignung zur Röntgentherapie überhaupt. Auch unter den unempfindlichen finden sich solche, die zu den gesichersten Indikationen zur Strahlenbehandlung zu zählen sind, wie Keratosen, Epitheliome und Cancroide. Dies ist darauf zurückzuführen, daß die Ordnung sich lediglich auf das allgemein übliche therapeutische Normalmaß, die Hautdosis bezieht. Weiterhin ist die Stellung der einzelnen Erkrankungen in dieser Ordnung keineswegs fest, schon deshalb nicht, weil selbst unter der Behandlung ein Übergang einer Erkrankung von einer zur andern Klasse erfolgen kann. So ist es häufig, daß ein Ekzem zunächst ausgezeichnet nach der ersten Bestrahlung zurückgeht, zurückbleibende Reste aber äußerst hartnäckig sind, ja geradezu refraktär sein können. Noch ausgesprochener ist diese Erscheinung bei Rezidiven von bösartigen Geschwülsten, so daß schon allein aus diesem Grunde bei einer schematischen Anwendung einer bestimmten Bestrahlungsweise meist nur ein unvollkommener Erfolg erzielt werden kann. Immerhin gibt die obige Einteilung die erste Richtlinie für die Therapie und gemäß den darin gewählten Stufen können wir auch eine Stufung der Dosen vornehmen. Als erste Stufe kommen nur kleine Dosen in Betracht, deren Höhe etwa auf ein Fünftel bis Drittel der Hautdosis zu bemessen ist. Die zweite Stufe umfaßt die Erkrankungen, bei denen das Optimum der einmaligen Bestrahlung bei der halben bis $^7/_{10}$ Erythemdosis liegt, während bei der dritten Stufe die volle Erythemdosis erst eine genügende Wirkung verbürgt.

Diese Dosenbemessungen beziehen sich stets auf die *einzeitige* Applikation in dieser Höhe, sie sind *Wirkungs*dosen, jedoch *keine Heildosen.* Selbst bei hochempfindlichen Erkrankungen ist diese Wirkungsdosis meist nicht die Heildosis. Zur Erreichung dieser ist oft die mehrmalige Applikation der Wirkungsdosis notwendig und erst die Möglichkeit, durch *Summierung einzelner Wirkungsdosen* überhaupt eine Heildosis zu erreichen, läßt eine Ordnung der Erkrankungen nach ihrer Eignung für Strahlenbehandlung durchführen. WETTERER hat eine solche aufgestellt und im allgemeinen kann man sich dieser Klassifizierung anschließen. Es muß aber betont werden, daß sie nur für den geübten und an den Einzelfall anpassungsfähigen Röntgentherapeuten Gültigkeit hat und daß diese Klassifizierung je nach den erzielten Fortschritten der Technik oder Anwendungsweise gewissen Änderungen unterworfen ist.

Die klinische Erfahrung hat gelehrt, daß die *allzu häufige Wiederholung* selbst kleiner Dosen zu *unerwünschten Nebenerscheinungen* führt, die als Röntgenschädigung eine große Mannigfaltigkeit besitzen und dem Rahmen unseres Abschnittes entfallen. Der Eintritt und die Schwere der Schädigung richtet sich im allgemeinen nach der Gesamtdosis und nach der Zeit, in der diese appliziert wird. Es liegt auf der Hand, daß diese Tatsache die Möglichkeiten der Röntgentherapie stark beschneidet und oft die volle Ausnutzung ihrer guten Wirkung verhindert.

Betrachten wir nun zunächst die verschiedenen Arten der Anwendungsweisen, so ist zuerst der *Typus der geringen Einzeldosen* zu nennen. Wir nehmen dabei an dieser Stelle noch keine Rücksicht auf die spezielle Indikationsstellung zur Bestrahlung und auch nicht auf die sehr wesentlichen Modifikationen der Bestrahlungshäufigkeit und Stärke, die durch Kombination mit anderen Behandlungsmethoden erforderlich wird. Als schwache Dosen sind $^1/_5$ bis $^1/_3$ ED. zu betrachten. Ihr Indikationsbereich sind die vorstehend zuerst aufgeführten Erkrankungen. Zur Heilung ist meist die mehrmalige Wiederholung notwendig. Während man sich *im allgemeinen* in dieser Beziehung *nach dem Erfolg richten* wird, also bei sehr gutem Rückgang zunächst abwartet, ist die Nachhaltigkeit der Wirkung so kleiner Dosen meist doch gering; aus diesem Grunde soll man erfahrungsgemäß die Wiederholung der Bestrahlung nicht allzulange hinausschieben, weil sonst die Erholungspausen für die radiosensiblen pathologischen Produkte zu groß werden. Ein Zeitraum von 7—14 Tagen dürfte der passendste sein, wobei bei empfindlichen Erkrankungen an der oberen, bei unempfindlichen an der unteren Grenze zu bleiben wäre. Die *erlaubte Anzahl* der Einzelbestrahlung richtet sich nach der Höhe der Einzeldosen und nach den Pausen zwischen diesen. Aber selbst bei geringen Dosen und langen Pausen muß die Serie abgebrochen werden, wenn eine Gesamtdosis von 1 bis 1,3 ED. erreicht ist. Bei dieser Grenze beginnt nämlich die Gefahr der Spätschädigungen, die oft um so unerwarteter sind, als eine eigentliche Röntgenreaktion nicht aufzutreten pflegt. Die durch fortgesetzte Kleindosenbestrahlungen gesetzten Schädigungen haben ein ganz charakteristisches Aussehen insofern, als weniger die Atrophie der Oberhaut oder der Elastizitätsschwund, sondern lediglich Gefäßerweiterung in erster Linie und schwache, auch feinfleckige Pigmentierungen in zweiter Linie die hervorstechendsten Symptome sind. Man kann Fälle sehen, die geradezu das Bild eines Feuermales bieten. Erst bei noch weitergehender Schädigung treten auch die oberflächlichen dystrophischen Veränderungen der Epidermis in Gestalt von Verhornungsanomalien hinzu, gleichzeitig die Atrophie, bei der dann aber die Gefäßzeichnung gröber und weniger dicht auf narbenweißen Flächen erscheint. Nach der Reihenfolge, in der die Schädigungen auftreten (Blutgefäße, Epidermiszellen, Corium), läßt sich die Empfindlichkeitsreihe der am Aufbau der Haut beteiligten Gewebsarten aufstellen, die übrigens auch aus der experimentellen Forschung in dieser Weise bekannt ist. Dabei ist in kosmetischer Hinsicht besonders mißlich, daß Blutgefäße und Pigmentfunktion an erster Stelle stehen.

Die leichteren Schädigungen der geschilderten Art ereignen sich nicht allzu selten (nach dem Material der *Bonner Hautklinik in etwa 17%*, Schreus, Schreus und Klein), wenn eine größere Zahl von Bestrahlungsserien ohne die genügenden Pausen appliziert werden. Die allgemeine Anweisung, nach Erreichung der Gesamtdosis von 1 ED. eine Pause von 3 Wochen einzulegen, genügt nicht, um auf die Dauer sie zu verhindern. Vielmehr gilt diese Regel nur für die ersten beiden Bestrahlungsserien und auch nur dann, wenn darauf eine monatelange Pause streng eingehalten wird. Holzknecht hat auf Grund seiner großen Erfahrungen zu folgenden Pausen geraten: Nach Applikation von 1 ED. sehr harter, stark filtrierter Strahlen 6—8 Wochen, desgleichen von mittelstark und schwach gefilterten Strahlen 8—6—4 Wochen Pause. Im übrigen soll die Länge der Pausen soviel Wochen betragen, wie Holzknecht-Einheiten appliziert wurden. Schreus empfiehlt dagegen bei Oberflächenbestrahlungen ein mit der Anzahl der Serien steigendes Pausensystem, etwa nach folgender Stufung:

1. ED. bei 0—2 mm Al: 4 Wochen Pause.

2. ED. fraktioniert innerhalb 3 Wochen: 3 Wochen Pause. Nach der 2. Serie: etwa 2 Monate Pause.

3. 0,5—0,7 ED. bei 2—4 mm Al: 3 Wochen Pause. Nach der 2. Bestrahlung etwa der doppelte Zwischenraum; bei noch mehr Bestrahlungen: jedesmal über 2 Monate Pause.

4. ED. bei 4—11 mm Al (0,5 mm Zn usw.): 4, möglichst 6 Wochen Pause. Später wie bei 3.

Aus dem Gesagten ergibt sich, daß die Röntgenbehandlung dieser Art, selbst wenn sie bei manchen hartnäckigen, immer wieder rezidivierenden Hautkrankheiten als bestes Mittel herausgefunden und von den Kranken auch energisch verlangt wird, nicht allzu freigiebig angewandt werden darf. Mehr als 3 ED. sollen im Jahr in der Regel überhaupt nicht auf eine Hautstelle gegeben werden. Als Regel hat stets zu gelten, daß auch die *geringsten Zeichen einer Schädigung jede weitere Bestrahlung ausschließen.* Das Haushalten mit den Bestrahlungen wird erleichtert durch die Erfahrung, daß bei manchen Erkrankungen, besonders Ekzem und Psoriasis, Sicherheitsbestrahlungen wertlos sind, ja geradezu zur Provokation von Rezidiven führen können.

Bei der Anwendung von *mittelhohen Dosen* muß fast mit noch größerer Gewissenhaftigkeit verfahren werden, wenigstens was die untere Grenze der möglichen Wiederholungen anlangt. Es handelt sich bei diesen stets um Filterbestrahlungen. Besonders auf großen Bezirken und bei Durchstrahlung intakter Haut ist kein Fall denkbar, der die Applikation einer halben Erythemdosis ungefilterter Strahlen rechtfertigen oder sogar erlaubt machen würde. Denn immer, wenn eine Dosis in dieser Höhe in Betracht kommt, handelt es sich entweder um Erkrankungen mit einer gewissen Tiefenausdehnung von mittlerer Empfindlichkeit oder um tief gelegene mit hoher Empfindlichkeit. Bei beiden Möglichkeiten muß aber nach den weiter unten entwickelten Grundsätzen eine harte und durch Filterung von weichen Komponenten gereinigte Strahlung verwendet werden. — Die biologische Wirkung einer einmaligen halben Erythemdosis gefilterter Strahlen auf gesundes Gewebe ist eine unvergleichlich viel stärkere als die Wirkung etwa von $^1/_3$ ED. ungefilterter oder selbst schwach gefilterter Strahlen. Letztere Dosis liegt an der unteren Grenze der Wirkungsschwelle überhaupt, die Steigerung der Wirkung oberhalb dieser Schwelle geht dann aber schneller als das Anwachsen der Dosis und kann bei 50—60% der HED. schon in der Nähe der Dauerveränderungen angenommen werden, die aber natürlich noch nicht als Schädigung im engeren Sinne bezeichnet werden müssen. Denn meist werden solche weder makroskopisch noch grobfunktionell in Erscheinung treten, sind aber doch wieder daran zu erkennen, daß eine so bestrahlte Stelle sicher monatelang, seltener sogar dauernd für eine zweite und öftere Strahleneinwirkung einen verminderten Widerstand zeigt. Es würde von Interesse sein, solche Hautstellen systematisch in längeren Zeiträumen auch histologisch bezüglich nachweisbarer Zellveränderungen zu studieren, wobei die amitotischen Kernteilungen, die zuerst Miescher beim Röntgenerythem beschrieben hat, vielleicht als erste Anzeichen eines veränderten Zelllebens zu betrachten wären, zumal sie auch ohne Erythem auftreten (Schreus).

Sicherlich stellt aber die *öftere,* besonders kurzfristige Applikation von 50% der ED. einen *starken örtlichen Eingriff* dar, der um so erheblicher ist, je härtere Strahlung verwandt wird. An solchen Stellen pflegen dann auch fast regelmäßig leichtere, und vereinzelt sogar schwerere und schwerste pathologische Veränderungen, Spätschädigungen, nicht auszubleiben. Die kritische Sichtung der Kasuistik lehrt, daß es besonders drei Momente sind, die die Entstehung von Spätschädigungen begünstigen. Dies sind hohe Dosen, harte Strahlen und kurzfristige Wiederholungen der Bestrahlungen. Bemerkenwert ist, daß es nicht notwendig ist, daß diese drei Momente gleichzeitig zusammentreffen, sondern daß jede einzelne für sich zu gleicher Wirkung befähigt ist.

Dieser Erfahrungstatsache sind bei mittelharter Strahlung und mittlerer Dosis vor allen die Pausen zwischen den einzelnen Bestrahlungen anzupassen. Vier Wochen, mindestens aber drei Wochen zwischen der ersten und zweiten Applikation sind notwendig, zwei Monate alsdann bis zur dritten. Damit ist dann auch schon die Grenze des Ungefährlichen erreicht; selbst bei sehr langer Pause muß man sich bei weiterer Bestrahlung vor Augen halten, daß man sich in der Gefahrzone befindet. Daß meist auch jetzt noch nicht eine unerwünschte Schädigung manifest wird, ist zwar sicher, kann aber nicht für das allgemeine

Handeln maßgebend sein, da für dieses die selbst seltenen Schadenfälle schwerer wiegen müssen. Ein Vorteil ist es, daß eine Bestrahlung in dieser Höhe eine viel länger dauerndere Einwirkung auf radiosensible Gebilde hat, als etwa die kleine Dosis der unteren Grenze und deshalb auch viel länger zugewartet werden kann und muß. Von diesem Gesichtspunkte aus sind die erforderlichen langen Pausen durchaus nicht als dystherapeutisch zu bezeichnen.

Alles, was von mittleren Dosen gesagt wurde, gilt in noch höherem Maße von solchen, die an die *volle Erythemdosis* heranreichen. Mit Ausnahme der Epilationsbestrahlungen kommen solche nur mit stärkerer Filterung (4 mm Al bis 1 mm Zink oder Kupfer) in Betracht. Wenn die einmalige Applikation auch meistens ohne Schaden vertragen wird, ist der *Prozentsatz von geringen Dauerveränderungen* doch schon *erheblich*, bei zweimaliger Applikation aber schon fast regelmäßig zu verzeichnen. Nur *sehr lange Pausen* vermögen hier die Gefahren herabzumindern, Pausen, *die zwei Monate* und *besser noch erheblich mehr* betragen. *Ohne gewichtigen Grund (bösartige Tumoren) sollte eine Wiederholung überhaupt nicht vorgenommen werden*; stehen kosmetische Rücksichten im Vordergrund, so unterbleibt sie ganz.

Es ist selbstverständlich, daß der *Röntgenschutz um so sorgfältiger ausgeführt werden muß, je härtere Strahlung und je höhere Dosen* appliziert werden. Eine Bestrahlung hochradiosensibler, normaler Organe ist damit überhaupt unzulässig. Auch Überschneidungsbestrahlungen, etwa im Sinne der Holzknechtschen Totalbestrahlung sind nur bei subtilstem Arbeiten anwendbar, besser durch Einzelfelderung mit peinlicher Abdeckung zu ersetzen (Markierung der Feldergrenzen mit Fettstift oder Argentum nitricum für längere Zeit). Die von Rothbarth empfohlene Dauertätowierung des bestrahlten Feldes dürfte zwar die größte Sicherheit gegen unbeabsichtigte Doppelbestrahlung, aber auch berechtigten Widerstand aus kosmetischen Gründen finden.

Die im vorstehenden dargestellten allgemeinen Richtlinien für die Anwendung der Röntgenstrahlen bei den verschiedenen Bestrahlungssystemen haben sich in langjähriger Erfahrung entwickelt. Die neueste Zeit beginnt aber bereits wieder davon abzubauen, und zwar sowohl in bezug auf die Höhe der Einzeldosis als auch auf die Länge der Pausen (O'Brien, Finzi, Thedering, Schreus, Stühmer). Nicht nur die Erfahrung, daß häufigere Bestrahlungen, selbst mit ungefährlich erscheinenden Dosen, nicht so harmlos sind, als man annahm, sondern auch die Erkenntnis der sehr viel längeren Nachwirkung einer einmaligen Dosis bildet die heutige Grundlage der Weiterentwicklung. Insbesondere wird die *Intensivbestrahlung* fast allgemein nicht mehr in der Weise geübt, daß sehr hohe Gesamtdosen in kürzester Frist appliziert werden, sondern man geht so vor, daß zwar die gleiche Gesamtdosis erreicht wird, aber eine schonende Verteilung über mehrere Tage erfolgt. Der Vorteil dabei ist das Ausbleiben der schweren Nebenerscheinungen allgemeiner Art. Bei der reinen Oberflächentherapie hält man sich nicht mehr an die schematische Applikation von etwa $3 \times 0{,}3$ ED. mit 7—10 Tage Abstand, ohne größere Rücksicht auf den Verlauf oder Zeitpunkt der Bestrahlung. Man geht vielmehr herunter auf $^1/_4$—$^1/_5$ ED. für die Einzeldosis, gibt diese mehr in einem Zeitpunkt, in dem die übrige Therapie, mit der stets begonnen wird, nicht mehr recht vom Fleck kommt. Ist dieser „tote Punkt" überwunden — und gerade hier zeigen die Röntgenstrahlen oft eine frappante Wirkung —, so wird mit einer oder zwei Bestrahlungen wieder die Röntgentherapie abgesetzt. Auf diese Weise läßt sich erreichen, daß die tatsächlich applizierte Strahlenmenge und die Einzeldosen stets gänzlich unschädlich bleiben und trotzdem der unangenehme Zustand vermieden wird, daß das Mittel Röntgenbestrahlung im ungünstigen Augenblick erschöpft ist. Alle „Sicherheitsbestrahlungen" oder dergleichen sollten endgültig verlassen werden, zumal ihr Wert mehr als problematisch ist (bei Ekzem z. B. keine Desensibilisierung nach Miescher, bei Psoriasis keine Rezidivverhütung). Ganz besonders herabgesetzt sind die Dosen allgemein bei der Tuberkulose, bei der es sich zweifellos um ganz besonders ungünstige biologische Bedingungen für die Bestrahlung handelt (Neigung zu Spätschäden: Iselin, Hoffmann und Schreus, Groedel und Lossen u. a.). Die moderne Bestrahlungsweise gleicht deshalb fast völlig dem Vorgehen bei Entzündungsbestrahlungen, d. h. die applizierten Dosen liegen bei $^1/_{10}$—$^1/_5$ HED. mit langen Abständen. (Vgl. auch die Übersicht über zur Strahlenbehandlung geeignete Hautkrankheiten S. 390.)

3. Die Empfindlichkeit der Haut.

Es ist eine auch heute noch nicht restlos geklärte Frage, inwieweit die *normale Empfindlichkeit* der Menschen einer geringen oder großen Schwankung um einen mittleren Wert unterliegt. Die Entscheidung dieser Frage stößt auf außerordentliche Schwierigkeiten, weil einmal die Überprüfung an einem großen, gleichartigen, normalen Menschenmaterial schwierig ist, andererseits aber die zahlreichen Fälle, die als Beweise für eine bestehende Überempfindlichkeit veröffentlicht worden sind, meist einer strengen Kritik nicht standhalten (Holzknecht, Kienböck, Oudin, H. E. Schmidt, Hess). Trotz einiger scheinbar gesicherter Belege (Strauss u. a.) für das Bestehen einer erheblichen *Idiosynkrasie* im Sinne Jadassohns ist im allgemeinen die meist vertretene Ansicht die, daß eine echte Idiosynkrasie gegen Röntgenstrahlen (schwerste Reaktion auf kleine Dosen) nicht sicher erwiesen ist. Demgegenüber ist aber *in engeren Grenzen die Empfindlichkeit* auch normaler Individuen *merklichen Schwankungen* ausgesetzt, die allerdings niemals solche Werte erreicht, daß von einer idiosynkrasischen Überempfindlichkeit oder auch Unterempfindlichkeit gesprochen werden könnte. Leider besitzen wir aber, wie gesagt, keine ganz sicheren Unterlagen zur Beurteilung dieser Frage, trotzdem einige allgemeine Gesichtspunkte bekannt und mehr oder weniger zutreffend sind. So ist nach Jutassy (zitiert nach Wetterer) die Haut blonder Individuen empfindlicher als die dunkler und häufig findet sich die Angabe, daß Rothaarige besonders stark radiosensibel zu sein pflegen (Tizianteint). Brünette Personen sollen dagegen besonders stark pigmentieren, selbst nach geringen Dosen (Belot u. a.). Frauen gelten im ganzen als empfindlicher als Männer. Von diesen Empfindlichkeitsunterschieden sind natürlich zu trennen die bei pathologischen Verhältnissen eintretenden Verschiebungen nach oben und unten, auf die an anderer Stelle zurückzukommen sein wird.

Mehr allgemein anerkannt sind jedoch die *regionären Empfindlichkeitsunterschiede* bei ein und demselben Individuum, die ziemlich regelmäßig angetroffen werden. Wetterer stellt die Gesichtshaut den Gelenkbeugen gleich und als empfindlicher hin als die Haut der Streckseiten der Extremitäten und besonders des Rumpfes. Diese Aufstellung wird im allgemeinen von allen Röntgenologen bestätigt und die übliche Erythemdosis dementsprechend auf die Bauchhaut bezogen. Einen so großen Unterschied (100%) zwischen Bauchhaut und Gesichtshaut wie ihn Wetterer angibt für mittelweiche Strahlen, habe ich bei harten Strahlen nicht finden können. Hierbei rücken übrigens die Handflächen und Fußsohlen mit an die erste Stelle.

Gesetzmäßig ist ferner die Abnahme der Empfindlichkeit mit steigendem Lebensalter. Birk und Schall bezeichnen die kindliche Haut als etwa doppelt so empfindlich als die Erwachsener, ohne daß aber die volle Erythemdosis Erwachsener eine Schädigung hervorriefe. Nach Schrutz beträgt die HED. bei Kindern 75% derjenigen Erwachsener. Nach Holfelder steigt die Empfindlichkeit (in Prozenten der ED.) vom 2. Lebensmonat (20%) für das 2. Lebensjahr auf 35—40%, um erst im 16. Lebensjahr 100% zu erreichen. Jenseits des 60. Lebensjahres nimmt die Empfindlichkeit dann langsam wieder ab, und zwar um 1% pro Lebensjahr. Empfindlicher sollen sein: Basedowiker (70—80%), Psoriatiker (60—80%), Ekzematiker (60—90%), Hypertoniker (80—90%), Diabetiker (60—90%). Nach meinen Erfahrungen möchte ich mich den Ansichten von BIRK und SCHALL anschließen.

Die Empfindlichkeit der normalen Haut gibt an sich noch keinen Maßstab für die *Empfindlichkeit pathologischer Veränderungen,* deren Träger sie ist. So läßt sich nicht allgemein sagen, daß auch ein Ekzemherd beim Kleinkind an sich empfindlicher gegen Röntgenstrahlen ist als beim Erwachsenen. Ein solches Verhalten wäre ja auch eigenartig, schon allein im Hinblick auf diese, bei der übrigen Therapie sonst nicht hervortretende Eigenschaft. Das gleiche wäre bezüglich der Unterempfindlichkeit bei alten Leuten zu sagen. Dessenungeachtet reagieren die kindlichen Hautkrankheiten oft besser als bei Erwachsenen, selbst bei ganz kleinen Dosen. Erklärlich könnte der bessere therapeutische Effekt dadurch sein, daß die kindliche und jugendliche Haut an sich einer leichteren „Umstimmung" in weitestem Sinne zugänglich ist, sei es wegen der lokalen Unberührtheit und Bildsamkeit der Hautzellen, sei es wegen des noch anders orientierten endokrinen Gleichgewichtes.

IV. Auswahl der Strahlenhärte.

Die Frage, mit welcher *Strahlenhärte* die Röntgentherapie am gefahrlosesten und besten ausgeführt werden soll, ist schon frühzeitig lebhaft diskutiert worden, leider ohne daß andere als klinische Erfahrungen, oft sogar nur Eindrücke als Richtlinien angeführt werden können. Die schon recht frühzeitig hervortretende *Neigung zur Verwendung harter Strahlen,* denen allerdings auch allerweichste (Lindemannröhren) gegenübergestellt wurden, ist dann besonders seit Einführung der Filterung, teils aus Gründen besserer Wirksamkeit, teils besseren Schutzes und größerer Ungefährlichkeit, immer dringender angeraten und geradezu gefordert worden (KUTZNITZKY). Diese rein klinischen Erfahrungen sollen nicht in ihrer Bedeutung herabgesetzt werden. Wenn aber eine vernünftige und unserer Einsicht zugängige Kritik der Wirkungsweise ermöglicht werden soll, so ist es doch ratsamer, prinzipiell die Grundlage des therapeutischen Vorgehens zunächst in rein physikalischen Gesichtspunkten zu suchen und dann erst diese im Verein mit der klinischen Erfahrung zu dem endgültigen Modus procedendi zu vereinigen.

Zwei Gesichtspunkte sind es, die vom *physikalischen und biologischen* Standpunkte für die Auswahl der Strahlenhärte in Betracht kommen. Das ist die Herbeiführung des gewünschten Erfolges mit einer *möglichst geringen* Strahlenmenge einerseits und die Erreichung des Zieles mit einem *Minimum* von unerwünschten *Nebenwirkungen* andererseits. Wir haben also die Beziehung

$$\text{Güte des Erfolges} = \frac{\text{Wirkung}}{\text{Nebenwirkung}}.$$

Fragt man zunächst, wann die günstigste Wirkung eintritt, so beantwortet sich die Frage ganz allgemein nach dem Gesetz KIENBÖCKS, daß die biologische Wirkung der absorbierten Strahlenmenge proportional ist. Es kommt also darauf an, die zur Wirkung ausreichende Strahlenmenge im Erkrankungsherd zur Absorption zu bringen. Eine zweite Frage ist dann weiter, ob die verschiedenen Strahlenhärten gleiche biologische Wirkung haben, oder ob eine Differenz zwischen ihnen besteht, die sie zu etwa verschiedenen Medikamenten stempeln. Es herrscht heute nach klinischen und auch experimentellen Ergebnissen ziemlich allgemein die Ansicht, daß eine solche Differenz nicht besteht.

In Wirklichkeit liegt diese Frage aber außerhalb des hier diskutierten Komplexes, weil es sich ja fast nie darum handeln kann, krankes Gewebe mit anderen Strahlen zu treffen als gesundes, eine Differenzierung auf diesem Wege also gar nicht unserem Wollen unterliegen kann. Praktisch sind uns auch schon aus dem einfachen Grunde die Hände gebunden, weil bei tiefgelegenen Erkrankungen weiche Strahlen überhaupt nicht rationell verwendet werden können und oft nur die allerhärteste Strahlung zur erforderlichen Tiefenwirkung eben genügt.

Schließen wir also, daß für die günstigste Wirkung nur die Anpassung an rein physikalisch-technische Fragen in Betracht kommen kann, so ist damit nicht gesagt, daß dieses Vorgehen auch zum günstigsten Erfolg führen *muß*. Insofern hat HOLZKNECHT recht, wenn er die ingenieurmäßige Lösung röntgentherapeutischer Fragen bekämpft und der klinischen Beobachtung die gebührende Stellung fordert. Es ist nämlich durchaus nicht gesagt, daß die nach obigen Gesichtspunkten erzielte günstigste Wirkung nun auch mit einem Minimum von Nebenwirkungen erreicht wird. Es nützt nichts, wenn etwa das Carcinom zwar zerstört, aber die Blutzusammensetzung oder eine Drüse mit innerer Sekretion dabei so geschädigt wird, daß der Mensch darüber zugrunde geht; oder um ein dermatologisches Beispiel zu nennen, die Haare mit einer weit unter der Erythemdosis liegenden Dosis epiliert, die Speicheldrüsen aber dabei schwer geschädigt werden. Hier muß offenbar der zweite Faktor, die schädliche Nebenwirkung berücksichtigt werden, die bei nennenswerter Größe den Erfolg zunichte machen kann. Gerade bei diesem Punkte werden die klinischen Erfahrungen zweckmäßig und vollwichtig eingesetzt werden müssen.

Auch hier sind wir heute oft im voraus imstande, aus den Gesetzen der Strahlenverteilung im Körper schon vorauszusehen, bei welchen Strahlenhärten das Gefahrenmoment auf eine beachtliche Größe steigt. Meist ist es besonders in der Dermatologie die unerwünscht große Tiefenwirkung, die der Steigerung der Strahlenhärte bis zu dem theoretisch begründeten Ausmaß ein Ziel setzt, ein Gesichtspunkt, der von H. E. SCHMIDT betont und besonders von E. HOFFMANN klar herausgearbeitet und begründet worden ist. Auf Grund dieser Überlegungen hat SCHREUS dann *die Grundsätze für die Auswahl der Strahlenhärte so formuliert, daß Oberflächendosis und Dosis am Krankheitsherd stets in einem solchen Verhältnis zueinander stehen müssen, daß eine ausreichende Oberflächenschonung gewahrt bleibt.* Die Tiefenschonung ist dann gleichzeitig auf das größtmögliche Maß gebracht, insofern nämlich, als eine etwa mögliche bessere Tiefenschonung nicht auf Kosten der Oberflächenbelastung gehen darf. Praktisch führt dieser Grundsatz dazu, bei tiefen Prozessen die Strahlenhärte je nach Radiosensibilität und Tiefenlage stets so groß zu wählen, daß im erkrankten Gebiet gerade eine gute Wirkungsdosis erzielt wird, ohne daß die Oberflächendosis über 0,5—0,7 ED. steigt. In schwierigen Fällen kann dabei evt. das Hilfsmittel der Kreuzfeuerbestrahlung ausgenutzt werden. Erst wenn die Radiosensibilität zu gering, oder die Tiefenlage zu groß wird, um selbst bei härtester Strahlung und 0,7 ED. Oberflächendosis eine genügende Wirkungsdosis im Krankheitsherd zur Absorption kommen zu lassen, soll die Oberflächendosis über 0,7 ED. erhöht werden.

So kommen wir auf Grund obiger Überlegungen zu der Anschauung, daß zur Erzielung eines möglichst guten Erfolges sowohl die „ingenieurmäßige“ Berechnung als auch die klinische Erfahrung Hand in Hand arbeiten müssen, um dem richtigen Vorgehen den Weg zu weisen. Tatsächlich sind denn auch die meisten Fortschritte in der Anwendung der Röntgenstrahlen zu Heilzwecken durch glückliche Verbindung beider Faktoren erzielt worden. Die heutige Grundlage der dermatologischen Röntgentherapie nach Tiefenlage der Erkrankungsherde und dieser angepaßten Auswahl der Strahlenhärte mit gleichzeitiger Berücksichtigung klinischer Erfahrungen wurde zuerst von GUNSETT auf Grund der Messungen von GUILLEMINOT klar formuliert. Die von GUNSETT aufgestellte Einteilung nach Tiefenlage und Strahlenhärte hat sich naturgemäß später nicht mehr wesentlich geändert, da es sich prinzipiell nur um eine *Weiterentwicklung* auf dieser Grundlage handeln kann. Eine solche stellen die neueren größeren Zusammenstellungen von Bestrahlungsanweisungen von MEYER, SCHREUS und HABERMANN, ARZT und FUHS, HOLZKNECHT, BLUMENTHAL u. a. dar.

Unterzieht man nunmehr die Anwendungsweise der Röntgenstrahlen bei den verschiedenen Erkrankungen nach oben entwickelten Grundsätzen einer näheren Betrachtung, so ist zu unterscheiden, zwischen ganz oberflächlich gelegenen, halb tiefen und tief gelegenen. Zu den oberflächlichen gehören Erkrankungen wie Ekzem, Psoriasis, fast alle ausgedehnten Dermatosen. Zu den halbtiefen alle, die sich in Tiefen von 3 mm bis etwa 1 cm erstrecken. Als Typen seien genannt: Acne, Lupus und auch die Haarpilzerkrankungen. Als tiefe schließlich manche Tuberkulosen, besonders auch Lymphome, vorgeschrittene maligne Erkrankungen und ihre Metastasen. Charakteristisch für letztere ist, daß sie oft von gesunder Haut bedeckt sind, wodurch ein besonderes Moment in die Auswahl der Strahlenhärte hineingebracht wird. Neben der Tiefenlage ist die Radiosensibilität zu berücksichtigen. Ist diese groß, genügen also geringe Strahlenmengen zu einer ausreichenden Wirkung, so kann mit relativ weicher Strahlung ohne Gefärdung der Oberhaut und mit ausgezeichnetem Schutz der Tiefe eine gute Wirkung erreicht werden (Ekzem, Psoriasis). Bei einer mittleren Radiosensibilität und nicht ganz oberflächlicher Lagerung gelangt man bei weicher Strahlung aber bald zu höheren Oberflächendosen, der Effekt wird also mit einer Schädigung, wenigstens aber Gefährdung der Haut erzielt. Härtere Strahlung mit schwacher Filterung (0,5—1 mm Al) läßt diesen Übelstand leicht beheben (Acne, indurierte Ekzeme, hornige Psoriasis oder Lichen ruber). Bei mittlerer Tiefenlage ist weiche Strahlung überhaupt nicht mehr, schwach gefilterte harte mit nicht viel besserem Erfolg zu gebrauchen, sondern hier wird zweckmäßig eine größere Tiefenwirkung durch eine mittelstarke, 3—4 mm Al betragende Filterung bei harter Primärstrahlung erzielt. Sie schädigt bei kleiner Oberflächendosis (bis 0,6 ED.) die Epidermis noch wenig, die Tiefe bis zu 3 cm wird aber schon recht intensiv beeinflußt. Bei sehr geringer Radiosensibilität oder großer Tiefenlage radiosensibler Erkrankung muß dann schließlich selbst allerhärteste Strahlung verwendet werden, die dann oft, besonders bei malignen Erkrankungen noch schöne Erfolge gibt. Allerdings ist ihre Verwendung beschränkt. Bereits eine mittlere Erythemdosis ist oft an empfindlichen Hautstellen die obere Grenze des Erlaubten für den bindegewebigen Anteil der Haut, und Kreuzfeuerbestrahlungen sind nur statthaft, wenn man sich genauestens über die entstehende Tiefenwirkung Rechenschaft gegeben hat. Der Indikationsbereich ist deshalb klein, er umfaßt außer Carcinom nur tiefgelegenen, direkt nicht zu erreichenden Schleimhautlupus, ferner Hyperidrosis, Syringome und bedingt Hypertrichose.

Bei der Frage nach der *Eignung einer Röntgenstrahlung für Oberflächentherapie* ist vom biologischen Standpunkt zu untersuchen, ob es auf die Anwendung der weicheren oder härteren Strahlenanteile ankommt. Hierbei ist zu bedenken, daß die biologische Wirkung weicher Strahlung wohl sicher in keiner Weise hinter der harten Strahlung zurücksteht und ihre Anwendung zugunsten härterer Strahlungen nur deshalb zurücktritt, weil es sich doch herausgestellt hat, daß ein gewisses Maß von Tiefenwirkung erwünscht ist und mit härterer Strahlung schonender erreicht wird. Die Anhänger der Behandlung von Hautkrankheiten mit harten ungefilterten Strahlen führen also eine kombinierte starke Oberflächenwirkung mit einer ausreichenden Tiefenwirkung gleichzeitig aus. Demgegenüber wird aber von vielen Autoren die prinzipielle Anwendung wenigstens eines schwachen Filters gefordert (Pagenstecher, Stern, Jadassohn, Stümpke, F. M. Meyer, Kuznitzky und Schäfer, Wetterer, Dösseker, Martenstein, Holzknecht, Riehl, Fuhs), früher meist mit der Begründung einer besseren biologischen Wirkung der harten Strahlen, in neuerer Zeit mit der Betonung der besseren Schutzwirkung eines, wenn auch dünnen Filters (Kuznitzky). Letzteres Argument ist aber nach einer Untersuchung von Schreus weder physikalisch noch klinisch (Schreus und Klein) ausschlaggebend; es liegt deshalb kein Grund vor, die ungefilterte Bestrahlung der schwachen gefilterten als unterlegen zu erklären (H. E. Schmidt, H. Meyer, Pförringer, Gunsett, E. Hoffmann, Blumenthal, Schreus, Schreus und Habermann, Linser, Uhlmann). Im übrigen ist aber auch zu bedenken, daß bei der verschiedenen Dicke der Glaswände der Röntgenröhren ein dünnes Schutzfilter bei dünner Röhrenwand eine immer noch weichere Strahlung ergeben kann als eine Röhre mit dicker Wand ohne Filter. Wucherpfennig hat neuerdings wieder auf diese in früherer Zeit viel beachtete Tatsache hingewiesen (Christen, Walter u. a.). Vom klinischen Standpunkt aus ist dies allerdings weniger wichtig als vom dosimetrischen bei Verwendung eines härteabhängigen Meßinstrumentes, wie z. B. der Sabouraud-Noiré-Tablette.

Der Vorzug der ungefilterten, weniger der schwachgefilterten Bestrahlung liegt in der größtmöglichen Tiefenschonung, die bei ausgedehnten Bestrahlungen nicht zu vernachlässigen ist (Einwirkung auf Blut, Röntgenkater). In dieser Beziehung ist die gelegentlich empfohlene Anwendung stärkerer Filterung bei oberflächlichen ausgedehnten Dermatosen geradezu als ungeeignet zu bezeichnen. Besonders bei Epilationsbestrahlungen genügen schwache Filter von 0,5—1 mm Al, bei stärkeren (2 mm und mehr: F. M. Meyer, Chajes, Wetterer, Blumenthal) stehen die Nebenwirkungen auf Speicheldrüsen, selbst Gehirn, (Pendergrass, Heymanns, Hauser, Rambo, Salis, Macleod) in keinem Verhältnis zum Gewinn an Hautschonung.

Den theoretisch besten Schutz der Tiefe bei fast alleiniger Beeinflussung der Oberfläche erreicht man mit *allerweichsten Strahlen,* wie sie aus einer Röhre mit besonderem Fenster aus *Lindemannglas* gewonnen werden können. Bereits in der ersten Zeit der Röntgentherapie waren Versuche mit solchen Röhren gemacht (Albers-Schönberg, Frank Schulz, Zehden), aber schwere Schäden gesetzt worden. Es war das Verdienst Buckys, neuerdings wieder die Erinnerung an diese Versuche wachzurufen, und auf neuer Grundlage (engbegrenzte Spannung von 7—9 kV) die *„Grenzstrahlentherapie"* eingeführt zu haben. Die Therapie wird heute mit besonders geeichten Transformatoren und Röhren mit Eisenantikathoden ausgeführt (weiche Eigenstrahlung vorteilhaft; auch anderes Material wurde vorgeschlagen; Gärtner und Klövekorn). Bucky bezeichnet die Grenzstrahlentherapie als „wirkliche Oberflächentherapie", die jeder Tiefenwirkung über das Epithel hinaus entbehre. Wenn auch in dieser allgemeinen Form eine solche Auffassung nicht richtig sein kann (vgl. dazu die Absorptionsmessungen von Bucky, Glasser, Leistner, Gabriel, Kirsch, Martenstein und Granzow-Irrgang, Schreus u. a.), so ist die Wirkung in unvergleichlich stärkerer Weise auf die Oberfläche begrenzt, als bei jeder anderen Art von Röntgenstrahlen. Man kann darin nach dem vorher über die Oberflächentherapiestrahlung Gesagten einen Nachteil erblicken, praktisch allerdings die Frage erst nach eingehenden Vergleich entscheiden, da unsere Kenntnisse über den Wirkungsmechanismus letzten Endes zu lückenhaft sind. Ein solcher Vergleich wurde von Schreus vorgenommen; bei äquivalenten (an der Stärke des Erythems gemessenen) Dosen ergab sich eine geringere Wirkung der Grenzstrahlen. Allerdings ist gerade das Erythem in diesem Gebiet ein sehr unsicheres Maß (MANNHEIMER, HAUSER und SCHLECHTER), so daß die weitere Entwicklung von der Erfahrung abhängig gemacht werden muß, ob sich die Applikation auch höherer Dosen als ungefährlich erweist. Die anfänglichen, günstigen Beobachtungen BUCKYs scheinen in dieser Beziehung, wie zum Schluß erwähnt sei, ihre Bestätigung zu erfahren. Im übrigen sind die Meinungen über den Wert der Therapie noch geteilt (Literatur: BUCKY, BUSCHKE und SKLARZ, MANNHEIMER, KIRSCH, KUHN, MARTENSTEIN und JUON, FRANK, LEISTNER, WERTHER, RUETE, STERN, UHLMANN, ARZT und FUHS, RUETE und FREUDENBERG, KÜSTNER, ELLER, ELLER und ANDERSEN, SAIDMANN, ELLER und BUCKY, SCHREUS, ROTTMANN, HERXHEIMER und UHLMANN).

Eine noch reinere Oberflächenwirkung ergeben *Kathodenstrahlen* und die α-Strahlen des *Thorium X,* die in ihrer Wirkung den Grenzstrahlen ähnlich sind und auch bereits zum Ultraviolettlicht Beziehungen aufweisen.

5. Sensibilisierung, Desensibilisierung.

Sensibilisierung und Desensibilisierung nennt man die *willkürliche Verstärkung* resp. *Verminderung* der biologischen Strahlenwirkung. Beide Hilfsmittel der Strahlentherapie sind Gegenstand ausgedehnter physikalischer und biologischer Versuche gewesen. Und wenn man zwar auch sagen kann, daß die physikalische Seite des Problems, soweit es sich um Sensibilisierung durch Sekundärstrahlen handelt, keine besonderen Schwierigkeiten bietet, so ist doch die Übertragung auf die praktische Therapie heute noch durchaus problematisch. Die Desensibilisierung ist gar überhaupt noch nicht in ein praktisch brauchbares Stadium getreten, wenigstens insofern nicht, als wir den Grad der Desensibilisierung willkürlich abstufen und eine beliebig gesteigerte Dosierung wagen können. Ja es ist nicht einmal klar, ob überhaupt von einer Desensibilisierung in dem Sinne gesprochen werden kann, daß die Röntgenstrahlenwirkung nicht nur vorübergehend aufgehoben wird, um später trotzdem in Erscheinung zu treten, wie auch die Erfahrungen an Pflanzensamen (KÖRNICKE, JÜNGLING u. a.) unbedingt in Betracht gezogen werden müssen und die Spätschädigungen lehren.

Es ist zu unterscheiden zwischen *lokaler* und *allgemeiner* Sensibilisierung oder Desensibilisierung. Während es für die *De*sensibilisierung an sich gleichgültig ist, ob sie den ganzen Organismus betrifft, oder lokal an dem gesunden, von der Strahlung durchsetzten Gewebe erfolgt — wenn sie sonst unschädlich ist und vor allem das pathologische Gewebe nicht ebenfalls in gleichem Grade unempfindlich macht —, kann es sich bei der Sensibilisierung nur darum handeln, die *Erkrankungsherde* in ihrer Empfindlichkeit gegen Röntgenstrahlen zu erhöhen. Der Idealfall wäre natürlich der, das gesunde Gewebe unempfindlich und das pathologische elektiv höher empfindlich zu machen, so daß entweder mit geringeren Strahlendosen ausgekommen werden kann oder aber relativ unempfindliche Erkrankungen mit in den Indikationsbereich gezogen werden können.

Eine Desensibilisierung ist bisher nur auf biologischem Wege versucht worden, da keine Stoffe oder Verfahren bekannt sind, die unmittelbar, entweder durch ihre Anwesenheit oder aber durch ihre mittelbare Wirkung die Empfindlichkeit der Zelle herabzusetzen vermöchten. Alle bekannten Desensibilisierungen wirken vielmehr auf dem Wege der *Anämisierung* der Gewebe und der damit verbundenen Herabsetzung der Lebenstätigkeit. Als solche kann auch im weitesten Sinne die öfters zu beobachtende Unterempfindlichkeit bei kachektischen und anämischen Personen aufgefaßt werden.

Das älteste Verfahren zur Desensibilisierung ist die *Druckanämie* von Schwarz, der überhaupt der Entdecker der Herabsetzung der Empfindlichkeit der Haut durch Anämie ist. Schwarz benutzte zur Kompression Holzplatten, die auf die Haut gedrückt wurden, oder die Biersche Stauungsbinde. Die Angaben von Schwarz wurden durch H. E. Schmidt u. a. vielfach bestätigt und das Verfahren heute noch allgemein vermittels der Kompressionstubusse angewendet. H. E. Schmidt nimmt an, daß eine dreifache Überdosierung bei Kompressionen möglich ist, doch ist es wohl kaum unternommen worden, eine so erhebliche Überschreitung auch praktisch öfters auszuführen. Aber selbst bei Applikationen der üblichen Dosen wird bei gleichzeitiger Kompression die Gefahr einer Schädigung herabgemindert. Reicher und Lenz, sowie später F. M. Meyer empfahlen dann die *Adrenalinanämie* zur Desensibilisierung, die Freund durch Iontophorese (folgender Lösung: Adrenalin $1^0/_0$ig 60,0, Novocain $^1/_2{}^0/_0$ 0,4, physiologische Kochsalzlösung 180; positiver Pol, 15—20 Milliamp. mehrere Minuten) bewirkt; weiter benutzten Jessen und Rzewuski ein Kompressorium aus *Luffaschwamm*, Christen einen *Gummiballon*, der auf etwa 40 cm Wasserdruck aufgepumpt wird. C. Hr. Müller hat demgegenüber einen neuen Weg beschritten, indem er die anämisierende Wirkung der *Hochfrequenzeffluvien* und *Diathermie* (Gazelage mit Wasser oder essigsaurem Blei getränkt unter der Elektrode) zur Desensibilisierung benutzt. Die Richtigkeit der Müllerschen Annahme wurde allerdings von Lenz mit guten Gründen bestritten und auch Freund gibt an, daß die stillen Entladungen geradezu sensibilisierend wirken. Nach Teilhabers Arbeiten kann man ebenfalls eher eine Sensibilisierung, als Desensibilisierung durch Diathermie erwarten. Kürzlich haben Martin und Kaldock angegeben, daß *Eisapplikation* selbst starke Dermatitiden verhindert, während Auer und Witherbee im Tierversuch nachgewiesen haben, daß Injektion von *Serum* kurz nach der Bestrahlung eine bedeutende Schutzwirkung gegen Röntgennekrosen entfalten kann.

Einen zwar im Effekt gleichen, in der Art der Wirkung aber nicht streng zu den Desensibilisierungsmethoden zu rechnenden Weg zur Applikation hoher Dosen hat Köhler beschritten. Er legt auf die Haut ein *Drahtnetz,* das das große Bestrahlungsfeld in viele kleine, durch geschützte Streifen begrenzte Feldchen auflöst. Hierdurch wird eine leichte Abheilung selbst bei hoher Überdosierung erzielt, die von den nichtbeschädigten Streifen ausgeht. So wird die Applikation von zwei und mehr Erythemdosen möglich. Es ist aber verständlich, daß nur bei weichen Strahlen dieser Schutz wirksam sein kann, bei harten Strahlen und unscharfem Brennfleck der Röhre ist die Tiefenschädigung genau so groß wie ohne Metallschutznetz und damit der Effekt negativ. Auf ähnlichen Gedankengängen beruhen die nicht metallischen Netzfilter von Morton.

Eine *Sensibilisierung* tritt im Gegensatz zur Anämie durch *Hyperämie* ein und ist demgemäß durch alle hyperämisierenden Maßnahmen zu erzielen. Zur Sensibilisierung im weiteren Sinne ist auch die Erhöhung der Strahlenwirkung durch *Sekundärstrahler* zu zählen.

Was zunächst die Sensibilisierung im engeren Sinne anlangt, so sind von bekannten Methoden zu nennen: *Hyperämieerzeugung* durch *stille Entladungen* (Freund, Finsen, Nagelschmidt, Frank Schulz); *Diathermie* (Lenz, Müller, Bering und Meyer); *Höhensonne* (Rost); Erfrierung durch *Kohlensäureschnee* (Hoffmann); *Tuberkulin* (Altstedt); *Frühreaktionen* (Schwarz). Größere Bedeutung hat keine dieser Methoden erlangt, weil es nicht möglich ist, die Hyperämie und damit die sensibilisierende Wirkung auf den Ort der Erkrankung zu beschränken, wodurch sie eher schädlich als nützlich wirkt. Als relativ einfache und auch exakt begrenzbare Sensibilisierungsmethode ist die Kohlensäureschnee-Erfrierung zu bezeichnen, die aber nur für ganz oberflächliche Angiome, Keratosen oder Carcinome geringer Ausdehnung anwendbar ist. Die Steigerung der Strahlenwirkung durch Hyperämie mit Hilfe von Jodtinktur, Wärme, Ammoniak, ultraviolettem Licht, bestätigen HALBERSTÄDTER und SIMONS. Die Verfasser konnten zeigen, daß die genannten Mittel lediglich infolge ihrer hyperämisierenden Wirkung, nicht aber über dem Umwege der Sekundärstrahlenerregung eine oft erhebliche Steigerung der Reaktion bewirken. Daß es nur die Hyperämie ist, die diese Steigerung bewirkt, konnte u. a. dadurch bewiesen werden, daß auch *nachträgliche* Applikation des Rubefaciens die gleiche Steigerung der Reaktion bewirkte. Letztere Beobachtung ist für die praktische Therapie deshalb besonders wichtig, weil sie ein direkter experimenteller Beweis für die häufig zum Schaden des Kranken und des Arztes gemachte Erfahrung ist, daß vor, gleichzeitig mit der Bestrahlung und kurz nach derselben angewandte starke Hautreize zu schweren und unerwarteten Reaktionen leicht führen können. Nach HAXTHAUSEN wirkt Lichteinwirkung örtlich sogar auch sensibilisierend, ohne daß eine sichtbare Reaktion eintritt.

Die Reize wirken aber wohl nur zum Teil auf dem Umwege über die Hyperämie. Zum Teil, z. B. bei chemischen Agenzien und mechanischen Insulten muß man auch eine *direkte Schädigung* der Zelle oder ihrer Bestandteile in Betracht ziehen, die sich dann zur Strahlenschädigung hinzu addiert und so sensibilisierend in ihrem Endeffekt wirkt.

Zur Sensibilisierung im weiteren Sinne gehört schließlich die *Sekundärstrahlen*therapie. Der Gedanke, durch Einbringung von Sekundärstrahlern in die Gewebe oder Hohlorgane, oder auf die Haut eine Steigerung der Röntgenstrahlenwirkung zu erzeugen, wurde wohl zuerst von BARKLA ausgesprochen. Es folgten bald auch praktische Versuche. [ALBERS-SCHÖNBERG *(Glasstrahlen, Aluminiumstrahlen)*, HERNAMANN-JOHNSON (Einführung von pulverisiertem *Silber* in den Darm oder Auflegung von Silberplatte auf die Haut), GAUSS und LEMBKE *(Kollargollösung)*, LÖWENTHAL *(Eisen)*, HARRES *(Zink)*, BECK *(Wismut)*, SPIESS und VOLTZ, TITUS *(Gold)*, FRÄNKEL, WYNEN *(Jodoform)*, ELLINGER, GANS, BERG, RAPP *(Thorium)*, BESSUNGER, VON ROHRER, STEPP und CERMAK, SHIONOYA u. a. *(Jod)*, WINTZ *(Kupfer)*, SLUYS *(Gold, Platin, Wismut, Uran)*]. Die meisten Autoren arbeiteten mit Silber in Form von Lösungen, Pulver oder in Platten- und Stäbchenform, auch Jodkali wurde vielfach injiziert oder per os in den Kreislauf gebracht, zur Ausnutzung des Speicherungsvermögens für Jod, das z. B. besonders in tuberkulösem Gewebe (LOEB und MICHAUD) und Carcinom (VON DEN VELDEN, TAKEMURA, JESS) zurückgehalten wird.

Eine Steigerung der Wirkung durch Sekundärstrahler wurde sowohl an Tieren (GAUSS und LEMBKE, KRÖNIG und FRIEDRICH u. a.), Bakterien (HALBERSTÄDTER) und auch an Menschen (VON ROHRER, STEPP, JÜNGLING, TITUS, SLUYS u. a.) beobachtet, aber auch häufig bestritten, so z. B. die Zweckmäßigkeit der Injektion von Jodkali durch LENK, PALUGYAY, für andere Sekundärstrahler von GUDZENT, HABERMANN, WYNEN. Aber auch sonst ist es die Schwierigkeit der Begrenzung der Wirkungssteigerung auf die krankhaften Produkte, die eine sichere praktische Ausnutzung der Sekundärstrahlentherapie unmöglich macht und diese Therapie bisher nicht aus dem Versuchsstadium heraustreten ließ.

Die physikalische Begründung der Sekundärstrahlentherapie ergibt sich aus der Eigenschaft der Atome, bei geeigneter Anregung durch Röntgenstrahlen eine eigene Fluorescenz- und Kathodenstrahlung auszusenden, die bei den Atomen mit geringer Ordnungszahl sehr wenig durchdringungsfähig ist und am Ort der Entstehung stark absorbiert wird. KRÖNIG und FRIEDRICH, sowie FRIEDRICH und BENDER, HOLTHUSEN, WYNEN haben aber gezeigt, daß alle diese Körper die Strahlen infolge ihrer starken Absorptionskraft so stark schwächen, daß eine größere Tiefenwirkung dadurch unmöglich wird. Gerade letzterer Umstand ist deshalb von besonderer Bedeutung, weil er auch die biologisch wahrscheinlich wirksamere Elektronenstrahlung der Sekundärstrahler in tieferen Schichten so schwach werden läßt, daß die Wirkung im ganzen geringer wird, als wenn ohne Sekundärstrahler gearbeitet würde. Erwähnt sei noch, daß die Erregung der Sekundärstrahlung nur bei Strahlen eintritt, die kurzwelliger sind als die ausgesandten Sekundärstrahlen, was bei der Auswahl der Sekundärstrahler und der Betriebsweise zu berücksichtigen ist.

Im Gegensatz zu der lokalen Sensibilisierung steht nun die *allgemeine Sensibilisierung,* die Steigerung der Empfindlichkeit des ganzen Individuums. Eine solche ist denkbar:

1. Als konstitutionelle Sensibilisierung und
2. als temporäre Sensibilisierung.

Unter die Gruppe konstitutionelle Sensibilisierung sind im großen und ganzen die Fälle zu zählen, die als *Idiosynkrasie* bezeichnet worden sind. Untersuchungen darüber, ob diese Idiosynkrasie dauernd oder nur periodisch ist, sind nicht angestellt worden, wie denn überhaupt das Vorkommen echter Idiosynkrasie zum mindesten zweifelhaft ist (Hess u. a.). Sicherlich gehört aber ein Teil dieser sogenannten Idiosynkrasiefälle zu den temporären Zuständen, bei denen eine erhöhte Empfindlichkeit des ganzen Organismus eintreten kann. Eine solche ist beobachtet als künstlich erzeugte und diathetisch-endogen bedingte.

Künstlich erzeugte vorübergehende Empfindlichkeitssteigerungen beobachtet man ziemlich regelmäßig bei gleichzeitiger oder kurz vorhergegangener ausgedehnter *Lichtbehandlung* des ganzen Körpers (Rost), wobei es gleichgültig ist, ob etwa die mit Röntgenstrahlen behandelte Fläche auch von der Besonnung getroffen wurde. Die Empfindlichkeitssteigerung ist merklich, um 30% herum, so daß bei hohen Dosen unter Umständen Vorsicht walten muß. Bei Applikationen von 0,6 ED. können schon leichte Erytheme auftreten. — Eine idiosynkrasieartige Steigerung der Empfindlichkeit hat Fränkel nach *Salvarsan*injektionen beschrieben. Zu den *diathetischen Formen* gehören in erster Linie allgemeine Sensibilisierungen bei *Diabetes* (von Seuffert), Nephritis, Basedow (Neu) und evt. auch Encephalitis lethargica (Appelrath), aber man muß beachten, daß alle die verschiedenen zitierten Ursachen lange nicht mit derselben Regelmäßigkeit Empfindlichkeitssteigerungen bewirken, wie etwa starke Sonnenkuren. Bedeutungsvoll ist es aber natürlich, die Kranken vor der Bestrahlung auf das Vorliegen einer der genannten Ursachen zu untersuchen.

6. Spezielle Therapie.

Eine ausführliche Besprechung der speziellen Röntgentherapie der Hautkrankheiten erfolgt in den verschiedenen Abschnitten des Handbuches für Haut- und Geschlechtskrankheiten, so daß ein Eingehen auf Einzelheiten sich an dieser Stelle erübrigt. Die nachstehende tabellarische Übersicht (S. 390 und 391), die keineswegs den Anspruch auf Vollständigkeit erhebt, soll nur in gedrängter Form zeigen, wie sich auf Grund der in den vorhergehenden Abschnitten dargelegten Grundsätze eine gewisse Ordnung nach Bestrahlungsart und Dosen erzielen läßt. Die in der Spalte „Bemerkungen" gegebenen Erläuterungen geben nur in aller Kürze spezielle Hinweise, bezüglich Einzelheiten muß auf die Einzeldarstellungen dieses Handbuches verwiesen werden.

Dagegen erscheint es notwendig, hier kurz die allgemeinen Gesichtspunkte zu streifen, die bei Kombination der Röntgenbehandlung mit anderen Behandlungsmethoden zu berücksichtigen sind. Es lassen sich hier einige allgemeine Regeln aufstellen, die sich besonders auf die Schädigungen erstrecken, die bei unvorsichtiger Kombination möglich sind und nicht ganz selten beobachtet werden.

Die allgemeinen Richtlinien für die neben der Röntgentherapie auszuführende Behandlung lassen sich in dem Hauptsatz zusammenfassen; *jede Summierung von Reizen oder schädlichen Einwirkungen muß bei der Röntgentherapie vermieden werden, weil sie zu einer Steigerung der Röntgenwirkung führt.*

Bei der Kombination mehrerer Reize auf das gleiche Gewebe tritt nicht nur eine Summation der Wirkungen, sondern eine *Potenzierung* ein. Außerdem besteht eine merkwürdige Gesetzmäßigkeit: *Ist unter mehreren Reizen einer ein Röntgenreiz, so verläuft die Wirkung der gesamten Reize unter dem Bilde und vielleicht sogar mit den Folgen eines stärkeren Röntgenreizes.* Dieser steht dann so im Vordergrund, daß die anderen Reize ihm gegenüber als untergeordnet erscheinen. Sie imponieren lediglich als Sensibilisierungsmittel für den Röntgenreiz.

Da man in den praktisch gebräuchlichen Grenzen die gewöhnlichen Reize als harmlos, den Röntgenreiz als gefährlich betrachten kann, so ist es klar, daß letzterer besondere Berücksichtigung bei jeder, mit Röntgenbestrahlungen kombinierten Behandlungsmethode verlangt. Die Zulässigkeit anderer Behandlungsmethoden richtet sich also lediglich nach ihrer Wertigkeit in bezug auf Steigerung der Röntgenreaktion. Daraus folgt nun gleich weiter, daß diese Zulässigkeit in erster Linie von der Stärke des Röntgenreizes abhängig ist. Bei schwachem Röntgenreiz können relativ starke, andersartige Reize ohne Schaden erträglich sein, bei mittelstarken ist bereits große Vorsicht geboten, bei starken überhaupt kein anderer Reiz mehr erträglich.

Bei Bestrahlungen mit Drittelerythemdosen wird man im allgemeinen bezüglich anderer Behandlungsmethoden keine besondere Vorsicht walten lassen brauchen, kann beispielsweise Chrysarobin gleichzeitig bei Psoriasis verwenden. Erst gegen Schluß des Bestrahlungsturnus, wenn bereits 0,6 ED. oder mehr appliziert sind, ist etwas Vorsicht am Platze.

Bei Epilationsbestrahlungen oder Filterbestrahlungen mit 0,6 ED. ist bereits eine so stark reizende Behandlung ausgeschlossen. Unverdünnte Jodtinktur darf beispielsweise nicht mehr auf Trichophytieherde gepinselt werden, lokale starke Quarzreaktionen nicht unmittelbar vor oder nach Röntgenbestrahlung eines Lupusherdes gesetzt werden.

Bei an die Erythemdosis heranreichenden Dosen sind selbst harmlose Applikationen, wie Besonnung, Wärme, Aufkleben von Heftpflaster, Umschläge mit Alkohol oder zu starken medikamentösen Lösungen gefährlich oder können starke Reaktionen auslösen, wo sonst sicher nur schwache oder gar keine zu erwarten wären.

Die im allgemeinen neben der Röntgentherapie anzuwendende übrige Therapie, ihre richtige und vorsichtige Auswahl stellt an die Kritik und Kunst des Arztes erhebliche Anforderungen. Grundsätzlich falsch ist es, der Röntgentherapie schematisch stets die Hauptrolle zuschieben zu wollen. Ganz das Gegenteil muß im allgemeinen als Richtlinie gelten, um so mehr, als gerade die Röntgenstrahlen wegen der in der Menge stark begrenzten Anwendbarkeit am schnellsten sich erschöpfen und alle Hautkrankheiten im röntgengeschädigten Gebiet besonders hartnäckig und therapeutisch schwer angreifbar sich erwiesen. Ihre richtige Einsetzung führt aber auch erst zu der vollen Entfaltung des therapeutischen Erfolges. Es kann ja doch keinem Zweifel unterliegen, daß auch die Röntgenstrahlen oft nur *eines* der Mittel darstellen, die bei einer Krankheit mit guter Wirkung anwendbar sind. Der Standpunkt, daß die Röntgenstrahlen allein das Heilmittel sein sollen und müssen, sollte überwunden sein.

Übersicht über zur Strahlenbehandlung geeignete Hautkrankheiten nebst Angaben

Die *Halbwertschichten* der angegebenen Strahlungen sind aus nebenstehender Tabelle zu entnehmen. Die *Pausen* sind als *Mindestpausen* zu werten, die ohne zwingenden Grund nicht unterwählen. Erfahrungen angegeben, die aber keineswegs als abgeschlossen gelten können. Pausen usw. ähn- Für Thorium X

kV max. Kugelfunkenstrecke	Filter mm	H.W.S. angenähert
90	∅ Al	0,03 Cu
90	0,5 „	0,045 „
90	3,0 „	0,11 „
120	∅ „	0,04 „
120	0,5 „	0,05 „
120	3,0 „	0,17 „
170	3,0 „	0,36 „
170	0,5 Cu +1,0 Al	1,00 „

Krankheiten, in Gruppen zusammengefaßt nach Bestrahlungsart	Dosierung: Spannung kV max.	Dosierung: Filter mm	Dosierung: Dosis in r	Wiederholung der Einzeldosis in Tagen	Anzahl der Einzeldosen pro Serie	Anzahl der Serien im Jahre	Grenzstrahlen 9 kV Fokus-Haut Abstand 10 cm Dosen in R	Thorium X Degea S=Salbe; L=Lösung; I=Injektion; Zahlen=e.s.E. pro g bzw. ccm	Bemerkungen
Dermatitiden (endo- und exogene) Dermatitis herpetiformis (DUHRING) Ekzeme Eczema marginatum Erythrodermien Interdigit. Trichophytie u. Blastomykose Lichen ruber Parapsoriasis Prurigo Pruritus Psoriasis	90—120	0—0,5 bis 1,0 Al	80—120	7—10	5—4	2 (—3)	800—1200 800—1500 800—1500 2600—4000 800—1500 — 1500—2000 1200 — 700—800 300—700	S oder L 1000-2000	Zweck der Bestrahlung bei dieser ganzen Gruppe Unterstützung der sonstigen Therapie. Oft als Anstoß zur Besserung ausreichend. Keine Sicherheitsbestrahlung. Filter je nach Infiltration, bei pruriginösen Affektionen und Pruritus Filterbestrahlung oft etwas wirksamer als ungefilterte; desgl. bei Lichen ruber. Hierbei auch Bestrahlung des Rückgrades, Hals, Brust und obere Lendenwirbelsäule, am besten mit Filterung (120—180 kV, 3 Al oder 0,5 Cu, 200—300 R). Bei Nagelaffektionen stärkere Filterung (1,0 bis 3,0 Al) und Dosen bis 300 R mit entsprechend verlängerten Pausen.
Acne vulgaris „ necrotica „ rosacea Perniones	90—120	0,5—1,0 Al	100—120	7—10	3—4	2		S oder L 1000-2000	Cave zu starke Schälpräp., sowie starke Ultraviolettreaktionen. Suberythematöse lange fortgesetzte Ultraviolettbehandlg. anzuraten und führt oft allein zum Ziel.
Entzündungsbestrahlungen Adnexitis, Arthritis, Erythema nodosum, Epididymitis, Furunculose, Lymphomata	120—180	3 Al bis 0,5 Cu	70—100	10	1—4		400—500		Oft Rückbildung im Anfangsstadium, später beschleunigte Einschmelzung.
Tuberkulosen (s.a. Varia) Erythema induratum, Lupus pernio, L. vulg., Lymphomata tbc., Skrofuloderm, Tbc. verrucosa, Ulcera tbc.	120—180	3 Al bis 0,5 Cu	100	10—14	3—4	2	3000—4000		Erfolge bei geringen Dosen kaum schlechter als bei größeren! Cave ältere Technik wegen Gefahr der Induration.
„*Reiz*“*bestrahlungen.* Alopecia areata Defluvium capill.	70—120	0,5 Al	50 (—70)	30		3—5			3stellige Kopfbestrahlung aus großem Abstande. Erfolge sehr wechselnd.
Thymus bei Psoriasis	120—180	3 Al-0,5 Cu	50	30		2—3			Thymuszipfel am Hals mitbestrahlen!

der Dosen und Bestrahlungsart sowie der Grenzstrahl- und Thorium X-Indikationen.

Für *Kinder*, besonders *Kleinkinder*, sind im allgemeinen die niedrigsten angegebenen Dosen zu schritten werden sollten. Die Dosen für *Grenzstrahlen* sind im allgemeinen nach Bucky und eigenen lich wie bei Röntgenstrahlen. Die Gefahr übler Spätfolgen braucht nicht überschätzt zu werden. gilt das gleiche.

				Monate					
Epilationen.									
Acne keloides nuchae, Favus, Mikrosporie, Sycosis simplex, Trichophytie	90—120	0,5 Al	300	6	1		1000—2000		Epilationen Bart 4stellig, Kopf 5stellig. Bei Kindern unter 3 Jahren Thalliumepilation. Bei Kombination von Thallium und Röntgen (je etwa die Hälfte der Dosis) richtige Epilation schwieriger zu treffen. Die angegebene Dosis gilt unter der Voraussetzung der Überschneidungsbestrahlung; für Einzeleinstellung 350–400 R.
Neubildungen.									
Condylom. acuminata	120—180	3Al-0,5Cu	300—400	2	1	2			Nur junge wachsende Beete bieten Aussicht auf Erfolg; bei Mißerfolg chirurgische Entfernung.
Syringome	120—180	3Al-0,5Cu	400—500		1	1			
Verrucae vulgares	120	3 Al	500		1	1	1500—5000		Stets scharfe Abdeckg.; gelocht. Bleiblech.
Keratosen	120	3 Al	400—500		1	1			Desgl.
Epitheliome	120—180	3Al-0,5Cu	550	3	1	2	1000—3000	S oder L 2000-5000	Oft Thorium X bei flachem Epitheliom am besten. Grenzstrahlen sowie besonders auch Radium zu empfehlen.
Cancroide	180	0,5 Cu	550—800	2—3	1	2—3			Bei scharfer Abdeckung „kaustische" Dosis durch Überdosierung. Metastasen und sonstige Carcinome nach Regeln der Tiefentherapie.
Leukämie, Lymphodermien, Mycosis fungoides	120—180	3Al-0,5Cu	200—400	1—2	1	1—4			Wiederholungen nur nach Bedarf. (Blutbild, Lymphknoten, Rezidiv.)
Sarkome	120—180	3Al-0,5Cu	300—400	1—2	1	1—3	2000		
Varia.									
Angioma									Radiumbestrahlung mit schwacher Filterung (β- + γ-Strahlen) gibt die günstigsten und sichersten Erfolge.
Aktinomykose	120—180	3Al-0,5Cu	300—400	1—2	1	2—3			Nebenher stets Jodkali.
Clavus	120—180	3 Al	500		1	1	1500—5000		Stets scharfe Abdeckung der Umgebung.
Hyperidrosis	120—180	0,5 Cu	400—450	3	1	2			
Hypertrichosis									Wegen Gefahr der Spätschädigung Strahlenbehandlung fast ganz verlassen.
Induratio penis plastica									Nur bei gefilterter Radiumtherapie Besserung zu erwarten.
Keloide									Stark gefilterte Radiumapplikation (γ-Strahlen).
Keratoma palmare et plantare heredit.	120—180	3Al-0,5Cu	400—450		1	1			Lediglich Beeinflussung der Hyperidrosis zu erwarten.
Lupus erythematodes	90—120	0,5—1 Al	450—500	2—3	1	2	2000—4000	S oder L 2000-3000	Besser Goldbehandlung.
Naevi									Besser chirurgische Methoden.
Parotisfisteln	120—180	3Al-0,5Cu	350	1	1	2			
Prostatahypertrophie	180	0,5 Cu							350—500 r Wirkungsdosis nach Regeln der Tiefentherapie (Kreuzfeuer).
Sarkoid Boeck	120—180	3 Al	300—450	2—3	1	2—3	1500—2000	I 1000-3000	Meist nur geringer Erfolg mit Röntgen.
Teleangiektasien, Naevus flammeus							1500—4000	2000-3000	Am besten Thorium X, auch auf Röntgenteleangiektasien.
Tonsillarhypertrophie	120—180	0,5 Cu							Zweiseitenbestrahlung mit 200—300 r Wirkungsdosis an den Tonsillen.

Selbst bei den Erkrankungen, bei denen sie allein von überragender Wirkung sind, sollte *das Ziel des therapeutischen Strebens* nicht aus dem Auge gelassen werden, nämlich *auf sichere, angenehme und gefahrlose Weise in möglichst kurzer Zeit den besten Effekt* zu erzielen. Deshalb ist es angebracht, im allgemeinen die Röntgenbehandlung stets gleichzeitig mit anderen bewährten Methoden zu kombinieren, wenn sich die Aussicht bietet, dadurch eine Potenzierung des Effektes zu erzielen und die Kombination ungefährlich ist. Bei Eintreten der Besserung werden sie als erstes Mittel wieder abgesetzt. Die oft ausgesprochene Ansicht, daß die verschiedenen Mittel nicht gleichzeitig, sondern nacheinander anzuwenden seien, kann nur zur gelegentlich ja unerläßlichen und nützlichen Feststellung der reinen Wirkung, vom allgemein ärztlichen Standpunkt, jedoch nicht als weise bezeichnet werden. Denn keine Behandlungsmethode kann für sich den Anspruch erheben, Selbstzweck zu sein, auch nicht die Röntgentherapie. Täte sie dies, so hätte sie sicherlich die heutige Bedeutung nicht erlangt und ihre Weiterentwicklung müßte bald verkümmern. Auch mit dieser Beschränkung verbleibt der Röntgentherapie ein großer, ungefährlicher und fast stets erfolgreicher Indikationsbereich.

Literatur.

ABRAHAM, ADOLF: (a) Über die Intensitätsverteilung der Röntgenstrahlenenergie innerhalb und außerhalb des Strahlenkegels bei verschiedenen Betriebsbedingungen. Fortschr. Röntgenstr. **34**, H. 6, 908—919 (1926). (b) Über die Intensitätsverteilung innerhalb und außerhalb des Strahlenkegels bei verschiedenen Betriebsbedingungen. Fortschr. Röntgenstr. **35**, H. 1, 102—106 (1926). — ADAMS: Über das Spektrum der Röntgenstrahlen einer Fokusröhre, sowie über die selektive Absorption der Strahlen in gewissen Medien. Philosophic. Mag. **1907**, 576. — ADLER, E.: Versuche über das KIENBÖCKsche und HOLZKNECHTsche dosimetrische Verfahren. Strahlenther. **5**, 465 (1914). — ALBERS-SCHÖNBERG: (a) Sekundentherapie (Therapie mit verkürzter Expositionszeit). Fortschr. Röntgenstr. **14**, H. 2, 132. (b) Beitrag zur therapeutischen Verwendung der Röntgenstrahlen in der Behandlung des Lupus. Fortschr. Röntgenstr. **1**, H. 2/3, 72 (1898). (c) Über die Behandlung des Lupus und des chronischen Ekzems mit Röntgenstrahlen. Fortschr. Röntgenstr. **2**, H. 1, 20 (1898). (d) Die Lindemannröhre. Fortschr. Röntgenstr. **17**, 225. (e) Das Problem der Sekundärstrahlentherapie. Fortschr. Röntgenstr. **21**, 60 (1914). (f) Die Röntgentechnik. 5. Aufl. Hamburg 1914. — ALFTER: Spektrographische und iontoquantimetrische Messungen an Röntgenapparaten. Fortschr. Röntgenstr. **31**, 106 (Kongreßh.). — ALLEN: Zit. im Handb. d. Physik von GEIGER und SCHEEL. S. 317. Physic. Rev. **1924**, 24. Jan. — ALTMANN, V.: (a) Gleichzeitige Röntgenepilation mehrerer Köpfe mit einer Röhre. Strahlenther. **15**, 667 (1923). (b) Über direkte Messung der reinen Streustrahlen innerhalb und außerhalb der Strahlenpyramide. Strahlenther. **17**, 341 (1924). (c) Gleichzeitige Röntgenepilation mehrerer Köpfe mit einer Röhre. Eine Methode des Massenbetriebs. Strahlenther. **15**, H. 5, 667—675 (1923). — ALTMANN, V., DE ROCHIN und E. GLEICHGEWICHT: Über den entwicklungsbeschleunigenden und entwicklungshemmenden Einfluß der Röntgenstrahlen. Fortschr. Röntgenstr. **31**, H. 1, 51. — ALTSCHUL, WALTER: (a) Kritische Bemerkungen zur Dosimeterfrage. Strahlenther. **20**, H. 3, 632—641 (1925). (b) Diskussion on international units and standards for X ray work. Critical remarks on the problem of dosimetry. Brit. J. Radiol. **23**, Nr 91, 81—83, 97—101 (1927). — ALTSTAEDT, E.: Sensibilisierung von Tuberkulin durch Röntgenstrahlen. Fortschr. Röntgenstr. **31**, 734. — ANCEL, S.: Action de faibles doses de rayons X sur des graines sèches. C. r. Soc. Biol. **91**, Nr 37, 1435—1436 (1924). — ANDERSEN, E.: Die Verstärkung der Röntgenstrahlenwirkung durch Haferkochsalzdiät. Strahlenther. **18**, 865. — ANDREWS, GEORGE C.: Units in superficial roentgenotherapy. Amer. J. Roentgenol. **14**, Nr 4, 336—340 (1925). — ANGEBAUD, P.: (a) Dispositif de protection pour haute tension dans les installations radiologiques. J. de Radiol. **7**, Nr 5, 227—228 (1923). (b) De la protection du radiologiste et des moyens de protection. J. belge Radiol. **13**, H. 5, 351—358 (1924). (c) De la protection du radiologiste et des moyens de protection. Arch. Electr. méd. **32**, Nr 504, 270—272 (1924). APPELRATH: Steigerung der Hautempfindlichkeit für Röntgenstrahlen bei Encephalitis lethargica. Strahlenther. **18**, H. 3, 593—594 (1924). — ARENS, ROBERT A. and N. H. BEETS: The practical measurement of X-ray quantity and quality in standard units. Urologic. Rev. **28**, Nr 5, 259—261 (1924). — ARISZ: Über die Herabsetzung des Röntgenkaters nach Kopfbestrahlung durch eine kurze Vorbestrahlung. Res. aus 47. algemene Vergardering of Zondag, 2. Dez. 1923. Nederl. Tijdschr. Geneesk. **1924**, 3. — ARNTZEN, LEIF und CARL KREBS: Investigation into the biological effect of filtered and unfiltered X-rays, as measured on peas. Acta radiol. (Stockh.) **4**, H. 1, 5—31 (1925). — ARZT, L. und H. FUHS: (a) Röntgen-Hauttherapie. Ein Leitfaden für Ärzte und Studierende. Wien u. Berlin: Julius Springer 1925. (b) Praktisch-therapeutische Erfahrung mit BUCKYs Grenzstrahlen. Zbl. Hautkrkh. **25**, H. 1/2, 31—32, 34—36 (1927). — ATHANASIADIS: Wirkung der Röntgenstrahlen auf den elektrischen Widerstand des Selens. Ann. de Physiol. **27**, 890 (1908). — AUER, J. und W. DE WITHERBEE: Studies on decreasing the reaction of normal skin to destructive doses of X-Rays by pharmacological means and on the mechanism involved. J. of exper. Med. **33**, Nr 6, Juni 1921. Ref. Fortschr. Röntgenstr. **28**, 621.

BACHEM, A.: (a) Die physikalische Begründung der Wirkung von Überdeckungsschichten. Fortschr. Röntgenstr. **28**, 255. (b) Die physikalischen Grundlagen der Uterusbestrahlung und die kombinierte Röntgen-Radiumbehandlung. Strahlenther. **12**, 979 (1921). (c) Zur praktischen Dosierung der Röntgenstrahlen verschiedener Härte. Strahlenther. **13**, 605 (1922). (d) Die physikalischen Grundlagen der Strahlentiefentherapie. Berl. klin. Wschr. **1921**, Nr 39, 1161. — BACHEM, ALBERT: The present status of the problem of X-ray dosage. Arch. physic. Ther. **7**, Nr 3, 151—162 (1926). — BAERWALD: Die physikalischen Grundlagen der Röntgen-Radium- und Lichttherapie. Strahlenther. **12**, 921 (1921). — BAHR, F.: Zur Frage der künstlichen Erzeugung von γ-Strahlen radioaktiver Substanzen mittels Röntgenröhren. Strahlenther. **5**, 427 (1914). — BARDACHZI, FRANZ und PAUL EPSTEIN: (a) Zur Dosimetrie in der Röntgentiefentherapie. Strahlenther. **21**, H. 3, 419—425 (1926). (b) Zur Dosimetrie in der Röntgentiefentherapie. Fortschr. Röntgenstr. **34**, H. 3, 368—369 (1926).— BARKLA, C. G.: Sekundäre Röntgenstrahlen in der Medizin. Strahlenther. **4**, 570 (1914). — BASSI, R.: Problemi di dosimetria nella terapia radiologica. Un nuovo istrumento misoratore e registratore. L'Actinoter. **3**, H. 3, 131—153 (1923). — BAUER, G.: (a) Über einen objektiven Härtemesser mit Zeigerausschalg für den Röntgenbetrieb. Dtsch. med. Wschr. **1910**, Nr 45, 2099. (b) Beiträge zur Röntgenometrie. Fortschr. Röntgenstr. **20**, 195 (1913). — BAUMEISTER, L.: (a) Strahlenverluste und wirksame Strahlung in der Röntgentiefentherapie. Münch. med. Wschr. **1920**, Nr 28, 814. (b) Die Dosierung nach Zeit mit Regenerierautomat und Spannungshärtemesser. Münch. med. Wschr. **1920**, Nr 36, 1047. (c) Das Filter für die Röntgen-Tiefentherapie. Münch. med. Wschr. **1921**, Nr 15, 458. (d) Meßtechnik in der Tiefentherapie. Strahlenther. **19**, Nr 2, 33—338 (1925). — BAXMANN, A.: Die Tiefenwirkung der mit verschiedenen Instrumentarien erzeugten Röntgenstrahlen. Strahlenther. **4**, 312 (1914). — BECKER, A. und G. HOLTHUSEN: Über die Trägererzeugung hochfrequenter Wellenstrahlung in abgeschlossenen Gasräumen. Strahlenther. **12**, 331 (1921). — BECKER, PH. F.: Zur Frage der Frühreaktion. Fortschr. Röntgenstr. **19**, 149. — BÉCLÈRE, A.: (a) La mesure indirecte du pouvoir de pénétration des rayons de Roentgen à l'aide du spintermètre de radiographie. **1900**, Nr 40. (b) Première note sur le dosage en radiothérapie avec l'ionométre du Dr. SOLOMON. Bull. Soc. Radiol. méd. France. Déc. **1921**, 182—185. (c) L'unification du dosage en radiothérapie. Bull. Soc. Radiol. méd. France **12**, Nr 111, 151—153 (1924). (d) L'érythème cutané et la dose dite d'érythème en radiothérapie. J. de Radiol. **9**, Nr 6, 275—283 (1925). (e) Sur l'unification internationale des mesures de dosage en roentgenthérapie. J. de Radiol. **10**, Nr 3, 125—128 (1926). (f) L'érythème cutané et la dose dite d'érythème en radiothérapie. Schweiz. med. Wschr. **56**, Nr 16, 361—366 (1926). (g) Über die internationale Vereinheitlichung der Dosimetrie der Röntgenstrahlen. Strahlenther. **21**, H. 3, 459—467 (1926). (h) La discordance des mesures pour l'évaluation de l'unité de dose radiothérapique en Allemagne et aux Etats-Unis. J. de Radiol. **11**, Nr 10, 535—539 (1927). (i) Le radioqualitométre à lecture directe et continue du Dr. SOLOMON. Bull. Acad. Méd. **97**, Nr 14, 444—446 (1927). (k) Discussion on international units and standards for X-Ray work. On international standardisation of measures in Röntgen therapy. Brit. J. Radiol. **23**, Nr 91, 66—72, 97—101 (1927). — BEETS, H. N. and ROBERT A. ARENS: Ready reference tables for superficial Röntgentherapy. Radiology **6**, Nr 5, 424—425 (1926). — BEEZ: (a) Über ein direkt reizendes elektrisches Röntgenstrahlenenergiemeter. Verh. dtsch. Röntgen-Ges. **7**, 118. (b) Ein neuer Härtemesser für Röntgenröhren. Fortschr. Röntgenstr. **11**, H. 4, 285. — BELOT, HARET, PROUST, SOLOMON, ZIMMERN und LEDOUX-LEBARD: Remarques présentées au nom de la comission de thérapeutique. J. de Radiol. **7**, Nr 4 (1923). — BELZ, MAURICE H.: The distribution of energy in the continuous X-ray spectrum. London, Edinbourgh a. Dublin philosophic. Mag. a. J. Sci. **1**, Nr 1, 50—67 (1926). — BEHNKEN: (a) Ein neuer Röntgenstrahlenhärtemesser. Fortschr. Röntgenstr. **30**, 553. (b) Beitrag zur Kenntnis des kontinuierlichen Röntgenstrahlenspektrums. Z. Physik. **3**, H. 1. (c) Die Verwendung von Verstärkungsfolien zur photographischen Dosisbestimmung. Fortschr. Röntgenstr. **29**, H. 3, 330. (d) Das kontinuierliche Röntgenspektrum. Z. Physik. **1921**, 241. — BEHNKEN, H.: (a) Maßnahmen zur Standardisierung der Röntgendosismessung in Deutschland. Strahlenther. **20**, H. 1, 115—120 (1925). (b) Discussion on international units and standards for X-ray work. The German unit of X-radiation. Brit. J. Radiol. **23**, Nr 91, 72—77, 97—101 (1927). (c) Die

Absolutbestimmung der Doseneinheit 1 „Röntgen“ in der Physikalisch-Technischen Reichsanstalt. Strahlenther. **26**, H. 1, 79—100 (1927). — Behnken, Hermann and Robert Jäger: The standardization of X-ray dosage. Radiology **10**, Nr 2, 275—279 (1928). — Benrath, A.: Über die chemische Wirkung der strahlenden Energie. Strahlenther. **7**, 88 (1916). — Berg, O. und Ph. Ellinger: Über biologische Röntgenstrahlenwirkung. 11. Mitt. **14**, 527 (1923). — Bergonié: (a) An electrostatic voltmeter as a continuous indicator of the penetration of a focustube. Arch. Roentgen Ray **1907**, Nr 90, 225. (b) Mesure du degré radiochronométrique par le voltmètre elektristatique dans l'utilisation en medicine des rayons de Roentgen. C. r. Acad. Sci. **1907**, 7. Jan. — Bernhardt, G.: Zur Pathogenese des Röntgenkaters. Klin. Wschr. **1913**, Nr 39, 1795. — Berthold, R.: (a) Über die Wirkung von Röntgenschutzstoffen. Strahlenther. **16**, H. 1, 147—154 (1923). (b) Über die Wirkung der Röntgenstrahlen. Strahlenther. **16**, 147 (1924). (c) Die photographische und ionisierende Wirkung von Röntgenstrahlen verschiedener Wellenlänge. Fortschr. Röntgenstr. **33**, H. 1, 100—103 (1925). — Berthold, R. und R. Glocker: Über die Strahlenschutzwirkung von Baustoffen. Strahlenther. **16**, 507 (1924). — Bitner: Beiträge zur Radiometrie. Wien. med. Presse **1906**, Nr 24. — Björling, E.: (a) Gesichtspunkte für die Dosierung der Röntgentherapie nebst Angabe einer einfachen Methode zur Messung der Röntgenstrahlen. Sv. Läkartidn. **21**, Nr 7 145—162 (1924). (b) A method of measuring Roentgen rays, particularly in skin therapy. Acta radiol. (Stockh.) **5**, H. 3, 277—283 (1926). — Blau und Altenberger: Über einige Wirkungen von Strahlen. Z. Physik **12**, 315. — Bley, K.: Entlüftung der Röntgenabteilung. Dtsch. med. Wschr. **1918**, Nr 15, 407. — Blumenthal, F.: (a) Strahlenbehandlung bei Hautkrankheiten. Berlin 1925. (b) Über die Behandlung der Trichophytie. Dtsch. med. Wschr. **1919**, Nr 21, 575. (c) Über die biologische Wirkung qualitativ verschiedener Röntgenstrahlen und ihre therapeutische Verwendung bei Hautkrankeiten. Dermat. Z. **30**, — Blumenthal, F. und Karsis: Über die biologische Wirkung der Röntgenstrahlen auf Mäuse. Dtsch. med. Wschr. **1916**, Nr 39, 1184. — Bolaffio, M.: (a) Zur Berechnung von Tiefenintensitäten. Strahlenther. **18**, H. 3, 595—604 (1924). (b) Versuche zur luftelektrischen und biologischen Wirkung von Strahlen verschiedener Wellenlänge. Strahlenther. **20**, H. 4, 673—736 (1925). (c) Zur Berechnung von Tiefenintensitäten. Strahlenther. **18**, 595. — Boos: Z. Physik. **10**, 1—21 (1922). — Boos, Chr.: Über die Erhöhung der Leitfähigkeit fester Dielektrika bei Bestrahlung mit Röntgenstrahlen. Z. Physik. **36**, H. 1, 18—35 (1926). — Borak, J. und A. Kriser: Zur Frage der Beziehung zwischen Röntgenkater und Leberbestrahlung. Med. Klin. **1923**, Nr 19, 644. — Bordier: (a) Nouveau Chromoradiomètre. Arch. Electr. méd. **1906**. Ref. Z. Elektrol. u. Röntgenkde **9**, 46. (b) Radiometric metods. Arch. Roentgen-Ray. Nr 71. Ref. Fortschr. Röntgenstr. **10**, 194. (c) Neues Chromoradiometer. Arch. Electr. méd. Nr 288. Fortschr. Röntgenstr. **16**, 405. (d) New model of Bordiers Chronoradiometer. Arch. Roentgen-Ray **1911**, Nr 131, 3. — Bordier und Gallimard: (a) Über die Wirkung der Röntgenstrahlen auf die Platino-Cynüre. Fortschr. Röntgenstr. 8, 455 (1905). (b) L'unité „J“, Nouvelle Unité de quantité des rayons X. Arch. Electr. méd. **1906**, 667. — Borell-G.: (a) Klinische Untersuchungen über die Erythemgrenze bei gynäkologischer Röntgentiefentherapie mit stark gefilterten Strahlen. Strahlenther. **2**, 683 (1913). (b) Experimentelle Untersuchungen zur Tiefendosierung harter Röntgenstrahlen mit besonderer Berücksichtigung der Streustrahlung. Strahlenther. **14**, 239 (1923). — Bouwers, A.: Measurements of the intensity of X-rays. Acta radiol. (Stockh.) **4**, H. 4, 368—376 (1925). — Bowes, Phyllis K.: Notes on X-ray protection. Brit. J. Radiol. **30**, Nr 296, 90—95 (1925). — Bragg, William: Discussion on international units and standards for X-ray work. Brit. J. Radiol. **23**, Nr 91, 64—66, 97—101 (1927). — Braun: Erfahrung mit der Dickfiltermethode bei Röntgentiefentherapie. Fortschr. Röntgenstr. **32**, Kongr.-H. 1, 141—142, 168—169 (1924). — Breitländer, Kurt: Wie groß ist der Rückstreuungsbetrag? Strahlenther. **23**, H. 1, 79—87 (1926). — Breitländer, Kurt und Karl Janssen: Vergleichende iontometrische Röntgenstrahlenmessungen mit dem Iontoquantimeter nach Wintz und dem Martius-Ionimeter, zugleich ein Beitrag zur Standarddosimetrie in R-Einheiten. Strahlenther. **22**, H. 2, 263—279 (1926). — Brenzinger, M.: Eine neue Aufladevorrichtung für Elektroskope, Iontoquantimeter und ähnliche Apparate. Strahlenther. **16**, 155 (1924). — Breuer: Die Bedeutung der willkürlichen Formgebung nach Jüngling in der Röntgentherapie. Fortschr. Röntgenstr. **34**, H. 4, 559—560 (1926). — Brind, E.: Über das Dreifeldersystem der Röntgenbehandlung der Pilzerkrankungen des Kopfes. Věstn. Röntgenol. (russ.) **3**, Nr 6, 291—292 (1925). — Brügel: Die Beeinflussung des Magenchemismus durch Röntgenstrahlen. Münch. med. Wschr. **1917**, Nr 12, 379. — Bucky, G.: (a) Zur Dosimetrie von Röntgenstrahlen. Münch. med. Wschr. **1911**, Nr 27, 1457. (b) Über die optisch korrekte Ablesung von Farbänderungen bei Röntgenstrahlendosimetern. Strahlenther. **111**, 172 (1913). (c) Über die optisch korrekte Ablesung von Röntgenstrahlendosimetern. Fortschr. Röntgenstr. **20**, 227 (1913). (d) Homogenisierung von Röntgenstrahlengemischen durch Filterung. (2. Mitt.) Fortschr. Röntgenstr. **30**, Kongr.-H. 1, 181. (e) Reine Oberflächentherapie mit überweichen Röntgenstrahlen. Münch. med. Wschr. **71**, Nr 20, 802—806

(1925). (f) Tatsächliche Oberflächentherapie und ihre Beziehung zu inneren Organen. Strahlenther. **25**, H. 1, 136—142 (1926). (g) Rationelle Hauttherapie durch Grenzstrahlen. Jkurse ärztl. Fortbildg **17**, H. 8, 19—23 (1926). (h) Ausblicke der Grenzstrahlentherapie. 89. Tag. Ges. dtsch. Naturforsch. u. Ärzte in Düsseldorf, Sitzg v. 23. Sept. 1926. (i) Grundlinien und Ausblicke der Grenzstrahlentherapie. Strahlenther. **24**, H. 3, 524 bis 533 (1927).

Caesar, F.: Zur Frage der Intensitätsverteilung bei Röntgenbestrahlungen. Strahlenther. **15**, 103 (1923). — Calabrese, Giulio A.: Su alcune coordinate fisiche di dosaggio in radioterapia. Arch. di Radiol. **1**, H. 3, 388—390 (1925). — Carelli, Humberto H. und Friedrich Vierheller: Vergleich zwischen deutschen und französischen R-Einheiten. Strahlenther. **21**, H. 3, 468—475 (1926). — Carlsten, Dag B.: Some practical experiences with the Baastroup-Johnson dosimeter. Acta radiol. (Stockh.) **9**, H. 1, 98—104 (1928). — Caspari: Biologische Grundlagen der Strahlentherapie. Dresden-Leipzig 1923. — Cermak, P. und F. Dessauer: (a) Über das Röntgenstrahlenspektrum. Fortschr. Röntgenstr. **22**, 337 (1914—15). (b) Über die Sekundärstrahlen als Gefahrquellen. Fortschr. Röntgenstr. **23**, 421. — Cerosole, G.: (a) Zur Bewertung der Villard-Effekte bei künstlichem und natürlichem Lichte. Fortschr. Röntgenstr. **21**, 587 (1914). (b) Die Bewertung des Villardschen Effektes bei künstlicher Beleuchtung. Strahlenther. **1**, 444 (1916). — Chajes, B.: Die Therapie der Bartflechte. Ther. Gegenw. **1918**, 122. — Chamberlain, W. Edward and Robert R. Newell: X-ray deep therapy installations in California. California Med. **23**, Nr 11, 1433—1434 (1925). — Chania, J.: Verfahren beim Einstellen der Röntgenröhre bei Mehrfelderbestrahlung. Strahlenther. **15**, 423 (1923). — Chantraine, Heinrich: Das Siemens-Meßgerät und das Gesetz vom Quadrat der Entfernung. Strahlenther. **21**, H. 1, 140—147 (1925). — Chaoul, G.: (a) Das Messen in der Röntgentiefentherapie. Münch. med. Wschr. **1919**, Nr 51, 1475. (b) Strahlensammler für kleine Felder. Fortschr. Röntgenstr. **31**, Kongreß-H. 108. (c) Über die Konzentration der Röntgenstrahlen und die Erhöhung des Dosenquotienten durch Streustrahlung. Münch. med. Wschr. **1921**, Nr 27, 851. (d) Die praktische Ausnützung der Streustrahlung in der Tiefentherapie. (Der Strahlensammler.) Münch. med. Wschr. **1921**, Nr 10, 291. (e) Über die Konzentration der Röntgenstrahlen und die Erhöhung des Dosenquotienten durch Streustrahlung. Münch. med. Wschr. **1921**, Nr 27, 851. — Chaoul, H.: (a) Über Dosimetrie in der Röntgentherapie und über ein direkt zeigendes Dosimeter. Münch. med. Wschr. **73**, Nr 13, 518—520 (1926). (b) Das Iontodosimeter. Ein direkt zeigendes Dosimeter für Röntgenstrahlen. Fortschr. Röntgenstr. **34**, H. 1/2, 162—165 (1926). (c) Ein direkt zeigendes Dosimeter, „Das Iontodosimeter". 17. Tag. dstch. Röntgen-Ges. Berlin, Sitzg. 11.—13. April 1926. — Christen, Th.: (a) Röntgenphotographie und Röntgentherapie, zwei komplementäre Probleme. Fortschr. Röntgenstr. **15**, H. 6, 348 (1910). (b) Über die Dosierung der Röntgenenergie. Münch. med. Wschr. **1911**, Nr 37, 1969. (c) Über die physikalischen und physiologischen Grundlagen der Tiefentherapie. Strahlenther. **1**, 51 (1912). (d) Messung und Dosierung der Röntgenstrahlen. Hamburg 1913. (e) Maße und Messungen in der Röntgenkunde. Fortschr. Röntgenstr. **20**, 182 (1913). (f) Zur Theorie und Technik der Härtemessung. Fortschr. Röntgenstr. **22**, 247 (1914/15). (g) Landläufige Irrtümer über Strahlenmessung. Strahlenther. **1916**, Nr 7, 452. (h) Zur praktischen Dosimetrie der Röntgenstrahlen. Münch. med. Wschr. **1918**, Nr 27, 736. (i) Bemerkungen zur Dosierungsfrage. Strahlenther. **9**, 638 (1919). (k) Bestimmung der Wellenlänge homogener Röntgenstrahlen auf elementarem Wege. Münch. med. Wschr. **1919**, Nr 28, 1084. (l) Über das Krönig-Friedrichsche Wirkungsgesetz. Strahlenther. **10**, 134 (1920). (m) Einige Anwendungen der Absorptionsgesetze auf die Röntgentherapie. Fortschr. Röntgenstr. **16**, 273. (n) Beitrag zur Einführung der direkten Dosimetrie. Fortschr. Röntgenstr. **18**, 149. (o) Direkt oder indirekt. Fortschr. Röntgenstr. **19**, 93. (p) Das Lastkonto der Sabouraudpastille. Fortschr. Röntgenstr. **19**, 161. (q) Strahlenmessung. Fortschr. Röntgenstr. **23**, 84. (r) Das Integral-Ionometer. Fortschr. Röntgenstr. **23**, 520. (s) Zur Frage der Heterogenität der Röntgenstrahlen. Fortschr. Röntgenstr. **24**, 166. (t) Sekundärstrahlen und Härtegrad. Fortschr. Röntgenstr. **25**, 55. (u) Antrag betr. Einführung eines praktischen Maßes für die Durchdringungsfähigkeit von Strahlen hohen Härtegrades. Fortschr. Röntgenstr. **26**, 38. — Christen und G. Meyer: Zur Dosierung der Röntgenstrahlen. Fortschr. Röntgenstr. **20**, 227 (1913). — Clark, Harry: Apparatus for making Roentgen-ray dosage measurements. Amer. J. Roentgenol. **17**, Nr 6, 667—670 (1927). — Cluzet: Utilisation du rayonnement secondaire produit par les rayons X. Lyon méd. **1921**, 639. — Colombo: (a) For the dosimetry of the Roentgen rays. Z. Elektrol. u. Röntgenkde **9**, 39. (b) Falschheit der durch das Barium-Platincyanür gelieferten radiometrischen Angaben. Fortschr. Röntgenstr. **10**, 102. — Coliez, Robert: (a) Sur quelques causes d'erreur des mésure ionométriques en radiotherapie. J. de Radiol. **7**, Nr 6, 267—270 (1923). (b) Considérations générales sur la répartition du rayonnement X dans les tissus au cours des application thérapeutiques. Bull. Soc. Radiol. méd. France **11**, Nr. 104 262—272 (1923). — Csaszar, Elemer: Die Messung der Röntgenstrahlen mit lichtelektrischer Zelle. Magy. Röntgen Közl. **1**, Nr 11, 325—334 u. dtsch.

Zusammenfassung **1927**, 355. — Curchod: Über genaue Meßverfahren in der Radiologie. Z. Elektrol. u. Röntgenkde **7**, 169. — Czepa, A.: Experimenteller Beitrag zum Problem der wachstumssteigerndenWirkung der Röntgenstrahlen auf normales menschliches Gewebe. Fortschr. Röntgenstr. **31**, H. 5/6, 731. — Czepa, A. und F. Högler: Zur Pathogenese des Röntgen- und Radiumkaters. Klin. Wschr. **1923**, Nr 52, 2341.

Daniels, W.: Eine neue Universalröntgenhängeblende. Fortschr. Röntgenstr. **24**, 507. — Dauvillier, A.: (a) Un dosimétre absolu à lecture directe pour rayons X pénétrants. Arch. Electr. méd. Nr. 491, août 1923, numéro du congrés de Bordeaux. (b) Présentation d'un dosimètre absolu à lecture directe. Bull. Soc. Radiol. méd. France **12**, Nr 107, 67—68 (1924). (c) X-ray dosage. Brit. J. Radiol. **22**, Nr 88, 115—127 (1926). (d) Le dosage des rayons X. Le Cancer **4**, Spez.-Nr. 168—178 (1927). (e) Le dosage des rayons X. Strasbourg méd. **85**, Nr 5, 69—76 (1927). (f) Le dosage des rayons X. J. de Radiol. **11**, Nr 3, 149—150 (1927). — Dauvillier, A. E.: Discussion on international units and standards for X-ray work. Radiological units in dosimetry. Brit. J. Radiol. **23**, Nr 91, 83—88, 97—101 (1927). — David: Capillarmikrosporie im Dienste der Röntgenologie. Fortschr. Röntgenstr. **30**, Kongr.-H. 1, 143. — David, O. und G. Gabriel: (a) Die Capillarmikroskopie des Röntgenerythems. Strahlenther. **15**, 125 (1923). (b) Die Capillarmikroskopie des Röntgenerythems. II. Mitt. **16**, 372 (1924). (c) Capillarmikroskopische Untersuchungen über die Tiefenwirkung von Röntgenstrahlen. Strahlenther. **17**, 192 (1924). — Davidsohn: Röntgenstrahlenmessung in der Praxis. Berl. klin. Wschr. **1909**, Nr 5, 206. — v. Dechend: (a) Über Schutzmittel gegen Röntgenstrahlen, insbesondere röntgenstrahlenundurchlässige Baumaterialien. Strahlenther. **11**, 851 (1920). (b) Über die Messung der Dosis in der Tiefentherapie. Fortschr. Röntgenstr. **26**, 468. — v. Dechend, G., G. Iten und G. Wintz: Die Messung der Primärstrahlung der Coolidge-, Lilienfeld- und selbsthärtenden Siederöhre. Fortschr. Röntgenstr. **25**, 330. — Delbanco, E.: Verschwinden der Warzen beider Hände nach Röntgenbestrahlung einer Hand. Dermat. Wschr. **1912**, Nr 50, 1524. Ref. Strahlenther. **1**, 96 (1916). — Del Buono: (a) Criteri fisici e clinici di lesioni della cute nella terapia Roentgen profonda. L'Actinoter. **11**, H. 4 (1922). (b) Alcune osservazioni al lavoro, del prof. Rocchi. Roentgenterapia. Campi di grande distanza e campi di piccola distanza. Radiol. med. **9**, Nr 5 (1922). (c) Contributo clinico e sperimentale alla conoscenza delle lesioni da raggi. L'Actinoter. **3**, H. 7 (1923). (d) Che c'e' di vero sulle lesioni da raggi? La cultura medica moderna **1924**, Nr 8. — Dessauer: (a) Die physikalischen und technischen Grundlagen der Tiefenbestrahlung. Strahlenther. **1**, 310 (1912). (b) Fortschritte in der Erzeugung harter Röntgenstrahlen. Münch. med. Wschr. **1913**, Nr 41. Ref. Strahlenther. **1**, 169 (1916). (c) Versuche über die harten Röntgenstrahlen mit Berücksichtigung der Tiefenbestrahlung. Münch. med. Wschr. **1913**, Nr 13, 696. (d) Versuche über die harten Röntgenstrahlen. Fortschr. Röntgenstr. **20**, 586 (1913). (e) Die physikalischen und technischen Grundlagen bei der Radiumbestrahlung und die wichtigsten Fehler. Strahlenther. **4**, 452 (1914). (f) Homogenstrahlungslehre. (Die physikalischen Grundlagen der Tiefenbestrahlung.) Strahlenther. **5**, 148 (1914). (g) Eine Vorrichtung zur Darstellung des Strahlenganges in der Tiefentherapie. Strahlenther. **5**, 492 (1914). (h) Radium, Mesothorium und harte X-Strahlen usw. Leipzig 1914. (i) Vergleichende Versuche mit modernen Röntgeninstrumenten. Fortschr. Röntgenstr. **22**, 43 (1914/15). (k) Weitere Untersuchungen über das Gebiet der sehr harten Röntgenstrahlen und ihre Anwendung in der Tiefentherapie. Münch. med. Wschr. **1918**, Nr 37, 1026. (l) Das Problem der Röntgentiefentherapie vom physikalischen Standpunkt. Klin. Wschr. **1922**, Nr 28, 1395. (m) Antwort auf die Bemerkung zu der Arbeit von Dr. Pohle „Wassergefüllte Gummikissen als Überdeckungsschicht" von Priv.-Doz. Dr. O. Jüngling. Strahlenther. **14**, 886 (1923). (n) Dosierung und Wesen der Röntgenstrahlenwirkung in der Tiefentherapie vom physikalischen Standpunkt. Strahlenther. **18**, 486 (Dresden 1923). (o) Über die Röntgendosisverteilung in der Tiefentherapie. Bemerkungen zu der vorläufigen Mitteilung von Herrn Oberarzt Dr. Hans Holfelder, Frankfurt a. M., in Klin. Wschr. **2**, Nr 4, 154. Klin. Wschr. A, Nr 18, 832—834 (1923). (p) Zur Therapie des Carcinoms mit Röntgenstrahlen. Vorlesungen über die physikalischen Grundlagen der Tiefentherapie. 2. verb. Aufl. Dresden u. Leipzig: Theodor Steinkopff 1923. (q) Bemerkung zur vorstehenden Notiz des Herrn Vierheller. Strahlenther. **16**, 449 (1924). (r) Zur Besprechung der Punktwärmehypothese durch Holthusen. Strahlenther. **20**, H. 2, 307—321 (1925). (s) Bemerkungen zum Dosierungsproblem. Strahlenther. **23**, H. 4, 579—593 (1926). (t) Homogenität und Dosis. Erwiderung auf die Angriffe in Herrn Dr. Christens Arbeit: Messung heterogener Röntgenstrahlen. Fortschr. Röntgenstr. **24**, 35. — Dessauer, Fr. and B. Rajewsky: Discussion on international units and standards for X-ray work. Further researches on intensity-distribution in irradiated media. Brit. J. Radiol. **23**, Nr 91, 92—101 (1927). — Dessauer und Vierheller: (a) Die Tiefenwirkung der Röntgenstrahlen. Strahlenther. **12**, 655 (1921). (b) Kann durch Erhöhung der Filtration bei geringer Spannung die gleiche Tiefenwirkung erreicht werden wie bei höherer Spannung? Strahlenther. **12**, 691 (1921). — Dessauer und Wiesner: Leitfaden des Röntgenverfahrens. 5. Aufl. Leipzig 1916. — Determann, A., H. Jacobi und H. HOLTHUSEN: Die Erythemwirkung verschiedener Strahlenqualitäten auf Grund von Messungen in Röntgeneinheiten mit dem KÜSTNERschen Eichstandgerät. Strahlenther. **26**, H. 3, 472—483 (1927). — DIETLEN, G.: Vorschlag zur Einschränkung der Gefahr von Röntgenschädigungen und zur Gewinnung eines einheitlichen Dosierungsverfahrens. Münch. med. Wschr. **1920**, Nr 47, 1355. — DIETERICH, W.: Vergleichsmessungen in der Praxis. Fortschr. Röntgenstr. **32**, Kongr.-H. 1, 203—204, 218—220 (1924). — DOGNON, ANDRÉ: (a) Le mesure et l'action biologique des rayons X de différentes longueurs d'onde. Arch. Physique biol. **4**, Nr 2, 87—182 (1925). (b) Action biologique sur l'oeuf d'ascaris de rayons X monochromatiques de différentes longeurs d'onde. C. r. Acad. Sci. **180**, Nr 9, 694—697 (1925). — DÖSSEKER: Die Röntgenstrahlenbehandlung der Arne vulgaris. Ther. Mh. **29**. — DRÜGG, WALTHER: (a) Die Verteilung der Röntgenenergie, ihre Darstellung im praktischen Röntgenbetrieb. Strahlenther. **16**, H. 5, 792—799 (1924). (b) Bedeutung des HOLFELDERschen Felderwählers für die moderne Röntgentiefentherapie. Fortschr. Röntgenstr. **34**, H. 4, 560 (1926). — DUANE, W.: (a) The production of penetrating X-rays. Amer. J. Roentgenol. **9**, Nr 7 (1922). (b) Measurement of dosage by means of ionozation chambers. Amer. J. Roentgenol. **10**, Nr 5 (1923). (c) Ionization methods of measuring X-rays dosage. Amer. J. Roentgenol. **10**, Nr 12, 935—943 (1923).

ECKERT: Die Abhängigkeit des Röntgenstrahlenspektrums von der Spannungskurve. Fortschr. Röntgenstr. **28**, 575. — ELLER, JOSEPH JORDAN: Supersoft-Roentgen rays (2 Å) in dermatology. Amer. J. Roentgenol. **18**, Nr 5, 433—442 (1927). — ELLER, JOSEPH J. and GUSTAV BUCKY: The use of the „grenz" ((infra-Roentgen) rays in dermatologic conditions. Preliminary report of clinical and biologic observations. Arch. of Dermatol. **17**, Nr 2, 221—238 (1928). — ELLER, JOSEPH JORDAN and P. ANDERSON NELSEN: Will supersoft Roentgen-Rays (1,5—2 Å. U.) replace the Roentgen-Rays (1,77—0,30 A. U.) ordinarily used in the treatment of skin diseases? Arch. physic. Ther. X-ray radium **8**, Nr 12, 611—614 (1927). ELLINGER, PH.: Steigerung und Abgrenzung der biologischen Röntgenstrahlenwirkung. Fortschr. Röntgenstr. **30**, Kongr.-H. 1, 174. — ELLINGER, PH. und OSKAR GANS: Über biologische Röntgenstrahlenwirkung. III. Mitt. Zur Analyse der Röntgenstrahlensensibilisierung durch Thoriumsalze. Naunyn-Schmiedebergs Arch. **110**, H. 5/6, 295—299 (1926). — ELLINGER und RAPP: Das Thorium als Sensibilisierungsmittel. Strahlenther. **15**, 851 (1923). ERNST und FR. DESSAUER: Einige Probleme der Tiefenbestrahlung. (Ultraharte Röntgenstrahlung.) Strahlenther. **5**, 161 (1914). — ERNST, EDWIN C., OTTO GLASSER, WILHELM STENSTROM, N. E. DORSEY, F. L. HUNT, WILLIAM E. CHAMBERLAIN and ARTHUR W. ERSKINE: Preliminary report of the committée on standardization of X-ray measurements. Radiology 6, Nr 3, 191—197 (1926). — ERSKINE, A.: A further study of the Dessauer charts. Radiology **10**, Nr 11 (1923). — ERSKINE, ARTHUR W.: (a) Efficient and economical filtration. Brit. J. Radiol. **30**, Nr 305, 479—482 (1925). (b) Über die wirksame und ökonomische Filterung. Strahlenther. **25**, H. 4, 714—718 (1927). — ERSKINE, ARTHUR W. and SCOTT W. SMITH: A comparative study of the efficiency of various filter materials. Amer. J. Roentgenol. **10**, Nr 11, 881—883 (1923). — EUGSTER, A. und A. ZUPPINGER: Zur Meßtechnik der Röntgenstrahlen. (Vergleichende Untersuchungen zwischen Küstnergerät und Siemensdosismesser und Feststellung der Meßbedingungen.) Fortschr. Röntgenstr. **37**, H. 2, 194—212 (1928).

FAILLA: (a) Memorial Hospital New-York, Ionization measurements. Amer. J. Roentgenol. **10**, Nr 1 (1923). (b) An objective method for the administration of X-rays. Acta radiol. (Stockh.) **4**, H. 2, 85—127 (1925). — FAILLA, GIOACCHINO and EDITH H. QUIMBY: The economies of dosimetry in radiotherapy. Amer. J. Roentgenol. **10**, Nr **12**, **244** bis 967 (1923). — FELDMANN, L. und M. YASSILEVSKIJ: Die Methode der Drei-Felder-Behandlungsmethode bei Pilzkrankheiten des Kopfes. Věstn. Röntgenol. (russ.) **4**, Nr 1, 52—54, 55—58 (1926). — FIEDER, L.: Zur Hauteinheitsdosis. Zbl. Gynäk. **1919**, Nr 35. — FINZI, N. S.: Some developments in deep radio-therapy. Brit. J. Radiol. **21**, Nr 83, 67—79 (1925). — FISCHER: Beitrag zur Röntgentiefenbestrahlung. Münch. med. Wschr. **1916**, Nr 26, 954. — FISCHER und BAASTRUP: Some technical arrangements in Roentgen diagnosis and therapy. Acta radiol. (Stockh.) **1**, H. 3, Nr 3 (1922).— FRANK, JOSEF: (a) Über einige in der Dosimetrie der Röntgenstrahlen wenig beachtete Punkte. Fortschr. Röntgenstr. **35**, H. 3, 633—635 (1926). (b) Über die Dosimetrie der Grenzstrahlen. Fortschr. Röntgenstr. **36**, Kongr.-H. 89—90 (1927). (c) Über die Dosimetrie der Grenzstrahlen. Fortschr. Röntgenstr. **36**, H. 5, 1070—1080 (1927). — FRANK: Röntgenbehandlung und Bogenlichtbestrahlung nach Finsen bei Lupus. Fortschr. Röntgenstr. **14**, H. 4, 264. — FRANK SCHULZ: Röntgentherapie in der Dermatologie. — FRÄNKEL, M.: (a) Die einfache Erzeugung von Sekundärstrahlen und ihre therapeutische Ausnutzung. Dtsch. med. Wschr. **1920**, Nr 28, 771. (b) Über Quantimeterstreifenversuche bei der gynäkologischen Behandlung mit Röntgenstrahlen. Z. Röntgenkde u. Radiumforschg **13**, H. 5. — FREUND: (a) Grundriß der gesamten Radiotherapie für praktische Ärzte. Wien 1903. (b) Ein neues radiometrisches Verfahren. Zbl. physik. Ther. **1904**. (c) Ein neues radiometrisches Verfahren. Wien. klin. Wschr. **1904**, Nr 15. (d) Die Radiometrie mit Quecksilberoxalatlösungen. Wien. med. Presse **1906**, Nr 36. (e) Zur Strahlenbehandlung der Vulvaaffektionen. Fortschr. Röntgenstr. **22**, 295 (1914/15). (f) Korrespondenzen: Fortschr. Röntgenstr. **18**, 76. (g) Über das Prinzip eines neuen radiometrischen Verfahrens. Fortschr. Röntgenstr. **7**, 218. — Freund, J.: Das Desensibilisierungsverfahren mittels Iontophorese von Adrenalin. Fortschr. Röntgenstr. **21**, 460 (1914). — Freund, Leopold: Die Prüfung der Strahlenempfindlichkeit der Haut. Wien. klin. Wschr. **40**, Nr 13, 419—420 (1927). — Freund und Oppenheim: (a) Radiometrische Untersuchungen. Zbl. physik. Ther. **1904**. (b) Weitere Beiträge zur Radiometrie. Wien. klin. Wschr. **1905**, Nr 31, 824. — Freund, R.: Über die gebräuchlichsten Meßmethoden der Röntgenstrahlen mit besonderer Berücksichtigung ihrer Brauchbarkeit für den Röntgentherapeuten. Z. Röntgenkde u. Radiumforschg **10**, 248. — Freund, L. und E. Valenta: Eine Rötungsskala. Dtsch. med. Wschr. **1922**, Nr 25, 839. — Fricke, Hugo and Otto Glasser: Studies on the physical foundations of Roentgen ray therapy. Amer. J. Roentgenol. **11**, Nr 5, 435—442 (1924). — Fricke, Hugo and Sterne Morse: (a) The chemical action of Roentgen rays on dilute ferrosulphate solutions as a measure of dose. Amer. J. Roentgenol. **18**, Nr 5, 430—432 (1927). (b) Die Verwendung der Oxydation einer verdünnten Ferrosulphatlösung als Eichungsmaß der Röntgenstrahlendosis. Strahlenther. **26**, H. 4, 757—760 (1927). — Fried: (a) Die Brauchbarkeit des Siemens-Dosimeters in der Praxis. 17. Tag. dtsch. Röntgen-Ges. Berlin, Sitzg. v. 11.—13. April 1926. (b) Die Brauchbarkeit des Siemens-Dosimeters in der Praxis. Vergleichmessungen am Lebenden. 17. Tag. dtsch. Röntgen-Ges. Berlin, Sitzg. v. 11.—13. April 1926. — Friedmann, Katzmann: Vergleichende Untersuchungen über einige der gebräuchlichsten Meßmethoden. Z. Röntgenkde **14**, H. 4/5. — Friedrich, W.: (a) Über die Bedeutung des Dosimeterverfahrens für die Beantwortung biologischer Fragen der Strahlentherapie. Münch. med. Wschr. **1919**, Nr 34, 963. (b) Der Compton-Effekt und seine Bedeutung für die Strahlentherapie. Fortschr. Röntgenstr. **35**, Kongr.-H. 5 u. 6/7 (1926). (c) New phenomena of secondary radiation and their importance for radiotherapy. Brit. J. Radiol. **23**, Nr 91, 102—112 (1927). — Friedrich, W. und M. Bender: (a) Experimentelle Beiträge zur Frage der Sekundärstrahlentherapie. Strahlenther. **11**, 1 (1920). (b) Neue Sekundärstrahlphänomene und ihre Bedeutung für die Strahlentherapie. Strahlenther. **19**, H. 4, 731—740 (1925). — Friedrich, W. und O. A. Glasner: Untersuchungen und Betrachtungen über das Problem der Dosimetrie. Strahlenther. **14**, 362 (1923). — Friedrich, W. und G. Körner: Experimentelle Untersuchungen über den Einfluß des Röhrenabstandes und der Feldgröße auf den Dosenquotienten. Strahlenther. **11**, 961 (1920). — Frik, K.: Dosierungsfehler in der Tiefentherapie bei Verwendung des Spannungshärtemessers am Induktorapparat und ihre Verhütung. Münch. med. Wschr. **1922**, Nr 19, 711. — Fritsch, Ernst: Dosierungsfehler bei Röntgenbestrahlungen infolge Falschzeigens des Milliamperemeters und deren Vermeidung. Strahlenther. **24**, H. 4, 719—721 (1927). — Fritz, O.: (a) Zum Ausbau der spektrometrischen Eichungsmethode. Fortschr. Röntgenstr. **29**, H. 2, 18. (b) Das Milliamperemeter als Maß der Strahlungsintensität. Fortschr. Röntgenstr. **29**, H. 2, 223. (c) Röhrenspannung und Bromsilberschwärzung. Fortschr. Röntgenstr. **29**, H. 3, 281. (d) Zur spektrometrischen Bestimmung der Röhrenspannung I. Fortschr. Röntgenstr. **29**, H. 5, 593. (e) Zur spektrometrischen Bestimmung der Röhrenspannung II. Fortschr. Röntgenstr. **29**, H. 6, 720. (f) Zur Ablesegenauigkeit mittels des Röntgenspektrometers nach March, Stauning und Fritz. Fortschr. Röntgenstr. **29**, H. 6, 712. (g) Zur Wirkung der Verstärkungsschirme bei Röntgenspektrogrammen. Fortschr. Röntgenstr. **29**, H. 6, 717. (h) Oszillographische Messung an Röntgenstrahlen. Wien. klin. Wschr. **1923/24**. Ref. Fortschr. Röntgenstr. **31**, 795. (i) Intensitätsmessungen am Röntgenspektrum. Wien. klin. Wschr. **37**, Nr 39, 950—952 (1924). — Fuhs, Herbert: (a) Die Röntgentherapie der Hautkrankheiten. Wien. klin. Wschr. **37**, Nr 35, 841—844 (1924). (b) Über die Behandlung von Hautkrankheiten mit Buckys Grenzstrahlen. Strahlenther. **26**, H. 4, 657—674 (1927). — Fürst, Walter: Hilfsmittel zur genauen Einstellung der Röntgenröhren für Meßzwecke und im praktischen Betrieb. Fortschr. Röntgenstr. **34**, H. 1/2, 165—168 (1926). — Fürstenau: (a) Über die Verwendbarkeit des Selens zu Röntgenstrahlenenergiemessungen. Physik. Z. **16**, Nr 12 (1915). (b) Wege und Ziele in der Dosierungsfrage. Fortschr. Röntgenstr. **23**, 81. (c) Die Messung der Strahlenhärte mit dem Intensimeter. Fortschr. Röntgenstr. **24**, 455. — Fürstenau, R.: Über die Zuverlässigkeit des Selens in der Strahlenmessung. Fortschr. Röntgenstr. **27**, 273.

Gabriel, G.: Die Röntgendosierung in der Praxis. Dtsch. med. Wschr. **52**, Nr 3, 99—101 (1926). — Gaertner, Otto: Über die Intensitätsmessung der Röntgenstrahlen nach der Ionisationsmethode. Strahlenther. **22**, H. 3, 379—416 (1926). — Gaertner, O. und G. H. Klövekorn: Über die Brauchbarkeit von Metalleigenstrahlungen (homogener Strahlung) zur Oberflächentherapie. Strahlenther. **27**, H. 3, 597—600 (1927). — Gasman: De l'emploi de la paraffine dans la radiothérapie profond. J. de Radiol. **12**, H. 3, 108—112 (1923). — Gassmann und Schenkel: Ein Beitrag zur Behandlung der Hautkrankheiten mittels Röntgenstrahlen. Fortschr. Röntgenstr. **11**, H. 4, 121 (1899). — Gebbert, A.: Über eine direkt zeigende Strahlenmeßvorrichtung. Strahlenther. **20**, H. 4, 813—828 (1925). —

GERLACH, W.: Die Physik der Röntgenstrahlen. Ihre Entstehung und ihre Natur. Strahlenther. **7**, 737 (1916). — GHILARDUCCI: (a) Esiste un attivita biologica di tutte le radiozioni specifica per ogni lunghezza d'onda? Rass. internaz. Clin. **111**, Nr 4 (1922). (b) L'attività specifica della radiozioni nella biologica e nella clinica. Kongr. belg. Ges. z. Bekämpfung d. Carcinoms. Brüssel 1923. — GILTEY: Röntgenstrahlen und Widerstand des Selens. Nature (Lond.) **54**, 104 (1896). — GLASSER, OTTO: (a) Tiefentherapie in Nordamerika. Strahlenther. **20**, H. 3, 611—624 (1924). (b) Erythemdosen in Röntgeneinheiten. Strahlenther. 18, H. 1, 141—143 (1925). (c) Erythemdosen in Röntgeneinheiten. II. Mitt. Strahlenther. **21**, H. 3, 476—479 (1926). (d) Die Absolutbestimmung der Doseneinheit 1 Röntgen in der Eichstation der Cleveland Clinik. Strahlenther. **27**, H. 1, 160—168 (1927). (e) Einige Betrachtungen zum Problem der Strahlendosimetrie. Strahlenther. **27**, H. 4, 740—745 (1928). — GLASSER, OTTO und WILLIAM H. MEYER: (a) Erythemdosen in Röntgeneinheiten. (III. Mitt.) Strahlenther. **23**, H. 2, 361—365 (1926). (b) Erythemdosen in Röntgeneinheiten. (IV. Mitt.) Strahlenther. **24**, H. 4, 710—714 (1927). — GLASSER, OTTO and U. V. PORTMANN: The standardization of the Roentgen-ray dose. Amer. J. Roentgenol. **19**, Nr 1, 47—61 (1928). — GLASSER, OTTO, and GEORGE S. REITTER: The influence of back-scattering upon the surface dose in Roentgen-ray therapy. Amer. J. Roentgenol. **16**, Nr 1, 43—49 (1926). — GLOCKER, R.: (a) Die Bedeutung der Netzspannungsschwankungen für den diagnostischen und therapeutischen Röntgenbetrieb. Münch. med. Wschr. **1918**, Nr 41, 1164. (b) Über die Streustrahlung und ihre Bedeutung für die Röntgentherapie. Münch. med. Wschr. **1921**, Nr 6, 177. (c) Über den Strahlenschutz in Röntgenbetrieben. Naturwiss. **12**, H. 9, 169—173 (1923). (d) Das Grundgesetz der physikalischen Wirkung von Röntgenstrahlen verschiedener Wellenlänge und seine Beziehung zum biologischen Effekt. Strahlenther. **26**, H. 1, 147—155 (1927). (e) Eine neue Methode zur Intensität und Härtebestimmung von Röntgenstrahlen (besonders für Zwecke der Tiefentherapie). Fortschr. Röntgenstr. **24**, 91. (f) Korrespondenz. Erwiderung auf die Bemerkung von H. E. SCHMIDT zu meiner Arbeit: „Eine neue Methode zur Intensitäts- und Härtebestimmung von Röntgenstrahlen". Fortschr. Röntgenstr. **25**, 1, 71. (g) Über Absorption und Streuung der Röntgenstrahlen. I. Fortschr. Röntgenstr. **25**, 421. (h) Über Absorption und Streuung der Röntgenstrahlen II. Fortschr. Röntgenstr. **25**, 470. (i) Eine neue Meßmethode zur Untersuchung der Zusammensetzung von Röntgenstrahlungen. Fortschr. Röntgenstr. **26**, 363. (k) Die Meßmethoden der Röntgenstrahlen. Physik. Z. 18, 302, 330. — GLOCKER, R. und E. KAUPP: (a) Über die Genauigkeit der Spannungsmessung auf spektrographischem Wege. Strahlenther. **22**, H. 1, 160—171 (1926). (b) Über eine in bezug auf R-Einheit von der Qualität der Strahlung unabhängige Fingerhutkammer und über die Messung der Streuzusatzdosis im Wasserphantom. Strahlenther. **23**, H. 3, 447—462 (1926). (c) Über eine in bezug auf die R-Einheit von der Qualität der Strahlung unabhängige Fingerhutkammer und über die Messung der Streuzusatzdosis im Wasserphantom II. Strahlenther. **24**, H. 3, 517—523 (1927). (d) Über eine in bezug auf die R-Einheit von der Qualität der Strahlung unabhängige Fingerhutkammer und über die Messung der Streuzusatzdosis im Wasserphantom III. Strahlenther. **26**, H. 1, 156—157 (1927). — GLOCKER, R. und W. REUSCH: (a) Ergebnisse der Röntgenstrahlenanalyse. Fortschr. Röntgenstr. **24**, 528. (b) Ein neues Röntgenstrahlendosimeter. Münch. med. Wschr. **1910**, Nr 7, 180. — GLOCKER, R., O. ROTHAKER und W. SCHÖNLEBER: Neue Methoden zur Messung der Tiefendosis im Wasserphantom. Strahlenther. **14**, 389 (1923). — GLOCKER und SCHLAGER: Die Messung der Gewebsdurchlässigkeit mittels Röntgenstrahlen. Münch. med. Wschr. **1919**, Nr 41, 1162. — GOCHT: Handbuch der Röntgenlehre. 3. H. Stuttgart 1911. — GOCHT, F.: Handbuch der Röntgenlehre. Anhang: Röntgenliteratur. Stuttgart 1911. — GOCHT, H.: Therapeutische Verwendung der Röntgenstrahlen. Fortschr. Röntgenstr. **1**, H. 1, 14 (1897). — GOLHAMMER, KARL: Eine einfache Vorrichtung zur genauen Messung der Röhreneignung. Fortschr. Röntgenstr. **32**, H. 3/4, 382—384 (1924). — GOOS, F.: Über die Härteanalyse der Röntgenstrahlen und die Wirkung verschiedener Filter. Fortschr. Röntgenstr. **24**, 409. — GOTTLIEB, CHARLES: (a) The use of isodosis curves in X-rays therapy showing the inaccuracy of the Dessauer charts. Amer. J. Roentgenol. **10**, Nr 11, 896—901 (1923). (b) Zur Frage der Isodosenkurven in der Röntgentherapie. Dtsch. Wschr. **49**, Nr 32, 1054—1056 (1923). — GOTTHARDT, P.: Spektrometrische Untersuchungen an Röntgentiefentherapie-Röhren. Fortschr. Röntgenstr. **31**, Kongreß-H. 104. — GOTTHARDT, P. und A. WERTHEIMER: Über Wellenlängenmessungen an Therapieröntgenröhren. Münch. med. Wschr. **1923**, Nr 15, 459. — GOUGH, G. B.: Meßmethoden für hohe Spannungen. J. Röntgen Soc. London **17**, Nr 68 (Juli 1921). — GRABLEY, P.: Über ein direkt zeigendes Dosimeter für Röntgenstrahlen. Fortschr. Röntgenstr. **19**, 224.— GRACIA, DONATO: Ein neuer Streukörper beim Verfahren in der Röntgentiefentherapie. Strahlenther. **17**, 351 (1924). — GRANN, P.: (a) Prinzipielles über die Selenzelle als Mittel zur Messung der Röntgenstrahlen. Fortschr. Röntgenstr. **23**, 267. (b) Über die Benutzung des photochemischen Vorganges der Kalomelausscheidung zur Messung von Röntgenstrahlen und über photochemische Methoden überhaupt. Fortschr. Röntgenstr. **23**, 289. (c) Über Messung von Röntgenstrahlenenergie auf Grund der in der Röhre verbrauchten elektrischen Leistung. Fortschr. Röntgenstr. **24**, 417. — GRANN, R.: (a) Das CHRISTENsche Integralionometer. Fortschr. Röntgenstr. **24**, 374. (b) Prüfung der Dosimeter mittels des CHRISTENschen Integralabsorptionskörpers. Fortschr. Röntgenstr. **24**, 377. — GRASEY, R.: Zentriervorrichtung für Röntgentiefentherapie (Kleinfelderbestrahlung). Münch. med. Wschr. **70**, Nr 6, 177—178 (1923). — GREBE: (a) Über die elektrische Leitfähigkeit fester Dielektrika bei Bestrahlung mit Röntgenstrahlen. Z. Physik. **17**, H. 4/5, 295 (1923). (b) Über den Energieverbrauch bei der Luftionisation durch Röntgenstrahlen verschiedener Wellenlänge. Physik. Z. **25**, 599—601 (1924). (c) Ermüdungserscheinungen der FÜRSTENAUschen Selenkammer. Fortschr. Röntgenstr. **27**, 346. (d) Energiemessungen bei Röntgenstrahlen. Fortschr. Röntgenstr. **30**, Kongr.-H. 1, 177. (e) Über die physikalischen Grundlagen der Oberflächentherapie. Fortschr. Röntgenstr. **36**, H. 3, 726 (1927). — GREBE, L.: (a) Die Messung der Röntgenstrahlendosis. Strahlenther. **21**, H. 2, 306—318 (1926). (b) Die energetische Bedeutung der R-Einheit. 17. Tag. dtsch. Röntgen-Ges. Berlin, Sitzg. 11.—13. April 1926. — GREBE, L. und W. BICKENBACH: Die Beziehung der R-Einheit zur SABOURAUD-Einheit. Strahlenther. **27**, H. 2, 358—363 (1927). — GREBE, L. und O. GAERTNER: Die absolute Herstellung der R-Einheit im Bonner Röntgeninstitut. Strahlenther. **27**, H. 4, 728—733 (1928). — GREBE und KRIEGSMANN: Über den Energieverbrauch bei der Ionisation der Luft durch Röntgenstrahlen verschiedener Wellenlänge. Z. Physik. **28**, H. 2, 91 (1924). — GREBE und MARTIUS: (a) Röntgenstrahlenmessung mit großer und kleiner Ionisationskammer. Fortschr. Röntgenstr. **27**, **512**. (b) Vergleichende Messungen über die Größe der zur Erreichung des Hauterythems gebräuchlichen Röntgenstrahlenmengen. Strahlenther. 18, 395. (c) Zur Standardisierung der Röntgenstrahlenmessung. Dtsch. med. Wschr. **52**, Nr 28, 1156—1159 (1926). — GRIFFE: Über ein Verfahren zur Messung der totalen Menge der Röntgenstrahlen, die in einer gegebenen Zeit ausgesandt werden. C. r. **142**, **447**. — GROEDEL: (a) Werden die verschiedenen Härtegrade der Röntgenstrahlen, aus denen sich das durch den einzelnen Stromimpuls erzeugte Strahlengemisch zusammensetzt, gleichzeitig oder nacheinander von der Röntgenröhre ausgesandt. Fortschr. Röntgenstr. **20**, 419 (1913). (b) Homogenisierungsfilter für Röntgenstrahlen. Fortschr. Röntgenstr. **27**, 651. — GROEDEL, F. M.: (a) Grundlage und Aussichten eines neuen röntgentherapeutischen Verfahrens: Homogenisierung der Röntgenstrahlen mittels eines Gewebsäquivalentfilters. Dtsch. med. Wschr. **1921**, Nr 1, 16. (b) Die physikalische Begründung der Wirkung von Überdeckungsschichten. Fortschr. Röntgenstr. **28**, 257. — GROEDEL, FRANZ M. und HEINZ LOSSEN: Schutzmaßregeln gegen elektrische Unfallschäden in modernen Röntgenbetrieben. Med. Klin. **21**, Nr 13, 465—466 (1925). — GROSSMANN: (a) Apparate zur Röntgentiefentherapie. Strahlenther. **14**, 213 (1923). (b) Die neue Richtung in der Technik der Therapie-Apparate. 15. Röntgenkongr. 1924. — GROSSMANN, G.: (a) Aus der Physik der Röntgenstrahlen. Strahlenther. **14**, 165 (1923). (b) Über die Sekundärstrahlen als Gefahrquellen. Fortschr. Röntgenstr. **23**, 182. (c) Physikalische und technische Grundlagen der Röntgentherapie. Strahlenther. Sonderbd. **9**, 1—300 (1925). — GRUHN, ERICH: Über das Verhältnis der Absorption zur HED. und R-Zahl. 17. Tag. dtsch. Röntgen-Ges. Berlin, Sitzg. v. 11.—13. April 1926. — GUDZENT, F.: Biologische Versuche zur Steigerung der Strahlenwirkung. Dtsch. med. Wschr. **1920**, Nr 27, 732. — GUILLEMOINOT: (a) Radiometrie fluoroscopique. Paris 1910. (b) Neues Quantitometer f. Röntgenstrahlen. Fortschr. Röntgenstr. **12**, 67. (c) Über den Gebrauch lumineszierender Agentien als röntgenometrische Instrumente. Fortschr. Röntgenstr. **12**, 426. (d) Fortschr. Röntgenstr. **13**, 180. (e) Über die zur Deutung der in der Radiotherapie erzielten Resultate notwendigen physikalischen Grundlagen. Strahlenther. **6**, 330 (1915). (f) Intensitometer measurement of the quantity of the X-ray radiation. Z. Röntgenkde u. Radiumforschg **11**. (g) Etat actuel de la quantitometrie des rayons X. J. de Radiolol. **5**, Nr 1 (1921). — GUILLOMINOT, G.: Über die Widerstandsfähigkeit des Selens bei Bestrahlung mit Radium- und Röntgenstrahlen. Ann. Electrobiol. et Radiol. Jan. **1914**. Ref. Strahlenther. **1**, 167 (1916). — GUNSETT, A.: (a) Zur Technik der Dosierung der Röntgenstrahlen, speziell bei hohen Dosen. Strahlenther. **11**, 568 (1913). (b) Eine Fehlerquelle beim Ablesen der SABOURAUD-NOIRÉ-Tabletten. Münch. med. Wschr. **1913**, Nr 18, 980. (c) Die Röntgentherapie in der Dermatologie. Strahlenther. **7**, 639 (1916). (d) Les unités quantitométriques dans la pratique de la roentgenthérapie. Etat actuel de la question. Arch. Électr. méd. **35**, Nr 524, 57—95 (1927). (e) Les unités quantimetriques dans la pratique de la roentgentherapie. Etat actuel de la question. Arch. Électr. méd. **35**, Nr 527, 242—243 (1927). (f) Les unités quantimétriques dans la pratique de la roentgenthérapie. Etat actuel de la question. J. de Radiol. **11**, Nr 7, 353—381 (1927). — GUNSETT, A. et SICHEL: La spectographie dans la pratique radiologique. J. de Radiol. **8**, Nr 5, 201—209 (1924). — GÜNTHER: Vergleichende Versuche mit modernen Röntgeninstrumentarien, vorzüglich mit Bezug auf die jetzt moderne Tiefentherapie. Fortschr. Röntgenstr. **21**, H. 4, 432. — GÜNTHER und BOSSELMANN: Vergleichende Versuche mit modernen Röntgeninstrumentarien für Tiefentherapie. Fortschr. Röntgenstr. **22**, 319 (1914/15). — GUTHMANN: (a) Über den Gehalt der Röntgenzimmerluft an Ozon und salpetriger Säure und über die Ursache der Gasvergiftung (Ozonwirkung).

Strahlenther. **12**, 262 (1921). (b) Nochmals die Frage der Gasvergiftung im Röntgenzimmer. Münch. med. Wschr. **1922**, Nr 3, 89.

HAAS, L.: (a) Zur Frage der Abhängigkeit der Strahlenwirkung von Qualität und Quantität der Röntgenstrahlen. Strahlenther. **12**, 838 (1921). (b) Über die Röntgenhypersensibilität der Haut, besonders bei innersekretorischen Störungen. Dtsch. med. Wschr. **1922**, Nr 34, 1134. — HABERMANN, R. und H. TH. SCHREUS: (a) Die Röntgenbehandlung der Hautkrankheiten. Leipzig: Werner Klinkhardt 1924. — HAHN: Durch Röntgenstrahlen-geheiltes chronisches Ekzem. Fortschr. Röntgenstr. **11**, H. 1, 16 (1898). — HALBERSTÄDTER: Verschwinden sämtlicher Warzen nach Röntgenbehandlung einer kleinen Anzahl derselben. Dermat. Wschr. **1912**, Nr 50, 1522. Ref. Strahlenther. **1**, 95 (1916). — HALBERSTÄDTER, L. und P. S. MEYER: Über die Wirkung der primären und sekundären Röntgenstrahlen auf die Bakterien. Fortschr. Röntgenstr. **29**, H. 4, 489. — HALBERSTÄDTER, L. und A. SIMONS: (a) Zum Problem der Reizwirkung der Röntgenstrahlen. Biologische Ergebnisse aus Versuchen an Pflanzen. Fortschr. Röntgenstr. **28**, 499. (b) Über die Steigerung der Röntgenstrahlenwirkung. Ergebnisse aus Versuchen an der menschlichen Haut. Strahlenther. **15**, 65 (1923). — HALBERSTÄDTER, L. und F. J. TUGENDREICH: (a) Die Bedeutung der die Röntgenröhre rückwärts verlassenden Strahlung und die Notwendigkeit einer geeigneten Schutzvorrichtung. Med. Klin. **1921**, Nr 9, 252. (b) Über die von der Rückseite der Antikathode ausgehende Röntgenstrahlung. Fortschr. Röntgenstr. **28**, 64. – HALBERSTAEDTER, L. und O. WOLFSBERG: Über die Einwirkung von Röntgenstrahlen auf die vitale Färbbarkeit der Gewebe. Fortschr. Röntgenstr. **29**, H. 5, 545. — D'HALLUIN, M.: Dosage de rayons X. J. de Radiol. **1911**, 15. Juni. — HAMMER, W.: Über ein neues Dosimeter für ionisierende Strahlen, insbesondere Röntgenstrahlen. Fortschr. Röntgenstr. **30**, Kongr.-H. **3**, 99—100 (1923). — HAMPSON, W.: Ein neues Radiometer zur Messung abgekürzter Röntgenstrahlendosen. Arch. Röntgenray **16**, Ref. Fortschr. Röntgenstr. **18**. — HANSEN, H. M.: Röntgendosimeter nach BAASTRUP-JOHNSEN. Hosp.tid. (dän.) **70**, Nr 38, 903—906 (1927). — HARRAS, P.: Ein neuer Härtemesser. Dtsch. med. Wschr. **1902**, Nr 30, 1312 (1909). — HAUPT und PINOFF: Zur Fernfeldwirkung in der Röntgentiefentherapie. Dtsch. med. Wschr. **1921**, Nr 15, 415. — HAUSSER, KARL WILHELM und EMIL SCHLECHTER: Die Hauterythemdosis (HED.) als biologisches Maß der Strahlenwirkung. Wiss. Veröff. a. d. Siemens-Konzern **6**, H. 1, 121—124 (1927). — HAXEN, HENRY H. and LAURENCE C. MILSTEAD: Epilation in mice as a biologic standard for determining Roentgen-ray dosage. Arch. of Dermat. **13**, Nr 2, 230—233 (1926). — HAXTHAUSEN, H.: Invisible changes in the X-radiated skin. An experimental study. Acta radiol. (Stockh.) .**4**, H. 5, 499—505 (1925). — HAZEN, HENRY H. and LAURENCE C. MILSTEAD: Epilation in mice as a biological standard for determining roentgen-ray dosage. Amer. J. Roentgenol. **13**, Nr 5, 451—452 (1925). — HECKER, HANS V.: Kurze Mitteilung über Messungen mit dem Ionimeter nach GREBE-MARTIUS. Münch. med. Wschr. **74**, Nr 1, 26—27 (1927). — HEIDENHAIN, L.: (a) Dosierung der Röntgenstrahlen. Strahlenther. **10**, 414 (1920). (b) Über die allgemeinen Bedingungen für Hypothesenbildung in der Röntgentherapie. Strahlenther. **17**, 112. (c) Das Problem der Röntgendosis. Strahlenther. **21**, H. 1, 96—109 (1925). — HEITZ, F.: a) Paraffin-Wachs-Phantom. b) Filtersicherung. Fortschr. Röntgenstr. **31**, Kongreß-H., 109. — HELL, F.: Die Behandlung der Sycosis vulg. mit Röntgenstrahlen. Strahlenther. **7**, 439 (1916). — HERNAMAN, JOHNSON: (a) Sekundäre Röntgenstrahlen; ihr Gebrauch und ihre Aussichten in der Medizin. Arch. Roentgen-ray. **16**, Nr 143, 30 (1912). (b) The treatement of certain diseases of the alimentary tract by secondary X-rays from metallic silver. Arch. Roentgen-ray **1**, Nr 37. — HERRICK, JOHN F., L. R. HESS, LE SANTE: Standardization. Radiology **6**, Nr 4, 339 (1926). — HERRMANN, HEINRICH: (a) Sicherungsverfahren gegen Hochspannungsschäden bei Röntgenapparaten. Fortschr. Röntgenstr. **33**, H. 3, 423—424 (1925). (b) Verfahren zur Kontrolle des Milliamperemeterausschlages während des Betriebs bei therapeutischen Röntgenbestrahlungen. Fortschr. Röntgenstr. **34**, H. 6, 970—971 (1926) — HERSCHEIMER, A.: Optimale Betriebsverhältnisse als Grundlage für die Dosierung der Röntgenstrahlen. Münch. med. Wschr. **1908**, Nr. 9, 447. — HERZ, RICHARD: Zur Härte- und Intensitätsverteilung gestreuter Röntgenstrahlen. Strahlenther. **21**, H. 1, 110—131 (1925). — HESS, P.: (a) Messung und Dosierung von Röntgenstrahlen mit einem einfachen und praktischen Ionimeter. Fortschr. Röntgenstr. **32**, H. 3/4, 345—351 (1924). (b) Die Härteabhängigkeit der R-Dosen im Vergleich zum äquivalenten Erythem aller gebräuchlichen Strahlenqualitäten. Strahlenther. **27**, H. 1, 146—159 (1927). (c) Die Härteabhängigkeit der R-Dosen im Vergleich zu äquivalenten Erythemen aller gebräuchlichen Strahlenqualitäten. II. Mitt. Strahlenther. **27**, H. 4, 734—739 (1928). — HESSMANN, A.: Zur Röntgentiefentherapie im Kriege. Fortschr. Röntgenstr. **24**, 570. — HEUSER, CARLOS: A chair for radio-therpeutic treatment of the perineum in a seated position. Brit. J. Radiol. **30**, Nr 296, 109—113 (1925). — HEYDE und E. SAUPE: Untersuchungen über Strahlenerzeugung und elektrische Verhältnisse an einem Hochspannungsgleichrichter bei verschiedenen Betriebsweisen. Strahlenther. **23**, H. 3, 217—263 (1926). — HEYERDAHL, A.: Über die Physik der Röntgenstrahlen und die Röntgentiefentherapie. Norsk Mag. Laegevidensk. **84**, Nr 12, 1064—1078 (1923). — HIMSTEDT: Über einige Versuche mit Becquerel und Röntgenstrahlen. Z. Physik. **4**, 531 (1901). — HINSELMANN: Die Bedeutung der Capillarmikrosporie für die Röntgenologie. Fortschr. Röntgenstr. **30**, Kongr.-H. 11, 79. — HINTZE, ARTHUR: Die Normung der Hautfarben und die biologische Dosierung der Röntgenstrahlen nach ihrer Wirkung auf die Haut. 17. Tag. dtsch. Röntgen-Ges. Berlin, Sitzg. v. 11.—13. April 1926. — HIRSCH, G.: (a) Meine Erfahrungen mit dem Loosefilter. Strahlenther. **12**, 560 (1921). (b) Über Röntgenkater und Kachexie. Dtsch. med. Wschr. **1922**, Nr 49, 1646. — HIRSCH, HENRI: Die Mekapiondosimeter im praktischen Röntgenbetrieb. Strahlenther. **26**, H. 1, 207—210 (1927). — HOED, D. DEN und L. J. KOOPMANN: Bleibt die Röntgenenergie konstant bei variabler Netzspannung und Nachregulierung am Apparat? Strahlenther. **20**, H. 1, 162—180 (1925). — HOFFMANN, E.: (a) Über die Bedeutung der Strahlenbehandlung in der Dermatologie nebst Bemerkungen über ihre biologische Wirkung. Strahlenther. **7**, 1 (1916). (b) Über Solarson, Staphylokokkenvaccine und Röntgenbehandlung der Acne vulgaris. Dtsch. med. Wschr. **1917**, Nr 13, 393. — HOFFMANN, E. und H. TH. SCHREUS: Über eine teilweise sklerodermieähnliche Spätschädigung nach Röntgentiefenbestrahlung und den Erfolg der Sympathektomie. Strahlenther. **16**, 381 (1924). — HOFFMANN, V.: Über Erregung und Lähmung tierischer Zellen durch Röntgenstrahlen. Strahlenther. **14**, 516 (1923). — HOLFELDER: (a) Neuere Gesichtspunkte zur Erzielung einer räumlichen Homogenität in der Körpertiefe. Fortschr. Röntgenstr. **32**, Kongr.-H. 1, 148—150, 168—169 (1924). (b) Ein neues strahlensicheres Bestrahlungsgerät für die Tiefentherapie. 17. Tag. dtsch. Röntgen-Ges. Berlin, Sitzg. v. 11.–13. April 1926. — HOLFELDER, H.: (a) Über die örtliche Verteilung der Röntgendosis in der Körpertiefe. Fortschr. Röntgenstr. **31**, Kongr.-H. 83. (b) Das Problem der räumlich homogenen Dosierung in der chirurgischen Röntgentiefentherapie und seine Lösung durch den Felderwähler. Münch. med. Wschr. **1920**, Nr 32, 926. (c) Die Tiefenbestrahlungstechnik an der SCHMIEDENschen Klinik. Strahlenther. **12**, 161 (1921). (d) Die Röntgentiefentherapie der malignen Tumoren und der äußeren Tuberkulose. Strahlenther. **13**, 438 (1922). — HOLFELDER, G., O. BORNHAUSER und E. YALOUSIS: Über die Intensitätsverteilung der Röntgenstrahlen in der Körpertiefe. Strahlenther. **16**, 412 (1924). — HOLFELDER, HANS: (a) Atlas von Körperdurchschnitten für die Anwendung in der Röntgentherapie. Mit einem Geleitwort von VIKTOR SCHMIEDEN. Berlin: Julius Springer 1924. (b) Erwiderung zu obigen Bemerkungen. Klin. Wschr. **2**, Nr 18, 834—835 (1923). — HOLFELDER, HANS, OSKAR BORNHAUSER und EVANGELOS YALOUSSIS: Über die Intensitätsverteilung der Röntgenstrahlen in der Körpertiefe. Teil 1. Welchen Einfluß übt der Fokusoberflächenabstand und die Größe, Form und Lage der Blende auf die Intensitätsverteilung im Wasserphantom aus? Strahlenther. **16**, H. 3/4, 412—446 (1924). — HOLFELDER in: SCHWALBE: Irrtümer der allgemeinen Diagnostik und Therapie, sowie deren Verhütung. H. 4. Leipzig 1924. — HOLMES: Some experiments of standardisation of dosage for Roentgen-Therapeutics. Amer. J. Roentgenol. **1**, 298 (7. May 1914). Ref. Fortschr. Röntgenstr. **23**, 210. HOLTHUSEN, H.: (a) Über die Bedingungen der Röntgenstrahlenenergiemessung bei verschiedenen Impulsarbeiten auf luftelektrischem Wege. Fortschr. Röntgenstr. **26**, 211. (b) Über die biologische Wirksamkeit von Röntgenstrahlen verschiedener Wellenlänge. Fortschr. Röntgenstr. **27**, 213. (c) Willkürliche Beeinflussung der Strahlenempfindlichkeit. Fortschr. Röntgenstr. **29**, H. 6, 777. (d) Auffallende oder absorbierte Energie Ursache der Strahlenwirkungen? Bemerkungen zur Energieverteilung im kontinuierlichen Röntgenspektrum. Fortschr. Röntgenstr. **30**, 548. (e) Die Wirkung der Röntgenstrahlen in biologischer Hinsicht. Strahlenther. **18**, 241. (f) Biologische Wirkung der Röntgenstrahlen mit Berücksichtigung therapeutischer Fragestellungen. Klin. Wschr. **1922**, Nr 16, 766. — HOLTHUSEN, HERMANN: (a) Über die Beziehung zwischen physikalischer und biologischer Dosimetrie. Strahlenther. **17**, H. 1, 49—68 (1924). (b) Die Wirkungen der Röntgenstrahlen in biologischer Hinsicht. Strahlenther. **18**, H. 2, 241—262 (1924). (c) Biologische Dosierung der Röntgenstrahlen mit Ascariseiern. Klin. Wschr. **3**, Nr 5, 185 (1924). (d) Über die Beziehung zwischen physikalischer und biologischer Dosierung. Fortschr. Röntgenstr. **32**, Kongr.-H. 1, 73—79, 137—141 (1924). (e) Strahlenther. **18**. (f) Die biologischen Dosierungsmethoden in der Strahlentherapie. Klin. Wschr. **3**, Nr 5, 189 (1924). (g) Sekundärstrahlensensibilisierung in Abhängigkeit von der Strahlenqualität. Fortschr. Röntgenstr. **33**, Kongr.-H., 62—66, 73—74 (1925). (h) Zur Auswahl des Einheitsmaßes in der Röntgendosimetrie. Strahlenther. **19**, Nr 1, 185—192 (1925). (i) Über die Standardisierung der Röntgendosismessung. 17. Tag. dtsch. Röntgen-Ges. Berlin, Sitzg. v. 11.–13. April 1926. (k) Grundlagen für die Dosimetrie der Röntgenstrahlen. Rev. Diagn. y Trat. fisic. **2**, Nr 5, 209—223 (1926). (l) Der Zeitfaktor bei der Röntgenbestrahlung. Strahlenther. **21**, H. 2, 275—305 (1926). (m) Der derzeitige Stand der physikalischen Meßmethoden. Fortschr. Röntgenstr. **34**, H. 6, 990—992 (1926). (n) Der derzeitige Stand der physikalischen Meßmethoden. Strahlenther. **22**, H. 1, 1—37 (1926). — HOLTHUSEN, H. und H. GOLLWITZER: Die Qualitätsmessung der Röntgenstrahlen in der Tiefentherapie. Strahlenther. **26**, H. 1, 101—119 (1927). — HOLTSMARK: Ann. de Phys. **10**, 522 (1903). — HOLZKNECHT:

(a) Weitere Mitteilungen über das Chromoradiometer. Wien. klin. Wschr. **1902**, Nr 44. (b) Eine neue einfache Dosierungsmethode in der Radiotherapie. Wien. klin. Rdsch. **1902**, Nr 35. (c) Wien. klin. Wschr. **15**, 1180 (1902). (d) Münch. med. Wschr. **1902**, Nr 45, 1902. (e) Über die Bemühungen um die instrumentelle Dosierung des Röntgenlichtes. Wien. klin. Rdsch. **1905**, Nr 43, 75 7. (f) Demonstration zur Dosierung. Verh. dtsch. Röntgen-Ges. **6**, 49 (1910). (g) Eine Fehlerquelle beim Ablesen der SABOURAUD-NOIRÉ-Tabletten. Bemerkung zu der Mitteilung von Dr. A. GUNSETT. Münch. med. Wschr. **1913**, Nr 21, 1150. (h) Röntgendosierung in der Praxis.. Ein Überblick. Münch. med. Wschr. **73**, Nr 46, 1913—1915 (1926). (i) Über das Chromoradiometer. Fortschr. Röntgenstr. **6**, 49, 50. (k) Filteralarm. Gerät zur Vermeidung von Verbrennungen bei der Röntgenbestrahlung durch Vergessen der Filteranwendung. Strahlenther. **11**, 460 (1920). (l) Weitere Mitteilungen über die Skala von SABOURAUD. Fortschr. Röntgenstr. **15**, 373. (m) Über das BAUERsche Quantimeter. Fortschr. Röntgenstr. **18**, 269. (n) Über die häufigsten Ursachen der Röntgenschädigungen und ihre Vermeidung. Münch. med. Wschr. **1922**, Nr 46, 1597. (o) A review of the present status of deep Roentgen therapy. Amer. J. Roentgenol. **10**, Nr 6, 476—479 (1923). (p) Der Sicherheitswert der direkten Messung der Oberflächendosis in der Röntgenstrahlentherapie. Münch. med. Wschr. **1923**, Nr 43, 1311. (q) Kein Reizverzug des Röntgenlichtes. Fortschr. Röntgenstr. **31**, 470. (r) Schutz der Umgebung der Bestrahlungsfelder bei der Röntgenbehandlung. Leuchtendes Blei. Fortschr. Röntgenstr. **34**, H. 1/2, 169—171 (1926). (s) Die Handkugelfunkenstrecke. Fortschr. Röntgenstr. **35**, H. 1, 95—96 (1926). (t) Schädigungsprophylaxe in der Röntgentherapie. Jkurse ärztl. Fortbildg **18**, H. 8, 32—35 (1927). — HOLZKNECHT, G. und F. PORDES: Organisatorisches zur Röntgentherapie. Med. Klin. **1919**, Nr 17, 407. — HOLZKNECHT, G. und C. WEISSENBERG: Zur speziellen technischen Strahlenmessung. Fortschr. Röntgenstr. **23**, 257. — HÖRDER, A.: Beiträge zur Kenntnis der Filterwirkung. Fortschr. Röntgenstr. **22**, 69 (1914/15). — HUNT, FRANKLIN H.: X-ray standardization problems. Physic. Therap. **45**, Nr 9, 422—431 (1927).

IMMELMANN: (a) Ein neuer Röntgenstrahlenmesser. Verh. dtsch. Röntgen-Ges. **4**, 55 (1908). (b) Verbessertes LEPPERsches Radiometer. Verh. dtsch. Röntgen-Ges. **5**, 66 (1909). — IMMELMANN und J. SCHÜTZE: Absorptionsmessungen mit dem FÜRSTENAUschen Intensimeter. Fortschr. Röntgenstr. **22**, 533 (1914/15). — IRLE, FRIEDRICH und WALTER BERGERHOFF: Selbsttätige elektrische Sicherung gegen Verwechseln und Vergessen der Strahlenfilter (D.R.P. a.). Strahlenther. **22**, H. 3, 562—568 (1926). — IVEN, HUBERT: Neuere Untersuchungen über die Wirkung der Röntgenstrahlen auf Pflanzen. Strahlenther. **19**, H. 3, 413—461 (1925).

JACOBI, HANS und ADOLF LIECHTI: Messungen zur Qualität und Intensität der Streustrahlung. Strahlenther. **27**, H. 4, 711—727 (1928). — JACOBY, PAUL: Measurements by means of the Siemens' dosimeter and the Sabouraud pastille, and by the former in connection with a tube of Sabouraud paper. Acta radiol. (Stockh.) **5**, H. 4, 333—371 (1926). — JADASSOHN: (a) Psoriasis und verwandte Krankheiten. Med. Klin. **1915**, Nr 39/40. Ref. Strahlenther. **12**, 783 (1916). (b) Über die Trichophytien. Berl. klin. Wschr. **1918**, Nr 21, 489. — JADASSOHN, J.: Über die Behandlung der Psoriasis. Fortschr. Ther. **2**, H. 22, 721 bis 728 (1926). — JAECKEL, GEORG: (a) Ein neues Dosierungsverfahren. 17. Tag. dtsch. Röntgen-Ges. Berlin, Sitzg. v. 11.–13. April 1926. (b) Strahlenschutz bei Therapiestationen. 17. Tag. dtsch. Röntgen-Ges. Berlin, Sitzg. v. 11.—13. April 1926. (c) Verfahren zur Messung der Dosis und Intensität von Röntgenstrahlen. D.R.P. 438 753. 1926. (d) Über die photographische Intensitätsmessung der Röntgenstrahlen und ihre Verwendbarkeit für die Dosierung. Fortschr. Röntgenstr. **31**, H. 5/6, 739—749 (1924). (e) Über die photographische Intensitätsmessung der Röntgenstrahlen und ihre Verwendbarkeit für die Dosierung. Fortschr. Röntgenstr. **31**, H. 5/6, 739. (f) Dosierungsfehler, hervorgerufen durch das Milliamperemeter, und ihre Verhütung. Fortschr. Röntgenstr. **30**, Kongr.-H. 1, 202. (g) Ein neues Verfahren zur Aufnahme von Spannungskurven an der Röntgenröhre. Fortschr. Röntgenstr. **30**, Kongr.-H. 1, 193. (h) Abhängigkeit der Oberflächen- und Tiefenwirkung der Röntgenstrahlen von der Spannung. Fortschr. Röntgenstr. **30**, Kongr.-H. 1, 178. v. JACKSCH: Über Röntgendiagnostik und Therapie. Fortschr. Röntgenstr. **9**, 72. — JAEGER: Über ein neues direkt zeigendes und registrierendes Röntgenstrahlenmeßgerät. Fortschr. Röntgenstr. **30**, Kongreß-H. 1, 186. — JAEGER, R.: (a) Eine neue Röntgendosisuhr (Dosiszähler). Fortschr. Röntgenstr. **31**, Kongr.-H., 120. (b) Ein direkt zeigendes und registrierendes Röntgenstrahlenmeßgerät. Münch. med. Wschr. **1922**, Nr 22, 821. (c) Ein neuer Röntgendosiszähler. Strahlenther. **16**, 477 (1924). (d) Die Eichung und Kontrolle von Röntgendosismessern. Klin. Wschr. **3**, Nr 48, 2191—2193 (1924). — JAEGER, ROBERT und WALTER RUMP: Über die Bestimmung des Schwächungskoeffizienten und der Streuzusatzstrahlung mit dem Siemens-Röntgendosimeter. Strahlenther. **15**, H. 5, 650—660 (1923). — JANUS, FR.: Abhängigkeit der Röntgenstrahlenleistung von der Netzspannung. Fortschr. Röntgenstr. **30**, Kongr.-H. 1, 188. — JESS, FR.: Über Speicherung von Jod im Carcinomgewebe. Münch. med. Wschr. **1921**, Nr 11, 323. — JOHNSEN, A.: Das Röntgendosimeter von BAASTRUP und JOHNSEN. Fortschr. Röntgenstr. **33**, Kongr.-H., 95—97 (1925). — JONA, M.: (a) Über pulsierenden oder konstanten Hochspannungsgleichstrom im Röntgentherapiebetrieb. Strahlenther. **21**, H. 4, 690—695 (1926). (b) Zur Übertragung der Röntgendosis. Strahlenther. **26**, H. 3, 614—623 (1927). (c) Die physikalische Dosis und der biologische Effekt. Strahlenther. **26**, H. 4, 792—798 (1927). (d) Die physikalische Dosis und der biologische Effekt. Fortschr. Röntgenstr. **35**, H. 5, 1070 (1927). — JONA, M. und K. LEISTNER: Untersuchungen an Röntgendosimetern. Bemerkungen zu der gleichlautenden Arbeit von Dr. H. KALKBRENNER und Dr. H. KÜSTNER. Bruns' Beitr. **136**, H. 1, 175—179 (1926). — JONES: Note on the use of the milliampèremeter in X-ray measurement. Arch. Roentgenray Nr 70. — JOLY, MARCEL: (a) L'homogénéité des doses dans la masse et dans le temps en radiothérapie profonde. J. belge Radiol. **13**, H. 4, 242—255 (1924). (b) L'homogénéité des doses dans la masse et dans le temps en radiothérapie profonde. Arch. Électr. méd. **32**, Nr 506, 329—340 (1924). — JÜNGLING, O.: (a) Der relative Wertigkeitskoeffizient, ein einfaches Kontrollmaß für die Qualität und Quantität der Röntgenstrahlung. Münch. med. Wschr. **1919**, Nr 35, 930. (b) Untersuchungen zur chirurgischen Röntgentiefentherapie. Strahlenther. **10**, 501 (1920). (c) Die praktische Verwendbarkeit der Wurzelreaktion von Vicia faba equina zur Bestimmung der biologischen Wertigkeit der Röntgenstrahlen. Münch. med. Wschr. **1920**, Nr 40, 1141. (d) Die rationelle Röntgenstrahlendosis bei Behandlung chirurgischer Erkrankungen. Fortschr. Röntgenstr. **30**, Kongr.-H. 1, 101. (d) Zur Methodik der chirurgischen Röntgentiefentherapie, das Prinzip der willkürlichen Formgebung zwecks homogener Durchstrahlung. Fortschr. Röntgenstr. **30**, Kongr.-H. 1, 184. (f) Bemerkungen zu der Arbeit von Dr. E. POHLE: Wassergefüllte Gummikissen als Überdeckungsschicht. Strahlenther. **14**, 731 (1923). (g) Zur Methodik der chirurgischen Röntgentiefentherapie. Das Prinzip der willkürlichen Formgebung zwecks homogener Durchstrahlung. Strahlenther. **14**, H. 4, 800—806 (1923). (h) Zur Frage der Raumdosis in der Röntgentherapie. Münch. med. Wschr. **71**, Nr 5, 123—125 (1923). — JÜNGLING, OTTO und H. RUDOLPH: Die Umbaumasse Radio-Plastin und ihre Anwendung in der chirurgischen Röntgentherapie. Strahlenther. **14**, H. 4, 807—817 (1923).

KALL, R.: Beitrag zur Behandlung der Pilzflechten der Haut. Münch. med. Wschr. **1919**, Nr 12, 321. — KAPLAN, IRA J.: Comparaison entre la „dose érythème française" et la dose érythème allemande, mesurée par l'iontoquantimètre Solomon. J. de Radiol. **9**, Nr 2, 88—90 (1925). — KASSABIAN: (a) Résumée der Methoden zur Dosierung der Röntgenstrahlen. Fortschr. Röntgenstr. **12**, 272. (b) Roentgen-Rays and Electrotherapeutics. Philadelphia u. London. — KAZNELSON und LORANT: Allgemeine Leistungssteigerung als Fernwirkung therapeutischer Röntgenbestrahlungen. Münch. med. Wschr. **1921**, Nr 5, 132. — KEARSLEY: A new type of stabilizier for use the Coolidge tube. J. of Radiol. **1921**. — KEETMANN, B.: Die Absorption der Beta-, Gamma- und Röntgenstrahlen im Gewebe. Berl. klin. Wschr. **1915**, Nr 16, 739. Ref. Strahlenther. **1**, 168 (1916). — KEGERREIS: The measurement of ionization currents. J. optical Soc. of America. **7**, Nr 12, (Dec. 1923). — KELEN, B.: Über die Pigmentations-Röntgendosis. Klin. Wschr. **5**, Nr 27, 1249 (1926). — KEYSSER, FR.: Die praktische Durchführung meines Vorschlages der biologischen Dosimetrie in der Strahlenbehandlung der bösartigen Geschwülste unter Berücksichtigung der mittelbaren Strahlenwirkung. (2. Mitt.) Münch. med. Wschr. **1921**, Nr 18, 543. — KIENBÖCK: (a) Über Dosimeter- und das quantimetrische Verfahren. Fortschr. Röntgenstr. **9**, 276. (b) Über die Strahlungsregionen der Röntgenröhren. Wien. klin. Rdsch. **1906**, Nr 32. Ref. Fortschr. Röntgenstr. **10**, H. 4, 257. (c) Bemerkung zur Mitteilung von BUCKY. Münch. med. Wschr. **1911**, Nr 27, 1457. (d) Über das Quantimeter. Strahlenther. **1**, 68 (1912). (e) Über die Arten der photochemischen Radiometer für Messung des Röntgenlichtes. Strahlenther. **11**, 556 (1913). (f) Über die Verwendung der photochemischen Radiometer zur Bestimmung der Hautdosen. Strahlenther. **111**, 687 (1913). (g) Referat über Dosimetrie der Röntgenstrahlen. Fortschr. Röntgenstr. **20**, 226 (1913). (h) Über Dosenmessung. Fortschr. Röntgenstr. **21**, 483 (1914). (i) Über Dosimetrie. Strahlenther. **4**, 794 (1914). (k) Über die Härtemessung des Röntgenlichtes. Fortschr. Röntgenstr. **22**, 567 (1914/15). (l) Über die Verwertung der Radiometerangaben. Fortschr. Röntgenstr. **22**, 593 (1914/15). (m) Zur Dosierung der Röntgenstrahlen. Münch. med. Wschr. **1914**, Nr 2, 74. Ref. Strahlenther. **1**, 166 (1916). (n) Über die Nomenklatur in der radiotherapeutischen Technik. Fortschr. Röntgenstr. **19**, 294. (o) Anleitung zu radiotherapeutischen Bestrahlungen. (p) Gebrauchsanweisung für das Qantimeter. — KINGERY, LYLE B.: Precision in dermatolog. Roentgen-therapy. The value of recent refinements in apparatus: Prelim. report. Arch. of Dermatol. **9**, Nr 6, 738—745 (1924). — KIRCHER, H. und W. SCHMITZ: Energiemessungen an Röntgenstrahlen. Z. Physik **36**, H. 7, 484—495 (1926). — KIRSCH, H.: (a) Technik und klinische Erfahrungen mit den BUCKYschen Grenzstrahlen an der Jenaer Hautklinik. Zbl. Hautkrkh. **25**, H. 1/2, 32—33, 34—36 (1927). (b) Physikalische Untersuchungen über die BUCKYschen Grenzstrahlen. Münch. med. Wschr. **74**, Nr 14, 578—579 (1927). — KIRSTEIN: Zur Frage der direkten Dosimetrie. Strahlenther. **4**, 788 (1914). — KIRSTEIN, F.: (a) Die Gasvergiftung im Röntgenzimmer. Strahlenther. **10**, 1113 (1920). (b) Homogenisierung der Röntgenstrahlen mittels eines Gewebeäquivalentfilters. Dtsch.

med. Wschr. **1921**, Nr 15, 414. — KLEIN und GAERTNER: Die Erythemdosis in R-Einheiten für die Strahlungen der Oberflächentherapie. Zugleich eine Darstellung der Dosismessung in R-Einheiten. Fortschr. Röntgenstr. **36**, H. 3, 492—505 (1926). — KLEIN, J. und G. H. KLÖVEKORN: Eine neue Filtersicherung bei der Röntgentherapie . Münch. med. Wschr. **72**, Nr **42**, 1782 (1925). — KLINGELFUSS: (a) Über ein neues Verfahren zur kontinuierlichen Ablesung der Härte einer Röntgenröhre. Verh. dtsch. Röntgen-Ges. **4** (1908). (b) Bericht über Vergleichsmessungen der S-N.-Reaktionsdosis mit absoluten Einheiten. Verh. dtsch. Röntgen-Ges. **5**. (b) Die Änderung der Röntgenstrahlenhärte durch die elektrische Spannung bei einer Röntgenröhre. Verh. dtsch. Röntgen-Ges. **6**. — KLINGELFUSS, FR.: (a) Das Sklerometer, seine physikalischen Grundlagen und seine Verwendung bei der Röntgenstrahlentherapie. Strahlenther. **111**, 772 (1913). (b) Direkt zeigendes Spektrometer für Röntgenstrahlen. (Vorläufige Mitteilung.) Fortschr. Röntgenstr. **31**, Kongr.-H. 95. — KLINGMÜLLER: Bedeutung der Röntgenbehandlung für die Dermatologie. Aus dem Radiologischen Institut der Allgemeinen Poliklinik Wien. Strahlenther. **1**, 10 (1912). — KLÖVEKORN, G. H. und O. GAERTNER: Die Erythemdosis in R-Einheiten für Kupfereigenstrahlung. Strahlenther. **24**, H. 2, 365—367 (1926). — KNOX: Problems in radiotherapy. Arch. of radiology and electrotherapy **27**, Nr 3 (1922, Aug.). — KÖHLER, A.: (a) Über Dosierung der Röntgenstrahlen und Vorgänge im Innern der Röntgenröhre. Fortschr. Röntgenstr. **11**, 1 (1907). (b) Röntgentiefentherapie mit Metallnetzschutz. Strahlenther. **1**, 121 (1912). (c) Über wichtige Grundsätze bei der Anlage von Röntgenbehandlungsräumen. Münch. med. Wschr. **1918**, Nr 21, 566. (d) Der Metallnetzschutz zur Vermeidung von Röntgenverbrennungen bei Tiefenbestrahlungen. Fortschr. Röntgenstr. **30**, 56. — KOLDE: Experimentelle Untersuchungen über die Tiefenwirkung der Röntgenstrahlen. Strahlenther. **11**, 710 (1913). — KRÖNIG und FRIEDRICH: Physikalische und biologische Grundlagen der Strahlentherapie. Berlin-Wien 1918. — KOPPEL und LEVY-DORN: Über gleichmäßige Röntgenbestrahlung größerer Hautbezirke. Dermatol. Z. 18. Ref. Fortschr. Röntgenstr. **19**, 176. — KOSSEL und SIEGBAHN: Physik. Z. **15**, 754 (1914). — KOTHEM, J. v.: Die Messung der prozentualen Tiefendosis mit Kienböckstreifen nach BAUMEISTER. Fortschr. Röntgenstr. **28**, 181. — KOTTMAIER, J.: (a) Kritisches zur Röntgensterilisierung Lungentuberkulöser mit einer Anregung zur Herabsetzung des „Röntgenkaters". Strahlenther. **15**, 555 (1923). (b) Die Blutverschiebung während der Tiefenbestrahlung — ein dosimetrischer Faktor. Med. Klin. **21**, Nr 34, 1265—1266 (1925). — KRAUSE, PAUL: Röntgen-, Radium- und Lichtbehandlung. Handb. d. ges. Ther. v. PENZOLDT und STINZTING. — KRISER, A.: (a) Schutzvorrichtungen gegen Röntgenverbrennungen. Wien. klin. Wschr. **39**, Nr 10, 287 (1926). (b) Vorrichtung zum Schutz gegen Röntgenstrahlenverbrennungen. Wien. med. Wschr. **76**, Nr 11, 350 (1926). (c) Einige technische Verbesserungen bei der Tiefenbestrahlung. Fortschr. Röntgenstr. **31**, Kongr.-H., 112. — KRÜGER, R.: (a) Beitrag zur Anwendung des SABOURAUDschen Dosimeters. Strahlenther. **11**, 349 (1913). (b) Experimentelle Untersuchungen zum Röntgenschutz mit besonderer Berücksichtigung der Sekundärstrahlenwirkung. Strahlenther. **111**, 839 (1913). (c) Zur Frage der Fernwirkung der Röntgenstrahlen. Strahlenther. **111**, 859 (1913). — KUHN: Röntgenoberflächenbestrahlung mit verschiedenen Strahlenhärten, insbesondere mit Grenzstrahlen. Klin. Wschr. **6**, Nr 30, 1451—1452 (1927).— KULENKAMPFF, HELMUTH: Über die Ionisierung von Luft durch Röntgen- und Kathodenstrahlen. Ann. Physik **80**, Nr 11, 261—278 (1926). — KÜPFERLE, L. u. I. E. LILIENFELD: (a) Zur praktischen Dosimetrie der Röntgenstrahlen. Münch. med. Wschr. **1918**, Nr 16, 425. (b) Die praktische Dosimetrie der Röntgenstrahlen. Strahlenther. **1919**, **9**, 10. (c) Grundlagen therapeutischer Anwendung von Röntgenstrahlen. Freiburg u. Leipzig 1917. KÜPFERLE u. SEEMANN: Die Spektralanalyse der Röntgenstrahlen im Dienste der Strahlentherapie. Strahlenther. **10**, 1064 (1920). — KURTZAHN, G.: Über Röntgendosierung und Röntgenverbrennung. Dtsch. med. Wschr. **1921**, Nr 44, 1326—1327. KÜSTNER, G.: (a) Tagesfragen der Dosimetrie. Strahlenther. **15**, 611 (1923). (b) Sekundäre Strahlung und Streuung der Röntgenstrahlen. Fortschr. Röntgenstr. **30**, Kongr.-H. 11, 3. (c) Tagesfragen der Dosimetrie. Fortschr. Röntgenstr. **31**, Kongr.-H., 86. (d) Die Standardisierung der Röntgendosismessung. Strahlenther. **17**, 1 (1924). — KÜSTNER, HANS: (a) Die Standardisierung der Röntgendosismessung. Strahlenther. **17**, H. 1, 1—48 (1924). (b) Die Standardisierung der Röntgen-Dosismessung. Klin. Wschr. **3**, Nr 18, 774—777 (1924). (c) Die physikalischen Grundlagen der Dosimetrie der Röntgenstrahlen, mit besonderer Berücksichtigung der Standarddosimetrie. Fortschr. Röntgenstr. **32**, Kongr.-H. 1, 56—73 u. 137—141 (1924). (d) Das Göttinger Eichstandgerät, ein neues Dosimeter zeitlich konstanter Empfindlichkeit. 17. Tag. dtsch. Röntgen-Ges. Berlin, Sitzg. v. 11.—13. April 1926. (e) Untersuchungen an Röntgendosimetern. 17. Tag. dtsch. Röntgen-Ges. Berlin, Sitzg. v. 11.—13. April 1926. (f) Meßgenauigkeit, Transportsicherheit und zeitliche Konstanz der Angaben des Göttinger Eichstandgeräts. Fortschr. Röntgenstr. **35**, Kongr.-H., 8—9 (1926). (g) Das Problem der Meßeinheit in der Dosierung der Röntgenstrahlen. Klin. Wschr. **5**, Nr 39, 1837—1840 (1926). (h) Das Göttinger Eichstandgerät, ein neues transportsicheres Dosimeter zeitlich konstanter Empfindlichkeit. 1. Teil. Strahlenther. **24**, H. 3, 501—516

(1927). (i) Wieviel R-Einheiten entspricht die HED.? Strahlenther. **26**, H. 1, 120—146 (1927). (k) Wieviel R-Einheiten entspricht die HED.? Fortschr. Röntgenstr. **36**, Kongr.-H., 81 u. 83—85 (1927). (l) Die Dosierung der Buckyschen Grenzstrahlen nach R-Einheiten mit dem Eichstandgerät. Strahlenther. **27**, H. 1, 124—145 (1927). (m) Die Absolutbestimmung der R-Einheit mit dem großen Eichstandgerät. Strahlenther. **27**, H. 2, 331—347 (1927). (n) Zur Meßtechnik der Röntgenstrahlen. Erwiderung auf den gleichnamigen Aufsatz von A. Eugster und A. Zuppinger. Fortsch. Röntgenstr. **37**, H. 5, 712—714 (1928). — Kuznitzky: (a) Über die Röntgentherapie oberflächlicher Dermatosen. Berl. klin. Wschr. **1916**, Nr 7, 153. Ref. Strahlenther. **7**, 787 (1916). (b) Ein praktischer Notbehelf zur Messung harter Röntgenstrahlen. Münch. med. Wschr. **1918**, Nr 42, 1156. (c) Gefilterte und ungefilterte Röntgenbestrahlungen in der Röntgentherapie. Klin. Wschr. **1921**, 21 u. **1924**, 48. — Kuznitzky, E. und L. Schäfer: Die Röntgenbehandlung oberflächlicher Dermatosen mit dem 0,5 mm Aluminiumfilter. Berl. klin. Wschr. **1918**, Nr 39, 927.

Lacassagne: Intégrité fonctionelle des spermatozoides provenant des testicule repeuplés après une stérilisation temporaire par les radiations. Bull. d'histologie appliqué à la physical. etc. **1**, Nr 4 (janvier 1924). — Lamarque, P.: La filtration en roentgenthérapie. Etude physique. Arch. Électr. méd. **35**, Nr 525, 141—147 (1927). — Leddy, Eugene T. and James L. Weatherwax: Erythema as a unit in deep Roentgen therapy dosimetry. Americ. J. Roentgenol. **12**, Nr 6, 514—518 (1924). — Ledoux-Lebard et Dauvillier: Mesures qualitatives et quantitatives du rayonnement des tubes destinés à la radiothérapie profonde. J. de Radiol. **7**, Nr 8 (1923). — Lehmann: (a) Über Sekundentherapie. Wissenschaftl. Verein d. Ärzte zu Stettin, 7. Dez. 1909. Ref. Fortschr. Röntgenstr. **15**, H. 4, 225. (b) Zur Kritik der Tiefendosimetrie. Münch. med. Wschr. **1922**, Nr 4, 121. — Lenk, R.: (a) Zur Frage der Filtersekundärstrahlen. Strahlenther. **11**, 471 (1920). (b) Zur Frage der Sensibilisierung in der Strahlentherapie. Dtsch. med. Wschr. **1920**, Nr 1, 12. (c) Röntgentherapeutisches Hilfsbuch. Berlin 1922. (d) Zur Bestrahlungstechnik am Becken und an den Oberschenkeln beim Manne. Strahlenther. **14**, 112 (1923). — Lenz, E.: Experimentelle Studien über die Kombination von Hochfrequenzströmen und Röntgenstrahlen. a) d'Arsonvalströme, b) Diathermie. Fortschr. Röntgenstr. **17**, 257. — Lepper: Ein neuer Radiograph. Dtsch. med. Wschr. **1909**, Nr 13. — Lertes, P.: Das Ionometer, ein direkt anzeigender Röntgenmesser. Strahlenther. **15**, H. 2, 273—281 (1923). — Leschinski, A.: Wird die Haut beim Weichwerden gashaltiger Röhren gefährdet? Strahlenther. **14**, 155 (1923). — Levy-Dorn: (a) Zur Dosierung mit dem Radiometer de Sabouraud et Noiré. Dtsch. med. Wschr. **1911**, Nr 38, 1749. (b) Dosierung der Röntgenstrahlen in der Praxis. Verh. dtsch. Röntgen-Ges. **2**, 35. — Liebenstein, von: Röntgen-Ganzbestrahlung des menschlichen Körpers unter Zugrundelegung des Begriffes einer Raumdosis. Strahlenther. **17**, H. 2, 331—340 (1924). — Lilienfeld, J. E.: Einige Messungen an Röntgenstrahlen. Fortschr. Röntgenstr. **25**, 77. — Lind and Bordier: Arch. of the Roentgen-ray **1906**, 6. — Lindrum, W.: Die Beziehungen zwischen Oberflächen- und Tiefenwirkung harter Röntgenstrahlen ohne und mit Benutzung von Filtern. Strahlenther. **11**, 293 (1913). — Linser: Über Röntgentherapie der Haut. Strahlenther. **14**, H. 4, 885 (1923). — Locher, F.: Über Sekundärstrahlen. Fortschr. Röntgenstr. **22**, 94 (1914/15). — Lönne: Zur Kritik der Ozonbestimmung. Münch. med. Wschr. **1921**, Nr 47, 1519. — Loose, G.: (a) Die Verwendbarkeit niederer Lebewesen (Bakterien usw.) als biologisches Reagens in der Röntgentherapie. Fortschr. Röntgenstr. **30**, Kongr.-H. 1, 170. (b) Die Krystallfilterung des Röntgenlichtes und ihre Vorzüge für die Tiefentherapie. Münch. med. Wschr. **1920**, Nr 26, 752. — Lorenz, Egon and Boris Rajewsky: (a) Measurements of the absorption coefficient of water and aluminium for hard X-rays. Amer. J. Roentgenol. **10**, Nr 11, 890—896 (1923). (b) Über den Schwächungskoeffizienten von Wasser und Aluminium bei harten Röntgenstrahlen. Strahlenther. **16**, H. 3/4, 475—486 (1924). (c) Über den Abschwächungskoeffizienten von Wasser und Aluminium bei harten Röntgenstrahlen. Strahlenther. **16**, 475 (1924). (d) Die Rolle der Streuung für die Strahlenwirkung unter Berücksichtigung des Compton-Effektes. Strahlenther. **18**, H. 2, 473—480 (1924). (e) Zur Frage der Qualifizierung von Röntgenstrahlen. Strahlenther. **19**, H. 2, 349—357 (1925). (f) Das Problem der Intensitätsverteilung von Röntgenstrahlen im durchstrahlten Medium. Strahlenther. **20**, H. 3, 581—631 (1925). (g) Das Problem der Intensitätsverteilung von Röntgenstrahlen im durchstrahlten Medium. Bemerkung zu der Erwiderung von den Herrn Oskar Bornhauser und Hans Holfelder. Strahlenther. **24**, H. 1, 175—191 (1926). — Lorey, A. und F. Kämpe: Ein neues Verfahren zur Herstellung von Schutzwänden und Körpern gegen Röntgenstrahlen. Fortschr. Röntgenstr. **16**, 335. — Löwenthal, S.: Über sekundäre Elektronenbildung. Strahlenther. **5**, 199 (1914). — Löwenthal und Pagenstecher: Intensiv- oder Dauerbestrahlung? Münch. med. Wschr. **1914**, Nr 4, 187. Ref. Strahlenther. **1**, 168 (1916). — Ludewig, P.: (a) Das Verhalten der Röntgenröhren im praktischen Röntgenbetrieb. Physik. Z. **1915**, 438. (b) Die physikalischen Grundlagen des Betriebes von Röntgenröhren mit dem Induktorium. Berlin-Wien. 1923. — Lüppo-Cramer: Empfindlichkeitssteigerung der Quecksilberoxalatlösung für das Schwarzsche Fällungsradiometer. Fortschr. Röntgenstr. **22**, 601 (1914/15).

MACKEE und ANDREWS: Time saving devices for the Roentgen-ray treatment of ringworm and favus of the scalp. Amer. J. Roentgenol. **1922**, 746. — MAHNERT, A.: Über den Einfluß der Röntgenstrahlen auf das Kohlensäurebedingungsvermögen des Blutes. Ein Beitrag zur Frage der Ursachen des Röntgenkaters. Klin. Wschr. **1922**, Nr 37, 1840. — MAHNERT, A. und G. ZACHERL: Die Behandlung des Röntgenkaters mit hypertonischen Lösungen. Wien. klin. Wschr. Nr 7, 129. — MAC KEE, GEORGE M.: Cutaneous Roentgen-ray and radium therapy. J. amer. med. Assoc. **90**, Nr 1, 28—31 (1928). — MAC KEE, GEORGE M. and JOSEF J. ELLER: Variations of cutaneous toleration for Roentgen-rays. J. amer. med. Assoc. **87**, Nr 19, 1533—1537 (1926). — MACLEOD, I. M. H.: Observations on the X-ray treatment of ringworm of the scalp in children under three years of age. Brit. J. Dermat. **38**, Nr. 12, 492—501 (1926). — MAIER, EUGEN: Experimentelle Untersuchungen über die Intensitätsverteilung der Röntgenstrahlen im menschlichen Körper. Strahlenther. **21**, H. 3, 480—493 (1926). — MAINOLDI, PIETRO: Contributo alla distribuzione dell' energia Roentgen alle varie provondita. Ricerche dosimetriche col „diffusore" del Palmeri. Radiol. med. **15**, Nr 4, 372—387 (1928). — MANDLER, VIKTOR: (a) Dosierung in der Röntgen-Tiefentherapie. Čas. lék. česk. **64**, Nr 9, 327—332 (1925). (b) Raumdosis in der Röntgentherapie. Čas. lék. česk. **65**, Nr 18, 698—702 (1926). — MANHEIMER, OLGA: (a) BUCKYs Methode zur Rationalisierung der Röntgen-Oberflächen-Therapie. (Bericht über BUCKYs Vortrag, gehalten am 1. Nov. 1926 in der dtsch. med. Ges. in New-York.) Dermat. Wschr. **83**, Nr 33, 1201—1204 (1926). (b) Die Technik der Grenzbestrahlung. Zbl. Hautkrkh. **25**, H. 1/2, 33—36 (1927). — MARCH, A.: (a) Über die Ursachen der Mißerfolge der Röntgentherapie bei malignen Neubildungen. Münch. med. Wschr. **70**, Nr 47, 1411—1412 (1923). (b) Kontinuierliches Röntgenspektrum und Wärmestrahlung. Wien. klin. Wschr. **37**, Nr 39, 982—984 (1924). (c) Die physikalischen Grundlagen der Tiefentherapie. Fortschr. Röntgenstr. **28**, 339. (d) Die physikalischen Grundlagen der spektrometrischen Härtemessung. Fortschr. Röntgenstr. **30**, Kongr.-H. 2, 18. — MARCH, A., K. STAUNING und O. FRITZ: Ein für die Zwecke der praktischen Röngenologie konstruiertes Spektrometer. Fortschr. Röntgenstr. **28**, 420. — MARKOVITS, EMMERICH: Röntgenschutz. Med. Klin. **19**, Nr 25, 866—867 (1923). — MARTENSTEIN: Spätschädigung nach ungefilterter Oberflächenbestrahlung. (Verhandlungsberichte.) Strahlenther. **12**, 1141 (1921). — MARTENSTEIN, H. und M. JUON: Ist die „Grenzstrahlentherapie" nach BUCKY vollkommen ungefährlich? Teil II: Biologische Untersuchungen. Strahlenther. **26**, H. 1, 177—188 (1927). — MARTENSTEIN, H. und DOROTHEA GRANZOW-IRRGANG: Ist die Grenzstrahlentherapie nach BUCKY vollkommen ungefährlich? Teil I: Physikalische Untersuchungen. Strahlenther. **26**, H. 1, 162—176 (1927). — MARTIN AN CALDWELL: The relation of temperature changes to roentgen-ray skin reactions. Amer. J. Roentgenol. **1922**, 152. — MARTIUS: (a) Ein einfaches Ionisationsinstrument für das Röntgenzimmer. Münch. med. Wschr. **1921**, Nr 12, 362. (b) Die biologische Wirkung der Röntgenstrahlen verschiedener Wellenlänge. Strahlenther. **14**, 558 (1923). (c) Über Röntgenstrahlenmessung im Tiefentherapiebetrieb. Strahlenther. **16**, 277. (d) Die biologische Wirkung der Röntgenstrahlen bei verschiedener Wellenlänge. Fortschr. Röntgenstr. **30**, Kongr.-H. 1, 158. — MARTIUS, HEINRICH: (a) Bohnenversuche an Röntgenstrahlen. a) Die Abhängigkeit der Strahlendosis von der Intensität. b) Die Messung der prozentualen Tiefendosis. Fortschr. Röntgenstr. **32**, H. 3/4, 361—365 (1924). (b) Das Hauterythem als Strahlenmaß. Fortschr. Röntgenstr. **32**, Kongr.-H. 2, 21—24 u. 26—27 (1925). (c) Die Röntgenstrahlenmessung in R-Einheiten. Acta radiol. **7**, H. 1/2, 193—200 (1926). — MASCHERPA: Un nouvo istrumento misuratore per Roentgenterapia. Radiologia med. **1923**, April, 161. — MATONI, HEINZ-HERBERT: Die Abhängigkeit der Stärke der biologischen Wirkung von der Intensität der Röntgenstrahlen bei gleicher Dosis. Strahlenther. **18**, H. 2, 375—394 (1924). — MATTICK, WALTER L. and WILHELM STENSTRÖM: Dosage tables as an aid to the simplification of Roentgen-ray technique by the cross-fire method. Amer. J. Roentgenol. **15**, Nr 4, 360—365 (1926). — MATTHES: P.: Zur Fernhaltung der Röntgengase. Münch. med. Wschr. **1918**, Nr 29, 792. — MATZDORFF, P.: Eine einfache Kontrolle der Kienböckstreifenentwicklung. Fortschr. Röntgenstr. **26**, 460. — MAVOR, JAMES W.: (a) An effect of X-rays on crossingover in drosophila. Proc. Soc. exper. Biol. a. Med. **20**, Nr 6, 335—338 (1923). (b) Studie on the biological effects of X-rays. Amer. J. Roentgenol. **10**, Nr 12, 968—974 (1923). — MAYER, R.: Zur praktischen Anordnung der Selenzelle unter Vermeidung ihrer Fehler. Fortschr. Röntgenstr. **23**, 283. — MENNESHEIMER, ALOIS: Ein Beitrag zur Frage des Röntgenkaters. Strahlenther. **16**, H. 5, 741—753 (1924). — MERLO GÒMEZ, JOSÉ F.: Methodik der Röntgentiefentherapie. Semana med. **31**, Nr 38, 645—651 (1924). — MEYER, F. M.: (a) Praktische Erfahrungen mit dem FÜRSTENAUschen Intensimeter. Dtsch. med. Wschr. **1915**, Nr 44, 1313. Ref. Strahlenther. **1**, 364 (1916). (b) Das FÜRSTENAUsche Intensimeter. Strahlenther. **7**, 473 (1916) (c) Die Röntgenepilationsdosis und ihre praktische Bedeutung. Med. Klin. **1915**, Nr 41, 1130. Ref. Strahlenther. **7**, 785 (1916). (d) Fünfjährige Ergebnisse der filtrierten Röntgenbehandlung der Hautkrankheiten. Dtsch. med. Wschr. **1917**, Nr 33, 1013. (e) Die Strahlenbehandlung der Trychophytien des Bartes. Münch. med. Wschr. **1918**, Nr 22, 592. (f) Die Röntgenbehandlung der Hyperhidrosis localis mit harten Strahlen. Berl. klin. Wschr. **1918**, Nr 52, 1237. (g) Der Begriff der Erythemdose bei harter Röntgenstrahlung. Berl. klin. Wschr. **1919**, Nr 43, 1020. (h) Die Röntgenbehandlung der Haut- und Haarkrankheiten. Strahlenther. **12**, 900 (1921). (i) Über Erfahrungen mit Adrenalinanämie (Reicher, Lenz) für die Röntgentherapie. Z. Dermatol. **18**, 10. Ref. Fortschr. Röntgenstr. **19**, 173. — Meyer, G.: Das Problem der Kreuzfeuerwirkung in der gynäkologischen Röntgentherapie. Ref. Fortschr. Röntgenstr. **21**, 502 (1914). Zbl. Gynäk. **37**, Nr 48 (1913). — Meyer, G. und G. Ritter: (a) Experimentelle Studien zur Feststellung eines biologischen Normalmaßes für die Röntgenstrahlenwirkung. Strahlenther. **1**, 183 (1912). (b) Zur Methodik der Radioepilation der Kinderköpfe. Fortschr. Röntgenstr. **21**, 574 (1914). — Meyer, H.: (a) Methoden zur Messung der Röntgenstrahlen in der Therapie. Münch. med. Wschr. **1911**, Nr 4. (b) Ein Vergleich der Dosimeter nach Kienböck und Sabouraud. Fortschr. Röntgenstr. **23**, 75. — Meyer, H. und G. Ritter: (a) Experimentelle Untersuchungen zur biologischen Strahlenwirkung. Strahlenther. **1**, 172 (1912). (b) Zur Methodik der qualitativen Strahlenmessung in der Röntgentherapie. Berl. med. Wschr. **1912**, Nr 2. — Meyer, William H. and Otto Glasser: (a) Erythema doses in absolute units. Radiology **6**, Nr 4, 320—328 (1926). (b) Further studies on the influence of radiation quality on the erythema dose measured in physical units. Radiology **8**, Nr 4, 311—316 (1927). — Meyer, Wm. H., Otto Glasser and C. S. Davenport: The calculation of the Roentgen-ray skin dose. (A criticism of the formula method of Roentgen-ray dose calculation.) Amer. J. Roentgenol. **17**, Nr 2, 277—278 (1927).— Miescher, G.: (a) Das Röntgenerythem. Strahlenther. **16**, H. 3/4, 333—371 (1923). (b) Die Röntgenreaktion der Haut, ein rhythmisches Phänomen? Klin. Wschr. **2**, Nr 42, 1923—1933 (1923). (c) Das Röntgenerythem. Strahlenther. **16**, 333 (1924). (d) Über Fehler bei Messung des Röhrenpotentials. Fortschr. Röntgenstr. **28**, 235. (e) Das Röntgen-Erythem. Fortschr. Röntgenstr. **32**, Kongr.-H. 1, 79—86 und 137—141 (1924). (f) Funktionelle Untersuchungen über Desensibilisation mit Röntgenstrahlen beim Ekzem. Dermatol. Z. **50**, H. 2, 89—112 (1927). — Miramond de Laroquette, M.: (a) Nouveau procédé radiochromométrique. Grille sclérométrique de degrés de pénétration moyenne des rayonnements, leur application à la balance radiologique. Arch. Électr. méd. **31**, Nr 285, 44—48 (1923). (b) Manchon opaque à ouverture centrimétrique pour la mesure des rayons X par unité de surface et de volume avec l'ionomètre de Solomon. J. de Radiol. **11**, Nr 4, 229—233. (c) La dose d'érythème ou d'épilation temporaire. La mesure ionométrique. Quantités incidentes et quantités absorbées pour des rayons de diverses longueurs d'onde. J. belge Radiol. **13**, H. 5, 342—347 (1924). (d) Measure par unité de surface et unité de volume des rayons X incidents, absorbés et diffusés. Bull. Soc. Radiol. méd. France **14**, Nr 128, 87—94 (1926). (e) Manchon opaque à ouverture centrimétrique pour la mesure des rayons X par unités de surface et de volume avec l'ionomètre de Solomon. J. belge Radiol. **15**, H. 4, 435—443 (1926). (f) Expériences pratiques sur les rayons diffusés leur mesure et leur importance en radiothérapie. Journ. belge Radiol. **15**, H. 4, 444—451 (1926). (g) Courbes et tableaux numériques moyens en unités R centrimétriques des quantités incidents et absorbées et des doses d'érythème de divers rayonnements X employés en radiothérapie. J. belge Radiol. **16**, H. 3, 229—235 (1927). — Moore, H.: Discussion on international units and standards for X-ray work. The problem of measuring X-rays. Brit. J. Radiol. **23**, Nr 91, 88—92 und 97—101. (1927) — Morlet und Casman: Emploi de la paraffine en radiothérapie profonde. J. belge Radiol. **13**, H. 5, 370—373 (1924). — Morton, G.: Über die Anwendung nichtmetallischer Filter in der Röntgenstrahlentherapie. Strahlenther. **4**, 500 (1914). — Mühlmann, E.: (a) Eine einfache Methode zur planmäßigen Röntgentiefendosimetrie. Münch. med. Wschr. **1921**, Nr 41, 1320. (b) Fernaufladevorrichtung für das Ionometer von Wulff. Fortschr. Röntgenstr. **36**, Kongr.-H., 78—80 (1927). (c) Eine Fernladevorrichtung für das Ionometer von Wulf. Strahlenther. **26**, H. 3, 624—629 (1927). — Müller, Chr.: (a) Eine neue Behandlungsmethode bösartiger Geschwülste. Münch. med. Wschr. **1910**, Nr 28, 1490. (b) Über Kombination von Hochfrequenzströmen und Röntgenstrahlen. Fortschr. Röntgenstr. **18**, 225. (c) Tiefenbestrahlung unter gleichzeitiger Sensibilisierung mit Diathermie in einer neuen Anwendungsform. Fortschr. Röntgenstr. **21**, 49 (1914). — Müller, W.: Experimentelle Untersuchungen über die biologische Wirksamkeit künstlich erzeugter Sekundärstrahlen. Strahlenther. **10**, 219 (1920). — Murdoch: Méthode de Holfelder l'établissement des schémas d'irradiation. J. belge Radiol. **15**, H. 5, 493—496 (1926). — Murdoch, J., et E. Stahel: (a) Etude comparative de deux unités dosimétriques des rayons Roentgen, l'R français (Solomon) et l'R allemand (Behnken). Arch. Électr. méd. **35**, Nr 525, 129—136 (1927). (b) Etude comparative de deux unités dosimétriques des rayons Roentgen. L'R français (Solomon) et l'R allemand (Behnken). Arch. Electr. méd. **35**, Nr 530, 393—396 (1927). — Mutscheller, A.: Physical standards of protection against Röntgen-ray dangers. Amer. J. Roentgenol. **13**, Nr 1, 65—70 (1925).

Nadaud: (a) Détermination simple et avec une précision pratiquement suffisante de la qualité des rayonnement hétérogènes. J. de Radiol. **7**, Nr 6, 271—273 (1923). (b) A propos du réactif quantitométrique au plantino-cyanure de baryum. Arch. Électr. méd. **34**, Nr 516,

197—199 (1926). — NAGELSCHMIDT: (a) Kritisches zur Röntgendosierung. Münch. med. Wschr. **1909**, Nr 39, 2052. (b) Methodik zur Behandlung oberflächlich gelegener maligner Tumoren (Vertiefungsmethode). Berl. klin. Wschr. **1921**, Nr 4, 83. — NAGELSCHMIDT, FR.: Über die Praxis der Röntgentiefendosierung. Med. Klin. 8, 242 (1922). — NEU, L.: L'influence de quelques maladies sur la sensibilité radiologique de la peau. Presse méd. **33**, Nr 91, 1506—1507 (1925). — NEUDA, P., F. REDLICH und G. SIELMANN: Zur Pathogenese des sog. Röntgenkaters. Klin. Wschr. **1923**, Nr 28, 1306. — NEUDA und REDLICH: Über die Rolle der Leber in der Frage der Röntgenschädigung. Wien. klin. Wschr. **1923**, Nr 44, 773. — NEUDA, P. und G. SIELMANN: Die Behandlung des Röntgenkaters mit hypertonischen Lösungen. Wien. klin. Wschr. **1923**, Nr 16, 298. — NEUGEBAUER, FRANZ: Sicherungsschloß gegen Filterverwechseln. Fortschr. Röntgenstr. **35**, H. 5, 975—978 (1927). — NEUKIRCHEN: Über Absorption von Röntgen- und Gammastrahlen. Fortschr. Röntgenstr. **27**, 455. — NEVERMANN, G.: Zur Behandlung der Röntgenallgemeinschädigung. Klin. Wschr. **1923**, Nr 37/38. — NIEMANN, C.: Automatische Netzspannungsregulierung für Röntgenapparate. Fortschr. Röntgenstr. **30**, Kongr.-H. 1, 190. — NOGIER, TH.: (a) Das Radiochromoskop, ein Apparat, der eine exakte Schätzung der Röntgenstrahlendosen unter immer vergleichbaren Bedingungen gestattet. Strahlenther. **111**, 165 (1913). (b) Importance des mesures en radiologie. Lyon méd. **132**, Nr 10, 434—437 (1923). — NORAT: Du traitement aprés irradiation par les rayons X. J. de Radiol. **1923**, 141.

OBLADEN, PAUL: Ein fahrbares Untergestell für das Wasserphantom des Siemens-Röntgen - Dosismessers. Fortschr. Röntgenstr. **34**, H. 1/2, 171 (1926). — O'BRIEN, FREDERICK W.: The present mode of Roentgen therapy in deepseated lesions. Boston med. J. **189**, Nr 1, 1—5 (1923). — ODERMATT, W.: Experimentelle Untersuchungen über die primäre Wirkung der Röntgenstrahlen auf die Gefäße. Fortschr. Röntgenstr. **31**, 717.

PACKARD, CHARLES: A biological measure of X-ray dosage. J. of Canc. **11**, Nr 3, 282—292 (1927). — PAGENSTECHER, A.: Über Röntgenbehandlung des Lupus mittels Leichtfilter. Fortschr. Röntgenstr. **22**, 35 (1914/15). — PALMIERI: Ulteriori studi sulla diffusione dei raggi x e laro applicazioni in roentgenterapia profonda. Radiol. med. **10**, Nr 8, (1923). PALMIERI, GIAN GIUSEPPE: (a) Metodi personali di roentgenterapia. L'irradiazione indretta. Il diffusore. Il filtro a compensazione. L'ingrandimento artificiale del campo. Bologna: Stabilimenti poligrafici riuniti 1924. (b) Metodi personali di rontgenterapia. L'irradiazione indiretta. Il diffusore. Il filtro a compensazione. L'ingrandimento artificale del campo. Arch. ital. Chir. **12**, 251—274 (1925). — PALUGYAY, J.: (a) Zur Frage der Sensibilisierung in der Strahlentherapie. Dtsch. med. Wschr. **1921**, Nr 29, 831. (b) Vergleichende Untersuchungen über verschiedene chemische Röntgendosimeter und Meßtabletten verschiedener Provenienz. Strahlenther. **20**, H. 1, 153—161 (1925). (c) Die praktische Anwendung des HOLZKNECHTschen Dosimeters zur Messung der Oberflächendosis der Tiefentherapie. Strahlenther. **19**, H. 1, 172—184 (1925). — PANKOW, O. und G. BORELL: Zur Frage der Großfelderbestrahlung des Uteruscarcinoms. Strahlenther. **11**, 906 (1920). — PAPE, CARL A.: Röntgenstrahlen und Röntgenschutz. Strahlenther. **14**, H. 4, 848—852 (1923). — PENDER GRASS, HAYMANN, HOUSER, RAMBO: The effect of radium on the normal tissues of the brain and spinal cord of dogs and its therapeutic application. Amer. J. Roentgenol. **1922**, 553. — PENZOLDT, R.: Die biologische Zusatzdosis bei größeren Fokus-Hautabständen. 17. Tag. dtsch. Röntgen-Ges. Berlin, Sitzg. v. 11.—13. April 1926. — PERRCAN: Einfluß der X-Strahlen auf den elektrischen Widerstand des Selens. C. r. Soc. Biol. **129** (1899). — PERUSSIA: I filtri in roentgenterapia profonda. Radiol. med. **1921**, Nr 6. — PERUSSIA, FELICE: Radiazioni parassite dei tubi Coolidge moleste per la radioskopia. Radiol. med. **10**, H. 5, 213—216 (1923). — PFAHLER: (a) Measurements on two american deep therapy machines with special reference to the Duane method. J. of Radiol. **4**, Nr 7, (1923). (b) A device to prevent the omission of a filter. Amer. J. Roentgenol. **10**, Nr 7, (1923). (c) Über die Sättigungsmethode in der Röntgentherapie tiefliegender maligner Geschwülste. Strahlenther. **25**, H. 4 (1927). — PFAHLER und WIDMANN! Weitere Beobachtungen über die radiotherapeutische Sättigungsmethode usw. Strahlenther. **32**, H. 1 (1929). — PFAHLER, GEORGE E., and BERNHARD P. WIDMANN: Measurement on two American and two German deep therapy machines by the Duane method and the Friedrich Iontoquantimeter. Amer. J. Roentgenol. **11**, Nr 3, 267—272 (1924). — PFÖRRINGER: Zur Verwendung stark gefilterter Röntgenstrahlen in der Oberflächentherapie. Fortschr. Röntgenstr. **21**, H. 5, 557. — PICCALUGA, N.: Die Wirkung der Röntgenstrahlen auf das Reduktionsvermögen von normalem Gewebe und von Neubildungen. Strahlenther. **16**, 245 (1924). — PIERGROSSI: Verso un methodo pin razionale di dosaggio in roentgenterapia. Radiol. med. **10**, Nr 7 (1923). — PIFFARD: Methode zur Messung der Strahlendosis. Am. Röe. Soc. **1906**. — PIFFARD, G.: Bemerkungen zur Frage der Dosierung der Röntgenstrahlen. Amer. quarterly Roentgenol. **1**, Nr 3. Ref. Fortschr. Röntgenstr. **12**, 72. — POHL, R.: Über die Natur der Röntgenstrahlen. Strahlenther. 4, 552 (1914). — POHLE, E.: Wassergefüllte Gummisäcke als Überdeckungschicht. Strahlenther. **14**, 118 (1923). — POHLE, ERNST A. and JOHN M.

Barnes: Clinical and physical investigations of the problem of dosimetry in Roentgentherapy. Radiology **10**, Nr 4, 300—317 (1928). — Polano, O.: Ein Kasten zur Entwicklung der Kienböckfilme bei Tageslicht. Strahlenther. **111**, 711 (1913). — Polland, B. und V. Dolejsek: Ionisationsspektrometer. Čas. lék. česk. **66**, Nr 6, 220—227 (1927). — Ponzio, Mario: Sulla standardizzazione di unita di mesura radiologica. Radiol. med. **13**, Nr 9, 663—665 (1926). — Poos, F.: Über die indirekte Strahlenschädigung des Organismus bei isolierter Organbestrahlung. Klin. Wschr. **1922**, Nr 17, 836. — Precht: Phys. Zeitschr. **1**, 48 (1899). — Preusz, Jenö: (a) Über Strahlenqualität. Röntgenologia **2**, H. 1, 6—7 (1923). (b) Praktische Dosimetrie. Gyógyászat (ung.) **64**, Nr 2, 27 (1924). — Proust, R. et R. Coliez: Des moyens d'améliorer la pénétration en profondeur des rayons X et des rayons du radium. Paris méd. **15**, Nr 6, 126—133 (1925). — Puga, J.: Die Streuungsrinne. Strahlenther. **16**, 288 (1924).

Rahm, G.: (a) Der Einfluß der Unterbrecherzahl bei Induktorapparaten auf Oberflächen- und Tiefendosis. Münch. med. Wschr. **1922**, Nr 44, 1542. (b) Die Konvergierung von Röntgenstrahlen. Klin. Wschr. **1922**, Nr 40, 1998. (c) Beiträge zur Lösung des Homogenstrahlungsproblems. Arch. klin. Chir. **126**, 47—50 (1923). (d) Das Problem der homogenen Durchstrahlung kranken Gewebes. Strahlenther. **16**, 451 (1924). — Rahm, Hans: (a) Beiträge zur Lösung des Problems von der homogenen Durchstrahlung. Klin. Wschr. **4**, Nr 16, 754—756 (1925). (b) Zur Röntgentiefenmessung der Praxis. Bruns' Beitr. **135**, H. 4, 660—664 (1926). — Rahm, H. und M. Haas: Zur Reform der Spannungsangaben in der Tiefentherapie. Fortschr. Röntgenstr. **36**, H. 5, 983—988 (1927). — Rajewsky, B.: (a) Zur Frage der Dosierung von Röntgenstrahlen. Die Standardisierung der Dosismessung. Fortschr. Röntgenstr. **34**, H. 1/2, 62—80 (1926). (b) Compton-Effekt bei tiefentherapeutischen Bestrahlungsbedingungen. Fortschr. Röntgenstr. **35**, H. 2, 262—269 (1926). (c) Beiträge zur Rückstreuung. Strahlenther. **26**, H. 1, 158—161 (1927). — Rapp, G.: Über eine neue Dickfiltermethode für die Röntgentherapie. Münch. med. Wschr. **1921**, Nr 3, 73. — Ratera, J. und S. Ratera: Rationelles Phantom für Röntgenmessungen. Siglo méd. **74**, Nr 3685, 85—87 (1924). — Recasens: Procédés de mensuration et de dosage des ondes dans la radiothérapie profonde. Bruxelles-Médical 9 nov. 1922. — Regaud et Nogier: Estimation différente des doses de rayons X suivant les divers modes d'éclairage du Chromoradiomètre. Arch. Électr. méd. **1911**, Nr 322. — Reifferscheid: Die Röntgentherapie in der Gynäkologie. Anh. Krause: Technik der Röntgentherapie in der Gynäkologie. Leipzig 1911. — Reiser, Egon: Wie bestrahlt man gleichmäßig und ökonomisch große Körperflächen mit hohen Dosen von Röntgenstrahlen, ohne komplette Raine zu lassen. Med. Klin. **20**, Nr 46, 1608—1610 (1924). — Reiss, P.: (a) Comparaison de l'unité R française et de l'unité R allemande, cette dernière étant à l'aide d'une grande chambre d'ionisation. Arch. Électr. méd. **35**, Nr 525, 137—140 (1927). (b) Comparaison de l'unité R française et de l'unité R allemande; cette dernière étant mesurée à l'aide d'une grande chambre d'ionisation. J. de Radiol. **11**, Nr 9, 478—479 (1927). — Remer und Withershee: Dosage measurements. Amer. J. Roentgenol. 8, 417 (1921). Report of the committee on standardization of X-ray measurements of the Radiological Society of North America. Radiology **10**, Nr 4, 318 (1928). — Reusch, W.: (a) Gasvergiftung im Röntgenzimmer und ihre Verhütung. Münch. med. Wschr. **1917**, Nr 14, 445. Ref. Strahlenther. 8, 692 (1918). (b) Der wissenschaftliche und praktische Wert der Röntgenstrahlenanalyse. Münch. med. Wschr. **1917**, Nr 22, 405. Ref. Strahlenther. 8, 690 (1918). — v. Rhorer: Die Sensibilisierungsfrage in der Strahlentherapie. Dtsch. med. Wschr. **1920**, 1077. — Richarz: Über Luftverbesserung im Röntgenzimmer. Fortschr. Röntgenstr. **27**, 343. — Rieber: Standarization of roentgen output. Radiology **1**, Nr 3 (Nov. 1923). — Rieber, Frank: The problem of high potential measurement as associated with deep therapy at high voltages. Radiology **4**, Nr 1 (1923). — Rieder: (a) Zur Technik der Röntgenstrahlentherapie. Fortschr. Röntgenstr. 8, 303. (b) Die Beseitigung nitroser Gase und überlauter Geräusche im Röntgenbetriebe. Münch. med. Wschr. **1917**, Nr 39, 1265. — Rio: Electro-scléromètre, systhème Rio. Bull. Soc. Radiol. méd. France **15**, Nr 138, 145—147 (1927). — Ritter, G.: (a) Beitrag zur quantitativen Messung der Röntgenstrahlen in der Therapie. Münch. med. Wschr. **1911**, Nr 50, 2662. (b) Bestimmung der HWS. für die zu dermatologischen Zwecken verwandten Wellenlängen. Zbl. Hautkrkh. **25**, H. 1/2, 30—31 (1927). — Ritter, G., A. Rost und R. Krüger: Experimentelle Studien zur Dosierung der Röntgenstrahlen mit dem Sabouraudschen Dosimeter. Strahlenther. **5**, 471 (1914). — Roloff: Z. physik. Chem. **13**. — Rominger, E.: Klinische Erfahrungen über Hautschädigungen bei gynäkologischer Tiefentherapie mit schwachgefilterten Röntgenstrahlen. Strahlenther. **2**, 665 (1913). — Rona, Alfred: Die Verwendung von plastischer Abdeckmasse in der Röntgentherapie. Fortschr. Röntgenstr. **31**, H. 1, 20—21 (1923). — Röntgen: Weitere Beobachtungen über die Eigenschaften der X-Strahlen. Dritte Mitteilung. Sitzungsber. d. kgl. preuß. Akad. d. Wissensch. zu Berlin, 13. Okt. 1897, S. 576 und Wiedemanns Ann. **14**, H. 1, 18 (1898). — Ropiquet, Cl.: Radioqualimètre. J. de Radiol. **1909**, Nr 8. — Rothbart, L.: Ursachen zur Verhütung der Röntgenverbrennung, Vorschlag zur einheitlichen Feldbezeichnung im therapeutischen Betriebe. Dtsch. med. Wschr. **1922**, Nr 44, 1485. — ROTHMANN, ST.: Folgezustände der Röntgenbehandlung bei Lupus vulgaris. Strahlenther. **13**, 325 (1922). — RÖVER: Eicheinrichtung für das FÜRSTENAU-Intensimeter. 17. Tag. dtsch. Röntgen-Ges. Berlin, Sitzg. v. 11.—13. April 1926. — RUETE und FREUDENBERG: Grenzstrahlen und Rachitis. Zbl. Hautkrkh. **25**, H. 1/2, 33—36 (1927). — RUNGE, E.: (a) Zur quantitativen Messung der Röntgenstrahlen bei therapeutischer Verwendung. Münch. med. Wschr. **1912**, Nr 7, 369. (b) Beitrag zur Messung der Tiefenwirkung der Röntgenstrahlen in der Gynäkologie. Strahlenther. **6**, 389 (1915). — RUSS, S.: (a) Die im tierischen Gewebe entstehenden Sekundärstrahlen. Strahlenther. **111**, 308 (1913). (b) The measurement of X-ray intensity, and the necessity for an international method. Proc. physical Soc. London, **35**, 4 (Juni 1923). (c) On the effect of X-rays of different wave-lengths upon some animal tissus. Proof of differential action. Proc. roy. Soc. London Ser. B, **95**, Nr B 665, 131—142 (1923). — RUSS, S. and H. CLARK: On a balance method of measuring X-rays. Philosophic. Mag. **10** (Dec. 1922). — RZEWUSKY: Natur und Rundschau **11**, H. 33. RZEWOUSKY, A.: Eine neue Form der Härtemessung für Röntgenröhren nach Benoistischem Prinzip. Fortschr. Röntgenstr. **19**, 269.

SAIDMAN, JEAN: Sur les propriétés thérapeutiques des rayons X de 8 Ångström. C. r. Acad. Sci. **186**, Nr 3, 184—186 (1928). — SALIS, H. v.: Zu den Röntgenveränderungen nach Bestrahlung der Glandula submaxillaris. Strahlenther. **17**, H. 2, 395—400 (1924). — SALZMANN, F.: (a) Sekundärstrahlen in der Röntgentiefentherapie als Ersatz radioaktiver Substanzen (2. Mitt.) Dtsch. med. Wschr. **1915**, Nr 8, 223. (b) Sekundärstrahlen in der Röntgentiefentherapie als Ersatz radioaktiver Substanzen. Dtsch. med. Wschr. **1915**, Nr 8, 223. Ref. Strahlenther. **1**, 365 (1916). (c) Die Röntgenbehandlung innerer Krankheiten. München 1923. — SAMSSONOW, N.: Radiosensibilisation artificielle des tissus par l'introduction de particules métalliques jouant le rôle de radiateurs. Paris méd. **14**, Nr 5, 97—103 (1923). — SARALEGUI, J. A. und F. VIERHELLER: Über die Bestimmung der Qualität der in der Tiefentherapie benutzten Röntgenstrahlen. Semana méd. **34**, Nr 14, 872—874 (1927). — SAUPE, ERICH: Über die Verteilung der Röntgenstrahlenenergie in Körperphantomen und über Röntgenstrahlenmessung im praktischen Therapiebetrieb. Strahlenther. **18**, H. 4, 759—790 (1924). — SAVILL: On the use of the Sabouraud pastille for the measurement of the X-rays. Ref. Fortschr. Röntgenstr. **13**, 58. — SCHATZ, G.: Über die Anwendung von Strahlenfiltern in der Tiefentherapie. Strahlenther. **1**, 541 (1912). — SCHEFFERS: Strahlenschutz bei Therapie. 17. Tag. dtsch. Röntgen-Ges., Berlin, Sitzg. v. 11.—13. April 1926. — SCHEMPP, E.: Dosierungsfehler in der Tiefentherapie bei Verwendung des Spannungshärtemessers an Induktorapparaten und ihre Verhütung. Münch. med. Wschr. **1922**, Nr 12, 429. — SCHILLING: Ein einfacher Härtemesser. Fortschr. Röntgenstr. **9**, 312. — SCHINZ: Röntgenbiologische Kleinigkeiten. Fortschr. Röntgenstr. **30**, Kongr.-H. 1, 167. — SCHINZ, HANS: Über Richtlinien der Dosierung in der Röntgentherapie. Schweiz. med. Wschr. **57**, Nr 25, 585—591 (1927). — SCHLAGINTWEIT und G. SIELMANN: Untersuchungen über den Röntgenkater. Klin. Wschr. **1922**, Nr 43, 2136. — SCHLESINGER, E. und G. HERSCHFINKEL: Über die Möglichkeit, die Sekundärstrahlung bei der Anwendung ultrapenetrierender Strahlen zu verhindern. Strahlenther. **4**, 785 (1914). — SCHMIDT: Kompendium der Röntgentherapie. 1909. 2. Aufl. — SCHMIDT, G. E.: (a) Die Unzulänglichkeit der üblichen Schutzvorrichtungen in den Röntgeninstituten. Strahlenther. **111**, 722 (1913). (b) Bisher nicht bekannte Fehlerquellen bei der direkten Dosimetrie. Strahlenther. **4**, 467 (1914). (c) Zur Dosierung der Röntgenstrahlen. Fortschr. Röntgenstr. **10**, 41. (d) Erfahrungen mit einem neuen Radiometer von SABOURAUD und NOIRÉ. Fortschr. Röntgenstr. **8**, 260. (e) Zur Dosierung in der Röntgentherapie. Fortschr. Röntgenstr. **22**, 415 u. 594 (1914/15). (f) Die Anwendung harter filtrierter Röntgenstrahlen in der Dermatologie. Berl. klin. Wschr. **1916**, Nr 3, 60. Ref. Strahlenther **7**, 786 (1916). (g) Zur Röntgenbehandlung der Acne. Dtsch. med. Wschr. **1917**, Nr 19, 592. — SCHMIDT, H. E.: (a) Die Anwendung filtrierter Strahlen in der Röntgentherapie. Fortschr. Röntgenstr. **19**, 209. (b) Untersuchungen über die Bedeutung der Röntgenstrahlenqualität für die direkte Dosimetrie. Fortschr. Röntgenstr. **15**, 38. (c) Röntgentherapie mit abgekürzter Expositionszeit. Fortschr. Röntgenstr. **14**, H. 4, 265. (d) Zur Röntgenbehandlung tiefliegender Tumoren. Fortschr. Röntgenstr. **14**, H. 2, 134. (e) Bemerkungen zu der Arbeit von R. GLOCKER: Eine neue Methode zur Intensitäts- und Härtebestimmung von Röntgenstrahlen. Fortschr. Röntgenstr. **24**, 461. (f) Die Gefahren der sehr harten Röntgenstrahlen. Fortschr. Röntgenstr. **25**, 314. — SCHMIDT-HERSMANN: Röntgen-Therapie. 5. Aufl. Berlin 1920. — SCHMITZ, W.: Röntgenenergiemessungen mit dem Selen-Intensimeter. Fortschr. Röntgenstr. **35**, H. 4, 684—697 (1927). — SCHNÉE: Zur Technik der Tiefenbestrahlung. Fortschr. Röntgenstr. **20**, 573 (1913). — SCHNEIDER, GEORG HEINRICH: (a) Über Röntgenlichtdosen im absoluten Maß der R-Einheit. Strahlenther. **23**, H. 3, 463—487 (1926). (b) Ein neuer Feldableuchter für Röntgenstrahlenkegel mit übersichtlichem Leuchtschirm durch schrägen Einbau. Strahlenther. **24**, H. 3, 560—563 (1927). (c) Zur Erhöhung der Genauigkeit der Röntgenstrahlen-Meßergebnisse am Intoquantimeter. Strahlenther. **24**,

H. 4, 715—718 (1927). — Scholz, Th.: Zur Frage der Vergiftungserscheinungen im Röntgenzimmer und deren Verhütung. Strahlenther. **15**, 412 (1923). — Schreus, H. Th.: (a) Die Schwankungen der Netzspannung und ihre Rückwirkung auf den sekundären Stromkreis und die Dosis im Röntgenbetrieb. Dtsch. med. Wschr. **1920**, Nr 26, 715. (b) Ein neues Prinzip zur automatischen Regulierung von Röntgenröhren: Der Spannungshärteregler. Dtsch. med. Wschr. **1921**, Nr 1, 17. (c) Vorschlag zur Gewinnung eines einheitlichen und allgemeinen Maßes zur Dosierung der Röntgenstrahlen. Münch. med. Wschr. **1921**, Nr 13, 396. (d) Grundlagen der Dosimetrie der Röntgenstrahlen. Leipzig: Werner Klinkhardt 1922. (e) Röntgenschädigungen der Haut. Fortschr. Röntgenstr. **30**, Kongr.-H. 3, 81—85. (1923). (f) Die Dosierung mit dem Fürstenauschen Intensimeter nebst Beiträgen zur Kenntnis der Konstanz der Röntgenröhren. Fortschr. Röntgenstr. **27**, **61**. (g) Zur Charakterisierung von Strahlengemischen. Fortschr. Röntgenstr. **27**, 330. (h) Die Schwankungen der Netzspannung und ihre Rückwirkung auf den sekundären Stromkreis und die Dosis im Röntgenbetrieb. Röntgentaschenbuch **9**. (i) Die maximale Reaktion der Blutgefäße als Maß der Röntgenstrahlen. Fortschr. Röntgenstr. **32**, Kongr.-H. 2, 25—27 (1925). (k) Der Verlauf des Röntgen-Erythems, mit histologischen Untersuchungen. Dtsch. med. Wschr. **51**, Nr 9, 358—359 (1925). (l) Die biologische Bestimmung der Rückstreuungswerte bei harten Röntgenstrahlen zur Vermeidung der Meßfehler physikalischer Dosimeter. Klin. Wschr. **5**, Nr 38, 1762—1764 (1926). (m) Die Bestrebungen zur Standardisierung der Röntgenstrahlenmessung nebst Bemerkungen über die Eignung der Haut als Strahlenmaß. Dermatol. Z. **49**, H. 4, 225—240 (1926). (n) Strahlenhärte, Filterung und Wirkung bei dermatologischen Bestrahlungen. Strahlenther. **21**, H. 2, 328—333 (1926). (o) Über Qualitätsmessungen der Röntgenstrahlen. Zbl. Hautkrkh. **25**, H. 1/2, 30 (1927). (p) Bieten die Grenzstrahlen Vorteile gegenüber der üblichen Röntgenoberflächentherapie? Zbl. Hautkrkh. **25**, H. 1/2, 31 u. 34—36 (1927). (q) Über den heutigen Stand der Bestrahlungsmethoden. Fortschr. Röntgenstr. **36**, H. 3, 726—727 (1927). (r) Über den heutigen Stand der Bestrahlungsmethoden. Strahlenther. **26**, H. 2, 386—396 (1927). (s) Ist die Grenzstrahlentherapie der bisherigen Oberflächentherapie überlegen? Strahlenther. **27**, H. 3, 511—517 (1927). (t) Das automatische Ionometer. Verh. dtsch. Röntgenges. **12**. (u) Die Anwendung der Schwermetallfilterung bei oberflächlichen Erkrankungen in der Dermatologie. Z. Röntgenol. **4**, Nr 8 und Rev. Radiol. **2**, Nr 7. (v) Über die Stellung der Röntgenologie in der Medizin und Gesetzgebung und die Notwendigkeit eines Ausbaues besonderer Vertretung an den Universitäten. Strahlenther. **20** (1925). (w) Über die Eichung des Sabouraud-Noiré-Dosimeters in R-Einheiten und seine Brauchbarkeit zur praktischen Dosimetrie. Strahlenther. **29** (1928). (x) Röntgenbestrahlung in der Dermatologie. 2. Aufl. Bonn 1923. — Schreus, H. Th. und W. Bergerhoff: Totalbestrahlung oder Partialbestrahlung ebener Flächen. Strahlenther. **20**, H. 2, 378—388 (1925). — Schreus und Hammer: Die Röntgentherapie in der Dermatologie. Lehrbuch von Rieder und Rosenthal **3** (1928). — Schreus und Klein: Ist die Haut bei filterloser Bestrahlung stärker gefährdet als bei schwacher Filterung? Dermat. Z. **45** (1925). — Schreus und Schönholz: (a) Die Toleranzdosen der Haut in R-Einheiten. 89. Tag. d. Ges. dtsch. Naturforsch., Düsseldorf, Sitzg. v. 23.—24. Sept. 1926. (b) Die Toleranzdosen der Haut in Röntgen-Einheiten bei verschiedenen Strahlenhärten. Strahlenther. **24**, H. 3, 485—500 (1927). — Schrutz, Karl: Über die Empfindlichkeit der Haut der Säuglinge gegenüber X-Strahlen. Jb. Kinderheilk. **115**, 3. Folge: **65**, H. 6, 371—374 (1927). — Schugt, P.: Capillarmikroskopie des Röntgenerythems an der Bauchseite. Münch. med. Wschr. **1922**, Nr 32, 1178. — Schulte: (a) Eine Modifikation des Holfelderschen Felderwählers zur Bestimmung der Tiefendosis in der Praxis. Strahlenther. **12**, 1144 (1921). (b) Röntgendosierung in der Hautpraxis. Münch. med. Wschr. **74**, Nr 29, 1228 (1927). — Schwarz, G.: (a) K. K. Ges. der Ärzte in Wien, 25. Mai 1906. Ref. Wien. klin. Wschr. **1906**, Nr 22. (b) Über Fortschritte in der Dosierung der Röntgestrahlen und das einstufige Kalomelradiometer. Münch. med. Wschr. **1909**, Nr 50. (c) Demonstration eines neuen Meßinstrumentes für Röntgenstrahlenmengen. Fortschr. Röntgenstr. **10**, 251. (d) Über die Einwirkung der Röntgenstrahlen auf Ammoniumoxalat-Sublimatlösung. Fortschr. Röntgenstr. **11**, 114. (e) Die praktische Durchführung der Desensibilisierung. Verh. dtsch. Röntgenges. **6**, 42 (1910). (f) Die Kalomelreaktion der Röntgenstrahlen und ihre Anwendung zur Dosimetrie. Strahlenther. **1**, 88 (1912). (g) Zur Frage der Sekundärstrahlentherapie. Wien. klin. Wschr. **1913**, Nr 46, 1899. (h) Forderung nach einer staatlichen Kontrollstelle für Röntgenstrahlenmeßinstrumente (sog. Dosimeter). Fortschr. Röntgenstr. **18**, 67. (i) Ein Röntgenphotometer für Zwecke der Tiefentherapie. Fortschr. Röntgenstr. **28**, 478. (k) Über Verminderung und Vermehrung der Strahlenempfindlichkeit tierischer Gewebe in ihrer Bedeutung für die Radiotherapie. Münch. med. Wschr. **1921**, Nr 25, 766. (l) Über die Ammoniumoxalat-Sublimatreaktion der Röntgenstrahlen und das Fällungsradiometer. Verh. dtsch. Röntgen-Ges. **3**. (m) Anleitung zur therapeutischen Röntgenbestrahlung. — Schwarz, G., Czepa und Schindler: (a) Zum Problem der wachstumsfördernden Reizwirkung der Röntgenstrahlen bei höheren Pflanzen. Fortschr. Röntgenstr. **31**, H. 5/6, 665; **29**, H. 6,

678. (b) Neuere Untersuchungen über die Wirkung der Röntgenstrahlen auf Pflanzen. Vorläufige Bemerkung zu der gleichnamigen Arbeit H. Ivens in **19**, H. 3 dieser Zeitschrift. Strahlenther. **20**, H. 1, 210—212 (1925). — Schwarz, G. und G. Sirk: Die nephelometrische Bestimmung der durch Röntgenstrahlen bewirkten Kalomelabscheidung der Ederschen Lösung. Ein Beitrag zur Dosimetrie. (Vorläufige Mitteilung.) Fortschr. Röntgenstr. **23**, 451. — Schwenter, J.: Eine neue Methode der Röntgenbestrahlung. Münch. med. Wschr. **1910**, Nr 50, 2637. — Seemann: Physik. Z. **18**, 243 (1917). — Seemann, H.: (a) Die Qualität der Röntgenstrahlen und ihre spektographische Messung in der Therapie und Röntgentechnik. Strahlenther. **17**, H. 1, 69—112 (1924). (b) Qualitätsnormalien für Röntgenstrahlen. Klin. Wschr. **4**, Nr 52, 2496—2497 (1925). — Seitz, L.: Lokale oder allgemeine Wirkung der Röntgenstrahlen? Strahlenther. **15**, H. 4, 436—442 (1923). — Seitz und Wintz: Unsere Methode der Röntgentiefentherapie und ihre Erfolge. Berlin-Wien 1920. — Seuffert, E. v.: Eine Methode zur quantitativen und qualitativen Messung der Röntgenstrahlen. Dtsch. med. Wschr. **1915**, Nr 27, 797. Ref. Strahlenther. **1**, 362 (1916). — Shearer: Dosage measurement. Amer. J. Roentgenol. **111**, Nr 3 (1921). — Sheldon, Francis B.: A biological coefficient for the aluminium filter. Amer. J. Roentgenol. **10**, Nr 4, 307—310 (1923). — Shionoya, Fujio und Hojo Yamakawa: Verwendung des Lipiodol als Sekundärstrahler bei malignen Geschwülsten in der Röntgentherapie. Gann (jap.) **22**, Nr 2, 185—201 (1928). — Siciliano, Luigi: Gli apparecchi di misura nella pratica radioterapica. Radiol. med. **12**, Nr 11, 769—778 (1925). — Siedamgrotzky, K. und G. Picard: Krebsbestrahlung nach Sensibilisierung mit Thoriumnitrat. Strahlenther. **15**, 634 (1923). — Siegbahn, Manne: Spektroskopie der Röntgenstrahlen. Berlin: Julius Springer 1924. — Siegel, P. W.: Zur Technik der Röntgenbestrahlung bei gutartigen und bösartigen Blutungen. Strahlenther. **12**, 152 (1921). — Sievert, Rolf M.: (a) Einige Untersuchungen über Vorrichtungen zum Schutz gegen Röntgenstrahlen. Acta radiol. (Stockh.) **4**, H. 1, 61—75 (1925). (b) A portable instrument for the measurement and registration of X-ray intensity. Acta radiol. (Stockh.) **4**, H. 2, 129—132 (1925). (c) A circulating physical department for standardising the Roentgen radiation used in therapy. Acta radiol. (Stockh.) **5**, H. 5, 457—466 (1926). (d) Untersuchungen über die an verschiedenen schwedischen Krankenhäusern zur Erreichung des Hauterythems gebräuchlichen Röntgenstrahlenmengen, unter Einführung der R-Einheit. Acta radiol. (Stockh.) **7**, H. 1/2, 461—472 (1926). — Simons, Albert: (a) Über die praktische Bedeutung der sog. „Vorbestrahlung“ als Fehlerquelle für die exakte Röntgenstrahlendosierung. Strahlenther. **17**, H. 2, 436—438 (1924). (b) Experimenteller Beitrag zum Problem der wachstumsteigernden Wirkung der Röntgenstrahlen auf normales menschliches Gewebe. Fortschr. Röntgenstr. **30**, 300. — Singer, S.: Über eine neue Methode der Filtersicherung und einer Ventilation der Röntgenröhre bei therapeutischen Bestrahlungen. Fortschr. Röntgenstr. **35**, H. 2, 240—242 (1926). — Sippel, P.: Die Gefahren der modernen Röntgenbestrahlung und ihre Verhütung. Münch. med. Wschr. **1923**, Nr 15, 455. — Sjögren, T.: Beitrag zur Technik bei der Röntgenbehandlung von Pruritus ani. Fortschr. Röntgenstr. **26**, 458. — Sluys: Création de foyers multiples de rayonnement secondaire au sein des tissus dans un but thérapeutique. C. r. Acad. Sci. **177**, Nr 17, 800—801 (1923). — Spiegler: Die portable Hand — Kugelfunkenstrecke nach Holzknecht — Spiegler. Regelmäßige Kontrolle der Therapiespannung in der Praxis. 17. Tag. dtsch. Röntgen-Ges., Berlin, Sitzg. v. 11.—13. April 1926. — Solomon: (a) Ionomètre radiologique. J. de Radiol. **5**, Nr 11 (1921). (b) Sur l'emploi de la dose dite d'érytheme en radiothérapie profonde. Medicin **1913** (june), 698. (c) Les doses biologiques en radiothérapie profonde. J. de Radiol. **7**, Nr 7, 323—328 (1923). (d) Nouvelles recherches ionométriques. Bull. Soc. Radiol. méd. France **12**, Nr 114, 190—195 (1924). (e) Les unités quantitométriques en roentgenthérapie. J. de Radiol. **8**, Nr 8, 351—356 (1924). (f) Les unités quantitométriques en roentgenthérapie. J. belge Radiol. **13**, H. 4, 257—266 (1924). (g) Über die Wahl einer quantimetrischen Einheit. Strahlenther. **20**, H. 3, 642—650 (1925). (h) Les qualitomètres fondés sur la mesure de l'absorption des rayons de Roentgen. Arch. Électr. méd. **34**, Nr 522, 496—500 (1926). (i) Sur le choix d'une unité quantitométrique internationale. J. de Radiol. **10**, Nr 4, 155—158 (1926). (k) Sur la nécessité de la standardisation des chambres d'ionisation utilisées en dosimétrie radiologique. J. de Radiol. **11**, Nr 5, 286—290 (1927). (l) The necessity for standardizing ionization chambres in dosimetric radiology. Amer. J. physic. Ther. **4**, Nr 4, 153—156 (1927). (m) A propos de la comparaison entre l'unité R française et l'unité R allemande. Arch. Électr. méd. **35**, Nr 526, 208—209 (1927). — Sommer, E.: (a) Röntgenstrahlenmeßmethoden. Dtsch. med. Wschr. **1906**, Nr 24. (b) Eine neue, wesentlich verbilligte Form des Fällungsradiometers von Dr. Gottwald Schwarz. Verh. dtsch. Röntgen-Ges. **5**, 52 (1909). — Stauning, Konrad: (a) Further developements in the spectrometric method of March, Stauning and Fritz, for the determination of the quality of X-rays. Arch. of Radiol. **27**, Nr 11, 328—334 (1923). (b) Zur Meßgenauigkeit der spektrometrischen Methode von March, Stauning und Fritz. Dtsch. med. Wschr. **1923**, Nr 16, 514. (c) Ein Vorschlag zur Charakterisierung der Röntgenstrahlung. Fortschr. Röntgenstr. **29**, H. 2, 212. (d) Die

physikalischen Grundlagen der spektrometrischen Härtemessungen. Fortschr. Röntgenstr. **30**, Kongr.-H. 2, 24. — Stauning, K. und O. Fritz: Die Standardisierung der Röntgendosismessung. Erwiderung auf den Absatz 7 der gleichnamigen Arbeit. Strahlenther. **19**, H. 1, 193—198 (1925). — Stenstrom, Wilhelm: (a) Dosage one and two centimeters under the skin from unfilterd X-rays. J. of Canc. **8**, Nr 1, 18—21 (1924). (b) Consideration of body dose in radiation therapy. J. of Canc. **8**, Nr 1, 30—33 (1924). — Stenström, Wilhelm und Melvin Reinhard: Intensitätsverteilung von Röntgenstrahlen im Wasserphantom. Strahlenther. **23**, H. 1, 88—106 (1926). — Stepp, W.: Über Röntgentiefentherapie in der inneren Medizin mit besonderer Berücksichtigung der Erzeugung und Verwertung von Sekundärstrahlen durch Einbringung von Eigenstrahlen in den Körper. Strahlenther. **10**, **143** (1920). — Stepp und Czermak: Über die bewußte Erzeugung und Verwertung der Sekundärstrahlen bei der Röntgentherapie. Münch. med. Wschr. **1918**, Nr 40, 1102. — Stern: J. of cut. Dis. **1903**, Dez. — Stern, C.: Über die Bedeutung der Filtration bei Röntgenbestrahlung. Münch. med. Wschr. **1914**, Nr 9, 487. Ref. Strahlenther. **1**, 277 (1916). — Stettner, K.: Eine einfache Methode zur planmäßigen Röntgentiefendosimetrie. Münch. med. Wschr. **1921**, Nr 48, 1559. — Steuernagel: Dosierungsfragen. Kritische Betrachtungen über Theorie und Praxis. Münch. med. Wschr. **1919**, Nr 40, 1141. — Steuernagel, W.: Über die Bedeutung von Netzspannungsschwankungen im Röntgenbetriebe. Münch. med. Wschr. **1919**, Nr 50, 1443. — Stevens, J. Thompson: A physical comparaison of the efficiency of Roentgen-rays for therapeutic purposes by domestic transformers and german inductors. Amer. J. Radiol. **42**, Nr 12, 448—450 (1924). — Strauss: (a) Ein offenes photographisches Dosimeter für die Röntgentherapie. Münch. med. Wschr. **1908**, Nr 40, 2090. (b) Zur Dosimetrie in der Röntgentherapie. Z. Elektr. u. Röntgenkde **11**, H. 8, 268 (1909). (c) Anmerkungen zu meinem Dosimeter. Münch. med. Wschr. **1909**, Nr 31. — Strauss, A.: (a) Die Dosierung der Röntgenstrahlen auf photographischem Wege ohne Anwendung einer Dunkelkammer. Dtsch. med. Wschr. **1910**, Nr 9, 414. (b) Zur Röntgenstrahlenmessung. Dtsch. med. Wschr. **1910**, Nr 32, 1492. — Strauss, O.: Über verschiedenartige Empfindlichkeit gegen Röntgenstrahlen. Fortschr. Röntgenstr. **31**, H. 4, 428. — Strauss, S.: (a) Das Mekapion, ein neuer Röntgenstrahlen- und Isolationsmesser. Fortschr. Röntgenstr. **31**, Kongr.-H., 118. (b) Das „Mekapion", der integrierende Röntgendosiszähler mit Selbstkontrolle. Strahlenther. **24**, H. 2, 348—364 (1926). (c) Ein neuer Röntgendosiszähler, welcher die jeweilige Intensität sowie die jeweils erreichte Dosis ziffernmäßig anzeigt und die erreichte Gesamtdosis signalisiert. Wien: Selbstverl. 1926. (d) Praktische Dosimetrie mit dem Mekapion. Strahlenther. **24**, H. 4, 752—756 (1927). (e) Der Dosiszähler „Mekapion" und seine Meßgenauigkeit. Strahlenther. **26**, H. 1, 200—206 (1927). (f) Praktische Dosimetrie mit dem Mekapion. Fortschr. Röntgenstr. **35**, H. 5, 1069 (1927). — Stümpke, G.: Über gefilterte Röntgenbehandlung in der Oberflächentherapie. Med. Klin. **1916**, Nr 46, 1205. Ref. Strahlenther. **8**, 286 (1918). — Szegö, E.: Betrachtungen über die Leistungsänderungen der Tiefentherapieapparate. Klin. Wschr. **1922**, Nr 21, 1050. — Szilard, B.: Über die absolute Messung der Röntgen- und X-Strahlen in der Biologie. Strahlenther. **5**, 742 (1914).

Taechel und Sippel: Über die Konzentration der Röntgenstrahlen und die Erhöhung des Dosenquotienten durch Streustrahlen. Münch. med. Wschr. **1921**, Nr 20, 604. — Terrill, H. M. and Mary Pine: X-ray spectra with certain filters. J. of Canc. 8, Nr 1, 68—74 (1924). — Thaller, R.: (a) Über das Messen der Röntgenbetriebsspannung mit Hilfe der Kugelfunkenstrecke bei Gleichspannungsanlagen in der Tiefentherapie. Fortschr. Röntgenstr. **36**, Kongr.-H., 85—86 (1927). (b) Über das Messen der Röhrenbetriebsspannung mit Hilfe der Kugelfunkenstrecke bei Gleichspannungsanlagen in der Tiefentherapie. Strahlenther. **26**, H. 2, 408—412 (1927). — Therdering: Röntgendosierung in der Hautpraxis. Münch. med. Wschr. **74**, Nr 24, 1019—1020 (1927). — Thoraeus, Robert: On running conditions of therapy tubes. Acta radiol. (Stockh.) **8**, H. 5, 462—470 (1927). — Titus, Edward C.: Preliminary report on the employment of some physical to localize and increase the efficiency of deep Roentgen-therapy. Amer. J. Electr. a. Radiol. **41**, Nr 3, 99—101 (1923). — Toy, F. C.: Measurement of radiation intensities by photographic methods. Nature (Lond.) **117**, Nr 2933, 83—84 (1926). — Trapesnikow, A.: Zur Frage nach der Dehydration des Bariumplatincyanürs unter der Wirkung der Röntgenstrahlen. Z. Physik **47**, H. 9/10, 732—744 (1928).

Uhlmann, Erich: (a) Über die sogenannten Grenzstrahlen. Zbl. Hautkrkh. **25**, H. 1/2, 33 u. 34—36 (1927). (b) Über die Verwendung gefilterter und ungefilterter Röntgenstrahlen in der Oberflächentherapie. Dermatol. Z. **50**, H. 1, 30—35 (1927). (c) Soll man in der Röntgenoberflächentherapie filtern oder nicht? Fortschr. Röntgenstr. **37**, H. 4, 556—558 (1928). — Ullmann, G. J.: The practical application of the shere gap to Roentgentherapie. Amer. J. Roentgenol. 8, H. 4 (April 1921).

Vallebona: Sul decorso del Röntgeneritema e sulla sue relazioni colla grandezza del campo irradiato. Radiol. med. **13**, Nr 10, 745—746 (1926). — Vierheller, F.: (a) Gibt es eine Streustrahlenkomponente in der Röntgentiefentherapie? Dtsch. med. Wschr.

1921, Nr 42, 1259. (b) Die Verteilung der Röntgenenergie in der Körpertiefe. Strahlenther. 13, 533 (1922). (c) Über die Streustrahlenverteilung außerhalb des direkt vom Röntgenlicht durchstrahlten Raumes. Strahlenther. 16, H. 3/4, 447—448 (1924). — VOLTZ, FR.: (a) Über ultrapenetrierende Röntgenstrahlen. Strahlenther. 7, 502 (1916). (b) Die sekundären Strahlungen der Röntgenstrahlen und der X-Strahlen der radioaktiven Substanzen. Strahlenther. 8, 337 (1918). (c) Bestimmung der Wellenlänge homogener Röntgenstrahlen auf elementarem Wege. Bemerkungen zu dem Aufsatze von Dr. TH. CHRISTEN. Münch. med. Wschr. 1919, Nr 43, 1232. (d) Netzspannungsschwankungen und Röntgentherapie. Münch. med. Wschr. 1920, Nr 14, 406. (e) Die moderne Röntgenstrahlenmessung. Strahlenther. 12, 1059 (1921). (f) Röntgenstrahlen-Meßeinrichtungen und deren Vergleich. Fortschr. Röntgenstr. 23, 465. (g) Ziele und Probleme der Röntgenstrahlenmeßtechnik. Fortschr. Röntgenstr. 24, 145, 173, 327. (h) Über die Charakterisierung von Röntgenstrahlengemischen. Fortschr. Röntgenstr. 24, 78. (i) Sensibilität und Sensibilisierung in der Strahlentherapie. Fortschr. Röntgenstr. 29, H. 1, 61. (k) Die physikalischen und technischen Grundlagen der Messung und Dosierung der Röntgenstrahlen. Berlin-Wien 1927. (l) Ein Zeitregistriergerät für Bestrahlungszwecke. Strahlenther. 24, H. 3, 564—568 (1927). — VOLTZ und JANUS: (a) Eine Methode zur Darstellung der Stromkurven hochgespannter Ströme. Physik. Z. 16, H. 7 (1915). (b) Entladungskurven hochgespannter Ströme. Physik. Z. 16, H. 11 (1915).

WACHTEL, H.: (a) Über die Inkonstanz der Strahlungen der heutigen Röntgenröhren und Dosierungsversuche mit dem FÜRSTENAUschen Selenintensimeter. Strahlenther. 7, 491 (1916). (b) Über die instrumentelle Bestimmung der Erythemgrenze statt der üblichen Messung der verabreichten Lichtmenge. Vorschlag zu einem neuen einfachen Weg der zeitlichen Begrenzung der Einzelbestrahlung. Fortschr. Röntgenstr. 23, 248. — WACKER, BERNHARD: Intensität und Härte der Strahlen verschiedener Glühelektronenröhren. Fortschr. Röntgenstr. 31, H. 2/3, 276—284 (1923). — WAGNER: Physik. Z. 18 (1914). — WALTER, B.: (a) Zwei Härteskalen für Röntgenröhren. Fortschr. Röntgenstr. 6, H. 2, 68 (1902). (b) Über die Dosimeter. Verh. dtsch. Röntgen-Ges. 1905. (c) Die Röntgenschutzwirkung des Bleies und einiger anderer Stoffe. Strahlenther. 111, 713 (1913). (d) Über die Messung der Intensität der Röntgenstrahlen. Verh. dtsch. Röntgen-Ges. 1. (e) Über die Strahlungsregionen der Röntgenröhren und die Absorption ihrer Strahlung in ihrer Glaswand. Fortschr. Röntgenstr. 11, H. 5, 340. (f) Über das BAUERsche Qualimeter. Fortschr. Röntgenstr. 17, 212. (g) Über das geeignetste Filtermaterial und Erzeugung harter Röntgenstrahlen. Fortschr. Röntgenstr. 24, 447. (h) Die physikalischen Grundlagen der medizinischen Röntgentechnik. Braunschweig: Friedr. Vieweg & Sohn A.-G. 1926. — WARNEKROS, K.: Die Beseitigung der Röntgengase durch Absaugeentlüftung. Münch. med. Wschr. 1917, Nr 50, 1605. — WARNEKROS und DESSAUER: Wendepunkt in der Techniß der Tiefentherapie. Strahlenther. 11, 151 (1920). — WATT, W. L.: Deep X-ray therapy. Guys Hosp. Rep. 74, Nr 4, 459—463 (1924). — WEATHERWAX, J. L.: Physical measurements of radiation and their application to therapy. Amer. J. Roentgenol. 15, Nr 6, 551—555 (1926). — WEATHERWAX, J. L. und E. T. LEDDY: Standarization of ionization measurements of intensity and measurements of scattered and secondary X-rays effective in producing an erythema. Amer. J. Roentgenol. 10, Nr 6 (1923). — WEATHERWAX, J. L., ROBERT A. BRADLY, DAVID R. BOWEN and EUGENE T. LEDDY: A convenient and accurate method of measuring Roentgen-ray dephth dosage. Amer. J. Roentgenol. 15, Nr 2, 169—174 (1926). WEBER, E. und G. PRELINGER: (a) Fragen und Antworten aus der Röntgenpraxis über die Ursachen des in Körperfalten bisweilen auftretenden Röntgenerythems. Ist das Strahlenfeld Coolidge-Therapieröhren hinsichtlich der Intensitätsverteilung symmetrisch? Die Bedeutung der Beckenknochen als Filter und Streuer bei Therapiebestrahlungen. Fortschr. Röntgenstr. 31, 712. (b) Die Vereinheitlichung der Röntgendosismessung. Med. Klinik 21, Nr 15, 594—553 (1925). — WEISSENBERG, K.: (a) Eine neue graphische Darstellung der Absorption von Röntgenstrahlen, nebst einigen ihrer Anwendungen, und zwar zur Analyse des Strahlengemisches, der Filterwahl und der Erleichterung von Berechnungen. Fortschr. Röntgenstr. 23, 229. (b) Dosis und Flächenenergie. Fortschr. Röntgenstr. 23, 526. (c) Über die Bedeutung des Einfallwinkels der Röntgenstrahlen. Fortschr. Röntgenstr. 24, 378. — WEHMER, M.: Praktische Winke zur exakten Durchführung eines Bestrahlungsplanes. Strahlenther. 14, 432 (1923). — WELS, P.: Untersuchungen über die Brauchbarkeit des SABOURAUD-Dosimeters. Strahlenther. 13, 174 (1922). — WELSCH, G.: Beobachtungen über künstlich erzeugte Lichtwirkung auf die Hautcapillaren und ihre Verwertung als biologischer Maßstab zur Dosenmessung in der Röntgentiefentherapie. Münch. med. Wschr. 1922, Nr 15, 546. — WERTHEIM-SALOMONSON: (a) Intensitätsmessung der Röntgenstrahlen. Verh. dtsch. Röntgen-Ges. 111, 96 (1907). (b) Dosimetrie. Verh. dtsch. Röntgen-Ges. 3. (c) Quantitative Vergleichung der Wirkung von Röntgenstrahlen und Lichtstrahlen auf Bromsilbergelatine. Fortschr. Röntgenstr. 23, 509. — WESTMAN: A simplified dosimetric method in gynecologica deep roentgentherapy. Acta radiol. (Stockh.) 111, H. 1, 68 (1924). — WETTERER: (a) Handbuch der Röntgentherapie. Leipzig 1908. (b) Einiges über Dosimetrie. Arch. physik. Med. 3, H. 1, (1908). (c) Einiges über Dosimetrie. Z. Elektrol. n. Röntgenkde **11** u. Fortschr. Röntgenstr. **12**, H. 3. (d) Handbuch der Röntgen- und Radiumtherapie. 1.—4. Aufl. München-Leipzig. — WETTERER, J.: (a) Die hochfiltrierte Strahlung in der Dermatoröntgentherapie. Strahlenther. 8, 100 (1918). (b) Meine Behandlung der Trichophytia und Sycosis barbae. Dtsch. med. Wschr. **1920**, Nr 6, 154. — WILLMOTT, C. BROOKS: Angle and distance finder for X-ray therapy. South. med. J. 18, Nr 6, 411 (1925). — WINTZ: (a) Die geerdete Röntgenröhre, eine Spezialröhre für Tiefenbestrahlung. Münch. med. Wschr. **1916**, Nr 49, 1719. — (b) Die wirksame Röntgenenergie in der Tiefentherapie und ihre Messung. Münch. med. Wschr. **1917**, Nr 28, 901. Ref. Strahlenther. 8, 689 (1918). (c) Die Gasvergiftung im Röntgenzimmer. Münch. med. Wschr. **1918**, Nr 11, 296. — WINTZ, H.: Der Compton-Effekt in der Tiefentherapie. Fortschr. Röntgenstr. **35**, Kongr.-H., 5—7 (1926). — WINTZ und BAUMEISTER: (a) Neue Hilfsmittel der Röntgentherapie. Münch. med. Wschr. **1918**, 1050, Nr 38. (b) Das zweckmäßige Filter der gynäkologischen Tiefentherapie. Fortschr. Röntgenstr. **24**, 240. — WINTZ, G. und ITEN: Die Dosierung im praktischen Röntgenbetrieb mit Hilfe der parallelen Funkenstrecke. Münch. med. Wschr. **1918**, Nr 14, 375. — WINTZ und RUMPF: (a) Über die Tiefenwirkung der Röntgenstrahlen bei homogenen und inhomogenen Körpern. Fortschr. Röntgenstr. **29**, H. 5, 580. (b) Messungen an Röntgenstrahlen. Fortschr. Röntgenstr. **29**, H. 6, 671. (c) Das Röntgen-Photometer. 17. Tag. dtsch. Röntgen-Ges. Berlin, Sitzg. v. 11.—13. April 1926. — WINTZ, G. und FR. VOLTZ: Untersuchungen am Symmetrieinduktorium beim Betriebe verschiedener Röhren. Strahlenther. **10**, 234 (1920). — WÖHLISCH: 25 Jahre Röntgenstrahlenforschung. Berlin 1922. — WÖLFFLIN, E.: Röntgenschutzschale für Augenbestrahlungen. Schweiz. med. Wschr. **1920**, Nr 10, 186. — WUCHERPFENNIG, V.: (a) Zur Beeinflussung der Dosis in der Röntgenoberflächentherapie durch die Schwankungen der Netzspannung. Strahlenther. **22**, H. 1, 172—183 (1926). (b) Die Dosierung mit der SABOURAUD-Tablette unter dem Gesichtspunkt der Aluminium-Halbwertschicht. Strahlenther. **27**, H. 2, 353—357 (1927). (c) Die Dosierung mit der SABOURAUD-Tablette unter dem Gesichtspunkt der Aluminium-Halbwertschicht. Zbl. Hautkrkh. **25**, H. 1/2, 29 (1927). (d) Spannungsregulierung bei Röntgenoberflächentherapie in der Praxis. Münch. med. Wschr. **74**, Nr 13, 544—546 (1927). — WULF: Meßvorrichtung auf Grund des WULFschen Fadenelektrometers. Fortschr. Röntgenstr. **30**, Kongr.-H. 1, 187. — WYNEN, WALTER: Die Abhängigkeit der Röntgendosis von einer vorhergehenden Jodoformglycerininjektion. Strahlenther. **25**, H. 2, 346—350 (1927).

XARPELL, CUSS.: Die Verwendung von Paraffin als Diffusionsmittel in der Röntgentiefentherapie. Strahlenther. **22**, H. 2, 237—262 (1926). — X-ray standardization. Arch. physic. Ther. **7**, Nr 2, 115 (1926).

YALOUSIS, E.: Ein neuer Tubus für Röntgentiefentherapie. Strahlenther. **16**, 836 (1924).

ZIEGELROTH: Über leicht herzustellende und gut dosierende Röntgenfilter. Fortschr. Röntgenstr. **31**, 760. — ZURHELLE, E.: Halter zur Fixierung der Kinderköpfe bei Epilationsbestrahlungen. Dermat. Z. **50**, H. 1, 21—23 (1927). — ZWEIFEL, E.: Kein Röntgenkater mehr! Strahlenther. 18, 875.

Allgemeine biologische und schädigende Wirkungen der Röntgenstrahlen.

Von

LUDWIG HALBERSTAEDTER - Berlin.

Mit 57 Abbildungen.

I. Allgemeine biologische Wirkungen der Röntgenstrahlen.

Wenn irgend ein Körperabschnitt mit Röntgenstrahlen behandelt wird, so setzen eine Reihe von Veränderungen in den von den Strahlen getroffenen Geweben ein, die in ihrem Ablauf einigermaßen bekannt sind und die wir als *direkte* Strahlenwirkung aufzufassen geneigt sind, weil die betreffenden Gewebe *innerhalb* des Strahlenkegels lagen. Wir wissen ferner, daß nach einer solchen örtlichen Bestrahlung auch *außerhalb* des bestrahlten Gebietes Erscheinungen auftreten *können*, die wir deswegen als *indirekte* Wirkungen bezeichnen. Besonders interessant sind hierbei diejenigen Erscheinungen, welche auf den Wechselbeziehungen verschiedener Organe beruhen. Wenn wir z. B. ein Myom durch Bestrahlung der Ovarien, oder die Ausfallserscheinungen bei kastrierten Frauen durch Hypophysenbestrahlung beeinflussen, so haben wir Beispiele derartiger indirekter Wirkungen vor uns. Aber es können solche gegenseitige Beeinflussungen nicht nur zwischen zwei entfernt liegenden Organen stattfinden, wo sie besonders sinnfällig werden, sondern auch zwischen verschiedenartigen Geweben *eines* Organes, ja sogar zwischen gleichartigen *Zellgruppen* desselben Gewebes. Es sind also nicht ohne weiteres *alle* Veränderungen der im Strahlenkegel liegenden Gewebe und Zellen als *direkte* Strahlenwirkungen zu deuten, sondern auch hier treten neben den direkten Bestrahlungsfolgen indirekte auf und es wird häufig Schwierigkeiten bereiten, beide voneinander zu trennen.

Zur Feststellung der ersten Veränderungen, die unter der Einwirkung der Röntgenstrahlen entstehen, werden wir daher zweckmäßig an die *isoliert* lebensfähige Zelle herangehen, d. h. an Protozoen, Bakterien usw., die in künstlichen Nährböden gehalten werden. Hier können die Veränderungen nur durch Vorgänge in den Zellen selbst bedingt sein, indirekte Wirkungen, wie sie im Zellverband auftreten, lassen sich durch einfache Kontrollversuche ausschließen. Bei der Bestrahlung derartiger Einzelligen fällt zunächst auf, daß die Strahlenmengen, die zur *Abtötung* z. B. einer Bakterienkultur führen, außerordentlich groß erscheinen, wenn wir sie mit den beim Menschen gangbaren, sogenannten therapeutischen Dosen vergleichen. Dies ist wohl der Grund, weswegen über die bactericide Wirkung der Röntgenstrahlen die widersprechendsten Angaben in der Literatur vorliegen. Von den meisten Autoren abgelehnt, wurde die bactericide Wirkung der Röntgenstrahlen zuerst von RIEDER festgestellt und von HOLZKNECHT bestätigt. Die zur *völligen* Abtötung einer Kultur notwendigen

Dosen sind in der Tat recht große, so fand ich mit P. S. MEYER z. B. für eine frisch ausgesäte Prodigiosuskultur Strahlenmengen für die *Sterilisierung* nötig, die auf der menschlichen Haut *schwere Nekrosen* hervorrufen würden. Aber schon mit bedeutend niedrigeren Strahlenmengen erreicht man deutlich *vermindertes* Auskeimen der Kultur; es müssen also in einer Kultur Exemplare verschiedener Strahlenempfindlichkeit vorhanden sein. Für die Einwirkung der Radiumemanation auf Bakterien haben CHAMBERS und RUSS festgestellt, daß die Abtötung, gemessen an der Zahl der sich noch entwickelnden Kolonien, einem Exponentialgesetz folgt. Es ist interessant, daß nach den Mitteilungen DESSAUERS F. C. WOOD bei der Bestrahlung transplantabler Carcinome zu ähnlichen Ergebnissen kam. In derselben Richtung bewegen sich auch die neueren Ausführungen von CROWTHER und die Ergebnisse experimenteller Untersuchungen an Colpidium colpoda von WARD CUTLER. DESSAUER erklärt dies Verhalten durch seine Punktwärmehypothese, wonach infolge der Wahrscheinlichkeitsverteilung auch bei Bestrahlung lauter *gleichartiger* Zellen eine ungleichartige Beeinflussung aus *physikalischen* Gründen erfolgt; HOLTHUSEN dagegen sieht die Ursache allein in der *biologischen* Verschiedenheit der einzelnen Individuen einer Kultur usw. Welcher Grund auch vorliegen mag, oder ob beide zutreffen, jedenfalls muß man zur Erreichung einer *völligen* und gleichmäßigen Abtötung einer Bakterienkultur, wie es scheint, auffallend intensiv bestrahlen; legt man aber nach HOLTHUSEN diejenige Dosis als Maßstab zugrunde, bei der die Hälfte der betreffenden gleichartigen Zellen oder Individuen abgetötet wird, so zeigen sich bei Bakterien, Askarideneiern und den Zellen des transplantablen Carcinoms etwa übereinstimmende, und zwar bedeutend niedrigere Dosen wirksam.

Besseren Einblick in die Vorgänge bei der Strahlenwirkung würde man bekommen, wenn man nicht bis zur völligen Zell*tötung*, die ja den gröbsten Eingriff darstellt, bestrahlt, sondern Partialfunktionen einer Zelle oder Veränderungen derselben studiert, *bevor* oder ohne daß es zur völligen Abtötung kommt. Es liegen eine Reihe von Arbeiten vor, die sich mit der Einwirkung auf das Leuchten oder die Farbstoffbildung von Bakterien beschäftigen. Ein geeigneteres Objekt zur Untersuchung der zuerst auftretenden Veränderungen scheint die Hefe zu sein; hier fand NADSON Erscheinungen, die er als Denaturierung der Eiweißstoffe auffaßt, denen eine Koagulation des Eiweißes und Plasmas folgt. Diese Vorgänge setzen schon nach wenigen Minuten ein und gehen den gröberen Veränderungen, wie Verzögerung und Abnormitäten der Zellteilung, Hypertrophie der Zelle, Vakuolisierung des Plasmas, Plasmolyse, Fettdegeneration, voraus. NADSON nimmt an, daß durch die Bestrahlung das Lebenstempo der Zelle beschleunigt, sie dadurch zum rascheren Altern, zur Degeneration gebracht wird. Durch diese Beschleunigung des Lebensprozesses können die Erscheinungen der Erregung, Stimulierung entstehen, bei denen es bei geeigneter Dosierung bleiben kann, die aber bei stärkerer Dosierung in eine Degeneration des Zellkernes übergehen. Das Primäre sei eine Veränderung des Aggregatzustandes der Eiweißstoffe und Lipoide im Plasma mit Veränderungen der Plasmapermeabilität und Oberflächenspannung.

Eine Untersuchung der Beeinflussung von *Gärung und Atmung* der Hefe durch Röntgenstrahlen lag nahe (LOSSEN, SCHNEIDER). Die diesbezüglichen Forschungen von WELS und OSANN zeigten, daß die Röntgenstrahlen den Energieverbrauch der Hefezelle, gemessen an Sauerstoffzehrung und Gärung nicht beeinflussen. Ich habe mit NÄGELEIN im WARBURGschen Institut ebenfalls keine Beeinflussung von Atmung und Gärung bei Bäckerhefe gefunden, die mit der sechsfachen Erythemdose bestrahlt war. Auch bei entsprechend bestrahlten Schnitten von Rattencarcinomen (Flexnertumor) fanden wir keine

Änderung der Atmung und Glykolyse. Diese Versuche zeigen also, daß der Angriffspunkt der Strahlenwirkung nicht im *Energiestoffwechsel* der Zelle liegen kann. Erst bei außerordentlich starker Erhöhung der Dosis können Einwirkungen auf die Gärung erreicht werden (FRIK und POSNER).

Bei den zahlreichen Versuchen an Protozoen zeigte sich nicht nur, daß verschiedene Arten sich den Strahlen gegenüber verschieden verhielten, sondern daß auch bei derselben Art die Empfindlichkeit zu verschiedenen Zeiten Schwankungen unterliegt, wie das z. B. MARKOVITS bei Paramäcien beweisen konnte. ZÜLZER und PHILIPP fanden bei Amöben, daß durch die Bestrahlung eine Änderung des *Quellungszustandes und der Hydratation* der Körperkolloide des Protoplasmas im Sinne einer Verflüssigung zustande kommt. Wenn das Plasma sich bereits *vor* der Bestrahlung schon mehr in der Solphase befand, war die Wirkung stärker, während es im Gelzustand schwerer gelang, die Veränderung herbeizuführen. Es *könnte* daher die verschiedene Empfindlichkeit verschiedener Zellen auf ihrem momentanen kolloidalen Zustand beruhen. Möglicherweise ist der verschiedene Quellungszustand der Zelle auch der Grund für die verschiedene Radiosensibilität trockener und keimender Pflanzensamen. Unsere Kenntnisse über die Beziehung von Strahlenwirkung zum kolloidalen Zustand und die Änderung des letzteren durch Strahlen sind aber noch verhältnismäßig gering, was wohl in erster Reihe an der Schwierigkeit einer *exakten* Bestimmung des kolloidalen Zustandes der lebenden Zelle liegt. Änderung der *Durchlässigkeit von Zellmembranen* unter der Strahlenwirkung ist vielfach zur Erklärung verschiedener biologischer Reaktionsvorgänge angenommen worden, insbesondere sind einige sogenannte leistungssteigernde Strahlenwirkungen, die später zu erwähnen sind, wie beschleunigte Teilung von Einzelligen, Frühtreiben von Pflanzen u. dgl. auf solche Membranveränderungen zurückgeführt worden. BRUMMER berichtet über Permeabilitätsverminderung an der Membran roter Blutkörperchen unter der Wirkung von Röntgenstrahlen und stellte auch bei Versuchen an der Haut eine Herabsetzung der Permeabilität fest. Dagegen ist in neueren Versuchen von POLITZER und SCHEMINSKY an TRAUBEschen Zellen festgestellt worden, daß durch Dosen von 10—15 H anorganismische Membranen *nicht* in ihrer Permeabilität beeinflußt werden. Ferner halte ich für wichtig die Untersuchungen von FRIEDEL WEBER über die Röntgenstrahlenwirkung und Protoplasmaviscosität, wobei er an stark bestrahlten Pflanzenzellen als *primäre* Röntgenwirkung *keine* Viscositätsänderungen feststellen konnte.

Trypanosomen erwiesen sich nach den Berichten vieler Autoren als sehr strahlenresistent. Es war aber hierbei als Kriterium für die Einwirkung der Strahlen die Beweglichkeit benutzt worden. Diese ist tatsächlich nur durch sehr große Dosen zu beeinflussen. Dagegen zeigt sich (HALBERSTAEDTER), daß bestrahlte Trypanosomen trotz der erhaltenen Beweglichkeit ihre Infektiosität bei Übertragung auf Mäuse verlieren. Dieses Verhalten beweist, daß durch geeignete Bestrahlung bei Trypanosomen die *Teilungsfähigkeit* aufgehoben wird, ohne daß sonst eine merkliche Beeinflussung der Lebenstätigkeit stattzufinden braucht. Zu ähnlichen Ergebnissen kam später A. v. WASSERMANN bei Carcinomzellen und schloß daraus, daß die „Genozeptoren" die größere Empfindlichkeit gegen Strahlen besitzen. Diese überwiegende Beeinflussung der *Teilungsvorgänge*, die aus dem Trypanosomenversuch deutlich hervorgeht, zeigte sich auch an anderen Objekten, wie z. B. bei Gonium, in Versuchen von TSUKAMOTO. Ein besonders günstiges Objekt für das Studium der Strahlenwirkung in dieser Beziehung schien mir die Eudorina elegans zu sein, weil es HARTMANN gelungen ist, dieselbe unter besonderen Bedingungen der Licht- und Nährlösungsverhältnisse so zu züchten, daß alle fünf Tage eine Teilung erfolgt. Bei Radiumbestrahlung derartiger Exemplare fand ich, daß unter geeigneter Dosierung das Wachstum und die Entwicklung der bestrahlten Individuen bis zur Teilung nicht sichtbar beeinflußt wurde, ganz gleichgültig, zu welcher Zeit zwischen den Teilungstagen die Bestrahlung erfolgte. Die erste auf die Bestrahlung folgende Teilung zeigte aber bereits Unregelmäßigkeiten, die daraus hervorgegangenen Individuen waren zum Teil deformiert, einzelne gingen zugrunde, andere entwickelten sich unregelmäßig, teilten sich überstürzt und führten weiterhin zu verkümmerten, pathologischen Formen und so zu einer aus unregelmäßigen, größtenteils deformierten, an Zahl der Einzelexemplare erheblich reduzierten Kolonie. Allmählich geht dann von einigen weniger veränderten Exemplaren bei weiterer Teilung eine Anzahl normaler Individuen hervor, von denen die Reorganisation und Erholung der Kultur erfolgt. Ich habe diese Versuchsergebnisse deswegen ausführlicher geschildert, weil wahrscheinlich analoge Verhältnisse bei Bestrahlung normaler oder pathologischer Gewebe vorliegen. Bemerkenswert an diesen Versuchen ist, daß der Effekt der Bestrahlung erst nach der auf dieselbe folgenden ersten Teilung manifest wird (Latenzzeit), daß eine direkte Abtötung der Zellen nicht zu erfolgen braucht, sondern *daß die Störung des Teilungsmechanismus genügt, um zu einem Zurückbleiben der Kultur und zur Bildung nicht lebensfähiger Teilungsprodukte zu führen*, daß wir durch einige Teilungen hindurch eine pathologische Kultur vor uns haben und daß schließlich auch bei sehr starken Störungen allmählich eine Regeneration erfolgt. Während es in den Versuchen gleich war, zu welcher Zeit *zwischen* den Teilungstagen die Bestrahlung erfolgte, war die Bestrahlung *während* der Teilung selbst wirksamer und die Einwirkung trat natürlich auch am raschesten in die Erscheinung. Es ist klar, daß die Wirkung der Bestrahlung danach um so rascher zutage tritt, je rascher eine Zelle sich teilt und daß auch die Erholung in diesem Fall am raschesten vor sich gehen kann.

Die Versuche an Trypanosomen und anderen Einzellern legten die Annahme nahe, daß in erster Reihe die *Kernsubstanz* durch die Strahlen beeinflußt wird. Dies ergab sich auch aus *zahlreichen Versuchen an Eiern und Spermatozoen* von PERTHES, BOHN, HERTWIG u. a. Insbesondere die Versuche von O. G. HERTWIG sind in dieser Beziehung wichtig, bei denen Eier und Spermatozoen vom Frosch getrennt vor der Befruchtung bestrahlt wurden. Hierbei traten in *beiden* Fällen Entwicklungsstörungen in *derselben* Weise auf, ohne daß eine völlige Abtötung stattfand. Trotzdem die Masse der Spermatozoen im Verhältnis zum Ei eine sehr geringe ist, wird doch auch hierbei durch den Prozeß der Zell- und Kernteilung die Störung auf *alle* Embryonalzellen übertragen. Da in den beiden Fällen die Schädigungen annähernd gleich stark sind, so kann es sich nur um Einwirkung der Strahlen auf die Kernsubstanz gehandelt haben, die bei Spermatozoen und Eiern in gleicher Menge vorhanden sind. Die Veränderung, die der Kern unter der Strahlenwirkung erleidet, kann direkt mikroskopisch festgestellt werden, wie das G. HERTWIG an Ascaris megalocephalus getan hat, während PERTHES schon früher Störungen der Karyokinese bei demselben Objekt beobachtete.

Es ist nun weiterhin die Frage von Wichtigkeit, ob der jeweilige Zustand, in dem sich der Zellkern befindet, von Einfluß auf die Bestrahlungsfolge ist; ob also bei ein- und derselben Zelle die Radiosensibilität eine wechselnde ist, je nachdem es sich um ruhende oder sich teilende Kerne handelt. Eine Anzahl von Versuchsergebnissen an verschiedenen Objekten sprechen dafür, daß die Radiosensibilität der Zelle während des Lebensablaufes großen Schwankungen unterworfen und im Stadium der Karyokinese am größten ist. Das zeigt sich z. B. an Frosch- und Axolotllarven (GRASNICK), an Kulturen von Eudorina elegans (HALBERSTAEDTER), an den samenbildenden Zellen von Warmblütern (REGAUD und BLANC). HOLTHUSEN fand am Ei des Pferdespulwurms die größte Empfindlichkeit zur Zeit der Bildung der Äquatorialplatte. VINTEMBERGER verfolgte die Radiosensibilität am Ei von Rana fusca und stellte ein Minimum im Ruhestadium zwischen zwei Mitosen fest, einen allmählichen Anstieg im Verlaufe der Prophase, der Metaphase und Anaphase, mit einem Maximum am Ende derselben und während der Telophase, und danach steilen Abfall auf das Minimum. Die Radiosensibilität des Froscheies ist im Stadium der Mitose 6mal so groß wie im Stadium der Ruhe (VINTEMBERGER). NEMENOW hält die alternde, ihrem natürlichen Ende zugehende Zelle für radiosensibler als die jugendliche und faßt in diesem Sinne auch die gesteigerte Radiosensibilität der Zelle im Stadium der Karyokinese auf. Im Gegensatz hierzu steht die Ansicht von STRANGEWAYS, MOTTRAM, SCOTT und RIESS (Lancet 1926 II), wonach die Zellen im Teilungsstadium nicht empfindlicher sind und sich im Stadium der Mitose nicht durch die Bestrahlung an der völligen Durchführung der Teilung hindern lassen.

Die Röntgenstrahlen bewirken ein Altern der Zelle. ANCEL und VINTEMBERGER stellten interessante Vergleiche in bezug auf die Entwicklung alternder und bestrahlter Hühnereier an, fanden hierbei weitgehende Übereinstimmungen und sind der Ansicht, daß die Röntgenstrahlen bei diesem Objekt dieselben Veränderungen rasch hervorrufen, die das Altern langsam bewirkt. Ich glaube, daß viele Beobachtungen, die man an verschiedenen menschlichen und tierischen Geweben nach Röntgenbestrahlungen machen kann, diese Art der Betrachtung zu stützen geeignet sind.

Besonders interessante Ergebnisse lieferten die Untersuchungen von ALBERTI und POLLITZER über den Einfluß der Röntgenstrahlen auf die Zellteilung am Hornhautepithel von Urodelenlarven. Unmittelbar nach der Bestrahlung nimmt hiernach die Zahl der Mitosen ab unter Auftreten von abnormen Karyokinesen, Pyknosen und Pseudoamitosen (Primäreffekt). Es folgt eine mitosenfreie Zwischenzeit, deren Länge je nach der Intensität der Bestrahlung zwischen Stunden und acht Tagen schwankt und die auf einer Schädigung des Chromatins beruht. Darauf beginnt die Zelltätigkeit von neuem (Sekundäreffekt) aber mit Bildung abnormer Formen. Dieses Stadium wird hauptsächlich durch Ablenkung von Chromosomen, Ausbleiben der Äquatorialplatte und ungleiche Zerstückelung des Spirems gekennzeichnet.

Viele Versuche beschäftigen sich mit der Einwirkung von Röntgenstrahlen auf *Pflanzensamen*. Auch hier zeigt sich, daß die Bestrahlung bei bestimmter Dosierung nicht zur völligen Abtötung, sondern nur zu einem Zurückbleiben im Wachstum sowohl an der Wurzel wie am Stengel führt, wobei sich verschiedene Pflanzenarten bezüglich der Stärke der Beeinflussung verschieden verhalten. Aber auch bei ein- und derselben Art bestehen außerordentlich große Unterschiede der Radiosensibilität, je nach dem Zustand, in dem der Samen sich zur Zeit der Bestrahlung befand. Von ganz besonderem Interesse ist dabei die von G. SCHWARZ 1907 festgestellte Tatsache, daß trockener Samen fast unempfindlich ist und daß die Empfindlichkeit steigt, wenn man ihn quellen oder eben auskeimen läßt.

Die wesentliche Eigenschaft der Röntgen- und Radiumstrahlen besteht in einer *Hemmung* der Lebenstätigkeit der bestrahlten Zellen, und zwar zeigt sich dies in einer Herabsetzung irgend einer Funktion der Zelle, wozu auch die Teilung gehört. Alle bisher besprochenen Störungen machten sich in diesem Sinne bemerkbar: Abnahme der Zahl der Bakterien oder Protozoen in einem Nährmedium, Verkümmerung der aus bestrahlten Eiern entwickelten Tiere, Zurückbleiben der aus bestrahlten Samen sprießenden Pflanzen usw. Wenn man diese Erscheinungen der Schädigung und Hemmung als leistungs*vermindernde* Wirkungen der Röntgenstrahlen auffaßt, so kann man gegenteilige Folgen als *leistungssteigernde* Wirkungen der Strahlen bezeichnen. Bei Bakterien findet sich nach STOCKLASA vermehrtes Wachstum durch Einwirkung kleiner Mengen Radium-Emanation. CASPARI berichtet über reichlicheres Wachstum von Hefe und BECQUEREL über solches von Tuberkelbacillen unter geringen Strahlenwirkungen. Aber sonst sind alle diesbezüglichen Untersuchungen, auch eigene, an Bakterien negativ ausgefallen (FRIK u. a.). Vermehrung der Farbstoffbildung habe ich ebenfalls nicht feststellen können, dagegen beobachtete OMELIANSKI stärkeres Leuchten, GUTZEIT, BRINKMANN und KÖTSCHAU verstärkte Säurebildung bei Bakterien innerhalb einer bestimmten Dosenbreite. Bei Protozoen wird vielfach verstärkte Bewegung zu Beginn von Röntgen- und Radiumstrahlen-Reaktionen erwähnt, ich möchte dieselbe aber nicht ohne weiteres als Ausdruck einer Leistungssteigerung ansehen. VENEZIANI fand längeres Überleben und verstärkte Flimmerbewegung bei Opalina ranarum unter der Strahlenwirkung außerhalb des Wirtskörpers. MARKOVITZ stellte beschleunigte Teilung und infolgedessen raschere Vermehrung bei Paramäcien fest, was auch von PACKARD bestätigt wurde. Allerdings geht diese raschere Vermehrung später meist wieder zurück und die Vermehrungskurven der bestrahlten und unbestrahlten Individuen nähern sich nach einer gewissen Zeit wieder. Bei Bestrahlung von Kaltblütereiern und Embryonen wurde häufiger Beschleunigung der Entwicklung festgestellt, so bei Askarideneiern von LAZARUS-BARLOW, E. SCHWARZ, RICHARDS u. a., bei Forelleneiern von ISELIN und DIETERLE. HAECKER und LEBEDINSKI fanden bei auffallend starker Mesothoriumbestrahlung von Axolotlembryonen im Blastulastadium zunehmende Größendifferenz gegenüber den unbestrahlten Exemplaren, ferner raschere Entwicklung von Larven bei röntgenbestrahlten Eiern. Auch bei Eiern von Drosophila wird die Entwicklung zuerst beschleunigt, ist aber meist später von Störungen gefolgt.

Am zahlreichsten sind Beobachtungen an Pflanzen gemacht worden, die dafür sprechen, daß nach Bestrahlung mit Röntgen- oder Radiumstrahlen statt der üblichen Hemmung des Wachstums und des Zurückbleibens der sich entwickelnden Pflanzen diese im Gegenteil den unbestrahlten Kontrollen im Wachstum vorauseilen (MALDINEY und THOUVENIN, WOLFENDEN und FORBES ROSS und nach ihnen eine sehr große Anzahl anderer Autoren). Aus den meisten der diesbezüglichen Arbeiten schien hervorzugehen, daß es die *kleinen* Strahlendosen sind, die den Wachstumsreiz hervorrufen, während bei den größeren Dosen Hemmung erfolgt, in Übereinstimmung mit dem jetzt vielfach abgelehnten ARNDT-SCHULTZschen Satz, wonach kleine Dosen reizen, große zerstören. In Versuchen von HALBERSTAEDTER und SIMONS an verschiedenen Pflanzenkeimlingen konnte gezeigt werden, daß eine wachstumsfördernde Wirkung der Röntgenstrahlen innerhalb einer gewissen Dosenbreite vor sich geht, die sich auch in die bereits stark schädigenden Strahlenmengen hinein erstreckt. Die Förderung des Wachstums bei Pflanzen ist danach nicht an „kleine" Dosen gebunden, sondern auch „große" Dosen können zunächst eine wachstumsfördernde Wirkung entfalten, die dann früher oder später von der ausgesprochenen Hemmung oder Schädigung abgelöst wird. Je weniger strahlenempfindlich eine Zelle ist, desto größer kann die Dosenbreite sein, innerhalb der eine wachstumsfördernde Wirkung zu beobachten ist. Wenn diese Feststellung allgemeingültig sein sollte, so wäre damit eine bestimmte Reizdosis auszuschließen. Die wachstumsfördernde Wirkung, die auch besonders von KÖRNICKE, SIERP und ROBBERS festgestellt wurde, ist auch an den Wurzeln zu erkennen (ARNTZEN und KREBS). Deutlich geht der leistungssteigernde Effekt der Röntgenstrahlen aus dem durch die Bestrahlung verursachten Frühtreiben ruhender Knospen hervor. FRIEDEL WEBER hat hierbei festgestellt, daß dieses Resultat innerhalb einer großen Dosenbreite zu erreichen ist (26 H bis 150 H). Auch in diesem Versuche tritt nach der anfänglich fördernden Wirkung, die die Knospe zum Frühtreiben veranlaßt, später eine starke Schädigung in Form einer Nekrose der Blüte ein. Während die Befunde von FRIEDEL WEBER sowie von SIERP und ROBBERS bisher völlig ohne Widerspruch geblieben sind, werden die übrigen Ergebnisse bezüglich des beschleunigten Wachstums von Pflanzen nach Röntgenbestrahlung der Keimlinge von G. SCHWARZ, CZEPA und SCHINDLER auf Grund größerer Versuchsreihen abgelehnt. Das beschleunigte Wachstum wird durch das Bestehen individueller Schwankungen erklärt, welche die Pflanze als ein ungeeignetes Objekt für derartige Versuche erscheinen lassen. Dagegen hat IVEN auf Grund von sehr großen Versuchsreihen das Bestehen einer allerdings vorübergehenden Wachstumsförderung durch Röntgenstrahlen bestätigt. Nach ROCHLIN und GLEICHGEWICHT (3. russ. Radiol.-Kongreß 1925) zeigt sich 6 Stunden nach einer Bestrahlung mit 25—30% der E.D. eine Steigerung der Mitosenzahl um 100% gegenüber den Kontrollpflanzen, am 5. Tag tritt ein Ausgleich in der Wachstumsenergie ein.

Wenn also die Tatsache, daß durch die Röntgenbestrahlung *unter Umständen* leistungssteigernde Wirkungen verursacht werden können, wohl unleugbar ist, so ist die Deutung dieser Vorgänge doch nicht ganz einfach. Zunächst hat man gegen die Annahme der leistungsfördernden Wirkung der Röntgenstrahlen eingewandt, daß die Strahlen nicht gewissermaßen zwei ganz verschiedene Wirkungen, je nach der Dosis, entfalten können (Schule von HOLZKNECHT). Dieser Einwand ist nicht ganz berechtigt, da ja auch Licht und Wärme in gewissen Mengen fördernde, in anderen schädigende Wirkungen entfalten können. immerhin hat es aber auch nicht an Erklärungen gefehlt, welche die differenten Erscheinungen auf eine einzige Wirkung zurückzuführen versuchen. So hat CASPARI in Anlehnung an die HABERLANDTsche Theorie der Wundhormone angenommen, daß die Röntgenstrahlen stets zur Zerstörung eines Zellteils oder einer Zelle führen, wodurch hormonartig wirkende Substanzen frei werden. Diese Hormone kommen zunächst innerhalb des Zelleibs zur Entwicklung und wirken dort in geringer Konzentration als Reiz-, in starker Konzentration als Schädigung. CASPARI schlug für diese Substanzen die Bezeichnung „Nekrohormone" vor, welche bei höheren Organismen in die Zirkulation gelangen können.

Trotzdem ich eine direkt funktionssteigernde Wirkung der Röntgenstrahlen annehme, so muß doch zugegeben werden, daß bei Warmblütern und speziell beim Menschen die Verhältnisse so kompliziert liegen und direkte und indirekte Wirkungen sich häufig so schwer trennen lassen, daß hier mit der Annahme einer Reizwirkung oder leistungssteigernden Wirkung sehr *vorsichtig* verfahren werden sollte. Es muß HOLZKNECHT entschieden zugegeben werden, daß beim Menschen die meisten der als Reizwirkung gedeuteten Erscheinungen nach Röntgenbestrahlungen auf andere Weise erklärt werden können. Jedenfalls kann nach den bisher bekannten Tatsachen die leistungssteigernde Wirkung der Röntgenstrahlen nur als Teilausschnitt des gesamten Reaktionsablaufes angesehen werden. Es kann sich, wie ich mit SIMONS gelegentlich der oben erwähnten Pflanzenversuche ausführte, die biologische Wirkung der Röntgenstrahlen je nach der Größe der Dosis und der vorhandenen Strahlenempfindlichkeit äußern:

1. als Funktionssteigerung, die rascher oder langsamer wieder abklingt, 2. als anfängliche Leistungssteigerung, die durch nachfolgende Hemmung wieder aufgehoben wird, 3. als Schädigung mit nachfolgender Erholung (evtl. nach anfänglichem Reiz), 4. als irreparable Schädigung (evtl. nach anfänglichem Reiz).

Latenz.

Eine Erscheinung, die wir schon bei Bestrahlung der bisher besprochenen einfachen Objekte beobachten können und die wir bei den Reaktionen auch des menschlichen Körpers wiederfinden werden, ist die sogenannte *Latenz*. Wir bezeichnen mit diesem Ausdruck die Zeitspanne, die zwischen der Bestrahlung und dem Auftreten von Veränderungen im bestrahlten Objekte vergeht. Im Einzelfalle ist zunächst immer anzugeben, für *welche* biologische Erscheinung die Latenzzeit gemeint ist, zumal wenn es sich um ein kompliziertes Organ handelt. So finden wir z. B. an derselben Hautstelle, wie wir später sehen werden, bei einer bestimmten Dosis ganz verschiedene Latenzzeiten für das Erythem, die Epilation, die Pigmentierung. Aber all das sind ja schon außerordentlich komplizierte und zum Teil nicht mehr direkte Folgeerscheinungen der Bestrahlung. Gehen wir zu einfacheren Objekten über oder schließlich zur einzelnen Zelle, so wird es in erster Reihe von der Feinheit unserer Untersuchungsmethoden abhängen, zu welchem Zeitpunkt nach der Bestrahlung wir die *ersten* Veränderungen nachweisen können, und *diese* Latenzzeit wird mit der Vervollkommnung unserer Untersuchungsmethoden immer kürzer werden. Es ist also auch hier notwendig, eine bestimmte Erscheinung näher zu bezeichnen, für die die Latenzzeit angegeben wird. Bei der einzelnen Zelle haben wir als auffälligste Wirkung der Röntgenstrahlen die Störung des Teilungsmechanismus kennen gelernt, die zu verkümmerten, deformierten, absterbenden Abkömmlingen führt. Wenn wir diese, immerhin auch schon grobe Veränderung zugrunde legen, so merken wir sofort, daß sie nicht früher in die Erscheinung treten kann als zu dem Zeitpunkt, zu dem die Zelle sich normalerweise teilen würde. Die Latenz ist in diesem Falle an das aktive Zelleben und an eine bestimmte Erscheinung innerhalb desselben gebunden. In meinen früher erwähnten Versuchen an Eudorina elegans z. B., die sich alle 5 Tage teilt, kann die Latenzzeit bei einer bestimmten Dosis, welche die Teilung stört, verschieden lang sein, und ist in jedem Fall identisch mit dem Zeitintervall zwischen Bestrahlung und darauf folgender Teilung. Ähnliches finden wir bei Bestrahlung des Froscheis, das bei einer bestimmten Dosis, nach ANCEL und VINTEMBERGER 15 H, immer im Beginn der Gastrulation abstirbt, gleichgültig in welchem Stadium das Segment bestrahlt wird. Auch hier ist die Latenzzeit für *diese* Folgeerscheinung der Bestrahlung identisch mit ihrem Abstand von dem Zeitpunkt der Gastrulation. Man kann das Eintreten der bestimmten, *aktiven* Zellvorgänge bisweilen künstlich verzögern, dann vergrößert sich naturgemäß die Latenzzeit zwischen Bestrahlung und dem Auftreten des betreffenden Vorganges. An Pflanzenkeimlingen hat PETRY den aktiven Prozeß und damit das Auftreten der Röntgenreaktion durch Sauerstoffentziehung hinausgeschoben, ebenso JÜNGLING durch Trocknung von Samenkeimlingen nach der Bestrahlung; besonders deutlich tritt diese Erscheinung bei bestrahltem, trocknen Samen zutage, wobei scheinbar für beliebig lange Zeit die Latenz verlängert werden kann. GUILLEMINOT hat bestrahlten Samen erst nach zwei Jahren zum Auskeimen gebracht, FRIEDEL WEBER nach fünf Monaten, und erst mit der beginnenden Keimung setzte natürlich die sichtbare Röntgenreaktion ein. WEBER stellte hierbei fest, daß es für die Stärke und das Eintreten der Schädigung gleichgültig ist, wie lang man durch das Trockenhalten die Latenzzeit gestaltet. — HOLTHUSEN konnte ein ähnliches Verhalten bei Askarideneiern durch Anoxybiose demonstrieren.

Man muß nach allen diesen Beobachtungen annehmen, daß die Röntgen-Radium-Strahlen bei ihrer Applikation *sofort* bestimmte Veränderungen hervorrufen, die chemischer oder physikalischer Natur sein mögen, die uns aber vorläufig noch nicht mit Sicherheit bekannt sind. Für diese Einwirkung gibt es keine Latenz, sie erfolgt sofort. Diese Einwirkung führt zu einer Störung von Zellfunktionen, die erst dann nachweisbar werden kann, wenn die betreffende Tätigkeit im Leben der Zelle auftritt, und die daher zeitlich meist von dem Augenblick der Bestrahlung getrennt ist. Diesen Zeitraum meinen wir, wenn wir von Latenz reden. G. HERTWIG hat für die erste Einwirkung der Strahlen die Bezeichnung „Früheffekt", für die nach der Latenzzeit bemerkbaren die Bezeichnung Spät- oder Endeffekte gewählt. HOLTHUSEN hat die mit dem Absorptionsvorgang als solchem unmittelbar verknüpften Primärreaktionen von den später auftretenden und von der Art des Zellebens abhängigen Folgereaktionen unterschieden. HOLTHUSEN hat auch beim Warmblüter nachgewiesen, daß man die Folgereaktionen durch willkürliche Beeinflussung des Zellebens (Unterbindung der Gefäße) aufhalten und verzögern kann, daß aber durch diese Maßnahmen die Primärreaktion sich nicht wesentlich beeinflussen läßt.

Es soll nicht unerwähnt bleiben, daß PERTHES die Latenzzeit durch die Bildung zellschädigender Substanzen, die sich erst anhäufen und auf die Zelle wirken müssen, erklärt.

Verzettelte Dosis.

Mit der Frage der Latenz steht die Frage in Zusammenhang, ob eine bestimmte Dosis, auf mehrere kleinere Einzeldosen *verteilt*, anders wirkt, als auf *einmal* gegeben. Am einfachsten läßt sich eine derartige Untersuchung dann anstellen, wenn die einzelnen Teildosen sämtlich in einer Periode gegeben werden, in der das aktive Zelleben völlig *ruht* und Änderungen in dem Zustand der Zelle sonst nicht vor sich gehen, also z. B. bei trockenen Samenkörnern innerhalb der von FRIEDEL WEBER so genannten passiven Latenz, die anhält, so lange die Samenkörner trocken bleiben. Bei einer derartigen Anordnung zeigte sich bei Versuchen von JÜNGLING, daß eine *einfache Summation* stattfindet und daß die später nach Einleitung des Keimungsprozesses auftretende biologische Wirkung dieselbe Stärke besitzt, gleichgültig ob in dosi plena oder dosi refracta bestrahlt wurde. Dieser Erfolg war zu erwarten, da die Primärreaktion des trockenen Samens sich später unabhängig von der Länge der Latenzzeit auswirkt, sich also während des Ruhens des Zellebens weder vermindert noch verstärkt. In ähnlicher Weise hat HOLTHUSEN eine völlige Summation der Teildosen bei Bestrahlung von Askarideneiern, die durch Sauerstoffmangel in der Entwicklung aufgehalten waren, erhalten, ferner ANCEL und VINTEMBERGER bei Bestrahlung unbebrüteter Hühnereier. Anders können die Verhältnisse liegen, wenn wir während des aktiven Zellebens wiederholt bestrahlen, da die einzelnen Einwirkungen durch die Lebensvorgänge der Zelle verändert werden könnten. Ich habe eine Versuchsanordnung bei Verzettelung der Dosis so gestaltet, daß sämtliche Teildosen zwischen zwei Teilungen der betreffenden Zelle appliziert wurden und hierbei in noch nicht abgeschlossenen Versuchen an Eudorina elegans, die an fünf aufeinanderfolgenden Tagen bestrahlt wurde, ohne daß inzwischen eine Teilung erfolgte, ebenfalls eine Summation der Wirkung feststellen können. — Bei Geweben von höheren Organismen wird aber die Deutung schwieriger, da die einzelnen Zellen sich jeweils in einem anderen Stadium befinden. Bei Bohnenversuchen von JÜNGLING, ARNTZEN und KREBS machte sich die Verzettelung der Dosis im Sinne einer Abschwächung bemerkbar; dasselbe gilt für entsprechende Versuche an der menschlichen Haut, bei der erfahrungsgemäß die geteilte Dosierung geringere Erytheme hervorruft als die einmalige Applikation der Gesamtdosis (KRÖNIG, FRIEDRICH u. a.). Andererseits sind auch Beobachtungen vorhanden, nach denen die Applikation mehrerer Teildosen eine stärkere Wirkung ausübt als die Gesamtdosis auf einmal gegeben, wie das insbesondere aus den interessanten Versuchen von ALBERTI und POLITZER an der Urodelencornea, sowie von SCHINZ und ZUPPINGER an Askarideneiern hervorgeht. HALBERSTAEDTER und LUNTZ haben auch bei Versuchen an Eudorina Kumulation bei geeigneter Dosierung beobachtet, wenn zwischen zwei Teilungen bestrahlt wurde. Ob Summierung oder Kumulation eintritt, hängt bei diesen Versuchen davon ab, in welcher Weise die Unterteilung der Dosis vorgenommen wird. Ferner hat REGAUD am Hoden festgestellt, daß eine auf lange Zeit verteilte Dosis eine intensivere Wirkung hat, als eine viel größere, die innerhalb kurzer Zeit gegeben wird. Zur Erklärung dieser Erscheinung wird in erster Reihe die Tatsache der erhöhten Strahlenempfindlichkeit im Teilungsstadium angezogen; bei länger dauernder Bestrahlung ist die Wahrscheinlichkeit, mehr Zellen im Teilungsstadium zu treffen, größer und daher die Gesamtwirkung auf das Gewebe stärker. SCHINZ und SLOTOPOLSKY, die am bestrahlten Kaninchenhoden zu ähnlichen Resultaten kamen wie REGAUD, führen die stärkere Wirkung der fraktionierten Dosen auf eine Röntgenallergie zurück und deuten das Phänomen als allergische Kumulation. Bei dem Auseinanderziehen der Dosis auf einen längeren Zeitraum, besonders wenn es sich um Applikation mehrerer Einzeldosen handelt, kommt aber noch als *abschwächend* in Betracht, daß die lebende Zelle sich von dem Insult erholen kann und hier scheint, wie sich ebenfalls in Versuchen an Eudorina zeigen ließ, der Vorgang der Zellteilung von Bedeutung zu sein, die Teilung ist es wahrscheinlich, durch die die Zelle die Röntgenschädigung zu überwinden vermag. Es könnten demnach bei der fraktionierten Dosierung Abschwächung, einfache Summation oder Kumulation denkbar sein, je nachdem die gesteigerte Empfindlichkeit sich teilender Zellen, die Erholungsvorgänge usw. in den Vordergrund treten. In einem zusammengesetzten Gewebe könnten die einzelnen Zellkomplexe bzw. in einem Organ die einzelnen Gewebsanteile auf eine Dosis refracta verschiedenartig bezüglich Summation, Kumulation oder Abschwächung reagieren, und das dürfte in erster Reihe für die Reaktionsvorgänge in der Haut zutreffen.

Gewöhnung.

Eine weitere Frage, die eigentlich auch nur an Einzellern gelöst werden kann, ist die der *Gewöhnung*. Wird eine Zelle bzw. deren Nachkommen durch eine Bestrahlung, die nicht zur völligen Abtötung geführt hat, weniger strahlenempfindlich, d. h. tritt eine Festigung gegen Strahlen in ähnlicher Weise ein, wie das z. B. bei chemotherapeutischen Versuchen an Trypanosomen mit vielen Substanzen gelingt?

Meine diesbezüglichen Versuche an Trypanosomen sind negativ ausgefallen, ebenso Versuche, die ich mit Bakterien anstellte. Dagegen hat P. S. MEYER beobachtet, daß Prodigiosuskulturen, die durch Sekundärstrahlung im Wachstum nur stark gehemmt waren, bei Weiterimpfung gegen erneute Bestrahlung resistenter geworden waren als die Ausgangskulturen. Durch fortgesetzte Bestrahlung und Weiterzüchtung der von der Bestrahlung nicht abgetöteten Keime wurde allmählich ein immer höherer Grad der Strahlenresistenz erzielt. Diese erhöhte Resistenz der Kultur ließ sich einige Generationen hindurch auch ohne erneute Bestrahlung erhalten, ging aber mit der Zeit verloren, um bei erneuter Bestrahlung sich wieder einzustellen. Diese gegen Röntgenstrahlen „gefestigte“ Prodigiosuskultur verhielt sich gegen ultraviolettes Licht wie ein Normalstamm, es konnte daher von einer „spezifischen“ Resistenzerhöhung gesprochen werden. Diese Versuchsergebnisse sind biologisch wichtig und interessant. Ungelöst bleibt aber die Frage, ob durch die fortgesetzte Bestrahlung ein Einzelindividuum und dessen direkte Abkömmlinge in ihrer Empfindlichkeit geändert werden. Der Beweis dafür ist durch die Versuchsanordnung von P. S. MEYER nicht erbracht. Wahrscheinlicher ist vielmehr, daß bei dem sicher nachgewiesenen großen Empfindlichkeitsunterschiede der Einzelindividuen durch die fortgesetzten Bestrahlungen eine immer weitergehende Auslese der resistenteren Exemplare stattfindet. Dagegen trat in den Versuchen von HANCE und CLARK (Arbeiten aus dem Rockefeller-Institut, Sept. 1925) an Paramäcien ein gewisser Grad von Resistenzerhöhung bei wiederholter Röntgenbestrahlung auf, ohne daß die letale Dosis für ein Einzelindividuum erreicht wurde. Praktisch spielt die zunehmende Strahlenresistenz naturgemäß eine große Rolle, und es sind damit die Beobachtungen des Refraktärwerdens vieler pathologischer Prozesse, die zunächst ein günstiges Objekt für die Röntgentherapie abzugeben schienen, wie leukämische Prozesse, Lymphogranulomatose, auch Carcinom mit dieser allmählich durch wiederholte Bestrahlung einsetzenden Festigung erklärt worden. Auch diese Erscheinung könnte mit einer Auswahl der resistenteren Zellen erklärt werden, möglicherweise wirken hierbei aber auch noch andere Faktoren mit. Es zeigt sich nämlich in dieser Beziehung ein verschiedenes Verhalten des pathologischen und normalen Gewebes. Die Erfahrung lehrt, daß zwar die Strahlenempfindlichkeit des pathologischen Gewebes abzunehmen scheint, daß dagegen diejenige der normalen Gewebselemente derselben Partie zunimmt; d. h. daß bei wiederholter Bestrahlung schließlich das normale Gewebe stärkere Schädigung zeigt als das pathologische. REGAUD erklärt dies Verhalten durch die Annahme, daß bei der Bestrahlung eines normalen Gewebes eine Art Toxin erzeugt wird, das seinerseits z. B. auf die Carcinomzellen einwirkt, und daß bei der allmählich eintretenden Schädigung des normalen Gewebes die Bildung dieses Toxins immer geringer wird. Der Unterschied könnte aber auch in der verschiedenen Teilungsgeschwindigkeit der in Betracht kommenden Zellen liegen, die zu einer verschiedenen Art der Summation oder Kumulation der Strahlenwirkung führt. Bei normalen Organen gibt HEINEKE an, daß das lymphatische Gewebe nach wiederholten Bestrahlungen geringere Strahlenempfindlichkeit zeigt, doch ist dies wohl noch nicht genügend gesichert; jedenfalls liegen experimentelle oder klinische Beobachtungen an normalen Geweben, die eine Gewöhnung eindeutig zeigen, noch nicht vor.

Strahlenqualität.

Für die Erforschung der biologischen Strahlenwirkung ist es von Wichtigkeit, die Abhängigkeit derselben von der Strahlenqualität festzustellen. Hierbei erhebt sich zunächst die Frage, ob Strahlen verschiedener Wellenlänge qualitativ verschiedene biologische Reaktionen auslösen, oder, wie es DESSAUER ausdrückt, ob verschiedene Strahlenqualitäten als verschiedene Medikamente anzusehen sind. Diese Frage kann insofern verneint werden, als *prinzipielle* Unterschiede in den biologischen Wirkungen bei den verschiedenen Strahlenqualitäten nicht festgestellt sind. Neuerdings erwähnt BOLAFFIO, daß bei seinen Pflanzenversuchen verschiedenartige Wachstumsstörungen bei verschieden harten Strahlen zu bemerken waren. Im allgemeinen kann man jedoch feststellen, daß alle Wirkungen auf lebende Gewebe und einzelne Zellen *prinzipiell* in derselben Weise auftreten, auch wenn es sich um verschiedene Qualitäten der Röntgenstrahlen handelt. Selbst wenn man die weichsten Röntgenstrahlen und die härtesten γ-Strahlen des Radiums in dieser Beziehung miteinander vergleicht, kommt man zu qualitativ denselben biologischen Erscheinungen. Auch die β-Strahlen der radio-aktiven Substanzen fallen in dieser

Beziehung nicht aus der Reihe. Das wird auch verständlich, wenn man annimmt, daß die biologische Wirkung der Röntgen- und γ-Strahlen auf dem Umwege der Bildung sekundärer β-Strahlen vor sich geht. Schwieriger ist die Frage zu entscheiden, ob Strahlen verschiedener Qualität in *quantitativ* verschiedener Weise biologische Wirkungen entfalten; ob also weiche oder harte Strahlen intensiver wirken. Man findet häufig in der Literatur die Angabe, daß harte Strahlen eine größere biologische Wirkung entfalten als weiche und umgekehrt, aber alle die Experimente, die *vor* der Möglichkeit exakter physikalischer Messungen ausgeführt wurden, scheiden von vornherein aus. Von den Meßverfahren ist das ionometrische dasjenige, das z. Zt. als das geeignetste für derartige Untersuchungen angesehen wird. Aber auch bei Anwendung dieses Verfahrens sind von einzelnen Autoren verschiedene Resultate erzielt worden. Übereinstimmung besteht nur in dem Punkt, daß die Stärke der ionisierenden Wirkung und die Intensität der biologischen Veränderungen bei verschiedenen Strahlenqualitäten *nicht* parallel laufen. Demnach gilt auch für diese Meßmethode dasselbe, was für die früher üblichen galt, wie Sabouraudtablette, Selenzelle u. dgl., daß man bei gleichen Meßergebnissen nur dann dieselbe biologische Reaktion erwarten kann, wenn die Strahlenqualität unverändert bleibt. In bezug auf die Ionisationsmethode, die zunächst eine Ausnahme zu machen versprach (Krönig und Friedrich) zeigte sich auch, daß bei gleicher ionisierender Wirkung der biologische Effekt bei größeren Härten der Strahlung abnimmt (Holthusen, Bolaffio u. a.). Legt man aber nicht die Stärke der ionisierenden Wirkung, also die *Zahl* der in der Meßkammer pro Volumeneinheit durch die Röntgenstrahlen erzeugten Elektrizitätsträger, sondern die Energie der sekundären β-Strahlen, die unter der Einwirkung der Röntgenstrahlen entstehen, zugrunde, so ergibt sich nach Holthusen eine Übereinstimmung der biologischen Wirkungen mit diesen Werten auch bei verschiedenen Strahlenqualitäten.

Abgesehen von den in den physikalischen Meßmethoden gelegenen Schwierigkeiten ist die Deutung und Bewertung biologischer Reaktionen nicht einfach. In zusammengesetzten Geweben, wie im menschlichen und tierischen Körper, aber auch bei verhältnismäßig einfachen Objekten, wie Pflanzenkeimlingen, Askarideneiern, Bakterien, sind die individuellen Abweichungen der Empfindlichkeit und die Schwankungen, die von diesen Zustandsänderungen abhängen, so groß, daß der Grad der biologischen Wirkung schwer exakt zu bestimmen ist. Das ist ein Grund, weswegen die oben aufgeworfene Frage nach der stärkeren oder geringeren Wirkung der verschiedenen Strahlenqualitäten schwer zu beantworten ist.

II. Biologische Wirkungen der Röntgenstrahlen auf die verschiedenen Organe.

(Kurze Übersicht über die wichtigsten Punkte, mit Ausnahme der Haut.)

Testikel.

Albers-Schoenberg erzielte 1903 durch Abdominalbestrahlungen bei Kaninchenböcken eine Aufhebung der Potentia generandi bei erhaltener Potentia coeundi. Als Ursache für diese Schädigung wurde von Frieben, Seldin u. a. ein degenerativer Prozeß in den spezifischen Epithelien der Hodenkanälchen festgestellt. Die weiteren hauptsächlichsten Untersuchungen stammen von Simmonds, Regaud, Schinz und Slotopolski. Es findet sich bei den bestrahlten Testikeln eine Verschmälerung der Kanälchen und Verminderung der Epithelschicht; die Spermatogenese erlischt und schließlich sind in den Kanälchen nur noch die SERTOLIschen Zellen vorhanden. Vermehrtes Zwischengewebe füllt die durch Verkleinerung der Kanälchen entstandenen Lücken teilweise aus. Wie bei kaum einem anderen Organ ist hier deutlich der Mechanismus der Strahlenwirkung zu erkennen. Schon wenige Stunden nach der Bestrahlung ist der Prozeß der Kernteilung an den Spermatogonien aufgehoben, die Mitosen verschwinden, später zeigt sich Vakuolisierung des Protoplasmas und Kerndegeneration, Pyknose, Verklumpung des Chromatins usw. Mit dieser Schädigung der Spermatogonien ist das Fundament der Spermatogenese erschüttert. In etwa drei Wochen hat sich die Schädigung der Spermatogonien ausgewirkt; die noch vorhanden gewesenen Spermatocyten und Spermatiden haben ihre normale Weiterentwicklung genommen, die daraus gebildeten Spermatozoen sind abgewandert und die Kanälchen liegen nun leer da. *Es genügt also lediglich die Aufhebung des Teilungsmechanismus der Spermatogonien, um das aktive Zellleben in dem spezifischen Hodenepithel zu beseitigen* (REGAUD). Dies kann bereits bei einer Dosierung der Fall sein, bei der die SERTOLIschen Zellen, die Zellen des Zwischengewebes, die Gefäße usw. nicht sichtbar geschädigt sind, auch auf der Scrotalhaut braucht ebenfalls keinerlei Veränderung aufzutreten.

Von einzelnen Inseln geringerer Schädigung aus kann, wenn weitere Bestrahlungen nicht erfolgen, eine *Regeneration* eintreten. Erfolgen aber weitere Bestrahlungen, oder war die einmalige Dosis intensiver, so erstreckt sich die Schädigung schließlich auf das *gesamte* spezifische Epithel und führt zu *dauerndem* Aspermatismus. Mit der zunehmenden Schwächung des spezifischen Epithels geht eine Verkleinerung auf $^1/_3$—$^1/_4$ und Schlaffheit des ganzen Organs einher.

Bei Experimenten an Rehböcken zeigten TAUCH und GROSS, daß die innersekretorische Tätigkeit trotz völligen Schwundes des spezifischen Epithels nach Röntgenbestrahlung erhalten bleiben kann, daß die Strahlenkastration also anders wirkt wie die Kastration mit dem Messer.

Praktische Anwendung beim Menschen ist selten, soweit eine *gewollte* Kastration in Betracht kommt, in einigen Fällen wurde sie aus sozialen Gründen vorgenommen. SCHINZ hat genauere Angaben über die Dosierung beim Menschen gemacht. Er findet für temporäre Sterilisation 34%, für totale Aspermatogenese etwa 60% der HED., wobei das Zwischengewebe aber noch erhalten bleibt. Diese Dosenangabe kann nur eine *ungefähre* sein, sie unterliegt selbstverständlich individuellen Schwankungen (Alter!), die, wie HOOKER im Tierexperiment festgestellt hat, außerordentlich groß sein können.

Von besonderem Einfluß auf den Wirkungsgrad ist die Art der *zeitlichen Verteilung* einer bestimmten Dosis. Aus den grundlegenden Arbeiten von REGAUD hat sich ergeben, daß beim Testikel die Applikation einer kleinen Radiummenge für längere Zeit bedeutend wirkungsvoller ist, als die Applikation einer großen Radiummenge für entsprechend kürzere Zeit. Die große Bedeutung des Zeitfaktors bei der Dosierung läßt sich an diesem Objekt in besonders instruktiver Weise zeigen.

Daß schon verhältnismäßig geringe Dosen beim Menschen zur Sterilisierung führen können, zeigt ein Fall von KRISER, der dreimal je 1 H in Abständen von 2 Monaten auf die Haut erhielt, und es sind Fälle bekannt, wo trotz Abdeckung der Testikel nur durch die Streustrahlung des Körpers Azoospermie durch therapeutische Bestrahlungen hervorgerufen wurde (LENK).

Als *Berufsschädigung* ist die Sterilisation durch Röntgenstrahlen seit langer Zeit bekannt. Sie wird beobachtet, ohne sonstige Zeichen einer Röntgenschädigung, insbesondere bei normalem Blutbild und bei Fehlen von Hautveränderungen. Mitunter ist die Azoospermie in diesen Fällen eine vorübergehende.

Die ausgebildeten Spermatozoen scheinen sich nicht durch eine größere Radiosensibilität auszuzeichnen, denn man findet die zur Zeit der Bestrahlung bereits vorhanden gewesenen Spermatozoen in Form, Beweglichkeit und färberischem Verhalten nicht verändert. Auch die direkte Bestrahlung von Spermatozoen ließ keine Einwirkung erkennen (PHILIPPS, BERGONIÉ, TRIBONDEAU, NÜRNBERGER u. a.). Trotzdem sich rein morphologisch keine Schädigungen zeigen, kann aber doch die *Befruchtungsfähigkeit* aufgehoben sein. Von besonderer Wichtigkeit ist aber die Frage, ob derartige Spermatozoen zwar noch befruchten können, dies aber unter Umständen in *pathologischer* Weise tun, eine Vermutung, die durch die oben erwähnten Versuche von HERTWIG am Frosch u. dgl. nahegelegt wird. Beim Säugetier hat sich ein analoges Verhalten bisher nicht zeigen lassen (NÜRNBERGER, SNYDER, DOBROVOLSKAJA-ZAVADSKAJA). NÜRNBERGER untersuchte diese Frage auch bei 30 verheirateten Herren, die sich seit 3—20 Jahren mit Röntgenstrahlen beschäftigt hatten; 17 von diesen hatten insgesamt 21 Kinder, die sämtlich als geistig und körperlich normal bezeichnet wurden, bis auf 1 Kind, das gleich nach der Geburt an intrakranieller Blutung starb. Mir selbst ist kein Fall bekannt, bei dem die Röntgenschädigung des Vaters sich bei dem Kind bemerkbar gemacht hätte; vielmehr sprechen die Erfahrungen dafür, daß Röntgenologen entweder *keine* oder *normale* Nachkommen haben.

Ovarien.

Die Einwirkung der Röntgenstrahlen auf die Ovarien zeigt sich, wie ich am Kaninchen 1905 feststellte, in einer *Schädigung des Keimepithels*. 10—17 Tage nach der Bestrahlung fällt schon makroskopisch ein ganz erheblicher Größenunterschied zwischen bestrahlter und unbestrahlter Seite auf.

Mikroskopisch ist deutlich der Schwund der GRAAFschen Follikel etwa 15 Tage nach der Bestrahlung festzustellen. Bei schwächer bestrahlten Tieren sind noch Primordialfollikel vorhanden, so daß später von diesen aus wieder eine Nachbildung GRAAFscher Follikel ausgehen kann (temporäre Kastration). Bei stärker bestrahlsen Ovarien sind auch Primordialfollikel und Ureier entweder gänzlich geschwunden oder nur noch spärlich und degeneriert vorhanden. In diesen Fällen ist es also zu *dauernder Kastration* gekommen. Die Corpora lutea sind auch bei stärker bestrahlten Ovarien erhalten. Bei Vergleichsuntersuchungen an bestrahlten Kaninchenhoden fand ich für die Ovarien eine rascher und auf kleinere Dosen eintretende Wirkung, ein Befund, den SCHINZ auch beim Menschen erhob und REIFFERSCHEID beim Tier bestätigte. SPECHT stellte an den von mir bestrahlten Ovarien die ersten mikroskopischen Veränderungen schon nach 24 Stunden fest und fand auch Degenerationserscheinungen am *interstitiellen* Ovarialgewebe. Bei den folgenden zahlreichen Untersuchungen (BERGONIÉ, TRIBONDEAU, RECAMIER, JARETZKY, REIFERSCHEID, REGAUD und LACASSAGNE u. v. a.) wurden diese Befunde bestätigt und erweitert.

Bei den zur Zerstörung des Follikelapparates ausreichenden Dosen ist der Einfluß auf die Blutgefäße sehr gering, nur bei hohen Graden von Atrophie finden sich auch partielle Gefäßveränderungen, so daß die Einwirkung auf die Gefäße nicht die Ursache der Ovarialveränderungen sein kann.

Während über die große Empfindlichkeit der GRAAFschen Follikel, demnächst der Primordial- und Ureier, sowie über die geringere der Corpora lutea keine Meinungsverschiedenheiten bestehen, stimmen die Angaben über die interstitielle Eierstockdrüse nicht überein.

SPECHT fand Verkleinerung, schlechtere Färbbarkeit der Zellen sowie Unschärfe der Zellkonturen. BERGONIÉ und TRIBONDEAU beobachteten Verringerung des Gesamtvolumens und Schrumpfung der zelligen Elemente, faßten dies aber als sekundäre Strahlenfolgen auf. REIFFERSCHEIDT fand die Veränderung des interstitiellen Gewebes weit geringer als die der Follikelepithelien. Andere Autoren fanden die interstitielle Eierstockdrüse intakt oder sogar vermehrt (SCHINZ, HÜSSY und WALLART).

Ob eine solche Einwirkung stattfindet oder nicht, bzw. inwieweit, hängt natürlich in erster Reihe von der Dosierung ab. Es kann aber keinem Zweifel unterliegen, daß bei sehr großen Dosen eine Schädigung *aller* Zellen und völlige Atrophie des ganzen Organs eintreten kann. Wesentlich ist, daß die Störung am Follikelapparat, die zu einer Aufhebung des Ovulationsprozesses führt, bereits bei solchen Dosen auftritt, die auf die interstitielle Eierstockdrüse und auf die Corpora lueta zunächst keine Einwirkung in histologisch nachweisbarer Weise zu haben brauchten. Als Folgeerscheinung der Atrophie beider Ovarien ist tierexperimentell (BONNIN, ANCEL, JARETZKI) Atrophie des ganzen Genitales festgestellt worden.

Die Dosis, die zur Kastration führt, ist sicher sowohl beim Menschen wie beim Tiere *niedriger* als die Erythemdose. Im allgemeinen werden von den meisten Autoren etwa 30% der Erythemdose für die Menschen angegeben (SCHINZ u. a.). Die Radiosensibilität der Ovarien unterliegt großen individuellen Schwankungen, die von dem jeweiligen biologischen Zustand abhängen; jedenfalls werden sie mit der größeren Annäherung der Frauen an das Klimakterium immer strahlenempfindlicher, und das Resultat der Kastration wird mit immer geringeren Dosen erreicht, je mehr sich die Ovarien ihrem natürlichen Involutionsprozeß nähern. Mit zunehmendem Alter der Frau wird daher auch die *temporäre* Kastration immer weniger wahrscheinlich, die bei Jugendlichen häufig erreicht wird.

Ausfallserscheinungen müssen naturgemäß in derselben Häufigkeit und in derselben Weise auftreten, wie sie bei der natürlichen Menopause aufzutreten pflegen, da die Röntgenkastration in der mildesten Form eigentlich nur den natürlichen Vorgang der Involution im klimakterischen Alter imitiert, vorausgesetzt, daß nicht durch unnötig intensive Bestrahlungen außer dem spezifischen Keimepithel noch die anderen Ovarialgewebe *übermäßig* geschädigt werden.

Nach den meisten Vergleichsstatistiken bezüglich der Intensität und Häufigkeit der Ausfallserscheinungen bei operativer und Strahlenkastration besteht scheinbar kein wesentlicher Unterschied zwischen diesen beiden Methoden, soweit es sich um ältere Frauen handelt; bei jüngeren Frauen scheinen die Ausfallserscheinungen nach operativer Kastration heftiger zu sein als nach Röntgenkastration (FUCHS, FLASKAMP u. a.).

In neuerer Zeit hat ASCHNER auf schwere Folgeerscheinungen auch *psychischer* Art nach Röntgenkastration hingewiesen, die er als eine Art Intoxikation durch Unterdrückung der menses auffaßt. Die schlechten Erfahrungen ASCHNERS stehen in starkem Gegensatz zu denen der meisten übrigen Autoren und können auch von mir nicht bestätigt werden.

Die Tatsache, daß eine temporäre Kastration möglich ist, hat allgemein biologisches Interesse, insbesondere deswegen, weil sich daran sofort die Frage knüpft, wie sich die nach vorübergehenden Ovarialschädigungen eintretenden Graviditäten bezüglich der Fruchtentwicklung verhalten.

Tierexperimente von DRIESSEN, LACASSAGNE, MARTIUS und FRANKEN legen die Befürchtung nahe, daß bei Menschen *Störungen der Fruchtentwicklung* nach einer nicht vollständigen Schädigung der Ovarien eintreten *können.* Daß sie nicht unbedingt eintreten *müssen,* beweisen sehr viele Feststellungen gesunder Kinder bei Frauen, deren Ovarien durch die Bestrahlung vorübergehend funktionslos gemacht worden waren. Es liegen aber auch einige Beobachtungen von schlechtentwickelten Früchten, Früh- oder Fehlgeburten in solchen Fällen vor (WERNER, MILLER u. a.). Bezüglich dieser wichtigen Frage sei auf die beiden lehrreichen Referate von MARTIUS und von NÜRNBERGER auf der Naturforscherversammlung 1926 in Düsseldorf hingewiesen. Nach NÜRNBERGER *kann* durch

Befruchtung bestrahlter Ovula *vor* Eintritt der Röntgensterilität eine Schädigung der sich entwickelnden Embryonen eintreten, *es muß* aber nicht der Fall sein. Bei Befruchtung *nach* Ablauf der Röntgensterilität ist bisher eine phänische Schädigung der Nachkommenschaft nicht erwiesen.

Gesichertere Kenntnisse besitzen wir über die Einwirkung der Strahlen auf bereits bestehende *Gravidität.* Zahlreiche experimentelle Arbeiten beweisen unzweifelhaft, daß durch die Bestrahlung des graviden Uterus eine Störung der Fruchtentwicklung hervorgerufen wird, die zur Abtötung der Frucht, zur Entwicklungshemmung, Mißbildung, Abort oder Verlängerung der Tragezeit führen kann. Von neueren Arbeiten sind besonders die von Nürnberger und Schinz erwähnenswert. Die Wirkung kommt durch *direkte Beeinflussung* der Embryonen zustande und nicht auf dem Umwege über eine Ovarialschädigung.

Bei Menschen liegen eine Reihe von Beobachtungen vor, die beweisen, daß es auch hier durch Bestrahlung während der Gravidität zum Absterben der Frucht kommen kann, oder daß Entwicklungsstörungen, Mißbildungen usw. der Kinder hervorgerufen werden (Aschenheim, Werner, Flaskamp, Abels u. a.; ausführliche Literatur hierüber bei Nürnberger, Flaskamp und Arnold Hirsch). In einem von Deutsch beschriebenem Falle, wo der Fetus im 3. bis 4. intrauterinen Lebensmonat bestrahlt war, erfolgte die Geburt zwei Monate verspätet; Gewicht und Länge blieben zurück, es bestand Mikrocephalie, Nystagmus, pigmentarmer Augenhintergrund, Mikrophthalmus. Ähnliche Fälle erwähnen Kochmann und Falkenheim. Auch in anderen Fällen wird über Mikrocephalie und Mikrophthalmus bei lebend geborenen Kindern röntgenbestrahlter gravider Mütter berichtet (s. Zappert). *Nach diesen Erfahrungen muß die Röntgenbestrahlung des Abdomens während der Gravidität unbedingt abgelehnt werden.*

Hämatopoetisches System.

Die Wirkung der Röntgenstrahlen auf das *hämatopoetische* System ist zuerst von Heineke in grundlegenden Arbeiten festgestellt worden. Bei kleineren Tieren geht unter der Strahlenwirkung die Zahl der Leukocyten im Blute erheblich zurück und die Tiere gehen bei bestimmter Dosierung in einigen Tagen zugrunde. In den Keimzentren der Follikel setzt schon kurze Zeit nach der Bestrahlung ein rapider Kernzerfall ein, der sich bald auch an den Randzonen bemerkbar macht und durch Bildung von Chromatinkugeln und Schollen anzeigt; die Kerntrümmer werden von Phagocyten aufgenommen und beseitigt. Einige Stunden später sind diese Phagocyten nicht mehr vorhanden, die Follikel zeichnen sich durch große Zellarmut aus und sind nach etwa 24 Stunden fast völlig frei von Lymphocyten. Es folgt dann eine Verkleinerung und braune Verfärbung der Milz. Was die Vorgänge in der Milz besonders interessant macht, das ist die *Schnelligkeit,* mit der die Schädigung in deutlich nachweisbarer Weise einsetzt, vor allem aber, daß eben so rasch und intensiv die *Regenerationsvorgänge* beginnen. Heineke erwähnt, daß man schon wenige Tage nach der Bestrahlung wieder größere Mengen von Lymphocyten in den geschädigten Partien findet, die sich noch vermehren, so daß schon nach 3—4 Wochen nach einer einmaligen, nicht tödlichen Dosis die Regeneration des lymphatischen Gewebes vollzogen ist. Nach neueren Untersuchungen von Kuczynzki und Schwarz setzt die Regeneration eigentlich *sofort* mit dem Entstehen der Schädigung ein. Um die genannten Veränderungen in der Milz auszulösen, genügen Teile einer Hautdosis. Ebensolche Veränderungen wie in der Milz sind auch in den lymphatischen Geweben des ganzen Körpers, besonders in den Lymphdrüsen, den Follikeln des Verdauungskanals nachzuweisen. Ferner stellte Heineke eine analoge Einwirkung der Röntgenstrahlen auch auf die *Thymus* fest. Die sich hier abspielenden Veränderungen sind hauptsächlich von Rudberg sowie von Regaud und Cremieu eingehend untersucht worden. Es kommt schon wenige Stunden nach einer Bestrahlung zu einem Zerfall der Thymoscyten, der in den nächsten Tagen zu einer erheblichen Volumensverminderung des Organs führt. Von den weniger radiosensiblen Zellen geht eine *Regeneration* aus, die nach mäßigen Bestrahlungen innerhalb von vier Wochen beendet ist. Eine „*Reizwirkung*" kleinerer Dosen konnte M. Lenz in Experimenten am Kaninchen nicht feststellen. Auch im *Knochenmark* kommt es zu einer Vernichtung der weißen Markzellen, wenn auch langsamer als in der Milz. Karyorrhexis und Pyknose sind hier ebenfalls reichlich zu sehen, ebenso Phagocyten mit Chromatinkugeln gefüllt. Die Capillaren sind dicht mit Erythrocyten und nur mit solchen angefüllt. Auch hier setzen bald lebhafte Regenerationserscheinungen ein, die zur vollständigen Wiederherstellung führen können. Milz und Knochenmark sind diejenigen Gewebe, die auf die kleinsten Strahlenmengen bereits mit deutlich nachweisbaren Zellschädigungen reagieren. In dieser Beziehung ist man also auch berechtigt, von der größten Radiosensibilität dieser Gewebe zu sprechen. Bei der Beurteilung der Strahlen*schädigung* kommt es aber nicht allein auf die *unmittelbaren* Folgen der Bestrahlung an, sondern auch auf die Fähigkeit der Reparation und hierbei stehen die lymphatischen Gewebe und das Knochenmark ebenfalls an erster Stelle. So kommt es, daß trotz der großen Strahlenempfindlichkeit auch verhältnismäßig hohe Strahlenintensitäten, wie sie z. B. bei der Behandlung von Abdominaltumoren auf das lymphatische Gewebe treffen, schließlich doch ohne dauernden Schaden vertragen werden.

Das *Blut* zeigt nach Bestrahlungen Veränderungen, die sich hauptsächlich in einer Beeinflussung des weißen Blutbildes zeigen. Wenn man die Ergebnisse der von vielen Autoren ausgeführten Tierexperimente zugrunde legt, so findet sich übereinstimmend unmittelbar nach der Bestrahlung ein Ansteigen der Zahl der neutrophilen Leukocyten, worauf ein rapider Abfall folgt, der allmählich wieder zur Norm führt. Dagegen setzt bald nach der Bestrahlung ein steiler Abfall der Lymphocytenzahl ein. Dieses Verhalten ist bei den verschiedensten Tieren sowie beim Menschen beobachtet worden. Die *Leukocytose* wird meist als eine Verteilungsleukocytose gedeutet. Verschiedene Auffassung besteht jedoch über das Zustandekommen der Leukopenie. Einige Autoren, Helber und Linser u. a. nehmen an, daß im strömenden Blut eine Zugrundegehen der weißen Blutkörperchen unter der Einwirkung der Röntgenstrahlen zustande kommt. Gegen diese Annahme scheinen unter anderem auch die Veränderungen im weißen Blutbild zu sprechen, die Poos bei isolierter Bestrahlung von Hahnenkämmen fand, wobei sich vorübergehende Leukocytose, aber keine Leukopenie zeigte. Ähnliche Ergebnisse hatten Benjamin, Sluka und Schwarz, die die Löffel der Kaninchen bestrahlten, wobei also ebenfalls nur strömendes Blut und keine Blutbildungsstätten bestrahlt wurden. Die sich auch hier einzustellende vorübergehende Leukocytose wird von diesen Autoren auf die durch die Röntgenstrahlen verursachte Bildung von Cholin zurückgeführt.

Aus den eben erwähnten experimentellen Ergebnissen kann man auf eine besonders große Radiosensibilität der weißen Blutkörperchen die sich auch bei Bestrahlung des *strömenden* Blutes zeigen könnte, nicht schließen. Die Untersuchungen von Jolly und Lacassagne, sowie von Lacassagne und Gricouroff an Kulturen in vivo bestrahlter Leukocyten zeigen weiterhin, daß die Annahme einer bemerkenswerten Radiosensibilität freier Leukocyten nicht zu Recht besteht und eine Zerstörung derselben im strömenden Blut nicht stattfindet. Die Ursache für die Änderungen des weißen Blutbildes wäre also in einer Beeinflussung der Bildungsstätten der weißen Blutkörperchen zu suchen.

Es ist bemerkenswert, daß das Serum von bestrahlten Ratten auf lymphoide Zellen aus Thymus und Milz in vitro eine stimulierende Wirkung ausübt (MURPHY, HENG-LIN und STURM), während in vitro bestrahltes Serum unwirksam ist. In Parallele hiermit sind vielleicht auch die Befunde von NAKAHARA und MURPHY zu setzen, die bei schwach bestrahlten Mäusen in den lymphatischen Geweben reichlich Mitosen feststellten. Dieser „stimulierende" Effekt der Röntgenstrahlen kann als eine indirekte Wirkung aufgefaßt werden, ebenso wie die nach den Bestrahlungen sehr rasch einsetzende Regeneration des lymphatischen Gewebes.

In ähnlicher Weise sind wohl die Versuche von MENDELEEFF zu bewerten, wonach nach der Bestrahlung erwachsener Meerschweinchen das als Kulturmedium benutzte Plasma eine günstige Wirkung auf das Wachstum embryonaler Kulturstückchen ausübt.

Ein besonderes Interesse beanspruchen die Versuche von BUCKY (Düsseldorf 1926) mit überweichen Strahlen, die durch 6, höchstens 10—11 Kilovolt-Spannung erzeugt werden und einer Halbwertschicht von 0,018—0,053 mm Aluminium bzw. 0,26—0,74 mm Wasser entsprechen. Diese Strahlen durchdringen also die obersten Hautschichten nicht. Bei einer bestrahlten Hautfläche von nur 1 qcm erzeugt die Applikation von $^1/_{20}$ Erythemdose im Verlauf von 5 bis 10 Minuten einen typischen Leukocytensturz um etwa $^1/_3$ des Ausgangswertes mit Rückkehr zur Norm innerhalb $^1/_2$ Stunde. Der Vorgang wird durch die Beziehung zwischen Haut und Splanchnicusgebiet über das autonome Nervensystem erklärt. Auch die bei der sog. Tiefentherapie beobachtete Senkung des Blutzuckerspiegels läßt sich, wie DAVID im Tierexperiment zeigte, auch bei Anwendung dieser Weichstrahlung (Grenzstrahlen) erzeugen.

Der Einfluß der Röntgenstrahlen auf die *roten* Blutkörperchen ist gering. Bei intensiven Bestrahlungen in vitro zeigte sich in Versuchen von BAERMANN und LINSER, BORDIER u. a. keine Methämoglobinbildung. VON BONIN und BLEIDORN zeigten, daß die osmotische Resistenz der Erythrocyten durch 3 bis 8 Erythemdosen in vitro nur um 0,01% herabgesetzt wurde. Nachdem viele Untersuchungen über Röntgenstrahlenhämolyse negativ ausgefallen waren, zeigte HOLTHUSEN, daß eine solche in vitro bei Anwendung außerordentlich hoher Strahlenmengen doch möglich sei in ähnlicher Weise, wie dies von HAUSMANN für die γ-Strahlung des Radiums gezeigt wurde. Bei diesen Versuchen HOLTHUSENs ist interessant und wichtig, daß man durch Zusatz verschiedener Salze *Empfindlichkeitsänderungen* gegenüber dem Vorgang der Hämolyse erzeugen kann. Dieses Verhalten wird einerseits auf physikalisch-chemische Zustandsänderungen der Kolloide, andererseits auf Sekundärstrahlenwirkung (Elektronenstrahlung) zurückgeführt. Versuche in vivo zeigen ebenfalls die relativ hohe Strahlenresistenz der Erythrocyten. HERZFELD und SCHINZ konnten selbst nach stundenlangen Totalbestrahlungen des Kaninchens spektroskopisch kein Methämoglobin nachweisen. Bei intensiven Bestrahlungen konnten HELBER und LINSER im Tierexperiment schließlich eine Abnahme der Erythrocytenzahl feststellen, wobei sich gleichzeitig einige Formveränderungen zeigten. Degenerationserscheinungen an Erythrocyten fanden sich in den Tierexperimenten von AUBERTIN und BEAUJARD. Aber diese Veränderungen an den Erythrocyten treten erst bei sehr großen Dosen auf. Daß bei diesen hohen, für die Versuchstiere meist tödlichen Dosen auch Erythrocyten zugrunde gehen, schloß HEINECKE aus der starken Pigmentablagerung in den Milzen der mit letalen Dosen bestrahlten Versuchstiere. Bei direkter Bestrahlung des Knochenmarkes wird im Tierexperiment nach Entziehung von Blut die Erythropoese gehemmt (HERZOG).

Den beim Menschen nach therapeutischen Bestrahlungen auftretenden Veränderungen des Blutbildes sind zahlreiche Arbeiten gewidmet, wobei zu berücksichtigen ist, daß es sich immer um kranke Menschen und, was die höheren Dosen betrifft, meist um Krebskranke gehandelt hat. Nach KRÖMECKE bewirkt jede intensivere Röntgenbehandlung eine Schädigung des Erythrocytenapparates, deren Ausgleichsmöglichkeiten von der Höhe der Dosis abhängt.

Auf weitere Einzelheiten kann hier nicht eingegangen werden, zusammenfassend läßt sich sagen, daß trotz der großen Strahlenempfindlichkeit der blutbildenden Organe die therapeutisch in Betracht kommenden Dosen, selbst wenn sie relativ hoch sind, zu einer verhängnisvollen Schädigung dieser Gewebe nicht führen. Blutuntersuchungen bei Anwendung großer Strahlendosen, besonders bei Wiederholungen, sind aber dringend anzuraten.

Bei pathologisch veränderten Blutorganen liegen die Verhältnisse aber *wesentlich* anders. Wir stoßen hier auf die Tatsache, daß ein pathologisch verändertes Organ stärker und nachhaltiger reagiert als dasselbe in normalem Zustande. Bei Leukämien können die Dosen, die sonst in der Tiefentherapie ohne dauernde Störung ertragen werden, zu stärksten Leukocytenstürzen mit den unangenehmsten Nebenerscheinungen der Intoxikation und Erzeugung schwerster Störung des Allgemeinzustandes führen und in kurzer Zeit den Exitus zur Folge haben. Auch bei der Bestrahlung des Knochemarkes findet sich wohl eine größere Empfindlichkeit in pathologischem Zustand, der dazu führen kann, daß bei Bestrahlung einer Hyperglobulie eine Anämie erzeugt wird (GUGGENHEIMER).

Maßgebend für die Stärke der Blutveränderungen sind jedenfalls eine Anzahl von verschiedenen Faktoren. Dazu gehören:

1. Die Höhe der applizierten Dosis. Hierbei kommt es, wie SEITZ und WINTZ wohl zuerst betonten, auf die in einem bestimmten Volumen zur Absorption gelangende Strahlung an (Volumendosis von WINTZ, Raumdosis von JÜNGLING). Diese Größe ist abhängig von Strahlenqualität, Abstand, Feldgröße und durchstrahltem Körpervolumen und Oberflächendosis. 2. Die Art der Applikation, ob Dosis plena oder Dosis refracta. 3. Die Lokalisation, ob mehr oder weniger reichlich lymphatisches Gewebe getroffen wird. 4. Zustand des hämatopoetischen Systems vor der Bestrahlung. 5. Der Allgemeinzustand des Patienten, der besonders für die Regenerationsfähigkeit des hämatopoetischen Gewebes in Betracht kommt.

Abgesehen von den nach therapeutischen Bestrahlungen entstehenden Blutveränderungen, die rasch auftreten und sich meist in kurzer Zeit ausgleichen, treten lang anhaltende, allmählich einsetzende Abweichungen als „Berufsschädigung" auf. Zahlreiche Untersuchungen von in Röntgenbetrieben beschäftigten Personen haben gewisse typische Blutveränderungen erkennen lassen, ebenso wie bei Personen, die mit radioaktiven Substanzen arbeiten (GUDZENT, HALBERSTAEDTER). Die Zahl der roten Blutkörperchen ist hierbei gewöhnlich nicht verringert, mitunter sogar auffallend hoch. Im allgemeinen wird in erster Reihe eine Verminderung der neutrophilen Leukocyten bemerkt, während die Zahl der Lymphocyten relativ und absolut vermehrt ist. Vielfach besteht auch eine leichte Vermehrung der eosinophilen Zellen. Durch die Zunahme der Lymphocyten erscheint die Gesamtzahl der weißen Blutkörperchen in vielen Fällen nicht erheblich herabgesetzt und schwankt meist zwischen 5000—7000, kann aber auch höhere Werte ergeben. Die Veränderungen treten häufig schon nach einigen Monaten radiologischer Tätigkeit auf, gehen nach Urlaubszeiten bei frischeren Fällen zurück und lassen sich durch Verbesserungen der Schutzmittel herabsetzen (AMUNDSEN). Auffallend ist, daß die Blutgerinnung häufig vermindert ist. Die gesamten Veränderungen brauchen zu Störungen des Allgemeinbefindens nicht zu führen und haben bei weiteren Beobachtungen auch nicht zu anderen Störungen Veranlassung gegeben, können also wohl nicht als Erkrankungen im eigentlichen Sinne bezeichnet werden. Dagegen sind einige Fälle aplastischer Anämie bei Röntgenologen veröffentlicht worden (Mottram, Larkins, Faber), bei denen ebenso wie in dem von Garazzani und Minelli veröffentlichten Fall der Zusammenhang mit der röntgenologischen Tätigkeit sehr wahrscheinlich ist. Dies kann insbesondere deswegen angenommen werden, weil gleichzeitig eine bedeutende Leukopenie mit relativer Lymphocytose bestand. In einigen der Fälle waren auch Blutungen resp. Verminderung der Blutplättchen festzustellen. Weniger gesichert erscheint der Zusammenhang der radiologischen Tätigkeit mit dem Auftreten von Leukämien zu sein, von denen einige Fälle in der Literatur erwähnt sind (Weil und Lacassagne u. a.). Moldawsky stellte in meiner Abteilung fest, daß mit Hilfe der supravitalen Färbung bei radiologisch tätigen Personen eine erhebliche Zunahme von Jugendformen der Erythrocyten, also eine Reizung des Knochenmarkes festgestellt werden kann (über Prophylaxe siehe später).

Von sonstigen Veränderungen des *Blutes,* die unter der Wirkung der Röntgenstrahlen entstehen, ist von besonderem Interesse, weil auch therapeutisch verwendbar, die *Beschleunigung der Gerinnung.* Ursprünglich wurde diese Erscheinung als Folge einer Reizwirkung auf die Funktion der Milz aufgefaßt (Stephan), später hat sich herausgestellt, daß auch durch Bestrahlung anderer blutreicher Organe, ja irgendeiner größeren Körperpartie, eine Beschleunigung der Blutgerinnung sogar nach Milzexstirpation zu erzeugen ist. Feissly sowie Herzfeld und Schinz haben auch bei Bestrahlungen von Blut in *vitro* eine starke *Gerinnungsbeschleunigung mit* erheblichen Differenzen zwischen bestrahltem und unbestrahltem Blut festgestellt.

In einem Fall von Morbus maculosus Werlhofii führte die Milzbestrahlung in vivo zu einer Gerinnungsbeschleunigung, dieselbe ließ sich aber durch weitere Bestrahlung des nun entnommenen Blutes in vitro noch weiter steigern. Schinz kam bei der Prüfung der Blutungszeit nach Röntgenbestrahlungen zu dem Ergebnis, daß die Blutungszeit nicht meßbar verändert wird, trotzdem die Gerinnungszeit verkürzt wird. Bei hämorrhagischen Diathesen mit Thrombopenie kam es zu kurzfristiger Herabsetzung der Blutungszeit ohne Thrombocytenvermehrung nach Milzbestrahlung. Durch Bestrahlung des Knochenmarkes konnte Schinz nur eine kurzdauernde Thrombocytose erzielen, die er als Pseudothrombocytose im Sinne einer Verschiebungsthrombocytose auffaßt, im Gegensatz zu Stephan, Guggenheimer und Witgenstein, die bei thrombopenischer Purpura durch Röntgenreizbestrahlungen des Knochenmarkes eine Plättchenzunahme feststellten. Im Tierexperiment tritt durch stärkere Röntgenbestrahlung Thrombopenie auf (Wittkower), wie auch durch Injektion radioaktiver Substanzen in toxischen Dosen das Bild der hämorrhagischen Diathese zu erzeugen ist.

Fibrinogensteigerung im Blut wurde von Katznelson und Lorand nachgewiesen. Auch Knipping und Kowitz finden im Blut bestrahlter Patienten Zunahme des Fibrinogens, des Euglobulins und Pseudoglobulins, Abnahme des Albumins. Die in vivo auftretenden Veränderungen sind nicht als spezifisch aufzufassen, sondern nur ein Zeichen dafür, daß irgendwo im Körper Abbau- oder Zerfallsprodukte von Zellen auftreten.

Weiterhin seien noch einige Ergebnisse kurz erwähnt. Herzfeld und Schinz fanden in der Mehrzahl der Fälle nach Tiefenbestrahlungen *Abnahme der Viscosität* und damit des Eiweißgehaltes des Serums. Klewitz stellte eine Änderung des Eiweißgehaltes des Serums nach Röntgenbestrahlung in den meisten Fällen fest, aber bald im Sinne einer Zu-, bald im Sinne einer Abnahme. Es tritt eine Flüssigkeitsverschiebung zwischen Blut und Gewebe ein, ohne daß sich irgend eine Gesetzmäßigkeit herausfinden ließe. Nach Herzfeld und Schinz findet ferner eine Verminderung der Albumine bei Zunahme der Globuline statt, die grobdisperse Phase nimmt auf Kosten der feindispersen zu. Nach Konrich und Scheller wird auch die *Wasserstoffionenkonzentration* und die Oberflächenspannung des Blutes durch Röntgenstrahlen beim Menschen nicht geändert. Dagegen entsteht nach Pagniez, Coste und Solomon bei Applikation von mindestens 300 R (franz.!)

auf verschiedenen Körpergegenden eine ausgesprochene Alkalose des Blutes. Dieselbe setzt eine Stunde nach der Bestrahlung ein und hält sich etwa 24 Stunden. Auch KOLTA und FÖRSTER stellten eine Alkalose des Blutes fest, während andere Autoren Acidose fanden. Nach den Untersuchungen von G. v. PANNEWITZ ergibt sich eine Abhängigkeit von der bestrahlten Körperregion und dem Zeitpunkt der Untersuchung, woraus sich wohl die abweichenden Befunde verschiedener Autoren erklären. Meist tritt zuerst eine acidotische, später eine alkalotische Phase auf. Letztere wird auf durch Zerfallsprodukte bedingte Vagusreizung zurückgeführt.

Die *Senkungsgeschwindigkeit* der Blutkörperchen wird nach der Bestrahlung sowohl in vivo als in vitro nach MIKULICZ-RADECKI verlangsamt, in vivo kommt es später zu einer Beschleunigung. KLEIN findet ein nicht konstantes Verhalten, meist aber keine Beeinflussung, JALLER bei Bestrahlung in vitro nie eine Veränderung, LAPATSANIS uneinheitliches Verhalten, LINZMEYER Beschleunigung der Senkungsgeschwindigkeit.

Komplementzerstörung durch Röntgenstrahlen findet nach neueren Untersuchungen von ANDERSON und EMMERICH nicht statt. Nach CARL FREY und ALBERT ADLER werden schon gebildete Agglutinine nicht durch Bestrahlung beeinflußt, aber auch bei strahlengeschädigten Tieren tritt die Agglutininbildung in ungetrübter Weise auf, selbst bei stärkster Schädigung des gesamten Blutbildes. Gleichzeitige Bestrahlung und Immunisierung scheint günstig auf die Agglutininbildung zu wirken, indem dieselbe früher einsetzt und höhere Werte erreicht. Dagegen findet LAEWEN (Mitt. Grenzgeb. med. u. Chir. 1908) eine Hemmung der Agglutininbildung bei bestrahlten Tieren. Eine Verminderung der Präzipitinbildungsfähigkeit wird von BENJAMIN und SLUKA festgestellt. Wie die Untersuchungen von MAHNERT und ZACHERL zeigten, treten unter dem Einfluß der Röntgenstrahlen Veränderungen in der Gerinnungsfähigkeit des Blutes, im Cholesteringehalt desselben, in der Senkungsgeschwindigkeit der Blutkörperchen und in der Hemmungsfähigkeit des Blutserums für die antitryptische Verdauung und im Kohlensäurebindungsvermögen des Blutes auf. Die Ergebnisse waren zum Teil (Blutgerinnung, Cholesterinspiegel, Senkungsgeschwindigkeit) entgegengesetzte, je nachdem es sich um Bestrahlung an fiebernden Kranken oder solchen mit normaler Temperatur handelt. Dieses Verhalten beweist die Abhängigkeit der gesamten Vorgänge nicht allein von der Höhe der Strahlendosis, sondern auch von verschiedenen Zuständen, die sich unserer Beurteilung noch entziehen, und spricht dafür, daß es sich hierbei um indirekte Wirkungen der Strahlen handelt.

Was den Cholesteringehalt nach Röntgenbestrahlungen betrifft, so sind die Angaben außerordentlich widersprechend. STRAUSS stellte zunächst Zunahme, später ebenso wie KONRICH und SCHELLER Abnahme fest. In einer neueren Arbeit von LEVY-DORN und BURGHEIM wird im allgemeinen nach anfänglichem Abfall ein unregelmäßiger Verlauf festgestellt. Röntgenkater scheint mit starkem Cholesterinmangel einherzugehen. Bei malignen Tumoren kommt es zu einer *Zunahme* des Cholesterins nach der Bestrahlung (im Gegensatz zu ROFFO). Dieses Verhalten des Cholesterins soll nach LEVY-DORN und BURGHEIM eine diagnostische Bedeutung haben. Der Blutzuckerspiegel wird von den meisten Autoren (NÜRNBERGER, KAZNELSON und LORAND, STRAUSS und ROTHER u. a.) nach der Bestrahlung erhöht gefunden.

Fermentvermehrung im Serum fand MERTZ sowohl nach Licht- wie nach Röntgenbestrahlungen. Es handelt sich um die Vermehrung eines peptolytischen Fermentes, das normalerweise im Serum nur in geringen Mengen auftritt. Wie insbesondere von HERMANN PFEIFFER gezeigt wurde, tritt schlagartig eine erhebliche Vermehrung dieses Fermentes nach Verbrühung von Kaninchen auf, ferner auch bei photodynamischer Schädigung, sowie nach Injektion von Rinderserum. PFEIFFER vermutete, daß es sich dabei um einen Vorgang nicht spezifischer Art handelt, der überall da in Erscheinung tritt, wo im lebenden Körper Zellen akut zugrunde gehen. Nach den Untersuchungen von MERTZ kommt es nach verhältnismäßig schwachen Röntgenbestrahlungen beim Menschen schon zu einer recht erheblichen Steigerung des peptolytischen Index im Serum. Bemerkenswert ist hierbei, daß gerade bei Oberflächenbestrahlung großer Hautfelder die weitaus erheblichste Steigerung sich ergab.

Ähnlich verhält es sich mit dem Stoffwechsel. Auch hier laufen die Veränderungen nicht immer in derselben Richtung; so fanden MAHNERT und ZACHERL bei Myomkranken nach Bestrahlung eine Verminderung, bei Carcinomkranken dagegen eine Vermehrung der Stickstoffausscheidung im Harn. Dabei ist weiter zu berücksichtigen, daß es sich hierbei nicht um dauernde Zustandsänderungen handelt, sondern daß alle diese Erscheinungen in kürzerer oder längerer Zeit und in verschiedener Weise ablaufen, so daß es auch hierbei sehr von dem Zeitpunkt nach der Röntgenbestrahlung abhängt, zu welchen Ergebnissen man gelangt.

Aus der Fülle weiterer Arbeiten erwähne ich nur die Untersuchungen von ANDERSEN und KOHLMANN, nach denen der Blutcalciumspiegel sich nach Bestrahlungen erhöht, während der Kalium- und Natriumgehalt im Blut absinkt. Calcium- und Natriumblutspiegel werden nach 1—2 mal 24 Stunden wieder normal, beim Kaliumspiegel dauert es länger. Ferner fand Sielmann ein starkes Absinken des Kochsalzes aus den Geweben (Leber und Haut), erhebliche Vermehrung der Harnmenge und erhöhte Kochsalzausscheidung bei großen Schwankungen des Kochsalzspiegels im Serum.

Im ganzen betrachtet kann man sagen, daß durch Röntgenbestrahlung bei Mensch und Tier eine Reihe verschiedenartigster Veränderungen auftreten, die sich in den Körpersäften und Ausscheidungen nachweisen lassen und von der applizierten Dosis, dem bestrahlten Körperteil, der Art des Individuums und vor allem dem normalen oder pathologischen Zustand der bestrahlten Gewebe so weitgehend abhängen, dazu im zeitlichen Ablauf so weitgehenden Schwankungen unterliegen, daß sich daraus die verschiedenen, teilweise sich völlig widersprechenden Angaben der einzelnen, nur zum kleinen Teil angeführten Arbeiten erklären. Bestehen bleibt nur die Tatsache, daß eine *Änderung* eintritt; die Ansicht von Andersen und Kohlmann, daß, auf welchem Gebiet sich die Untersuchung auch bewegen mag, man immer Verschiebung gegenüber der Norm finden wird, charakterisiert diese Verhältnisse treffend.

Wirkung der Röntgenstrahlen auf Drüsen.

Die *Leber* gehört zu denjenigen Organen, die keine große Radiosensibilität besitzen, d. h. die auf die für therapeutische Zwecke in Betracht kommenden Dosen keine erkennbaren Veränderungen zeigt. Experimentell ist von Tribondeau und Hudellet festgestellt worden, daß jüngere und insbesondere neugeborene Tiere bei Leberbestrahlungen histologisch nachweisbare Veränderungen (Atrophie und eventuell Nekrose) zeigen, die bei ausgewachsenen Tieren fehlen. Diese Radiosensibilität der fetalen Leber ist von Lacassagne nicht bestätigt worden. Bei *Total*bestrahlungen kleinerer Tiere findet man, daß die *Leber* keine sichtbaren Veränderungen zeigt, während solche an anderen Organen, insbesondere hämatopoetisches System und Keimdrüsen deutlich vorhanden sind. Tsukamoto hat bei starken Bestrahlungen der Lebergegend von Kaninchen Atrophie des Lebergewebes und stellenweise Nekrosen und Glykogenabnahme festgestellt. Die Veränderungen des intermediären organischen Stoffwechsels bestanden hierbei zunächst in vorübergehender Zunahme des Rest-N, des Harnstoffes und der Aminosäuren, sowie besonders deutlich des Blutzuckers. Da auch späterhin der Harnstoffgehalt des Blutes erhöht ist, bleibt also die harnstoffbildende Leberfunktion trotz intensiver, lokaler Leberbestrahlung erhalten. Funktionelle Prüfungen nahmen Czepa und Högler vor, wobei sie nach Abdominalbestrahlungen Störungen fanden, die sie in Zusammenhang mit den Erscheinungen des Röntgenkaters brachten. Histologische Veränderungen stellten Case und Warthin in drei Fällen fest, bei denen zur Behandlung abdomineller maligner Tumoren *massive* Röntgendosen appliziert worden waren. Bei der Autopsie fanden sich ausgesprochene Veränderungen in den Epithelien der kleineren und mittleren Gallengänge, bestehend in Schwellung, Vakuolisierung und Nekrose. Über eine besonders schwere Leberschädigung mit Nekrose berichtet Wetzel, jedoch steht dieser Fall in der Literatur bisher vereinzelt da und muß als noch ungeklärt angesehen werden.

Die *Nieren* zeigen im Tierexperiment als Reaktion auf energische Bestrahlung Veränderungen, die einer akuten Nephritis mit Cylindern und Blutungen gleichen (Helber und Linser u. a.). Die Versuche von Schulz und Hoffmann lassen erkennen, daß es sehr großer Strahlenmengen bedarf, die weit über die in der Therapie in Betracht kommenden hinausgehen, um an den Nierenepithelien nachweisbare Veränderungen hervorzurufen. Schließlich kann es nach derartig hohen Dosen zu einer chronischen interstitiellen Nephritis kommen. Spärlich sind noch die Beobachtungen über diejenigen Nierenveränderungen, welche längere Zeit nach vorausgegangenen Bestrahlungen eintreten. EMMERICH und DOMAGK haben bei Bestrahlungen von Kaninchennieren nach 2 Monaten Schädigungen der Epithelien der Tubuli contorti, nach 6 Monaten eine erhebliche Verkleinerung der bestrahlten Nieren festgestellt. Noch erheblicher waren die Nierenschädigungen und Schrumpfungen bei Tieren, die zweimal bestrahlt und erst nach 18 Monaten getötet wurden.

Anlaß zu diesen Experimenten gab die Beobachtung einer tödlich verlaufenden Nierenschädigung bei einem neunjährigen Mädchen, das vier Monate vorher mit Röntgenstrahlen behandelt worden war, allerdings mit ungewollter Überdosierung. Mikroskopisch waren ebenfalls hochgradige Glomeruliveränderungen festzustellen, sowie starke Verfettung der Intima und bindegewebige Wandverdickung der Gefäße. GABRIEL verlegt den Angriffspunkt der Röntgenstrahlen auf das Nierengewebe in die Gefäße und findet als erste nachweisbare Störung eine Tonusänderung der zuführenden Gefäße des Markes, fortschreitend auf die Vasa afferentia der Rinde und Glomeruli. Als deren Folge findet sich Dilatation und stärkere Füllung der zuführenden Gefäße im Nierenmark und anschließend daran eine Reihe weiterer Veränderungen, die je nach der Dosis bis zu den stärksten Stadien der Schrumpfniere führen. Zu ähnlichen Ergebnissen kam O'HARE und Mitarbeiter bei Versuchen an Kaninchennieren, die mit 2—10-fachen Erythemdosen bestrahlt waren. HARTMANN, BOLLINGER und DOUB konnten bei Hunden durch Bestrahlung der Nierengegend parenchymatöse und interstitielle Nephritis erzeugen, bei einigen Tieren trat Retinitis albuminurica und Urämie auf.

Die *Brustdrüse* verhält sich den Röntgenstrahlen gegenüber verschieden, je nach dem Entwicklungszustand, in dem sie sich befindet. Nach experimentellen Untersuchungen von CLUZET und BASSAL wird durch die Bestrahlung der Mammae von Kaninchen die Entwicklung der Drüse bei späterer Gravidität aufgehoben. In der ersten Hälfte der Gravidität bestrahlte Mammae zeigten größere Schädigung im Sinne einer Atrophie als bei Bestrahlungen in der zweiten Hälfte der Gravidität. Ich habe in einem Falle nach wiederholter Bestrahlung der einen Mamma in jugendlichem Alter ein Zurückbleiben im Wachstum dieser Brust gesehen (SIMONS) (Abb. 48) und es sind derartige Fälle von WIERIG, MÜHLMANN, HARMS und RICHARZ beschrieben.

Die *Prostata* reagiert im Tierexperiment (FREUND und SACHS) mit entzündlichen Erscheinungen und mit Zeichen der Schädigung an den Epithelien der Drüsen. Erfahrungen bei Behandlung von Prostatahypertrophie legen es nahe, eine gewisse Empfindlichkeit der drüsigen Elemente der Prostata gegen Röntgenstrahlen anzunehmen. Sehr erbehlich kann dieselbe aber nicht sein, da zwar deutliche Besserungen bezüglich der Harnentlerung zu verzeichnen, aber auffallenderweise bei der Palpation keine erheblichen Rückgänge des Drüsenvolumens zu bemerken sind. Schädigungen des Organes durch Röntgenstrahlen sind nicht beschrieben.

Eine erheblichere Empfindlichkeit zeigen die *Speicheldrüsen*. Hier zeigen sich auch nach den in der Therapie üblichen Dosen ausgesprochene funktionelle und auch histologisch nachweisbare Veränderungen. Nach einer Bestrahlung der Kiefergegend mit Dosen von $^3/_4$ der Erythemdosis und darüber kommt es häufig wenige Stunden nach der Bestrahlung zu einer rasch ansteigenden Schwellung (Frühreaktion-Frühschwellung) der Parotis- und Submaxillargegend, die bald ihren Höhepunkt erreicht hat und am nächsten Tage wieder abgeklungen ist. Die Schwellungen können so stark sein, daß sie einem Mumps ähneln und die Patienten z. B. nach Bestrahlungen wegen Trichophytie außerordentlich erschrecken. Mitunter ist in diesem Stadium eine verstärkte Speichelsekretion vorhanden. Bald setzt nun, besonders wenn es sich um Bestrahlungen beider Seiten handelt, ein Nachlassen oder Versiegen der Speichelsekretion ein, was zu einer mehr oder weniger starken Trockenheit der Mundhöhle führt und mehrere Wochen anhalten kann. Jüngling hat in zwei Fällen histologische Untersuchungen der Submaxillaris vornehmen können. Er fand 24 Stunden nach 80% der HED Schwellung, sowie Durchtränkung und Rundzelleninfiltration, Hyperämie, aber noch keine Veränderungen am Parenchym. 9 Wochen nach 100—120% der HED fand sich in dem zweiten Fall Schwund des sezernierenden Epithels, das durch zellreiches Bindegewebe ersetzt ist. Die übriggebliebenen Acini zeigen schlechtere Kernfärbung. Nach H. v. Salis besteht die Wirkung auf die Submaxillaris mehr in einer Funktionsstörung. Die Schädigung zeigt sich in Form vakuolärer Degeneration, Tropfenbildung, Verschleimung, neben entzündlichem Ödem; sie tritt im Experiment am Hund an der Submaxillaris rascher ein als an der Parotis, aber später als an den Lymphdrüsen. Schmidt beschreibt 9 Monate nach erheblicher Überdosierung ebenfalls Schwund des Drüsenparenchyms und Ersatz durch Schwielenbildung. Die Trockenheit des Mundes wird von dem Patienten überaus unangenehm empfunden und erschwert den Kauakt, führt zu Appetitlosigkeit und Widerwillen gegen Nahrungsaufnahme und schlechten Geschmack. Der Zustand wird irreparabel, wenn entweder die einmalige Dosis sehr hoch war, oder wenn die Bestrahlungen in Serien öfters wiederholt werden müssen. Diese Veränderungen müssen wir zu den schweren Schädigungen rechnen. Man erkennt sie, abgesehen von den Klagen der Patienten bei der Inspektion der Mundhöhle, an der trockenen belegten Zunge und an dem an den Schleimhäuten festhaftenden zähen Schleim, der nur mit Mühe ausgespuckt werden kann. Schließlich kommt es teils infolge der Trockenheit, teils infolge direkter Wirkung zu einer Caries der Zähne. Bei der Bestrahlung von malignen Tumoren des Mundes und Rachens wird sich dieser Zustand häufig nicht völlig vermeiden lassen, doch sollte auf diese Folgeerscheinungen mehr Rücksicht genommen werden. Unter keinen Umständen darf es bei harmlosen Affektionen, besonders bei oberflächlichen, zu derartigen Störungen kommen. Ich habe sie in schwächerem oder stärkerem Maße in mehreren Fällen gesehen, bei denen zum Zweck der Epilation bei Trichophytien bestrahlt wurde. Es sollte daher nach Möglichkeit jede homogene Durchstrahlung im Gebiete der Mund- und Rachengegend mit Einschluß der Speicheldrüsen vermieden werden. Vor allem sollen Hauterkrankungen, insbesondere im Gesicht und am Hals, nicht mit stark gefilterten, harten Strahlen behandelt und an einem Tage nur ein Feld bestrahlt werden. Eine Therapie der Schädigung ist nicht möglich.

Anhangsweise seien Untersuchungen erwähnt, die sich mit der Strahlenwirkung auf die Sekretion der Magendrüsen befassen, die aber nicht zu ganz einheitlichen Ergebnissen führten. Nach Miescher haben die Röntgenstrahlen einen ausgesprochenen Einfluß auf die Magensekretion im Sinne einer Lähmung, der in der Regel eine Periode schwankender, zum Teil gesteigerter Sekretionswerte vorausgeht. Szegö und Rother sowie Strauss kommen dagegen zu dem Schluß, daß durch therapeutisch in Frage kommende Dosen keine Änderung der Sekretion des Hundemagens eintritt. Dawson stellte bei Pawlowhunden bei 155—200% der Hundeerythemdose eine Verminderung oder Aufhebung der Salzsäureproduktion, die von einer Schädigung der Schleimhaut gefolgt ist, fest.

Am *Pankreas* fanden Fisher, Groot und Bachem nach Applikation von 4—5 ED. totale Vernichtung des Drüsengewebes, nach 3 ED. bindegewebige Schrumpfung. Das Organ war während der Bestrahlung freigelegt. Praktisch kommt eine Schädigung des Pankreas bei therapeutischen Bestrahlungen nicht in Betracht.

Einwirkung auf die Drüsen mit innerer Sekretion.

Thyreoidea.

Experimentell sind Veränderungen der Thyreoidea sowohl in funktioneller wie in histologischer Beziehung von Zimmern-Battez bei Kaninchen nachgewiesen worden. Es entstand durch Röntgenbestrahlung der Thyreoidea

Kachexie und Schwund des Drüsengewebes. Andere Autoren konnten experimentell keine Veränderungen nachweisen. Es geht daraus mindestens hervor, daß die normale Thyreoidea nicht besonders radiosensibel ist. Dafür spricht auch die Erfahrung beim Menschen. Die normale Thyreoidea kann selbst mit sehr hohen Dosen bestrahlt werden, wie dies bei Bestrahlungen wegen Carcinom in den Organen des Halses oft geschieht, ohne daß Erscheinungen des Hypothyreoidismus auftreten. Einfache Hyperplasien der Thyreoidea bilden sich nach Röntgenbehandlung nicht zurück. Histologische Untersuchungen an menschlicher Thyreoidea nach Bestrahlung, wie sie v. d. Hütten ausgeführt hat, sprechen ebenfalls dafür, daß die Wirkung auf das Parenchym nicht im Vordergrund steht. Anders verhält sich die pathologisch veränderte Thyreoidea. Wir sehen auch hier, daß ein Organ im pathologischen Zustand eine erhöhte Strahlenempfindlichkeit besitzt. Dies zeigt sich dadurch, daß durch die Röntgenbehandlung der Basedowstruma therapeutische Erfolge zu erzielen sind, die auf einer funktionellen Beeinflussung des Organs im Sinne einer Hemmung beruhen.

Das Entstehen eines *Hyperthyreoidismus* ist bei Bestrahlungen von Strumen, und insbesondere von Basedowstrumen wiederholt beobachtet worden. Ob es sich hierbei um eine direkte funktionssteigernde Strahlenwirkung, die an der sezernierenden Zelle ansetzt, oder um die Folgen einer Hyperämie, stärkeren Durchtränkung des Organs und vermehrte Ausschwemmung des Sekretes handelt, ist nicht sicher zu entscheiden. Jedenfalls ist praktisch wichtig, daß derartige Erscheinungen bei mäßigen und verzettelten Dosen kaum beobachtet werden. Eine funktionelle Schädigung im Sinne einer *Hypo*funktion hat sich, wie bereits gesagt, auch bei sehr starken Bestrahlungen normaler Schilddrüsen nicht bemerkbar gemacht. Dagegen kann es bei pathologischen Strumen, insbesondere bei Basedowstrumen, infolge der erhöhten Empfindlichkeit des pathologischen Drüsengewebes zu einer so weitgehenden Funktionsstörung kommen, daß die Erscheinungen des Myxödems auftreten. Solche Fälle sind von Cordua, Haudek u. a. erwähnt und gebieten Vorsicht bei Bestrahlungen pathologischer Strumen. Lossen berichtet über einen Fall von Myxödem nach Röntgenbestrahlung der linken Halsseite wegen Drüsentuberkulose bei einer Patientin, bei der rechtsseitig eine Struma exstirpiert war. Eine andere Form der Gewebsveränderung, die als Schädigung aufgefaßt werden kann, und über die insbesondere die Chirurgen klagen, ist eine Vermehrung und schwielige Umwandlung des Bindegewebes. Diese Vorgänge am interstitiellen Gewebe führen zu Verwachsungen und erschweren die evtl. notwendig werdenden Operationen (v. d. Hütten, Brehm u. a.). Hierbei handelt es sich wohl immer um zu hohe einmalige oder zu oft und zu rasch wiederholte Bestrahlungen. Jedenfalls sind auch diese Veränderungen durchaus vermeidbar.

Nebennieren.

Eine funktionelle Beeinflussung der Nebennieren wird aus der von Zimmern und Cottenot gemachten Beobachtung gefolgert, daß erhöhter Blutdruck durch Bestrahlung der Nebennieren herabgesetzt werden konnte. Dieser Erfolg wurde auf die Verminderung der Adrenalinproduktion unter dem Einfluß der Röntgenstrahlen zurückgeführt. Eine Reihe von Nachuntersuchern haben aber den therapeutischen Erfolg nicht bestätigen können (Groedel) oder sind zu wechselnden Resultaten gekommen (Levy-Dorn und Weinstein u. a.). Aus diesen therapeutischen Versuchen am Menschen lassen sich aber, ebensowenig wie aus den Versuchen Dresels beim menschlichen Diabetes durch Nebennierenbestrahlung eine Schwächung der Nebennierenfunktion und dadurch eine Zuckerherabsetzung zu erreichen, sichere Schlüsse auf die Wirkung der

Röntgenstrahlen auf die Nebennieren ziehen. Klinische Erfahrungen bei zwei Fällen, bei denen es nach intensiver Bestrahlung der Nebennierengegend zu den Erscheinungen der ADDISONschen Krankheit kam, veranlaßten HOLFELDER und PEIPER zu tierexperimentellen Untersuchungen. Hierbei zeigte sich, daß in der Nebennierenrinde starke Zellschädigungen und Lipoidverarmung festzustellen war, während das Mark keine Störungen aufwies. Die Erscheinungen waren schon bei 60% der Erythemdose nachweisbar und konnten hierbei reparabel oder bereits irreparabel sein.

DAVID und HIRSCH fanden bei Bestrahlung freigelegter Nebennieren im Tierexperiment Beeinflussung der Adrenalinproduktion, und zwar im Sinne einer Schwächung bei 1 HED., im Sinne einer Verstärkung bei $^1/_4$ HED., bei den Zwischendosen teils Schwächung, teils Verstärkung. MARTIN, ROGERS und FISHER bestrahlten die freigelegte Nebenniere bei Hunden, denen vorher die andere Nebenniere operativ entfernt war. Sie stellten Fibrosis in der bestrahlten Nebenniere fest, aber keine klinischen Erscheinungen, während dieselbe Dosis, auf eine Dünndarmschlinge appliziert, Kachexie und Tod des Versuchstieres zur Folge hatte.

Durch Einführung von Radonglascapillaren in die Nebennieren wird Rinde und Mark zerstört und der Tod der Versuchstiere herbeigeführt. Im Gegensatz dazu zerstört die γ-Strahlung den für die Erhaltung des Lebens unerläßlichen Teil der Rindensubstanz nicht (LACASSAGNE und SAMSSONOW).

Schädigungen der Nebennieren als Folgen therapeutischer Bestrahlungen dürften nur nach erheblichen Dosen vorkommen, sonst müßten sie häufiger beobachtet werden. Der Fall von SMITHIES reagierte nach ungeheuer starken Bestrahlungen von verschiedenen Seiten (Osteosarkom der Wirbelsäule) mit ADDISONschem Symptomenkomplex. Auch in den von HOLFELDER beobachteten Fällen war die Dosis recht erheblich.

Einwirkung auf das Nervensystem.

RODET und BERTIN erzielten bei Kopfbestrahlungen von kleinen Versuchstieren Lähmungen und Krämpfe und stellten Meningomyelitis fest. Die folgenden zahlreichen Untersuchungen ergaben, daß im Tierexperiment trotz *intensiver* Röntgenbestrahlung eine direkte Einwirkung auf das Zentralnervensystem nicht nachweisbar ist. Allerdings bleiben starke Kopfbestrahlungen im Experiment nicht ohne Folgen und insbesondere wird häufig das Auftreten von Krämpfen berichtet (DANYSZ, OBERSTEINER, BRUNNER u. a.). Bei sehr intensiven Kopfbestrahlungen von Mäusen sah ich einige Male Ataxie und Dreh- oder Kreisbewegungen mit Bevorzugung *einer* Richtung, wie dies ähnlich auch OBERSTEINER berichtet. Ein Teil der erwähnten Störungen sowie Lähmungserscheinungen, Zittern erklärt sich durch Hämorrhagien, wie sie tierexperimentell im Gehirn verschiedentlich festgestellt wurden, wobei aber die sonstige Intaktheit des Nervengewebes selbst ausdrücklich betont wird (HEINEKE, GABRIEL u. a.). Aus den Versuchen von BRUNNER an Hunden und Katzen geht die große Strahlenresistenz des Nervensystems deutlich hervor. Bei den angewandten, die therapeutischen Dosen vielfach übertreffenden Strahlenmengen kam es zu einer Einwirkung auf die Gefäße, hochgradiger Hyperämie, Blutungen, Hirnödem und Hydrocephalus, aber Ganglienzellen und markhaltige Fasern blieben intakt. Es wird also bei therapeutischen Bestrahlungen des Kopfes nicht mit einer direkten Hirnschädigung zu rechnen sein und es ist mir auch aus eigener Beobachtung und der Literatur kein derartiger Fall bekannt. Dagegen sind vorübergehende Störungen auf dem Umwege über die erwähnte Wirkung auf die Gefäße möglich und es ist anzunehmen, daß die in dem Lehrbuch von GOCHT erwähnten Erscheinungen nach Bestrahlung des Kopfes, wie Kopfschmerzen, Benommensein, Schwindelgefühl, Erbrechen, Speichelfluß, Harndrang usw., soweit es sich nicht um Symptome des „Röntgenkaters" handelt, hierauf zurückzuführen sind, ebenso wie die von ROST-KELLER erwähnten epileptiformen Anfälle nach Röntgenepilation eines Kinderkopfes.

Die bereits von BRUNNER bei Kopfbestrahlung ganz junger Tiere beobachtete Wachstumsstörung wurde von R. DEMEL bei Kopfbestrahlung junger Hunde konstant festgestellt, wobei in der Netzhaut degenerative Veränderungen auftraten. Bei Jugendlichen muß daher vor starken Bestrahlungen des Kopfes gewarnt werden, insbesondere auch vor einzeitiger Bestrahlung des ganzen Kopfes und der Anwendung *starker* Filtrierung zum Zwecke der Epilation. Störungen des Wachstums von Gehirn und Kopf werden durch Bestrahlung von Feten in utero in den ersten Lebensmonaten bewirkt (s. bei Ovarien). ZAPPERT bezeichnet diese Schädigung als radiogene fetale Mikrocephalie, wobei geistige Zurückgebliebenheit, Störung der Augenentwicklung, Atrophie des Opticus, Strabismus vorhanden sind.

Nervöse und psychische Störungen nach Röntgenbestrahlungen sind früher einige Male beschrieben worden. Daß es im Anschluß an Unfälle während der Anwendung von Röntgenstrahlen, z. B. bei Kabelrissen, Röhrenbruch, Herabfallen von Aufhängevorrichtungen, durch elektrische Schläge usw. zu Shock und einer Art *Unfallneurose* kommen kann, ist klar, hat aber mit den Röntgenstrahlen direkt nichts zu tun, mag auch früher öfter vorgekommen sein, wo das Neue und Unbekannte noch hinzukam. KRAUSE beschrieb zwei Fälle von psychischen Störungen, die im Anschluß an Röntgenverbrennung schwerer Art aufgetreten sind. Der eine von diesen wird als Intoxikationspsychose gedeutet, ausgelöst durch Stoffwechselprodukte der lange bestehenden Röntgenulceration, verstärkt durch die recht beträchtlichen Schmerzen. In neuerer Zeit berichtete RUDOLPH MATAS über schwere Störungen vier Jahre nach Basedowbestrahlung, indem neben nekrotisierenden Hautveränderungen Delirium, Stupor und Incontinentia urinae et alvi auftrat. Ein direkter Zusammenhang zwischen den nervösen und psychischen Erscheinungen und der Röntgenbestrahlung besteht in derartigen Fällen nicht. Übertreibung nervöser Beschwerden nach verhältnismäßig geringen Röntgenschädigungen habe ich bisweilen gesehen; KRAUSE weist darauf hin, daß die Frage der Entschädigung hierbei eine Rolle spielt.

Das periphere Nervensystem ist ebenfalls sehr wenig radiosensibel. Eine neuere Arbeit von NISHIURA zeigt bei experimentellen Untersuchungen an Katzen, daß erst bei starker Bestrahlung Zeichen einer Entartung auftreten, die der beginnenden Neuritis entsprechen. Bei histologisch untersuchten Röntgenverbrennungen treten ebenfalls die Nervenveränderungen sehr in den Hintergrund; FAHR fand Scheidenverdickung und Faserverminderung. Demgemäß wird über Störungen am peripheren Nervensystem nur selten und dann nur bei grob wahrnehmbaren sonstigen Veränderungen berichtet. Als Beispiele erwähne ich aus der alten Literatur zwei Fälle, die GAUCHER und LACAPÈRE auf dem internationalen Dermatologenkongreß 1904 als Radioneuritis mit trophischen Störungen nach Röntgenbestrahlung vorstellten. Es sind typische Röntgenhände bei Ärzten, bei denen frühzeitig Hyperästhesie, später Hypästhesie auftraten und quälende lanzinierende Schmerzen in Händen und Armen mit Muskelkontraktionen und Kaltwerden der Hände bestand. Einen ähnlichen Fall beschreibt WERTHER ebenda, ein junges Mädchen mit Röntgenulceration an der Hand betreffend, bei dem ebenfalls außerordentlich starke ausstrahlende Schmerzen bestanden, die als Folge einer ascendierenden Neuritis angesehen wurden. Starke neuralgische Beschwerden werden in der Literatur späterhin vielfach erwähnt und an allen Körperstellen beschrieben, wie gesagt immer nur in Kombination mit starken Hautschädigungen, insbesondere bei Ulcerationen und diffusen sklerosierenden Veränderungen.

Einwirkung auf Knochen und Knorpel.

Den Knochen und Knorpeln der Erwachsenen *scheint* eine besondere Radiosensibilität nicht zuzukommen, weil Erscheinungen, die auf eine Störung oder Schädigung hinweisen, sich nicht bemerkbar machen, auch wenn eine erhebliche Strahlendosis appliziert wird und deutliche Reaktionen an anderen Geweben desselben Körperabschnittes auftreten. Erst wenn durch sehr starke, nekrotisierende Röntgenstrahlenwirkung eine Zerstörung der Gewebe bis auf das Periost eintritt, kommt es naturgemäß zu einer Nekrose des entblößten Knochenstückes. Ähnlich verhält sich auch das Knorpelgewebe (HINTZE). Es kann aber trotz fehlender klinischer Zeichen doch eine Beeinflussung des Knorpels und Knochens stattfinden. REGAUD nimmt an, daß durch die Röntgenstrahlen Veränderungen auftreten, die dem Knochen gestatten, sich anscheinend weiterhin normal zu verhalten, solange keine Infektion hinzutritt. Sobald dies aber geschieht, zeigt sich die Veränderung des Knochens dadurch an, daß derselbe einer raschen und starken Nekrose anheimfällt. JÜNGLING erwähnt Beobachtungen, die vielleicht in demselben Sinne zu verwerten sind, und betont die Möglichkeit einer später auftretenden Knochenveränderung, die in herdförmiger oder totaler Nekrose bestehen kann. Es besteht nach den klinischen Erfahrungen von JÜNGLING sogar die Möglichkeit, daß auch kleinere, aber wiederholt über lange Zeit hinaus gegebene Dosen zu Veränderungen des Knochens führen können, die in Erscheinung treten, wenn es zu Resektionen kommt, und sich dann in mangelnder Heiltendenz und Widerstandslosigkeit gegen Infektionen anzeigen.

In ähnlicher Weise, d. h. durch die Begünstigung einer Infektion sind wohl die schweren Fälle von Kiefernekrose zu erklären, die bei Arbeiterinnen in Leuchtuhrenfabriken beobachtet wurden. Diese zuerst von BLUM festgestellte, durch sorgsame Untersuchungen von HOFFMANN aufgeklärte Erkrankung führt zu fortschreitender Osteomyelitis der Kieferknochen mit Lösung der Zähne und entzündlichen Erscheinungen der Schleimhäute des Mundes. Die Fälle sind vielfach tödlich verlaufen. Als Ursache wurde die Angewohnheit gefunden, den Pinsel mit der Leuchtmasse zum Zwecke des Anspitzens zwischen die Lippen zu nehmen. In der Leuchtmasse befindet sich Radium, Mesothorium und Radiothor in kleinsten Mengen. Die Entwicklung der Erkrankung dauert jahrelang. In der Atemluft wurde Emanation und in den inneren Organen Radioaktivität nachgewiesen.

Während es beim Knochen des Erwachsenen unter normalen Umständen, d. h. wenn kein Trauma oder Infektion erfolgt, naturgemäß an Erscheinungen fehlt, an denen wir eine Röntgenwirkung erkennen könnten, zeigt sich bei jugendlichen Individuen eine Beeinflussung in mehr oder weniger stark behindertem Knochenwachstum. Experimentell hat zuerst PERTHES das Zurückbleiben des Wachstums bei bestrahlten Flügeln junger Hühnchen gezeigt, und seitdem ist durch sehr zahlreiche ähnliche Versuche an allen möglichen wachsenden Tieren die hemmende Wirkung auf die Verknöcherungsvorgänge im Epiphysenknorpel sichergestellt worden. Beim Menschen liegen klinische Erfahrungen in dieser Richtung ebenfalls vor. Unter anderem hat JÜNGLING eine Wachstumstörung nach zweimaliger Röntgenbehandlung des Knies bei einem neunjährigen Mädchen festgestellt, die sich in einer Verkürzung um 6 cm auswirkte. Vorübergehende Förderung des Knochenwachstums konnte durch „kleine" Dosen von HOFFMANN experimentell erzeugt werden. M. FRAENKEL gibt beschleunigte Callusbildung unter Wirkung kleiner (Reiz-) Dosen an, während CLUZET über *verminderte* Callusbildung nach Röntgenbestrahlungen berichtet.

III. Wirkungen der Röntgenstrahlen auf die Haut.

Die Veränderungen der Haut sind außerordentlich vielgestaltig und gehören vielleicht zu den kompliziertesten unter allen Organveränderungen. Obwohl am längsten bekannt und naturgemäß, weil der *direkten* Beobachtung zugänglich, am meisten im Ablauf verfolgt, sind die Vorgänge noch lange nicht in allen Einzelheiten geklärt. Rein klinisch hat man schon sehr früh die durch Röntgenstrahlen erzeugten sichtbaren Veränderungen der Haut als *entzündliche* Vorgänge angesprochen, den Namen *Röntgendermatitis* dafür geprägt und die Erscheinungen in die Gruppe der durch Kälte, Hitze und Licht gesetzten Veränderungen eingeordnet. Es war bereits den ersten Beobachtern klar, daß sich die Wirkungen der Röntgenstrahlen von denen der genannten anderen Agenzien durch eine größere Ausdehnung in die *Tiefe* unterscheiden müssen. Weiterhin waren zwei hervorstechende Eigenschaften von Anfang an aufgefallen: die ausgesprochene Wirkung auf die Haarpapillen sowie die Tatsache, daß zwischen Bestrahlung und ersten sichtbaren Folgeerscheinungen eine viel längere „Latenzzeit" besteht, als bei den anderen Agenzien und speziell auch beim Licht. Bald entwickelte sich eine Einteilung der Röntgenstrahlenveränderungen der Haut (Holzknecht, Kienböck u. a.), die in Anlehnung an die gewöhnlichen Verbrennungen in drei Grade vorgenommen wurde und der Kienböck noch eine Stufe voranstellte, welche durch Haarausfall ohne besondere wahrnehmbare sonstige Erscheinungen gekennzeichnet war. Danach war also eine Abstufung etwa in folgender Weise gegeben (Kienböck), welche, mit prinzipiell nicht wesentlichen Veränderungen durch einzelne Autoren, allgemeine Verbreitung gefunden hat:

I. Stufe. Vollständiges Effluvium der Haare ohne begleitende, äußerlich wahrnehmbare Entzündungserscheinungen, zuweilen aber Pigmentierung. Latenz mindestens 12—16 Tage. Nach Ablauf von 6—8 Wochen Wiederwachsen der Haare, Rückgang der Pigmentierung und Restitutio ad integrum.

II. Stufe. Gewöhnliche Erscheinungen der Entzündung, Hyperämie, diffus oder fleckig, zuerst hell, dann dunkelrot, Hitze und Infiltration der ganzen Haut (Cutis und Epidermis) mit Jucken. Die akuten Erscheinungen dauern einige Tage, worauf Haarausfall erfolgt, dann zeigt sich zunehmende Braunfärbung der Haut und Abschuppung. Die Epidermis erscheint dann einige Wochen auffallend zart, glatt, licht und kahl. Es erfolgt Restitutio ad integrum, ausnahmsweise Pigmentierung.

III. Dermatitis bullosa mit Durchtränkung und Zerklüftung der Epidermis zu Blasen, verbunden mit starken Schmerzen. Nach Abhebung der Oberhaut in größerem Umfange liegen die untersten Zellagen derselben und auch die Papillen bloß (Exfoliation, Excoriation), partielle Zerstörung einiger Papillen. Nach Aufhören der serösen oder eitrigen Sekretion vollzieht sich eine nicht vollkommene Heilung. Der Nachwuchs der Haare erfolgt unvollständig oder gar nicht und es bleiben Pigmentveränderungen und Teleangiektasien in fleckiger Anordnung dauernd zurück. Es bleibt Atrophie der Cutis und Papillen bestehen.

IV. Dermatitis gangraenosa mit Zerstörung größerer Abschnitte der Cutis und Bildung eines Ulcus. Es kommt nach mehreren Wochen vom Rande her zur Verheilung unter Narbenbildung, oder es bleibt ein torpides Ulcus durch viele Monate, selbst über ein Jahr bestehen. Wenn Vernarbung eintritt, so bleiben Pigmentanomalien dauernd zurück. Mit zunehmender Intensität der Reaktionen nimmt die Latenzzeit ab und die Zeit bis zum Ablauf zu.

Diese von Kienböck gegebene Einteilung ist natürlich nicht so aufzufassen, als wären die einzelnen Gruppen oder Stadien *vollständig* voneinander zu trennen. Vielmehr sind Übergänge der einzelnen Reaktionsstadien vorhanden, so daß man sich Zwischenstadien und Kombinationen vorstellen muß und die Einteilung nicht als starres Schema ansehen darf.

KIENBÖCK hat in seiner klassischen Darstellung (1901) schon erwähnt, daß bereits einige Stunden nach der Bestrahlung ausnahmsweise Rötung und eigentümliche subjektive Empfindung, leichtes Jucken oder Spannen, eintritt, und daß diese geringfügigen Symptome gewöhnlich nach einigen Stunden wieder verschwinden. Es ist wohl sicher, daß KIENBÖCK durch die *zeitliche* Trennung von der erst nach mindestens mehrtägiger Latenz einsetzenden Röntgenreaktion veranlaßt wurde, dieses erste Zeichen zunächst nicht mit Sicherheit als eine Folge der Bestrahlung anzusehen. Bald darauf (1902, Congrès de Berne) hat OUDIN dieses schon am ersten bis zweiten Tage auftretende Erythem in seinem Verlauf genau beschrieben, als Röntgenwirkung erkannt und als erstes Zeichen derselben angesehen. Von ALBAN KÖHLER sowie von HOLZKNECHT wurde dieses Erythem aber als *Früherythem* oder *Vorreaktion* wieder von dem übrigen Ablauf der eigentlichen Röntgenreaktion abgetrennt und als etwas Besonderes hingestellt. Seitdem war diese Erscheinung Gegenstand vieler Untersuchungen zahlreicher Autoren, die bezüglich der Ursache, der Häufigkeit, ihres Zusammenhanges mit der übrigen oder eigentlichen Röntgenreaktion verschiedener Ansicht waren (H. E. SCHMIDT, LEVY-DORN, FRANK SCHULTZ, WETTERER u. a.). Heute besteht kein Zweifel, daß die Vorreaktion, das Früherythem oder Primärerythem (BRAUER) eine Folge der Röntgenwirkung ist, die *nicht* von dem Gesamtablauf der Hauptreaktion getrennt werden kann. Das Auftreten dieses Teiles der Reaktion hängt in erster Reihe von der Quantität der absorbierten Strahlen ab, ferner aber auch von individuellen Eigenschaften der bestrahlten Personen. Alle Menschen mit besonders labilem Gefäßsystem zeigen das Phänomen stärker bzw. schon bei verhältnismäßig niedrigen Dosen. Daher tritt es besonders häufig bei Basedowkranken, bei Dermographismus usw. ein. Das Primärerythem wird auch bei Radiumbestrahlungen (α-, β-, γ-Strahlen) beobachtet. Interessant ist die Tatsache, daß das Primärerythem sowohl bei Radiumbestrahlung (FREUND) als auch bei Röntgenstrahlen nicht durch Adrenalininjektion verhindert werden kann, während das später auftretende hierdurch erheblich abgeschwächt oder ganz unterdrückt wird. Aus diesem Verhalten hatte H. E. SCHMIDT geschlossen, daß die beiden Erytheme prinzipiell von einander zu trennen sind.

Der Verlauf des Erythems ist verschieden. FREUND hat, um die Stärke des Erythems und seine Schwankungen exakt zu bestimmen, eine Rötungsskala angefertigt — wohl die erste —, mit Hilfe derselben den Ablauf bei der Radiumreaktion täglich verfolgt und kurvenmäßig aufgezeichnet. Die Rötungsskala war durch Mischung von schwarzer Farbe mit verschiedenen Mengen von Zinkweiß hergestellt, so daß eine Grauskala entsteht; das von dem Photogramm derselben gewonnene Klischee wird mit Carminrot eingewalzt und auf hautfarbenes Papier gedruckt. Die einzelnen Farbfelder können colorimetrisch geeicht werden. Es kommen auf diese Weise Kurven zustande, immer vorausgesetzt, daß es sich um Reaktionen handelt, die innerhalb der Grenzen eines Erythems bleiben, unter denen zwei Haupttypen zu unterscheiden sind. Bei der einen sehen wir nur einen Wellenberg, der nach mehrtägiger Latenz allmählich oder rasch ansteigt, einige Tage auf der Höhe bleibt, um dann langsam abzufallen. Bei der zweiten sehen wir zwei Wellenberge, von denen der erste einige Stunden nach der Bestrahlung beginnt, rasch auf die Höhe kommt, abfällt, fast zur Norm zurückkehrt (Primärerythem), worauf nach einigen Tagen der zweite Wellenberg in ähnlicher Weise folgt (Haupterythem).

MIESCHER hat in sehr exakten und mühevollen Untersuchungen den Ablauf eines Röntgenerythems unter verschiedenen Bedingungen von Anfang an etwa

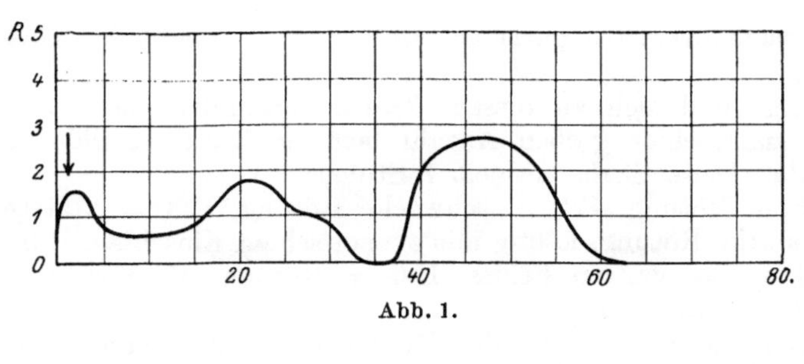

Abb. 1.

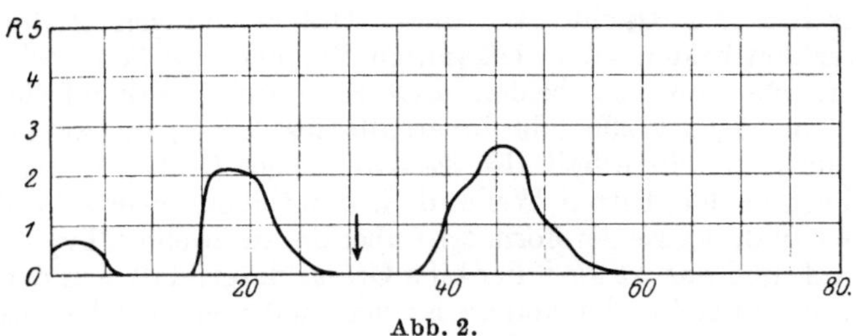

Abb. 2.

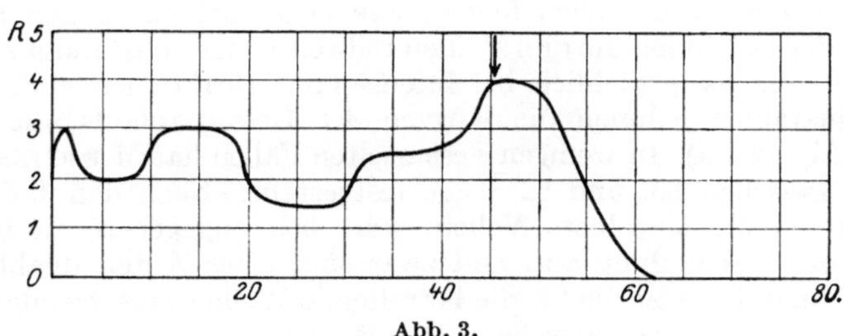

Abb. 3.

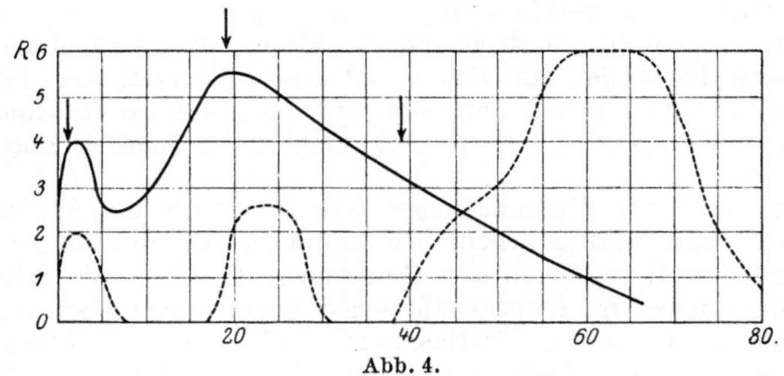

Abb. 4.

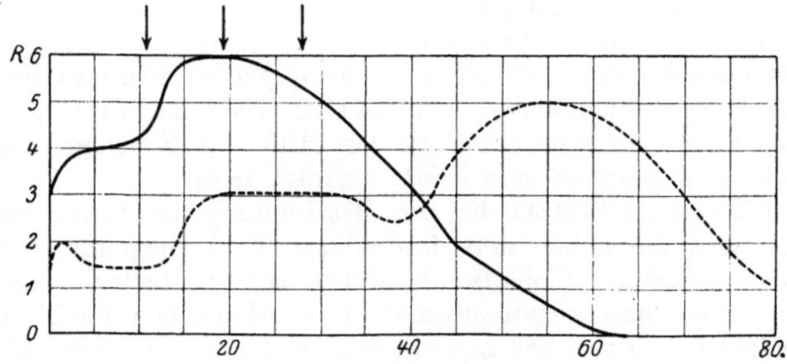

Abb. 5.

Abb. 1—5. Wellenbewegung des Erythemablaufs. (Nach MIESCHER.)

täglich verfolgt und sich zu diesem Zwecke ebenfalls einer Reaktionsskala bedient, die nach einer großen Anzahl farbiger Reaktionsbilder zusammengestellt wurde. Diese Skala enthielt 7 Stufen:

R 1 = Spur Rötung, R 2 = schwache Rötung, R 3 = kräftige Rötung, R 4 = sehr starke Rötung, häufig mit cyanotischem Einschlag, R 5 = Rötung und Schwellung des ganzen Feldes, R 6 = Rötung mit Blasenbildung bzw. Erosion, R 7 = Geschwür.

Für Verfolgung des Ablaufs des Röntgenerythems kommen also nur die Stufen R 1 bis R 5 in Betracht. Bei diesen Untersuchungen stellte MIESCHER fest, daß außer den beiden schon bekannten Erythemenwellen noch eine dritte vorhanden ist, die von den beiden anderen durch erythemfreie Intervalle getrennt ist. Die erste Welle fällt innerhalb des 1.—4., die zweite innerhalb des 8.—22., die dritte innerhalb des 34.—51. Tages (Abb. 1). Das Maximum der Rötung liegt in der dritten Welle, d. i. die frühere zweite Welle oder die *Hauptreaktion*. In dieser reinen Form tritt aber der dreiwellige Typ der Reaktion nicht immer auf, und das ist auch der eine Grund dafür, daß sich derselbe meist der Beobachtung entzieht, der andere ist der, daß man nur bei fast täglicher Kontrolle diese Form feststellen kann. Es können nach MIESCHERs Untersuchungen ein oder zwei Wellen fehlen, was meist bei schwachen Reaktionen der Fall ist, oder es können die drei Wellen teilweise oder vollständig miteinander verschmelzen, was hauptsächlich bei intensiveren Reaktionen eintritt. Durch diese Kombinationen nehmen die Kurven des Gesamtablaufs alle möglichen Formen an (Abb. 2—5). In wenigen vereinzelten Fällen hat MIESCHER noch eine vierte Welle zwischen 55. und 62. Tage festgestellt. Nach den Befunden von MIESCHER treten die einzelnen Wellen, wie oben angegeben, zu bestimmten Zeiten nach der Bestrahlung auf, und zwar sind diese Zeiten unabhängig von der Dosengröße, d. h. es ist die für die betreffende Welle anzusetzende Latenzzeit *nicht* abhängig von der Dosengröße. Die häufige Angabe, daß mit steigender Dosis die Latenzzeit sich verkürzt unter gleichzeitiger Verstärkung der Reaktion wird von MIESCHER wohl mit Recht damit erklärt, daß mit zunehmender Dosis eine Konfluenz der Wellen stattfindet und schon die erste und insbesondere die zweite Welle eine derartige Intensität annimmt, daß sie als Hauptreaktion imponiert und die eigentliche Hauptwelle nicht mehr deutlich zum Ausdruck kommt.

Es scheint nach den Untersuchungen von MIESCHER die Art des Ablaufs der Reaktionswellen individuellen Schwankungen zu unterliegen, während bei einer und derselben Person *alle* Hautstellen dieselben Wellenbewegungen des Erythems aufweisen. Manche Menschen zeigen einen über einen langen Zeitraum sich erstreckenden Erythemablauf mit einem Reaktionsmaximum in der neunten Woche, während bei anderen Personen der Ablauf in kürzerer Zeit sich vollzieht. Einen Einfluß der Strahlenqualität auf die Art des Reaktionsablaufes hat MIESCHER nicht festgestellt.

Zur Messung des Rötungs- und Pigmentierungsgrades während des Reaktionsablaufes hat A. HINTZE Farbfächer nach den Grundsätzen des WILHELM OSWALDschen Systems herstellen lassen, mit dessen Hilfe der Erythemablauf etwa in der Weise, wie es MIESCHER getan hat, verfolgt wird.

In anderer Weise ist SCHALL bei der Bestimmung des Erythemgrades vorgegangen. Es wird die neben dem bestrahlten Felde liegende normale Haut mit verschieden gefärbten Kollodiumhäutchen solange bedeckt, bis die durch die gefärbte Vorlage betrachtete normale Haut denselben Farbton zeigt, wie die mit ungefärbter Vorlage bedeckte bestrahlte Partie. Es wird also, wie dies HAUSSER und VAHLE bei der Abschätzung des Lichterythems getan haben, der Grad der Reaktion durch Vergleich mit der unmittelbar daneben liegenden

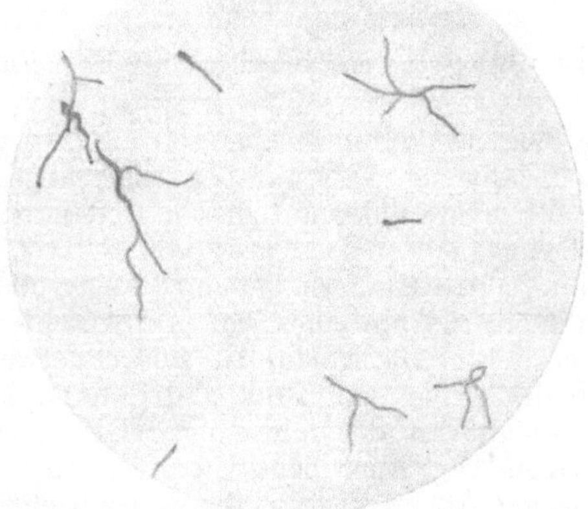

Abb. 6. Rückenhaut eines normalen Mannes, unbestrahlt [1].

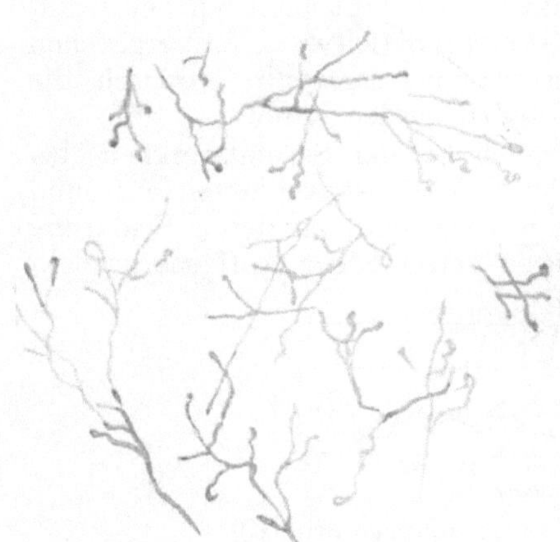

Abb. 7. Feld der Abb. 6.
5 Tage nach 1 HED. (0,5 mm Zn, 1 mm Al.)

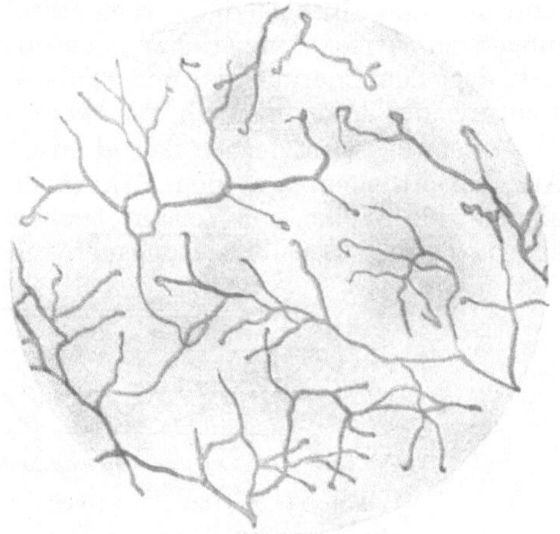

Abb. 8. Feld der Abb. 6.
13 Tage nach 1 HED. (0,5 mm Zn, 1 mm Al.)

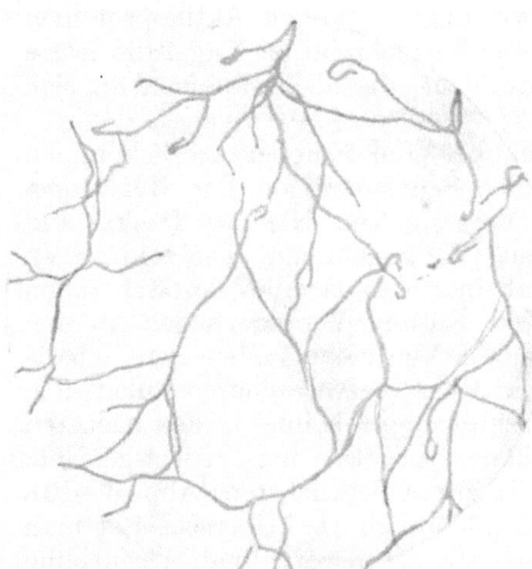

Abb. 9. Rückenhaut einer vasolabilen Frau, unbestrahlt.

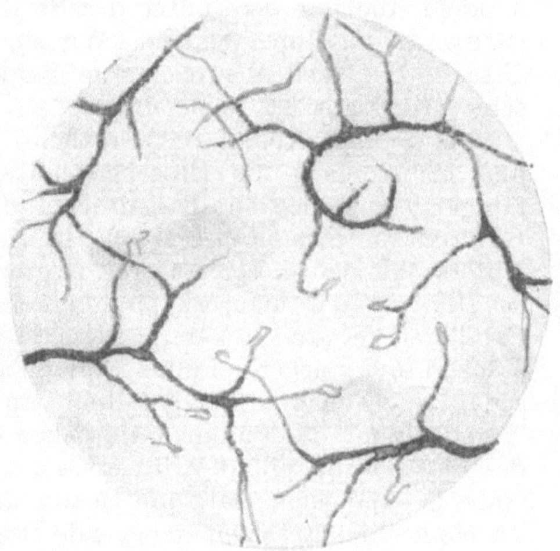

Abb. 10. Feld der Abb. 9.
13 Tage nach 1 HED. (0,5 mm Zn, 1 mm Al.)

[1] Die Originalzeichnungen der Abbildungen 6—10 stellte Herr Prof. Dr. O. DAVID, Frankfurt a. M., gütigst zur Verfügung.

normalen Haut desselben Individuums zur selben Zeit gewonnen. Das ist entschieden ein Vorteil, läßt sich aber nur bei scharf abgegrenzten Reaktionsfeldern durchführen. Mit Hilfe eines auf diesen Gedankengängen beruhenden Apparates mit künstlicher Lichtquelle wurde von SCHALL der Erythemablauf auf der Bauchhaut von kleinen Kindern bei einer Feldgröße von 1 cm verfolgt. SCHALL findet ebenfalls ein rhythmisches An- und Abschwellen, wie MIESCHER bei Erwachsenen, aber der ganze Ablauf ist zeitlich etwas mehr zusammengedrängt, wie aus der der Arbeit von BIRK und SCHALL entnommenen Kurve hervorgeht, die den Ablauf an der mit einer HED. bestrahlten Bauchhaut eines Säuglings zeigt (Abb. 11). Auch beim Ultraviolettlicht haben SCHALL und ALIUS einen rhythmischen Ablauf des Erythems beobachtet.

Daß eine derartige oder ähnliche rhythmisch oder wellenförmig in der Intensität auf- und absteigende erythematöse Reaktion der Haut nicht nur bei Strahlungen zu veobachten ist, hat neuerdings GOTTWALD SCHWARZ in Vergleichen mit der Senföldermatitis und Tuberkulinreaktion festgestellt, wodurch die Deutung der Phänome möglicherweise erleichtert werden kann.

MIESCHER weist ferner darauf hin, daß auch bei der Serumkrankheit, bei Arzneiexanthemen und den Exanthemen der Infektionskrankheiten auf- und absteigende Wellen im Verlauf beobachtet worden sind, zu deren Erklärung auf biologische Sensibilisierungsvorgänge gegen verschiedene Antigene zurück-

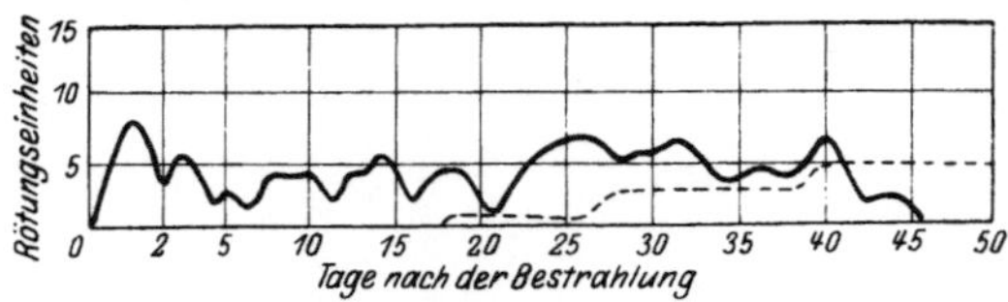

Abb. 11. Erythemablauf beim Kind. (Nach BIRK und SCHALL.)

gegriffen wurde. Auch bei dem Röntgenerythem könnte es sich um Reaktionen handeln, die mit den unter der Strahlenwirkung gebildeten Aktinoproteinen (SCHWARZ) zusammenhängen. Wir sind vorläufig nicht in der Lage, die letzte Ursache der Wellenbewegung im Reaktionsablauf, die als Phänomen an sich sehr interessant ist, anzugeben.

Um in den Ablauf des Erythems einen besseren Einblick zu bekommen und insbesondere die Ursachen individueller Schwankungen der Reaktionsfähigkeit aufzudecken, haben nach dem Vorgang von NIEKAU DAVID und GABRIEL die *Capillarmikroskopie* in vivo zu Hilfe genommen. Die zahlreichen Untersuchungen dieser Autoren zeigten, daß man capillarmikroskopisch schon *vor* Eintritt der makroskopisch erkennbaren Rötung Veränderungen an den Capillaren feststellen kann. Diese bestehen in Verdickungen an den Schaltstücken und stärkerer Füllung der Schenkel. Die Reservecapillaren füllen sich, sodaß eine Zunahme der gefüllten Capillarschlingen erscheint. In den nächsten Tagen nimmt die Füllung sämtlicher Capillaren zu. Das maschenartige Netz des Plexus subpapillaris wird etwa am 10. Tage am deutlichsten (Abb. 6—10). Nach 3—4 Wochen flaut die Gefäßreaktion allmählich ab. Überschreitet man die ein leichtes Erythem erzeugende Dosis, so daß eine tiefrote, livide Verfärbung mit ödematöser Durchtränkung und Abschürfung der Haut folgt, so bekommt man capillarmikroskopisch stärkere Veränderungen. Diese zeigen sich außer in der rascher einsetzenden starken Füllung der Gefäße in einer Stromverlangsamung, Verwaschen der Gefäßkonturen, Exsudation im Gewebe, Austritt roter Blutkörperchen und Stase. DAVID und GABRIEL haben ferner festgestellt, daß Vasoneurotiker, Basedowkranke usw., die bekanntlich bereits auf kleinere

Dosen verstärkt reagieren, durch Capillarmikroskopie an einem pathologischen Capillarbild erkannt werden können, so daß die Möglichkeit vorliege, mit diesem Verfahren bestehende Überempfindlichkeiten der Haut *vorher* aufzudecken. DAVID und GABRIEL haben ferner festgestellt, daß die im Capillarmikroskop erkennbaren Veränderungen nach Applikation weicherer Strahlen stärker sind. Bei einer Verfolgung des Reaktionsablaufs mit Hilfe der Capillarmikroskopie lassen sich die von MIESCHER nachgewiesenen Wellenbewegungen des Erythems nicht erkennen, wie DAVID und GABRIEL angeben, während LAZAREW und LAZAREWA sowie POHLE die Wellen im Reaktionsablauf auch auf capillarmikroskopischem Wege feststellen konnten.

Auf die Frage, ob das Auftreten eines Erythems ohne andere sichtbare Veränderungen der Haut, mit Ausnahme des vorübergehenden Haarausfalls, an eine bestimmte Dosis gebunden ist, in dem Sinne, daß bei niedrigerer Dosis das Erythem im allgemeinen nicht auftritt, bei größerer Dosis aber stärkere Veränderungen der Haut nicht ausbleiben, soll nicht ausführlich eingegangen

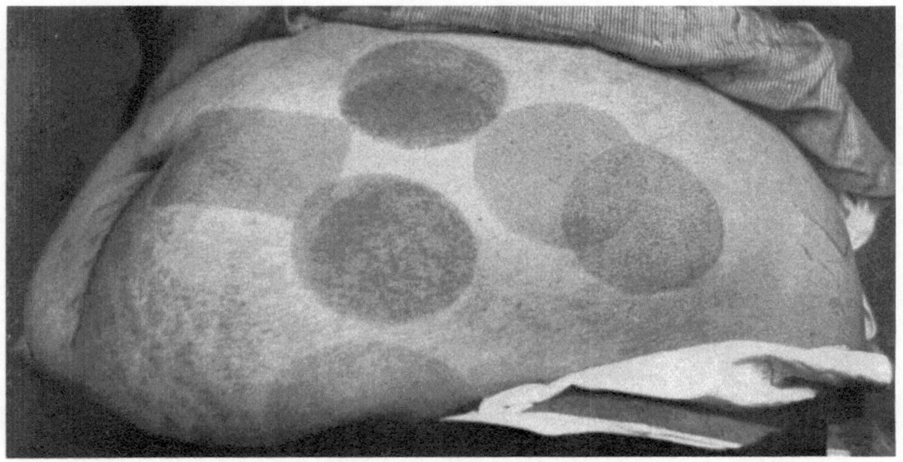

Abb. 12. Doppelt und dreifach überkreuzte Felder, bei denen sich die Reaktionen innerhalb eines Erythems bewegen.

werden, weil das eine dosimetrische Frage ist. Nur soviel ist hier zu sagen, daß das Erythem eine außerordentlich *schwankende*, von individuellen Eigentümlichkeiten sehr stark beeinflußbare Reaktion, ist und daß die untere Dosengrenze, bei der Erytheme beobachtet werden, und die obere Dosengrenze, bei der die sichtbare Reaktion ein Erythem, wenn auch stärkeren Grades, nicht übersteigt, sehr weit auseinanderliegen. Mit anderen Worten: *es gibt eine sehr große Dosenbreite, innerhalb der die Hautreaktion sich als Erythem mit nachfolgender Pigmentierung bewegt* (HALBERSTAEDTER). Man sieht dies deutlich, wenn man scharf abgegrenzte Bestrahlungsfelder teilweise überkreuzt, wie ich das in zahlreichen Versuchen gemacht habe. Man kann dann leicht bei demselben Menschen an derselben Körperregion mit denselben Betriebsbedingungen Felder mit verschiedenen Dosen bekommen, wobei die überkreuzten Stellen sicher mehr erhalten als jede der einfach bestrahlten. Bei geeigneter Dosierung kann man dann feststellen, daß alle Felder Reaktionen aufweisen, die sich *zunächst* innerhalb des Erythems bewegen, wenn sie natürlich auch Abstufungen der Intensität zeigen (Abb. 12).

Ähnliche Beobachtungen sind auch von anderen Autoren gemacht worden. So findet z. B. MIESCHER bei seinen oben erwähnten Versuchen, daß innerhalb von Dosen, die sich wie 1 : 7 verhalten, Erytheme, allerdings verschiedenen Grades, auftreten können.

Eine noch größere Dosenbreite bezüglich des Erythems als beim Erwachsenen scheint beim Kind zu bestehen. SCHALL hat schon bei 10—20% der sogenannten HED. ein Früherythem, bei 50—60% der HED. eine deutliche Hauptreaktion und bei 100% der HED. noch keine Schädigung im Sinne einer Röntgendermatitis zweiten Grades gesehen.

SCHREUS hat versucht, mit Hilfe einer von ihm angegebenen Rötungsskala die maximale Reaktion der Blutgefäße festzustellen, d. h. bei Steigerung der Dosis den Punkt zu finden, an dem die Rötung nicht mehr zunimmt, d. i. dann

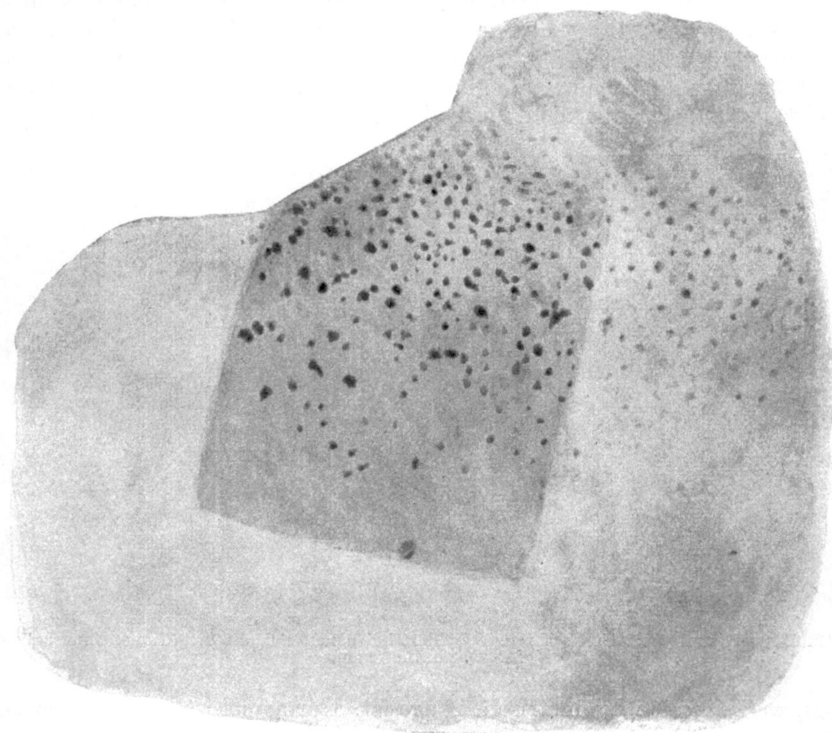

Abb. 13. Starke Pigmentierung von Epheliden im Stadium des beginnenden Erythems, 14 Tage nach 1 HED.

zugleich derjenige, bei dessen Überschreiten man eine Reaktion mit stärkerer Schädigung erhält.

Eine Abweichung prinzipieller Art zeigt das Röntgenerythem bei Verwendung besonders weicher Strahlen, der sogenannten *Grenzwellenstrahlung* von BUCKY. Diese Strahlen entsprechen einer Spannung von 6—10 kV und haben eine Halbwertschicht von 0,26—0,74 mm in Wasser, werden also fast völlig in der Epidermis absorbiert, ohne in die Cutis vorzudringen. Das Erythem zeigt sich hierbei nach dem Vortrage von BUCKY-ZOLLSCHAU auf dem Röntgenkongreß in Berlin 1926 nach 4—5 Tagen, nach größeren Dosen noch am selben Tage, bleibt aber dann im Gegensatz zum Früherythem 14 Tage bis 3 Wochen sichtbar. Blasen und Erosionen können erzeugt werden, sie sind schmerzlos und heilen in 3—4 Wochen völlig ab. Sehr stark ist die Pigmentierung. Epilation tritt nicht auf. Narben, Atrophie und spätere Teleangiektasien sollen nicht eintreten.

Dieses von den bisher beschriebenen Röntgenreaktionen *völlig* abweichende Verhalten kann nur auf dem einzigen Unterschied zwischen dieser und der kurzwelligeren Röntgenstrahlung beruhen, nämlich der ausschließlich in der Epidermis erfolgenden Absorption und Wirkung. Wir haben also hier die Folgen

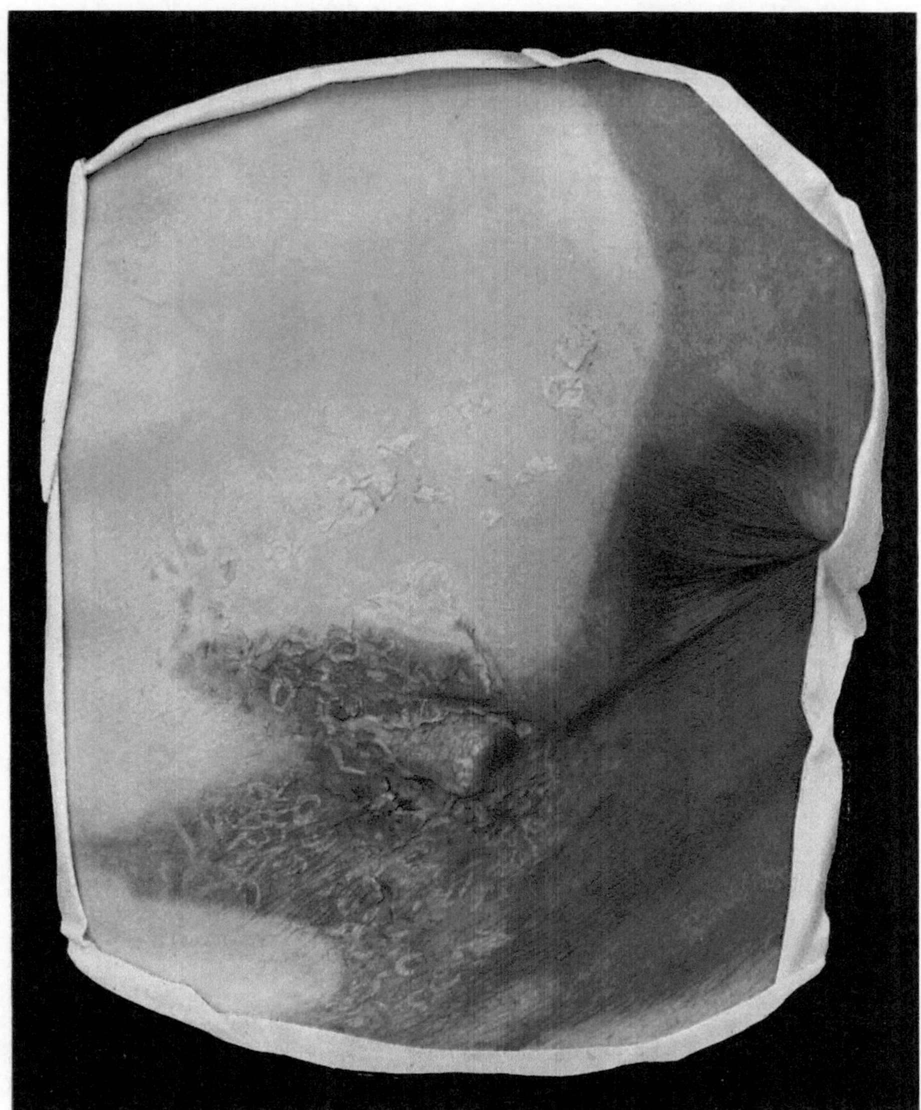

Abb. 14. Weiße Schuppung auf Vitiligostelle.

der alleinigen und primären Epithelzellenschädigung vor uns, das Erythem ist als *sekundäre* Gefäßerweiterung aufzufassen. Eine direkte Einwirkung auf die Gefäße findet nicht statt, was aus dem Fehlen späterer Gefäßveränderungen hervorgeht. Weil die Cutis unberührt von Strahlen bleibt, findet selbst nach hochgradiger Schädigung der Epithelschicht eine völlige Regeneration statt.

Dieses Wellengebiet bietet also biologisch viel Interessantes und das Experimentieren mit demselben wird sicher unsere Kenntnisse von dem Mechanismus der Strahlenwirkung spez. auf die Haut erweitern. Bei einer Spannung von 10 KV scheint ein Eindringen in die Subcutis schon in Betracht zu kommen (GABRIEL).

Eine Begleiterscheinung des Erythems ist die *Pigmentierung*, demgemäß können sich Veränderungen des Pigments im Gefolge von Röntgenbestrahlungen jeder Art finden, sobald als Reaktion mindestens ein Erythem, selbst geringen Grades, auftritt. Dieses Verhalten steht in Übereinstimmung mit der Pigmentierung nach Einwirkungen kurzwelliger Lichtstrahlen oder der α-, β und γ-Strahlung radioaktiver Substanzen auf die Haut. Die Pigmentierung ist einerseits

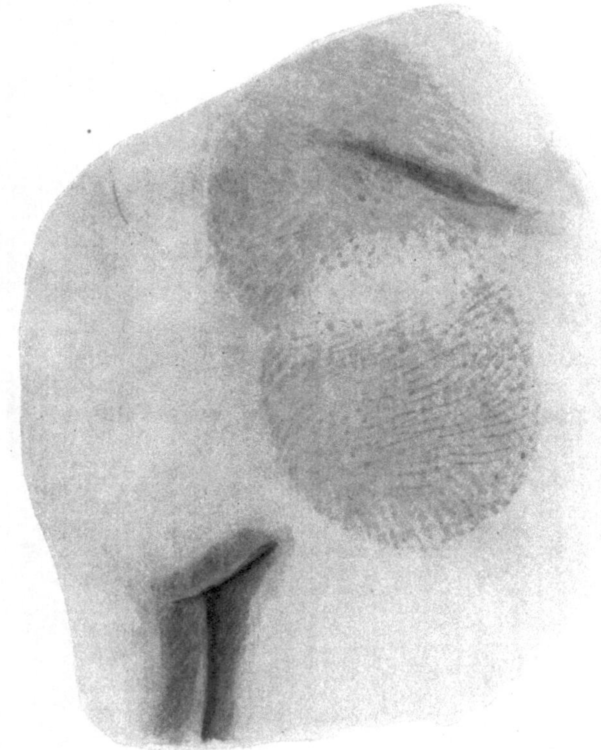

Abb. 15. Zwei pigmentierte Felder nach starker Erythemdosis. An der Überkreuzung normaler Hautton.

abhängig von der Dosis, andererseits von dem individuellen Verhalten der bestrahlten Personen. Bei Menschen, deren Haut nicht viel Pigment besitzt, ist die Neigung, auf die Röntgenstrahlung mit stärkerer Pigmentierung zu reagieren, gering.

Die Stärke der Pigmentierung nimmt mit der Stärke der Dosis zu — wobei ja auch gleichzeitig das Erythem stärker wird — und bleibt im allgemeinen mit zunehmender Dosis länger bestehen, mitunter jahrelang. Die Pigmentierung nach Röntgenbestrahlung ist also viel dauerhafter als die Lichtpigmentierung. Man hat vielfach angenommen, daß das Auftreten einer Pigmentierung nach Röntgenbestrahlung immer ein Zeichen dafür ist, daß auch ein Erythem bestanden haben *muß*. Das ist nicht zutreffend, denn ich habe bei fast täglicher Kontrolle Pigmentierungen gesehen, ohne daß ein Erythem sichtbar gewesen wäre.

Leichte Pigmentierung wird, ähnlich wie schwache Erytheme, gewöhnlich übersehen, wenn es sich nicht um verhältnismäßig kleine, *ganz scharf* abgegrenzte Felder handelt; es geht sonst die leichte Braun- oder Gelbfärbung schwacher Pigmentierungen so allmählich in das normale Hautkolorit über, daß kein Unterschied wahrnehmbar ist. Der Zeitpunkt, zu dem die Pigmentierung bemerkbar wird, ist ein sehr verschiedener. Durchschnittlich wird nach etwa drei Wochen die Pigmentierung deutlich, häufig tritt sie schon in den ersten Tagen auf, besonders dann, wenn das Primärerythem, die erste Welle, deutlich ausgeprägt ist. Im allgemeinen ist die im Anschluß an das Primärerythem oder ohne sichtbares Erythem entstehende Pigmentierung geringer und flüchtiger als die nach dem Haupterythem, dritte Welle, auftretende.

MIESCHER hat die Röntgenpigmentierung mit Hilfe einer Skala von vier Stufen — Spur, schwach, stark, sehr stark — in derselben Weise zeitlich verfolgt wie das Erythem. Hierbei hat sich eine ähnliche Wellenform der Intensitätskurve feststellen lassen wie bei dem Erythem. In der Regel folgt nach MIESCHER einer Rötungswelle eine Pigmentwelle nach, es können aber einzelne Pigmentwellen wegfallen, besonders die erste und zweite. Bisweilen ist die Pigmentkurve nach MIESCHER vollständiger als die Rötungskurve und sie kann sich bei Fehlen eines Erythems auch allein entwickeln.

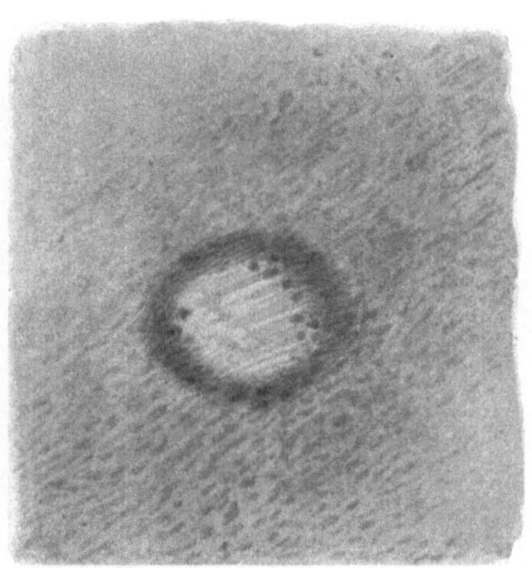

Abb. 16. Durch Radiumbestrahlung (ED.) entstandene Depigmentierung mit stärker pigmentiertem Hof in einem durch Röntgenstrahlen mäßig pigmentierten Bezirk.

Mitunter sieht man, daß Epheliden, die in einem bestrahlten Herde liegen, schon *vor* dem Sichtbarwerden der diffusen Pigmentierung dunkler werden, und zwar mit oder ohne Auftreten eines Erythems (Abb. 13). Über besonders spät auftretende Pigmentierung berichtet DAVIS. In dem betreffenden Fall war wegen Hypertrichosis zwei Jahre lang alle 14 Tage mit unbekannter Dosis bestrahlt worden. Die Pigmentierung trat erst fünf Jahre nach Abschluß der Behandlung auf.

Eine Röntgenpigmentierung kann nur da auftreten, wo die Voraussetzungen für eine Pigmentbildung gegeben sind, sie fehlt daher auf den pigmentlosen Stellen bei Vitiligo auch dann, wenn ein Erythem erzeugt wurde. Bei stärkeren Graden der Reaktion, bei denen es zur lamellösen Abstoßung gebräunter Hornschicht auf der normalen Haut kommt, bleibt auch die Schuppung auf Vitiligostellen der Haut weiß (Abb. 14). LUTZ hat in experimentellen Untersuchungen festgestellt, daß die Licht-, Röntgen- u. a. Pigmentierung nur an Hautstellen auftritt, welche die Dopa-Oxydase bereits manifest oder latent enthalten. Es würde also im Sinne der BLOCHschen Theorie der Pigmentbildung die Strahlenpigmentierung auf einer Aktivierung des Fermentes beruhen. Der Nachweis einer Verstärkung der Dopareaktion im bestrahlten Gebiet spricht für diese Auffassung. Nach LUTZ erstreckt sich die fermentaktivierende Wirkung der Strahlen auf die Zellen des Rete Malpighi, die Basalzellen des Follikeltrichters, der äußeren Haarwurzelscheiden und der Zellen der Haarmatrix. Es wäre demnach in der Pigmentierung der Ausdruck einer biopositiven Wirkung der Röntgenstrahlen zu erblicken.

Wie gesagt, ist die Stärke der Pigmentierung individuellen Schwankungen unterworfen, d. h. auf dieselbe Dosis reagieren verschiedene Individuen mit verschieden starken Pigmentierungen, so daß also *aus dem Grade einer Röntgenpigmentierung nicht auf die Stärke der applizierten Dosis geschlossen werden darf.* Im Gegenteil zeigt sich nach stärkeren Reaktionen als Folge intensiverer Bestrahlung nach Abstoßung der obersten Epidermisschichten die Haut schließlich von normaler Färbung. Man kann dies am besten erkennen, wenn zwei Bestrahlungsfelder sich überkreuzen, wobei häufig nach Ablauf der Reaktion die Felder pigmentiert, die Überkreuzungsstellen aber von normaler Farbe (Abb. 15) erscheinen. Bei noch stärkeren Graden der Reaktion erfolgt sogar eine *Depigmentierung,* die man auch erhält, wenn in einem durch Röntgenstrahlen pigmentierten

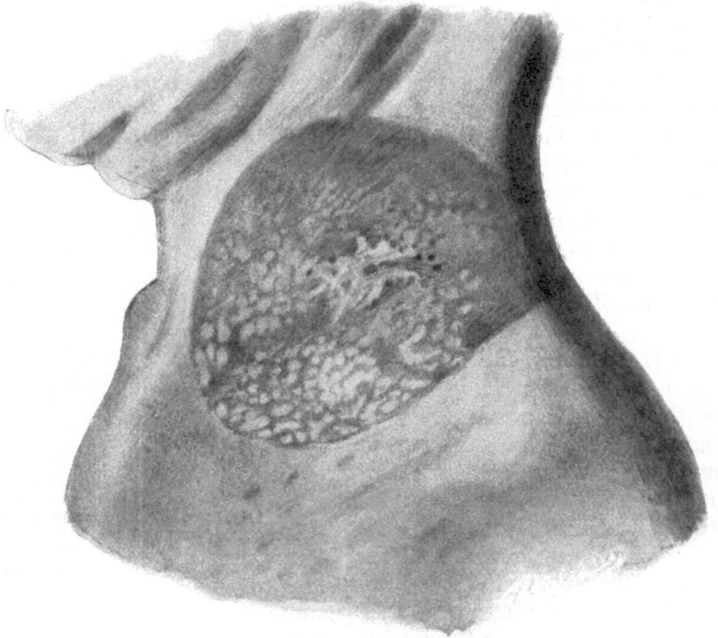

Abb. 17. Scheckige Pigmentierung einer 7 Monate vorher mit der doppelten Erythemdosis bestrahlten Stelle.

Bezirk eine Stelle erneut stark bestrahlt wird, sei es mit Röntgen-, sei es mit γ-Strahlen (Abb. 16). Vielfach sieht man in einem starken oder wiederholt bestrahltem Bezirk neben hyperpigmentierten Stellen auch solche mit völligem Pigmentverlust, so daß eine fleckige oder scheckige Hautstelle resultiert; man findet hierfür die nicht gute Bezeichnung Pigmentverschiebung, weil es den Eindruck macht, als ob das Pigment aus manchen Stellen heraus und in benachbarte hereingewandert wäre (Abb. 17). Diese Vorstellung ist wahrscheinlich falsch. Die Stärke der Pigmentierung ist nicht nur individuellen Schwankungen unterworfen, sondern auch die verschiedenen Körperregionen desselben Menschen pigmentieren nach Röntgenbestrahlung verschieden. So sieht man geringe Pigmentierungen bei Behandlung des Gesichtes und der Hände, während auf dieselben Dosen Brust-, Bauch- und Rückenhaut desselben Menschen deutliche Pigmentationen zeigen.

Stärkere Reaktionsgrade.

Eine besondere Form des Erythems als bestimmten Reaktionsgrad haben Ritter, Rost und Krüger in der von ihnen so genannten *Follikelschwellung* herauszuheben versucht. Nach diesen Autoren treten bei genügend großer Dosis auf der nach dem Primärerythem leicht pigmentierten Haut eine große Anzahl roter Pünktchen auf, die sich vergrößern und deutlich das Hautniveau überragen. Der Mittelpunkt dieser Prominenzen entspricht einem Follikel.

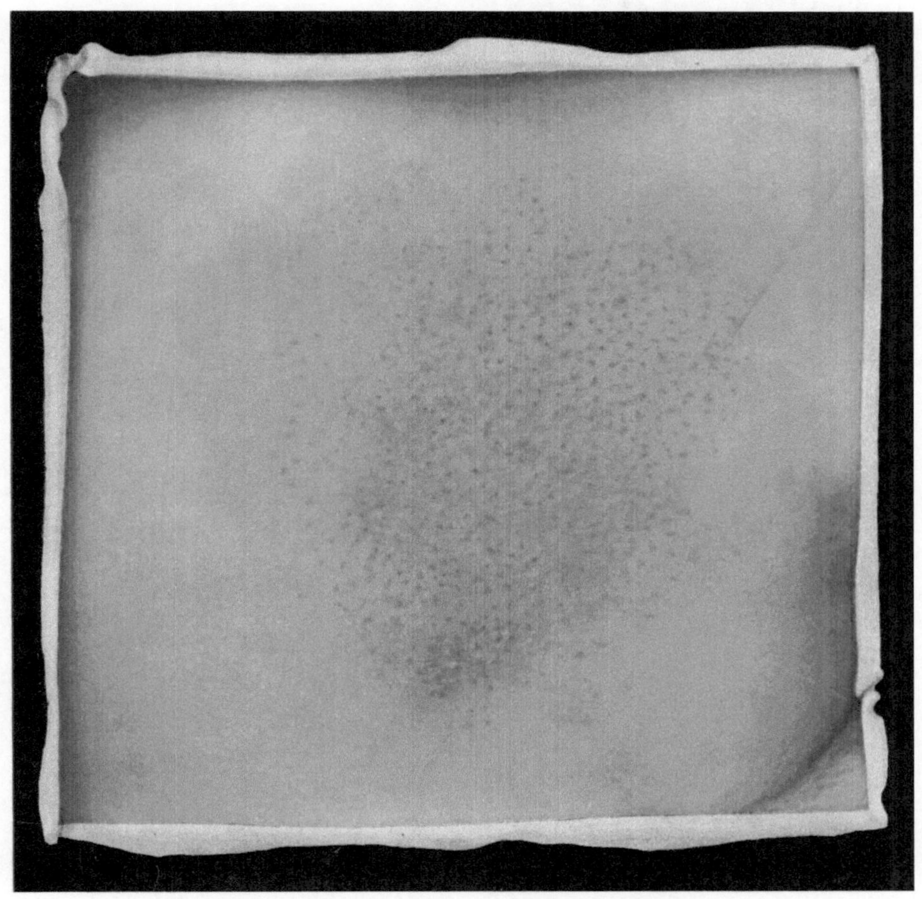

Abb. 18. Follikelschwellung und diffuses Erythem.

Es kann sich nun entweder eine derartige Follikelschwellung zurückbilden und so den Höhepunkt der Reaktion darstellen, oder es können sich um die Follikelschwellungen rote Höfe ausbilden, die sich ausbreiten, zusammenfließen und ein diffuses, meist starkes Erythem bilden. Die Follikelschwellung stellt sich nach meinen Beobachtungen meist als Begleiterscheinung oder Vorläufer stärkerer Erytheme ein, unterliegt aber individuellen Schwankungen und hängt wohl in erster Reihe von dem Grad der Ausbildung der Follikel in der betreffenden Hautpartie ab (Abb. 18). Bei manchen Personen treten die Follikelschwellungen in sehr deutlicher Weise auf, in anderen Fällen sind sie spärlich, wenig ausgebildet oder fehlen ganz. Miescher fand das Auftreten der Follikelschwellungen am häufigsten bei Reaktionen, die nach seiner Skala R 4 und mehr betragen (86%), für R 3 nur in 25% und unter R 3 nur ausnahmsweise. Meistens wird das Erythem, dritte Welle, bei starker Reaktion mit der Follikelschwellung eingeleitet. Wenn ich, wie auch MIESCHER, der Follikelschwellung eine *selbständige* Bedeutung im Reaktionsbilde nur in relativ wenigen

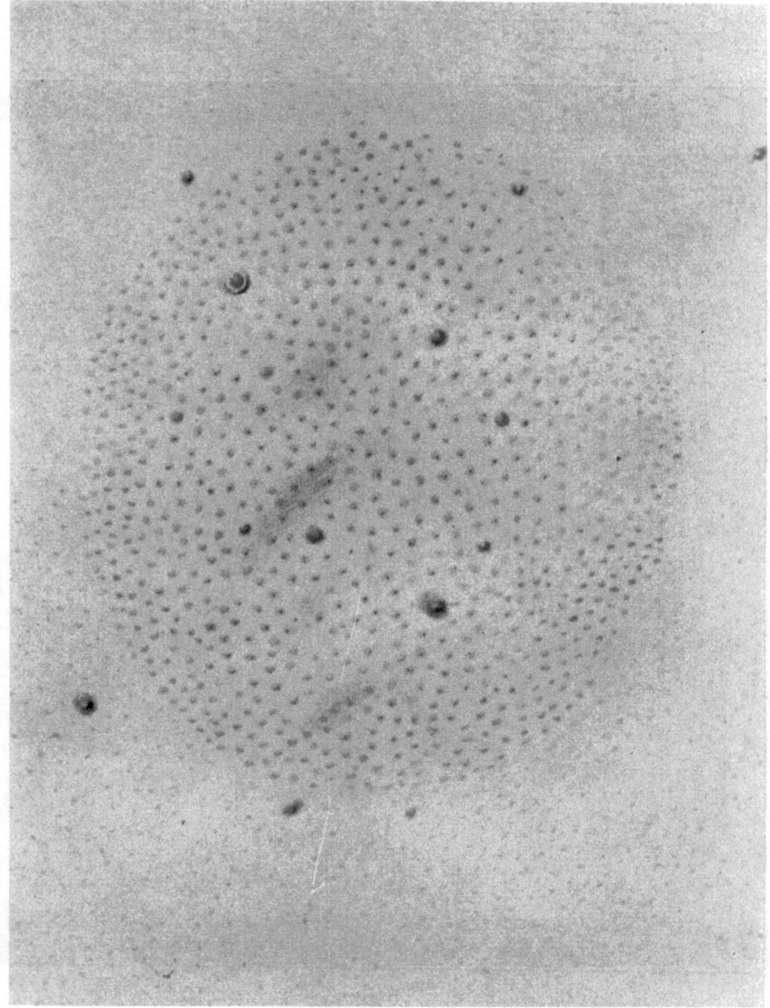

Abb. 19. Starke Follikelschwellungen und Follikulitiden 12 Tage nach 1 ED.

Fällen zuerkennen möchte, so wird doch durch das Herausheben derselben aus der ganzen Gruppe der Röntgenerytheme wenigstens ein nach unten schärfer abgegrenzter Bezirk bestimmt, indem das Vorhandensein der Follikelschwellung anzeigt, daß es sich meist schon um stärkere Grade der Reaktion handelt, ohne daß man, beim Übergang zum diffusen Erythem voraussagen kann, bis zu welchen Veränderungen es im weiteren Verlauf noch kommen wird. — Einen leichteren Grad der Reaktion mit ausgesprochener Follikelschwellung zeigt Abb. 19 bei einem Patienten mit auffallend weiten Follikelöffnungen. Den

Ablauf einer ähnlichen Reaktion zeigt Abb. 20; man sieht das in Pigmentierung übergehende Erythem, wobei besonders die kleinfleckige, stärkere Pigmentierung an der Stelle der früheren Follikelschwellung zu bemerken ist, und die beginnende großlamellöse Abstoßung der gebräunten Hornschicht, unter der eine zarte, blaßrosa gefärbte Epidermis sichtbar wird. Eine derartig starke Desquamation ist immer das Zeichen einer stärkeren Reaktion, während die schwächeren Grade des einfachen Erythems mit Pigmentierung ohne sichtbare Abschuppung abheilen. Je intensiver die Abstoßung der Hornschicht und wohl auch der obersten Lagen des Rete Malpighi erfolgt, desto blasser und zarter erscheint nach Ablauf der

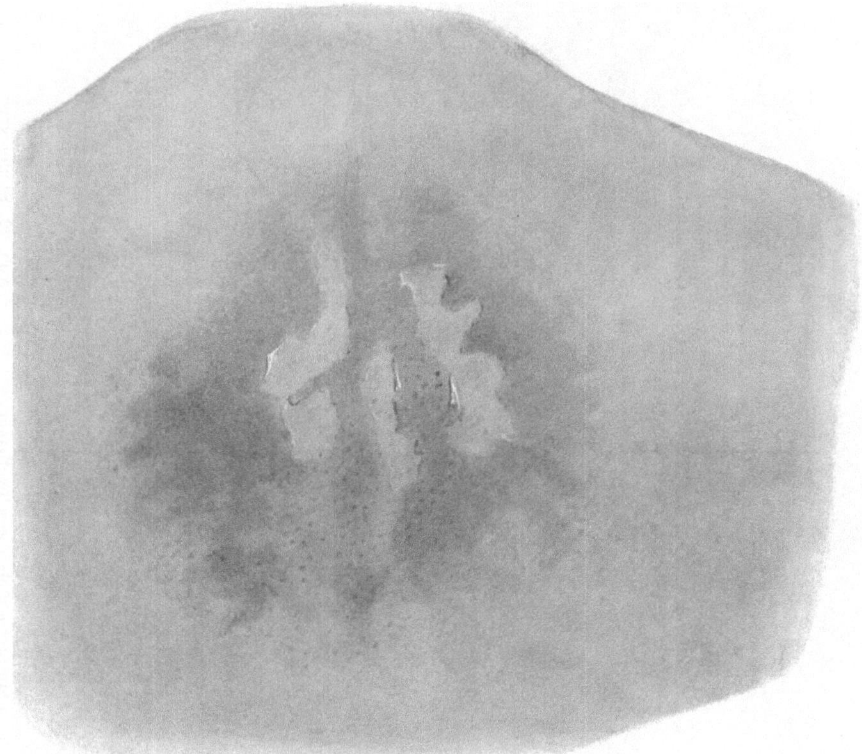

Abb. 20. Erythem in Pigmentierung übergehend. Stärkere Pigmentierungen an den Follikeln. Lamellöse Abschuppung 4 Wochen nach einer reichlichen ED.

Reaktion die bestrahlte Stelle und man könnte an ihr zunächst nicht erkennen, daß eine Röntgenreaktion stattgefunden hat, während bei den schwächeren Reaktionen lange Zeit eine mehr oder weniger intensive Pigmentierung zurückbleibt. Da bei Bestrahlung von großen Feldern die Reaktion im Zentrum stärker ist als an den Rändern, so sieht man häufig am Ende des Reaktionsablaufes nach lamellöser Abschuppung in den zentralen Partien daselbst eine fast normal aussehende, zarte Haut, während der Rand leichtere oder stärkere Hyperpigmentierung zeigt.

Bei noch stärkeren Graden der Reaktion kommen während des Ablaufs derselben die bisher geschilderten Symptome, ganz oder teilweise, ebenfalls zur Beobachtung. Fast immer tritt ein Primärerythem — erste Welle — auf, das Erythem zeigt aber bald einen mehr tiefroten, düsterroten oder blauroten

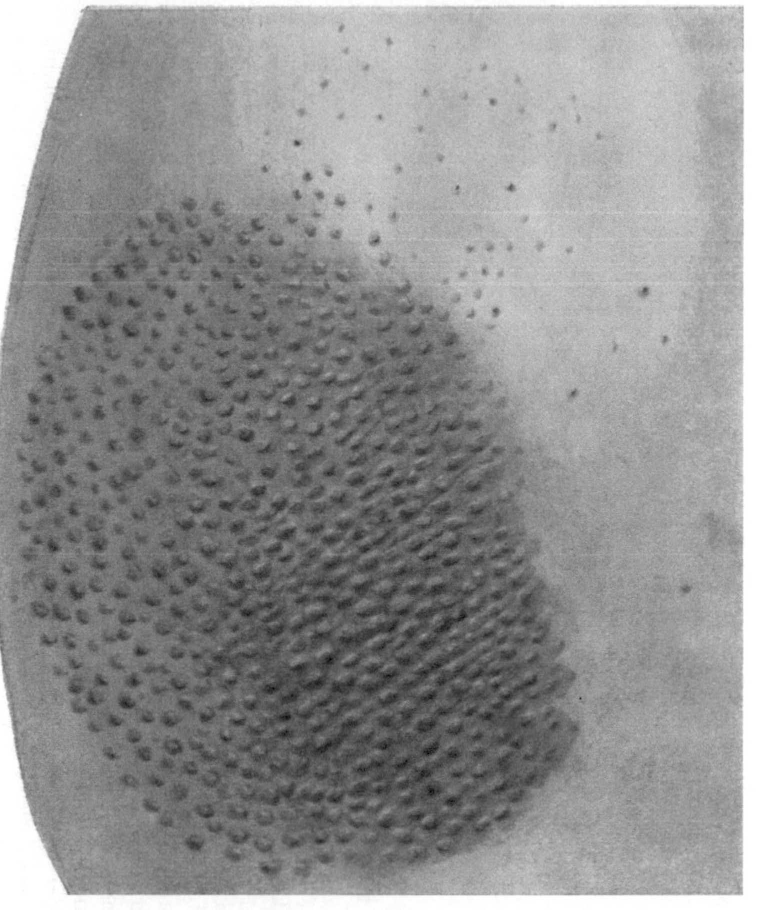

Abb. 21. Starke Follikelschwellung mit Blasenbildung auf den geschwollenen Follikeln. 3 Wochen nach einer starken ED. (Seltene Form.)

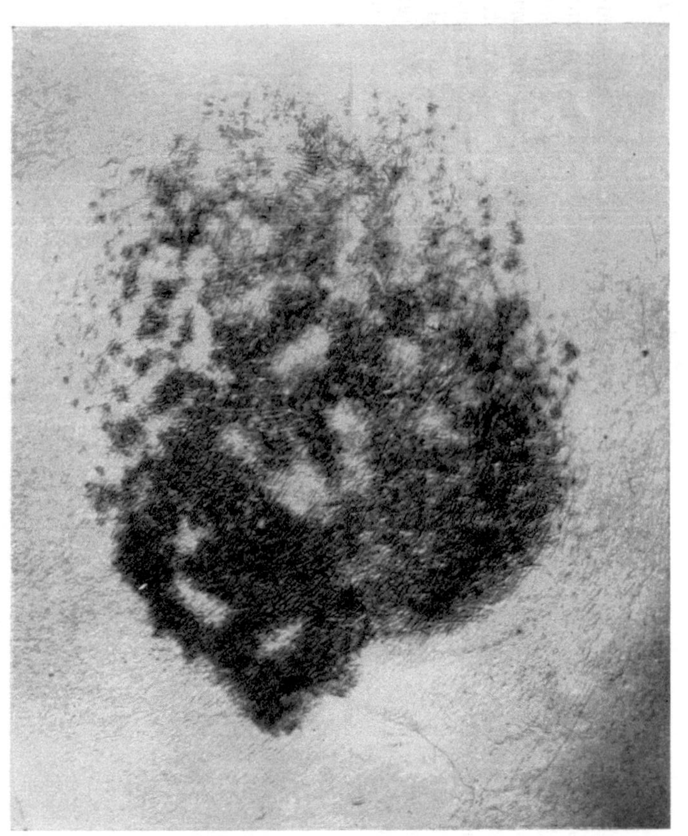

Abb. 22. Stellenweise blasenartige Abhebung der Hornschicht nach starker ED.

Farbenton, oder es entsteht sehr bald eine Follikelschwellung, gefolgt von einem diffusen Erythem. Während bei den leichteren Graden das Erythem in Pigmentierung übergeht und von keiner Abschuppung begleitet ist, oder nur eine Ablösung ganz dünner, zarter, durchscheinender, wenig gebräunten Hornlamellen aufweist, tritt bei den stärkeren Graden eine *seröse Durchtränkung* der Epidermis auf, die zu einer *Blasenbildung* führt. Diese ist häufig ganz oberflächlich, dicht

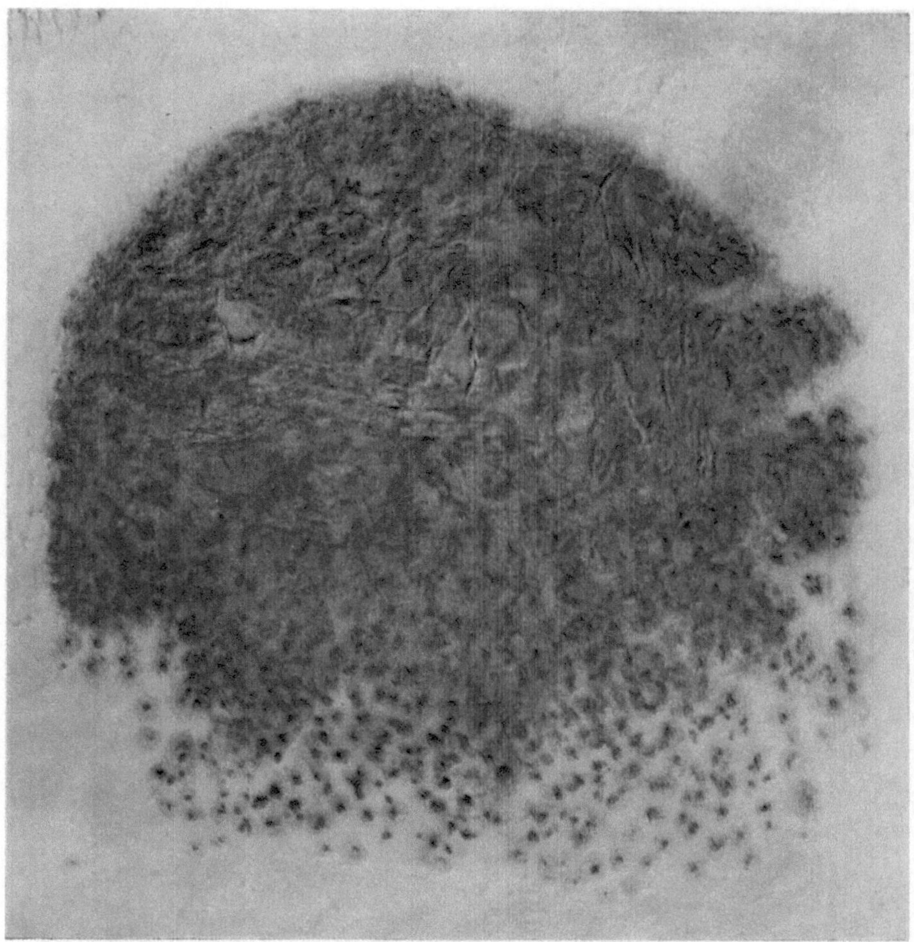

Abb. 23. Flächenhafte Loslösung gebräunter Hornschicht, oben Follikelschwellungen bei starker Überschreitung der ED.

unter der Hornschicht gelegen und bisweilen nur auf die geschwollenen Follikel beschränkt (Abb. 21), oder es ist an einzelnen Stellen des Reaktionsgebietes zur Ausbildung schlaffer, wenig gefüllter, unregelmäßiger Blasen gekommen, deren Decke fast nur aus der abgehobenen Hornschicht besteht (Abb. 22). Bei stärkeren Graden werden größere Bezirke des Reaktionsgebietes in dieser Weise befallen. Die fein gefältelte, wie zerknittert aussehende Hornschicht wird durch die verstärkte seröse Durchtränkung in größerem Ausmaße abgehoben, reißt stellenweise ein und läßt die feucht-rot schimmernde Epidermis an diesen Stellen erkennen (Abb. 23). Schließlich kommt es zu einer großlamellösen

Loslösung der gebräunten Hornschicht und obersten Epithelschichten in Form blätterteigartiger Abhebungen (Abb. 24), nach deren Beendigung zunächst eine zarte, kaum pigmentierte Haut zurückbleibt, die erst später wieder erkennen läßt, daß eine stärkere Röntgenwirkung hier stattgefunden hat.

In anderen Fällen treten innerhalb eines starken Erythems nach Applikation etwa der doppelten Erythemdosis stellenweise einzelne, z. T. konfluierende

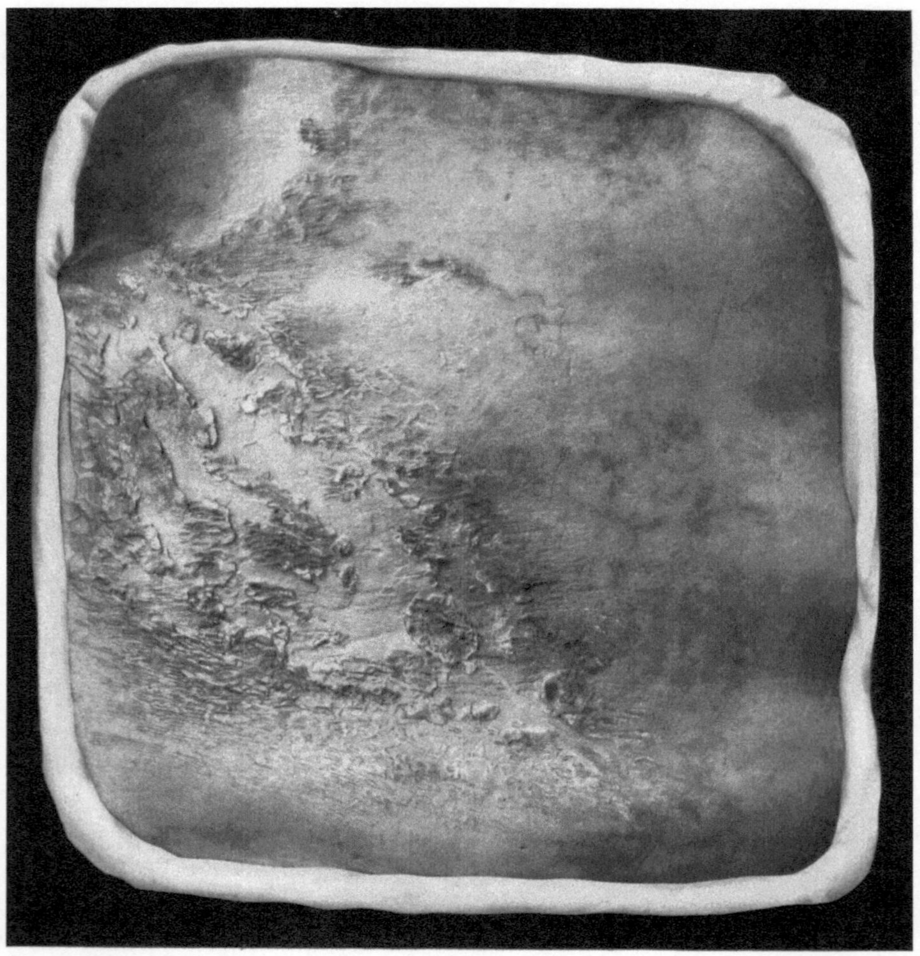

Abb. 24. Blätterteigartige Abschuppung als Reaktionsablauf bei starker Überschreitung der ED.

Blasen auf, deren Decke sich bald abhebt, worauf Borkenbildung eintritt (Abb. 25).

Bei noch stärkerer Schädigung der Epidermis kommt es zu weitgehender Störung auch der tieferen Epithellagen, nach deren Abstoßung der Grund noch längere Zeit stärker gerötet. feucht und glänzend bestehen bleibt und sich erst allmählich vom Rand her wieder mit neugebildeten Epithellagen bedeckt (Erosion, Abb. 26).

Bei allen den zuletzt erwähnten Reaktionen, bei denen es zur Ausbildung von *Erosionen* gekommen ist, handelt es sich um *ganz erhebliche* Überdosierungen, die nur in einzelnen Ausnahmefällen aus besonderen Gründen vorgenommen worden sind. Wenn es sich um kleinere Bezirke früher noch nicht bestrahlter Haut handelt und nur einmalige Applikationen derartig hoher Dosen vorgenommen wurden, heilten diese Erosionen immer noch ab, ein Beweis dafür, wie groß die Regenerationsfähigkeit der Haut ist. Allerdings bleibt eine derartige Hautstelle außerordentlich leicht verletzlich und darf späterhin nicht mehr bestrahlt werden. Auch ist mit der Epithelisierung noch *keine* Rückkehr zur *Norm* erreicht, sondern es schließt sich, wie wir sehen werden, noch eine lange *Kette weiterer Veränderungen* an. Bei flächenhaften Erosionen geht die

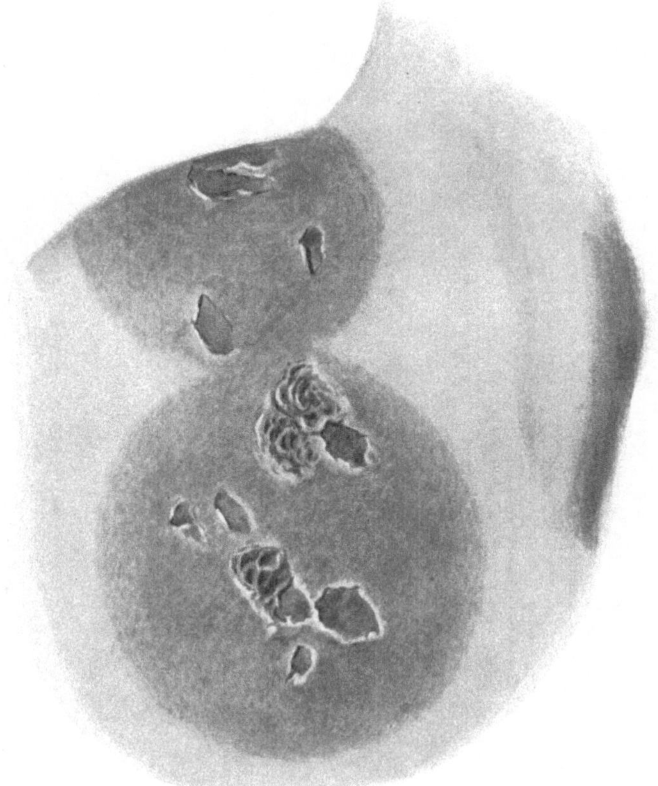

Abb. 25. Erythem mit Blasen- und Borkenbildung 14 Tage nach Applikation von zwei ED. (180 kV 0,5 Cu.)

Epithelisierung gewöhnlich von zahlreichen kleinen Inseln aus, die den Follikelöffnungen entsprechen und die schließlich nach mehreren Wochen oder Monaten zu völliger Epithelisierung zusammenfließen. Damit sind wir an die Grenze der Reaktionen gekommen, die schließlich noch ohne starke Schädigung zur Abheilung kommen können, wenn sie auch dauernde Zeichen hinterlassen. Eine weitere Überschreitung der Dosis führt mit annähernder Sicherheit zu Zerstörungen der Haut, die nicht oder nur sehr schwer heilende Nekrosen oder Reaktionen zur Folge haben, die mit den schwersten anhaltenden Störungen verbunden sind.

Schwere Überreaktionen nach *einmaliger* Bestrahlung oder einer innerhalb kurzer Zeit gegebenen, zusammenhängenden Serie von Bestrahlungen sind verhältnismäßig selten und beruhen, wenn es sich um vorher unbestrahlte, normale Haut handelte, immer auf *außerordentlichen* und ungewöhnlichen Überdosierungen (mindestens das $2^1/_2$ bis 3fache einer durchschnittlichen Erythemdosis). Häufiger sind die Überreaktionen nach *wiederholten* Bestrahlungen, wie wir sie später kennen lernen werden. Der Verlauf nach einer einmaligen Applikation vollzieht sich in ähnlicher Weise wie bei der Erosion und meist in noch stürmerischem Tempo. Während bei der Erosion der frisch rosa oder rot

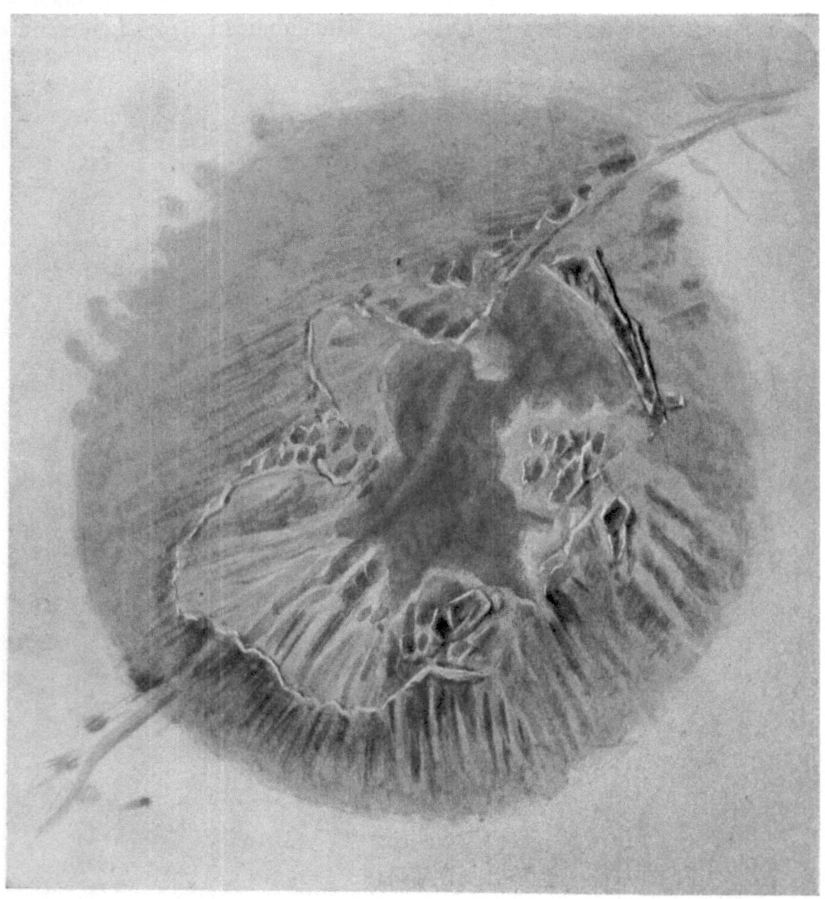

Abb. 26. Je 1 starke Erythemdosis am 3. IX. u. 23. IX. 20, 180 KV, 6 mm Al. 10. X. 20: Erosion nach 1 Monat abheilend.

aussehende Grund bestehen bleibt, bis die ersten Ansätze der Epithelisierung sichtbar werden, ändert sich hier das Verhalten desselben. Es bilden sich gelbliche Beläge, die sich schwer ablösen lassen und, wenn es gelingt, bald wieder bilden. Schließlich ist die von Epithel entblößte Stelle in eine schmutziggraugelbe, strukturlose Masse umgewandelt, die sich verschieden weit in die Tiefe erstreckt und der Ausdruck vollständiger, gleichmäßiger Nekrose aller Gewebe des betreffenden Bezirkes ist. Die Ränder eines solchen nekrotischen Bezirkes sind etwas erhaben, die Begrenzung rund, oval oder unregelmäßig serpiginös. Wenn nur sehr kleine, gut abgedeckte Stellen einer derartig starken Reaktion verfallen, so kommt es im Laufe von Monaten zu einer Demarkierung und Abstoßung der nekrotischen Partie mit narbiger Einziehung. Bei den Röntgenreaktionen handelt es sich aber leider meist um größere Felder und dann erfolgt eine derartige Demarkierung nur selten. Häufig scheint es, als ob eine Abgrenzung der Nekrose am Rand vor sich geht, weil sich ein frischer, rot aussehender Saum daselbst zeigt, aber statt dessen tritt ein Zurückweichen des Randes und damit eine Vergrößerung der Nekrose ein. Besonders an Körperstellen, an denen die Haut nur durch verhältnismäßig dünne Gewebschichten vom Knochen getrennt ist, sind diese Nekrosen besonders hartnäckig.

Bei den stärksten Graden der Nekrose werden auch die weit unter der Haut gelegenen Gewebe wahllos in gleicher Weise zerstört, Muskeln, Fascien, Gefäße, Nerven usw. bis zum Periost der in dem Strahlenbezirk befindlichen Knochen, die schließlich freiliegen und später ebenfalls nekrotisch werden. Derartig tiefgreifende Zerstörungen zeigen keinerlei spontane Heilungstendenz und können in der Nähe von Körperhöhlen oder Gelenken verhängnisvoll werden.

Haare. Schweiß- und Talgdrüsen.

Die ersten Beobachtungen der epilierenden Wirkung der Röntgenstrahlen fallen bereits in das Jahr 1896. Daniel stellte in diesem Jahr Epilation als Folge einer Röntgenuntersuchung des Kopfes fest und Leopold Freund benutzte diese epilierende Wirkung bei einem Fall von Naevus pilosus, indem er damit den ersten Schritt zur therapeutischen Verwendung der Röntgenstrahlen tat. Eine Epilation ohne irgendwelche sonstigen der bisher beschriebenen Veränderungen der Haut, insbesondere ohne sichtbares Erythem oder Pigmentierung ist möglich. Hauptsächlich am behaarten Kopf sowie in der Bartgegend des Mannes ist eine derartige, sonst reaktionslose Epilation nicht schwer zu erzielen. An diesen Stellen besitzen also die Haare die größte Empfindlichkeit gegen Röntgenstrahlen. Der Beginn der Epilation zeigt sich 10 bis 12 Tage nach der Bestrahlung dadurch an, daß die Haare einem leichteren Zuge folgen, nach 15—17 Tagen ist die Epilation auf der Höhe. Nemenow gibt als Epilationstermin bei Kindsköpfen, die wegen Pilzkrankheiten bestrahlt wurden, den 11.—12., seltener den 14.—17. Tag an.

Auch bei Tieren läßt sich ein Haarausfall ohne weitere sichtbare Hautreaktion erzielen. In analoger Weise verhalten sich, wie Kienböck zuerst nachgewiesen hat, die Federn der Vögel, wobei ebenfalls ein vorübergehender Ausfall ohne jegliche sichtbare Hauterscheinung möglich ist. Entsprechende Versuche von Kienböck bei Igel, Schildkröte, Salamander und Fischen, die Stacheln oder Schuppen zu lösen, sind negativ ausgefallen. Ein Ausfallen oder Beeinflussung von Nägeln beim Menschen bei einmaliger Applikation mittlerer Dosis ist meines Wissens nicht beobachtet worden. Dagegen rufen wiederholte Bestrahlungen, die zur Ausbildung der chronischen Röntgendermatitis führen, Störungen des Nagelwachstums hervor, die besonders häufig bei der Berufsschädigung gesehen werden. Trotz des Fehlens sichtbarer Hautveränderungen ist jedoch nicht bewiesen, daß *jede* Veränderung in den Geweben der Haut bei reiner Epilation fehlt, vielmehr muß man jedenfalls annehmen, daß der Ausfall der Haare die Folgeerscheinung von Veränderungen ist, die sich in der Haarpapille oder deren Umgebung abspielen. Die älteste Erklärung stammt wohl von Kaposi, der die primäre Wirkung in die Gefäßschlingen der Papille verlegte, bei denen eine Parese veranlaßt wird. Die Zirkulations- und Nutritionsstörungen, die auf diese Weise an der Haarpapille entstehen und als *entzündliche* Prozesse, wenn auch geringen Grades, angesehen werden, führen zum Ausfall der Haare; das Wiederwachsen erfolgt, wenn sich der normale Tonus der Gefäße wieder einstellt. Kienböck schließt sich dieser Ansicht ungefähr an, hält also den „reinen Haarausfall“ für den Ausdruck der leichtesten Form einer Röntgendermatitis, wobei die Möglichkeit einer Veränderung der Matrixzellen der Haare bereits in diesem Stadium offen gelassen wird. Rost hat bei Bestrahlungen der Schweinehaut histologisch, wie hier vorweggenommen wird, einen Zwischenraum zwischen Haarbulbus und Papille gefunden, den er mit Wahrscheinlichkeit auf ein *lokales Ödem* zurückführt, das diese beiden Gebilde auseinanderdrängt, und wohl als Folge von Zirkulationsveränderungen an den Papillen gedeutet werden kann.

Lieber erklärt die Epilationswirkung der Röntgenstrahlung durch Änderung des Donannschen Gleichgewichtes, die ihrerseits zu einer Änderung der Kalium-Calciumverteilung führt, als deren Folge dann Haarausfall und Abstoßung der Epidermis eintritt. Lieber hat an Ratten, bei denen eine Stelle mit der Epilationsdosis bestrahlt wurde, den Ablauf der Änderung der Kalium-Calciumverteilung untersucht. Während im unbestrahlten Bezirk Epidermis und Haarbälge reich an Kalium sind, dagegen das Calcium fast völlig fehlt, nimmt in diesen Versuchen nach der Bestrahlung das Kalium ab und der Calciumgehalt zu. Schließlich ist das Kalium aus Epidermis und Haarbalg verschwunden, während das Calcium geschlossene Wälle unter der Epidermis und um die Haarbälge gebildet hat. Das Wiederwachsen der Haare läßt den umgekehrten Vorgang erkennen.

Ich nehme an, daß der Haarausfall auf einer *direkten* Wirkung der Röntgenstrahlen auf die Haarmatrixzellen beruht, die bei einmaliger *kleiner* Dosis zu einer vorübergehenden Lähmung, bei einmaliger *großer* Dosis oder wiederholter kleiner Dosis zu anhaltender Schädigung und Untergang derselben führt.

Daß die Epilation auftreten kann, ohne daß Erytheme oder Pigmentierungen festzustellen sind, wurde schon erwähnt. Es kommen aber auch Primärerytheme oder Pigmentierungen vor, ohne daß völlige Epilation in diesem Bezirk auftritt. Deutliches Erythem und stärkere Grade der Reaktion sind dagegen stets mit Haarausfall verbunden. Der Ausfall beginnt aber auch in diesen Fällen nicht früher als bei den „reinen“ Epilationen, d. h. etwa am 12.—16. Tage; *es können also zu einer Zeit, wo bei stärkeren Reaktionsgraden schon ein deutliches oder starkes Erythem vorhanden ist, die Haare noch fest in der Haut stecken.*

Verteilung einer Dosis auf zwei aufeinanderfolgende Tage setzt die epilierende Wirkung weniger stark herab als die erythemerzeugende, wie G. Schwarz bei Versuchen an Schamhaaren feststellte, erhöht also die *elektive* Wirkung in bezug auf die Epilation. Im Kaninchenversuch stellte Borak fest, daß verzettelte Dosis den *Zeitpunkt* des Haarausfalls hinausschiebt. Je nach dem Grade der Schädigung oder Zerstörung der Matrixzellen bleibt die Neubildung des Haares nach Abklingen der Röntgenreaktion verschieden lange Zeit aus, bis die Erholung und Regeneration der Matrix eingetreten ist. Bei allen denjenigen Graden der Hautreaktionen, die von einer *Atrophie* der Haut gefolgt sind, sei es nach einmaliger oder nach wiederholter Röntgenbestrahlung, ist das Haarwachstum *dauernd* erloschen.

In den meisten Fällen vorübergehender Epilation kann man nach der Beendigung des Nachwuchses die epiliert gewesenen Stellen an Stärke, Farbe und Dichte der neugewachsenen Haare nicht erkennen. Das trifft insbesondere für die früheren und mittleren Lebensalter zu. Bei älteren Leuten fand ich mitunter, aber keineswegs immer, den Nachwuchs spärlicher und vor allem pigmentärmer bzw. rein weiß. Nemenow beobachtete auch bei Favuskindern nach der Kopfepilation manchmal grauen Nachwuchs. Es kann also die durch die Röntgenbestrahlung gesetzte Schädigung der Haarpapillen ganz oder teilweise ausgeglichen werden; es kann vollständige oder teilweise Regeneration eintreten. Die Zwischenstufen zwischen völliger Erholung und dauernder

Schädigung treten in Form spärlicheren, dünneren, pigmentärmeren Nachwuchses in die Erscheinung. FUCHS fand bei 786 Schädelepilationen, hauptsächlich bei Kindern, fast durchgängig vollen und normalen Wiederersatz und führt die spärlichen Fälle mit schütterem Nachwuchs auf Dosierungsfehler zurück.

Manchmal hat man den Eindruck, als ob im Gegenteil das nachwachsende Haar kräftiger, dichter und pigmenthaltiger sei. Diese Überkompensationen sind biologisch bedeutend interessanter als die völlige oder teilweise Regeneration, aber viel schwerer zu deuten und gehören zum Teil in das umstrittene Kapitel der leistungssteigernden, fördernden Wirkung der Röntgenstrahlen. Die Tatsache selbst ist schon frühzeitig, zuerst wohl von K. ULLMANN bei Gesichts- und Kopfhaaren beobachtet worden, wobei sich die Überkompensation in bezug auf Dicke, Dichte und Pigmentierung zeigte. Seitdem sind zahlreiche Erfahrungen ähnlicher Art bekannt geworden, die ich auch aus eigener Anschauung bestätigen kann. Eine Verstärkung des Haarwuchses und der Pigmentierung kann auch erfolgen ohne daß ein Ausfall der Haare vorausgegangen ist. Über *besonders* auffallend verstärkten Nachwuchs berichtet neuerdings FELKE bei einem 15jährigen Patienten. In diesem Falle waren nach 80% der ED. unter 0,5 Zn die neuwachsenden Haare schwarz und dick im Gegensatz zu den vorhandenen dünnen, blonden. Eine ähnliche Beobachtung machte ROSTOCK.

Neuerdings hat HOLTHUSEN[1] sehr interessante Beobachtungen mitgeteilt, die sich auf die Radiosensibilität des nach einer Röntgenepilation wieder einsetzenden Haarnachwuchses beziehen. Es zeigte sich, daß die Bestrahlung mit einer auf normaler Kopfhaut zur Epilation führenden Dosis (etwa 60% der E.D., 360 R.) auf einer 2—3 Monate bereits mit ähnlicher Dosis epilierten Stelle den wieder einsetzenden Haarwuchs daselbst *nicht* beeinträchtigte. Man konnte also nach der auf die zweite Bestrahlung erfolgte Epilation, falls die beiden Felder sich überdeckten, erkennen, daß sich die Epilation nur auf den einmal bestrahlten Bezirk beschränkte, während die doppelt bestrahlte Stelle die nach der ersten Epilation erfolgte Haarregeneration in ungestörter Weise aufwies. Die sich hierdurch anzeigende geringere Empfindlichkeit des nach der Röntgenepilation erfolgten Nachwuchses legt den Gedanken nahe, daß es sich um eine Gewöhnung handeln könne, doch kommt eine solche sonst bei normalen Geweben im Gegensatz zu Tumoren usw., wie bereits erwähnt, nicht vor. Vielleicht hängt dieses Verhalten aber mit der eben erwähnten Überkompensation des Haarwuchses zusammen, oder es spielen Gefäßveränderungen eine Rolle, die eine ähnliche Wirkung haben können, wie eine Druckanämie.

Bei schwarzen Kaninchen sind die nach vorübergehender Epilation nachwachsenden Haare nach den Beobachtungen von BORAK grau-weiß. Versuche von HANCE und MURPHY an bunten Ratten ergaben nach Bestrahlungen bei bestimmter Dosierung rein weiße Haare.

Die epilierende Wirkung von Sekundärstrahlen scheint nach den Beobachtungen von CLUZET und CHEVALLIER recht erheblich zu sein, was bei der Weichheit der an Metallen erzeugten Sekundärstrahlung immerhin auffallend ist. Die Autoren stellten Epilation in einem Hautbezirk fest, wo bei etwa 5 H an der Stelle, wo das Al-Filter die Haut berührte, Epilation auftrat, während an den Stellen, wo die Berührung nicht stattfand, keine Epilation zu verzeichnen war. Auch bei Bestrahlung durch $^1/_{10}$ mm Blei entstand bei 4 H an der Berührungsstelle Epilation. Diese Ergebnisse bedürfen der Nachprüfung.

Die Einwirkung der Röntgenstrahlen auf die *Schweißdrüsen* ist zuerst von BUSCHKE und H. E. SCHMIDT im Experiment untersucht worden. An der

[1] Strahlentherapie **31**.

bestrahlten Katzenpfote ließ sich durch Pilocarpininjektion im Gegensatz zu den unbestrahlten Pfoten desselben Tieres keine Schweißsekretion hervorrufen. Diese funktionelle Störung konnte bereits durch Dosen erzielt werden, welche sonst keine Veränderungen, außer einer eigenartigen Glätte der Gehfläche unter Verschwinden der normalen Furchen und Leisten, zur Folge hatten. Das Aufhören der Schweißsekretion war noch nach drei Monaten nachweisbar. Bemerkenswert bei diesen Untersuchungen ist, daß mikrospokisch eine Unterlage für die funktionelle Störung nicht nachweisbar war, d. h. daß eine solche auftreten kann, ohne daß entzündliche Infiltration, Ödem, oder auch histologisch nachweisbare Veränderungen der Schweißdrüsenepithelien vorhanden zu sein brauchen. Beim Menschen läßt sich ebenfalls eine Beeinträchtigung

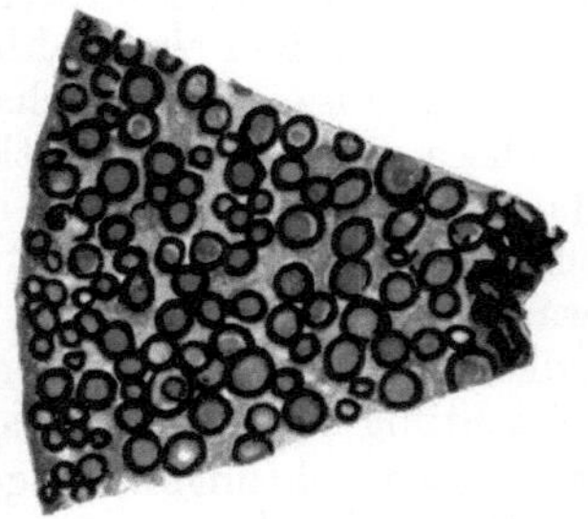

Abb. 27a. Sektor aus einem bestrahlten Tubulus von Zone 1 bei Osmium-Scharlachrot. (Öl-Imm.)

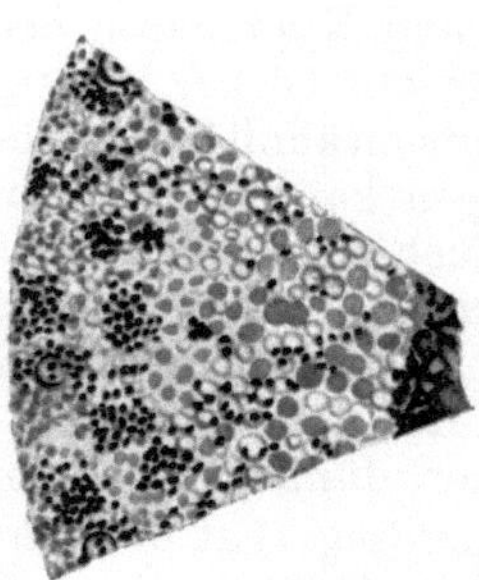

Abb. 27b. Dasselbe von einem unbestrahlten Tubulus.

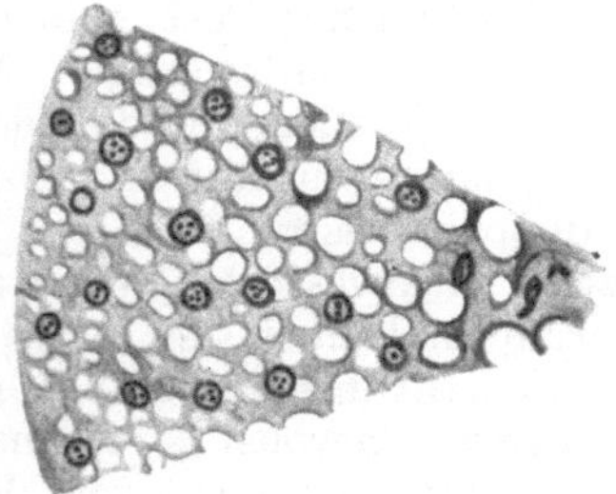

Abb. 27c. Sektor aus einem quergetroffenen, bestrahlten Tubulus von Zone 1 bei Hämatoxylin-Färbung. (Öl-Imm.)

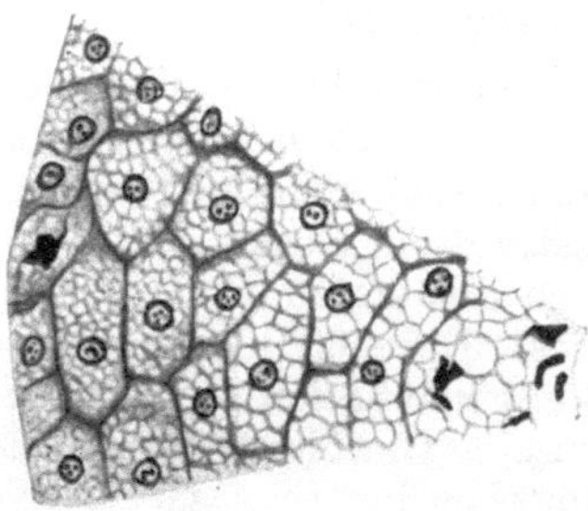

Abb. 27d. Dasselbe von einem unbestrahlten Tubulus.

(Nach Halberstaedter und Stern.)

der Schweißsekretion bereits mit Dosen erzielen, die *sichtbare* entzündliche Erscheinungen nicht auszulösen brauchen. Als Begleiterscheinung *stärkerer* Röntgenreaktionen findet sich demgemäß stets eine mehr oder weniger starke Trockenheit der Haut.

Die Wirkung der Röntgenstrahlen auf die *Talgdrüsen* läßt sich experimentell an den Bürzeldrüsen der Vögel untersuchen. Hierbei habe ich in Gemeinschaft mit Stern an der Bürzeldrüse der Ente folgendes festgestellt: Die erste Schädigung der Talgdrüsenzellen zeigt sich in einer Abnahme und schließlich in einem völligen Schwund der lipoiden Körnchen in den von den Strahlen getroffenen Tubulis. Die Folge davon ist, daß die feinsten Sekrettröpfchen nicht mehr gebildet werden. Die Vorgänge lassen sich bei Scharlachrot-Osmiumsäurebehandlung der Schnitte gut verfolgen (Abb. 27a, b). Bei gewöhnlichen Zellfärbungen zeigen sich zunächst die Zellen noch scheinbar intakt, man kann auch Zellteilungen feststellen. Später findet man eine Veränderung der Wabenstruktur der sezernierenden Zellen (Abb. 27c, d). Mit dem Verschwinden der lipoiden

Körnchen ist das Zustandekommen einer Atrophie der Drüse eingeleitet, indem gleichzeitig eine Vermehrung des Bindegewebes eintritt. Der bindegewebige Sack, der die Drüse umgibt, verbreitet sich und sendet Ausläufer zwischen die Tubuli. Das tinktorielle Verhalten des Sekretes bestrahlter Drüsen zeigt Abweichungen vom normalen Verhalten. Nach den Tierexperimenten sind aber längere Zeit fortgesetzte Bestrahlungen erforderlich, um die ausgeprägten Veränderungen der Talgdrüse hervorzurufen. Es ist daher auch nicht anzunehmen, daß die *normalen* Talgdrüsen der menschlichen Haut eine *besonders* große Empfindlichkeit besitzen. Diese kann aber bei pathologischen Verhältnissen, insbesondere bei entzündlichen Veränderungen so weit gesteigert sein, daß eine Beeinflussung durch therapeutische Dosen wohl möglich ist. Demgemäß wird man bei Reaktionen geringeren Grades normaler Haut mit einer nennenswerten Beeinträchtigung der Talgdrüsen nicht zu rechnen brauchen. Daß bei stärkeren Reaktionen, insbesondere allen denen, die nach einmaliger oder wiederholter Bestrahlung in *Atrophie* der Haut ausklingen, auch die Talgdrüsen gestört oder funktionell ausgeschaltet werden, ist naturgemäß zu erwarten.

Abweichungen des Reaktionsverlaufs.

Als *chronisch induriertes Hautödem* wurde von JÜNGLING eine etwas von dem gewöhnlichen Reaktionsverlauf sich unterscheidende Veränderung beschrieben. Dieselbe besteht in einer derben, festen, lederartigen oder teigigen Schwellung der Haut, wobei ein Erythem nicht zu bestehen braucht, meist war nur eine Pigmentierung zu bemerken. Nur bei starker Filterung und wenn von mehreren Seiten (Kreuzfeuer) bestrahlt wurde, so daß eine homogene Durchstrahlung mit mindestens $100^0/_0$ erfolgte, trat 6—10 Wochen nach der Bestrahlung die Veränderung ein. Prädilektionsstelle ist nach JÜNGLING die Submaxillar- und Submentalgegend, wo durch die Veränderung das Bild eines Doppelkinns hervorgerufen wird. Die Schwellung bleibt mehrere Monate bestehen und geht dann zurück, während die Derbheit bleibt, es kommt auf diese Weise zur Schwielenbildung. Ähnliche Veränderungen wurden auch von HEIMANN und SEITZ und WINTZ angedeutet. MÜHLMANN beschreibt am Abdomen von Frauen mit reichlichem Panniculus adiposus eigenartige druckempfindliche Infiltrate, scharf mit der Bestrahlungsgrenze absetzend, von derber, schwielig-harter Beschaffenheit, mit der Haut ein Ganzes bildend. JÜNGLING hält die von ihm beschriebene Veränderung für die Folge von Lymphbahnenschädigung mit folgendem Ödem, MÜHLMANN erblickt die Ursache in einer Schädigung des schlaffen Fettgewebes. Beobachtet wurde die Veränderung nur in der Submentalgegend und am Abdomen. In zwei derartigen Fällen trat später ein Spätulcus auf. Ich habe die von JÜNGLING beschriebene Affektion der Submentalgegend häufiger gesehen und möchte doch glauben, daß sie nicht völlig identisch ist mit den von MÜHLMANN beschriebenen Reaktionen am Bauch. Es scheint mir, daß es sich bei der Veränderung der Submentalgegend um eine durch Überkreuzung der Strahlenkegel in der Tiefe hervorgerufene Überdosierung *daselbst* handelt, wodurch dort eine über das sonstige Maß herausgehende Dosis im tiefen subcutanen, hier sehr lockeren Gewebe zustande kommt, wodurch eine Schädigung des Bindegewebes und der Lymphgefäßbahnen entsteht. Bei den MÜHLMANNschen Veränderungen am Abdomen handelt es sich wohl wahrscheinlich um eine eigenartige Reaktion bei Sonderverhältnissen des Fettgewebes. Beide Reaktionsformen erscheinen mir Spielarten der auch sonst beobachteten Veränderungen des subcutanen Gewebes zu sein, die meist in Form von sklerodermieartigen Verdickungen auftreten. Dieses Bild tritt immer dann ein, wenn eine diffuse, gleichmäßige Sklerosierung des Bindegewebes entweder durch einmalige Überdosierung oder häufiger durch Kumulation wiederholter Bestrahlung zustande kommt. Ich habe ähnliche Veränderungen auch an den Hüften gesehen. An derartigen Hautschädigungen sieht man nach Ablauf von etwa zwei Jahren, wie bei jeder starken Reaktion, die typischen Gefäßerweiterungen und häufig auch unregelmäßige Pigmentierungen. Auch die Tatsache der außerordentlichen Empfindlichkeit gegen jedes Trauma besteht für diese Reaktionsform wie für jedes stärker durch Röntgenstrahlen geschädigte Gewebe; schon geringfügige Verletzungen können zur Ausbildung von schwer oder nicht heilenden Nekrosen führen.

Änderungen des Reaktionsablaufs.

Es ist bereits bei den allgemeinen biologischen Betrachtungen erwähnt, daß die Radiosensibilität einer Zelle in gewissem Zusammenhang mit der Energie des Stoffwechsels oder der Lebensvorgänge steht, und daß demgemäß eine Änderung derselben, sei es auf Grund natürlicher Schwankungen oder durch künstliche Veränderungen der Lebensbedingungen, auch zu Änderungen der Radiosensibilität führen könne. Gelegentlich einer Röntgenepilation machte GOTTWALD SCHWARZ die Beobachtung, daß nicht, wie man annehmen möchte, die kranken Haare *leichter* ausfielen, sondern daß im Gegenteil die erkrankten Haare stehen blieben, während die normalen bereits sich lockerten. SCHWARZ erblickte die Ursache in einer verminderten Intensität des Lebensprozesses an den erkrankten Haaren und schloß an diese Beobachtung ein wichtiges und interessantes Experiment. Er bestrahlte zwei nebeneinander gelegene Hautstellen in der gleichen Weise, übte aber auf die eine während der Bestrahlung einen starken Druck aus, um durch Kompression der Gefäße und der dadurch erzeugten Anämie die vitalen Vorgänge an dieser Stelle zu verringern. Die komprimierte Stelle zeigte späterhin so gut wie keine Epilation, während die unkomprimierte mit völliger Epilation reagierte. — H. E. SCHMIDT hat bei analogen Versuchen gefunden, daß man durch gute Kompression die Haut so weit gegen Strahlen unempfindlich machen kann, daß sie selbst auf Dosen, welche bei normaler Haut Blasenbildung hervorruft, nicht reagiert. Nach den Versuchen von H. E. SCHMIDT wirkt die Stauung ähnlich, aber schwächer „desensibilisierend“ wie die Kompression. Statt der Kompression wendeten REICHER und LENZ zur Anämisierung Injektionen von Adrenalin an und berichteten über gleiche Wirkung.

Als Ursache für die abgeschwächte Reaktion wird von G. SCHWARZ angenommen, daß die Zellen infolge der verminderten Blutzufuhr eine geringere Empfindlichkeit gegen die Strahlen erlangen. Ganz klar erscheint mir der Mechanismus nicht, denn nach den im allgemeinen Teil angegebenen Versuchen müßte man annehmen, daß nicht die Stärke der Reaktion *vermindert*, sondern nur das Eintreten derselben zeitlich *hinausgeschoben* wird.

Ebenso wie die Anämisierung der Haut die Stärke der Röntgenreaktion *herabsetzt*, ist das Gegenteil durch aktive Hyperämie zu erreichen. In dieser Richtung liegen Versuche von E. H. SCHMIDT mit strahlender Wärme und Quecksilberlicht vor, von GOTTWALD SCHWARZ u. a. mit Diathermie. SCHWARZ hat auch darauf hingewiesen, daß die durch die Röntgenstrahlen selbst erzeugte Hyperämie die Empfindlichkeit der betreffenden Gewebe für eine zweite Bestrahlung steigert. GANS hat einen gewissen Parallelismus zwischen Stärke der Röntgenreaktion und der Gewebsatmung festgestellt; die strahlenempfindlichsten Gewebe zeigen den größten Sauerstoffverbrauch.

HALBERSTAEDTER und SIMONS konnten zeigen, daß durch Erzeugung einer Hyperämie die Röntgenreaktionen der Haut tatsächlich bedeutend gesteigert werden können. Es ließ sich dies für Jodtinktur, Ammoniak, Wärme, Licht, Heftpflaster nachweisen. Es wurde aber die Steigerung der Reaktionen nicht nur nach *Vor*behandlung mit den genannten Mitteln, sondern auch dann erzielt, wenn die betreffenden Reizmittel *nach* der Röntgenbestrahlung appliziert wurden (Abb. 28 u. 29). G. SCHWARZ bestätigte diese Erscheinung für das Senföl und stellte fest, daß die Steigerung noch nachweisbar ist, wenn die Senfölapplikation sechs Stunden nach der Bestrahlung vorgenommen wird. Wir sehen in dieser Erscheinung eine *Summation* zweier verschiedener Faktoren, die beide zu einer gleichsinnigen Einwirkung auf die Gefäße Veranlassung geben. Praktisch

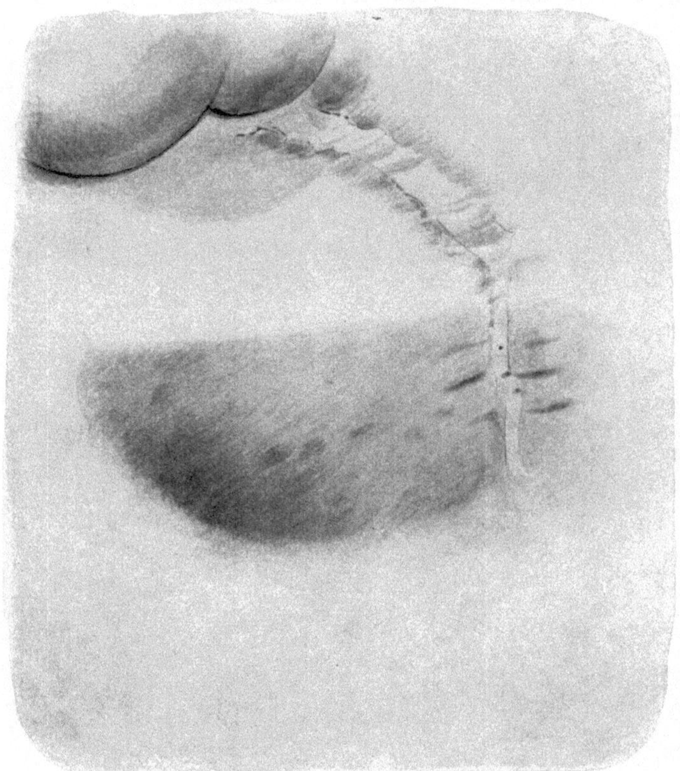

Abb. 28. Untere Hälfte eines kreisrunden Feldes, die Grenzen desselben nach außen überschreitend, mit Wärme nach der Bestrahlung behandelt. Deutliche Summationswirkung. (Nach HALBERSTAEDTER und SIMONS.)

kommt eine solche Summation, die MIESCHER durch alle Wellen verfolgen konnte, öfter zur Beobachtung, wenn in einem mit Röntgenstrahlen behandelten Gebiet ungefähr zur selben Zeit Jodtinktur zur Anwendung gelangt, oder gleichzeitig Behandlung mit Sonnenbädern oder künstlicher Höhensonne vorgenommen wird. Hierbei kommt es mitunter zu sehr starken Erythemen, die sich ausschließlich in *der* Zone bemerkbar machen, wo die doppelte Einwirkung stattgefunden hat. Dasselbe Verhalten habe ich oft gesehen, wenn im röntgenbestrahlten Bezirk Heftpflaster zur Verwendung kam (Abb. 30). Von dieser Art der „Sensibilisierung“ sind die Änderungen der Reaktion zu trennen, welche durch die Einführung einer körperfremden Substanz (Metalle) hervorgerufen werden und die auf der Erregung einer Elektronenstrahlung durch die Röntgenstrahlen beruhen. Hierbei handelt es sich nicht um eine Änderung der biologischen, sondern der physikalischen Verhältnisse.

Während in den genannten Versuchen die zweite Noxe zu der Röntgenbestrahlung ungefähr zur selben Zeit hinzukam, zeigt sich auch aus der strahlentherapeutischen Erfahrung, daß röntgenbestrahlte Haut gegen *später* erfolgende Reize überempfindlich wird, stärker und nachhaltiger reagiert. Am deutlichsten tritt das bei den starken, sichtbaren Veränderungen, die als Folge einer Röntgenreaktion zurückblieben, zutage. In diesen Fällen kann noch jahrelang nach vorausgegangener Bestrahlung *jedes* Trauma und jeder starke Reiz unheilvolle Reaktionen, die unter dem Bild einer Röntgenerosion oder Ulceration verlaufen,

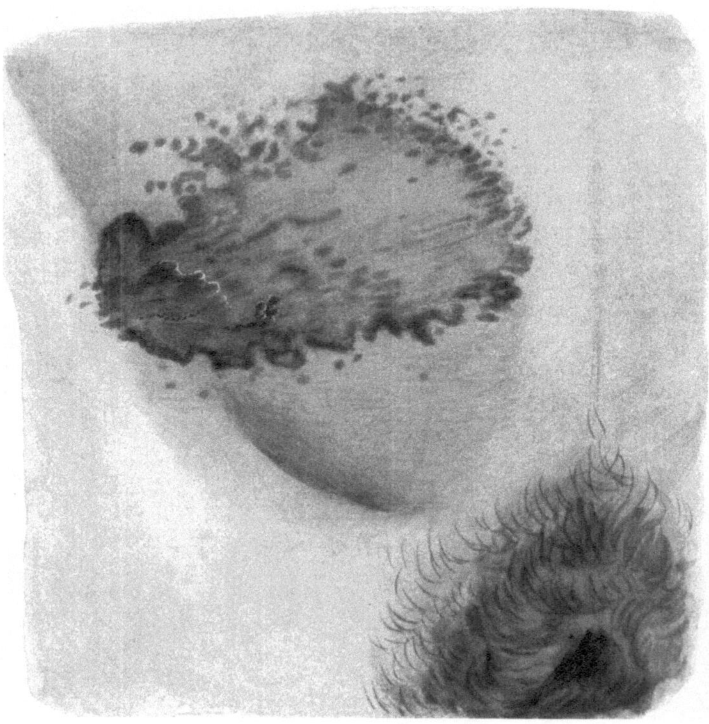

Abb. 29. Obere Hälfte eines kreisrunden Feldes nach der Bestrahlung mit Tct. Jodi bestrichen. Starke Summationswirkung. (Nach HALBERSTAEDTER und SIMONS.)

zur Folge haben. Diese wichtige Tatsache ist wohl zuerst von A. NEISSER beobachtet worden, als er bei der Behandlung von Lupuskranken in einer stark bestrahlten Hautpartie eine Ulceration auftreten sah, welche die typischen Zeichen eines Röntgenulcus zeigte. Seitdem ist diese Erscheinung vielfältig festgestellt und allgemein bekannt geworden. Zu den äußeren Faktoren, welche den Anstoß zu der Ausbildung einer schweren Reaktion im strahlengeschädigten Gebiet geben können, gehören auch bakterielle Infektionen. Meist handelt es sich um die gewöhnlichen Eitererreger, Staphylokokken, bisweilen auch Streptokokken. Öfter fand SIMONS auf solchen Ulcerationen Pseudodiphtheriebacillen. E. HOFFMAN berichtet über einen Befund von *virulenten* Diphtheriebacillen in einem Spätulcus. Den bakteriellen Infektionen scheint eine besondere Bedeutung bei der Ausbildung von Knochennekrosen im strahlengeschädigten Gebiet zuzukommen.

Diese Neigung zu starken Reaktionen in den durch Röntgenstrahlen veränderten Stellen liegt an den schweren und dauernd bestehen bleibenden Schädigungen des Bindegewebes und der Gefäße, die durch die Röntgenstrahlen gesetzt sind. Aber auch in den Fällen, wo eine deutlich sichtbare Veränderung der Haut durch die Röntgenstrahlen nicht hervorgerufen wurde, bleibt eine veränderte Reaktionsfähigkeit noch lange Zeit bestehen. Lehrreich sind in dieser Beziehung die Versuche von HAXTHAUSEN. Bei einer Dosierung, die innerhalb des Rahmens der Ekzemtherapie fällt, zeigte röntgenbehandelte Haut, auch wenn sonstige Veränderungen fehlten, in einer großen Zahl von Fällen eine

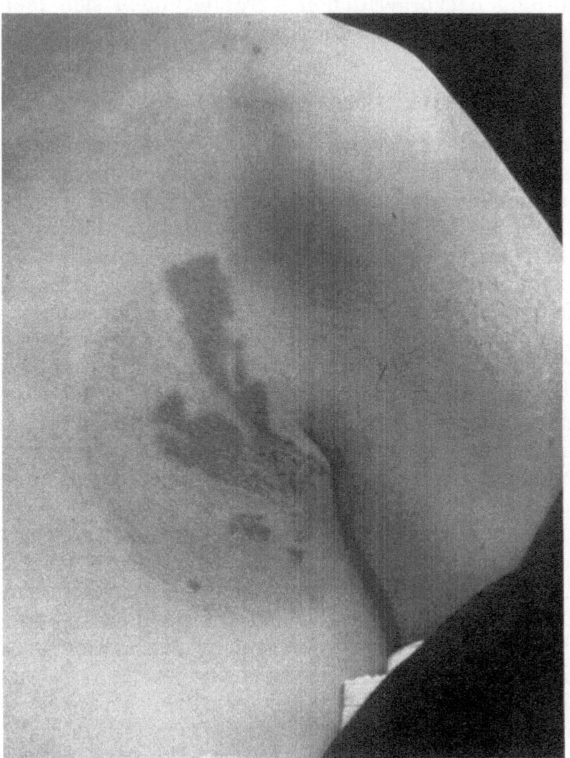

Abb. 30. Verstärkte Reaktion im Bezirk eines kreisrunden Röntgenfeldes durch Heftpflasterstreifen. (Nach HALBERSTAEDTER und SIMONS.)

verstärkte Reaktion gegen das Licht der Quecksilberlampe und gegen Einreibungen mit Crotonöl. MAC KEE und ANDREWS wiesen eine Überempfindlichkeit der mit Röntgenstrahlen behandelten Haut gegen Chrysarobin, Scharlachsalbe, Jodtinktur, Quecksilber, Pyrogallol, Canthariden, β-Naphthol, Teer, Salicyl, Jodoform, Schwefel, Höhensonne nach, die einen Monat lang anhalten kann.

Andererseits kann sich die unter der Wirkung der Röntgenstrahlen eintretende Zustandsänderung der Haut auch in der *Abschwächung* einer biologischen Reaktion zeigen. SCHINZ stellte schwächere örtliche Reaktionen auf Alttuberkulin in bestrahlten Hautbezirken fest, auch bei sonst normalem Aussehen der betreffenden Stelle. SCHIMANKO fand Abschwächung besonders bei starker Dosierung, dagegen Verstärkung der Reaktion bei sehr schwachen Bestrahlungen (ein Viertel bis zwei X). LE FÈVRE DE ARRIC stellte fest, daß Kaninchenhaut nach

Bestrahlung mit einer Dosis von 7 H bzw. 10 H fast unempfindlich gegen Vaccine wird. P. S. MEYER hat in einigen Versuchen mit Cantharidenpflaster schwächere Reaktionen in den vorher stärker bestrahlten Hautbezirken gefunden, dagegen stärkere Reaktionen an den schwächer bestrahlten Stellen. Nach unveröffentlichten Versuchen von A. SIMONS mit Cantharidenpflaster zeigte die durch Röntgenstrahlen veränderte Haut eine Reaktion, die von derjenigen der normalen Haut abweicht. Meist ist die Blasenbildung stärker, mitunter treten aber auch paradoxe Reaktionen auf. Worauf es beruht, daß die Abweichungen in der einen oder der anderen Richtung auftreten, scheint davon abzuhängen, ob die durch die Bestrahlung hervorgerufenen Veränderungen sich mehr am Epithel, dem Bindegewebe oder den Gefäßen abspielten.

Sensibilitätsunterschiede der Haut.

Es wurde die Beobachtung gemacht, daß auf dieselbe Dosis die Stärke der Reaktion an verschiedenen Körperstellen verschieden ausfällt. Die ersten exakten Untersuchungen mit ionometrischen Messungen stammen von SEITZ und WINTZ, FRIEDRICH und KRÖNIG. SEITZ und WINTZ fanden, daß am Hals die Empfindlichkeit am größten ist und in der Reihenfolge: Bauch, Oberschenkel, Gesicht abnimmt. Bei sonst ganz gleichen Bedingungen führte die gleiche physikalisch gemessene Dosis bei demselben Menschen am Hals bereits zu Blasenbildung und Erosion, im Gesicht dagegen nur zu zarter Rötung und gelblicher Pigmentierung. Die Untersuchungen sind nicht ganz einfach und haben, wie die Autoren selbst betonen, nicht immer dasselbe Resultat. In der späteren Zeit sind ähnliche Beobachtungen vielfach gemacht worden und ich möchte aus rein klinischen Erfahrungen heraus gewisse Empfindlichkeitsunterschiede verschiedener Lokalisationen bestätigen. Im allgemeinen sind die Reaktionen an den Stellen stärker, wo nur eine geringe Weichteilschicht die Haut vom Knochen trennt, besonders wenn noch mechanische Reizung durch Druck hinzukommt, z. B. an der Kreuzbeingegend. — Ist diese Feststellung schon bei ein und demselben Individuum nicht ganz einfach, so erhöht sich natürlich die Schwierigkeit, wenn die Empfindlichkeitsunterschiede bei *verschiedenen* Individuen untersucht werden sollen. Es handelt sich dabei um die Frage, ob auf die nämliche Dosis unter sonst gleichen Betriebsbedingungen die Haut verschiedener Individuen an derselben Körperstelle verschieden starke Reaktionen zeigt. Wenn hierbei das Auftreten und die Stärke eines *Erythems* als Maßstab zugrunde gelegt wird, so ergeben sich außerordentlich große Abweichungen individueller Art, auf die viele Autoren hingewiesen haben, und die auch schon FRIEDRICH und KRÖNIG aufgefallen sind. Diese Autoren betonen bereits, daß sie ausnahmsweise ganz bedeutende Abweichungen der Hautreaktion auf eine mittlere Dosis feststellen konnten, und zwar sowohl nach oben wie nach unten. Auf ähnliche Angaben stößt man in der Literatur bis in die jüngste Zeit. Es ist aber zu bedenken, daß es sehr schwer ist, die Erythemgrade abzuschätzen, oder ein leichtes Erythem überhaupt zu erkennen, wenn man die außerordentlich großen individuellen Verschiedenheiten des Hautkolorits in Betracht zieht. Auch mit Hilfe der verschiedenen Rötungs- und Pigmentierungsskalen läßt sich diese Schwierigkeit, wie DAVID betont, nicht beheben, vielleicht ist die Capillarmikroskopie, wie sie DAVID und GABRIEL anwenden, hier imstande, exaktere Vergleichsmöglichkeiten zu schaffen. Bis dahin sind die Angaben, daß besondere Teinttypen, wie der Tizianteint der Rötlich-Blonden durch besondere Röntgenempfindlichkeit ausgezeichnet sind, mit Vorsicht zu betrachten. Es ist aber sicher, daß bei dem zarten, durchscheinenden Hautkolorit dieser Personen ein Erythem schon deutlich in die

Erscheinung tritt, das in der gebräunten, wetterfesten Haut eines anderen Menschen völlig übersehen werden würde. Auch erhebliche Unterschiede nach Alter und Geschlecht werden sich kaum herausfinden lassen. Zu Recht scheint lediglich die schon von FRIEDRICH gemachte Angabe zu bestehen, daß die Haut alter Leute, besonders der decrepiden Krebskranken, eine verringerte Reaktionsfähigkeit den Röntgenstrahlen gegenüber besitzt. Mir ist in derartigen Fällen die besonders starke Neigung zu dunkler Pigmentierung aufgefallen.

Die Haut der Säuglinge und Kleinkinder ist von vielen Autoren für bedeutend empfindlicher gehalten worden als die Haut Erwachsener, und man hat auch Empfindlichkeitstabellen nach Altersklassen aufgestellt (HOLFELDER). Auch hier dürfte die Zartheit der Haut bereits schwächste Erythemgrade erkennen lassen und daher größere Empfindlichkeit vortäuschen. Nach den eingehenden Untersuchungen von SCHALL besteht keine Überempfindlichkeit der Kinderhaut im Vergleich zu der der Erwachsenen, die über die Grenzen der an sich vorhandenen individuellen Schwankungen hinausgeht. Daß individuelle Unterschiede in den Graden der Röntgenerytheme bestehen, ist eigentlich nicht verwunderlich, da die Reaktionsstärke der Gefäße auch anderen Reizen gegenüber großen individuellen Unterschieden unterworfen ist. SCHUNT stellte bei Vergleichsbestrahlungen von Müttern und zugehörigen Säuglingen fest, daß zur Erzielung derselben Erythemgrade die zwei Monate alten Säuglinge eine Dosis erhielten, die 75% der mütterlichen betrug.

Anders könnte es sich aber mit folgender Fragestellung verhalten: Reagieren auf eine Dosis, die im allgemeinen höchstens ein Erythem hervorruft, manche Individuen mit einer ausgesprochenen Schädigung, also mindestens mit Blasenbildung und Erosion? In den meisten Fällen, in denen gelegentlich absonderlich starke Reaktionen unvermutet aufgetreten sind, haben sich nachträglich bei eingehender Prüfung doch Momente herausgestellt, die Zweifel an der Richtigkeit der Dosierung aufkommen lassen. Wenn derartige Fälle überhaupt vorkommen, müssen sie zu den außerordentlichen Seltenheiten gehören. Wollte man einen derartigen Fall als gesichert hinstellen, so müßte während der ganzen Bestrahlung durch ein gleichzeitig mitbestrahltes Meßinstrument eine Dosierungskontrolle ausgeübt worden sein, außerdem darf es sich nur um eine einmalige Bestrahlung gehandelt haben. Mir selbst ist kein derartiger Fall bekannt und doch möchte ich die Möglichkeit nicht für völlig ausgeschlossen halten, allerdings nur dann, wenn eine Dosis angewandt wird, die durchschnittlich ein *starkes* Erythem erzeugt.

Wenn also bei der normalen Haut eine individuell erheblich gesteigerte Strahlenempfindlichkeit kaum besteht, so könnte das doch bei pathologischen Zuständen der Fall sein. Wo schon eine Entzündung der Haut vorliegt, kann die Reaktion auf die Röntgenbestrahlung verstärkt in die Erscheinung treten. Diese Tatsache ist bei Ekzemen, Pusteln, durch Hitze erzeugte Hyperämie u. a. schon von SEITZ und WINTZ beobachtet worden und man hat ähnliche Vorgänge auch bei Psoriasis, in der Nachbarschaft tuberkulöser Herde (GROEDEL und LOSSEN) und anderen pathologischen Prozessen festgestellt. In allen diesen Fällen handelt es sich nicht um eine allgemeine individuelle Überempfindlichkeit, sondern um eine rein lokale Wirkungsverstärkung durch Summation, wie das für Lichtentzündung, Jodtinkturreizung usw. oben ausgeführt wurde.

Von Allgemeinerkrankungen, welche zu verstärkten Reaktionen Anlaß geben können, wird am meisten und eigentlich von allen Autoren die BASEDOWsche Krankheit erwähnt. In der Tat werden hier, zumal es sich um die Halsgegend handelt, häufig schon bei sehr geringen Dosen von etwa $^1/_2$ ED. Erytheme beobachtet. Auch hier handelt es sich lediglich um eine verstärkte Gefäßreaktion, die durch die bekannte Vasolabilität der Basedowiker hinreichend begründet ist; es ist dagegen nicht erwiesen und auch garnicht anzunehmen, daß auch andere Hautelemente bei Basedowkranken eine größere Empfindlichkeit den Röntgenstrahlen gegenüber besitzen.

Einzelbeobachtungen über verstärkte Reaktionen liegen vor bei Diabetes, Nephritis und exsudativer Diathese von SEITZ und WINTZ, bei Lues von v. SEUFFERT, bei Ulcus ventriculi von STRAUSS, bei gleichzeitig gegebenen Medikamenten, insbesondere Wismut, Salvarsan, Brom von M. FRAENKEL. HAAS findet eine Hypersensibilität der Haut bei verschiedenen Überempfindlichkeitskrankheiten, insbesondere bei Ekzem, Asthma, Urticaria. Zur Erklärung wird eine Herabsetzung der Reizschwelle des Capillarsystems gegen verschiedene Reize angenommen.

Ich möchte zusammenfassend folgendes annehmen: Die Fähigkeit und Neigung auf Röntgenstrahlen mit *Erythemen* zu reagieren ist *erheblichen* individuellen Schwankungen unterworfen, wobei in erster Reihe der Grad der Vasolabilität maßgebend ist. Bei der Feststellung des Erythems und seiner Grade ist die Schwierigkeit, welche durch das Hautkolorit und die Hautbeschaffenheit gegeben ist, als Fehlerquelle zu berücksichtigen. Unterschiede in den Erythemstärken beweisen noch keineswegs Unterschiede der Empfindlichkeit *aller* Hautelemente. Anders ausgedrückt: bei manchen Menschen, insbesondere bei vorhandener Vasolabilität, wird die Dosenbreite, innerhalb derer ein Erythem erzeugt wird, erheblich verbreitert, und zwar nach unten, ohne daß dadurch die Gefahrchance für eine *direkte wirkliche Schädigung* zu wachsen braucht.

Eine andere Frage ist, ob bei bereits stärker schädigenden Dosen der Ablauf starker Reaktionen wie Erosionen, Ulcerationen, Nekrosen auf Grund von individuellen Sonderverhältnissen in ungünstigem Sinne beeinflußt werden kann. Diese Frage ist ohne weiteres zu bejahen. Hier spielen in erster Reihe alle diejenigen Faktoren eine Rolle, welche eine schlechte Gewebsernährung zur Folge haben. Alle trophischen Störungen verschiedener Ursache, ferner vor allem Diabetes und Arteriosklerose können hier eine verhängnisvolle Rolle spielen. Durch Röntgenstrahlen hervorgerufene Gewebsschädigungen, die bei normalen Verhältnissen früher oder später zur Ausheilung kommen würden, bleiben in solchen Fällen ungewöhnlich lange bestehen oder zeigen überhaupt keine Neigung zur Abheilung. Dies scheint besonders bei wiederholten Bestrahlungen der Fall zu sein und beruht hier wahrscheinlich z. T. auch darauf, daß der durch die Einzelapplikation gesetzte Insult infolge der Ernährungsstörung der Gewebe langsamer und weniger vollkommen zurückgeht als unter normalen Verhältnissen.

Wiederholte Bestrahlung.

Die Reaktionsbilder der Haut nach mehreren Einzelbestrahlungen oder mehreren Bestrahlungsserien, die voneinander durch größere Zwischenpausen getrennt sind, gleichen im wesentlichen den Veränderungen, die wir bisher als Folgen einer einmaligen Bestrahlung beschrieben haben. Es ist aber selbst bei scheinbar völligem Ablauf der Reaktion und Innehaltung einer längeren Pause von mindestens mehreren Wochen die Empfindlichkeit der bestrahlten Hautstelle gegen eine erneute Bestrahlung *gesteigert* und der Ablauf der zweiten Reaktion verändert. Dies zeigt sich meist in einem verstärkten und zeitiger einsetzenden Erythem der zweimal bestrahlten Stelle, gefolgt von stärkerer, lebhafter Abschuppung. Bei leichteren Graden der Reaktion kommt es dann zu einer verstärkten Pigmentierung nach Ablauf der Reaktion, bei stärkeren Graden zu Depigmentierung, Blasenbildung, Erosion usw. an den doppelt bestrahlten Stellen. Die beiden Abbildungen 31 und 32 zeigen diese Verhältnisse besser als eine Beschreibung.

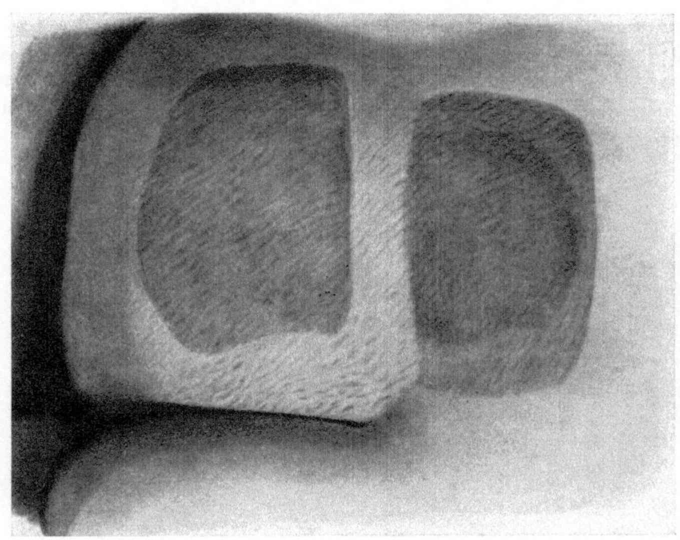

Abb. 31. Zwei früher bestrahlte rechteckige Bestrahlungsfelder, noch stark pigmentiert, sind durch ein kreisrundes neues Feld überdeckt. Erythem nur an den zweimal bestrahlten Stellen. (6. 5. 21.

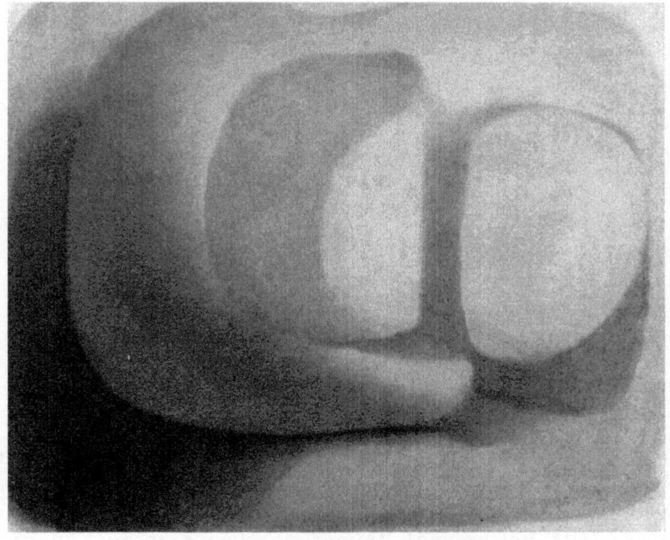

Abb. 32. Die zweimal bestrahlten Stellen sind nach Ablauf der Reaktion depigmentiert, der nur bei der zweiten Bestrahlung getroffene Zwischenstreifen ist jetzt pigmentiert. (30. 5. 21.)

Beachtenswert ist die in Abb. 32 sichtbare Depigmentierung, die durch die zweite Bestrahlung innerhalb des von der früheren Bestrahlung her pigmentierten Bezirkes entstanden ist (siehe S. 454).

Wie lange Zeit nach einer Röntgenbestrahlung eine solche sichtbar verstärkte Reaktion auf eine zweite Bestrahlung noch eintreten kann, läßt sich nicht absolut bestimmen. Es ist selbstverständlich, daß die Nachwirkung um so länger anhält, je intensiver die erste Reaktion ausfiel; aber auch in Fällen, wo die erste Reaktion nicht über ein Erythem mit Pigmentierung herausging, kann die zweite Bestrahlung noch nach einem Zwischenraum von $^1/_2$ Jahr deutlich verstärkt sein. Man sieht solche leichteren Verstärkungen der Reaktionen nur in den Fällen deutlich, wo eine *Überkreuzung* des alten und des neuen Feldes stattgefunden hat, wo also neben dem bereits bestrahlten Feld auch normale Haut bei der zweiten Bestrahlung mitgetroffen wurde.

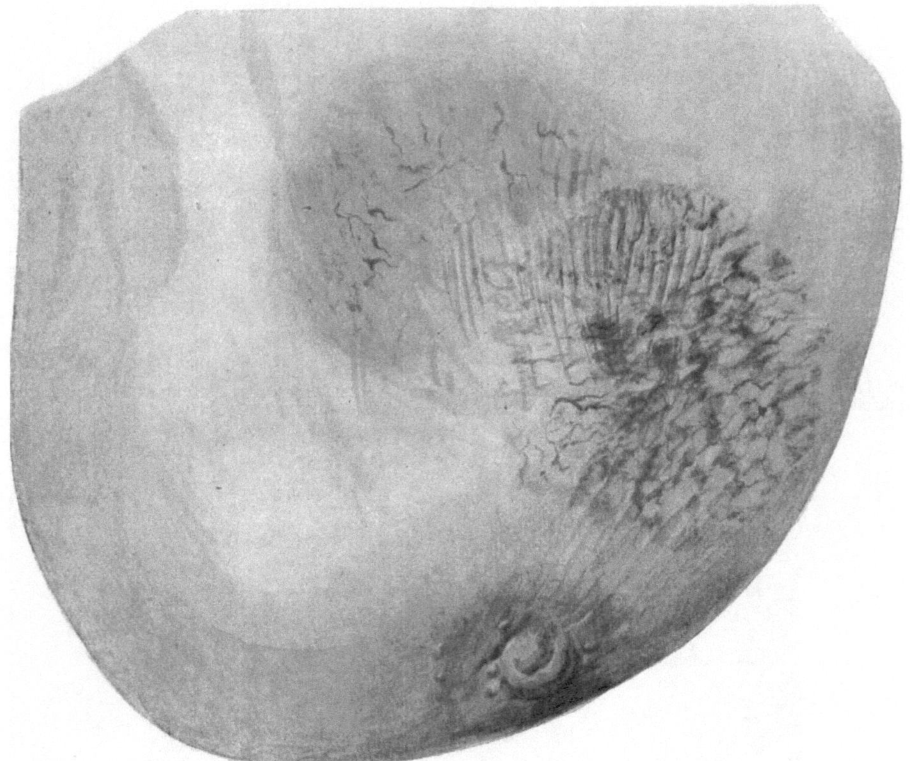

Abb. 33. Dichte netzförmige Gefäßzeichnung 2 Jahre nach wiederholter Bestrahlung. 7 Jahre später an dieser Stelle ein Spätulcus.

Selbst in solchen Fällen ferner, in denen die erste Bestrahlung nicht zu einem sichtbaren Erythem oder einer deutlichen Pigmentierung geführt hat, bleibt aber länger und stärker, als man im allgemeinen anzunehmen geneigt ist, eine veränderte Reaktionsfähigkeit gegen weitere Bestrahlungen bestehen. Dieses Verhalten tritt naturgemäß immer deutlicher zutage, je häufiger die einzelnen Bestrahlungen resp. Bestrahlungsserien wiederholt werden, auch dann, wenn die Einzeldosen sich unterhalb der sogenannten Erythemdosis halten. In diesen Fällen treten die gewohnten, akuten, unter dem Bilde des Erythems oder stärkerer Grade der Reaktion verlaufenden Erscheinungen mehr in den Hintergrund und machen allmählich einsetzenden, chronisch verlaufenden, in ihrer Entwicklung lange Zeit in Anspruch nehmenden Veränderungen der Haut Platz. Dieses Verhalten tritt mit abnehmender Größe der Einzeldosen und zunehmender *Häufigkeit* der Bestrahlungen immer deutlicher hervor.

Die Veränderungen, die nunmehr in den Vordergrund treten, spielen sich mehr am Bindegewebe, den Gefäßen und im Verhalten des Pigments ab.

Die sich hierbei schließlich ergebenden klinischen Bilder ähneln denjenigen, die wir auch nach einmaliger intensiver Bestrahlung oder nach einer zusammenhängenden Serie mit großer Gesamtintensität sehen, wenn die zunächst auftretende Reaktion ein kräftiges Erythem erreicht oder überschritten hat. Wegen des großen zeitlichen Abstandes zwischen der Bestrahlung und dem Sichtbarwerden der genannten Erscheinungen hat man dieselben als *Spätveränderungen* oder *Spätschädigungen* bezeichnet. Der Unterschied im Gesamtreaktionsablauf bei intensiver einmaliger oder bei wiederholten schwächeren Bestrahlungen ist der, daß die verschiedenen Grade des Erythems, die im ersten Fall zur Beobachtung kommen, im zweiten Fall fehlen können, und zwar um so eher, je kleiner die Einzeldosen waren.

Die häufigste und charakteristischste, vielfach auch die einzige, klinisch wahrnehmbare Spätveränderung besteht in der Ausbildung bleibender Gefäßerweiterungen. Wir sehen dieselben stets, wenn eine einmalige intensive Bestrahlung oder eine Serie zu einem deutlichen Erythem geführt hat und finden sie häufig bei wiederholten Bestrahlungen ohne vorangegangene Erytheme. Nach einmaligen starken Bestrahlungen vergehen bis zur Ausbildung der Gefäßektasien etwa 2 Jahre, bei sehr intensiven, zu starken Reaktionen — von der Erosion an — führenden Bestrahlungen treten die ersten Gefäßektasien rascher auf und werden in seltenen Fällen schon 1 Jahr nach der Bestrahlung beobachtet. Zarte, feine, geschlängelte, spärliche Gefäßektasien können sich allmählich verstärken, meist in fleckförmiger Anordnung, wobei gewöhnlich mindestens eine leichte Atrophie des bestrahlten Hautbezirkes festzustellen ist. Nach häufigeren Bestrahlungen oder stärkeren Reaktionen werden die Gefäßektasien dichter und verweben sich netzartig (Abb. 33), wobei gleichzeitig meist stärkere sonstige Veränderungen der Haut bestehen, keineswegs aber immer. Die höchsten Grade der Gefäßektasien führen zu flächenhaften, dichten Netzen, die den Eindruck eines Naevus flammeus hervorrufen.

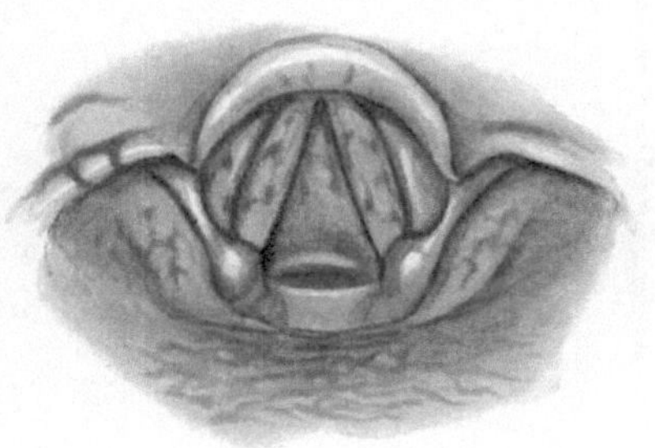

Abb. 34. Gefäßerweiterungen auf der Kehlkopfschleimhaut nach Halsdrüsenbestrahlungen.

Auch auf der Schleimhaut können derartige Gefäßektasien auftreten, wobei das Aussehen und die Anordnung ganz den auf der äußeren Haut beobachteten entspricht. Solche Gefäßektasien in der Kehlkopfschleimhaut nach Halsdrüsenbestrahlungen sind von Tonndorf, von Albanus, sowie von Halberstaedter und Vogel beschrieben (Abb. 34). Die eigenartige, scheckige Pigmentierung, wie sie nach einmaligen starken Bestrahlungen häufig vorkommt, wird auch sehr oft nach wiederholten Bestrahlungen beobachtet, auch dann, wenn die Einzelapplikation in mäßiger Dosis erfolgte, so daß also zunächst sichtbare Reaktionen ausbleiben. Fast immer sind diese scheckigen Pigmentierungen mit den oben beschriebenen Gefäßerweiterungen verbunden und es entsteht auf diese Weise ein sehr charakteristisches Bild, das sonst bei keiner anderen Affektion beobachtet wird.

Gefäßektasien und scheckige Pigmentierung sind außerdem mit allmählich einsetzenden, lang anhaltenden Veränderungen in der Cutis und eventuell Subcutis verbunden, die sich vor allem neben der Veränderung der Gefäße in einer Schädigung des Bindegewebes bemerkbar machen. Es tritt eine eigenartige Sklerosierung ein, die auf das bestrahlte Feld beschränkt und infolgedessen meist scharf abgegrenzt ist, oder nur zentrale Partien einer größeren bestrahlten Zone einnimmt. Die Haut fühlt sich dort glatt, wachsartig an, ähnlich wie bei Sklerodermie, die Epidermis ist in diesen Regionen meist atrophisch, die Haare entfernt, Talg- und Schweißdrüsensekretion erloschen. Schneidet man in ein solches Gewebe ein, so findet man eine fast homogen

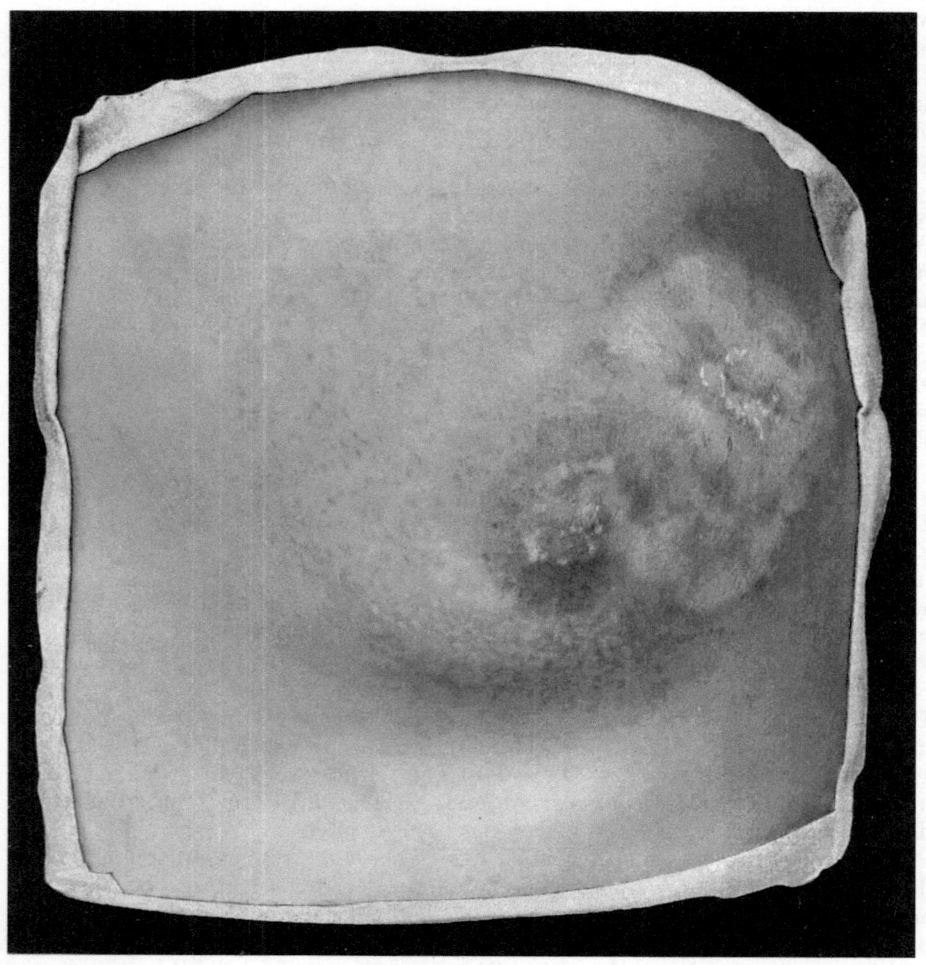

Abb. 35. Scheckige Pigmentierung, stellenweise Sklerosierung, Gefäßektasien nach wiederholter Röntgenbestrahlung.

aussehende, wenig blutende, glatte Schnittfläche und hat den Eindruck, eine narbige Schwarte zu durchschneiden.

In anderen Fällen macht sich die Hautschädigung in einer allmählich fortschreitenden *Atrophie* aller die Haut zusammensetzenden Gewebe bemerkbar. Eine derartige Haut sieht welk und schlaff aus wie eine Altershaut. Auch hier finden sich gleichzeitig häufig die Gefäßektasien und scheckigen Pigmentierungen. Solche Hautbezirke haben ebenfalls mangelhafte oder fehlende Talg- und Schweißdrüsensekretion und keine Behaarung. Wenn diese Stadien der Veränderung erreicht sind, so tritt nie mehr eine Rückkehr zur Norm ein. Im günstigsten Falle wird der Zustand nicht schlechter, meist aber verstärken sich Sklerosierung, Atrophie und Gefäßektasien noch ganz allmählich und fast unmerklich (Abb. 35). — Besonders in dem Zustand der Sklerosierung ist die bestrahlte Haut *allen* äußeren Reizen gegenüber, wie schon erwähnt, besonders überempfindlich, und es kann jederzeit infolge eines solchen Reizes — Trauma, Entzündung u. a. — zur Ausbildung eines Röntgenulcus kommen (Spätulcus). Der Mechanismus ist genau derselbe wie beim Frühulcus. Nur ist bei letzterem durch die Röntgenstrahlung in *einer* Sitzung oder *einer* Serie *gleichzeitig* Epidermis und Bindegewebsapparat erheblich geschädigt; die Epithelzellen sind zerstört, aber eine Regeneration und Ausheilung infolge der starken Schädigung der darunter liegenden Gewebe unmöglich. Bei dem Spätulcus ist der Grund zur fehlenden Ausheilung derselbe, nur war bis dahin das Epithel, wenn auch nicht in normaler Beschaffenheit, noch vorhanden, so daß noch eine zweite Ursache zur Epithelschädigung eintreten muß. Das verschiedene Verhalten bei einmaliger Bestrahlung und in großen Intervallen auf lange Zeit hindurch häufig wiederholter Bestrahlung beruht auf der verschiedenen Art der Kumulierung oder Summation der Strahlenwirkung in den verschiedenen Geweben. Wie oben in dem Kapitel über Latenz-Kumulation auseinandergesetzt wurde, hängen diese Vorgänge lebhaft mit der Art des Zellebens zusammen. Wir haben insbesondere gesehen, daß im Stadium der ruhenden Vitalität, wenn also Stoffwechsel und Lebensvorgänge gleich Null sind (z. B. ruhende Pflanzensamen) wiederholte Röntgenapplikationen einfach summiert werden, aber allerdings erst dann in ihrer Wirkung bemerkbar werden *können,* wenn das Auskeimen und Wachstum beginnt. Das liegt daran, daß der Einzelinsult nicht ausheilt, wenn die Zelle ruht, sondern daß das Ausheilen des Insultes an die Lebensvorgänge, in erster Reihe an die Zellteilung gebunden ist. Die Einzelapplikationen werden sich bei zusammengesetzten Geweben in denjenigen Zell- und Gewebsgruppen am meisten summieren, bei denen Lebensablauf und Regeneration am langsamsten vor sich geht. JÜNGLING hat auf die Bedeutung dieser Kumulierung in ruhenden Zellen für die Bestrahlung noch ruhender Tumorkeime hingewiesen. Die Angabe, daß die verzettelte Dosis zu geringeren Hautreaktionen führt als die Dosis plena auf einmal gegeben, bezieht sich eigentlich nur auf die verschiedenen Grade des Erythems, also auf die Gefäßreaktion und deren Folgeerscheinungen. Ich habe bereits bei der Epilation erwähnt, daß diese durch Teilung der Dosis weniger abgeschwächt wird als das Erythem und ich glaube, daß dies auch für die Wirkung auf die anderen Gewebselemente zutrifft, ja es ist nicht einmal ausgeschlossen, daß hier sogar unter Umständen eine Kumulation zustande kommen kann, ohne daß ein Erythem, geschweige denn ein verstärktes Erythem auftritt.

Daß jede, auch die scheinbar *kleinste* Röntgenstrahlenmenge zu einer biologischen Veränderung führt, die bei wiederholter Applikation schließlich die schwersten pathologischen Erscheinungen hervorruft, beweist am besten die *Berufsschädigung,* wie sie sich an den Händen der Röntgenologen zeigt. Hier handelt es sich um die lange Zeit hindurch fortgesetzte Absorption kleinster Strahlenmengen, wobei die Einzeldosis einen sichtbaren Einfluß nicht erkennen läßt und bei der es erst in jahrelanger Zeit zu den typischen und charakteristischen Veränderungen kommt, ohne daß der akute Ablauf der Röntgenreaktionen, wie wir sie nach einmaliger größerer Dosierung kennen, bemerkbar sind. Wir haben hier die maximal verzettelte Dosis vor uns, wobei die Einzeldosis aufs äußerste verkleinert, die Zahl der Applikationen auf äußerste vermehrt ist. Nach den oben auseinandergesetzten Erwägungen werden wir eine Art Speicherung der Einzeleffekte am meisten an denjenigen Geweben erwarten dürfen, bei denen die Zellteilungs- und Regenerationsvorgänge sich am wenigsten lebhaft abspielen, also vor allem am Bindegewebe. Die Veränderungen, wie sie bei Röntgenologen auftreten, finden sich hauptsächlich am Handrücken, seltener im Gesicht, an der Brust oder an anderen Körperstellen. Meist handelt es sich um Ärzte oder Techniker in Röhrenfabriken, bei denen gelegentlich von Messungen, Durchleuchtungen usw. die oben genannten Körperteile Gegenstand der fast täglichen kleinen Expositionen waren. Die gefährlichsten Handgriffe sind in dieser Beziehung die Durchleuchtungen der eigenen Hand, wie sie früher zur groben Bestimmung der Strahlenqualität vielfach geübt wurden. In den letzten Jahren ist mit wachsender Erfahrung die persönliche Vorsicht größer geworden und es ist zu hoffen, daß die typische „Röntgenhand“ später nicht mehr zur Beobachtung kommen wird. Im Gegensatz zu dem Ablauf der Reaktion nach einmaliger Applikation einer genügend starken Dosis kommt es, wie schon erwähnt, nicht zu einem typischen Reaktionsablauf mit akut einsetzenden Erscheinungen, insbesondere fehlt das akute Erythem. Vielmehr treten ganz allmählich sich entwickelnde, aber in unheimlicher Weise unaufhaltsam und stetig weiter schreitende Veränderungen auf, an der schließlich sämtliche Gebilde der Haut beteiligt sind. Einmal in die Erscheinung getreten, gehen die pathologischen Veränderungen auch nach Aussetzen der Röntgenbestrahlungen nie mehr zurück, sondern bleiben im günstigsten Fall bestehen, ohne sich zu verstärken. Infolge der funktionshemmenden Wirkung der Strahlen auf Talg- und Schweißdrüsen wird die Haut trocken, spröde und rigid. Die Haare fallen im Laufe der Zeit aus und wachsen nicht wieder. An den Nägeln zeigen sich Störungen, die in leichteren Fällen in Glanzlosigkeit, besonderer Brüchigkeit, Neigung zu Einrissen und besonders stark ausgeprägter Längsstreifung bestehen. Unter dem freien Nagelrand und auch am Nagelfalz sammeln sich braune Hornmassen an, die schwer zu entfernen sind und sich immer wieder neu bilden. Der Nagel selbst nimmt eine schmutzigbraune Farbe an, häufig streifenförmig nur einen Teil des Nagels betreffend. Bei stärkeren Graden zeigt der Nagel im ganzen Formänderungen, er kann krallenförmig oder plattenförmig werden, sich teilweise vom Nagelbett abheben oder vom Nagelfalz überwuchert werden. Im Nagelbett sieht man durch den Nagel hindurch blauschwarze Pünktchen und Streifen schimmern (Gefäßveränderungen, Blutaustritte). Auf den folgenden Bildern von Röntgenhänden wird man nirgends Veränderungen der Nägel vermissen und die Vielgestaltigkeit derselben überall erkennen. Besonders stark scheinen diese Nagelveränderungen dann zu sein, wenn zu der Schädigung durch Röntgenstrahlen noch die Einwirkung von Entwicklern hinzugekommen ist, wie das früher bei Röntgenologen, die selbst Dunkelkammerarbeiten ausführten, häufiger vorkam (Unna).

Das Krankheitsbild wird im übrigen beherrscht in erster Reihe von den Veränderungen an den Gefäßen, dem Bindegewebe, der Pigmentierung und Hornbildung. Eine Gefäßschädigung zeigt sich häufig, aber nicht immer in Störungen der Zirkulation. Die Haut ist in diesen Fällen diffus gerötet, bei Druck verschwindet die Rötung, um nur ganz allmählich wieder zurückzukehren, ein Zustand, der Ähnlichkeit mit dem Bilde der Frosthände hat. Außer dieser diffusen Hyperämie finden wir bisweilen die bekannten Telangiektasien, die nach jeder Art der Röntgenbestrahlung auftreten können.

Lazarew hat eine größere Anzahl von Röntgenologen mit Hilfe der Capillarmikroskopie untersucht. Er fand in den Fällen, bei denen die Haut noch normal erschien, keinerlei Änderung des Capillarbildes, aber auch, wenn schon leichte Veränderungen äußerlich sichtbar waren, wie Trockenheit der Haut sowie Brüchigkeit der Nägel, zeigten sich capillaroskopisch häufig keine Abweichungen, bisweilen Erweiterung der Capillaren und des oberflächlichen Venenplexus. Erst wenn rötliche Fleckchen oder gleichmäßige blaurötliche Färbung der Haut deutlich sichtbar war, zeigte sich bedeutende Erweiterung des oberflächlichen und meist auch des tiefen Venenplexus. Bei der fortgeschrittenen chronischen Röntgendermatitis ließen sich starke Veränderungen an den Capillaren erkennen in Form von varikös erweiterten Capillaren, spindelförmigen Capillaraneurysmen,

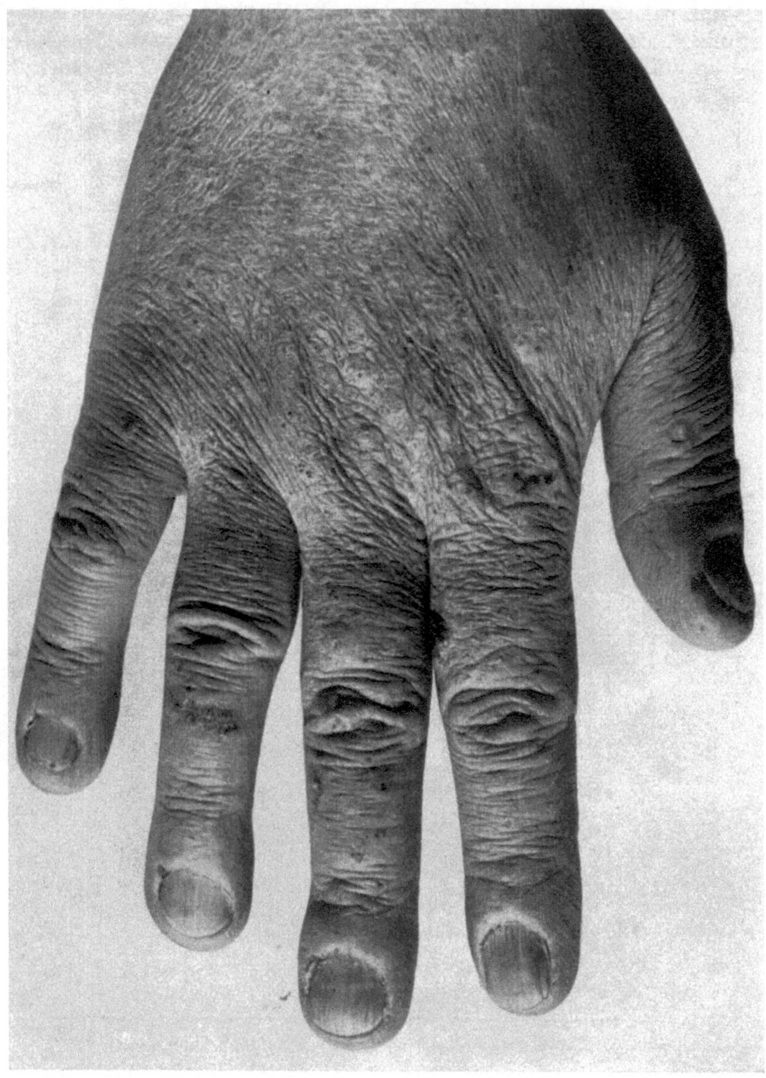

Abb. 36. Röntgenhand. Starke diffuse Verdickung, Vergröberung der Fältelungen, Nagelveränderungen, Paronychien, Warzenbildungen.

tiefen Buchten in der Capillarwand. Diese Ergebnisse sprechen gegen die Annahme einer primären Gefäßschädigung als Ursache der chronischen Röntgenveränderung.

Die Einwirkung auf das Pigment zeigt sich in Form stärkerer Pigmentierung, die entweder zu einer annähernd gleichmäßigen, schmutzigbraunen Verfärbung des ganzen geschädigten Gebietes führt, oder in Form von Pigmentflecken neben

Depigmentierungen, also unter dem Bilde einer scheckigen Pigmentierung auftritt.

Die Hauptveränderungen betreffen die *Cutis und Subcutis*. Hierbei treten sklerosierende und infiltrative Prozesse in den Vordergrund, die zu einer Verdickung der Haut, verbunden mit schwerer Faltbarkeit, Starrheit und diffuser Schwellung führen (Abb. 36). Dabei ist die normale Felderung der Hautoberfläche verwischt, die Falten über den Gelenken sind vertieft, die schon erwähnte Neigung

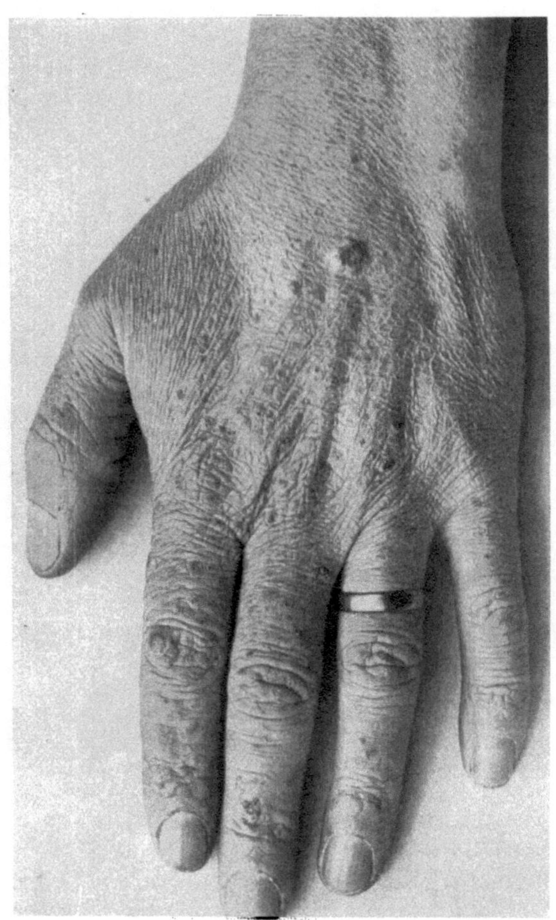

Abb. 37. Röntgenhand. Atrophie, zahlreiche Hyperkeratosen.

zu Rhagaden ist besonders ausgesprochen. Andererseits kann das Bild mehr von einer fortschreitenden Atrophie beherrscht werden, die zu einer vorzeitigen Welkheit und Schlaffheit der Haut führt und Ähnlichkeit mit der Greisenhaut hat. Die Haut sieht gerunzelt und zerknittert aus, läßt sich in dünnsten Falten abheben und zeigt das Zigarettenpapierphänomen (Abb. 37). Je nachdem die einen oder die anderen der geschilderten Veränderungen mehr in den Vordergrund treten, kommen verschiedene klinische Bilder zustande, die meist aber die einzelnen geschilderten Komponenten erkennen lassen. In allen Fällen macht sich bald eine Störung in der *Verhornung* bemerkbar, die in Form diffuser Hyperkeratose verschiedenen Grades auftritt und sich zunächst in einer eigenartigen Härte der Haut anzeigt, die besonders dann auffällig wird, wenn gleichzeitig die erwähnte Schwellung und Verdickung der Haut besteht; die diffuse Hyperkeratose verstärkt besonders in diesen Fällen die Neigung zur Rhagadenbildung. Häufig tritt die Verhornungsanomalie an einzelnen Stellen streifenförmig oder fleckförmig auf mit allmählichen Übergängen zu der diffusen Hyperkeratose, wobei die gröbere Hautfältelung unregelmäßig begrenzte Felder hervortreten läßt.

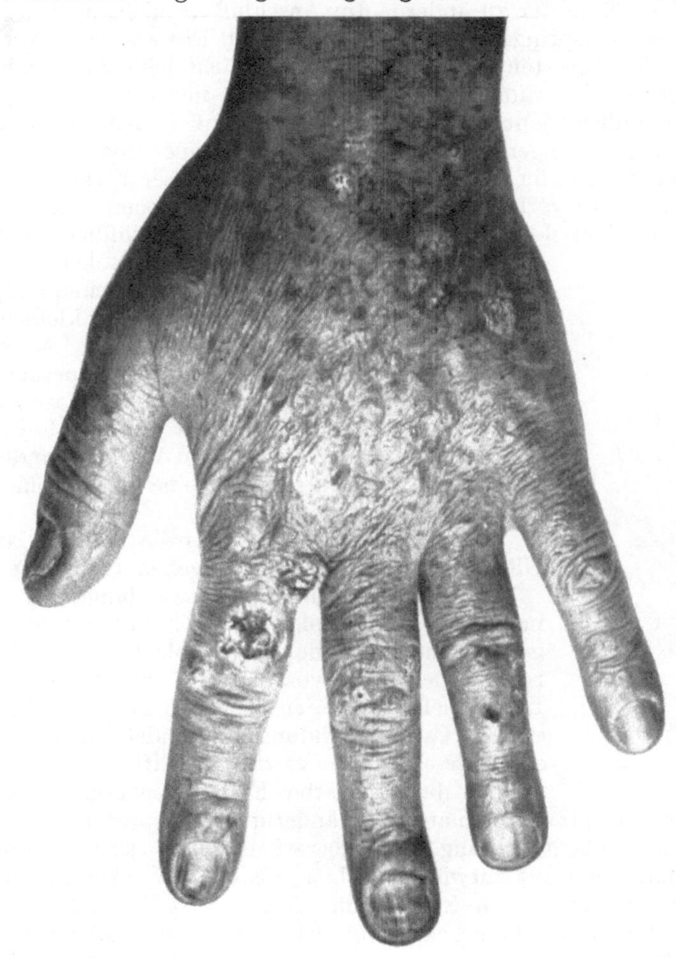

Abb. 38. Röntgenhand. Sklerodermieartige Veränderung, Pigmentierung, Verrucae, beginnende Ulcerationen am Zeigefinger.

Neben dieser *diffusen* Hyperkeratose besteht eine Neigung zur Bildung scharf abgegrenzter, circumscripter Hyperkeratosen, denen eine besondere Bedeutung zukommt. Sie treten in Form dunkelbrauner, konischer Hornkuppen von Stecknadelkopfgröße auf, die mehr oder weniger zahlreich in die diffuse Hyperkeratose eingestreut sind und mitunter zu kleineren Herden zusammenfließen. Daneben bestehen größere Hyperkeratosen, die entweder rund oder polygonal begrenzt sind mit fast glatter, das Hautniveau wenig überragender Oberfläche, oder die in Form verschieden großer, kreisrunder oder elliptischer, harter, warzenartiger Gebilde sich abheben. Diese verschiedenen Efflorescenzen können größere Mächtigkeit annehmen, sind häufig schmerzhaft, sehr störend und werden meist mit dem Messer oder dem scharfen Löffel abgetragen oder mit dem Nagel abgekratzt, worauf sie sich immer wieder neu bilden. Während die kleinen, dornenartigen Hyperkeratosen und auch die flachen Formen jahrelang unverändert bestehen bleiben, besteht bei dem Typ der Verruca dura die Neigung, allmählich den Charakter zu ändern. Im Anschluß an nicht ausbleibende Verletzungen dieser vorspringenden Gebilde, oder nach Entfernung derselben durch den Träger selbst, entsteht an ihrer Stelle eine nicht heilende, zunächst oberflächliche, kleine Ulceration, die sich allmählich in die Peripherie und die Tiefe zu ausbreitet, außerordentlich schmerzhaft sein kann und die Gebrauchsfähigkeit der befallenen Finger, meist Dorsalseite von Zeige- und Mittelfinger, einschränkt oder ganz aufhebt (Abb. 38). Der Grund dieser Ulcerationen besteht aus schlaffen, leicht zerfallenden, rotgrauen Granulationen, die ständig mit dünnem Sekret bedeckt sind und einen eigenartigen, süßlich-faden Geruch von sich geben. Der Rand eines solchen Ulcus wird gewöhnlich von einem hyperkeratotischen Ring gebildet (Abb. 39). Versucht man, mit einem kleinen scharfen Löffel die Granulationen abzukratzen, so kann man noch ein gutes Stück unter der hyperkeratotischen Zone vordringen; es geht also der Prozeß unter der deckenden, dicken Hornschicht weiter, als es zunächst den Anschein hat. Bei diesem Verlauf handelt es sich immer um die Entstehung eines Carcinoms, des sogenannten *Röntgencarcinoms*.

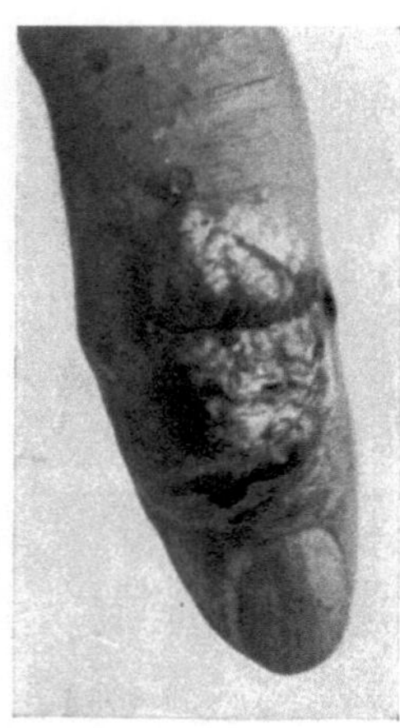

Abb. 39. Ausgebildetes Carcinom an einer Röntgenhand.

Die verrukösen Efflorescenzen können auch ohne Ulceration in Carcinom übergehen (Abb. 40).

Der eben geschilderte Entwicklungsgang des Carcinoms der Röntgenologen zeigt, daß der malignen Degeneration chronische, irreparable, tiefgreifende Veränderungen der Haut vorausgehen, welche sich meist im Laufe vieler Jahre entwickeln, und auf deren Boden erst die Carcinombildung stattfindet. Insbesondere sind es die geschilderten verrucösen Efflorescenzen, an denen häufig die atypische Epithelwucherung beginnt und die wir daher als präcarcinomatöse Veränderungen ansprechen; oder es entsteht die Carcinomentwicklung aus Ulcerationen, die sich innerhalb stark röntgengeschädigter Haut entwickelt haben. Es entsteht aber nie die maligne Degeneration an bestrahlten Stellen, die nicht schon lange Zeit vorher die Zeichen der starken Röntgenschädigung erkennen ließen. Das gilt nicht nur für das Carcinom der Röntgenologen, sondern auch für diejenigen Carcinome, die sich nach häufigen oder auch einmaligen Röntgenbestrahlungen zu diagnostischen oder therapeutischen Zwecken entwickeln. Auch hier ist das Carcinom immer nur das letzte Glied einer langen Kette von Reaktionen, die als Folgeerscheinungen der Bestrahlungen aufgetreten sind, nie entwickelt sich ein Röntgencarcinom auf einem annähernd normal aussehenden Hautbezirk. Diejenigen Fälle von Hautcarcinomentwicklung, sei es bei Röntgenologen oder bestrahlten Patienten, bei denen diese wichtige Voraussetzung nicht erfüllt ist, dürfen vorläufig nicht mit Sicherheit als Röntgencarcinome angesprochen werden. Das gilt z. B. für die von O'DONOVAN in der dermatologischen Section der Roy. soc. of med. in London 1927 als Röntgencarcinome demonstrierten multiplen Basalzellencarcinome am Stamm eines Röntgenphotographen. Hier war die Entwicklung der Hautcarcinome in Bezirken erfolgt, die frei von sonstigen Röntgenveränderungen waren, so daß ein ätiologischer Zusammenhang mit den Röntgenbestrahlungen in diesem Fall unbewiesen ist.

Wenn wir Erkrankungen der Haut suchen, welche eine Ähnlichkeit mit dem eigenartigen und scheinbar ganz außergewöhnlichen Bilde der Röntgenhaut und deren Folgeerscheinungen besitzen, so finden wir eine solche in dem Xeroderma pigmentosum Kaposi, das eine klinisch und histologisch beinahe bis in alle Einzelheiten gehende Übereinstimmung mit der Röntgenhaut besitzt. Ferner gibt es eine zweite Kategorie von Erkrankungen, bei denen ebenfalls das Licht eine Rolle spielt und auf deren Boden sich maligne Degenerationen entwickeln, nämlich die Seemannshaut von Unna und die Landmannshaut von Jadassohn. Auch hier stehen im Vordergrund der Erscheinung Erytheme, scheckige Pigmentierungen, atrophische Vorgänge, zunehmende Rauhigkeit und Härte der Haut, Verdickung der Hornschicht, Schwielen- und Warzenbildung mit carcinomatöser Umwandlung und auch hier dauert die Entwicklung jahrelang. Den genannten drei Krankheitsbildern: Röntgenhaut, Xeroderma pigmentosum und Seemanns- bzw. Landmannshaut, sind also folgende Punkte gemeinsam:

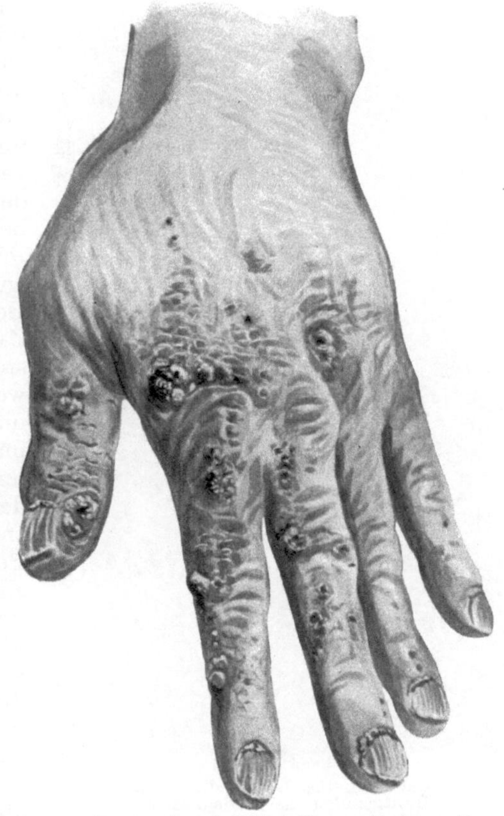

Abb. 40. Röntgenhand. Seltene Form mit eigenartigen starken Hyperkeratosen (mikroskopisch Carcinom).

1. Die äußere Ursache ist ein physikalischer Reiz, der in das Gebiet kurzwelliger Strahlen gehört.

2. Daß die Veränderungen im einzelnen Falle eintreten, ist eine Frage der Dosis bei der Röntgenhaut; oder eine Frage der individuellen Empfindlichkeit, die angeboren ist — Xeroderma pigmentosum —, oder erworben sein kann — Seemannshaut —.

3. Die Ausbildung der Erkrankung dauert jahrelang.

4. Im Vordergrund der Erscheinungen stehen zunächst entzündliche und hyperämische Prozesse, Veränderungen der Pigmentierung, diffuse Hyperkeratosen, sklerosierende und atrophische Vorgänge im Bindegewebe, Ausbildung von circumscripten Keratosen und verrucösen Efflorescenzen.

Das Röntgencarcinom ist gewissermaßen ein unfreiwilliges, experimentelles Carcinom beim Menschen und besitzt einen auffallenden Parallelismus zu dem experimentellen Teercarcinom bei Mäusen und Kaninchen.

Während die Zahl der beruflichen Röntgencarcinome infolge des persönlichen Schutzes glücklicherweise abnimmt, scheinen sich die Beobachtungen von Carcinomen bei Patienten, die Röntgenbestrahlungen zu diagnostischen oder therapeutischen Zwecken unterworfen waren, zu vermehren. Hierbei handelt es sich nie um die so außerordentlich lange Zeit hindurch fortgesetzt gegebenen, an sich geringfügigen Röntgenstrahlenmengen, wie bei der Berufskrankheit, sondern nur um einmalige oder innerhalb bestimmter Zeitspannen mehrmals wiederholte Bestrahlungen oder Bestrahlungsserien. Danach kommt es entweder zur Entwicklung einer chronischen Röntgendermatitis mit den vorher geschilderten Symptomen oder zu einem schweren Ulcus, auf dessen Boden sich das Carcinom entwickelt.

Zu den ältesten derartigen Fällen gehört wohl der Fall von NOBL aus dem Jahre 1912, eine Frau von 52 Jahren betreffend, welche 11 Jahre vorher wegen Hypertrichosis des Gesichtes epiliert wurde, und bei der es innerhalb eines sklerodermieartig veränderten, scheckig pigmentierten Hautbezirkes mit Gefäßektasien und Warzenbildung zu einem Epitheliom der Nase gekommen war. Also ein ganz typischer, mit dem beruflichen Röntgencarcinom übereinstimmender Verlauf. Ähnlich verhält sich der Fall von BICHLER, der einen jungen Mann von 18 Jahren betrifft, der 9 Jahre vorher wegen Prurigo mit Röntgenstrahlen behandelt wurde und bei dem sich auf dem Boden einer Röntgendermatitis ein Carcinom entwickelte. KUZNITZKY stellte eine 34jährige Frau vor, die wegen Naevus flammeus wiederholt unter Auftreten von Erythmen mit ungefilteter Strahlung behandelt war und bei der sich 10 Jahre später auf dem Boden eines Ulcus ein Carcinom entwickelte. Bei einem Fall eigener Beobachtung entwickelte sich bei einer 53jährigen Frau, die 10 Jahre vorher wegen starker Blutungen am Abdomen wiederholt bestrahlt worden war, auf der sklerodermieartig verdickten, scheckig pigmentierten und von Gefäßektasien durchsetzten Haut an einer Stelle, wo eine Korsettstange lange Zeit hindurch einen Druck ausübte, ein blumenkohlartig gewuchertes Carcinom. Ähnlich verhält sich der Fall von HERXHEIMER aus dem Jahre 1909, bei dem im Anschluß an häufige Durchleuchtungen innerhalb sklerodermieartig veränderter Haut ein scharf geschnittenes Ulcus entstand, dessen Rand carcinomatös wurde. Ebenfalls auf dem Boden eines Ulcus entwickelte sich ein Carcinom außergewöhnlicher Größe in einem von mir beobachteten Fall. Er betrifft einen jungen Mann, der zu Beginn des Krieges häufiger durchleuchtet worden war. Es entwickelte sich auf einer sklerodermieartig veränderten Haut ein Ulcus, das in der Folgezeit carcinomatös entartete. Mehrfache Exstirpationen des stets rezidivierenden Carcinoms führten schließlich zu einem, wie die Abbildung zeigt, enormen Defekt am Rücken, der bis auf die Wirbelsäule reichte, in seiner ganzen Ausdehnung mit carcinomatösen Wucherungen bedeckt war (Abb. 41) und zu qualvollem Tode führte.

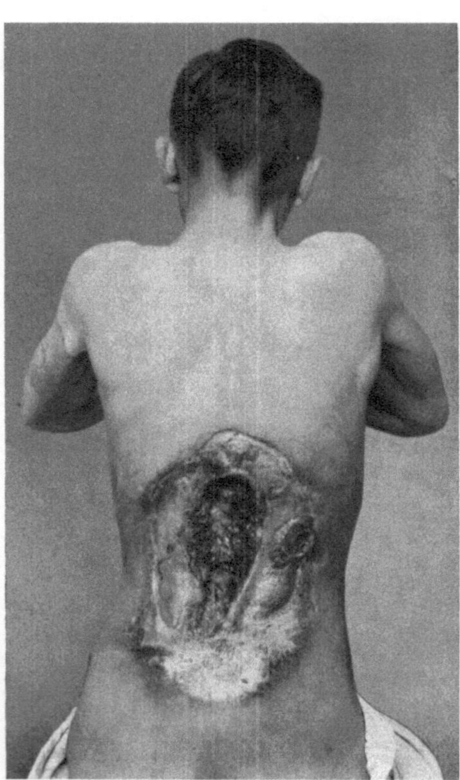

Abb. 41. Carcinomatöse Umwandlung eines tiefen Röntgenulcus nach Diagnostik.

Besonders tragisch sind Fälle, bei denen nach operiertem Carcinom sog. prophylaktische Bestrahlungen vorgenommen wurden, die schließlich zur Ausbildung eines typischen Röntgencarcinoms führten. In einem von mir beobachteten Fall (Abb. 42) wurden auf die operierte Thoraxseite mehrere Serien von Bestrahlungen gegeben, die meist von einem Erythem gefolgt waren. Es kam zu Atrophie, Gefäßektasien, verrucösen Efflorescenzen, Ulcerationen und

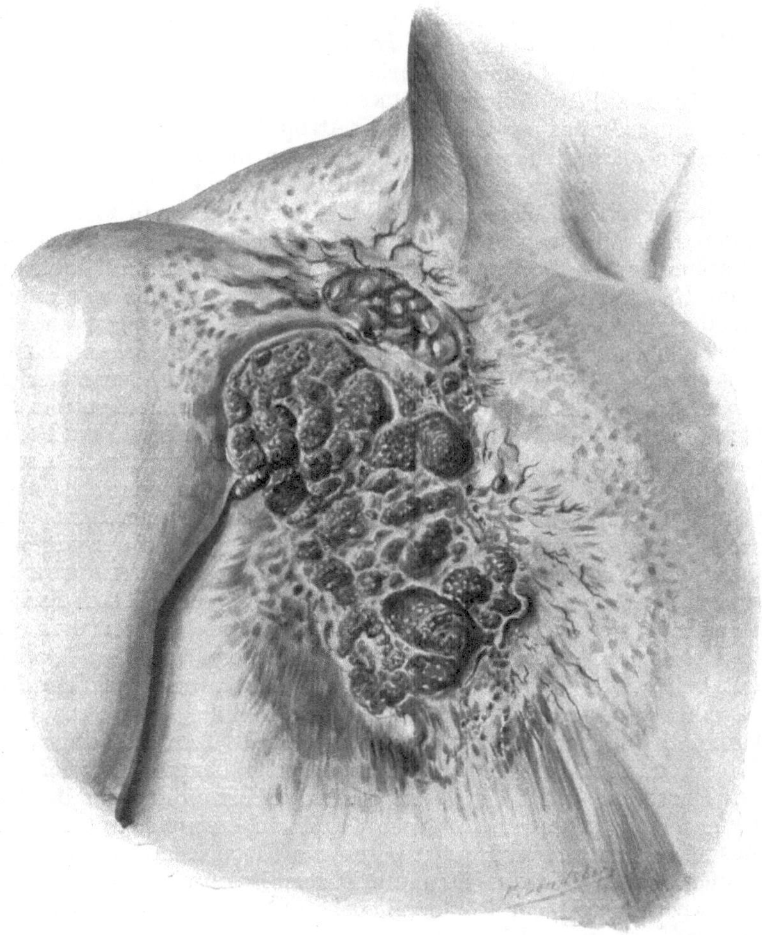

Abb. 42. Röntgencarcinom nach wiederholten postoperativen Mammabestrahlungen.

schließlich zur Ausbildung ausgebreiteter Rasen blumenkohlartiger leicht blutender Tumoren (verhornendes Plattenepithelcarcinom). Tod erfolgte durch häufige, mitunter außerordentlich starke, zu hochgradiger Anämie führende Blutungen unter andauernden, heftigsten Schmerzen.

Während in den Fällen, wo die Bestrahlung auf eine vorher normale Haut traf, kein Zweifel über den ursächlichen Zusammenhang zwischen Röntgenstrahlen und Tumorbildung besteht, ist die Beurteilung schwerer, wenn eine bereits *vorher* pathologisch veränderte Haut bestrahlt wurde. Hierher gehören in erster Reihe Fälle von Lupus vulgaris, bei denen sich nach Röntgenbehandlungen Carcinome entwickelten und die in größerer Zahl als Röntgencarcinome auf Lupus veröffentlicht wurden. Da aber auch ohne jede, bzw. bei jeder Therapie sich auf Lupus ein Carcinom entwickeln kann, ist im Einzelfall der ätiologische Anteil der Röntgenstrahlen schwer oder gar nicht abzuschätzen. SEQUEIRA fand 1908 unter 964 Lupusfällen 14 Carcinome (1,5%), von denen ein Teil mit Röntgenstrahlen behandelt war und betont, daß nach anderen Statistiken *vor* Einführung der Röntgentherapie ebensolche oder höhere Prozentzahlen von Carcinom auf Lupus angegeben wurden. WICHMANN fand 1921 unter 1557 Lupuskranken 19 Carcinome, von denen 7 durch Röntgenstrahlen, 1 durch Mesothorium veranlaßt sein *konnten*.

Im Gegensatz zum Lupus vulgaris sind Carcinombildungen auf Lupus erythematodes an sich nur selten. MACKEE und FORDYCE sahen nach Röntgenbehandlung eines Lupus erythematodes Atrophie, Gefäßektasien, Keratosen und Bildung eines Epithelioms. Dieser Fall kann infolge seines typischen Verlauf als Röntgencarcinom aufgefaßt werden. Ähnliche Erwägungen kommen bei bestrahlten Psoriasisfällen in Betracht. Hier habe ich in zwei Fällen nach wiederholten Bestrahlungen die typischen Röntgenveränderungen gesehen, wie sie der Carcinomentwicklung vorausgehen, in dem einen Fall lagen die Bestrahlungen 15, in dem anderen 14 Jahre zurück. Der eine war am Rücken lokalisiert, der andere an den Händen, von denen die linke wegen ausgebreiteter Krebsentwicklung amputiert wurde. In drei weiteren Fällen habe ich typische Röntgencarcinome auf den Händen wiederholt bestrahlter Psoriatiker gesehen.

Auf dem Boden der Röntgenhaut können sich auch Sarkome entwickeln. PORTER und WOLBACH berichten über einen Fall, bei dem auf dem Boden einer seit 10 Jahren bestehenden Röntgendermatitis neben multiplen Carcinomen auch ein Fibrosarkom entstanden war. B. FISCHER demonstrierte ein Fibromyxosarkom der Hand drei Jahre nach lange Zeit fortgesetzter Röntgenbehandlung eines Ekzems. Über die Ausbildung eines Sarkoms auf der wegen Trichophytie behandelten Kopfhaut eines Knaben berichtete SAUERBRUCH [1]. Nicht ganz geklärt erscheinen mir die drei von BECK [2] beschriebenen Sarkomfälle, die sich nach Röntgenbehandlung tuberkulöser Herde entwickelten. ALINS [3] verfolgte histologisch die Entwicklung eines Sarkoms auf dem Boden eines wiederholt bestrahlten Lupus vulgaris bei einem zeitweise auch beruflich den Röntgenstrahlen ausgesetzt gewesenen Patienten.

Experimentell wurden von CLUNET, MARIE RALOUT LAPOINTE durch Röntgenbestrahlungen an Ratten Tumoren erzeugt, unter denen sich auch Sarkome befanden. BLOCH hat durch fortgesetzte Röntgenbestrahlung auf der Haut des Kaninchenohres, JONKHOFF bei Mäusen Carcinom erzeugt. Mit Radium sind neuerdings wiederholt auf der Haut experimentell atypische Epithelwucherungen hervorgerufen worden (LAZARUS-BARLOW, DAELS, PETROW). GÖBEL und GERARD erzeugten experimentell ein Röntgenulcus, auf dessen Boden sich ein polymorphkerniges Sarkom mit Riesenzellen bildete, als einzigen Fall in einer größeren Versuchsreihe an Meerschweinchen.

In Versuchen von CECIL W. ROWNTREE an Schwänzen von Mäusen und Ratten traten nach wiederholten Bestrahlungen destruierende Veränderungen an der Dorsalseite und Epithelhypertrophie an den Seiten auf.

Ausbildung von Carcinom in anderen Organen als der Haut unter der Einwirkung der Röntgenstrahlen ist mitunter angenommen worden. Hierhin gehört die Ausbildung eines doppelseitigen Mammacarcinoms bei einer Röntgenschwester, über die DELPENTHAL berichtet. Die Patientin erkrankte zunächst an einem Röntgencarcinom an der linken Hand, das die Absetzung von

---

[1] Fortschr. Röntgenstr. **31**, 31.
[2] Münch. med. Wschr. **1922**, 623.
[3] Bruns' Beitr. **143**, 567.

Fingern, dann der Hand, des Unterarmes und schließlich des Oberarmes notwendig machte. 7 Jahre nach Beginn des Röntgencarcinoms traten harte Knoten in beiden Mammae auf, welche amputiert worden; $1^1/_2$ Jahre später Exitus. Die Haut über der Brust war nicht durch Röntgenstrahlen verändert. Ich glaube nicht, daß man den Brustkrebs in diesem Fall mit Sicherheit als echten Röntgenkrebs auffassen kann. Entwicklungen von Carcinomen an Ovarien und am Uterus sind mitunter auf vorausgegangene Röntgenbestrahlungen zurückgeführt worden. VOGT kommt in einer kritischen Sichtung des vorliegenden Materials zu dem Schluß, daß in keinem dieser Fälle ein Zusammenhang mit der Röntgenbestrahlung erwiesen ist, ebenso lehnt DEHLER das Vorhandensein eines gynäkologischen Röntgencarcinoms ab.

Der Mechanismus der Strahlenwirkungen auf die Haut.

Trotzdem der Verlauf der Röntgenreaktion rein klinisch schon frühzeitig gut bekannt war, so lag über der Entstehung der verschiedenartigen Erscheinungsformen, der langen Dauer und anderen Besonderheiten ein geheimnisvolles Dunkel, und vor allem die *Latenz* bis zum Auftreten der ersten sichtbaren Veränderungen und der eigenartigen Spätreaktionen führte von Anfang an zu Erklärungs- und Deutungsversuchen, die sich hauptsächlich auf die *spezielle* Frage erstreckten, *wo* bei dem inhomogenen Hautorgan der *erste* Angriffspunkt der Strahlen liege. Hierbei handelt es sich zunächst um die Frage, ob die Röntgenstrahlen direkt eine *bestimmte* Zellgruppe, insbesondere die Epithelzellen, schädigen, und ob diese Veränderungen ihrerseits die übrigen entzündlichen Erscheinungen auslösen, oder ob nicht umgekehrt die Gefäße oder irgend ein anderer Teil der Haut als Angriffsort der Strahlung die *ersten* Veränderungen aufweist, denen alle anderen sichtbaren Erscheinungen, insbesondere die Epithelveränderungen folgen.

Die älteste Vorstellung einer primären *Gefäßwirkung* der Röntgenstrahlen stammt von KAPOSI, der eine Änderung des Gefäßtonus als die erste Folge der Röntgenwirkung ansah und auch den Vorgang der Epilation durch diese Veränderung im Zustand der Haarpapillengefäße erklärte (s. oben). Es hat dann zuerst GASSMANN an histologisch untersuchten Röntgenulcerationen auf die deutlichen und ausgedehnten Veränderungen der Blutgefäße hingewiesen, und BAERMANN und LINSER, sowie LINSER haben ganz klar und bewußt die unter der Einwirkung der Röntgenstrahlen auftretenden Gefäßschädigungen als das Primäre angesehen und alle späteren Veränderungen, die leichte Dermatitis wie die schwere Ulceration, als Folgezustände dieser Gefäßveränderungen gedeutet. Die Blutgefäße werden von ihnen zumindest als der *zunächst* am schwersten betroffene Teil der Haut betrachtet, als deren Folge sich erst die Alteration des Epithels einstellt. Abgesehen von histologischen Befunden wußten sie zur Klärung dieser Frage das Experiment heranzuziehen und wählten Versuchsanordnungen, die späterhin mit einigen Modifikationen, im Prinzip aber gleichbleibend, auch von anderen benutzt wurden.

THIERsche Epithelläppchen, die einer 2 Tage vorher mit 6 H bestrahlten Hautstelle entnommen waren, heilten auf einer normal granulierenden Fläche ebensogut an wie von unbestrahlten Stellen entnommene Kontrolläppchen. Bei einem granulierenden Defekt wurde ferner an einer Stelle lediglich der fortschreitende Epithelsaum, an einer anderen Stelle nur das granulierende Zentrum bestrahlt. Beide Stellen überhäuteten sich; aber da, wo die granulierende Fläche bestrahlt war, stießen sich die Läppchen wieder ab. In einem anderen Versuch geschah dasselbe, wenn die bestrahlte, granulierende Basis mit normalem THIERschen Läppchen bedeckt worden war.

Auch die Tatsache, daß die gefäßlose Kaninchencornea sehr große Röntgendosen verträgt, wird in derselben Weise gedeutet bzw. als Beweis für die Richtigkeit ihrer Annahme von BAERMANN und LINSER angeführt. Diese Anschauungen, denen wir auch weiterhin in der Literatur wieder vielfach begegnen, werden in neuester Zeit am ausgesprochensten in den Arbeiten von Gabriel und David vertreten, die nicht nur für die Veränderungen der Haut, sondern auch die der anderen Organe eine primäre Beeinflussung der Gefäße annehmen. Gabriel hat zu diesem Zweck Funktionsprüfungen der Gefäße an überlebenden Kaninchennieren unter dem Einfluß der Röntgenstrahlen angestellt und hierbei je nach Dosis und Strahlenqualität Kontraktion oder Dilatation gefunden. Im histologischen Bild bestrahlter Katzennieren fand Gabriel Gefäßveränderungen, die er als Ursache der schließlich eintretenden Schrumpfniere ansieht. Die Röntgenstrahlen setzen nach diesen Autoren an der nervösen und contractilen Substanz der Capillar- und Gefäßwand an. Eine solche primäre Wirkung auf das Gefäßnervensystem wurde beim Zustandekommen des *Früh*-Erythems bereits von H. E. Schmidt sowie von Brauer angenommen, während beim eigentlichen Röntgenerythem eine direkte Schädigung der Gefäßintimazellen bzw. der Gefäßwandselemente vorliege, wobei offen gelassen wird, ob außerdem noch Schädigungen anderer Gewebselemente bestehen, die zu reaktiven Entzündungsvorgängen führen.

Neben dieser Theorie der *primären Gefäßveränderung* trat schon sehr früh eine solche der primären *Nerven*schädigung auf. Oudin, Barthélemy und Darier nahmen eine solche primäre Veränderung der Haut*nerven* als erste Bestrahlungsfolge an, die sich schließlich bis auf die Endästchen erstreckt. Die Röntgenveränderungen der Haut werden demnach als Trophoneurose aufgefaßt. Diese Anschauung hat sich nicht lange gehalten, weil bald erkannt wurde, daß die peripheren Nerven außerordentlich strahlenresistent sind und neuritische Veränderungen mit konsekutiven, trophoneurotischen Störungen nur bei sehr schweren Röntgenschädigungen festzustellen sind.

Neisser stellte sich auch für die *Röntgendermatitis* auf den Boden der Weigertschen Anschauung, daß es sich bei den entzündlichen Erscheinungen stets um primäre Gewebsschädigungen handele, welchen die Entzündung als Reaktion erst nachfolgt. Auch bei den milden Formen der Röntgenreaktion, bei denen makroskopisch keine Zerstörungen sichtbar werden, kommt es zunächst zu derartigen, entzündungsauslösenden Gewebsstörungen. Die meisten Autoren nahmen an, daß es die Epithelzellen sind, welche die größte Strahlenempfindlichkeit besitzen, daher zuerst am meisten geschädigt werden (Holzknecht u. v. a.). Sobald die Degeneration der Epithelzellen einen gewissen Grad erreicht hat, kommt es nach dieser Anschauung zu den entzündlichen Reaktionserscheinungen mit Gefäßerweiterung, seröser Durchtränkung, Leukocytenauswanderung usw. mit deren Folgeerscheinungen (Scholtz).

Mit Recht betont Regaud, daß man unterscheiden müsse zwischen Röntgenbestrahlungen, die *alle* Gewebe fast gleichmäßig zerstören und zur völligen Radionekrose führen, und den milden Bestrahlungen, bei denen eben nur die empfindlichsten Zellen zunächst geschädigt werden. In letzterem Falle finde man, daß, wie Dalous und Lasserre gezeigt haben, die *Basal*zellen zuerst geschädigt werden. Regaud nimmt an, daß, ebenso wie bei der Hodenschädigung die Aufhebung der Spermatogenese allein durch die Störung der Spermiogonien erklärt werden kann, auch alle am Epithel sich abspielenden Veränderungen lediglich die Folge einer Schädigung der Basalzellen sind, aus denen sich die übrigen Schichten der Epidermis entwickeln. Weitere Folgeerscheinungen sind dann die entzündlichen Vorgänge. Die Annahme einer direkten Einwirkung der Röntgenstrahlen auf die Epithelzellen und vor allem auf die Basalzellen hat sehr viele Anhänger.

Zu der als besonders strahlenempfindlich bezeichneten Keimschicht der Epidermis und der Haarpapille fügt Rost noch die Endothelzellen der

Capillaren, die fixen Bindegewebszellen und die Epithelzellen der Schweißdrüsen hinzu. Ähnliches finden wir bei MIESCHER (l. c.), und auch FAHR (l. c.) wendet sich gegen die ausschließliche oder besonders hervorragende Beeinflussung einer einzelnen Zellart, sondern räumt den Röntgenstrahlen eine breitere Angriffsbasis ein, wobei immer die *Kern*veränderung der betreffenden Zellen als das Maßgebende angesehen wird.

Dieser Annahme einer *direkten* primären Einwirkung auf *bestimmte*, besonders strahlenempfindliche Zellarten steht die Entwicklung eines anderen Erklärungsversuches entgegen, bei dem die sichtbare Zellveränderung nicht das Primäre ist. KIENBÖCK nahm an, daß in *allen* Geweben, in denen Röntgenstrahlen absorbiert werden, chemische Veränderungen entstehen, unterwertig gewordene Stoffwechselprodukte, die bei genügender Ansammlung Giftwirkungen örtlicher oder sogar allgemeiner Natur entfalten können. Diese „giftigen" Substanzen könnten nach KIENBÖCK in abnormen oder an sich normalen, jedoch abnorm lang persistierenden Produkten der gestörten Assimilation oder Dissimilation bestehen. KIENBÖCK führt also alle Erscheinungen der Röntgenreaktion letzten Endes auf eine mit „Toxin"-Bildung einhergehende Störung der Zelltätigkeit zurück. Auch diese Art der Betrachtung findet man später häufig wieder und in höchster Vervollkommnung tritt uns dieselbe in der von CASPARY geistvoll in Kombination mit der DESSAUERschen Punktewärmetheorie ausgearbeiteten Nekrohormontheorie entgegen, wonach der Angriffspunkt der Röntgenstrahlen *auch außerhalb* der Zelle oder des Zellkernes gesucht werden kann. UNNA sah die von ihm festgestellte Änderung des Kollagens als die primäre Wirkung der Röntgenstrahlen an und hielt die entzündlichen Erscheinungen für reaktive Vorgänge auf diesen Degenerationsprozeß. Auch in neuester Zeit finden wir eine ähnliche Anschauung von WOLBACH vertreten. In Experimenten an der Haut von Meerschweinchen fand WOLBACH als erste sichtbare Veränderung bereits 48—72 Stunden nach einmaliger Bestrahlung eine ausgesprochene Schwellung und Verdickung des Kollagens des Coriums und des subcutanen Gewebes sowie der großen Gefäße und der Anhangsgebilde der Haut. Nach 6—8 Tagen ist diese Veränderung auf der Höhe. Die Bindegewebszellen sind zum Teil zerstört, zum Teil erhalten. Die Epidermis zeigt keine Veränderungen, *bevor* die des Kollagens sichtbar sind. WOLBACH glaubt daher, daß die Veränderungen der Epidermis sekundär und die Folge der Obliteration von Lymph- und Blutgefäßen sind. Das alterierte Bindegewebe regeneriert sich nicht, aber neues wird aus den erhaltenen Bindegewebszellen gebildet. So entsteht die Induration bei der chronischen Röntgendermatitis. Die Schwellung des Kollagens beruht auf einer Störung der osmotischen Verhältnisse. An den Gefäßen führt die Verdickung des Kollagens zu Obliteration mit deren Folgeerscheinungen.

Auch die Tatsache, daß Bestrahlung von Einzelligen sehr große Dosen erfordert, um völlige Abtötung herbeizuführen und die Annahme, daß Bestrahlung von Gewebskulturen oder Epithelläppchen in vitro kaum eine Wirkung ausübe, gab Veranlassung, den primären Angriffspunkt außerhalb der Zelle zu suchen. Aus der neuesten Literatur erwähne ich in dieser Beziehung die Ausführungen von RAHM und KLOSE, welche den Angriffspunkt der Röntgenstrahlen in die Zwischensubstanz, in die bindegewebige Fasersubstanz verlegen, wobei ein zunächst indifferenter Stoff gebildet wird, der bei gleichzeitigem Vorhandensein besonderer Umstände in eine giftige Form überführt wird, die dann ihrerseits die Röntgenveränderungen der Gewebe hervorruft. Ähnliche Anschauungen entwickelt auch FRANZ M. GROEDEL (Berlin 1925), der ebenfalls die *direkte* Einwirkung der Strahlen auf die *Zelle* ablehnt und eine Änderung des Milieus, in dem die Zelle sich befindet, als das Wichtigste ansieht.

Zu diesen letzteren Erklärungsversuchen ist zu bemerken, daß es bisher noch nicht gelungen ist, ein solches giftiges Bestrahlungsprodukt, ein Röntgentoxin, mit Sicherheit festzustellen und experimentell zu erfassen oder gar chemisch zu definieren, wenn es auch an vielen Versuchen in dieser Richtung nicht gefehlt hat und manche von ihnen, wie die WERNERschen Cholinversuche, viel Interessantes und Wichtiges geboten haben. Es sind andererseits so viele Tatsachen vorhanden, die für eine *direkte* Einwirkung der Röntgen- und Radiumstrahlen auf die Zelle, auch auf isolierte Zellen, sprechen, daß die Verlegung des Angriffspunktes außerhalb derselben nur eine, ich möchte sagen, Verlegenheitshypothese darstellt, die einen weiteren Einblick in die Vorgänge nicht ermöglicht.

Von sonstigen Veränderungen der Haut, welche unter Einwirkung der Röntgenbestrahlung eintreten, seien noch erwähnt:

1. Die von LIEBER festgestellte, in dem Kapitel über die Einwirkung auf die Haare schon berücksichtigte Veränderung des Kalium-Calciumgehaltes der Haut.
2. Änderung der Wasserstoffionenkonzentration (GANS u. a.).
3. Änderung der Hautpolarisation, die durch Messung des Gleichstromwiderstandes bei bestimmter Methodik festgestellt wird (KELLER und REIN).

Unter Berücksichtigung aller biologischen Wirkungen möchte ich annehmen, daß die Röntgenstrahlen *jede* Zelle zu beeinflussen vermögen, gleichgültig ob sie frei oder im Zellverband sich befindet, auch in Gewebskulturen, wobei letzten Endes der Mechanismus der Wirkung noch nicht endgültig geklärt ist, wie im allgemeinen biologischen Teil ausgeführt wurde. Die Wirkung zeigt sich bei leichteren Graden darin, daß die Zelle nicht akut getötet oder weitgehend geschädigt, sondern daß nur eine Funktion derselben, fast stets im Sinne einer Hemmung, geändert wird. Am empfindlichsten scheint der Teilungsmechanismus zu sein. Eine solche Störung kann sich nur durch die Änderung irgendeiner Lebensäußerung der Zelle, die der Beobachtung gut zugänglich ist, bemerkbar machen. Daß die einzelnen Zellen auch *derselben* Art nicht in gleicher Weise durch die Strahlen beeinflußt werden, was wir als individuelle Empfindlichkeitsunterschiede bezeichnen, ist bekannt, und ich nehme an, daß diese Unterschiede auch bei Zellen verschiedener *Art* nicht größer sind. Das würde also für die Haut bedeuten, daß sämtliche, auch die verschiedenartigen Zellen derselben, von den Röntgenstrahlen in derselben Weise gleichzeitig geschädigt werden. Von den mit den Lebensvorgängen der betreffenden Zellart zusammenhängenden Erscheinungen hängt es ab, *ob* und *wann* wir die Tatsache der erfolgten Störung bemerken können. Die *verschiedenartigen Lebensäußerungen* der verschiedenen Zellgruppen sind es *allein,* welche früher oder später, stärker oder schwächer *denselben* Grad der Schädigung in die Erscheinung treten oder gar erst als Enderfolg einer Kette von Beeinflussungen an anderer Stelle zum Ausdruck kommen lassen. Wir sehen z. B. an der Epilation, daß bei einer gewissen, verhältnismäßig niedrigen Dosis schon die Epithelzellen der Haarpapille durch die Röntgenstrahlen eine Störung erlitten haben, ohne daß sonst irgendwelche anderen Reaktionen vorhanden sind, nicht allein weil diese Zellen vielleicht eine bedeutend größere Empfindlichkeit besitzen als alle anderen, sondern weil wir in der Epilation ein gut zu beobachtendes, feines biologisches Reagens besitzen, das uns eine Störung anzeigt, die uns sonst entgehen würde. Eine Störung in den Basalzellen wirkt sich in der ganzen Epidermis aus, weil die gesamte Struktur derselben auf der Funktion der Basalzellen aufgebaut ist. Auch der zeitliche Verlauf einer bestimmten Reaktion, d. h. der Beginn und das Ende einer bestimmten Erscheinung, ist im weitesten Umfange von den Lebensvorgängen der betreffenden Zellgruppe abhängig. So sehen wir, daß die genannte Epilation stets zu einem bestimmten Zeitpunkt auftritt, gleichgültig ob die betreffende Dosis groß oder klein war. Wir haben also bei einem zusammengesetzten Organ, wie es die Haut ist, eine Anzahl nach Art und Ablauf völlig verschiedener Reaktionen vor uns und zwar eigentlich so viele, als es biologisch verschiedenartige Zellarten gibt. Diese Reaktionen können zum Teil nebeneiander und unabhängig voneinander ablaufen, zum Teil hängt eine von der anderen ab. Je stärker die applizierte Dosis ist, desto mehr Zellen werden beeinflußt, desto eingreifender und nachhaltiger sind die gesetzten Veränderungen und desto mehr machen sich Wechselbeziehungen bemerkbar. Schon dadurch ist die Möglichkeit zu sehr wechselvollen und verschiedenartigen Reaktionsbildern gegeben, aber die Verhältnisse werden noch besonders kompliziert, wenn es sich nicht um einmalige, sondern um wiederholte Bestrahlungen handelt. Hier spielen die Vorgänge eine Rolle, welche im allgemeinen Teil bei Besprechung der verzettelten

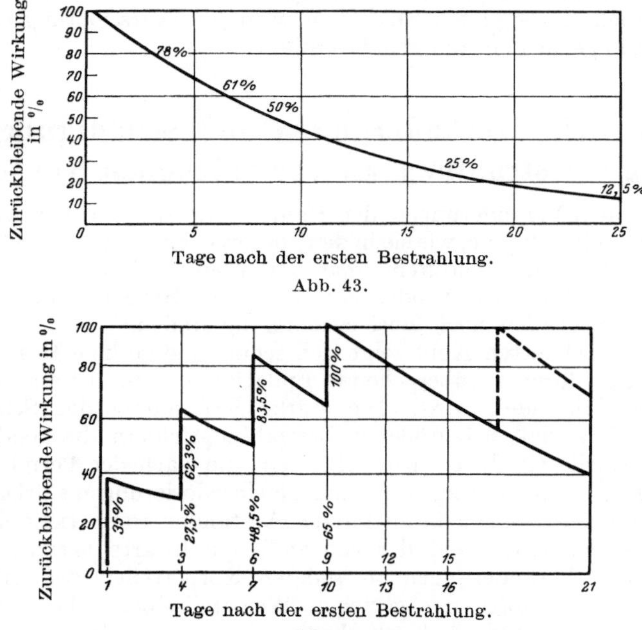

Tage nach der ersten Bestrahlung.

Abb. 43.

Tage nach der ersten Bestrahlung.

Abb. 44.

(Abb. 43 u. 44 nach Stenström und Mattick.)

Dosis angeführt wurden. Für die Haut speziell kommt es ganz darauf an, in welcher Weise und in welcher Zeit die Wirkung einer bestimmten Dosis abklingt. Daß ein und dieselbe Dosis der Haut, auf einmal appliziert, eine stärkere Reaktion hervorruft als dieselbe Dosis auf mehrere Tage verteilt, war schon lange bekannt und geht auch in einwandfreier Weise aus den entsprechenden Versuchen von Friedrich und Krönig deutlich hervor. In neueren sorgfältigen Untersuchungen haben Stenström und Mattick festgestellt, daß die einer auf einmal gegebenen Standarddosis von 100% entsprechende Hautreaktion annähernd erreicht wird, wenn bei sonst gleichen Bedingungen vier Bestrahlungen gleichmäßig auf 10 Tage bei einer Gesamtdosis von 140% oder auf 14 Tage bei einer Gesamtdosis von 150% vorgenommen werden. Auf Grund dieser Beobachtungen geben die genannten Autoren folgende Formel für das Abklingen der Wirkung:

$J = J_0 \times e^{-0{,}833\,t}$, worin J_0 die in einer Sitzung applizierte Dosis, J der nach t Tagen noch wirksame Anteil derselben und e eine Konstante = 2,718 bedeutet. Danach ist z. B. die Hälfte der Wirkung nach 8,33 Tagen abgeklungen. Kurvenmäßig dargestellt zeigt sich der Abfall in Abb. 43. In Abb. 44 zeigt sich, wie 4 Dosen von je 35% auf 10 Tage gleichmäßig verteilt, also insgesamt 140% unter Berücksichtigung der Abklingungskurve sich zu einer Gesamtdosis von 100% addieren. Aus der Abb. 43 geht auch hervor, wie viel man nach Applikation einer vollen Hautdosis nach einer gewissen Zeit jeweils wieder applizieren darf, um für längere Zeit die Haut im Zustand der „Sättigung" zu halten, wie dies zuerst Kingery, später Pfahler erstrebte. Danach könnte also z. B. nach Applikation einer Volldosis weiterhin noch wöchentlich einmal 44% gegeben werden. Ich möchte annehmen, daß es nicht möglich ist, eine für die Haut als *Ganzes* gültige Art des Reaktionsablaufes, *eine* Abklingungskurve aufzustellen, da *jeder* Zellkomplex infolge der biologischen Verschiedenheiten sich hierbei anders verhält. Man müßte denn Abklingungskurven für jedes einzelne Gewebe: Epidermis, Bindegewebe, Gefäße, Drüsen usw. aufstellen, aber auch das wird fehlerhaft sein, weil jede Veränderung eines *Teil*es die Lebensvorgänge in den anderen beeinflußt.

IV. Örtliche Veränderungen und Schädigungen nach Röntgenbestrahlung an verschiedenen Körperteilen.

Die allgemeinen Veränderungen der Haut, sowie die der hauptsächlich in Betracht kommenden Organe, wie sie in den vorhergehenden Kapiteln beschrieben sind, sollen im folgenden dadurch ergänzt werden, daß die für verschiedene Körperregionen bestehenden Sonderverhältnisse im Hinblick auf die Möglichkeit von Röntgenschäden noch Berücksichtigung finden.

1. *Kopf.* Am behaarten Kopf zeigt sich schon eine geringe Dosis, von etwa 60% der ED. ab, durch vorübergehende Epilation an, die bei stärkerer Dosierung zu einer dauernden wird. Die starke Krümmung des Schädeldaches bringt es mit sich, daß bei größeren Bestrahlungsfeldern die Reaktionen im Zentrum sehr starke Grade erreichen können, die nach der Peripherie zu abklingen und alle Übergänge zeigen. Einmalige Überdosierungen stärkeren Grades oder häufige Wiederholungen in zu kurzen Abständen rufen tiefgreifende Veränderungen der Kopfhaut und der ganzen Kopfschwarte hervor, die in der Art sich von den Veränderungen an anderen Körperteilen zwar nicht unterscheiden, hier aber infolge der geringen Weichteilschicht eher zu stärkeren Ernährungsstörungen und dadurch bedingter mangelhafter Regenerationsfähigkeit führen. Dazu kommt, daß schon beim Auftreten verhältnismäßig flacher Ulcerationen die Gefahr einer Periostzerstörung besteht, welche eine Knochennekrose zur Folge haben muß. Aus der älteren Zeit sind wohl noch einige Fälle vorhanden, bei denen es nach Bestrahlungen wegen Pilzkrankheiten zu schwereren Veränderungen der ganzen Kopfschwarte kam, jetzt dürften sie zu den Seltenheiten gehören und nur noch im Anschluß an Tumorbehandlung vorkommen. Über die Reaktionen des Gehirns s. daselbst. Bedrohliche Erscheinungen akut gesteigerten Hirndrucks kommen bald nach intensiveren Bestrahlungen von Hirntumoren vor und beruhen auf der durch die Gefäßreaktion bedingten ödematösen Schwellung der Tumors, welche die an sich schon vorhandene Raumbeengung in der starren Schädelkapsel plötzlich vergrößert.

Schädigungen der *Augen* und der Schutzorgane sind in der Literatur verzeichnet. Man muß hier zwischen *direkter*, starker Bestrahlung wegen Erkrankung dieser Organe und Bestrahlung anderer Stellen, bei denen die Augen notgedrungen mitbestrahlt werden, unterscheiden. Bei der zweiten Gruppe kommen, falls nicht *erhebliche* Fehler gemacht worden sind, ernsthafte Augenschädigungen nicht in Betracht, höchstens kann es zu *Conjunctivitis* und Ausfall der Brauen und Wimpern kommen. Außerdem sind einige Fälle von Röntgenstrahlen*katarakt* beschrieben. Größer ist natürlich die Gefahr bei der ersten Gruppe. In der Literatur stimmen die Ansichten hierüber nicht überein. BIRCH-HIRSCHFELD führt zwei Fälle von Augenschädigungen an, bestehend in Hornhauttrübungen, Lidentzündung, Cilienverlust in dem einen, Glaukoma in dem anderen Falle. Über die Dosierung ist in dem zweiten Falle keine, in dem ersten keine genaue Angabe vorhanden. Gerade diese beiden Fälle sind es, welche immer wieder die große Empfindlichkeit des Auges den Röntgenstrahlen gegenüber beweisen sollen. Tatsächlich sind aber Fälle von Augenschädigungen außerordentlich selten beschrieben und auch dann nicht entstanden, wenn die Haut der Lider oder der Umgebung ausgesprochene Reaktionen zeigte (SEEFELDER, SALZER u. a.). Ich selbst habe bei einer großen Zahl von intensiv bestrahlten Lid-Carcinomen außer Conjunctivitis oder Cilienverlust keine Störungen gesehen. Die Conjunctivitis kann ziemlich lange bestehen, heilt aber ohne bleibenden Schaden aus. Demnach möchte ich annehmen, daß nur bei *erheblichen Überdosierungen* Schädigungen des Auges selbst auftreten können. RADOS und SCHINZ kommen auf Grund tierexperimenteller Untersuchungen zu dem Schluß, daß das Auge zu den wenig strahlenempfindlichen Organen gehört und der Bulbus weniger empfindlich ist als die Haut. JACOBY setzt auf Grund seiner experimentellen und klinischen Erfahrungen die Toleranzdosis der *Cornea* beim Menschen mit 120—130% der HED. an und schreibt der Cornea eine bedeutend größere Empfindlichkeit zu als RADOS und SCHINZ, CHR. MÜLLER-Immenstadt setzt auf Grund klinischer Erfahrungen die Empfindlichkeit der Conjunctiva und *Sclera* mit 100%, der Cornea mit 120—130%, der Linse mit 90—100% der ED. an.

Ich habe in zwei Fällen durch die nicht berücksichtigte *Stielstrahlung*, die, aus dem Haubenschlitz austretend, *ungefiltert* das Auge traf, Schädigungen gesehen. Die hier wirkende Dosis ließ sich nicht feststellen. In dem leichteren Falle kam es zum Verlust der Brauen und Wimpern, Erythem der Lider, starker, lang andauernder Conjunctivitis; in dem anderen zunächst ebenfalls zu diesen Erscheinungen, später trat Keratitis, Iritis, Perforation der Hornhaut und Verlust des Auges auf. Schädigungen des Auges ohne stärkere Veränderungen der äußeren Bedeckungen dürften ausgeschlossen sein.

Wenn bereits pathologische Prozesse am Auge bestanden haben, kann natürlich eine Verschlechterung nicht ohne weiteres auf eine direkte Schädigung durch Röntgenstrahlen zurückgeführt werden, sondern es ist zunächst festzustellen, ob nicht die Erkrankung selbst *trotz* der Bestrahlung weiter gegangen ist. Erfahrungsgemäß besteht aber auch in derartigen, scheinbar ganz eindeutigen Fällen häufig die Neigung, die Röntgenbestrahlung für ein sich verschlechterndes Gesichtsfeld oder zunehmende Erblindung verantwortlich zu machen.

Bei Bestrahlungen der *Wangengegend* wird sehr häufig eine bald danach einsetzende Schwellung der *Parotis* beobachtet, die bei intensiven Bestrahlungen mit harten Strahlen kaum ausbleibt. Diese Schwellungen können bedeutend sein, besonders wenn in *einer* Sitzung beide Seiten bestrahlt werden, und erschrecken die Patienten oft erheblich. Sie gehören in das Gebiet der mit der Gefäßdilatation zusammenhängenden frühen Reaktionserscheinungen, sind harmlos und gehen innerhalb von 24 Stunden zurück. Über die Veränderungen der Schleim- und Speicheldrüsen siehe daselbst. Reaktionen in der Mundschleimhaut treten bei Überdosierung auf und werden meist dann beobachtet, wenn Mehrfelderbestrahlungen des Gesichts mit Überkreuzungen im Mund vorgenommen werden. Die Schleimhautreaktionen bestehen in starker Injektion, ödematöser, glasiger Schwellung (Abb. 45), Abhebung der obersten Epithelschichten, die sich in Form flacher Erosionen mit diphtheroidem Belag zeigt. Die Empfindlichkeit der Mundschleimhaut ist größer als die der äußeren Gesichtshaut. In stärkeren Fällen schwillt auch das Zahnfleisch an, lockert sich, blutet leicht und bedeckt sich ebenfalls mit einem schmierigen Belag. Der weitere Verlauf wird von dem Zustand des Gebisses und der Mundpflege beeinflußt. Im allgemeinen brauchen die Reaktionen der Mundschleimhaut längere Zeit als die entsprechenden Reaktionen der äußeren Haut zur Abheilung.

Was die Reaktionen der Haut des *Gesichtes* betrifft, so ist zu berücksichtigen, daß hier aus kosmetischen Gründen andere Gesichtspunkte gelten müssen, als sie für bedeckte Körperteile maßgebend sind. Atrophie, auch leichteren Grades,

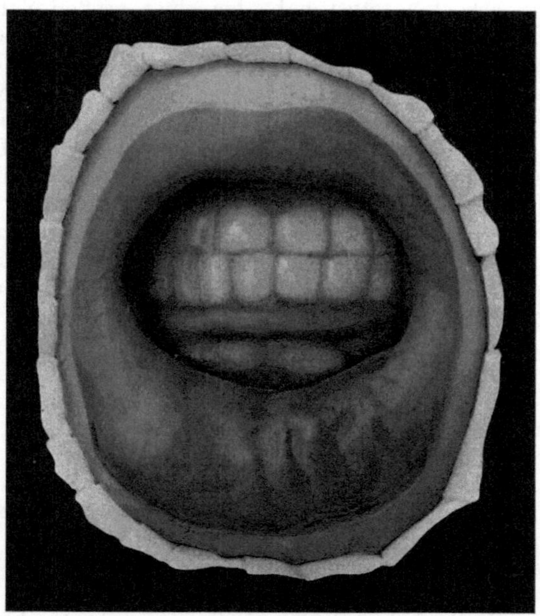

Abb. 45. Schleimhautreaktion. Starke Schwellung, glasiges Ödem. (Nach einer Moulage von Herrn Professor Zinsser-Köln.)

Pigmentierungen, Gefäßektasien gelten hier für die Träger bereits als entstellende Krankheit und müssen vermieden werden, wenn nicht zwingende Gründe intensivere oder wiederholte Bestrahlungen erfordern. Der kosmetische Enderfolg kann unter Umständen ein sehr schlechter sein und ist geeignet, die Anwendung der Röntgenstrahlen im Gesicht nicht nur bei *rein kosmetischen* Affektionen auszuschalten, sondern auch bei Erkrankungen ernsterer Art in Frage zu stellen (Abb. 46). So lehnt sie z. B. auch aus diesem Grunde Rothmann beim Lupus vulgaris ab.

Die Literatur über Röntgenstrahlenwirkung auf Zähne ist spärlich und daher unsere Kenntnis auf diesem Gebiete noch gering. Experimentell ist ein hemmender Einfluß auf die Entwicklung der Zähne und demgemäß eine Verzögerung des Durchbruchs durch die Experimente von M. Leist an Hunden mit Milchzähnen gesichert. Untersuchungen desselben Autors an Kindern, die während des Fetallebens in utero Röntgenstrahlen ausgesetzt waren, zeigten, daß eine Verzögerung des Milchzahndurchbruchs in einigen Fällen bestand, ohne daß sonst pathologische Veränderungen an den Zähnen wahrnehmbar waren. In mehreren Fällen war das Kieferwachstum gehemmt.

Bestrahlungen von Ratten, die M. LEIST vornahm, sollten zeigen, welche Gewebe der Zähne durch Röntgenstrahlen geschädigt werden. LEIST fand bei 15 H eine elektive Beeinflussung der Odontoblasten, die zu einer Verminderung des Längen- und Dickenwachstums führt, ohne daß außerdem eine Schädigung der anderen Zahngewebe erfolgt.

Zahnschädigungen beim erwachsenen Menschen sind sehr selten beobachtet. Es wird bisweilen über Zahnschmerzen nach Röntgenbestrahlungen der Kiefer geklagt, ohne daß ein ursächlicher Zusammenhang nachweisbar ist. Es ist

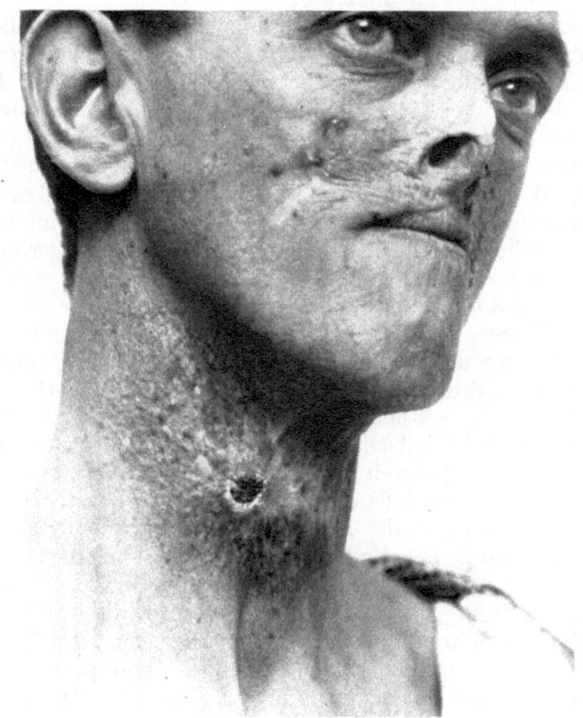

Abb. 46. Röntgenveränderungen nach Lupusbehandlung. Atrophie, scheckige Pigmentierung. Erosionen. Schlechter kosmetischer Erfolg. An der Wange noch Lupusknötchen.

nicht ausgeschlossen, daß die Erregung einer Sekundärstrahlung in Metallplomben hierbei eine Rolle spielt. Schwerere Veränderungen an den Zähnen sind nicht häufig veröffentlicht. P. P. GOTTSCHALK berichtet über eine im Alter von 24 Jahren wegen tuberkulöser Halsdrüsen bestrahlte Patientin, bei der eine *ungeheure* Überdosierung stattgefunden hatte. Patientin erhielt innerhalb von $1^1/_2$ Jahren auf die rechte Seite 15, auf die linke 13 HED. Diese unglaubliche Gesamtdosis führte natürlich zu schwersten Veränderungen der bestrahlten Partien: induratives Ödem und sklerodermieartige Veränderung der Haut, Sklerosierung des subcutanen Gewebes, Atrophie der Halsweichteile, Versteifung der Halswirbelsäule, Kieferklemme, Schwellung des Gesichtes. Die Veränderungen im Mund bestanden in hochgradiger Trockenheit und Ulceration der Mundschleimhaut. Die Zähne, besonders im Unterkiefer, waren hochgradig zerstört und bestanden nur noch aus Zahnresten. Der Schmelz fehlte, das Zahnbein lag frei. Die oben erwähnten Tierexperimente machen es wahrscheinlich, daß die *sehr starken* Dosen zu einer erheblichen Störung der Odontoblasten geführt haben, daß also eine direkte Zahnschädigung vorliegt, unterstützt vielleicht durch die Veränderung der Speichelsekretion. In den Fällen von Jüngling (Carcinombestrahlung) und Stark (Hypertrichosis) kam es zu Sequesterbildungen in dem Processus alveolaris. In dem letzteren Fall trat nach chirurgischer Entfernung des Sequesters eine starke, anhaltende Schmerzhaftigkeit des Trigeminus III auf, sowie Schwellung der Weichteile, Behinderung der Mundöffnung. Einen Fall primärer Röntgenspätnekrose der Mandibula beschreibt Rahm. Derartige Schädigungen der Zähne und Knochen gehören aber jedenfalls zu den äußersten Seltenheiten.

Größere Bedeutung kommen den Störungen zu, die nach Bestrahlungen der *Halsgegend* entstehen. Leichtere Störungen an den Halsorganen werden nach intensiven Bestrahlungen, zumal bei Applikation mehrerer Einfallsfelder in *einer* Sitzung, häufig beobachtet. Bald nach der Bestrahlung macht sich öfter eine stärkere Salivation bemerkbar, die von einer Trockenheit gefolgt ist, oder die letztere tritt allein in den ersten Tagen in die Erscheinung, verbunden mit Rauheit der Stimme oder leichter Heiserkeit. Laryngoskopisch ist in diesem Stadium außer höchstens einer leichten Rötung nichts zu finden. Bei erheblicher Überdosierung bleibt es nicht bei diesen geringfügigen Erscheinungen, sondern es kommt zu stärkerer Schwellung der Schleimhaut mit erheblicherer Gefäßinjektion und dadurch hervorgerufener starker Rötung der Schleimhaut, einem starken Hauterythem entsprechend. Stellenweise kommt es zur Ablösung der obersten Schleimhautschichten und Ausbildung eines Epithelverlustes (Erosion), der mit gelblichem, diphtheroidem Belag bedeckt ist (Killian). In selteneren Fällen wird über die Ausbildung eines glasigen Ödems an der Kehlkopfschleimhaut berichtet (Jüngling u. a.). Diese Erscheinungen gehen meist je nach der Intensität derselben früher oder später wieder zurück, sind aber jedenfalls ein *Warnungssignal*, weitere Bestrahlungen auf *alle* Fälle zu unterlassen, bis der Ablauf völlig geklärt ist. Ein starkes Ödem des Larynx, das zu bedrohlichen Erscheinungen führt, scheint als Frühreaktion nicht einzutreten und auch als Hauptreaktion nur in Ausnahmefällen eine Tracheotomie zu erfordern. Derartige Fälle, wie z. B. die von Jüngling und Marschik, betrafen Kehlkopfcarcinome. Bei *gesunden* Kehlköpfen scheint eine solche Gefahr, selbst wenn ganz bedeutende Überdosierungen vorliegen, in den ersten Wochen nach der Bestrahlung nie einzutreten. Die erwähnten Störungen verschwinden allmählich in den meisten Fällen wieder, und es stellen sich auch laryngoskopisch normale Verhältnisse ein. Geschieht dies nicht oder treten die Zeichen der Heiserkeit und Schluckbeschwerden nach anfänglichen Rückgängen wieder verstärkt auf, so ist das ein ungünstiges Zeichen. Unter Zunahme der Beschwerden und Verstärkung der entzündlichen Erscheinungen treten recht unangenehme Symptome auf, die einige Monate nach den Bestrahlungen unter starken Schmerzen, Schluckbeschwerden und den Zeichen der Larynxstenose ein furchtbares Krankheitsbild einleiten, das fast immer zum qualvollen Tode führt. Ödematöse Schwellung des Aditus laryngis, Verfärbung und Ulceration der Epiglottis leiten den unheimlichen Prozeß ein. Versuche, einen chirurgischen Eingriff vorzunehmen, erweisen sich als außerordentlich erschwert wegen einer inzwischen eingetretenen diffusen Infiltration oder Sklerosierung der Gewebe. Vor allem ist jede Wundheilungstendenz aufgehoben, Nähte reißen, die Wundflächen werden mißfarben und nekrotisch. All das zeigt sich schon bei der Tracheotomie, größere Eingriffe müssen aufgegeben werden oder gehen bald ungünstig aus. Bei der Sektion derartiger Fälle ergab sich eine diffuse schwerste Schädigung *aller* Gewebe des Halses mit den ausgesprochen nekrotischen Erscheinungen an Muskeln, Fett, Bindegewebe, sowie schwere Veränderungen der Gefäße. Am Larynx selbst sind Knorpelnekrosen vorhanden mit mehr oder weniger ausgedehntem, geschwürigem Zerfall der Schleimhaut. Diese Befunde lassen verstehen, daß die Prognose solcher Schädigungen eine *absolut infauste* sein muß. Der Hals, ein Körperteil, der auf verhältnismäßig kleinem Volumen eine Anzahl lebenswichtiger Organe enthält, ist in seiner ganzen Ausdehnung und in allen in ihm enthaltenen Geweben so hochgradig geschädigt, daß keine Aussicht auf eine Wiederherstellung besteht. Bei derartigen Fällen bleibt aber immer, wenn es sich um *kranke* Kehlköpfe, insbesondere Carcinome und Tuberkulose gehandelt hatte, die Frage offen, ob *ausschließlich* eine direkte Röntgenschädigung vorliegt, oder ob und inwieweit das ursprüngliche Leiden bei der Schwere des Krankheitsbildes beteiligt ist, eine Entscheidung, die nicht immer leicht ist. Einfacher ist die Frage, wenn es sich um primär kehlkopfgesunde Patienten gehandelt hat, bei denen ebenfalls schwere Röntgenschädigungen beobachtet wurden. Hierhin gehören die Fälle von Bestrahlungen tuberkulöser Halsdrüsen (HOLFELDER, WETZEL), Aktinomykose (KÖNIG), Kropf (HERING) u. a. Am traurigsten ist wohl der von HANS SCHMIDT sezierte und veröffentlichte Fall, bei dem es nach Bestrahlung einer *Sykosis* zu *völliger* Kehlkopfnekrose mit tödlichem Ausgang kam. Die Bestrahlung war mit zwei übermäßig großen Feldern unter Schwerfilter an einem Tage erfolgt, wobei eine ganz bedeutende Überdosierung stattgefunden haben muß. (Vielleicht war das Filter verwechselt.) Es war sofort Trockenheit aufgetreten, gefolgt von Heiserkeit und Schluckbeschwerden, die mit Schwankungen längere Zeit anhielten. Die ersten *schweren* Symptome setzten erst acht Monate nach der Bestrahlung ein und führten zu totaler Nekrose des in brettharte Infiltration eingebetteten Kehlkopfes. Auch andere Fälle von Kehlkopfschädigung nach Sykosisbestrahlung liegen vor, z. B. ein von MÜHLMANN und MEYER beobachteter. Es ist sicher, daß bei *Erkrankungen* des Kehlkopfes die Schädigungsgefahr eine viel größere ist und daher verhängnisvolle Reaktionen auch ohne erhebliche Überdosierungen eintreten, während der normale Kehlkopf nicht so außerordentlich empfindlich ist, wie man nach den erwähnten Fällen fürchten könnte. Vor allem ist es die Tuberkulose, aber auch das Carcinom, welche zur größten Vorsicht mahnen. In jedem Falle sind mehrere Einfallsfelder an einem Tage zu vermeiden, genaue Kenntnis des Strahlenganges ist erforderlich. Heiserkeit, Schluckbeschwerden, starke, bald einsetzende Trockenheit sind Warnungssignale, die lieber überschätzt als vernachlässigt werden sollten (Laryngoskopie!). Eine Therapie der schweren und schwersten Störungen ist unmöglich, bei leichten kommt nur Fernhaltung aller Reize in Betracht. Daß die Empfindlichkeit des normalen Kehlkopfes tatsächlich nicht so hochgradig ist, geht aus den oben beschriebenen *Gefäßektasien* in der Schleimhaut des Kehlkopfes hervor. Derartige, einige Jahre nach den Bestrahlungen auftretende Gefäßektasien beweisen, daß die Erythemdosis an der Schleimhaut mindestens erreicht worden ist. In dem Fall von TONNDORF waren bei einem wegen Lymphomen bestrahlten Knaben von $15^1/_2$ Jahren Ulcerationen der Halshaut aufgetreten, die mit den üblichen Spätfolgen ausheilten. Ähnlich verhielt sich ein von mir beobachteter Fall, bei dem ebenfalls starke Hautveränderungen und Atrophie der Weichteile sowie an der Kehlkopfschleimhaut Gefäßektasien festzustellen waren (Abb. 34).

Trotzdem also in diesen Fällen sicher bereits eine erhebliche Überdosierung stattgefunden hat, ist außer den Gefäßektasien sonst keinerlei anatomische oder funktionelle Störung am Kehlkopf aufgetreten.

Veränderungen der *Haut* werden in der Halsgegend sehr zahlreich beobachtet, weil allein die Bestrahlung von Halslymphomen, besonders der tuberkulösen, eine häufige Indikation zur Anwendung der Röntgenstrahlen in dieser Gegend ist. Hierbei wurde früher zu intensiv und zu oft bestrahlt. Die Folgen dieser schon lange als unrichtig erkannten Technik, verbunden mit der wohl bestehenden größeren Hautempfindlichkeit über tuberkulösen Prozessen, macht sich jetzt noch immer in vielen Fällen in den bekannten Spätveränderungen: Atrophie, Sklerosierung, scheckige Pigmentierung, Gefäßerweiterungen, unliebsam bemerkbar. Sonderverhältnisse der Halsgegend zeigen sich auch in einem

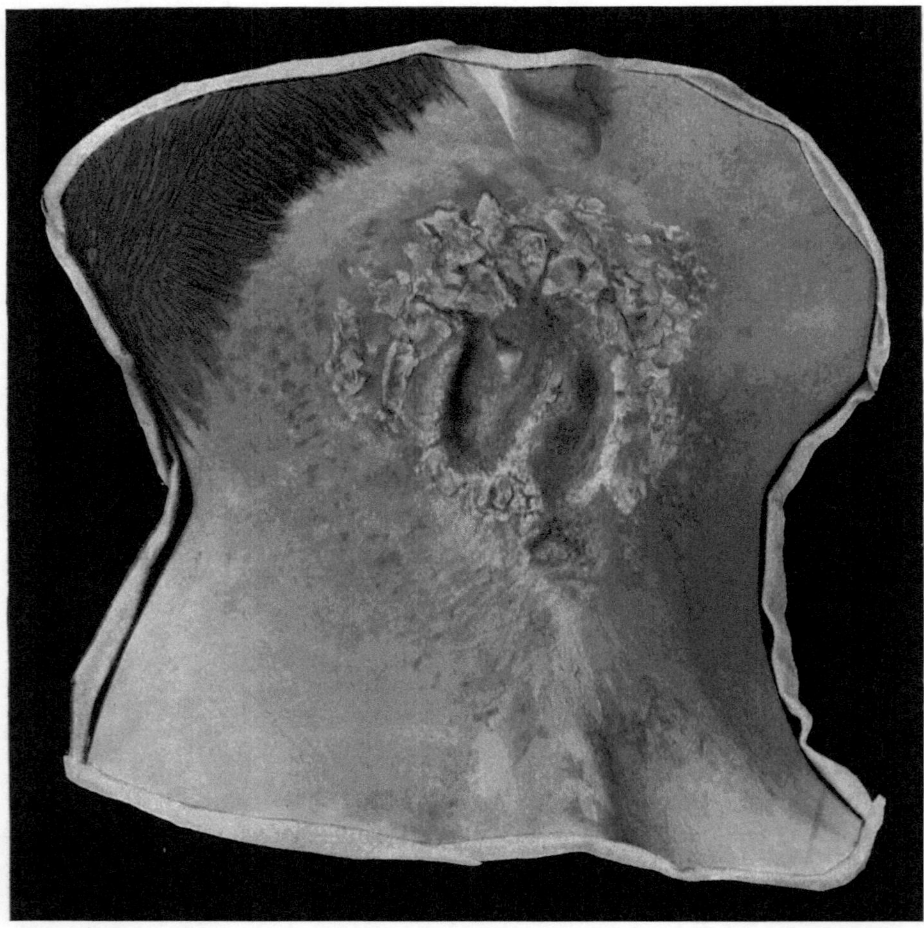

Abb. 47. Spätveränderungen nach Halsdrüsenbestrahlungen, Sklerosierung, Ulcus, Gefäßektasien, Caput obstipum.

Zurückbleiben der tieferen Weichteile bei in jugendlichem Alter bestrahlten Personen, die einseitig auftritt oder den gesamten Halsumfang betrifft und denselben gewissermaßen ringförmig reduzieren kann. In schwereren Fällen kommt es zu chronischen Ulcerationen und tief sklerosierenden Prozessen, die zu einer Fixierung der Halswirbelsäule, oder bei einseitigem Sitz zu einer Verziehung des Kopfes (Caput obstipum) führen kann (Abb. 47). Das Auftreten des von Jüngling und Mühlmann beschriebenen indurativen Ödems habe ich schon erwähnt. Eine an sich sehr harmlose, aber sehr störende Veränderung sah ich in einigen Fällen nach Bestrahlung von Basedowkranken in Form scharf abgegrenzter Pigmentierungen, die dem aufgesetzten Bestrahlungstubus entsprechen. Diese Pigmentierungen treten bei der bekannten Überempfindlichkeit der Basedowhaut leider im Gefolge von verhältnismäßig kleinen Dosen auf und stören die Träger, die ja meist sehr sensible Frauen sind, außerordentlich. Dabei kann die Pigmentierung an sich sehr gering sein und man sieht sie nur dann, wenn sie durch Abdeckung oder scharf aufgesetzten Tubus scharf abgegrenzt ist. Diese Pigmentierungen verschwinden allmählich, manchmal allerdings sehr langsam.

In der *Supraclaviculargegend* sind schwere Röntgenveränderungen häufig, weil in dieser Gegend intensive Bestrahlungen wegen Carcinommetastasen vielfach vorgenommen werden. Überdosierungen sind zahlreich, da meist von vorn und hinten bestrahlt und dadurch das ganze Gebiet unter eine hohe Dosis gesetzt wird, andererseits die Natur des Leidens öftere Wiederholung erfordert. Vielfach wird die allmählich eintretende Sklerosierung in der Tiefe nicht richtig als Röntgenfolge gedeutet, sondern für Tumorinfiltration gehalten und neue Bestrahlung trotz bereits hochgradig veränderten Gewebes vorgenommen. So kommt es hier häufig zu brettharter, diffuser Sklerosierung des ganzen Bezirkes, ohne daß zunächst hochgradige Veränderungen der Haut selbst bestehen, die erst später in Form der bekannten Spätreaktion in die Erscheinung treten. Schließlich bilden sich aber doch meist im Anschluß an ein Trauma Ulcerationen aus, die dann in dem tief geschädigten Bezirk keinerlei Heilungstendenz zeigen, sich im Gegenteil in die Tiefe ausdehnen und recht bedrohlich aussehen können. Arrosion der größeren Gefäße ist nicht beschrieben und auch von mir in derartigen Fällen nicht gesehen worden. Dagegen beobachtete ich das Auftreten einer Osteomyelitis der Clavicula, welche die sofortige Entfernung der ganzen Clavicula erforderlich machte.

Die Bestrahlungen des *Thorax* bieten im allgemeinen keine Besonderheiten. Nebenwirkungen schwererer Art sind meist nicht zu befürchten und treten nur dann bald nach der Bestrahlung auf, wenn es sich um größere, intrathorakale Tumoren handelt. Hier kann es infolge der Bestrahlung zu einer Gefäßreaktion kommen, die von ödematöser Durchtränkung und daher stärkerer Anschwellung gefolgt ist. Da es sich in diesem Falle um raumbeengende Tumoren handelt, genügt häufig schon eine verhältnismäßig geringe Volumenszunahme, um die Erscheinungen der Kompression an der Lunge und dem Herzen auszulösen, die bedrohlich werden und sogar, wie in einem Falle von Czepa zum Erstickungstode führen können. Fast immer sind diese Störungen aber rasch vorübergehender Natur. Die durch Zerfall von Tumoren usw. etwa entstehenden Perforationen usw. gehören nicht zu den Röntgenschäden, da sie auch ohne Bestrahlungen eintreten können. Zweifellos können aber derartige tödlich verlaufende Ereignisse besonders durch massive Bestrahlungen *ausgelöst* werden.

Es gibt aber auch Veränderungen, die als direkte *Röntgenschädigungen* aufgefaßt werden müssen, an der vorher normalen Lunge und Pleura. Auf diese Veränderungen wurde ausführlicher zuerst 1922 von Hines, sowie von Tylor und Blackmann, in Deutschland von Kaestle, hingewiesen, später von Wintz, Flaskamp, Groover, Desjardins u. a. Das klinische Bild besteht in trockenem Husten, Knisterrasseln, leichter Dämpfung, verschärftem Atmen, ohne daß an der durchstrahlten Haut Veränderungen zu bestehen brauchen. Röntgenologisch zeigt sich in schwereren Fällen unregelmäßige Beschattung des bestrahlten Bezirkes und Verziehung des Mediastinums. Mikroskopisch fanden Evans und Leucutia in schwereren Fällen Hyperplasie des perivasculären und des peribronchialen Bindegewebes, welches schließlich das Lungengewebe in den befallenen Partien völlig ersetzt und so zur Verödung desselben führt. Diese Autoren nehmen an, daß derartige Veränderungen zu erwarten sind, wenn 100% der

ED. intrathoracal überschritten oder kleinere Dosen häufiger gegeben werden. Mit Ausnahme des Hustens sind die Beschwerden gering. Leichtere Fälle gehen völlig zurück, die schwereren Veränderungen bleiben sehr lange oder dauernd bestehen. Eine Gefahr liegt, wie Wintz betont, darin, daß etwaige Infektionen an dem geschädigten Gewebe ungünstigen Verlauf geben. Mit dem Abrücken von den massiven Dosen und der größeren Vorsicht bei notwendig werdenden Wiederholungen kommen diese Veränderungen seltener vor.

Die Veränderungen der Haut am Thorax sind häufig und unter ihnen auch die schwereren chronischen Veränderungen nach wiederholten Bestrahlungen nicht selten, welche zu sklerodermieartigen, diffusen Infiltrationen führen. Kompliziert wird das Bild häufig durch das Auftreten von Carcinom-Rezidiven innerhalb dieser röntgengeschädigten Haut. Es kommt dann zu Bildern, die nicht leicht zu deuten sind, und Verwechslungen von carcinomatösen Ulcerationen, die in dem geschädigten Gebiet ein an Röntgenulcerationen erinnerndes Aussehen haben, mit diesen und umgekehrt kommen vor. Auch kann ein beginnender Cancer en cuirasse mit Röntgenveränderungen verwechselt werden und umgekehrt, auch kommt beides kombiniert vor.

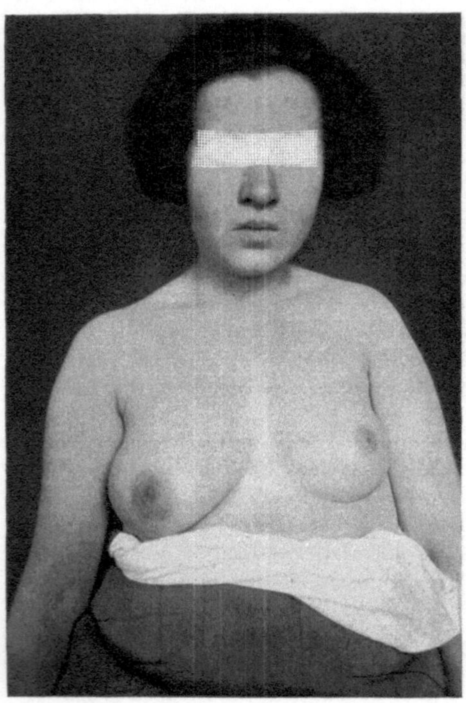

Abb. 48. Zurückbleiben der ganzen linken Thoraxseite und linken Mamma infolge Röntgenbestrahlung im jugendlichen Alter.

Die nach wiederholten Bestrahlungen auftretenden schwereren, chronischen Veränderungen der Haut sind irreparabel und können, wie an jeder Körperstelle, auch hier zur Entwicklung eines Röntgencarcinoms führen (s. o. Abb. 42).

Die Weichteile des Thorax werden bei tiefergreifenden Nekrosen weitgehend befallen, es kann trotz der Dicke der Weichteilschichten zu gleichmäßigen Degenerationen — Nekrosen — kommen, die bis auf das Periost der Rippen reichen und auch an diesem nicht Halt machen. Es kommt dann, wenn das Periost in Mitleidenschaft geraten ist, auch zu Nekrosen von Rippenknochen. Außer diesen seltenen, hochgradigen Prozessen kommen öfter starke, bindegewebige Sklerosierungen in den Mammae vor, die häufig bestrahlt sind, die gesamte Mamma ist dann in eine diffuse, derbe bis harte Infiltration umgewandelt, in der das gesamte Drüsen- und Fettgewebe aufgegangen ist. Die Haut darüber zeigt dabei die bekannten Spätveränderungen. Traumen führen auch hier bisweilen zu tiefgreifenden, schwerheilenden Spätulcerationen. Bei jugendlichen weiblichen Personen kann es auch zu Wachstumstörungen und Entwicklungsstörungen der Mamma kommen (Abb. 48), verbunden evtl. mit Zurückbleiben der ganzen betreffenden Partien (s. auch S. 444).

Bei Bestrahlung des *Abdomens* treten gewöhnlich die Störungen allgemeiner Art, die unter dem Namen *Röntgenkater* laufen, in verstärktem Maße auf. Ferner werden Zustände beobachtet, die mit der Art der behandelten Krankheiten zusammenhängen, insbesondere Aufflammen entzündlicher Prozesse mit Temperatursteigerungen. Im übrigen ist folgendes besonders zu erwähnen:

Die nach Bestrahlungen des Abdomens auftauchenden Hautveränderungen zeigen im allgemeinen keine Abweichungen von den oben beschriebenen verschiedenen Reaktionen, es treten aber hier, wenn es sich um fette Personen — meist sind es Frauen — handelt, die eigenartig indurierten, subcutanen Infiltrate auf, über denen die Haut selbst evtl. Pigmentverschiebungen, Bräunung, leichte Atrophie und Gefäßerweiterung zeigt. Diese Infiltrationen sind sehr druckschmerzhaft, haben keine Neigung zur Spontanheilung, gehen manchmal in Schrumpfungsprozesse über, worauf die zunächst glatte Haut anfängt, gerunzelt zu werden. Gegen Verletzungen sehr empfindlich, bilden sich bisweilen an diesen Stellen nach einem geringfügigen Trauma Ulcerationen mit speckigem Grund, die die Kennzeichen der Röntgenulcerationen zeigen. Die Entwicklung dieser Infiltrate, die meist im Anschluß an wiederholte Bestrahlungen auftreten, ist eine langsame. Dagegen führen sehr erhebliche Überdosierungen zu bald einsetzenden starken Rötungen und Schwellungen, Blasenbildung, Ulcerationen sowie tiefen Nekrosen, die bereits einige Wochen später die ganze Dicke der Bauchdecke einnehmen können. Fehlt in derartigen Fällen aus irgendwelchen Gründen die Ausbildung schützender Bindegewebsmassen in der Tiefe, so kommt es zu Perforation in die Bauchhöhle mit Peritonitis tödlichen Ausgangs. Ein solcher Fall ist von LIECK beschrieben, bei dem als komplizierend Carcinom des Netzes und Ascites bestand. Bei Fehlen derartiger Komplikationen sind tödliche Perforationen leider durch Vergessen von Filtern in einigen forensisch gewordenen Fällen hervorgerufen worden.

Schädigungen der *Blase* sind beschrieben worden, und zwar öfter nach Radium oder kombinierter Radium-Röntgenbehandlung als nach Röntgenbehandlung allein. HÄNDLY hat eine Anzahl derartiger Fälle publiziert, bei denen es sich um gynäkologische Carcinome handelte und bei denen Blasenveränderungen von mäßiger Cystitis bis zur Nekrose und Perforation beobachtet wurden. Der größte Teil dieser Veränderungen dürfte kaum als reine Bestrahlungsfolge anzusehen sein. Anders liegt das bei den beiden Fällen von MÜLLER. In dem einen Fall trat $3^1/_2$ Monate nach Kastrationsbestrahlung unter Blasentenesmen und Hämaturie eine ulceröse Cystitis auf. Der andere Fall verlief ähnlich; hier handelte es sich um Blasenbestrahlung nach Exstirpation einer tuberkulösen Niere (vielleicht Kombination mit Tuberkulose oder dadurch bedingte Überempfindlichkeit?). In diesen beiden Fällen waren keine Hautveränderungen oder Darmstörungen vorhanden. Die kurze Beschreibung einer Blasenerkrankung mit eigentümlichem Verlauf, die sie als isolierte Röntgenverbrennung der Blase auffassen, geben GÖRL und VOGT. Jedenfalls dürften die Fälle *isolierter* Blasenschädigungen durch Röntgenstrahlen bei blasengesunden Patienten zu den Seltenheiten gehören.

Im Gegensatz hierzu sind Veränderungen des *Darmes* von leichteren Graden an bis zu den schwersten Darmnekrosen nicht selten beobachtet worden und verdienen die größte Beachtung, weil sie zu einer Gefahr für den Allgemeinzustand und Ursache des Todes werden können. Die Darmschädigungen kündigen sich häufig bald oder in den ersten Tagen nach der Bestrahlung durch Leibschmerzen, Stuhldrang, Durchfälle, in schwereren Fällen verbunden mit Fieber, großer Schlappheit, Appetitlosigkeit, blutigen Stühlen an. Nachdem von FRANZ ein tödlich verlaufener Fall schwerer Röntgennekrose an der Schleimhaut des Dünn- und Dickdarmes 1917 mitgeteilt worden war und dadurch die Aufmerksamkeit auf diese Gefahrmöglichkeit gelenkt wurde, sind eine Reihe von ähnlichen Beobachtungen gemacht worden, die zum Teil tödlich endeten und bei denen dann schwere perforierende Darmnekrosen gefunden wurden. In einigen dieser Fälle war an der starken Reaktion der durchstrahlten Bauchhaut ohne weiteres eine Überdosierung zu erkennen, wie in Fällen von v. Franqué, Händly, Heck, Fischer u. a. Aber auch ohne daß an der Haut stärkere Veränderungen sichtbar sind, kann durch Überkreuzung von mehreren Einfallsfeldern in der Tiefe, besonders bei einzeitiger intensiver Bestrahlung eine starke Schädigung kleinerer oder größerer Darmabschnitte eintreten. Wie Wintz feststellte, kann der Dickdarm bereits auf 100—120% der ED. in einen Reizzustand geraten, worauf vermehrte Stuhlentleerung und sogar leicht blutiger Stuhl auftritt. Aus der Zusammenstellung von Fried geht hervor, daß zwar bei 110—136% am Darm Zeichen einer Darmschädigung durchaus nicht immer einzutreten brauchen, aber schon bei 100% blutig-schleimige Stühle erfolgen können, und daß ein Fall, der 128—138% am Darm erhalten hatte (bei 117—120% auf der Haut) unter Tenesmen, Diarrhöen an Darmruptur zugrunde ging. Diese Patientin war vorher operiert worden, wodurch nach Ansicht von Fried ein Locus minoris resistentiae geschaffen sein konnte. Über weitere Kasuistik finden sich Literaturangaben bei Flaskamp. Die Darmschäden werden jetzt seltener beobachtet, nachdem die massiven Dosen, vor allem auch die einzeitige Bestrahlung von mehreren Einfallsfeldern aus verlassen wird. Mikroskopisch zeigte sich an den geschädigten Darmstücken nach den oben zitierten Autoren Abstoßen der Schleimhaut, Ulcerationen, die tief in die Submucosa hineinragen, mit Rundzelleninfiltration des Grundes und der Umgebung, ödematöse Durchtränkung, Quellung und Verdickung des Bindegewebes, Schwellung der Endothelien der Gefäße, hyaline Degeneration der Gefäßwände, Endophlebitis obliterans, starke Degenerationszeichen an allen noch vorhandenen Geweben.

Tierexperimentell wurden am Darm durch Regaud, Nogier und Lacassagne[1] Nekrosen hauptsächlich am Dünndarm durch Röntgenbestrahlung gesetzt, welche ähnliche histologische Bilder ergaben. Warren und Whipple erzielten durch Abdominalbestrahlung bei Hunden rapiden Tod in 4 Tagen, wenn die Dosis groß genug war, die Darmschleimhaut zu schädigen. Lewis, Martin und Aldrich konnten bei Kaninchen durch Abdominalbestrahlung Kachexie und Tod nach etwa 4 Wochen erzielen, ohne daß starke Veränderungen am Darm stattfanden. Interessante Befunde erhoben Martin und Rogers an vorgelagerten Stücken von Dünndarm bei Hunden, wonach die Applikation einer Hundeerythemdose (ohne Filter) erst nach 4 Wochen Zeichen zunehmender Kachexie auslöste. Die bestrahlten Darmschlingen zeigten etwa 50 Tage nach der Bestrahlung schwerste Veränderungen in Form ulceröser und stenosierender Prozesse. Tod erfolgte meist nach etwa 60 Tagen. Nach kleineren Dosen wird bereits die Fettresorption im Dünndarm zerstört. Einwirkung auf die anderen Abdominalorgane siehe bei diesen.

Bei der Bestrahlung an Extremitäten sind Besonderheiten der Reaktionen kaum zu erwähnen. Zu schweren Schädigungen kann es nach verhältnismäßig oberflächlichen Ulcerationen an den Gelenken durch Einbruch in dieselben und die dadurch hervorgerufene Gelenkinfektion mit ihren Folgen kommen. Jüngling macht auf die Gefahren wiederholter „homogener" Durchstrahlung der Gelenksgegenden hin, die darin bestehen, daß die Gewebe des durchstrahlten Gebietes einer zunehmenden Schwielenbildung, Sklerosierung, verfallen und zu erheblichen funktionellen Störungen Veranlassung geben.

[1] Arch. d'électr. méd. 1912.

V. Die Histologie der Hautveränderungen nach Röntgenbestrahlung.

Mikroskopisch nachweisbare Veränderungen infolge von Röntgenbestrahlungen sind an *allen* Elementen des Hautorgans festgestellt worden, und zwar findet man in den sehr zahlreichen Arbeiten annähernd dieselben Beschreibungen der an den einzelnen Zellen und Geweben auftretenden Erscheinungen; abweichende Anschauungen sind in bezug auf das zeitliche Auftreten der Veränderungen und die Abhängigkeit der einzelnen pathologischen Vorgänge voneinander vorhanden. Das Hauptaugenmerk wurde zunächst auf die *Epithelzellen* gerichtet und die Veränderungen derselben schon frühzeitig beschrieben. Diese Veränderungen, die an sich nicht spezifisch für die Röntgenstrahlenwirkung sind, betreffen in erster Reihe die Kerne, welche sich schwächer mit basischen Farbstoffen färben und die Zeichen der Schädigung in Form von Verklumpung und Zerreißung des Chromatins, Schwellung und Vakuolisierung oder Schrumpfung zeigen. Eine besondere Bedeutung scheint dem Auftreten von mehrkernigen Zellen zuzukommen, die zuerst von SCHOLTZ beschrieben wurden, dem zahlreiche Epithelzellen mit zwei oder drei amitotisch geteilten Kernen auffielen, während sich sonst Mitosen in denselben Präparaten nicht fanden. — Mit MIESCHER, der sehr genau das histologische Bild im ganzen Reaktionsverlauf verfolgt hat, kann man in dieser Mehrkernigkeit das *typischste* Zeichen der Bestrahlungsfolge und einen Ausdruck der charakteristischsten Strahlenwirkung, nämlich der Störung des Teilungsmechanismus, erblicken. Gerade die Störung der Teilungsvorgänge, die an den verschiedensten Zellen der pflanzlichen und tierischen Organismen unter der Strahlenwirkung festgestellt ist, wird von ausschlaggebender Bedeutung für die Veränderungen auch der Epidermis. MIESCHER fand *unmittelbar* nach der Bestrahlung, im Stadium der ersten Welle, ein Fehlen von Mitosen, die allerdings auch normalerweise spärlich sind, und bereits Auftreten von pyknotischen Vorgängen. Das sofortige Einsetzen dieser Veränderung und Erlöschen der Mitosen spricht für unmittelbare Wirkung der Röntgenstrahlen auf die Epithelzellen. Bis zum Einsetzen der zweiten Welle fehlt nach MIESCHER die Teilungstätigkeit, um in der zweiten Welle wieder aufzutreten, aber in pathologischer Form, und hier fand er neben abnormen Karyokinesen die genannten mehrkernigen Zellen, die zuweilen das Bild beherrschen. Die erwähnten Veränderungen, Schwellungs- und zum Teil Schrumpfungsvorgänge an den Kernen der Epithelzellen neben dem Auftreten zahlreicher mehrkerniger Zellen in der *zweiten* Welle können in diesem Stadium eine wechselndes histologisches Bild geben, in dem jeweils mehr die einen oder anderen Erscheinungen in den Vordergrund treten. Die Störung des Teilungsmechanismus muß schließlich zu einer Verminderung der Epithellagen führen, wobei die in die Papillarschicht hineinragenden Zapfen und Leisten immer flacher werden. Die Epidermis besteht dann nur aus spärlichen Lagen von Epithelzellen, deren typische, normale Anordnung, insbesondere in der Basalschicht, gestört ist. Die einzelnen Zellen zeigen dabei die erwähnten pathologischen Veränderungen, wobei die Zahl der befallenen Zellen und die Stärke der Veränderungen von der Dosis abhängig ist. Mit diesem Zustand kann der Höhepunkt der Veränderungen erreicht sein, um nach kürzerer oder längerer Zeit durch die nun einsetzende Regeneration wieder zur Norm zurückgebracht zu werden. Die mehrkernigen Zellen werden durch den normalen zur Verhornung führenden Lebensablauf der Epithelzelle schließlich beseitigt, neue treten nicht auf, die durch die Beeinflussung der Zellteilung verursachte Störung hat sich ausgewirkt, normale Teilungen gehen zahlreicher vor sich. Während so allmählich die röntgengeschädigten Zellen mit dem Erneuerungsprozeß der

Epidermis verschwinden, bekommen zur Zeit der dritten Welle die normalen Zellen das Übergewicht und später sind *nur* noch solche vorhanden, wobei sich auch die normale Anordnung der Zellen und die Konfiguration der Reteleisten wieder herstellen kann. Bisweilen kommt es hierbei zu den Erscheinungen der Überregeneration, durch die eine Vermehrung der Epithellagen erfolgt. — Bei stärkeren Reaktionen oder wiederholter Bestrahlung nehmen die pathologischen Erscheinungen dagegen weiterhin zu, indem die Zahl der veränderten Zellen *größer* und die Schädigung selbst tiefgreifender wird. Die Zellen zeigen hydropische Schwellung der Kerne, nehmen bizarre Formen an und weisen Zeichen schwerster Degeneration auf. Stellenweise kommt es zum Untergang von *Zellgruppen* und so zu Einschmelzungsherden, während gleichzeitig der Rest der Stachelzellen durch interepitheliales Ödem auseinandergedrängt wird.

Das sind schon Übergänge zur Bläschen- und Blasenbildung sowie zur Abschilferung oder Abstoßung der obersten Epithelschicht und der Hornschicht. Auch in diesem Zustand kann es zur Regeneration kommen. Die Möglichkeit hierzu ist dadurch gegeben, daß die geschilderten Veränderungen nicht gleichmäßig das ganze bestrahlte Gebiet befallen, sondern daß neben deutlich veränderten Zellen scheinbar normale liegen, eine Erscheinung, auf die für die Haut insbesondere Rost hingewiesen hat, die aber auch an anderen Organen beobachtet worden ist, z. B. am Hoden von Simmonds, Ovarien von Rost und Krüger. Diese histologisch als „fleckförmige Wirkung" (Rost) sich darstellende Erscheinung ist m. E. nur ein Teilausschnitt aus der allgemeinen Tatsache, daß auch Zellen der *gleichen* Art, die gleichzeitig nebeneinander bestrahlt sind, nicht gleich stark geschädigt werden, sondern daß ein Teil der Zellen bereits zugrunde geht, während ein anderer sich scheinbar ungestört weiter entwickelt, z. B. in einer bestrahlten Kultur. Wie ich oben ausführte, können für diese Erscheinung biologische und physikalische Gründe maßgebend sein.

Die Körnerschicht ist bei leichteren Graden der Reaktion nicht verändert, auf manchen Bildern ist die gleichmäßige Anordnung der Zellen gestört; bei stärkeren Graden, in denen es zur Abstoßung der obersten Epithelschicht der Epidermis kommt, ist auch in größerer oder geringerer Ausdehnung das Stratum granulosum abgestoßen. Die Hornschicht ist bei geringen Reaktionen unverändert, bei mäßigen aufgelockert, bei stärkeren ist sie in Schuppen und Lamellen abgehoben und abgestoßen, häufig sind braune Färbungen, Vakuolen, Pigmentierung der verdickten Hornschicht zu sehen, sowie die Erscheinungen der Parakeratose.

Damit sind eigentlich alle an der Epidermis bei leichteren bis mittleren Reaktionsgraden nach einmaliger Applikation zu beobachtenden Veränderungen erschöpft, die nach Ablauf der Reaktion, wenn die Regeneration eine vollständige geworden ist, nicht mehr festzustellen sind. Es wird aber noch lange Zeit nach Ablauf der Reaktion eine Verbreiterung, bisweilen auch eine Verschmälerung der Epidermis verzeichnet. Als konstanteren, lange anhaltenden Befund kann man eine Pigmentanhäufung im Stratum germinativum angegeben finden (Fahr u. a.).

Bei den stärksten Graden der Einwirkung einer einmaligen Röntgenbestrahlung als Folge bedeutender Überdosierung treten in *rascher* Folge die erwähnten Degenerationserscheinungen an *allen* Epithelzellen in gleichmäßiger Weise auf. Es bleibt dann nicht bei einer Störung des Teilungsmechanismus, der sich hauptsächlich an den Basalzellen bemerkbar macht und die weitere Entwicklung des Zellebens der Epidermis stört, sondern es werden von vornherein *alle* Zellen der Epidermis und auch tieferer Hautschichten *gleichmäßig* mit einer stark schädigenden Dosis überschwemmt. Die Regenerationsvorgänge treten in den Hintergrund oder unterbleiben zunächst, da keine Epithelzellen mehr vorhanden sind, von denen sie ausgehen könnten, es kommt zur Abstoßung der geschädigten Epidermis, zum Defekt, zum Röntgenulcus oder zur Erosion. In der Umgebung derartiger vom Epithel entblößter Stellen findet sich an den Randpartien meist stärkere Verdickung der Epidermis (Abb. 49) mit den Zeichen starker Zellschädigung. Insbesondere ist das der Fall bei den sogenannten Spätschädigungen, vor allem nach wiederholten, oft ausgeführten Bestrahlungen. In derartigen Fällen hat Fahr auch noch jahrelang nach den Bestrahlungen degenerative Veränderungen an den Zellen der Epidermis festgestellt: Vakuolenbildung, schaumige Anschwellung, schlechte Kernfärbbarkeit. Fahr führt diese bei den sogenannten Spätschädigungen noch nach vielen Jahren festzustellenden Kern- und Zelldegenerationen auf eine durch die Bestrahlung erzeugte *Minderwertigkeit* der Keimschicht zurück. Er schließt dies insbesondere

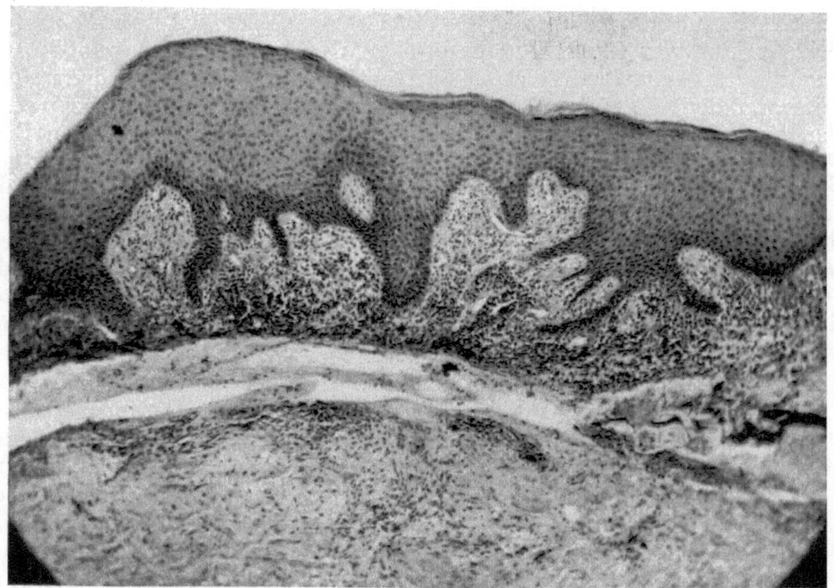

Abb. 49. Starke Verbreiterung der Epidermis am Rande einer Röntgennekrose. Bizarre Formen der Zapfenleisten. Rundzelleninfiltrat in der Cutis.

daraus, daß in den jüngsten Schichten des Stratum germinativum morphologisch normal erscheinende Zellen vorhanden sind, die erst in ihrem weiteren Entwicklungsgang, wenn sie nach dem Stratum corneum zu abgewandert sind, die degenerativen Zeichen erkennen lassen. Diese Minderwertigkeit der Zellen sei auf die nächsten Generationen übertragbar und führe zu einer Qualitätsverschlechterung der Gewebe. Diese Ausführungen von Fahr sind sehr überzeugend, jedoch ist zu bemerken, daß eine sich in dieser Weise auf späteste Nachkommen vererbende Zellschädigung durch Röntgenstrahlen einwandfrei noch nicht bewiesen ist, und daß vor allem Experimente an Einzelligen noch nicht gelungen sind, die in dieser Richtung zu verwerten wären. Bei einem zusammengesetzten Gewebe aber, bei dem Abhängigkeiten der Lebensvorgänge der einzelnen Teile voneinander bestehen, sind auch andere Möglichkeiten zur Erklärung der genannten Erscheinungen vorhanden. Speziell für die Haut glaube ich, daß das weitere Schicksal der Epidermis nach einer Röntgenveränderung derselben in *erster* Reihe von den gleichzeitig sich entwickelnden Veränderungen der *Cutis* abhängig ist, die nun zu besprechen sind.

Die Veränderungen der Cutis bestehen in erster Reihe in Gefäßerweiterung, sowie in Ausbildung perivasculärer Infiltrate, die bereits am 1.–2. Tag nach der Bestrahlung – „Gebiet der 1. Welle" – nachgewiesen wurden, wobei MIESCHER auch verschieden reichliche Infiltrate von polynucleären Leukocyten zwischen den Knäueln der Schweißdrüsen fand. Hierin sieht MIESCHER den Ausdruck der entzündlichen Natur der Röntgenwirkung bereits in *diesem* Stadium der „Frühreaktion", während von anderen Autoren, z. B. H. E. SCHMIDT hier nur angioneurotische Reaktionserscheinungen angenommen werden, wie dies auch GABRIEL und DAVID auf Grund ihrer Capillarstudien tun. Im Gebiet der zweiten und dritten Welle sind diese entzündlichen Veränderungen je nach der Stärke der Reaktion in verschiedenem Maße vorhanden und von ödematöser Durchtränkung begleitet. Die weiteren Veränderungen betreffen zunächst hauptsächlich die Endothelzellen der Gefäße. Daß an diesen Zellen Veränderungen auftreten, ist von einer großen Reihe von Autoren festgestellt worden, nachdem zuerst von GASSMANN die starken Gefäßveränderungen in der Umgebung von Röntgenulcerationen festgestellt worden waren und dadurch das Interesse an den Vorgängen an den Gefäßwänden erweckt worden war. – Manche Autoren wie LINSER und ROST stellen Veränderungen an den Endothelien in Form von Schwellung und Abstoßung schon in den ersten Tagen nach der Bestrahlung fest, MIESCHER setzt sie erst später an. Der Zeitpunkt des Auftretens und die Stärke der Veränderung dürfte von der Dosis abhängen. Es scheinen die Endothelien der Capillaren zeitiger und energischer zu reagieren als die der größeren Gefäße, aber es kommen an allen Gefäßen solche Veränderungen der Endothelzellen zur Beobachtung. In ähnlicher Weise verhalten sich die Fibroblasten, die ebenfalls eine Schwellung des Kernes und schaumige oder wabige Veränderung desselben erkennen lassen, während die Zelle selbst mit ihren Ausläufern verschiedene, zum Teil bizarre Formen annehmen kann. Diese Veränderungen an den Fibroblasten, die von vielen Autoren erst nach größeren Dosen und längerem Intervall gesehen wurden, sind nach den Befunden von ROST schon bei geringen Dosen nach 5 Tagen zu erkennen. – MIESCHER findet als charakteristisch für die Röntgenwirkung ebenso wie bei den Epithelzellen auch an den Fibroblasten und Endothelzellen Mehrkernigkeit. Eine Neubildung von Bindegewebszellen, die ebenfalls schon von ROST erwähnt und auch von anderen Autoren beobachtet wird, führt zu einer Vermehrung der fixen Bindegewebszellen, die vielfach in den Präparaten auffällt. Späterhin treten insbesondere bei wiederholten Bestrahlungen an den Capillaren und größeren Gefäßen stärkere Veränderungen auf, bestehend in Endothelwucherung und Wandverdickung mit Bildung von Vakuolen. Allmählich macht sich die Neigung zu Gefäßerweiterungen, die das klinische Bild der späteren Veränderungen begleiten, in stärkerem Maße bemerkbar. Auch die Zellen der Media weisen an ihren Kernen Schwellungen, eigentümliche Formen und die charakteristische Mehrkernigkeit auf; Veränderungen, die auch an den glatten Muskelfasern auftreten können. Diese Befunde, die schon bei Reaktionen mittleren Grades zur Beobachtung kommen, bleiben lange Zeit bestehen, verstärken sich bei wiederholten Bestrahlungen und nehmen dann oder auch bei einmaliger intensiver Bestrahlung zu. Befallen sind schließlich alle zelligen Elemente; die Gefäßveränderungen mit ihren Endothelschädigungen, Wandverdickungen, Verödungen oder Erweiterungen, die bei milderen Reaktionen „fleckweise" auftreten, betreffen dann gleichmäßig das gesamte Netz, es kommt zu Panarteritis, Rundzelleninfiltration, perivaskulär oder ungeordnet, Herden von Plasmazellen, Vermehrung der Fibroblasten und Auftreten verschiedenster Degenerationsformen an den Kernen. Die Anhangsgebilde der Haut, Talg- und Schweißdrüsen zeigen alle Übergänge von leichten Störungen bis zu schweren

Schädigungen, völliger Degeneration, Hyalinisierung und Schwund. Auch an den Nerven machen sich Degenerationszeichen bemerkbar, es kommt, wie FAHR angibt, zu perineuritischen Verdickungen und Infiltrationen, sowie zur Verminderung der Fasern. Die Fibrillen der Muskeln quellen, verlieren die Querstreifung, die Kerne zeigen pyknotische Erscheinungen. Doch scheinen die Muskeln verhältnismäßig widerstandsfähig zu sein, da, wie DARIER bemerkt, bei schweren Röntgenverbrennungen als einziger Restbestand differenzierter Hautorgane noch die Musc. arrectores pilorum zu sehen sind. Kommt es zur Erosion oder zum Ulcus, so nehmen die Rundzelleninfiltrationen in dem vom Epithel entblößten Gebiet erheblich zu.

Beim *Röntgenulcus* oder der *Röntgennekrose* ist die Umwandlung der Gewebe in eine strukturlose, nekrotische Zone von verschiedener Ausdehnung das

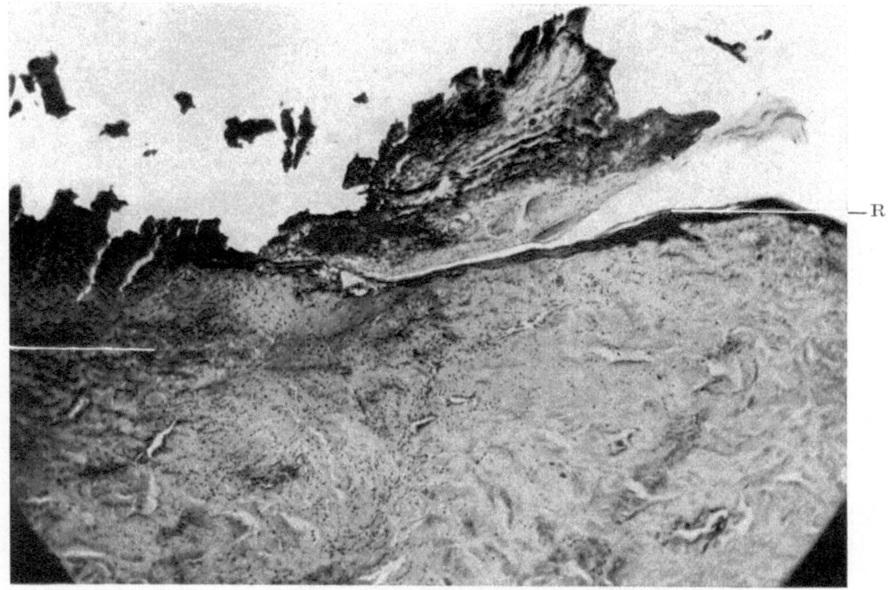

Abb. 50. Röntgennekrose.
L: stärkere Rundzelleninfiltration in dem von Epithel entblößten Bezirk. Bei R noch eine stark verdünnte Epithelschicht vorhanden. Starke Quellung der Bindegewebszüge, Aufhebung der Struktur.

Wesentliche (Abb. 50). Neu und eigenartig war der bereits erwähnte, zuerst von GASSMANN an den Gefäßen erhobene histologische Befund. Danach ist die Wand der Capillaren und kleinen Gefäße in eine unregelmäßig gequollene Masse umgewandelt, die Collacinreaktion gibt. Es kommt hierbei häufig zu fast völliger Obliteration, bisweilen bleibt ein mit Blutkörperchen angefülltes Lumen bestehen bei gleichzeitiger Rundzelleninfiltration der Wand. Die Intima ist infolge starker Quellung der Endothelzellen stellenweise von der Unterlage abgehoben. Die stärkeren Gefäße zeigen Reste einer stark aufgefaserten Elastica. An Arterien und Venen besteht vakuolisierende Degeneration der Intima und Muscularis, wobei GASSMANN beobachtete, daß bei längsgetroffenen Gefäßen die Degeneration an einzelnen Stellen sehr deutlich ist, an anderen aber fehlt. Die Anhangsgebilde der Haut sind in diesem Stadium hochgradigster Veränderung lange nicht mehr vorhanden und fehlen bereits im Stadium der chronischen Veränderungen der Haut, die den eigentlichen Nekrosen vorausgehen. Neben den starken Gefäßveränderungen finden sich hierbei hauptsächlich degenerative Vorgänge am Bindegewebe in Form von Quellung, Zerfaserung und abnormer Farbreaktion, die auch GASSMANN bereits bei seinen Präparaten in verschiedenem Ausmaße feststellte. Seitdem sind diese Bindegewebsveränderungen vielfach bestätigt und beschrieben worden. Nach WOLBACH handelt es sich hierbei um einen Ersatz des normalen Kollagens durch ein besonders dichtes Kollagen, das reich an elastischen Fasern und arm an Zellen ist. GASSMANN fand die elastischen Fasern durchschnittlich ziemlich dick, unregelmäßig verteilt, manchmal stark aufgefasert, stellenweise zu Knäueln geballt.

Die buntesten histologischen Bilder finden sich, den wechselvollen klinischen Bildern entsprechend, bei der chronischen Dermatitis, der Berufsschädigung. Alle im vorhergehenden erwähnten histologischen Veränderungen in der Epidermis, Cutis und Subcutis können hier auftreten, und zwar häufig neben-

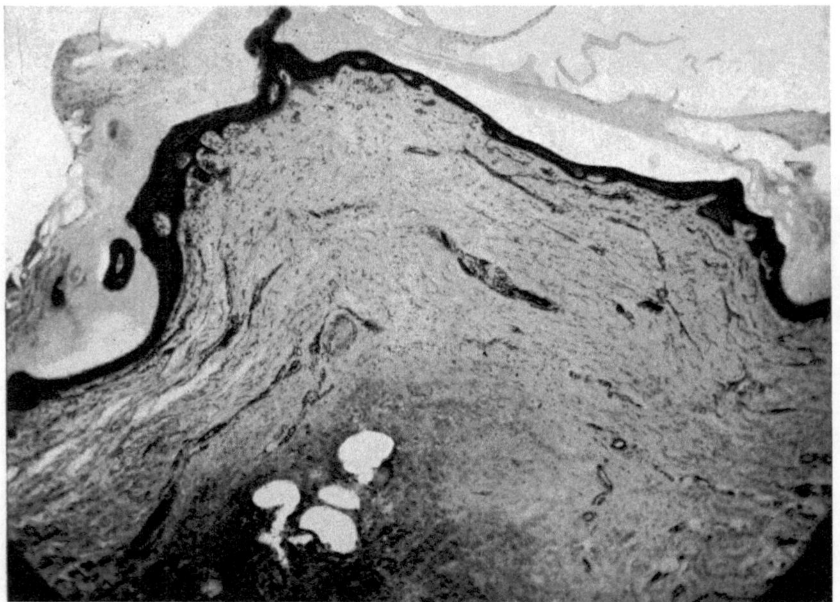

Abb. 51. Röntgenhaut. Epidermis verdünnt, Grenzlinie fast geradlinig. Verdickung der Hornschicht.

einander bei ein und demselben Patienten. Hochgradige Atrophie aller Schichten der Haut kann das Bild beherrschen, wobei insbesondere die Epithelschicht außerordentlich verdünnt ist. Die Zapfen und Leisten verschwinden, die Grenzlinie wird fast gerade und die Cutis selbst macht den Eindruck einer atrophischen Narbe (Abb. 51). Andererseits kann es, wie schon UNNA beschrieb, zu starker Hypertrophie der Epithelschicht kommen, indem einerseits das Volumen der einzelnen Zellen sich vergrößert, andererseits auch die Zahl der Epithellagen zunimmt und ein interepitheliales Ödem noch als dritter Faktor hinzukommen kann. Die Körnerschicht zeigt hierbei wechselnde Ausdehnung, sie kann verbreitert sein, aber auch völlig fehlen. Die Hornschicht ist verdickt, häufig lamellös geschichtet, enthält vielfach Pigment und immer kernhaltige Hornzellen. Die Zapfen und Leisten zeigen meist sehr unregelmäßige Gestalt. Die Grenzlinie ist aber immer noch scharf zu erkennen (Abb. 52). Neben diesen diffusen Veränderungen kommen scharf umschriebene Herde vor, an denen die Zapfen und Leisten eine besondere Größe aufweisen und schräg aufeinander zu nach der Tiefe sich erstrecken, diese Stellen sind von einer besonders mächtigen Hornschicht gekrönt (Abb. 53).

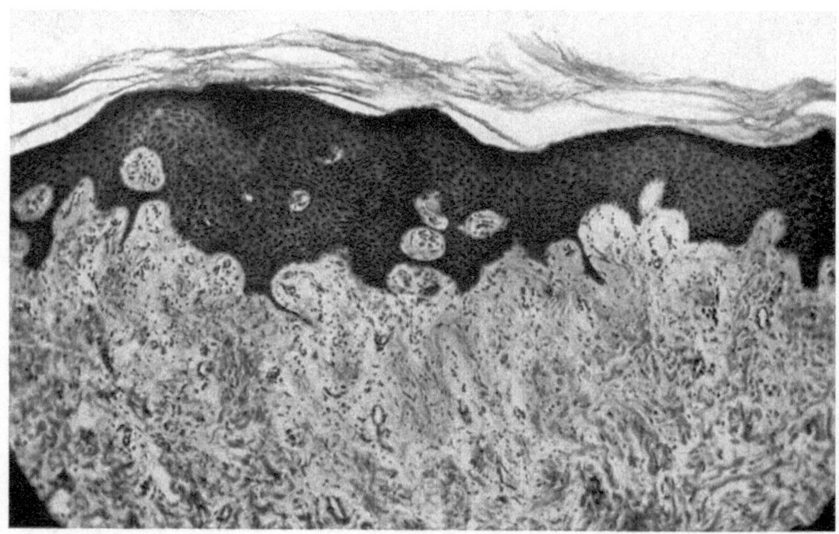

Abb. 52. Röntgenhaut. Verdickung der Epidermis. Unregelmäßige Formen der Zapfen und Leisten. Hornschicht verdickt, lamellös abblätternd.

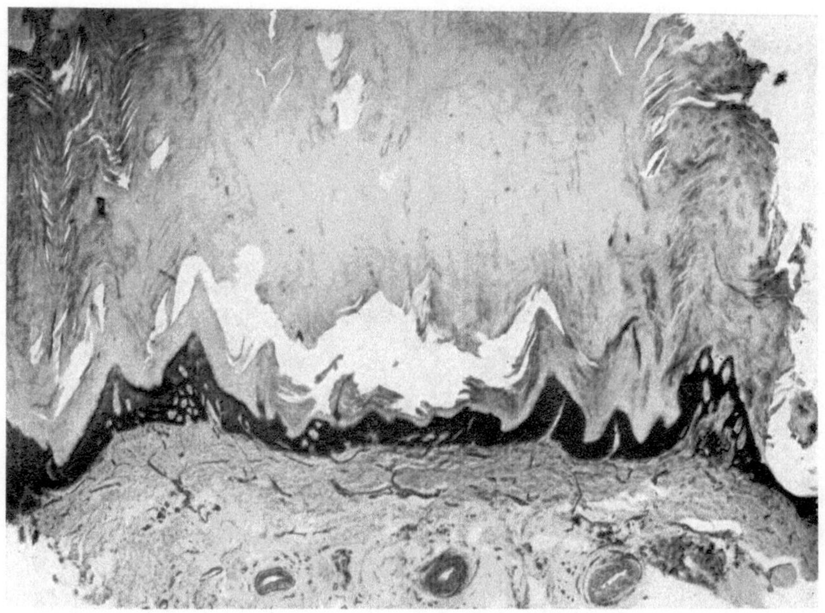

Abb. 53. Circumscripte, mächtige Hyperkeratose. Zapfen und Leisten stark ausgezogen. Unten mehrere Gefäße mit stark verdickten Wänden.

Sowohl bei der diffusen wie bei der circumscripten Epithelhypertrophie lösen sich schließlich einzelne Ausläufer von dem übrigen Epithelverbande ab, verlieren den Zusammenhang mit diesem und schieben sich allmählich zwischen den Bindegewebszügen weiter vor (Abb. 54). Durch welche Ursachen dieses nunmehr einsetzende destruierende Wachstum eingeleitet wird, ist noch nicht geklärt.

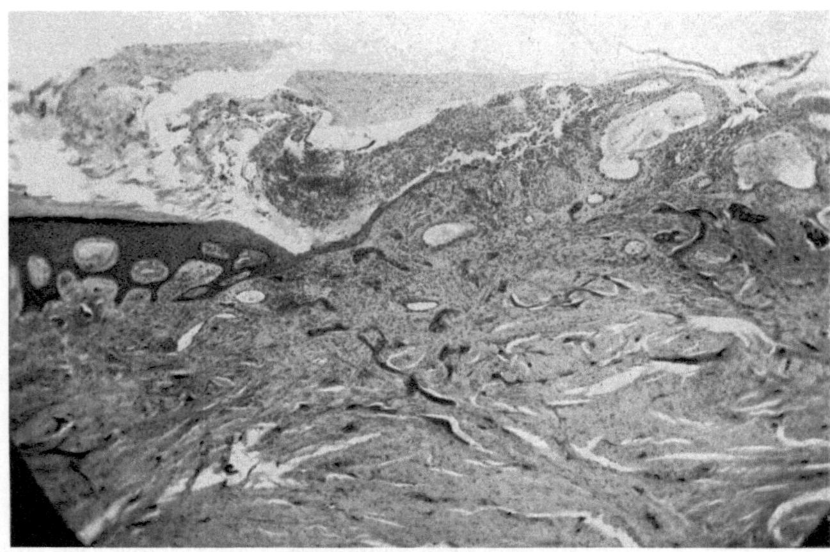

Abb. 54. Röntgenhaut. Röntgencarcinom. Abschnürung von Epithelzügen, die sich zwischen den Bindegewebsbündeln vorschieben.

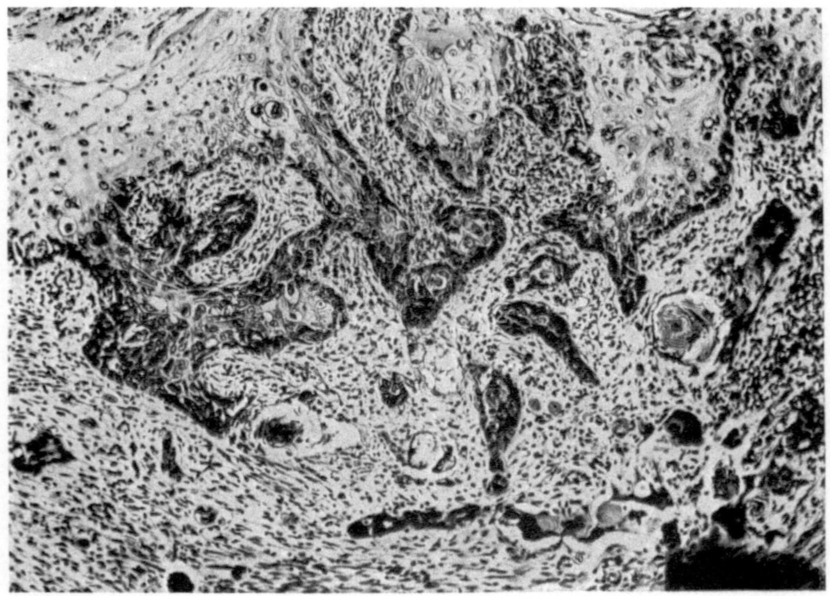

Abb. 55. Röntgenkrebs. Verlängerung von Epithelzapfen mit Abschnürungen und Abtropfungen.

RIBBERT erblickte die Ursache in einer Änderung der Spannungsverhältnisse zwischen Epithel und Bindegewebe, infolge einer Schwächung des Bindegewebes unter der Einwirkung der Röntgenstrahlung. Die Befunde an den Gefäßen, vor allem die Verdickung und Sklerosierung derselben lassen an eine stellenweise besonders stark herabgesetzte Verminderung der Sauerstoffzufuhr zum Epithel denken, die im Sinne O. WARBURGS zur Entwicklung von Krebsherden

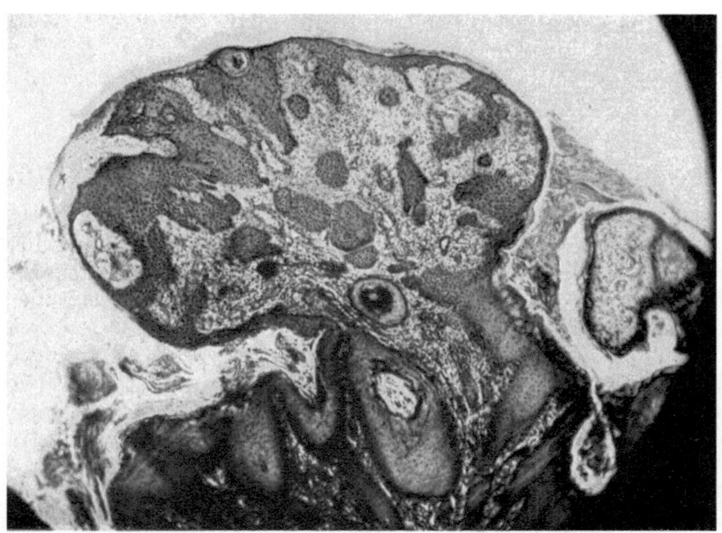

Abb. 56. Pilzartig wuchernder Röntgenkrebs. Mikroskopisches Präparat von dem in Abb. 42 dargestellten Fall. (Therapeutische Bestrahlung.)

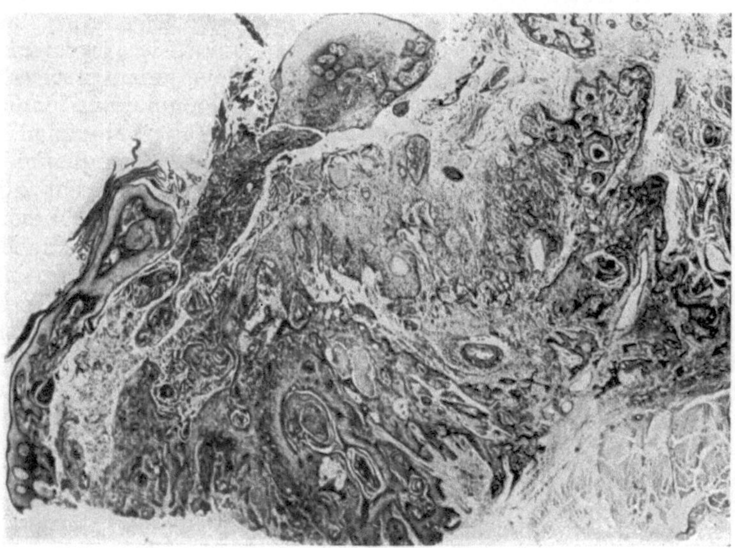

Abb. 57. Röntgenkrebs eines Radiologen. Verhornender Plattenepithelkrebs.

Veranlassung geben könnte. Derartige Stellen finden sich auch am Rande von Röntgennekrosen, wo ebenfalls, wie oben erwähnt, Epidermisverdickungen nicht selten sind. Auch hier kommt es zu Verlängerung der Epithelzapfen und schließlich zu Abschnürungen, „Abtropfung“ (Abb. 55). In manchen Fällen kann es zu stark auch nach außen wuchernden, pilzartig oder papillomatös das Hautniveau überragenden epitheliomatösen Tumoren kommen (Abb. 56). Das ausgebildete Röntgencarcinom bietet histologisch meist das Bild des verhornenden Plattenepithelcarcinoms (Abb. 57). Es kommen aber auch andere histologische Formen vor, die, wie Jadassohn es beschreibt, zugleich nebeneinander bei demselben Patienten angetroffen werden können. In dem Jadassohnschen Falle waren die Bilder des banalen Spinalzellencarcinoms, der Bowenschen Dermatose und des Technelioms von adenoidem Bau an der Hand eines wiederholt bestrahlten Psoriatikers vorhanden.

VI. Allgemeine Reaktionen nach örtlichen Bestrahlungen.

Bei jeder Bestrahlung können die *innerhalb* des bestrahlten Gebietes auftretenden örtlichen Vorgänge zu Veränderungen führen, die auch außerhalb des Strahlenbereiches objektiv nachweisbar sind oder von dem Bestrahlten subjektiv wahrgenommen werden. Ein großer Teil dieser Veränderungen ist bereits in dem Kapitel Blut usw. erwähnt, wobei sich zeigt, wie vielgestaltig die Folgeerscheinungen der örtlichen Strahlenwirkung sind, die durch die Untersuchungen der Körperflüssigkeiten festgestellt werden können. Mit diesen Veränderungen sind eine Reihe von Symptomen in ursächlichen Zusammenhang gebracht worden, die auf eine Störung des Allgemeinbefindens der Bestrahlten hinweisen. Die sofort oder kurze Zeit nach der Bestrahlung auftretenden Kopfschmerzen, Übelkeit, Appetitlosigkeit und Brechneigung werden hierbei vom Patienten in den Vordergrund gestellt, weil sie ihn am meisten belästigen. Wegen der Ähnlichkeit mit den Erscheinungen nach Alkoholintoxikation hat sich für diesen Symptomkomplex die von Gauss geprägte Bezeichnung „Röntgenkater" eingeführt; es handelt sich aber nicht um ein spezifisches Krankheitsbild, sondern lediglich um die banalen Zeichen eines gestörten Allgemeinzustandes, wie sie bei jeder Intoxikation auftreten können. Meist bald wieder verschwindend, wenn die Bestrahlung ausgesetzt wird, können sich diese Symptome in schwereren Fällen sowohl verstärken als auch längere Zeit anhalten und sind dann mit starker Mattigkeit und ausgesprochenem Krankheitsgefühl verbunden. Die Appetitlosigkeit steigert sich bis zum Ekel vor der Nahrungsaufnahme, die Zunge ist dick belegt, die Gesichtsfarbe fahl, das Körpergewicht geht zurück, die Kräfte lassen nach. Diese schweren Störungen entwickeln sich besonders bei intensiv behandelten Tumoren und geben dann das Bild der Kachexie. Die leichtesten Grade des „Röntgenkaters", Übelkeiten und Brechreiz, können zweifellos durch die im Bestrahlungsraum auftretenden Gase (nitrose Gase) und den eigenartigen Geruch bei sensiblen Menschen sofort ausgelöst werden. In diesen Fällen handelt es sich wohl um leichte Vergiftungen durch die betreffenden Gase, die ebenso wie vielleicht auch die elektrische Aufladung geeignet sind, die eigentlichen, durch die Strahlenwirkung hervorgerufenen Störungen zu verstärken. Der Mechanismus dieser Strahlenwirkung ist noch nicht geklärt und es gibt kaum eine der zahlreichen, im Gewebe und im Blut nachweisbaren Veränderungen, die nicht als Ursache für die Auslösung der genannten Symptome angesprochen worden ist. So viel scheint sicher, daß das Auftreten der Röntgenintoxikation nicht *ausschließlich* an die Bestrahlung eines bestimmten Organs gebunden ist, denn es *können* dieselben Erscheinungen bei Bestrahlung jeder Körpergegend hervorgerufen werden. D. h. es muß bei Bestrahlung jeder Körpergegend die Gelegenheit zur Erzeugung von Stoffen gegeben sein, welche, in die Zirkulation gelangt, zu Intoxikationserscheinungen der genannten Art Veranlassung geben. In erster Reihe muß hierbei an Zellzerfallsprodukte gedacht werden, die naturgemäß in den radiosensibelsten Geweben ceteris paribus am leichtesten auftreten. Daher werden die Erscheinungen am stärksten dann bemerkt, wenn reichlich lymphatisches Gewebe im durchstrahlten Gebiet liegt, z. B. bei Bestrahlung des Abdomens, insbesondere der Milzgegend. Aber zweifellos können auch Bestrahlungen anderer Bezirke dasselbe Ergebnis haben, wenn nur die genannten Zerfallsprodukte in genügender Menge in die Zirkulation kommen, und das hängt neben der Sensibilität der getroffenen Gewebe auch von der Dosis und dem durchstrahlten Volumen ab. Von verschiedenen Autoren ist die Bedeutung irgend eines Organs besonders in den Vordergrund geschoben worden, z. B. Leber, Nebenniere, Ovarien usw. Daß es aber tatsächlich weniger auf eine bestimmte Körperregion oder ein bestimmtes Organ ankommt, scheint mir besonders aus der Tatsache hervorzugehen, daß auch durch Bestrahlung radiosensibler Tumoren und Granulome der verschiedensten Regionen dieselben Intoxikationserscheinungen ausgelöst werden, und daß es hier gerade die am raschesten einschmelzenden Tumoren, wie z. B. kleinzellige Rundzellensarkome sind, welche von den allerstärksten Störungen des Allgemeinbefindens begleitet werden. Hier können die Intoxikationserscheinungen eine bedenkliche Stärke annehmen, wenn der Zerfall zu rasch vor sich geht, und dazu führen, daß der Patient am Heilerfolg zugrunde geht. Da Bestrahlungen derselben Art von Tumoren mit verzettelten Dosen langsameren Rückgang und geringere Nebenwirkungen hervorrufen, scheint der Zusammenhang zwischen dem Abbau strahlenempfindlichen Gewebes und dem Auftreten von Allgemeinerscheinungen der genannten Art wenigstens in diesen Fällen gesichert. Ähnlich liegen die Verhältnisse auch bei anderen radiosensiblen pathologischen Prozessen, Lymphogranulom, Leukämie usw., und analog dürften wohl auch die Vorgänge bei Bestrahlung normaler Gewebe sein.

Welche Art von Stoffen es sind, die bei der Röntgenintoxikation wirken. ist nicht geklärt, und es ist durchaus möglich, daß auch Vorgänge ganz anderer Art einen Teil der Erscheinungen auszulösen imstande sind, z. B. Veränderungen der Magenschleimhaut bei Abdominalbestrahlungen (MIESCHER) oder direkte Einwirkung auf das Zentralnervensystem bei Schädelbestrahlungen.

So verschiedenartig wie die Erklärungsversuche, so verschieden sind auch die therapeutischen Vorschläge gegen die Röntgenintoxikation. Darreichung von Calcium (ANDERSON und KOHLMANN, PANNEWITZ), Kochsalzinjektionen (SIELMANN), Traubenzuckerinjektionen (MAHNERT und ZACHERL), sollen sich prophylaktisch bewähren. v. PANNEWITZ, der in dem Röntgenkater die Erscheinungen einer Vagusreizung erblickt, gibt neuerdings mit Erfolg prophylaktisch Lobelin, das ebenso wie das Afenil reizend auf den Sympathicus wirkt. Alle diese Mittel können gelegentlich wirksam sein, versagen aber auch ebenso häufig. Dasselbe gilt für die Behandlung bereits aufgetretener Allgemeinstörungen, wofür Validol, Neobornyval (SIMONS) und andere Baldrianpräparate sowie Narkotica in Betracht kommen. Bei behandelten Tumoren bevorzuge ich Alival-Solarsongemische (dreimal wöchentlich eine Ampulle), bei starker Röntgenkachexie kommt Bluttransfusion in Betracht.

Von weiteren Allgemeinerscheinungen ist das *Fieber* zu erwähnen, auf dessen Auftreten nach Röntgenbestrahlungen zuerst G. HOLZKNECHT aufmerksam gemacht hat. In den HOLZKNECHTschen Fällen war das Fieber stets an die Entwicklung einer starken Hautreaktion geknüpft und der Zusammenhang mit dieser durch das zeitliche Zusammentreffen von Fieber und Höhepunkt der Hautreaktion nahegelegt. Die Temperatursteigerungen waren mitunter erheblich, bis 39,5 und höher, ohne wesentliche Störung des Allgemeinbefindens In einigen Fällen wurde bei Eintritt der Temperatursteigerung ein kleinfleckiges, papulöses *Exanthem*, universell oder mehr lokal, festgestellt. Ich habe ein derartiges Exanthem nur einmal beobachtet. HOLZKNECHT faßt Fieber und Exanthem in diesen Fällen als toxämisch auf als Folge der Produktion toxischen

Materials im durchstrahlten Hautbezirk. Auch Kienböck faßt die von ihm beobachteten hohen Temperaturen von 38—40° als Resorptionsfieber auf. Hierher gehört vielleicht auch die universelle Dermatitis, die Bloch sowie Schlichting nach Bestrahlung eines Uteruscarcinoms beobachteten. In dem Falle von Falchi, der über ein generalisiertes bullöses Exanthem bei einer bestrahlten Leukämie berichtet, ist der Zusammenhang mit der Röntgenbestrahlung nicht sicher. Dasselbe gilt von dem pruriginösen Exanthem, das von Schaumann drei Tage nach der Milzbestrahlung eines Leukämikers beobachtet wurde.

Genauere Verfolgung der *Temperaturkurven* nach Röntgenbestrahlungen zeigt, daß Steigerungen nicht selten sind, ohne daß an der durchstrahlten Haut stärkere Reaktionen auftreten, Voraussetzung ist scheinbar nur, daß größere Abschnitte strahlenempfindlichen Gewebes getroffen werden. Abgesehen von diesen, gewissermaßen „unspezifischen" toxischen Reaktionsprodukten können aber auch besondere spezifische Produkte eine Rolle spielen, wenn es sich um bestimmte pathologische Prozesse handelt. Am einleuchtendsten erscheint ein derartiger Mechanismus bei der Bestrahlung tuberkulösen Gewebes (Autotuberkulinisation. Iselin, Baisch). Auch das Aufflackern entzündlicher Prozesse, besonders bei Beckenbestrahlungen, kann zu Temperatursteigerungen Anlaß geben. Die Erhöhung der Temperatur nach intensiven Kopfbestrahlungen könnte vielleicht direkt zentral ausgelöst sein. Es sind also die Ursachen für das „Röntgenfieber" jedenfalls nicht einheitlich.

Außer den bisher genannten häufigeren Nebenwirkungen seien noch einige, seltenere Beobachtungen aus der Literatur angeführt. *Asthmatische* Symptome als Röntgenwirkung bei Milzbestrahlungen von Leukämie unter den Erscheinungen rasch auftretender, flüchtiger Bronchitis mit Eosinophilie und relativer Lungenstarre erwähnt H. Pollitzer und reiht diese Symptome unter die Serumkrankheit bzw. die anaphylaktischen Erscheinungen ein. Von einer Radioanaphylaxie direkt spricht Foveau de Courmelles, der beobachtete, daß die zweite Serie einer Strahlenbehandlung die Zeichen der Allgemeinstörung in viel stärkerem Maße hervorruft, als die erste. Er ist geneigt, der ersten Serie eine sensibilisierende, der zweiten die irritierende Wirkung zuzuschreiben. Hierunter fällt auch seine Beobachtung bei dem Träger von Röntgenverbrennungen, der sofort nach Empfang geringster Strahlenmengen an den geschädigten Stellen die unangenehmsten Empfindungen verspürte.

Daß manche Prozesse entzündlicher Natur vorübergehend durch Bestrahlung eine Verstärkung erleiden, ist bekannt, auch daß tuberkulöse Prozesse unter Umständen verschlechtert werden können, oder ein Lupus erythematodes die Neigung zum raschen Ausbreiten bekommt. Seltener sind Beobachtungen wie diejenigen von Zinsser, wo in einem Fall nach lokaler Bestrahlung eine generalisierte Psoriasis entstand, in einem anderen Fall nach Tiefenbestrahlung eines Bubo inguinalis erst über der bestrahlten Stelle, dann am ganzen Körper Psoriasis auftrat. Provokation einer Psoriasis bei einer z. Zt. rezidivfreien Patientin nach gynäkologischer Röntgentherapie ausschließlich im bestrahlten Bezirk sah Linser.

Eigenartig ist auch die von mir gemachte und noch einige Male anderweitig bestätigte Beobachtung, daß bei ausgebreiteten Verrucae vulgares nach Bestrahlung eines kleinen Teiles derselben eine lebhafte örtliche Reaktion *sämtlicher* Warzen erfolgte, die zum völligen Verschwinden aller Warzen führte. Hier handelte es sich vielleicht um die Bildung spezifischer Substanzen in den bestrahlten Herden.

Erwähnenswert scheint mir die Tatsache zu sein, daß vielfach die Neigung besteht, *alle* Veränderungen der Haut, die irgendwann nach einer Röntgenbehandlung im bestrahlten Gebiet oder auch außerhalb desselben auftreten, als Folge der Bestrahlung aufzufassen. Es ist sicher mitunter nicht leicht, ein Erysipel z. B. oder einen anderen flächenhaft entzündlichen Prozeß, der zufällig in seiner Ausdehnung mit dem bestrahlten Feld übereinstimmt, von einer Röntgenreaktion zu unterscheiden, zumal dann, wenn auch der Zeitpunkt des Auftretens einen Zusammenhang nahelegt. Es sind aber auch Zusammenhänge selbst bei ganz typischen Erkrankungen, wie es der Herpes zoster ist, mit vorausgegangenen Röntgenbestrahlungen gesucht worden, wie in den Fällen von GROEDEL und SCHREUS. Einen Zusammenhang möchte ich hier nicht annehmen. Es ist nur zuzugeben, daß innerhalb eines bestrahlten Bezirkes eine beliebige Erkrankung der Haut infolge einer noch nicht abgelaufenen Röntgenstrahlenwirkung *anders* verlaufen kann als normal.

VII. Therapie der Röntgenreaktionen und Röntgenschädigungen.

Ist eine unerwartet starke Reaktion aufgetreten, so verliere man nicht die Ruhe. Die eigene Unsicherheit überträgt sich sehr leicht auf den Patienten, der ängstlich und mißtrauisch wird, die eigene Zuversicht beruhigt den Patienten.

Die leichteren Grade der Röntgenreaktionen als Folge *einer* Bestrahlung oder einer zusammengehörigen Bestrahlungsserie bedürfen keiner Behandlung, müssen aber vor jeder zweiten Schädlichkeit, die einen Reiz ausüben könnte, streng bewahrt bleiben. Hierzu gehört auch das Fernhalten von Druck, Reibung, sowie irgendwelcher nicht indifferenter Stoffe, etwa in Form von Salben, Pudern usw., sowie von Sonnen- oder künstlichem ultraviolettem Licht. Bei stärkeren Entzündungserscheinungen mit Blasenbildung ist Schutzverband und leichte Kühlbehandlung zweckmäßig. Hierzu ist am besten Kamillentee zu Umschlägen und feuchten Verbänden sowie reine, beste Vaseline geeignet. Anästhetica sind äußerlich zu vermeiden. Dieselbe Behandlung kommt auch bei Erosionen und beginnenden Ulcerationen in Betracht. Hier ist besonderer Wert auf gut abschließende Verbände zu legen, da dadurch die Schmerzhaftigkeit bedeutend herabgesetzt wird. Unter dieser einfachen Behandlung kommt es entweder zu einer schließlichen Reinigung der Epitheldefekte, Granulationsbildung und Epithelisierung, oder zu einem Stillstand der zunächst fortschreitenden Nekrose, Abgrenzung gegen das Gesunde und zur Ausbildung eines sich nicht mehr verändernden Zustandes, der nun andere Maßnahmen zuläßt und erfordert. Hierzu gehören in erster Reihe die Versuche, durch Erzeugung einer Hyperämie eine bessere Durchblutung von der Umgebung des geschädigten Bezirkes aus zu erzielen, die, nach Abstoßung der völlig nekrotischen Teile, zur Ausbildung von Granulationen führen kann. Hierzu eignet sich am besten Wärme. Bei kleineren Herden kann das mit heißen Kamillenteeumschlägen gemacht werden, wie sie vielfach (WETTERER u. a.) empfohlen worden sind, oder mit Hilfe von Leinsamenumschlägen (VEIEL). In jedem Falle ist vorsichtig zu beginnen, die Applikationsdauer und Höhe der Temperatur nur langsam unter Vermeidung stärkerer Reizungen zu steigern. Die Reinigung des Geschwürgrundes wird zweckmäßig mit Wasserstoff-Superoxyd vorgenommen, dem ich gern eine Applikation von Kaliumhypermanganlösung vorausschicke, wodurch die verschäumende und desodorisierende Wirkung bedeutend gesteigert wird, danach Verband entweder mit Kamillentee oder reiner Vaseline, oder Olivenöl bzw. Paraffin. liqu. Bei größeren Herden, insbesondere mit starker Schmerzhaftigkeit, kommt die von SACKENS sowie L. KUMER empfohlene Wasserbettbehandlung in Betracht. Hebung des meist gesunkenen Allgemeinbefindens durch Arsenikalien usw. sowie Bekämpfung der Schmerzen durch

Antineuralgica und Narkotica ist erforderlich. Wenn bei flachen Ulcerationen sich der Grund reinigt und Granulationen sich andeuten, kann der Versuch der freien Transplantation am besten mit BRAUNscher Pfropfung gemacht werden, die aber nicht immer gelingt. Zu der erwähnten konservativen Behandlung gehört viel Zeit und Geduld von seiten des Arztes und Patienten, es muß mit monatelanger Anwendung der genannten Verfahren gerechnet werden. Für die Wärmebehandlung kommt auch strahlende Wärme in Betracht, von der ich aber keine Vorteile gesehen habe; vor allem aber die Diathermie, welche von NAGELSCHMIDT und insbesondere von BORDIER warm empfohlen wird. Die Elektroden werden seitlich im Abstand von einigen Zentimetern von den Geschwürsrändern aufgesetzt, so daß die Stromlinien durch den Geschwürsgrund verlaufen, und tägliche Sitzungen vorgenommen von etwa 20 Minuten Dauer, unter denen aber die Schmerzen nicht zunehmen dürfen.

Dadurch beschleunigt sich die Demarkation, Abstoßung der Nekrosen und Granulationsbildung. Bevor man an radikalere Behandlung herangeht, sollte dieser Versuch gemacht werden. Von weiteren konservativen Methoden kommen in Betracht: Quarzlampenbestrahlung, die mitunter bei kleineren und oberflächlichen Herden die Granulationsbildung beschleunigt, aber manchmal wegen verstärkter Schmerzen abgebrochen werden muß. Die Finsenbehandlung, die ebenfalls nur für nicht sehr ausgedehnte Herde in Betracht kommt, aber nach Angabe von REYN sehr gute Erfolge aufzuweisen hat. FABRY hat in einigen Fällen Besserungen mit Thor x-Salbe 1500 e. s. E. auf 1 g Salbe erzielt. Die Salbe wird luftdicht auf die affizierten Stellen für zwei Tage aufgebunden. Ulcerationen kamen zur Abheilung. Vorsicht scheint mir bei dieser Behandlung *sehr* geboten. Injektion von Novocainlösung sowie mit Eigenblut wurden von TILLMANN empfohlen, Einzelerfolge sind von Verbänden mit Diphtherieserum, 400 Einheiten, 25—30fach verdünnt (FRANK) erwähnt. Für Ulcerationen an Extremitäten kommt ferner die periarterielle Sympathektomie nach LERICHE in Betracht, über die aber vorläufig noch keine eindeutigen guten Resultate vorliegen (GUNDERMANN u. a.).

Als Ultima ratio ist chirurgische Behandlung des Ulcus selbst nicht zu umgehen. Manchmal genügt Excision und Vernähung nach Entspannungsschnitten, oder es ist Anlegung eines gestielten Lappens oder Muffplastik erforderlich. Ich habe in einigen Fällen gesehen, daß auch dann, wenn der gestielte Lappen nicht völlig anheilt, doch die Röntgennekrose Heiltendenz bekommt. GILMER empfiehlt radikalste Exstirpation im Gesunden mit nachfolgender Transplantation. Die chronisehen Röntgenveränderungen sind nach denselben Gesichtspunkten zu behandeln. Auch hier ist Fernhaltung aller Reize Haupterfordernis, insbesondere bei der Berufsschädigung an den Händen der Röntgenologen.

UNNA hat auf die schädliche Wirkung reduzierender Mittel bei Röntgenhänden hingewiesen und oxydierende Substanzen empfohlen. Sorgfältige Hautpflege ist dringend erforderlich. Hyperkeratosen können mit Salicylsäure erweicht werden, z. B. in der von UNNA empohlenen Kombination: Ung. Hebrae 35,0, Acid salic. 2,5, Sap. kalin. 2,5, Vasel. 10,0. Warme Handbäder mit nachfolgender Einölung oder Einfettung mit Glycerinsalben oder sonstigen indifferenten Salben, zeitweise Applikation von Dunstverbänden, stellenweises Auflegen von macerierendem Guttaperchapapier werden von den Patienten selbst nach Gefühl miteinander kombiniert. Isolierte, unangenehme Hyperkeratosen können zweckmäßig nach Vorschlag von HOLZKNECHT mit Radium (Vorsicht!) behandelt werden oder besser ebenso wie kleinere und größere Ulcerationen mit Elektrokoagulation nach BORDIER. Gefäßektasien läßt man am besten unbehandelt, ich glaube, daß man mit der Zerstörung derselben die Ernährung des strahlengeschädigten Gebietes noch mehr in Frage stellt, und habe daher die zur Beseitigung empfohlene (JESSNER) Doramadbehandlung oder elektrolytische Zerstörung nicht angewandt.

Für die Behandlung des Röntgencarcinoms möchte ich am meisten zur Elektrokoagulation raten, mindestens aber einen Versuch mit dieser Methode zu machen, bevor radikale chirurgische Maßnahmen in Aussicht genommen werden. Es ist erstaunlich, wie gut die Erfolge mit dieser von BORDIER empfohlenen Methode sind, selbst wenn schon hochgradige Zerstörungen vorliegen.

VIII. Forensisches.

Wie bei keiner anderen diagnostischen oder therapeutischen Maßnahme besteht bei der Anwendung von Röntgenstrahlen die Gefahr für den behandelnden Arzt, daß er für etwa auftretende Folgeerscheinungen vom Patienten haftbar gemacht wird. Das liegt in erster Reihe daran, daß die ausgesprochene Neigung besteht, *alle* Unannehmlichkeiten, die sich im Anschluß an eine Röntgenbestrahlung einstellen, auf diese zurückzuführen, ferner aber auch an der Tatsache, daß häufig derartige Zusammenhänge als erwiesen angesehen werden müssen.

Was die rechtliche Grundlage betrifft, so bestehen, wie GROEDEL und KLOPFER ausführen, keine gesetzlichen Vorschriften für das Arbeiten mit Röntgenstrahlen. Es kommen aber verschiedene allgemeine Rechtsnormen des B.G.B. und des St.G.B. in Betracht, und zwar auf zivilrechtlichem Gebiet: Die Bestimmungen über den Dienstvertrag, der Werkvertrag, die Geschäftsführung ohne Auftrag, die Bestimmungen über den gegenseitigen Vertrag, über den Inhalt der Schuldverhältnisse, sowie die Bestimmungen über unerlaubte Handlungen; auf strafrechtlichem Gebiet: Die Bestimmungen über Körperverletzung, über Verbrechen und Vergehen wider das Leben, fahrlässige Tötung und Abtreibung.

Die *Möglichkeiten*, die zur Entstehung eines Schadens im Röntgenbetrieb Veranlassung geben können, sind in dem Büchlein der genannten Autoren knapp und übersichtlich in folgender Tabelle zusammengestellt:

I. Durch technischen Unfall oder Zufall:
   a) unvorhersehbar und unabwendbar,
   b) vorhersehbar und abwendbar, Fahrlässigkeit,
      1. im Bereich der Niederspannung,
      2. im Bereich der Hochspannung einschl. Zusatzapparate.
II. Durch Röntgenstrahleneinwirkung:
   a) unvorhersehbar und unabwendbar:
      1. wissenschaftlich noch ungeklärte und unerkannte Gefahren;
      2. technisch noch unkontrollierbare Einflüsse;
   b) vorhersehbar und abwendbar:
      1. Fahrlässigkeit und Ignoranz;
      2. Kunstfehler bzw. Denkfehler.
III. Vergiftung durch Kontrastmittel.
IV. Handlung gegen den Willen des anderen.
V. Durch Schuld oder Mitschuld des Geschädigten.
VI. Durch dauernde Beschäftigung mit den Röntgenstrahlen nach Art einer Gewerbekrankheit.

Technische Unfälle, insbesondere durch Hochspannung, sind selten und beruhen meist auf Unkenntnis oder Fahrlässigkeit (LEVY-DORN). Verhinderung durch automatische Ausschaltung (SECURO).

Bei den eigentlichen Röntgenschädigungen ist es erforderlich festzustellen, wann eine solche bei Patienten als vorliegend anzunehmen ist. Es ist von vornherein klar, daß in diesem Zusammenhange der Begriff ein wechselnder ist und nicht allein die Tatsache maßgebend sein kann, daß eine Veränderung der Haut oder eines anderen Organs eingetreten ist. Verhältnismäßig einfach liegen noch die Verhältnisse, wenn es sich um diagnostische Anwendung der Strahlen gehandelt hat. Hier kann unter Umständen jede bleibende Veränderung als Schädigung angesehen werden, die mit einer Entstellung oder mit Schmerzen und Unbequemlichkeiten oder Störung der Gesundheit und der Funktion von Organen oder Gliedern verbunden ist. Bei therapeutischen Bestrahlungen liegt die Frage aber anders. Hier handelt es sich *immer* um die Abschätzung, ob die Folgen der Röntgenbehandlung unangenehmer sind als das behandelte Leiden. Bucky hat demgemäß für die Definition der zulässigen maximalen Strahlendosis folgenden Satz aufgestellt:

„Unter der zulässigen maximalen Strahlendosis ist diejenige Dosis zu verstehen, die keine schmerzhaften und dauernden Veränderungen der normalen Gewebe, insbesondere der Haut hervorruft. Es muß jedoch dem Strahlentherapeuten überlassen bleiben, in zwingenden Fällen die Dosis zu erhöhen. In keinem Falle darf jedoch durch die erhöhte Strahlendosis dem Kranken eine Schädigung entstehen, die im Mißverhältnis zur ursprünglichen Erkrankung steht."

Die Anerkennung einer derartigen Formulierung halte ich für sehr wesentlich. Dabei kann es sich sowohl um einmalige starke Dosierung handeln oder um eine wiederholt vorgenommene Bestrahlung. Gerade das letztere wird häufiger der Fall sein, wenn es sich um die immer wieder notwendig werdende Behandlung bei Rezidiven von Tumoren handelt. Im Einzelfall kommt es ferner darauf an, zunächst festzustellen, ob die fraglichen Veränderungen tatsächlich auf die Wirkung von Röntgenstrahlen zurückzuführen sind. Fehldiagnosen kommen in dieser Beziehung zweifellos vor. Wenn untrügliche Zeichen einer Röntgenveränderung nachweisbar sind, ist weiterhin zu prüfen, ob die Strahlen *allein* die Veränderungen hervorgerufen haben, oder ob das Leiden an sich oder andere Umstände mitgewirkt haben. Ist auch hierüber Klarheit erbracht, muß das Verhältnis der Schwere der Röntgenveränderung zum behandelten Leiden abgeschätzt werden. Nach Erledigung dieser Vorfragen ist zu untersuchen, ob die Röntgenbehandlung angezeigt bzw. berechtigt war. Wieweit hier der Röntgenologe verpflichtet ist, *selbst* die Diagnose zu stellen, ist fraglich. Mit Bucky möchte ich annehmen, daß das nicht immer möglich sein dürfte, da Erkrankungen aus *allen* Sondergebieten der Medizin zur Behandlung kommen, so daß sich häufig der Strahlentherapeut auf die Diagnose des überweisenden Facharztes stützen muß. Für die Durchführung der Behandlung hat natürlich der Röntgenologe allein die Verantwortung. Ebenso ist es dessen Pflicht, den Kranken oder mindestens dessen Angehörige auf etwaige Nebenwirkungen und Folgen der Behandlung aufmerksam zu machen. Außerdem ist es durchaus nötig, von vornherein die Möglichkeit der Nachuntersuchungen und Reaktionskontrollen zu sichern. Vor Beginn ist genauestens festzustellen, ob und wann schon Röntgenbestrahlungen vorgenommen worden sind und es sollte Grundsatz sein, daß eine Strahlenbehandlung immer nur von demjenigen weitergeführt wird, der sie begonnen hat.

Bei der Entscheidung der Frage, ob die Behandlung selbst kunstgerecht gewesen ist, sind folgende Punkte maßgebend:

Über jeden Patienten muß *unbedingt* ein Protokoll geführt werden, in dem neben den klinischen Daten die vorgedruckten Fragen beantwortet sein sollen, ob schon früher Röntgenbestrahlungen stattgefunden haben, wann, insbesondere wann zuletzt und ob bzw. welche Hautreaktionen zu sehen sind. Das Protokoll hat ferner Auskunft über Apparatur, Röhre, sekundäre Spannung, Röhrenstromstärke, Abstand, Filter, Feldgröße, Dauer der Bestrahlung und Ergebnisse etwa gleichzeitig vorgenommener Messungen zu geben. Die bestrahlte Region wird am besten auf einem beigestempelten Körperschema eingetragen, besonders wenn Kreuzfeuermethode angewandt wird, empfiehlt es sich, die Strahlenkegel einzuzeichnen. Unbedingt notwendig ist es, daß jede Einstellung und Abdeckung vom Arzt selbst ausgeführt wird (auf Stiel-Strahlung achten) und erst nachdem die Röhre in Betrieb gesetzt, die notwendige Kilovolt- und Milliampèrezahl erreicht, ruhiger und gleichmäßiger Gang festgestellt und die Signaluhr in Betrieb gesetzt worden ist, dürfte die weitere Beaufsichtigung einer zuverlässigen Laborantin übergeben werden. Es empfiehlt sich, zwischendurch noch Kontrollen vorzunehmen, mindestens aber beim Schluß, zur Feststellung, daß an der Einstellung sich nichts geändert hat, zugegen zu sein. In das Protokoll sind die in der Folgezeit auftretenden Reaktionen sorgfältig einzutragen. — Was die Messungen betrifft, so sollte über jede Röhre ein fortlaufendes Meßbuch geführt werden. Als Meßinstrumente für wissenschaftlich exakte Messungen, Bestimmung von Tiefendosen usw. kommen nur die ionometrischen Instrumente in Betracht, die zweckmäßig in R-Einheiten geeicht sind. Diese Messungen werden in größeren Betrieben kaum täglich gemacht werden können. Es ist sehr zu empfehlen, dann ein zweites, einfacher zu bedienendes Meßinstrument zur Ergänzung zu benutzen, mit dem rascher täglich eine Probe auf die Konstanz der Betriebsverhältnisse vorgenommen wird; dazu eignet sich sehr gut das FÜRSTENAUsche Intensimeter. Oder man bringt, was ebenfalls nicht zeitraubend ist, prinzipiell bei jeder Bestrahlung eine SABOURAUD-Tablette in den Strahlengang und liest in der Mitte der angenommenen Bestrahlungszeit ab, am sichersten mit HOLZKNECHT-Pastille in Hautabstand. Aber nicht nur messen, sondern auch jede Messung protokollieren! Es ist aber zu bedenken, daß derartige Messungen *nur* in der Hand des *erfahrenen* Röntgenologen wertvoll und unentbehrlich sind, daß sie aber *allein* noch nicht die Gewähr für Vermeidung von Schädigungen geben. In erster Reihe ist also zu fordern, daß nur genügend ausgebildete Fachärzte Bestrahlungen vornehmen. Richtlinien hierfür haben BUCKY, GROEDEL u. a. aufgestellt. Aber nicht nur für die Ärzte, sondern auch für die im Therapiebetrieb beschäftigten Laborantinnen ist eine entsprechende Ausbildung erforderlich. Es ist zweckmäßig, die Laborantin eine Dienstanweisung, etwa in der Art, wie sie BUCKY ausgearbeitet hat, unterschreiben zu lassen. Neben der Fachausbildung der die Strahlentherapie ausübenden Personen ist die Notwendigkeit geeigneter Apparatur und technischer Anlagen durchaus zu betonen. Veraltete Apparate müssen verschwinden. Die Hochspannungszuführungen, Aufhängevorrichtungen, Stative müssen sicher sein und auf Sicherheit von Zeit zu Zeit geprüft werden, so daß Unfälle durch Bruch, Herunterfallen von Zuführungen, Kabelrissen ausgeschlossen sind. Rotierende Teile sollen nicht im Bestrahlungsraum vorhanden sein. Am besten ist es, Maschinenraum, Bestrahlungsraum und Schaltraum völlig voneinander zu trennen und alles so anzulegen, daß rasche Durchlüftung möglich ist. Werden in einem Bestrahlungsraum mehrere Patienten zu gleicher Zeit bestrahlt, so muß unbeabsichtigte Bestrahlung von *beiden* Röhren aus verhindert sein. Hierbei ist besonders auf Stielstrahlung zu achten. Am besten ist ein allseitig die Röhre umgebender Strahlenschutz oder wenigstens Aufstellung einer Bleizwischenwand zwischen beiden Lagerungstischen.

Das Bedienungspersonal muß gegen direkte und indirekte Bestrahlung genügend geschützt sein. Der Institutsvorsteher ist verpflichtet, die Angestellten hinreichend über alle Möglichkeiten einer Schädigung im Betrieb aufzuklären, sie über die Art der Schutz- und Vorsichtsmaßregeln zu unterweisen, aber auch für ausreichenden Schutz zu sorgen (§§ 611—618 BGB.). — Vor allem müssen Schutzwände und Bleiglasfenster in ihren Dickenverhältnissen im Einklang mit der Durchdringungsfähigkeit der angewandten Strahlung stehen. Das

Übertreten von Streustrahlung in den Bedienungsraum muß verhindert sein. Kontrolle im Dunkeln mit Hilfe des Fluorescenzschirmes, Prüfung durch Auslegen von Filmen während des Dienstes (Neff) sind hierbei von Nutzen. Ferner sind zum Schutz des Bedienungspersonals erforderlich: Fortlaufende Blutkontrollen (erste Untersuchung *vor* Antritt der Stelle), gute Ventilation im Bedienungsraum, dienstfreie Tage, längere Erholungsurlaube. Im übrigen ist zu erwähnen, daß, wie Groedel, Liniger und Lossen ausführen, nunmehr auch der Röntgenschaden im Beruf durch die Ausdehnung der Unfallversicherung auf gewerbliche Berufskrankheiten Gegenstand gesetzlicher Bestimmungen geworden ist. Auf Grund des § 547 RVO. sind die „Erkrankungen durch Röntgenstrahlen und andere strahlende Energien" mit den Unfallfolgen gleichgestellt.

Zur einheitlichen Durchführung der Maßnahmen, die als zweckmäßig zum Schutz der mit Röntgen- und Radiumstrahlen arbeitenden Personen erkannt worden sind, sollen auf Anregung der Britischen radiologischen Gesellschaft internationale Strahlenschutzbestimmungen ausgearbeitet werden. Der wesentliche Inhalt derselben ist von Glocker auf dem Röntgenkongreß 1926 vorgetragen worden. Es ist sehr zu empfehlen, sich an diese Bestimmungen zu halten.

Internationale Richtlinien für Sicherheitsmaßnahmen in Röntgen- und Radiumbetrieben[1]

beschlossen durch den

II. Internationalen Radiologenkongreß in Stockholm.

International empfohlene Maßnahmen zum Schutz gegen Röntgen- und Radiumstrahlen.

1. Die Gefahren zu starker Einwirkung von Röntgen- und Radiumstrahlen können durch angemessene Schutzmaßnahmen und geeignete Arbeitsbedingungen vermieden werden. Es ist Pflicht der Leiter von Röntgenanlagen und Radiumabteilungen, solche Bedingungen für ihr Personal zu gewährleisten. Der Schutz muß sich gegen die folgenden bekannten Wirkungen richten:

a) Schädigungen der oberflächlichen Gewebe,

b) Störungen innerer Organe und Blutveränderungen.

I. Arbeitszeit usw.

2. Für Personen, die in Röntgenanlagen und Radiumabteilungen ganztägig beschäftigt sind, wird folgende Arbeitszeit empfohlen:

a) Täglich höchstens 7 Arbeitsstunden.

b) Wöchentlich höchstens 5 Arbeitstage. Die freien Tage sollen tunlichst im Freien verbracht werden.

c) Jährlich mindestens 1 Monat Urlaub.

d) Personen, die in Röntgen- und Radiumabteilungen von Hospitälern ganztägig beschäftigt sind, sollen nicht zu anderem Spitaldienst herangezogen werden.

II. Allgemeine Vorschläge für Röntgenbetriebe.

3. Röntgenbetriebe sollen nicht in Kellerräumen untergebracht sein.

4. Alle Räume einschließlich der Dunkelkammern sollen Fenster mit gutem Tageslicht besitzen, um so oft als möglich Sonne und frische Luft hereinlassen zu können.

5. Alle Räume sollen mit geeigneter Saugventilation ausgestattet sein, die stündlich mindestens einen zehnfachen Luftwechsel jedes Raumes ermöglicht. Luftein- und Austrittsöffnungen sollen derart angeordnet sein, daß die Entlüftung quer durch den Raum erfolgt.

6. Alle Räume sollen vorzugsweise in hellen Farben gehalten sein.

7. Röntgenräume sollen groß genug sein, um eine bequeme Anordnung der Einrichtung zu erlauben. Für Röntgenzimmer wird eine Mindestbodenfläche von 25 qm (250 Quadratfuß), für Dunkelkammern eine solche von 10 qm (100 Quadratfuß) empfohlen. Die lichte Höhe soll nicht unter 3,50 m (11 Fuß) betragen.

Während der Arbeitszeit ist in Röntgenräumen eine Temperatur von ungefähr 180 C (650 F) erwünscht.

9. Wenn irgend möglich, soll der Hochspannungserzeuger der Röntgenanlage in einem vom Behandlungs- oder Untersuchungszimmer getrennten Raum aufgestellt sein.

---

[1] Den von den Radiumbetrieben handelnden Abschnitt enthält der folgende Beitrag S. 553.

III. Vorschläge für Röntgenstrahlenschutz

10. In Röntgenbetrieben beschäftigte Personen sollen sich keinesfalls unnötig der direkten Röntgenstrahlung aussetzen.

11. In Röntgenbetrieben beschäftigte Personen sollen sich soweit wie möglich von der Röntgenröhre entfernt halten. An dem dauernden Aufenthaltsort des Arztes oder Bedienungspersonales darf im Dunkeln mit gut ausgeruhtem Auge normaler Empfindlichkeit auch ein schwaches Aufleuchten des Fluorescenzschirmes nicht bemerkbar sein.

12. Die Röntgenröhre soll möglichst allseitig mit Schutzmaterial von ausreichender gleichwertiger Bleidicke umgeben sein.

13. Als ausreichende gleichwertige Bleidicken werden folgende Werte empfohlen:

Scheitelwerte der Röhrenspannung:	Minimale gleichwertige Bleidicke:
bis 75 kV	1,0 mm
„ 100 „	1,5 „
„ 125 „	2,0 „
„ 150 „	2,5 „
„ 175 „	3,0 „
„ 200 „	4,0 „
„ 225 „	5,0 „

14. Bei diagnostischen Arbeiten soll der Ausführende durch einen Schutzschirm von mindestens 1 mm gleichwertiger Bleidicke vor der Streustrahlung geschützt sein.

15. Bei Röntgenstrahlenbehandlung soll sich der Ausführende am besten völlig außerhalb des Bestrahlungsraumes hinter einer Schutzwand von mindestens 2 mm gleichwertiger Bleidicke aufhalten. Dieser Wert soll entsprechend vergrößert werden, wenn der Schutzwert des Röntgenröhrenbehälters die in § 13 angeführten Werte nicht erreicht. In diesem Falle müssen auch alle übrigen Wände, Boden und Decke mit Rücksicht auf die Bewohner benachbarter Räume einen ergänzenden Schutz erhalten, dessen Bemessung von den jeweiligen Umständen abhängt.

16. Durchleuchtungen sollen in möglichst kurzer Zeit mit geringster Intensität und Blendenöffnung vorgenommen werden.

17. Das Bleiglas von Leuchtschirmen soll die in § 13 empfohlenen Schutzwerte besitzen.

18. Der Leuchtschirm von Durchleuchtungsgeräten soll, wenn nötig, ringsum mit Schutzflächen umgeben werden, so daß ein ausreichender Schutz gegen direkte Strahlung bei allen Stellungen von Leuchtschirm und Blende gewährleistet ist.

19. An Geräten zur Durchleuchtung im Stehen und Liegen sollen entsprechende Anordnungen vorgesehen sien, durch die der Bedienende gegen die vom Patienten ausgehende Streustrahlung geschützt wird.

20. Beobachtungsfenster in Schutzschirmen und Wänden sollen die gleichee gleichwertige Bleidicke haben wie Schirm oder Wand, worin sie eingesetzt sind.

21. Um das Weglassen des Metallfilters bei allen Arbeiten mit Röntgenstrahlen zu verhüten, soll eine wirksame Sicherung angebracht sein.

22. Schutzhandschuhe sind zweckmäßig mit Stoff oder anderem Material zu füttern und sollen auf der Vorder- und Rückseite (einschließlich Finger und Handgelenk) durchwegs einen Schutzwert von mindestens $^1/_2$ mm Blei besitzen.

Schutzschürzen sollen mindestens eine gleichwertige Bleidicke von $^1/_2$ mm haben.

IV. Elektrische Schutzmaßnahmen in Röntgenräumen.

23. Der Bodenbelag des Röntgenraumes soll aus isolierendem Material, wie Holz, Gummi oder Linoleum, bestehen.

24. Fest verlegte Deckenleitungen sollen sich in einer Mindesthöhe von 3 m (9 Fuß) über dem Fußboden befinden. Sie sollen aus kräftigem Metallrohr oder einem anderen sprühfreien Leitertyp bestehen. Die anschließenden Verbindungsleitungen sollen durch geeignete Kabelrollen straff gespannt erhalten werden und ebenfalls sprühfrei sein.

25. Wenn irgend möglich, sollen geerdete Schutzschirme vorgesehen werden, um die nähergelegenen Teile des Hochspannungssystems der Berührung zu entziehen. Metallteile an den Apparaten und im Raum sollen, wenn nichts dagegen spricht, wirksam geerdet werden.

26. Der Gebrauch von doppelpoligen Momentschaltern wird empfohlen. Überdimensionierte Sicherungen sollen nicht verwendet werden. Wenn mehr als 1 Apparat von einem gemeinsamen Hochspannungs-Erzeuger aus betrieben wird, sollen geeignete mehrpolige Deckenumschalter angebracht werden.

27. Zur Messung der an der Röntgenröhre liegenden Spannung ist ein geeignetes Kilovoltmeter vorzusehen.

Literatur[1].

Abels: Hemmungsbildungen an Neugeborenen durch Röntgenstrahleneinwirkung in der frühen Fetalperiode. Wien. klin. Wschr. **1924**. (Mit Diskussion.) — Aggazzotti: Influenza dei raggi Roentgen sull'equilibri dello zucchero noel sangue. Boll. Soc. med.-chir. Modena **27** (1926). — Albers-Schoenberg: Über eine bisher unbekannte Wirkung der Röntgenstrahlen auf den Organismus der Tiere. Münch. med. Wschr. **1903**. — Alberti und Politzer: Über den Einfluß der Röntgenstrahlen auf die Zellteilung. Arch. mikrosk. Anat. u. Entw.mechan. **100** u. **103**. (Literatur.) — Amundsen: Blood anomalies in radiologists and in persons employed in radiological service. Acta radiol. (Stockh.) **3**. — Ancel et Vintemberger: (a) Comparaison entre les effets des rayons X et ceux du vieillissement sur l'oeuf du poule. C. r. Soc. Biol. (Strassbourg) **92**, 1401 (1925). (b) De l'action des rayons X sur la segmentation et la gastrulation chez Rana fusca. C. r. Soc. Biol. (Strassbourg) **91** (1924). — Andersen und Emmerich: Die Wirkung der Röntgenstrahlen auf das Complement in vivo bestrahlter Meerschweinchen. Z. Immun.forschg **1926**. — Aschner: Über schädliche Spätfolgen nach Uterusexstirpation sowie operativer und radiotherapeutischer Kastration. Arch. Gynäk. **124**. — Aubertin: Modification du sang chez les radiologues professionels. C. r. Soc. Biol. **1912**. — Auer and Witherbee: Reaktion of normal skin to destructive doses of Röntgen rays, its decrease by pharmacologic means. J. amer. med. Assoc. **76**.

Baermann und Linser: (a) Über die lokale und allgemeine Wirkung der Röntgenstrahlen. Münch. med. Wschr. **1904**. (b) Beiträge zur chirurgischen Behandlung und Histologie der Röntgenulcera. Münch. med. Wschr. **1904**. — Barlow: Malignancy of the external nose with report of case of X ray origin. Ann. of Otol. **34** (1925). — Bergonie, Tribondeau et Recamier: Action des rayons X sur l'ovaire de la lapine. C. r. Soc. Biol. **1905**. — Bering und Hans Meyer: Experimentelle Untersuchungen über die Sensibilisierung der Röntgenstrahlen mittels Wärmedurchstrahlung. Münch. med. Wschr. **1911**. — Birch-Hirschfeld: Über die Wirkung der Röntgen- und Radiumstrahlen auf das Auge. Strahlenther. **1921**. — Bloch: Einfluß der Strahlen auf das Pigment. Ges. d. Ärzte Zürich. Ref. Klin. Wschr. **1922**. — Bloch, B.: Universelle Dermatitis nach Bestrahlung eines Carc. uteri. Schweiz. med. Wschr. **1925**. — v. Bonin und Bleidorn: Über die Resistenz der Erythrocyten nach Bestrahlung und Umladung. Strahlenther. **1921**. — Borak: Über den Einfluß der zeitlichen Dosenverteilung auf den Haarausfall. Fortschr. Röntgenstr. **34**. — Bouchard et Balthazard: Action de l'emanation du radium sur les bactéries chromogènes. C. r. Acad. Sci. **42** (1906). — Brauer, A.: Das Röntgenprimärerythem (Frühreaktion). Dtsch. med. Wschr. **1911**. — Brummer: (a) Die elektrischen Ladungen der Erythrocyten als Hauptfaktor der Ursache der Senkungsgeschwindigkeit. Strahlenther. **22**. (b) Weitere Beobachtungen über Permeabilitätsänderungen in Zellen unter Röntgenstrahlung. Strahlenther. **21**. (c) Über den Einfluß kurzwelliger Röntgenstrahlen auf die Permeabilität der Haut. Dermat. Z. **45** (1925). — Brunner: Über den Einfluß der Röntgenstrahlen auf das Gehirn. Arch. klin. Chir. **114**. — Bucky: Die rechtliche Beurteilung von Röntgen- und Radiumschädigungen in Meyer: Lehrb. d. Strahlentherapie **I**. — Bucky und E. F. Müller: Strahlende Energie und autonomes Nervensystem. Münch. med. Wschr. **1925**. — Buschke und Sklarz: Die histologischen Befunde an der mit überweichen Röntgenstrahlen bestrahlten Haut von Mäusen und Meerschweinchen. Münch. med. Wschr. **1925**. — Buschke und H. E. Schmidt: Über die Wirkung der Röntgenstrahlen auf Drüsen. Dtsch. med. Wschr. **1905**.

Case and Warthin: The occurence of hepatic lesions in patients, treated by intensive deep Roentgen-Irradiation. Amer. J. Roentgenol. **12** (1924); Literatur. — Case and Boldyreff: A Study of the influence of high Voltage Roentgen-Irradiation on salivary secretion in dogs. Amer. J. Roentgenol. **13**. — Caspari: Physiologie der Röntgen- und Radiumstrahlen. Handb. normal. u. nath. Physiol. **17** (1926). — Chambers and Russ: Bactericidal action of Radium. Proc. roy. Soc. Med. **1912**. — Cluzet et Bassal: De l'action des rayons X sur l'évolution de la mamelle pendant la grossesse. J. l'Anat. et Physiol. **44** (1908). — Cluzet et Kofmann: Variations de la concentration du sang en ions hydrogéne chez les animaux soumis à l'action des rayons X. C. r. Soc. Biol. **91**. — Czepa und Högler: Über den Einfluß der Röntgen- und Radiumstrahlung auf die Leber. Med. Klin. **1922**.

Daels: Contribution to the experimental provocation of tumors by means of radium. Brit. J. Radiol. **30** (1925). — Daels and Bacten: A note of the different kinds of malignant toumors experimentally obtained by means of radium. Lancet **1926**. — Dalous et Lasserre: Sur le processus histologique des radio-epithèlites. Ann. de Dermat. **6** (1905). — David: (a) Über die Capillarmikroskopie des Röntgenerythems. Zbl. inn. Med. **1921**. (b) Examination of the effect of Röntgen rays on blood vessels and capillaries. Brit. J. Radiol. **30** (1925).

[1] Die in dem vorangehenden Beitrage zitierten Quellen sind hier nicht wiederholt aufgeführt.

(c) Über Allgemeinwirkungen der Röntgenstrahlen. Strahlenther. **26** (1927). — DAVID und GABRIEL: Die Capillarmikroskopie des Röntgenerythems. Strahlenther. **16** (1924). — DAWSON: Histological changes in the gastric mucosa of the dog folloving irradiation. Amer. J. Roentgenol. **13**. — DEBÉDAT: Ulcères de Roentgen anciens dégénérés, guéris par la methode de BORDIER. Arch. Électr. méd. **33** (1925). — DEGRAIS et BELLOT: Curietherapie des radiodermites épithéliomateuses professionelles. Presse méd. **28** (1920). — DEHLER, H.: Das gynäkologische Röntgencarcinom. Arch. Gynäk. **130**. — DEMEL: Über die Wirkung der Röntgenstrahlen auf das wachsende Gehirn im Tierexperiment. Arb. a. d. neurol. Inst. Wien **28** (1926). — DEPENTHAL: Doppelseitiges Mammacarcinom, Röntgencarcinom. Münch. med. Wschr. **1919**. — DESSAUER: Zur Erklärung der biologischen Strahlenwirkungen. Strahlenther. **16**. — DEUTSCH: Schädigen die Röntgenstrahlen den Inhalt des graviden Uterus? Mschr. Kinderheilk. **31**. — DOBROVOLSKAJA-ZAVADSKAJA: Irradiation et hérédité. (Literatur.) Arch. l'Inst. de Radium **3**, 1.

EMMERICH und DOMAGK: Über experimentelle Schrumpfnieren. Verh. d. dtsch. pathol. Ges. **1925**. — EVANS and LEUCUTIA: Intrathoracic changes induced by heavy radiation. Amer. J. Röntgenol. **13** (1925), (Literatur.)

FABER, KUND: Anaemie pernicieuse aplastique mortelle chez un spécialiste des Rayons Roentgen. Acta radiol. (Stockh.) **2**. — FABRY: Behandlung einer schweren Röntgenverbrennung der Hände mit Radium und Doramadsalbe. Med. Klin. **1925**. — FAHR: Die Haut unter dem Einfluß der Röntgenstrahlen. Virchows Arch. **254**. — FALCHI: Dermatosi acuta bullosa generalizata con exito mortale in leucaemia trattata con radiotherapia. Giorn. ital. Dermat. **67**. — FEISSLY: Beiträge zur Blutgerinnungsbeschleunigung mittels Röntgenstrahlen. Münch. med. Wschr. **1921**. — FELKE: Abnorme Haarregeneration nach Röntgenepilation. Münch. med. Wschr. **1926**. — LE FÈVRE DE ARRIC: Action empéchante des rayons X sur la vaccine expérimentale du lapin. C. r. Soc. Biol. **96**, 208 (1921). — FISCHER, BERNH.: Über Bestrahlungsnekrosen des Darmes. Strahlenther. **13** (1922). — FLASKAMP: (a) Röntgenschädigungen als Unfälle und Gewerbekrankheiten. Fortschr. Röntgenstr. **32**. (b) Über Lokal- und Allgemeinschädigungen des menschlichen Körpers durch Röntgenstrahlen und radioaktive Substanzen. Ber. Gynäk. **6** u. **8**, Literatur. — FOVEAU DE COURMELLES: Radioanaphylaxis. Amer. J. Electrother. a. Radiol. **42** (1924). — FRANKE: Heilung eines fortschreitenden Röntgengeschwürs am Finger mit Diphtherieantitoxin. Med. Klin. **1926**. — FRAENKEL, ERNST: Der Einfluß der Röntgenbestrahlung auf das hämolytische Komplement des Meerschweinchenserums. Berl. klin. Wschr. **1912**. — FREUND, L.: Die Vorreaktion und das Inversionsphänomen in der biologischen Radiumwirkung. Arch. f. Dermat. **123**. — FRIED, C.: Ein Todesfall durch Darmruptur nach Röntgentiefenbestrahlung. Strahlenther. **14** (1912). — FRIK und KRÜGER: Gilt das ARNDT-SCHULZsche Gesetz für Röntgenstrahlen? Z. klin. Med. **99** (1923).

GABRIEL, G.: Die Beeinflussung von Tierorganen durch Röntgenbestrahlung. Strahlenther. **22** (1926). — GASSMANN: Zur Histologie der Röntgenulcera. Fortschr. Röntgenstr. **2**. — GASSUL, R.: Über Strahlenwirkung auf lebende Zellen in vitro. Klin. Wschr. **1926**. — GLOCKER: Internationale Strahlenschutzbestimmungen. Strahlenther. **22** (1926). — GOEBEL et GERARD: Sarcome expérimental provoqué chez le cobaye par l'action des rayons X. C. r. Soc. Biol. **93** (1925). — GOTTHARDT: Über Zahnschädigungen nach Röntgenbestrahlungen. Fortschr. Röntgenstr. **30** (1922). — GROEDEL, FR. M.: Die biologische Wirkung der Röntgenstrahlen. Berlin: Fischer 1925, Literatur. — GROEDEL, FR. M. und KLOPFER: Gesetzbuch und ärztlicher Röntgenbetrieb. Berlin: Julius Springer 1925. — GROEDEL, LINIGER und LOSSEN: Materialiensammlung der Unfälle und Schäden in Röntgenbetrieben. Fortschr. Röntgenstr. Ergänzungsband **38**. — GUDZENT und HALBERSTAEDTER: Über berufliche Schädigungen durch radioaktive Substanzen. Dtsch. med. Wschr. **1914**. — GUILBERT: Action des rayons X sur quelques ferments organiques et cellulaires. J. de Radiol. **8**. — GUNDERMANN: Über die Behandlung peripherer Röntgen-Ulcera mittels periarterieller Sympathektomie. Münch. med. Wschr. **1923**. — GUTZEIT, BRINKMANN und KÖTSCHAU: Zur Frage der Reizwirkung von Röntgenstrahlen mit experimentellen Untersuchungen an Mikroorganismen. Münch. med. Wschr. **1924**.

HAAS: Über die Röntgenhypersensibilität der Haut, besonders bei innersekretorischen Störungen. Dtsch. med. Wschr. **48** (1922). — HAECKER und LEBEDINSKY: Über die beschleunigende Wirkung geringer Strahlendosierungen auf tierische Eier. Arch. mikrosk. Anat. **85**. HAHN: Heiserkeit nach Röntgenbestrahlung von tuberkulösen Halsdrüsen. Ref. Berl. klin. Wschr. **1919**. — HALBERSTAEDTER: (a) Die Einwirkung der Röntgenstrahlen auf Ovarien. Berl. klin. Wschr. **1905**. (b) Experimentelle Untersuchungen an Trypanosomen über die biologische Strahlenwirkung. Berl. klin. Wschr. **1914**. (c) Physikalische Eigenschaften und biologische Wirkungen der von der Rückseite der Antikathode ausgehenden Röntgenstrahlung. Fortschr. Röntgenstr. **29**. (d) Biologische Fragen bei der Strahlentherapie maligner Tumoren. Dtsch. med. Wschr. **1921**. (e) Über das Röntgencarcinom. Z. Krebsforschg **19**. (f) Über Erzeugung von Geschwülsten mit Teer im Tierexperiment. Z. Krebsforschg **19**. (g) Mesothoriumbehandlung der Hyperkeratosen bei Röntgenhänden.

Arch. f. Dermat. **130**. (h) Gefahren der Kehlkopfschädigung durch Röntgenstrahlen. Fortschr. Röntgenstr. **31**. (i) Röntgenstrahlen und Immunitätsvorgänge. Verhandl. d. dtsch. Röntgenges. 1924. — HALBERSTAEDTER und P. S. MEYER: Über die Wirkung von primären und sekundären Röntgenstrahlen auf die Bakterien. Fortschr. Röntgenstr. **29**. — HALBERSTAEDTER und A. SIMONS: (a) Zum Problem der Reizwirkung der Röntgenstrahlen. Fortschr. Röntgenstr. **28**. (b) Zur Steigerung der Röntgenstrahlenwirkung. Strahlenther. **15**. — HALBERSTAEDTER und STERN: Über die Wirkung der Röntgenstrahlen auf die Sekretion und die sekretbildenden Zellen der Bürzeldrüse der Ente. Arch. f. Dermat. **85**. — HANCE and CLARK: The effect of X ray on the division rate of paramecium. J. of eyper. Med. **43** (1926). — HANCE and MURPHY: The prevention of pigment formation in the hair follicles of colored mice with high voltage X ray. J. of exper. Med. **44** (1926). — HARMS: Entwicklungshemmung der weiblichen Brustdrüse durch Röntgenbestrahlung. Strahlenther. **19** (1925). — HARTMANN, BOLLINGER, DOUB: Experimental nephritis, produced by irradiation. Amer. J. med. Sci. **1926**. — HAUSMANN: Über Strahlenhämolyse. Strahlenther. **9**. — HEIM: Blutveränderungen bei der Großfelderbestrahlung. Arch. Gynäk. **116**. — HEIMANN: Röntgenschädigungen. Klin Wschr. **2**. — HEINEKE: Über die Einwirkung der Röntgenstrahlen auf innere Organe. Münch. med. Wschr. **51** (1904). — HERTWIG, G.: Das Radiumexperiment in der Biologie. Strahlenther. **11**. — HERZFELD und SCHINZ: Blut- und Serumuntersuchungen unmittelbar vor und nach Röntgenbestrahlung. Strahlenther. **15** (1923). — HERZOG: Über die Wirkung der Röntgenstrahlen auf die Blutregeneration. Strahlenther. **19**. — HINTZE: Die Einwirkung der Röntgenstrahlen auf den Knorpel der Erwachsenen usw. Strahlenther. **17** (1924). — HIRSCH, A.: Zur Frage der Röntgenbiologie der Ovarien. Arch. f. Frauenkde u. Konstit.forschg **11**, Literatur. — HOFFMAN: Radium (mesothorium) necrosis. J. amer. med. Assoc. **85** (1925). — v. HOFMEISTER: Tödliche Röntgenschädigungen nach Larynxbestrahlung. Ärztl. Verein Stuttgart 5. 10. 1922. — HOLFELDER: Die Röntgentherapie der chirurgischen Erkrankungen. Leipzig 1928. — HOLFELDER und PEIPER: Die Strahlenempfindlichkeit der Nebennieren usw. Strahlenther. **15** (1923). — HOLTHUSEN: (a) Willkürliche Beeinflussung der Strahlenempfindlichkeit. Fortschr. Röntgenstr. **29**. (b) Beiträge zur Biologie der Strahlenwirkung. Untersuchungen an Askarideneiern. Pflügers Arch. **187** (1926). (c) Beziehungen zwischen Röntgenstrahlen- und Wärmeschädigung. Klin. Wschr. **1923**. (d) Über die Voraussetzungen für das Eintreten der Zellschädigung durch Röntgenstrahlen. Klin. Wschr. **1925**. (e) Physikalische Sensibilisierung. Erg. med. Strahlenforschg **1**. (f) Der Zeitfaktor bei der Röntgenbestrahlung. Strahlenther. **21** (1926). (g) Über die Voraussetzungen für das Eintreten der Zellschädigung durch Röntgenstrahlen. Klin. Wschr. **4**. (h) Blutveränderungen durch Röntgenbestrahlung und deren Sensibilisierung. Strahlenther. **14**. (i) Über die DESSAUERsche Punktwärmehypothese. Strahlenther. **19**. — HOLZKNECHT: (a) Die Therapie der Röntgenhände. Berl. klin. Wschr. **1918**. (b) Hyperplastische und hypersekretorische Zustände der Haut. Röntgenbehandlung. Wien. klin. Wschr. **1919**. (c) Fieberhafte Allgemeinerkrankung mit Exanthem bei Röntgendermatitis. Arch. f. Dermat. **66**. (d) Gibt es eine Reizwirkung der Röntgenstrahlen? Münch. med. Wschr. **1923**. (e) Über die häufigsten Ursachen der Röntgenschädigung und ihre Vermeidung. Münch. med. Wschr. **1922**. — HOOKER: The effect of exposure to Roentgen rays onre production on male rats. Amer. J. Roentgenol. **14** (1925). — HUDELLET: Action des rayons X sur le foie Bordeaux 1907. — HUDELLET et TRIBONDEAU: C. r. Soc. Biol. **1907**. HÜSSY und WALLART: Interstitielle Drüse und Röntgenkastration. Z. Geburtsh. **77** (1915).

JADASSOHN: Demonstration von selteneren Hautepitheliomen. Bruns' Beitr. **136**. — JAGIĆ, G. SCHWARZ, SIEBENROCK: Blutbefunde bei Röntgenologen. Berl. klin. Wschr. **1911**. — JALLER: Senkungsgeschwindigkeit der roten Blutkörperchen bei Röntgenbestrahlung des Blutes in vitro. Dtsch. med. Wschr. **1924**. — JESSNER, MAX: Zur Therapie der Röntgenteleangiektasien. Klin. Wschr. **5** (1926). — JOLTRAIN et BEUARD: Crises hémoclasiques provoquées par les applications thérapeutiques de rayons X et de radium. C. r. Soc. Biol. **86**. — JONKHOFF: Röntgencarcinom bei Mäusen. Z. Krebsforschg **26**. — JÜNGLING: Chronisch induriertes Hautödem als Folge intensiver Bestrahlung mit harten Röntgenstrahlen. Strahlenther. **10** (1920). — JÜNGLING, O.: Röntgenbehandlung chirurgischer Krankheiten. Leipzig: S. Hirzel 1924.

KAPOSI: Über Haarausfall infolge Röntgenstrahlen. Ges. d. Ärzte Wien 1897. — KIENBÖCK, R.: Zur Pathologie der Hautveränderungen durch Röntgenstrahlen bei Mensch und Tier. Wien. med. Presse **1901**. — KINGERY: Saturation in Roentgentherapy. Arch. of Dermat. **38** (1920). — KLEWITZ: Über Konzentrationsschwankungen des Blutes nach Röntgentiefenbestrahlungen. Med. Klin. **1922** (Klin. Wschr. **1923**). — KNIPPING und KOVITZ: Über die Einwirkung der Röntgenstrahlen auf die Eiweißkörper des Plasmas. Fortschr. Röntgenstr. **31**. — KOENIG: Über Operationen im röntgenbestrahlten Gebiet. Med. Klin. **1921**. — KOHLMANN und ANDERSEN: Röntgenstrahlen und Mineralstoffwechsel. Münch. med. Wschr. **1922**. — KOLODNY: Tissue changes after experimental deep Roentgenirradiation. Amer. J. Pathol. **1** (1925). — KONDRATJEW: Zum Problem der

Zellenatmung. Strahlenther. 20. — KONRICH und SCHELLER: Über den Einfluß von Röntgenstrahlen auf Cholesteringehalt, Wasserstoffionenkonzentration, Gefrierpunktsbestimmung und Oberflächenspannung des Blutes. Strahlenther. 18. — KOERNICKE: Die Wirkungen der Röntgenstrahlen auf die Pflanzen. Handb. d. med. Anwend. d. Elektriz. Leipzig 1922. — KROEMECKE: Über die Einwirkung der Röntgenstrahlen auf die roten Blutkörperchen. Dtsh. Röntgenges. Berlin 1926. — KROETZ: Gewebsbeeinflussung durch Röntgenstrahlen. Strahlenther. 22. — KUCZYNSKI und SCHWARZ: Röntgenwirkung auf die Mausemilz. Krkhforschg 2.

LACASSAGNE, LAVEDAN et LÉOHARDY: Syndrome purpurique provoqué par les Rayons X chez le lapin nouveau né. C. r. Soc. Biol. 86. — LACASSAGNE et SAMSSONOW: De l'effet de la destruction totale on partielle des capsules sur rénales par le rayonnement caustique des foyers radioactifs. C. r. Soc. Biol. 89 (1923). — LACASSAGNE et GRICOUROFF: De l'action des radiations sur les leucocytes du sang. J. Radiol. 11 (1927). — LACASSAGNE, siehe auch REGAUD. — LARKINS: A case of acute aplastic anaemica. Arch. of Radiol. 1921. — LAZAREW: Capillaroskopische Studien an der Haut von Röntgenologen. Fortschr. Röntgenstr. 36 (1927). — LAZAREW und LAZAREWA: Über die Veränderung des funktionellen Zustandes der Blutgefäße nach Röntgenbestrahlung. Strahlenther. 25 (1927). — LENZ: Investigation of thymus stimulation by Roentgen rays. Amer. J. Roentgenol. 13 (1925). — LAZARUS-BARLOW: Further attempts at the experimental production of carcinoma by means of radium. Proc. roy. Soc. Med. 15 (1922). — LEIST: Über Zahn- und Kieferschädigung durch Röntgen- und Radiumbestrahlung. Korresp.bl. Zahnärzte 50 (1926), Literatur. — LEVY-DORN: Die Tötung eines Arztes und seiner Gehilfin durch den elektrischen Strom bei Vornahme einer Röntgenuntersuchung. Med. Klin. 1924. — LHERMITTE: Les modifications du sang chez les radiologues. Semaine méd. 1912. — LIEBER: Physikalisch-chem. Wirkung der Röntgenstrahlen. Strahlenther. 18 u. 20. — LIEK: Tod nach Röntgenverbrennung. Dtsch. med. Wschr. 1921. — LINSER, P.: Beitrag zur Histologie der Röntgenwirkung auf die normale menschliche Haut. Fortschr. Röntgenstr. 8. LOEB, LEO: The effects of Röntgen rays and radioactive substances on living cells and tissues. J. Canc. Res. 7 (1923). — LÜDIN: Über die Einwirkung der Röntgenstrahlen auf das Adrenalin. Strahlenther. 8. — LUTZ, W.: Zur Kenntnis der biologischen Wirkung der Strahlen auf die Haut mit spezieller Berücksichtigung der Pigmentbildung. Arch. f. Dermat. 124.

MAC KEE and ANDREWS: Injurious combined effect of roentgen rays or radium an topical remedies. J. amer. med. Assoc. 77 (1921). — MAHNERT: Über den Einfluß der Röntgenstrahlung auf das Kohlensäurebindungsvermögen des Blutes. Klin. Wschr. 1922. MANG: Temperatursteigerungen nach Strahlenbehandlung. Inaug.-Diss. Erlangen 1919. — MARTIN, ROGERS and FISHER: The effect of Roentgen rays on the adrenal gland. Amer. J. Roentgenol. 12 (1924). — MARTIN and ROGERS: Roentgen ray Cachexia. Amer. J. Roentgenol. 11 (1924). — MARTIUS: Ovarialbestrahlung und Nachkommenschaft. Strahlenther. 24. — MARTIUS und FRANKEN: Geschädigte Nachkommen bei keimbestrahlten Muttertieren. Z. Gynäk. 50. — MEO-COLOMBO: Le modificazioni del sangue nella radiotherapia della tiroide e dell'ipofisi. Policlinico 32. — MERTZ: Fermentvermehrung im Serum nach Licht- und Röntgenbestrahlungen, ein Index für Zellzerfallsvorgänge. Strahlenther. 21 (192). — MEYER, P. S.: Studien über Gewöhnung des B. prodigiosus an Strahlenwirkung. Klin. Wschr. 1923. — MIESCHER: (a) Die Histologie der akuten Röntgendermatitis. Arch. f. Dermat. 148. (b) Das Röntgenerythem. Strahlenther. 16. (c) Bestrahlungsversuche an der Cornea von Meerschweinchen. Klin. Wschr. 1922. MOLDAWSKY: Über den Einfluß der Berufsarbeit der Radiologen auf die erythropoetische Funktion des Knochenmarks. Folia haematologica. 36 (1928). — MÜHLMANN: Zur Frage des chronisch indurierten Hautödems und der Hartstrahlenschädigung. Fortschr. Röntgenstr. 27. — MÜLLER, MAX: Über Röntgenschädigungen der Urinblase. Strahlenther. 13 (1921). MÜLLER - Immenstadt: Bemerkungen zur Röntgenbestrahlung intraokulärer Tumoren. Münch. med. Wschr. 1921. — MURPHY, HENG LIU and STURM: The action of serum from X rayed animals on lymphoid cells in vitro. J. of exper. Med. 35. — MUTSCHELLER: Further studies on physical standards of protection against Roentgen-ray dangers. Radiology 6.

NADSON: Über die Primärwirkung der Radiumstrahlen auf die lebende Substanz. Biochem. Z. 1925. — NAKAHARA and MURPHY: Effect of small doses of X rays on the lymphoid tissue of mice. J. of exper. Med. 31. — NEMENOW: Beitrag zur Theorie der biologischen Wirkung der Röntgenstrahlen. Strahlenther. 20 (1925). — NICKAU: Anatomische und klinische Beobachtungen mit dem Hautcapillarmikroskop. Dtsch. Arch. klin. Med. 132 (1920). — NIGST: Über therapeutische Gerinnungsverstärkung des Blutes. Schweiz. med. Wschr. 1922. — NISHIURA: Die Röntgenstrahlen und das periphere Nervensystem. Acta dermat. (Kioto) 6 (1925). — NOBILE et LAMS: Action des rayons Roentgen sur l'evolution de la grossesse et le développement du foetus. J. belge Radiol. 14. — NÜRNBERGER: (a) Ovarienbestrahlung und Nachkommenschaft. Strahlenther. 24, Literatur. (b) Über das Verhalten des Blutzuckers nach Röntgenbestrahlungen. Strahlenther. 12.

PAGNIEZ, COSTE, SOLOMON: Action des rayons X sur l'equilibre acido-basique du sang. C. r. Soc. Biol. **92**. — PANNEWITZ, G.: Beiträge zur Pathologie des Säure-Basenhaushaltes. I. Röntgenstrahlen. Arch. klin. Chir. **143** (1926). — PANNEWITZ, G. v.: Zur Pathogenese und Therapie des Röntgenkaters. Münch. med. Wschr. **74**, 1624 (1927). — PARRISIUS: Röntgenbehandlung innerer Krankheiten. Leipzig 1926. — PERTHES: Versuche über den Einfluß der Röntgenstrahlen und Radiumstrahlen auf die Zellteilung. Dtsch. med. Wschr. **1904**. — PETENYI: Microcephalie nach therapeutischer Bestrahlung der Mutter im 5.—7. Monat der Gravidität. Klin. Wschr. **1923**. — PETRY: (a) Über die für die Röntgenempfindlichkeit pflanzlicher Objekte maßgebenden Bedingungen. Wien. klin. Wschr. **1922**; Biochem. Z. **1921/22**. (b) Zur Kenntnis der Bedingungen der biologischen Wirkung der Röntgenstrahlen. Biochem. Z. **135**. (c) Zur Kenntnis der während der Latenzzeit der Röntgenschädigung ablaufenden Vorgänge. Wien. klin. Wschr. **1922**. (d) Über chemische Sensibilisierung der biologischen Röntgenwirkung. Wien. klin. Wschr. **1926**. — PFAHLER, GEORGE: (a) The effect of the X rays and radium on the blood and general health of radiologists. Amer. J. Roentgenol. **9** (1922). (b) The saturation method in Roentgentherapy. Brit. J. Radiol. (J. Röntgen Soc.) **31** (1926). — POLITZER und SCHEMINSKY: Über die Wirkung elektromagnetischer Strahlen verschiedener Wellenlänge auf die TRAUBEschen Zellen. Strahlenther. **23** (1926), Literatur. — POOS: (a) Über die Wirkung der isolierten Blutbestrahlung auf den Organismus. Strahlenther. **15**. (b) Über die indirekte Strahlenschädigung des Organismus bei isolierter Organbestrahlung. Klin. Wschr. **1**. — PORDES: (a) Zum biologischen Wirkungsmechanismus der Röntgenstrahlen. Strahlenther. **19**. (b) Ist zur Erklärung der Röntgenwirkung die Annahme von Funktions- und Wachstumsreiz notwendig? Strahlenther. **15**.

RADOS und SCHINZ: Behandlung und Heilung eines Carcinoma cornea mit Röntgenstrahlen. Gräfes Arch. **110** (1922). — RAHM, H.: (a) Experimentelles zur Röntgenbestrahlung der Hypophyse. Bruns' Beitr. **124**. (b) Die Röntgentherapie des Chirurgen. Stuttgart 1927. (c) Beitrag zur Überempfindlichkeit der Haut bei Knochentuberkulose. Fortschr. Röntgenstr. **36**. — REGAUD, CL.: Quelques fondements Radiophysiologiques de la Radiotherapie des néoplasmes malins. Paris méd. **1925**, Literatur. — REGAUD et LACASSAGNE: Effets histophysiologiques des Rayons de Roentgen et de Becquerel-Curie sur les tissues adultes normaux des animaux superieures. Arch. Inst. Radium **I, 1** (1927). — REIMER: Sekundärer Gewebszerfall im röntgengeschädigten Gewebe. Verein d. Ärzte Graz 1922. — REYN: The value of concentrated are light treatment in cases of Roentgen and Radium lesions of the skin. Radiology **6**. — RIEDER: Wirkung der Röntgenstrahlen auf Bakterien. Münch. med. Wschr. **1898, 1902** u. **1904**. — RITTER, ROST und KRÜGER: Dosierung der Röntgenstrahlen mit dem SABOURAUDschen Dosimeter. Strahlenther. **5** (1914). — RODET et BERTIN: Accidents dus à l'emploi des Rayons X. Gaz. Hôp. **1898**. — ROFFO und CORREA: Die Einwirkung der Röntgenstrahlen auf den Cholesteringehalt der Geschwülste. Z. Krebsforschg **22**.

v. SALIS: Zu den Röntgenveränderungen nach Bestrahlung der Glandula submaxillaris. Strahlenther. **17** (1924). — SANDERS: Zur Kenntnis der Röntgenschädigungen am Darm. Strahlenther. 18 (1924). — SCHAUMANN: Hautmanifestationen in einem Falle von leukämischer Lymphadenie. Ann. de Dermat. **1916**. — SCHINZ und ZUPPINGER: Probleme der Strahlenbiologie. Klin. Wschr. **1928**, Nr 23. — SCHINZ und SLOTOPOLSKY: Röntgenhoden. Erg. med. Strahlenforschg **1**, Literatur. — SCHOLTZ, W.: Über den Einfluß der Röntgenstrahlen auf die Haut im gesunden und kranken Zustande. Ach. f. Dermat. **59** (1902). — SCHLICHTING: Allgemeines Exanthem nach lokaler Röntgenbestrahlung. Dtsch. med. Wschr. **1920**. — SCHMIDT, HANS: Kehlkopfgangrän als Röntgenspätschädigung. Virchows Arch. **231** (1921). — SCHNEIDER, E.: (a) Die biologische Wirkung der Röntgenstrahlen auf einzellige Lebewesen nach Untersuchungen am Paramaecium. Strahlenther. **22**. (b) Studien über die Röntgenstrahlenwirkung auf Hefe. Strahlenther. **20**. (c) Temperatursteigerungen nach Radium- und Röntgenbehandlung. Strahlenther. **15** (1923). — SCHOENHOF: Über die Entstehung von Röntgenschädigungen außerhalb des Bestrahlungsfeldes. Med. Klin. **1926**. — SCHREUS: (a) Die maximale Reaktion der Blutgefäße als Maß der Röntgenstrahlen. Fortschr. Röntgenstr. **32** (1925). (b) Herpes zoster nach Röntgenbestrahlung. Dermat. Wschr. **83**. — SCHRUTZ: Hautempfindlichkeit der Säuglinge gegen Röntgenstrahlen. Ref. Zbl. Radiol. **2**. — SCHUGT, P.: Capillarmikroskopie des Röntgenerythems an der Bauchhaut. Münch. med. Wschr. **1922**. — SCHWARZ, G.: (a) Zum Problem der Latenz und Rhythmizität bei den Strahlenreaktionen der Haut. Münch. med. Wschr. **1925**. (b) Desensibilisierung und Sensibilisierung in der Röntgentherapie. RIEDER-ROSENTHAL: Lehrb. d. Röntgenk. (c) Über strahlentherapeutische Sensibilisierung mittels Senföl. Strahlenther. **23** (1926). (d) Über einige strahlenbiolog. Phänomene in ihren Beziehungen zur therapeutischen Methodik. Wien. klin. Wschr. **1923**. (e) CZEPA und SCHINDLER: Zum Problem der wachstumsfördernden Reizwirkung der Röntgenstrahlen. Fortschr. Röntgenstr. **29, 31**; Strahlenther. **20**. — SEITZ und WINTZ: Unsere Methode der Röntgentiefentherapie. Berlin-Wien: Urban u. Schwarzenberg 1920. — SIELMANN, H.: Untersuchungen über den Einfluß der Röntgenstrahlen auf den Kochsalzstoffwechsel und seine Beziehungen zur Therapie des Röntgenkaters. Strahlenther. **15** (1923). — SIERP und ROBBERS: Über die Wirkung der Röntgenstrahlen auf das Wachstum der Pflanzen. Strahlenther. **14**. — SIMMONDS: Über die Einwirkung der Röntgenstrahlen auf die Hoden. Fortschr. Röntgenstr. **14**. — SIMONS: (a) Über den Röntgenkater. Strahlenther. **14**. (b) siehe HALBERSTAEDTER u. SIMONS. — SNYDER: Roentgen rays, induced sterility and the production of genetic modifications. Amer. J. Röntgenol. **14** (1924). — SONNTAG: Über Behandlung von Röntgengeschwüren. Dtsch. med. Wschr. **1926**. — SPECHT: Mikroskopische Befunde an röntgenisierten Kaninchenovarien. Arch. Gynäk. **78**. — STENSTRÖM and MATTICK: Study of skin reactions after divided Roentgen-Ray dosage. Amer. J. Roentgenol. **15** (1926). — STRAUSS, OTTO: (a) Schädigungen durch Röntgen- u. Radiumstrahlen. In MEYER: Handb. d. Strahlenther. **1**. (b) Über den Einfluß der Röntgenstrahlen auf endocelluläre und Stoffwechselvorgänge. Strahlenther. **16**. STÜMPKE: Über Röntgen-Allgemeinwirkungen. Dermat. Wschr. **73** (1921). — SZEGÖ und ROTHER: Einfluß der Röntgenstrahlen auf die Magensaftreaktion. Z. exper. Med. **24** (1921).

TAYLOR, WITHERBEE and MURPHY: Destructive action on Blood cells. J. of exper. Med. **29**. — TILLMANN: Multiple Röntgengeschwüre und ihre Heilung. Münch. med. Wschr. **1924**. — TONNDORF: Röntgenschädigung des Kehlkopfes. Z. Hals- usw. Heilk. **13** (1925). — TRILLAT: Recherches sur l'action bactéricide des Rayons X. Ann. Inst. Pasteur **41** (1927). — TSUKAMOTO: Über Stoffwechselstörungen nach Bestrahlung der Leber mit Röntgenstrahlen. Strahlenther. **18** (1924). — TYLER and BLACKMAN: Effect of heavy radiation on pleura and lungs. J. de Radiol. **1922**.

ULRICH: Lassen sich nach Röntgenbestrahlung durch das Ultramikroskop Veränderungen der Erythrocyten nachweisen? Strahlenther. **13**.

VEIEL: Die Behandlung von Röntgen-Geschwüren mit warmen Brei-Umschlägen. Klin. Wschr. **1925**. — VINTEMBERGER: Sur les variations de la radiosensibilité etc. C. r. Soc. Biol. (Strassbourg) **98**, 532. — VOGT: Das gynäkologische Röntgencarcinom. Strahlenther. **17** (1924).

WAETJEN: Zur Pathologie der Strahlenwirkung. Strahlenther. **22** (1926). — WEBER, FRIEDL: (a) Latenzperiode röntgenbestrahlter ruhender Samen. Wien. klin. Wschr. **1923**. (b) Frühtreiben ruhender Pflanzen durch Röntgenstrahlen. Biochem. Z. 1922. (c) Röntgenstrahlenwirkung und Protoplasmaviscosität. Pflügers Arch. **198**, Literatur. — WEIDENFELD und SPECHT: Beiträge zur Biologie der Röntgenhaut. Münch. med. Wschr. **1913**. — WEIL et LACASSAGNE: Anémie pernicieuse et leucémie, myeloïde mortelles provoquées par la manipulation des substances radioactives. Bull. Acad. Méd. **93** (1925). — WERNER: Weitere Beobachtungen an Röntgenkindern. Arch. Gynäk. **129**. — WESTMAN, A.: (a) Studies on the influence of the Roentgen and radium rays on phagocytosis. Acta Radiol. (Stockh.) **2** (1923). (b) Altérations du sang chez les malades braches par les rayons X les par le Radium. Acta radiol. (Stockh.) **1922**. — WETZEL: Röntgenschädigungen mit und ohne Beteiligungen der Haut. Strahlenther. **12** (1921). — WIERIG: Über Spätschädigung durch Röntgenbestrahlung des menschlichen Körpers im Entwicklungsalter. Fortschr. Röntgenstr. **34** (1926). (Literatur.) — WINTZ: (a) Die Gasvergiftung im Röntgenzimmer. Münch. med. Wschr. **1918**. (b) Siehe SEITZ und WINTZ. — WOLBACH: A Summary of the effect of repeted Roentgenray exposures upon the human skin. Ante cedents to the formation of Carcinoma. Amer. J. Roentgenol. **13** (1925). — WOLMERSHÄUSER, O.: Das Verhalten von Blutdruck und Leukocyten während der Röntgenbestrahlung und deren Beziehung zum vegetativen Nervensystem **16** (1923).

ZAPPERT: Hat eine Strahlenbehandlung der graviden Mutter einen schädlichen Einfluß auf das Kind? Wien. klin. Wschr. **38** (1925). — ZINSSER: Generalisierte Psoriasis im Anschluß an eine lokale Bestrahlung eines Knies. Zbl. Hautkrkh. **6** (1922). — ZUELZER und PHILIPP: Beeinflussung des kolloidalen Zustandes des Zellinhaltes von Protozoen durch Radiumstrahlen. Strahlenther. **20**.

Radioaktive Substanzen.

I. Radium und Mesothorium.

Von

E. KUZNITZKY - Breslau und H. GUHRAUER - Breslau.

Mit 9 Abbildungen.

Physik.

Radium und Mesothorium, zwei Stoffe, die in der letzten Zeit eine bedeutsame Rolle in der Medizin, besonders in der medizinischen Therapie, zu spielen berufen waren und deren letzte therapeutische Auswirkungen noch lange nicht abzusehen sind, werden den sogenannten radioaktiven Substanzen zugerechnet. Die Geschichte dieser Stoffe ist nicht viel älter als drei Jahrzehnte und trotz dieser Jugend so voller rasch aufeinanderfolgender, unerhörter, alle bisherigen Anschauungen über den Bau der Materie umwälzender Entdeckungen, daß eine ganz kurze Zusammenstellung der wichtigsten Daten gestattet sei, um so mehr, als sie dem Mediziner gleichzeitig das Verständnis der notwendigen Voraussetzungen für die therapeutische Wirksamkeit dieser Substanzen erleichtert. Es würde über den Rahmen dieser Abhandlung hinausgehen, hier eine ausführliche Besprechung der physikalischen und atomtheoretischen Grundlagen der Radioaktivität voranzustellen; es mag genügen, auf die zahlreichen in der letzten Zeit erschienenen Spezialarbeiten hinzuweisen, in denen der gewünschte Aufschluß über dieses neue und interessante Gebiet von berufenerer Seite erteilt wird. Unter anderen seien hier die Bücher von v. HEVESY und PANETH, ferner von FAJANS und von FERNAU erwähnt, sowie die ausgezeichneten, im besten Sinne populär geschriebenen Abhandlungen von O. HAHN, L. MEITNER, BECKER u. a. im Lehrbuch der Strahlentherapie [1].

Die Lehre von der Radioaktivität nimmt ihren Anfang mit der Entdeckung H. BECQUERELs, die er am 24. Februar 1896 in der Akademie der Wissenschaften in Paris mitteilte. Es gelang ihm, kurz nachdem die Röntgenstrahlen entdeckt worden waren, auch für Uranverbindungen nachzuweisen, daß sie Strahlen auszusenden vermögen, die lichtundurchlässige Stoffe durchdringen und die photographische Platte schwärzen. Schon zwei Jahre später, im Jahre 1898, gelang es P. CURIE und seiner Frau, durch systematische Untersuchungen der in der Natur vorkommenden Mineralien des Urans die Anwesenheit neuer radioaktiver Elemente festzustellen, denen starke Strahlungsenergien inne-

[1] Wir beziehen uns in nachstehendem auf die dort gegebenen prägnanten Darstellungen und werden ihnen hauptsächlich, zum Teil wörtlich, folgen.

wohnten, nämlich des Polonium und des Radium. Im Anschluß an diese Entdeckung entwickelte sich eine intensive Durchforschung des neuen Gebietes, die zur Auffindung einer großen Anzahl von radioaktiven Substanzen führte. Als deren wichtigste und speziell für medizinische Zwecke bedeutsamste ist wohl das Mesothorium anzusehen, dessen Entdeckung durch O. HAHN im Jahre 1907 erfolgte.

In das Nebeneinander der zahlreichen unerklärlichen Einzelbeobachtungen und -feststellungen brachte erst die im Jahre 1903 aufgestellte Zerfallstheorie von RUTHERFORD und SODDY befriedigende Klarheit. Nach ihr ist die radioaktive Strahlung bedingt durch den Zerfall, die Umwandlung der Atome. Wenn man anfänglich von Radioaktivität eines Körpers gesprochen hatte, so verstand man darunter, daß dieser Strahlen, und zwar besonders charakteristischer Art, aussandte; heute wird dieser Begriff dahin definiert, daß man ein Element als radioaktiv ansieht, wenn seine Atome spontan zerfallen und wenn es sich hierdurch in ein anderes, chemisch von ihm verschiedenes Element verwandelt, gleichgültig, ob dabei wahrnehmbare Strahlen entstehen oder nicht. Die radioaktiven Prozesse finden im Kern der Atome statt und verändern ihn und gehen einher mit dem Ausschleudern positiv oder negativ geladener Teilchen. Diese Splitter des Atomkernes sind nun die Strahlen der radioaktiven Substanzen. Sie dienen nicht nur zum qualitativen Nachweis, sondern werden auch zur quantitativen Messung verwendet, und zwar ist die Intensität proportional der Menge der vorhandenen strahlenden Substanz; ihre Wirkung beruht prinzipiell auf Ionisationsvorgängen in den Atomen und Molekülen, auf die sie auftreffen. Das gewöhnliche Atom ist elektrisch neutral, d. h. dem positiv geladenen Atomkern[1] steht eine gleich große negative Ladung gegenüber in Form von Elektronen, die sich in verschiedenen Bahnen um den Kern bewegen (Hüllenelektronen). Durch den Ionisationsvorgang wird nun die Neutralität des Atoms aufgehoben und durch Herauslösen eines Elektrons aus dem Atomverband das Atom in einen geladenen Zustand übergeführt. Hierzu muß die Bindung des betreffenden Elektrons an den Kern überwunden, also Arbeit geleistet werden. Umgekehrt wird, wenn ein derartig herausgelöstes Elektron in seine alte Bahn, in seine frühere Bindung wieder hineingelangt, wenn das ionisierte Atom also wieder neutral wird, Arbeit als Strahlungsenergie gewonnen, die sich als die für das betreffende Atom charakteristische Licht-, Radium- oder Röntgenstrahlung dokumentiert.

Die Fähigkeit zu ionisieren ist die hauptsächlichste Wirkungsweise der radioaktiven Strahlung. Daneben besteht noch ihre Eigenschaft, die photographische Platte zu schwärzen und in manchen Substanzen Leuchterscheinungen hervorzurufen, die aber letzten Endes ebenfalls auf Ionisationsvorgänge zurückzuführen sind.

Man unterscheidet drei Arten der radioaktiven Strahlen, nämlich die α-, β- und γ-Strahlen. Ihnen ist gemeinsam, daß sie die Energie geradlinig mit großer Geschwindigkeit durch den Raum fortpflanzen; sie unterscheiden sich dadurch, daß die α- und β-Strahlen corpusculär, d. h. winzig kleine materielle Teilchen sind, die mit außerordentlicher Vehemenz aus dem radioaktiven Atom herausgeschleudert werden. Die Bezeichnung „Strahlen" trifft also eigentlich auf sie gar nicht zu, man spricht nur von ihnen etwa in demselben Sinn wie von den Kanalstrahlen bzw. den Kathodenstrahlen, mit denen die α- bzw. β-Strahlen identisch sind. Die γ-Strahlen sind im Gegensatz zu den beiden ersten Gruppen wirkliche Wellenstrahlen nach Art der Röntgen- bzw. Licht-

[1] Genauer ausgedrückt: dem Überschuß an positiver Ladung des Atomkerns über die in ihm enthaltenen (negativ geladenen) Elektronen.

strahlen. Sie bleiben, wie die Röntgenstrahlen, mit denen sie ihrem Wesen nach übereinstimmen, von elektrischen und magnetischen Feldern völlig unbeeinflußt, während die α- und β-Strahlen von diesen abgelenkt werden. Für die radioaktiven Erscheinungen sind die beiden zuletzt genannten Strahlenarten maßgebend, da die Umwandlung bzw. der Zerfall der Atome auf der Abspaltung von α- oder β-Teilchen beruht. Der Atomrest bildet dann das neue, von dem früheren chemisch verschiedene Element. Die Beziehungen der Emission von γ-Strahlen zum Atomzerfall sind noch nicht geklärt, die γ-Strahlen treten oft als Begleiterscheinung der β-Strahlen, seltener der α-Strahlen auf. Eine radioaktive Umwandlung unter alleiniger Aussendung von γ-Strahlen ist bisher nicht bekannt.

Im einzelnen sind die drei Vertreter der radioaktiven Strahlung etwa folgendermaßen zu charakterisieren:

Die *α-Strahlen* sind Heliumatome, die mit zwei positiven Elementarladungen versehen sind und mit einer Geschwindigkeit von etwa 20000 km pro Sekunde von den radioaktiven Körpern geradlinig ausgeschleudert werden. Infolge dieser kinetischen Energie rufen sie bei ihrem Zusammenprallen mit Gasmolekülen längs ihrer Bahn Ionisation hervor. Hierdurch wird gleichzeitig ihre Geschwindigkeit, und zwar dauernd, verringert, bis sie schließlich den Wert Null erreicht und die α-Teilchen damit ihren Strahlencharakter verlieren, mit anderen Worten: der α-Strahl geht nach Leistung der Ionisationsarbeit unter Verlust seiner Geschwindigkeit und seiner elektrischen Ladung in ein gewöhnliches Heliumatom über, bleibt in der Materie stecken und ist absorbiert. Damit hat er auch seine als Folge der elektrischen Ladung und kinetischen Energie anzusehenden Fähigkeiten verloren: zu ionisieren, die photographische Platte zu schwärzen und Szintillationen zu erzeugen. Letzeres sind Lichtblitze, die beim Aufprall von α-Strahlen auf eine mit Zinksulfid überzogene Fläche, einen Leuchtschirm, entstehen. Die Summe dieser einzelnen Szintillationen bedingt das Aufleuchten des Schirmes, das plötzlich wieder erlischt, wenn die Entfernung des Schirmes von dem α-Strahlenspender einen gewissen Betrag überschritten hat: Die „Reichweite“ der α-Strahlen ist damit erschöpft, d. h. diejenige Strecke, die α-Teilchen einer bestimmten Geschwindigkeit in einer bestimmten Substanz durchlaufen können, bevor ihre Wirksamkeit aufhört. Da sie leicht zu ermitteln ist, ist sie geeignet, bei der Feststellung von radioaktiven Elementen behilflich zu sein. Die Reichweite von α-Strahlen in Luft beträgt bei Radium 3,39 cm, bei Thorium C′ 8,62 cm, sogar bis 11,3 cm. Je dichter die zu durchdringende Substanz ist, um so kleiner wird die Reichweite. Es genügt eine nur 0,07 mm starke Aluminiumfolie, mit der man den α-Strahlenspender bedeckt, um sämtliche α-Strahlen unwirksam zu machen, bei dichteren Stoffen, wie Blei, Silber, Gold usw. natürlich eine entsprechend schwächere Folie. Diese Tatsache spielt bei der Auswahl eines geeigneten Filters eine bedeutsame Rolle. Wie die Reichweiten der verschiedenen radioaktiven Substanzen sind auch die Geschwindigkeiten der ausgeschleuderten α-Teilchen in demselben Medium verschieden, doch ist zu betonen, daß ein radioaktiver Körper nur α-Teilchen gleicher (charakteristischer) Geschwindigkeit aussendet, im Gegensatz zu den β-Strahlen.

Die *β-Strahlen* sind ebenso wie die α-Strahlen corpusculärer Natur, gleichen zwar den Kathodenstrahlen, übertreffen sie jedoch wesentlich an Geschwindigkeit. Diese ist nicht einheitlich. Man findet bei der Untersuchung eines radioaktiven Körpers immer verschieden schnelle β-Strahlen. Ihr Geschwindigkeitsbereich ist sehr weit gespannt, da es β-Strahlen gibt, die fast volle Lichtgeschwindigkeit erreichen, und solche, die sich nur mit etwa 20—30% derselben fortbewegen. Ihre Bahn ist als die von Elektronen (einfach negativ geladenen Ionen) geradlinig, wie bei den α-Strahlen, sie besitzen auch, wie diese, die Eigenschaft, zu ionisieren und die photographische Platte zu schwärzen, allerdings in geringerem Maße. Dagegen haben sie infolge ihrer größeren Schnelligkeit in Verbindung mit ihrer kleinen Masse ein stärkeres Durchdringungsvermögen. Je größer dieses ist, um so „härter“ sind die betreffenden Strahlen. Die härtesten β-Strahlen vermögen eine Luftschicht von mehreren Dezimetern und entsprechende Schichten von anderen (z. B. metallischen) Filtern zu durchlaufen, ehe sie ihre Aktivität verlieren. Um sie unwirksam zu machen, bedarf es z. B. einer Schicht von 6 mm starkem Aluminium. Durch Wahl eines geeigneten Filters können sie daher, wenigstens teilweise, für die Therapie mit Vorteil nutzbar gemacht werden.

Die *γ-Strahlen* werden nicht wie die α- und β-Strahlen durch elektrische oder magnetische Felder abgelenkt; sie sind auch keine geradlinig ausgeschleuderten Atomteilchen wie diese, sondern stellen Strahlen ähnlich denen des Lichtes dar. Sie sind ein besonders kurzwelliges, ultra-ultraviolettes Licht und stehen damit den Röntgenstrahlen überaus nahe. Wie diese können auch die γ-Strahlen von einem Krystallgitter abgebeugt werden, sie sind aber durchdringender als die härtesten Röntgenstrahlen. So besitzen z. B. die γ-Strahlen des Radium C eine so kurze Wellenlänge, wie sie sich bis heute mit unseren besten Röntgeninstrumentarien nicht erreichen läßt. Ihre nahe Verwandtschaft mit den Röntgenstrahlen läßt sich auch daraus ersehen, daß zwischen γ- und β-Strahlen ganz ähnliche Beziehungen bestehen wie zwischen Röntgen- und Kathodenstrahlen, d. h. mit anderen Worten, daß ein β-Strahl gegebenenfalls seine Energie in γ-Strahlenenergie umwandeln und daß umgekehrt ein γ-Strahl beim Durchgang durch Materie, auf ein Atom auftreffend, aus diesem ein Elektron herausschleudern, also einen sekundären β-Strahl erzeugen kann. Die Wirksamkeit der γ-Strahlen beruht also, wie man sieht, ebenfalls auf der Fähigkeit zu ionisieren, gleich der der α- und β-Strahlen, trotzdem sie ihrem Wesen nach einen ganz anderen Vorgang darstellen als diese. Es ist aber darauf hinzuweisen, daß sie erheblich weniger ionisieren als z. B. die β-Strahlen oder gar die α-Strahlen auf der gleichen Strecke ihrer Bahn. Ferner ist auch die Art des Ionisationsprozesses wesensverschieden von der durch die corpusculäre α- und β-Strahlung bedingten. Wir haben gesehen, daß diese ihre Energie vom Zeitpunkt des Ausschleuderns an bis zur Absorption in einer großen Zahl von Ionisierungsprozessen abgibt, der γ-Strahl dagegen verliert seine gesamte Energie bei einem einzigen Ionisierungsvorgang, nämlich dann, wenn er zum ersten Male auf ein Atom auftrifft. Er ionisiert es, gibt seine Energie an das herausgeschleuderte Elektron, den sekundären β-Strahl, ab und ist damit selbst als Strahl verschwunden. Dieser β-Strahl wird nun auf seiner Bahn wieder eine der ihm mitgeteilten Energie entsprechende Zahl von Ionisationsvorgängen hervorrufen. Die gesamte Energie des γ-Strahls ist also dazu verwendet worden, zunächst Ionisationsarbeit zu leisten, indem das Elektron aus dem getroffenen Atom herausgeworfen wurde, und darauf dem sekundären β-Strahl die nötige bzw. entsprechende kinetische Energie mitzuteilen. Aus diesem Grunde kann man auch nicht von einer Reichweite der γ-Strahlen wie bei den α- und β-Strahlen sprechen. Die der Absorption entsprechende Sekundärstrahlenbildung ist für uns bei der Filtertechnik, bei der Auswahl eines geeigneten Filters, von der größten Wichtigkeit, da die in einem Filter aus Schwermetall, z. B. in Blei, erzeugten sekundären β-Strahlen in nächster Nähe viel stärker wirken als die γ-Strahlen. Sie ionisieren wesentlich mehr, sind aber nicht so penetrationsfähig. Infolgedessen werden sie zweckmäßig durch ein zusätzliches Metallfilter abgefiltert, durch welches sie leicht unschädlich gemacht, aber die γ-Strahlen nicht oder nur wenig absorbiert werden.

In der obigen Darstellung ist das Wesentlichste über die durch radioaktive Stoffe ausgelösten *Sekundärstrahlen* bereits gesagt worden: daß γ-Strahlen sekundäre β-Strahlen, daß β-Strahlen sekundäre γ-Strahlen erzeugen können, letzteres besonders dann, wenn sie ihre Geschwindigkeit auf einer sehr kurzen Wegstrecke verlieren. Daneben besteht beim Auftreffen des Elektrons noch eine andere γ-Strahlung, die von den getroffenen Körper*atomen* ausgeht und für die betreffende Atomart charakteristisch ist. Die Zahl der sekundären β-Strahlen ist abhängig von der Intensität der absorbierten γ-Strahlung und steigt mit dem Atomgewicht des bestrahlten Stoffes; ihre Geschwindigkeit ist eine Funktion der Härte der primären γ-Strahlung. Die Richtung der Sekundärstrahlen ist verschieden, sie folgen aber gern der Richtung der primären Strahlung. Auch durch α-Strahlen kann eine sekundäre Strahlung erzeugt werden, die aber vorläufig mehr theoretisches als praktisches Interesse hat: die δ-Strahlen = sekundäre β-Strahlen, ferner sekundäre γ-Strahlen und die sog. H-Strahlen.

Die radioaktiven Elemente wandeln sich, wie schon oben erwähnt, durch ständige Abgabe von α- oder β-Strahlung, die gleichbedeutend ist mit ausgeschleuderten positiv oder negativ elektrisch geladenen Kernteilchen des Atoms, in andere Elemente um. Das elektrisch neutrale Atom setzt sich zusammen aus dem positiv geladenen Kern und den die Elektronenhülle bildenden negativ geladenen Teilchen. Die Größe der positiven Kernladung, die Kernladungszahl, ist gleich der Platznummer oder Ordnungszahl des betreffenden Elementes im periodischen System und gibt seinen chemischen Charakter an. Findet nun eine Abgabe von Strahlung statt, so ändert sich die Kernladung, je nachdem α- oder ebenfalls im Atomkern vorhandene β-Teilchen ausgeschleudert werden: sie und damit auch die Ordnungszahl wird dementsprechend kleiner oder größer. Das neue Element ist also im System um zwei Stellen nach links oder um eine Stelle nach rechts verschoben. Das Atomgewicht bleibt dabei gleich. Diese Umwandlung, dieser dauernde Zerfall der Atome unter Strahlenemission, geht mit einer charakteristischen Geschwindigkeit vor sich, die durch die Zerfallskonstante bestimmt ist. Sie gibt an, welcher Bruchteil der Gesamtmenge eines radioaktiven Elementes sich in der Zeiteinheit umwandelt. Der Prozeß geht unaufhörlich vor sich, bis das Ende der strahlenden Reihe durch ein nicht mehr strahlendes Element gegeben ist. Die Zeit, in der das radioaktive Element zur Hälfte zerfallen ist, heißt die Halbwertszeit des betreffenden Körpers.

Wenn man in Betracht zieht, daß die für die medizinische Therapie wichtigsten Strahlenarten die β- und γ-Strahlen sind, und man von diesem Standpunkt aus die beiden hauptsächlich verwendeten radioaktiven Substanzen, Radium und Mesothorium, auf ihre Strahlenemission hin ansieht, so bemerkt man, daß sie selbst diese beiden wichtigsten Strahlengattungen nicht oder nur in unzureichendem Maße aussenden. Sie sind also in medizinisch-therapeutischer Hinsicht nicht selbst von Bedeutung, sondern nur deshalb, weil sie als Ausgangssubstanzen ihrer wichtigen β- und γ-strahlenden Zerfallskörper unentbehrlich sind. Sie werden daher gesondert zu besprechen sein.

Das *Radium* ist vor den anderen therapeutisch verwendeten radioaktiven Substanzen durch die Konstanz seiner Strahlung ausgezeichnet. Diese ist dadurch gewährleistet, daß bei Aufbewahrung in einem geschlossenen Behälter nach etwa 1 Monat radioaktives Gleichgewicht vorhanden ist, d. h. daß im gleichen Zeitabschnitt eben so viele Umwandlungsprodukte nachgebildet werden, als zerfallen sind. Radium sendet neben einer schwachen β-Strahlung nur α-Strahlen aus. Die durch die Wände eines geschlossenen Behälters (z. B. eines zugeschmolzenen Glasröhrchens) hindurchtretenden β- und γ-Strahlen stammen also nicht vom Radium selbst, sondern von einem Teil seiner Zerfallskörper (s. u.). Seine Halbwertszeit beträgt etwa 1700 Jahre. Es wird nicht in reiner, metallischer

Form verwendet, sondern ausschließlich als Salz (Chlorid, Bromid, Carbonat, Sulfat). Da für die medizinische Verwendung gewöhnlich nur Bruchteile von Grammen, meistens sogar nur Milligramme, in Frage kommen, wird das Gewicht aus technischen Gründen nicht mit der Wage, sondern nach der Strahlung gemessen, bewertet und geeicht. Ein Glied der Uranreihe — wir kennen bisher drei radioaktive Reihen: die Uran-, Aktinium- und Thoriumreihe —, wird das Radium aus der Uranpechblende gewonnen, deren Hauptfundorte sich in Böhmen, Amerika und Belgisch-Kongo befinden; der Weltvorrat dürfte zur Zeit bereits mehrere 100 g betragen.

Durch Abgabe von α-Teilchen entsteht aus dem Radium als erstes Umwandlungsprodukt die *Radiumemanation*. Sie ist gasförmig und als höchstes Homologes der Edelgase unfähig, chemische Reaktionen einzugehen, sendet α-Strahlen aus und besitzt eine Halbwertszeit von 3,85 Tagen. Sie ist fast überall auf der Erdoberfläche, in der Luft, vor allem in vielen Heil- und Badequellen nachweisbar, allerdings in sehr geringen Mengen. Die Radiumemanation hat ihre Bedeutung darin, daß sie das Ausgangsmaterial für Bestrahlungszwecke, namentlich bei malignen Tumoren, darstellt. Für dermatologische Bestrahlungen, bei denen fast ausnahmslos eine flächenhafte Anwendung erfolgt, kommt sie wegen ihrer gasförmigen Beschaffenheit wenig in Betracht. Um sie in einer therapeutisch ausreichenden Konzentration herzustellen, bedarf es größerer Mengen von Radium, wie sie zur Zeit nur im Auslande, z. B. in Amerika, Frankreich, Belgien, Schweden usw. vorhanden sind. Dort wird diese Bestrahlungsart auch hauptsächlich ausgeführt. Praktisch gewichtslos, läßt sie sich in ganz kleine Behältnisse, z. B. in Glascapillaren, füllen und kann dann in hohen Aktivitäten intratumorale Verwendung finden.

Ebenfalls durch Emission von α-Strahlen wandelt sich die Emanation in den *aktiven Niederschlag* um, welcher den hauptsächlichen, therapeutisch wichtigsten Bestandteil des Radiums darstellt. Er hat seinen Namen daher, daß er sich an den Wänden des Röhrchens, das die Emanation enthielt, oder auf einem negativ aufgeladenen Metalldraht, der in ein emanationshaltiges Röhrchen hineinragte, niederschlägt. Seine Menge ist nicht wägbar, sein Verhalten wie das eines festen Körpers. Der erste dieser Zerfallskörper, das Radium A, ist ein α-Strahler mit einer Halbwertszeit von 3 Minuten. Das aus ihm entstehende Radium B sendet β-Strahlen aus und wandelt sich mit einer Halbwertszeit von 26,8 Minuten in das Radium C um, das α-, β- und γ-Strahlen aussendet und mit einer Halbwertszeit von 19,5 Minuten schließlich — von den hier obwaltenden, etwas komplizierten Zerfallsvorgängen soll der Einfachheit halber abgesehen werden — in das beständigere Radium D zerfällt (Radioblei), dieses wieder in das Radium E und weiter in das Radium F (Polonium). Das aus diesem Körper zu berechnende Radium G ist nicht mehr radioaktiv und stellt somit das Ende der Umwandlungsreihe des Radiums dar. Es steht dem Blei nahe und heißt entsprechend Uranblei. Unter allen diesen Umwandlungsprodukten ist das medizinisch wichtigste das *Radium C*, weil es die durchdringendsten Strahlen der ganzen Umwandlungsreihe aussendet: die β-Strahlen können ziemlich dicke Metallfolien passieren und darüber hinaus noch lokal wirksam sein, die γ-Strahlen werden an Härte nur noch von denen der Thoriumreihe übertroffen.

Der Stammvater dieser ebenso zahlreiche Glieder wie das Radium umfassenden Umwandlungsreihe ist das *Thorium*. Es findet als Thoroxyd, das zumeist aus dem Monazitsand gewonnen wird, in den AUERschen Glühstrümpfen weite technische Verwendung. Es sendet α-Strahlen aus, unter deren Abgabe es in das *Mesothorium* zerfällt. Dieses Element hat dieselbe Ordnungszahl wie das Radium, steht also im periodischen System an derselben Stelle und verhält sich deshalb *chemisch* analog, wenn es auch *radioaktiv* vollständig von ihm differiert. Es ist daher auch technisch-chemisch nicht vom Radium zu scheiden. Das ist deshalb von Bedeutung, weil der Monazitsand immer zu einem gewissen Teile Radium enthält und daher auch das im Handel befindliche Mesothorium immer, und zwar gewöhnlich zu 20—25%, mit Radium vergesellschaftet ist; die Aktivität wird in Radiumeinheiten angegeben, d. h. diejenige Menge Mesothorium, die eine Strahlung (auf γ-Strahlen bezogen) gleich der eines Milligramms Radium emittiert, wird mit 1 mg bezeichnet. Mit anderen Worten: Die Angaben beim Mesothor beziehen sich immer nur auf die *Strahlungsintensität*, nicht auf das wirkliche *Gewicht* des Präparates. Rein gewichtsmäßig ist etwa $^1/_{240}$ g Mesothorium der Aktivität von 1 g Radium äquivalent.

Mesothor ist kein einheitlicher, sondern ein komplexer Körper, d. h. es besteht aus dem Mesothor 1, das nur äußerst weiche β-Strahlen aussendet, und dem stark β- und γ-strahlenden Mesothor 2, das infolge seiner kurzen Halbwertszeit von 6,2 Stunden schon nach 3 Tagen praktisch die Gleichgewichtsmenge erreicht hat. Auch beim Mesothorium werden die durchdringenden Strahlen — ganz ähnlich wie beim Radium — vom Mesothor 2 (und von dem noch zu besprechenden aktiven Niederschlag) ausgesandt. Das Mesothorium besitzt theoretisch eine Halbwertszeit von 6,7 Jahren, die Aktivitätsberechnung liegt aber etwas komplizierter als beim Radium. Wir haben gesehen, daß dieses nach etwa 1 Monat mit seinen Zerfallsprodukten im Gleichgewicht ist und von da ab konstant strahlt. Beim Mesothor dagegen entstehen noch nach Jahren Zerfallsprodukte mit stark penetrierender Strahlung, so daß frisch bereitete Mesothorpräparate anfangs an Aktivität zunehmen, nach etwa 4 Jahren ein Maximum erreichen und dann allmählich wieder abnehmen. Ferner ist darauf hinzuweisen, daß diese Abnahme auch noch infolge der 20—25% Beimengung von Radium durch dessen konstant bleibende Strahlung nicht unwesentlich verlangsamt wird. So ist nach Ablauf von 10 Jahren die Aktivität noch etwas höher, nach 20 Jahren etwa halb so stark als zur Zeit der Herstellung, bis letzten Endes nach Zerfall des gesamten Mesothors und seiner Umwandlungsprodukte die Radiumbeimengung allein übrig bleibt.

Aus dem Mesothorium (1 und 2) entsteht durch Abgabe von β-Strahlen das *Radiothor*. Dieser ebenfalls von O. HAHN entdeckte Körper (1905) sendet α-Strahlen aus und zerfällt in 1,9 Jahren zur Hälfte. Er kommt weniger für medizinische Zwecke in Betracht, seine große Bedeutung liegt vielmehr darin, daß er das Ausgangsmaterial für die medizinisch sehr wichtigen Zerfallsprodukte darstellt, die sich aus ihm verhältnismäßig leicht gewinnen lassen. Der erste dieser Körper ist das *Thorium X*, das eine Halbwertszeit von 3,64 Tagen besitzt und α-Strahlen aussendet. Vermöge seiner Löslichkeit in Wasser und anderen flüssigen Medien ist es für den praktischen Gebrauch sehr geeignet, und zwar hinsichtlich der therapeutischen Verwendung seiner α-Strahlung, wie auch der β- und γ-Strahlung seiner Zerfallsprodukte. (Näheres darüber s. bei Thorium X.) Aus dem Thorium X entstehen unter Abgabe von α-Teilchen die sehr kurzlebigen, ebenfalls α-strahlenden Körper *Thoriumemanation* (Halbwertszeit: 54,5 Sekunden) und das Thorium A (Halbwertszeit: 0,14 Sekunden). Der letzte Körper gehört schon zum *aktiven Niederschlag*, der dann über das β- und γ-strahlende Thorium B zum α-, β- und γ-strahlenden (komplexen) *Thorium C* zerfällt; dieses besitzt die härtesten β- und γ-Strahlen und ist daher für die medizinische Tiefentherapie am wichtigsten. Auch seine α-Strahlen haben die größte Reichweite. In dieser Hinsicht ist es dem Radium C der Radiumreihe ganz ähnlich, dessen γ-Strahlung aber von der des Thorium C an Penetrationsfähigkeit noch übertroffen wird. Ein dem Radium D, E und F entsprechender aktiver Niederschlag ist in der Thoriumreihe nicht vorhanden. Rechnerisch kommt als Endkörper der Reihe, wie beim Uran, wieder ein dem Blei ähnlicher Körper in Betracht; in der Tat ist in Thormineralien eine solche Bleiart mit dem für Thorium D errechneten Atomgewicht nachgewiesen worden.

Biologie und Schädigungen.

Über einzelne Wirkungen der Strahlen radioaktiver Körper haben wir schon oben gesprochen und dabei vor allem ihre ionisierende Eigenschaft hervorgehoben, ferner die photographischen Wirkungen, sowie die Fähigkeit, Luminescenzerscheinungen zu erregen (Szintillationen), erwähnt. So wissenswert und interessant es auch für den Mediziner wäre, z. B. auf die chemischen und kolloidchemischen Wirkungen, die Wärmeentwicklung, die mechanischen Wirkungen usw. näher einzugehen, so müssen wir uns dies im Rahmen unserer Abhandlung doch versagen und möchten davon ganz kurz nur diejenigen Strahlenfolgen anführen, die uns unmittelbar mit unserem Gegenstand zusammenzuhängen und von praktischer Wichtigkeit zu sein scheinen. Es ist hier zunächst darauf hinzuweisen, daß jede Art von Papier, ferner Seide, Batist, Celluloid, Glimmer usw. unter der Einwirkung der Strahlen leiden bzw. durch sie sogar zerstört werden. Ebenso werden auf gleiche Weise Paraffin, Vaseline und Kautschuk hart, was bei Einrichtung einer Apparatur oder eines Instrumentariums für radioaktive Zwecke berücksichtigt werden muß. Diese Erscheinungen sind wahrscheinlich auf Ozonentwicklung zurückzuführen. Ferner ist die Bildung von Knallgas durch radioaktive Strahlung zu erwähnen, auf die namentlich dort zu achten ist, wo noch feuchte bzw. mangelhaft getrocknete Radiumpräparate in abgeschlossenen Glasröhrchen aufbewahrt werden. Eine plötzliche geringe Erwärmung kann zu einer Explosion Anlaß geben, die Röhrchen können durch den Druck der entwickelten Gase gesprengt werden. Starke Präparate müssen daher vor dem Einschließen längere Zeit über 100° erwärmt werden. Schließlich sei noch auf die allmähliche Selbstzersetzung der Radiumsalze hingewiesen, die darin besteht, daß aus Chloriden bzw. Bromiden das Chlor bzw. Brom teilweise oder vollständig abgegeben wird unter Bildung von Chloraten (Bromaten) und weiterhin von Oxyden. Dies hat für die Dosierung von Radiumpräparaten die Folge, daß nur gewichtsmäßige Unterteilungen ohne anderweitige Gehaltsbestimmungen wegen der genannten möglichen Veränderungen der Präparate mit merklichen Fehlern verbunden sein können (Becker).

Das größte Interesse für den Mediziner haben natürlich die *Wirkungen* der radioaktiven Strahlen *auf den lebenden Organismus*. Bald nach der Entdeckung des Radium wurde die Beobachtung gemacht, daß diese Substanz sehr energisch auf den Menschen zu wirken vermag und deshalb durchaus nicht ungefährlich ist. Diese Tatsache mußte aber erst entdeckt werden, weil während der Einwirkung des Radium und unmittelbar nachher keinerlei warnende Gefühle, ähnlich wie z. B. bei starker mechanischer oder thermischer Einwirkung, ausgelöst werden, sondern weil die Wirkung erst später, nach Tagen oder Wochen merk- und sichtbar wird. Sie zeigt sich an der Haut in Form einer Entzündung, die unter Umständen auch zur Geschwürsbildung führen kann. Diese interessante Feststellung einer Entzündungsreaktion nach einer gewissen Latenz bildet die Grundlage für eine Forschungsrichtung, die von den denkwürdigen Versuchen Walkhoffs, Giesels, Becquerels — bei diesem unabsichtlich — und P. Curies ihren Ausgang nahm. In einer fast unübersehbaren Reihe von Arbeiten hat man versucht, diesen Fragen auf experimentellem Wege näherzukommen, und mit ihnen die *experimentelle* bzw. *vergleichende experimentelle Strahlen-*

therapie (Halberstaedter, Kuznitzky) oder *experimentelle Strahlenbiologie* (Holthusen) begründet. Die unumgänglich notwendige und schon 1912 von Kaiserling mit Recht geforderte Zusammenarbeit der medizinischen, praktischen und theoretischen Spezialisten hat sich allmählich im Laufe der Jahre auf diesem Gebiete eingestellt, die Ergebnisse der Röntgen-, Radium- und Lichtforschung haben sich gegenseitig befruchtet, so daß man heute der verwirrenden Vielgestaltigkeit der einzelnen biologischen Reaktionen wesentlich kenntnisreicher und bewußter gegenübersteht. Den Angelpunkt bildet die von den meisten Autoren vertretene Ansicht, daß „wir berechtigt sind, den Primärvorgang wenigstens bei der Wirkung der in unserem Zusammenhang vorwiegend in Betracht kommenden kurzwelligen elektromagnetischen (Ultraviolett-, γ- und Röntgenstrahlen) und der Corpuscularstrahlen (α- und β-Strahlen) als *gleichwertig* zu betrachten“ (Holthusen). Diese Anschauung führt konsequenterweise dazu, die Vielseitigkeit der strahlenbiologischen Reaktionen nicht auf eine spezifische Wirkung einzelner Strahlenarten zurückzuführen, „sondern nur die erfaßbaren Unterschiede in Intensität und Absorption verantwortlich zu machen“ (l. c.). Diesem Ergebnis ist als gesicherte Erfahrung hinzuzufügen die Kenntnis der endlichen funktionellen und anatomischen Veränderung der Zelle, ihrer Bestandteile, ihres Ganzen, isoliert oder im Verbande, wie sie sich nach Bestrahlung im Experiment oder im Mikroskop zu erkennen gibt. In der Mitte zwischen diesen beiden Polen liegt die ganze noch ungeklärte Fülle der Einzelbeobachtungen, über die deshalb nichts Sicheres, Definitives gesagt werden kann, weil die Voraussetzungen, unter denen sie gemacht werden, selbst noch nicht geklärt sind. In den Wirkungsmechanismus der biologischen Reaktionen fehlt uns jeder tiefere Einblick, oder, wie es Dessauer ausdrückt: „Wir wissen den Anfang und das Ende: Die Physik des Röntgenstrahles und die Veränderung der Zelle. Aber wir wissen nicht, was dazwischen liegt. Eine Lichtwelle, ein Röntgenstrahl wird absorbiert, aber was geschieht bis zu den feststellbaren biologischen Veränderungen?“ Es kann an dieser Stelle aus Gründen des Raummangels und der Vermeidung von Wiederholungen in der Darstellung nicht auf das gesamte Gebiet der biologischen Strahlenforschung näher eingegangen werden. Dieses Kapitel hat in den Abhandlungen von Halberstaedter, Liechti, Rost und Keller sowie Schreus in dem vorliegenden Bande, ferner in den früheren zusammenfassenden Darstellungen von Dessauer, Gudzent, Heinecke und Perthes, Holthusen, Rapp u. a. eine eingehende Würdigung erfahren, so daß ein Hinweis hierauf für denjenigen genüge, der sich über Einzelheiten der Materie zu orientieren wünscht. Die Hauptprobleme der biologischen Strahlenforschung seien deshalb hier nur referierend, gewissermaßen schlagwortartig, angeführt. Aus den oben erwähnten Gründen wurden Einzelveröffentlichungen im Text nur dann erwähnt, wenn sie uns für den Zusammenhang wichtig und das Wesentliche besonders zu beleuchten schienen. Doch haben wir die seit den Zusammenstellungen im „Lehrbuch der Strahlentherapie“ (1925) erschienenen Arbeiten, soweit sie uns zugänglich waren, im Literaturverzeichnis aufgeführt.

Angriffspunkt der Strahlung ist in erster Linie der *Zellkern*. Das geht in seltener Übereinstimmung aus allen *morphologischen* Untersuchungen, besonders aber aus den berühmten Versuchen O. Hertwigs über die Radiumkrankheit und den sehr wichtigen Experimenten Halberstaedters an Trypanosomen, die durch spätere analoge Versuche von Bruynoghe und Dubois an Recurrensspirillen volle Bestätigung fanden, sowie einer Reihe von Beobachtungen anderer Untersucher hervor, die den Nachweis einer *Funktionsänderung* des Zellkerns durch die Strahlung erbrachten. In ihm selbst ist es wieder der Chromatinbestandteil, der die auffälligsten Veränderungen erleidet, und zwar ist die Empfindlichkeit während der Teilungsvorgänge wesentlich größer als zur Zeit des Ruhezustandes. Auch das *Protoplasma* der Zelle wird, wenn auch erst durch größere Strahlendosen, beeinflußt, ebenso kann die *Zellmembran* eine Veränderung im Sinne einer Durchlässigkeitssteigerung und sogar Zerstörung erfahren. Diese Strahlenwirkung — sie hat wahrscheinlich nichts Spezifisches an sich, weil sie in ähnlicher Weise auch durch andere Einflüsse (Wärme, galvanischer und faradischer Strom, gewisse Chemikalien) erzeugt werden kann — in ihrer Abgestuftheit führt zu dem Problemkreis der *Elektivität* und *Radiosensibilität*. Die Strahlen wirken nicht, wie früher oft angenommen wurde, deshalb elektiv, weil gewisse Strahlenarten bzw. -qualitäten sich in der Beeinflussung der Gewebe geeigneter erweisen als andere, sondern weil die Empfindlichkeit der einzelnen Gewebe, ihrer Bestandteile und Einzelelemente, ja der gleichen Zellen untereinander, ganz verschiedene Grade aufweist. So finden wir als eines der ersten Ergebnisse der experimentellen Strahlentherapie die schon oben erwähnte hohe Empfindlichkeit der Chromosome der sich teilenden Zelle und damit aller Gewebe, die aus solchen Zellen vornehmlich zusammengesetzt sind bzw. in denen lebhafte Teilungsvorgänge stattfinden (reproduzierende Tätigkeit der Zellen, Gesetz von BERGONIÉ und TRIBONDEAU). Es gehören hierher einerseits die Zellen des lymphatischen Apparates, wie die Keimzentren der Follikel in Milz und Lymphdrüsen, ferner Knochenmark, Hoden und Ovarium, Haarpapille, rasch wachsende Tumoren, unter ihnen besonders die Lymphosarkome, andererseits Pflanzenkeimlinge, tierische Embryonalstadien (je jünger diese sind, um so stärker zu beeinflussen), wachsender Knochen usw. Während ein Teil der genannten Zellen schon auf minimale Dosen reagiert, sieht man den weniger empfindlichen Teil des betreffenden Organs scheinbar unverändert fortbestehen, so z. B. das Stütz- und Bindegewebsgerüst in den Lymphdrüsen, Hoden usw. Von den hochempfindlichen Organzellen führt eine ganze Skala bis zu den am wenigsten radiosensiblen Organen, und zwar über die Zellen der hochdifferenzierten Drüsen, wie Leber, Niere usw., über die der Muskulatur, des Bindegewebes zu denen der Sinnesorgane und des Nervensystems, obwohl auch bei den letzten wieder zu konstatieren ist, daß während ihrer Entwicklungszeit eine höhere Sensibilität besteht als später. Es wäre allerdings nicht richtig, anzunehmen, daß die letzterwähnten Organe ganz unempfindlich sind. Das trifft — klinisch gesehen — nur für den Bereich der therapeutisch verwendeten Dosen zu; bei Absorption genügend großer Strahlenmengen wird selbstverständlich auch bei ihnen eine Wirkung erkennbar. Die Strahlenempfindlichkeit variiert aber nicht nur organweise, sondern auch bei den Zellen eines und desselben Organs. Man findet nämlich in einem einheitlich durchstrahlten Organbezirk bei histologischer Untersuchung neben Zellen mit verschieden starken, aber deutlich erkennbaren Veränderungen auch solche, die vollständig unbeeinflußt und ganz normal geblieben scheinen. Diese ungleiche Verteilung der Radiosensibilität, die wir in ähnlicher Weise schon früher im Verhalten des „ruhenden“ Kernes kennen gelernt haben, ist von ROST an der Haut näher studiert und als „fleckweise Wirkung“ der Bestrahlung bezeichnet worden. Sie hat ihre große Bedeutung darin, daß von diesen verschont gebliebenen Zellkomplexen aus wahrscheinlich die Regeneration strahlengeschädigter Organe ausgehen kann (z. B. Wiedereinsetzen der Spermatogenese bei Hodenbestrahlung) oder aus den überlebenden Zellen maligner Tumoren die oft ganz unverständlich scheinenden Rezidive sich bilden können. Man hat gemeint, daß man die geringere *Radiosensibilität* solcher Zellen, wie auch ganzer Gewebe, Drüsen usw. dadurch steigern könnte, daß man sie *künstlich erhöht*, und hat dies durch Zusatz von chemischen Substanzen oder Sekundärstrahlern versucht. Die mit diesen Methoden erzielten Resultate sind jedoch nicht eindeutig, man muß sich jedenfalls vorsehen, worauf HOLTHUSEN hinweist, die Sensibilisierung mit einer *Summation* von Strahlenwirkungen zu verwechseln. Eine solche Summation haben z. B. V. HOFFMANN bei chemischen oder thermischen Reizen + Röntgenwirkung oder KUZNITZKY bei seinen Kombinationsversuchen von Desinfizientien mit Thorium X (s. dieses Kapitel) erzielt. Ähnliches gilt für die physikalischen Sensibilisierungsversuche LIECHTIS, bei denen nicht die Fluorescenzstrahlen, sondern die Sekundärelektronen für die Wirkungssteigerung von Röntgenstrahlen verantwortlich zu machen waren. Auch *Desensibilisierungsversuche* sind früher wiederholt angestellt worden, wir erinnern nur an die Druckanämie (SCHWARZ) und Adrenalinanämie der Haut (REICHER und LENZ). Noch ungeklärt und unbewiesen, wenn auch theoretisch prinzipiell als gegeben anzunehmen, ist die Frage der *Gewöhnung* und der *Idiosynkrasie* durch bzw. bei Bestrahlung. Manche, insbesondere klinische Erfahrungen scheinen in diesem Sinne zu sprechen, so, wenn anfangs gut reagierende maligne Tumoren bei Wiederholung der Bestrahlungen später immer resistenter werden oder wenn nach erfolgter Bestrahlung verbliebene Reste von malignen Tumoren bei Wiederholungen auch gegenüber hohen Dosen nicht mehr reagieren. Wenn auch für das Vorhandensein einer angeborenen Idiosynkrasie gegen Bestrahlungen außer bei den sog. Lichtdermatosen (z. B. Xeroderma pigmentosum, Hydroa vacciniformis) keine Beobachtungen vorliegen, so gibt es doch einige sichere klinische und experimentelle Beweise für gewisse Sensibilitätssteigerungen gegenüber wiederholten Bestrahlungen, besonders an der Haut. Freilich wird man auch hier den Einwand der *Kumulation* ausschalten müssen, wenn nämlich die wiederholte Bestrahlung in einem Intervall vorgenommen wird, innerhalb dessen sich die Wirkung der zweiten Bestrahlung zu der ersten addieren kann. Doch sieht man auch lange Zeit nach der Bestrahlung eine Sensibilitätssteigerung der Haut, indem z. B. früher mit Mesothorium oder Radium bestrahlte Stellen später auf dieselbe Dosis weit heftiger reagieren als das erste Mal. In demselben Sinne dürften auch die Versuche von KUZNITZKY und JACOBY zu bewerten sein, in denen eine Überempfindlichkeit von röntgenatrophischer, d. h. durch zu häufige Röntgenbestrahlungen geschädigter Haut gegenüber ultraviolettem Licht gefunden wurde. Eine Gesetzmäßigkeit dafür, wann in einem Falle eine Sensibilisierung, in dem anderen eine Desensibilisierung der Haut durch Vorbestrahlung gegenüber einer nachfolgenden Strahleneinwirkung erfolgt, gibt es anscheinend nicht; dies lehren die in der Dermatologie bei den Idiosynkrasien gemachten allgemeinen Erfahrungen (JADASSOHN), sowie die speziell für das ultraviolette Licht gefundenen experimentellen Ergebnisse von P. S. MEYER und LEDERMANN, ferner von LINSER und KROPATSCH, die eine Sensibilisierung und von KELLER und PERTHES, die eine Desensibilisierung beobachten konnten. Ferner können auch, was kurz erwähnt sei, vorangegangene Bestrahlungen dazu führen, daß das bestrahlte Gewebe auch *gegenüber anderen Einwirkungen* sensibilisiert bzw. desensibilisiert wird. Eine Gesetzmäßigkeit besteht auch hierfür nicht. So können antianaphylaktische Wirkungen nach Röntgenbestrahlung, desgleichen Steigerung der Tumorimmunität weißer Mäuse durch kleine Röntgendosen oder durch Aufenthalt im Radiumemanatorium, Herabsetzung der Empfindlichkeit der Haut gegenüber nachfolgenden Intracutaninjektionen durch ultraviolettes Licht erzeugt werden usw. Hierher gehören wohl auch die Beobachtungen, daß Exantheme, z. B. bei sekundärer Lues, Arzneiexantheme sich mit Vorliebe gehäufter bzw. dichter an vorher bestrahlten Stellen lokalisieren, dort auch zeitlich früher auftreten können als an der übrigen Körperhaut (GALEWSKY, JADASSOHN, SCHNEEMANN), daß aber solche bestrahlten Stellen im Gegenteil auch ausgespart bleiben können. Überblickt man die bisher besprochenen Strahlenwirkungen, so wird auffallen, daß sie zum Teil in einer gewissen Gegensätzlichkeit zueinander stehen, derart daß man dabei manchmal von einem fördernden, erregenden, manchmal von einem hemmenden, lähmenden Einfluß der Strahlung sprechen kann. Ferner wird man finden, daß die ersterwähnten Wirkungen zumeist durch kleine und kleinste, die zweiten durch starke und stärkste Strahlendosen erzielt wurden. So einfach diese biologischen Relationen auf den ersten Blick scheinen, so kompliziert werden sie aber in ihrer Deutung bei kritischer Betrachtung. Wenn wir der Darstellung HOLTHUSENs folgen, so scheinen zwar einige oben schon in anderem Zusammenhange erwähnte Beobachtungen dafür zu sprechen, daß bei *pflanzlichem* Samen in ruhendem oder eben gekeimtem Zustande kleine Strahlendosen einen gewissen *Wachstumsreiz* hervorbringen — übrigens auch die Düngung von Ackerboden mit radioaktivem Material (GUDZENT)—, aber die Beobachtungen über Wachstumsbeschleunigung an *tierischen* Organismen in wachsendem Zustande, ebenso die an malignen Tumoren durch Strahlung hervorgerufenen Reizwirkungen entbehren einer gesicherten Grundlage. Ähnliches gilt von dem durch Bestrahlung erzeugten *Funktionsreiz.* Auch hier sind die wenigen beschriebenen positiven Ergebnisse wahrscheinlich eher auf eine mittelbare (s. unten), als auf eine direkte Strahlenwirkung zu beziehen. Wenn es auch, wie erwähnt, zumeist zutrifft, daß die regressiven Veränderungen im pflanzlichen und tierischen Organismus durch große Strahlendosen bedingt werden, so wäre es doch nicht richtig allgemein anzunehmen, daß umgekehrt durch wesentliche Verkleinerung solcher starker Dosen nunmehr ein Wachstums- oder Funktionsreiz gesetzt würde. Die kritische Behandlung des Reizproblems hat in der letzten Zeit zu einer vorsichtigen, teilweise sogar ablehnenden Einstellung gegenüber dem früher allgemein anerkannten ARNDT-SCHULZschen Gesetz (Anfachung der Lebenstätigkeit — schwacher Reiz, Förderung derselben — mittelstarker Reiz, Hemmung — starker Reiz, Aufhebung — stärkster Reiz) geführt.

Die Veränderungen, die durch die Strahlung von Radium und Mesothorium im menschlichen Organismus anatomisch oder funktionell verursacht werden, unterscheiden sich, wie schon öfter betont, prinzipiell meist nicht von den durch andere Strahlenarten gesetzten und sind daher in den betreffenden Kapiteln dieses Bandes (HALBERSTAEDTER, LIECHTI, ROST und KELLER, SCHREUS) nachzulesen. An dieser Stelle sollen nur die *Veränderungen der Haut* bei Bestrahlung mit radioaktiven Substanzen hervorgehoben werden. Es ist schon weiter oben davon die Rede gewesen, daß die an den Ort der Absorption gebundene, vornehmlich am Zellkern angreifende Wirkung als ein direkter, unmittelbarer Strahleneffekt aufzufassen ist. Das ist durch die Versuche an isolierten sowie an leicht reagierenden, hochempfindlichen Zellen bewiesen worden. Damit allein sind jedoch nicht alle Strahlenwirkungen auf den Organismus zu erklären; man wird von einer solchen Erklärung schon im Stich gelassen, wenn die Verhältnisse sich komplizieren, wenn nicht mehr die Einzelzelle, sondern die Zelle in ihren Beziehungen zu ihren Nachbarzellen, das Gewebe in seinen Beziehungen zu seinem Nachbargewebe untersucht werden muß. Hier wird eine mittelbare Strahlenwirkung zur Deutung herangezogen, die darin besteht, daß die Umgebung der durch die Strahlen veränderten oder geschädigten Zelle reaktiv antwortet, daß Abbaustoffe solcher Zellen in Form hochmolekularer Eiweißspaltprodukte in den Blutkreislauf gelangen und dort u. a. im Sinne einer „Protoplasmaaktivierung", einer parenteralen Eiweißzufuhr, ihre Wirkung entfalten können. Auch eine Beeinflussung des Gefäßnervensystems kann nach der Ansicht mancher Autoren auf diese Weise, aber auch direkt zustande kommen. Aus dieser kurzen Erörterung ist schon ersichtlich, daß eine Trennung solcher nebeneinander vorkommenden primären und sekundären Strahlenwirkungen oft bzw. meist nicht möglich sein wird, ebenso wie man nicht imstande ist, eine bestimmte Wirkung eindeutig als durch einen primären oder sekundären Vorgang ausgelöst zu erklären. Diese Verhältnisse finden in ganz besonderem Maße auf die *Strahlenentzündung der Haut* ihre Anwendung. Auch an dieser Stelle müssen wir, wie schon wiederholt, auf die betreffenden Kapitel des vorliegenden Bandes hinweisen, ebenso auf die verschiedenen zusammenfassenden Darstellungen im „Lehrbuch der Strahlentherapie". Da die Einzelerscheinungen *prinzipiell* gleich sind, ob sie nun durch ultraviolette Licht-, Röntgen- oder α-, β- und γ-Strahlen hervorgerufen wurden, seien hier nur die wichtigsten *klinischen* Symptome angeführt und ihre auffälligsten Differenzen, besonders zwischen der Röntgenstrahlung und der radioaktiver Körper, erwähnt. Diese dürften wohl quantitativ bedingt sein, d. h. dadurch, daß bei der Anwendung von Radium und Mesothorium in der Dermatologie oft mit einer relativ weichen Strahlung gearbeitet wird, die in der Oberfläche ganz andere, und zwar bessere Absorptionsverhältnisse darbietet, als z. B. die mit Schwerfiltern gefilterte Röntgenstrahlung bei Tiefentherapie. Infolgedessen wird man auch bei mittleren therapeutischen Dosen meist mit einer Reaktion der Haut zu rechnen haben, im Gegensatz zur Röntgenbehandlung, bei der sie unerwünscht ist und das Symptom einer — gewollten oder ungewollten — Überdosierung darstellt. Während aber die Röntgendermatitis, auch deren leichtere Grade, wegen der Gefährlichkeit, zum mindesten aber der Ungewißheit ihres Ausgangs gewöhnlich vermieden wird, ist die durch Radium und Mesothorium bedingte entzündliche Reaktion der obersten Hautschichten wesentlich gutartiger; sie trägt sicherlich dazu bei, alte, chronische, torpide entzündliche Produkte aufzusaugen, fortzuschaffen und das Bindegewebe zur Proliferation anzuregen, das dann an die Stelle der durch die Bestrahlung getroffenen und beseitigten entzündlichen oder neugebildeten Gewebe als Ersatz eintritt.

Der Verlauf dieser *Reaktion der Haut*, wie wir die klinischen Symptome der Strahlenentzündung daher lieber bezeichnen möchten, auf therapeutische Bestrahlungen mittlerer Dosis für dermatologische Zwecke steht infolge des relativ reichlichen Gehaltes an meist weicheren β-Strahlen in der zur Anwendung kommenden Gesamtstrahlung mehr in der Mitte zwischen der durch UV-Licht und Thorium X hervorgerufenen akuten Dermatitis einerseits und der ohne äußerlich wahrnehmbare Entzündung einhergehenden γ-Strahlen- bzw. Röntgenstrahlenwirkung (stark gefiltert) andererseits. Nach einer gewissen *Latenzzeit*, nach einigen Stunden bzw. je nach der angewendeten Filterung nach 1—2 und mehreren Tagen, tritt ein hellrotes Erythem auf, das der von der Röntgenbestrahlung her bekannten *Vor-* oder *Frühreaktion* entspricht. Es gibt genau die Form des verwendeten Radium- oder Mesothoriumträgers (rund, viereckig usw.) wieder und hält sich eng an die Grenzen der bestrahlten Stelle. Es ist um so intensiver und erscheint um so früher, je durchlässiger das verwendete Filter für weichere Strahlung und je größer die verabfolgte Dosis war. Es sei hier bemerkt, daß die Latenzzeit nur ein klinischer Begriff ist, da sich die mikroskopischen Veränderungen schon vorher, unmittelbar nach der Bestrahlung, entwickeln. Das Früherythem kann in der nächsten Zeit etwas zurückgehen oder es hält fast unverändert an, bis das nächste Stadium der Reaktion bzw., wenn man so will, die eigentliche Reaktion beginnt. Es kann sich aber auch langsam verstärken und unter Wandlung der Farbe von hellrot in düster- oder braunrot allmählich in das exsudative Stadium der Reaktion übergehen. Ein völliges Verschwinden der Frühreaktion konnten wir bei dermatologischen Bestrahlungen bisher nicht beobachten. Abgesehen von der erwähnten Farbveränderung tritt eine leichte Erhabenheit, bei stärkeren Graden eine beetartige Schwellung infolge Ödems der bestrahlten Stelle auf; dieser Zustand kann eine Weile anhalten und sich dann zurückbilden: Die Schwellung läßt nach, die Oberhaut wird in Form einer flach aufliegenden Schuppe abgestoßen, die Farbe verblaßt, und nach etwa 2—4 wöchigem Verlauf ist die Reaktion abgeklungen und läßt unterhalb der Schuppe eine feine, sehr zarte und ganz oberflächliche, kaum kenntliche Narbe zurück. Bei stärkerer Dosis jedoch geht die Entwicklung weiter in dem Sinne, daß die Exsudation zunimmt, das Epithel blasig abgehoben wird, oberflächlich nekrotisiert und mit dem ausfließenden Serum zusammen eine gelbliche, harte, impetigoartige Kruste — Radiumkruste (Wickham und Degrais) — bildet, die von einer schmalen, entzündlichen Zone umgeben ist. Löst man die ziemlich fest haftende Kruste los, so sieht man, daß der entzündliche Saum ein flaches Geschwür von der unbestrahlten Haut scheidet; der Geschwürsgrund ist mit einem grauweißen bis gelblichen, diphtheroiden Belage überzogen, durch den hindurch vereinzelte Granulationen zum Vorschein kommen. Die Abstoßung des Belages erfordert eine gewisse, meist durch keine therapeutische Maßnahme abzukürzende Zeit; danach tritt die Abheilung des Geschwürs durch Vorschieben des Epithelsaumes von den Rändern her ein. Die bestrahlte Stelle ist dann ein noch etwas rötlicher Fleck, dessen Oberfläche allmählich

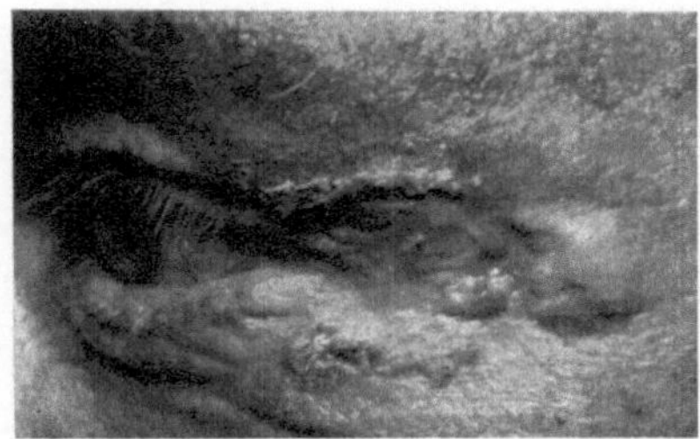

Abb. 1. Bildung von Hyperkeratosen am Rande eines bestrahlten, bereits völlig epithelisierten Basalioms am linken Augenwinkel.

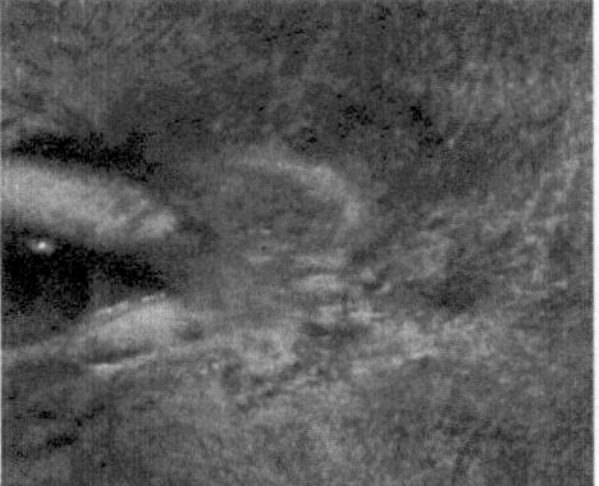

Abb. 2. Hyperkeratosen nach Anwendung von Salicylseifenpflaster (5 %) verschwunden.

fester und blasser wird. Er ist oft von einem pigmentierten Hof umgeben, der noch viele Wochen später sichtbar bleiben kann, dann aber verschwindet. Die Narbe ist weißlich, anfangs schuppend, dann glatt und so ausgeglichen, daß der Bestrahlungsort später oft kaum kenntlich ist. An der Peripherie der Narbe, besonders nach stärkeren Dosen, können sich in der ersten Zeit nach der Bestrahlung die Ränder wallartig erheben und manchmal Comedonenbildung oder Hyperkeratosen (s. Abb. 1 u. 2) zeigen, so daß man irrtümlicherweise annehmen könnte, daß noch Reste der Affektion, z. B. Epitheliomreste, übriggeblieben seien. Man muß das wissen, denn nach einigem Zuwarten gleichen sich die erhabenen Ränder völlig aus. Diese Erscheinung ist auf den ersten Blick nicht leicht erklärlich. Es handelt sich aber offenbar um eine Wachstumsanregung und um hypertrophische Prozesse, wie sie am Rande stärkerer Einwirkungsgebiete nach Kaiserling regelmäßig vorkommen. Ähnliche Beobachtungen bei Radiumbestrahlungen haben auch bereits O. Hertwig, der abnorme Epithelverdickungen und epitheliale Auswüchse bei Froschembryonen fand, und Thies gemacht, der atypische Epithelwucherungen der Epidermis unmittelbar um den Bestrahlungsherd sich entwickeln sah. Als in derselben Richtung liegend können die neueren Versuche von Daels und Baeten, sowie von Brancati und von Petrow und Kusmina angesehen werden, in denen mit kleinsten, subcutan eingeführten Radiummengen experimentelles Tumorwachstum bei Mäusen oder Ratten erzeugt werden konnte (Präcancerosen, Epitheliome, Sarkome). Die normale Abheilung der Reaktion von der Bestrahlung ab bis zur Überhäutung dauert mehrere Wochen, sie schwankt je nach der Dosis, dem Filter, der individuellen Reaktionsfähigkeit innerhalb großer Breiten, etwa zwischen 2—6, mitunter bis 8 Wochen. BARCAT unterscheidet je nach der Stärke der Bestrahlung 4 verschiedene Grade von Reaktionen. Nach ihm geht der 1. Grad ohne sichtbare Entzündung der Haut einher: dynamische Reaktion, der 2. Grad stellt ein rein erythematöses Stadium dar, das zwischen dem 3. und 15. Tag nach der Einwirkung abläuft; der 3. Grad ist eine erythematös-schuppende Reaktion der Haut, die im allgemeinen wie der 2. Grad beschaffen ist und nur während der 2. bis 3. Woche, einige Tage anhaltend, abschuppt und der 4. Grad ist eine erythematös-ulceröse Reaktion, bei der die Exsudation stärker ausgesprochen ist, der sonst wie der 3. Grad verläuft und die Haut völlig ulceriert hinterläßt, als wenn man ein blasenziehendes Mittel appliziert hätte.

Die *Narbe* kann, besonders bei kräftigeren Bestrahlungen, später sehr atrophisch werden, sich depigmentieren und ein porzellanartig weißes Aussehen annehmen. Damit wird sie sehr auffällig und stellt einen etwa beabsichtigten kosmetischen Effekt in Frage, der aber auch noch durch andere Bestrahlungsfolgen erheblich

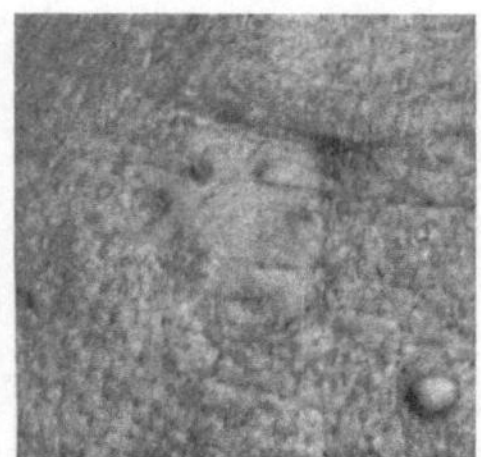

Abb. 3. Narben nach Mesothorium-Kontaktbehandlung ohne Teleangiektasien; Bestrahlung vor 15 Jahren, wiederholt, mit 13 bzw. 20 mg Mesothorium, 15—20 Min. lang, ohne Filter.

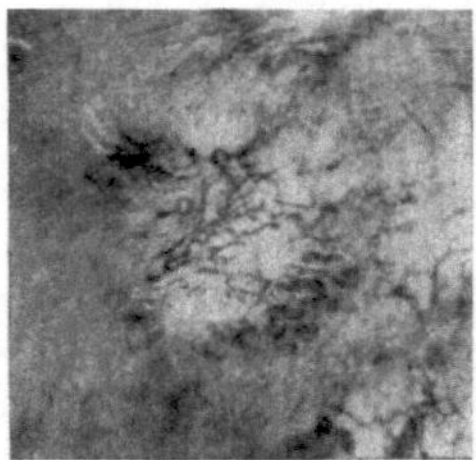

Abb. 4. Narben nach Mesothorium-Kontaktbehandlung mit zahlreichen Teleangiektasien; vor 5 Jahren mehrfach bestrahlt mit 21,7 Milligrammelement, 20–40–60 Min., 0,1 bzw. 0,2 mm Silberfilter.

beeinträchtigt werden kann, indem viele Monate später in der Narbe und in ihrer Umgebung Teleangiektasien, sowie eine ganz regellose fleckweise Pigmentierung auftreten können. Durch das daraus resultierende buntscheckige, von der Röntgenatrophie her wohlbekannte Bild wird die bestrahlte Stelle natürlich noch auffälliger. Man wird also bei kosmetischen Behandlungen durch stärkere Filter oder Abkürzung der Bestrahlung diese unangenehmen Folgen zu vermeiden suchen, allerdings wird dabei zu überlegen sein, ob man dann auch noch der zu beseitigenden Affektion Herr wird. Aber selbst wenn dies der Fall ist, dürften sich zwar die starke De- und Hyperpigmentierung und die Atrophie vielleicht umgehen lassen, nicht aber das Auftreten der Teleangiektasien, für das anscheinend keine Gesetzmäßigkeit vorhanden ist. Jedenfalls läßt sich nicht voraussagen, ob eine Narbe später teleangiektatisch werden wird, da man diese Folge nach jeder Bestrahlungsmethode, nach schwach oder stark gefilterter, nach kleinen oder großen Dosen beobachten kann (s. Abb. 3 u. 4). Diese Erfahrungen, die erst nach Jahren der Anwendung radioaktiver Substanzen zu sammeln sind, muß man kennen, und es leuchtet ohne weiteres ein, daß man eine solche Methode nur bedingt und mit Auswahl anwenden kann und wird. In dieser Hinsicht aber ist folgende Beobachtung auffällig und verdient deshalb hier erwähnt zu werden, daß nämlich nach Bestrahlungen bei älteren Leuten, meist Epitheliombestrahlungen, verhältnismäßig selten

Teleangiektasien auftreten, so daß die kosmetischen Resultate gerade in solchen Fällen besonders gut sind.

Einen von der Norm abweichenden, protrahierten Verlauf nehmen manchmal Reaktionen, die in der Nasengegend (Spitze, Flügel, Seitenflächen), in der Gegend der Ohrmuscheln, der Stirn, auf der Dorsalseite von Fingergelenken usw. gesetzt sind. Hier kann es bei Dosen, die an anderen Stellen der Körper- oder Gesichtshaut normal verlaufende Reaktionen hervorrufen, zu sehr langwierigen, sich über Monate erstreckenden, torpiden Ulcerationen kommen, die noch persistieren, wenn die übrigen bestrahlten Stellen längst abgeheilt sind. Es handelt sich dabei anscheinend um Besonderheiten des Terrains dergestalt, daß Stellen, an denen die Haut in relativ dünner Schicht Knorpel oder Knochen ohne ergiebiges, reaktionsfähiges Bindegewebspolster überzieht, verstärkt reagieren und dann verlangsamt abheilen; der Grund ist offenbar darin zu suchen, daß nicht genügend restituierende Kräfte an Ort und Stelle parat sind bzw. gebildet werden können, um dem Bestrahlungstrauma elastisch zu begegnen. Es mögen, z. B. bei den Fingergelenken, auch häufige mechanische Beanspruchungen als heilungsverzögernd hinzukommen. Wie dem auch sei, dieser besondere Heilverlauf sollte bei Bestrahlungen in solchen Gegenden berücksichtigt werden. Die Ulcerationen heilen nach längerer Zeit schließlich ab. Es ist ferner darauf zu achten, daß die einmal bestrahlte Stelle oft eine erhöhte Sensibilität gegenüber nachfolgenden Bestrahlungen erwirbt (s. o.). Bei lokalen Rezidiven usw. muß daher die Dosis für eine Wiederholung der Bestrahlung mit Vorsicht gewählt werden, damit nicht zu starker Zerfall und verlangsamte Heilung nachfolgen.

Die oben beschriebenen klinischen, makroskopischen Veränderungen entsprechen den *mikroskopischen* und capillarmikroskopischen *Befunden*. Es herrscht auf diesem Gebiete eine selten zu konstatierende Übereinstimmung: die Ergebnisse späterer Untersucher bis zu den letzten Darstellungen von Regaud und Lacassagne sowie von Lubarsch und Waetjen bringen fast ausschließlich eine Bestätigung oder Erweiterung der früheren Befunde. Diese Übereinstimmung erstreckt sich nicht nur auf die mikroskopischen Veränderungen nach Bestrahlung mit radioaktiven Substanzen, sondern auch mit UV-Licht und Röntgenstrahlen. Natürlich gibt es auch hier Differenzen, die in der Besonderheit der Einzelstrahlung bzw. ihren Absorptionsbedingungen begründet sind. So kommt es, daß seit den grundlegenden, ausführlichen Veröffentlichungen von Rost für die Histopathologie der Röntgenstrahlenwirkung und denen von Kaiserling für die der Radiumwirkung nur wenige Autoren, wie z. B. Miescher, David und Gabriel, dem Gesamtbilde wesentliche Züge hinzufügen konnten. Dies ersieht man am besten aus der zusammenfassenden Darstellung von Gans, der meist auf die alten Untersuchungen zurückgreifen muß. Auf seine klaren und präzisen Ausführungen, die wir hier zum Teil wörtlich zitieren wollen, sei daher besonders hingewiesen. Wie bei der Röntgendermatitis tritt auch bei der Radiumdermatitis die selbständige, von Gefäßveränderungen und Nerveneinflüssen unabhängige Schädigung der Epithelien hervor; die Intensität der Veränderung ist abhängig von der Dauer der Einwirkung der Strahlen. Zunächst entsteht eine stärkere Füllung der Gefäße, an die sich bald darauf eine akute Entzündung anschließt. Um die Gefäße bildet sich gleichzeitig ein mantelförmiges, perivasculäres Infiltrat. Kurz darauf zeigt auch das Gefäßsystem Veränderungen: Vergrößerung der Endothelzellen, die, bläschenförmig aufgetrieben, tief ins Lumen hineinragen; die Kerne sind geschwollen. Erst danach findet sich die Epithel- und Bindegewebsschädigung in Form von Schwellung der Zellelemente, ähnlich wie bei den Endothelien, mit Vakuolenbildung, am stärksten im Stratum basale, Auflockerung der Epidermis, Erweiterung der

Intercellulärspalten und ihre Durchsetzung mit Leukocyten. Die Hornschicht bleibt zunächst unverändert, die Stärke der Degenerationserscheinungen nimmt vom Stratum basale nach oben zu allmählich ab. Das Ödem führt schließlich zur Blasenbildung, indem Flüssigkeit zwischen die oberen und mittleren Stachelzellagen eindringt und erstere mitsamt der Hornschicht emporhebt. Die Vakuolenbildung der gequollenen Epithelien wird stärker, ihr Kern nach dem Rande gedrängt und umgeformt. Ein Teil der Zellen verliert allmählich seine Färbbarkeit und geht zugrunde. Die so entstandene Blase platzt schließlich, und es bleibt eine leichte Erosion der oberflächlichen Epidermisschichten zurück. Gleiche Veränderungen wie in der Epidermis finden sich auch an den Bindegewebszellen des Coriums und an den Anhangsgebilden der Haut. Die elastischen und kollagenen Fasern scheinen bei diesem Schädigungsgrade weder in ihrer Färbbarkeit noch in ihrem Aufbau beeinflußt.

Mehr als bei den Röntgenstrahlen sehen wir beim Radium infolge der stärkeren Absorption seiner weicheren Strahlung die gewollte reaktive in die ungewollte *schädigende Wirkung* übergehen. Doch ist zu betonen, daß alle Bestrahlungsfolgen für die Haut, die von radioaktiven Körpern ausgehen, lange nicht an die Intensität der Röntgenstrahlenschäden heranreichen und auch in vieler Beziehung gutartiger sind. Wir möchten darauf hinweisen, was wir schon früher verschiedentlich angedeutet haben, daß, je durchlässiger das Filter und je größer die Bestrahlungsdosis ist, um so heftiger die reaktive Entzündung, um so ausgeprägter die Nekrose und um so tiefer das Ulcus sein wird. Diese in ihrem klinischen Aussehen schon oben beschriebenen *Ulcera* sind sehr schmerzhaft und torpide und brauchen überaus lange Zeit zur Heilung (so der in dem Leitfaden von Riehl und Kumer abgebildete Fall 1 Jahr), aber sie heilen schließlich doch ab. Über das mikroskopische Bild der Radiumulcera sagt Gans folgendes: „Die Radiumgeschwüre sind an der Oberfläche von einer in ihrem Aufbau nicht weiter erkennbaren Detritusmasse bedeckt. Die Epidermis ist darunter meist völlig geschwunden. Man findet an ihrer Stelle nur einzelne, schlecht färbbare Zellen, die ebenso wie ihre Kerne unregelmäßig geschwollen sind. Die Zwischenräume sind verbreitert, das Rete gelockert. Die ganze tiefere Epidermis, in der ebenfalls nichts mehr von der normalen Zellanordnung zu erkennen ist, besteht aus Massen gequollener, vakuolisierter Zellen, Zellresten und Kerntrümmern, zwischen denen polynucleäre Leukocyten und unregelmäßig verteilte Pigmenthaufen eingelagert sind.

Unterhalb der nekrotischen Massen folgt eine dichte Infiltrationsschicht aus Lymphocyten, polynucleären Leukocyten und auch Plasmazellen. Von hier aus gehen einzelne perivasculäre Infiltrate in die Tiefe. In den dem Geschwür zunächst liegenden Schichten sind die elastischen Fasern fast völlig geschwunden, ebenso die Capillaren; die größeren Gefäße sind nur noch durch einzelne elastische Faserringe und Blutpigmentanhäufung zu erkennen. Die Bindegewebszellen sind zu einer fast homogenen, durchscheinenden, schlecht färbbaren Masse aufgequollen."

Die eben beschriebenen Veränderungen beziehen sich auf solche Radiumulcera, die akut durch Überdosierung entstanden sind. *Spätschädigungen*, die sich auf radiumbestrahlter und -atrophischer Haut bilden — analog den durch Röntgenstrahlen hervorgerufenen Spätschädigungen (wobei es strittig sein kann, ob dieser allgemein angewendete Ausdruck zweckmäßig gewählt ist) —, scheinen trotz vielfacher Übereinstimmung zwischen Röntgen- und Radiumwirkung außerordentlich selten zu sein. Obwohl Riehl und Kumer sowie Strauss das Vorkommen solcher Schädigungen erwähnen und dieses aus theoretischen Gründen auch grundsätzlich angenommen werden muß, ist unseres Wissens in der Literatur kein einwandfreier Fall beschrieben, und auch aus persönlicher Erfahrung ist uns kein einziger Fall eines lediglich durch Radiumwirkung entstandenen Radiumulcus, das als Spätschädigung gedeutet werden kann, bekannt geworden (ausgenommen bei den beruflichen Schäden). Möglicherweise ist als Grund für diese Seltenheit die Kleinheit der meisten Radiumatrophien anzusehen im Gegensatz zu den oft großen, flächenhaft ausgedehnten Röntgenatrophien, die hierdurch viel häufiger mechanischen Beanspruchungen und Traumen aller Art ausgesetzt sind.

Ähnliches gilt von den *Radiumcarcinomen*, über die verschiedentlich berichtet wird (MACNEAL und WILLIS, THOMSON und WAKELEY u. a.). Ebenso wie MARTENSTEINs weiter unten mitgeteilter Fall sind sie oft bei Personen aufgetreten, bei denen vorher (oder währenddem) auch Röntgenstrahlen eingewirkt haben, so daß man ihre Entstehung nicht mit Sicherheit auf den Einfluß des Radium allein beziehen kann. Das Vorkommen solcher „reinen" Radiumepitheliome muß als große Seltenheit bezeichnet werden.

Häufiger und daher bekannter sind die *Schleimhautschädigungen* nach starken Radiumbestrahlungen, die besonders bei gynäkologischen Behandlungen beobachtet worden sind. Sie bedingen infolge von Schleimhautnekrosen Fistelbildungen (Blasen-, Mastdarm-, Scheidenfisteln) oder Perforationen (Perforation in den hinteren Douglas mit Peritonitis und Darmnekrose, Oesophagus-, Gaumenperforation). Nach umfangreichen Radiumbestrahlungen wird die Bildung von Bindegewebsschwielen beobachtet, die ihrerseits wieder durch nachträgliche Contracturen zu Schädigungen mancher Art führen können (STRAUSS).

Nach demselben Autor sind ferner infolge Bestrahlungen mit radioaktiven Substanzen an *Allgemeinerscheinungen* beobachtet worden: Schädigungen, die dem Röntgenkater analog sind, jedoch nicht so heftig wie dieser, z. B. Appetitmangel, Brechreiz, Darmstörungen, Temperatursteigerung (sog. Radiumfieber), Verminderung der Erythrocyten und des Hämoglobingehaltes. Gelegentlich kann es auch zum Auftreten eines Radiumexanthems kommen. Es tritt 24 bis 36 Stunden oder 8—10 Tage nach der Bestrahlung auf, ist anfangs auf eine umschriebene Hautstelle beschränkt, kann sich aber universell ausbreiten und symmetrische Körperteile befallen. Es ist ein juckendes, maculöses Exanthem, das sich in ein papulo-pustulöses umbilden kann. Die Dauer schwankt zwischen 2 und 7 Tagen, wonach Abschuppung erfolgt (STRAUSS). Es scheint allerdings, daß diese Allgemeinerscheinungen fast ausschließlich bei ausgedehnter Radiumanwendung (z. B. in der gynäkologischen Praxis und bei Tiefenbestrahlungen maligner Tumoren) beobachtet werden. Bei rein dermatologischer Anwendung sind sie außerordentlich selten.

Schließlich ist noch über die *beruflichen Schädigungen* zu berichten. Auf den ersten Blick ist es auffallend, daß die mit der Gewinnung radioaktiver Erze beschäftigten Arbeiter keine solchen Schädigungen aufweisen. Bei näherer Betrachtung jedoch wird diese Tatsache leicht erklärlich, wenn man berücksichtigt, daß in den Erzen die strahlenden Substanzen nur in geringer Menge enthalten sind, mithin die Strahlung so schwach ist, daß Schädigungen daraus, auch bei dauernder Einwirkung, nicht resultieren. Dies tritt erst ein, wenn die strahlende Substanz konzentriert wird, was im Laboratorium geschieht, und hochaktive Präparate, besonders sog. emanationssatte, einwirken können. So weisen denn auch viele Chemiker und Physiker, die häufig mit solchen Präparaten hantieren müssen, Schädigungen auf, die meist an den Händen, und zwar an den Fingerkuppen der ersten drei Finger sitzen und als typisch zu bezeichnen sind. Sie beginnen mit Hitzegefühl und Jucken in den Fingern, es schließen sich Rötung und Schwellung an, die in Blasenbildung übergehen können. Zuletzt schuppt die Haut und schält sich ab. Diese Dermatitis geht infolge der häufigen Berührungen entweder mit Gewöhnung einher, so daß die eben genannten Erscheinungen später nicht mehr so heftig auftreten und daher oft übersehen bzw. vernachlässigt werden, oder aber — und das ist viel häufiger der Fall — sie bedingen eine Sensibilitätssteigerung dergestalt, daß in der Folge schon nach kurzen Berührungen Dermatitiden entstehen. Aber auch ohne neuerliche Berührung können ganz spontan frische Schübe auftreten; sie wären dann ein Analogon zu den von MIESCHER bei der Röntgendermatitis gemachten Beobachtungen. Der Endzustand der Haut gleicht dem der Röntgenatrophie: die Fingerkuppen werden trocken und rissig, die Haut, Nägel und Haare werden spröde, zum Teil tritt Schrumpfung ein, zum Teil hornartige Verdickung, es bilden sich kleine Pigmentflecke, Teleangiektasien, Warzen und subunguale Hyperkeratosen. Auch die Augenlider können befallen werden; so wird über Rötung, Schwellung und Ekzeme derselben berichtet.

b

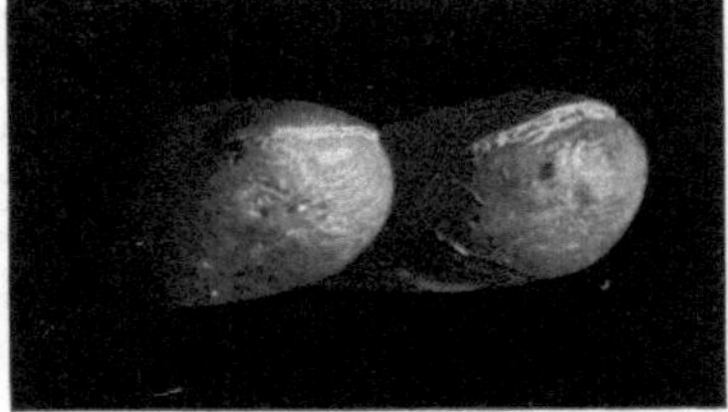

a

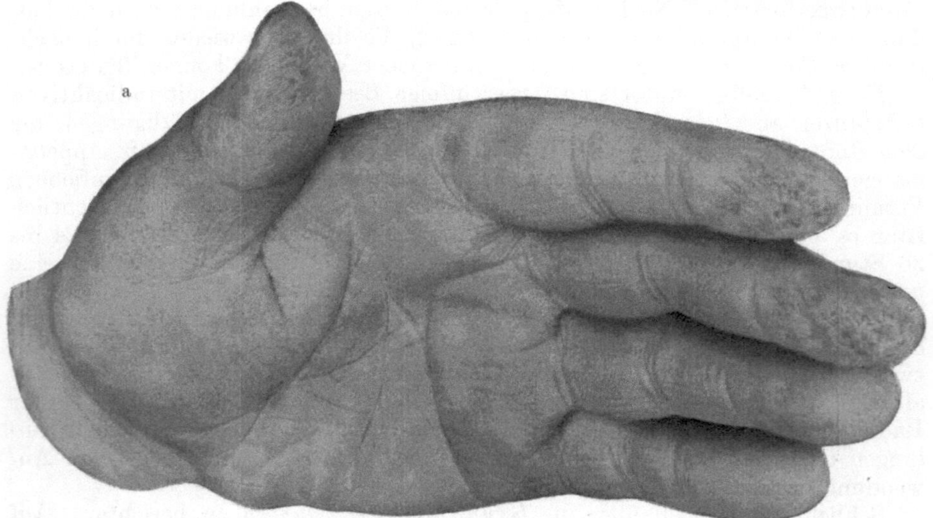

Abb. 5. a Berufsschädigung (Mesothorium) an den 3 ersten Fingerkuppen der linken Hand. b Zeige- und Mittelfinger derselben Hand; Atrophie und subunguale Hyperkeratosen.

Außer den Chemikern und Physikern setzen sich noch Ärzte und ärztliches Hilfspersonal bei der Anwendung radioaktiver Präparate den chronisch einwirkenden Schädigungen durch die Strahlen aus. Auch bei ihnen finden sich die typischen, mehr oder minder hochgradigen Atrophien an den Fingerkuppen der drei ersten Finger (s. Abb. 5). In einem Falle der Breslauer Universitäts-Hautklinik sind die Veränderungen so hochgradig gewesen, daß sie über das Stadium der Atrophie hinausgingen, Ulcerationen und schließlich sogar Epitheliombildung zur Folge hatten, die ihrerseits wieder die Ablatio eines Fingers nötig machte. Die Krankengeschichte dieses Falles, die wir Herrn Prof. MARTENSTEIN verdanken, möge hier folgen:

G. H., Röntgenassistentin seit 1. VIII. 1903, seit fast zwei Jahrzehnten auch Ausführung von Bestrahlungen mit Radium und Mesothor: Auflegen der verschiedenen Filter und Einknoten in den Gummifingerling wurde mit den ungeschützten Fingern ausgeführt, Bestrahlungen mit radioaktiven Substanzen wurden fast täglich vorgenommen, und zwar meist an mehreren Patienten. Etwa im Jahre 1917 bemerke H., daß an 3 Fingern (I, II, III) der rechten Hand und an 4 Fingern (I, II, III, IV) der linken eine allmählich zunehmende Sprödigkeit der Haut eintrat, die zur feinen Schuppenbildung führte. Neben immer deutlicherer Ausprägung dieser Veränderungen traten allmählich fleckweise Teleangiektasien und Atrophien auf, schließlich kam es zur Bildung tiefer Rhagaden. Besonders in Mitleidenschaft gezogen waren der vierte und noch stärker der dritte Finger der linken Hand. Die geschilderten Veränderungen bestanden nicht nur an der volaren Fläche, sondern auch am Dorsum der Finger; natürlicherweise waren sie an den Endphalangen am ausgeprägtesten. An den obengenannten Fingern III und IV der linken Hand entwickelte sich im Laufe der Jahre allmählich eine Erosion der Haut des Mittel- und Endgliedes, die mit einem unerträglichen Juckreiz und später mit außerordentlicher Schmerzhaftigkeit verbunden war. Applikation der verschiedensten Salben wurde durchweg nicht vertragen. Lediglich unter feuchten Verbänden trat ab und zu für eine kurze Zeitspanne eine mehr oder (meist) minder vollständige Epidermisierung ein. 1925 begann eine etwa kleinfingernagelgroße, scharf begrenzte Erosionsstelle, unmittelbar ulnarwärts sich an den Nagel des Fingers III der linken Hand anschließend, zu wuchern, so daß schon das klinische Bild den Verdacht auf Carcinombildung erweckte. Die in der chirurgischen Universitätsklinik vorgenommene Probeexcision ergab das Vorliegen eines typischen Spinalzellen-Epithelioms. Wohl fanden sich an vereinzelten Stellen der untersuchten Schnitte „Clumping-Kern"-ähnliche Bildungen, auch waren teilweise Zellpartien deutlich blasser gefärbt, doch waren diese Veränderungen nicht in einem Grade vorhanden, der die carcinomatösen Wucherungen als auf der Basis einer Strahlenschädigung entstanden hätte erkennen lassen.

Im März 1926 wurde in der chirurgischen Universitätsklinik die Amputation des III. Fingers der linken Hand vorgenommen; Heilung per primam. Etwa 9 Monate später wurde in der linken Ellenbeuge eine kirschgroße Drüsengeschwulst festgestellt. Die am 1. II. 1927 von Herrn Prof. Hahn vorgenommene Ausräumung und histologische Untersuchung bestätigten den Verdacht einer Metastasenbildung, so daß am 10. II. 1927 anschließend auch die linke Achselhöhle operativ vollkommen ausgeräumt wurde. Sowohl während der Operation als auch durch die nachträgliche, sehr sorgfältige Durchuntersuchung der ausgeräumten Gewebsmassen ließ sich kein Anhaltspunkt für ein bereits eingetretenes Fortschreiten der Krankheit auf die Lymphgefäße der Achselhöhle gewinnen. So ist auch bis jetzt — $2^1/_2$ Jahre nach der Ausräumung — keine klinisch nachweisbare Metastasierung aufgetreten. Der Zustand der übrigen befallenen Finger ist im wesentlichen stationär geblieben, nur an Finger IV links treten mehr oder minder lang anhaltende Erosionen auch weiterhin auf, so daß auch an ihm mit einer evtl. Carcinombildung in späterer Zeit gerechnet werden muß.

Erwähnenswert ist der von Friedländer publizierte Fall von chronischer Berufsschädigung, die an Händen und Vorderarmen einer Arbeiterin durch mehrtägiges Benetzen der Haut mit einer wässerigen Thoriumnitratlösung entstanden ist. Es bildete sich eine Hypertrophie der gesamten Hautdecken, charakterisiert durch erhebliche Rötung, seröse Durchtränkung und polsterartige, weiche Schwellung des Gewebes. In den Interdigitalfalten traten weiß glänzende Hyperkeratosen auf mit Nekrotisierung in der Mitte. Mikroskopisch fand sich teils normales Epithel, allerdings stark verdickt und sehr unregelmäßig, mit Veränderungen, die man auch sonst bei Strahlenwirkung gefunden hat, wie Quellung der Epithelkerne mit Verklumpung usw. Der Papillarkörper mit seinen Gefäßen war in lange, fingerförmige Zapfen ausgezogen, in welche weit hinauf Bindegewebspapillen nebst Blutgefäßen hinaufreichten. Gleichfalls als Gewerbeerkrankung zu deuten ist das Krankheitsbild, das Frederick L. Hoffmann beschreibt, der bei 12 Arbeiterinnen einer Leuchtfarbenfabrik schwere, der Phosphornekrose ähnliche Nekrosen des Kieferknochens auftreten sah. In einigen Fällen trat der Tod ein. Er gibt als Ursache an, daß bei der Beschäftigung kleine Mengen Radium in den Mund der Arbeiterinnen gelangten. Diese Beobachtungen sind später von Lacassagne bestätigt worden.

Außer diesen lokalen Schädigungen kommen, wie wir das von den Röntgenstrahlenfolgen her wissen, auch noch solche allgemeiner Art vor. Voraussetzung für sie ist dauerndes, jahrelanges Hantieren mit radioaktiven Substanzen, gewöhnlich mit hochaktiven Präparaten. Dann können sich die schon oben erwähnten Veränderungen entwickeln, die zu Störungen des Allgemeinbefindens, zum Teil in erheblichem Maße, führen. Hierbei ist wieder besonders der hämatopoetische Apparat betroffen, es kommen sogar anscheinend, wenn auch selten, schwere zum Tode führende Formen von Anämie (Émile-Weil und Lacassagne) und Leukämie (Émile-Weil) vor. Diese Beobachtungen sind nicht verwunderlich, wenn man die Berichte von Martland, Conlon und Knef verfolgt, deren Untersuchungen an Arbeiterinnen in einer Leuchtzifferblätter herstellenden Uhrenfabrik ergaben, daß die verschluckten unlöslichen Mesothoriumsalze auf dem Blut- und Lymphwege in die Organe des reticulo-endothelialen Systems gelangten und sich dort festsetzten, so daß sich schon an den Lebenden mit dem Elektroskop erhebliche Mengen der radioaktiven Stoffe in Milz, Leber und Knochenmark nachweisen ließen. Auch in der Exspirationsluft gelang der Nachweis von Radioaktivität.

Um sich gegen den schädigenden Einfluß der Radium- und Mesothorpräparate zu schützen, muß gefordert werden, daß *jede*, auch noch so kurze Berührung der Präparate mit den Fingern möglichst vermieden wird. Diese sollen vielmehr mit langen Pinzetten angefaßt werden, und man anerziehe sich und dem Personal die Gewohnheit, lediglich mit diesen Pinzetten umzugehen. Damit die hierdurch bedingte Unbequemlichkeit möglichst gering ist, sorge man dafür, daß die Apparatur handlich und einfach ist. Plattenförmige Apparate sollen mit dicken Metallschichten hinterlegt und möglichst mit kleinen Handgriffen versehen sein. Das Anfassen mit den Fingern beim Montieren der Träger läßt sich schwer umgehen, speziell beim Anbringen des Filters für die Sekundärstrahlung. (Weitere Schutzmaßnahmen siehe S. 558.) Ganz vermeiden läßt sich die Berührung natürlich nicht, und es wird nötig sein, daß in größeren Betrieben die Möglichkeit einer wenigstens vorübergehenden Ablösung des betreffenden Personals gegeben ist, sobald sich Veränderungen der Haut zeigen (Gudzent und Halberstaedter). Letzten Endes sind aber die beruflichen Strahlenschäden durch radioaktive Körper doch nicht völlig vermeidbar, so daß man Dautwitz recht geben muß, wenn er sagt: „Betreffs der Verhütung derartiger Schäden wäre schließlich zu bemerken, daß durch entsprechende Maßnahmen dieselben wohl beschränkt, jedoch nicht vollkommen vermieden werden können, denn das Anfassen so kostspieliger Präparate mit Zangen, Pinzetten oder dicken Handschuhen ist, abgesehen davon, daß es auch keinen sicheren Schutz gibt, bei der Arbeit sehr hinderlich und macht auch ein leichtes Entfallen sehr möglich (Meyer). Die mit radiumhaltigen Präparaten Arbeitenden können sich nicht dem Einfluß ihrer Strahlung entziehen. Der Gebrauch von Schutzmaßnahmen gegenüber der Strahlung, wodurch die zur Wirkung gelangende Strahlenintensität wohl abgeschwächt wird, dürfte demnach nur ein zeitliches Hinausschieben des Auftretens mancher Hautschädigungen ermöglichen können."

Aber es gilt nicht allein, den Therapeuten und das Personal vor den Folgen chronischer Radiumeinwirkung zu schützen, sondern auch den Kranken. Allerdings wird dies bei dermatologischen Bestrahlungen kaum so nötig sein wie z. B. bei Tumorbestrahlungen, bei denen unter Umständen sehr große Mengen radioaktiver Substanzen zur Verwendung gelangen und daher auch besondere Schutzmaßnahmen (Simpson) erforderlich sind. Immerhin wird auch bei Oberflächenbestrahlungen der Kranke vor den oft schwer zu vermeidenden, kosmetisch störenden Nebenwirkungen der radioaktiven Substanzen nach Möglichkeit geschützt werden müssen. Wo die Bestrahlung zur Beseitigung einer malignen Erkrankung ausgeführt wird, werden natürlich diese Gesichtspunkte gegenüber dem Hauptzweck in den Hintergrund treten; anders ist es bei Bestrahlungen zu kosmetischen Zwecken. Hier wird der Therapeut Bestrahlungstechnik und Dosiswahl so beherrschen müssen, daß die Beseitigung des Krankheitsherdes den kosmetischen Effekt nicht beeinträchtigt. Die hierfür zur Verfügung stehenden Hilfsmittel werden an anderer Stelle (s. Technik) ausführlich besprochen.

Die Therapie der Radiumschädigungen wird etwa die gleiche sein wie die der Röntgenschädigungen (s. bei HALBERSTAEDTER in diesem Bande des Handbuches s. S. 519). Soweit eine Behandlung mit radioaktiven Substanzen in Betracht kommt, siehe S. 608.

Es seien hier die Internationalen *Richtlinien für Sicherheitsmaßnahmen in Radiumbetrieben* abgedruckt, die vom II. Internationalen Radiologenkongreß in Stockholm letzthin beschlossen wurden.

A. Radiumsalze.

1. Die mit Radium Beschäftigten bedürfen eines Schutzes gegen die Wirkungen
   a) der β-Strahlen auf die Hände,
   b) der γ-Strahlen auf die inneren Organe, das Gefäßsystem und die Keimdrüsen.

2. Um die Hände vor β-Strahlen zu schützen, soll vor allem auf genügende Entfernung Gewicht gelegt werden. Mit Radium soll nur unter Zuhilfenahme langstieliger Zangen, vorzugsweise solcher aus Holz, gearbeitet werden; es soll in mit langem Griff versehenen Behältern von Ort zu Ort getragen werden, die an allen Seiten mit etwa 1 cm Blei ausgeschlagen sind. Alle Arbeiten sollen so rasch als möglich ausgeführt werden.

3. Außer Gebrauch soll Radium in einem Kassenschrank aufbewahrt werden, der sich möglichst weit vom Personal entfernt befindet. Es wird empfohlen, die Radiumröhrchen oder Applikatoren in dem Kassenschrank in getrennten Bleiklötzen zu verwahren, die für je 100 mg Radiumelement eine Schutzwandstärke von 5 cm Blei ergeben.

4. Für die Vorbereitung der in Schutzkapseln eingeschlossenen Röhrchen oder Applikatoren soll ein besonderer Raum vorgesehen sein, der nur während dieser Arbeit benutzt werden darf.

5. Um den Körper vor der durchdringenden γ-Strahlung während der Handhabung des Radiums zu schützen, soll ein Schirm aus Blei von wenigstens 1 Zoll (25 mm) Dicke benutzt werden; auch soll man sich nur während der tatsächlich auszuführenden Arbeiten und für so kurze Zeit als möglich dem Radium nähern.

6. Der Meßraum soll ein getrennter Raum sein und das Radium nur während der Messung selbst enthalten.

7. Schwestern und Hilfskräfte sollen sich nicht in dem gleichen Raum befinden wie die der Radiumbestrahlung unterworfenen Kranken.

8. Alle einfachen Arbeiten oder solche, die in kurzer Zeit erlernt werden können, sollen vorzugsweise durch vorübergehend Beschäftigte ausgeführt werden, die für diese Arbeiten nur für einen Zeitraum von höchstens 6 Monaten heranzuziehen sind. Dies gilt besonders für Schwestern und die mit dem Vorbereiten der Applikatoren beschäftigten Personen.

9. Besondere Vorsicht ist bei der Versendung von Radium durch die Post geboten. Bei der Versendung kleinerer Quantitäten soll der Radiumbehälter allseitig mit Blei von mindestens 3 mm Dicke ausgeschlagen sein. Größere Quantitäten werden besser persönlich in einem zweckmäßig beschaffenen Behälter transportiert.

B. Emanation.

10. Auch bei den Arbeiten mit Emanation ist Schutz gegen β- und γ-Strahlen erforderlich.

11. Die Handhabung der Emanation soll, wenn irgend möglich, während der Zeit ihrer relativen Inaktivität stattfinden.

12. Vor dem Entweichen der Emanation soll man sich sorgfältig in acht nehmen. Der Raum, in dem sie bereitet wird, soll mit einem Saugventilator ausgerüstet sein.

13. Falls Emanation möglicherweise mit den Fingern in unmittelbare Berührung kommen kann, sollen dünne Gummihandschuhe getragen werden, damit die Hände nicht durch aktiven Niederschlag angegriffen werden. Im übrigen sollen die für Radiumsalz empfohlenen Schutzmaßnahmen Anwendung finden.

14. Es ist ein getrennter Pumpraum vorzusehen, der durch ein Rohr mit dem besonderen Raum verbunden ist, in dem die Radiumlösung aufbewahrt wird. Die Radiumlösung soll zum Schutze der in anstoßenden Räumen Beschäftigten kräftig abgeschirmt werden. Dies geschieht am zweckmäßigsten durch Unterbringung der Radiumlösung in einem Kasten mit Bleiauskleidung, deren Stärke nach den in der folgenden Tabelle empfohlenen Werten zu wählen ist:

Gewichtsmenge an Radiumelement	Bleidicke
0,5 g	15,0 cm (6,0 Zoll)
1,0 g	16,5 ,, (6,6 ,,)
1,5 g	17,0 ,, (6,8 ,,)
2,0 g	18,0 ,, (7,2 ,,)

Technik und Dosierung.

Die *Bestrahlungstechnik* der dermatologischen Affektionen mit radioaktiven Substanzen muß sich den speziellen Zwecken anpassen, für die sie benötigt wird. Je nachdem eine Bestrahlung größerer Flächen oder kleinerer isolierter Herde erfolgen soll, eine geringere oder größere Tiefenwirkung zur Beseitigung des pathologischen Prozesses erwünscht scheint, ein kosmetischer Zweck beabsichtigt wird usw., wird die Technik variiert werden müssen. Nicht allein die zu verabfolgende Dosis, sondern auch die Auswahl des Strahlenträgers nach Form und Größe, die Wahl der strahlenden Substanz selbst sind von diesen Gesichtspunkten abhängig. Nun wird bei den hohen Kosten, die zur Beschaffung radioaktiven Materials aufzubringen sind, nur ein größeres Institut in der Lage sein, sich den verschiedenen Anwendungsgebieten entsprechende Träger von verschiedener Größe, Form und Aktivität anzuschaffen; der Praktiker wird mit einem einzigen, ihm zur Verfügung stehenden Präparat alle in Betracht kommenden Bestrahlungen ausführen und deshalb je nach Beschaffenheit seines Trägers die Technik ändern müssen. Die folgenden Ausführungen sollen daher den Praktiker über die verschiedenen im Gebrauch befindlichen radioaktiven Substanzen, Träger und über ihre Verwendungsmöglichkeiten orientieren.

Die zu therapeutischen Zwecken am häufigsten verwendeten radioaktiven Substanzen sind, wie erwähnt: 1. das Radium bzw. seine Salze; 2. die Radiumemanation; 3. das Mesothorium und 4. das Thorium X. Das Thorium X ist im nächsten Kapitel dieses Bandes ausführlich behandelt, da es durch seine Anwendungs- und Wirkungsweise eine besondere Bedeutung in der Medizin erlangt hat. Die Radiumemanation bietet vielseitige Verwendungsmöglichkeiten, und zwar hauptsächlich: auf internem Wege durch Einatmung; ferner als emanationshaltiges Wasser sowohl intern, per os und per injectionem, wie auch extern, in Form von Umschlägen. Die eben genannten Anwendungsarten spielen allerdings in der Dermatotherapie eine so nebensächliche Rolle, daß wir sie wohl in der hier folgenden allgemeinen Darstellung von Technik und Dosierung übergehen können; sie sind im therapeutischen Teil dieser Abhandlung bei denjenigen Dermatosen, zu deren Behandlung sie herangezogen worden sind, erwähnt. Das Hauptanwendungsgebiet der Radiumemanation in neuerer Zeit, namentlich in außerdeutschen Ländern, ist die externe Kontakt-, vor allem aber die intratumorale Bestrahlung, zu der die in Capillaren gefüllte gasförmige Emanation benützt wird. Diese Bestrahlungstechnik stimmt mit der intratumoralen Thorium X-Stäbchenbehandlung in den meisten Punkten überein, kann daher hier gleichfalls übergangen werden und wird im nächsten Kapitel besprochen. Es bleiben also hier nur das Radium und das Mesothorium zu behandeln, was bei der großen Ähnlichkeit ihrer Anwendungsformen gemeinsam geschehen darf, unter Hervorhebung ihrer speziellen Unterschiede.

Wie schon erwähnt, verwendet man die Bromide, Chloride, Carbonate und Sulfate des Radium zur Bestrahlung. Diese stellen, ebenso wie das Mesothorium, ein körniges Pulver dar, das anfänglich auf Metallscheiben oder Stofflappen mittels eines Firnis oder eines Lackes (Kopal-Bernsteinlack) fixiert wurde. Bald zeigte es sich, daß durch Brüchigwerden des Firnis bzw. durch Beschädigung der Lackschicht infolge häufigen Hantierens Substanzverluste auftraten; aus diesem Grunde ging man dazu über, die Stoffträger mit einem Schutz aus Hartgummi zu versehen und die Metallplatten durch eine dünne Glimmerscheibe abzudichten. Auch dieser Schutz erwies sich als unzureichend; durch das notwendige häufige Biegen der Stoffträger und ihre allmähliche Zerstörung infolge des Strahleneinflusses kamen noch immer Substanzverluste vor, desgleichen bei den auch schon an und für sich leicht brüchig und damit undicht werdenden Glimmerscheiben. Es sei nebenbei erwähnt, daß überdies bei beiden Formen ein Substanzverlust dadurch auftritt, daß beim Umdosieren der Präparate, welches nach gewisser Zeit infolge eben dieser Strahlenwirkung nötig wird, ein wenn auch geringer Prozentsatz der Radioaktivität in die Umhüllung „hineinkriecht" und von den umgebenden Medien nicht mehr zu trennen ist. So ergibt sich aus rein ökonomischen Gründen die Notwendigkeit, das kostbare Material möglichst vor Verlusten zu bewahren. Dies geschieht durch die heute meist gebräuchliche Trägerform, die einen stärkeren Schutz durch luftdichten Einschluß des Präparates in festerem Material vorsieht. Wenn man daher die strahlende Substanz jetzt meist mit einer Metallhülle umgibt, so ist dieser Zweck erreicht, man muß aber damit gleichzeitig auf die Verwendung des weichsten Anteils der Gesamtstrahlung Verzicht leisten (siehe Filterung).

Die *Träger* der radioaktiven Präparate, die in der Therapie verwendet werden, sind so zahlreich und mannigfach, daß es unmöglich und wohl auch überflüssig wäre, sie alle in ihren Einzelheiten zu beschreiben. Man findet unter ihnen ganz verschiedene Größen und Formen; das Material, aus dem sie bestehen (Gold, Silber, Messing, Stahl usw.), sowie die Stärke, in der es verwendet wird, schließlich die Einbettung der radioaktiven Substanz in den betreffenden Träger variieren je nach den Fabrikationseigentümlichkeiten der Herstellerfirmen so beträchtlich, daß man nicht auf alle Besonderheiten eingehen und nur eine allgemeine Darstellung geben kann. Eine solche dürfte für unseren Zweck wohl auch genügen.

Als erste Form der Anwendung radioaktiver Substanzen in der Therapie kommt die Bestrahlung mit den schon erwähnten *Stoffträgern* in Betracht. Wenn sie auch heute mehr in den Hintergrund getreten sind — teils aus den schon besprochenen Gründen, teils weil ihre Anwendung durch zweckmäßigere Methoden ersetzt worden ist —, so seien sie doch der Vollständigkeit halber hier angeführt. Es sind dies quadratisch oder rechteckig, auch rund geschnittene Stücke aus Stoff (Leinen, Hanf usw.), die verschiedene Größe haben (2, 3—4 und mehr Quadratzentimeter) und gewöhnlich nicht sehr große Aktivitäten enthalten, so daß die strahlende Substanz auf eine größere Fläche verteilt und die Wirkung daher von geringerer Intensität ist. Sie kommen dementsprechend für die Bestrahlung ausgedehnterer, oberflächlicher Dermatosen in Betracht.

Eine weitere Trägerart kennen wir in den von DOMINICI angegebenen *Röhrchen*. Sie enthalten die radioaktive Substanz als Pulver in einem dünnen, zugeschmolzenen Glasröhrchen, das in eine dünnwandige, genau passende Metallhülse gebracht wird; diese kann fest verschraubt oder verlötet werden. Die Länge des Röhrchens beträgt gewöhnlich 1—2 cm, sein Durchmesser 1—3 mm; Angaben über die Stärke der Glaswand haben wir in der Literatur nicht gefunden; die Hülse besteht aus verschiedenen Metallen (gewöhnlich Edelmetallen, meist Silber oder Platin) von 0,5—1,0 mm Wandstärke. Das Radiumsalz muß den Hohlraum völlig ausfüllen, damit bei Lageveränderungen keine ungleichmäßige Verteilung der strahlenden Substanz entsteht. An Stelle der festen radioaktiven Substanz können in die Dominici(Silber)röhrchen auch Capillaren mit Radiumemanation eingebracht werden. Diese haben den Vorteil, daß sie den strahlenden Körper in sehr geringem Volumen (Kompressibilität der gasförmigen Emanation) und fast beliebig hoher Konzentration enthalten.

Für dermatologische Zwecke ist die Anwendung der Dominiciröhrchen nicht sehr vorteilhaft, da man mit ihnen nur verhältnismäßig kleine Felder bestrahlen kann. Dieser Nachteil kann dadurch beseitigt werden, daß man mehrere Röhrchen in einem kästchenartigen Filter nebeneinanderschaltet und so auf die Haut appliziert. Sie wirken dann ähnlich wie die weiter unten beschriebenen Platten. Dagegen sind die Dominiciröhrchen, was hier nur nebenbei erwähnt sei, mit großem Vorteil zu verwenden, wenn es sich um die Bestrahlung von Hohlorganen wie in der Tiefentherapie handelt.

Neuerdings ist man dazu übergegangen, die radioaktive Substanz nicht erst in ein Glasröhrchen, sondern direkt in die Hülse aus Edelmetall einzufüllen. Vielfach werden heute Röhrchen mit wesentlich geringerem Gehalt an radioaktiver Substanz, meist nur mit 2 Milligrammelement, zur Bestrahlung verwendet. Diese „Radiumzellen" bestehen aus Platin-Iridiumröhrchen von 0,2 mm Wandstärke, 1 mm Dicke und etwa 10—11,5 mm Länge und lassen eine vielseitige Anwendungsmöglichkeit zu, da man sie sehr bequem, leichter als die oben erwähnten Röhrchen, in röhren-, kästchen-, plattenförmigen Trägern neben- und hintereinander schalten kann.

Eine dritte Applikationsart besitzen wir in den *radioaktiven Nadeln*, Hohlnadeln aus Gold, Platin, Silber oder Stahl von verschiedener Wandstärke, die mit Radiumsalz gefüllt werden, aber auch emanationshaltige Glascapillaren aufnehmen können. Sie eignen sich vornehmlich zur intratumoralen Behandlung [Spickmethode, Radiopunktur (Lazarus)] und werden, da ihre Technik ungefähr der Anwendung der Thorium X-Stäbchen entspricht, im nächsten Kapitel ausführlicher besprochen werden.

Es ist ohne weiteres einleuchtend, daß sich für die Bestrahlung eines flächigen Organs wie der Haut und der meist wenig über ihr Niveau erhabenen dermatologischen Affektionen am ehesten *plattenförmige Träger* eignen werden, weil sie sich der Oberfläche am besten anpassen; hierzu kommt, daß auch die Strahlenausbeute infolge der flächenhaften Anordnung der radioaktiven Substanz und der gegenseitigen Überkreuzung von Strahlen beieinanderliegender, einzelner Atome vorteilhafter ist als bei Verwendung von Röhrchen. Man benutzte früher vielfach runde Platten; diese brachten jedoch den Nachteil mit sich, daß sie keine Adaptierung der Plattenränder zuließen. Es blieben daher bei Bestrahlung mehrerer aneinandergrenzender Felder zwischen ihnen rautenförmige Reste unbestrahlt, was bei kosmetischer Behandlung recht störend war. Man ist infolgedessen allgemein dazu übergegangen, quadratische oder rechteckige Platten zu verwenden. Diese bestehen — bei den von der Auergesellschaft angefertigten Trägern — aus einer 1 mm starken Metallscheibe, deren Seitenflächen gleichmäßig hoch (etwa 0,5—0,7 mm) aufgekrempelt werden; in den so entstandenen, sehr flachen Teller wird nunmehr das radioaktive Material, und zwar auf verschiedene Weise, montiert. Es kann als loses Pulver eingeschüttet und ferner in einer Klebemasse, gleichmäßig verteilt, auf dem Träger fixiert werden. Schließlich kann es, nach der jetzt meist üblichen Methode, geschmolzen als emailartige Masse eingegossen werden, wodurch nach den Erfahrungen der Auergesellschaft eine gleichmäßige Verteilung und feste Fixierung der Substanz garantiert ist. Das Email soll so fest sein, daß Absprengungen und damit Substanzverluste vermieden werden. Die offene Seite des Trägers wird mit einer dünnen Metallfolie (Silber, Messing oder auch vergoldetes Kupfer) luftdicht abgeschlossen, indem diese fest aufgelötet wird. Die nach diesem Verfahren hergestellten Träger — Metall- oder Glasplatten, auf deren strahlender Seite die Substanz mittels des Emails fixiert ist — bedürfen allerdings nach dem eben Gesagten einer Schutzfolie nicht mehr, ihre (ungefilterte) Anwendung läßt sogar die Ausnutzung weichster Strahlenanteile zu. Die runden Platten tragen auf der Rückseite meist einen Knopf, die quadratischen oft an zwei gegenüberliegenden Seiten je einen Dorn zum Anfassen mittels Pinzette und Befestigen von Filtern und Halteapparaten.

Steht genügend Emanation zur Verfügung, so kann diese, wie dies Novák getan hat, ebenso wie in Capillaren auch in hohle, flache Glasbehälter gefüllt werden, die sich zur Bestrahlung dermatologischer Affektionen eignen. Stärke der Glaswand 0,3—0,5 mm; Aktivität 50 Millicuries (Novák).

Als Kombination von platten- und röhrchenförmigen Trägern empfiehlt Brinckmann *halbcylindrische Apparate*, deren flache Seite für Hautbestrahlungen, deren Rundung, evtl. in Kombination mit einem zweiten ebensolchen Träger, zur Einbringung in Körperhöhlen verwendet werden kann.

Völlige Sicherheit gegen Substanzverluste bietet auch der Metallschutz nicht; es kann, besonders wenn die Substanz nicht in genügend ausgeglühtem Zustande in den Träger eingebracht wird oder wenn Lötwasser beim Befestigen der Schutzfolie eingedrungen ist, sich Knallgas (s. S. 539) bilden, das die Lötstellen sprengt. Damit wird das Entweichen von Emanation ermöglicht, und das Präparat befindet sich nicht mehr im radioaktiven Gleichgewicht. Auch können mechanische Verletzungen der meist recht dünnwandigen Metallfolie vorkommen. Ärzte und Hilfskräfte sind daher immer wieder daran zu erinnern, daß sowohl in ihrem eigenen Interesse wie auch zum Schutz der strahlenden Substanz nur der Dorn bzw. Knopf und nicht die Platte selbst angefaßt werden soll.

Wie in der Röntgentherapie verwendet man auch bei den radioaktiven Stoffen *Filter* für die in verschiedenen Tiefen der Haut und des subcutanen Gewebes zu bestrahlenden Affektionen. Es ist schon vorher erwähnt worden, daß man beim Einhüllen der Präparate in Metalle mit Rücksicht auf die Erhaltung der Substanz die weichsten Strahlenanteile abfiltert und damit auch auf die Ausnutzung ihrer Wirkung verzichtet; einen großen Nachteil bringt dieser Verlust insofern nicht mit sich, als man sich für besondere Zwecke des Thorium X mit seiner weichen α-Strahlung bedienen kann. Im allgemeinen reicht für die Dermatotherapie ein Strahlengemisch aus mittelharten und harten β-Strahlen sowie γ-Strahlen aus. Mit einem solchen erhält man aber schon bei relativ kurzer Dauer der Einwirkung Entzündungsreaktionen auf der Haut. Will man nun einen tiefer gelegenen Prozeß beeinflussen, so müßte man, da die durchdringendste β- und γ-Strahlung nur einen verhältnismäßig geringen Teil des Gemisches darstellt, die Bestrahlungszeit wesentlich verlängern; nur auf diese Weise könnten ausreichende Strahlenmengen in der Tiefe zur Absorption gebracht werden, gleichzeitig würde man aber übermäßig starke Hautreaktionen mit ihren nachteiligen Folgen erzielen. Infolgedessen bedarf man noch eines Zusatzfilters, durch welches das Strahlengemisch noch weiter separiert, „gehärtet" und eine für die Haut unbedenkliche, längere Bestrahlungsdauer ermöglicht wird. Freilich wäre es andererseits wenig ökonomisch, außer für besondere Zwecke die Filterung nun so zu verstärken, daß sämtliche β-Strahlen verschwinden und nur die reine γ-Strahlung übrigbleibt (z. B. hinter 5 mm Blei), da dann eine sehr große Menge strahlender Substanz oder eine außerordentlich lange Bestrahlung nötig wäre.

Es ist ohne weiteres verständlich, daß die für ungeschützte Präparate empfohlenen Holz-, Papier-, Gaze- und Gummifilter bei schon metallgeschützten Trägern als Zusatzfilter nicht mehr in Frage kommen, da in diesen Medien die eine Metallfolie durchdringenden Strahlen nicht mehr absorbiert werden; sie können lediglich zum Abschirmen der relativ weichen Sekundärstrahlen Verwendung finden, die durch das Auftreffen der β- und γ-Strahlung auf die metallischen Filter in diesen entstehen. Man wählt daher als Zusatzfilter zweckmäßig

Folien aus den spezifisch schwereren, also edlen Metallen, allenfalls aus Kupfer oder Messing, mitunter auch aus Blei. Auch Aluminium, das bekannte Röntgenstrahlenfilter, ist in der Radiumtherapie zum Abschirmen von weichen Strahlen an sich geeignet, nur müßte infolge seiner größeren Durchlässigkeit eine ziemlich starke Filterdicke gewählt werden. Hierdurch würden aber die kleinen und flachen Präparate so voluminös werden, daß ihre Applikation oft erschwert wäre. Die Wahl des geeigneten Filtermaterials wird davon abhängen, wie weit sich die zu bestrahlende Affektion von der Oberfläche nach der Tiefe zu ausdehnt bzw. ob ein weicheres oder härteres Strahlengemisch benötigt wird. Für den praktischen Gebrauch kommt man nach unseren Erfahrungen in den meisten Fällen mit einigen wenigen Filtermetallen in verschiedener Stärke vollkommen aus. So hat sich uns am besten Silber in Stärken von 0,1—0,3 mm, jedes Filter um 0,1 mm Stärke steigend, durchaus bewährt. Diese Filter werden zweckmäßigerweise in eine bestimmte Anordnung zu dem strahlenden Präparat gebracht. Es würde zwar genügen, wenn man während der Bestrahlung einfach eine Metallfolie in der jeweils erforderlichen Stärke zwischen Präparat und Haut brächte. Es liegt aber auf der Hand, daß bei einem solchen etwas primitiven Vorgehen die Fixation des Präparates auf diesem Filter an der richtigen Stelle nicht immer mit der nötigen Sicherheit gewährleistet wäre. Dieser Nachteil wird noch verstärkt, wenn es sich um kosmetische Bestrahlungen mehrerer nebeneinander gelegener Felder handelt, bei denen ein genaues Adaptieren unerläßlich ist. Die Filter müssen daher die strahlende Fläche des Präparates genau umschließen bzw. an den Träger exakt angearbeitet sein. Bei unserem Instrumentarium ist die Anordnung getroffen, daß das Präparat in eine zweiteilige Filterkapsel eingelegt wird. Der Boden dieser Kapsel umschließt die Rückseite des Trägers, der Deckel wird über die strahlende Fläche gestülpt und liegt ihr dicht auf. Dies wird dadurch ermöglicht, daß die Seitenflächen Ausschnitte haben, in welche die Dorne des Trägers genau hineinpassen, so daß das Präparat fest in den beiden Filterteilen eingeschlossen liegt. Manche Filter tragen noch einen Riegel zum Aneinanderschließen der beiden Teile (s. Abb. 6c); wo ein solcher fehlt, genügt es, sie mit Hilfe eines zu knotenden Gummifingerlings aneinander zu fixieren.

Die Benutzung eines Gummifingerlings bietet mancherlei Vorteile: wie schon erwähnt, fixiert er nicht nur die verschiedenen Trägerteile aneinander, sondern wirkt auch als Sekundärstrahlenfilter; dadurch, daß er den Träger umspannt, wird das Adaptieren der Ränder bei kosmetischen Bestrahlungen nicht erschwert. Schließlich schützt er den Träger vor dem Eindringen von Feuchtigkeit und hält ihn sauber, so daß sich ein Auskochen oder Desinfizieren der heiklen Präparate meist erübrigt.

Will man eine Bestrahlung mit einem Radium- oder Mesothoriumträger vornehmen, so wird er mit dem erforderlichen Filter versehen und mit einer Pinzette in den Gummifingerling bis etwa zur Mitte hineingeschoben; dies geschieht zweckmäßig auf einem Tisch, damit das Präparat bei etwaigem Herunterfallen nicht beschädigt wird. Beim Arbeiten mit großen Aktivitätsmengen sollte die Platte dieses Tisches zum Schutze des Arztes und des Personals mit Blei unterlegt sein und seine Vorderkante nach oben und unten senkrecht gestellte Bleiflügel tragen (Simpson). Daran anschließend können oben zum Schutz der Augen schräg gestellte Bleiglasplatten angebracht werden. Das geschlossene und das offene Ende des Fingerlings werden dann auf der Rückseite des Trägers geknotet, so daß sich der Gummi über der strahlenden Fläche als dünne Membran glatt spannt; das Ganze wird mit kreuz- oder sternförmigen Heftpflasterstreifen auf der vorher gesäuberten Haut genau fixiert, ein Wattepolster darüber gelegt und mit einer Binde sorgfältig festgebunden, damit auch an denjenigen Stellen der Haut, an denen, wie z. B. in der Nasolabialfalte, im Augenwinkel usw., die Adaptierung schwieriger ist, der Träger fest an die

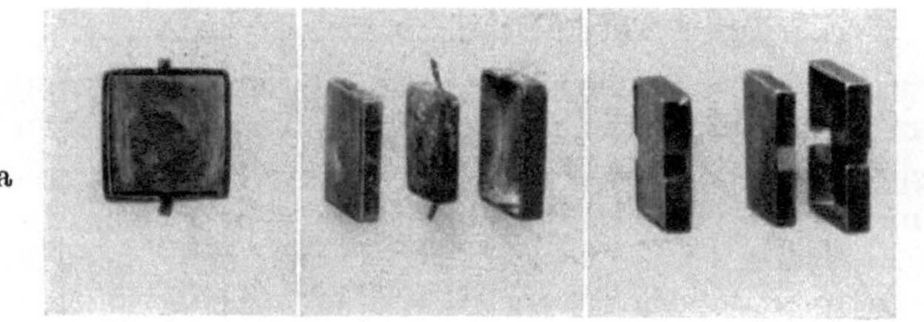

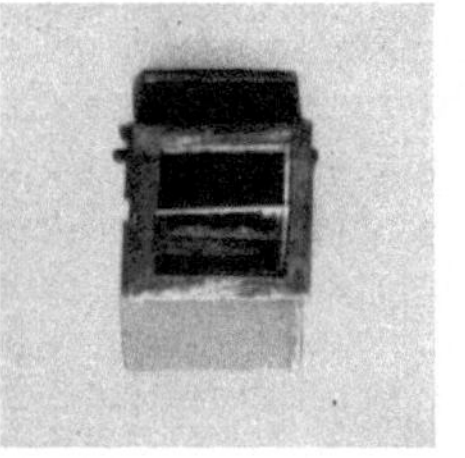

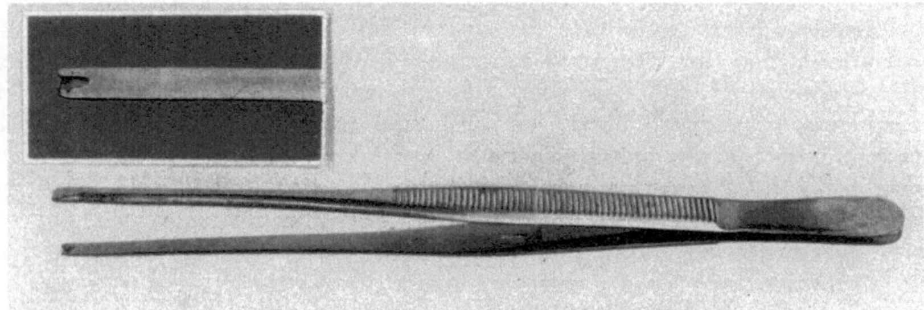

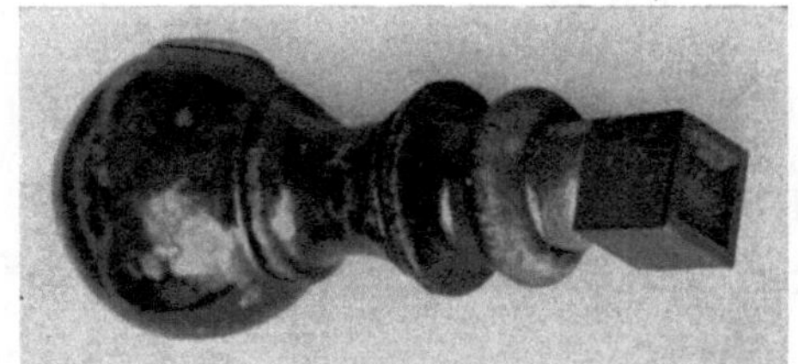

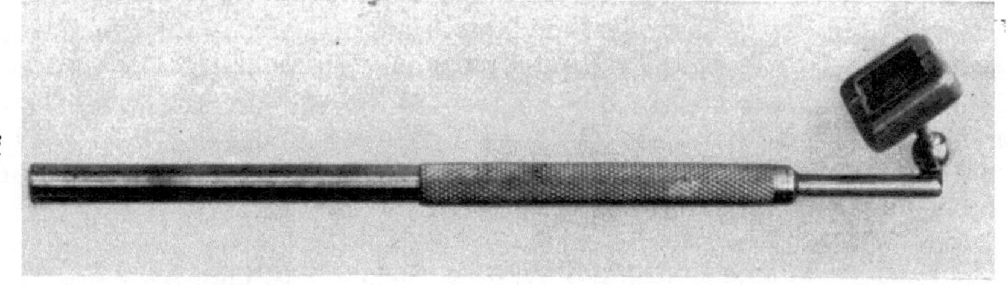

Abb. 6. a Flacher quadratischer Träger mit Dornen und Filter. b Dieselbe Anordnung für filterlose Bestrahlung unter Glimmerschutz. c Instrumentarium der Auergesellschaft mit Filterplatten und Riegelverschluß. d Lange Haltepinzette mit Nute zum Anfassen der Dorne des Trägers. e Konturenstempel. f Trägerhalter mit Kugelgelenk für Bestrahlungen in der Mundhöhle.

Haut angepreßt wird. Das Herausnehmen der Träger nach beendeter Bestrahlung aus der Gummiumhüllung und dem Filter sowie seine Säuberung sollen gleichfalls nie in der Hand, sondern immer auf einem Tisch geschehen.

Schwieriger gestaltet sich die Applikation der Träger auf Schleimhäuten. Infolge der Feuchtigkeit und Glätte, der Beweglichkeit der von Schleimhaut bekleideten Organe (Zunge, weicher Gaumen usw.) ist es dort nicht möglich, die Platte mit Heftpflasterstreifen zu befestigen; um diese Schwierigkeiten einer genauen Fixierung des Trägers zu überwinden, bedient man sich zweckmäßig gewisser, hierfür besonders angegebener Hilfsgeräte. So beschreibt Albanus ein Instrument, das krallenartig angeordnete spitze Klammern besitzt, die durch Spannen einer Feder gespreizt werden und sich bei der Entspannung der Feder in die Schleimhaut einbohren. Wir selbst haben bei länger dauernden Schleimhautbestrahlungen einige Male gute Erfahrungen damit gemacht, daß wir in Lokalanästhesie die freien Enden des Gummifingerlings an der Schleimhaut oberflächlich annähten. Dort, wo eine Lageveränderung des Trägers nicht zu befürchten ist, empfiehlt sich die Anwendung eines Halters. Die Bestrahlung damit ist so vorzunehmen, daß das am Ende eines längeren Stieles befindliche Präparat mittels eines Griffes von dem Patienten selbst an der gewünschten Stelle gehalten wird. Um das Instrument bequemer handhaben zu können, ist der starre Stiel in einem hinter dem Präparat befindlichen Kugelgelenk beweglich (s. Abb. 6f). Das Präparat selbst ruht in einem Bleiteller, dessen Rückseite so stark ist, daß eine nennenswerte Reaktion durch Rückstrahlung auf der gegenüberliegenden Schleimhautseite vermieden wird. Präparat und Teller werden durch einen Gummifingerling vor dem Eindringen von Feuchtigkeit geschützt. Eine häufige Kontrolle der richtigen Lage des Halters ist erforderlich. Bei Bestrahlungen in der Mundhöhle wird ferner vielfach empfohlen, den Träger mittels einer Drahtprothese, die an den Zähnen befestigt werden kann, zu fixieren oder ihn in eine plastische Masse, z. B. in den in der Zahnpraxis gebräuchlichen Stents oder auch in Gips, einzubetten. Diese Methode, ebenso wie die vom Pariser Radiuminstitut (Regaud, Nogier, Lacassagne u. a.) angegebenen Verfahren (Paraffine armée, Guttaperchamoulagen, anmodellierte Wachsapparate, z. B. aus Columbiawachs [Bienenwachs 100, Paraffin (52°)[1] 100, Sägemehl 20]) eignen sich nicht nur für Schleimhautbestrahlungen, sondern auch für die der äußeren Haut, wenn bei Unebenheiten, Krümmungen usw. (Ohrmuschel!) ein Träger schwer anzubringen ist. Hier ist auch das Radioplastin (Jüngling) verwendbar.

Ist die zu bestrahlende Fläche kleiner als der Träger, so daß man das umgebende gesunde Gewebe vor der Strahleneinwirkung schützen muß, verwendet man Blenden aus dünnem Metallblech, deren Öffnung man nach Bedarf, d. h. je nach der Größe der Affektion, ausstanzen kann. Man benutzt hierzu zweckmäßigerweise 0,1—0,2 mm dickes Bleiblech, das in dieser geringen Stärke relativ viel Strahlung absorbiert und zudem den Vorteil der leichten Biegsamkeit hat, so daß es sich der Hautoberfläche gut anschmiegt. Es wird zwar noch ein gewisser Prozentsatz der emittierten Strahlung diese Bleiblenden passieren, doch können sie nach unseren Erfahrungen bei den in der Oberflächentherapie üblichen kleineren Dosen als ausreichender Schutz für die Umgebung angesehen werden.

Soll eine Fläche bestrahlt werden, die größer ist als der zur Verfügung stehende Träger, so kann man in der Weise vorgehen, daß man bei Affektionen nicht allzu großer Ausdehnung die Gesamtfläche in mehrere kleinere Felder einteilt, die nacheinander bestrahlt werden. Hierbei ist erforderlich, daß die

[1] Nach anderen Angaben 62°.

Kapsel an die Grenzen des eben bestrahlten Feldes genau adaptiert wird. Zu diesem Zwecke haben wir einen „Konturenstempel“ aus Metall (dies der besseren Halt- und Desinfizierbarkeit wegen) anfertigen lassen, der die Kanten der strahlenden Fläche des Trägers auf der Haut abbildet. Dieses kleine Hilfsinstrument hat sich uns bei Bestrahlungen gut bewährt (s. Abb. 6e).

Ist die zu bestrahlende Fläche sehr ausgedehnt oder so lokalisiert, daß eine Distanzbestrahlung (s. u.) nicht ausgeführt werden kann, so bedient man sich der von WETTERER angegebenen Streichmethode, die für kosmetische Zwecke noch den Vorzug besitzt, daß durch sie eine spätere Markierung der Ränder des Trägers vermieden wird. Sie besteht darin, daß der Träger, in dem oben beschriebenen Halter oder evtl. auf einem Holzspatel angebracht, gleichmäßig auf der zu bestrahlenden Fläche mit der Bewegung des Bügelns oder Plättens hin- und hergeführt wird (*Plättmethode*). Die Dominiciröhrchen werden in einen Bügel eingespannt, so daß sie wie eine Walze um ihre Längsachse hin- und zurückgerollt werden können. Die Haut oder der Gummifingerling wird vor-

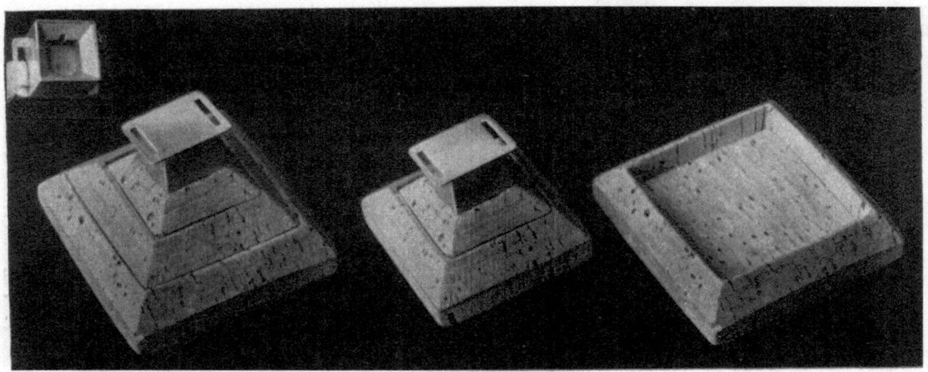

Abb. 7. Fernbestrahlungsgerät aus Kork zur Benutzung in verschiedenen Entfernungen. Der Träger wird in einen bleigeschützten Kubus eingelassen, das ganze Gerät mit Binden befestigt.

her zweckmäßigerweise etwas eingefettet, um ein leichtes Gleiten des Trägers zu ermöglichen. Die Bestrahlungsdauer ist natürlich entsprechend zu verlängern.

Bei den bisher beschriebenen Methoden handelte es sich immer um das Prinzip, den radioaktiven Träger in direkte Berührung mit der zu bestrahlenden Fläche zu bringen *(Kontaktbestrahlung)*. Es ist aber auch möglich, das Präparat von einer gewissen Entfernung aus einwirken zu lassen *(Distanz-* oder *Fernbestrahlung)*, und zwar kommt dies dann in Frage, wenn größere Felder zu behandeln sind oder Affektionen, die über das Niveau der Haut hervorragen oder die Subcutis bis in größere Tiefen hinein infiltrieren, bestrahlt werden sollen. Hierbei bietet dieses Verfahren den gleichen Vorteil wie die Großfeldmethode bei Röntgenbestrahlung, indem mehr Sekundärstrahlen im Gewebe erzeugt werden und so die Tiefenausbeute verbessert wird. Zur Ausführung bedient man sich eines Gestelles in Form eines Pyramiden- oder Kegelstumpfes aus Holz, Kork oder — der besseren Desinfektion halber — aus (nicht biegsamem) Draht. In die obere Fläche des Gestelles paßt der Träger genau hinein, die untere, größere Fläche wird in geeigneter Weise auf der Haut angebracht. Um die Distanz nach Bedarf zu variieren, kann man verschieden hohe Gestelle benützen oder die Holz- und Korkpyramiden so anfertigen lassen, daß sie auseinanderzunehmen sind und nach Entfernen der unteren Teile Stümpfe verschiedener Höhe ergeben (s. Abb. 7 u. 8). Die Fernbestrahlung hat gleichzeitig den Vorteil — gleich der schon erwähnten Plättmethode —, die störenden Randpigmentierungen zu verhüten, die sich an den Trägergrenzen nach einer Kontaktbestrahlung fast regelmäßig einstellen. Aus diesem Grunde empfiehlt RÜDISÜLE bei kosmetischer Behandlung grundsätzlich die Vornahme von Distanzbestrahlungen und benutzt dazu ein tubusähnliches Instrument, dessen Seitenwände wie beim Röntgenkompressorium mit Blei ausgeschlagen sind. Zu berücksichtigen ist bei Festsetzung der Bestrahlungszeit, daß die Intensität umgekehrt proportional dem Quadrat der Entfernung ist. Allerdings ist nach RIEHL und KUMER sowie HALBERSTAEDTER die Strahlenausbeute einer flächenhaften oder linearen Lichtquelle im Gegensatz zur punktförmigen günstiger, da sich bei ihr ein gewisser Zuwachs an Strahlung, der mit dem Umfang der Strahlenquelle zunimmt, ergibt. Um sich ein Bild von dem Wirkungsradius des zur Verfügung stehenden radioaktiven Präparates in den verschiedenen Entfernungen zu machen, empfehlen RIEHL und KUMER, Vorversuche durch Belichtung photographischer Platten anzustellen; natürlich läßt dieses Verfahren nur eine oberflächliche Orientierung zu.

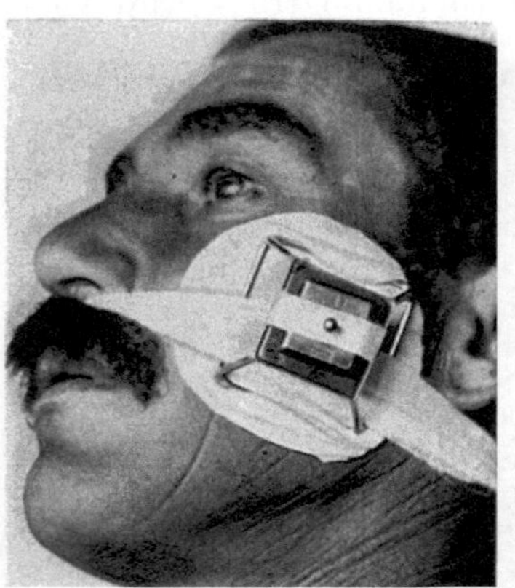

Abb. 8. Fernbestrahlung mit einem Drahtgestell. (Aus G. RIEHL und L. KUMER: Radium- und Mesothorium-Therapie der Hautkrankheiten. Berlin: Julius Springer 1924.)

Eine große Bedeutung hat namentlich in letzter Zeit die Fernbestrahlung bei der Tumorbehandlung erlangt. Form und Ausdehnung der Tumoren sowie ihre Lokalisation in den verschiedenen Körpergegenden machen eine spezielle Adaptierung und genaue Verteilung der einzelnen Radiumträger notwendig; hierzu dienen die schon oben erwähnten Moulagen aus Wachs oder anderen plastischen Massen, jedoch mit dem Unterschiede, daß bei Fernbestrahlungen die Träger auf der Außenfläche der Moulage montiert werden, während sie bei der Kontaktbehandlung in die Innenfläche eingelassen werden mußten. Außer diesen anmodellierten Hilfsapparaten werden zu denselben Zwecken Holzklötze (SLUYS) und -kästen mit Bleiwand (SIMPSON) verwendet, die gewöhnlich zur Aufnahme stärkerer Aktivitätsmengen bestimmt sind; diese werden entweder von einzelnen starken oder von zahlreichen, auf einer Stelle vereinigten, schwachen Präparaten [z. B. als radium-packs (QUICK)] geliefert.

Außer durch Distanzbestrahlung können wir mit der *Kreuzfeuermethode* Tumoren oder sonstige tiefere Infiltrationen der Haut behandeln. Sie besteht darin, daß man in der üblichen Weise mehrere nebeneinander gelegene Felder mit einer für die Haut unschädlichen Dosis bestrahlt, wobei durch Überkreuzung eine Konzentration der Strahlung auf den tiefer gelegenen Herd erfolgt (s. Abb. 9); so gelangt eine sehr erhebliche Strahlenmenge in der Tiefe zur Wirkung, die zur Beseitigung des Tumors ausreicht, ohne daß sie die Haut schädigt. Dies würde zweifellos der Fall sein, wenn die gleiche Strahlenmenge von einer Stelle aus auf die Oberfläche appliziert werden würde. Man kann also mit dieser Methode die Gefahr einer Hautschädigung wesentlich herabsetzen.

Solche mit stärkeren Infiltrationen einhergehende Prozesse, also namentlich Epitheliome und sonstige Tumoren, eignen sich auch für die *intratumorale Behandlung* (vgl. Thorium X-Kapitel).

Wiederholungen der Bestrahlung (mit jeder Methode) wird man zweckmäßigerweise erst dann vornehmen, wenn die Wirkung der ersten Bestrahlung abgeklungen, die Reaktion völlig abgeheilt ist. Bei jeder Wiederholung wird zu berücksichtigen sein, daß die Sensibilität der Haut gegenüber erneuten Bestrahlungen zunehmen kann, in welchem Zustande die Haut sich befindet, ob Folgeerscheinungen der früheren Bestrahlungen eingetreten sind, welche Dosis vorher gegeben wurde u. a. m. Jedenfalls ist von allzu häufiger Wiederholung der Bestrahlungen abzuraten.

Der Vollständigkeit halber seien noch einige Anwendungsarten des Radium angeführt, die sich nicht eingebürgert haben und deshalb in der Literatur nur wenig erwähnt werden. So empfiehlt OCTAVE CLAUDE für dermatotherapeutische Zwecke Packungen mit *sterilisiertem Radiumschlamm.* Der Schlamm wird im Autoklaven sterilisiert und soll in einer Dicke von 1 cm aufgelegt werden. Hierbei sollen schwache Dosen wenig penetrierender Strahlen lange Zeit einwirken und einen erregenden Einfluß auf das Gewebe ausüben. Ferner hält SCHIFF für manche Fälle *Umschläge mit radiumemanationshaltigem Wasser* für zweckmäßig, da nach den Untersuchungen ENGELMANNs Radiumemanation von der Haut aufgenommen wird. Beschränkte Anwendungsmöglichkeit auf dermatologischem Gebiete hat die *Injektion radioaktiver Stoffe.* Neben Thorium X-Lösung (s. Thorium X-Kapitel) sind wässerige Lösungen, die Radiumemanation oder radioaktive Salze enthalten, in Gebrauch; so verwenden WICKHAM und

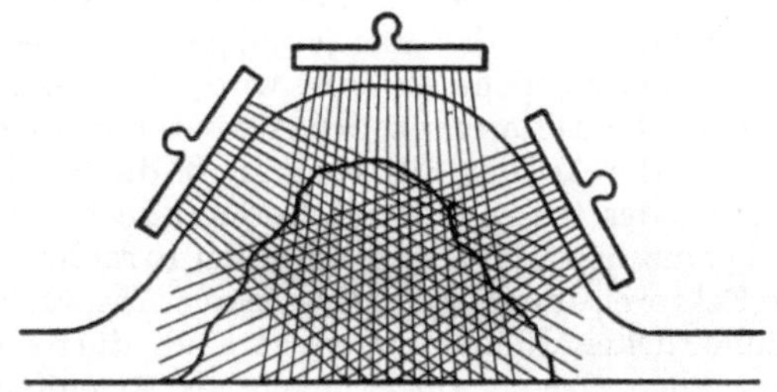

Abb. 9. Schematische Darstellung der Kreuzfeuerbestrahlung. (Nach RIEHL und KUMER.)

DEGRAIS eine $1^0/_{00}$ Radiumbromidlösung, von der sie 24 Tropfen 10 mal intradermal injizieren; DOMINICI und FAURE-BEAULIEU (nach BARCAT) geben ein Serum, das Radiumsulfat gelöst enthält, zur Behandlung an. In ähnlicher Weise wie WICKHAM und DEGRAIS gebraucht FLANDRIN eine Mesothoriumbromidlösung (1—2 Mikrogramm pro Kubikzentimeter), die er intravenös, subcutan, intramuskulär, bei Blasentumoren auch paravesical, injiziert. Die Salzlösungen haben nach CASTRO ESCALADA stärkere Wirkung auf das Blut und das hämatopoetische System als die Emanation. Die Dosierung ist wesentlich einfacher als bei Radiumdauerträgern, indem die Aktivität der Lösungen, die für den Gebrauch selbstverständlich frisch hergestellt sein müssen, nach Millicuries oder Macheeinheiten bei der Herstellung meßbar ist und somit einheitlich bestimmt werden kann (s. u.). Eine weitere Applikationsart ist die Anwendung von *Salben* und *Pasten,* denen Radiumsalze zugesetzt sind und die namentlich im Auslande verwendet werden. So stellten WICKHAM und DEGRAIS Lösungen von Emanation in Vaseline, Lanolin, Öl oder Glycerin her, BARCAT empfahl eine Salbe, der $^5/_{1000}$—$^{10}/_{1000}$ mg Radiumsalz zugesetzt sind; auch von anderen Autoren werden ähnliche Salbenzusammensetzungen angegeben (z. B. DELMAS: Nitiumsalbe, s. S. 608). Nach LACAPÈRE bedient man sich dieser radioaktiven Salben, um alle Strahlenarten zur Therapie heranzuziehen. Die Herstellung der Salben und Pasten, denen unlösliche Salze beigemengt sind, ist infolge der notwendigen gleichmäßigen Verteilung der radioaktiven Substanz besonders schwierig. (Über Thorium X-Salbe s. Kap. Thorium X.)

So dringend und wichtig es wäre, dem Praktiker mit brauchbaren, präzisen Angaben für die *Dosierung* an die Hand zu gehen, muß man doch mit aller Offenheit bekennen, daß dies zur Zeit bedauerlicherweise noch nicht möglich ist. Trotz vieler Versuche, die seit jeher angestellt wurden, um die hier vorhandene Lücke auszufüllen, ist man in der Dosierungsfrage heute immer noch nicht zu einer allen Notwendigkeiten und aller Verantwortung genügenden Lösung gelangt. Es ist wohl unzweifelhaft, daß eine Normierung des zu therapeutischen Zwecken verwendeten radioaktiven Materials sowie der Bestrahlungsapparaturen es ermöglichen würde, diese notwendigen, allgemein gültigen Angaben über die bei den einzelnen Krankheiten zu verabfolgenden Dosen zu machen; hierfür bedürfte es aber eines internationalen Übereinkommens, für das bisher noch keine Ansätze vorhanden sind. Augenblicklich steht der Absicht, dem Therapeuten exakte, für die Praxis gültige Dosen zu übermitteln, noch eine Reihe von Hindernissen entgegen. So ist schon oben erwähnt worden, daß die Träger durchaus nicht einheitlich hergestellt werden, sondern wesentlich voneinander differieren, so daß man aus den Angaben über die verwendeten Aktivitätsmengen, wie sie in der Literatur oft allein vorliegen, noch keinerlei Schlüsse auf die wirklich verabreichte Dosis ziehen darf; denn schon die Unklarheit darüber, auf welche Fläche die Menge verteilt war, ob der Träger z. B. 1 oder 2 qcm groß war, macht die meisten Literaturangaben unbrauchbar. Beim Mesothorium kommt hinzu, daß das jeweilige Alter des Präparates nicht berücksichtigt oder wenigstens nicht erwähnt wird, das bekanntlich (s. S. 538) unter Umständen erhebliche Differenzen der Aktivität bedingen kann. Ferner ist in Betracht zu ziehen die Art der Filterung, z. B. die Stärke der Schutzfolie bei den flachen Trägern, der Glaswand und Metallhülse bei den Röhrchen, die Schichtdicke der Substanz bzw. die Absorption von Strahlung im Träger selbst usw. Ohne daß diese Faktoren durch eine gemeinsame Absprache aller beteiligten Kreise auf einen einheitlichen Nenner gebracht sind, dürfte es kaum möglich sein, irgend eine der angegebenen Dosierungen als so einfach zu empfehlen, daß sich der Praktiker unbedenklich ihrer bedienen kann. Nach dem eben Gesagten bieten auch Vorschläge, wie z. B. die amerikanischen Bezeichnungen der viertel-, halb- und vollstarken Träger, die 1,25 mg bzw. 2,5 mg bzw. 5 mg Radiumelement enthalten (Simpson), keine befriedigende Lösung.

Das gleiche gilt für den Begriff der „Milligrammstunde" bzw. „-minute", mit dem man das Produkt aus der zur Bestrahlung verwendeten Gewichtsmenge des radioaktiven Präparates und der applizierten Stunden- bzw. Minutenzahl bezeichnet.

Die obigen Ausführungen gelten hauptsächlich für die Dosierung von Bestrahlungen mit Radium und Mesothorium; bei Radiumemanation und Thorium X liegen diese Verhältnisse zum Teil wesentlich befriedigender, wenn auch noch nicht alle an sie zu stellenden Anforderungen erfüllt sind. Die Dosiseinheit für Thorium X ist die *elektrostatische Einheit* (e.s.E.), für die Radiumemanation das *Curie* bzw. *Millicurie* (s. Kap. Thorium X). Erwähnt sei noch, daß in Frankreich (Pariser Radiuminstitut) das Millicurie außer für die Radiumemanation auch für das Radium als Dosiseinheit gebraucht wird, indem die Stärke der Bestrahlung nach der Zahl der Millicuries-Emanation berechnet wird, die sich in dem Radiumträger vom Beginn bis zum Ende der Bestrahlung zerstört hat (millicuries détruits, abgekürzt mcd.) (Lacassagne)[1].

[1] Mallet und Proust haben neuerdings die „D"-(Dominici-) Einheit empfohlen. Diese Dosierungsmethode benutzt den Ionisationseffekt der γ-Strahlung des Radium und nähert sich somit den neuerlichen Bestrebungen an, die Dosis auch für das Radium in der internationalen „r"-Einheit anzugeben (s. Kessler und Sluys). Diese Dosierungen kommen natürlich nur für Tiefenbestrahlungen in Betracht.

Zur Zeit ist die gebräuchlichste Dosierungsmethode, wenn sie auch nach den obigen Ausführungen nicht als leistungsfähig angesehen werden kann, die *Milligrammelementstunde*. Dieser Begriff hat sich auf folgende Weise entwickelt: Im Anfang der Therapie mit radioaktiven Substanzen bestimmte man die Dosis, indem man die Zeitdauer der Bestrahlung und das Gewicht des zur Verfügung stehenden radioaktiven Stoffes angab. Man sagte also beispielsweise, ein Epitheliom sei mit 20 mg Radium 30 Minuten lang bestrahlt worden. Da aber Salze des Radium verschiedener Art (Bromide, Sulfate, Chloride usw.) angewendet wurden, entstanden Unklarheiten, die man dadurch ausschaltete, daß man die Aktivität der Radiumsalze auf die des Radiumelements zurückführte bzw. umrechnete[1]. Da man ferner die *Aktivität des Mesothorium* von Anfang an nicht nach seinem Gewicht maß, sondern *mit der strahlenäquivalenten Menge eines Radiumsalzes*, gewöhnlich des Radiumbromid, *verglich*, konnte nach Umrechnung der Mesothoriumaktivität auf die des Radiumelements ebenfalls eine Angleichung stattfinden. So besteht jetzt keine Differenz mehr in der Bezeichnung bzw. Bewertung der Aktivität der einzelnen radioaktiven Stoffe. Man gibt also für die Mengenbestimmung, z. B. eines Mesothoriumpräparates, diejenige Gewichtsmenge Radium an, die zusammen mit den Zerfallsprodukten — also im radioaktiven Gleichgewicht — im γ-Strahlenkondensator dieselbe Leitfähigkeit erzeugt wie das betreffende Präparat (Becker). Wenn wir lesen, eine Affektion sei mit 20 Milligrammelementstunden bestrahlt worden, so kann das heißen, daß 1 Milligrammelement 20 Stunden, 20 Milligrammelement 1 Stunde, 10 Milligrammelement 2 Stunden usf. appliziert worden sind. Bei ungefilterten Präparaten empfiehlt es sich jedoch nicht, zu geringe Mengen durch eine entsprechend längere Bestrahlung auszugleichen, da bei Einwirkung sehr weicher Strahlung der biologische Effekt den errechneten übertrifft, mit anderen Worten: die Oberflächenreaktion im Verhältnis zur Tiefenwirkung viel intensiver ausfällt. Allerdings steht diese Beobachtung, die wir besonders im Anfang der Mesothoriumtherapie wiederholt, und zwar nicht nur am Menschen, sondern auch experimentell am Tiere anstellen konnten, nicht im Einklang mit den Untersuchungen einer Reihe von amerikanischen Autoren (Failla, Adair, Quimby, Kanematsu-Sugiura, Arnell und Goldsmith), die „bei Verabreichung gleicher Dosen verschiedener Intensität keinen nennenswerten Unterschied in der biologischen Wirkung“ gefunden haben. Es ist jedoch dabei zu bemerken, daß in diesen Versuchen Wachsfilter zwischen Präparat und Haut eingeschaltet waren, so daß die Oberflächenreaktion dementsprechend (bei kleinen Dosen und langer Bestrahlung) nicht so heftig zu sein brauchte. (Die Veröffentlichung dieser Versuche stand uns leider nur in einem sehr kurzen Referat zur Verfügung, so daß wir nicht näher darauf eingehen konnten.)

Von den physikalischen Dosierungsmethoden, die man dem Praktiker als maßgebend für die Bewertung eines Präparates und seiner Wirksamkeit empfehlen kann, bleibt also, wie wir gesehen haben, nur recht wenig übrig. Eigentlich muß man sich heute immer noch so behelfen, wie man das im Anfang der Therapie mit radioaktiven Stoffen gewöhnt war (die gasförmigen machen, wie gesagt, eine Ausnahme), d. h. *mit biologischen Meßmethoden.* Dies geschieht in der Weise, daß man sich davon überzeugt, nach welcher Bestrahlungsdauer das betreffende Präparat biologisch wirksam ist, d. h. auf der Haut eine entzündliche Reaktion (s. biologischen Teil) erzeugt; dabei bleibt in das Belieben des einzelnen gestellt, ob er eine schwache oder mittlere usw. Reaktion seiner Dosierungsmethode zugrunde legt, ob er das Präparat mit Hilfe dieser biologischen

[1] Der Umrechnungsfaktor beträgt z. B. für Radiumbromid 1,867. Demnach sind 18,67 mg Radiumbromid = 10 mg Radiumelement.

Reaktion ungefiltert bzw. gefiltert, für Oberflächen- bzw. Tiefenbestrahlungen ausdosiert usw.[1]. Er geht dabei zweckmäßig so vor, daß in geeigneten Fällen an den zu behandelnden Affektionen Bestrahlungen in fraktionierter Dosis ausgeführt und die entstehenden Reaktionen nach ihrer Stärke für später bewertet werden. Es ist zu vermeiden, daß solche Versuchsreaktionen in Körpergegenden angestellt werden, in denen kosmetisch störende Bstrahlungsfolgen eintreten können. Kennt man die Reaktionsstärke eines so ausdosierten Präparates, dann läßt sie sich bei analogen Trägern natürlich ohne weiteres durch iontoquantimetrische Messungen oder durch den Grad der Schwärzung der photographischen Platte vergleichsweise bestimmen; das wird z. B. dort am Platze sein, wo ein bisher im Gebrauch befindliches Präparat durch ein frisch hergestelltes ersetzt werden soll. Die Einzelheiten der Dosierung werden bei den speziellen Abschnitten im therapeutischen Teil angegeben werden.

An dieser Stelle lassen wir die am häufigsten vorkommenden, von uns benutzten Abkürzungen folgen:

Milligrammelement	=	mge
Milligrammelementstunde	=	mge/h
Millicurie	=	mc
Millicuriestunde	=	mc/h
Radiumbromid	=	Ra.br.
Radiumelement	=	Ra.el.

Therapie.

Während die Dosierung der Radiumemanation und des Thorium X zur internen Darreichung und als Stäbchen — die Thorium X-Dosierung bei externer Applikation ist noch nicht ausreichend exakt — als gelöst bezeichnet werden kann, ist die des Radium und Mesothorium in der Dermatotherapie, wie wir gesehen haben, tief im Subjektiven stecken geblieben. Auf einer so unsicheren Basis eine Darstellung und Empfehlung spezieller, klinisch-therapeutischer Einzelheiten zu geben, müßte also an sich eine undankbare und unbefriedigende Aufgabe sein. Sie ist es nicht in der Hinsicht, daß bei einer großen Reihe von Haut- und Schleimhautaffektionen auch ohne das Vorhandensein einer exakten Dosierung über außerordentliche Erfolge zu berichten ist, die die radioaktive Methode in den Vordergrund des therapeutischen Handelns stellen, wohl aber in dem Sinne, daß der Praktiker, für den außerhalb eines Krankenhauses oder einer Klinik Erfahrungen zu sammeln mißlich und oft nicht möglich ist, einen Anhaltspunkt für die Dosierung braucht, den man ihm nicht mit der gewünschten und nötigen Genauigkeit und Klarheit geben kann. Deshalb seien hier, obwohl wir uns der Fehlerhaftigkeit dieses Vorgehens bewußt sind, — versuchsweise und behelfsmäßig — die Bedingungen kurz angeführt, unter denen wir die Bestrahlungen mit unserem Instrumentarium ausführen. Wie aus den Abbildungen ersichtlich ist, handelt es sich dabei um eine quadratische Platte von 1 cm Seitenfläche und 1 mm Höhe, auf der die Substanz als Emaille eingeschmolzen ist. Sie enthält an Mesothor 21,33 mg Ra.el.-Äquivalent und ist auf ihrer strahlenden Fläche mit einer Schutzfolie von 0,1 mm Silber fest verlötet. Sie ist also nur gefiltert zu verwenden und gibt nach einer Bestrahlungsdauer von etwa 2—3 Min. (also mit 0,1 Silber gefiltert und mit dünnem Condomüberzug) ein leichtes

[1] So wird z. B. im Pariser Radiuminstitut bei Tumorbehandlung mit γ-Strahlen als biologische Dosis diejenige Strahlenmenge angewendet, die „die Reproduktionsschicht der Epidermis elektiv zerstört, was den gesamten Ausfall der letzteren bewirkt, welcher aber bald von einer vollständigen Wiederherstellung gefolgt wird" (LACASSAGNE); diese Dosis ist von REGAUD und NOGIER angegeben (dose epidermicide).

Erythem. Unter 0,2 mm Silber (also Zusatzfilter von 0,1 mm) bedarf es mindestens 5 Minuten zur Erzielung der gleichen Reaktion, bei 0,3 mm Silber erhält man nach etwa 6 Minuten Bestrahlungszeit eine mittlere, aber um mehrere, manchmal 7—10 Tage verzögerte Reaktion. Um die β-Strahlung gänzlich zu eliminieren, benützen wir neuerdings ein 1,5 mm starkes Zusatzfilter aus Messing. Auf dieses Instrumentarium werden sich die Angaben beziehen, die wir in den einzelnen Abschnitten machen werden, soweit eigene Erfahrungen über die betreffende Affektion vorliegen.

Die hier gestellte Aufgabe wird dadurch sehr erschwert, daß eine ganz außergewöhnlich große Zahl von Autoren sich mit dieser Materie befaßt und ihre Erfahrungen in einer Unzahl von Arbeiten, besonders der ausländischen Literatur, die uns meist nur im Referat zugänglich war, niedergelegt hat. Wo es anging, haben wir auf eine genaue Wiedergabe der verwendeten Technik und Dosierung gesehen. Wo sie im Text fehlt, war sie in der Originalarbeit bzw. im Referat ebenfalls nicht oder nur in unzulänglicher Weise angegeben. Wir mußten deshalb darauf verzichten, alle Autoren ausnahmslos zu zitieren, haben uns aber bemüht, sie möglichst vollzählig im Literaturverzeichnis aufzuführen[1]. Es kommt hinzu, daß es kaum eine dermatologische Affektion geben dürfte, die nicht mit Radium oder Mesothorium bestrahlt worden wäre, und zwar den Angaben nach meist mit Erfolg. Diese Wahllosigkeit im Verein mit einem namentlich in therapeutischen Dingen häufig zu beobachtenden allzu großen Optimismus erschwerten es uns, besonders wenn eigene Erfahrungen fehlten, die Spreu vom Weizen zu sondern.

Ferner haben wir mit der Gewohnheit gebrochen, den Behandlungserfolg durch Bilder zu illustrieren, die den Zustand der Affektion vor und nach der Bestrahlung darstellen. Zu diesem Verzicht auf eine Beigabe solcher Bilder bestimmte uns die häufig zu machende Erfahrung, daß selbst die besten Photographien trotz großer Schärfe nicht über jeden Einwand hinaus als objektives Beweismittel gelten können und doch nicht mehr geben, als man mit dem Wort ausdrücken kann. Wer, wie wir selbst, früher an die Objektivität der photographischen Platte geglaubt und den eigenen Arbeiten Bilder beigegeben hat, dem darf heute erlaubt sein, davon abzusehen, nachdem er sich überzeugen mußte, daß das Aussehen der Haut nach therapeutischen Bestrahlungen noch viele Jahre später Veränderungen unterworfen sein kann, die dann den seinerzeit angefertigten und beigegebenen Abbildungen vielfach nicht mehr entsprechen.

Wenn wir trotzdem zur Ergänzung unserer Ausführungen dem Thorium X-Kapitel einige wenige Bilder beifügen, so darf das nicht als Widerspruch zu dem eben Gesagten aufgefaßt werden. Wir verfolgen damit nicht die Absicht, die Photographien als Beweismittel für eine definitive Heilung oder einen guten kosmetischen Effekt zu verwenden, was schon aus dem Grunde unmöglich wäre, weil die Anwendungs- und Beobachtungszeit hierfür noch viel zu kurz ist, sondern lediglich den Zweck, dem Leser eine Anschauung von der Leistungsfähigkeit und raschen Wirksamkeit der Stäbchenmethode zu vermitteln.

Die therapeutischen Methoden, mit denen die Behandlung mit radioaktiven Substanzen in Wettstreit tritt bzw. mit denen sie oft kombiniert verwendet wird, sind chemische, hauptsächlich aber physikalische Behandlungsverfahren, so die Elektrolyse, die Vereisung mit Kohlensäureschnee, vor allem aber die Koagulation mittels Diathermie und die Röntgentherapie. Namentlich die letzte, sei es Oberflächen-, sei es Tiefentherapie, konkurriert sehr oft mit der

[1] Die nach Abschluß des Manuskripts erschienenen letzten beiden Arbeiten von Dautwitz und Werner konnten im Text nicht mehr berücksichtigt werden.

Radium- und Mesothoriumbestrahlung. Das ist auch nicht weiter verwunderlich, wenn man sich der Erörterungen im biologischen Abschnitt dieser Abhandlung erinnert, nach denen die Wirkung von Strahlen letzten Endes unabhängig von ihrer Qualität ist. Dieser immer mehr Anerkennung findenden unitarischen Auffassung entsprechen nicht nur die biologischen Reaktionen, sondern auch zahlreiche klinisch-therapeutische Wirkungen. So bleibt es ziemlich gleich, ob zur Heilung z. B. eines kleinen Basalzellenepithelioms Röntgenstrahlen oder die des Radium bzw. Mesothorium benutzt werden, weil die einen ebenso günstig wirken wie die anderen. Dasselbe gilt für die Beseitigung von Psoriasis- bzw. Ekzem- oder Lichen Vidal-Efflorescenzen durch Röntgen oder Thorium X. Immerhin besteht aber auch unzweifelhaft eine ganze Reihe auffallender und weitgehender Differenzen zwischen der Einwirkung der einen und der anderen Methode, an denen man nicht vorübergehen kann. So soll nicht unerwähnt bleiben, daß z. B. eine therapeutische Beeinflussung der Naevi vasculosi (flammei) durch Röntgenstrahlen bekanntlich gar nicht oder nur in unbefriedigendem Maße zustande kommt, während mit den radioaktiven Substanzen hier günstige Erfolge aufzuweisen sind. Wir erinnern ferner an die gute Einwirkung von Röntgenstrahlen auf gewisse Formen des Lupus, die erfahrungsgemäß bei den radioaktiven Substanzen in wesentlich geringerem Maße vorhanden ist. Wiederum sehen wir, daß die Röntgenstrahlen beim Zungencarcinom fast völlig versagen, während mit den radioaktiven Substanzen, besonders in letzter Zeit, überaus beachtenswerte Heilerfolge erzielt werden. Bekannt ist auch, wie intensiv die Röntgenstrahlen auf lymphatisches Gewebe wirken, so daß die Infiltrationen und Drüsenschwellungen bei lymphatischer Leukämie unter ihnen dahinschwinden. Versucht man, denselben Erfolg mit Thorium X etwa durch intravenöse Injektionen zu erzielen, so wird man sehen, wie man trotz hoher Dosen von diesem sonst so günstig wirkenden Mittel im Stiche gelassen wird. Ähnliches gilt von der fast spezifisch zu nennenden Heilwirkung des UV-Lichtes bei Alopecia areata und dem kaum vorhandenen, als unbefriedigend zu bezeichnenden Einfluß von α-, β- oder γ-Strahlen auf dieselbe Affektion. Diese Differenzen, die sich aus der klinischen Erfahrung heraus ergeben haben und die mühelos weiter vervollständigt werden könnten, geben den Grund dafür ab, weshalb bei der einen Affektion dieses, bei der anderen jenes Verfahren die Methode der Wahl darstellt. Wie im einzelnen diese klinischen Differenzen zu erklären sind, läßt sich heute noch nicht beantworten. Man wird jedenfalls — abgesehen von anatomischen oder biologisch-funktionellen Besonderheiten des Lokalisationsortes oder des Trägers der Affektion — wahrscheinlich noch quantitative Differenzen in der Zusammensetzung der optimalen Strahlung zur Erklärung heranziehen müssen.

Es ist ein merkwürdiger, glücklich zu nennender Zufall, daß die ersten Heilversuche kurz nach der Entdeckung des Radium gerade an **Epitheliomen der Haut** angestellt wurden. Die günstigen Resultate, die man von Anfang an dabei beobachten konnte, gaben den eigentlichen Anstoß zu der Entwicklung, welche die Therapie mit radioaktiven Substanzen von da an nahm, und die dazu führte, daß diese Behandlungsart auch auf fast alle anderen Disziplinen der Medizin übertragen wurde und dort ihre Anwendung fand. So wichtig und unentbehrlich aber die radioaktiven Substanzen für die Tumorbehandlung sind, ihre besten Erfolge sind auch heute noch unbestritten bei den Epitheliomen der Haut zu verzeichnen. Freilich, dort wie hier mußte sich der anfängliche therapeutische Optimismus mit der Zeit gewisse Einschränkungen gefallen lassen; dies ist aber nur natürlich, denn die Geschichte der Medizin bewegt sich nicht in einer geraden, aufsteigenden Linie. Immerhin hat auch jetzt noch für die Hautepitheliome der Satz seine Geltung, daß *oberflächliche Basalzellenepitheliome im Gesicht, die nicht zu groß sind und über einer ausreichenden subcutanen Bindegewebsschicht sitzen, durch Radium oder Mesothorium allein, oft in einer einzigen Sitzung, so geheilt werden können, daß diese Heilung als definitiv anzusehen und meist auch in funktioneller und kosmetischer Hinsicht sehr befriedigend ist.* Wenn auch Statistiken, die unter Berücksichtigung dieser Gesichtspunkte aufgestellt sind, noch fehlen, so beweisen doch die in der in- und ausländischen Literatur niedergelegten Heilziffern für alle operablen Hautepitheliome, zu denen die erwähnten unzweifelhaft zu rechnen sind, daß die obigen Angaben richtig sind. So finden wir in den Statistiken, die unabhängig voneinander aufgestellt wurden, mit seltener Übereinstimmung Heilziffern von 80—90% und darüber (BARCAT, DALAND, FORSSELL, JOHNSTON, KUZNITZKY, LEWIS, NAEGELI und JESSNER, REGAUD, WASSINK und WASSINK VAN RAAMSDONK u. a.). Der von uns vorangestellte, wenn wir so sagen dürfen, programmatische Satz weist darauf hin, daß ein außerordentlicher therapeutischer Fortschritt mit den radioaktiven Substanzen erreicht ist, auch wenn man alle Einschränkungen, die dieser Satz enthält, davon in Abzug bringt. Anders formuliert würde das besagen, daß die günstigen Resultate nur deshalb vorhanden sind, weil man in kritischer Kleinarbeit die letzten Jahrzehnte hindurch dahin gelangt ist, den anfänglichen, größeren Kreis der Indikationen allmählich einzuschränken.

Eine der wichtigsten Einschränkungen ist die, daß es tatsächlich fast ausschließlich die einfachen Basalzellenepitheliome sind, die so überaus günstig auf Radium und Mesothorium reagieren, während man unter den Spinalzellenepitheliomen relativ viele Fälle findet, die wesentlich resistenter sind, zum Teil sich sogar refraktär verhalten. Diese Auffassung wird von den meisten Radiotherapeuten vertreten, wenn auch andererseits die Meinung geäußert wird — namentlich in der französischen und amerikanischen Literatur —, daß dieser rein *histologische Unterschied* keine Geltung habe, sondern daß Spinalzellen- und Basalzellenepitheliome auf die Bestrahlung mit Radium oder Mesothorium annähernd gleich antworteten. Unserer Ansicht nach bestehen aber tatsächlich gewisse Differenzen in der Radiosensibilität der histologisch verschiedenen Formen, die ja auch in mancher anderen Beziehung voneinander abweichen, z. B. in der Metastasenbildung; der Gegensatz ist aber vielleicht infolge der entwickelteren Bestrahlungstechnik allmählich milder geworden und daher nicht mehr so ausgeprägt. Hierbei muß betont werden, daß es manchmal neben den histologischen Differenzen auch andere Gründe für die Resistenzvermehrung gibt, so daß unter Umständen einmal ein günstig liegendes Spinalzellenepitheliom besser reagieren bzw. ein besseres Resultat ergeben kann, als ein komplizierter zu behandelndes Basalzellenepitheliom. Auch innerhalb desselben mikroskopischen Baues kann die Strahlenempfindlichkeit sehr schwankend sein; so gibt es Formen — z. B. bei den sonst sehr radiosensiblen Basalzellenepitheliomen das Epithelioma terebrans, bei den Spinalzellenepitheliomen der verhornende, tiefgreifende Typus —, die einer Behandlung ganz erheblichen Widerstand leisten können.

Da also die histologische Struktur aus einer bestimmten Zellart nur bedingt dafür maßgebend ist, ob eine Bestrahlung erfolgversprechend ist, hat man noch versucht, die bei einer Probeexcision vorgefundenen *Kernveränderungen* der Tumorzellen als bestimmend für die Radiosensibilität des betreffenden Tumors zugrunde zu legen. Dies gilt sowohl für die von HEIBERG aufgestellte Relation zwischen Kerngröße und Malignität wie namentlich auch für den Versuch von DE NABIAS und FORESTIER, das Verhältnis der im Tumor vorhandenen Mitosen zu den im Ruhezustand befindlichen Kernen durch eine Zahl zu fixieren und durch diesen „karyokinetischen Index“ die Radiosensibilität des Tumors zu bestimmen. Über beide Methoden fehlen noch hinreichende klinische Erfahrungen. Gegen den karyokinetischen Index als Bestrahlungsgrundlage sind schon mehrfach Bedenken und Einwände erhoben worden, weil zu verschiedenen Zeiten und an verschiedenen Stellen derselbe Tumor eine wechselnde karyokinetische Tendenz aufweisen und man durch die Probeexcision nur einen Einblick in ein ganz kleines Stückchen des betreffenden Tumors während einer bestimmten Zeit erhalten könne. Genügend ausgedehnte Untersuchungen zu anderen Zeiten und an verschiedenen Tumorpartien auszuführen, wie es notwendig wäre, um sich einen Überblick über den wirklichen karyokinetischen Zustand des gesamten Tumors zu verschaffen, scheitern meist an der praktischen Undurchführbarkeit dieses Verfahrens im Einzelfalle (Laborde, Zanotti).

Es sei hier nebenbei bemerkt, daß die Vornahme einer *Probeexcision* von Haut- und Schleimhautepitheliomen bei genügend umsichtigem Vorgehen gefahrlos ist. Durch Vor- oder Nachbestrahlung unmittelbar vor oder nach der Probeexcision bzw. durch eine sich sofort anschließende Totalexcision kann die Möglichkeit einer Verschleppung in die Blut- und Lymphbahnen auf ein Minimum reduziert werden. Hierdurch werden die Bedenken grundlos, die von manchen Autoren (auch von Riehl und Kumer) gegen die Vornahme einer Probeexcision erhoben wurden; in der Tat sind auch weder von Rost an dem Material der Freiburger Klinik noch von Martenstein an dem der Breslauer Klinik noch von uns an dem des Allerheiligen-Hospitals solche unliebsamen Zwischenfälle beobachtet worden.

Außer der histologischen Struktur spielen bei Beurteilung der Heilungsaussichten für die bestrahlten Epitheliome noch eine Reihe von anderen Faktoren eine bestimmte Rolle. So geben die *kleinen Epitheliome mit geringer Flächenausdehnung* eine bessere Prognose als die großen. Worauf diese Tatsache im einzelnen beruht, ist nicht bekannt, jedenfalls besteht die Erfahrung, daß die Aussichten auf ein gutes Resultat um so schlechter werden, je größer der zu bestrahlende Tumor ist. Dies gilt für die Spinalzellenepitheliome ebenso wie für Basaliome und geht so weit, daß einzelne Therapeuten von einer bestimmten, sogar zahlenmäßig begrenzten Ausdehnung des Epithelioms an (z. B. Lewis 4 qcm) auf eine Bestrahlung verzichten. Vielleicht ist die Erklärung für diese Beobachtung darin zu suchen, daß das Wachstum eines Tumors nicht nur nach der Fläche, sondern auch nach der Tiefe zu stattfindet — letzteres klinisch nicht immer so deutlich und so intensiv, daß es makroskopisch besonders auffällig würde —, so daß die entfernteren und daher mehr geschützten Zellen eher dem destruierenden Einfluß der radioaktiven Strahlung entgehen können und selbst wieder Zentren der Rezidivbildung werden. Wie dem auch sei, es werden solche größeren Epitheliome zweckmäßig — hierin stimmen fast alle Angaben in der Literatur überein — einer besonders energischen kombinierten Behandlung unterworfen werden müssen. Dies geschieht am besten dadurch, daß man die Bestrahlungsmethoden variiert — γ-Strahlen und β-Strahlen, Fern-, Kontakt- und Kreuzfeuerbestrahlung, Röntgen- und Radiumbestrahlung — oder sie mit der chirurgischen Methode, der Kaltkaustik usw. verbindet. Auch die sehr wirksame Spickmethode mit Radiumnadeln, Radiumemanations- (Radon-) oder Thorium X-Nadeln (nach Halberstaedter, s. bei Thorium X) dürfte hier ratsam sein.

Von wesentlicher prognostischer Bedeutung ist ferner die *Lokalisation* desEnnithelioms. Hierbei wird zu unterscheiden sein, in welcher Körpergegend sich der Tumor befindet, ferner wie er an dieser Stelle situiert ist und in welchen Beziehungen er zu anderen Bestandteilen der Haut oder deren Nachbarorganen (Knorpel, Knochen usw.) steht und ob diese evtl. lebenswichtigen Teilen des Organismus zugehören, z. B. den Augen, die hierdurch gefährdet werden können usw.

Der histologischen Struktur und der Ausdehnung des Tumors addiert sich somit bei Beurteilung der Heilungschancen die Feststellung hinzu, ob er oberflächlich ist, d. h. nur die Oberhaut und das subepitheliale bzw. subcutane Bindegewebe ergriffen hat. Man darf wohl sagen, daß die Prognose günstiger gestellt werden kann, wenn ein Basalzellenepitheliom klein und oberflächlich, wenn es über einer ausreichend dicken Bindegewebsschicht lokalisiert und von normaler Haut etwa 1—3 cm breit umgeben ist. Das normale Gewebe in der Flächen- und Tiefenperipherie des Tumors ist ein wesentlicher Heilfaktor, seine Mitwirkung bei Beseitigung des Epithelioms wird fast ausnahmslos von allen Therapeuten in Rechnung gezogen. Diese Erfahrungstatsache drängt sich bei Beobachtung der Strahlenfolgen so auf, daß schon in den ersten Publikationen darauf aufmerksam gemacht wurde. So sprechen WICKHAM und DEGRAIS davon, daß die Erfolge schlechter werden, wenn die bindegewebige Unterlage zu dünn war, KUZNITZKY unterstreicht die Bedeutung einer reaktiven Entzündung der Umgebung des Tumors mit nachfolgender Bindegewebsneubildung für die Beseitigung des Epithelioms; HALBERSTAEDTER, MARTENSTEIN und die meisten anderen Autoren haben später die gleiche Auffassung vertreten, die dann folgerecht dazu geführt hat, daß die Umgebung des Epithelioms zwar mitbestrahlt, aber unter allen Umständen geschont werden muß. Es dürfen daher keine zu massiven Dosen angewendet werden, die, ohne die Geschwulst total zu sterilisieren, immer noch virulente Reste (s. fleckweise Wirkung) übrig lassen und das Geschwulstbett schädigen können (HERNAMAN-JOHNSON, RIEHL und KUMER, ROST u. a.), sondern es soll sogar die Umgebung des Tumors absichtlich durch schwächere Bestrahlungen in einen Zustand vermehrter Reaktionsfähigkeit versetzt werden (LAZARUS). Nimmt die Tiefenausdehnung eines Epithelioms zu, so kann es besonders dort, wo die bindegewebige Unterlage dünn ist, auf benachbarten Knorpel oder Knochen übergreifen. Damit geht aber die Möglichkeit verloren, den Tumor auch nur einigermaßen sicher zu beherrschen, weil sich dann die Vorbedingungen für eine Heilung, namentlich in physikalischer, aber auch in biologischer Hinsicht wesentlich verschlechtern. Der größere Schutz, den Knorpel und Knochen für die Tumorzellen bedeuten, die Notwendigkeit, die Strahlendosen abzustufen bzw. zu vergrößern, die andere Reaktionsweise der physikalisch dichteren Gewebe, die Veränderung in der Wuchsfähigkeit und -art der Zellen u. a. bringen eine solche Unsicherheit in das therapeutische Handeln hinein, daß von vielen Autoren solche Tumoren von der alleinigen Bestrahlung von vornherein ausgeschlossen werden. Ähnliches gilt für die Epitheliome, die auf benachbarte Schleimhäute übergreifen (BAYET, RIEHL und KUMER u. a.). Da diese Voraussetzungen hauptsächlich an den *Körperöffnungen* gegeben sind, wird diese Lokalisation von verschiedenen Autoren (MOEBIUS, WICKHAM und DEGRAIS u. a., zuletzt noch von MARTENSTEIN für die Röntgenbehandlung) mit Recht als ein die Prognose verschlechternder Faktor hervorgehoben. Allerdings ist dabei zu berücksichtigen, daß die Lokalisation an den Körperöffnungen, namentlich im Gesicht, nur dann bei Beurteilung der Heilaussichten Bedeutung erlangt, wenn sie sich zu den anderen schon erwähnten Faktoren hinzugesellt. So würde man einen Irrtum begehen, wenn man z. B. annähme, daß ein am Munde befindliches oberflächliches Basalzellenepitheliom, das dort allerdings nicht häufig vorkommt, nur deshalb schlechter reagiere als ein an anderer Stelle des Gesichtes lokalisiertes. Das ist nach unseren Erfahrungen keineswegs der Fall, die Strahlenempfindlichkeit ist dort wie hier als gleich anzusehen. Eine alte therapeutische Erfahrung führt dazu, einen gewissen Unterschied in der Beeinflußbarkeit von Epitheliomen der Gesichtshaut und den *außerhalb des Gesichts* lokalisierten (Stamm, Extremitäten, Genitale) zu statuieren, und zwar in dem Sinne, daß die letzte Kategorie prognostisch schlechter zu bewerten ist. Auch hierbei hat das oben Gesagte Geltung, insofern als diese Epitheliome meist dem an und für sich schlechter beeinflußbaren Spinalzellentypus, die des Gesichts meist den Basaliomen angehören; auf der anderen Seite geben die freilich seltenen Basaliome am Stamm denen des Gesichts an Radiosensibilität nichts nach.

Schließlich darf auch nicht übersehen werden, daß bei vielen Lokalisationen im Gesicht das *Anbringen, Anpassen* und *Fixieren der Radium- oder Mesothoriumträger* mit Schwierigkeiten verknüpft ist, so daß die Bestrahlungen an diesen Stellen bei der oft notwendigen langen Dauer nicht immer mit genügender Exaktheit ausgeführt werden können. Daß darunter auch die Resultate leiden müssen, ist einleuchtend.

Die Beobachtung BROCKS, daß die Behandlungserfolge bei einem Tumor von seiner Lokalisation in einem drüsenarmen oder drüsenreichen Gewebsbett (z. B. vor oder unter dem Ohr) abhängig seien — bei Mitbestrahlung größerer, sekretorisch wichtiger Drüsen ergäben sich ungünstigere Resultate für den betreffenden Tumor —, bedarf noch der Sicherstellung. Für die Röntgenbehandlung ist sie teils bestätigt [LÖWENSTEIN, PENDERGRASS (zit. nach MARTENSTEIN)], teils abgelehnt worden (BLUMENTHAL, HABERMANN und SCHREUS), für die Radium- oder Mesothoriumbehandlung der Hautepitheliome haben wir ebenso wie MARTENSTEIN einen derartigen Unterschied bisher nicht wahrnehmen können.

Auf den Gegensatz zwischen Epitheliomen, die im Gesicht und außerhalb desselben lokalisiert sind, ist hinsichtlich ihrer therapeutischen Beeinflußbarkeit schon oben hingewiesen worden. Hier sind einzurechnen die Epitheliome an den Extremitäten, besonders auf den Handrücken, ferner die an den Genitalien lokalisierten und schließlich die Epitheliome, die sich auf dem Boden einer chronischen Entzündung (z. B. Lupus, Lues, Lupus erythematodes usw.) oder einer hypertrophisch-callösen Narbe (z. B. bei Ulcus cruris, nach einer Verbrennung usw.) oder einer Radiodermatitis entwickelt haben. Diese Kategorie der Epitheliome, auf die weiter unten im einzelnen noch eingegangen werden wird, reagiert auf die Radiumtherapie sehr unbefriedigend, so daß man damit allein meist nicht zum Ziele gelangt. Da die meisten der genannten Tumoren sich histologisch als Spinalzellenepitheliome erweisen, ist diese Resistenz leichter erklärlich.

Man findet auch ab und zu die Angabe, daß das *Alter* und das *Geschlecht* des Epitheliomkranken insofern eine Rolle bei der Bestrahlung spiele, als die Resultate bei Frauen besser seien als bei Männern und hohes Alter ungünstig auf die Heilung wirke. Wir selbst haben bei Mesothoriumbehandlung von Hautepitheliomen keine solchen Unterschiede, wie sie z. B. FORSSELL angibt, beobachten, wohl aber, ebenso wie viele andere Autoren, feststellen können, daß oft unerwartete, schöne Heilerfolge bei ganz alten Leuten zu sehen sind. Voraussetzung dabei ist allerdings, daß sich die Patienten noch in gutem Allgemeinzustand befinden, der aber bekanntlich durch Hautepitheliome nur ausnahmsweise gestört wird. Als solche Ausnahmen sind anzusehen: große Ausdehnung, Ulcerationen, Schädigung anderer Organe durch verdrängendes Wachstum, Metastasenbildung (besonders bei Spinalzellenepitheliomen) u. a.

Eine wichtige, viel diskutierte Frage ist das *refraktäre Verhalten* der Epitheliome. Hier dürfte zunächst zu unterscheiden sein, ob der Tumor *von vornherein* refraktär *war* oder erst *durch Vorbehandlung* refraktär *wurde*. Es ist wohl nicht mehr daran zu zweifeln, daß es, wie es zuletzt wieder HALBERSTAEDTER und RAMON Y CAJAL betonten, primär radiumrefraktäre spino- und basocelluläre Epitheliome gibt, deren Resistenz bis heute noch nicht erklärt ist. Weit häufiger ist aber das Refraktärwerden der Epitheliome durch vorausgegangene Behandlung. Von einer Reihe von Autoren wird hervorgehoben, daß chirurgische Eingriffe, Excochleationen (RIEHL und KUMER), Kohlensäureschneevereisung und Ätzungen (FOERSTER) auf die Aussichten einer nachfolgenden Bestrahlung verschlechternd wirken können; auch Recidive nach Operationen bei Lippencarcinomen (FORSSELL) und bei Hautepitheliomen (WASSINK und WASSINK VAN RAAMSDONK usw.) beeinträchtigen die Prognose. Das gleiche ist zu beobachten nach vorheriger Bestrahlungsbehandlung, sei es mit ultraviolettem Licht (SOILAND und COSTOLOW), mit Röntgenstrahlen (RIEHL und KUMER, SOILAND und COSTOLOW u. a.) oder mit radioaktiven Substanzen (BEAU, LABORDE, NOGUER, REGAUD, SOILAND und COSTOLOW u. a.). Bei dieser Gruppe der refraktären Epitheliome ließe sich wohl daran denken, daß durch die vorausgegangene Behandlung eine *Gewöhnung* an die Strahlung eingetreten ist. Wenn wir eine solche Deutung grundsätzlich aus theoretischen Gründen (s. biologischen Teil dieser Abhandlung) auch akzeptieren müssen, so ist sie doch noch keineswegs als gesichert anzusehen. Es wird aber betont, daß durch die Bestrahlung eine wachsende Intoleranz der gesunden und eine steigende Immunität der krebsigen Elemente entstehen (NOGUER), daß jede Bestrahlung die Vitalität der Gewebe und die Radiosensibilität der Tumorzellen vermindern könne (REGAUD), woraus dieser Autor die Indikation für seine Dosierung bei Bestrahlungen herleitet. Letzthin erklärt HALBERSTAEDTER das Refraktärwerden damit, daß dieses „einerseits durch die Heranzüchtung strahlenresistenterer Tumorzellen durch Selektion, andererseits durch Verschlechterung des umgebenden, normalen Gewebes im Sinne einer verminderten Widerstandsfähigkeit“ hervorgerufen wird. Interessant ist, daß das Refraktärwerden von Epitheliomen insofern nicht absolut ist, als zwar solche mit Radium vorbehandelte Tumoren anscheinend nicht mehr oder nur ausnahmsweise auf eine nachfolgende Radiumbestrahlung zu reagieren brauchen, dagegen röntgenbestrahlte und refraktär gewordene Epitheliome noch sehr gut durch nachfolgende Radiumbehandlung zu heilen sind (KERGROHEN, LACAPÈRE, ROST, SOILAND und COSTOLOW, WERNER u. a.), allerdings manchmal erst unter Anwendung einer besonderen Technik. So erwähnt WALLON, daß refraktäre Fälle mit der alten Technik nicht heilbar, mit der lange fortgesetzten Bestrahlung nach REGAUD jedoch noch sehr gut zu beeinflussen sind.

Das Refraktärwerden von Epitheliomen nach voraufgegangener Bestrahlung führt auch dazu, daß Tumoren, die sich in oder am Rande von Radiodermatitiden entwickelt haben, meist von einer Bestrahlung ausgeschlossen oder nur sehr ungern bestrahlt werden (GUNSETT, HALBERSTAEDTER, NOGUER, RATERA u. a.). Bestimmend hierfür ist nicht bloß die Resistenzsteigerung dieser Epitheliome, sondern auch das Fehlen des normalen Geschwulstbettes mit seinem biologisch intakten Bindegewebe. Es ist auffallend, daß in den oben zitierten Erklärungen für das Refraktärwerden von Tumoren der Einfluß auf das Bindegewebe als gleichwertiger Faktor mit herangezogen wird. BEAU gibt an, daß von den nicht vorbestrahlten Epitheliomen 77%, von den vorbestrahlten dagegen nur 40%, von dreimal bestrahlten nur 11% heilten, und sieht die Ursache für Fehlschläge darin, daß häufig ein zu kleines Gebiet bestrahlt wird. Es muß ein großes Gebiet der gesunden Umgebung bestrahlt werden, um makroskopisch noch nicht sichtbare Krebsnester zu treffen (zit. nach P. S. MEYER). Demnach hat die *Mitbestrahlung der Umgebung* eines Epithelioms, über die schon oben in einem anderen Zusammenhange gesprochen wurde, nicht nur den Sinn, das Bindegewebe um den Tumor herum zur Heilwirkung anzuregen, sondern auch etwa in ihm verborgene, noch nicht klinisch erkennbare Krebszellen zu treffen. Zu ihrer Vernichtung bedarf es größerer, bei den resistenteren Epitheliomformen sogar massiver Strahlendosen, da, wie wir oben gehört haben, von vielen namhaften Therapeuten diese Art der Dosierung für die beste gehalten wird, um das Epitheliom möglichst auf einen Schlag zu beseitigen und ein Refraktärwerden zu verhüten. Durch solche Strahlendosen kann aber, wie wir ebenfalls gesehen haben, die Vitalität des umgebenden Bindegewebes so stark herabgesetzt werden, daß die Absicht, es als Heilfaktor zu benützen, vereitelt wird. Man stößt also bei kritischer Betrachtung dieser Angaben auf einen Widerspruch, auf den unseres Erachtens in der Literatur nicht mit der notwendigen Schärfe hingewiesen ist. Um diesen Widerspruch zu lösen, wird es nötig sein, die Umgebung des Tumors in zwei Zonen einzuteilen: eine dem Tumor zunächst liegende, etwa 5—10 mm breite Zone, die die supponierten, noch verborgenen Krebszellen enthält und daher therapeutisch dem Epitheliom selbst gleichzustellen und mit den gleichen Dosen zu behandeln ist, und ferner eine dieser ersten peripher anliegende zweite Zone, die gewissermaßen als „Reizungszone" zu bezeichnen wäre und nur kleinere oder mittlere Dosen erhalten sollte. Es dürfte demnach das Zweckmäßigste sein, sog. gestufte Bestrahlungen durchzuführen, derart, daß zuerst ein größeres Feld (Tumor und beide Zonen) mit einer kleineren Dosis und im Anschluß daran ein kleineres Feld (Tumor und Randzone) mit der gewünschten größeren Dosis bestrahlt wird. Wir möchten, um Mißverständnissen vorzubeugen, bemerken, daß wir selbst nach diesem — schematischen — Plane noch nicht behandelt haben, sondern erst auf Grund der widerspruchsvollen Anschauungen in der Literatur zu unserem Einteilungsvorschlag gelangt sind. Er soll lediglich eine Anregung sein, die Bestrahlungsversuche nach dieser Richtung hin fortzusetzen. Denn daß an der Mitbestrahlung der Umgebung von Epitheliomen festgehalten werden muß, daran ist wohl nach den Erfahrungen zahlreicher Autoren (Daubresse-Morelle, Halberstaedter, Kuznitzky, Laborde, Martenstein, Moebius, Ramon y Cajal, Réchou, Werner u. a.) kein Zweifel.

Eine der wichtigsten Entscheidungen, vor die der Strahlentherapeut gestellt wird, ist wohl die, ob die Behandlung eines Millioms mittels *Bestrahlung oder Operation* vorgenommen werden soll. Die Entscheidung wird in den Fällen leicht sein, die *inoperabel* sind und bei denen daher die Bestrahlung an erster Stelle des therapeutischen Handelns steht. Ein etwa in Betracht kommender chirurgischer Eingriff kann nur als Hilfsmittel dienen, das Feld für die nachfolgende Bestrahlung vorzubereiten, durch Excision, Excochleation oder Koagulation usw. das Tumorgewebe möglichst zu entfernen, damit die Strahlen, wenn dieser Ausdruck erlaubt ist, nicht unnütze Arbeit zu leisten brauchen, sondern aus nächster Nähe der Einwucherungsstellen (in das normale Gewebe) wirken können. Diese Behandlungsweise wird meist nur symptomatisch wirken, sei es, daß sie zerfallende Tumormassen beseitigt und den Herd desodoriert, sei es, daß sie eine schmierige Ulceration reinigt und zur Überhäutung bringt oder die Schmerzen des Kranken, wenn auch meist nur temporär, behebt oder lindert. Alle solchen Erfolge, die gerade bei inoperablen Tumoren psychisch oft von wesentlichster Bedeutung sind, lassen sich mit dieser kombinierten Behandlung vielfach erzielen. Rost weist auch auf die Möglichkeit hin, inoperable Tumoren durch Bestrahlung operabel zu machen und sie dann chirurgisch radikal zu entfernen. Freilich wird dieser Fall nicht häufig eintreten, und wir selbst besitzen hierüber keine eigenen Erfahrungen; wenn aber der betreffende Tumor überhaupt auf die Bestrahlung so gut anspricht, daß er operabel wird, ist man vielleicht auch berechtigt, ihn noch weiter, bis zur definitiven Beseitigung, zu bestrahlen. Man wird sich ferner eher zur Bestrahlung als zur Operation entschließen, wenn die letzte voraussichtlich ein kosmetisch schlechteres Resultat gibt und der Charakter des Tumors die Bestrahlung als gleichberechtigte konkurrierende Methode zuläßt. Dies wird also vor allem bei den benignen Epitheliomen der

Fall sein, bei denen der kosmetische Effekt in erster Linie steht, und bei den kleinen Basalzellenepitheliomen im Gesicht, so, wie wir sie am Anfang dieses Kapitels charakterisiert und vorangestellt haben. Aber schon hierbei ergeben sich mancherlei Bedenken, so z. B., daß für die benignen Epitheliome eine Operation wegen ihrer zu großen Ausdehnung oft nicht in Betracht kommt, daß sie sich aber andererseits häufig auch nicht zur Bestrahlung eignen oder nur mit größeren Dosen behandelt werden können, durch die infolge von nachträglichen Veränderungen das kosmetische Resultat später wieder in Frage gestellt werden kann. Obwohl ferner die Bestrahlungsmethode anerkanntermaßen im allgemeinen bessere kosmetische Resultate ergibt als der chirurgische Eingriff, wird es im Einzelfalle doch sehr vom Können des Chirurgen, von der Lokalisation, der Größe usw. des Tumors abhängen, ob nicht manchmal der Operation, namentlich auch wegen ihrer Schnelligkeit und Sicherheit, der Vorzug gegeben werden muß. Schließlich kann man uns entgegenhalten, daß Bestrahlungsversuche an Basalzellenepitheliomen, sog. Probebestrahlungen, wie sie auch Rost u. a. zulassen, beim Epithelioma terebrans, das doch seinem Bau nach ebenfalls ein Basaliom sei, vermieden werden müßten, damit keine Zeit verloren würde usw. So zutreffend dieses Bedenken an sich sein mag, so ist doch darauf zu erwidern, daß diese Epitheliomform von besonderer Art ist und allermeist auch nicht durch eine Operation geheilt werden kann. Nach unseren Erfahrungen gibt es hierbei nach Operation ebensoviel Rezidive wie nach Bestrahlung.

In allen anderen als den oben erwähnten Fällen wird die Entscheidung: Operation oder Bestrahlung wesentlich schwieriger sein und erst erfolgen können, wenn die im Einzelfalle vorherrschenden speziellen Bedingungen Berücksichtigung gefunden haben und reiflich gegeneinander abgewogen sind. Es ist klar, daß hier das Temperament von Arzt und Patient, die Praxis des Lebens (Wickham und Degrais) und schließlich auch die persönlichen Wünsche des Kranken eine große Rolle spielen werden. Selbstvertrauen, Erfahrung, Können und Einstellung des Arztes, wirtschaftliche, äußere Gründe des Patienten (Verlust der Stellung, Wohnung außerhalb des Behandlungsortes, die hierdurch bedingte Unmöglichkeit, so oft als nötig zum Arzt zu kommen usw.) werden neben der Beurteilung der Malignität des Tumors, die je nach der histologischen Struktur, der Lokalisation, Ausdehnung usw. schwankt, entscheidend sein. Ist der Tumor von bedrohlicher Malignität, so wird man den Autoren, die wie Rost und namentlich Martenstein sich energisch für die Operation einsetzen, völlig recht geben müssen, wenn sie das kosmetische Resultat in solchen Fällen hinter den vitalen Interessen des Patienten rangieren lassen. Diese scheinen ihnen nur durch den radikalen chirurgischen Eingriff gewahrt, zu dem auch die Koagulation durch Diathermie gehört. Allerdings darf nicht verschwiegen werden, daß sich in den letzten Jahren die Stimmen besonders aus dem Auslande (Frankreich, Amerika) mehren, die der intratumoralen Behandlung mit Radiumnadeln oder Radoncapillaren (Spickmethode) das Wort reden und betonen, daß diese Behandlung der Operation gleichwertig, wenn nicht überlegen, sei. Solange aber diese Ansichten noch nicht Allgemeingut des strahlentherapeutischen Vorgehens geworden sind, wird man die Epitheliome mit ungünstigerer Prognose, namentlich solche, die auf den Händen, am Ohr, an den Unterschenkeln und Füßen, am Penis usw. lokalisiert sind (Rost), für eine Operation vorschlagen müssen. Über die Wahl der Behandlungsmethode beim Lippencarcinom ist man geteilter Ansicht, Rost ist auch hierbei für Operation; er spricht sich aber gegen die Operation aus bei der Lokalisation in der Nasolabialfalte, im Lidwinkel, desgleichen bei großer Ausdehnung des Tumors nach Fläche und Tiefe (Rücksicht auf den kosmetischen Effekt). Martenstein geht in der

Indikationsstellung noch weiter. Ihm erscheint eine evtl. Verstümmelung und Entstellung beim Lidepitheliom und Schädigung der Funktion (Ektropium) nicht so schwerwiegend wie die Enttäuschung darüber, „daß eine kosmetisch und funktionell anscheinend einwandfreie Heilung im Bereich der Lidwinkel sich noch nach Jahren als trügerisch erweist, indem die klinisch epitheliomfreie Hautdecke plötzlich einbricht und sich eine weit in die Tiefe reichende carcinomatöse Weiterwucherung des Carcinoms enthüllt." Aber auch hier scheint die neuere, intratumorale Behandlung bessere Aussichten auf eine definitive Heilung als die bisherige Kontakt- oder Distanzbestrahlung zu eröffnen.

Im einzelnen werden als *Vorteile der Operation* geltend gemacht: einmaliger Eingriff mit Ausschaltung des Gefahrenherdes; Gefahr des Rezidivs gering, vorausgesetzt, daß man genügend weit im gesunden Gewebe operieren kann; Leichtigkeit, den Eingriff schmerzlos zu gestalten; Unabhängigkeit des Therapeuten von der Zuverlässigkeit und Gewissenhaftigkeit des Patienten, Eigenschaften, auf die es bei der Durchführung lange dauernder Behandlungsmethoden ankommt; die Messerscheu der Kranken ist oft leicht zu überwinden; die Beseitigung der Angst vor der Unheilbarkeit des Leidens wirkt meist entspannend und befreiend auf den Patienten; der Eingriff in Lokalanästhesie verläuft in der Regel ohne Beschwerden und Blutverlust, das Allgemeinbefinden wird nicht gestört, selbst Alter und Schwächezustände bilden keine Kontraindikation. Demgegenüber lassen sich als *Vorteile der Strahlenbehandlung* vor der Operation folgende anführen: sie ist auch bei anderen Erkrankungen oder schlechtem Allgemeinbefinden des Patienten möglich; sie beseitigt lediglich das pathologische Gewebe; sie bedarf nur einer relativ schmalen, gesunden Umgebung (s. oben), da nicht weit im Gesunden bestrahlt zu werden braucht; die Methode ist unblutig und schmerzlos, setzt keine großen Defekte, infolgedessen auch keine Verstümmelungen; es tritt meist keine Entstellung ein, das Resultat ist oft kosmetisch ausgezeichnet, desgleichen die Funktion der bestrahlten Teile, was besonders bei den Augenlidern, den Lippen, am Ohr usw. sehr wichtig ist; die Narben sind zart, nicht hypertrophisch und schrumpfen nicht.

Danach ist es ohne weiteres verständlich, wie schwer die Entscheidung in vielen Fällen für den Therapeuten sein wird. Um der Verantwortung Genüge zu leisten und dem Dilemma zu entgehen, treten eine Reihe von Autoren prinzipiell für eine *Kombination von Operation mit Bestrahlung* ein. Bei den einfachen kleinen Basalzellenepitheliomen dürfte ein solches Verhalten doch wohl zu weitgehend sein, und auch bei den anderen Basaliomen wird man mit der Bestrahlung allein auskommen, vorausgesetzt, daß sie gut reagieren und nicht infolge ihrer Lokalisation, wie z. B. die Lid-, Ohrepitheliome usw., besondere Maßnahmen beanspruchen. Bei allen inoperablen Tumoren und bei allen denen, deren Prognose aus irgendwelchen Gründen (Struktur, Größe usw.) mit Bedenken belastet ist, wird man dagegen zweckmäßig einen chirurgischen Eingriff voranschicken, den Tumor so radikal wie möglich entfernen oder zerstören und die Narbe bzw. das Operationsfeld, so rasch es irgend angängig ist (Gefahr des Refraktärwerdens!), mit radioaktiven Substanzen oder bzw. und mit Röntgenstrahlen nachbehandeln. Als manueller Eingriff kommt, wie schon oben erwähnt, außer Excision und Excochleation die Zerstörung durch chemische Ätzmittel oder durch Koagulation mittels Paquelin und Diathermie sowie durch Elektrolyse hauptsächlich in Betracht. Es sei hervorgehoben, daß die zwar schon lange bekannte, aber erst in den letzten Jahren vervollkommnete diathermische Koagulation, die besonders von amerikanischer Seite empfohlen wird und für die sich letzthin Martenstein besonders befürwortend eingesetzt hat, auch nach unserer Ansicht eine ausgezeichnete Resultate ergebende Methode und daher geeignet ist, die anderen genannten Maßnahmen bei der Epitheliombehandlung in den Hintergrund zu drängen (s. auch bei MARTENSTEIN). Aber auch hier gilt in gleicher Weise das oben über die intratumorale Behandlung Gesagte.

Ist nun die Entscheidung zugunsten einer Bestrahlungsbehandlung gefallen, so steht man vor einer neuen Frage, nämlich, welcher der beiden hauptsächlichsten Bestrahlungsmethoden hier der Vorzug zu geben sei, der *Behandlung mit radioaktiven Substanzen oder mit Röntgenstrahlen.* Wenn wir auch annehmen können, daß die biologischen Wirkungen von Radium bzw. Mesothorium und Röntgenstrahlen letzten Endes einander gleich sind (s. Abschnitt über Biologie), so sind doch die klinischen Differenzen so ausgesprochen, daß man die beiden Methoden nicht als äquivalent ansehen und daher auch nicht beliebig gegeneinander auswechseln kann. Es ist plausibel, daß sie sich bei Tumoren hoher Radiosensibilität, wie bei den oberflächlichen Basaliomen, in ihren Resultaten sehr annähern werden und daher in gleicher Weise befürwortet werden können, aber von dieser Kategorie abgesehen, findet man die eine oder die andere Methode bald für diese, bald für jene Epitheliomform empfohlen. Überblickt man die Gesamtheit der in der Literatur niedergelegten Erfahrungen und Resultate, so ergibt sich unzweifelhaft ein therapeutisches Plus für die radioaktiven Substanzen. Es scheint allerdings, daß auch gewisse äußere, und zwar wirtschaftliche Momente bei der Indikationsstellung eine ausschlaggebende Rolle spielen. Dies liegt daran, daß, wenigstens in Deutschland, das kostspielige Radium oder Mesothorium meist in öffentlichen — staatlichen oder städtischen — Instituten konzentriert ist, während die Privatärzte sich lieber mit einem Röntgenapparat versorgen, weil er eine umfassendere Verwendung zuläßt als die radioaktiven Substanzen, deren Besitz ihnen die Anschaffung des Röntgenapparates nicht erspart. Läßt man diese Gründe außer acht, so ergeben sich auch nach unseren Erfahrungen eine Reihe von Vorzügen für die Radiumtherapie, die diese Behandlungsart in die erste Linie stellen. NOGUER warnt geradezu vor Anwendung der Röntgenstrahlen bei den oberflächlichen Neoplasmen, da die neuen Röntgenapparate infolge starker Penetrationskraft der ausgesendeten Wellen, der Erzeugung von Sekundärstrahlen usw. nicht ungefährlich seien. Zur Behandlung der Epitheliome sei Radium anzuwenden, das sich physikalisch den Röntgenstrahlen überlegen erweise, andererseits aber infolge naher Heranbringung der Strahlenquelle nicht jene Gefahren der neuen Röntgenapparate in sich schließe (Ref. von L. KUMER). In der Tat muß man hier NOGUER beipflichten, denn man hat auch die Möglichkeit, sich der β-Strahlen mit Vorteil zur Heilung zu bedienen; für sie bieten die weicheren Röntgenstrahlen, mit denen man in Kombination mit den ultrapenetrierenden behandeln könnte, klinisch keinen Ersatz, sondern bedeuten sogar wegen ihrer schädigenden Eigenschaften eine Gefahr. Das nahe Heranbringen der Strahlenquelle bietet ferner die Sicherheit des direkten „Zielens“ auf den Tumor selbst, der genauen Abgrenzung des Wirkungsbereichs der Strahlen und leistet damit die Gewähr für die von den meisten Therapeuten als notwendig erkannte Schonung der Umgebung und des Geschwulstbettes. Diese würde durch Röntgenstrahlen auch deshalb kaum garantiert werden können, weil zur Zerstörung der Tumoren relativ hohe Dosen erforderlich sind, die wiederum die Möglichkeit der gefürchteten Röntgenschädigungen in sich bergen. Dagegen ist bekannt, daß selbst stärkere Radiumschädigungen der Haut relativ gutartig und gewöhnlich nicht von so schwerwiegenden Folgen begleitet sind wie die Röntgenschäden. Überhaupt werden selbst durch stärkere Strahlendosen von radioaktiven Substanzen, auch bei längerer Bestrahlungsdauer (die von vielen Autoren infolge der hierdurch bedingten Erfassung möglichst zahlreicher, in Karyokinese befindlicher Zellen als vorteilhaft angesehen wird), kaum jemals stärkere Allgemeinwirkungen im Sinne eines Radiumkaters hervorgerufen, wie dies nach Röntgentiefenbestrahlungen, auch kürzerer Dauer, der Fall ist. Selbst bei größeren Strahlendosen treten die Radiumnebenwirkungen nicht in entferntem Maße so heftig auf. Wenn auch die Bestrahlungen mit Radium und Mesothorium oft länger dauern als mit Röntgenstrahlen, so ist doch die Applikation für den Patienten angenehmer (einfaches Auflegen und Fixieren eines Trägers) und die Durchführung der Behandlung für den Arzt leichter. Wenn es darauf ankommt, durch Einführung in Hohlorgane oder Organe mit nur kleinem Zugang von außen die Strahlenquelle möglichst nahe an den Tumor heranzubringen, um ihn so energisch wie möglich ohne Schädigung benachbarter Gewebe bzw. empfindlicherer Teile (z. B. am Auge) zu bestrahlen, kann dies am besten mittels der kleinen, flachen oder röhrenförmigen Radium- oder Mesothoriumträger geschehen. Für bestimmte Epitheliomformen, z. B. vom Spinalzellentypus, dem auch die Lippen- und Mundschleimhautepitheliome angehören, ist die Bestrahlung mit radioaktiven Substanzen die Methode der Wahl, weil hier die Röntgentherapie sehr häufig versagt und daher von den meisten Autoren abgelehnt wird. Die Röntgentherapie stellt also für die Behandlung der Epitheliome an Haut und Schleimhaut nur eine Hilfsmethode dar, die entweder in Kombination mit Radium- usw. Bestrahlung oder mit einer voraufgegangenen chirurgischen Maßnahme anzuwenden ist. Als selbständige Methode kommt sie eigentlich nur dann in Betracht, wenn eine exakte Abgrenzung des Tumors nicht möglich ist bzw. man nicht weiß, ob durch vorausgegangene andere therapeutische Maßnahmen eine radikale Entfernung des Tumors gelungen ist oder andere Faktoren die alleinige Radiumtherapie als unzweckmäßig erscheinen lassen (große Ausdehnung, Schwierigkeit einer exakten Applikation u. a. m.) (MARTENSTEIN).

Alle Bestrebungen, die darauf ausgingen, die Strahlenwirkung dadurch zu erhöhen, daß man die Gewebsempfindlichkeit steigerte, haben bisher zu keinem eindeutigen Resultat geführt. Solche *Sensibilisierungsversuche* sind schon von Beginn der Strahlentherapie an unternommen und immer wiederholt worden und bestehen darin, daß man vor der Bestrahlung den Tumorzellen mittels *Iontophorese* Metalle (Kupfer, Zink, Quecksilber, Silber) zuführt, um die Sekundärstrahlung mit auszunutzen, oder das Gewebe mittels *Diathermie* oder *Kohlensäurevereisung* zu sensibilisieren sucht. In letzter Zeit hat man auch dem vor jeder Bestrahlung injizierten *Traubenzucker* (10 ccm einer 10—25$^0/_0$igen Lösung, intravenös) nach MAYER eine sensibilisierende Wirkung zugesprochen. Wenn wir auch bei malignen Tumoren anderer Organe hierdurch manchmal eine bessere Strahlenwirkung feststellen zu können glaubten, so haben wir speziell bei den Epitheliomen der Haut eine irgendwie nennenswerte Sensibilisierung nicht gesehen.

Die Differenz der Anschauungen darüber, ob ein Tumor *mit hohen Dosen möglichst einzeitig oder mit kleineren bis mittleren Dosen in verzettelter Bestrahlung* behandelt werden soll, besteht noch weiter fort, wenn auch anscheinend in letzter Zeit die protrahierte Bestrahlungsweise REGAUDS mehr an Boden gewonnen hat. Wie überall, dürfte wohl auch hier die Wahrheit in der Mitte liegen, da man, wie wir wiederholt erörtern mußten, weder mit einmaligen, massiven noch mit kleinen, lange fortgesetzten Dosen immer optimale Wirkungen erzielen kann. Selbstverständlich gilt dies nicht für die einfachen, sehr radiosensiblen Basaliome, sondern hauptsächlich für die komplizierter liegenden Formen der Basalzellen- und für die Spinalzellenepitheliome.

Das Ziel der Bestrahlung eines Reithelioms der Haut ist, daß der Tumor definitiv verschwindet und einer kosmetisch einwandfreien *Narbe* Platz macht.

Diese Narbe nach Anwendung von Radium oder Mesothorium ist von besonderer Güte, sie ist dünn, glatt, flach, dehnbar, sich nicht kontrahierend, oft kaum von der normalen Haut zu unterscheiden, so daß schwerlich auf anderem Wege Besseres erzielt werden kann (BAYET). Allerdings muß hier bemerkt werden, daß dies nur für einen, wenn auch den größeren Teil der Epitheliome zutrifft. Wir haben weiter oben davon gesprochen, daß man im Einzelfalle niemals vorher wissen kann, ob sich das anfänglich gute kosmetische Resultat erhält oder ob es nicht später namentlich durch Teleangiektasiebildung wieder zunichte gemacht wird (s. Abb. 4). Es läßt sich auch nach unseren Erfahrungen keine zuverlässige Methode angeben, durch die diese unerwünschte Folge mit Sicherheit vermieden wird. Immerhin ist es auffällig, daß gerade bei den Epitheliomen im Gesicht der kosmetische Effekt meist als außerordentlich zufriedenstellend bezeichnet werden kann und die restierende Narbe sich oft nur durch eine etwas hellere Färbung von der Umgebung unterscheidet (WICKHAM und DEGRAIS). In einer solchen Narbe zeichnet sich jedes Rezidiv als Farb-, Niveau- und Palpationsdifferenz leicht und auffällig ab. Es genügt daher, den Kranken regelmäßig zur *Nachbeobachtung* zu bestellen und hierbei die Narbe genau zu untersuchen. Dies sollte aber auch grundsätzlich in jedem Epitheliomfalle geschehen, wenn er auch noch so gutartig war. Wenn man vor unliebsamen Überraschungen sicher sein will, darf man den Kranken keinesfalls sich selbst überlassen. Die Nachbeobachtung muß jahrelang erfolgen, kann aber in immer länger werdenden Zwischenräumen vorgenommen werden, beginnend mit einmonatigen, später mit zwei- bis dreimonatigen Pausen.

Über die bei der Bestrahlung einzuschlagende Technik, über die anzuwendende Qualität der Strahlung und über die Wahl der geeigneten Dosis ist im allgemeinen Teil das meiste gesagt worden. Soweit darüber überhaupt, namentlich über die Dosierung, für den Praktiker verwertbare Angaben gemacht werden können — denn fast jeder Strahlentherapeut hat seine eigene Technik und Dosierung —, sollen diese in dem hier folgenden speziellen Teil bei den einzelnen Formen der Epitheliome erwähnt werden.

Nachdem im vorhergehenden Abschnitt die allgemeinen Gesichtspunkte für die Behandlung der Epitheliome mit Radium und Mesothorium dargelegt und erörtert worden sind, dürfte es genügen, hier nur die notwendigen Ergänzungen für die Behandlung der einzelnen Epitheliomformen vorzunehmen. Es ist bereits oben gesagt worden, daß die kleinen, oberflächlichen **Basalzellenepitheliome** im Gesicht so radiosensibel sind, daß sie meist in einer Sitzung definitiv beseitigt werden können. Ebenso gut reagieren die allerdings ziemlich seltenen, oberflächlichen Basaliome der Rumpfhaut. Die einfachste und am schnellsten zum Ziele führende Methode ist hier die Kontaktbestrahlung, und zwar genügt für diese Zwecke ein Träger, der nur verhältnismäßig wenig Substanz — etwa 10 mg Ra.-el. — zu enthalten braucht und gar nicht oder schwach gefiltert ist. Wir benutzen für derartige Tumoren 0,1 mm Silberfilter + Gummiüberzug (21,33 mg Ra.el.-Äquivalent). Damit wird je nach der biologischen Auswertung des Trägers 20—30—40 Minuten zu bestrahlen sein; wir sind bisher mit 30 Minuten langer Bestrahlung meist ausgekommen. Allerdings ist hervorzuheben, daß sich das Basaliom auch anderen Behandlungsmethoden gegenüber als sehr empfindlich erweist, jedoch nicht mit einer so ausgesprochenen Sicherheit auf sie reagiert wie auf Radium oder Mesothorium. So kann man es häufig durch Röntgenbestrahlung, Excision, Koagulation, ja, schon durch gründliche Paquelinisierung oder Ätzung mit chemischen Agentien beseitigen (Ausnahme: Epithelioma terebrans!). Wenn das Epitheliom bereits eine gewisse Größe, etwa 4 qcm, überschritten hat, stärker infiltriert und evtl. ulceriert ist, wird zu entscheiden sein, ob man mit (Kontakt- oder Distanz-) Bestrahlung allein auskommt oder mit Koagulation, Röntgen usw. vorbehandeln und mit Radium oder Mesothorium nachbestrahlen soll. Eine Excision dürfte in diesem Stadium bei Lokalisation im Gesicht nicht mehr in Frage kommen, die Behandlungsmethode mit Nadeln (Radium, Mesothor oder Ra.-emanation) bzw. mit Thorium X-Stäbchen dürfte dagegen hier ernsthaft in Betracht zu ziehen sein. Bei etwaiger Vorbehandlung mit Koagulation durch Diathermie wartet man zweckmäßig ab, bis sich der Schorf abgestoßen und der Herd gereinigt hat, und schließt dann erst, nachdem die Ausdehnung des Tumors, namentlich auch nach der Tiefe, übersichtlich geworden ist, die Fern- oder Kontaktbestrahlung an. Bei letzterer wird man die Filter verstärken (0,2—0,5 mm Silber) bzw. solche höheren spezifischen Gewichts (Platin, Blei) wählen und dementsprechend die Bestrahlungszeiten verlängern müssen. Bei Distanzbestrahlung braucht für diese Epitheliomform das Filter nicht zu stark zu sein, weil es insofern eine geringere Rolle spielt, als die hierbei reichlicher entstehende, sehr wirksame Gewebs-Sekundärstrahlung sich der primären Strahlung hinzuaddiert. Durch zu starke Filter würde überdies die Applikationsdauer sehr verlängert werden, die, wie schon erwähnt, mit dem Quadrat der Entfernung ohnehin rapide zunimmt. Über die Entfernung, in der die Fläche durch den Strahlenkegel ausreichend und gleichmäßig bestrahlt wird, muß man vorher genau im klaren sein. In geeigneten Fällen mit kugeliger oder wallartiger Infiltration wird anstatt der Distanzbestrahlung auch die Kreuzfeuermethode angewendet werden können. Prinzip: Konzentration der Strahlung in die Tiefe, ausreichende Tiefendosis bei möglichster Schonung der Haut (s. S. 562). Diese infiltrierten, aber immer noch relativ günstigen Epitheliomformen bedürfen selbstverständlich auch größerer Dosen. Es werden daher neben der Verstärkung des Filters die Bestrahlungszeiten verlängert resp. kräftigere Präparate angewendet werden müssen. Wir benützen hierfür den wiederholt erwähnten Mesothorträger, den wir 30—40—60 Minuten pro Feld in Kontaktbestrahlung einwirken lassen, bei stärkerer Filterung und bei Fernbestrahlung entsprechend länger. Das Heilresultat ist in diesen Fällen auch noch als recht befriedigend zu bezeichnen. Im günstigsten Falle ist das Epitheliom schon nach dieser einmaligen — einfachen oder kombinierten — Behandlung beseitigt: nach kräftiger Reaktion reinigt sich das Ulcus, die Ränder verschwinden, die Überhäutung geht nach Beruhigung der entzündlichen reaktiven Vorgänge schnell vor sich, und nach einigen Wochen ist die Stelle mit einer einwandfreien, glatten und zarten Narbe bedeckt. Meist aber zeigt sich, daß die Epithelisierung an gewissen Stellen stockt oder nach ihrer Vollendung stellenweise wieder einschmilzt oder daß an einigen Punkten, am häufigsten an den Rändern, wieder erneute Infiltration zu palpieren ist. Dies beruht fast immer darauf, daß hier einige Stellen bei der Bestrahlung ausgelassen oder nicht ausreichend bestrahlt worden sind. Diese übriggebliebenen oder wieder aufgetretenen Herde werden in derselben Weise von neuem bestrahlt und heilen dann fast immer nach dieser zweiten Serie ab. Mit ihr ist gewöhnlich das Epitheliom definitiv beseitigt, andernfalls werden bei der Nachschau sich zeigende verdächtige Stellen wiederum nachbestrahlt, so daß sich die Behandlung länger hinzieht und es erst allmählich zur endgültigen Heilung kommt. Man kann selbstverständlich solche kleinen rezidivierenden Stellen auch auf chirurgischem Wege oder mittels Koagulation usw. entfernen. Hat man nach der ersten Bestrahlungsserie den Eindruck, daß unterdosiert wurde, was man aus einer relativ großen Zahl rezidivierender Stellen schließen kann, so muß natürlich die Dosis erhöht werden. Damit wird man gewöhnlich zum Ziel gelangen, vorausgesetzt, daß es sich bei dem betreffenden Tumor nicht um ein Epithelioma terebrans handelt. Eine solche abwartende Behandlung ist berechtigt, weil eine Metastasierung nicht zu befürchten ist, weil man ferner die Rezidive leicht bei der Nachbeobachtung erkennen und mit den zur Verfügung stehenden Methoden beherrschen kann. Deshalb sind wir mit Blumenthal für die hier in Rede stehende Form der Basaliome der Ansicht, daß eine prophylaktische Nachbestrahlung des gesamten Herdes nicht prinzipiell vorgenommen zu werden braucht, wie dies einzelne Autoren (Martenstein, Riehl und Kumer u. a., früher auch Kuznitzky) fordern. Bei einer aus irgendwelchen Gründen oder aus grundsätzlichen Bedenken für notwendig erachteten prophylaktischen Nachbestrahlung kann man sich meist mit kleineren als den anfänglichen Dosen begnügen.

Einen wesentlichen Schritt abwärts in der prognostischen Bewertung bedeutet die Lokalisation an den *Augenlidern*, der *Ohrmuschel* und dem *Gehörgang*. Ähnlich, aber vielleicht etwas günstiger zu beurteilen sind die auf denjenigen Teilen der Nase befindlichen Tumoren, wo die Haut, wie an den *Nasenflügeln*, dem Knorpel fast unmittelbar aufliegt. Der Grund für diese schlechtere Beeinflußbarkeit dürfte, wie schon oben erwähnt, hauptsächlich in dem Mangel an mitreagierendem und so die Heilung unterstützendem Bindegewebe zu suchen sein. An der Nase liegen die Verhältnisse insofern etwas günstiger, als hier das Anbringen und Fixieren der Träger leichter ist als an den Lidern bzw. dem Orbitalrand und am äußeren Ohr, wo die Nachbarschaft des Auges bzw. die Form der Ohrmuschel und des Gehörgangs eine kunstgerechte Adaptierung meist sehr schwierig gestalten und ihr natürliche Grenzen setzen. Ist das zu bestrahlende Basaliom der Lider oder des Ohres noch klein und oberflächlich, so wird man sehen, daß es sich kaum anders verhält als ein an anderen Stellen des Gesichts lokalisiertes, d. h. man wird bei ihm mit denselben Dosen und Filtern auskommen. Hat aber das Epitheliom bereits auf Schleimhaut und Knorpel bzw. Knochen übergegriffen, was bei dieser Lokalisation sehr bald eintritt, so bald, daß fast ausschließlich solche Kategorien von Tumoren zur Behandlung gelangen, dann muß gleich energisch und umsichtig vorgegangen werden. Man wird je nach Lage des Falles — ins einzelne gehende Vorschriften verbieten sich hier von selbst — entscheiden, ob Bestrahlung allein oder kombiniert mit einer chirurgischen Methode angewendet werden muß (Moebius u. a.). Freilich vermeidet man meist — und darin sind eigentlich alle Autoren einig — einen chirurgischen Eingriff, weil er gerade in diesen Körpergegenden oft eine für den Patienten und dessen Umgebung schreckenerregende Verstümmelung und auch einen unliebsamen Funktionsausfall nach sich zieht. Immerhin könnte man sich schließlich auch mit einer solchen Konsequenz abfinden, wenn die Garantie dafür gegeben wäre, daß nunmehr der Tumor radikal und definitiv beseitigt ist. Das ist aber keineswegs immer der Fall, da Rezidive bei Tumoren in diesen Gegenden auch nach Operationen nicht selten sind. Das dürfte wohl oft daran liegen, daß der Chirurg selbst wegen der allzu großen Verstümmelung und Entstellung nicht radikal genug vorgehen will und der Eingriff meist auch deshalb nicht radikal sein kann, weil im Knorpel oder Knochen nicht alles Krankhafte erreichbar ist. Man wird sich daher gewöhnlich zu einem kombinierten Vorgehen entschließen, indem man, wenn die voraussichtliche Entstellung und der nachherige Funktionsausfall nicht zu groß ist bzw. nicht allzu sehr ins Gewicht fällt (z. B. beim äußeren Ohr), einen Eingriff, am besten Koagulation mittels Diathermie, voranschickt und die Bestrahlung folgen läßt. Bei ihr wird man die Filter stärker wählen, möglichst ohne Oberflächenreaktion arbeiten und die in der Tiefe befindlichen, in Knorpel oder Knochen einwachsenden Zellen des Tumors durch stärkere Dosen (Laborde) zu erreichen suchen. Wir empfehlen daher Messingfilter, 1,0—1,5 mm stark, mit entsprechend verlängerter Bestrahlungszeit: bei unserem Material (21,33 mg Ra.el.-Äquivalent) mindestens 1—1$^1/_2$ Stunden pro Stelle (Sekundärstrahlenschutz durch Gummi und mehrere Lagen Papier). Am Augenlid ziehen wir Kontaktbestrahlung vor, am Ohr ebenfalls, wenn der Sitz des Tumors eine genaue Adaptierung ermöglicht, sonst kommen Fernbestrahlung bzw. die Herstellung von Moulagen (Regaud) oder sonstigen Prothesen in Betracht, in die die Träger eingebettet werden können; Fernbestrahlung am Auge suchen wir wegen der Schwierigkeit, den Bulbus genügend zu schützen (sog. Augenschirme aus Bleiglas!), möglichst zu vermeiden und umgehen aus diesem Grunde auch die Röntgenbestrahlung, die uns außerdem weniger zu leisten scheint als die Radium- oder Mesothoriumbehandlung. Es ist besonders darauf zu achten, ob ein am inneren oder äußeren Augenwinkel lokalisiertes Epitheliom bereits in die Orbita eingewachsen ist. Das ist oft, namentlich bei den Epitheliomen am äußeren Augenwinkel, deshalb nicht leicht festzustellen, weil der Tumor ganz unauffällig, submukös, seitlich und dann in die Tiefe weiterwachsen kann, wo er später durch die knöcherne äußere Augenhöhlenwand gedeckt ist. Besteht irgendein solcher Verdacht, so ist er evtl. durch Probeexcision aus der Tiefe zu erhärten. Die Methode des Vorgehens wird dann am ehesten die intratumorale Nadel- bzw. Stäbchenbehandlung sein müssen. Sie hat uns letzthin in einem jahrelang behandelten, immer wieder rezidivierenden Fall gute Dienste geleistet, bei dem wir die Nadel durch die Conjunctiva in die Orbita hineingestoßen hatten (0,1 mm Goldfilter, 0,5 mc pro Kubikzentimeter Tumor, Bestrahlungsdauer 3 Tage). Es ist dringend davor zu warnen, sich mit einer oberflächlichen Epithelisierung, die relativ leicht zu erzielen ist, zu begnügen. Sie bedeutet oft nur eine Scheinheilung, eine dünne Decke, unter der der Tumor ungestört weiterwuchern und sich so ausdehnen kann, daß er dem Patienten wie dem Arzt nach Zerfall dieser Decke die schwerste Enttäuschung bereitet (s. oben). So lehnt Gunsett die Bestrahlung bei Hineinwachsen des Tumors in die Orbita überhaupt ab, und auch ein Autor von so großer Erfahrung wie Regaud äußert sich über die Orbitalepitheliome pessimistisch (Regaud, Coutard, Monod und Richard). Die Indikation zur Behandlung ist nach alledem bei diesen Epitheliomformen von Fall zu Fall zu stellen und wird oft schwierig zu entscheiden sein; bei Übergreifen des Tumors in die Orbita wird schon die Frage, ob der Bulbus vorher entfernt werden soll, nicht ohne weiteres zu beantworten sein. Als weitere Konsequenzen aus der ungünstigen Eignung dieser Epitheliome ergibt sich, daß die Nachbeobachtung solcher, auch der günstig verlaufenden Fälle sehr lange und genau erfolgen muß, damit sofort beim ersten Verdacht eines Rezidivs energisch eingegriffen werden kann. Außer den von uns angewendeten Dosen seien die der zuletzt zitierten Autoren angeführt, die auf die von Regaud angegebenen Wachs-Paraffin-Moulagen Radiumtuben von 2—5 mg auflegen, mit 0,5—1 mm Platin filtern, 0,8 bis 5 mcd. pro Quadratzentimeter Oberfläche verabfolgen und 4—8 Tage bestrahlen. Ferner die von Merkulow, der ungefilterte Glasröhrchen mit 5 mg Radiumbromid 5—15 Minuten lang, im ganzen 12—22 mg/h, appliziert und über 5 gute Heilresultate mit dieser Technik berichtet hat. Für die an der Ohrmuschel und am Gehörgang lokalisierten Basaliome gilt in übertragenem Sinne das gleiche wie für die Tumoren der Augenlider. Kennedy bestrahlt sie mit einem Kopfhalter so, daß das Radium auf 3 mm an den Tumor herangebracht wird, und verwendet 50 mg Radiumelement je 2 Std. an 4 aufeinanderfolgenden Tagen; Filter: 0,5 mm Silber + 1,0 mm Messing + 1, 0 mm Blei + 2,0 mm Gummi. Mit dieser Technik gibt er an, sehr gute kosmetische Erfolge und Rezidivfreiheit erzielt sowie eine Knorpelnekrose vermieden zu haben. Ferner ist ganz allgemein darauf hinzuweisen, daß sich die Aussichten für die günstige Heilung der eben besprochenen Epitheliomformen nach der Meinung vieler Autoren und auch nach der unserigen noch verschlechtern, wenn es sich bei ihnen nicht um Basaliome, sondern um Spinalzellenepitheliome handelt.

Schließlich ist an dieser Stelle das schon mehrfach erwähnte *Epithelioma terebrans* anzuführen, das histologisch ein typisches Basaliom ist und primär oder im Anschluß an die gewöhnliche Form der Basalzellenepitheliome entstehen kann (Darier). Auch klinisch kann man, wie mikroskopisch, im Beginn der Affektion keinen Unterschied erkennen; erst die Bildung großer roter, granulierender Flächen und tiefer Ulcera, vor allem die unaufhaltsame Zerstörung von Binde-, Muskel- und Knorpelgewebe und die hierdurch entstehende Skeletierung der von dieser Tumorart befallenen Gegend lassen die entsprechende Diagnose stellen. Trotz großen Umfanges und erheblicher Verstümmelungen setzt es, wie die typischen Basaliome, meistens keine Metastasen. Es kann in allen Gegenden des Gesichtes, wo Basalzellentumoren vorkommen, lokalisiert sein, ist aber relativ häufig in der Umgebung des Ohres und im unteren Drittel der Nase zu finden. Es ist möglich, daß ein Teil der Brockschen Fälle (s. oben) auf die Umwandlung eines gewöhnlichen Epithelioma basale in ein terebrans zurückzuführen ist, denn es verhält sich, wenigstens nach unseren bisherigen Erfahrungen, *fast völlig refraktär gegenüber jedem therapeutischen Vorgehen*, ganz gleich, ob Strahlenbehandlung, Operation, Koagulation usw. angewendet wird. Nach anfänglichem, scheinbarem Rückgang durch Bestrahlung, nach erfolgter Heilung der Excisionswunde oder Abstoßung von Koagulationsnekrosen entwickeln sich in den meisten Fällen offenbar aus den in der Tiefe stehen gebliebenen, sehr vitalen Zellresten Rezidive, die dann den gefürchteten, oben beschriebenen, unaufhaltsamen Fortgang nehmen. Leider sind diese Formen nicht gerade sehr selten zu finden; so konnte Guhrauer erst vor kurzem über drei solche Fälle berichten, die wir im letzten Jahr an unserer Abteilung beobachtet haben.

Auch beim Epithelioma terebrans scheint die intratumorale Behandlung günstigere Aspekte zu eröffnen. Sofern Gelegenheit zum Eingreifen gegeben ist, bevor die Ulceration einen zu großen Umfang angenommen hat, ist es möglich, wie ein von uns mit Thorium X-Stäbchen behandelter Fall (s. Thorium X-Kapitel Abb. 8a—c) beweist, ein solches Epitheliom zur Abheilung zu bringen. Ob dieses günstige Ergebnis in unserem Falle nur vorübergehend oder von Dauer sein wird, läßt sich bei der Kürze der Beobachtungszeit und der Bösartigkeit des Leidens nicht voraussagen; immerhin sind die Infiltrationen vollständig geschwunden und das Ulcus seit 9 Monaten überhäutet. Wenn wir uns auch bewußt sind, daß der bei diesem Einzelfall erzielte gute Heilerfolg noch mit aller Vorsicht zu bewerten ist, so soll er doch im Hinblick auf die bisherige Aussichtslosigkeit des therapeutischen Vorgehens beim Epithelioma terebrans nicht unerwähnt bleiben.

Die Aufgabe, dem Leser ein klares, abgerundetes Bild von Therapie und Prognose der **Spinalzellenepitheliome** aus der Literatur hier zu entwerfen, muß beinahe als aussichtslos bezeichnet werden. Schon bei den Basalzellenepitheliomen sahen wir uns genötigt, der Übersicht halber stellenweise etwas zu schematisieren, obwohl wir uns bewußt waren, daß die, wie überall, so auch hier vorhandenen fließenden Übergänge sich mit schematischen Abgrenzungen nur schlecht vereinbaren lassen. Bei den Spinalzellenepitheliomen jedoch ist eine solche Methode von vornherein zum Scheitern verurteilt, da auf diesem Gebiete noch fast alles im Werden begriffen und in stetem Flusse ist. Dementsprechend gehen auch die Ansichten häufig diametral auseinander, und die Angaben in der Literatur über Heilung, Dosis, Technik, Prognose usw. sind oft voller Widersprüche. Geht man den Gründen für diese Divergenz nach, so kommt man bei Durchsicht der Literatur zu der Überzeugung, daß die einzelnen Formen der Spinalzellenepitheliome oft nicht mit der genügenden Schärfe beurteilt werden und daß die ganze Klasse dieser Tumoren in therapeutischer und prognostischer Beziehung ohne Unterschied zusammengeworfen wird. Hiergegen können schwere Bedenken erhoben werden, denn diese Epitheliome differieren nicht nur histologisch, sondern auch klinisch zum Teil ganz beträchtlich. FORSSELL betont, daß der klinische Charakter in höherem Maße für die Prognose bestimmend sei als die Histologie des Tumors. Die Stimme einzelner dürfte jedoch unseres Erachtens ohne Einfluß bleiben, wenn nicht ein internationales Übereinkommen über die für die Krebsbehandlung sehr wichtige Frage der Gruppierung nachfolgte, das ebenso wie für Technik und Dosierung (s. oben) auch für die Therapie notwendig wäre und genaue Richtlinien enthalten müßte. Erst dann wird sich, wie wir glauben, eine einheitliche, allgemein brauchbare und empfehlenswerte therapeutische Methodik und prognostische Bewertung entwickeln können. Wenn viele Autoren, unter ihnen MARTENSTEIN, RIEHL und KUMER, ROST, denen auch wir uns anschließen, der Meinung sind, daß das Spinalzellenepitheliom weniger radiosensibel ist als das Basaliom und auf der anderen Seite von FORSSELL, GUNSETT, REGAUD u. a. hohe Prozentziffern geheilter, verhornender Plattenepitheltumoren veröffentlicht werden, so ist diese Verschiedenheit der Beurteilung wohl nur daraus zu verstehen, daß die in den letzten Jahren hoch entwickelte, stark in Aufnahme gekommene und propagierte intratumorale Technik mit Radoncapillaren besonders im Auslande, dem genügend Radium zur Verfügung steht, bessere Resultate zeitigt als früher und daher zu einer optimistischeren Auffassung der Prognose Veranlassung gibt. Dementsprechend würde die Äußerung WALLONS, daß diese Tumoren mit der alten Technik nicht heilbar sind, geradezu die Erklärung bzw. die Bestätigung dieser Ansicht bedeuten. Freilich verhält sich die ärztliche Meinung in Deutschland und den bezüglich ihrer Radiumvorräte in gleicher Lage befindlichen Ländern noch abwartend, da die Erfolge der noch nicht überall angewendeten HALBERSTAEDTERschen Therapie mit Thorium X-Stäbchen noch ausstehen. Ferner: die histologischen Unterschiede zwischen dem papillären, wenig oder gar nicht verhornenden, nur an der Oberfläche wuchernden Epitheliom und dem mächtig in die Tiefe vordringenden, stark verhornten Cancroid — wir folgen hier der Einteilung DARIERS — sind so groß, ebenso ihre klinischen Erscheinungsformen so different, indem die einen lange Zeit oberflächlich bleiben, die anderen sich bald zu einem derben, tief infiltrierenden Tumor entwickeln, daß sich auch therapeutisch und prognostisch häufig Verschiedenheiten ergeben werden. Es ist weiterhin bekannt, daß sowohl die oberflächliche papilläre Form wie das Cancroid an denselben Körperteilen vorkommen kann, z. B. im Gesicht, an den Lippen, am Genitale, und daß sich das Cancroid aus dem papillären, nackten oder verhornten Spinalzellenepitheliom entwickeln kann. Man darf sich also nicht wundern, wenn man auf ganz divergente Angaben in der Literatur stößt, doch läßt sich bei vorsichtiger Bewertung der vorliegenden Arbeiten etwa folgendes sagen: Unter den Spinalzellenepitheliomen sind nach allgemeiner Ansicht die Tumoren der Haut gewöhnlich radiosensibler als die der Schleimhaut, unter den an der Haut lokalisierten die im Gesicht befindlichen prognostisch günstiger als die anderer Körpergegenden. So wird den Spinalzellenepitheliomen des Handrückens und des Penis besondere Resistenz nachgesagt, ebenso den Epitheliomen, die auf Knorpel oder Knochen übergegriffen haben. Man wird daher mit Rücksicht auf ihre höhere Resistenz auch bei solchen oberflächlichen Formen mit stärkeren Dosen vorgehen. Hat man genügend radioaktives Material zur Verfügung, so kommt hier, ebenso bei den größeren, schon ulcerierten und infiltrierten Formen, die Distanzbestrahlung mit entsprechender Verlängerung der Bestrahlungsdauer bzw. die Kreuzfeuermethode in Betracht. Eine Rücksicht auf die Hautoberfläche bzw. die Kosmetik der Narbe darf bei diesen Tumoren nicht genommen werden, ferner ist nach unseren Erfahrungen die Röntgentherapie zu widerraten, da die Höhe der notwendigen Dosen in keinem Vergleich zu ihrer relativ geringen Wirksamkeit einerseits und der Möglichkeit einer Schädigung andererseits steht. Dagegen stehen wir, wie die meisten anderen Autoren, auf dem Standpunkt, dem Kranken die Operation eines noch operablen Tumors dringend zu empfehlen und evtl. eine Nachbestrahlung anzuschließen (TAUSSIG u. a.). Oft kann die Messerscheu des Kranken dadurch überwunden werden, daß man sich anstatt der Excision mit der unseres Erachtens fast gleichwertigen diathermischen Koagulation begnügt, zu der sich der Patient gewöhnlich leichter entschließt. Dann wird eine Nachbestrahlung angeschlossen, wie dies z. B. ELLER u. a. tun. Doch sind hier auch die Erfolge verschiedener Therapeuten mit Radium allein anzuführen, welche zeigen, daß die Bestrahlungsmethode dem chirurgischen Eingriff bzw. der Koagulation ebenbürtig sein kann, so, wenn FORSSELL z. B. von 6 verhornten Plattenepithelcarcinomen alle oberflächlichen, von den infiltrierenden ungefähr die Hälfte dauernd geheilt hat. Etwa entstehende Rezidive werden ebenso (evtl. kombiniert) behandelt wie die Primärtumoren, wobei zu berücksichtigen ist, daß die nach einer Operation auftretenden Rezidive oft resistenter werden bzw. sind (s. S. 573). Es ist zwar weiter unten eine Dosierung für die Bestrahlung von Spinalzellenepitheliomen der Haut angegeben, die wir anwenden, wenn wir in die Lage kommen, diese Tumoren ohne Operation mittels Kontaktbestrahlung zu behandeln, doch kann diese Angabe nur als Richtlinie gelten, da man sich bewußt bleiben muß, daß Verschiedenheiten innerhalb einer Technik, z. B. in der Wahl des Filtermaterials und seiner Stärke, wie die verschiedenen Techniken selbst je nach Lage und Eigenart des betreffenden Falles oft die gleichen Resultate ergeben können, daß aber andererseits auch eine bestimmte Technik gerade bei dem in Rede stehenden Falle ihre speziellen Vorteile haben kann. Mit anderen Worten: bei der Wahl der Technik gibt es keine Vorschrift oder Regel, ebensowenig wie bei der Wahl der Dosis. Sie ist schwierig und kann nur individualisierend getroffen werden; deshalb sind die verschiedenen Angaben in der Literatur nicht vorbehaltlos übertragbar und können nur dort allgemeine Gültigkeit beanspruchen, wo die intratumorale (Spick-)Methode mit ihrer exakteren Dosierung angewendet worden war. Aber auch hier gibt es viele Unterschiede des Vorgehens. Einige Beispiele für beide Methoden seien hier angeführt. Für Kontakt- und Fernbestrahlung: 26—46 mg Mesothorium, quadratische Lackplatte, etwa 1 qcm, Filter: 0,2 mm Silber, 40 bis 60 Minuten pro Feld (MARTENSTEIN); 4 Tuben zu je 120 mc, Filter: 0,5 mm Silber, 1 Stunde in 1 cm Abstand (BRADLEY und SNOKE); wir selbst verwenden Mesothoriumträger von 1 qcm Fläche mit 21,33 mge-Äquivalent, Filter: 0,1 mm Silber + 1,5 mm Messing + Gummi, je nach Lage des Falles 1—2 Stunden; bei Fernbestrahlung entsprechend länger. Für intratumorale Behandlung: ungefilterte Tuben mit Emanation, 0,5—1 mc pro Kubikzentimeter Tumor (MORROW und TAUSSIG); Platinnadeln mit 0,66 und 1 mg Radiumelement, Wandstärke 0,5 mm, 8 Tage hintereinander (REGAUD).

Die prognostische Bewertung von Spinalzellenepitheliomen, die am Lid — dort recht selten —, an der Nase und am äußeren Ohr lokalisiert sind, wird aus den früher bei den Basaliomen mit ähnlicher Lokalisation besprochenen Gründen besonders zurückhaltend sein müssen. Namentlich bei letzteren, denen eine nur geringe Radiosensibilität zukommt (QUIGLEY), sollte man auch nicht vor verstümmelnden Operationen zurückschrecken und bei der Bestrahlung möglichst energisch unter Kombination aller zur Verfügung stehenden, auch der intratumoralen Methoden vorgehen. Nur dann wird man auf Erfolge rechnen können.

Die Carcinome der äußeren Genitalien, die gewöhnlich Epitheliome vom Spinalzellentypus sind, erweisen sich meist der Bestrahlung gegenüber als sehr hartnäckig. Die **Peniscarcinome** wird man, wenn irgend möglich, kombiniert behandeln — kaltkaustische Zerstörung oder Operation mit nachfolgender Bestrahlung: größere Dosen, stärkere Filter bei verlängerter Bestrahlungsdauer, vor allem intratumorale Methode. Meist hat der Kranke eine unüberwindliche Scheu vor der verstümmelnden Operation. Der Arzt sei eingedenk, daß man nur bei sehr frühen Fällen von der Operation Erfolge erwarten kann, da die Verschleppung in die Lymphbahnen sehr zeitig erfolgt und diese sich zunächst nicht in den Inguinaldrüsen sammeln, die äußerlich sicht- und tastbar sind, sondern vor allem ins Becken führen, wo die entstehenden Drüsenmetastasen äußerlich nicht zu sehen sind und daher der Kontrolle entgehen. Nach DEAN jr. wird die Behandlung bei tiefergreifenden Carcinomen, die das Corpus cavernosum bereits befallen haben, derart durchgeführt, daß auf einen Abdruck aus Plastikmasse Emanationsröhrchen mit 0,5 mm Silberfilterung montiert werden. Entfernung 1 mm von der Geschwulstoberfläche, Dosis 65 mc/h pro Quadratzentimeter. Die Träger werden rings um den erkrankten Teil des Gliedes gelegt, 2—4 Wochen nach der Bestrahlung wird prinzipiell die erkrankte Penispartie amputiert, und zwar 1—2 cm oberhalb des Geschwulstherdes. Resultate: bei tiefgreifenden Tumoren ohne Metastasen 70% Heilungen (Beobachtungszeit 3 Monate bis 5 Jahre); bei ausgedehnten Tumoren mit Leistendrüsenmetastasen 25% Heilungen (Beobachtungszeit 1 Jahr bis 3 Jahre 7 Monate). Bei dem **Vulvacarcinom** ist der Behandlungstypus ähnlich: Kombinierte Behandlung, am vorteilhaftesten mit Kaltkaustik (Diathermie) und intratumoraler Spickmethode. WEIGAND bedient sich, wenn die Spickmethode nicht angewendet werden kann, der Radiumzellen, die er auf einer Platte aus dem von JÜNGLING angegebenen Radioplastin, nach einem Gipsabdruck der äußeren Genitalien modelliert, gleichmäßig verteilt. „Soll ein größerer Abstand gewählt werden, so fertigt man zwei derartige Platten an und legt je nach Bedarf dünne oder dickere Korkstücke dazwischen. Auf diese Weise wird auch bei größerem Abstand von der Haut das Gewicht der Platten nicht wesentlich erhöht. Über die Zellen klebt man Leukoplast und näht das Ganze in ein Leinensäckchen ein, das nach Art der Monatsbinde befestigt wird. Diese Methode hat den Vorteil, daß man zugleich die Inguinaldrüsen mit bestrahlen kann, also eine Oberflächenradiumbestrahlung.“ Die Röntgenbehandlung ist hier, wie auch beim Peniscarcinom, nach unseren Erfahrungen zu widerraten.

Ebenfalls als prognostisch ungünstig zu bewerten ist das **Lupuscarcinom.** Es hat die Eigenart, nicht nur sehr resistent zu sein, was seinem stark zur Verhornung neigenden Epitheliomcharakter entsprechen würde, sondern auch unerwartet und übermäßig zu zerfallen, im Zentrum große, schmierige, übelriechende Ulcera und in der Peripherie harte, aufgeworfene, wallartige Ränder zu bilden. Man muß also die Wahl der Dosis vorsichtig treffen. Am geeignetsten sind noch kleine Epitheliome im Beginn ihres Wachstums. Röntgen- und einfache Kontaktbestrahlung mit Radium oder Mesothor haben sich nach unseren Erfahrungen bisher nicht als vorteilhaft erwiesen, Fernbestrahlungen haben wir selbst nicht vorgenommen, dagegen letzthin bei 2 Fällen sehr beachtliche Erfolge mit intratumoraler Thorium X-Nadelbehandlung (s. Kap. Thorium X) gesehen. Auch die in der Literatur beschriebenen günstig beeinflußten Fälle sind meist mit der Spickmethode behandelt worden, teilweise auch mit Kontaktapplikation, kombiniert mit dem chirurgischen Eingriff. ROSSELET hat ein Lupuscarcinom mit 7 Nadeln à 2,46 mg Ra.el., im ganzen also 17,22 mg Ra.el., behandelt, Bestrahlungsdauer 160 Stunden, Filter: 0,5 mm Platin. Gleichzeitig wirkten von der Peripherie des Tumors her 3 Röhrchen mit einer Gesamtmenge von 34,15 mg Ra.el., Filter: 1,5 mm Goldplatin. Tägliche Umschläge mit hypertonischer Zuckerlösung. Der Tumor war nach 4 Monaten verschwunden. BURROWS hatte in einer Reihe von Fällen (26!) auffallend wenig Erfolge (15%) mit ungefilterter, gefilterter und Nadelbehandlung, dagegen 42% Heilung mit Diathermie. SCHINDLER berichtet über einen erfolgreich behandelten Fall, den er in Distanz mit starken Filtern bestrahlt hat, desgleichen teilen SLUYS und STOUPEL 3 mit gutem Erfolge behandelte Fälle mit. Das gleiche wie für Lupuscarcinome gilt therapeutisch auch für andere *auf dem Boden chronischer Entzündung* (Lues, Lupus erythematodes usw.) *sich entwickelnde Carcinome,* ebenso für die *Narbencarcinome, Röntgencarcinome* (s. unten) und solche bei *Xeroderma pigmentosum* (s. unten). Wo irgend angängig, sollte bei ihnen wie bei den Epitheliomen des äußeren Ohres ohne Rücksichtnahme auf eine Verstümmelung so energisch wie möglich vorgegangen werden: chirurgischer Eingriff, Elektrokoagulation, Nachbestrahlung, Deckung größerer Defekte durch plastische Operationen. Bereits erfolgte Metastasenbildung in den Drüsen wird von den meisten Autoren mit Recht als sehr ungünstig für die Aussichten einer Strahlenbehandlung beurteilt (s. unten).

Über die prognostische Beurteilung der **Lippencarcinome** findet man in der Literatur außerordentlich widersprechende Angaben. Es scheint, daß diese Unklarheiten und Widersprüche dadurch entstehen, daß die Heilresultate von vielen Autoren ohne genaue Berücksichtigung der Faktoren betrachtet werden, die dabei mitbestimmend sind bzw. sein können. Solcher Faktoren gibt es eine ganze Reihe. Zunächst finden wir an den Lippen die schon oben erwähnten verschiedenen Wuchsformen, z. B. die oberflächliche, verhornte oder die nackte, papilläre und ferner die tiefgreifende Form oder das Cancroid mit relativ frühzeitiger Beteiligung der Drüsen, die bei dem erstgenannten Typus ziemlich lange verschont bleiben. Die oberflächliche Form kann nach einer gewissen Zeit in die tiefgreifende übergehen. Es ist ohne weiteres klar, daß diese anatomischen Unterschiede auch bei der Behandlung und deren Ergebnissen wesentlich ins Gewicht fallen müssen. Das kommt in den Urteilen bzw. Zahlen derjenigen Autoren eindeutig zum Ausdruck, die diese Verhältnisse berücksichtigt haben. So berichtet u. a. BARCAT über gute Resultate mit „ultrapenetrierender" (harter β- und γ-) Radiumstrahlung bei oberflächlichen, über schlechte bei den die Lippen tief infiltrierenden Formen, FORSSELL veröffentlicht 90% Heilungen bei oberflächlichen Formen, bei 26 infiltrierenden (davon 14 inoperablen) 34%. Ein weiterer bestimmender Faktor ist die verschiedene Lokalisation des Epithelioms an der Lippe selbst. MARTENSTEIN berichtet neuerdings über Erfahrungen GUARINIS, nach denen die in der Mitte der Unterlippe sitzenden Tumoren am meisten radiosensibel sind, während die Strahlenempfindlichkeit der seitlich sitzenden Tumoren abnimmt und die in den Commissuren lokalisierten oft resistent sind. Sehr wichtig bei der Beurteilung der Heilungsaussichten ist ferner der Zeitpunkt des Behandlungs*beginnes,* worauf WASSINK mit Recht aufmerksam macht. Den vielfach optimistisch gehaltenen Veröffentlichungen wird man — dies gilt für die prognostische Beurteilung aller Schleimhautcarcinome — mit Zurückhaltung begegnen müssen, wenn man hört, daß, „wie NEW und auch BLOODGOOD berichten, sich bei der mikroskopischen Nachprüfung der auf Grund der klinischen Diagnose als Epitheliom bestrahlten Fälle herausgestellt hat, daß die behandelten Lippenaffektionen in 50% der Fälle nicht epitheliomatöser Natur waren" (MARTENSTEIN). Man wird daher auch heute trotz mancher ernst zu nehmender gegenteiliger Ansicht alles in allem sagen müssen, daß das Spinalzellenepitheliom der Lippe, selbst das oberflächliche, eine gefährliche, das Leben bedrohende Krankheit darstellt. Demzufolge wird die Frage der chirurgischen Entfernung des Tumors immer noch an erster, die Bestrahlung an zweiter Stelle stehen müssen, wenigstens in Deutschland. Wie lange noch, wird von den weiteren Erfolgen der intratumoralen Therapie abhängen, die im Auslande schon so gute Resultate bei den oberflächlichen Lippencarcinomen, auch in kosmetischer Hinsicht, zu verzeichnen hat, daß dort die Bestrahlung der Operation als gleichwertig, wenn nicht als überlegen, angesehen wird. So z. B. von Wassink, der von dieser Auffassung die Berechtigung herleitet, bei Beobachtungsmöglichkeit des betreffenden Falles, wenn keine regionären Metastasen vorhanden sind, nur den primären Tumor zu bestrahlen. Auch beim Lippenkrebs findet man in der Literatur das übliche Durcheinander in Dosierung und Technik. Es dürfte die Sachlage am besten beleuchten, wenn wir hier einfach eine Auswahl der Bestrahlungsergebnisse und -techniken bei Lippenepitheliomen, besonders aus der ausländischen Literatur, ganz kurz anführen: Ward: Tumor von 1—2 cm Durchmesser, 35000—40000 mc-Minuten, Entfernung $^1/_8$—$^1/_4$ Zoll, Wiederholung in 6—8 Wochen, größere Carcinome 3—4000 mc/h, beste Erfolge. Soiland und Costolow: 181 Lippencarcinome, davon nur 4 an Drüsenmetastasen verloren. Kennedy: Ausgezeichnete Erfolge durch 50 mge, Filter: 0,5 mm Silber, 1 mm Messing, 1 mm Blei, 2 mm Gummi, 5 Tage lang je 2 Stunden. Rocchi: Vernähen von 3 mg Radiumbromid, Filter: 0,3 mm Platin, 8 Tage in situ belassen, Heilung mit völliger Epithelisierung innerhalb 40 Tagen. Montgomery und Culver: Stark gefilterte Plattenträger oder Tuben, Kreuzfeuer; nach 1—2 Tagen Pause von 1 Woche, 2000 mg/h. Angle und Owen: Kombinierte Radium- und Diathermiebehandlung, ausgezeichnete kosmetische Erfolge, fast keine Rezidive. d'Halluin: Intratumorale Einführung eines Röhrchens mit 40 mg Ra.br., Filter: 0,5 mm Platin, 38 Stunden; weiter 10 mg Ra.br., Filter: 0,5 mm Platin, 48 Stunden, Heilung. Lammers: 47 Fälle, davon 39 geheilt. Rocchi (an anderer Stelle): Bestrahlungszeit mit Rücksicht auf Karyokinese auf längere Zeit verteilen, Radiumnadeln, 0,3 mm Platin, 280 mg/h und Nadeln aus 0,5 mm Platin, 560 mg/h pro Kubikzentimeter Tumor. Quick: Von der Oberfläche von drei Seiten her Bestrahlung mit Tuben, Filter: 0,5 mm Silber, 60—65 mg/h pro Quadratzentimeter. Erfolgsziffern (zit. nach Riehl): Quick 70%, Palumbo 44%, Quigley 90% Heilungen. Über die Behandlung der Metastasen in den regionären Lymphdrüsen s. unten.

Die Epitheliome der **Mundschleimhaut**, die den Dermatologen als Grenzgebiet interessieren, sind als therapeutisch überaus schwer angreifbar zu bezeichnen. Als ausgesprochen verhornende Plattenepithelcarcinome vom Spinalzellentypus an sich schon strahlenresistent, bieten sie auch durch ihre Lokalisation außerordentliche technische Schwierigkeiten. Die Tumoren des Zungengrundes, der Tonsillen und der hinteren Wangenpartien sind schwer zugänglich, die Strahlenträger können an ihnen nur schlecht angebracht und adaptiert werden, es fehlt der genügende Raum in der Mundhöhle zur Fernbestrahlung, und auch die intratumorale Spickmethode mit Nadeln, Capillaren oder Stäbchen stößt infolge räumlicher Enge und Lichtmangels auf Schwierigkeiten. Es kommt hinzu, daß sich Reaktionen auf benachbarten oder gegenüberliegenden Schleimhautpartien bzw. Nekrosenbildung in loco durch die Behandlung oft nicht vermeiden lassen, so daß der Patient durch Schmerzen und Schwellungen, Salivation und üblen Geruch an ausreichender Nahrungsaufnahme gehindert ist und auf diese Weise körperlich herunterkommt. Andererseits muß aber hervorgehoben werden, daß bei diesen anerkannt gefährlichen und prognostisch meist infaust zu beurteilenden Leiden auch die Operation nicht gerade günstige Resultate ergibt. Abgesehen von ihrer hohen Mortalitätsziffer führt sie, besonders beim Zungencarcinom, zu solchen hochgradigen Verstümmelungen, daß man über ihren Wert mit Recht im Zweifel sein kann. Und doch kann man verstehen, wenn Fälle, die auch nur einigermaßen operabel sind, heute noch vielfach dem Messer des Chirurgen überantwortet werden, da nach allgemeinem, übereinstimmendem Urteil fast aller Therapeuten die Röntgenbestrahlung, auch mit stärksten Filtern und Dosen so gut wie vollständig versagt hat; auch die Kontakt- und Distanzbehandlung mit radioaktiven Substanzen verspricht nur bei Vorhandensein größerer Mengen und unter besonders günstigen Umständen gute Erfolge. Es scheint aber, daß in letzter Zeit gerade hier eine Hoffnung auf Besserung unserer bisherigen therapeutischen Ohnmacht besteht, insofern als einmal die moderne Kaltkaustik (besonders in Kombination mit Radiumbestrahlung) auf dem Gebiete der Schleimhautepitheliome berufen ist, ernsthaft konkurrierend mit der operativen Methode aufzutreten, und ferner namentlich die intratumorale Spickmethode nach den Berichten ausländischer Autoren, die uns an Material und Erfahrung wesentlich überlegen und daher weit voraus sind, anscheinend gute Heilchancen bietet. Dies geht so weit, daß eine Reihe von Autoren die Nadelpunktur dieser Tumoren der Operation vorziehen und ihre Haltung mit günstigen Heilungsziffern begründen. Aber auch hier wird das vorhandene Material, wie bei den Lippencarcinomen, genau in der Richtung zu sichten sein, ob ein weicher, oberflächlicher bzw. oberflächlich bleibender oder ein harter, tiefgreifender, bald zu Metastasen führender Typus des Epithelioms vorgelegen hat. Welche Fortschritte man in der Behandlung des *Zungenkrebses* gemacht hat, geht daraus hervor, daß Quick mit Emanationscapillaren bei nicht ausgesuchtem Material dieselben Prozentsätze an Heilungen hatte, wie die Chirurgen bei operablen Fällen, und daß Regaud im Jahre 1923 über 24% geheilter Fälle (zit. nach Riehl) berichtet, die sich im Jahre 1926 auf 46,5% erhöhen. Es dürfte am zweckmäßigsten sein, hier wieder wie oben einige Berichte über Aussichten, Technik und Dosierung bei der Behandlung des Zungencarcinoms folgen zu lassen. Schreiner und Brown: Bis 1920 (Applikation von der Oberfläche her) Mißerfolge, seitdem gute Erfolge mit Nadeln bzw. Emanationscapillaren (0,3—0,5 mc), 34% rezidiv- und metastasenfrei durch 4 Jahre. Regaud: für den chirurgischen Eingriff bleiben sehr kleine Tumoren und die Versager der Radiumtherapie; Röntgen nur geeignet bei Carcinom des Zungengrundes; Einstechen zahlreicher Platinnadeln, die nur γ-Strahlen durchlassen, lange liegen lassen; Vermeidung der Radiumnekrosen! Ward: Intratumorale Radiumbestrahlung mit 750 —1000 mc/h oder Elektrokoagulation. Simpson und Flesher: mehrere Fälle mit Radoncapillaren geheilt und bis 3 Jahre beobachtet. Evans und Stanford Cade (Regaud-Technik): Platinnadeln von 0,5 mm Wandstärke, 0,6 mg Ra.el. enthaltend, werden je nach Größe des Tumors, 6—10 an der Zahl, eingestochen und 6—10 Tage im Tumor belassen. Dosis 600—1100 mg/h. Von 17 Fällen sind 16 lokal geheilt worden. Dauerresultate stehen noch aus. Da die intratumorale Behandlung meist erfolgreich mit einer Bestrahlung von der Oberfläche her (Röntgen oder Radium) kombiniert wird, soll nicht unerwähnt bleiben, daß Regaud bei Behandlung von Schleimhaut- und insbesondere Zungencarcinomen von dieser Kombination geradezu abrät; nach seinen Erfahrungen tritt durch Sekundärstrahlung (bei Bestrahlung der intratumoral liegenden Platinnadeln) eine so heftige Nekrosenbildung mit ihren nachteiligen Folgen ein, daß er schon mehrere Patienten hierdurch verloren hat. Pfahler, Grier und Pancost (zit. bei Halberstaedter) sind im Gegensatz zu den meisten Autoren

Gegner der intratumoralen Behandlung und Anhänger der Kontakt- bzw. Distanzbestrahlung.

Bei den Epitheliomen der *Wangenschleimhaut* und der *Mundhöhle* liegen ähnliche Verhältnisse vor, wobei PAUL die Strahlenresistenz dieser Tumoren auf ihre fibröse Struktur zurückzuführen sucht. BARCAT bestrahlt die harte, den Muskel infiltrierende Form nicht, wenn die Herde größer sind als ein Fünfzigcentimesstück. TAUSSIG: Am besten sind Radoncapillaren, in zweiter Linie Radiumnadeln, Bestrahlung von der Oberfläche her nur selten wirksam. QUICK: Capillarpunktur, Aktivität nicht über 1 mc pro Kubikzentimeter; evtl. gleichzeitige Behandlung mit stark gefilterten Strahlen von der Oberfläche her. Heilerfolge (zit. nach RIEHL): REGAUD 28%, QUICK 21%, PALUMBO 5%.

Die Prognose der *Tonsillencarcinome* wird etwas günstiger beurteilt (SOILAND). RIEHL und KUMER bestrahlen nach vorausgegangener nicht radikaler Operation, RIBAS ISERN berichtet über ein Uvulaepitheliom mit Beteiligung der Tonsille, geheilt nach Bestrahlung mit 15 mg Radium unter 2 mm Platinfilter. Im allgemeinen wird auch bei diesen Epitheliomen neben der Distanzbestrahlung die intratumorale Methode angewendet.

Die Behandlung der **regionären Drüsenmetastasen** ist ebenfalls eine undankbare Aufgabe. Es herrscht darüber Übereinstimmung, daß die krebsig entarteten Lymphdrüsen sehr strahlenresistent sind. Auf Röntgenstrahlen reagieren sie auch nach unseren Erfahrungen nur bei großen Dosen und selbst dann unzureichend. Auch die Radiumtherapie allein ergibt meist keine befriedigenden Resultate, desgleichen die intratumorale Nadelpunktur, wenn diese vielleicht auch etwas günstiger zu bewerten ist als die anderen Methoden. Für uns hat sich wie für FORSSELL, LAMMERS u. a. am besten die operative Methode bewährt, freilich nur dann, wenn die Drüsentumoren gut operabel und nicht, wie dies am Halse leider so häufig ist, mit den Gefäßen fest verwachsen waren. Sind die Drüsen nicht mehr radikal zu entfernen, dann wird man möglichst viel von dem Tumor zu beseitigen suchen, wie es wiederholt namentlich von französischer Seite angegeben wird, und nachbestrahlen. Dies kann mit Röntgentiefenbestrahlung oder besser durch Einlegen von Radiumtuben in die Wunde, durch Distanzbestrahlung oder durch Einführen von Nadeln geschehen (BARCAT, LAMMERS, QUICK, REGAUD, TAUSSIG, WARD, WASSINK u. a.). W. SCHMIDT verfährt umgekehrt, indem er zuerst bestrahlt (Nadelbehandlung) und dann operiert. Manche Autoren, wie FORSSELL, MOEBIUS u. a., empfehlen, Fälle, bei denen Drüsenmetastasen vorhanden sind, überhaupt von der Bestrahlung auszuschließen. Zur Bestrahlung sind hohe Dosen anzuwenden; z. B. BARCAT (vereinzelte, aber disseminierte Drüsen): 3—5 cg Radium, Filter 2 mm Blei, 1—3 Tage pro Woche, 3—4 Wochen lang. BURROWS: 10—15 mc-Nadeln, Filter: 0,3 mm Messing, Dauer 24 Stunden, 2—3 Nadeln pro Drüse. Bei Emanationscapillaren 8—9 mc, 1 mm Messing, 48 Stunden. EVANS und STANFORD CADE: Radium in 3 cm Distanz, 14000—25000 mg/h; Radiumnadelbehandlung schlechte Resultate. SLUYS: Verwendung der amerikanischen großen Dosen nicht empfehlenswert, dagegen besser, kleine Dosen lange Zeit hindurch anzuwenden. Technik (s. KESSLER und SLUYS, Abb. Strahlentherapie 1928, Bd. 29, H. 2): An Trägern aus Wachsmasse oder Celluloid sind Holzklötzchen befestigt, die die Radiumtuben enthalten. 32 Röhrchen zu je 10 mge in 6 cm Abstand, 300 Stunden; nach vorübergehender, starker Allgemeinwirkung trat Rückgang ein.

Die Behandlung der bereits metastasierenden Epitheliome gibt natürlich nur dann einen Sinn, wenn die Metastasen lokalisiert sind und der Kranke noch nicht kachektisch bzw. die Kachexie noch nicht fortgeschritten ist. Die Reaktionsfähigkeit des gesamten Organismus ist ebenso notwendig wie die oben wiederholt erwähnte lokale Mitwirkung des Bindegewebes bei der Heilung des Epithelioms. Auch diese, die doch wohl nur eine Teilerscheinung der Reaktion des Gesamtorganismus sein dürfte, ist bei schwer kachektischen Patienten in Frage gestellt. Man wird daher neben der Bestrahlungstherapie auch eine *Allgemeinbehandlung* einleiten, die den Zweck hat, die Kräfte des Kranken zu erhalten und seinen Organismus im Kampfe mit dem Tumor zu unterstützen. Doch ist zu betonen, daß die Kachexie als solche noch keine absolute Kontraindikation für die Strahlenbehandlung darstellt, da bekanntlich nicht allzu selten auch ein kachektischer Tumorkranker unter dem Einfluß der Strahlentherapie ganz unerwartet zu Kräften kommen und sich unter Rückgang des Tumors auch die Kachexie verlieren kann. Freilich wird bei der Mehrzahl solcher Kranker die Reaktion auf die notwendigen hohen Strahlendosen ein Fortschreiten der Kachexie sein, und es sollten daher im allgemeinen solche Kranke von der Bestrahlung ausgeschlossen oder nur symptomatisch mit kleineren bis mittleren Dosen bestrahlt werden. Diese genügen meist, um die beabsichtigte Wirkung auszuüben: Linderung der Beschwerden, Milderung der Schmerzen, Reinigung von Geschwüren usw. Gehört der betreffende Tumor zu den radiosensiblen Formen, so gelingt es ab und zu, sein Wachstum zu verlangsamen, ihn sogar zurückzudrängen und so die Kranken oft in leidlichem Zustand längere Zeit am Leben zu erhalten[1].

Bei den ziemlich seltenen **metatypischen Epitheliomen** werden sich Technik und Dosierung nach der in ihrem Aufbau hauptsächlich vorhandenen Zellart richten.

Die **metastatischen Carcinome** der Haut, die dem Dermatologen relativ selten zu Gesicht kommen, brauchen, da sich die Indikation zur Bestrahlung nach der Art und Struktur des Primärtumors richtet und sich die Technik nicht von der für maligne Epitheliome anzuwendenden unterscheidet, hier nicht gesondert besprochen zu werden.

Eine besondere Stellung nimmt das **Naevocarcinom** (Melanosarkom) ein. Meist handelt es sich um Pigmentnaevi, die entarten und neben stark infiltrierendem Wachstum Neigung zur schnellen Metastasierung zeigen. Aus den Publikationen der letzten Zeit ist mitunter eine gute Reaktionsfähigkeit der Melanome ersichtlich (CLARK, DAUBRESSE-MORELLE, MIESCHER u. a.) (auf die theoretische Seite dieser Frage brauchen wir hier nicht näher einzugehen). Trotzdem es sich in den meisten Fällen wegen der Bösartigkeit dieser Tumorform wohl nur um eine rein palliative Maßnahme handeln wird, sind doch manche Mitteilungen so ermutigend, daß man wenigstens einen Versuch vornehmen sollte. CLARK hat zwei von drei Melanomfällen mit sehr großen Dosen geheilt und durch Jahre rezidivfrei erhalten, während der dritte an Metastasen gestorben ist. J. und S. RATERA sahen einen Naevus pigmentosus entarten, nach Röntgenbehandlung 3 Jahre rezidivfrei bleiben, das Rezidiv aber refraktär werden und nach Distanzbestrahlung durch große γ-Strahlendosen heilen; HOLFELDER hat diesen Fall nach 1 Jahr noch rezidivfrei gesehen. MARTENSTEIN empfiehlt die Kombination von Elektrokoagulation mit Röntgen- und Radiumtherapie. HALBERSTAEDTER und SIMONS behandeln Melanome präoperativ mit Radium (Kreuzfeuer oder in Distanz), im Anschluß daran Entfernung durch Elektro-

[1] Die bei den Schleimhautepitheliomen geschilderte Technik der Therapie mit radioaktiven Substanzen hat sich in der Zeit, während dieser Abschnitt geschrieben wurde, im Sinne unserer Ausführungen rapide fortentwickelt. Dadurch, daß enorme Radiummengen in den einzelnen, besonders ausländischen Instituten konzentriert und angewendet wurden, haben sich die Möglichkeiten für Distanzbestrahlungen und damit auch die Erfolge wesentlich verbessert. Auf den letzten Röntgenkongressen wurden von allen Seiten Heilziffern mitgeteilt, die die Prognose der Schleimhautepitheliome weiter zum Besseren gewendet haben.

koagulation (Warnung vor blutigem Eingriff), evtl. hinterher Einlegen von Radiumtuben in die frische Wunde. Taussig dagegen schreibt, daß ihm bei 4 Fällen keine Beeinflussung geglückt sei, und empfiehlt in einer späteren Veröffentlichung Operation mit Nachbestrahlung.

Bei Besprechung der **Präcancerosen** möchten wir der von M. Jessner (Antrittsvorlesung) gegebenen Einteilung folgen. Jessner unterscheidet zwei Untergruppen: die fakultativ präcancerösen Dermatosen, die oft, aber nicht regelmäßig, zur Carcinomentwicklung führen (Keratoma senile, Leukoplakie, Xeroderma pigmentosum, Keratosen bei Röntgen- und Teerhaut) und die obligat präcancerösen Dermatosen, die sich meist zu einem malignen Tumor entwickeln (Bowen-, Pagetsche Krankheit). Bei **Keratoma senile** soll nach Martenstein eine Behandlung nur dann vorgenommen werden, wenn die Affektion als störend empfunden oder eine Epitheliomentwicklung an dieser Stelle vermutet wird, aber auch, wenn außer den senilen Keratomen an anderen Herden Epitheliome bestehen oder bestanden haben. Das Keratoma senile zeigt eine auffallende Strahlensensibilität, so daß die Erfolge der Behandlung mit radioaktiven Substanzen als sehr günstig zu bezeichnen sind (Blumenthal, Burns, Clark, Martenstein u. a.). Schreus und Zieler haben auch Röntgenstrahlen mit gutem Erfolge verwendet. Dieser allgemeinen Ansicht steht die Auffassung von Barcat gegenüber, der bei dem Keratoma senile eigenartigerweise mit „ultrapenetrierenden" (harten β- und γ-) Strahlen in einer sogar für Epitheliome genügenden Dosis nichts erreicht hat. Erst wenn er die Dosis erhöhte, trat der Erfolg ein, so daß nach ihm die Sensibilität des Keratoma senile geringer wäre als die der (Basalzellen-) Epitheliome. Die Applikationsart wird in den meisten Fällen in Kontaktbestrahlung bestehen, bei erhabenen Herden wird evtl. Stäbchen- oder Nadelbehandlung in Frage zu ziehen sein (Clark).

Entsprechend der meist oberflächlichen Wuchsform wird man im allgemeinen mit einer wenig penetrierenden Strahlung auskommen. Barcat verwendet statt der ultrapenetrierenden (s. oben) die Gesamtstrahlung, auch Blumenthal bestrahlt filterlos, während Clark mit 0,1 mm Messing + 1 mm Gummi filtert und mit vollstarkem Träger (5 mg Ra.el. pro Quadratzentimeter) 1 Stunde lang bestrahlt. Bei tiefer liegenden Prozessen verabfolgt Clark mit vollstarkem Träger unter der oben angegebenen Filterung 2 Stunden. Barcat sah Keratome, die zunächst resistent blieben, nach der 1 Monat später wiederholten Bestrahlung heilen. Wir selbst bestrahlen die Keratome wie ein Epitheliom mit Mesothorium (21,33 mg Ra.el.-Äquivalent, Träger 1 qcm, 0,1 mm Silber, je 20—30 Minuten).

Auch bei der **Leukoplakie** dürfte nach der Mehrzahl der Therapeuten die Radium- der Röntgentherapie überlegen sein (Blumenthal, Clark, van Gangelen, Martenstein, Moebius, Riehl und Kumer), wenn auch Wetterer u. a. mit Röntgenstrahlen allein oder in Kombination mit Radium Erfolge erzielt haben. Barcat, Halberstaedter, Riehl und Kumer, Wickham und Degrais betonen allerdings, daß die Wirkung nicht in allen Fällen ausgesprochen ist — was auch wir durchaus bestätigen können —, daß geringgradige Leukoplakien leichter zu beseitigen sind als solche, bei denen die Schleimhaut von dicken, weißlichen Auflagerungen bedeckt ist; auch Ratera sah bei solchen vegetierenden Formen Mißerfolge. In diesen Fällen empfehlen Riehl und Kumer, durch chirurgische Abtragung der gewucherten Epithelmassen der Wirkung geringerer Strahlendosen den Weg zu bahnen. Die Beobachtung verschiedener Therapeuten, daß mitunter eine Leukoplakie, durch den therapeutischen Eingriff gereizt, carcinomatös entarte, haben Riehl und Kumer bei ihrem großen Material nicht bestätigt gefunden. Immerhin ist zu berücksichtigen, daß bei den Leukoplakien die Möglichkeit einer malignen Entartung jederzeit gegeben ist, und zwar auf einem Boden, auf dem Tumoren besonders bösartig auftreten (Mundschleimhaut, Zunge, Lippe); dementsprechend empfiehlt auch TAUSSIG, wenn die Leukoplakie nicht prompt reagiert, alsbald mit Kauterisation und Elektrokoagulation vorzugehen.

Auch bei den Leukoplakien wird meist Kontaktbestrahlung in Frage kommen, bei ausgedehnten oder multiplen Herden kann man sich der Plättmethode bedienen. CLARK behandelt indurierte Fälle durch Versenken von Radiumnadeln (5 mge) in die Umgebung des Herdes, ebenso VAN GANGELEN; bei günstigem Sitz (Penis) empfiehlt BLUMENTHAL Thorium X-Salbe. Ungefilterte Strahlung fanden wir nirgends verwendet, schon BARCAT, DOMINICI, WICKHAM und DEGRAIS empfehlen ultrapenetrierende Strahlen (0,1 mm Blei), CLARK filtert mit 0,1 mm Messing + 1 mm Gummi, bei Neigung zu Ulceration oder Induration 3—4 mm Gummi, während RIBAS ISERN sogar 2 mm Blei, WARD 1 mm Messing vorschalten. Was die Dosierung anlangt, so sind nach BARCAT ulcerierende Reaktionen auf der Zungen- und Mundschleimhaut wegen der Schwierigkeit der Nahrungsaufnahme zu vermeiden, doch wird allgemein die Anwendung größerer Dosen empfohlen. WARD gibt 2—$2^1/_2$ mc Radiumemanation pro $^1/_2$ Quadratzoll, eine Dosis, die er bei Zeichen beginnender Malignität verdoppelt, CLARK 5—10 mge/h, indem er die Nadeln (s. oben) 2—3 Stunden liegen läßt, LASSUEUR verabfolgt 15—45 mge/h unter 0,1 mm Blei.

Für die beim **Xeroderma pigmentosum** auftretenden Hyperkeratosen werden nach MARTENSTEIN dieselben Richtlinien Geltung haben wie für das Keratoma senile. Die Epitheliome sind, wenn es die Zahl erlaubt, am besten chirurgisch anzugehen. Wo dies nicht möglich ist, ist gleichfalls die Radium- der Röntgentherapie vorzuziehen (ARZT und FUHS). VILLANO hat mit 60 mg/h einen Tumor an der Unterlippe eines Kindes mit guter Narbe zum Abheilen gebracht, PENDERGRASS und RAVDIN gingen in zwei ähnlichen Fällen mit Elektrokoagulation und Nachbestrahlung vor. Bei großer Tumorenzahl kommt Röntgenbehandlung in Frage (SCHREUS).

Die Ansichten über die Indikationsstellung zur Radiumbehandlung bei **Röntgenkeratosen** sind nicht einheitlich. RIEHL und KUMER machen auf das Paradoxon aufmerksam, daß „eine durch Strahlen hervorgerufene Hautschädigung durch Strahlenwirkung geheilt werden kann.“ (Ein Analogon hierzu wäre die von M. JESSNER empfohlene Thorium X-Salbenbehandlung der Röntgenteleangiektasien.) Tatsache ist, daß die Röntgenkeratosen durch Radium zu beseitigen sind, was auch BURNS, der 7 Fälle erfolgreich mit weichen β-Strahlen behandelt hat, sowie DOHAN und KIENBÖCK mitgeteilt haben. Demgegenüber stellt TAUSSIG die Forderung auf, Röntgenkeratosen niemals mit Radium zu behandeln, wobei ihm zugegeben werden muß, daß bei einer schon so schwer geschädigten Haut besondere Vorsicht geboten erscheint. BORDIER weist auf mehrfache Heilerfolge hin, die er mit Elektrokoagulation erzielt hat, doch müssen unseres Erachtens auch bei dieser Methode, wie übrigens bei allen ulcerierenden therapeutischen Maßnahmen, die eben geäußerten Bedenken erhoben werden.

Bei den obligat präcancerösen Dermatosen — Präepitheliome (JESSNER) — ist ein Übergewicht der Radium- gegenüber den Röntgenstrahlen nicht vorhanden, und die Erfolge sind so wechselnd, daß MARTENSTEIN zur Operation rät. BLUMENTHAL, MOEBIUS u. a. geben, wenn sie bestrahlen, für die **BOWENsche Dermatose** dem Radium den Vorzug, obwohl auch mit der Röntgentherapie Erfolge erzielt worden sind. Über die Technik ist zu bemerken, daß MOEBIUS hier ebenso wie bei Leukoplakie bestrahlt, während LASSUEUR unter geringerer Filterung als dort (0,4 mm Aluminium) ungefähr dieselbe Dosis (20—40 mge/h) verabfolgt.

Wir selbst haben bisher 2 Fälle behandelt. Der eine, an der Schläfe lokalisiert, ist nach Bestrahlung mit etwa 10 mge/h pro Quadratzentimeter unter 0,1 mm Silber abgeheilt, der andere, ein Schleimhautfall (Vulva), steht noch in Behandlung. Die bisher bestrahlten Stellen sind, da die Affektion ziemlich ausgedehnt ist, zum Teil mit dem Plättverfahren behandelt worden (etwa 2—3 mge/h pro Quadratzentimeter; 0,1 mm Silber), zum Teil mit Kontaktbestrahlung (etwa 7 mge/h pro Quadratzentimeter; 0,1 mm Silber).

Bei der **Pagetschen Krankheit** ist die Gefahr des Übergreifens in tiefere Gewebsschichten und der Metastasenbildung wesentlich größer als bei der Bowenschen Dermatose; daher kommt nach der Ansicht von Arzt und Fuhs, Blumenthal, Martenstein u. a., der auch nach unseren Erfahrungen beizupflichten ist, die Bestrahlung nur da in Frage, wo die Erkrankung ganz oberflächlich auftritt oder ein chirurgischer Eingriff aus irgendwelchen Gründen nicht durchgeführt werden kann. Die Erfolge der Radium- und Röntgenbehandlung halten sich hier ungefähr die Wage (Arzt und Fuhs, Riehl und Kumer, Wetterer u. a.). Da man oft nicht weiß, wie weit der Prozeß in der Tiefe vorgeschritten ist, empfiehlt Blumenthal, möglichst penetrierende Strahlen zu verwenden. Auch nach unseren allerdings nicht sehr großen Erfahrungen ist die Anwendung stark gefilterter Strahlung ratsam. So haben wir letzthin in einem unserer Fälle mit reiner γ-Strahlung ein wesentlich besseres Resultat erzielt als vorher mit Röntgenstrahlen (verschieden gefiltert) und Mesothorium (0,1 mm Silber). Die bisher immer wieder rezidivierende und nässende Erosion ist jetzt überhäutet und abgeblaßt. Technik: 0,1 mm Silber + 1,5 mm Messing + 3 Lagen Papier + Gummi, 10 mge/h pro Quadratzentimeter.

An dieser Stelle seien — anhangsweise — die **Endotheliome** besprochen, soweit sie mit Manifestationen an der Haut einhergehen bzw. von der Schleimhaut ihren Ausgang nehmen. Sie sind zwar nur als relativ maligne Tumoren zu bezeichnen, besitzen aber die Eigenschaft, verhältnismäßig schnell zu rezidivieren. Obwohl sie ziemlich dankbare Bestrahlungsobjekte sind — ihre Sensibilität ist relativ hoch —, wird in allen operablen Fällen doch die chirurgische Entfernung zu empfehlen sein. Immerhin kommt man bei inoperablen Fällen, bei Rezidiven oder Ablehnung des chirurgischen Eingriffs wiederholt in die Lage, solche Tumoren zu bestrahlen. Röntgenbehandlung ergibt nach unseren Erfahrungen (bei Schleimhautendotheliomen) wesentlich schlechtere Resultate als die Bestrahlung mit radioaktiven Substanzen. Aber auch die besten Erfolge — zunächst mit Kontaktbestrahlung — waren bisher nur palliativ. Wir haben einen quadratischen Träger von 1 cm Seitenfläche, 21,33 mg Ra.el.-Äquivalent enthaltend, mit 0,2—0,3 mm Silber gefiltert, 2—3 mal in 4—6—8 wöchentlichen Pausen je 25 bzw. 35 Minuten (= ca. 8—12 mge/h) aufgelegt und dabei den prominenten Tumor sich zurückbilden sehen. Wir beabsichtigen, die Endotheliome der Schleimhaut künftig intratumoral zu behandeln. Yamada bestrahlte die in der Bauchhöhle gelegenen Metastasen eines Hodenendothelioms mit großen Aktivitätsmengen Radiumemanation und sah dabei auch eine nicht bestrahlte Hautmetastase in der Kniekehle zurückgehen.

Die **Sarkome** finden sich an der Haut als primäre Tumoren und ferner als Metastasen eines Sarkoms, das von einem unterhalb der Haut liegenden Gewebsteil (innere Organe, Muskel, Knochen, Fascien usw.) ausgeht, bzw. als Teilerscheinung einer disseminierten Sarkomatose. Die Hautmetastasen weisen histologisch dieselbe Struktur auf wie die Primärtumoren, es gibt also in der Haut alle Sarkomtypen (Lympho-, Fibro-, Myxo-, Lipo-, Myosarkome usw.) mit gleicher bzw. annähernd gleicher Bauart wie der initiale Tumor. Es würde zu weit führen, im Rahmen dieser Abhandlung auf die gesamte Strahlentherapie der Sarkome einzugehen, deshalb sei hier nur darauf hingewiesen, daß ein prinzipieller Unterschied hinsichtlich der Indikation zur Behandlung, der Sensibilität und Prognose zwischen den Metastasen und den Primärtumoren nicht besteht. Die Sensibilität eines Sarkoms läßt sich nur ungefähr voraussehen und ist bekanntlich oft abhängig von seiner histologischen Struktur bzw. der hauptsächlich zu seinem Aufbau verwendeten Zellart. Angefangen von den sehr strahlenempfindlichen Lymphosarkomen (Rundzellensarkomen) nimmt die Sensibilität ab über die nicht sehr strahlenresistenten Angio- und Myosarkome (MASSON und GUNSETT) bis zu den schlecht reagierenden Fibro-, Chondro-, Osteo- und Myxosarkomen. Dabei wird im speziellen Falle die Erfahrung gemacht, daß, wenn man aus dem mikroskopischen Bilde eines Tumors auf seine besondere Malignität (Zellreichtum, Unreife, stark infiltrierende Wuchsform) schließen kann, dieser oft besser reagieren wird als ein viel Bindegewebe enthaltender Tumor. Es sind jedoch auch Ausnahmen veröffentlicht: So hat z. B. TAUSSIG bei Fibrosarkomen mit einer Kombination von chirurgischer Behandlung und Radium Heilerfolge von mehrjähriger Dauer erzielt, ähnlich wie JÜNGLING mit Röntgenstrahlen. MORROW und TAUSSIG berichten, daß sie bei kleineren Fibrosarkomen 100% Heilung, bei großen jedoch 100% Mißerfolge sahen. Interessant ist der Hinweis KIENBÖCKs, daß im allgemeinen Sarkome, die (durch Röntgenstrahlen) restlos beseitigt sind, lokal nicht rezidivieren, daß aber das Auftreten von Metastasen nicht verhindert werde, eine Erfahrung, die von JÜNGLING u. a. bestätigt wird.

Das *primäre Sarkom* der Haut kann in allen Formen und Abarten auftreten. DARIER unterscheidet folgende Formen: das primäre, idiopathische, hämorrhagische Pigmentsarkom der Haut (Typus KAPOSI), die subcutane generalisierte Sarkomatose (Typus PERRIN), die verschiedenartigen cutanen Sarkome im Sinne der allgemeinen Sarkomtypen und das Lymphosarkom. Die letzte Form, die sich klinisch von den reinen Sarkomen durch langes Isoliertbleiben, Neigung zu Ulceration und Generalisation auf dem Lymphwege unterscheidet, teilt er in zwei Haupttypen: das Lymphadenom, das nahe Beziehungen zu den Tumoren der Mycosis fungoides besitzt, und das eigentliche Lymphosarkom. Da die cutanen Sarkome den metastatischen Tumoren, wie oben erwähnt, gleichzusetzen sind, die subcutane, generalisierte Sarkomatose (PERRIN) aber unbeschadet der Sensibilität der einzelnen Tumoren meist in kurzer Zeit durch viscerale Generalisation zum Tode führt und auch wegen ihrer Ausdehnung für die lokale Therapie kaum in Frage kommt, bedürfen an dieser Stelle nur das Lymphosarkom und das Sarcoma idiopathicum (KAPOSI) besonderer Berücksichtigung. Über das *primäre Lymphosarkom* der Haut braucht hier nicht mehr ausführlich gesprochen zu werden: ebenso wie das Lymphosarkom der Organe besitzt es anfangs eine hohe Radiosensibilität; im weiteren Verlaufe der Strahlenbehandlung tritt oft Gewöhnung ein, die sich bis zu völligem Refraktärwerden steigern kann. Das KAPOSI*sche Sarkom* ist im allgemeinen sehr radiosensibel. BAYET, DARIER u. a. rühmen die Resultate der Strahlen- und insbesondere der Radiumbehandlung, was wohl jeder Therapeut, der in die Lage kommt, diese seltene Krankheit zu behandeln, bestätigen kann. Hier verdienen zwei Fälle von Angiosarkomen, histologisch dem Sarcoma idiopathicum Kaposi ähnlich, erwähnt zu werden, die im Breslauer Allerheiligen-Hospital beobachtet werden konnten: von dem einen Fall berichtet NEUGEBAUER, daß die Tumoren auf Mesothoriumbestrahlung (25 mg Ra.el.-Äquivalent, 0,2 mm Silberfilter, 20 Minuten) zurückgingen; ein histologisch und klinisch analoger Fall hat später auf 21,33 mg Ra.el.-Äquivalent, 0,2 mm Silberfilter, 12 Minuten, so gut reagiert, daß der bestrahlte Tumor vollständig verschwand.

Sarkome an der Schleimhaut der Mundhöhle treten nur selten primär auf. Nach HEYERDAHL sind die Sarkome des weichen und harten Gaumens sehr reagibel, er befürwortet die Kombination von Röntgen- und Radiumstrahlen, bei den Lymphosarkomen hält er die Radiumtherapie allein für ausreichend. Auch das Riesenzellensarkom des Alveolarfortsatzes, das wenig maligne ist, aber häufig rezidiviert, ist nach HEYERDAHL durch alleinige Radiumbestrahlung leicht zu heilen. SIMONS demonstrierte ein inoperables Tonsillensarkom mit Drüsenmetastasen, das er durch Thorium X-Stäbchen und Röntgenstrahlen zum Verschwinden gebracht hat.

Die Technik der Sarkombestrahlung unterscheidet sich kaum von der Technik der Carcinombestrahlung. Es wird Kontakt- und Distanz- sowie intratumorale Nadel- bzw. Stäbchenbehandlung vorzunehmen sein, je nach Sitz, Größe und Art des Tumors. Solche Eigentümlichkeiten werden auch bestimmend dafür sein, ob im Einzelfalle eine Kombination mit anderen Methoden (Koagulation usw.) in Frage kommt. Bei subcutanem Sitz kommt harte β- + γ- oder reine γ-Strahlung, bei tiefergreifenden Prozessen nur die letzte in Betracht, während beim Pigmentsarkom oberflächlicher wirkende Strahlung ausreichen dürfte. Bei sehr zahlreichen Sarkomherden wird man auf die Röntgentherapie zurückgreifen müssen. Auch die interne Arsenmedikation ist, wie üblich, anzuwenden. Entschließt man sich zur Radiumbehandlung, so braucht beim KAPOSI-Sarkom die Dosis nicht so groß gewählt zu werden, bei den anderen Formen kommt man jedoch ohne stärkere Reaktion nicht aus.

Die Tumoren der **Mycosis fungoides** sind bekanntlich sehr radiosensibel. Wenn die Radiumbehandlung gegenüber der Röntgentherapie in den Veröffentlichungen eine geringere Rolle spielt, so liegt das wohl daran, daß sie wegen der Ausdehnung und Anzahl der Tumoren oft unzweckmäßig erscheint. Der Erfolg ist immer nur lokal, die Radiumwirkung demnach nur palliativ; Rezidive sind nicht zu vermeiden. Es dürften in Anbetracht der Vielheit der Tumoren bei Mycosis fungoides nur einzelne Herde für die Radiumbehandlung in Frage kommen und auch nur, wenn besondere Gründe vorliegen, da sonst die Röntgenbehandlung hier die Methode der Wahl ist. Daß die Radium-, Röntgenbestrahlung und Arsendarreichung bei dieser letzten Endes doch unheilbaren Krankheit kombiniert werden müssen, ist wohl selbstverständlich. Ob man sich der Distanz-, Kontakt-, Plätt- oder Spickmethode bedient, wird je nach der Größen- und Tiefenausdehnung des Herdes von Fall zu Fall zu entscheiden sein. Was die Filterung und Dosierung anlangt, so verabfolgt LEVIN $^1/_2$—1—2 mg/h unter 0,1 mm Kupfer + Gummifilter und berichtet über gute Erfolge.

Die Hauterscheinungen bei **lympho-** und **myelogener Leukämie** sowie bei **Pseudoleukämie** reagieren auf Lokalbestrahlung ausnahmslos gut (DAUTWITZ), und zwar sollen die myelogenen Formen am besten zu beeinflussen sein. Auch hier kann es sich bei der Art des Grundleidens lediglich um eine Palliativmaßnahme handeln. Die Entscheidung, ob Röntgen- oder Radiumtherapie vorzuziehen ist, wird individuell zu treffen sein. Technik und Dosierung wird der bei Mycosis fungoides anzuwendenden analog sein. Über intravenöse Thorium X-Technik s. Thorium X-Kapitel.

Über Radiumbehandlung der Hautmanifestationen bei **Lymphogranulomatosis** (HODGKINsche Krankheit), die auf Röntgentherapie gut zu reagieren pflegen, liegen unseres Wissens in der Literatur keine Mitteilungen vor.

BARCAT beobachtete spurloses Verschwinden der **Mollusca contagiosa** unter filterloser Bestrahlung bis zum leichten Erythem. Diese Beobachtung sei nur der Vollständigkeit halber angeführt, da die Behandlung der Mollusca contagiosa mittels Expression zur Beseitigung der Affektion meist ausreichen dürfte.

Über die Behandlung **spitzer Kondylome** mit Radium ließ sich in der Literatur nicht viel finden, wohl deshalb, weil bei ihnen meist chirurgische oder kaustische Methoden bzw. Röntgenstrahlen angewendet werden; lediglich KUMER erwähnt, daß er sich öfter der Radiumtherapie bedient habe. Nach unseren Erfahrungen kommt sie sehr wohl dort in Frage, wo man Röntgenstrahlen mit Absicht nicht anwenden will (Gravidität) oder die Erkrankung eine so große Ausdehnung angenommen hat, daß man den chirurgischen Eingriff fürchtet bzw. einen kaustischen als aussichtslos ansieht. Besonders bei den beetförmigen, dicht wachsenden, die normale Haut manchmal vollständig überwuchernden Kondylomen der Graviden hat uns die Bestrahlung mit radioaktiven Substanzen oft gute Dienste geleistet. Wenn man auch nicht alle Kondylome beseitigen konnte, so gelang es doch fast immer, einen Teil zum Verschwinden zu bringen, damit den Tumor zu verkleinern und den Rest reizlos und trocken zu machen. Hierdurch wurde die nachfolgende chirurgische Abtragung weniger blutreich gestaltet und vereinfacht. Je nach Lokalisation und Ausdehnung ist die Radiumtherapie als Kontakt- oder Wischmethode anzuwenden. Bei den eben erwähnten beetförmigen Kondylomen hat sich uns die Wischmethode sehr bewährt; wir haben geringe Dosen unter schwacher Filterung gegeben, um störende, stärkere Entzündungsreaktionen zu vermeiden. Meist wird man schon durch einmaliges Plätten einen deutlichen Rückgang der Kondylome beobachten können; die Bestrahlung kann dann nach 2—3 Wochen wiederholt werden. Verschwinden die Kondylome nicht völlig oder tritt ein Stillstand ein, so wird ein chirurgischer Eingriff angeschlossen.

Die Behandlung der **Warzen** mit radioaktiven Substanzen kann nicht einheitlich vorgenommen werden, sondern wird je nach den klinischen Formen und der bekannten Eigenart dieser Krankheit verschieden sein müssen. Je nachdem es sich um disseminiert oder isoliert auftretende, harte plane oder juvenile Warzen handelt, wird die Entscheidung anders sein. Es ist ferner zu berücksichtigen, daß die häufigen Rezidive, die Möglichkeit des Verschwindens auf jedweden, wenn auch noch so geringfügigen therapeutischen Eingriff und schließlich die wohl nicht wegzuleugnende Beeinflußbarkeit durch psychotherapeutische Maßnahmen eine wesentliche Rolle dabei spielen werden, ob bzw. zu welchem Zeitpunkt eine Radiumbehandlung der Warzen indiziert ist. Hiernach darf man wohl sagen, daß es falsch wäre, alle Warzen wahllos einer Radiumbehandlung zuzuführen. Wir möchten empfehlen, zunächst die anderen, sonst üblichen therapeutischen Methoden anzuwenden (Elektrolyse, Ätzung, Kaltkaustik, Psychotherapie usw.), bevor man sich zur Bestrahlung entschließt. Die Meinungen darüber, ob die *disseminiert* auftretenden, meist *planen Verrucae* sich für die Radiumbehandlung eignen, sind noch nicht geklärt. Während BARCAT und FALCHI gerade bei den planen Formen promptes Zurückgehen beobachtet haben, hält sie TAUSSIG für ungeeignet, und auch RATERA erwähnt, daß nur einzelne größere Warzen — vulgäre wie plane juvenile — bestrahlt werden sollten. Auch nach unserer schon früher verschiedentlich geäußerten Ansicht dürfte bei den planen, disseminierten Formen, wenn überhaupt bestrahlt werden soll, die Röntgentherapie am Platze sein, die allerdings nach TAUSSIG der Radiumtherapie unterlegen ist. Bei den *isolierten, harten Warzen* sollte man nicht vergessen, daß sie meist, besonders bei Erwachsenen, sehr widerstandsfähig sind und daher größerer Dosen zu ihrer Beseitigung bedürfen. Diese haben zur Folge, daß sich an der Haut die bekannten Nachwirkungen der Bestrahlung entwickeln können, was zu Entstellungen in kosmetischer Hinsicht führt. Man sollte daher immer erst einen Vorversuch an einer einzigen Warze vornehmen, um die Radiosensibilität zu ermitteln, schon deshalb, weil bekanntlich oft nach Beseitigung einer Warze auch die anderen spontan verschwinden. Dieses auch bei lange resistent gebliebenen Fällen häufig zu beobachtende Phänomen sollte überhaupt bei Bemessung der Dosis immer bedacht werden. Daß verschiedene Warzen bei derselben Person auch eine verschiedene Radiosensibilität aufweisen können, z. B. nach ihrer Lokalisation, geht daraus hervor, daß dicht über Knochen oder Gelenken gelegene harte Warzen (Hand- oder Fingerrücken), wie wir verschiedentlich gesehen daben, schon bei relativ geringen Dosen heftiger reagierten, als in gleicher Weise behandelte an anderen Stellen, und infolgedessen mit Narbenbildung abgeheilt sind. Es ist einleuchtend, daß dies gerade an solchen Stellen unschön wirken muß und daher möglichst zu vermeiden ist. Auch ROBINSON erwähnt, daß bei der von ihm geübten Behandlung die Abheilung (nach Reaktion) mit Narbenbildung eintrete.

Unzweifelhaft sind aber die an der *Fußsohle* und in den *Hohlhänden* vorkommenden, meist in deren Hornüberzug eingebetteten und an der Fußsohle gewöhnlich sehr schmerzhaften Warzen zur Bestrahlung geeignet. Bei ihnen fallen die oben geäußerten Bedenken zu einem großen Teile fort. Man braucht die Dosis wegen der schützenden Hornschicht nicht zu klein zu wählen, sie reagieren besonders gut auf die Bestrahlung, insofern als die Schmerzen bald aufhören und sich die Warze nach einiger Zeit meist völlig aus ihrem Bett herausheben läßt. Diese Erfahrungen sind nicht nur von uns, sondern auch von BURNS, NAEGELI und JESSNER, TAUSSIG und vielen anderen Therapeuten gemacht worden.

Ähnliches gilt für die unter und an dem *Nagelrand* bzw. um ihn herum befindlichen Warzen, die ebenfalls oft zu den gut reagierenden Formen gehören und bei denen wir ebenso wie RIEHL und KUMER wiederholt prompte Heilung beobachten konnten.

Technisch wird wohl, abgesehen von sehr großen, harten Warzen, bei denen evtl. Nadelbehandlung indiziert ist, nur Kontaktbestrahlung in Betracht zu ziehen sein. Was die anzuwendende Strahlenqualität anlangt, so empfehlen BARCAT sowie NAEGELI und JESSNER filterlose Bestrahlung; WICKHAM, DEGRAIS und BELOT sahen juvenile Warzen nach 5—10 Minuten langer Einwirkung der Gesamtstrahlung von 10 mg Radiumsulfid (Träger 1 qcm groß) völlig verschwinden; auch vulgäre Warzen bestrahlen sie filterlos mit etwas größeren Dosen, während sie bei Warzen der Fußsohle 30 mg Radiumsulfid unter 2 mm Blei 60 Stunden lang (in fraktionierter Dosis) auflegen. Auch CLARK wendet lediglich 3 mm Gummifilter an, PORCELLI empfiehlt schwach oder gar nicht gefilterte Strahlung, BURROWS bestrahlt nur die planen Warzen ohne Filter, während er bei großen, erhabenen Warzen mit 0,1 mm Blei oder sogar mit 1 mm Silber filtert, allerdings dementsprechend lange Sitzungen (mit vollstarken Trägern 10—12 Stunden) anwenden muß. RIEHL und KUMER haben die Erfahrung gemacht, daß sämtliche Warzenarten auf (harte) β- + γ-Strahlen besser reagieren als auf γ-Strahlen allein. Wir selbst verwenden im allgemeinen unseren quadratischen Träger (s. oben) schwach gefiltert (0,1 mm Silber + Gummi) und versehen ihn bei besonders erhabenen Warzen mit Zusatzfilter bis zu 0,3 mm Silber.

Die Dosis wird entsprechend dem oben Gesagten relativ schwach zu wählen sein. PORCELLI bestrahlt mit 5—10 mge 5—6 Minuten, auch wir verabfolgen mit etwa 21,33 mg Ra.el.-Äquivalent Mesothorium höchstens 10—12 Minuten bei gewöhnlichen Warzen, BARCAT 1—2 mge/h pro Quadratzentimeter, während BURROWS mit 10 mge $^3/_4$—$1^1/_2$ Stunden lang bestrahlt. ROBINSON läßt 5—10 mge Radiumsalz in Platinnadeln bis zu 2 Stunden in der Warze liegen. Bei planen Warzen bestrahlen BURROWS ungefiltert mit 10 mge $^1/_2$—1 Stunde, BARCAT $^1/_4$—$^1/_2$ mge/h, LASSUEUR mit 14 mge 1—3 Stunden unter 0,1 mm Blei. Die

Bestrahlung mehr als zweimal zu wiederholen, dürfte nach dem oben Gesagten unangebracht sein. Bei stark hyperkeratotischen Warzen an der Fußsohle empfiehlt es sich, die oberen Schichten vor der Bestrahlung zu erweichen, abzukratzen und dann wie gewöhnlich zu bestrahlen oder aber gleich stärker zu filtern (0,2—0,3 mm Silber) und länger zu bestrahlen.

Senile Warzen sind nach RIEHL und KUMER durch Radium schwer zu beseitigen, dagegen sah HALBERSTAEDTER gute Resultate mit einem Apparat, der 2,5 mg Ra.br. pro Quadratzentimeter enthielt und $1^1/_2$—2 Stunden einwirkte (Kautschukfilter).

Die Erfolge der Radiumbehandlung von **Schwielen** und **Clavi** werden von einer Reihe von Autoren günstig beurteilt (BURNS, CLARK, RATERA, WICKHAM, DEGRAIS und BELOT); allerdings scheinen sie denen anderer therapeutischer Methoden (Schälung, chirurgischer Eingriff usw.) nicht so überlegen zu sein, daß diese Erkrankungen nun allgemein der Bestrahlung unterzogen werden, vielmehr scheint man sich auch dabei auf die hartnäckigen, häufig rezidivierenden Fälle zu beschränken. Die Wirksamkeit des Radium wird bei den häufig sehr schmerzhaften Affektionen durch seine analgesierende Eigenschaft wesentlich unterstützt. WICKHAM, DEGRAIS und BELOT bestrahlen mit einem Plattenträger, der 30 mg Radiumsulfid auf 6 Quadratzentimeter verteilt enthält, unter 2 mm Bleifilter 60 Stunden in fraktionierter Dosis; BURNS empfiehlt weiche β-Strahlung. CLARK bestrahlt mit halbstarkem Träger unter 0,1 mm Messing + 0,1 mm Gummi an den Seitenflächen der Zehen gelegene Clavi 40—50 Minuten, Schwielen an der Fußsohle 60—90 Minuten, nötigenfalls mit einmaliger Wiederholung.

Eine kosmetisch zufriedenstellende Beeinflussung der **Naevi pigmentosi pilosi** durch Radium im Sinne einer Aufhellung und Angleichung an die normale Hautfarbe gelingt nach den Angaben von BURNS, CLARK, NAEGELI und JESSNER, RATERA und ROBINSON nicht. Wohl ist man imstande, bei den behaarten Formen eine Epilation zu erzielen, doch ist die Behaarung bei diesen meist sehr dunklen Mälern das weniger störende Übel. RIEHL und KUMER warnen wegen der notwendigen großen Dosen und ihrer Folgeerscheinungen ausdrücklich vor der Bestrahlung pigmentierter Mäler und geben nur die Möglichkeit einer Dauerepilation der lästigen Haare zu. Allerdings ist es notwendig, darauf hinzuweisen, daß auch die anderen therapeutischen Methoden (Kohlensäureschnee, Koagulation, Elektrolyse usw.) bei dieser schwer zu beeinflussenden Affektion meist unbefriedigende kosmetische Resultate ergeben. Man kommt daher immer wieder auf die Bestrahlungsmethoden zurück und versucht, da die Röntgenbehandlung notorisch unwirksam ist und sich die chirurgische Behandlung aus kosmetischen Gründen oft nicht durchführen läßt, diese Naevi mit radioaktiven Substanzen zu beeinflussen. JOHNSTON excidiert kleine, wenig pigmentierte Naevi, größere bestrahlt sie entweder ausschließlich oder kombiniert die Excision mit der Radiumbehandlung. Bei behaarten Naevis wird zwecks Epilation vorher Elektrolyse oder bei alleiniger Radiumbehandlung die β-Strahlung verwendet. Die β-Strahlen werden von ihr für das beste Prophylakticum gegen maligne Entartung gehalten und deshalb alle tief pigmentierten Naevi, die Wachstumstendenz zeigen, mit genügend großen Dosen von β-Strahlen behandelt. Auch BARCAT, der die Radiumbehandlung der Pigmentmäler empfiehlt, betont die Notwendigkeit häufiger, sehr großer Dosen un- oder schwach gefilterter Strahlen und gibt das Risiko der entstellenden Narben zu, ebenso erwähnt CLARK, daß eine Beseitigung ohne störende Narbe nicht möglich ist. Nach WICKHAM und DEGRAIS stellen die vorspringenden, derben, fibromatösen Formen, die sich auch nach RATERA noch am ehesten für eine Bestrahlung eignen, trotz der auch von ihnen zugegebenen sichtbaren

Narben ein günstiges Objekt für die Radiumtherapie dar, während die ganz oberflächlichen, milchkaffeeähnlichen, unbehaarten Formen nicht zu bestrahlen sind. KUZNITZKY betont, daß es ihm trotz energischer Bestrahlung (20 mg Mesothorium, ungefiltert, 40—60 Minuten) nur gelungen sei, die Behaarung und die obersten Pigmentschichten, nicht aber den Tumor selbst zu beseitigen; er begnügt sich daher mit einer Aufhellung und Abflachung des Naevus. Damit (und mit der Epilation) ist aber oft in kosmetischer Hinsicht genug getan.

Die von BARCAT angegebene Technik ist: 5 mge auf 5 qcm Fläche, ungefiltert, 2—6—8 Stunden oder mit 0,1 mm Blei gefiltert, 24—28 Stunden. Auch WICKHAM und DEGRAIS geben je nach Tiefenausdehnung und Stärke der Behaarung ungefilterte (25 mg Radiumsalz, 2 Tage lang, zusammen 9 Stunden) oder mit 0,1—0,3 mm Blei gefilterte Strahlung (100 oder 200 mg Radiumsalz, 24 Stunden). BURROWS bestrahlt mit ungefiltertem, vollstarkem Träger $^1/_2$—1 Stunde, die weiteren Bestrahlungen filtert er mit 0,1 mm Blei und verabfolgt so in sechswöchentlichen Abständen 2—4 Stunden. Er konnte von 13 Fällen 2 heilen, 11 bessern. MOEBIUS appliziert 30—40 mge/h ungefilterter Strahlung und gibt an, befriedigende Erfolge erzielt zu haben. JOHNSTON bestrahlt mit vorwiegend weicher β-Strahlung bis zum starken Erythem und pausiert zwischen den einzelnen Serien mindestens 2 Monate.

Die Reaktion der **tuberösen Naevi** auf die Radiumbehandlung ist wechselnd. BARCAT unterscheidet Naevi epithelialer Herkunft, die besser auf Radiumbestrahlung reagieren sollen, und solche bindegewebigen Ursprungs, welche die bekannte Strahlenresistenz des Bindegewebes aufweisen und sich zum Teil sogar völlig refraktär verhalten; die erstgenannte Gruppe kann nach demselben Autor durch ungefilterte Strahlung (25—80 mge/h), also nur mit relativ hohen Dosen, zum Rückgang gebracht werden, so daß diese Form der Mäler von ihm ebenfalls für ein undankbares Bestrahlungsobjekt gehalten wird. Ähnliches gilt für die anderen Naevusformen (*strichförmige, hyperkeratotische, ichthyosiforme Naevi*, ferner *Naevi sebacei, sudoripari, pilosi*). JADASSOHN berichtet, bei einem strichförigen, hyperkeratotischen Naevus nach mehrmaliger Thorium X-Salbenbehandlung wesentliche Besserung beobachtet zu haben.

BARCAT hat einen Fall von **Adenoma sebaceum** bestrahlt und die Affektion mit kleinen Dosen (5 mge/h) ungefilterter Strahlung zum Verschwinden gebracht, dagegen mit harter β- + γ-Strahlung in großer Dosis keine Beeinflussung gesehen. Im übrigen dürfte hier, ebenso wie bei den **Syringomen, Cylindromen** und **atheromatösen Mälern**, vorwiegend chirurgische Entfernung, Kauterisation, Elektrolyse, Diathermie usw. in Frage kommen, da die Radiumbehandlung sehr unsicher und in kosmetischer Hinsicht den anderen Methoden keinesfalls überlegen ist.

Die **Angiome** gehören zu denjenigen dermatologischen Affektionen, deren unbestrittene Beeinflußbarkeit durch die Radiumtherapie schon sehr frühzeitig anerkannt wurde. WICKHAM und DEGRAIS veröffentlichten 1912 in ihrem bekannten Buch die günstigen Erfahrungen, die sie seit 1905 gemacht hatten, nachdem bis dahin das Radium als nicht geeignet für die Angiombehandlung erklärt worden war. Seitdem hat sich eine große Anzahl von Autoren mit dieser Materie beschäftigt; ihre klinischen Erfahrungen stimmen im allgemeinen überein. Für die Besprechung der einzelnen Angiomformen und der bei ihnen erzielten radiotherapeutischen Resultate eignet sich auch heute noch sehr gut die alte VIRCHOWsche Einteilung, der KUMER in seiner letzten zusammenfassenden Arbeit „Über die Radiumbehandlung der Gefäßgeschwülste der Haut“ (1923)[1] gefolgt ist und die auch wir den folgenden Ausführungen zugrunde legen wollen.

[1] An manchen uns geeignet erscheinenden Stellen haben wir die Darstellung KUMERS der Einfachheit und Kürze halber zum Teil wörtlich übernommen.

VIRCHOW unterscheidet zwei Arten von Angiomen, und zwar das Angioma simplex (Naevus flammeus) und das Angioma cavernosum, bei letzterem eine oberflächlicher gelegene, cutane, und eine tiefer greifende, subcutane Form. Es ist nun interessant, daß diese Zweiteilung auch in dem radiotherapeutischen Effekt zu erkennen ist, nämlich derart, daß die Naevi flammei schlechter reagieren als die kavernösen Angiome, die so günstig beeinflußt werden, daß man fast von einer spezifischen Therapie bei ihnen sprechen kann. Der Grund für diese Differenz in der Reaktionsweise der beiden Angiomarten ist nicht eindeutig geklärt; MAC KEE (bei KUMER) glaubt ihn darin zu sehen, daß die kavernösen Angiome, die erst post partum entstehen, aus jüngeren Zellen bestehen, als die angeborenen, flachen Naevi; für seine Annahme spreche die Erfahrung, daß auch die histologisch ähnlich und gleichfalls ante partum angelegten Corpora cavernosa penis selbst durch hohe Dosen nicht beeinflußt werden.

In den ersten Publikationen werden die Behandlungserfolge bei den *Naevi flammei* optimistisch beurteilt. Das braucht nicht wunderzunehmen, denn bei der Strahlensensibilität der Gefäßendothelien ist es durchaus möglich, die Affektion zur völligen Abblassung zu bringen, nur gehören dazu Dosen, die den kosmetischen Effekt — und lediglich auf diesen kommt es doch beim Naevus flammeus an — durch Atrophien und Gefäßektasien beeinträchtigen und das Aussehen des Kranken sogar noch verschlimmern können. Diese Folgezustände treten erst nach Monaten, oft sogar nach Jahren auf und sind nicht zu vermeiden, wie auch diejenigen Autoren zugeben, die heute noch die Radiumtherapie für überlegen halten (CLARK, MOEBIUS u. a.). Die meisten Therapeuten (ADAMSON, CLARK, FORDYCE, KUMER, MAC KEE und WILLIAMS, MAZZONI, MOEBIUS, MORROW und TAUSSIG, NAEGELI und JESSNER, NOVÁK, ROBINSON, SIMPSON, TAUSSIG, WICKHAM und DEGRAIS u. a.) warnen deshalb vor Reaktionen oder empfehlen, allenfalls bis an die Erythemgrenze heranzugehen. Auch wir sind der Ansicht, daß man lediglich eine Aufhellung des Naevus und Angleichung an die Farbe der benachbarten normalen Haut anstreben sollte, ein Versuch, von dem ebenfalls (nach MAZZONI) Abstand genommen werden muß, wenn sich mit kleineren Dosen kein solcher gleichmäßiger Rückgang erreichen läßt. Nach WICKHAM und DEGRAIS und auch nach unseren Erfahrungen wäre es verfehlt, die Bestrahlung gleich an dem ganzen Naevus durchzuführen; es ist vielmehr zweckmäßig, zunächst probeweise eine Teilbestrahlung vorzunehmen, von deren Ergebnis die Behandlung der übrigen Partien abhängig zu machen ist, ferner möglichst auch die anderen, für die Behandlung des Naevus teleangiectaticus empfohlenen Methoden, wie CO_2-Schnee, Quarzlampe usw. zu versuchen. Einzelne Autoren (FOVEAU DE COURMELLES, KROMAYER sowie WICKHAM und DEGRAIS) empfehlen geradezu, die Bestrahlung in Kombination mit diesen Methoden durchzuführen, unter Umständen kommt auch ein Versuch mit Thorium X in Salben- oder gelöster Form in Frage (s. Thorium X-Kapitel). Es ist angegeben worden (KUMER), daß diejenigen Naevi eine bessere Prognose geben, die auf Glasdruck abblassen; wo dieses Zeichen fehlt, dürfe nur ein Bestrahlungs*versuch* vorgenommen werden.

Die Technik der Bestrahlung richtet sich zunächst nach dem Umfang der Affektion; während bei kleinen Mälern die Kontaktbestrahlung indiziert ist, dürfte sie bei den ausgedehnteren Fällen mit Rücksicht auf die zahlreichen konsekutiven Randpigmentierungen nicht zu empfehlen sein. KUMER bedient sich deshalb der Wischmethode, RÜDISÜLE der Distanzbestrahlung, während SIMPSON die schwach aktiven, größeren Stoffträger für angebracht hält.

Entsprechend der geringen Tiefenausdehnung der Naevi flammei wird man möglichst schwache oder gar keine Filter anwenden. LASSUEUR bestrahlt ungefiltert, schlägt jedoch vor, bei Mälern, die auf Glasdruck nicht abblassen, mit 0,1 mm Blei zu filtern; Naegeli und Jessner bedienen sich gleich uns einer Filterstärke von 0,1 mm Silber, Clark benutzt 0,1 mm Messing, Burns 0,1 mm Aluminium, ebenso Kumer sowie Williams und Traub, während Burrows, Novák, Robinson und Rüdisüle für Ausnutzung der weichsten Strahlen eintreten und daher überhaupt nicht filtern.

Was die Dosierung anlangt, so geht aus den zahlreichen Warnungen der meisten Autoren hervor, daß äußerste Vorsicht am Platze ist; nach dem oben Gesagten wird die Empfehlung Lassueurs, der oberflächliche, auf Glasdruck abblassende Formen mit weicher β-Strahlung in einer Dosis behandelt, die leichte Blasenbildung hervorruft, nicht ohne Bedenken aufzunehmen sein. Kumer, Morrow und Taussig, Robinson, Simpson, Williams und Traub bestrahlen bis zur Bildung eines schwachen Erythems oder gehen hart an die Erythemgrenze heran, Novák, Wickham und Degrais u. a. widerraten die Verabfolgung einer irgendwie irritierenden Dosis. Die Angaben über Bestrahlungspausen schwanken zwischen 4 und 12 Wochen; auch wir halten zu kurze Zwischenräume für unzweckmäßig, einmal deshalb, weil ein einigermaßen stabiles Resultat erst verhältnismäßig lange nach der Bestrahlung zu ersehen ist, und ferner, weil die Bestrahlungsreaktion gerade beim Naevus teleangiectaticus oft sehr verspätet auftreten kann (Moebius). Von einer häufigen Wiederholung der Bestrahlung ist aus den oben erörterten Gründen abzuraten. Clark verabfolgt höchstens 2 oder 3 Bestrahlungsserien, ebenso Burrows, während Robinson häufiger bestrahlt, aber davor warnt, die Bestrahlungsdauer (bei den gleichen Stellen) länger als 1 Jahr auszudehnen. Zu berücksichtigen ist, daß die Sensibilität nach der Lokalisation des Naevus variiert. So verträgt nach Kumer z. B. die Haut der Augenlider nur die Hälfte der Dosis, die an der Wange verabfolgt werden kann. Die Behandlung ausgedehnter Naevi wird immer viele Monate, wenn nicht Jahre, in Anspruch nehmen. Zeitpunkt des Behandlungsbeginnes wie beim kavernösen Angiom.

Der *Naevus araneus* wird im allgemeinen nicht mit Radium behandelt werden; Lassueur schreibt, daß er mit leichter Reaktion (19 mge, 20 Minuten, 0,02 mm Aluminium + 0,2 mm Glimmer) Heilung erzielte, während Kumer von der Radiumtherapie abrät. Im Hinblick auf die Geringfügigkeit dieser Affektion wird anderen ebenso leistungsfähigen Methoden, wie Kohlensäureschnee, Elektrokoagulation usw. der Vorzug zu geben sein. Für die Naevi aranei gilt dieselbe Technik und Dosierung wie für Naevi flammei.

Das *kavernöse Angiom* gehört zu den hauptsächlichsten Anwendungsgebieten der Radiumtherapie. Burns, Burrows, Degrais, Foerster, Halberstaedter, d'Halluin, Johnston, Kumer, Lengemann, Mazzoni, Ratera, Taylor u. a. m. erkennen dem Radium eine wesentliche Überlegenheit über die anderen Methoden zu, es „biete bei einem Minimum von Beschwerden ein Maximum von Erfolgen" (d'Halluin). Moebius dagegen sieht bei Angiomen schlechtere Erfolge als bei Naevus flammeus und empfiehlt daher, sie mit Kohlensäureschnee zu behandeln. Es ist selbstverständlich, daß die Prognose nicht bei allen Formen gleich günstig zu stellen sein wird. Eine große Rolle spielt hier das Alter, da übereinstimmend von allen Autoren angegeben wird, daß die Bestrahlung um so erfolgreicher sei, je jünger das Individuum ist. Diese Beobachtung würde mit der erwähnten Hypothese Mac Kees übereinstimmen (s. oben) und durch die praktischen Erfahrungen über die größere Strahlensensibilität der beginnenden Angiome bestätigt werden (de Castro Freire, Degrais, Kumer, Minami, Schamberg, Simpson und Strauss). Nach Kumer ist der mitunter beobachtete spontane Rückgang eines Angioms extrem selten, häufiger dagegen auf dem Umwege über eine Ulceration, die bei den infolge starker Spannung ihrer Oberfläche leicht lädierbaren und mechanischen Insulten ausgesetzten Tumoren nicht selten ist; es tritt aber dann eine oft recht störende Narbenbildung ein, die bei richtiger, ulceröse Reaktionen vermeidender Bestrahlungstechnik verhütet werden kann (auch NAEGELI und JESSNER betonen, daß sie in keinem Falle wirkliche Narbenbildung gesehen haben). Man sollte sich also von einer möglichst frühen Behandlung nicht abhalten lassen, zumal bei Bestrahlung nach Eintritt der Pubertät auch Versager beobachtet wurden.

Eine viel diskutierte Frage ist die der Bestrahlung ulcerierter Angiome, besonders bei den oberflächlichen (himbeerartigen) Formen. Die Entscheidung darüber, ob man ohne Rücksicht auf die nicht mehr intakte Hautdecke bestrahlen oder erst eine Überhäutung herbeiführen soll, ist nicht ohne weiteres zu fällen. Die Ansichten hierüber gehen auseinander. So sahen MILIAN und DELARUE bei einem zentral ulcerierten, sekundär infizierten, 3—5 mm über die Oberfläche ragenden Angiom nach Radiumbehandlung wesentliche Besserung. Auch KUMER sah einige ulcerierte Angiome, die vorher längere Zeit mit anderen Methoden erfolglos behandelt waren, nach einmaliger schwacher Bestrahlung heilen, glaubt aber doch, bei der Mehrzahl eine bedeutende Verschlechterung beobachtet zu haben. Für ungeeignet hält er alle Fälle, bei denen tiefgehender Zerfall eingetreten ist; dieser könne auch durch eine Bestrahlung hervorgerufen werden, wenn vorher eine oberflächliche Impetigopustel oder Kruste auf dem Angiom bestanden habe. Daher sei schon bei den oberflächlich ulcerierten Fällen Vorsicht zu üben; bei einem solchen Angiom, bei dem nur die gesunde Haut am Rande der Geschwulst lediglich mit γ-Strahlen behandelt worden sei, habe er tiefe Nekrotisierung beobachtet, deren Heilung überaus schwierig gewesen sei. Wir möchten uns nach unseren Erfahrungen gleichfalls der Ansicht KUMERs anschließen, der empfiehlt, zunächst mit desinfizierenden und epithelisierenden Mitteln eine Desinfektion bzw. Überhäutung des Geschwürs herbeizuführen und die Bestrahlung aufzuschieben, da in solchen Fällen, wie schon erwähnt, auch Spontanheilungen bzw. -besserungen eintreten können (s. oben); soll aber aus besonderen Gründen die Bestrahlung sofort vorgenommen werden, dann ist große Vorsicht in der Dosierung notwendig. Das gleiche gilt für Angiome an den Gelenkbeugen, die infolge ihres Sitzes zur Maceration prädestiniert sind. Daß auch nach der Bestrahlung für einen ausreichenden Schutz der Geschwulst vor mechanischer Verletzung gesorgt werden muß, zumal wenn sie in der Nähe von juckenden Dermatosen oder auf der Kopfhaut (Pediculosis!) lokalisiert ist, versteht sich von selbst. Behandlung von Dermatosen in der Umgebung des Tumors soll vorangehen (KUMER).

Die Angiome mit stark verdünnter, gespannter Epitheldecke sind nach KUMER prognostisch nicht so günstig wie solche unter normalem Epithel, auch erektile, pulsierende Angiome bieten nach KUMER und LASSUEUR keine sehr günstige Prognose. Mitbestimmend ist auch die Größe des jeweils zu bestrahlenden Angioms. Nach BARCAT ist die Prognose auch durch den histologischen Bau bestimmt. Es werden unterschieden Angiome mit normalen Capillaren, deren Wand aus einer einfachen Lage abgeflachter Zellen besteht, und solche, die von anormalen Capillaren mit verdickter Wandung aus mehreren Zellschichten aufgebaut sind (KUMER). Es scheint, „daß je mehr die Gefäße sich vom normalen Typ entfernen, ihre Empfindlichkeit dem Radium gegenüber zunimmt“ (BARCAT). Wenn die Umgebung elephantiastisch verändert ist, soll die Bestrahlung mit chirurgischen, plastischen Methoden kombiniert werden, und zwar empfiehlt KUMER, die Operation voranzuschicken; erstens könnten Operation und Lokalanästhesie im bereits vorher bestrahlten Gebiet zu schwer heilenden Ulcerationen führen, dann aber trete auch in der Umgebung der Operationsnarbe oft eine Rückbildung des Angioms ein (s. oben), welche die Bestrahlung vereinfache.

Die Technik wird sich nach der Größe und Tiefenausdehnung des Angioms zu richten haben. Es kommen Kontakt- wie Fernbestrahlung, Wischmethode wie intratumorale Behandlung in Frage. Die letzte Methode wird bei den subcutanen und bei den tumorartig das Niveau der Haut überragenden Angiomen anzuwenden sein (BARCAT, CLARK, JOHNSTON, MORROW und TAUSSIG, ROBINSON, WILLIAMS u. a. m.); KUMER lehnt sie bei den cutanen Angiomen ab, da die Einführung der Dominiciröhrchen „einen operativen Eingriff mit allen seinen Unannehmlichkeiten und möglichen Komplikationen darstellt". Das gleiche gilt selbstverständlich auch für die intratumorale Radium- bzw. Radonnadelbehandlung. Am empfehlenswertesten dürfte bei ausgedehnteren Tumoren die Distanzbestrahlung sein, da die Kreuzfeuermethode sehr leicht Randpigmentierungen hinterläßt, die in kosmetischer Hinsicht natürlich unerwünscht sind.

Auch die anzuwendende Strahlenqualität hängt von der Tiefenausdehnung des Angioms ab. Eine Anzahl von Autoren (CLARK, FOERSTER, MORROW und TAUSSIG, SCHAMBERG u. a.) verwendet hauptsächlich (harte) β- + γ-Strahlung und filtert mit 0,1—0,5 mm Silber oder Messing, während KUMER die ausschließliche Benutzung der γ-Strahlen befürwortet, da nur so die Ausnützung der selektiven Wirkung auf die Gefäßendothelien gewährleistet sei; die Behandlung sei zwar langwierig, doch würden Komplikationen vermieden. Auch BURNS, BURROWS, FRAZIER, JOHNSTON, MINAMI, ROBINSON und WARD bedienen sich stärkerer Filter (1 mm Messing, 0,1 mm Blei usw.). Was die Dosierung anlangt, so geht aus dem oben Gesagten hervor, daß sehr starke, zur Blasenbildung führende Reaktionen vermieden werden sollten und daß die Erythemgrenze nach Ansicht der meisten Autoren keinesfalls weit überschritten werden dürfe. Nach WICKHAM und DEGRAIS ist es zwar möglich, mit einer einmaligen längeren Bestrahlung eine Rückbildung zu erzielen, doch werden kosmetische Mißerfolge danach nicht immer ausbleiben. KUMER empfiehlt dagegen verzettelte Bestrahlung mit kleinen Dosen, wenn auch der Heilungsverlauf dadurch sehr langwierig wird; er hält es für günstig, beispielsweise 50 mg/h auf 5 aufeinanderfolgende Tage à 10 mg/h zu verteilen, um die therapeutische Wirkung unter Abschwächung der hautreizenden Komponente auszunützen. Da es auf rasche Heilung, zumal bei Behandlungsbeginn im frühen Kindesalter, gar nicht ankommt, empfiehlt es sich, zwischen die einzelnen Bestrahlungen oder Bestrahlungsserien längere Pausen einzuschieben. KUMER wiederholt seine fraktionierten Bestrahlungen alle 3 Wochen, FOERSTER pausiert 4 Wochen, JOHNSTON sogar 2—3 Monate. Nicht immer wird eine Wiederholung nötig sein (NAEGELI und JESSNER). Auch wir warten regelmäßig ab, bis alle Folgeerscheinungen der Bestrahlung verschwunden sind und die Haut reizlos geworden ist. Dann — etwa 4—6—8 Wochen nach der Bestrahlung, dies ist individuell und je nach Lage des Falles verschieden — läßt sich das bisher erreichte Resultat auch besser übersehen. Es wird sich empfehlen, besonders bei jungen Individuen mit kleinen Dosen zu beginnen — bei Erwachsenen sind meist größere Dosen erforderlich (KUMER) — und die Dosis nötigenfalls später zu steigern (NAEGELI und JESSNER). Mehr als vier Serien sind nicht anzuraten; MINAMI empfiehlt, die Bestrahlung schon bei nicht vollkommener Entfärbung abzubrechen, da später noch eine Angleichung an die normale Haut stattfinde, eine Beobachtung, die auch wir bestätigen können.

Die Schleimhautangiome sind nach KUMER nicht so gut zu beeinflussen; bei ihnen ist größere Vorsicht am Platze, da die Schleimhaut empfindlicher ist als die Haut, so daß etwaige Ulcerationen hier noch größere Schwierigkeiten verursachen können. WARD hält hier die Elektrokoagulation für indiziert.

Nach dem bisher über die kavernösen Angiome Gesagten kann die Besprechung der subcutan gelegenen Formen kurz gefaßt werden. Die Erfolge sind hier nicht sicher (KUMER, TAYLOR). Es werden für die Bestrahlung diejenigen Fälle wegfallen, bei denen die Geschwulst aus größeren Gefäßen besteht (KUMER). Technisch wird meist die Fernbestrahlung bevorzugt (ROBINSON, SCHAMBERG, SIMPSON, WARD), obwohl infolge der bei diesen Tumoren notwendigen stärkeren Filterung auch die Kreuzfeuer-Kontaktbestrahlung kaum nachteilige Folgen haben dürfte. Diese Filterung muß so stark sein, daß sie nur „ultrapenetrierende" oder reine γ-Strahlen passieren läßt. Dementsprechend werden auch die Dosen verhältnismäßig groß sein müssen. So verabfolgt SIMPSON 500 mge in 6 cm Entfernung 26 Stunden lang, ROBINSON 200 mge/h in 1—5 cm Entfernung, SCHAMBERG 1200—1400 mc/h. CLARK, JOHNSTON, MORROW und TAUSSIG, ROBINSON, WILLIAMS und TRAUB u. a. m. ziehen hier die intratumorale Methode vor (CLARK: 5—10 mg Radiumnadeln 3—4 Stunden an der Grenze der Veränderungen, außerdem externe Bestrahlung; ROBINSON: 10 mg Platin-Radiumnadeln pro Kubikzentimeter für 2 Stunden; MORROW und TAUSSIG: Radiumnadeln 10—12 mg in 2—3 cm Entfernung voneinander, höchstens 6 Stunden).

Die **Lymphangiome** geben infolge ihrer geringen Radiosensibilität keine so günstigen Resultate. DIEULAFÉ erreichte zwar bei einem Lymphangiom der Unterlippe durch Versenken von mehreren Platinnadeln (36 mc für 48 Stunden) eine Verkleinerung und bindegewebige Umwandlung, die eine Plastik ermöglichte, SCHAMBERG und BRADLEY sowie KUMER betonen aber die Notwendigkeit größerer Dosen infolge der größeren Strahlenresistenz. CLARK behandelte drei Fälle mit Erfolg, indem er einen vollstarken Träger, mit 0,1 mm Messing und 4 mm Gummi gefiltert, 100—110 Minuten auflegte. Wir selbst haben bei einem Lymphangiom am Mons veneris eines kleinen Mädchens durch Fernbestrahlung (Distanz 2 cm) mit einem quadratischen Träger von 1 cm Seitenfläche, der Mesothorium von 21,33 mg Ra.el.-Äquivalent enthielt, unter 0,1 mm Silber, 75 Minuten lang, eine bedeutende Abflachung erzielt; das Resultat konnte später durch wiederholte Bestrahlungen mit der Wisch- oder Plättmethode (je 10 Minuten lang) noch verbessert werden.

Nach den Beobachtungen von RIEHL und KUMER reagieren die **bindegewebigen Tumoren** (Fibrome, Fibrokeratome), ebenso wie die vom **Muskel-, Fett- und Nervengewebe** ausgehenden (Myome, Lipome, Neurinome) nur schlecht auf Radiumbestrahlungen, was im Hinblick auf die bekannte Strahlenresistenz von Tumoren nicht epithelialer Herkunft nicht verwunderlich ist. Bei störender Lokalisation ist daher die Excision anzuraten.

Wenn auch bei der Bestrahlung eines **Keloids** der gewünschte Erfolg nicht immer erzielt wird, muß man sich doch der Ansicht zahlreicher Autoren (BURNS, BURROWS, HALBERSTAEDTER, HEINER, MOEBIUS, TAUSSIG u. a.) anschließen, daß die Strahlentherapie wohl noch das beste Mittel zur Behandlung bzw. Beseitigung der Affektion ist. Denn bei chirurgischer oder kaustischer Behandlung besteht infolge der individuellen Disposition bekanntlich die Wahrscheinlichkeit, daß sich in der Narbe wiederum ein neues Keloid bildet. Jedenfalls befürworten auch diejenigen Therapeuten, die eine chirurgische Entfernung großer Keloide für notwendig halten, die Nachbestrahlung (MOEBIUS, ROBINSON, SÄINZ DE AJA, TAUSSIG). In den meisten Fällen wird es mit kleinen bis mittleren Dosen gelingen, die Keloide bis zu einem gewissen Grade abzuflachen; hiermit muß man sich oft begnügen, denn eine zu intensive Bestrahlung ist wegen der konsekutiven, kosmetisch oft störenden Teleangiektasien kontraindiziert. Eine Ausnahme bilden die Narbenkeloide, z. B. nach ausgedehnten Verbrennungen, die nicht nur an sich entstellend, sondern oft auch durch ihre Lokalisation (z. B. am Hals) so stark behindernd sind, daß man manchmal die Teleangiektasien mit in Kauf nehmen muß, da eine Wiederherstellung bzw.

Besserung der Funktion nur mit größeren Dosen erzielt werden kann; so haben wir in 2 Fällen, die wir mit Mesothorium (21,33 mg Ra.el.-Äquivalent) unter 0,1 mm Silberfilter 3 mal 10 Minuten in Abständen von 6—8 Wochen bestrahlten, bedeutende Erweichung der Keloidstränge mit gutem funktionellen Resultat erreicht. Auch Halberstaedter betont die günstige Wirkung des Radium bei Keloiden nach Verbrennung, aber es führten auch hier erst mehrere Bestrahlungsserien unter Verwendung reiner γ-Strahlen zu einem wirksamen Effekt (2,5 mg Radiumbromidaktivität pro Quadratzentimeter, 12—24 Stunden pro Sitzung).

Über die Indikation zur Behandlung läßt sich etwa folgendes sagen: Eine Reihe von Therapeuten (Abbé, Burns, Robinson, Simpson) gibt der Radiumbehandlung vor den Röntgenstrahlen den Vorzug. Es ist zu berücksichtigen, daß die Resistenz der Keloide gegenüber den Radiumstrahlen mit ihrem Gehalt an fibrösem Gewebe wächst (Lawrence), so daß besonders die weichen, kleinen, mitunter rasch wachsenden Keloide eine gute Prognose geben, namentlich wenn die Bestrahlung frühzeitig einsetzen kann (Clark, Foerster, Levin, Moebius, Ratera, Robinson, Taft, Taussig). Nach Burrows sind die Erfolge um so besser, je höher das Keloid ist. Handelt es sich um sehr harte, ausgedehnte Keloide, wird es sich empfehlen, galvanokaustische oder chirurgische Zerstörung einer Bestrahlung vorauszuschicken. Dasselbe gilt für alle Fälle, bei denen ein beschleunigtes Verfahren angezeigt ist (Taussig), da die Radiumbehandlung lange Zeit in Anspruch nimmt. Stets ist aber (aus den schon mehrfach erwähnten Gründen) eine Nachbestrahlung anzuschließen, zumal Moebius betont, niemals die Bildung von hypertrophischen Narben nach einem solchen kombinierten Vorgehen beobachtet zu haben. Nach Burns bleiben eingesunkene Narben, wie sie z. B. nach Variola beobachtet werden, unbeeinflußt. Erwähnt sei, daß Jucken und Schmerzen sehr rasch unter der Behandlung schwinden (Burrows, Moebius).

In der Mehrzahl der Fälle wird die Kontaktbestrahlung zu bevorzugen sein (Burns); wenn bei größeren Keloiden ein chirurgischer Eingriff nicht vorgenommen werden kann, wird man sich der Fernbestrahlung bedienen. Burrows empfiehlt bei sehr hohen Keloiden Nadelbehandlung, Robinson bevorzugt sie vor den anderen Methoden. Bei jeder Bestrahlung ist die gesunde Haut zu schützen, da das Keloidgewebe eine viel größere Radiumdosis verträgt (Taussig). Die Angaben über die Filterung gehen sehr auseinander. Burns, Burrows, Foerster und Robinson filtern prinzipiell stärker und wenden (härtere) β- + γ-Strahlung an, Levin filtert mit 0,1 mm Kupfer, Taft gibt an, nur alte Keloide gefiltert, die weichen, frischen hingegen mit ungefilterten Strahlen zu behandeln. Taussig stellt anheim, (harte) β- + γ-Strahlen ohne sichtbare Reaktion zu verwenden oder mit weichen, Reaktionen hervorrufenden β-Strahlen vorzugehen; das erstere hält er bei harten, alten Keloiden für erfolglos. Ratera empfiehlt, entzündliche Reaktionen zu vermeiden; wir glauben ebenfalls darauf hinweisen zu sollen, daß bei diesen oft nur kosmetisch störenden Affektionen jede Bestrahlungsweise, die spätere Hautveränderungen hervorrufen kann, nicht am Platze ist.

Auch die Dosis wird diesem Prinzip untergeordnet werden müssen. So bestrahlt Burns mit viertel- oder halbstarker Platte, 0,1 mm Blei oder 0,4 mm Aluminium als Filter, 2—4 Stunden, Burrows mit halb- oder vollstarker Platte, 0,1 mm Platin oder 1 mm Silber als Filter, $2^1/_2$ bzw. 7 Stunden. Foerster verwendet Dosen, die allenfalls ein leichtes Erythem erzeugen. Moebius bestrahlt kleinere Keloide mit 10—20 mg/h, größere mit 40 mg/h (nähere Angaben fehlen). Levin verabfolgt 1—2 mge/h unter 0,1 mm Kupfer, Clark 5 mge unter 1 mm Aluminium + 5 mm Gummi 2—6 Stunden, Lassueur 16—18 mge unter

0,05 mm Aluminium, 30—60 Minuten. Für die Nachbestrahlung excidierter Keloide empfiehlt MOEBIUS 50—70 mg/h, während CLARK nur 90 Minuten lang, umgerechnet also $7^1/_2$ mge/h, bestrahlt. Bei Kindern soll nur die Hälfte bzw. $^2/_3$ der bei Erwachsenen notwendigen Dosis gegeben werden. In den meisten Fällen wird sich eine Wiederholung der Bestrahlung als notwendig erweisen; entsprechend der bei den Keloiden oft verspätet auftretenden Reaktion wird die Pause zwischen den einzelnen Sitzungen größer zu wählen sein. TAUSSIG allerdings wiederholt im Gegensatz hierzu die Bestrahlung schon nach 3 Wochen, BURROWS aber pausiert 6 Wochen und CLARK mit Rücksicht auf seine größeren Einzeldosen 2 Monate. Derselbe Autor hält 2—3 Bestrahlungsserien für notwendig, so daß sich die Behandlung über mehrere Monate erstrecken würde, BURROWS hebt hervor, daß sie sogar zwei Jahre dauern könne.

Ähnliche Verhältnisse wie bei den Verbrennungsnarben finden wir bei den **fehlerhaften Narben nach Kriegsverletzungen.** Auch hier steht die Wiederherstellung der Funktion über dem kosmetischen Effekt, zumal wenn eine Kompression von Nervenfasern vorliegt. LABORDE berichtete schon 1916 über zwei solche mit ausgezeichnetem Erfolge durch Radium behandelte Fälle, bei denen die bereits vorhandene Entartungsreaktion günstig beeinflußt werden konnte und die Funktion zur Norm zurückkehrte; nach seiner Ansicht „scheint das Radium elektiv auf die Rückbildung von Narbengewebe einzuwirken, das in die Narben eingeschlossene Nervengewebe selbst aber zu schonen“. LABORDE verabfolgt (härteste) β- + γ-Strahlung: 75 mg Radiumbromid, 0,5 mm Platin + 1,5 mm Gummifilter, 5—6 Bestrahlungen zu je $1^1/_2$ Stunden.

Die Bestrahlungserfolge bei **Induratio penis plastica** werden nicht eindeutig beurteilt, jedenfalls aber steht heute „an erster Stelle die Radiumtherapie, die die besten Heilungsaussichten zu bieten scheint; dann folgt die Röntgenbehandlung und die Operation“ (CALLOMON). MOEBIUS wandte Radium an, ohne damit befriedigende Resultate erzielt zu haben. HEINER hält die Bestrahlung für indiziert, RIEHL und KUMER bezeichnen sie bei beginnenden Prozessen als das einzige Heilmittel. Die Erweichung lasse sich erst sehr spät feststellen, oft seien 10 und mehr Bestrahlungen notwendig, auch nach Rückbildung der Infiltrate bleibe oftmals noch leichte Krümmung des erigierten Penis bestehen; bei (sekundärer) Kalkablagerung, Knorpel- oder Knochenbildung sei ein chirurgischer Eingriff mit Radiumnachbestrahlung indiziert. Auch DREYER erzielte mit Radiumbestrahlung, ebenso wie GALEWSKY und WEISER, Besserungen; demgegenüber konnte P. S. MEYER keine Beeinflussung feststellen. MARTENSTEIN beurteilt die Erfolge — und darin müssen wir ihm beipflichten — sehr skeptisch und weist dabei mit Recht auf die nicht allzu seltene Spontanheilung der Affektion hin, über die von zahlreichen Autoren (CALLOMON, FINGER, JADASSOHN, RIEHL, O. SACHS, SCHAEFFER u. a.) berichtet wurde.

Über gute Erfolge ohne genaue Angabe von Technik und Dosierung berichten BRAENDLE, FABRY, FRÜHWALD, FÜRST, LEGUEU, NAHMMACHER. RIEHL und KUMER verabfolgen unterhalb der Erythemgrenze gelegene Dosen ausschließlicher γ-Strahlung, und zwar verabreicht KUMER höchstens 40—50 mge/h unter 0,2 mm Silber- + 1,0 mm Messingfilterung. DREYER bestrahlte die Knoten mit 30 mg Radiumsalz zunächst unter 0,4—0,6 mm Bleifilter insgesamt 30 Stunden, später unter 2 mm Blei und 20 Lagen schwarzen Papiers zusammen 169 Stunden. HERRMANN (zit. nach CALLOMON) bestrahlt mit 17 mg Mesothorium unter 0,5 mm Silber + 5 mm Paraffin; Angabe der Bestrahlungsdauer fehlt.

Die mit der Induratio penis plastica häufig gemeinsam auftretende DUPUYTRENsche *Contractur* wird von HEINER und FABRY als Indikation zur Radiumbestrahlung angeführt, MOEBIUS hat sogar befriedigende Erfolge, indem er bei beginnenden Fällen 20 mg/h, sonst 40 mg/h verabfolgt.

Bei **Xanthomen** hat BARCAT wohl als erster Erfahrungen gesammelt und er berichtet, daß er bei kleinen, stecknadelkopfgroßen Tumoren mit $^3/_4$stündiger Applikation ungefilterter Strahlung eines Trägers, der 5 mg Ra.el. auf 5 qcm verteilt enthielt, innerhalb eines Monats nach leicht schuppender Hautreaktion Verschwinden der Xanthome ohne Hinterlassung von Spuren beobachtet hat; für größere Tumoren empfiehlt er, ultrapenetrierende Strahlung (mit demselben Träger) 24—48 Stunden oder „halbgefilterte" Strahlung (0,1 mm Blei) 15 bis 18 Stunden anzuwenden. SASAGAWA berichtet, daß er nach wenigen Mesothoriumapplikationen (ohne nähere Angaben von Technik und Dosierung) Xanthome unter Hinterlassung von Pigment verschwinden sah. Daneben kommt Behandlung mit dem Thermokauter in Frage.

Die Behandlung von **Röntgen-** und von **Radiumschädigungen** weist keine prinzipiellen Verschiedenheiten voneinander auf. Es genügt daher hier, auf das in diesem Bande von HALBERSTAEDTER über Strahlenschädigungen Gesagte hinzuweisen und nur das gesondert zu besprechen, was speziell die Behandlung mit radioaktiven Substanzen betrifft. Eine Behandlung *akuter Radiodermatitiden* mit Radium wird, wie jede andere auf Entzündungswirkung beruhende Methode, nicht in Frage kommen. Unter den *Spätschädigungen* dürften die *Hyperpigmentationen* infolge Röntgenbestrahlung oder die Randpigmentierungen einer Radiumkapsel gleichfalls unbehandelt bleiben, da sie gewöhnlich, wenn auch manchmal nach längerer Zeit, spontan abblassen und ihre Behandlung die Möglichkeit neuer Pigmentierungen in sich schließt. Die *Teleangiektasien* werden — analog den essentiellen Ektasien und dem Naevus teleangiectaticus — nach dem Vorgange von M. JESSNER vielfach mit Thorium X in Salben- oder propylalkoholischer Form behandelt (Näheres s. bei Thorium X); diese Methode konkurriert mit der Behandlung durch Quarzlicht (MAC KEE und ANDREWS haben mit ihr keine guten Erfahrungen gemacht, während HAZEN, KUZNITZKY und BECKER befriedigende Resultate erzielten), Elektrolyse, Kaltkaustik, CO_2-Schnee usw.[1]. Bei hartnäckigen *Röntgengeschwüren* kommt — im Gegensatz zu den gutartigeren, spontan heilenden ulcerösen Radiumreaktionen — ein Versuch mit Thorium X-Salbe in Frage (FABRY); DELMAS hat mit derselben Technik wie beim Ulcus cruris Nitiumsalbe (6 mg Radiumbromid, an Uran gebunden, enthaltend, 7 Tage lang 2 mal täglich appliziert) angewendet und eine gute Wirkung beobachtet. Selbstverständlich gelten bei der Behandlung von Röntgenulcera auch die bei den Röntgenkeratosen erwähnten Bedenken, so daß erst nach Versagen der Therapie mit epithelisierenden Salben oder der von REYN vorgeschlagenen Finsenbehandlung ein Versuch mit radioaktiven Substanzen zu empfehlen ist. Nach DOHAN und KIENBÖCK lassen sich sogar manche *Röntgenepitheliome* durch Radiumbestrahlung günstig beeinflussen; auch BLUMENTHAL hält diese Behandlung für diskutabel, zieht jedoch die Operation vor, RIEHL und KUMER befürworten bei größeren Tumoren Operation und Nachbestrahlung, bei kleineren lediglich die Bestrahlung. Die Technik ist entsprechend der Struktur bzw. Malignität dieser Tumoren die gleiche wie bei den Spinalzellenepitheliomen. RIEHL und KUMER empfehlen große Vorsicht bei der Dosierung. Auch die intratumorale Behandlung kommt hier in Frage (s. Kapitel Thorium X).

Zur Behandlung des **Lupus vulgaris** ist Radium zuerst von DANLOS verwendet worden, der Heilungen beschrieb. Gegenüber diesen Erfolgen betonten WICKHAM und DEGRAIS, daß sie zwar gute Wirkungen auf die ulcerösen und

[1] Behandlung von *Röntgenkeratosen* mit radioaktiven Substanzen s. S. 593.

hypertrophischen Formen sahen, aber in den entstandenen Narben immer noch Lupusknötchen fanden. So ist auch jetzt die Mehrzahl der Autoren (Barcat, Baumgartner, Blumenthal, Bockholt, Canuyt und Terracol, Clark, Degrais und Belot, Foerster, Halberstaedter, Kumer und Sallmann, Kuznitzky, Lassueur, Mackay, Moebius, Murdzieński, Naegeli und M. Jessner, Noguer-Moré, Novák, Riehl und Kumer, Schiff, Stokes, Taussig, Wichmann, Wickham und Degrais) der Ansicht, daß das Radium nicht ein überragendes oder gar spezifisches Heilmittel des Lupus ist, aber eine wertvolle Bereicherung unserer Therapie, besonders beim Schleimhautlupus, darstellt. Dagegen halten Bayet und Eller die Anwendung von Radium beim Lupus sogar für kontraindiziert. Nach den vorliegenden Erfahrungen sind zur Behandlung dieser hartnäckigen Krankheit ziemlich hohe Dosen erforderlich. Treten nun, wie beim Lupus so oft, in den Bestrahlungsnarben Rezidive auf, so befindet sich der Therapeut in einer mißlichen Lage, insofern als er auf der einen Seite so hohe Dosen wie früher wegen der Gefahr der Spätschädigungen nicht mehr anwenden kann (obwohl dies zur Beseitigung der Herde notwendig wäre); will er aber anstatt der radioaktiven Bestrahlung die Behandlung mit anderen Methoden (z. B. mit Ultraviolettlicht) fortsetzen, so wird er infolge der mangelhaften Reaktionsfähigkeit der bindegewebigen Narbe auf die biologische Unterstützung verzichten müssen, mit der er bei seinen therapeutischen Maßnahmen im nicht narbig veränderten Gewebe zu rechnen gewohnt ist.

Nach Ansicht vieler Autoren eignen sich am besten die ulcerierenden und hypertrophischen Formen des Lupus zur Radiumbehandlung. Bei den ulcerösen Herden kommt es zum Schwinden der Infiltrationen und zur Überhäutung der Ulcera, beim Lupus hypertrophicus sieht man Abflachung der Efflorescenzen. Da, wie schon betont, diese Wirkung meist nicht zur definitiven Heilung des Lupus führt, wird man um die Kombination mit kaustischen oder Licht-Methoden kaum herumkommen. So hält Ratera nach Radiumanwendung eine nachfolgende Finsenbehandlung für besonders wichtig. In vielen Fällen wird man auch zuerst eine Lichtbehandlung durchführen und dann mit Radium nachbestrahlen.

Die von den einzelnen Autoren angegebene Technik ist sehr verschieden. Wickham und Degrais geben kaustische Dosen ungefilterter Strahlung, die Barcat zunächst ebenfalls verwendete; als ihn aber die damit erzielten Erfolge nicht befriedigten, versuchte er zunächst nach dem Vorbilde Dominicis „ultrapenetrierende“ Strahlung und bestrahlt jetzt mit 2,5 mg Ra.el. unter einer Filterung von 0,1 mm Blei + 2 mm Cellulose 48 Stunden lang. Naegeli und Jessner benutzten ein Mesothoriumpräparat von 17,5 mg Radiumbromidaktivität unter 0,05 mm Silberfilter, das sie 30—45 Minuten einwirken ließen. Clark verwendet eine vollstarke Kapsel, gefiltert mit 0,1 mm Messing + 5 mm Guttapercha, Bestrahlungsdauer 2—3 Stunden (2—3malige Wiederholung). Novák bestrahlt mit Radiumemanation, die in Mengen von 50 mc in flache Glasbehälter (s. Technik, S. 557) von 0,3—0,5 mm Wandstärke gefüllt wird; bei Behandlung ulceröser Prozesse werden die Emanationsträger mit Gaze umwickelt. Die Bestrahlungen wiederholt Novák in wöchentlichen Abständen und geht darauf aus, eine lebhafte Entzündungsreaktion zu erzielen. Seine Fälle heilten mit glatter, weißer Narbe ab; in der Narbe zurückbleibende Knötchen behandelt er mit dem Thermokauter oder mit Radiumnadeln. Beim Lupus foliaceus verlängert er die Bestrahlungsdauer. Kumer und Sallmann arbeiten mit kleinen Dosen reiner γ-Strahlen und geben 10—40 mge/h, weisen allerdings darauf hin, daß die Behandlung lange Zeit in Anspruch nimmt; Wiederholung nach 2 Wochen. Moebius appliziert 30—40 mg/h pro Feld. Murdzieński bestrahlt mit einer Filterung von 1 mm Platin bis zum Auftreten eines deutlichen Erythems. Noguer-Moré erzielt kosmetisch gute Resultate mit einer

Dosis von 200—300 Mikrocuries[1] pro Quadratzentimeter Fläche, Lassueur gibt an, mit starker Filterung bessere Erfolge gesehen zu haben als mit schwacher. Wir bevorzugen eine Filterung von 0,1—0,2 mm Silber und bestrahlen pro Quadratzentimeter Fläche mit 8—10 mge/h; Wiederholung nach 6—8 Wochen. Von einer häufigeren Bestrahlung möchten wir aus den schon mehrfach erwähnten Gründen abraten. Wir verwenden Radium nur dann, wenn wir mit den übrigen Methoden — Pyrogallus, Thermokaustik, Elektrokoagulation, Finsen- und Quarzlampe — nicht zum Ziele kommen, oder bedienen uns seiner an Stellen, an denen die Verwendung dieser Methoden auf Schwierigkeiten stößt, z. B. an Augenlidern und Lippen, wo es auch von Riehl und Kumer gern benützt wird.

Bevorzugt wird die Radiumbehandlung beim *Lupus der Schleimhaut* der Mundhöhle, Nase und Conjunctiva. Novák bestrahlt auch hier mit seinem oben beschriebenen, gläsernen Emanationsträger bis zu einer stark entzündlichen Reaktion. Canuyt und Terracol haben in einem Falle mit gutem Resultat die Nadelmethode verwendet: 4 Nadeln à 2 mc, 72 Stunden. Baumgartner verabfolgt bei Herden in der Nase 32 mge unter 1,5 mm Platin- + Guttapercha-Filterung, 6—10 Stunden lang, und wiederholt die Bestrahlung ein- oder mehrere Male. Moebius läßt 27 mg Radiumbromid unter 0,2 mm starkem Silberfilter 4—6 Stunden einwirken, Blumenthal verwendet ungefilterte Strahlung, um auch die β-Strahlen ausnützen zu können. Auch Bockholt hat mit Radiumbehandlung gute Erfolge erzielt, nur Murdzieński erwähnt, mit harter Strahlung (1 mm Platin) Versager gesehen zu haben. Wir verwenden dieselbe Technik wie an der Haut. Die Erfolge sind insofern nicht befriedigend, als sie nicht sehr gleichmäßig sind. Beim Lupus der Nasenschleimhaut bevorzugen wir eine gründliche Pyrogallusbehandlung und bestrahlen evtl. nach.

Bei der **ulcerösen Form der Schleimhauttuberkulose** erzielten Riehl und Kumer keine so guten Erfolge wie beim Schleimhautlupus, halten jedoch die Behandlung mit Radium, da bessere Methoden fehlen, für die aussichtsreichste.

In einzelnen Fällen von **Tuberkulose des Tränensackes** konnten Kumer und Sallmann durch die Radiumtherapie Abheilungen mit Durchgängigwerden des Tränen-Nasenganges erreichen. Sie heben das gute kosmetische Resultat hervor.

Die Indikation zur Radiumbehandlung des **Scrofuloderms** wird relativ selten gestellt werden, da die Röntgentherapie meist zur Beseitigung der Herde ausreicht. Barcat sowie Riehl und Kumer berichten über gute Erfolge. Moebius behandelt mit 30—40 mg/h.

Aus demselben Grunde sind wohl auch **tuberkulöse Lymphome** wenig mit Radium behandelt worden. Barcat, Ratera, Riehl und Kumer sahen gute Resultate. Barcat verwendet ultrapenetrierende Strahlung.

Tuberkulöse Fisteln haben Dominici und Cheron durch Einlegen von Radiumröhrchen günstig beeinflußt, desgleichen sah Kuznitzky Abheilung einer Fistel gelegentlich einer Radiumbehandlung von Lupusknötchen in einer Scrofulodermnarbe. In der letzten Zeit wurden von Halberstaedter und Simons Thorium X-Stäbchen mit Erfolg angewendet (s. Kapitel Thorium X).

Die **Tuberculosis cutis verrucosa** ist für die Radiumbehandlung sehr geeignet. Schon Barcat erwähnt ihre Empfindlichkeit gegen Radiumstrahlung, die größer sei als die des Lupusgewebes. Er erzielt schöne glatte Narben, allerdings nach voraufgegangener starker, ulceröser Reaktion, indem er pro Quadratzentimeter Fläche 15—20 mge/h ungefilterter Strahlung appliziert. Naegeli und Jessner wendeten filterlose Strahlung (runde Platte, 15 mm Durchmesser, also 1,76 qcm Fläche, Mesothoriumgehalt 17 mg Radiumbromidaktivität,

[1] 1 Mikrocurie = $^{1}/_{1000}$ Millicurie.

20 Minuten lang) mit Erfolg an, desgleichen BLUMENTHAL. CLARK sah nur Erfolge bei Verwendung großer Dosen, MOEBIUS bei voraufgegangener Kaustikbehandlung (7,24 mg Radiumbromid auf 1,69 qcm Fläche, Filter 0,05 mm Kupfer + 0,5 mm Silber, 1—2 Stunden pro Feld). Wir benutzen die Radiumbehandlung nicht als hauptsächliche Methode, sondern nur beim Versagen der anderen therapeutischen Maßnahmen (Röntgen-, Ätz-, Lichtbehandlung), oder wenn kleine Reste stehen geblieben sind; je nach Stärke der Infiltration verwenden wir eine mit 0,2—0,3 mm Silber gefilterte Strahlung, 10—15 mge/h pro Quadratzentimeter. Die Erfolge sind gut, ebenso bei Behandlung des **Leichentuberkels,** was auch von BLUMENTHAL betont wird. Dosierung und Technik wie oben.

Der **Lupus miliaris** ist nach den Erfahrungen von NOVÁK für die Radiumbehandlung nicht geeignet. MINAMI und KOMAYA dagegen sahen gute Beeinflussung; Angaben über die angewendete Technik und Dosierung fehlen in dem uns zugänglich gewesenen Autoreferat.

Unter den **Tuberkuliden** und den ihnen nahestehenden Erkrankungen eignet sich besonders das *Erythema induratum Bazin* für die Radiumbehandlung. BARCAT empfiehlt entweder ultrapenetrierende Strahlung für 24—48 Stunden oder mit $^1/_{10}$ mm Blei + 2 mm Papier gefilterte für 15—18 Stunden. JONQUIÈRES wendet vorwiegend β-Strahlen an und gibt 12—24 Mikrocuries unter 0,1—0,2 mm Bleifilter für 2 Stunden pro Quadratzentimeter Fläche. RIEHL und KUMER empfehlen zu Beginn der Behandlung kleine Dosen, da sie nach starken Bestrahlungen öfter neue Knoten auftreten sahen. Auch ulcerierte Formen reagieren nach ihren Erfahrungen gut auf Radiumbehandlung.

Die Erfolge aller Behandlungsmethoden beim **Lupus erythematodes** sind bekanntlich sehr wechselnd und leider oft unbefriedigend; schon die große Zahl der vorhandenen Mittel zeigt, daß uns kein sicher wirkendes zur Verfügung steht, und auch die Einführung von Radium und Mesothorium in die Therapie hat die Heilungsaussichten nicht wesentlich verbessert. Die akute Form des Lupus erythematodes, bei der die schwere septische Allgemeinerkrankung im Vordergrunde steht, wird deshalb und wegen der meist großen Ausdehnung des Leidens von der Radiumbehandlung auszuschließen sein. Bei den flüchtigen exanthematischen, oberflächlichen Formen dürfte sie nur selten in Betracht kommen, weil gerade diese auch auf schonendere Methoden günstig zu reagieren pflegen. Anders verhält es sich bei der discoiden Form. Hier berichten viele Autoren über Erfolge. ELLER allerdings warnt vor der Anwendung des Radium, RATERA hält sie nicht für empfehlenswert, da verhältnismäßig große Dosen erforderlich sind und hierdurch unschöne Narben erzeugt werden; BARCAT hingegen fürchtet die Narbenbildung nicht, da sie, besonders bei den stärker infiltrierten Formen, auch ohne Bestrahlung einzutreten pflegt. JONQUIÈRES hält die Narbenbildung bei der Radiumbehandlung für erwünscht. Lokale Rezidive im Laufe der Bestrahlung haben BURNS und FOERSTER gesehen. BARCAT glaubt Rezidive vermeiden zu können, indem er bis 2 mm über den sichtbaren Rand hinaus bestrahlt; mit Sicherheit lassen sie sich jedoch nach unseren Erfahrungen trotzdem nicht ausschließen.

NAEGELI und JESSNER bestrahlten wenig infiltrierte Formen unter 0,05 mm Silberfilter 10—15 Minuten lang mit Mesothorium (17 mg Radiumbromidaktivität auf 1,76 qcm Fläche), stärker infiltrierte bis zu 1 Stunde. BARCAT läßt seinen Normalapparat (2,5 mg Ra.el. auf 1 qcm Fläche) bei wenig infiltrierten Formen 1 Stunde, bei mehr infiltrierten 2—3, mitunter sogar 6—7 Stunden, bei starker Schuppenbildung unter 0,1 mm Blei- + 2 mm Cellulosefilterung 24—48 Stunden lang einwirken. RIEHL und KUMER verwenden kleine Dosen harter β-Strahlung, ROBINSON erzielte bessere Erfolge mit weicher Strahlung. CLARK bestrahlt mit vollstarker Platte unter 0,1 mm Messingfilter und dünner Gummilage 70 Minuten lang, DENNIS verabfolgt eine schwache Erythemdosis (Filterung nicht angegeben), während JONQUIÈRES, der die Radiumbehandlung nur da anwendet, wo andere Methoden versagen, mit 12—24 Mikrocuries pro Quadratzentimeter 2 Stunden lang unter 0,1—0,2 mm Bleifilter bestrahlt. Von MACKAY wird betont, daß viel Geduld und Sorgfalt auf die Behandlung verwendet werden müsse. Nach MOEBIUS sind die Resultate nicht besser als die der Röntgenbehandlung.

ROBINSON sah Zurückgehen der cutanen Herde auch nach Bestrahlung der regionären Lymphdrüsen.

WICKHAM und DEGRAIS haben einen Fall von Lupus erythematodes zur Abheilung gebracht, indem sie eine Radiumbromidlösung (1 mg auf 1000 ccm, 10 mal je 24 Tropfen, s. Technik und Dosierung) intradermal in den Herd injizierten. BARCAT konnte mit einem radioaktiven Serum nach DOMINICI und FAURE-BEAULIEU, dessen Aktivität wesentlich höher als die der Lösung von WICKHAM und DEGRAIS war, bei intradermaler Anwendung keine Erfolge erzielen.

RIEHL und KUMER sahen auch gute Beeinflussung von *Schleimhautherden*.

Beim **BOECKschen Sarkoid** und **Lupus pernio** erzielten RIEHL und KUMER Besserungen, zum Teil auch Heilungen, durch Radiumbehandlung. Die JADASSOHNsche Klinik und wir sind von den Resultaten wenig befriedigt; allerdings lassen hier auch die meisten anderen therapeutischen Methoden im Stich.

Das **Granuloma annulare** ist nach den Angaben von BOTHE, CALLOMON, JADASSOHN, LAWRENCE, MARTENSTEIN, RIEHL und KUMER u. a. ein dankbares Bestrahlungsobjekt. NAEGELI und JESSNER sahen nach zweimaliger Behandlung (Mesothorium von 17 mg Radiumbromidaktivität auf 1,76 qcm Fläche, 0,05 mm Silberfilter, 20 Minuten lang) Abheilung, desgleichen CLARK nach Verwendung eines vollstarken Trägers unter Filterung mit 0,1 mm Messing + 2 mm Gummi, Bestrahlungsdauer 70 Minuten.

Das **Sklerom** (Rhinosklerom) reagiert nach DARIER, ESDRA (zit. bei SCHIFF), JADASSOHN, MAZZONI, SCHNIERER überaus günstig auf die Radiumbestrahlung. MAZZONI betont die Wirksamkeit bei Befallensein der Nase, des Gaumens, Larynx und Pharynx, wo er überall gute Beeinflussung, bei einigen Fällen vollständige Heilung erzielen konnte; er beschreibt, daß gerade bei Stenosen der Nasenhöhle und Choanen rasche Permeabilität hergestellt werden kann, eine Erfahrung, die auch wir in einem mit Röntgenstrahlen behandelten Falle bestätigt fanden. Er verwendet Firnisträger von 30 mg, bedarfsweise cylindrische Träger von 10—30 mg Radiumbromid. FEUCHTINGER sah zwar gute Erfolge, aber 4 Wochen nach der Bestrahlung (30 mge unter 2 mm Messingfilter durch insgesamt 60 Stunden) Larynxödem mit totaler Stenose; in der Diskussion über diesen Bericht betont MARSCHIK, daß die Dosierung zu hoch gewählt war.

Bei einem Fall von **Gesichtslepra** hat BARCAT wesentliche Besserung und gute Vernarbung der behandelten Teile erzielt, gibt aber zu, daß die Radiumbehandlung nur eine Palliativmethode darstellt. SCHIFF berichtet über DE BEURMANNs Erfolge bei Lepromen mit Radiumbehandlung.

Auch die **Aktinomykose** wird durch radioaktive Substanzen günstig beeinflußt. So beobachtete HEYERDAHL bei 21 Fällen von sicherer Aktinomykose, die fast alle mit Incision und Jod vorbehandelt waren, definitive Heilung mit gutem kosmetischen Effekt, auch FIGI hält bei Aktinomykose der Zunge eine Radiumbehandlung des Mundbodens und Zungengrundes für angebracht. Die Veröffentlichungen hierüber sind nicht sehr zahlreich, was wohl darauf zurückzuführen ist, daß die meisten Autoren die Röntgenbehandlung bevorzugen (BLUMENTHAL, EIKEN, v. TEMPSKY u. a.). Technik: HEYERDAHL empfiehlt „konzentriertes Radiumsalz (Ra.br.), und zwar entweder in Platinröhrchen, welche 1, 2, 5 cg Radiumsalz enthielten, oder in Plattenapplikatoren (mit 1 cg Radiumsalz auf 2 bei 2 cm Fläche)". In der Mehrzahl der Fälle wurden γ-Strahlen verwendet, Filterung 1—2 mm Blei, Bestrahlungsdauer meist 24 Stunden. Cornioley und Fischer bedienten sich eines radioaktiven Serums (nach Fischer), indem sie 17 mc, nach 1 Woche nochmals 15 mc der Serumemanation intravenös gaben. Nach der ersten Injektion war nach Schüttelfrost und Erbrechen ein Rückgang der Infiltrate, nach der zweiten völlige Abheilung der eiternden Fisteln zu verzeichnen.

Nach den Angaben Barcats kann die **Sycosis** im pustulösen Anfangsstadium durch kleine Dosen un- oder schwachgefilterter Strahlung geheilt werden, während bei Infiltrationen eine Epilation, die mit ultrapenetrierenden Strahlen zu erreichen sei, notwendig ist. Auch Wickham und Degrais halten die Anwendung von Dosen, die zur Epilation führen, für erforderlich, ebenso Jonquières, der erst nach längerer Applikationsdauer eine günstige Einwirkung sah. In Ausnahmefällen verwendet Ratera das Radium zur Epilation nach möglichster Beseitigung der entzündlichen Erscheinungen; Moebius behandelt die Sycosis mit der Wischmethode (27 mg Ra.br., Silberröhrchen von 0,2 mm Wandstärke + Zusatzfilter, $^1/_2$—1—$1^1/_2$ Std.). Naegeli und Jessner versuchten ebenfalls eine Beeinflussung der Affektion mit radioaktiven Substanzen und haben einen bis dahin refraktären Fall durch eine dreimalige, 15 bis 30 Minuten lange Bestrahlung mit 17 mg Mesothorium unter 0,1 mm Silber geheilt. In Anbetracht der häufigen Rezidive bei Sycosis und Folliculitis, auch nach der Epilation, ferner der meist großen Ausdehnung der Affektion und der wesentlich einfacheren und konstanteren Enthaarung durch Röntgenstrahlen dürfte die Radiumbehandlung hier nur in Ausnahmefällen indiziert sein.

Auch bei der **Trichophytie** bzw. dem **Favus** wird man sich aus denselben Gründen nur ausnahmsweise der Radiumtherapie bedienen. Jonquières und Mazzoni berichten über gute Erfolge.

Die **Epilation,** namentlich größerer Flächen, mittels radioaktiver Substanzen wird nur selten in Betracht kommen; um sie ohne nennenswerte kosmetische Störungen zu erzielen, wird hauptsächlich harte Strahlung Anwendung finden dürfen (vgl. die Abschnitte Sycosis, Trichophytie und Naevus pigmentosus).

Wenn **Furunkel** oder **Karbunkel** der Strahlenbehandlung zugeführt werden, so wird wohl — besonders nach den Veröffentlichungen der letzten Zeit — in erster Reihe die Röntgentherapie in Betracht kommen, ohne daß damit gesagt sein soll, daß nicht auch die Radiumbehandlung in gleicher Weise wirken könnte. Taft sah bei einem Fall ein befriedigendes Resultat, insofern als die subjektiven Beschwerden und die stark entzündlichen Erscheinungen innerhalb 24 Stunden zurückgingen; er betont, daß die Wirksamkeit des Radium ebenso gut war wie die der Röntgenstrahlen. Die Bestrahlungen führte er mit 50 mge, silbergefiltert, in 1 cm Distanz aus, indem er je 2 qcm Fläche 2 Stunden lang bestrahlte.

Die juckenden Affektionen der Haut reagieren erfahrungsgemäß gut auf radioaktive Methoden. Deshalb wird man beim **allgemeinen Pruritus** analog der Röntgenwirkung gute Erfolge der Radiumtherapie erwarten können. Diese kommt aber wegen der großen Bestrahlungsfelder und der damit verbundenen umständlichen, langen und teuren Behandlung kaum in Frage, allerdings genügen zur Bekämpfung des Juckreizes schon kleinste Dosen (Barcat).

Anders sind die Erfahrungen bei den **lokalisierten Pruritusformen,** so besonders dem *Pruritus ani et vulvae*. Hier beschreiben Barcat, Blumenthal, Burns, Jonquières, Porcelli gute Erfolge. Barcat läßt die Totalstrahlung seines Normalapparates (2,5 mge pro Quadratzentimeter) 30 Minuten einwirken, evtl. wiederholt er die Bestrahlung nach 3 Wochen. Wenn er die schwächeren Stoffapparate anwendet, muß die Bestrahlungsdauer entsprechend verlängert werden. Jonquières verwendet die Massagebehandlung mit β-Strahlen. Es sollen in 15 Minuten auf 1 qcm Haut nicht mehr als 3 Mikrocuries zur Wirkung gelangen. Diese Massage kann in 5 tägigen Abständen 3—4 mal wiederholt werden; ungefilterte Strahlung. Porcelli bestrahlt 1—3 mal mit 5—10 mg Ra.el. pro Quadratzentimeter, ungefiltert oder schwach gefiltert (0,1 bzw. 0,5 mm Aluminium), 5—6 Minuten.

Über die Radiumbehandlung der **Kraurosis vulvae** liegen wenig Berichte vor. Kumer hat gute Erfolge erzielt, während Blumenthal nach Radium- oder Röntgenbehandlung nur unsichere Wirkungen sah.

Die große Strahlenempfindlichkeit gewisser **Ekzem**formen ist bekannt; bei ihnen ist auch Radium mit gutem Erfolge angewendet worden. Als ungeeignet wird es von sämtlichen Autoren bei der Behandlung des akuten Ekzems abgelehnt, bei dem von den meisten Autoren auch die Röntgentherapie verworfen wird. Bei den chronischen Ekzemen dagegen hat sich das Radium gut bewährt, seine Wirkung wird allgemein der Röntgenwirkung gleichgestellt. Auch hier wird diese Methode nicht an ausgedehnten, disseminierten, sondern nur an umschriebenen Herden Verwendung finden können. Barcat hat gute Erfolge bei den hyperkeratotischen, aber auch bei nässenden, chronischen Ekzemformen gesehen. Rezidive sind seiner Erfahrung nach selten. Selbst dann könne die Heilung eine dauernde sein, wenn das ekzematogene Agens weiter einwirke. Er bevorzugt die Totalstrahlung des Radium und läßt seinen Apparat (s. oben) pro Stelle 10—15 Minuten lang einwirken. Nicht ganz so gut, aber auch noch deutlich wirksam fand er die Applikation von Radiumsalben, die auf 100 g Salbe 10 g einer 1‰ Lösung von Radiumsalz enthielten. Dieser Methode wird unserer Meinung nach, wenigstens in Deutschland, wegen der Kostspieligkeit die Thorium X-Salbe (s. Kapitel Thorium X) vorzuziehen sein. Halberstaedter behandelte intertriginöse und chronische Ekzeme, Anal- und Kinderekzeme erfolgreich mit Plattenträgern von 2,5 mg Radiumbromidaktivität je Quadratzentimeter Fläche unter Guttapercha-Umhüllung 3—7 Minuten lang oder mit Trägern, deren Aktivität $^1/_{20}$ der vorhergehenden pro Quadratzentimeter betrug; Bestrahlungszeit länger, $^1/_2$ bis 1 Stunde. Seine Fälle waren alle mit Röntgenstrahlen erfolglos vorbehandelt worden. Riehl und Kumer reservieren die Radiumbehandlung für umschriebene Ekzemherde, so besonders an Lippen, Gelenkbeugen, Mamillen, Retroauricularfalten, Unterschenkeln, Händen und Füßen. Die *Lidekzeme* und *chronischen Blepharitiden* halten sie wegen ihrer Lokalisation für ganz besonders geeignet zur Radiumtherapie. Auch *Nagelekzeme*, die oft jeder medikamentösen Therapie trotzen, werden nach ihrer Erfahrung dauernd durch Radium geheilt. Wir selbst ziehen bei Nagelekzemen die Röntgenbehandlung vor, mit der wir meist befriedigende Resultate erzielen. Bei den *pruriginösen Ekzemformen*, besonders an den Intertrigostellen, der Analfalte, dem Scrotum und der Vulva haben Riehl und Kumer, Schiff u. a. gute Resultate zu verzeichnen. Schwer zu beeinflussende *Rhagadenbildung* bei chronischem Ekzem haben sie gleichfalls nach Radiumbehandlung schwinden sehen. Die Erfolge, die sie mit harter und weicher β-Strahlung in kleineren Dosen erzielten, waren besser als mit γ-Strahlung. Blumenthal stellt für die Radiumbehandlung die gleichen Indikationen auf wie für die Röntgentherapie, mißt der ersteren jedoch keine große Bedeutung bei. Moebius arbeitet mit der Wischmethode (Technik s. S. 613), Levin gibt 5—10 mg Radiumsalz pro Quadratzentimeter Fläche unter 0,1 mm Kupfer + Gummi bis zu einer Dosis von 0,5 bis 2 mg/h. Jonquières läßt 12 bis 24 Mikrocuries unter 0,1—0,2 mm Blei pro Quadratzentimeter $^1/_2$—1—2 Stunden lang einwirken und erzielt in wenigen Sitzungen gute Erfolge. Rezidive sieht er selten. PORCELLI kommt bei lokalisierten Formen des chronischen Ekzems mit 1—3 Sitzungen ungefilterter oder schwach gefilterter Strahlung von 5—10 mg Ra.el. pro Quadratzentimeter aus; Bestrahlungsdauer 5—6 Minuten. BURNS glaubt, daß dem Radium bei der Ekzembehandlung nur ein beschränktes Wirkungsfeld zukommt. Bei nässendem und rhagadiformem Ekzem sowie bei Rhagaden der Lippe empfiehlt LACAPÈRE eine radioaktive Salbe (Salze des Radium in Pastenform).

Bei Behandlung des **Kinderekzems** zieht RATERA die Radiumbehandlung der Röntgentherapie vor, da letztere seiner Erfahrung nach bei Kindern schwer durchzuführen ist (s. auch Thorium X). Auch HALBERSTAEDTER sah günstige Erfolge. Technik und Dosierung s. oben.

Bei **Lichen chronicus Vidal** werden die Erfolge der Radiumtherapie allgemein gelobt, sie leistet wohl im ganzen dasselbe wie die hierbei seit langem erprobte Röntgenbehandlung (BARCAT, BLUMENTHAL, HALBERSTAEDTER, MOEBIUS, RATERA, RIEHL und KUMER u. a.). BARCAT und HALBERSTAEDTER teilen sogar Fälle mit, bei denen die Röntgenstrahlen versagten, Radium dagegen Heilung brachte. RIEHL und KUMER heben das schnelle Schwinden des Juckreizes hervor, dem dann die — dauernde — Abheilung der Lichenifikation folge (Applikation von Emanationsumschlägen, 50 000—200 000 Macheeinheiten). MOEBIUS sah mit der Wischmethode gute Erfolge (Technik s. S. 613).

Die **Psoriasis,** eine der dankbarsten Indikationen für die Röntgenoberflächentherapie, reagiert nach den allgemeinen Erfahrungen gleich gut auf Radium, nur ist, wie schon wiederholt erwähnt werden mußte, aus technischen und ökonomischen Gründen bei ausgedehnten und zahlreichen Plaques der Röntgentherapie der Vorzug zu geben. Rezidive werden durch die Radiumbehandlung ebensowenig verhindert wie durch Röntgenstrahlen. Dadurch ergeben sich auch für die Anwendung des Radiums die gleichen Einschränkungen, insofern als man bei den häufigen Rezidiven die Radiumbehandlung nicht beliebig oft wiederholen darf. Die Mehrzahl der Autoren (BARCAT, HALBERSTAEDTER, NAEGELI und JESSNER, RATERA, RIEHL und KUMER, SCHIFF, SCHRÖPL u. a). reserviert die Radiumbehandlung für einzelne inveterierte Plaques. HALBERSTAEDTER erreichte bei 11 Fällen zeitweilige Abheilung, NAEGELI und JESSNER haben keine sehr guten Erfolge erzielt. BARCAT hat bei den pruriginösen Formen schon mit kleinen Dosen den Juckreiz beseitigen können, infolgedessen sei auch bei größeren Flächen diese Methode anwendbar. Einzelplaques behandelt er 15—45 Minuten lang mit der Totalstrahlung seines Normalapparates, nur bei ganz stark infiltrierten Plaques wählt er eine Filterung von $^1/_{10}$ mm Blei und bestrahlt 5—12 Stunden. Die von HALBERSTAEDTER bei Psoriasis angewendete Technik entspricht derjenigen bei Ekzemen (s. oben). LEVIN arbeitet mit $^1/_2$—2 mg/h unter 0,1 mm Kupfer- + Gummifilter. Bei *Nagelpsoriasis* soll die Radiumbestrahlung der Nagelmatrix meist gute Erfolge zeitigen. Bei *universeller Psoriasis* empfiehlt KUMER Behandlung im Wasserbett mit Zusatz von 500000 Macheeinheiten Radiumemanation und später Solutio Vlemingkx.

Für den **Lichen ruber planus** gelten die gleichen, wiederholt erwähnten Grundsätze. In der Literatur liegen nur wenig Berichte darüber vor, meist wird mit Röntgenlicht bestrahlt. BLUMENTHAL gibt zwar an, daß als Ersatz für Röntgen auch Radium in Frage käme, aber BURNS räumt der Radiumtherapie nur ein beschränktes Wirkungsfeld ein, während RATERA sie ablehnt. Wesentlich besser sind die Resultate bei *Lichen ruber verrucosus*. Hier haben RIEHL und KUMER bei umschriebenen Plaques sehr gute Erfolge erzielt; sie betonen besonders das rasche Verschwinden des Juckreizes schon nach einer einzigen

Bestrahlung. PORCELLI behandelt gleichfalls mit Radium. Die Technik ist dieselbe wie beim Ekzem.

RIEHL und KUMER haben mit Radium, HALBERSTAEDTER mit Mesothorium (2,5 mg Ra.br.-Aktivität pro Quadratzentimeter, je 5 Minuten, nur durch Kautschuk gefiltert, 9 Sitzungen) auch *Lichen ruber-Herde der Schleimhaut* zur Heilung gebracht.

Zur Behandlung der **Acne vulgaris** stehen uns eine Reihe bewährter Mittel, insbesondere die Röntgenbehandlung, zur Verfügung. Radium wird seltener angewendet, und zwar meist bei resistenten Einzelherden. BARCAT hat nach Bestrahlung von 10—15 Minuten pro Stelle unter Ausnutzung der Totalstrahlung seines Apparates (s. S. 617) beste Resultate erzielt, auch JONQUIÈRES berichtet von guten Ergebnissen. Technik und Dosierung wie beim Lupus erythematodes. RIEHL und KUMER haben lokalisierte Herde mit Erfolg behandelt; RATERA erwähnt das Radium wegen seiner antikongestiven Wirkung in bestimmten Fällen als geeignet zur Acnebehandlung. Eigene Erfahrungen fehlen uns.

Bei **Acne necroticans** hat BLUMENTHAL mit Radiumbehandlung Erfolge gesehen.

Die **Keloidacne**, bei der die Keloidbildung im Vordergrund steht, ist ein dankbares Objekt für die Strahlenbehandlung, insbesondere mit Radium (BLUMENTHAL, RIEHL und KUMER). Wir haben mit einer Dosis von etwa 3—4 mge/h unter 0,1 mm Silberfilter pro Quadratzentimeter Fläche Weicher- und Flacherwerden der Keloide gesehen. Bei geringer Ausdehnung der Herde wenden wir Kontaktbehandlung, bei großer die Plättmethode an.

Eine günstige Beeinflussung der **Rosacea** in Verbindung mit **Acne** durch Radiumbehandlung sahen BLUMENTHAL, ESDRA (zit. bei SCHIFF), MOEBIUS (Wischmethode, Technik s. S. 613), RATERA, RIEHL und KUMER, besonders bei beginnender Rhinophymbildung BLUMENTHAL, JONQUIÈRES, RIEHL und KUMER; doch widerrät BLUMENTHAL, bei Fehlen der Pusteln mit Radium zu behandeln wegen der Gefahr des Auftretens von Atrophien und neuen Teleangiektasien.

Nach BARCAT und WICKHAM und DEGRAIS ist das Radium für die Behandlung des **Rhinophyms** sehr geeignet, weil es sowohl auf die Entzündung als auch auf die Talgdrüsen selbst einzuwirken vermag. Auch RATERA berichtet über einen mit ausgezeichnetem Erfolg behandelten Fall. Allerdings wird es zweckmäßig sein, sich dabei nicht auf die Radiumwirkung allein zu verlassen, sondern sie in Kombination mit den sonstigen üblichen Behandlungsmethoden wie Ichthyol- und Schwefelsalben, Hitzeapplikation, Scarification, Kaustik, Elektrolyse und bei beträchtlicher Hypertrophie Dekortikation mit dem Thermokauter, auch CO_2-Vereisung (JADASSOHN), anzuwenden. Während WICKHAM und DEGRAIS noch sehr starke Filterung angaben, später jedoch auf schwächste Filterung zurückgingen, empfiehlt BARCAT, 0,1 mm Platin vorzuschalten. Er bestrahlt mit dem so armierten Normalapparat 18 Stunden lang und erzielte nach erythematös-schuppender Reaktion Rückgang nach 2 Monaten; er betont, daß die Bestrahlung alle 2—3 Monate wiederholt werden müsse. JONQUIÈRES berichtet über ausgezeichnete Resultate mit 60 Mikrocruries pro Quadratzentimeter unter 0,2 mm Bleifilterung; Bestrahlungszeit 3—4 Stunden.

Über gute Bestrahlungserfolge bei **Granulosis rubra nasi** berichtet BARCAT; er betont, daß im Gegensatz zu seinen geheilten Fällen JEANSELME, CHICOTOT und BELOT mit Röntgenstrahlen nur Beseitigung der Hyperhidrosis, nicht aber der Rötung erzielen konnten; auch der von BEN demonstrierte Fall konnte mit Röntgenstrahlen nur gebessert werden. BARCAT bestrahlte mit seinem Spezialapparat für dermatologische Zwecke (s. S. 617) ungefiltert 30 Minuten und wiederholte die Bestrahlung in Abständen von 2 Monaten zweimal. Nach stärkerer reaktiver Entzündung heilte die Affektion ab.

Bei **Ulcus cruris** wird die Radiumbestrahlung gegenüber den anderen Methoden im allgemeinen in den Hintergrund treten. Sollte doch eine Bestrahlung in Frage kommen, so dürfte es sich darum handeln, torpide Geschwüre mittels schwacher Dosen zur Bildung von Granulationen anzuregen; auch können callöse Ränder durch gefilterte Strahlung zur Abflachung gebracht werden, wobei Technik und Dosierung ähnlich wie bei den Keloiden, Schwielen usw. (s. oben) sein werden. Erwähnenswert ist der Versuch von DELMAS, der gute Erfolge bei Ulcus cruris mit einer radioaktiven Salbe (Nitiumsalbe, Aktivität 6 mg Radiumbromid, s. S. 608) erzielt hat. Die Salbe wurde 1 Woche lang täglich aufgelegt. Ebenso empfiehlt LACAPÈRE bei schlecht heilenden Ulcerationen eine radioaktive Paste, die Radiumsalze enthält. Auch sterilisierter Radiumschlamm soll nach CLAUDE und LEVY-FRÄNKEL (zit. nach SCHIFF) bei hartnäckigen Ulcera cruris wirksam sein.

Bei **Decubitus** der Ferse hat NAHMMACHER (zit. nach SCHIFF) wiederholte Radiumbestrahlungen von $1^1/_2$—2 Stunden Dauer mit Erfolg angewendet. Angaben über Technik und Dosierung fehlen.

Das **Ulcus chronicum elephantiasticum** ist eine Affektion, deren therapeutische Beeinflussung die größten Schwierigkeiten macht. Nach MOEBIUS, der ein solches 2 Monate lang unbeeinflußt gebliebenes Ulcus mit der Wischmethode (unter schwacher Filterung, 20 mg/h) innerhalb 3 Wochen völlig zur Abheilung brachte, ist ein Versuch mit Radium zu empfehlen. Wir selbst konnten eine Einwirkung durch Mesothoriumbestrahlung bisher nicht beobachten.

Bei **elephantiastischen Ödemen** hat JONQUIÈRES in einzelnen Fällen unter Verwendung von β-Strahlung Erfolge gesehen.

Die **Seborrhöe** ist bisher wenig mit Radium behandelt worden. BARCAT hat es wegen seiner „umstimmenden Wirkung auf die Tätigkeit der Talgdrüsen" zur Behandlung der Seborrhöe herangezogen und seinen Normalapparat (Lackträger mit $2^1/_2$ mg Ra.el. pro Quadratzentimeter Fläche) unter Ausnützung der Totalstrahlung bei jeder einzelnen Stelle 10—15 Minuten lang angewendet. Die Bestrahlung wiederholt er in monatlichen Abständen. JONQUIÈRES hat ebenfalls günstige Resultate gesehen. Seiner Erfahrung nach wird die Tätigkeit der Talgdrüsen durch 3 stündiges Einwirken von 60 Mikrocuries auf 1 Quadratzentimeter unter 0,2—0,3 mm Blei gehemmt; zur Erzielung einer Atrophie der Drüsen sind 80—100 Mikrocuries pro Quadratzentimeter unter 0,3—0,4 mm Blei, Bestrahlungsdauer 5 Stunden, nötig.

Die **Hyperhidrosis** als Allgemeinerkrankung kommt für eine Strahlenbehandlung wohl kaum in Frage, da sie gewöhnlich eine intern bedingte Ursache hat. Lokalisierte Hyperhidrosen (Planta pedis, Palma manus, Axilla) werden dagegen oft mit Röntgenstrahlen behandelt. JONQUIÈRES hat auch mit Radium günstige Erfolge zu verzeichnen. Zur Behandlung wählt er dieselbe Dosis wie bei Seborrhöe.

Die Dauerepilation von **Hypertrichosen** mittels Radium wird von der Mehrzahl der Autoren abgelehnt (BURNS, LEVIN, RATERA). RATERA will sie höchstens in Ausnahmefällen bei lokalisierten Hypertrichosen angewendet wissen. Nur PALUMBO gibt an, gute Dauerresultate bei Gesichtsbehaarung von Frauen ohne Schädigungen der Haut und Speicheldrüsen erzielt zu haben. Er arbeitet mit Distanzbestrahlung und verwendet die (harte) β- + γ-Strahlung. PALUMBO reserviert die Radiumepilation allerdings nur für die schweren Fälle. Mit der im Jahre 1927 mitgeteilten Technik scheint er die ziemlich erheblichen Bestrahlungsfolgen, die er in seiner früheren Publikation über die Radiumbehandlung des Frauenbartes (1924) beschrieben hat, nicht mehr gesehen zu haben, wenigstens war davon in dem uns zur Verfügung stehenden Referat nichts erwähnt.

Über die Behandlung von **Alopecien** liegen von JONQUIÈRES und MOEBIUS Berichte vor. Beide arbeiten mit der Plättmethode und berichten über günstige Resultate. MOEBIUS (Technik): 27 mg Ra.br., Silberröhrchen von 0,2 mm Wandstärke + Zusatzfilter, $^1/_2$—1—$1^1/_2$ Stunden.

JONQUIÈRES erwähnt die Möglichkeit, auch **Sklerodermieplaques** mit β-Strahlen zu heilen; sie reagieren auch nach unseren Erfahrungen auf Mesothoriumbestrahlungen (etwa 20 mg Ra.br.-Äquivalent auf quadratischem Träger von 1 cm Seitenfläche, 0,1—0,2 mm Silber, je 20—30 Minuten) günstig, insofern als sie weicher und dünner werden und unter oberflächlicher Narbenbildung abheilen. Es ist aber nicht unbedingt sicher, ob solche Erfolge auf die Strahlenwirkung bezogen werden dürfen, da es bekannt ist, daß auch andere Maßnahmen, z. B. eine Probeexcision, bei sklerodermatischen Plaques manchmal genügen, um eine Resolution des ganzen Herdes einzuleiten. MACKAY hält es für unnötig, isolierte Plaques zu bestrahlen, befürwortet aber bei progressiven (generalisierten) Formen intravenöse Behandlung mit Radiumchloridlösungen; er gab als erste Dosis 25 Mikrogramm (= $^{25}/_{1000}$ mg), weiter in zweiwöchentlichen Pausen 10 Mikrogramm bis zu einer Gesamtdosis von 100—250 Mikrogramm, die gut vertragen wurden, und beobachtete Linderung der Schmerzen, bessere Beweglichkeit der Gelenke, Vollerwerden des Gesichtsausdruckes und Nachlassen der Hautverhärtung. STUDNIČKA beobachtete nach oraler Darreichung von Radiosola „Medica" Besserung (50 000 Macheeinheiten pro Tag). Über Sklerodermiebehandlung mit Thorium X s. dieses Kapitel.

Bei **Paronychien,** die sich gegenüber anderen therapeutischen Maßnahmen resistent verhielten, haben RIEHL und KUMER mit Radium fast immer Heilung erzielt.

Bei **Onychosen** hat JONQUIÈRES unter Verwendung der β-Strahlung des Radium Heilungen gesehen. RIEHL und KUMER führen die **Blastomykose** der Nägel unter den seltenen Indikationen zur Radiumbehandlung auf.

BAYET und SCHIFF loben die analgetische Wirkung von Radiumbestrahlungen bei **Neuralgien** nach **Herpes zoster.** BAYET läßt Radium (Menge nicht angegeben) an drei aufeinanderfolgenden Tagen je 2 Stunden unter $^2/_{10}$ mm Blei an den Druckpunkten der befallenen Nerven einwirken, außerdem dreimal die ganze Nacht hindurch unter 1,5 mm Blei. SCHIFF bestrahlt neben den lokalen Schmerzpunkten noch das Spinalganglion des erkrankten Nerven unter dickem Bleifilter.

Bei einem Falle von **Cheilitis exfoliativa** hat MICHELSON durch Radiumbehandlung Heilung erzielt (halbstarke Platte, 15 Minuten).

TIMPANO behandelte einen Fall von **Leishmaniose,** der an der Unterlippe lokalisiert war, und verwendete dabei 5 mg Radium unter 1 mm Blei 46 Stunden lang, die Wiederholungsbestrahlung fand 33 Tage später, 22 Stunden lang, statt; innerhalb 10 Wochen trat Heilung ein, ein Erfolg, der durch eine $2^0/_0$ige Tartarus stibiatus-Salbe bei einem zweiten Falle trotz dreifacher Behandlungsdauer nicht erzielt wurde. Auch von SCHIFF liegt ein Bericht über die Heilung eines Falles von Leishmaniose mit Radium vor.

LACAPÈRE erzielt gute Erfolge mit Radiumpaste bei **Ulcus molle** und **ulcerierten Ulcus molle-Bubonen.** Geschlossene Bubonen reagieren seiner Erfahrung nach nicht auf Radiumpastenbehandlung.

Bei **Prostatahypertrophie** liegen unseres Wissens größere Erfahrungen nicht vor. NICOLICH beseitigte mit Radium Dysurie, Miktionsbeschwerden und Cystitis, konnte jedoch eine partielle Inkontinenz und Pollakisurie nicht zum

Schwinden bringen; diesen Mißerfolg führt er auf die durch eine früher vorgenommene Bestrahlung verursachte Spätnekrose zurück. DOHI, SATANI und KOMAYA behandelten 30 Fälle erfolgreich. Sie stellten fest, daß die drüsige Hypertrophie am besten zu beeinflussen ist. In einem Falle konnten sie histologisch Degeneration des hypertrophischen Teiles und Regeneration des Bindegewebes nachweisen. Da bei endourethraler Applikation eine hochgradige Reizung der Harnröhrenschleimhaut zu befürchten ist, halten die Autoren endorectale Behandlung (offenbar mit Dominiciröhrchen) für empfehlenswert. Im allgemeinen wird aber bei Behandlung der Prostatahypertrophie die Röntgentiefentherapie, deren Erfolge unbestritten sind, wohl die Methode der Wahl bleiben.

Eine grundsätzliche Behandlung **gonorrhoischer Komplikationen** mit Radium dürfte kaum in Frage kommen. Immerhin ist in besonders hartnäckigen Fällen von *Arthritis gonorrhoica* vielleicht ein Versuch zu empfehlen. VIGNAL injiziert 10 Tage lang täglich 5 mg Mesothoriumbromürlösung intramuskulär und wiederholt nach 3 Wochen Pause diesen Turnus. Bei Gelenkergüssen verwendete derselbe Autor Umschläge mit Radiumschlamm, applizierte aber auch Träger mit 1 mm Blei gefiltert, indem er die Applikationsstellen alle 48 Stunden wechselte. LACAPÈRE berichtet über ausgezeichnete Erfolge bei *Bartholinitis* durch Injektion einer radioaktiven Salbe in die Drüse. Zuerst tritt Steigerung, dann Verminderung der Sekretion auf. Der Abflußgang muß breit sein, weil die Injektion radioaktiver Salze in eine geschlossene Drüse starke Entzündung hervorruft.

Literatur.

Physik, Biologie und Schädigungen.

BAETEN: Über das Hervorrufen eines experimentellen Epithelioms durch Radium. Vlaamsch geneesk. Tijdschr. **7**, Nr 35 (1926). Ref. Zbl. Hautkrkh. **22**, 763 (1927). — BARCAT: s. Therapie. — BECKER, A.: Physik der radioaktiven Meßmethoden. Handbuch der gesamten Strahlentherapie. Bd. I. Berlin: Urban u. Schwarzenberg 1925. — BÉCLÈRE: Über Radiosensibilität von Neoplasmazellen. Strahlenther. **23**, 9 (1926). — BICKEL: Allgemeine pathologische Physiologie der durch die strahlende Energie im Körper hervorgerufenen Veränderungen. Handbuch der gesamten Strahlenheilkunde, Biologie, Pathologie und Therapie von LAZARUS, Bd. 1, S. 459 München: J. F. Bergmann 1928. (Dort auch Literatur.) — BRACHT: Experimentelle Untersuchungen über die biologische Wertigkeit verschieden gefilterter Röntgen- und Radiumstrahlen. Strahlenther. **10**, 88 (1920). — BRANCATI: Tumori sperimentali rari da stimulo (catrame-radio). Bull. Accad. med. Roma **52**, H. 2 (1926). Ref. Zbl. Hautkrkh. **21**, 574 (1926). — BRUYNOGHE: (a) L'action du radium sur la vaccine. C. r. Soc. Biol. **92**, Nr 14 (1925). Ref. Zbl. Hautkrkh. **18**, 837 (1926). (b) Contribution a l'action du radium dans la domaine de la biol. Arch. internat. Méd. expér. **2**, H. 3/4 (1926). Ref. Zbl. Hautkrkh. **23**, 206 (1927). — BRUYNOGHE und DUBOIS: Action du radium sur le tréponéma Duttoni in vitro. C. r. Soc. Biol. **92**, Nr 6 (1925). Ref. Zbl. Hautkrkh. **17**, 791 (1925).

CAPELLI: Il fattore biolog. in radiotherapia. Radiol. med. **13**, Nr 5 (1926). Ref. Zbl. Hautkrkh. **22**, 643 (1927). — CHANTRAINE: Zur Deutung der verschiedenen Strahlenempfindlichkeit bei den einzelnen Geweben. Strahlenther. **18**, 85 (1924). — CRAMER: Zur biologischen Strahlenwirkung. Strahlenther. **21**, 633 (1926). — CZEPA: Das Problem der wachstumsfördernden und funktionssteigernden Röntgen- und Radiumwirkung. Strahlenther. **16**, 913 (1924).

DAELS: (a) Contribution to the experim. provoc. of tumours by means of radium. Brit. J. Radiol. **30**, Nr 305 (1925). Ref. Zbl. Hautkrkh. **20**, 293 (1926). — (b) Beitrag zur experimentellen Hervorrufung von Tumoren mittels Radium. Strahlenther. **25**, 675 (1927). — DAELS und BAETEN: Production d'épithéliomas experim. au moyen du radium. Bull. Assoc. franç. Étude Cancr. **15**, Nr 4 (1926). Ref. Zbl. Hautkrkh. **22**, 205 (1927). — DAUTWITZ: (a) Die durch Beruf und Arbeit mit radiumhaltigen Materialien und Präparaten entstandenen Hautschädigungen. ULLMANN, OPPENHEIM und RILLE: Die Schädigungen der Haut durch Beruf und gewerbliche Arbeit. Bd. 1, S. 225. Leipzig: L. Voß 1922. (Dort auch Literatur.) (b) Empfindlichkeit auf Radiumbestrahlung bei mangelhafter Sensibilität gegenüber Röntgenstrahlen.

Strahlenther. **19**, 153 (1925). — DAVID und GABRIEL: Die Capillarmikroskopie des Röntgenerythems. Strahlenther. **15**, 125 (1923) und ebenda **16**, 372 (1924). — DESSAUER: Grundgesetze der Tiefentherapie. Lehrbuch der Strahlentherapie. Bd. 1, S. 953. (1925). — DOBROVOLSKAIA-ZAVADSKAIA: Action des foyers radioactifs sur les vaisseaux sanguins. Lyon chir. **21**, Nr 4 (1924). Ref. Zbl. Hautkrkh. **15**, 424 (1925). — DOHAN und KIENBÖCK: Die beruflichen Röntgenschäden der Haut. ULLMANN, OPPENHEIM und RILLE: Die Schädigungen der Haut durch Beruf und gewerbliche Arbeit. Bd. 1, S. 201. (Dort auch Literatur.) — DOMINICI: Die Rezeptivität der normalen und pathologischen Gewebe für die Radiumbestrahlung. Strahlenther. **3**, 379 (1913).

ÉMILE-WEIL: La leucémie consécutive à l'emploi des corps radioactivs. Presse méd. **33**, Nr 78 (1925). Ref. Zbl. Hautkrkh. **19**, 487 (1926). — ENGELMANN: Über den Mechanismus der Einwirkung der Becquerelstrahlen auf die Zellfunktion. Strahlenther. **11**, 287 (1920). — VAN EWEYK, GURWITSCH, GOTTHEIL und GASIUNAS: Experimentelle Untersuchungen über den Einfluß des Radiumbromids auf den Stoffwechsel. Strahlenther. **19**, 789 (1925).

FAJANS: Radioaktivität usw. Braunschweig: Vieweg 1922. — FERNAU: (a) Die biologischen Angriffspunkte der Radiumstrahlen. Strahlenther. **15**, 532 (1923). (b) Über den Mechanismus der Strahlenwirkung im Gewebe. Strahlenther. **19**, 142 (1925). — FOVEAU DE COURMELLES: Radioanaphylaxis. Amer. J. Electrotherap. a. Radiol. **42**, Nr 3 (1924). Ref. Zbl. Hautkrkh. **20**, 46 (1926). — FOX: Severe radium dermatitis following treatment of port wine mark. Arch. of Dermat. **13**, Nr 3 (1926). Ref. Zbl. Hautkrkh. **20**, 665 (1926). — FREUND: Die Prüfung der Strahlenempfindlichkeit der Haut. Wien. klin. Wschr. **40**, Nr 13 (1927). — FRIEDLÄNDER: Mesothoriumschädigung durch Beruf und Verarbeitung. ULLMANN, OPPENHEIM und RILLE: Die Schädigungen der Haut durch Beruf und gewerbliche Arbeit. Bd. 1, S. 248.

GANS: Histologie der Hautkrankheiten. Bd. 1, S. 208 ff. u. Bd. 2, S. 352. (Dort auch Literatur.) Berlin: Julius Springer 1925. — GIESEL: Über radioaktive Stoffe. Ber. dtsch. chem. Ges. **33** (**3**). — GUDZENT: (a) Der Einfluß von Radium auf harnsaure Salze. Dtsch. med. Wschr. **1909**, Nr 21. (b) Über den Gehalt von Radiumemanation im Blut bei verschiedenen Anwendungsformen. Radium in Biologie und Heilkunde. 1911, H. 3. (c) Die biologischen Heilwirkungen radioaktiver Substanzen im Gebiet der inneren Medizin. Lehrbuch der Strahlentherapie. Bd. 3, S. 523 ff. (Dort auch Literatur.) (d) Anwendung radioaktiver Stoffe in der inneren Medizin. Lehrbuch der Strahlentherapie. Bd. 3 (1926). (Dort auch Literatur.) — GUDZENT und HALBERSTAEDTER: Über berufliche Schädigungen durch radioaktive Substanzen. Dtsch. med. Wschr. **1914**, Nr 13. — GUDZENT und LEVY: Vergleichende histologische Untersuchungen über die Wirkung von α-, β- und γ-Strahlen. Strahlenther. **8**, 53 (1918).

HAHN, O.: (a) Die therapeutisch wichtigen radioaktiven Substanzen und ihre Strahlen. Handbuch der gesamten Strahlenheilkunde, Biologie, Pathologie und Therapie von LAZARUS. Bd. 1, S. 138 ff. (b) Die radioaktiven Substanzen und ihre Eigenschaften. Lehrbuch der Strahlentherapie. Bd. 1, S. 435. — HALBERSTAEDTER: (a) Experimentelle Untersuchungen an Trypanosomen über die biologische Strahlenwirkung. Berl. klin. Wschr. **1914**, 252. (b) Mikrobiologische Grundlagen der Strahlentherapie. Handbuch der gesamten Strahlenheilkunde, Biologie, Pathologie und Therapie von LAZARUS. Bd. 1, S. 484 ff. (Dort auch Literatur.). — HAUSMANN: Allgemeine Lichtbiologie und Lichtpathologie. Lehrbuch der Strahlentherapie. **1**, 613 ff. — HAUSMANN und KERL: Zur Kenntnis der biologischen Radiumwirkung. Strahlenther. **11**, 1027 (1920). — HEIBERG: Studien über Haut-Epithel-Atypie bei Krebs- und Granulationsgewebe usw. Virchows Arch. **234**, 469 (1921). — HEINEKE: Allgemeines Exanthem nach lokaler Radiumbestrahlung. Strahlenther. **5**, 216 (1913). — HEINEKE und PERTHES: Die biologische Wirkung der Röntgen- und Radiumstrahlen. Lehrbuch der Strahlentherapie. Bd. 1, S. 725 ff. (Dort auch Literatur.) — HERTWIG, G.: Das Radiumexperiment in der Biologie. Strahlenther. **11**, 821 (1920). — HERTWIG, O.: Radiumeinwirkung auf lebende Gewebe und embryonale Entwicklungsprozesse. Handbuch der gesamten Strahlenheilkunde, Biologie, Pathologie und Therapie von LAZARUS. S. 163. Wiesbaden: J. F. Bergmann 1913. (Dort auch Literatur.) — v. HEVESY und PANETH: Lehrbuch der Radioaktivität. Leipzig: J. A. BARTH 1923. (Dort auch Literatur.) — HIDEO-WADA: Über den Einfluß wiederholter Radiumbromid-Injektionen auf Blutbild und Körpergewicht wie über die Verankerung und Verweildauer des Radiums im Körper. Strahlenther. **19**, 779 (1925). — HOFFMANN, F. L.: Radium (mesothorium-) necrosis. J. amer. med. Assoc. **85**, Nr 13 (1925). Ref. Zbl. Hautkrkh. **19**, 487 (1926). — HOFFMANN, V.: Erregung und Lähmung tierischer Zellen durch Röntgenstrahlen. Strahlenther. **13**, 285 (1922) sowie **14**, 516 (1923). — HOLTERMANN: Zur Frage der Beeinflussung der Vitalfärbung durch Röntgen- und Radiumstrahlen. Strahlenther. **17**, 362 (1924). — HOLTHUSEN: Theoretische Grundlagen der Strahlentherapie mit besonderer Berücksichtigung der Allgemeinwirkung. Lehrbuch der Strahlentherapie Bd. 1, S. 803 ff. (Dort auch Literatur.) — HOSOKAWA: Über die Wirkung von Radiumbromid bei intravenöser und peroraler Zufuhr im Hinblick auf die Verankerung des Radiums im Körper wie auf den intermediären Stoffwechsel. Strahlenther. **19**, 546 (1925). — Hudson: Skin a. tumour reaktions a. their bearing upon radio-therapy. Brit J. Radiol. **30**, Nr 304 (1925). Ref. Zbl. Hautkrkh. **20**, 293 (1926).

Itoh: Über den Einfluß der Radiumstrahlen auf die elastischen Fasern im Hautcarcinom. Jap. J. of Dermat. **25**, Nr 8 (1925). Ref. Zbl. Hautkrkh. **20**, 664 (1926).

Jadassohn: (a) Diskussionsbemerkung zu Schneemann (s. d.). (b) Bemerkungen zur Sensibilisierung und Desensibilisierung bei den Ekzemen usw. Klin. Wschr. **2**, Nr 36—38 (1923). — Jaulin: Rapport sur les dangers des rayons X et des substances radioactifs pour les professionels. Moyens de s'en préserver. Arch. Électr. méd. **35**, Nr 5 (1924). Ref. Zbl. Hautkrkh. **24**, 781 (1927). — Jüngling: Zur Frage der örtlichen oder Allgemeinwirkung der Röntgenstrahlen beim Carcinom. Bruns' Beitr. **139**, H. 1 (1927).

Kaiserling: Histologie der Radiumwirkung. Handbuch der gesamten Strahlenheilkunde, Biologie, Pathologie und Therapie von Lazarus 1913. (Dort auch Literatur.) — Keller: Über die Wirkung des ultravioletten Lichtes auf die Haut unter besonderer Berücksichtigung der Dosierung. Strahlenther. **16**, 52, 301, 537 und 824 (1924). — Klein und Dürck: Mikroskopische Befunde an Carcinomen nach Mesothoriumbestrahlung. Strahlenther. **8**, 166 (1918). — Kolda und Martens: Untersuchungen über das Verhalten des Blutes, besonders der roten Blutkörperchen, nach Mesothoriumbestrahlung. Strahlenther. **5**, 127 (1914). — Kuznitzky: (a) Die bactericide Wirkung der α-Strahlen allein und im Zusammenhang mit verschiedenen Desinfizientien. Z. Hyg. 88, 261 (1919). (b) Experimentelle Strahlentherapie. Naturwiss. **1919**, H. 15. — Kuznitzky und Jacoby: Untersuchungen über die Strahlenempfindlichkeit von Röntgen- und Teerhaut. Arch. f. Dermat. **156**, H. 1 (1928).

Laborde: Notions générales concernants la radiosensibilité des tissus. J. de Radiol. 8, Nr 7 (1924). Ref. Zbl. Hautkrkh. **16**, 314 (1925). — Lacassagne: Un nouvel accident professionel des manipulateurs des corps radioactifs: La nécrose des maxillaires. Paris méd. **16**, Nr 6 (1926). Ref. Zbl. Hautkrkh. **20**, 297 (1926). — Lacassagne und Paulin: Sensibilité différente des microbes aerobies au rayonnement β. C. r. Soc. Biol. **92**, Nr 2 (1925). Ref. Zbl. Hautkrh. **17**, 434 (1925). — Landaburu: Radiologische Betrachtungen über die Hauttumoren. Rev. méd. lat.-amer. **11**, Nr 121 (1925). Ref. Zbl. Hautkrkh. **20**, 43 (1926). Lazarus-Barlow: Die Wirkung radioaktiver Substanzen und deren Strahlen auf normales und pathologisches Gewebe. Strahlenther. **3**, 365 (1913). — Levin und Levine: The action of burried glass capillaries of radiumemanation on plant a. animal tissus. J. amer. med. Assoc. **83**, Nr 21 (1924). Ref. Zbl. Hautkrkh. **17**, 434 (1925). — Levine: The effects of radium emanation to the crown gall tissue. Amer. J. Roentgenol. **14**, Nr 3 (1925). Ref. Zbl. Hautkrkh. **20**, 45 (1926). — Liechti: (a) Untersuchungen über die Wirkung von Metallen als Sekundärstrahler. Klin. Wschr. **3**, Nr 19 (1924). (b) Über Reaktionsänderungen im bestrahlten Gewebe. Klin. Wschr. **5**, Nr 41 (1925). — Ledermann und Kuznitzky: Radiologische Behandlung von Nasenrachengeschwülsten. Strahlenther. 8, 23 (1917). — Linser und Kropatsch: Sensibilisation und Desensibilisation der Haut gegen ultraviolettes Licht. Strahlenther. **22**, 514 (1926). — Loeb und Wreschner: Versuche über die Beeinflussung des Carcinoms durch β-Strahlen. Z. physik. Ther. **30**, H. 1 (1925). — Lubarsch und Wätjen: Allgemeine und spezielle pathologische Histologie der Strahlenwirkung. Handbuch der gesamten Strahlenheilkunde, Biologie, Pathologie und Therapie von Lazarus. Bd. 1, S. 304. 1927. (Dort auch Literatur.)

Mac Kee und Eller: Variations of cutaneosus toleration for Roentgen rays. J. amer. med. Assoc. **87**, Nr 19 (1926). Ref. Zbl. Hautkrkh. **24**, 43 (1927). — Macneal und Willis: A skin cancer following exposure to radium. Proc. N. Y. pathol. Soc. **23**, Nr 1/5, (1924). Ref. Zbl. Hautkrkh. **14**, 446 (1924). — Markl: Études expérimentales de l'action du radium sur l'endothélium des capillaires sanguines. Ann. Anat. path. méd.-chir. **2**, Nr 1 (1925). Ref. Zbl. Hautkrkh. **17**, 791 (1925). — Markowits: Beitrag zur experimentellen Strahlenforschung des Krebses. Strahlenther. **21**, 81 (1926). — Marschik: Spätnekrose am Zungenrücken nach Radiumbehandlung eines Epithelioms des weichen Gaumens. Münch. klin. Wschr. **38**, Nr 47 (1925). — Martland, Conlon und Knef: Some unrecognized dangers in the use and handling of radioactive substances usw. J. amer. med. Assoc **85**, Nr 23 (1925). Ref. Zbl. Hautkrkh. **20**, 297 (1926). — Mayer, E. G.: Erhebliche Steigerung der Röntgenwirkung bei Bestrahlungen maligner und benigner Tumoren. Wien. klin. Wschr. **39**, Nr 6 (1926). — Meyer, H.: Referate u. Jahresberichte. Strahlenther. **7**, **9**, **11**, **12**, **13**, **14**, **16**, **19** usw. — Meyer, P. S.: (a) Gewöhnung des Bac. prodig. an Strahlenwirkung. Klin. Wschr. **2**, Nr 31 (1923). (b) Gewöhnung vitiliginöser Hautstellen an ultraviolettes Licht und andere Reize. Arch. f. Dermat. **147**, H. 2 (1924). — Meyer, St.: Eichungs- und Meßmethoden für radiaktive Substanzen. Handbuch der gesamten Strahlenheilkunde, Biologie, Pathologie und Therapie von Lazarus. Bd. 1, S. 167, 1927. — Meitner, L.: Die Strahlen der radioaktiven Substanz und ihre Bedeutung für die Atomforschung. Lehrbuch der Strahlentherapie. Bd. 1, S. 467. — Miescher: (a) Das Röntgenerythem. Strahlenther. **16**, 333 (1924). (b) Untersuchungen über das Vorkommen wachstumsfördernder Wirkungen nach Radiumbestrahlung an menschenpathogenen Hyphomyceten. Fortschr. Röntgenstr. **33**,

H. 1 (1925). — Mottram: The reaktion of the skin to a radium exposure repeated after varying lengths of time. Brit. J. Radiol **30**, Nr 303 (1925). Ref. Zbl. Hautkrkh. **20**, 44 (1926).

Nadson: Über die Primärwirkung der Radiumstrahlen auf die lebendige Substanz. Biochem. Z. **155**, H. 5/6 (1925). — Nemenow: Über die Einwirkung der Röntgen- und Radiumstrahlen auf die Funktion der Zelle. Handbuch der gesamten Strahlenheilkunde, Biologie, Pathologie und Therapie von Lazarus. Bd. 1, S. 509. 1928. (Dort auch Literatur.) Novák: Schutz des Radiologen gegen Radium. Čas. lék. česk. **65**, Nr 11/12 (1926). Ref. Zbl. Hautkrkh. **22**, 207 (1927).

Packard: The susceptibility of cells to radium radiations. Bull. Mar. biol. Labor. **46**, Nr 4 (1924). Ref. Zbl. Hautkrkh. **16**, 552 (1925). — Pentimalli: Azione dei raggi del radio dei raggi Roentgen, dei raggi ultrav. sul sarcoma trapiantabile dei polli. Sperimentale **78**, H. 6 (1924). Ref. Zbl. Hautkrkh. **16**, 552 (1925). — Perthes: Über Strahlenimmunität. Münch. med. Wschr. **1924**, Nr 38. — Petrow und Kusmina: Experimentelle und klinische Versuche mit der Einführung von Radiumemanation in normalem Gewebe und in Geschwülsten. Dtsch. med. Wschr. **52**, Nr 15 (1926). — Pirie: A fundamental principle for the curative action of radium a. X-rays. Urologic. Rev. **28**, Nr 5 (1924). Ref. Zbl. Hautkrkh. **16**, 315 (1925). — Platt: Experimentelle Untersuchungen über die Wirkungen des Mesothoriums auf junge Kaulquappen. Strahlenther. **11**, 44 (1920). — Porcelli: Cancri cutanei e loro radio-sensibilita in rapporto al potere proliferativo. Giorn. ital. Dermatol. **67**, H. 2 (1926). Ref. Zbl. Hautkrkh. **21**, 283 (1927).

Rapp: Biologie der Radium- und Röntgenstrahlenwirkung. Lehrbuch der Strahlentherapie. Bd. 2, 1925. — Regaud: (a) Sur la radio-immunisation des tissus cancereux et sur le méchanisme de l'action des rayons X et des rayons γ du radium sur les cellules usw. Bull. Acad. Méd. **91**, Nr 20 (1924). Ref. Zbl. Hautkrkh. **15**, 178 (1925). (b) Quelques fondements radiophysiologiques de la radiothérapie des neoplasmes malignes. Paris méd. **15**, Nr 6 (1925). Ref. Zbl. Hautkrkh. **18**, 548 (1926). — Regaud und Lacassagne: Die histophysiologische Wirkung der Röntgen- und Radiumstrahlen auf die erwachsenen, normalen Gewebe der Säugetiere. Handbuch der gesamten Strahlenheilkunde, Biologie, Pathologie und Therapie von Lazarus. Bd. 1, S. 258. 1927. — Reicher und Lenz: Adrenalinanämisierung als Hautschutz in der Röntgentherapie. Münch. med. Wschr. **1911**, 1290. — Riehl und Kumer: s. Therapie. — Rosselet: Les rayons de Roentgen et du radium usw. Schweiz. med. Wschr. **54**, Nr 23 (1924). — Rost: Experimentelle Untersuchungen über die biologische Wirkung von Röntgenstrahlen verschiedener Qualität auf die Haut von Menschen und Tieren. Strahlenther. **6**, 269 (1915). — Rüdisüle: s. Technik.

Schinz: Biologische Grundlagen der Strahlentherapie. Fortschr. Röntgenstr. **32**, H. 5/6 (1924). — Schneemann: Sitzgsber. schles. dermat. Ges. 8. Nov. 1922. Ref. Zbl. Hautkrkh. **7**, H. 6, 306 (1923). — Schwarz, G.: Über Desensibilisierung gegen Röntgen- und Radiumstrahlen. Münch. med. Wschr. **1909**, Nr 24. — Seide: (a) Experimenteller Beitrag zum Problem der elektrischen Wirkung von Strahlen verschiedener Wellenlänge. Dtsch. med. Wschr. **51**, Nr 45 (1925). (b) Zur Kenntnis der biologischen Strahlenwirkung. Z. Zool. **124**, H. 2 (1925). — Simpson: s. Technik. — Sokolowski: Das fettspaltende Ferment des Blutserums und seine Beeinflussung durch radioaktive Substanzen. Strahlenther. **6**, 419 (1915). — Sommerfeld: Atom, Elektron, Ion, Strahlenenergie. Handbuch der gesamten Strahlenheilkunde, Biologie und Therapie von Lazarus, Bd. 1, S. 96. 1927. — Stoklasa: (a) Bedeutung der Radioaktivität in der Physiologie. Strahlenther. **4**, 1 (1914). (b) Über den Einfluß der Radioaktivität auf die gesamten Kraft- und Stoffwechselprozesse der Zelle. Handbuch der gesamten Strahlenheilkunde, Biologie und Therapie von Lazarus. Bd. 1, S. 547. 1928. (Dort auch Literatur.) — Strauss, O.: Schädigungen durch Röntgen- und Radiumstrahlen. Lehrbuch der Strahlentherapie. Bd. 1, S. 979 ff. (Dort auch Literatur.) Sugiura: The influence of radiations from radium emanation upon tumour susceptibility in albino rats. J. Canc. Res. 8, Nr 3 (1924). Ref. Zbl. Hautkrkh. **16**, 197 (1925).

Thies: Wirkung der Radiumstrahlen auf verschiedene Gewebe und Organe. Dtsch. med. Wschr. **1905**, Nr 35. — Thomson und Wakeley: Observations on radium dermatitis. Arch. of Radiol. **28**, Nr 279 (1923). Ref. Zbl. Hautkrkh. **12**, 363 (1924).

Ullmann: Krebsentwicklung als Folge beruflich-gewerblicher Hautschädigungen. Ullmann, Oppenheim und Rille, Die Schädigungen der Haut durch Beruf und gewerbliche Arbeit. Bd. 3, S. 198. (Dort auch Literatur.)

Wahl: Tissue changes following radium a. X-ray therapy. Southern med. J. **18**, Nr 6 (1925). Ref. Zbl. Hautkrkh. **18**, 190 (1926). — Walkhoff: Unsichtbare, photographisch wirksame Strahlen. Photogr. Rdsch. **14**, H. 10 (1900). — Wätjen: Zur Pathologie der Strahlenwirkung. Strahlenther. **22**, 579 (1926). — Wichmann: Biologische und therapeutische Erfahrungen mit dem Radiumersatzpräparat Mesothorium. Strahlenther. **1**, 483 (1912). — Wickham und Degrais: s. Therapie. — Wood: Effect on tumours of radiation of different wave lengths. Amer. J. Roentgenol. **12**, Nr 5 (1924). Ref. Zbl. Hautkrkh. **17**, 154 (1925).

ZOELLNER: Beitrag zum Verhalten des hämatopoetischen Systems unter dem Einfluß von Strahlen. Strahlenther. **9**, 607 (1919). — ZUELZER und PHILIPP: Beeinflussung des kolloiden Zustandes des Zellinhaltes von Protozoen durch Radiumstrahlen. Strahlenther. **20**, 737 (1925).

Technik und Dosierung.

ALBANUS: Methodik der Radiumbestrahlung in der Nasen-, Mund- und Rachenhöhle. Dtsch. med. Wschr. **1912**, Nr 17.

BARCAT: s. Therapie. — BECK und RAPP: Strahlenbehandlung der Krankheiten der Nase, des Kehlkopfes und des Ohres. Lehrbuch der Strahlentherapie. Bd. 2, S. 565 ff. Berlin: Urban u. Schwarzenberg 1925. — BECKER: s. Physik usw. — BRINKMANN: Zur Technik der Anwendung von Radium und Mesothorium in der Dermatologie. Dermat. Wschr. **1922**, H. 1.

CASTRO ESCALADA: Intoleranz, pathologische Wirkungen, Kontraindikationen bei der Therapie mit radioaktiven Substanzen. Semana méd. **31**, Nr 18 (1924). Ref. Zbl. Hautkrkh. **17**, 433 (1925). — CLAUDE, O.: Zit. bei SCHIFF.

DELMAS: Essai de traitement d'ulcerations chroniques par une pomade radioactive. Bull. Soc. franç. Dermat. **34**, Nr 4 (1927). Ref. Zbl. Hautkrkh. **24**, 618 (1927) — DOMINICI: Technik und Resultate der Radiumtherapie. J. Méd. franç. **1910**, Nr 6. Zit. bei SCHIFF.

ENGELMANN: Radiologische Mitteilungen. Med. Klin. **1909**, Nr 22.

FAILLA, ADAIR, QUIMBY, ARNELL und GOLDSMITH: Dosage study to the therapeutic use of unfiltered radon. Amer. J. Roentgenol. **15**, Nr 1 (1926). Ref. Zbl. Hautkrkh. **21**, 430 ((1927). — FERNAU: (a) Über die Herstellung von Radiumträgern. Strahlenther. **7**, 527 (1916). (b) Physik und Chemie des Radium und Mesothorium für Ärzte und Studierende. Wien: Julius Springer 1926. — FLANDRIN: Die Behandlung von Blasentumoren mit Mesothorium. Arch. urol. de la Clin. Necker **4**, H. 3 (1926). Ref. Zbl. Hautkrkh. **18**, 304 (1926).

GUNSETT: s. Therapie.

HALBERSTAEDTER: Über intratumorale Behandlung. Strahlenther. **24**, 253 (1927).

JÜNGLING und RUDOLPH: Die Umbaumasse Radio-Plastin und ihre Anwendung in der chirurgischen Röntgentiefentherapie. Strahlenther. **14**, 807 (1923).

KEETMAN und MAYER: Gesichtspunkte für die Mesothoriumtherapie. Strahlenther. **2**, 745 (1913). — KESSLER und SLUYS: (a) Die räumliche Verteilung der γ-Strahlung und ihre Messung für therapeutische Zwecke. Strahlenther. **29**, 385 (1928). (b) Die Messung der γ-Strahlung in absoluten ‚r"-Einheiten. Strahlenther. **31**, 771 (1929).

LACASSAGNE: s. Therapie. — LAZARUS: (a) Handbuch der Radiumbiologie und -therapie. Wiesbaden: J. F. Bergmann 1913. (Dort auch Literatur.) (b) Stand und neue Ziele der Radium- und Mesothorium-Therapie. Berl. klin. Wschr. **1914**, Nr 5, 201.

MALLET und COLIEZ: Rôle de la diffusion dans la curiethérapie de surface. J. de Radiol. **10**, Nr 12 (1926). Ref. Zbl. Hautkrkh. **24**, 782 (1927).

NOGIER: s. Therapie.

QUICK: s. Therapie.

REGAUD: s. Therapie. — RIEHL und KUMER: s. Therapie. — RÜDISÜLE: Kosmetische Unannehmlichkeiten bei der Metothoriumbehandlung und Vorschläge zu ihrer Verhütung. Strahlenther. **11**, 1013 (1920).

SCHIFF: Radiumtherapie der Hautkrankheiten. Handbuch der gesamten Strahlenheilkunde, Biologie, Pathologie und Therapie von LAZARUS. 1913. — SIMPSON: Die Technik der Anwendung radioaktiver Substanzen. Lehrbuch der Strahlentherapie. Bd. 1, S. 507 ff. — SLUYS: Gammatherapie, posologie et méthodes de mesures. Le Scalpel **79**, Nr 7 (1926). Ref. Zbl. Hautkrkh. **20**, 294 (1926). — STICKER: Radium- und Mesothoriumbestrahlung usw. Strahlenther. **3**, 1 (1913).

VIGNAL: Thérapeutique électro-radiologique du pseudo-rheumatisme gonorrhoique. J. Méd. franç. **15**, Nr 3 (1926). Ref. Zbl. Hautkrkh. **21**, 777 (1927).

WACHTEL: Die Radiumpunktur mittels stark gefilterter Radiumnadeln. Z. physik. Ther. **29**, H. 2 (1924). — WERNER und RAPP: Technik der Behandlung mit radioaktiven Substanzen. Lehrbuch der Strahlentherapie. Bd. 2, S. 139 ff. — WETTERER: Handbuch der Röntgen- und Radiumtherapie. München-Leipzig: O. Nemnich 1920. — WICKHAM und DEGRAIS: Radiumtherapie. Berlin: Julius Springer 1910.

Therapie.

ABBÉ: Die Anwendung von Radium bei Carcinom und Sarkom. Strahlenther. **4** (1914). — ADAMSON: Diskussionsbemerkungen in der Sitzung der Roy. Soc. of Med. Proc. roy. Soc. Med. **18**, Nr 5 (1925). Ref. Zbl. Hautkrkh. **17**, 176 (1925). — ANDRÉN: The radium-treatment of haemangiomata, lymphangiomata and naevi pigmentosi. Experiments from „radiumhemmed" 1909 bis 1924. Acta radiol. (Stockh.) **8**, H. 1 (1927). Ref. Zbl. Hautkrkh. **25**, 667 (1928). — ANGLE und OWEN: Treatment of cancer of the lower lips with special reference to radium and electrocoagulation. Urologic. Rev. **27**, Nr 11 (1923). Ref. Zbl. Hautkrkh. **15**, 53 (1924). — Arzt und Fuhs: Röntgen-Hauttherapie. Berlin und Wien: Julius Springer 1925.

Barcat: Radiumtherapie in der Dermatologie. Strahlenther. **4**, (1914). (Dort auch Literatur.) — Baumgartner: Über den Wert des Radiums zur Behandlung des Schleimhautlupus der Nase. Schweiz. med. Wschr. **53**, Nr 33 (1923). — Bayet: (a) Die Behandlung des Krebses mittels Radium. Strahlenther. **3**, (1913). (b) Le traitement des épithéliomes spinocellulaires de la cavité buccale. Ann. Mal. Oreille **42**, Nr 10 (1923). Ref. Zbl. Hautkrkh. **13**, 49 (1924). — Beau: La radio-résistance acquise à la suite de traitements répétés: cause d'échec dans la radiothérapie des épithéliomas cutanés. Paris méd. **17**, Nr 16 (1917). Ref. Zbl. Hautkrkh. **24**, 351 (1927). — Becker, S. W.: Further studies on generalized teleangiectasia etc. Acta dermatol-venereol. 8, H. 3 (1927). Ref. Zbl. Hautkrkh. **27**, 134 (1928). — Bégouin: Zwei Fälle von Lymphosarkom des Halses. Chirurgische Entfernung in Verbindung mit Radium- und Röntgentherapie. Strahlentherapie **5** (1914). — Ben: Granulosis rubra nasi. Sitzgsber. Vereingg. rhein.-westf. Dermat. Düsseldorf 8. Nov. 1925. Ref. Zbl. Hautkrkh. **19**, 19 (1926). — Bloodgood: Zit. bei Martenstein. — Blumenthal, F.: Strahlenbehandlung bei Hautkrkh. Berlin: S. Karger 1925. — Bockholt: 7 Fälle von Lupus vulgaris. Sitzg. Vereingg. rhein.-westf. Dermat. 10. Mai 1925. Zbl. Hautkrkh. **17**, 498 (1925). — Bordier: Cancer des radiologistes, guéri par la diathermo-coagulation. Acta med. scand. (Stockh.) **66**, H. 3 (1927). Ref. Zbl. Hautkrkh. **24**, 46 (1927). — Bothe: Granuloma annulare. Sitzgsber. schles. dermat. Ges. Ref. Zbl. Hautkrkh. **7**, 306 (1923). — Bradley und Snoke: The treatment of an advanced carcinoma of the skin of the face with radium. Surg. Clin. N. Amer. **7**, Nr 1 (1927). Ref. Zbl. Hautkrkh. **24**, 783 (1927). — Braendle: Induratio penis plastica. Sitzgsber. schles. dermat. Ges. Arch. f. Dermat. **137**, 142 (1921). — Brock: Welche Bedingungen sind maßgebend für die Röntgenbehandlung der Hautkrebse? Strahlenther. **13**, 1 (1922). — Burns: Radium in the treatment of non-malignant diseases of the skin. Boston med. J. **191**, Nr 1 (1924). Ref. Zbl. Hautkrkh. **20**, 296 (1926). — Burrows: The treatment of tumours of the skin by radium alone or in combination. Brit. J. Radiol. **30**, Nr 300/301 (1925). Ref. Zbl. Hautkrkh. **19**, 637 (1925).

Callomon: (a) Granuloma annulare. Dermat. Wschr. **82**, 317 (1926). (b) Induratio penis plastica. Dieses Handbuch **21** (1927). (Dort auch Literatur.) — Canuyt und Terracol: Lupus des fosses nasales. Traitement curiethérapeutique. Bull. Soc. franç. Dermat. **1924**, Nr 7. Ref. Zbl. Hautkrkh. **16**, 696 (1925). — Castro Escalada: Intoleranz, pathologische Wirkungen, Kontraindikationen bei der Therapie mit radioaktiven Substanzen. Semana méd. **31**, Nr 18 (1924). Ref. Zbl. Hautkrkh. **17**, 433 (1925). — de Castro Freire: Zur Behandlung der vielfachen Angiome und Naevi angiomatosi mittels Radium. Lisboa med. **1**, Nr 6 (1924). Ref. Zbl. Hautkrkh. **15**, 425 (1925). — Clark: (a) Radium in dermatology. Amer. J. med. Sci. **69**, Nr 3 (1925). Ref. Zbl. Hautkrkh. **17**, 792 (1925). (b) Radium in dermatology. J. of Radiol. **6**, Nr 10 (1925). Ref. Zbl. Hautkrkh. **20**, 297 (1926). (c) Lupus. Arch. of Dermat. **14**, Nr 1 (1926). Ref. Zbl. Hautkrkh. **21**, 863 (1927). — Cornioley und Fischer: Du traitement de l'actinomycose par le radium. Rev. Suisse Acad. travail. **21**, Nr 7 (1927). Ref. Zbl. Hautkrkh. **25**, 782 (1928).

Daland: Endresults of radium treatment of skin cancer. J. amer. med. Assoc. **86**, Nr 7 (1926). Ref. Zbl. Hautkrkh. **20**, 294 (1926). — Darier: Grundriß der Dermatologie. Berlin: Julius Springer 1913. — Daubresse-Morelle: Radiumthérapie des cancers de la peau. Le Scalpel **79**, Nr 30 (1926). Ref. Zbl. Hautkrkh. **22**, 206 (1927). — Dautwitz: (a) Mitteilungen aus der Kuranstalt für Radiumtherapie in St. Joachimsthal. Wien: Wilhelm Braumüller 1915. (b) Beobachtungen während der Jahre 1912—1924 bei der Radiumbestrahlung von 30 chronischen Leukämien. Strahlenther. **23**, H. 1 (1926). (c) Radiumbehandlung des Hautkrebses. Strahlenther. **29**, H. 4 (1928). (d) Lymphogranulomatose. Strahlenther. **25**, H. 3 (1927). (Dort auch Literatur.) — Dean, jr.: The treatment of epithelioma of the penis with radium and Roentgen rays. Amer. J. Roentgenol. **15**, Nr 1 (1926). Ref. Zbl. Radiologie **1**, 874 (1926). — Degrais: Curiethérapie des angiomes. Progrès méd. **53**, Nr 41 (1925). Ref. Zbl. Hautkrkh. **20**, 781 (1926). — Degrais und Bellot: s. François, Dekeyser und Halkin. Ref. Zbl. Radiol. **3**, 69. — Delmas: Essai de traitement d'ulcerations chroniques par une pomade radioactive. Bull. Soc. franç. Dermat. **34**, Nr 4 (1927). Ref. Zbl. Hautkrkh. **24**, 618 (1927). — Dennis: Notes and experiences in radiumtherapeutics. Med. J. Austral. **1**, Nr 25 (1924). Ref. Zbl. Hautkrkh. **15**, 54 (1925). — Dieulafé: Lymphangiome de la lèvre inférieure, traité par le radium et la chirurgie. Revue de Stomat. **29**, Nr 4 (1927). Ref. Zbl. Hautkrkh. **25**, 778 (1928). — Dohan und Kienböck: Die beruflichen Röntgenschäden der Haut. In Oppenheim, Rille, Ullmann, Schädigungen der Haut durch Beruf und gewerbliche Arbeit. Bd. 1, S. 201. Leipzig: L. Voß 1922. — Dohi, Satani und Komaya: A further report of radium therapy effect on prostate hypertrophy. Jap. J. of Dermat. **23**, Nr 1 (1923). Ref. Zb. Hautkrkh. **11**, 90 (1924). — Dominici und Cheron: s. bei Barcat. Strahlenther. **4** (1914). — O'Donavon: Diskussionsbemerkung zur Radiumtherapie des Naevus flammeus (s. a. Adamson). Ref. Zbl. Hautkrkh. **17**, 176 (1925). — Dreyer: Therapie der Induratio penis plastica. Dtsch. med. Wschr. **1918**, Nr 39.

Eicken: Röntgenbehandlung der Aktinomykose. Acta radiol. (Stockh.) **6**, H. 1/6 (1926). — Eller: X-rays, radium, endothermy and other physical agents in dermatology. Med. J. a. Rec. **125**, Nr 8/9 (1927). Ref. Zbl. Hautkrkh. **25**, 307 (1928). — Evans und Stanford Cade: Cancer of the tongue. Preliminary report on radium treatment. Brit. J. Surg. **15**, Nr 57 (1927). Ref. Zbl. Hautkrkh. **25**, 193 (1928).

Fabry: (a) Entstehung und Entfernung der oberflächlichen Gefäßektasien nach Röntgen- und Radium-Mesothoriumbestrahlungen. Med. Klin. **22**, Nr 37 (1926). (b) Neuere Erfahrungen mit Radiumbehandlung. Münch. med. Wschr. **1919**, 128. — Falcht: Considerazioni pratiche sulla therapia delle veruche volgari et giovenelli. Bull. Soc. med.-chir. Pavia **1**, H. 5 (1926). Ref. Zbl. Hautkrkh. **22**, 861 (1927). — Feuchtinger: Fall von Radiumschädigungen des Larynx bei einem Rhinosklerom. Wien. med. Wschr. **76**, Nr 37 (1926). — Figi: Actinomycosis of the tongue. Surg. Clin. N. Amer. **6**, Nr 5 (1925). Ref. Zbl. Hautkrkh. **23**, 414 (1927). — Flandrin: Mesothorium bei Blasentumoren. Arch. urol. de la Clin. Necker **4**, H. 3 (1924). Ref. Zbl. Hautkrkh. **18**, 304 (1926). — Foerster: Radium in dermatology. Arch. of Dermat. **9**, Nr 1 (1924). Ref. Zbl. Hautkrkh. **12**, 362 (1924). — Fordyce: Naevus flammeus treated with radium. Arch. of Dermat. **12**, Nr 4 (1925). Ref. Zbl. Hautkrkh. **19**, 487 (1926). — Forssell: Experiences in the permanency of radiological cure in cancer. Amer. J. Roentgenol. **12**, Nr 4 (1924). Ref. Zbl. Hautkrkh. **16**, 775 (1925). — Foveau de Courmelles: Traitement des naevi par l'électrolyse et le radium combiné. C. r. Acad. Sci. Paris **1909**, Nr 46, zit. bei Kumer. — François, Dekeyser und Halkin: Der gegenwärtige Stand der Behandlung des Lupus und der Hauttuberkulose. Ann. de Dermat. **7**, 572 (1926). Ref. Zbl. Hautkrkh. **21**, 797 (1926). — Frazier: Angioma cavernosum. Report of a case treated with radium. Arch. of Dermat. **12**, Nr 4 (1924). Ref. Zbl. Hautkrkh. **19**, 637 (1926). — Frühwald: Induratio penis plastica. Sitzgsber. 2. Tagg. mitteldtsch. Dermat. Leipzig. Zbl. Hautkrkh. **1**, 329 (1921). — Fürst: Induratio penis plastica. Sitzgsber. Vereingg. südwestdtsch. Dermat. Zbl. Hautkrkh. **22**, 31 (1927).

van Gangelen: Radium als Heilmittel für Leukoplacia oris. Nederl. Tijdschr. Geneesk. **67**, Nr 19 (1923). — Gargano: Documenti istologici per una possibile terapia degli epiteliomi cutanei. Giorn. ital. Mal. Pelle **64**, H. 3 (1923). Ref. Zbl. Hautkrkh. **9**, 451 (1924). — Guarini: Zit. bei Martenstein. — Guhrauer: Strahlenrefraktäre Hautcarcinome. Sitzgsber. Breslauer Röntgenvereigg. Fortschr. Röntgenstr. **37**, 401 (1928). — Gunsett: (a) Les indications de la curiethérapie du cancer. Strasbourg méd. **84**, Nr 24 (1926). Ref. Zbl. Hautkrkh. **24**, 352 (1927). (b) La curiethérapie des cancers cutanés par la méthode des appareils moulés. Une statistique. Strasbourg méd. **85**, Nr 8 (1927). Ref. Zbl. Hautkrkh. **25**, 308 (1928).

Halberstaedter: Radiumtherapie äußerer Erkrankungen. Arch. f. Dermat. **120**. — Halberstaedter und Simons: Über die Behandlung der mit Röntgenstrahlen nicht zu heilenden bösartigen Hautgeschwülste. Dermat. Z. **53**, 254 (1928). — d'Halluin: (a) Reflexions à propos de divers cas de cancer dont la guérisson, obténue par le radium, se prolonge depuis plusieurs années. Arch. Électr. méd. **32**, Nr 499 (1924). Ref. Zbl. Hautkrkh. **13**, 276 (1924). (b) Le traitement des angiomes par le radium. Bull. Soc. Radiol. méd. France **14**, Nr 131 (1926). Ref. Zbl. Hautkrkh. **22**, 757 (1927). — Haret: Die Behandlung der Prostatahypertrophie durch die Radiumtherapie. Strahlenther. **3** (1913). — Hazen: The ultraviolet ray in the treatment of Roentgen ray telangiectasis. Amer. J. Roentgenol. **9**, Nr 2 (1922). Ref. Zbl. Hautkrkh. **6**, 350 (1923). — Heiner: Die Radiumbehandlung und ihre Indikationen. Med. Klin. **19**, Nr 18 (1923). — Hernamann-Johnson: Some principles of treatment in the radiotherapeutics of cancer. Lancet 207, Nr 13 (1924). Ref. Zbl. Hautkrkh. **16**, 670 (1925). — Heyerdahl: (a) On radium treatment of sarcomata in the oral cavety and the pharynx. Acta radiol. (Stockh.) **6**, H. 1/6 (1926). Ref. Zbl. Radiol. **2**, 208 (1927). (b) Über die Radiumbehandlung der Aktinomykose des Gesichts. Strahlenther. **25**, H. 4 (1927).

Jadassohn: (a) Zwei Fälle einer eigenartigen systematisierten circinär-serpiginösen, naevusartigen Dermatose. Sitzgsber. schles. dermat. Ges. 9. Juni 1923. Zbl. Hautkrkh. **11**, 282 (1925). (b) Bemerkungen im Lehrbuch der Dermatologie von J. Darier (s. d.). (c) Induratio penis plastica (zit. bei Callomon). — Jessner: Zur Therapie der Röntgenteleangiektasien. Klin. Wschr. **5**, Nr 7 (1926). — Johnston: Treatment of nevi with radium. Radiology 8, Nr 4 (1927). Ref. Zbl. Hautkrkh. **24**, 351 (1927). — — Jonquières: (a) Krebse der Haut, der Öffnungen und der schleimhautbekleideten Hohlräume. Rev. méd. lat.-amér. **11**, Nr 121 (1925). Ref. Zbl. Hautkrkh. **20**, 68 (1926). (b) L'action élective du radium (rayons beta) dans certaines dermatoses. Rev. franç. Dermat. **11**, Sondernummer (1926). Ref. Zbl. Hautkrkh. **23**, 758 (1927).

Kennedy: (a) Epithelioma of the lips. Observations on one hundred and fifty cases. Radiology **4**, Nr 4 (1925). Ref. Zbl. Hautkrkh. **18**, 841 (1926). (b) Radiumtreatment of epithelioma of the ear. Radiology 7, Nr 3. Ref. Zbl. Hautkrkh. **22**, 765 (1927). — Kergrohen: Six cas d'épithéliomas de la face non stérilisés par les rayons et guéris par le radium. Arch. Électr. méd. **34**, Nr 514 (1926). Ref. Zbl. Hautkrkh. **21**, 289 (1927). — Kienböck Radiumtherapie der bösartigen Geschwülste. Strahlenther. **5** (1914). — Kopp: Zur Radiumtherapie des Lupus vulgaris. Strahlenther. **12** (1921). — Kromayer: Die Behandlung der roten Muttermale mit Licht und Radium nach Erfahrungen an 40 Fällen. Dtsch. med. Wschr. **1922**, Nr 7. — Kumer: (a) Radiumbehandlung der Gefäßgeschwülste der Haut. Strahlenther. **15** (1923). (b) Über Radiumtherapie. Mitt. Volksgesgh.amt Wien **1925**, Nr 8. Ref. Zbl. Hautkrkh. **18**, 837 (1926). (c) Über die Therapie der Psoriasis. Wien. klin. Wschr. **37**, Nr 36 (1926). — Kumer und Sallmann: Über die Radiumtherapie tuberkulöser Erkrankungen der Lider, der Bindehaut und des Tränensackes. Z. Augenheilk. **54**, H. 1/2 (1924). — Kuznitzky: (a) Das Mesothorium in der Dermatologie. Arch. f. Dermat. **116**, H. 2 (1913). (b) Mesotherium bei Carcinomen der Haut usw. Berl. klin. Wschr. **1914**, Nr 2. (c) Teleangiektasien. Diskussionsbemerkungen Sitzg. Bresl. Röntgenvereingg. Ref. Klin. Wschr. **1925**, 1089.

Laborde: (a) Wirkung des Radiums auf fehlerhafte Narben nach Kriegsverletzungen. Strahlenther. **7** (1916). (b) La curiethérapie des cancers de la peau. J. de Radiol. **9**, Nr 9 (1925). Ref. Zbl. Hautkrkh. **19**, 486 (1926). — Lacapère: Le rayonnement du radium. J. des Pract. **40**, Nr 20 (1926). Ref. Zbl. Hautkrkh. **21**, 429 (1927). — Lacapère und Galliot: Traitement du chancre mou par le rayonnement total du radium. Bull. Soc. franç. Dermat. **31**, Nr 1 (1924). Ref. Zbl. Hautkrkh. **12**, 421 (1924). — Lacassagne: Leitgedanken und derzeitige technische Prinzipien der am Pariser Radiuminstitut angewandten Curietherapie der Krebse. Strahlenther. **26**, 507 (1927). — Lammers: Radium treatment of cancer of the lips. Acta radiol (Stockh.) **2**, H. 6 (1923). Ref. Zbl. Hautkrkh. **13**, 155 (1924). — Lassueur: Le radium en dermatologie. Schweiz. med. Wschr. **53**, Nr 36 (1923). — Lawrence: Radiumtherapy. Med. J. Austral. **2**, 25 (1923). Ref. Zbl. Hautkrkh. **15**, 425 (1925). — Lazarus: Zur Radium-, insbesondere Beta-Bestrahlung des Carcinoms. Med. Klin. **1927**, Nr 9/10. — Legueu: Les indurations des corps cavernaux et traitement. J. des Pract. **36**, 790 (1922). Ref. Zbl. Hautkrkh. **9**, 76 (1924). — Lengemann: Radiumbehandlung der Angiome. Zbl. Chir. **52**, Nr 47 (1926). — Levin: Radiotherapy in dermatology. Med. J. a. Rec. **121**, Nr 5 (1925). Ref. Zbl. Hautkrkh. **17**, 297 (1925). — Lewis: The treatment of rodent ulcers by radiation. Ann. Surg. **84**, Nr 2 (1926). Ref. Zbl. Hautkrkh. **21**, 827 (1926). — Lutz: Keloid. Sitzg. med. Ges. Basel v. 20. Nov. 1924. Ref. Schweiz. med. Wschr. **55**, Nr 16 (1925).

Mc Hutchinson und Brown: A new development in radium therapy. The application of the later disintegration products of radium to the treatment of certain skin conditions. Lancet **210**, Nr 15 (1926). Ref. Zbl. Hautkrkh. **20**, 665 (1926). — Mackay: (a) Radium in dermatology. Canad. med. Assoc. J. **16**, Nr 11 (1926). Ref. Zbl. Hautkrkh. **23**, 207 (1927). (b) Scleroderma and its treatment by radium. A prelim. report. Canad. med. Assoc. J. **16**, Nr 2 (1926). Ref. Zbl. Hautkrkh. **22**, 651 (1927). — Mac Kee and Andrews: The ultraviolet ray as a prophylactic against radiodermatitis. J. Amer. med. Assoc. **85**, Nr 22 (1925). Ref. Zbl. Hautkrkh. **19**, 738 (1926). — Martenstein: (a) Radium und Mesothorium in der dermatologischen Therapie. Klin. Wschr. **1922**, Nr 26. (b) Benigne infektiöse Epitheliome der Haut. Klin. Wschr. **1926**, Nr 13/14. (c) In Heimann: Die Strahlenbehandlung gut- und bösartiger Geschwülste. Kap. X, S. 401. Berlin: Georg Stilke 1928. (Dort auch Literatur.) (d) Granuloma annulare. Sitzungsber. Breslau. Röntgenvereingg. Fortschr. Röntgenstr. **34** (1926). — Masson und Gunsett: Un cas de Dermato-myosarcome traité par le radium. Bull. Soc. franç. Dermat. **33**, Nr 7 (1926). Ref. Zbl. Hautkrkh. **22**, 380 (1927). — Mazzoni: (a) La cura con i raggi e col radium del rinolaryngoscleroma. Radiol. med. **10**, Nr 2 (1923). Ref. Zbl. Hautkrkh. **9**, 23 (1923). (b) La radium terapia degli angiomi. Giorn. ital. Mal. vener. Pelle **65**, H. 3 (1924). Ref. Zbl. Hautkrkh. **14**, 445 (1924). (c) 372 casi di tigna trichofitica e favora del capillicio e della barba curati con la radiumterapia. Giorn. ital. Mal. vener. Pelle **65** (1924). Ref. Zbl. Hautkrkh. **14**, 347 (1924). — Merkulov: Radiumtherapie des Lidkrebses. Russk. oftalm. Ž. **5**, Nr 2 (1926). Ref. Zbl. Hautkrkh. **20**, 666 (1926). — Meyer, Hans: Referate und Jahresberichte der Jahre 1914/15 bis 1924. Strahlenther. **7**—**19** (1916—1925). — Meyer, P. S.: Der derzeitige Stand der Röntgenbehandlung in der Dermatologie. Zbl. Hautkrkh. **17**, 1 (1925). — Michelson: Cheilitis exfoliativa. Arch. of Dermat. **12**, Nr 1 (1925). Ref. Zbl. Hautkrkh. **19**, 41 (1926). — Miescher: Zur Frage der Strahlenresistenz der Melanome. Schweiz. med. Wschr. **56**, Nr 32 (1926). — Milian und Delarue: Angiome ulcéreux de la face. Bull. Soc. franç. Dermat. **34**, Nr 3 (1927). Ref. Zbl. Hautkrkh. **24**, 374 (1927). — Minami: A further report of the radiumtherapy upon angioma. Jap. J. of Dermat. **23**, Nr 1 (1923). Ref. Zbl. Hautkrkh. **10**, 256 (1924). — Minami und Komaya: Ergebnisse der Radiumtherapie bei Lupus miliaris disseminatus faciei. Jap. J. of Dermat. **23**, Nr 3 (1923). Ref. Zbl. Hautkrkh. **10**, 256 (1924). — Moebius: 10 Jahre Radiumbehandlung bei Hautkrankheiten. Med. Klin. **21**, Nr 26 (1925). — Montgomery und Culver: Epithelioma of the lip treated with radium. California Med. **22**,

Nr 12 (1924). Ref. Zbl. Hautkrkh. **16**, 553 (1925). — MORROW und TAUSSIG: (a) Radium therapy of vascular nevi. Amer. J. Roentgenol. **10**, Nr 11 (1923). Ref. Zbl. Hautkrkh. **13**, 155 (1924). (b) Statistics and technique in the treatment of malignant disease of the skin by the radiation. Amer. J. Roentgenol. **10**, Nr 3 (1923). Ref. Zbl. Hautkrkh. **10**, 40 (1924). MURDZIEŃSKI: Radiumbehandlung des Lupus vulgaris. Polska Gaz. lek. **5**, Nr 7 (1926). Ref. Zbl. Hautkrkh. **20**, 294 (1926).

DE NABIAS et FORESTIER: L'index karyokinétique et son application à la curiethérapie des cancers. Strasbourg méd. **85**, Nr 4 (1927). Ref. Zbl. Radiol. **3**, 492 (1927). — NAEGELI und JESSNER: Über die Verwendung von Mesothorium und Thorium X in der Dermatologie. Ther. Mh. **27**, Nov.-H. (1913). — NAHMMACHER: Tiefentherapie mit Radium- und Röntgenstrahlen. Sitzgsber. Münch. med. Wschr. **1922**, 452. — NEUGEBAUER: Multiple angiomatöse Sarkome der Haut. Sitzgsber. schles. dermat. Ges. 29. Juni 1921. Ref. Zbl. Hautkrkh. **2**, H. 9 (1921). Vgl. ebenda **11**, H. 6/7 (1924) (BOTHE). — NICOLICH: Necrosi della prostata in seguito ad applicazione di radium per ipertrofia prostatica. Atti Soc. ital. Urol. **1927**. Ref. Zbl. Hautkrkh. **25**, 255 (1928). — NOGIER: La curiethérapie de surface avec la paraffine armée. Lyon méd. **133**, Nr 20 (1924). Ref. Zbl. Hautkrkh. **16**, 553 (1926). — NOGUER MORÉ: (a) Radium bei Lupus (s. FRANÇOIS, DEKEYSER und HALKIN). Ref. Zbl. Radiol. **3**, 69 (1927). (b) Die Hauptursachen des Versagens der Radiumtherapie bei Hautcarcinomen. Med. ibera **19**, Nr 401 (1925). Ref. Zbl. Hautkrkh. **19**, 486 (1926). — NOVÁK: (a) Behandlung des Lupus vulgaris mit Radium. Ceská Dermat. **6**, H. 3 (1924). Ref. Zbl. Hautkrkh. **16**, 776 (1925). (b) Radiumtreatment of lupus vulgaris. Acta radiol. (Stockh.) **5**, H. 1 (1926). Ref. Zbl. Hautkrkh. **20**, 45 (1926). (c) Die Behandlung des Naevus flammeus durch Radium. Ceská Dermat. **6**, H. 10 (1925). Ref. Zbl. Hautkrkh. **18**, 552 (1926).

PALUMBO: (a) Primi risultati di depilatione col radium a scopo cosmetico nell 'ipertricosi faciale muliebre. Giorn. ital. Mal. vener. Pelle. **65**, H. 2 (1924). Ref. Zbl. Hautkrkh. **15**, 337 (1925). (b) Enthaarung mit Radium bei Frauenbart. Giorn. ital. Dermat. **68**, H. 2 (1927). Ref. Zbl. Hautkrkh. **25**, 550 (1928). — PARÈS: Note sur la curiethérapie des épithéliomas cutanés spinocellulaires. J. belge Radiol. **15**, H. 3 (1926). Ref. Zbl. Hautkrkh. **23**, 207 (1927). — PAUL: s. bei LAWRENCE. Diskussionsbemerkungen. Zbl. Hautkrkh. **15**, 425 (1925). — PENDERGRASS: Epidermoid carcinoma (epithelioma) of the lip. The diagnosis, pathology and discussion of the treatment by non-surgical measures. Surg. Clin. N. Amer. **7**, Nr 1 (1927). Ref. Zbl. Hautkrkh. **24**, 783 (1927). — PENDERGRASS und RAVDIN: A report of two cases of malignancy in xeroderma pigmentosum and their response to radium. Urologic Rev. **27**, Nr 4 (1923). Ref. Zbl. Hautkrkh. **9**, 301 (1924). — PETERSEN: Die Dauerheilungen von Sarkomen durch Röntgenstrahlen. Strahlenther. **3** (1913). — POPOWSKI: Radiumbehandlung bei Leukämie. Strahlenther. **12** (1921). — PORCELLI: Il radium in alcune dermatosi chroniche localisata. Radiol. med. **13**, Nr 12 (1926). Ref. Zbl. Hautkrkh. **23**, 759 (1927).

QUICK: (a) Radium in intra-oral cancer. Urologic Rev. **27**, Nr 4 (1923). Ref. Zbl. Hautkrkh. **9**, 300 (1924). (b) Die Behandlung des Zungenkrebses. Strahlenther. **26** (1927). — QUIGLEY: The treatment of superficial cancer with statistics and technic. Amer. J. Roentgenol. **10**, Nr 2 (1923). Ref. Zbl. Hautkrkh. **10**, 41 (1924).

RAMON Y CAJAL: Wirkung von Radiumaktivität beim Krebs. Rev. pract. Radiumter. **2**, Nr 2 (1927). Ref. Zbl. Hautkrkh. **25**, 308 (1927). — RANZI, SCHÜLLER und SPARMANN: Erfahrung über Radiumbehandlung maligner Tumoren. Strahlenther. **4** (1914). — RATERA: Radiumtherapie in der Dermatologie. Actas dermo-sifiliogr. **19**, Nr 2 (1927). Ref. Zbl. Hautkrkh. **24**, 781 (1927). — RATERA, J. und S.: Ein mit Röntgen- und Radiumstrahlen behandeltes Melanosarkom. Siglo méd. **78**, Nr 378/9 (1926). Ref. Zbl. Radiol. **2**, 216 (1927). — RÉCHOU: Sur la technique actuelle de la radium thérapie des cancers. J. de Radiol. **10**, Nr 8 (1926). Ref. Zbl. Hautkrkh. **22**, 206 (1927). — REGAUD: (a) Principes du traitement des épithéliomes épidermoides par les radiations. Applications aux épidermoides de la peau et de la bouche. (Rapport résumé). J. Radiol. **7**, Nr 7 (1923). Ref. Zbl. Hautkrkh. **10**, 349 (1924). (b) Principes du traitement des épithéliomes épidermoides par les radiations. Ann. Mal. Oreille **42**, Nr 10 (1923). Ref. Zbl. Hautkrkh. **13**, 49 (1924). (c) Über die Radiumtherapie der Zungenkrebse und ihrer regionären Drüsenerkrankungen. Strahlenther. **21** (1926). — REGAUD, COUTARD, MONOD und RICHARD: Radiothérapie des cancers de la région orbitopalpebrale. Résultats et techniques de l'institut du radium de Paris de 1919—1923. Ann. d'Ocul. **163**, H. 1 (1926). Ref. Zbl. Hautkrkh. **20**, 295 (1926). — RÉNON, DEGRAIS und DREYFUSS: Radiumtherapie der myeloiden Leukämie. Strahlenther. **3** (1913). — REYN: La photothérapie des radiolésions de la peau. Acta radiol. (Stockh.) **7**, H. 1/6 (1926). Ref. Zbl. Hautkrkh. **22**, 649 (1926). — RIBAS ISERN: Betrachtungen über die Behandlungen des Mundkrebses bei der Anwendung von Radium an der Oberfläche. Med. ibera **21**, Nr 504 (1927). Ref. Zbl. Hautkrkh. **25**, 666 (1927). — RIEHL: (a) Über den derzeitigen Stand der Radiumbehandlung bösartiger Geschwülste. Wien. klin. Wschr. **39**, Nr 18 (1926) (Sonderbeilage). (b) Radium und Krebs. Strahlenther. **4** (1914). — RIEHL und KUMER: Radium und Mesothoriumtherapie der Hautkrankheiten. Berlin: Julius

Springer 1924. — ROBINSON: (a) Radium therapy in dermatology. Amer. J. Roentgenol. 14, Nr 2 (1925). Ref. Zbl. Hautkrkh. 20, 44 (1926). (b) Verruca vulgaris; radium. Amer. J. Electrother. a. Radiol. 43, Nr 12 (1925). Ref. Zbl. Hautkrkh. 21, 430 (1927). — ROCCHI: Radiumpuntura nel cancroide delle labbra. Bull. Sci. med. Bologna 1, H. 9/10 (1923). Ref. Zbl. Hautkrkh. 12, 35 (1924) L'Actinoter. 3, H. 3 (1923). Ref. Zbl. Hautkrkh. 11, 419 (1924). — ROSSELET: Un cas d'epithélioma, greffé sur lupus, traité par la curiethérapie. Soc. Suisse Radiol. Lausanne. Schweiz. med. Wschr. 56, Nr 16 (1926). — ROST: Die Strahlenbehandlung des Hautkrebses. Strahlenther. 15 (1923). — ROUSSY, LABORDE und FRANÇOIS: A propos de la radiosensibilité des sarcomes fibroblastes. Bull. Assoc. franç. Étude Canc. 15, Nr 1 (1926). Ref. Zbl. Radiol. 1, 316 (1926). — ROUX, BERGER und MONOD: Traitement des épithéliomes de la langue. Bull. Soc. nat. Chir. 53, Nr 15 (1927). Ref. Zbl. Hautkrkh. 25, 193 (1927).

SACHS, O.: Beitrag zur Spontanheilung der plastischen Induration. Arch. f. Dermat. 131 (1921). — SAINZ DE AJA: Gemischte radio-chirurgische Behandlung hoher Keloide. Actas dermo-sifiliogr. 16, Nr 1 (1923). Ref. Zbl. Hautkrkh. 17, 298 (1925). — SASAGAWA: A case of xanthoma treated by mesothorium. Jap. J. of Dermat. 25, Nr 9 (1925). Ref. Zbl. Hautkrkh. 19, 396 (1926). — SCHÄFFER: Zit. bei CALLOMON. — SCHAMBERG und BRADLEY: Radium in the treatment of angiomata. Surg. Clin. N. Amer. 7, Nr 1 (1927). Ref. Zbl. Hautkrkh. 24, 375 (1927). — SCHIFF: Radiumtherapie der Hautkrankheiten. Handbuch der Radiumbiologie und Therapie von LAZARUS. Wiebaden: J. F. Bergmann 1913. (Dort auch Literatur.) – SCHINDLER: Carcinoma in lupo, geheilt mit Radium. Zeitg. Wien. dermat. Ges. 7. Mai 1925. Ref. Zbl. Hautkrkh. 18, 156 (1926). — SCHMIDT, WILLIAM H.: Indication for radium and other methods of treatment in cancer. Amer. J. Roentgenol. 12, Nr 3 (1924). Ref. Zbl. Hautkrkh. 17, 791 (1925). — SCHNIERER: Fall von jugendlichem Rhinosklerom. Dauernde Besserung nach Dilatation und Radiumbehandlung. Wien. med. Wschr. 76, Nr 7 (1926). — SCHREINER und BROWN: Eine Untersuchung der Resultate, welche durch die Behandlung des Zungenkrebses mittels Radium- und Röntgenstrahlen erzielt worden sind. Strahlenther. 23, H. 4 (1926). — SCHRÖPL: Psoriasis mit Radiumdermatitis. Sitzgsber. dtsch. dermat. Ges. tschechoslovak. Republik 8. Mai 1927. Ref. Zbl. Hautkrkh. 24, 162 (1927). — SEVIN: Mycosis fungoides. Dermat. Wschr. 83, Nr 36 (1926). — SIMONS: Inoperables Tonsillensarkom. Z. physik. Ther. 31, Nr 5 (1926). — SIMPSON: Radium in the treatment of vascular nevi. Surg. etc. 38, Nr 3 (1924). Ref. Zbl. Hautkrkh. 13, 156 (1924). — SIMPSON und FLESHER: (a) Epithelioma of the tongue. Arch. of Dermatol. 12, Nr 3 (1925). Ref. Zbl. Hautkrkh. 19, 51 (1925). (b) Radium as a palliative agent in the treatment of intraoral cancers. J. amer. med. Assoc. 87, Nr 9 (1926). Ref. Zbl. Hautkrkh. 22, 765 (1926). — SLUYS: (a) Ein Fall von Makrocheilie. Strahlenther. 5, 241 (1914). (b) Tendences actuelles en curiethérapie. (Appareils de gammathérapie profonde pour tumeurs étendues aux territoires lymphatiques). J. belge Radiol. 14, H. 2 (1925). Ref. Zbl. Hautkrkh. 20, 46 (1926). (c) Deux cas de cancer traités par les appareils radiofères à distance. J. belge Radiol. 15, H. 1 (1926). Ref. Zbf. Hautkrkh. 21, 431 (1927). — SLUYS und STOUPEL: Trois cases d'épithéliomas sur lupus traités par curiethérapie. Le Cancer 1, Nr 1 (1923). Ref. Zbl. Hautkrkh. 15, 53 (1925). — SOILAND: Comments in the use of radium for intraoral cancers. J. amer. med. Assoc. 83, Nr 6 (1924). Ref. Hautkrkh. 16, 775 (1925). — SOILAND und COSTOLOW: Radiation treatment of superficial malignancies. California Med. 24, Nr 4 (1926). Ref. Zbl. Hautkrkh. 21, 288 (1927). — STOKES: The treatment of lupus vulgaris with special reference to the disuse of X-rays and radium. Med. Clin. N. Amer. 10, 288. Ref. Zbl. Radiol. 2, 668 (1927). — STRAUSS: Radium treatment of cavernous haemangioma and of epulis. Amer. J. Roentgenol. 18, Nr 1 (1927). Ref. Zbl. Hautkrkh. 25, 782 (1927). — STUDNIČKA: Diffuse Sklerodermie, behandelt mit Thyreoidin und Radiumemanation. Rev. Neur. (tschech.) 23, Nr 7/8 (1926). Ref. Zbl. Hautkrkh. 22, 216 (1927).

TAFT: (a) A review of keloid cases treated with radiotherapy. Urologic Rev. 27, Nr 12 (1923). Ref. Zbl. Hautrkkh. 13, 156 (1924). (b) The value of radiology in pyogenic infections of the skin. Urologic Rev. 28, Nr 5 (1923). Ref. Zbl. Hautkrkh. 16, 318 (1925). — TAUSSIG: (a) The treatment of keloids with radium. California State J. Med. 21, Nr 12 (1923). Ref. Zbl. Hautkrkh. 12, 363 (1924). (b) The limitations of radium therapy in dermatology. Amer. J. Roentgenol. 14, Nr 2 (1925). Ref. Zbl. Hautkrkh. 19, 485 (1926). — TAYLOR: The treatment of hemangioma at the Collis P. Huntington memorial hospital. Boston med. J. 195, Nr 16 (1925). Ref. Zbl. Hautkrkh. 24, 354 (1927). — TEMPSKY, v.: Therapie der Aktinomykose, insbesondere Strahlentherapie. 13. Tagg. südostdtsch. Chir.-Vereingg. Breslau, Sitzg. 26. Juni 1926. Ref. Zbl. Chir. 53, Nr 44 (1926). – TIMPANO: 2 caso di leishmaniosi esterna curata col radio. Policlinico sez. prat. 33, H. 8 (1926). Ref. Zbl. Hautkrkh. 20, 698 (1926).

VIGNAL: Thérapeutique électro-radiologique du pseudorheumatisme gonococcique. J. Méd. franç. 15, Nr 3 (1926). Ref. Zbl. Hautkrkh. 21, 777 (1926). — VILLANO: La curieterapia nello xeroderma pigmentoso. Riforma med. 40, Nr 8 (1924). Ref. Zbl. Hautkrkh. 12, 462 (1924). — VOLK: Erwiderung auf den Aufsatz von KOPP. Strahlenther. 12 (1921).

WALLON: (a) Quelques cancers cutanés guéris par la curiethérapie. Bull. Soc. franç. Dermat. 32, Nr 5 (1925). Ref. Zbl. Hautkrkh. 18, 552 (1926). (b) Epithelioma anal guéri par le radium après dérivation temporaire des matières. Bull. Soc. franç. Dermat 24, Nr 7 (1925). Ref. Zbl. Hautkrkh. 25, 667 (1927). — WARD: Radium and electrothermie methods in the treatment of lesions of the oral cavity. Internat. J. of Med. 39, Nr 12 (1926). Ref. Zbl. Hautkrkh. 24, 352 (1927). — WASSINK: Die Behandlung des Lippenkrebses. Nederl. Tijdschr. Geneesk. 70, Nr 10 (1926). Ref. Zbl. Hautkrkh. 22, 764 (1927). — WASSINK und WASSINK VAN RAAMSDONK: (a) Strahlenbehandlung des Hautkrebses. Nederl. Tijdschr. Geneesk. 69, Nr 12 (1925). Ref. Zbl. Hautkrkh. 18, 840 (1926). (b) Erfolge der Strahlenbehandlung des Hautkrebses. Acta radiol. (Stockh.) 4, H. 2 (1925). Ref. Zbl. Hautkrkh. 18, 553 (1926). — WEIGAND: Zur Technik der Radiumapplikation in der Gynäkologie. Strahlenther. 27, 54 (1928). — WERNER: (a) Über die Behandlung chirurgischer Carcinome und Sarkome mit radioaktiven Substanzen. Strahlenther. 15 (1923). (b) Über die Ergebnisse einer radiochemischen Behandlung der inoperablen bösartigen Neubildungen des Menschen. Strahlenther. 24, u. 25 (1927). (c) Carcinome und Sarkome. Lehrbuch der Strahlentherapie. Bd. 2. Berlin: Urban u. Schwarzenberg 1925. (Dort auch Literatur.) (d) Über die Abgrenzung der Indikationen für die Röntgenbehandlung maligner Tumoren gegen die anderen Behandlungsmethoden. Strahlenther. 30, 1 (1928). — WETTERER: Die Strahlenbehandlung der bösartigen Geschwülste. Strahlenther. 10, 258 (1914). — WICHMANN: Biologische und therapeutische Erfahrungen mit Mesothorium. Strahlenther. 1, 483 (1912). — WICKHAM und DEGRAIS: (a) Kann das Radium der Chirurgie irgendwelche Dienste bei der Behandlung maligner Tumoren leisten? Strahlenther. 3 (1913). (b) Radiumtherapie. Berlin: Julius Springer 1912. (c) Die Verwendung des Radiums bei der Behandlung der Hautepitheliome, der Angiome und der Keloide. Handbuch der Radiumbiologie und Therapie von LAZARUS. Wiesbaden: J. F. Bergmann 1913. — WICKHAM, DEGRAIS und BELOT: Über die Einwirkungen des Radiums auf gewisse hypertrophische Veränderungen der Epidermis. Strahlenther. 3 (1913). — WILLIAMS und TRAUB: The radium treatment of vascular nevi. Arch. of Pediatr. 42, Nr 6 (1925). Ref. Zbl. Hautkrkh. 22, 206 (1927).

YAMADA: Radium therapy of endothelioma. Jap. J. of Dermat. 25, Nr 1 (1925). Ref. Zbl. Hautkrkh. 17, 298 (1925).

ZANOTTI: Contributo clinico e considerazioni techniche sulla radiumterapia degli epiteliomi. Radiol. med. 14, Nr 7 (1927). Ref. Zbl. Hautkrkh. 25, 667 (1927). — ZEHDEN: Zur Mesothoriumbehandlung. Sitzgsber. Ges. Charité-Ärzte. Berlin. klin. Wschr. 1912, 2433.

II. Thorium X.

Von

E. KUZNITZKY-Breslau und **H. JACOBY**-Breslau.

Mit 9 Abbildungen.

Thorium X (entdeckt 1902 von RUTHERFORD und SODDY) ist ein Element der Thoriumreihe mit dem Atomgewicht 224. Es entsteht aus dem Thorium auf dem Wege über Mesothorium und Radiothorium (s. dieses, S. 538), ist ein fester Körper und, was besonders wichtig ist, gut löslich in Wasser und anderen Lösungsmitteln. Es wird technisch aus seinem Ausgangsprodukt, dem Radiothorium, durch Ammoniakfällung, gebunden an Calcium oder Barium, gewonnen. Wie schon geschildert, wandelt es sich über die kurzlebige Thoriumemanation in den aktiven Niederschlag um und geht vom unwichtigen Thorium A über Thorium B in das wichtigste Glied der Reihe, Thorium C, über. 65% des gebildeten Thorium C gehen unter β- und γ-Strahlenemission in das Thorium C' mit dem Atomgewicht 212 und 35% unter α-Strahlenemission in das nicht mehr radioaktive Thorium D mit dem Atomgewicht 208 über. Dieses Thorium D hat dasselbe Atomgewicht wie das metallische Blei. Der Abbau des Thorium C' ist nicht sicher bekannt, es wird aber angenommen, daß es ebenfalls in Thorium D übergeht.

Thorium X mit seinem aktiven Niederschlag emittiert, wie schon gezeigt, hauptsächlich α-Strahlen, die verschiedene Reichweite besitzen und etwa 99% der gesamten Strahlungsenergie ausmachen. Da zunächst die Strahlung durch Nachbildung neuer strahlender Zerfallskörper zunimmt, weist im Laufe des ersten Tages das Thorium X eine höhere Aktivität auf als unmittelbar nach seiner Entstehung, und zwar fast 120% der Anfangsaktivität. Mit dem Fortschreiten des Zerfalls tritt ein Stadium ein, in dem sich Nachbildung und Abbau der Zerfallskörper die Wage halten. Dieses ist ein für alle radioaktiven Körper charakteristischer Zustand, und man bezeichnet ihn damit, daß man sagt, der betreffende strahlende Körper, in unserem Falle also das Thorium X, befinde sich im radioaktiven Gleichgewicht. Von diesem Zeitpunkt an beginnt der Abfall der Aktivität, da die Zahl der strahlenden Atome sich nicht mehr steigern kann und nun der gesetzmäßige Zerfall überwiegt. Am Ende des zweiten Tages ist die Anfangsaktivität wieder erreicht. Nach 3,65 Tagen ist sie zur Hälfte geschwunden, nach etwa 35 Tagen ist das gesamte Thorium X zerfallen, seine Radioaktivität abgeklungen.

Chemisch steht das Thorium X der Bariumgruppe nahe, in der Biologie und Therapie haben wir es — alle Autoren stimmen darin überein — jedoch nicht mit einer chemischen Wirkung zu tun, da die Gewichtsmengen, die angewendet werden, so außerordentlich klein sind, daß sie als Reaktionspartner nicht in Betracht kommen können[1]. Die biologisch-therapeutischen Wirkungen sind vielmehr als reine Strahlenfolgen anzusehen, und zwar vorwiegend als Wirkung der α-Strahlen.

Die **biologischen Wirkungen** der α-Strahlen werden letzten Endes in Übereinstimmung mit der im vorigen Kapitel vertretenen Anschauung prinzipiell auf der gleichen Ursache, der Ionisation durch die Strahlung, beruhen. Einige Autoren, wie PAPPENHEIM, PLESCH und DA SILVA MELLO glauben aus ihren Versuchen mit Thorium X eine Verschiedenheit der Wirkungen der α-Strahlen gegenüber den γ-Strahlen annehmen zu sollen. Diese Anschauung wird von GUDZENT bestritten. Wenn sich Unterschiede gegenüber anderen Strahlenarten finden, dürften sie wohl durch die bei den einzelnen Strahlenarten wesentlich verschiedene Ionisationskraft und die verschieden starke Absorption der Strahlen im Gewebe bedingt sein. Diese Differenzen sind tatsächlich vorhanden und finden sich selbstverständlich in gleicher Weise auch bei der Radiumemanation vor, die in der Radiumreihe dem Thorium X entspricht.

Von den Wirkungen des Thorium X auf *unbelebte Stoffe* sei zunächst die auf *Lecithin* erwähnt, die bei der experimentellen Radiumforschung eine große Rolle gespielt hat. So beschreiben SCHWARZ und ZEHNER die Spaltung des im Lecithin enthaltenen Cholins zu Trimethylamin ohne Einwirkung von Fermenten. Diesen Ergebnissen sind aber die Versuche mit Radium entgegenzuhalten, die NEUBERG angestellt hatte und in denen er die leichte Autooxydation und den spontanen Zerfall des Lecithins nachwies. Von weiteren Wirkungen wurden beschrieben: Entfärbung und Zerstörung von Methylenblau, Cochenille und Indigo, Blaufärbung von Guajaklösung, und zwar mit und ohne Terpentinzusatz, Dunkelfärbung und Spaltung von hydrolysierten Benzolderivaten, wie Tyrosin, Brenzkatechin, Resorcin und Adrenalin, Hydrolyse von Stärke- und Eiweißlösungen (FALTA und ZEHNER). KAHN bemerkt demgegenüber, daß sich diese Veränderungen auch durch Einwirkung von H_2O_2 in Gegenwart eines Katalysators hervorrufen lassen. MAUBERT stellte fest,

[1] Nach den Berechnungen von Herrn Dr. BAHR (Auergesellschaft) beträgt das Gewicht einer 3000 e.s.E.-Aktivität entsprechenden Menge Thorium X 10^{-5} mg (zit. bei KUZNITZKY).

daß Thorium X in Mengen von 0,1—6,7 mg (?) pro Kubikzentimeter Urin die ammoniakalische Gärung im sterilisierten Harn steigert, dem Aufschwemmungen von Reinkulturen des Mikrococcus ureae zugesetzt waren.

Von Wirkungen des Thorium X auf *Fermente* liegen sichere, eindeutige Ergebnisse nicht vor. Autolytische Fermente werden bald gehemmt, bald aktiviert (Bickel, Minami), das proteolytische Ferment wird beeinflußt (Kahn), Lipase aktiviert (Sokolowski), Trypsin nicht verändert (Plesch, Karczag und Keetman), Nuclease und peptolytisches Ferment desgleichen (Jastrowitz, zit. bei Gudzent); der Antitrypsingehalt des Blutserums bei der Leukocytolyse wird ebenfalls nicht verändert (Rosenow). Maubert wies nach, daß die α-Strahlen des Thorium X in kleinen Dosen auf das Emulsin bei der Spaltung des Amygdalins leicht beschleunigend, in größeren Dosen hemmend bis zerstörend wirken.

Typhusagglutinine wurden durch große Dosen Thorium X geschädigt (Fraenkel und Gumpertz), das *hämolytische Komplement* nicht beeinflußt (Plesch und Lippmann, zit. bei Gudzent). Schwarz und Zehner fanden *Hämolyse* von Hammelblutkörperchen und Bildung von Methämoglobin; letztere wird von ihnen allerdings nicht nur auf Thorium X-, sondern auch auf Ozonwirkung zurückgeführt.

In Analogie zu den Versuchen mit Radiumemanation an *Pflanzensamen* stellten Kahn solche mit Gartenkresse und Averseng, Jaloustre und Maurin mit Ricinus communis an. Sie fanden, daß kleine Dosen anregend und große hemmend bis abtötend wirken.

Auch die α-Strahlen verursachen, wie die schon oben besprochenen anderen Strahlenarten, eine ausgesprochene Beeinflussung des *Kerns der Zelle*, die bei geeigneter Dosierung zu einer partiellen Schädigung abgestuft werden kann. Das zeigen die Trypanosomenversuche Halberstaedters mit Thorium X, die eine Sistierung der Fortpflanzung bei Erhaltung der Beweglichkeit ergaben, und die Versuche Kuznitzkys mit Thorium X an Gonokokken, die zum Verlust der Fähigkeit, Säure zu bilden, führten, trotzdem das Weiterwachstum nicht gehemmt war. In den unbestrahlten Tochterkulturen war die Säurebildung wieder vorhanden. Bei Anwendung großer Dosen Thorium X zeigte sich in Versuchen an verschiedenen anderen Bakterienarten deutliche Beeinträchtigung des Wachstums bis zu vollständiger Aufhebung (Halberstaedter, Kahn, Kuznitzky, Lasalle und Delas, Plesch und Karczag)[1]. Das gleiche fanden Cluzet, Rochaix und Chevallier (zit. bei Halberstaedter) in ihren Versuchen mit Thoriumemanation an Staphylokokken. Kombiniert man Thorium X mit chemischen Desinfizientien, so läßt sich eine potenzierte Wirksamkeit feststellen, dergestalt daß bei verschiedenen Bakterienarten Wachstumshemmung eintritt bei Dosen, in denen jede einzelne Komponente noch unwirksam war (Kuznitzky).

Im Tierversuch gelang es Lippmann durch Einspritzung von 500 Macheeinheiten Thorium X die *experimentelle Pneumokokkeninfektion* bei Mäusen zu verhüten. In ähnlicher Weise konnte Kuznitzky durch Injektion eines Gemisches von Kollargol oder Urotropin mit Thorium X gleichzeitig mit bzw. 18—24 Stunden nach der Infektion mit Pneumokokken 6 von 14 Versuchstieren (Mäuse) länger am Leben erhalten als die Kontrollen.

Die klinischen Beobachtungen zeigen unter dem Einfluß von Thorium X eine vermehrte *Harnsäureausscheidung*. Falta und Novaczynski erklären diese Wirkung mit dem starken Leukocytenzerfall, Gudzent spricht von einer direkten Wirkung auf die Stoffwechselorgane. Kuznitzky sah bei einem Fall

[1] Neuerdings auch von Simons und Strauss bei Thorium X-Nacktstäbchen bewiesen.

von Harnsäureablagerung in der Cornea keine Wirkung des Thorium X im Sinne einer Löslichkeitssteigerung der Harnsäure, ebensowenig Wessely unter dem Einfluß von Radiumemanation bei experimenteller Einbringung von Mononatriumurat in die vordere Augenkammer. Der früher beschriebene Abbau von Mononatriumurat durch Radium D (Gudzent) und die α-Strahlung des Radiums (Mesernitzky) ist von Kerb und Lazarus sowie von v. Knaffl-Lenz und Wichowski (zit. bei Neuberg) auf sekundäre Bakterienwirkung zurückgeführt worden.

Bei der Wirkung des Thorium X auf *Organe* und *Organsysteme* interessiert zunächst die *Art seiner Ausscheidung* aus dem Körper und die *Art seines Verbleibens* im Organismus. Bei der subcutanen und intravenösen Zufuhr scheint, wie meist beschrieben wird, die Hauptausscheidung durch den Darm zu erfolgen (Brill, Kriser und Zehner, Falta, Plesch und Karczag), und zwar etwa 20% der Gesamtmenge des zugeführten Thorium X. Die Ausscheidung durch die Niere wird mit dem 10. Teil der Darmausscheidung angegeben. Retiniert werden im Organismus 80%, nach Ansicht von Brill, Kriser und Zehner, die einen Verlust von etwa 20% durch die Ausatmung der gebildeten Thoriumemanation für möglich halten, etwa 60%. Für die Ansichten der letzteren Autoren spricht der Befund von Kojo, der nach Trinken von Thorium X-Lösung neben Ausscheidung durch den Urin reichlich Thoriumemanation in der Ausatmungsluft fand. Zahlenmäßige Angaben darüber fehlen jedoch. Gegen die Auffassung, daß größere Mengen Thorium X als Thoriumemanation ausgeatmet werden, spricht sich Falta aus, der die Lebensdauer der Emanation hierzu für zu kurz hält. — Die Ausscheidung durch den Schweiß ist verschwindend gering. — Besonders reichlich wurde das Thorium X im Knochenmark gefunden, weniger reichlich in Nieren, Milz und Leber (Brill, Kriser und Zehner, Plesch und Karczag). Längere Zeit nach der Einverleibung findet man eine ansteigende Radioaktivität der Nieren. Das Gehirn zeigt gleich nach der Einspritzung wie auch später einen auffallend geringen Gehalt an Thorium X.

Die bedeutsamsten Veränderungen finden sich im *Knochenmark* und dementsprechend in der *Zusammensetzung des strömenden Blutes,* und zwar kommt es nach kleinen Dosen zu einer Vermehrung der Leukocyten und Erythrocyten (Gudzent), bei Verabfolgung großer Dosen tritt im Versuch bei Mensch und Tier regelmäßig eine deutliche Leukopenie bis zu völliger Aleukocytose auf. In dieser Hinsicht stimmen alle Beobachter überein, sie sind jedoch verschiedener Ansicht darüber, ob das myeloische oder das lymphatische Gewebe gegenüber der Strahlung des Thorium X empfindlicher ist. Die einen (Arneth, Gudzent und Levy, Pappenheim und Plesch, Rosenow, da Silva-Mello, Valeef, Zöllner) glauben an die größere Sensibilität des myeloischen Systems, weil sie an ihm die ersten und schwersten Veränderungen sahen, Falta dagegen hält das lymphatische System für besonders empfindlich. Pappenheim und Plesch sahen im Tierversuch, daß sich zuerst die Zahl der Lymphocyten im Blute verringerte, fanden dann aber bei der Autopsie makroskopisch und mikroskopisch besonders das myeloische System betroffen. Eine Stütze für die Ansicht von der größeren Empfindlichkeit des myeloischen Systems würde auch die bekannte Erfahrung bedeuten, daß das Thorium X bei der Therapie der lymphatischen Leukämie kaum von nennenswerter Wirkung ist, während es bei der myeloischen Leukämie mit Erfolg angewendet wird. Mikroskopisch weist das Knochenmark einen starken Schwund seiner myeloischen Elemente bis zu völligem Fehlen auf (Gudzent und Levy, Hirschfeld und Meidner, Pappenheim und Plesch, da Silva-Mello, Zöllner). Nur da Silva-Mello beschreibt, daß er neben destruktiven Veränderungen auch noch Stadien der Proliferation an den Zellen des myeloischen Systems gefunden habe. Wirkungen auf das lymphatische System, die aber nicht sehr erheblich sind, beschreiben CLUZET und CHEVALLIER, GUDZENT und LEVY, PAPPENHEIM und PLESCH, DA SILVA-MELLO, ZÖLLNER. Die Erythrocyten erweisen sich wesentlich widerstandsfähiger gegenüber Thorium X als die weißen Blutkörperchen. Dosen, die schon Leukopenien hervorrufen, verändern das rote Blutbild nicht, sondern können sogar eine Vermehrung der Erythrocytenzahl bewirken. Erst wenn Thorium X längere Zeit hindurch zugeführt wird, werden Anämie, Polychromasie und Anisocytose beobachtet (ARNETH, GUDZENT, HIRSCHFELD und MEIDNER, DA SILVA-MELLO). Poikilocytose und kernhaltige Erythrocytenformen sind dagegen hierbei nicht gefunden worden. Für einen gegenüber der Norm vermehrten Erythrocytenabbau sprechen die Befunde von BENDA sowie HIRSCHFELD und MEIDNER, die reichlich erythrocytenhaltige Phagocyten fanden. DA SILVA-MELLO berichtet über eine starke Pigmentbildung in der Milz, die er auf Erythrocytenabbau zurückführt. Da hierbei die Zahl der roten Blutkörperchen normal und nicht, wie hätte erwartet werden müssen, vermindert war, glaubt er an eine vermehrte Neubildung der roten Blutelemente.

Auch auf die *Gerinnungszeit des Blutes* hat das Thorium X Einfluß. Nach kleinen Dosen fanden GUDZENT und seine Mitarbeiter eine Verkürzung der Gerinnungszeit, die man wohl mit einer Vermehrung der Zahl der Blutplättchen erklären kann. PAPPENHEIM und PLESCH beschrieben nach größeren Dosen eine Abnahme der Blutplättchenzahl, der eine Verlängerung der Gerinnungszeit entspricht, wie sie eine Reihe von Autoren bei großen Thorium X-Dosen ebenfalls gesehen hat, so GUDZENT und KOHORN (zit. bei FALTA) am Menschen und GRINEFF im Tierversuch. v. DOMARUS und SALLE hatten im Tierversuch entgegengesetzte Resultate. GRINEFF glaubt dies auf die verschiedenen zu den Versuchen verwendeten Tierarten (Hund, Kaninchen) zurückführen zu können.

Die *Senkungsgeschwindigkeit* der roten Blutkörperchen unter dem Einfluß von Thorium X fand VALEEF erhöht.

Untersuchungen über die Beeinflussung des *chromaffinen Systems* durch Thorium X haben ergeben, daß durch kleine Dosen die Adrenalinsekretion angeregt wird (v. DOMARUS und SALLE), durch große Dosen zum Erliegen kommt. Mikroskopisch wurde dann auch eine Degeneration des chromaffinen Systems festgestellt (v. DOMARUS und SALLE, FALTA, SALLE und APOLANT). Die gleichzeitig beobachtete *Blutdrucksenkung*, die wohl als eine Folge der Schädigung aufzufassen ist, ist auch von MAAS und PLESCH, PLESCH und KARCZAG, sowie von GUDZENT beschrieben worden. Ein etwas anderes Ergebnis hatten die Versuche von SUDHOFF und WILD, die bei subcutanen Thorium X-Injektionen zunächst eine Blutdrucksteigerung, dann aber eine länger als die Steigerung dauernde Senkung des Blutdruckes sahen.

Eine geringe *Vergrößerung des Herzschlagvolumens* durch Thorium X hat PLESCH gefunden. Er beschrieb ferner eine *Beeinflussung der Atmung*, aber nur bei pathologischen Zuständen (kardiale Dyspnoe und Pneumonie), und zwar im Sinne einer Beschleunigung und Vertiefung, was er jedoch nicht als eine direkte Folge, sondern als indirekte Wirkung auf dem Wege über die Besserung der Herzkraft erklärt. Der *respiratorische Quotient* ist nach den Untersuchungen von PLESCH und KARCZAG erhöht, BERNSTEIN (zit. bei FALTA) fand geringere Werte.

An den bekanntlich sehr röntgenstrahlenempfindlichen *Testes* wurden im Tierversuch durch mehrfache Injektionen von kleinen Thorium X-Dosen keine Veränderungen gefunden (ROST und KRÜGER). Erst in Verbindung mit Röntgenbestrahlungen traten in den Versuchen dieser Autoren starke Zerstörungen des Hodengewebes auf. Es blieben nur die SERTOLIschen Stützzellen erhalten.

Die LEYDIGschen Zwischenzellen waren nicht vermehrt, während die Vermehrung gerade dieser Zellen von SIMMONDS als typisch für Röntgenschädigung angesehen wurde. CLUZET, NOËL und CHEVALLIER fanden die Testikel durch Thorium X bei Versuchen an Kaninchen und Meerschweinchen nicht beeinflußt. An den *Ovarien* sahen ROST und KRÜGER eine gegen die Norm vermehrte Anzahl atretischer Primärfollikel. Sie erklären diese Erscheinung nicht als direkte Folge der Strahlung, sondern als die einer allgemeinen Atrophie des Organismus, die durch eine chronische Thorium X-Schädigung bedingt war. HIRSCHFELD und MEIDNER haben bei ihren Thorium X-Versuchen an Kaninchen einmal das Auftreten eines Abortes gesehen. CLUZET und CHEVALLIER teilen mit, daß, wenn gravide Tiere durch Thoriumemanation eine Nierenschädigung davontragen, bei den Jungen ebenfalls Nierenschädigungen beobachtet werden konnten.

Die beiden letztgenannten Autoren sahen auch Schädigungen an *Lungen*, *Leber* und *Nieren*, PAPPENHEIM und PLESCH Nekrosen in der Leber und hyaline Cylinder in den Nieren.

Über experimentelle Veränderungen durch Thorium X an den *Augen* berichten ABELSDORFF sowie KUZNITZKY und JENDRALSKI. Sie fanden übereinstimmend beim Einbringen von Thorium X in die vordere Augenkammer Keratitis parenchymatosa, Iritis mit nachfolgender Entfärbung der Iris und eine eigentümliche Ansammlung des Pigmentes in verklumpten Pigmentzellen. Ein ähnliches Verhalten fand übrigens GRASNICK bei den Pigmentzellen des Gallertgewebes unter dem Einfluß von Radiumstrahlen; die Pigmentzellen „erscheinen in späteren Stadien mehr klumpig und bilden schließlich in Form größerer Ballen den hauptsächlichen Inhalt des geschrumpften Gallertgewebes“ (zit. nach GUDZENT). Bei Injektionen von Thorium X-Lösung in den Glaskörper fand ABELSDORFF Glaskörpertrübungen, Netzhautblutungen, partielle Unterbrechungen der Netzhautgefäße und Exsudatbildung im subretinalen Raum mit Ablatio retinae.

Bringt man Thorium X auf die normale *Haut*, so entsteht nach 12—24 Stunden an dieser Stelle eine akute erythematöse Schwellung von hellroter Farbe, die bald eine düstere Schattierung erhält und in einen blauroten Ton übergehen kann. Je nach der applizierten Thorium X-Menge und der Bestrahlungsdauer wird die Intensität des Erythems schwächer oder stärker und dementsprechend auch die begleitende Exsudation mehr oder weniger ausgeprägt sein; in ihren stärksten Graden wird sie zu Blasenbildung und Excoriation bzw. Ulceration führen können (s. u.). Solche Reaktionen wird man aber nicht mehr als normal bezeichnen dürfen und sie bei therapeutischem Vorgehen nach Möglichkeit zu vermeiden suchen. Die **normale Reaktion** hat ihren Höhepunkt nach 2—3 Tagen erreicht, auf dem sie manchmal kurze Zeit persistieren kann, um dann unter Desquamation und Pigmentation abzuheilen. Diese Pigmentation schwindet gewöhnlich in 1—2 Wochen, danach erhält die Haut wieder ihr früheres Aussehen. Vorübergehende oder dauernde Epilationen und Spätschädigungen sind bisher nicht beobachtet worden.

An manchen Stellen der Haut, vielleicht durch eine besondere anatomische Disposition begünstigt, scheint auch bei den therapeutisch üblichen Dosen die Reaktion intensiver zu verlaufen, wie dies JADASSOHN für die Oberlippe und Augenlider beschreibt, hier von einer — nicht belästigenden — Conjunctivitis begleitet. Während JADASSOHN, sowie NAEGELI und M. JESSNER das Fehlen von subjektiven Symptomen, wie Schmerzen und Brennen, bei dem normalen Thorium X-Erythem betonen, berichtet SLUCZEWSKI, daß dabei ein prickelndes, juckendes, leicht brennendes Gefühl von eigentümlicher Wärme oder auch ein leichtes Spannungsgefühl an der behandelten Stelle auftrete.

Mikroskopisch haben NAEGELI und M. JESSNER Veränderungen besonders im Epithel, SCHOLTZ und FISCHER eine auffallend kräftige Wirkung auf die Zellen des Rete Malpighi und des Papillarkörpers gefunden. Schon nach 5 bis 6 Tagen sahen sie die Zellen mehr oder weniger vakuolisiert, die Kerne in der Form verändert, oft länglich ausgezogen, vielfach schlecht färbbar, das Chromatin teils in Klumpen zusammengeballt, teils unregelmäßig körnig verteilt; die Körnerschicht meist stark verbreitert, die Zellen ebenfalls etwas verändert, geschwollen und dicht mit Keratohyalinkörperchen angefüllt. Nach 8 Tagen sind die Veränderungen noch mehr ausgesprochen und das Epithel oft im ganzen etwas verschmälert, die Hornschicht dabei gut erhalten. Veränderungen an den tiefergelegenen epithelialen Gebilden, speziell den Haarbälgen und Schweißdrüsen, sind nicht nachweisbar. An den Gefäßen sind wesentlich im Papillarkörper leichte Erweiterungen und ziemlich gleichmäßige Randinfiltrationen festzustellen, was früher auch schon von LUTZ beschrieben wurde; an dem tiefen Gefäßnetz und am Bindegewebe konnten Veränderungen nicht nachgewiesen werden. Das neugebildete Pigment fand sich wesentlich in den Basalzellen des Epithels. LOMHOLT beschreibt ebenfalls Degenerationen der Epidermis, die sich in etwa 2 Wochen wiederherstellen, aber auch eine tiefere Wirkung auf das Corium, die in der Bildung von Zellinfiltraten um die Gefäße herum besteht. Da nun die α-Strahlen schon in 0,1 mm Gewebsschicht absorbiert, Veränderungen aber noch in 0,3 mm Tiefe gefunden werden, erklären LOMHOLT und JACOBSEN die Wirkungen auf das Corium mit einer Diffusion der Thoriumemanation in die Tiefe. Man kann aber diese Tiefenwirkung nicht nur mit einer direkten Beeinflussung des Gewebes durch die Strahlung im Sinne LOMHOLTs, sondern auch, wie im vorigen Kapitel (S. 543) ausgeführt, damit in Zusammenhang bringen, daß bei der Zerstörung der Epidermiszellen Eiweißspaltprodukte frei werden, die dann die Gefäßveränderungen hervorrufen. Diese, wie auch die gesamte therapeutische Wirkung werden von MARTENSTEIN und JUON besonders bei längerer Einwirkungsdauer namentlich auf die β-Strahlen zurückgeführt. Eine solche Annahme erscheint uns deshalb nicht zwingend zu sein, weil die Erklärung der Gefäßwirkung durch die Eiweißspaltprodukte zwanglos gegeben ist und ferner die Wirkung der β- und γ-Strahlen des radioaktiven Niederschlages in der Dosierung des Thorium X, wie sie in der Dermatotherapie üblich ist, hier wohl vernachlässigt werden kann, da beide Strahlenarten zusammen nur $1^0/_0$ der Gesamtstrahlung ausmachen. Auch muß man nach den Schälchenversuchen KUZNITZKYs mit Thorium X (an Bakterien) annehmen, daß die therapeutische Wirksamkeit dieser Substanz auch bei längerer Einwirkungsdauer hauptsächlich auf dem α-Strahlenanteil beruht: ein dünnes Blatt Papier, das über ein 4000 e.s.E. Thorium X enthaltendes Schälchen gelegt wurde, genügte bereits, um nach einer 24 stündigen Bestrahlungszeit jede Wirkung aufzuheben; bei dieser Konzentration und Bestrahlungsdauer wäre eine β- und γ-Strahlenwirkung sicherlich zu beobachten gewesen. Zu demselben Resultat gelangen neuerdings auch SIMONS und STRAUSS in ihren Versuchen über die Einwirkung von Thorium X-Stäbchen (nackt und gefiltert) auf Bacillus prodigiosus und Staphylococcus aureus.

Der Verlauf der Thorium X-Reaktion erinnert, worauf auch SCHREUS hingewiesen hat, auffällig an die Wirkung der langwelligen, einer Spannung von 6—10 KV entsprechenden Röntgenstrahlen auf die Haut, der sog. Grenzstrahlung BUCKYs. Hier wie dort findet man ein akutes, oberflächliches Erythem, das in Pigmentierung übergeht und rasch abheilt. Ferner tritt keine Epilation ein, doch reicht die Einwirkung tiefer als bis zu der für beide Strahlenarten theoretisch angenommenen Absorptionsgrenze, da an den Gefäßen Randinfiltrationen gefunden wurden.

Erscheinungen an normaler Haut nach interner Anwendung von Thorium X hat nur Kahn beschrieben, der erythemartige Flecke an den Gelenken sah.

Etwas anders als die durch externe Applikation von Thorium X bedingte Reaktion der Haut gestaltet sich die durch intratumorale Anwendung von Thorium X-Stäbchen hervorgerufene Einwirkung. Als Grund hierfür dürfte die höhere Aufladung und längere Bestrahlungsdauer anzusehen sein. Nach 24—48—72 Stunden entsteht je nach der Filterung eine mehr oder minder starke Nekrose, welche das Stäbchen mantelförmig umgibt. Gleichzeitig damit setzt die Strahlenwirkung ein, die sich darin zu erkennen gibt, daß pathologisches Gewebe, z. B. Tumorgewebe, schon nach 2—3 Tagen deutlich kleiner erscheint oder mißfarbig wird. Die gesunde Umgebung des Tumors wird succulent, rötet sich etwas, und zwar stärker oder schwächer, je nachdem die Spickung entsprechend der Lage des Tumors höher oder tiefer erfolgen mußte. Bei Anwendung des starken Goldfilters (s. u.) ist aber die Reaktion oft so gering, daß sie sich klinisch nicht bemerkbar macht.

Durch die Nekrosenbildung und den Zerfall des Tumors kann es zu Ulcerationen kommen, deren Epithelisierung erst nach mehreren Wochen erfolgt. Wird durch diesen Prozeß die eine oder andere Nadel freigelegt oder der Oberfläche genähert, so können durch die Strahlung an benachbarten Haut- bzw. Schleimhautpartien ebenfalls Reaktionen bzw. Ulcerationen auftreten, die den bekannten „Abklatsch"-Ulcerationen entsprechen würden. An die Möglichkeit ihrer Entstehung muß man in solchen Fällen denken und sie durch geeignete Maßnahmen (Fernhalten und Abdeckung der bedrohten Partien) zu vermeiden suchen.

Von der Norm abweichende Reaktionen nach externer Anwendung von Thorium X trotz üblicher Dosierung sind öfter beschrieben worden. Diese **pathologischen Reaktionen** bestehen darin, daß das Erythem mit ungewöhnlicher Heftigkeit auftritt, sich zu Blasenbildung steigern und in Erosionen bzw. Ulcerationen übergehen kann, die längere Zeit zur Abheilung bedürfen (Habermann, Heuck, Jadassohn, M. Jessner, Kuznitzky, Lomholt, Martenstein, Naegeli, Scholtz und Fischer, Sluczewski, Wolffenstein). Solchen heftigen Reaktionen entsprechend, kommen auch intensive und außerordentlich lange persistierende Pigmentierungen vor, die bis zu $1^1/_2$ Jahren Dauer beobachtet worden sind (Naegeli und M. Jessner, Sluczewski). Besonders bei kosmetischen Bestrahlungen können diese Pigmentationen sehr störend sein, aber sie verschwinden schließlich. Außerdem werden noch schwerere, wenn auch anscheinend sehr seltene Folgeerscheinungen mitgeteilt: so von Habermann, der Hautatrophien nach „Thorium X-Verbrennungen" sah, ferner von Lomholt, der über Bildung von leichten Hautatrophien berichtet, und von Naegeli, der noch nach $1^1/_2$ Jahren Ektasien der kleinen Hautgefäße beobachtete, die er dadurch nachwies, „daß beim Tiefhalten der Hände die kleinen Hautgefäße sich stärker mit Blut füllten und sich ein deutliches Erythem entwickelte". Ulcera im Sinne der Spätulcera nach Röntgenbestrahlungen oder Epitheliombildung sind nach Thorium X-Behandlung bisher nicht mitgeteilt worden.

Die pathologischen Reaktionen nach Thorium X-Behandlung werden auf verschiedene Weise erklärt. So glaubt Naegeli, daß vielleicht eine Insolation der behandelten Hautpartien oder vorheriges Benetzen mit Wasser dafür verantwortlich gemacht werden können. Jadassohn und Kuznitzky haben auf Fabrikationsdifferenzen bei der Herstellung des Thorium X aufmerksam gemacht, da die gesteigerten Reaktionen bei bestimmten Präparaten gehäuft auftraten und M. Jessner bei der Nachprüfung mit anderen Präparaten, selbst bei sehr hohen Dosen, keine von der Norm abweichenden Reaktionen sah. Wolffenstein führt eine von ihm beobachtete Geschwürsbildung nach Thorium X auf eine prädisponierende Gefäßschädigung (Varicen) der behandelten Stelle zurück.

Nach diesen verschiedenen Beobachtungen ist die Genese der pathologischen Reaktionen noch ungeklärt, eine einheitliche Ursache scheint nicht vorhanden zu sein (s. auch bei Lichen ruber, S. 649).

Von anderen, mehr *allgemeinen Schädigungen* des Organismus durch Thorium X sind beschrieben worden: Parästhesien, Alteration der Vasomotoren (Kahn), hämorrhagische Diathese (Benda, Falta und seine Mitarbeiter, Gudzent, Hirschfeld und Meidner, Orth, Pappenheim und Plesch, da Silva-Mello), Schwächegefühl, Schwindel, Übelkeit, Durchfälle, Erbrechen, Gewichtsabnahme, Hypothermie, Anämie (Czerny und Caan, Falta, Gudzent, Plesch). Auch ist ein Todesfall bei intravenöser Anwendung von Thorium X (900000 + 550000 + 3000000 Macheeinheiten, außerdem noch 10000 Macheeinheiten Thorium A innerhalb 16 Tagen) erfolgt (Benda, Gudzent, His, Löhe, Orth).

Nach externer Applikation von Thorium X sind die eben geschilderten allgemeinen Schädigungen nicht beschrieben worden.

Tabelle 1. Aktivitätsabfall des Thorium X, dem ein Aktivitätsanstieg vorangeht (etwa 20%).

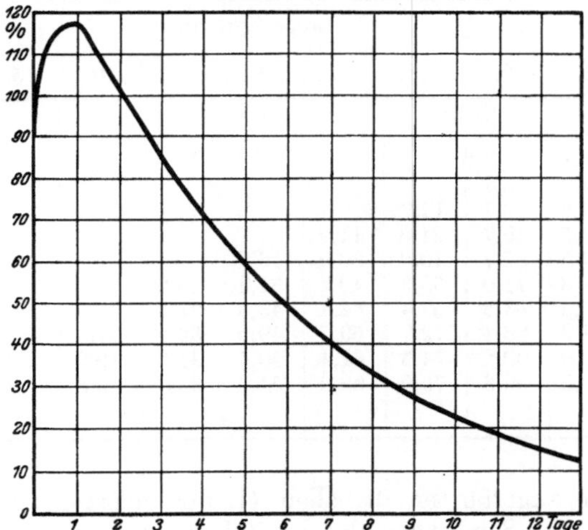

Thorium X kommt in zwei Formen zur **Anwendung,** in der *löslichen* und *unlöslichen*. Die Löslichkeit des Thorium X ermöglicht, diesen radioaktiven Stoff in gleichmäßiger Verteilung wie ein beliebiges Medikament zu verwenden. Dies ist von Vorteil gegenüber den Radium- und Mesothoriumpräparaten, die diese Eigenschaft nicht besitzen. Thorium X ist in Wasser, Aceton, Propylalkohol und höher molekularen Alkoholen löslich. Therapeutische Anwendung finden jetzt aber nur, wie weiter unten ausgeführt wird, die Lösungen in Wasser und Propylalkohol. Die unlösliche Form des Thorium X wird hauptsächlich bei der intratumoralen Stäbchenbehandlung (s. unten) benutzt.

Vor Besprechung der Einzelheiten möchten wir auf einen Punkt hinweisen, der für die gesamte Thorium X-Therapie in gleichem Maße wichtig ist, nämlich auf den *Zeitpunkt der Anwendung nach Herstellung des Präparates*. Da das Thorium X zu den rasch zerfallenden radioaktiven Substanzen gehört, muß es im Gegensatz zu den jederzeit gebrauchsfähigen chemischen Medikamenten stets an einem festen Termin verwendet werden. Will man einem Patienten eine bestimmte Dosis von Thorium X verabfolgen, so muß dies spätestens innerhalb der ersten 48 Stunden nach Lieferung dieser Dosis geschehen, weil sonst das Thorium X infolge des raschen Zerfalls nicht mehr in der gewünschten Menge vorhanden ist (s. oben). Da nach der Kurve auf S. 637 die Aktivität des Thorium X nur in den ersten beiden Tagen praktisch gleich ist, wird bei wäßrigen und alkoholischen Lösungen sowie bei Salbenmedikation von der herstellenden Firma eine entsprechende Überdosierung vorgenommen, sofern die Beförderung des Präparates vom Herstellungsort bis zum Ort seiner Verwendung länger als zwei Tage dauert. Andernfalls bedarf es keiner Überdosierung in den ersten 48 Stunden, da die wäßrigen usw. Lösungen bzw. die Salbe selten länger als 24 Stunden zur therapeutischen Anwendung gelangen. Dagegen muß bei der wesentlich längeren Verweildauer der Thorium X-Stäbchen auch der Strahlungsverlust der ersten 24 Stunden, der nach Tabelle 2 etwa 17% der Gesamtstrahlung in noch nicht ganz 3% der Gesamtstrahlungszeit beträgt, durch eine äquivalente Zulage bei der Herstellung (10%) ausgeglichen werden.

Tabelle 2. Übersicht über die von 1 Millicurie Thorium X am Ablesungstage bereits abgestrahlte bzw. bis zum 35. Tage noch verfügbare Aktivität in Milligrammstunden.

Entnommen am:	Eingeführt am:										
	0	1.	2.	3.	4.	5.	7.	10.	15.	21.	28. Tage
1.	22,9										
2.	41,8	18,8									
3.	57,4	34,5	15,7								
4.	70,5	47,6	28,7	12,7							
5.	81,0	58,5	39,7	24,0	11,0						
7.	97,4	74,5	55,7	40,0	26,9	16,0					
10.	112,6	89,8	71,0	55,3	42,2	31,3	15,2				
15.	124,9	100,8	83,2	67,4	54,4	43,5	27,5	12,2			
21.	130,1	107,2	88,4	72,7	59,7	49,0	32,2	17,5	5,3		
28.	131,9	109,0	90,2	74,5	61,4	50,5	34,5	19,3	7,1	1,8	
35. Tage	132,4	109,5	90,8	75,0	62,0	51,0	35,0	19,8	7,6	2,3	0,5

Eine der eben angeführten Tabellen (1 für gelöstes, 2 für unlösliches Thorium X) wird den Sendungen der herstellenden Firma — Deutsche Gasglühlicht-Auergesellschaft, Berlin — beigelegt, aus der der jeweilige Stand der Anfangsaktivität bzw. die Zahl der noch zur Verfügung stehenden Milligrammstunden Radiumelementäquivalent zu ersehen ist. Diese Gebundenheit der Thorium X-Therapie an einen festen Zeitpunkt bedeutet sicherlich einen Nachteil der Methode, der allerdings durch die sorgsamen und praktischen Maßnahmen der herstellenden Firma nach Möglichkeit gemildert wird. Dagegen bedeutet es unzweifelhaft einen Vorteil der Thorium X-Behandlung, daß sie praktisch nicht an den Ort gebunden ist, d. h. daß sie auch im kleinsten Dorf ohne weiteres von Ärzten vorgenommen werden kann, während die Röntgenbehandlung das Vorhandensein eines Apparates voraussetzt.

Die *interne* Verabfolgung des *gelösten* Thorium X in der Dermatotherapie als intravenöse Injektion spielt keine wesentliche Rolle. Bei den Injektionen ist peinlich darauf zu achten, daß die Nadel in der Vene liegt, da schon kleinste paravenös gespritzte Mengen Nekrosen erzeugen können. Die in der inneren Medizin häufig verwendete Darreichung von Thorium X per os wird in der Dermatotherapie nicht geübt. Die *externe* Applikation des Thorium X wird jetzt hauptsächlich angewendet, und zwar als Salbe und propylalkoholische

Lösung. Salben werden durch Aufnahme der wäßrigen Thorium X-Lösungen in Lanolinum anhydricum oder nach BLASCHKO in Eucerinum anhydricum hergestellt und jetzt in der gewünschten Dosierun gfertig geliefert. Diese erfolgt in elektrostatischen Einheiten (e. s.E.) auf 1 g Salbe (Einzelheiten der Dosierung s. unten). Die Salbe — früher *Doramad* genannt — wird in dünner Schicht auf die erkrankten Stellen aufgetragen, wobei sorgsam darauf geachtet werden muß, daß die gesunden Teile der Haut von Salbe freibleiben, damit sie vor der nachfolgenden entzündlichen Reaktion geschützt sind. Eventuell kann man die Ränder der zu behandelnden Stelle durch Leukoplaststreifen abdecken. Mit Sicherheit läßt sich jedoch ein Überfließen der Salbe, besonders wenn sie durch die Hautwärme flüssig wird, nicht verhindern. Nach dem Auftragen der Salbe ist dann ein allseitig gut abschließender Verband mit Guttaperchapapier, Billroth- oder Mosetigbatist anzulegen. Die Salbenschicht soll dünn sein, weil es bei der Thorium X-Behandlung der Dermatosen nur auf die Wirkung der α-Strahlen ankommt. Da diese jedoch wegen ihrer geringen Penetrationsfähigkeit lediglich von der mit der Haut in Berührung kommenden Salbenfläche abstrahlen können, ist eine dickere Salbenschicht überflüssig.

Es ist ohne weiteres zuzugeben, daß die Behandlung mit Thorium X-Salbe eine wirksame Methode ist, doch ist mit ihr trotz größter Sorgsamkeit ein sicherer Schutz der gesunden Haut nicht möglich, ebensowenig — im Gegensatz zu der Ansicht NAEGELIS — eine exakte Dosierung. Von dem Gedanken ausgehend, daß die Aufpinselung eines leicht verdunstenden Stoffes, in dem Thorium X gelöst ist, die Nachteile der Salbenmedikation vermeiden müßte, hat KUZNITZKY den Propylalkohol als Lösungsmittel bzw. Vehikel vorgeschlagen, da Thorium X nicht in Äther und Benzin löslich ist und Versuche mit Aceton keine günstigen Resultate ergeben hatten. Mit dieser Methode, die natürlich noch nicht als ideal anzusehen ist, gelingt es dadurch, daß der Propylalkohol unmittelbar nach dem Auftragen auf die Haut zum schnellen Verdunsten gebracht werden kann, die gesunde Umgebung leichter und besser zu schützen; auch die Dosierung ist genauer, weil jede gewollte Dosismenge auf einer bestimmten Hautfläche ohne Einbuße an α-Strahlung zu applizieren ist. Außerdem besitzt dieses Verfahren den Vorzug der Bequemlichkeit und saubereren Handhabung, so daß es von einer Reihe von Autoren (LOMHOLT, NAGELSCHMIDT u. a.) mit Vorteil verwendet wird. Es bleibt aber immer noch zu prüfen, ob nicht ein noch geeigneteres, d. h. noch schneller verdunstendes Lösungsmittel für Thorium X, etwa von der leichten Verdunstungsfähigkeit des Äthers, angewendet werden könnte. Die Dosierung der alkoholischen Thorium X-Lösung erfolgt in elektrostatischen Einheiten pro Kubikzentimeter Propylalkohol. Man pinselt die Lösung auf die Haut, läßt sie schnell verdunsten und legt einen abschließenden Verband an, der das Entweichen der Emanation nach Möglichkeit verhindert bzw. verzögert.

Die **Dosierung** des Thorium X in den bisher besprochenen Anwendungsformen geschieht durch Messung der α-Strahlenenergie. Die früher verschiedentlich angewendete γ-Strahlenmessung wird nicht mehr benützt, da sie erst am 2. Tage nach der Abspaltung des Thorium X vom Radiothorium, nämlich wenn radioaktives Gleichgewicht herrscht und γ-Strahlen in wesentlichem Ausmaß abgestrahlt werden, vorgenommen werden kann (KEETMAN und MAYER). Zur Messung der α-Strahlenenergie wird ihre Eigenschaft, Luft zu ionisieren, d. h. elektrisch leitfähig zu machen, benutzt. Als Einheit dient diejenige Menge α-Strahlen, die bei einer angelegten Spannung und vorhandenen Sättigung unter Ausnützung sämtlicher α-Strahlen den Strom von einer elektrostatischen Einheit (e.s.E.) erzeugt. Eine elektrostatische Einheit ist diejenige Elektrizitätsmenge, die auf eine ebensolche, gleich starke, in 1 cm Entfernung mit der Kraft von einem Dyn wirkt. (Genaueres hierüber s. in den physikalischen Lehrbüchern.) Früher wurde die Aktivität des Thorium X nach Macheeinheiten — 1 Macheeinheit $= {}^1/_{1000}$ e.s.E. — bestimmt. Die Messung des Sättigungsstromes erfolgt durch Ent- oder Aufladung von geeichten Elektroskopen.

Ganz verschieden von der eben besprochenen Anwendungsweise des Thorium X ist die in *unlöslicher Form*. Hierher gehört der interessante Versuch von LAZARUS, Thorium X in Substanz auf biegsamen Metallplatten zu verstäuben und diese Thorium X-Träger zur Kontaktbehandlung von Tumoren zu verwenden. Wichtig erscheint LAZARUS hierbei die Ausnützung der β-Strahlen des aktiven Niederschlags. Hauptsächlich aber wird Thorium X in unlöslicher Form zur **intratumoralen Therapie** benutzt, bei der es nicht oder nur zum geringsten Teile auf eine α-Strahlenwirkung, sondern namentlich auf die der β- und γ-Strahlen des aktiven Niederschlags der Thoriumreihe ankommt. Diese besondere Form der Behandlung mit radioaktiven Substanzen reicht schon bis in das Jahr 1903 zurück, als STREBEL radiumhaltige Röhrchen zum Zwecke der Behandlung in Tumoren einführte. BLAUEL stellte 1905 systematische Untersuchungen an Mammacarcinomen über diese Methode an, die durch MORTON und ABBE, DOMINICI sowie durch WICKHAM und DEGRAIS weiter ausgebaut wurde. CASPARI und BLUMENTHAL spritzten 1903 radioaktive Lösungen oder Aufschwemmungen in Tumoren ein, BRAUNSTEIN 1904 emanationshaltiges Wasser, JENTZER 1922 emaniertes Olivenöl. CAAN, CZERNY, PINKUSS und WERNER verwendeten später Aufschwemmungen von unlöslichem Thorium X. KUPFERBERG empfahl 1923, Radiothor in Tumoren einzuspritzen, LAZARUS befürwortete neuerdings wieder Thorium X-Injektionen. Die Methode, mit Radium gefüllte Hohlnadeln zu verwenden, stammt von BARCAT und wurde von REGAUD ausgebaut. STEVENSON führte auf Anregung DUANEs mit Radiumemanation gefüllte Glascapillaren für die intratumorale Therapie ein, ein Vorgehen, das JANEVAY und FAILLA fortgebildet haben. (Nach HALBERSTAEDTER zitiert.)

Die intratumorale Therapie wird als sog. Spickmethode in Ländern, denen große Radiummengen zur Verfügung stehen, schon lange erfolgreich geübt, und zwar unter Anwendung von Metallnadeln, die Radium, Mesothorium oder Radiumemanation enthalten, oder von Glascapillaren, die mit Radiumemanation gefüllt sind (Radoncapillaren). Diese Capillaren können „nackt", ferner mit Gold- oder Silberfiltern versehen oder in Hohlnadeln, z. B. aus Stahl, eingeführt werden. Die intratumorale Methode bietet gegenüber der Tiefenbestrahlung mit Radium und Mesothorium von der Oberfläche her den großen Vorteil, daß der strahlende Körper im Tumor selbst verteilt werden kann. Auf diese Weise wachsen die Aussichten dafür, daß sämtliche Tumorzellen zerstört werden. Bei einer solchen Applikation braucht man Hautschädigungen nicht so sehr zu befürchten und kann daher die Ökonomie der Strahlung insofern verbessern, als man die β-Strahlung mit einwirken lassen kann. Die radioaktive Substanz wird unmittelbar in eine hohle *Metallnadel* gefüllt, die mit einem feinen Schraubendeckel versehen ist. Der Deckel wird aufgelötet, so daß die Substanz vollkommen abgeschlossen ist; bis zu 10 Milligramm Radiumelement können in jeder Nadel untergebracht werden. Die Wandstärke der Stahlnadeln beträgt gewöhnlich 0,4 mm, die Länge 2,7 cm und der äußere Durchmesser 1,75 mm (SIMPSON). Bei Platin gleicher Stärke ergibt sich entsprechend seiner größeren Dichte ein dreimal so starker Schutz wie beim Stahl; REGAUD verwendet meist Platinnadeln von 1 mm Wandstärke. Neuerdings hat man auch Nadeln konstruiert (Gold, Platiniridium), deren Spitze abschraubbar ist und die kleine Radiumträger, z. B. Radiumzellen (s. voriges Kapitel S. 556) oder Platinröhrchen, bis zu 10 mge Radium enthaltend, aufnehmen können. Auf diese Weise kann man die radioaktive Substanz auch für andere Bestrahlungsmethoden verwenden, was früher bei den fest verlöteten Metallnadeln nicht möglich war. Die Nadeln müssen nach einer gewissen Zeit aus dem Tumor entfernt werden und sind entweder so konstruiert, daß sie am Ende einen Knopf tragen, der nicht in den Tumor eingeführt werden kann und das Herausziehen ermöglicht, oder sie haben ein Öhr am Ende, in das ein Faden zum Herausziehen der Nadel einknüpfbar ist (Abb. 1). Die Verweildauer der Nadeln in den Tumoren richtet sich nach der Stärke der Ladung und nach der Zahl der Milligrammelementstunden (s. voriges Kapitel), die man verabfolgen will. Beim Spicken kommen zwei Methoden in Betracht: der Tumor kann entweder durch eine Anzahl von Nadeln gleichzeitig oder hintereinander mit einer einzigen Nadel gespickt werden. RÉCHOU fordert, daß die Nadeln vom nicht infizierten gesunden Gewebe aus in den Tumor eingeführt werden. Die Anwendung von Radiumnadeln hat den Nachteil, daß, wie oben erwähnt, der Durchmesser und die Länge der Nadeln ziemlich groß sein müssen, weil sonst nicht genügend strahlende Substanz appliziert werden kann. Das Verbleiben solcher relativ dicker Nadeln ist z. B. in der Mundhöhle, an der Zunge usw. meist schmerzhaft und behindert die notwendige ausreichende Ernährung des Kranken. Die dünneren *Radoncapillaren* dagegen, wie sie jetzt vielfach angewendet werden, machen nur geringe Beschwerden und können im Gegensatz zu den Radiumnadeln im Körper verbleiben, da ihre Aktivität nach etwa 40 Tagen erloschen ist und sie wegen ihrer Kleinheit — sie sind 2—3 mm lang und 0,2 mm dick — als Fremdkörper nicht störend sind. Diese Capillaren können Emanation in einer weit höheren Konzentration aufnehmen, als für therapeutische Zwecke erforderlich ist [bis zu 10 Millicuries (SIMPSON)]; in ihnen ist die (gasförmige) Emanation gleichmäßig verteilt, was für eine genaue Dosierung von Wichtigkeit ist. Schließlich ist bei evtl. Abhandenkommen von Radoncapillaren der Verlust lange nicht so groß wie bei Radium in Substanz. Empirisch hat man nun festgestellt (FAILLA, MORROW und TAUSSIG, SIMPSON, SIMPSON und FLESHER u. a.), *daß* 0,5 *Millicurie Radiumemanation, im Körper belassen, pro Kubikzentimeter Tumor die optimale Dosis ist.* REGAUD und seine Schüler gleichen bei der intratumoralen Nadelbehandlung den infolge ihrer Filterung (s. u.) entstehenden Strahlungsausfall durch Erhöhung der Dosis auf 1 mc aus. Die bei der Radoncapillarentherapie auftretenden Nekrosen um die Capillaren herum, welche durch die weiche β-Strahlung — die α-Strahlung wird bereits von der Glaswand absorbiert — bedingt sind (Radius der Nekrose = 2,25 mm), werden nach FAILLA durch Verwendung von 0,1—0,3 mm dicken Goldfiltern vermindert bzw. vermieden, ohne daß die Tiefenwirkung darunter leidet. Bei 0,1 mm Goldfilter kommen 0,2 % weiche, 19,4% harte β-Strahlen und die γ-Strahlung fast ungeschwächt, bei 0,3 mm Goldfilter nur ein ganz kleiner Teil der harten β-Strahlung und die γ-Strahlung zur Geltung. Durch diese starke Filterung wird der Unterschied zwischen der bisherigen amerikanischen Radoncapillarentherapie und dem namentlich vom Pariser Radiuminstitut propagierten Verfahren nahezu ausgeglichen; dieses besteht in Behandlung mittels Nadeln, die Radium in Substanz enthalten, stark gefiltert sind (meist Platin) und daher nur reine γ-Strahlung durchlassen. Die mit Gold gefilterten Capillaren können ebenfalls im Körper belassen werden und im

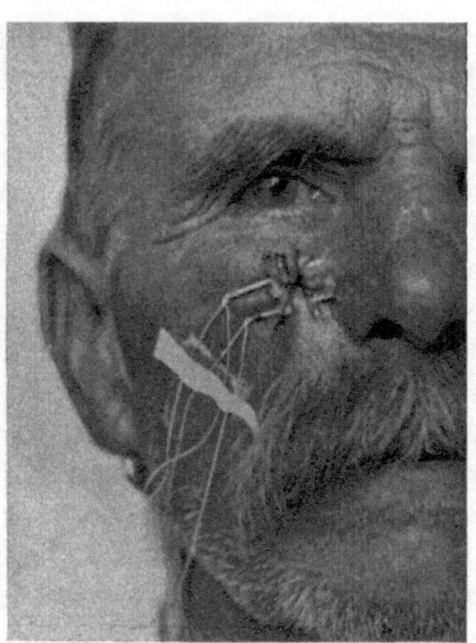
Abb. 1. Radiumnadelbehandlung. (Nach RIEHL und KUMER.)

Gewebe als aseptische Fremdkörper einheilen. Diese eben besprochene intratumorale Behandlung wird vielfach noch mit Röntgen- oder Radiumbestrahlungen von der Oberfläche her kombiniert. Allerdings wird besonders von Regaud darauf aufmerksam gemacht, daß die Kombination mit Röntgenbestrahlungen bei Schleimhaut- (Zungen-) Carcinomen in manchen Fällen wegen der durch die Sekundärstrahlenwirkung auftretenden ausgedehnten Nekrosenbildung nachteilig wirkt. Das Allgemeinbefinden der Kranken und ihre Ernährung leidet darunter so erheblich, daß Regaud eine Reihe von Fällen hierdurch verloren hat und deshalb die Kombinationsbehandlung bei intraoralen Tumoren verwirft.

In Deutschland ist die im Auslande häufig und mit Erfolg angewendete intratumorale Methode mit Radoncapillaren solange unmöglich, als nicht genügend Radium zur Bildung einer ausreichenden Menge von Radiumemanation zur Verfügung steht. Nun kennen wir aber im Thorium X ein Element, das in seinem radioaktiven Verhalten weitgehende Ähnlichkeit mit der Radiumemanation aufweist: in seiner Halbwertszeit, Aktivitätsdauer, Strahlenemission des radioaktiven Niederschlags. Die γ-Strahlung des Thorium C ist sogar härter als die des Radium C. Es ist deshalb das große Verdienst Halberstaedters, als Ersatz für die wichtige therapeutische Methode mit Radoncapillaren das Thorium X, diesen uns relativ leicht zugänglichen Körper, herangezogen und für dessen Anwendung ein neues brauchbares Verfahren durchgebildet zu haben. In gemeinschaftlicher Arbeit mit Dr. P. M. Wolf, dem Leiter der Mesothoriumabteilung der Auergesellschaft, sind die Hindernisse, die anfänglich der Methodik entgegenstanden, überwunden worden und können heute als beseitigt gelten. Da die β- und γ-Strahlen, wie schon oben erwähnt, nur etwa $1^0/_0$ der Gesamtstrahlung des Thorium X ausmachen, hätten größere Substanzmengen verwendet werden müssen, damit ein therapeutischer Erfolg erzielt würde. Eine Einverleibung so hoher Dosen Thorium X in löslicher Form hätte jedoch unzweifelhaft durch Resorption zu schweren Intoxikationen geführt, wie sie von der internen Darreichung her bekannt sind. Dieser Gefahr sind schon Czerny und Caan sowie Pinkuss begegnet, als sie 1913 bzw. 1914 das durch Bariumsulfat unlöslich gemachte Thorium X bis zu einer Dosis von 3000 e.s.E. intratumoral injizierten. Irgendwelche Schädigungen des Organismus haben sie dabei nicht gesehen, allerdings auch keine sicheren Behandlungserfolge. Halberstaedter und Wolf gingen nun so vor, daß sie das durch Bariumsulfat unlöslich gemachte Thorium X an einer Viscose zum Niederschlag brachten und diese in 0,4 mm starke Stäbchen ausspritzten. Damit waren die größten Hindernisse beseitigt, nachdem Halberstaedter und Simons gezeigt hatten, daß die strahlende Substanz im Stäbchen ganz gleichmäßig verteilt war (s. Abb. 2a) und ohne Gefahr einer Intoxikation im Organismus belassen werden konnte.

Die *Dosierung der Thorium X-Stäbchen* erfolgt nun nicht mehr nach e.s.E., sondern nach Millicuries (mc), wobei zu bemerken ist, daß 1 Millicurie der 1000. Teil der Strahlung eines Curie ist, d. h. derjenigen Menge Radiumemanation, die sich mit 1 g Radium im radioaktiven Gleichgewicht befindet. Die Stäbchen werden mit 0,5 mc pro Zentimeter Länge, auf Wunsch stärker oder schwächer geladen. Ein Millicurie Thorium X sendet bis zum Aufhören seiner Aktivität 132,4 Milligrammstunden Radiumelementäquivalent aus (s. Tabelle 2).

Die anfangs von Halberstaedter verwendeten ungefilterten Thorium X-Stäbchen (sog. Nacktstäbchen) erzeugen in ihrer Umgebung — analog den Radoncapillaren — starke Nekrosen (Radius 1,5—2,0 mm), die hauptsächlich durch die weiche β-Strahlung bedingt sind. Die Wirkung der α-Strahlen tritt demgegenüber in den Hintergrund, da sie nur von der Oberfläche des

Stäbchens her abstrahlen, während die im Innern des Stäbchens entstehenden α-Strahlen schon auf dem Wege zur Oberfläche absorbiert werden. Zur Vermeidung der Nekrosen versah HALBERSTAEDTER die Stäbchen, wie FAILLA die Radoncapillaren, mit einem Goldfilter (zunächst 0,1 mm stark) und erzielte damit eine wesentlich schwächere Nekrosenbildung. Ebenso wie FAILLA am Kaninchenmuskel für die Radoncapillaren, konnte TAKEDA für die mit Gold gefilterten Thorium X-Stäbchen am Rattentestikel experimentell nachweisen, daß durch die Filterung zwar die Nekrosenbildung, aber nicht die Tiefenausbeute herabgesetzt ist. Will man stärkere Nekrosen vermeiden, wie z. B. in der Mundhöhle, so können nach HALBERSTAEDTER mit Erfolg auch 0,3 mm dicke Goldfilter verwendet werden. Die Nekrosenbildung ist dann wesentlich verringert. Der durch die stärkere Filterung bedingte Strahlungsausfall wird durch eine Erhöhung der Aktivität (im allgemeinen 1,0 mc pro Kubikzentimeter Tumor) wieder ausgeglichen. Die Thorium X-Stäbchen mit 0,1 mm Goldfilter werden auf Wunsch mit Öse und Faden geliefert (s. Abb. 2b), um eine gute Fixation zu ermöglichen. Nach einigen Tagen weitet sich nämlich infolge der beginnenden Nekrotisierung und des Säftezustroms der Kanal um das Stäbchen herum, so daß es leicht herausgleiten kann. Damit ist nicht

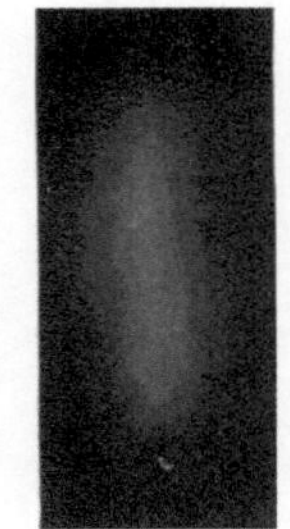

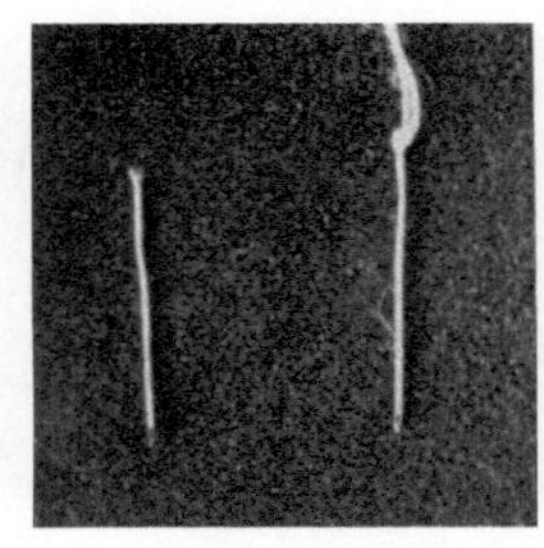

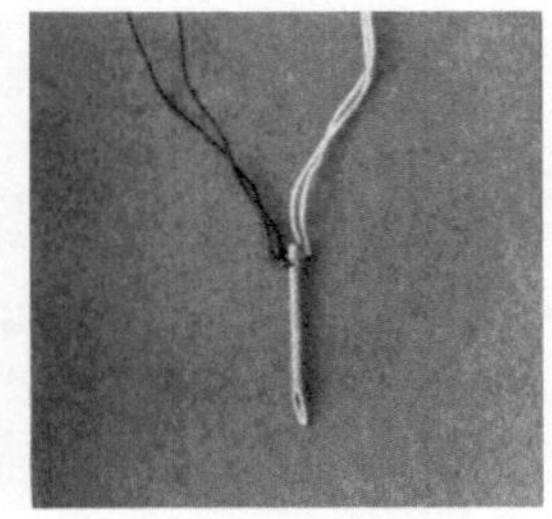

Abb. 2. a Selbstphotographie eines Nacktstäbchens; die Abbildung zeigt die gleichmäßige Verteilung der strahlenden Substanz im Stäbchen. b Mit 0,1 mm Gold gefiltertes Thorium X-Stäbchen. c Thorium X-Stäbchen, mit 0,3 mm Gold gefiltert, in Nadelform mit Halte- und Fixationsfäden.

nur die Wirkung des Stäbchens aufgehoben, sondern es kann auch verloren gehen und unangenehme Zwischenfälle verursachen, z. B. wenn es bei Behandlung eines Mundhöhlentumors verschluckt wird. Ferner können die Stäbchen mittels der Haltefäden jederzeit leicht entfernt werden. Während nämlich zu Beginn der Thorium X-Behandlung die Stäbchen dauernd im Tumor verblieben, werden sie jetzt nur eine bestimmte Zeit lang liegen gelassen, die allerdings nicht generell festgesetzt werden kann, sondern in jedem Falle je nach der Intensität der Reaktion verschieden ist. Im Durchschnitt werden nach unserer Erfahrung 14 Tage die richtige Zeitdauer sein; auch bei längerem Verbleiben ist die Gefahr einer Überdosierung nicht sehr groß, da 1 Millicurie Thorium X zwischen dem 14. und 21. Tage nur noch eine Aktivität von etwa 6 Milligrammstunden Radiumelementäquivalent aussendet. Kommt es infolge der Nekrosenbildung zur Erweiterung des Stichkanals und damit zu einer Lageveränderung des Stäbchens, dann muß dieses reponiert und von neuem fixiert werden. Gelangt ein Stäbchen durch starke Gewebseinschmelzung an die Oberfläche, so muß es nötigenfalls in eine tiefergelegene Schicht des Tumors eingestochen werden. An Hautstellen, die dicht über Knochen oder Knorpel liegen, muß man beim Spicken in die Tiefe vorsichtig sein, um Knochen- oder Knorpelnekrosen zu verhüten. Ähnliches gilt für Nerven, Gefäßwände und dünnwandige Eingeweide, deren Nähe ebenfalls zu vermeiden ist (SIMPSON,

WACHTEL). Eventuell genügt dann, z. B. bei ulcerierten Tumoren, das Auflegen der Stäbchen.

Die mit 0,3 mm Gold gefilterten Stäbchen werden als Nadeln von 1 cm Länge mit zwei Paar Fäden geliefert (s. Abb. 2c); das eine Paar dient zum Annähen des Stäbchens an der Oberfläche des Tumors nach Einführung der Nadel und wird dicht am Knoten abgeschnitten, das andere Paar erleichtert als Führungsfäden das Auffinden. Die Spitze der Nadeln wird nach der Füllung mit Thorium X-Stäbchen lediglich mit Wachs verschlossen. Hierdurch wird sie für einen großen Teil der β-Strahlen durchgängig. HALBERSTAEDTER

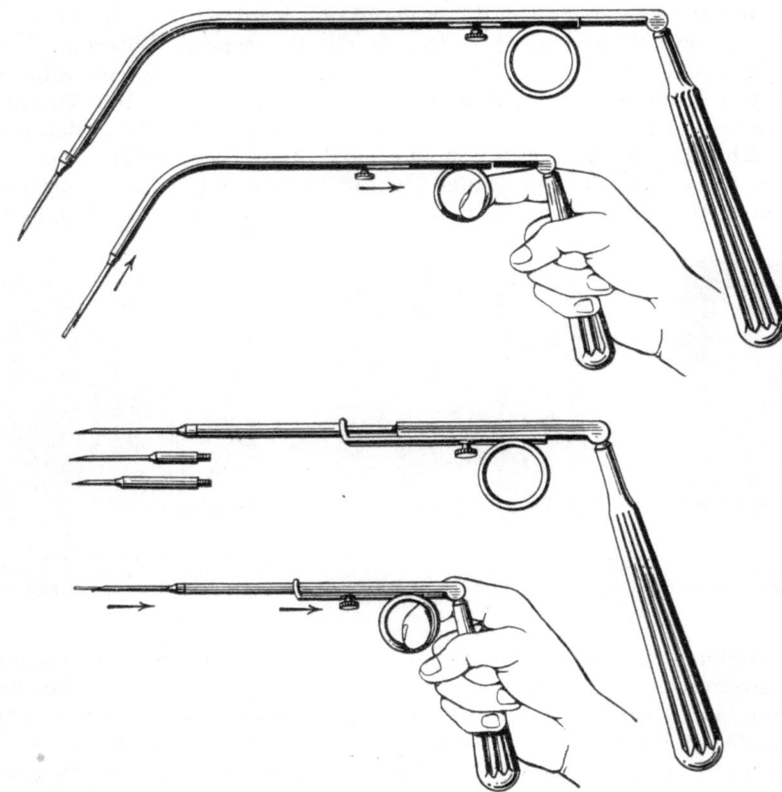

Abb. 3. Instrumente zur Thorium X-Stäbchenbehandlung nach HALBERSTAEDTER (Strahlentherapie Bd. 29.)

und SIMONS glauben, daß auf diese Weise durch die verstärkte Spitzenstrahlung etwaige, beim Durchstechen durch den Tumor ins gesunde Gewebe implantierte Tumorzellen zerstört werden. Die Goldnadeln mit 0,3 mm starkem Filter werden gewöhnlich nur 7 Tage im Tumor belassen (HALBERSTAEDTER).

Neuerdings beschreibt HALBERSTAEDTER die Verwendung von stumpfen, allseitig geschlossenen, 1 cm langen, gefilterten Stäbchen, die er den Platincapillaren von MUIR nachgebildet hat. Er verwendet aber anstatt des Platinfilters Gold von 0,3 mm Dicke. Die Capillaren sind auf der einen Seite konisch verjüngt, auf der anderen Seite mit einem Haltefaden versehen.

HALBERSTAEDTER benutzt ungefilterte Stäbchen jetzt hauptsächlich zur Fistelbehandlung. Bei Tumoren der Haut verwendet er aus den oben angeführten Gründen mit 0,1 mm Gold gefilterte, an der Schleimhaut mit 0,3 mm Gold gefilterte Thorium X-Stäbchen. Bei dem Einführen der Stäbchen in den Tumor ist es unbedingt nötig, sein besonderes Augenmerk auf eine möglichst gleichmäßige Verteilung im Gewebe zu richten, da sonst eine zu starke oder zu geringe Bestrahlung an einzelnen Stellen erfolgt. Infolgedessen wird der Tumor zweckmäßig nach seinem Kubikinhalt so aufgeteilt, daß für 1 ccm Tumorgewebe ein Thorium X-Stäbchen von 1 cm Länge bestimmt wird. Bei nicht sehr erhabenen, mehr flächenhaften Tumoren müssen die Stäbchen parallel zur Oberfläche, bei kugeligen radiär in den Tumor eingebracht werden. Die Einführung der Nacktstäbchen muß mit Hilfe von Hohlnadeln geschehen, die mit einem Mandrin versehen sind und deren spitzes Ende mit dem Stäbchen geladen wird. Die so bewehrte Nadel wird an der gewünschten Stelle ins Gewebe eingestochen und dann über dem Mandrin zurückgezogen, um das Stäbchen genau an der gewünschten Stelle zu deponieren; andernfalls würde es über die Nadelspitze hinaus in das davorliegende Gewebe gestoßen werden und an falscher Stelle lokalisiert sein. Erleichtert wird dieses Verfahren durch Verwendung eines besonderen von HALBERSTAEDTER angegebenen Instrumentes (s. Abb. 3). Bei den mit *0,1 mm Gold gefilterten Stäbchen* zur Behandlung von Hauttumoren ist die Technik einfacher. Durch einen Scherenschlag lassen sich die Enden der Capillaren so zuspitzen, daß ein Einstechen mittels einer gewöhnlichen Pinzette möglich ist. Die mit *0,3 mm Gold gefilterten Stäbchen* werden schon in Nadelform geliefert und lassen sich ebenfalls mit einer Pinzette einführen. An schlecht zugänglichen Stellen, besonders in der Mundhöhle, kann man sich einer besonderen, praktischen Haltezange bedienen (s. Abb. 4).

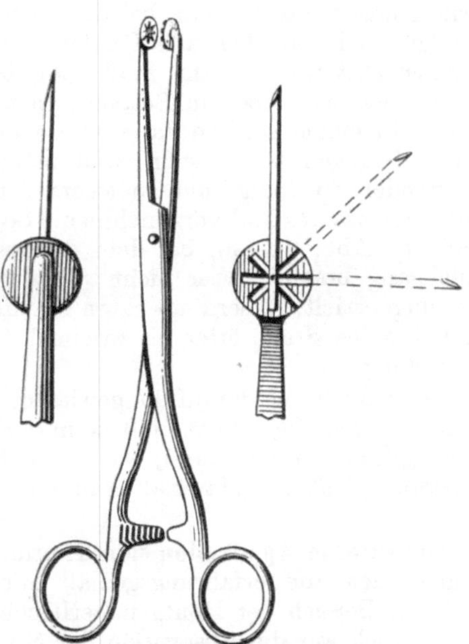

Abb. 4. Zange zur Nadelbehandlung. Durch sternförmige Anordnung der Rillen zur Aufnahme der Nadel wird die Spickung in jeder gewünschten Richtung ermöglicht.

Den Rest des Stäbchens, der nach Entfernen der Zange noch hervorsteht, kann man mit einem eigens für diesen Zweck konstruierten geraden oder gebogenen Haken, dessen Ende der Goldnadeldicke entsprechend ausgehöhlt ist, ins Gewebe nachstoßen.

Der Vollständigkeit halber sei erwähnt, daß die intratumorale Therapie statt mit Goldnadeln auch mit den von HALBERSTAEDTER übernommenen Muircapillaren (s. oben) vorgenommen werden kann. Die Spickung wird mittels einer besonderen, durch eine automatische Federvorrichtung wirkenden Kanüle ausgeführt.

Vor jeder Bestrahlung wird also der Therapeut zu entscheiden haben, ob er mit Nackt- oder gefilterten (0,1 bzw. 0,3 mm Gold) Stäbchen bestrahlen will; er wird dementsprechend die Aktivität der Stäbchen pro Zentimeter Länge berechnen (0,5 bzw. 1,0 mc). Die Zahl bzw. Länge der benötigten Stäbchen ergibt sich aus dem Volumen des Tumors. Auf Grund dieser Angaben können die Stäbchen von der Herstellerfirma für einen bestimmten Bestrahlungstermin bezogen werden. Im allgemeinen wird man bei Einführung der

Stäbchen einer Lokalanästhesie bedürfen und nur bei nicht sehr empfindlichen Kranken ohne sie auskommen; eine Narkose wird nur in Ausnahmefällen nötig werden.

Vor der Einführung der Stäbchen muß eine Desinfektion der zu spickenden Stelle vorgenommen werden, nach Simons Vorschlag mit Dijozol, weil sich nach der üblichen Desinfektion mit Jodtinktur eine erhöhte Empfindlichkeit der betreffenden Stellen gegen Bestrahlungen experimentell nachweisen läßt.

Gespickte Tumoren an der Haut werden mit einem sterilen Schutzverband versehen. An der Schleimhaut, z. B. in der Mundhöhle, ist für gute Pflege und Sauberhaltung durch häufige Spülungen zu sorgen.

Wenn sich eine *Wiederholung der Behandlung notwendig* erweist, kann sie nach Ablauf der Reaktion, also nach etwa 6—8 Wochen, ohne weiteres vorgenommen werden. War bei der ersten Behandlung die Spickung lege artis erfolgt, d. h. so, daß alle Partien des Tumors gleichmäßig und vollständig durchstrahlt waren, dann muß man, falls der gewünschte Erfolg damit nicht zu erzielen war, doch in Betracht ziehen, ob nicht ein refraktärer Tumor vorliegt. In einem solchen Falle würde auch die zweite Behandlung ohne Nutzen sein. Dagegen ist es sehr wohl möglich, bei vorangegangener, nicht ausreichender Spickung und späterem Auftreten von Rezidiven die Behandlung noch ein zweites Mal vorzunehmen. So haben wir in einem sehr hartnäckigen Falle (s. Abb. 8 a—c), bei dem die erste Behandlung wohl einen deutlichen Rückgang brachte, aber nicht völlig genügte, durch eine zweite Behandlung Heilung erzielt. Allerdings raten Halberstaedter und Simons davon ab, ein und dieselbe Stelle öfter als zweimal intratumoral zu behandeln (persönliche Mitteilung).

Schließlich sei darauf hingewiesen, daß die Behandlung mit Thorium X-Stäbchen den Vorteil hat, daß sie in den meisten Fällen ohne weiteres ambulant durchgeführt werden kann, was bei Behandlung mit Radiumnadeln wegen der Kostspieligkeit des Materials kaum in Betracht kommt.

Die **externe Applikation** von Thorium X wird meist bei den Erkrankungen angewendet, die erfahrungsgemäß auch auf Röntgenstrahlen gut reagieren und den Bereich der Röntgenoberflächentherapie bilden. Bei ihnen kommt es bekanntlich auf die Absorption der Strahlen in den oberen Hautschichten an, eine Voraussetzung, die beim Thorium X durch seine vorwiegende α-Strahlung ohne weiteres gegeben ist. Die interne Anwendung des Thorium X, und zwar fast nur in Form von intravenösen Injektionen, ist bei einigen Krankheiten erfolgt, bei denen zum Teil aber auch mit der externen Therapie gute Resultate erzielt wurden. Daß die bei intravenöser Einverleibung beobachteten Erfolge auf einer direkten Wirkung der α-Strahlen beruhen, erscheint zweifelhaft, vielmehr dürfte dabei eher die schon mehrfach erwähnte indirekte Wirkung durch freiwerdende Eiweißkörper aus den zerfallenen Zellen in Frage kommen, wenn man nicht die β- und γ-Strahlung des radioaktiven Niederschlags als den Heilfaktor ansehen will (s. S. 635). Die Verwendung des Thorium X in Stäbchenform kommt hauptsächlich zur Behandlung von Tumoren in Betracht. Von diesen werden der uns hier gestellten Aufgabe entsprechend nur die malignen Tumoren der Haut und Schleimhaut besprochen werden.

Am häufigsten und erfolgreichsten ist die Behandlung mit Thorium X-Salbe oder -Propylalkohol bei **Psoriasis.** Die erste Mitteilung hierüber erfolgte im Jahre 1913 von Jadassohn, eine Reihe anderer Autoren bestätigte seine Erfolge (Bindermann, Blumenthal, Ferrari, Fischer, Halberstaedter, Joseph und Wolpert, Kumer, Kuznitzky, Kuznitzky und Schäfer,

LOMHOLT, LOMHOLT und JACOBSEN, NAEGELI und M. JESSNER, NAGELSCHMIDT, OLÁH, SCHOLTZ und FISCHER, SLUCZEWSKI, STEIN, ULLMANN, WOHLSTEIN, WOLFFENSTEIN). Die Psoriasisplaques heilen in wenigen Tagen gewöhnlich unter Pigmentierung ab, ganz ähnlich wie nach Röntgen- oder Arsenbehandlung. Wie dort blaßt die Pigmentierung auch nach Thorium X normalerweise später wieder ab. Wenn nach einmaliger Behandlung wider Erwarten die Herde nicht vollständig verschwinden, weil beispielsweise die Dosis unzureichend gewählt worden war oder der betreffende Fall sich refraktär verhielt, wie dies KUMER gesehen hat, so kann die Bestrahlung nach 6—8 Wochen ohne Bedenken wiederholt werden. Kontraindikationen gegen eine einmalige, aber auch gegen mehrmalige Wiederholungen, wenn sich diese als notwendig erweisen sollten, bestehen nicht, da bisher, nach etwa 15jähriger Verwendung dieser Behandlungsmethode, noch niemals Schädigungen schwerer Art (die pathologischen Reaktionen gehören natürlich nicht hierher), auch keine sog. Spätschädigungen wie nach Röntgenbehandlung, beobachtet oder beschrieben worden sind. Als Dosis wurde anfangs eine Konzentration von 100—500 e.s.E. auf 1 g Salbe verwendet, die man jetzt allgemein auf 1000—2000 e.s.E. auf 1 g Salbe bzw. 1 ccm Propylalkohol gesteigert hat. Manche Autoren wie JOSEPH und WOLPERT gehen mit 2500 e.s.E. auf 1 g Salbe noch darüber hinaus.

Wegen der geringen Penetrationsfähigkeit der α-Strahlen ist es notwendig, vor der Behandlung die Schuppen zu entfernen. Um die Wirkung zu erhöhen, empfiehlt HALBERSTAEDTER, der Thorium X-Salbe alte, bewährte antipsoriatische Mittel, wie Präcipitat, Liquor carbon. deterg. usw. zuzusetzen. JADASSOHN sah Rezidive in loco, KUZNITZKY einmal eine Provokation. Auch NAGELSCHMIDT berichtet über das Wiederauftreten von Psoriasisplaques. Eine Dauerheilung der Psoriasis läßt sich durch Thorium X ebensowenig wie durch andere Mittel erreichen.

Die Thorium X-Behandlung ist wohl in den meisten Fällen, soweit wir die Literatur übersehen konnten, nur bei gewöhnlicher, normal verlaufender Psoriasis, und zwar an einzelnen Herden, angewendet worden; es wird nicht besonders hervorgehoben, daß bei therapeutisch auch sonst größere Schwierigkeiten bereitenden Formen, wie z. B. bei inveterierten Plaques, Nagelpsoriasis oder der arthropathischen Form, ebenfalls Erfolge aufzuweisen sind. Sie erscheinen uns schon wegen der geringen Penetrationsfähigkeit der α-Strahlen fraglich, und die Thorium X-Behandlung dürfte daher in solchen Fällen anderen Methoden, z. B. der Röntgenbehandlung, unterlegen sein. Bei der Behandlung der generalisierten Psoriasis mit Thorium X, auf die wir in der Literatur ebenfalls keinen Hinweis gefunden haben, dürften wohl ökonomische Momente für den Verzicht auf diese Methode entscheidend sein.

Bei einem Vergleich mit der Chrysarobinbehandlung der Psoriasis spricht die Sauberkeit der Thorium X-Applikation und ihre rasche Wirkung zu ihren Gunsten. Am häufigsten wird sie mit der Röntgentherapie, deren Erfolge wohl als gleich gut anzusehen sind, konkurrieren, sie besitzt jedoch vor ihr den schon erwähnten Vorzug, daß die Behandlung ohne Gefahr einer konsekutiven Schädigung wiederholt werden kann. Auch am behaarten Kopfe, am Scrotum und am Abdomen (bei Frauen) kann sie angewendet werden, ohne daß unerwünschte Epilationen bzw. Azoo- oder Oligospermie bzw. Amenorrhöe — bei Röntgenoberflächentherapie gelegentlich auftretende Schäden — die Folge sind. Als Nachteil der Thorium X-Behandlung sind die besonders im Gesicht und an unbedeckten Körperstellen störenden, oft recht lange anhaltenden Pigmentationen zu erwähnen. Ferner wird der Preis des Medikaments und die Gebundenheit an den Zeitpunkt seiner Anwendung oft gegen die Thorium X-Behandlung sprechen.

Gudzent und Winkler haben bei Psoriasis Thorium X intravenös angewendet und berichten über ungleichmäßige Erfolge. Sie halten diese Anwendungsform des Thorium X für eine Bereicherung der Psoriasistherapie.

Bei **Lichen Vidal** ist Thorium X ebenfalls mit Erfolg verwendet worden (Blumenthal, Halberstaedter, Jadassohn, M. Jessner, Nagelschmidt, Wohlstein). Bei dieser stark juckenden Dermatose erweist es sich als sehr gutes, antipruriginöses Mittel und trägt schon allein hierdurch zur Abheilung wesentlich bei. Außerdem besteht ein direkter Einfluß auf die entzündlichen Vorgänge in den obersten Hautschichten, zu der schließlich noch die reine Salbenwirkung hinzutritt. Der Röntgentherapie steht es in der Wirksamkeit gleich. Einen Vorteil des Thorium X bedeutet auch hier wieder die Möglichkeit der häufigeren Wiederholung der Bestrahlung, einen Nachteil die störenden Pigmentationen usw. Als Dosis werden ebenfalls am zweckmäßigsten 1000 bis 2000 e.s.E. auf 1 g Salbe oder 1 ccm Propylalkohol gewählt. Die Heilung tritt nach abgeklungener Reaktion und nach Verschwinden des Juckreizes unter Verminderung der Infiltration, Abblassung der entzündlichen Rötung und normaler Konfiguration der Hautoberfläche ein. Oft genügt eine ein- oder mehrmalige Anwendung von Thorium X allein zur Heilung, andernfalls ist eine Behandlung mit den sonst bei Lichen Vidal angewendeten chemischen Mitteln anzuschließen.

Über Thorium X-Behandlung **chronischer Ekzeme** liegen ebenfalls günstige Berichte vor (Blumenthal, Ferrari, Fischer, Forster, S. Jessner, Kuznitzky, Lomholt und Jacobsen, Nagelschmidt, de Prades, Scholtz und Fischer, Sluczewski, Wohlstein). Die Indikation für die Behandlung der Ekzeme mit Thorium X ist die gleiche wie für die mit Röntgenstrahlen. In den meisten Fällen, besonders dort, wo tiefe, infiltrierte Herde mit hartnäckigem Juckreiz vorhanden sind und ihre Lokalisation für Behandlungsmaßnahmen ungünstig ist, wird man mit Thorium X allein nicht auskommen, sondern der üblichen medikamentösen Ekzemtherapie zur Unterstützung bedürfen. Auch hier besteht gegenüber der Röntgenbehandlung der Vorteil, die Bestrahlungen mit Thorium X oft wiederholen zu können. Technik und Dosierung sind die bei Oberflächenbehandlung üblichen, 1000—2000 e.s.E. auf 1 g Salbe bzw. 1 ccm Propylalkohol.

Als geeignet für Thorium X-Behandlung können nach dem Vorgange Halberstaedters auch die **Säuglingsekzeme** gelten. Bekanntlich reagiert diese Ekzemform auf kleine Dosen Röntgenstrahlen (1—2 X, Jadassohn) sehr gut, indem der Juckreiz bald nachläßt und die normale Epithelisierung rasch erfolgt. Als Nachteil dieser Methode muß jedoch angesehen werden, daß man fast immer einer zweiten Person bedarf, um die meist unruhigen Kinder zu fixieren. Auch zu einer Narkose entschließt man sich hier nur im äußersten Notfalle. Alles das fällt bei Thorium X-Behandlung fort, bei der nur darauf zu achten ist, daß ein festsitzender Verband angelegt wird, der das Thorium X allseitig gut abschließt. Es ist ohne weiteres einleuchtend, daß das Anlegen eines solchen Verbandes viel leichter, sicherer und bequemer vorzunehmen ist als eine Röntgenbestrahlung.

Die Behandlung der *Ekzeme im akuten, nässenden Zustande* mit Thorium X wird von der Mehrzahl der Autoren, die darüber berichtet haben, abgelehnt.

Über Behandlungserfolge bei **Lichen ruber planus** haben Blumenthal, Kuznitzky, Martenstein, de Prades und Sluczewski berichtet. Technik und Dosierung wie bei Psoriasis und Ekzem. Aus den wenigen bisher vorliegenden Mitteilungen läßt sich nicht mit Sicherheit feststellen, ob die Thorium X-Behandlung der Röntgenbestrahlung, die bei Lichen ruber zumeist mit Erfolg angewendet wird, gleichwertig oder ihr überlegen ist. Die von Martenstein bei einem Lichen ruber-Falle beobachtete und schon erwähnte Thorium X-Schädigung (bullöse Reaktion an einem Unterschenkel, am anderen leichte Abhebbarkeit der obersten Epithelschichten) wird von JADASSOHN mit der Eigentümlichkeit dieser Krankheit in Zusammenhang gebracht, zwischen Cutis und Epithel schon normalerweise Lücken und Hohlräume zu bilden, in denen das Epithel vom Bindegewebe abgehoben erscheint.

Bei **Acne vulgaris** und **Acne + Rosacea** scheint Thorium X nicht von gleichmäßiger Wirkung zu sein. Bei Acne vulgaris wurden keine, bei Rosacea nur in einem Teil der Fälle Erfolge gesehen (BLUMENTHAL, OLÁH, SLUCZEWSKI, dieser auch in einem Fall von *Bromacne*). Bei der Mehrzahl dieser vielfach größere Teile des Gesichts befallenden Affektionen dürfte sich die Thorium X-Behandlung wegen der bei ihr notwendigen abschließenden Verbände und der konsekutiven, tagelang anhaltenden Erytheme, eventuellen Pigmentierungen usw. oft von selbst verbieten.

Lupus erythematodes ist vielfach mit Thorium X behandelt worden (BLUMENTHAL, FORSTER, JADASSOHN, M. JESSNER, KUZNITZKY, LOMHOLT und JACOBSEN, NAGELSCHMIDT, OLÁH, SLUCZEWSKI). Aus den vorliegenden Erfahrungen läßt sich schließen, daß nur ein Teil, nämlich die oberflächlichen Formen, Aussichten auf Heilung bietet, während die discoiden Formen zwar in einer Reihe von Fällen gebessert, aber seltener definitiv geheilt wurden. Diese Feststellung machte JADASSOHN schon 1915; sie konnte später noch mehrfach bestätigt werden. Die anfänglichen Mißerfolge, von denen NAEGELI und M. JESSNER berichten, waren wohl auf die Wahl einer zu geringen Dosis (100 bis 500 e.s.E.) zurückzuführen. LOMHOLT, der anfangs über gute Erfolge auch bei infiltrierteren Formen berichtete, weist später (mit JACOBSEN) darauf hin, daß nur die oberflächlichen Formen Aussicht auf Dauerheilung bieten. KUZNITZKY sah einmal eine Verschlimmerung durch Thorium X. Als Dosierung kann man wählen: 1000 oder 2000 e.s.E. auf 1 g Salbe oder 1 ccm Propylalkohol, Einwirkungsdauer 24 Stunden, Wiederholung nach 6—8 Wochen; oder 500 bis 1000 e.s.E. auf 1 qcm Haut, Wiederholung nach 14 Tagen, dann mindestens 4 Wochen Pause (BLUMENTHAL). Berichte über intravenöse Thorium X-Behandlung bei Lupus erythematodes liegen unseres Wissens nicht vor.

Über Thorium X-Behandlung des **Lupus vulgaris** fehlen ausreichende Mitteilungen in der Literatur. NAEGELI und M. JESSNER haben bei mehreren Fällen lupöse Veränderungen der Nasenschleimhaut mit Thorium X behandelt, jedoch mit zweifelhaftem Erfolge.

Bei **Granuloma annulare** hat CALLOMON Erfolge gesehen.

Naevi flammei sind von einer Reihe von Autoren der externen Thorium X-Therapie unterworfen worden. So sah SLUCZEWSKI leidliche, KUZNITZKY nicht regelmäßige Erfolge; er betont das Auftreten von störenden Pigmentationen; BINDERMANN, BLUMENTHAL, K. JESSNER, M. JESSNER, S. JESSNER, NAGELSCHMIDT und OLÁH sind mit den Erfolgen sehr zufrieden. Die Dosierung beträgt gewöhnlich 1000—2000 e.s.E. auf 1 g Salbe oder 1 ccm Propylalkohol, manchmal auch darunter. Durch die nach der Behandlung auftretende Reaktion tritt zunächst ein Dunklerwerden der bestrahlten Stelle ein. Nach Abheilung der reaktiven Entzündung findet man die bestrahlte Stelle je nach der Intensität der Bestrahlung mehr oder weniger aufgehellt. Die Behandlung erfordert Geduld und Zeit, sowohl von seiten des Patienten wie des Arztes. Wiederholungen der Behandlung, die frühestens nach 6—8 Wochen vorzunehmen sind, werden oft nötig. Es ist nicht empfehlenswert, auf eine völlige Beseitigung des Naevus abzuzielen, sondern man sollte sich mit einer gleichmäßigen Aufhellung und Abblassung begnügen und bei der Behandlung nicht zu energisch vorgehen. Die sich vielfach nachträglich noch einstellenden und lange andauernden Pigmentationen beeinträchtigen oft den kosmetischen Effekt; sie können nach Nagelschmidt mit Quarzlichtbehandlung beseitigt werden.

Hierher gehörig sind die von M. Jessner und Becker erwähnten und mit ausgezeichnetem Resultat behandelten Fälle von **„essentiellen" Teleangiektasien.** Von M. Jessner sind auch 13 Fälle von **Röntgenteleangiektasien** behandelt worden. Technik und Dosierung: 2000 e.s.E. in 1 g Salbe, bis 6 mal für 24 Stunden appliziert, in Pausen von etwa 6—10 Wochen. Der Erfolg war nach 3—5 maliger Anwendung durchweg gut. Die Teleangiektasien wurden wesentlich blasser, zum Teil Bildung von mehr oder weniger großen, völlig normalen Hautbezirken. Jessner empfiehlt, mit der Zahl der Wiederholungen vorsichtig zu sein, obwohl er Schädigungen in seinen Fällen nur einmal gesehen hat, und zwar bei einer Frau, die die Salbe 8 Tage hatte liegen lassen (danach eine angeblich 4 Wochen dauernde Erosion der betreffenden Stelle). Die Erfolge wurden von K. Jessner bestätigt.

Bei **kavernösen Angiomen** hat Nagelscmidt gute Resultate gesehen, wenn er Thorium X mit Elektrokoagulation kombinierte. Sluczewski hält die großen kavernösen Angiome sowie die *Naevi aranei* zur externen Thorium X-Applikation für ungeeignet, dagegen empfiehlt er auf Grund von zwei günstig beeinflußten Fällen bei tief sitzenden Angiomen, die bis in die Muskulatur reichen, die Anwendung von Thorium X in Form cutaner Injektionen. K. Jessner berichtet ebenfalls über Erfolge bei Angiomen. Im übrigen sei auf die guten Ergebnisse hingewiesen, die mit Radium- usw. Kontaktbestrahlung bei Angiomen erzielt werden (s. voriges Kapitel).

Über Erfolge bei **Sklerodermie** ist von einer Reihe von Autoren berichtet worden. Behandelt wurden aus ökonomischen Gründen nur die circumscripten Formen. B. Bloch sah bei lokaler Behandlung gute Beeinflussung, desgleichen Blumenthal, M. Jessner, Meckel, Sluczewski; der erste Autor verwendet etwa 1000 e.s.E. auf 1 g Salbe, 48 Stunden lang, Wiederholung nach 14 Tagen. Gierlaczek, Kuznitzky und Plesch haben Sklerodermien durch intravenöse Injektionen gut beeinflußt, Gierlaczek einen Fall von *Sklerodermie en coup de sabre* mit 10 intravenösen Injektionen à 500 e.s.E. in 1—2 wöchentlichen Abständen. Interessant ist die hier beobachtete starke Pigmentation an der Stelle des abgeheilten Herdes und seiner nächsten Umgebung. Die Dosierung und Technik der Thorium X-Anwendung als Salbe und Propylalkohol lehnt sich sonst im allgemeinen an die bei den anderen Dermatosen beschriebene an.

Über die Behandlung von **Keloiden** ist von Blumenthal, Dora Fuchs, Kuznitzky und de Prades berichtet worden. de Prades sah bei seinem Falle Verkleinerung und „Wechsel der Farbe" des Keloids. Dora Fuchs betont die Langwierigkeit der Behandlung, da häufige Wiederholungen notwendig sind. Meirowsky empfiehlt, den Versuch zu machen, die Thorium X-Lösung direkt in das Keloid zu injizieren (s. u.).

Einzelmitteilungen über Erfolge mit Thorium X liegen über folgende Erkrankungen vor: **Granulosis rubra nasi** (M. Jessner, Oláh), **Kongelationen** (Oláh), **Sycosis barbae non parasitaria** (Forster, M. Jessner), **Pityriasis** und **Seborrhoea capitis, Pityriasis rosea, Purpura annularis** (Sluczewski), **Ichthyosis** (Blumenthal, Kuznitzky, Sluczewski), **Pruritus vulvae** (Blumenthal, Sluczewski), **plane juvenile Warzen** (Jadassohn), **harte Warzen** (Kuznitzky, Nagelschmidt), **Röntgenulcera** (Fabry), **Keratoma palmare et plantare hereditarium** (Blumenthal, Bockholt), **Acrodermatitis continua Hallopeau** (Schürch), **eigenartige, systematisierte, circinär-serpiginöse, naevusartige Dermatose** (Jadassohn), **Pityriasis rubra pilaris, Erythrodermia ichthyosiformis, Leukoplakieherde am Genitale, Acne necroticans** (Blumenthal).

Am Schluß sollen noch einige Indikationen zur **intravenösen Anwendung** von Thorium X, soweit sie nicht schon bei den oben erwähnten Dermatosen besprochen wurden, mitgeteilt werden.

NAEGELI und M. JESSNER haben Hautinfiltrate eines Falles von **lymphatischer Leukämie** erfolgreich behandelt, wir selbst haben letzthin bei einem ähnlichen Fall keinerlei Besserung gesehen. Dosierung in unserem Fall: 500 bzw. 1000 e.s.E. pro inj. in 10—14 tägigen Abständen, im ganzen 6 mal = 5500 e.s.E. WAGNER sah bei einem Fall von **Dermatitis exfoliativa universalis** einen guten Erfolg und bei dem Rezidiv einer **Mycosis fungoides** vorübergehende Besserung, auch ZIEMANN empfiehlt bei Mycosis fungoides vorsichtige intravenöse Thorium X-Injektionen. HERXHEIMER berichtet über einen vorübergehenden Erfolg bei einem Falle von **multiplen Hautsarkomen** (7 × 1000 e.s.E. in wöchentlichen Abständen), desgleichen GENHART, der Thorium X mit Arsen kombinierte.

Der Vollständigkeit halber ist noch über die Behandlungsversuche mit Thorium X bei **Gonorrhöe** zu berichten. AVERSENQ hat in Fällen von chronischer Gonorrhöe mit gutem Erfolge einmal wöchentlich eine Thorium X-Lösung von 25—30 Mikros (?) in die Harnröhre injiziert. Beim Versagen dieser Methode empfiehlt er Ionisation mit schwachen Dosen Thorium X, das mittels einer mit durchlöchertem Kautschuk umgebenen Metallsonde in die Harnröhre eingeführt wird. Bei **Arthritis gonorrhoica** haben AVERSENQ und DE PRADES gute Erfolge mit intravenösen Thorium X-Injektionen gesehen, desgleichen VIGNAL mit intramuskulären Thorium X-Injektionen, steigend von 100—300 mg (?) in wöchentlichen Abständen.

Als Übergang zur intratumoralen Behandlung der Hauttumoren mit unlöslichem Thorium X (Thorium X-Stäbchen nach HALBERSTAEDTER) sei erwähnt, daß SLUCZEWSKI bei Angiomen (s. oben), MEIROWSKY bei einem Falle von BOECKschem Sarkoid Thorium X-Lösungen in den Herd selbst injiziert haben. MEIROWSKY hat nach dreimaliger Injektion von 2000, 3000 und 2000 e.s.E. in je 1 ccm physiologischer Kochsalzlösung in Abständen von etwa 3 Wochen den Herd bis auf ein geringfügiges Infiltrat verschwinden sehen. Dieser Erfolg veranlaßt ihn, zu empfehlen, die Methode bei Keloiden, harten Warzen und anderen Hauttumoren weiter auszubauen. Die Injektionen verursachen einen leichten, schnell vorübergehenden Schmerz. SLUCZEWSKI hat einige Fälle von Induratio penis plastica mit Injektionen von Thorium X in die erkrankten Stellen behandelt. Er sah Besserungen, betont jedoch, daß die Injektionen sehr schmerzhaft waren, eine heftige Entzündung erzeugten und daß es sogar einmal zur Bildung einer kleinen Nekrose kam. Auch LAZARUS empfiehlt neuerdings wieder in der letzten Auflage seines Handbuches Bd. I., S. 69, die intratumoralen Thorium X-Injektionen. Er verwendet die „Imprägnation von Geschwülsten mit unlöslichem Thorium X", indem er pro ccm Gewebe etwa 1000—2000 e. s. E. in 1 ccm Flüssigkeit oder Gelatine, mit Thoroxyd zusammen suspendiert, mittels einer eigenen Dispersionsspritze injiziert. Allerdings bedient er sich auch schon der HALBERSTAEDTERschen Thorium X-Stäbchen.

Noch näher als die Injektionen von Thorium X in den Krankheitsherd steht der intratumoralen Nadelbehandlung das sog. *Tunnelierungsverfahren*, das darauf beruht, daß die Röhrchen mit radioaktiver Substanz in schon bestehende Fisteln des Tumors oder in Kanäle eingeführt werden, die man vorher mit geeigneten Instrumenten vorgebohrt hatte.

Bei Besprechung der **intratumoralen Therapie** mit Thorium X-Stäbchen werden wir uns zweckmäßig an die im Abschnitt über Radium und Mesothorium befolgten Richtlinien bezüglich der Einteilung halten. Zur Behandlung der **Basalzellenepitheliome** der Haut stehen uns, wie dort erwähnt, eine Reihe erfolgversprechender

Maßnahmen zur Verfügung: Röntgen, Radium, Mesothorium, Elektrokoagulation, chirurgisches Vorgehen. Mit jeder dieser Methoden gelingt es, ein einfaches Basaliom des Gesichts rasch und sicher zu beseitigen. Die gleichen Erfahrungen lassen sich auch mit der intratumoralen Thorium X-Stäbchenbehandlung machen. So berichten HALBERSTAEDTER und SIMONS über gute Erfolge bei Carcinomen der Haut, die wohl meist als Basalzellenepitheliome anzusprechen sind, wenn auch mikroskopische Befunde nicht vorliegen. Bei den einfachen Formen dieser im Gesicht lokalisierten Epitheliome ist unseres Erachtens die intratumorale Behandlung nicht unbedingt erforderlich, da die Kontaktbestrahlung ihr an Wirksamkeit in keiner Weise nachsteht; außerdem besitzt die letztere noch die Annehmlichkeit der leichteren Durchführbarkeit und geringeren Schmerzhaftigkeit, so daß wir in solchen Fällen die Kontaktbestrahlung im allgemeinen vorziehen. Anders liegt es bei den Formen der Basalzellenepitheliome, die nicht mehr so sicher auf die Kontaktbestrahlung reagieren und bei denen die Applikation des Radiums Schwierigkeiten macht, z. B. bei den *Lidcarcinomen*. Hier bietet die intratumorale Thorium X-Stäbchenbehandlung, wie SIMONS berichtet, nicht nur sehr günstige Heilungschancen und eine große Sicherheit in der exakten Dosierung des radioaktiven Materials, sondern außerdem auch noch die beste Gewähr für einen Schutz des Auges. Von seinen 31 Fällen wurden 30 geheilt. 17 Fälle standen bis zu 2 Jahren in Beobachtung und blieben rezidivfrei. Die Narben dieser wohl meist noch mit Nacktstäbchen behandelten Fälle waren funktionell und kosmetisch befriedigend.

Ferner scheint die intratumorale Stäbchentherapie nach den Erfahrungen HALBERSTAEDTERs und SIMONS' auch bei den über Knochen oder Knorpel lokalisierten Basalzellenepitheliomen, die schon an sich erfahrungsgemäß (s. Abschnitt Radium und Mesothorium) resistenter sind, den anderen Methoden überlegen zu sein. Auch wir haben in einem solchen Falle klinische Heilung gesehen, wenn auch die Beobachtungszeit noch zu kurz ist, um über die definitive Heilung ein Urteil abgeben zu können. Immerhin darf man wohl sagen, daß bei diesen schweren und beim Epithelioma terebrans zu Verstümmelung und Tod führenden Formen eine Behandlung mit Thorium X-Stäbchen durchaus indiziert ist. Empfehlenswert ist die Kombination mit Radium- oder Röntgenbestrahlung von außen oder mit Elektrokoagulation (HALBERSTAEDTER und SIMONS, eigene Erfahrung).

Bei den **Spinalzellenepitheliomen,** die nach Ansicht vieler Autoren auf Röntgen- und Radiumbehandlung schlechter reagieren als Basalzellenepitheliome, scheint die intratumorale Stäbchenbehandlung ebenfalls sehr wirksam zu sein. Das gleiche gilt für das **Lupus- und Röntgencarcinom,** die Carcinome der **See- und Landmannshaut** sowie die Tumoren des **Xeroderma pigmentosum,** bei denen HALBERSTAEDTER und SIMONS Thorium X-Stäbchen empfehlen, kombiniert mit Elektrokoagulation. Unsere eigenen Erfahrungen erstrecken sich noch auf ein zu kleines und zu kurze Zeit beobachtetes Material, um über den Wert der Methode definitiv urteilen zu können. Immerhin haben wir ein Spinalzellenepitheliom an der Stirn und zwei Lupuscarcinome, zum Teil mit Thorium X-Stäbchen allein, zum Teil in Kombination mit Mesothoriumkontaktbestrahlung (21,33 mg Radiumelementäquivalent; 1,5 mm Messing + 0,1 mm Silber; jede Stelle 1 Stunde; quadratischer Träger von 1 cm Seitenfläche) behandelt und in allen drei Fällen klinische Heilung gesehen.

Auch beim **Penis- und Vulvacarcinom** empfehlen HALBERSTAEDTER und SIMONS die intratumorale Thorium X-Stäbchenanwendung, desgleichen bei Hautmetastasen oder Narbenrezidiven des **Mammacarcinoms.**

Bei **Morbus BOWEN** und **PAGET** sowie bei den anderen **Präcancerosen** werden von ihnen gute Erfolge mitgeteilt.

Bei manchen Hauttumoren, deren Prognose auf Grund ihres histologischen Baues erfahrungsgemäß ungünstig zu bewerten ist, wie bei **Naevuscarcinomen, Fibrosarkomen** und **Myxosarkomen** wurden von HALBERSTAEDTER und SIMONS gute Erfolge erzielt, und zwar bei kleineren Tumoren durch einfache Spickung, bei größeren durch Vorbehandlung mit Radium, namentlich in Distanz.

Die intratumorale Thorium X-Behandlung der **Lippencarcinome** bietet nach den Erfahrungen HALBERSTAEDTERS und SIMONS' gute Aussichten. Wenn der Tumor hauptsächlich nach außen entwickelt ist, wird man mit einer Filterung von 0,1 mm Gold auskommen, bei Wachstum nach der Mundhöhle zu wegen der zu erwartenden Nekrosen mit 0,3 mm Gold gefilterte Stäbchen anwenden. Bei den mit 0,1 mm Gold gefilterten Stäbchen wird die Aufladung zweckmäßigerweise 0,5 mc pro Zentimeter betragen, bei 0,3 mm Goldfilterung 1 bis höchstens 1,5 mc pro Zentimeter. Es ist anzuraten, bei der Behandlung die andere Lippe möglichst weit fernzuhalten, um Bildung von Erosionen und Ulcerationen durch die Strahlung zu verhüten (s. S. 636). Das kann z. B. durch Einlegen eines mit Watte oder Zellstoff ausgestopften Gummifingerlings zwischen die Lippen geschehen. In der Lippe kann man die Thorium X-Stäbchen 10—14 Tage, je nach der Stärke der Reaktion, belassen. In den ersten Tagen nach der Spickung eines Lippen- oder Mundhöhlentumors soll der Patient wegen der durch die eintretende Reaktion entstehenden Beschwerden nur flüssige oder breiige Nahrung erhalten.

Auch **Schleimhautcarcinome** sind mit Erfolg der Thorium X-Behandlung unterworfen worden (HALBERSTAEDTER und SIMONS), so vor allem die *Zungencarcinome*. HALBERSTAEDTER schreibt selbst darüber: „Schon bei der Anwendung der nackten, ungefilterten Thorium X-Stäbchen hatten wir Einwirkungen, die weit über die Beeinflussungen hinausgingen, die wir bei der Röntgenbehandlung der intraoralen Tumoren gesehen haben. Da bei größeren Tumoren die Nekrosen sich unangenehm bemerkbar machen, haben wir später überwiegend Goldcapillaren von 0,1 mm Wandstärke benutzt und sind schließlich zu Goldnadeln von 0,3 mm Wandstärke übergegangen und sind bei dieser starken Filterung bei den intraoralen Tumoren fast ausschließlich geblieben.“ Die mit 0,3 mm Gold gefilterten Stäbchen werden zweckmäßigerweise mit Hilfe der mitgelieferten weißen Fäden nach der Einbringung in den Tumor an die Schleimhaut angenäht, um ein ungewolltes Herausgleiten zu verhindern. Die schwarzen Fäden (s. S. 643) werden zum Munde herausgeführt und dienen als Wegweiser, wenn man die Stäbchen entfernen will. Die Stäbchen werden in Lokalanästhesie oder nach Bepinseln der Schleimhaut mit Cocain eingestochen. Als Dosierung empfiehlt sich bei ihnen, wie schon erwähnt, 1 bis höchstens 1,5 Millicuries pro Kubikzentimeter Tumor. Auch wir möchten bei Anwendung in der Mundhöhle nur die Filterung mit 0,3 mm Gold empfehlen, da bei 0,1 mm Gold doch noch ziemlich erhebliche Nekrosen entstehen, die starke Schmerzen verursachen und eine Erschwerung der Nahrungsaufnahme bedingen. Die Nekrosen können, wenn die Stäbchen in zu großer Nähe der Gefäße eingeführt wurden, diese arrodieren und Blutungen hervorrufen, die gerade hier sehr heftig sein und bedrohlichen Charakter annehmen können. HALBERSTAEDTER und SIMONS empfehlen, vor der intratumoralen Anwendung stets eine Röntgenbehandlung von außen „mit Einschluß der gefährdeten Drüsenregionen“ vorzunehmen. Sind die *Drüsen* bereits von Carcinom befallen, so kommt entweder chirurgische Entfernung, Radiumdistanzbestrahlung oder eine Spickung der Drüsen in Betracht. Außerdem behandeln sie die Schleimhauttumoren neben der Strahlentherapie mit Jodarseninjektionen.

Von anderen Tumoren der Mundhöhle sind von HALBERSTAEDTER und SIMONS mit zum Teil gutem Erfolge behandelt worden: Epitheliome der *Wangenschleimhaut*, der *Zungenwurzel*, des *Hypopharynx* bis zur *Epiglottis*, der *Tonsillen* und des *Mundbodens*. Auch Tumoren der *Nasenschleimhaut* und des *Nasen-*

rachenraumes zeigten gute Beeinflussung. Bei Tumoren der *Nasennebenhöhlen*, besonders der *Oberkieferhöhle*, wurden keine Erfolge erzielt. Für die Technik gilt alles beim Zungencarcinom und im allgemeinen Teil Gesagte.

Eine Kombinationsbehandlung mit Elektrokoagulation wird sich bei kleineren Tumoren erübrigen, bei größeren Tumoren wird man möglichst viel zu koagulieren suchen und den Rest mit Thorium X-Stäbchen behandeln. Man kann nach HALBERSTAEDTER und SIMONS auch den umgekehrten Weg wählen und etwaige nach der Spickung noch übriggebliebene Tumorreste koagulieren. Eine bestimmte Vorschrift läßt sich hierfür nicht geben, ebensowenig wie für die Kombination mit Röntgen- oder Radiumstrahlen, die gleichzeitig, aber auch vor oder nach der Thorium X-Behandlung vorgenommen werden kann (s. voriges Kapitel, S. 574—576). Schließlich wird man bei besonders resistenten Tumoren evtl. auch die Kombination aller zur Verfügung stehenden Behandlungsmethoden anwenden. Die Thorium X-Behandlung in Kombination mit Kaltkaustik wird von HALBERSTAEDTER und SIMONS als besonders indiziert bei Tumoren empfohlen, die gegen Röntgen- und Radiumstrahlen refraktär geworden sind, in röntgen- oder radiumgeschädigtem Gebiete liegen oder durch eine Röntgenschädigung entstanden sind. Sie kann nach den Erfahrungen der beiden Autoren in diesen Fällen ohne Bedenken vorgenommen werden.

So günstig die klinischen und kosmetischen Erfolge der Thorium X-Stäbchenbehandlung zu beurteilen sind, wird man sich, worauf schon von uns hingewiesen wurde, über die Dauerheilung noch vorsichtig aussprechen müssen, da die ersten Fälle HALBERSTAEDTERs erst 5 Jahre zurückliegen. Doch berechtigen die älteren Erfahrungen mit der intratumoralen Radiumnadel- und Radontherapie, die prinzipiell gleich sind, zu der Hoffnung, daß auch die intratumorale Thorium X-Stäbchenbehandlung dieselben Dauererfolge zeitigen wird.

Zum Schluß sei noch über die guten Erfolge mit der Thorium X-Therapie bei Fistelbehandlung berichtet. Von 14 behandelten tuberkulösen und anderen Weichteilfisteln wurden durch SIMONS 12 geheilt und 2 erfolglos behandelt, von 7 Knochenfisteln 5 geheilt, 1 gebessert und 1 erfolglos behandelt. Die Behandlung geschieht mit Nacktstäbchen, da es hier vor allen Dingen auf die weiche β-Strahlung ankommt, denn SIMONS glaubt, daß die eintretende Nekrose für den Schluß der Fistel von hauptsächlicher Bedeutung ist. Wichtig ist, *daß das Stäbchen bis zum Ende der Fistel eingeführt wird*, da keine Heilung erfolgen kann, wenn sich die Fistel nicht vom Grunde aus schließt. Zu vermeiden ist, daß das Thorium X-Stäbchen aus der Fistelöffnung herausragt, evtl. muß es beim Verbandwechsel reponiert werden. Die Dosis beträgt 0,25 bis 0,5 Millicurie pro Zentimeter Stäbchen. Im übrigen sei darauf hingewiesen, daß von der Auergesellschaft besondere Stäbchen für Fistelbehandlung angefertigt werden: Dicke 1 mm, Ladung 0,3 mc pro Zentimeter. Bei sehr langen Fisteln ist es nicht nötig, die ganze Fistel mit dem Stäbchen auszufüllen. Die Gesamtdosis braucht 1 bis höchstens 2 Millicuries auch bei größerer Fistellänge nicht zu überschreiten. Um ein Herausgleiten des Stäbchens zu vermeiden, ist ein abschließender Verband nötig, evtl. wird der Anfangsteil der Fistel tamponiert. Als Behandlungsdauer genügen 4—7 Tage. Auch MEIROWSKY hat mit Thorium X-Stäbchen Fistelschluß erzielt, ebenso wir durch ein mit 0,1 mm Gold gefiltertes Thorium X-Stäbchen.

Von demselben Gedanken ausgehend, wie SIMONS bei der Fistelbehandlung, haben wir einen gonorrhoisch infizierten *paraurethralen Gang* bei einer Frau, der anderen therapeutischen Maßnahmen gegenüber sich refraktär verhielt, durch Thorium X-Nacktstäbchenbehandlung zur Verödung gebracht. Dosierung: 0,25 Millicurie pro Zentimeter für 12 Stunden. Nach 10 Tagen war der Gang geschlossen.

Lupuscarcinom (Frau A. F., 61 Jahre). Zwei Ulcera auf der rechten Nasenseite, das eine über einem etwa erbsengroßen Tumor am Nasenflügel, das andere etwa 4 qcm groß, flach, mit aufgeworfenen, harten Rändern (wie es auf Abb. 5 b zu sehen ist), in der Nähe des rechten Auges lokalisiert. Die Probeexcision aus beiden Herden ergab typisches Spinalzellenepitheliom.

a) Zunächst wurde die Behandlung des Tumors vorgenommen:

1. 5. 28. Intratumorale Thorium X-Stäbchenbehandlung, und zwar 3 Stäbchen, je 1 cm lang, 0,5 mc pro Zentimeter, 0,1 mm Goldfilter. Nach 3 Wochen Entfernung der

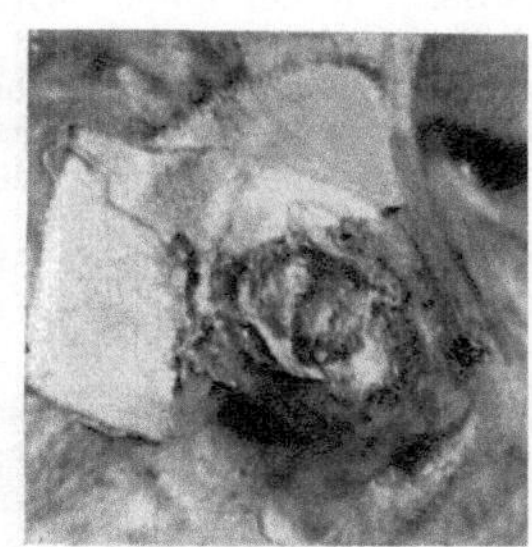

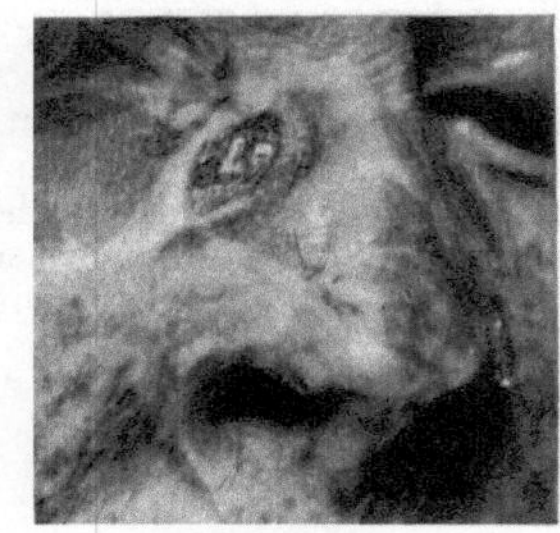

Abb. 5. a Lupuscarcinom der Nasenspitze. 3 Stäbchen an der Basis des Tumors parallel zum Nasenknorpel eingestochen. b Tumor verschwunden, Defekt überhäutet. An der rechten Nasenseite ein zweites Lupuscarcinom sichtbar, das zur Zeit behandelt wird.

Stäbchen. Am 3. 7. 1928 war der Tumor abgeheilt; bis jetzt sind keinerlei Reste mehr von ihm festzustellen.

b) Das Ulcus in der Nachbarschaft des Auges war inzwischen mit Mesothoriumkontaktbestrahlung behandelt worden. Ein besonderer Einfluß war aber nicht zu erkennen, so daß am 20. 11. 28 intratumorale Thorium X-Stäbchenbehandlung versucht wurde: 4 Stäbchen, je 1,5 cm lang, 0,5 mc pro Zentimeter, 0,1 mm Goldfilter. Nach 6 Tagen mußte die oberste Nadel wegen zu starker Nekrosenbildung (Nähe des Knochens!) entfernt werden, die anderen wurden erst nach 14 tägiger Einwirkungsdauer herausgenommen. Der Herd ist mit Mesothorium (Kontakt) bestrahlt worden (1,5 mm Messing + 0,1 mm Silber, etwa 40 Milligrammelementstunden pro Quadratzentimeter). Der Herd ist noch nicht abgeheilt und wird noch behandelt.

Unterlippencarcinom (Herr A. H., 61 Jahre), bereits mehrfach mit Röntgenbestrahlungen vorbehandelt. Jetzt zwei flache, wenig indurierte, leicht blutende Erosionen an der Unterlippe.

27. 6. 28. Intratumorale Thorium X-Stäbchenbehandlung der beiden Erosionen, und zwar mit je einem Stäbchen, das 2 bzw. 2,5 cm lang, mit 0,1 mm Gold gefiltert war

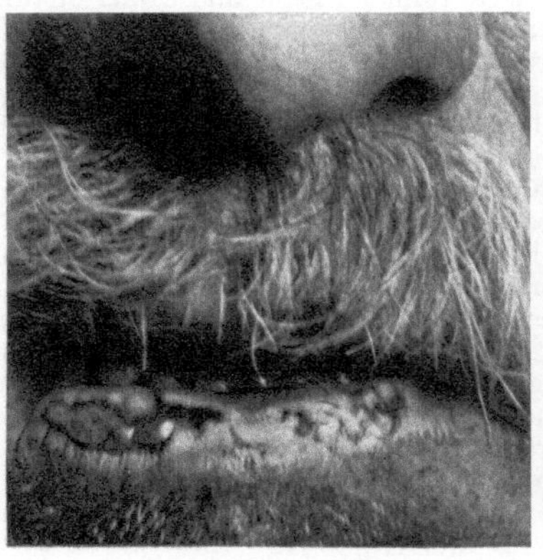

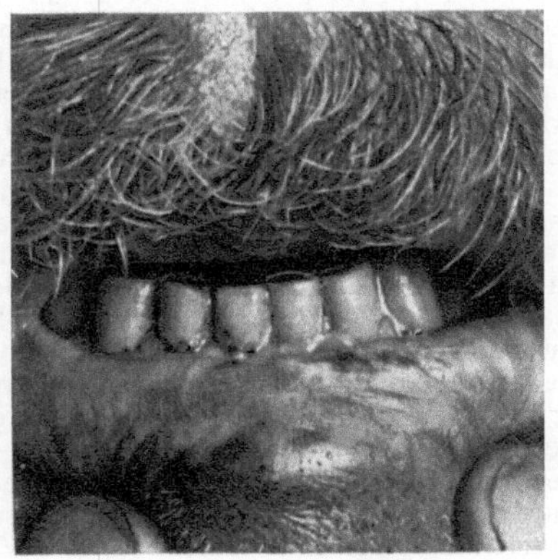

Abb. 6a und 6b. Unterlippencarcinom vor und nach der Behandlung. 2 Stäbchen, die längs der Ulceration, an deren Basis parallel zur Oberfläche eingestochen wurden.

und 0,5 mc pro Zentimeter enthielt. Zum Schutz der Oberlippe wurde ein Kissen (s. S. 653) zwischen die Lippen eingelegt. Nach 14 Tagen wurden die Stäbchen entfernt, nach weiteren

14 Tagen waren nur noch ganz kleine erodierte Stellen vorhanden. Nach weiteren 14 Tagen war alles abgeheilt. Der Patient ist bis heute gesund geblieben.

Spinalzellenepitheliom der Haut, verhornend (Frau E. B., 65 Jahre). Stark prominierender, sehr harter, im Zentrum von verhornten und nekrotischen, trockenen Massen angefüllter, halbkugeliger Tumor von etwa 4 cm Durchmesser. Noch nicht vorbehandelt. Mikroskopisch: Verhornendes Spinalzellenepitheliom.

19. 6. 28. Intratumorale Thorium X-Stäbchenbehandlung. 3 Stäbchen, — je 2 cm lang, 0,5 mc pro Zentimeter, 0,1 mm Goldfilter — werden auf der einen Seite der Basis des Tumors eingestochen und auf der anderen Seite wieder herausgeführt. Stäbchenwirkung anfangs sehr undeutlich. Nekrosenbildung so gering, daß die Stäbchen 22 Tage liegen gelassen wurden. Man sah zuerst nur, daß der Rand des Tumors blasser wurde; nach Entfernung der Stäbchen ließ sich aber die gesamte, die Haut überragende Partie des Tumors leicht und ohne Schmerzen abheben.

Die restierende ulcerierte Tumorbasis wurde unmittelbar danach mit Mesothorium (0,2 mm Silber, 10,5 Milligrammelementstunden pro Quadratzentimeter) bestrahlt. Am

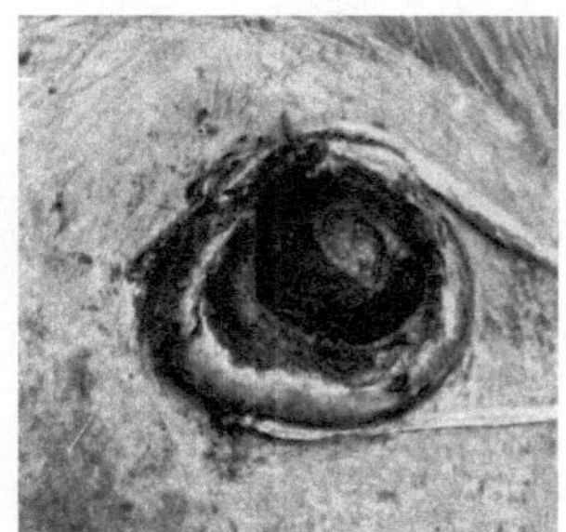
a

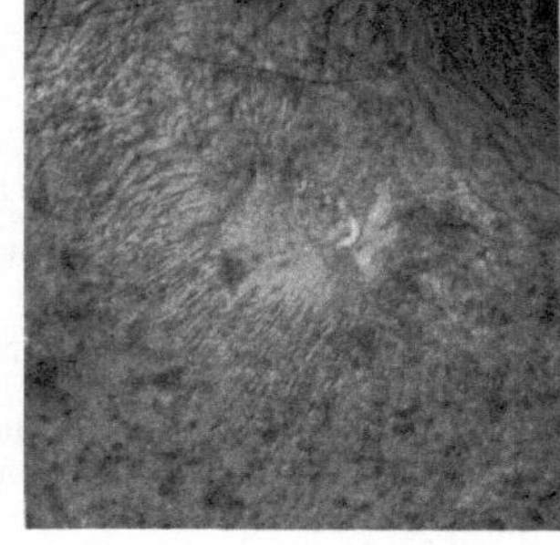
b

Abb. 7a und b. Spinalzellenepitheliom der Stirn im Beginn (a) und nach Abschluß der Behandlung (b).

1. 9. 28 war das Ulcus abgeheilt. Die Narbe ist kaum sichtbar, also auch ein kosmetisch ausgezeichneter Erfolg. Von Tumor ist bis heute nichts festzustellen.

Epithelioma terebrans der linken Wange, dicht unterhalb des linken Auges (Herr J. W., 35 Jahre).

Der Pat. ist früher wegen seines Leidens, das anfangs lediglich an der Wange in der Höhe des Jochbeins lokalisiert und nicht sehr umfangreich war, wiederholt behandelt worden, und zwar mehrfach chirurgisch, zuletzt mit einer plastischen Operation, und auch verschiedentlich Röntgenbestrahlungen unterzogen worden. Der Erfolg aller dieser Maßnahmen war aber nur vorübergehend. Der Tumor rezidivierte immer wieder und drang unaufhaltsam unter Hinterlassung von ausgedehnten Hautdefekten gegen das Auge vor.

Als der Patient in unsere Behandlung kam, war bereits das untere Augenlid von dem Tumor zum großen Teile zerstört, es bestand im Zentrum ein etwa dreimarkstückgroßer Defekt und ein sehr harter, mächtiger, in die Tiefe reichender, gegen die gesunde Haut sich nicht scharf absetzender Rand. Mikroskopisch: Basaliom.

8. und 13. 6. 28. Intratumorale Thorium X-Stäbchenbehandlung derart, daß dort, wo das Unterlid die Tumorgrenze bildete, aus technischen Gründen eine parallel mit dem Rande des Lides laufende Nadel mit schwächerer Filterung (0,1 mm Gold) eingeführt wurde. Schon dies erwies sich als eine zu große Beanspruchung, da das Unterlid bei Einführung der Nadel infolge der Brüchigkeit des Gewebes abriß. Der Defekt im Zentrum wurde ebenfalls mit durch 0,1 mm Gold gefilterte Thorium X-Stäbchen behandelt, und zwar wurden die Nadeln in 1 cm Abstand auf den Ulcusgrund gelegt. Der Tumorrand wurde entsprechend seiner erheblichen Infiltration, um eine ausreichende Tiefenwirkung zu erzielen, mit stärker geladenen, aber wegen der hierdurch zu befürchtenden Nekrosenbildung auch stärker gefilterten Stäbchen radiär gespickt. Die Stäbchen wurden 3 Wochen liegen gelassen, 14 Tage nach Einführen der Stäbchen wurde die Tumorgegend mit Röntgenstrahlen behandelt (75% der HED unter 0,5 mm Zn + 1,0 mm Al.).

Die Dosierung der Stäbchen war demgemäß folgende:

1. Unteres Augenlid: ein Stäbchen, 2 cm lang, 0,1 mm Goldfilter, 0,5 mc pro Zentimeter.
2. Defekt: 4 Stäbchen à 2 cm, 0,1 mm Goldfilter, 0,5 mc pro Zentimeter.
3. Rand des Tumors: 13 Stäbchen von 1 cm Länge, 0,3 mm Goldfilter, 1 mc pro Zentimeter.

Der Pat. bekam eine mächtige Reaktion. Das Gesicht schwoll an, die Haut rötete sich, das Ulcus bedeckte sich mit Nekrosen, jedes Stäbchen hatte einen starken Nekrosenring

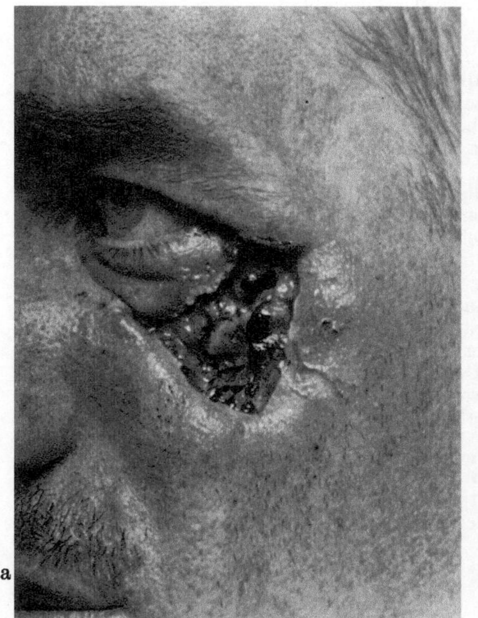

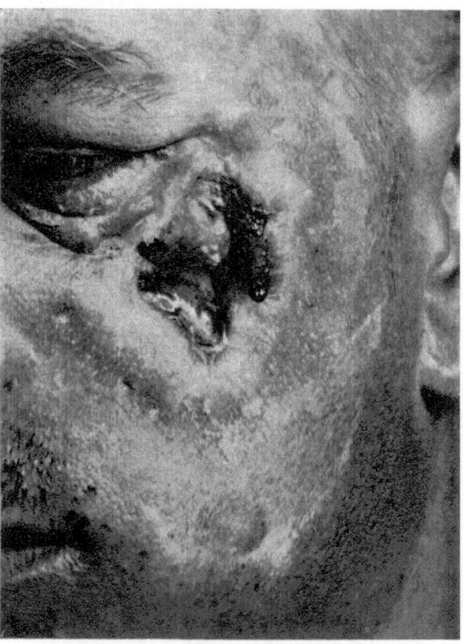

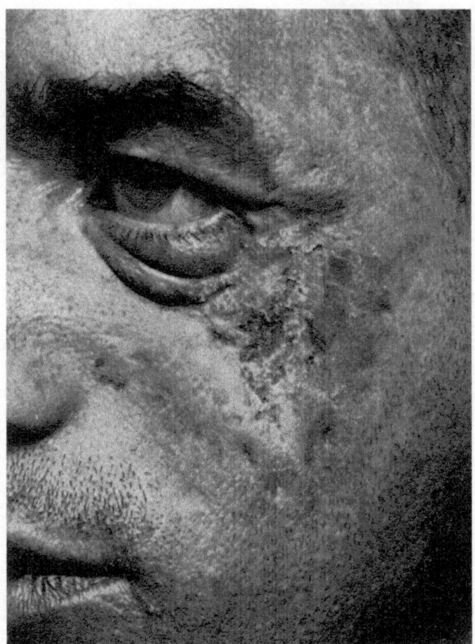

Abb. 8. a Epithelioma terebrans vor der Behandlung. b Kurz nach der ersten Spickung. Man sieht deutlich die noch vorhandene Infiltration des medialen und unteren Teiles der Geschwulst; das Epithel ist (auf der Abbildung schlecht zu erkennen) über den größten Teil des Ulcus herübergewachsen. c Abheilung des Tumors nach der zweiten Spickung. Infiltration geschwunden, Haut noch schuppend.

um sich herum. Diese akuten Erscheinungen nahmen aber bald an Heftigkeit ab; sie flammten dann wieder bei der Röntgenbehandlung auf.

In dieser Zeit wurde der Patient hauptsächlich mit feuchten Verbänden behandelt. Am 29. 6. bzw. 3. 7. 1928 wurden alle Stäbchen entfernt. Die Infiltration ließ nach, und die Epithelisierung begann, besonders vom Lid her. Dieses legte sich so gut an, daß eine funktionell wie auch kosmetisch (s. Abb. 8c) sehr befriedigende Anheilung erfolgte Als im Laufe der Beobachtung ein gewisser Stillstand der Heilungsvorgänge eintrat, besonders am unteren Rande des Tumors, entschlossen wir uns mit Rücksicht auf die Malignität dieser Tumorform, den unteren Tumorrand ein zweites Mal zu spicken. Am 25. 7. 28 wurde dieser mit 5 Thorium X-Stäbchen, 2 cm lang, 0,1 mm Goldfilter, 0,5 mc pro Zentimeter, intratumoral behandelt, und zwar diesmal nicht radiär, sondern tangential. Nach 15 Tagen wurden die Stäbchen entfernt und eine Mesothoriumkontaktbehandlung des unteren Randes angeschlossen, indem 22 Milligrammelementstunden pro Quadratzentimeter unter 1,5 mm Messing- und 0,1 mm Silberfilterung verabfolgt wurden. Nunmehr machte die Abheilung sichtlich weitere Fortschritte. Der Epitheldefekt in der Mitte verkleinerte und überhäutete sich. Die Infiltration verschwand vollkommen. Seitdem ist der Patient, d. h. also jetzt seit 10 Monaten, vollständig abgeheilt und tumorfrei. Die Beobachtung muß natürlich noch weitergehen.

Vulvacarcinom (Frau J. M., 76 J.). Seit 3 Jahren bestehendes, nach Operation rezidiviertes, röntgenrefraktäres, mikroskopisch typisches Spinalzellenepitheliom. Zur Zeit ein etwa pflaumengroßes Rezidiv auf der linken Seite der Klitoris am Labium minus.

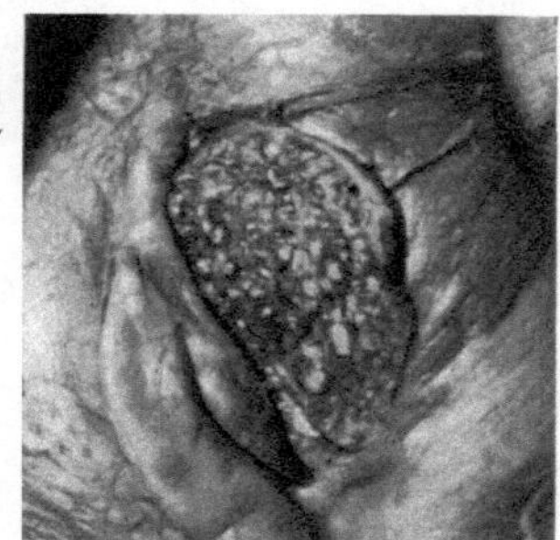
a

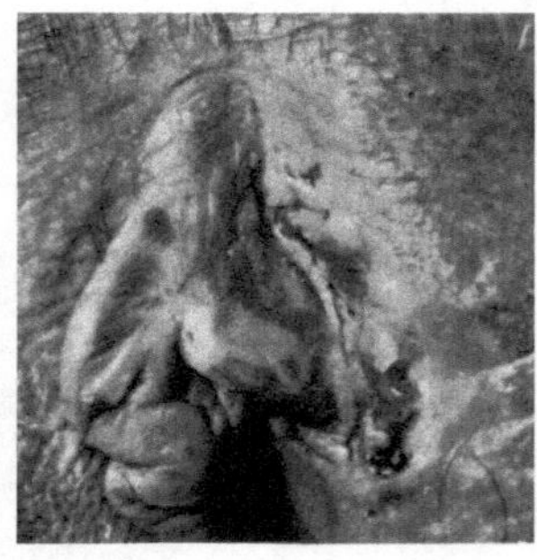
b

Abb. 9. a Vulvacarcinom am Beginn und nach Abschluß der Behandlung. 3 Nadeln, die an der Tumorbasis parallel zur Oberfläche eingestochen wurden. Auf b ist die später völlig epithelisierte Schleimhaut im unteren Teile noch erodiert.

1. 5. 28. Intratumorale Thorium X-Stäbchenbehandlung: 3 Stäbchen, davon 2 von 2 cm, 1 von 1 cm Länge, 0,5 mc pro Zentimeter, 0,1 mm Goldfilter. Nach 2 Wochen war der Tumor deutlich verkleinert, nicht mehr über das Niveau der Umgebung erhaben. Nach 22 Tagen Entfernen der Nadeln. An Stelle des Tumors besteht jetzt eine Ulceration. Nach weiteren zwei Wochen ist das Ulcus zum größten Teil epithelisiert, der Tumor geschwunden.

So erfolgreich die Behandlung war und die Leistungsfähigkeit der intratumoralen Methode erwies, war doch das gute Resultat nur von kurzer Dauer. Der Tumor war nämlich schon vor der intratumoralen Behandlung in die Tiefe gewachsen und hatte sich in dem periurethralen Gewebe bis zur Harnblase so ausgedehnt, daß uns eine weitere Behandlung aussichtslos schien. Die behandelte Stelle ist allerdings bis heute völlig rezidivfrei geblieben.

Literatur.

ABELSDORFF: Die Wirkung des Thorium X auf das Auge. Klin. Mbl. Augenheilk. **53**, 235 u. 321 (1914). — ARNETH: Die Thorium X-Wirkung auf das Blutzelleben. Dtsch. med. Wschr. **1913**, Nr 16/17. — AVERSENQ: (a) Action du thorium X dans les blennorragies chroniques. J. d'urol. **14**, 324 (1922). Ref. Zbl. Hautkrkh. **7**, 429 (1923). (b) Traitement de la blennorragie chronique par le thorium X. J. d'urol. **16**, 414 (1923). Ref. Zbl. Hautkrkh. **12**, 424 (1924). — AVERSENQ, JALOUSTRE und MAURIN: Développement du ricin en milieu thorifère radioactivé par addition de thorium X. C. r. Acad. Sci. **182**, 804 (1926). Ref. Zbl. Radiol. **1**, 451 (1926).

BECKER, A.: Physik der radioaktiven Meßmethoden. Lehrbuch der Strahlentherapie Bd. 1. Berlin: Urban u. Schwarzenberg 1925. — BECKER, S. W.: Further studies on generalised telangiectasia usw. Acta dermatol.-venereol. 8, 3 (1927). Ref. Zbl. Hautkrkh. **27**, 134 (1928). — BENDA: Diskussionsbemerkung. Sitzg. Berlin. med. Ges. 19. Juni 1912. Ref. Berl. klin. Wschr. **1912**, 1290. — BICKEL: (a) Über die biologische Wirkung des

Mesothoriums. Berlin. klin. Wschr. **1911**, 2107. (b) Über Mesothoriumtherapie. Berlin. klin. Wschr. **1912**, 612. (c) Über Mesothorium-, Thorium X- und Thoriumemanationstherapie. Berlin. klin. Wschr. **1912**, 777. — Bindermann: Mit Degea behandelte Psoriasis. Sitzg. Wien. dermat. Ges. **23**. Juni 1927. Ref. Zbl. Hautkrkh. **24**, 752 (1927). — Bloch: Fall von Sclérodermie en plaques mit wesentlicher Besserung durch Thorium X-Salbe. Sitzg. med. Ges. Basel. Ref. Korresp.bl. Schweiz. Ärzte **1916**, 276. — Blumenthal: Strahlenbehandlung bei Hautkrankheiten. Berlin: S. Karger 1925. — Bockholt: Typisches Keratoma hereditarium plantare et palmare. Sitzg. Vereingg. rhein.-westf. Dermat. 10. Mai 1925. Ref. Zbl. Hautkrkh. **17**, 497 (1925). — Brill, Kriser und Zehner: Über die Verteilung von Thorium X im Organismus und die Ausscheidung desselben. Strahlenther. **1**, 347 (1912). — Brill und Zehner: Über die Wirkungen von Injektionen löslicher Radiumsalze auf das Blutbild. Berlin. klin. Wschr. **1912**, 1261. — Bucky: s. bei Martenstein und Juon. (Dort auch Literatur.)

Callomon: Granuloma annulare bei Mutter und Tochter nebst Bemerkungen zur Kasuistik und Therapie der Erkrankung. Dermat. Wschr. **82**, 317 (1926). — Cluzet, Noël et Chevallier: Étude histologique des modifications produites sur certains organes par les inhalations de Thoron à doses toxiques. Congr. Assoc. franç. pour l'avancement des scienc. Lyon 27. Juli bis 1. Aug. 1926. Arch. électr. méd. **34**, 427. Ref. Zbl. Radiol. **2**, 793 (1926). — Czerny und Caan: (a) Über die Behandlung bösartiger Geschwülste mit Mesothorium und Thorium X. Münch. med. Wschr. **1912**, 737. (b) Radiumwirkung auf Carcinome und Sarkome. Handbuch der Radium-Biologie und -Therapie von P. Lazarus. Wiesbaden: J. F. Bergmann 1913. (Dort auch Literatur.)

Dautwitz: Der Wert der Thorium X-Stäbchen in der Krebsbehandlung. Internat. Radiother. **3**, 1273 (1927/28). — Domarus, v.: Weitere Beiträge zur biologischen Wirkung des Thorium X. Strahlenther. **4**, 674 (1914). — Domarus, v. und Salle: Über die Wirkung des Thorium X auf die Blutgerinnung. Berlin. klin. Wschr. **1912**, 2035.

Fabry: (a) Behandlung einer schweren Röntgenverbrennung der Hände mit Radium und Doramadsalbe. Med. Klin. **1925**, 1498. (b) Über Behandlung von Röntgenulcera mit Thorium X und Radium. Med. Klin. **1926**, 1891. — Failla: (a) Eine neue Methode intratumoraler Behandlung. Strahlenther. **25**, 644 (1927). (b) The development of filtered radon implants. Amer. J. Roentgen. **16**, Nr 5 (1926). Ref. Zbl. Radiol. **2**, 895 (1927). — Falta: Chemische und biologische Wirkung der strahlenden Materie. Strahlenther. **2**, 357 (1913). — Falta, Kriser und Zehner: Therapeutische Versuche mit Thorium X mit besonderer Berücksichtigung der Leukämie. Verh. dtsch. Kongr. inn. Med. 1912, 223. Wiesbaden: J. F. Bergmann **1912**. — Falta und Zehner: (a) Ein Fall von Gicht, mit Thorium X behandelt. Wien. klin. Wschr. **1912**, 1969. (b) Über chemische Einwirkungen des Thorium X auf organische Substanzen, besonders auf die Harnsäure. Berl. klin. Wschr. **1912**, 2444. (c) Über chemische Einwirkung des Thorium X auf organische Substanzen, besonders auf die Harnsäure. Berl. klin. Wschr. **1913**, 395. — Ferrari: Esperienze terapeutiche con il thorium X. Nota prev. Il dermosifilogr. **1926**, 10. Ref. Zbl. Hautkrkh. **21**, 431 (1927). — Fischer: Über die Wirkung des Doramad auf die gesunde und kranke Haut. Sitzg. nordostdtsch. dermat. Ges. 25. Sept. 1921. Ref. Zbl. Hautkrkh. 8, 322 (1923). — Forster: Über Erfolge mit Thorium X-(Doramad-) Salbe. Dtsch. med. Wschr. **1922**, 1385. — Fraenkel und Gumpertz: Über die Einwirkung von Thorium X-Injektionen auf die Agglutinine. Berl. klin. Wschr. **1914**, 209. — Fuchs, Dora: Diskussionsbemerkung. Sitzg. schles. dermat. Ges. 19. Febr. 1927. Ref. Zbl. Hautkrkh. **24**, 581 (1927).

Genhart: Behandlung eines Falles von Hautsarkomatose durch Thorium X. Korresp.bl. Schweiz. Ärzte **1915**, 693. — Gierlaczek: Sclérodermie en coup de sabre. Verh. Bresl. dermat. Vereingg. 15. April 1920. Ref. Arch. f. Dermat. **133**, **44** (1921). — Grineff: Über die biologische Wirkung des Mesothoriums. Der Einfluß des Thorium X auf die Gerinnung des Blutes. Strahlenther. **3**, 94 (1913). — Gudzent: (a) Der Einfluß von Radium auf die harnsauren Salze. Dtsch. med. Wschr. **1909**, 921. (b) Einwirkung von radioaktiven Substanzen auf das Blut. Strahlenther. **2**, 472, 536 (1913). (c) Biologisch-therapeutische Versuche mit Thorium und seinen Zerfallsprodukten. Verh. dtsch. Kongr. inn. Med. **1912**, 247. Wiesbaden: J. F. Bergmann 1912. (d) Zur Frage der Vergiftung mit Thorium X. Berl. klin. Wschr. **1912**, 933. (e) Experimentelle Untersuchungen über die Beeinflussung von Fermenten durch radioaktive Substanzen. Strahlenther. **4**, 666 (1914). (f) Die biologischen Wirkungen radioaktiver Substanzen im Gebiet der Inneren Medizin. Lehrbuch der Strahlentherapie. Bd. 3. Berlin: Urban u. Schwarzenberg 1926. (Dort auch Literatur.) — Gudzent und Herschfinkel: Versuche über die angebliche Organaffinität von Thorium X. Strahlenther. **7**, 519 (1916). — Gudzent und Levy: Vergleichende histologische Untersuchungen über die Wirkungen von α-, β- und γ-Strahlen. Strahlenther. **8**, 53 (1918). — Gudzent und Winkler: Über die Behandlung von Psoriasis mit Thorium X. Dtsch. med. Wschr. **1913**, 925.

Habermann: Diskussionsbemerkungen. Sitzg. Köln. dermat. Ges. 24. Febr. 1922. Ref. Zbl. Hautkrkh. **6**, 497 (1923). — Hahn, Otto: Die radioaktiven Substanzen und ihre Eigenschaften. Lehrbuch der Strahlentherapie. Bd. 1. Berlin: Urban u. Schwarzenberg 1925. —

Halberstaedter: (a) Experimentelle Untersuchungen an Trypanosomen über die biologische Strahlenwirkung. Berl. klin. Wschr. **1914**, 252. (b) Radiumtherapie äußerer Erkrankungen. Arch. f. Dermat. **120**, 675 (1914). (c) Über eine neue Methode der intratumoralen Behandlung mit Thorium X. Dtsch. med. Wschr. **1923**, 1295. (d) Über intratumorale Behandlung. Strahlenther. **24**, 253 (1927). (e) Intrakorporale Radiumbehandlung. Strahlenther. **26**, 20 (1927). (f) Zur Radiumbehandlung der Mundhöhlenkrebse. Z. Krebsforschg. **27**, 60. (g) Mikro-biologische Grundlagen der Strahlentherapie. Handbuch der gesamten Strahlenheilkunde, Biologie, Pathologie und Therapie von P. Lazarus. Berlin: J. F. Bergmann 1928. (Dort auch Literatur.) (h) Zur Technik der intratumoralen Behandlung mit Thorium X. Strahlenther. **29**, 707 (1928). — Halberstaedter und Simons: (a) Die Anwendung von Thorium X-Stäbchen zur intratumoralen Behandlung. Strahlenther. **20**, 268 (1925). (b) Über die Behandlung der mit Röntgenstrahlen nicht zu heilenden bösartigen Hautgeschwülste. Dermat. Z. **53**, 254 (1928). — Herxheimer: (a) Heilung eines Falles von Hautsarkomatose durch Thorium X. Münch. med. Wschr. **1912**, 2563. (b) Nachtrag zu meiner Mitteilung „Heilung eines Falles von Hautsarkomatose durch Thorium X". Münch. med. Wschr. **1913**, 185. — Heuck: Anwendung von Doramadsalbe. Sitzg. Münch. Dermat. Ges. 23. Febr. 1928. Ref. Zbl. Hautkrkh. **27**, 238 (1928). — Hevesy, v. und Paneth: Lehrbuch der Radioaktivität. Leipzig: Joh. Ambrosius Barth 1923. (Dort auch Literatur.) — Hirschfeld und Meidner: Über die bisherigen Ergebnisse unserer Tierversuche mit Thorium X. Sitzg. Berl. med. Ges. 26. Juni 1912. Ref. Berl. klin. Wschr. **1912**, 1343. — His: Bemerkungen zur Arbeit von Gudzent in der Berl. klin. Wschr. **1912**, 933.

Jadassohn: (a) Therapeutische Versuche mit Mesothorium und Thorium X. Sitzg. med.-pharmaz. Bezirksver. Bern. Ref. Korresp.bl. Schweiz. Ärzte **1913**, 243. (b) Über die Behandlung einiger Hautkrankheiten mit Thorium X- (Doramad-) Salbe. Therap. Mh. **1915**, 555. (c) Diskussionsbemerkungen. Sitzg. d. Bresl. Röntgenvereingg. 9. Dez. 1925. Ref. Fortschr. Röntgenstr. **34**, 766 (1926). (d) Zwei Fälle einer eigenartigen systematisierten, circinär-serpiginösen, naevusartigen Dermatose. Schles. dermat. Ges. 9. Juni 1923. Ref. Zbl. Hautkrkh. **11**, 282 (1924). (e) Diskussion Sitzg. schles. dermat. Ges. 19. Febr. 1927. Ref. Zbl. Hautkrkh. **24**, 581 (1927). — Jentzer: Curiethérapie et injections radio-actives. J. de Radiol. **6**, Nr 5 (1922). Ref. Zbl. Hautkrkh. **9**, 22 (1924). — Jessner, Kurt: Zur Doramad-Behandlung. Sitzg. ostdtsch. Verbd. Röntgenol., Licht- und Elektrother. 15. Juni 1926. Ref. Fortschr. Röntgenstr. **35**, 107 (1927). — Jessner, M.: (a) Über Doramad-Behandlung in der Dermatologie. Klin. Wschr. **1922**, 1697. (b) Diskussionsbemerkung. Sitzg. Bresl. Röntgenvereingg. 9. Dez. 1925. Ref. Fortschr. Röntgenstr. **34**, 766 (1926). (c) Zur Therapie der Röntgen-Teleangiektasien. Klin. Wschr. **1926**, 270. (d) Diskussion. Sitzg. schles. dermat. Ges. 19. Febr. 1927. Ref. Zbl. Hautkrkh. **24**, 581 (1927). — Jessner, S.: (a) Diskussionsbemerkung. Sitzg. nordostdtsch. dermat. Ges. 25. Sept 1921. Ref. Zbl. Hautkrkh. 8, 322 (1923). (b) Diagnose und Therapie des Ekzems. Leipzig: Curt Kabitzsch 1926. — Joseph und Wolpert: Die Behandlung der Psoriasis vulgaris mit Thorium X- (Doramad-) Salbe. Dermat. Zbl. **19**, 82 (1916).

Kahn: (a) Physikalische, chemische und biologische Eigenschaften von Thorium X. Strahlenther. **2**, 480 (1913). (b) Thorium X in der Therapie innerer Krankheiten. Strahlenther. **4**, 376 (1914). — Keetman und Mayer: Zur Messung und Dosierung von Thorium X-Präparaten. Berl. klin. Wschr. **1912**, 1275. — Kojo: Über die biologische Wirkung des Mesothoriums. Berl. klin. Wschr. **1912**, 779. — Kumer: Diskussion. Sitzg. Wien. dermat. Ges. 23. Juni 1927. Ref. Zbl. Hautkrkh. **24**, 752 (1927). — Kuznitzky: (a) Thorium X und Harnsäure. Berl. klin. Wschr. **1915**, 159. (b) Über biologische Strahlenwirkung, besonders der α-Strahlen. Strahlenther. **9**, 624 (1919). Z. Hyg. 88, 261. (c) Zur Thorium X-Behandlung bei Dermatosen. Dtsch. med. Wschr. **1916**, 322. (d) Diskussion. Sitzg. schles. dermat. Ges. 19. Febr. 1927. Ref. Zbl. Hautkrkh. **24**, 581 (1927). — Kuznitzky und Jendralski: Die Strahlenbehandlung in der Ophthalmologie. Sitzg. Vereingg. Augenärzte Schlesiens u. Posens 27. Juni 1914. Ref. Klin. Mbl. Augenheilk. **53**, 234 (1914). — Kuznitzky und Schäfer: Die Röntgenbehandlung oberflächlicher Dermatosen mit dem 0,5 mm Aluminiumfilter. Berl. klin. Wschr. **1918**, 927.

Lacassagne: Leitgedanken und derzeitige technische Prinzipien der am Pariser Radiuminstitut angewandten Curietherapie der Krebse. Strahlenther. **26**, 507 (1927). — Lasalle et Delas: Action du thorium X sur la nutrition et la croissance de l'aspergillus niger. C. r. Soc. biol. **94**, 971 (1926). Ref. Zbl. Radiol. **1**, 451 (1926). — Lazarus: (a) Therapeutische Anwendung der Radio-Elemente (Radium, Thorium, Aktinium). Handbuch der Radiologie und Therapie. Wiesbaden: J. F. Bergmann 1913. (Dort auch Literatur.) (b) Zur Radium- und insbesondere β-Bestrahlung des Carcinoms. Med. Klin. **1927**, Nr 9/10, 309. — Linser, K.: Zur externen Anwendung des Doramads (Thorium X-Degea) usw. Dermat. Ztschr. **53**, 348 (1928). — Lippmann: Studien über die Steigerung der Resistenz und des Antikörpergehaltes durch Knochenmarksreizmittel, Thorium X, Arsenikalien usw. Z. exper. Path. u. Ther. **16**, 124 (1914). — Löhe: Toxikologische Beobachtungen über Thorium X bei Mensch und Tier. Virchows Arch. **209**, 156 (1912). — Lomholt: (a) Therapeutische

Versuche mit Thorium. Verh. dän. dermat. Ges. 1921/22. Hosp. tid. (dän.) **65**. Ref. Zbl. Hautkrkh. **7**, 476 (1923). (b) Über die Anwendung der radioaktiven Stoffe in gelöster Form — mit besonderer Berücksichtigung der α-Strahlen bei der Hautbehandlung. Hosp.tid. (dän.) **65**, Nr 51/52. Ref. Zbl. Hautkrkh. 8, 122 (1923). (c) Die Wirkung der α-Strahlen auf die Haut und ihr Wert für die Hauttherapie. Acta dermato-venerol. (Stockh.) **3**, H. 3/4. Ref. Zbl. Hautkrkh. **9**, 451 (1924). (d) Die Bedeutung der Alphastrahlen in der Hauttherapie. 5. Kongr. norddtsch. dermat. Ver. 6.—8. Juni 1922. Ref. Zbl. Hautkrkh. **6**, 144 (1923). (e) Fortgeführte Studien über die Wirkung der α- und β-Strahlen auf die Haut. Förh. nordisk. dermat. För. **1925**, 168. Ref. Zbl. Hautkrkh. **22**, 205 (1927). — LOMHOLT und JACOBSEN: Verh. dän. radiol. Ges. 1926. Ref. Hosp.tid. (dän.) **70**, Nr 16. — LUTZ: Zur Kenntnis der biologischen Wirkung der Strahlen auf die Haut mit spezieller Berücksichtigung der Pigmentbildung. Arch. f. Dermat. **124**, 233 (1917).

MAASS und PLESCH: Wirkung des Thorium X auf die Zirkulation. Z. exper. Path. u. Ther. **12**, H. 1, 85 (1913). — MARTENSTEIN: Bullöse Doramadsalbenreaktion bei einem Lichen ruber planus. Sitzg. Bresl. Röntgenvereingg. 9. Dez. 1925. Ref. Fortschr. Röntgenstr. **34**, 766 (1926). — MARTENSTEIN und IRRGANG-GRANZOW: Ist die Grenzstrahlentherapie nach BUCKY vollkommen ungefährlich? Strahlenther. **26**, 162 (1927). — MARTENSTEIN und JUON: Ist die Grenzstrahlentherapie nach BUCKY vollkommen ungefährlich? Strahlenther. **26**, 177 (1927). (Dort auch Literatur.) — MAUBERT: (a) Influence du thorium X sur la fermentation ammoniacale. C. r. Acad. **182**, 1182. Ref. Zbl. Radiol. **1**, 777 (1925). (b) Influence du thorium sur l'activité de l'émulsine. C. r. Acad. Sci. **185**, 669. Ref. Zbl. Radiol. **4**, 672 (1927). – MECKEL: Sclerodermia circumscripta. Tagg. Vereingg. rhein.-westf. Dermat. Dortmund 10. Mai 1925. Ref. Zbl. Hautkrkh. **17**, 497 (1925). — MEIROWSKY: (a) Diskussionsbemerkung. Sitzg. Köln. dermat. Ges. 24. Febr. 1922. Ref. Zbl. Hautkrkh. **6**, 497 (1923). (b) Doramadinjektion in BOECKsches Sarkoid. Sitzg. Köln. dermat. Ges. 28. Jan. 1927. Ref. Zbl. Hautkrkh. **23**, 33 (1927). (c) Doramad-Stäbchenbehandlung einer Fistel. Köln. dermat. Ges. 26. Okt. 1928. Ref. Dermat. Z. Febr.-H., **1929**, 214. — MEITNER, LISE: Die Strahlen der radioaktiven Substanzen und ihre Bedeutung für die Atomforschung. Lehrbuch der Strahlentherapie. Bd. 1. Berlin: Urban u. Schwarzenberg 1925. — METZENER: Zur Kenntnis der Organotherapie von Thorium X und Thorium B. Z. klin. Med. **77**, 394 (1913). — MINAMI: Über die biologische Wirkung des Mesothoriums. Berl. klin. Wschr. **1911**, 1798 u. **1912**, 781. — MORROW und TAUSSIG: Statistics and technique in the treatment of malignant disease of the skin by the radiation. Amer. J. Roentgenol. **10**, Nr 3 (1923). Ref. Zbl. Hautkrkh. **10**, 40 (1924).

NAEGELI: Unannehmlichkeiten bei der externen Doramad-Behandlung, die Bedeutung heftiger Reaktionen und die Möglichkeit ihrer Verhütung. Klin. Wschr. **1926**, 2400. — NAEGELI und JESSNER, M.: Über die Verwendung von Mesothorium und von Thorium X in der Dermatologie. Ther. Mh. **1913**, 770. — NAGELSCHMIDT: (a) Eine Bestrahlungsmethode mittels Thorium X. Dtsch. med. Wschr. **1916**, 191. (b) Bemerkung zur Arbeit von KUZNITZKY. Dtsch. med. Wschr. **1916**, 322. — NEUBERG: Chemische und physikalisch-chemische Wirkungen radioaktiver Substanzen. Handbuch der Radium-Biologie und -Therapie von P. LAZARUS. Wiesbaden: J. F. Bergmann 1913. — NEUBERG und KARCZAG: Radium in Biologie und Heilkunde. Bd. 2, S. 116. — NOWACZYNSKI: Über den Einfluß des Thorium X auf die Harnsäureausscheidung bei Leukämie. Strahlenther. **1**, 342 (1912).

OLÁH: Die Rolle des Thorium X (Doramad) in der Hauttherapie. Orv. Hetil. (ung.) **70**, 144. Ref. Zbl. Hautkrkh. **20**, 46 (1926). – ORTH: Diskussion. Sitzg. Berl. med. Ges. 24. April 1912. Ref. Berl. klin. Wschr. **1912**, 912.

PAPPENHEIM und PLESCH: (a) Einige Ergebnisse über experimentelle und histologische Untersuchungen zur Wirkung des Thorium X auf den tierischen Organismus. Sitzg. Berl. med. Ges. 26. Juni 1912. Ref. Berl. klin. Wschr. **1912**, 1342. (b) Experimentelle und histologische Untersuchungen zur Erforschung der Wirkung des Thorium X auf den tierischen Organismus. Z. exper. Path. u. Ther. **12**, 95 (1913). — PINKUSS: Weitere Erfahrungen über die Mesothoriumsbestrahlungstherapie bei Carcinom. Berl. klin. Wschr. **1914**, Nr 5. 207. — PLESCH: (a) Zur biologischen Wirkung des Thorium. Berl. klin. Wschr. **1912**, 739. (b) Einfluß der radioaktiven Stoffe auf Blut, Atmung und Kreislauf. Handbuch der Radium-Biologie und -Therapie von P. LAZARUS. Wiesbaden: J. F. Bergmann 1913. (Dort auch Literatur.) (c) Zur Frage der chemischen Einwirkung des Thorium X auf organische Substanzen, besonders auf die Harnsäure. Berl. klin. Wschr. **1913**, 165 u. 523. (d) Über die Verteilung und Ausscheidung radioaktiver Substanzen. Berl. klin. Wschr. **1914**, 1573. — PLESCH und KARCZAG: Über Thorium X-Wirkung. Verh. dtsch. Kongr. inn. Med. **1912**, 229. Wiesbaden: J. F. Bergmann 1912. — PLESCH, KARCZAG und KEETMAN: Das Thorium X in der Biologie und Pathologie. Z. exper. Path. u. Ther. **12**, 1 (1913). — DE PRADES: Le thorium X en thérapeutique. Évolution thérapeut. méd.-chir. **7** (1926). Ref. Zbl. Hautkrkh. **20**, 294 (1926).

RÉCHOU: Sur la technique de la radiumthérapie des cancers. J. de Radiol. **10**, 359 (1926). Ref. Zbl. Hautkrkh. **22**, 206 (1927). Arch. Électr. méd. **34**, Nr 518, 287. Ref. Zbl.

Hautkrkh. **22**, 764 (1927). — REGAUD: s. bei LACASSAGNE. (Dort auch Literatur.) — ROSENOW: Klinische Beiträge zur Therapie der Leukämie mit Thorium X. Münch. med. Wschr. **1913**, 2214. — ROST und KRÜGER: Experimentelle Untersuchungen über die Wirkungen von Thorium X auf die Keimdrüsen des Kaninchens. Strahlenther. **4**, 382 (1914).

SALLE und APOLANT: Zur Frage des Adrenalingehaltes der Nebennieren bei Thorium X-Intoxikationen. Z. klin. Med. **78**, 255 (1913). — SALLE und v. DOMARUS: (a) Zur biologischen Wirkung von Thorium X. Strahlenther. **3**, 89 (1913). (b) Beiträge zur biologischen Wirkung von Thorium X. Z. klin. Med. **78**, 231 (1913). — SCHOLTZ und FISCHER: Über die Anwendung des Doramad bei der Behandlung von Hautkrankheiten. Berl. klin. Wschr. **1921**, 1138. — SCHREUS: Ist die Grenzstrahlung der bisherigen Oberflächentherapie überlegen? Strahlenther. **27**, 511 (1927). — SCHÜRCH: Über Acrodermatitis continua (HALLOPEAU). (Ihre Behandlung mit Thorium X). Acta dermato-vener. (Stockh.) **6**, 518 (1926). Ref. Zbl. Hautkrkh. **21**, 70 (1927). — SCHWARZ und ZEHNER: Über einige biochemische Strahlungsreaktionen. Versuche mit Thorium X. Dtsch. med. Wschr. **1912**, 1776. — DA SILVA MELLO: Über die Wirkung der strahlenden Energie auf das Blut und die blutbildenden Organe. Strahlenther. **6**, 387 (1915). — SIMONS, A.: (a) Unsere Erfahrungen bei der Behandlung chronischer Fisteleiterungen mit Thorium X-Stäbchen. Z. physik. Ther. **30**, 166 (1925). (b) Die Behandlung chronischer eiternder Fisteln mit Thorium X. Dtsch. med. Wschr. **1925**, 109. (c) Inoperables Tonsillensarkom. Sitzg. Berl. Ärztever. Strahlenkde. 25. Febr. 1925. Ref. Z. physikal. Ther. **31**, 439 (1926). (d) Ausgedehnte Hautcarcinome des Gesichtes mit schwerer Zerstörung der Augenlider. Z. physik. Ther. **1926**, 359. (e) Über einen erfolgreich mit Thorium X-Stäbchen behandelten Fall von Naevuscarcinom der Hand mit multiplen Hautmetastasen. Sitzg. Berl. Ärztever. Strahlenkde. 2. Nov. 1926. Ref. Zbl. Radiol. **2**, 899 (1927). (f) Ergebnisse bei Behandlung von Carcinomen der Augenlider mittels Thorium X-Stäbchen. Z. Augenheilk. **61**, 211 (1927). (g) Über einen hinsichtlich des klinischen Verlaufes und des therapeutischen Ergebnisses bemerkenswerten Fall von Fibrosarkom des Oberarmes. Sitzg. Berl. Ärztever. Strahlenkde. 1. März 1927. Ref. Zbl. Radiol. **3**, 57 (1927). (h) Die Diathermotherapie bösartiger Neubildungen. Z. Krebsforschg **27**, 90 (1928). (i) Vergleichende Untersuchungen über die Bedeutung des Radiumträgers bei intratumoraler Anwendung radioaktiver Substanzen. Strahlenther. **29**, 711 (1928). (k) Über die Hautdesinfektion bei Kombination von chirurgischen Eingriffen mit Strahlentherapie. Dtsch. med. Wschr. **1928**, Nr 12, 474. — SIMONS und STRAUSS: Über die Einwirkung der Thorium X-Stäbchen auf Bakterien. Strahlenther. **29**, 721 (1928). — SIMPSON, F. E.: Die Technik der Anwendung radioaktiver Substanzen. Lehrbuch der Strahlentherapie Bd. 1 Berlin: Urban u. Schwarzenberg 1925. — SIMPSON und FLESHER: Radium as a palliative agent in the treatment of intraoral cancers. J. amer. med. Assoc. **87**, Nr 9 (1926). Ref. Zbl. Hautkrkh. **22**, 765 (1926). — SLUCZEWSKI: Thorium X-Doramad-Behandlung bei Dermatosen. Dermat. Z. **28**, 211 (1919). — SOKOLOWSKI: Das fettspaltende Ferment des Blutserums und seine Beeinflussung durch radioaktive Substanzen. Strahlenther. **6**, 419 (1915). – STEIN: Diskussion. Sitzg. Wien. dermat. Ges. 23. Juni 1927. Ref. Zbl. Hautkrkh. **24**, 752 (1927). — SUDHOFF und WILD: Experimentelle Untersuchungen über den Blutdruck nach Thorium X-Injektionen. Z. klin. Med. **71**, 257 (1913).

TAKEDA: Über die biologischen Wirkungen inkorporierter radioaktiver Substanzen (Thorium X-Stäbchen) nach Experimenten an Testikeln. Acta radiol. (Stockh.) 8, H. 2, 130.

ULLMANN: Diskussion. Sitzg. Wien. dermat. Ges. 23. Juni 1927. Ref. Zbl. Hautkrkh. **24**, 752 (1927).

VALEEF: Einfluß von Thorium X auf die Senkungsgeschwindigkeit der roten Blutkörperchen. Strahlenther. **26**, 363 (1927). — VIGNAL: Thérapeutique électro-radiologique du pseudorheumatisme gonococcique. J. Méd. franç. **15**, Nr 3 (1926). Ref. Zbl. Hautkrkh. **21**, 777 (1927).

WACHTEL: Die Radiumpunktion mittels stark gefilterter Radiumnadeln. Z. physik. Ther. **29**, H. 2 (1924). — WAGNER: Vorläufige Mitteilungen über die Anwendung von Thorium X in der Dermatologie. Dermat. Z. **19**, 988 (1912). — WERNER, R.: Über die Behandlung chirurgischer Carcinome und Sarkome mit radioaktiven Substanzen. Strahlenther. **15**, 732 (1923). — WERNER, R. und RAPP: Technik der Behandlung mit radioaktiven Substanzen. Lehrbuch der Strahlentherapie. Bd. 2. Berlin: Urban u. Schwarzenberg 1925. (Dort auch Literatur.) — WESSELY: Über das Verhalten von Uraten in der vorderen Augenkammer unter der Einwirkung von Radiumemanation und ohne dieselbe. Verh. dtsch. Kongr. inn. Med. **1912**. Wiesbaden: J. F. Bergmann 1912. — WOHLSTEIN: Zur Verwendung von Thorium X bei Dermatosen. Ther. **3**, Nr 5, 8 (1924). Ref. Zbl. Hautkrkh. **16**, 553 (1925). WOLFFENSTEIN: Hautschädigungen nach externer Doramad- (Thorium X-Degea-) Behandlung nebst Mitteilung eines Falles. Klin. Wschr. **1927**, 857.

ZIEMANN: Diskussionsbemerkung. Sitzg. Berl. dermat. Ges. 14. Juni 1921. Ref. Zbl. Hautkrkh. **2**, 156 (1921). — ZÖLLNER: Beitrag zum Verhalten des hämatopoetischen Systems unter dem Einfluß von Strahlen (Radioaktive Substanzen und Röntgenstrahlen). Strahlenther. **9**, 607 (1919).

Elektrotherapeutische Methoden.

Von

PAUL WICHMANN-Hamburg.

Mit 20 Abbildungen.

Einleitung.

Schon Hippokrates (400 v. Chr.) soll die Reibungselektrizität in Form von Hauteinreibungen angewandt haben. Die bewußte Anwendung der Elektrizität in der Heilkunde hebt jedoch erst um die Mitte des 18. Jahrhunderts an, als deutsche und französische Forscher die von den Reibungselektrisiermaschinen gelieferte statische Elektrizität zur Behandlung von Krankheiten, meist von Lähmungen, heranzogen. 1744 veröffentlichte CHRISTIAN GOTTLIEB KRATZENSTEIN, welcher als Arzt und Universitätslehrer in Halle tätig war, physikalische Briefe über den Nutzen der Elektrizität in der Heilwissenschaft. Auch der Abt NOLLET berichtet 1749 in seinem Essai sur l'électricité von Heilungen Gelähmter und 1751 stellte die Universität Prag unter anderen die These auf: die Elektrizität ist in der Heilkunde anzuwenden. Eine wissenschaftliche Würdigung erfuhr die Elektromedizin zuerst wohl durch die Arbeiten von DUCHENNE DE BOULOGNE und durch die Vorlesungen von GOLDING BIRO am Royal College of Physicans in London 1847 über Elektrizität und Galvanismus in Beziehung zur Physiologie und Therapie. Doch konnte MÖBIUS noch im Jahre 1887 behaupten, unser Wissen über die elektrische Heilwirkung sei nach wie vor gleich Null. Er gab den Anstoß zur wissenschaftlichen Erforschung, die mit dem im Jahre 1891 tagenden ersten Elektrotherapeuten-Kongreß in Frankfurt a. M. einsetzt und seitdem eine große Anzahl von Physikern, Physiologen, praktischen Medizinern beschäftigt hat. Deren Arbeiten wollen wir bei den einschlägigen Kapiteln würdigen.

Unter *elektrischem Strom* verstehen wir heute die Wanderungen von Elektronen bzw. Ionen in einem sogenannten Leiter. In einem metallischen Leiter lösen sich unter Umständen sehr leicht negativ geladene Teilchen, Elektronen genannt, welche um den elektropositiven Kern eines jeden Atoms kreisen, aus dem Verband des Atoms los, schwärmen also zwischen festsitzenden Atomen. Wirkt eine elektrische Kraft auf einen derartigen Leiter ein, so folgen diese dissoziierten Elektronen dem Zuge dieser Kraft und gehen, da sie negativ geladen sind, zum positiven Pol. In einem Leiter zweiter Ordnung, auch elektrolytischer Leiter genannt, der aus Salzen, Säuren und Basen besteht, sind es nicht die freien Elektronen, die dem Zuge der elektromotorischen Kraft unterliegen, sondern die sog. Ionen. In einem derartigen Elektrolyten gibt es nach der Theorie von ARRHENIUS einmal Atome, die negative Elektronen verloren haben und die durch diesen Verlust elektropositiv geworden sind, sodann Atome, die durch Anlagerung der abgespaltenen negativen Elektronen einen Überschuß an negativer Elektrizität bekommen haben. Diese positiven bzw. negativ geladenen Atome sind neben neutralen Atomen vorhanden, frei schwärmende Elektronen gibt es hier nicht. Eine einwirkende elektromotorische Kraft bringt nun die positiv geladenen Atome zum Wandern nach dem negativen Pol der Kathode, weshalb dieselben auch Kationen genannt werden, die negativ geladenen nach dem positiven Pol der Anode, weshalb diese auch Anionen genannt werden. Alle Flüssigkeiten mit Ausnahme des chemisch reinen Wassers gehören zu diesen Leitern zweiter Ordnung: den Elektrolyten. Auch der menschliche Körper gehört zu ihnen. Im Nichtleiter (Isolator), der aus Hartgummi, Glas, Porzellan usw. besteht, ist der Atomverband ein so fester, daß unter Einwirkung einer elektromotorischen Kraft keine Dissoziation von Elektronen zustande kommen kann. Diese Körper leiten den elektrischen Strom nicht. *Die Elektrizität ist im modernen Sinne also ein Teil der Materie selbst, der elektrische Strom eine Bewegung innerhalb der Materie.*

Es gibt zwei Hauptarten des elektrischen Stroms, den *Gleich*strom und den *Wechsel*strom. Eine Elektronenbewegung von andauernd gleicher Richtung bezeichnen wir als

Gleichstrom. Hier wirkt also die Richtung der elektromotorischen Kraft stets nach einer Richtung. Die Elektronen wandern immer vom Orte der höheren zu dem der niederen Spannung (Potential). Bleibt die Spannung (das Potential) gleich, so bleibt die Geschwindigkeit die gleiche: wir reden von konstantem Gleichstrom. Ändert die Spannung ihre Größe, so werden die Elektronen dementsprechend ihre Geschwindigkeit ändern, die Stromstärke (Fließgeschwindigkeit) wird schwanken: inkonstanter Gleichstrom. Im Gegensatz zum Gleichstrom nennen wir elektrische Ströme, bei welchen infolge Wechsels der elektromotorischen Kraft die Elektronen bzw. Ionen abwechselnd in entgegengesetzter Richtung wandern, Wechselströme. Hier findet keine Bewegung in derselben Richtung statt, sondern eine Pendelung, eine Schwingung hin und her, weshalb wir diese Ströme auch als Schwingungsströme bezeichnen.

Der Gleichstrom.

I. Die Apparate zur Erzeugung des Gleichstroms.

Für medizinische Zwecke kann der Gleichstrom erstens aus Elementbatterien, zweitens durch Anschlußapparate an ein zentrales Leitungsnetz, drittens aus Akkumulatoren entnommen werden.

1. *Als Batterien* kommen nasse und trockene Batterien in Betracht. Die ersteren sind in Form von Tauchelementen meist als Chromsäure- und Leclanché-Elemente im Handel. Beim Chromsäure-Element tauchen Zink und Kohle als Elektroden in Chromsäure. Hierdurch wird das eintauchende Ende des Zinks positiv, das freie Ende desselben negativ elektrisch, das eintauchende Ende der Kohle wird negativ, das freie Ende derselben positiv elektrisch. Die Chromsäure verhütet die Polarisation, indem sie den beim Stromdurchgang an der Kohle sich abscheidenden Wasserstoff oxydiert, sie hält also das Element konstant. Während die Elektrizitätsmengen an den eingetauchten Enden sich durch die Flüssigkeit ausgleichen können, findet an den freien Enden (Polen) eine Anhäufung derselben statt, es entsteht hier eine Spannung, ein Potential, das durch Verbinden der freien Ende der Pole mittels eines leitenden Drahtes sich in Form eines Gleitstroms ausgleichen kann. Es ist nun ein Stromkreis entstanden, der zwei entgegengesetzte Ströme liefert, negative Elektrizität geht an den Polen vom Zink zur Kohle, positive Elektrizität geht daselbst von Kohle zu Zink. Man ist übereingekommen, nur den Weg des positiven Gleichstrom, der also von der Kohle zum Zink geht, zu berücksichtigen.

Auch beim Leclanché-Element (Leclanché-Barbier-Element) bestehen die Elektroden aus Kohle und Zink, die in eine Lösung von Salmiak tauchen. Der positive Pol ist auch hier durch die Kohlenelektrode gegeben, welche aus einem Gemenge von Kohle und Braunsteinpulver in Form eines hohlen Zylinders gearbeitet ist. Der Braunstein oyxdiert das sich an der Kohle beim Stromdurchgang absetzende Wasserstoffgas, verhindert infolgedessen die Polarisation des Elements. Der negative Pol wird auch hier durch das Zink gebildet, welches als Stab in der Höhlung des Kohlenzylinders montiert ist.

Eine Abart des Leclanché-Elements ist das Trockenelement. Die Elektroden, meist Zink und Kohle, tauchen in eine feste hygroskopische Masse, die mit einer Salzlösung (Salmiak) imprägniert ist. Reinlichkeit, leichte Transportfähigkeit sind die Hauptvorzüge dieser Elemente.

Man mißt die elektromotorische Kraft oder die Spannung oder die Potentialdifferenz eines galvanischen Elements nach Volt. Ein Volt ist diejenige Spannung, welche zwischen Polen eines Voltaelementes besteht. Bei dem hohen Widerstand, den der menschliche Körper dem Stromdurchgang entgegensetzt, reicht die elektromotorische Kraft eines Einzelelementes nicht aus, man nimmt daher eine sogenannte Reihenschaltung vor, indem man bei einer Reihe von Elementen die Kohle des ersten Elements mit dem Zink des zweiten, die Kohle des zweiten mit dem Zink des dritten usw. verbindet. Man erreicht so eine Addition der elektromotorischen Kräfte.

Das Maß der sich ergebenden Stromstärke erhält man nach dem Ohmschen Gesetz: $i = \frac{e}{w}$. In dieser Formel bedeutet i die Stromstärke (Fließgeschwindigkeit), welche in Ampère (Milliampère) gemessen wird. Ein Ampère ist dann vorhanden, wenn durch den Querschnitt eines Leiters in einer Sekunde eine bestimmte Menge von Elektronen, nämlich ein Coulomb $= 8{,}7 \times 10^{18}$ Elektronen hindurchgeht. e bedeutet die elektromotorische Kraft oder Spannung oder Potentialdifferenz, w den Widerstand. Den Widerstand mißt man in Ohm. Ein Ohm besitzt ein Leiter, der bei einer angelegten Spannung von 1 Volt einen Strom von 1 Ampère hindurchläßt, z. B. eine Quecksilbersäule von bestimmter Länge, bestimmtem Querschnitt und bestimmter Temperatur. Ein Element von 2 Volt Spannung würde bei einem Körperwiderstand von 1000 Ohm nur einen Strom von 0,002 Ampère, also 2 Milliampère erzeugen. Es sind aber bei manchen Formen der Galvanisation weit größere Stromstärken erforderlich, so daß im allgemeinen eine Batterie von 30—80 Volt benötigt wird.

2. *Die Anschlußapparate* haben heute da, wo ein Kraftstromnetz zur Verfügung steht, die Batterien fast völlig verdrängt. Wir unterscheiden den Anschluß an ein Gleichstromnetz von dem Anschluß an ein Wechselstromnetz.

Beim Anschluß an Gleichstrom ist bei den älteren Apparaten dieser direkt in der Weise benutzt worden, daß durch einen vorgesetzten Widerstand aus Draht oder einer Glühbirne die Spannung des Netzes zu der gewünschten Spannung des Therapiekreises herabgemindert wird. Hierdurch sind die Möglichkeiten von zwei Gefahren gegeben: Einmal kann bei Unwirksamwerden des Widerstandes ein direkter Kurzschluß eintreten und der Patient bekommt dann die volle Stärke des Netzes. Sodann aber ist ein derartiger Anschluß nicht erdschlußfrei, ein Umstand, der sehr verhängnisvoll werden kann. Befindet sich nämlich der Patient auf nichtisoliertem Boden und weisen die Kabel der Zentralleitung im Erdboden einen Isolationsfehler auf, so wird der Strom von einem Anschlußpol durch den Körper des Patienten zur Erde und von der Erde durch den Isolationsdefekt zu dem anderen Anschlußpol gelangen, ohne also durch den Widerstand des Anschlußapparates hindurchzugehen. Der Patient erhält also auch hier die volle Stärke des Stromnetzes. Zur Verhinderung dient die Isolation des Erdbodens. Beispielsweise durch Linoleumbelag oder aber besser durch Herstellung eines erdschlußfreien Anschlusses. Bei diesem ist Patient vom Starkstromkreis völlig getrennt. Dieses geschieht dadurch, daß der Strom der Zentrale einen Gleichstrommotor in Gang setzt, durch die Achse dieses Motors wird eine zweite Maschine in Gang gesetzt, welche die gewünschte Spannung zum Zwecke der Galvanisation erzeugt (Gleichstrom-Dynamo). Man hat in der Kombination der beiden Maschinen also einen Gleichstrom-Gleichstrom-Umformer vor sich.

Der von den Dynamomaschinen gelieferte Gleichstrom ist nicht ganz rein. Es sind ihm im Gegensatz zu dem reinen Gleichstrom der Batterien und Akkumulatoren kleine Wechselstromwellen überlagert, man hat pulsierenden Gleichstrom, welcher unerwünschte Reizwirkungen auslöst. Um eine Reinigung zu erreichen, kann man in den Abnahmestromkreis eine Drosselspule hoher Selbstinduktion oder nach Eulenburg parallel zu den Elektroden einen großen Kondensator einschalten, welcher für die dem Gleichstrom überlagerten Wechselstrompulsationen gleichsam einen Kurzschluß bildet, so daß diese im Patientenkreis nicht mehr bemerkbar sind. Gleichwohl ist eine völlige Reinigung nicht erzielbar.

Bei Anschluß an Wechselstrom ist der unmittelbare Anschluß an das Netz ohnehin ausgeschlossen. Wir benötigen in diesem Falle eines Motors, der Wechselstrom in mechanische Energie umsetzt und verbinden wiederum mit dessen Achse eine zweite Maschine, die Gleichstrom gewünschter Spannung erzeugt (Gleichstrom-Dynamo). Die Kombination beider Maschinen heißt Wechselstrom-Gleichstrom-Umformer. Die erdschlußfreien Anschlußapparate kommen unter dem Namen Pantostat, Multostat, Variostat, Universo und dergleichen in den Handel. Mit diesen Apparaten lassen sich Galvanisation, Elektrolyse, Ionto- und Kataphorese, Faradisation, Galvanofaradisation, Endoskopie, Kaustik, endlich Saugbehandlung durch Luftpumpen betreiben.

3. *Akkumulatorenbatterien* werden für die Anwendung des Gleichstroms nur selten gebraucht. Sie sind nur da verwendungsfähig, wo die Möglichkeit einer Aufladung durch eine Gleichstromquelle in nicht zu großer Entfernung besteht. Da eine Akkumulatorzelle eine Spannung von 2 Volt besitzt, so ist eine ganze Anzahl von Zellen notwendig, wodurch ein beträchtliches Gewicht erreicht wird, welches den Transport erschwert.

Zur Ablesung der Stromstärke wird ein Milliampèremeter (Galvanometer), welches meist einen Drehspultyp nach Deprez d'Arsonval darstellt, benötigt. Auf einem Rähmchen, das um eine Achse drehbar ist, ist ein dünner Leitungsdraht in zahlreichen Windungen aufgewickelt. Das Rähmchen trägt einen Zeiger, der bei Bewegung desselben über einer Skala ausschlägt. Es befindet sich im Felde eines kräftigen, unbeweglich montierten, permanenten Hufeisenmagneten. Durchfließt ein Strom die Spule des Rähmchens, so wird dieses und mit ihr der Zeiger um so stärker abgelenkt, je kräftiger der Strom.

Zur Messung der Spannung benutzen wir das Voltmeter, welches nichts anderes ist, als ein Milliampèremeter mit einem Eigenwiderstand von 1 Ohm, dem wir noch einen Widerstand von 999 Ohm vorlegen. Bei einem solchen Instrument beträgt die Stromstärke nach dem Ohmschen Gesetz $i = \frac{e}{w}$ bei 1 Volt Spannung 1 MA, bei 2 Volt 2 MA usw. Mithin zeigt jeder Ausschlag einer Zahl Ampère dieselbe Zahl in Volt an.

Das Regulieren der Stromstärken kann, wie uns das Ohmsche Gesetz lehrt, entweder durch Veränderung der elektromotorischen Kraft oder durch Veränderung der Spannung erfolgen.

Auf der Veränderung der Spannung beruht der Elementenwähler *(Kollektor)* und der *Spannungsregler*. Der *Kollektor* schaltet mittels einer über Kontakten schleifenden Kurbel die gewünschte Zahl von Elementen ein. Durch den sog. Doppelkollektor, dessen zwei gegeneinander isolierte Kurbeln als Pol der Batterie beliebige Elementegruppen miteinander verbinden können, ist jede Möglichkeit zur Ausnutzung der Elemente gegeben. Der Nachteil des Kollektors ist die ruckweise Erhöhung der Spannung durch das jeweilige Zuschalten von ein und mehreren Elementen.

Eine allmählichere Zunahme der Spannung gestattet der *Spannungsregler* oder Voltregulator. Bei diesem zweigt zwischen den Polen des Hauptstromkreises ein Nebenstromkreis in der Weise ab, daß je nach Wunsch durch einen Gleitkontakt die ganze Länge der Leitung zwischen den Polen, also das größte Potential oder nur ein Teil derselben abgenommen werden kann. Der Patient ist zwischen dem negativen Pol und dem Gleitkontakt eingeschaltet, welch letzterer mit dem Abrücken vom negativen Pol ein größeres Potential aufnimmt, mithin eine größere Stromstärke vermittelt. Je mehr die Abzweigstellen auseinander gehen, desto größer wird das Potential.

Eine fast gleich feine Abstufung erlauben die Regulierwiderstände *(Rheostaten)*, die durch Einbau eines veränderlichen Widerstandes im Haupt- oder Nebenschlußkreise gekennzeichnet sind. Ist im Hauptanschluß eingeschaltet, so wächst natürlich mit der Ausschaltung des Widerstandes die dem Patienten zugeführte Stromstärke. Beim Nebenschluß stehen dem Strome zwei Wege offen: der eine Weg durch den Patienten, der andere durch den Widerstand. Mit Erschwerung des Widerstandes durch stärkeres Einschalten desselben, geht natürlich entsprechend mehr Strom durch den Körper. Für Batterien kommt im allgemeinen der Regulierwiderstand im Hauptschluß in Betracht, während die Anschlußapparate in der Regel mit Spannungsreglern versehen werden.

Das *Ein- und Ausschalten* des Stromes geschieht durch einen Schalter, welcher entweder als Hebeschalter oder als der bei Lichtleitung übliche Dosenschalter konstruiert ist. Bei neueren Apparaten findet man vielfach die Schaltung mit den Spannungsreglern in der Weise vereinigt, daß die erste Drehung oder Schiebung den Strom einschaltet, jede weitere ihn langsam verstärkt. Für manche therapeutische Zwecke ist ein Schalter an der Elektrode selbst angebracht (Unterbrecherelektrode).

Stromwender vertauschen die Polarität, sie ermöglichen dies mit einem Handgriff, welcher den Strom zunächst ausschaltet, dann in entgegengesetzter Richtung einschaltet.

Die *Elektroden*, welche mit den Apparaten mittels Leitungsschnüren verbunden werden, bestehen aus Scheiben, Platten, Knöpfen verschiedener Größe. Man unterscheidet die Einlage und den Überzug. Als Einlage dient Aluminium, Neusilber, Nickelin, Britania, Zink oder anderes Metall. Die Einlage muß genügend biegsam sein, um sich der Körperoberfläche anzupassen. Sie ist von einem wasseraufsaugenden Überzug umgeben, der aus Baumwolle, Leder usw. gefertigt ist. Er soll genügend dick sein, um die sich zwischen Einlage und Stoff bildenden elektrolytischen Zersetzungsprodukte aufzunehmen und von der Haut fernzuhalten, so daß eine Verätzung der letzteren ausgeschlossen ist. Aus hygienischen Gründen, sodann weil mit der Zeit eine Imprägnierung des Überzugs mit den Zersetzungsprodukten dennoch stattfindet, also die Gefahr einer Hautverätzung eintritt, empfiehlt es sich, entweder auswechselbare Überzüge zu nehmen oder wie KOWARSCHIK vorschlägt, die überzogene Elektrode beim Gebrauch mit einem losen Stück Flanell oder Frottierstoff zu unterlegen, beispielsweise gewöhnliche Bleiplatten mit einer vierfachen Schicht von Flanell zu unterkleiden. Die Elektroden werden zum Gebrauch am Elektrodenhalter aus Holz angeschraubt, die Halter tragen Klemmen zur Befestigung der Leitungsschnüre. Letztere bestehen aus einer Reihe feiner Metallfäden, welche von einem isolierenden Überzug aus Baumwolle, Seide, Gummi umgeben sind. Sie tragen an ihrem Ende einen Kabelstift oder einen Kabelschuh zur Befestigung an der Elektrode. Fast durchweg verpfändet man Schnüre von verschiedener Farbe, um hierdurch die verschiedene Polarität zu kennzeichnen.

II. Physiologische Grundlagen und Wirkungen des Gleichstroms.

Der menschliche Körper enthält in Blut und Lymphe eine große Anzahl von organischen und anorganischen Stoffen in Lösung, welche zum Teil als neutrale, zum Teil als positiv geladene bzw. negativ geladene Atome vorhanden sind. Die elektrisch geladenen Atome der gelösten Substanz, die *Ionen* sind es, welche in diesem elektrolytischen Leiter unter der Einwirkung einer elektromotorischen Kraft den Transport von Elektrizität vermitteln. Außer den Ionen, den Teilchen der „echten“ Lösung gibt es aber noch Teilchen der „unechten“ oder kolloidalen Lösung: Die *Kolloide* nämlich, welche mit dem Strom wandern. Neben den anorganischen Kolloiden sind es vor allem die organischen Kolloide als Eiweißkörper, Kohlenhydradratkörper und Lipoide, welche für die

Lebensvorgänge von größter Bedeutung sind. Ferner gibt es *Körper grobmechanischer Natur*, größer als die Kolloide, endlich *Wasserteilchen*, welche mit dem elektrischen Strom wandern. Im Gegensatz zu den Ionen sind diese Gruppen von Körpern (Kolloide, grobmechanische Kolloide, Wasserteilchen) an sich nicht elektrisch geladen, sie können aber eine elektrische Ladung dadurch erhalten, daß sich ihnen Ionen anlagern. Hierdurch bekommen sie eben ihre Transportfähigkeit durch den elektrischen Strom. Je nach Affinität dieser Körper werden sich Anionen oder Kationen anlegen und so in der einen oder in der anderen Richtung wandern. Im Gegensatz zu der Wanderung der Ionen, die wir als *Iontophorese* bezeichnen, faßt man die Wanderung der Kolloide, größerer in Flüssigkeit suspendierter Teilchen, von Flüssigkeitsteilchen unter dem Namen der *Elektrophorese* zusammen. Geht diese Elektrophorese wie bei der Verschiebung von Wassermolekülen in der Regel von der Anode zur Kathode vor sich, so hat man diesen Vorgang auch *Kataphorese* genannt. Im Gegensatz zur Iontophorese, welche eine Fortbewegung von Ionen in einem ruhenden Lösungsmittel bedeutet, werden bei der Elektrophorese des Wassers die gelösten Substanzen infolge angelagerter Ionen zugleich mit dem Lösungsmittel verschoben. Man hat die Elektrophorese auch an lebenden Pflanzen und Tierzellen beobachtet (Hefezellen, Infusorien, Blutkörperchen, Bakterien usw.) und diese Erscheinung mit dem Namen *Galvanotropismus* bezeichnet.

Die Leitfähigkeit eines Organs für den elektrischen Strom, also auch der *Haut*, wird im allgemeinen durch den Serumgehalt bestimmt. Die weniger serumhaltigen Gewebe, die Epidermis, insbesondere die Hornschicht, die krankhaft verhornte Epidermis, die Haare, die Nägel werden also den Strom schlecht leiten; gerade infolge der Epidermis gehört die Haut zu den schlechten Elektrizitätsleitern. Je dicker die Epidermis, je stärker ihre Verhornung, desto größer ist ihr Widerstand für den elektrischen Strom. Ist die Epidermis verletzt oder gar abgehoben, so sinkt der Widerstand um ein Beträchtliches. Die Leitungsfähigkeit der Haut wird hauptsächlich durch die die Haut durchsetzenden Drüsenkanäle bestimmt; wobei die Schweißdrüsen mit ihrem wässerigen, stark salzhaltigen Sekret mehr von Bedeutung sind als die Talgdrüsen mit ihrer öligen Absonderung. Hieraus erhellt schon, daß die Durchfeuchtung der Haut für die Leitfähigkeit ganz außerordentlich ins Gewicht fällt, daher die Zunahme der Leitfähigkeit bei Durchtränkung mit Schweiß, bei arterieller und venöser Hyperämie, bei künstlicher Anfeuchtung. Die Leitfähigkeit der Cutis wird durch den Reichtum an Blut- und Lymphgefäßen bestimmt, desgleichen die des Unterhautfettgewebes, wobei die schlechte Leitfähigkeit des Fettgewebes an sich eben wegen des Fettgehaltes hervorzuheben ist. Das Muskelgewebe, einer der besten Leiter des Körpers überhaupt, kommt für die Leitfähigkeit der Haut nur in geringem Maße in Betracht, ebensowenig die peripheren Nerven, welche wegen des Fettgehaltes und geringen Blutgefäßreichtums an sich schlechte Leiter darstellen. Kowarschik ordnet die einzelnen Gewebe nach der Größe ihres Leitvermögens in folgende Reihe, wobei die Anordnung ungefähr dem Wassergehalte entspricht; Muskel (72—75), Gehirn (68), Fettgewebe (14), periphere Nerven, Haut und Knochen (5—16). Die eingeklammerten Zahlen stellen den von Hermann berechneten Wassergehalt in Prozenten dar. Es ist ohne weiteres einzusehen, daß der Widerstand der meisten Körpergewebe vornehmlich der Haut, für den elektrischen Strom nicht nur individuell, sondern auch zu verschiedenen Zeiten je nach dem Feuchtigkeits- und Blutgefäßreichtum verschieden sein muß. Neben diesen physiologischen Bedingungen sind es physikalische Größen, die den Widerstand begründen. Wir können dieselben durch die Formel $W = \frac{s \cdot l}{q}$ ausdrücken, wobei s den spezifischen Widerstand einer Substanz, l die Länge des Leiters und q den Querschnitt bedeutet. Einen erheblichen Widerstand verursacht endlich die Polarisation, hervorgerufen durch die elektromotorischen Gegenkräfte, die der galvanische Strom erzeugt, welche vornehmlich in der Haut ihren Sitz haben. Nach Nernst ist die Polarisation durch Konzentrationsänderungen der Elektrolyten bedingt, welche der elektrische Strom an den Zellmembranen erzeugt. Mit der Höhe der angelegten Spannung, mit der Zeitdauer der Durchströmung sinkt der Widerstand des menschlichen Körpers und speziell der Haut. H. Munk erklärt diese Abnahme mit der kataphoretischen Einführung von Wasser in die Haut an der Anode, E. Remak mit der durch den elektrischen Strom bewirkten Erweiterung der Hautgefäße, also mit der besseren Durchblutung derselben, Leduc durch Einwanderung von Ionen aus der Elektrodenflüssigkeit in die Haut, alles Gründe, welche die Leitfähigkeit der Haut verbessern. Nach Gildemeister erleiden die zarten Zellmembranen durch die Polarisationsvorgänge (Anhäufung von Ionen an den Zellmembranen) Schaden, verlieren ihre Halbdurchlässigkeit und werden dann gewissermaßen vom Strom durchschlagen, wodurch die Polarisationszustände abnehmen, also der Strom steigt. Die Messung des Widerstandes der Haut gegen den elektrischen Strom könnte unter Umständen zu einem Hilfsmittel der Diagnose werden. Es ist verständlich, daß bei allen hyperkeratotischen, anämischen, narbigen Zuständen der Haut, bei Sklerodermie usw. der Widerstand erhöht, bei hyperämischen, entzündlichen, exsudativen Prozessen, bei Stauungsdermatosen derselbe herabgemindert sein muß. Vigouroux stellte fest, daß bei Morbus Basedowii ein niederer Körperwiderstand vorhanden ist und findet die Erklärung hierfür in einer Erweiterung der Hautblutgefäße, während andere (Eulenburg, Leube) die Vermehrung der Schweißsekretion verantwortlich machen. Hans Albrecht fand als ein neues Symptom bei Sensibilitäts- oder Motilitätsstörungen visceraler Organe, sowie bei vasomotorisch trophischen Störungen, daß der Widerstand der Haut für Gleichstrom in umschriebenen Bezirken eine stationäre Verminderung aufwies. Besonders interessieren hier die Befunde bei gynäkologischen Neurosen, Dysmenorhöe, Vaginismus, Pruritus, Blasenstörung und Nierenkoliken. Die Punkte des verminderten Leitungswiderstandes der Haut zeigen auffällige Übereinstimmung mit den hyperalgetischen Zonen von Head und Mackenzie und den Nervenpunkten von Cornelius. Anatomische Veränderungen gegen die Normalhaut wurden an diesen Stellen nicht gefunden, so daß als physiologische Ursache Vermehrung der Durchblutung und Durchfeuchtung anzunehmen ist. Julius K. Mayr hat an 400 männlichen und weiblichen Patienten festgestellt, daß in der Hälfte der Fälle ein verminderter Hautwiderstand an unregelmäßig verstreuten Herden der Bauchgegend bestand. Am Penis, Scrotum und Brustwarzenhof war mit großer Konstanz dasselbe Phänomen ersichtlich. Die Ausnahmen betrafen zumeist Kinder und ältere Personen. Mayr bringt diese Erscheinung mit der Anhäufung glatter Muskulatur an diesen Stellen in Zusammenhang, während Albrecht für diese Befunde die Erregbarkeitsveränderung der die betreffende Hautpartie versorgenden sympathischen Nerven zur Erklärung heranzieht. Diese sollen via Rückenmarksegment von den Eingeweiden her ihren Impuls empfangen. Wie durch den elektrischen Strom kann durch mechanische, chemische und thermische Reizung die elektrische Leitfähigkeit der Haut auf das Doppelte, ja bis zum Dreißigfachen gesteigert werden. Diese Steigerung wird auch hier durch Abnahme der Polarisation und der ihr zugrunde liegenden Undurchlässigkeit der Zellmembranen erklärt.

Zur Messung des Widerstandes der Haut gegen elektrischen Strom haben Kohlrausch und andere entsprechende Apparate angegeben.

Neben diesen elektrischen Widerstandsänderungen, die die Haut infolge des Durchgangs des Gleichstroms erleidet, werden *Reizempfindungen* und gewisse *Hautveränderungen* offenbar. EBBECKE unterscheidet Reizempfindungen, die durch Reizung von Hautnervenstämmen und -ästen, von Hautnervenendigungen und durch die Reizung der Hautzellen selbst verursacht sind. Die Reizung der Hautnervenäste und -endigungen folgt dem PFLÜGER*schen Gesetze*. Die Erregung der Hautzellen, als Folge des Auftretens von H = und HO-Ionen erklärt, setzt mit einer Latenzzeit unterhalb zwei Sekunden ein. Sie besteht in einer Hautrötung und hat eine ungewöhnlich lange Dauer. FREUND und SIMO unterscheiden drei Phasen von Hautveränderungen: eine primäre Reaktion, die mehrere Stunden anhält, eine Latenz, in der die Röte mehr oder weniger verschwinden kann, und eine als Spätreaktion bezeichnete neuerliche Hautrötung. Je geringer die Stromstärke und Stromdauer, desto geringer die primäre Reaktion. Bei sehr niedriger Stromstärke bleibt die Spätreaktion aus. Bei starken Strömen zeigt sich eine beträchtlich über das Gebiet der Elektrode hinausgehende Reaktion. Die Hautreaktion an der Anode zeigt im allgemeinen einen mehr hellroten Farbenton und erinnert im Abklingen an ein Scharlach-Exanthem. An der Kathode zeigt die Haut eine ausgesprochen livide blaurote Färbung.

Werden Flüssigkeits-Elektroden verwandt, so sind außer Reizerscheinungen an der Anode Einziehungen, an der Kathode Erhebungen bemerkbar, die sich durch Iontophorese erklären lassen. Bei Verwendung von Säuren und Laugen als Elektrodenflüssigkeit verstärken sich diese Erscheinungen. Je nach Art der Elektrodenflüssigkeit wird die Durchlässigkeit der Zellmembranen durch den elektrischen Strom erhöht oder erniedrigt. H-Ionen in niedriger Konzentration, und Calciumionen verdichten, H-Ionen in hoher Konzentration, Kaliumionen lockern die Zellmembranen (EBBECKE).

An *Empfindungen* löst die galvanische Hautreaktion Jucken, Prickeln, Brennen aus. Die Analyse der Reizerscheinungen führt uns zum Studium der Einwirkung des galvanischen Stroms auf Nerven und Muskeln. Die erregende Wirkung des galvanischen Stroms auf *motorische Nerven und Muskeln*, welche von einer Kontraktion des Muskels begleitet ist, ist von allen seinen physiologischen Wirkungen am besten bearbeitet; diese Wirkungen waren es ja, die GALVANI zur Entdeckung der strömenden Elektrizität führten. Die Muskelkontraktion erfolgt, ob man die Elektrode an den Nervenstamm (indirekte Reizung) oder unmittelbar an den versorgten Muskel (direkte Reizung) anlegt. DUBOIS-REYMOND stellte fest, daß die Erregung der motorischen Nerven und Muskeln nur durch Schwankungen der Stromintensität, nicht durch das konstante Hindurchfließen, stattfindet. Je größer die Änderung der Stromstärke in einem gegebenen Zeitraum oder je kürzer die Zeit ist, in der eine Änderung bestimmter Größe erfolgt, desto stärker die Erregung. Für die Erregungsgröße der motorischen Nerven sind maßgebend die Art der Stromschwankung (Öffnung oder Schließung), die Stromstärke, die Richtung, in welcher der Strom die motorischen Nerven durchfließt (PFLÜGER*sches Zuckungsgesetz*).

Außer dieser erregenden Wirkung des elektrischen Stroms besteht noch eine erregbarkeitsändernde Wirkung. Wenn ein isolierter motorischer Nerv von einem konstanten Strom durchflossen wird, so entsteht zu beiden Seiten der Anode eine Zone herabgesetzter, zu beiden Seiten der Kathode eine Zone erhöhter Erregbarkeit, Zustände, die wir als Elektrotonus, und zwar als Anelektrotonus bzw. Katelektrotonus bezeichnen. Eine Erklärung für diese Zustände steht aus. In gleicher Weise wie die motorischen werden die *sensiblen Nerven* durch den galvanischen Strom erregt. Die Erregung folgt auch hier dem Gesetze von DUBOIS-REYMOND. Die Nerven reagieren mit einer deutlichen Gefühlsempfindung, welche zwar auch bei konstantem Strom auftritt, jedoch vornehmlich bei plötzlicher Schließung und Öffnung, Verstärkung und Schwächung zu verzeichnen ist. Bei längerer konstanter Durchströmung tritt eine Gewöhnung ein. Die *vasomotorischen Nerven* werden durch den galvanischen Strom in der Weise beeinflußt, daß nach schnell vorübergehender Verengerung eine Erweiterung der Hautgefäße erfolgt, wodurch an der Anode und Kathode die oben erwähnte Hautreaktion begründet wird. Diese Reaktionen erstrecken sich bei stärkerem Strömen auch über die Berührungsstelle der Elektroden hinaus, sie sind von lokaler Temperaturerhöhung, von Wärmegefühl begleitet. M. KAHANE gibt an, daß die Gefäße bestimmter Hautstellen eine erhöhte Erregbarkeit gegenüber dem galvanischen Strom zeigen, wenn in den unter diesen Hautstellen liegenden Organen Prozesse entzündlicher Natur sich abspielen. Bei Apicitis sind die Hautgefäße der entsprechenden Supraclaviculargrube, bei Appendicitis die in der rechten Unterbauchgegend, bei Cholecystitis die Hautgefäße unter dem rechten Rippenbogen stark erregbar. KAHANE will diese Erregbarkeit auf solche Hautstellen beschränkt wissen, welche der Projektion der betreffenden Organe auf die Hautoberfläche entsprechen. Somit käme diesem Vorgang ein diagnostischer Wert zu. Die diagnostische Prüfung besteht darin, daß man mittels einer spitzen Elektrode als Anode mehrmals nacheinander rasch die Haut betupft, während der Kranke die große Elektrode (Kathode) in die Hand nimmt. Es entsteht im Falle der Übererregbarkeit der Vasomotoren bei einer Stromstärke (etwa 0,3 MA), die im Gesunden keine Reaktion auslöst, hier ein roter Fleck, evtl. mit Quaddelbildung, der zuweilen mit Schmerzempfindung verbunden ist („*Galvanopalpation*").

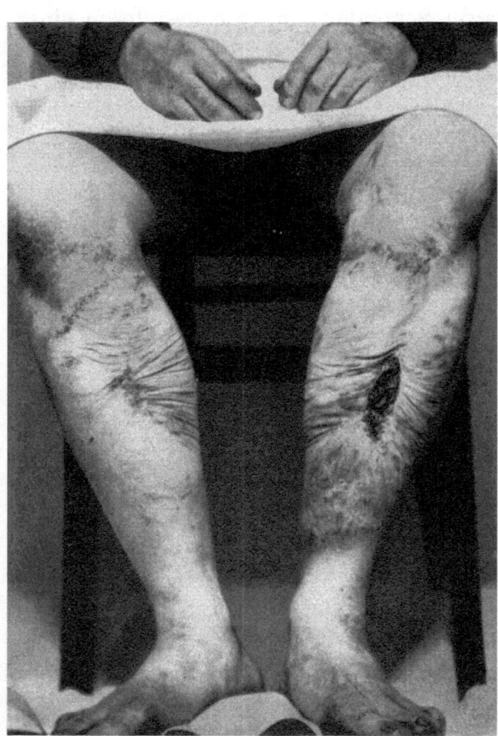

Abb. 1. Verletzung durch Drehstrom, 6000 Volt, etwa 10 Ampère, 2 Jahre alt, bei 51 jährigem Arbeiter, der mit beiden Unterschenkeln auf die Drähte einer „Einführungszelle" fiel.

Außer den Hautveränderungen, die in Geschwürsbildung, Ekzem, Atrophie, Narbensträngen, Lymphstauung und Infiltraten der Cutis bestehen, wurden röntgenologisch beiderseits periostale Auflagerungen an der Tibia festgestellt. Patient, der im Augenblick der Verletzung isoliert war, bekam nur die Einwirkung einer Stromschleife zwischen den seine Unterschenkel berührenden Drähten und blieb infolgedessen vor Schädigung der Knie- und Fußgelenke bzw. vom Tode bewahrt. Der Verletzte bezieht eine Rente von 48 R.M. monatlich.

Die bisher besprochenen Hautveränderungen und Reizempfindungen werden durch die in der Therapie üblichen Stromintensitäten erzeugt, stärkere Ströme führen zu *spezifischen Verletzungen* und zu *elektrischen Verbrennungen* (Abb. 1).

Für die Schädigung des Organismus, wie insbesondere die der Haut, ist von Bedeutung, ob der ganze Körper bipolar eingeschaltet ist, oder ob die Entladung durch einen Leitungspol (unipolar) durch den Körper zum Erdboden stattfindet. Spannung, Stromstärke, Stromdichte spielen eine große Rolle. Der

Wechselstrom gilt für gefährlicher als der Gleichstrom. Ströme von 0,1 Ampère sind stets gefährlich, doch können auch schon Ströme von 0,01 Ampère schwere Schädigungen herbeiführen (B. SELLNER). Der Widerstand der Haut, der hierbei eine große Bedeutung hat, schwankt zwischen 2000 und 2 000 000 Ohm, je nach der Durchfeuchtung, Schwielenbildung usw.

Die durch *Blitzschlag erzeugten Hautverletzungen* sind als Blitzfiguren bekannt, diese dürften auf eine Vasoparese zurückzuführen sein, die brandartigen Verletzungen sind Brandwunden der verschiedenen Grade analog.

Die Hautverletzungen durch technischen Strom sind in eingehender Weise von JELLINEK beschrieben worden.

JELLINEK unterscheidet nach ihrem äußerlichen Verhalten die „spezifisch-elektrischen Hautveränderungen", die von ihm auch als Strommarken bezeichnet werden, ferner die Verbrennungen, die zu Substanzverlusten der Muskulatur und auch des Knochens führen können, und drittens Mischformen dieser beiden. Über diese „spezifisch-elektrischen Hautveränderungen" macht JELLINEK folgende Angaben: „Sie sind zumeist flache, punkt- oder streifenförmige Erhebungen der Epidermis, die daselbst ihr normales Kolorit verloren hat und bleichweiß oder graugelblich aussieht; in der Mitte einer solchen Prominenz findet sich oft eine rundliche oder lineare Einkerbung, deren Grund oder Ränder zumeist grauschwarz verfärbt sind. In Ausnahmefällen ist der Grund dieser Einkerbung blutig tingiert. Die ganze derart veränderte Hautstelle fühlt sich ziemlich hart und derb an. Zur weiteren Charakteristik gehört die Eigenschaft, daß jede Spur einer reaktiven Rötung der die genannte Veränderung umgebenden Haut fehlt. Es tritt eher ein schmaler, weißlicher Saum hervor, der diese Stellen umfaßt." JELLINEK ist der Ansicht, daß es sich bei diesen Veränderungen nicht um Brandwunden handelt, sondern um *spezifisch elektrische Erscheinungen.* Diese sind schmerzlos, die Heilung geht ohne Fieber und Eiterung vor sich, die Haare in der Umgebung dieser Strommarken bleiben im Gegensatz zu den Verbrennungen durch den Lichtbogen völlig unversehrt. Die Entwicklung der JOULEschen Wärme, bedingt durch den großen Leitungswiderstand der Haut, kommt bei ihnen überhaupt nicht, an den inneren Organen nur gering zum Ausdruck. Diese Strommarken kommen nur dann zustande, wenn durch unmittelbare innige Berührung ein unsichtbarer Elektrizitätsübergang stattfindet, sie sind forensisch für den Nachweis eines Todes durch Elektrizität von gewisser Bedeutung, obwohl nach MEIXNER nicht angenommen werden kann, daß bei der Entstehung der Strommarken Kreislaufvorgänge eine besondere Rolle spielen, mithin diese Hautveränderungen auch in der Agonie, ja selbst noch nach dem Tode hervorgerufen sein können. Andererseits ist zu betonen, daß es zweifellose Fälle von elektrischem Tod gibt, in denen äußerlich keine Verletzungen, Strommarken oder Verbrennungen nachweisbar sind.

JELLINEKs Schüler KAWAMURA hat es sich zur Aufgabe gemacht, diese „spezifisch-elektrischen Hautveränderungen" mikroskopisch zu untersuchen. Die Ergebnisse sind folgende: Nirgends zeigt die Oberhaut Zeichen von Verkohlung. Die Hornschicht ist verschmälert und homogenisiert. Unterhalb der veränderten Epidermis ist Höhlenbildung vorhanden. Die Höhlen sind stellenweise in kleinere Fächer geteilt. Die Papillen der Lederhaut sind im Gebiete der zusammengepreßten Schichten der Oberhaut zumeist abgeplattet. Ihre Färbbarkeit ist unverändert. Cutis und Subcutis zeigen sonst keine Veränderungen. Die Basalzellen des Rete Malpighii sind zu langen Fäden ausgezogen, parallel und büschelförmig angeordnet. Diese Anordnung scheint geradezu die Richtung des elektrischen Stroms anzuzeigen.

JELLINEK hebt hervor, daß die Zellen der Retezapfen, insbesondere die Basalzellen des Rete Malpighii zu langen, fadenförmigen Gebilden ausgezogen seien, die in parallelen und in der Richtung des erfolgten Stromstoßes liegenden Büscheln angeordnet seien. Die Lederhautpapillen erscheinen verschmächtigt und verkürzt, stellenweise nähert sich die Wellenlinie zwischen Rete Malpighii und Cutis der Geraden. Nach den Befunden von MIEREMET weist die Hornschicht der betroffenen Stellen ein homogenes Aussehen auf, an einzelnen Bezirken ist die Oberhaut von der Lederhaut abgehoben.

SCHRIDDEs Untersuchungen betreffen 26 Fälle von elektrischem Stromtod, davon 7 bei einer Spannung von 5000 Volt und 19 bei einer Spannung von 220 Volt. Es handelt sich sowohl um Wechsel- wie um Gleichstrom-Verletzungen. Bei den 7 Starkstromtoten mit hoher Spannung lagen fast stets mehr oder weniger schwere Verletzungen vor, die in den meisten Fällen zu tiefgreifenden Verkohlungen und Störungen der Muskulatur des Knochens geführt hatten. In 4 dieser Beobachtungen wurden auch Austrittsstellen des Stroms an den Fußsohlen festgestellt. Unter den 19 Starkstromtoten bei 220 Volt fanden sich in 17 Fällen die von JELLINEK zuerst beschriebenen sogenannten Strommarken. Mikroskopisch ist besonders hervorzuheben, daß in der gequollenen, völlig homogenen, meist auch heller als normal erscheinenden Hornschicht des Plattenepithels dichtstehende kleine und größere Hohlräume mit scharfer glatter Begrenzung sich vorfanden. Das Epithel ist geradezu in ein Wabenwerk umgewandelt. Diese Epithelwaben können durch sämtliche Schichten des Epithels hindurchgehen und sich auch zwischen Epithel und Bindegewebe ausbreiten. Auch im Bindegewebe selbst zeigen sich oft reichlich kleine längliche, manchmal auch rundliche Spalten, die dem Aufbau des Bindegewebes gleichgerichtet sind. Diese Spalten stellen dieselben Erscheinungen dar, wie wir sie in den Epithelwaben kennengelernt haben.

JELLINEK, KAWAMURA und RIEHL haben den eigentümlichen Umwandlungen der Stachelzellenschicht eine pathognostische Bedeutung zuerkannt, HULST, SCHRIDDE, MIEREMET, GANS widersprechen dieser Auffassung. Es wird betont, daß der Befund der homogenisierten Epidermis mit Höhlenbildung und Abhebung der Oberhaut von der Bindegewebsunterlage ein regelmäßiger sei, auch kann es zu einer Umwandlung der Acidophilie des Bindegewebes in eine Basophilie kommen. GANS weist auf die immer zu findende Verbreiterung und ein Zusammenkleben der sich dunkler färbenden Fasern und Bündel des Bindegewebes hin. Alle derartigen Veränderungen können jedoch auch bei Hautverbrennung mit glühendem Metall beobachtet werden. So hat SCHRIDDE mittels glühender Platinnadel und glühender Stahlnadel derartige Befunde experimentell erzeugt, WICHMANN hat nach Anwendung der chirurgischen Diathermie die haarbündelförmigen Anordnungen der Basalzellen demonstrieren können.

Hierdurch wäre bewiesen, daß sowohl bei der Einwirkung des elektrischen Stroms und des elektrischen Lichtbogens wie bei Verbrennungen mit Glühplatin und Glühstahl ganz die gleichen voneinander nicht unterscheidbaren histologischen Veränderungen entstehen können; die Frage der Spezifität der vorgenannten histologischen Befunde wäre also in verneinendem Sinne entschieden. *Damit soll dem charakteristischen klinischen Bild der elektrischen Strommarke kein Abbruch geschehen.* Fragt man sich, worauf diese Hautveränderungen, auch die durch Elektrizität bedingten, zurückzuführen sind, so kommt allein die Hitzewirkung in Betracht. Offenbar hat der aus der Gewebsflüssigkeit entstehende Wasserdampf das Bindegewebe spaltenartig auseinandergetrieben und das schmelzende Plattenepithel in dichten Tröpfchen durchsetzt, wodurch die Hitzespalte des Bindegewebes und die Hitzewaben des Epithels entstanden sind.

Ein besonderes Interesse hat der „*elektrische Wundstrom*“ beansprucht. MELCHIOR und RAHM beobachteten, daß bei granulierenden Wunden regelmäßig elektrische Ströme nachweisbar sind, die den Demarkationsströmen entgegenlaufen. Sie setzten auf die Ränder der Granulationen ringförmige Elektroden auf, während in der Wundmitte eine knopfförmige Elektrode als Gegenpol verwendet wurde. Beschickten sie die mit NaCl-Lösung angefeuchteten Elektroden mit einer Stromstärke von 2—4 MA, so erzielten sie eine Beschleunigung der Wundheilung. Die Autoren halten ihre Ansicht über das gesetzmäßige Auftreten des elektrischen Stroms in der Wunde aufrecht, entgegen der Behauptung von O. BECK, welcher auf Grund eigener Erfahrung den Aktionsstrom der granulierenden Wunde als einen Aktionsstrom der tätigen Haut, als einen Drüsenstrom auffaßt. BECK konnte keine merkliche Potentialdifferenz an epithelisierten Stellen der granulierenden Wunde gegenüber intakter Haut nachweisen.

Da wir die *Erzeugung von Elektrizität als allgemeine Eigenschaft der lebenden Substanz ansehen* müssen, so sind natürlich alle Lebensvorgänge der Zelle, ob es sich nun um Aktion einer Drüsen-, einer Muskel-, einer Nervenzelle handelt, von elektrischen Zustandsänderungen gefolgt, letztere stellen eine Begleiterscheinung der Lebensvorgänge, nicht die Lebensvorgänge selbst dar. In diesem Sinne sprechen wir von einem Drüsenstrom, von Aktionsstrom des Muskels. Der arbeitende Muskel entwickelt wie die sezernierende Drüse einen Strom, der zwischen den bewegten und ruhenden Teilen desselben auftritt, der tätige Teil verhält sich gegenüber dem ruhenden elektronegativ. Die experimentellen Grundlagen und die Förderung des Verständnisses für diese physiologischen Erscheinungen sind vor allem von DUBOIS-REYMOND und L. HERMANN geschaffen worden. Die Theorie von NERNST hat eine recht einleuchtende Erklärung für diese tierische Elektrizität erbracht. Durch den mit den Lebensvorgängen verbundenen Stoffwechsel entstehen an den Grenzflächen der Zellen Konzentrationsänderungen, wodurch elektromotorische Kräfte auftreten.

Auf dem Sekretionsstrom beruht der TARCHANOFF*sche Reflex*. TARCHANOFF machte die Beobachtung, daß, wenn man beide Hände oder auch unsymmetrische Körperstellen durch zwei gut leitende Drähte, die mit Elektroden versehen sind, mit einem Galvanometer verbindet und dann durch einen optischen, akustischen oder einen Schmerzreiz eine Gemütsbewegung bei der Versuchsperson hervorruft, nach 1—3 Sekunden ein Strom entsteht, der sich durch einen Galvanometerausschlag ausweist. Je nach der Stärke der Erregung ist der Ausschlag gering oder groß. Bei fast jeder Art von Nerventätigkeit wird eine gesteigerte Funktion der Knäueldrüsen beobachtet und somit ein Sekretionsstrom veranlaßt. Hautregionen, in denen die Schweißdrüsen gering an Zahl sind, liefern keinen oder nur einen angedeuteten Galvanometerausschlag. E. K. MÜLLER und VERAGUTH machten ohne Kenntnis dieses Experimentes eine ähnliche Entdeckung, die als VERAGUTH*scher Reflex* bekannt geworden ist. Wird eine Versuchsperson mit einer elektrischen Batterie oder einem Akkumulator und einem Galvanometer in einen Stromkreis gebracht, so schlägt das Galvanometer im Sinne einer Stromverstärkung aus, wenn durch irgend einen Reiz der Ablauf eines psychischen Vorgangs bei der Versuchsperson ausgelöst wird. Es ist nach den Untersuchungen von LEVA sicher, daß die Schweißdrüsen für das Zustandekommen des Reflexes von ausschlaggebender Bedeutung sind, da es gelingt, den psychogalvanischen Reflex durch Injektion von 1 mg Atropin zu unterdrücken. Jedoch ist die auftretende Stromverstärkung nicht als Folge einer etwa durch die Schweißdrüsentätigkeit auftretenden größeren Durchfeuchtung der Haut und einer sich daraus ergebenden Herabsetzung des Hautwiderstandes aufzufassen. Denn GILDEMEISTER vermochte zu zeigen, daß der Beginn des Galvanometerausschlages zeitlich mit dem Auftreten des von der Schweißdrüsenerregung abhängigen Aktionsstromes zusammenfällt, der der Schweißsekretion vorausgeht. Die Erscheinung muß vielmehr als Folge einer Einschränkung der Hautpolarisation angesehen werden. Durch die auf nervösem Wege herbeigeführte, psychisch bedingte Drüsenerregung tritt an den Drüsenzellmembranen eine erhöhte Ionendurchlässigkeit ein (Höber), die ihrerseits die durch die Zellmembran ausgelöste Hautpolarisation verringert. Nach Ebbecke zeigt sich dieser Stromanstieg auch nach unmittelbarer mechanischer, thermischer, chemischer Reizung der Haut und stellt sich dann auch an schweißdrüsenlosen Hautregionen ein; er läßt sich mittels letzterer Reize auch an überlebender Haut erzeugen, ist also von der Durchblutung unabhängig.

Über die *Wirkung des galvanischen Stromes auf Blut und Stoffwechsel* liegen Untersuchungen im Vierzellenbad und im elektrischen Vollbad vor. Im Vierzellenbad bewirkt ein Gleichstrom von 2—12 MA eine Volumensverminderung, beispielsweise des Arms, wenn eine Armwanne durch einen Plethysmographen ersetzt wird. Die Volumsverminderung gleicht sich aber in wenigen Minuten wieder aus. Kowarschik faßt diesen Vorgang als Folge einer direkten Stromwirkung auf die Vasomotoren auf. Die Pulsfrequenz wird herabgesetzt, der Blutdruck zeigt in etwa 50% ein Absinken, in 10 — 20% einen Anstieg. Das Blutbild zeigt nach Anwendung des Vierzellenbades wie nach Anwendung einfacher Elektroden in allen Fällen pathologischer Vermehrung der Leukocyten eine Verminderung der Zahl der weißen Blutkörperchen, Veraguth und Seyderhelm konnten große Leukocytenstürze bei derartigen Patienten mit galvanischen Strömen von 5 MA herbeiführen.

Beim elektrischen Vollbad ist die elektrische von der thermischen Komponente zu unterscheiden. Hinzu tritt die individuelle Empfänglichkeit des Patienten, alles Faktoren, die eine eindeutige Erfassung sehr erschweren. Die Pulsfrequenz scheint herabgesetzt zu werden, die Wirkung auf den Blutdruck scheint eine ausgleichend regulierende zu sein, das Elektrokardiogramm wird in günstigem Sinne beeinflußt.

III. Die Elektrotherapie mittels des galvanischen Stroms.

Der galvanische Strom kommt für unsere Zwecke in folgender Anwendungsformen therapeutisch zur Anwendung:

1. Als einfache *lokale oder allgemeine Galvanisation* mit auf die Haut gesetzten Elektroden.
2. Mit teilweise in die Haut eingeführten Elektroden als *Elektrolyse.*
3. Zur Einführung von Medikamenten durch die unverletzte Haut als *Kataphorese.*
4. Als kaustischer Strom *(Galvanokaustik).*

1. Die einfache Galvanisation.

Die Galvanisation wirkt durch die Verschiebung von elektrisch geladenen Atomen bzw. Atomgruppen, die wir als Ionen bezeichnet haben. Hierdurch findet ein chemischer Umbau des Gewebes statt, es treten neue chemische Verbindungen auf. Nehmen wir hierzu die oben dargelegte Beeinflussung der motorischen, sensiblen, der vasomotorischen Nerven, so ist eine Grundlage für die elektrotherapeutische Wirkung gegeben, wobei wir uns freilich bewußt sein müssen, daß wir erst im Anfang unserer Erkenntnis stehen.

Wir wenden die Galvanisation als stabile und als labile Galvanisation an. Die *stabile Galvanisation* wird mit unbeweglich angelegten, wohl durchfeuchteten Elektroden vorgenommen. Wir erreichen hierdurch eine ausgesprochen beruhigende Wirkung auf die sensiblen Nerven, eine Erregbarkeit steigernde Einwirkung auf die motorischen Nerven, eine Erregung der Vasomotoren, die sich in einer Erweiterung der Hautgefäße äußert.

Bei der *labilen Galvanisation* streicht man mit der differenten Elektrode, gewöhnlich der Kathode, über den Krankheitsherd mit gleichem Drucke hin und zurück, ohne dieselbe vom Körper hierbei abzuheben. Man bringt hierdurch alle bestrichenen Teile unter den Einfluß der größten Stromdichte. Es kommt infolge der wechselnden Kontaktfläche zu fortwährenden Widerstandsänderungen, sowie Schwankungen der Stromstärke, wodurch die Reizwirkung in den Vordergrund tritt.

Die Elektroden werden mit gewöhnlichem warmen Wasser angefeuchtet. Nur in Fällen, wo der Hautwiderstand ein ungewöhnlich großer ist, ist das Anfeuchten mit Kochsalzlösung vorzuziehen. Der Hautpflege ist eine besondere Beachtung zu schenken. Kleine Epitheldefekte können zu unliebsamen Verätzungen Veranlassung geben. Der Durchgang des elektrischen Stroms durch den menschlichen Körper erfolgt natürlich stets auf dem Wege des geringsten Widerstandes. Setzen wir auf die Haut 2 Elektroden auf, so wird der Strom nicht auf dem kürzesten Wege von einer Elektrode zur anderen den Körper durchlaufen, sondern entsprechend den im Körper vorhandenen verschiedenen Widerständen in mannigfachen Kurven (Stromschleifen) abbiegen. Sind die Elektroden ungleich groß, so verlaufen die Stromlinien unter den kleineren gedrängter als unter der größeren; ist die Größendifferenz sehr wesentlich, so wird die kleinere Elektrode allein wirksam different, die größere unwirksam indifferent, dennoch hat die letztere aber einen gewissen richtenden Einfluß auf die von der kleineren Elektrode ausgehenden Stromlinien.

Von dieser Erkenntnis ausgehend, werden wir bei der *lokalen Galvanisation*, die sowohl *stabil* als *labil* angewandt werden kann, eine indifferente Elektrode, beispielsweise eine 100 qcm große Elektrode an eine indifferente Stelle, von welcher aus kein Effekt zu erwarten sein soll, also beispielsweise am Sternum, im Nacken, am Abdomen, mit Hilfe einer Elektrodenfixationsvorrichtung (elastische Binden, Festlegung durch Sandsack usw.) anbringen. Die differente Elektrode ist auf die zu behandelnde Stelle zu setzen, dann läßt man den Strom einschleichen. Der Rheostat steht zunächst auf Null, d. h. seine gesamten Widerstände sind noch im Stromkreis eingeschaltet. Wenn ein Elementenzähler (Kollektor) vorhanden ist, so schaltet man zunächst ganz allmählich Element für Element ein. Am Rheostat wird nach und nach der Widerstand vermindert, bis das Galvanometer die erforderliche Stromstärke zeigt. Vor dem Abheben der Elektrode wird zunächst der Rheostat wieder ganz allmählich zurückgestellt, also größerer Widerstand eingeschaltet, und dann mittels des etwa vorhandenen Elementenzählers Element für Element ausgeschaltet (Ausschleichen des Stroms). C. W. MÜLLERs Grundsatz: Die Stromdichte, d. h. der Quotient aus der in Milliampère ausgedrückten Stromstärke als Zähler und der in Quadratzentimeter ausgedrückten wirksamen Elektrodenfläche als Nenner sei gering, die Anwendungsdauer kurz, die Anwendung soll öfters, d. h. gegebenenfalls täglich, in manchen Fällen selbst zwei- bis dreimal täglich wiederholt werden gilt auch für die Galvanisation der Haut. Als Normalstromdichte fand MÜLLER $^1/_{18}$, d. h. 1 MA-Stromstärke bei Anwendung einer Schwammkappenelektrode von 18 qcm wirksamer Oberfläche. Die Aufstellung einer bestimmten Stromdichte ist jedoch praktisch kaum durchführbar, da sie in erster Linie durch das Stromgefühl des Patienten selbst bestimmt wird. Der Strom soll gut fühlbar, aber nicht schmerzhaft sein. Die Anwendungsdauer wird je nach Indikation wenige Minuten bis eine halbe Stunde betragen können. Im allgemeinen ist zu sagen, kurz dauernde Ströme wirken erregend, lang dauernde beruhigend, ermüdend.

Bei der *allgemeinen Galvanisation* will man den ganzen Körper unter die Einwirkung des elektrischen Stromes bringen. Die Applikation kann in der Weise erfolgen, daß man möglichst große Elektroden über den Körper entsprechend verteilt. So kann man beispielsweise den Strom durch zwei große, auf beide Unterarme gesetzte Elektroden eintreten lassen, und nach Durchsetzung des Körperstammes aus den Unterschenkeln wieder austreten lassen. In dieser Form kann die allgemeine Galvanisation stabil wie labil betrieben werden. Man wird etwa die Kathode an die Füße oder das Gesäß setzen und mit der Anode nach und nach den ganzen Körper befahren, nur an besonderen Haltestellen wird die Anode stabil gehalten. Oder die Galvanisation erfolgt stabil. Nimmt man statt dieser Elektroden 4 kleine für die Extremitäten bestimmte, mit Wasser gefüllte Wannen, welchen der Strom durch eingesenkte Kohle- oder Metallplatten zugeführt wird, in analoger Anordnung, so hat man das elektrische *Vierzellenbad* (SCHNEE) vor sich. In diesem können der galvanische wie der faradische Strom zur Anwendung kommen. Die Wannen werden gewöhnlich paarweise an die beiden Pole angeschlossen, 20—40 MA sind die gebräuchlichen Stromstärken, $^1/_4$—$^1/_2$ Stunde beträgt die Dauer der Behandlung.

Das *elektrische Vollbad* stellt eine große, aus isolierendem Material gefertigte, mit Wasser gefüllte Wanne dar, an deren Wänden die Elektroden aus Aluminium- oder Zinkplatten angebracht sind. Entsprechend dem geringeren Widerstand des Wassers wird der größere Teil des Stromes durch das Wasser und nicht durch den Körper des Patienten gehen. Man läßt den Patienten nach dem Vorschlag von STRÜBELL zunächst 5 Minuten ohne Strom im Bad verweilen, damit die Hautgefäße sich der Temperatur des Wassers anpassen. Die Stromstärke beträgt je nach Empfindlichkeit des Patienten 100—200 MA, die Dauer des Bades $^1/_4$—$^1/_2$ Stunde.

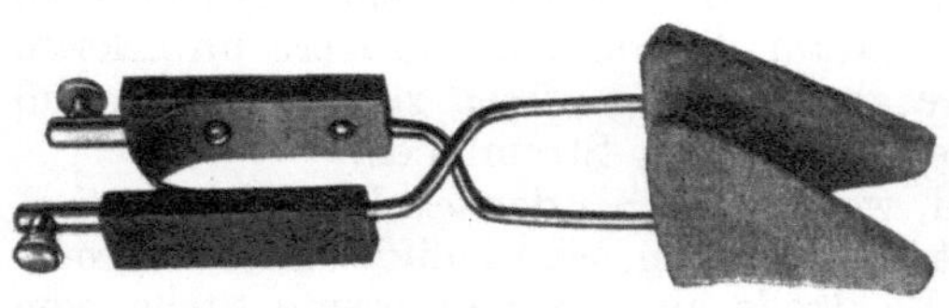

Abb. 2. KAPPsche Nasenelektrode. (Fa. Siemens-Reiniger-Veifa.)

Die Indikationen für die einfache Galvanisation der Haut sind z. Zt. auf dermatologischem Gebiete noch eng begrenzt. Angezeigt ist die Galvanisation bei den *Zirkulationsstörungen* der Haut, bei welchen die Blutzu- und -abfuhr reguliert bzw. angeregt werden soll. Dieses läßt sich mittels der Galvanisation, wie kaum durch ein anderes Mittel, in schonendster feinster Abstufung erreichen.

Die Behandlung der *diffusen Nasenröte*, soweit sie durch Erfrierung hervorgerufen ist, ist des öfteren von gutem Erfolg begleitet. KAPP hat hierfür eine Doppelelektrode angegeben, die durch Federdruck als Klemmer auf der Nase festgehalten wird (Abb. 2). Man läßt einen elektrischen Strom von 2—3 MA je 5 Minuten vor und nach erfolgter Stromwendung einwirken und wiederholt diese Sitzung mehrere Male wöchentlich mehrere Wochen lang. Neben dieser stabilen Galvanisation wird auch die labile zur Behandlung der Nasenröte angewandt. HELBING will eine Reizung der kleinen Arterien und Erweiterung derselben herbeiführen und hierdurch den venösen Abfluß beschleunigen. Er legt beide Pole den Seitenflächen der Nase an und läßt einen mäßigen Strom 5—10 Minuten einwirken. Die Elektroden werden dabei langsam streichend hin- und herbewegt. Ist der Patient sehr empfindlich, so kann man auch die Anode am Os zygomaticum anlegen und mit der Kathode beide Nasenseiten bestreichen. Nach jeder Sitzung erfolgt eine starke Rötung der bestrichenen Hautoberfäche, welche mehrere Stunden bis Tage anhält. Die Sitzung wird nach Ablauf der Reaktion wiederholt, es können bis zu 30 Sitzungen notwendig werden. Eine weitere Indikation geben *erfrorene Hände* und Füße, sowie die *Erythromelalgie* als echte vasomotorische Neurose ab. Die Technik gestaltet sich so, daß man für die oberen Extremitäten 2 Armwannen, für die unteren 2 Fußwannen benutzt. Ist nur ein Glied zu behandeln, so kann man eine Wanne mit einer Plattenelektrode, die man höher oben der erfrorenen Extremität anlegt, kombinieren. Der Strom muß den Finger- bzw. Zehenspitzen von vornher zugeführt werden. Die Temperatur des Wassers sei möglichst warm, die Stromstärke betrage 25—30 MA, die Dauer der jeweiligen Sitzung sei $^1/_4$—$^1/_2$ Stunde, die im Bereiche des Wassers befindliche Haut soll nach Beendigung der Behandlung hellrot sein.

Die *Angioneurosen* bilden naturgemäß ein verhältnismäßig großes Gebiet für die Anwendung der Elektrizität. Hier sind der *Angiospasmus*, der von Parästhesien und Schmerzen begleitet zu sein pflegt, die *Angioparalyse* in Form der *Cyanose* und *lokalen Asphyxie*, die RAYNAUD*sche Krankheit* zu nennen. Während für die leichteren Formen die Galvanisation in Betracht kommt, wird man für fortgeschrittenere Zustände die Diathermie in Anwendung ziehen. Man wird sich meistens des elektrischen Vierzellenbades oder der Kombination von einer Wanne mit einer Elektrode bedienen.

Die Anwendung des galvanischen Stromes bei den Hautneurosen, dem *nervösen Pruritus* ist wohl meistens aus dem äußeren Grunde unterblieben, weil die dermatologischen Abteilungen kaum genügende Einrichtungen für eine derartige Therapie zeigen. Sie wäre in Form der Allgemeinbehandlung mittels des elektrischen Vierzellenbades oder des elektrischen Vollbades angezeigt. Der *Lichen chron. Vidal* scheint eine Anzeige für den galvanischen Strom abgeben zu können. Man würde wie LELOIR den Pruritus, so hier mit der Anode als differentem Pol die erkrankte Hautstelle stabil behandeln. Die *Neuralgien nach Herpes zoster* werden zuweilen den Dermatologen beschäftigen und eine gleiche Behandlung erheischen können. So rühmt EICHHOFF hier die Wirkung des konstanten Stromes. WICHMANN hat hier mehr von den antineuralgischen Wirkungen der Radiotherapie, speziell des Radiums, gesehen, neuerdings wird hier die Wirkung des diathermischen Stroms gerühmt.

R. SCHÜTZ hat bei *erworbener diffuser Hautatrophie* mit gutem Erfolge den konstanten Strom zur Anwendung gebracht. Die Kathode wurde als indifferenter Pol im Nacken befestigt, während eine große Anode auf die verschiedenen Felder der erkrankten Haut gelegt wurde.

P. MEISSNER hat einen 6 Jahre lang beobachteten Fall von *Sklerodermia circumcripta mittels galvanischen Stromes* ohne Rückfall zur Heilung gebracht. Es handelte sich um zwei talergroße Flecken am Halse, behandelt wurde alle zwei Tage 25 Minuten lang mit 8 MA, die beiden Elektroden waren am Rande der Flecken gegenübergestellt. Derselbe Autor sah einen ganz auffälligen Erfolg bei *Lichen ruber* (6 Fälle) insoweit, als ein mehrere Tage dauerndes Abklingen des Juckreizes zu verzeichnen war. Behandelt wurde jedesmal 25 Minuten lang mit 4—10 MA und zurückgehend in oben dargelegter Anordnung.

2. Die Elektrolyse.

Von der Wanderung der Ionen (*Iontophorese)*, welche den elektrischen Strom darstellt, und der Wanderung nicht elektrischer Teilchen (Kolloide, mechanisch suspendierter Teilchen, Wasserteilchen), die durch Apposition von Ionen erfolgt *(Elektrophorese)*, ist grundsätzlich ein Vorgang zu unterscheiden, welcher zustande kommt, wenn die Ionen bei der Ankunft an den Elektroden sich entladen, also wieder zu neutralen Atomen werden: die *Elektrolyse.* Diese stellt einen Zersetzungsvorgang dar und wird nur in Leitern zweiter Ordnung, die daher auch Elektrolyte genannt werden, an den Elektroden, also an der Grenze zwischen Flüssigkeit und Metall beobachtet. Bei den Leitern erster Ordnung, den Metallen, beobachtet man diesen Vorgang nicht.

Wir sehen den letzteren innerhalb eines jeden galvanischen Elementes auftreten und die Inkonstanz derselben herbeiführen, er wird hier als Grundprinzip zur Konstruktion der Akkumulatoren benutzt. Denselben Vorgang beobachten wir beim menschlichen Körper, wenn wir metallene Elektroden unmittelbar mit ihrer Metallfläche der Haut anlegen oder dieselben etwa in Nadelform in die Haut einführen. Bei umwickelten Elektroden, mittels denen wir die einfache Galvanisation ausführen, tritt dieser Zersetzungsvorgang innerhalb der Umhüllung auf und hat für die Haut keine Folge. Der Zersetzungsvorgang ist verschieden, je nachdem wir ihn an der Kathode oder an der Anode, die aus unangreifbaren Edelmetallen bestehen sollen, beobachten. Am deutlichsten wird derselbe bei in die Haut eingeführten Nadeln. An der Kathode, zu der die positiven Ionen, die Anionen, wandern, sammelt sich in Anbetracht des Salzgehaltes der Gewebeflüssigkeit das Natriumion an, an der Anode als Kation das Chlorgas. An der Kathode wird das Na von den negativen Elektronen des Metalls empfangen, also neutralisiert und zu einem neutralen Na-Atom gemacht. Dieses wirkt zersetzend auf das Wasser der Gewebeflüssigkeit nach der Formel: $Na + H_2O = Na\,OH + H$. Der hier vorhandene H entweicht als Gas. Das Natriumhydroxyd löst sich und dissoziiert in ein positives Na-Ion und ein negatives *OH-Ion*. Letzteres wendet sich zur Anode gegen das Gewebe hin und ätzt: Somit entsteht ein weicher, halbflüssiger Schorf, der von Gasbläschen durchsetzt wird. An der Anode wird das Chlorion neutralisiert und zum neutralen Chloratom. Es wirkt in statu nascendi auf das Wasser der Gewebeflüssigkeit ein nach der Formel: $2\,Cl + H_2O = 2\,HCl + O$. Der O entweicht als Gas. Der Chlorwasserstoff zerfällt im Wasser in ein positives H-Ion und ein negatives Cl-Ion. *Das H-Ion* wendet sich von der Anode weg zur Kathode hin ins Gewebe und erzeugt eine trockene Verätzung. Es entstehen somit an der Kathode H und Laugenbildung, an der Anode O und Säurebildung. Bei angreifbaren Elektroden werden sich chemische Verbindungen mit dem Metall der Elektrode ergeben, die ihrerseits wieder ätzend wirken können (z. B. Entstehung von Chlorzink bei einer Zinkelektrode). Eine Stahlnadel als Anode wird stark oxydieren. Aus der chemischen Zusammensetzung der beteiligten Körper geht schon hervor, daß sich bei der Elektolyse doppelt soviel H wie O entwickeln muß, eine Erscheinung, die man zur Bestimmung der Pole eines Apparates ohne weiteres ausnutzen kann, wenn man die Elektroden in einem gewissen Abstand in Wasser taucht.

Als biologische Wirkungen verzeichnen wir an der Kathode eine Erweichung (Fluidisierung) des Gewebes, an der Anode eine Koagulation. Hierzu gesellen sich entzündliche Prozesse, vasomotorische und trophische Wirkungen, endlich werden Resorptionsvorgänge eintreten müssen. EHRMANN hat die histologischen Veränderungen an der Anode nach Einstich der elektrischen Nadel in die Haut untersucht und beschreibt dieselbe als eine gelatineähnliche Homogenisierung des faserigen Gewebes, ein Verdrängen der Zellelemente in der mannigfachsten Weise. Wenn das Entweichen von Gas verhindert wurde, bildete sich außerdem ein Lückensystem im veränderten Gewebe. Der Vorgang der Elektrolyse läßt sich durch Eintauchen von zwei Nadelelektroden in frisches, nicht geronnenes Hühnereiweiß sehr anschaulich machen (EHRMANN). Man wird an beiden Polen die Gasentwicklung, und zwar von H an der Kathode, von O an der Anode beobachten, die von der Zersetzung des Wassers herrühren, dann aber werden die im Eiweiß vorhandenen anorganischen Salze zersetzt: Es scheidet sich an der Kathode Alkali, an der Anode Säure aus. An der Kathode wird das Eiweiß weich gelatineartig, da das Alkali es zum Aufquellen bringt, an der Anode wird das Eiweiß fest und haftet an der Nadel, da die Säure es koaguliert.

Das *Instrumentarium* für die Elektrolyse besteht aus Anschlußapparat, besser einer Batterie mit einem Rheostaten oder einem Voltregulator, einem Galvanometer, den Leitungsschnüren und Elektroden. EHRMANN empfiehlt, zwei Rheostaten anzuschaffen, indem er mit dem ersten eine schwächere und mit den zweiten dann die gewünschte Stromstärke erzielt. Die Einzelheiten des technischen Apparates und der Methodik sind je nach Indikation und Ziel der Behandlung verschieden.

Es kann nicht wunder nehmen, daß die Eigenart der Elektrolyse, eine fein abstufbare Verflüssigung, Koagulation, Nekrotisierung des Gewebes in kleinster räumlicher Begrenzung auch bei schwierigsten Lokalisationen herbeizuführen, zu mannigfaltiger therapeutischer Verwendung Veranlassung geben mußte.

a) Die größte Anwendung findet die Elektrolyse als Methode zur *Epilation bei Hypertrichosis*. Vom Augenarzt MICHEL in St. Louis erfunden und zuerst gegen Trichiasis angewendet, ist sie von HARDAWAY in die dermatologische Therapie eingeführt.

Die Technik der elektrolytischen Epilation besteht in der Einführung einer feinen Nickelstahl- oder Platiniridiumnadel als Kathode in die Haartasche bis auf den Grund des Haarbalges eines jeden zu entfernenden Haares, während die Anode als feuchte, großflächige Elektrode indifferent beispielsweise in der Hand oder im Nacken des Patienten Platz findet. Ziel der Operation ist die Zerstörung der Papille und der Haarscheiden, so daß eine Ausstoßung und Verwachsung erfolgt.

Die *Nadeln* seien abpoliert ohne Spitze, um ein Durchstechen des Haarbalges und eine Verletzung des Bindegewebes zu vermeiden. Welcher Art der vielen angegebenen Nadelsorten (Nadel von M. H. Ferrars in Freiburg, englische Zapfenreibahle, konisch zugespitzte Stahlnadel von zylindrischem Querschnitt von Schulmeister in Wien, feinste Karlsbader Perlnadeln usw.) der Vorzug zu geben ist, ist mehr Sache des jeweiligen Geschmackes, die Hauptsache bleibt, daß die Nadel konisch glatt von zylindrischer Gestalt ist. Statt der geraden Nadeln verwenden manche Autoren solche, die 6—7 mm von der Spitze entfernt unter einem Winkel von 45 Grad abgebogen sind. EHRMANN braucht Nadeln, die zur Stielachse in einen Winkel von 45—90 Grad gestellt sind. Die schräg gestellten Nadeln erleichtern zweifellos das Visieren, welches in der Achse des Haarbalges vor sich gehen soll. BROCQ hat an seinen in 45 Grad abgebogenen Nadeln eine Marke angebracht, bis zu welcher man die Nadel einführen soll. Man ist dann angeblich sicher auf der Haarpapille angelangt. Aber diese Marke kann, wie BROCQ selbst später zugegeben hat, doch nur die Länge des eingeführten Teiles abschätzen, da doch die Längen der Haartaschen sehr verschieden sind.

Der *Nadelhalter* bestand ursprünglich aus einem geraden Stiel, der die Nadel mittels Schraubgewinde oder Federung festhielt (Abb. 3), später sind Pinzetten (MÖLLER), metallische Klemmen (EHRMANN) mit variabler Stellung der Nadel eingeführt worden. EHRMANN benutzt eine Stahl- oder Platiniridium-Nadel, die an dem stumpfen Ende in ein röhrenförmig zusammengerolltes, den Nadelschaft fest umschließendes Hülschen von weichen Metallplättchen gesteckt ist. Dieses Hülschen kann in beliebigem Winkel bis zu 90 Grad gebogen werden, so daß also jede gewünschte Abbiegung der Nadel erreichbar ist. Der Griff besteht aus 3 cm langem Stäbchen aus Aluminium, das auf dem einen Ende in einen kannelierten Griff aus Hartgummi oder Ebonit mit Metallseele eingeschraubt ist. Auf dem anderen Ende ist zur Befestigung der Nadel ein leichtes, aus dünnem, federndem Blech hergestelltes Stück angebracht, das mit Schlitz und federnden Lippen zum Festhalten der Nadel bzw. des Nadelhülschens versehen ist. JOSEPH benutzt einen einfachen Nadelhalter, welcher durch Kontaktknopf die Schließung des Stromes gestattet.

Selbstverständlich erfordert die Operation alle Vorsichtsmaßregeln der Asepsis bzw. Antisepsis. Man wird den Patienten unter Benutzung einer Kopfstütze bei guter Beleuchtung der zu epilierenden Stelle die indifferente, wohldurchfeuchtete Elektrode als Anode in die nicht beringte Hand geben bzw. dieselbe sonst am Körper fixieren und sodann mit der rechten Hand die Nadel als Kathode in genauer Visierung der Richtung des Haarbalges in denselben einführen.

Die Richtung des Haarbalges wird meistens durch die Richtung des außerhalb der Haut verlaufenden Haarschaftes vor dem Austritt aus dem Haartrichter gegeben; nahezu geradlinig verläuft der Haarschaft nur zur Zeit des Papillenstadiums, das ist im Jugendstadium des Haares. Das fertige junge Papillenhaar verläuft gerade, ist an der Wurzel breit, an der Spitze konisch und reicht mit dieser nur wenig über die Hautoberfläche empor. Hier ist eine

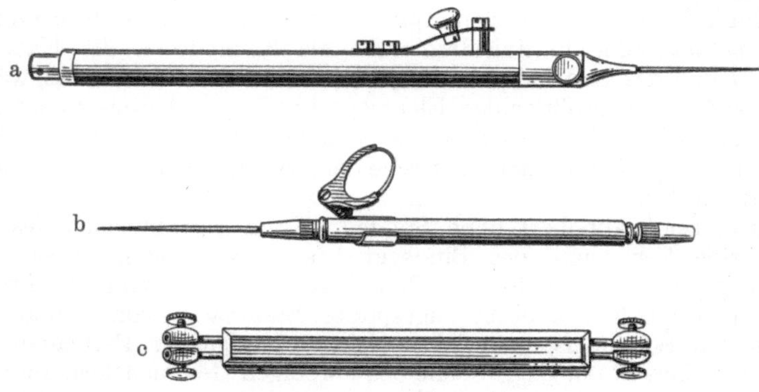

Abb. 3. Nadelhalter für Elektrolyse.
a mit Vorrichtung zum Stromschließen, b mit Vergrößerungsglas, c zum Befestigen von Doppelnadeln.

Einführung bis zur tiefer gelegenen Papille leicht möglich. Bei der Ausbildung zum Kolben- oder Beethaare löst sich die Papille von der Haarzwiebel ab. Zwischen beiden bildet sich ein Epithelzapfen, das früher unten breite Haar wird an seinem Wurzelende verjüngt und krümmt sich. Ist hier die Einführung schon weniger leicht, so gestaltet sich dieselbe sehr schwierig, wenn sich das Haar dem fertigen Kolbenhaar nähert. Der intracutane Teil des Haares wird jetzt pigmentarm und dünn, der extracutane krümmt sich, oft spiralenförmig. Die von der Papille abgelöste Haarzwiebel bildet einen Kolben, welchen der immer länger werdende Epithelzapfen mit dem Papillenrest verbindet. Da der Zapfen nicht wie der Haarbalg hohl ist, so besitzt man beim Einführen der Nadel keine Leitung bis dahin, wo der Papillenrest mit dem Epithelzapfen sich befindet. Aus diesem entwickelt sich aber das neue Ersatzhaar, dessen Bildung man verhindern will (EHRMANN).

Beim *Einführen* soll die Nadel fast von selbst eingleiten, nach einigen Millimetern Tiefe soll man einen festen Widerstand, nämlich die Papille, fühlen. Nun läßt man den Strom mittels des Rheostaten einschleichen; bei dem mit Unterbrechung versehenen Nadelhalter ist natürlich vorher Kontakt zu geben. Die Stromstärke beträgt von wenigen Bruchteilen eines MA bis zu 4 MA, je nach Stärke des Haares, die Dauer der Einwirkung etwa eine Minute. Man schiebe den Rheostaten zurück, ziehe die Nadel heraus, das Haar folgt leicht dem Zuge der Haarpinzette. Diese Methodik ist bei jedem einzelnen Haare zu wiederholen. Während die rechte Hand Nadel und Pinzette bedient, ruht die linke zunächst mit Daumen und Zeigefinger an der zu epilierenden Stelle und bedient nach Einführung den Rheostaten. Letzterer muß ebenso wie die Uhr sich im nächsten Bereiche des Operateurs befinden. Allerdings ist die etwas umständliche und subtile Prozedur, die gute Augen und eine leichte, geschulte, sichere Hand voraussetzt, ungleich angenehmer mit Assistenz auszuführen, bei welcher sich der Operateur lediglich dem Epilationsprozeß widmen kann. Manche lassen, um das Verfahren zu vereinfachen, den Rheostat auf einer bestimmten nicht allzu großen Schmerz verursachenden Stromstärke stehen, führen also mit Strom ein. Es dürfte aber diese Technik nur ausnahmsweise vertragen werden.

Folgt das Haar nicht dem Zug der Pinzette, so ist die Papille gar nicht oder nicht genügend zerstört worden, man wird erneut die Nadel einführen müssen. Beim Verfehlen des Haarbalges und Einstich in das perifollikuläre Gewebe wird die Nadel den charkteristischen Widerstand an der Papille nicht gefunden haben. Auch die Wasserstoffproduktion in Gestalt der Gasblasen wird an der Kathode ausbleiben.

Wieviel Haare in einer Sitzung entfernt werden können, hängt in erster Linie von der „Nervosität“ des Patienten und der Geduld des Arztes ab. Geübte Operateure dehnen die Sitzungen bis zu einer Stunde mit einem Epilationserfolg von 50—60 Haaren aus, man wird aber eine derartige Maßnahme nur bei großen Flächen vornehmen können und zu jeder Sitzung die Felder wechseln. In dieser Weise können selbst täglich stattfindende Sitzungen vorgenommen werden.

An den epilierten Stellen bilden sich Quaddeln mit geringer Rötung und anschließender Krustenbildung, die nach wenigen Tagen von selbst abfällt, so daß eine besondere Nachbehandlung sich erübrigt. Giovanni wies zuerst nach, daß die durch Zerstörung des Haarbalges entstehende Lücke durch ein schmales Granulationsgewebe ausgefüllt wird, aus welchem sich ein zartes Narbengewebe entwickelt. Auffallende Narbenbildungen sind unter allen Umständen zu vermeiden, ebensowenig dürfen Geschwürs- und Pustelbildungen vorkommen.

Rückfälle werden vor allem bei den Kolbenhaaren sich zeigen, da hier die Papille am häufigsten verfehlt wird. Nach Joseph treten in etwa 50% der jeweils epilierten Haare Rezidive, also neue Haare, an den operierten Haarbälgen auf, gleichgültig ob die Bälge erstmalig oder wiederholt epiliert wurden. Ehrmann empfiehlt daher, zunächst nur die kürzeren und mittellangen Papillenhaare zu entfernen, mit den langen Kolbenhaaren dagegen solange zu warten, bis sie sich abgestoßen und aus ihnen kurze Papillenhaare sich neu entwickelt haben. Diese Durchführung scheitert aber naturgemäß meistens am Widerstand der Patienten, die auf die Entfernung der längsten Haare den größten Wert legen.

Es hat nicht an Versuchen gefehlt, diese klassische Methode der Epilation durch Modifikationen zu ersetzen.

Nur kurz erwähnt sei der Vorschlag von Joseph, die Patienten in der Ausübung der Methode zu unterrichten, so daß sie die Behandlung selbst vor geeigneten Spiegeln vornehmen können. Die indifferente Elektrode ist dabei am Fuß angebracht, damit die Hände frei sind. Ein solches Verfahren dürfte doch wohl nur ganz ausnahmsweise zu einem befriedigenden Ergebnis führen.

Im Gegensatz zu der percutanen Elektrolyse hat Kromayer die subcutane Elektrolyse, und zwar multipel empfohlen, indem er durch Isolation des Nadelschaftes die Elektrizität nur an der freigelassenen Spitze austreten und demgemäß unter Schonung der Cutis nur subcutan wirken läßt. Die Nadeln tragen 2—10 mm von der Spitze entfernt einen Lacküberzug und sind so tief einzuführen, daß der mit dem Lacküberzug versehene Teil der Nadel in der Cutis steckt. Für die Epilation benutzt KROMAYER vergoldete Nadeln mit 3 mm langem Lacküberzug, der in einer Entfernung von 2 mm von der Spitze der Nadel beginnt, somit 2 mm Länge zur elektrolytischen Wirkung frei läßt. Bei der multiplen Elektrolyse, die schon EHRMANN bei der Folliculitis sclerotisans empfohlen hatte, wird nun jede Nadel mit einem etwa 15 cm langen, dünnstem Kupferdraht verbunden, der mit den Enden der anderen Drähte Kontakt hat (Abb. 4). Man kann so Nadelbündel von beliebig vielen Nadeln herstellen, die zur Benutzung auf einen Korken gesteckt werden. Dieser paßt in ein zylindrisches Glasgefäß, welches die Nadelbündel aufnimmt. Zum Gebrauche nimmt man den Korken mit aufgestecktem Nadelbündel, befestigt ihn etwa an der Kleidung des Patienten mit einer Sicherheitsnadel, so daß die Nadeln nach oben stehen, faßt eine Nadel mit einer Arterienpinzette, schließt die Pinzette, wobei die Nadel mit der Pinzette den Winkel zu bilden hat, der für die bequeme Einführung am geeignetsten ist. Dann führt man die Nadel unter Benutzung eines leichten Vergrößerungsglases in den Haarbalg ein und löst die Pinzette. Hat man die beabsichtigte Zahl der Nadeln in die Haut eingeführt, so verbindet man die Nadelbündel mit der Stromquelle mittels einer Anschlußvorrichtung und läßt alsdann den Strom einschleichen. KROMAYER wie CSILLAG betonen die geringe

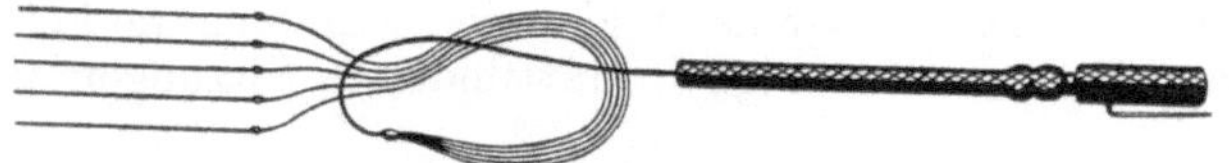

Abb. 4. Elektrolytische Subcutannadeln. (Nach KROMAYER.)

Anzahl der Rezidive, die nur etwa 20% betragen. Jedoch hat die Methode sich bis jetzt nicht eingebürgert.

SQUIRE entfernt zuerst das Haar mit einer Cilienpinzette und führt dann die Nadel ein. Er will dadurch bessere kosmetische Resultate erzielen. Der Nachteil in der Methode liegt darin, daß die Papille weit schwerer zu treffen ist, als wenn man das noch im Follikel steckende Haar als Leitung benutzt.

Kritisch sichtend wird man fragen müssen, welche Bewertung die elektrolytische Epilation gegenüber den anderen Methoden der Haarentfernung erfahren muß. Hier ist zunächst zu betonen, daß sie die einzige *bewährte* Methode ist, welche ursächlich durch Zerstörung der Papille die Hypertrichosis beseitigen kann. Über die neuerdings von TH. KATZ, PUTTE, FENYÖ, KREN, ROSTENBERG mittels Kaltkaustik durchgeführte Epilation des Frauenbartes, welche durch die ebenfalls bis zur Papille eingeführte Nadel erreicht wird, liegen noch keine genügenden Nachprüfungen vor. Der mit der elektrolytischen Maßnahme bei jeder Haarentfernung verbundene, wenn auch meistens mäßige Schmerz, welcher empfindliche und nervöse Patienten doch recht unangenehm berührt, ferner die lange dauernde Behandlung setzen dieser Therapie von vornherein ein begrenztes Feld. Man wird sie lediglich bei der circumscripten Hypertrichosis des Gesichtes, des Halses und Nackens, der Mammae, der Sternalgegend, der Hände, also bei kosmetisch sehr ins Gewicht fallenden Hautregionen anwenden; hier wird sie die Methode der Wahl sein. Außer diesen kosmetischen Indikationen werden Trichiasis, Trichophytie, Folliculitis sclerotisans und andere Haarbalgentzündungen für die Elektrolyse in Betracht kommen, es sei denn, daß die Empfindlichkeit der Patienten, die Unmöglichkeit, sich in längere Behandlung zu begeben, zur Wahl einer anderen Methode Veranlassung geben.

Nachdem die *Stanzmethode* KROMAYERs, welche die einzelnen Haarbälge mittels rotierender Hohlzylinder entfernt — ganz abgesehen von der Rezidivfähigkeit —, infolge störender Narbenbildung sich nicht bewährt hat, kommen nur noch die *Röntgenstrahlen* als gleichfalls ursächlich wirkende Therapie in Frage. Zweifellos lassen sich mittels derselben temporäre Erfolge ohne störende Nebenwirkungen bei rite ausgeführter Behandlung erreichen. Wird ein Dauererfolg angestrebt, so begeben wir uns bereits in die Gefahrzone der oft noch nach vielen Jahren eintretenden Teintschädigungen durch Pigmentierungen, Teleangiektasien und Atrophien. Diese unliebsamen Hautveränderungen sind leider um so eher zu befürchten, als eine Dauerepilation nur nach öfter wiederholten Behandlungsserien bzw. großen Dosen zu erreichen ist (WICHMANN). Die Tatsache, daß auch nach von geübten Radiotherapeuten in moderner Technik ausgeführten Bestrahlungen Schädigungen zu verzeichnen sind, dürfte wohl für den Arzt die Notwendigkeit ergeben, den Patienten zum mindesten auf die Möglichkeit des Eintretens dieser Teintschädigungen hinzuweisen, womit meistens schon die Behandlung abgelehnt ist. Man wird eben vorhandene kosmetische Fehler nicht durch andere beheben wollen. Es bleiben noch die palliativen Methoden übrig (Depilatorien, Epilieren mit der Cilienpinzette, Rasieren), welche die Gefahr des Anreizes zum Wachstum mit sich bringen, endlich die Bleichmethoden. Es braucht nicht ausgeführt zu werden, daß diese Maßnahmen gegenüber der Elektrolyse einen nur untergeordneten Wert besitzen.

b) *Die Elektrolyse zur Abtragung und Zerstörung von Geschwülsten* wird infolge ihrer feinen Dosierbarkeit und Lokalisierbarkeit noch häufig angewandt.

Zunächst kommt eine Reihe von kleineren flachen und erhabenen gestielten und nicht gestielten Geschwülsten in Betracht, deren Grund nicht allzu tief in das subcutane Gewebe hineinreicht.

Warzen flache und erhabene Naevi, Fibrome in Form der weichen Fibrome, Neurofibrome, Xanthome, Keloide können durch die seitens der Elektrolyse bewirkte Verflüssigung von Gewebe zum Schwund gebracht werden. Man bedient sich hierbei der Kathodennadel, welche man als gerade oder gebogene Nadel an dem Rande der Geschwulstform einsticht, um bei tieferem Sitz zunächst die Basis zu zerstören. Bei erhabenen Geschwülsten oder gestielten Neubildungen wird die Nadel am gegenüberliegenden Rande wieder hinausgeführt, man wiederholt diese Durchstechungen in paralleler oder kreuzförmiger Anordnung. Die Stromstärke wird von 0,5—10 MA, die Dauer der Anwendung von wenigen Sekunden bis zu 10 Minuten betragen können. Die Geschwulst erscheint zunächst durch den produzierten Wasserstoff weiß und gebläht und trocknet dann allmählich zu einem schwärzlichen Schorf ein. Für Entfernung einzelner *Warzen* ist die Elektrolyse wegen der feinen aus ihrer Anwendung folgenden Narbenbildung neben der Ätzbehandlung und Kauterisation die gebräuchlichste Methode; für manche Lokalisationen, z. B. bei Warzenbildungen unter dem freien Nagel am Nagelfalz, bei größerer Ausdehnung, und wo zugleich die immerhin vorhandene Schmerzhaftigkeit ins Gewicht fällt, ist die Röntgen-, die Radium- oder Mesothoriumtherapie als schmerzfreie, schonende, sichere Behandlung vorzuziehen. Der Schmerz kann allerdings bei der Elektrolyse durch vorhergehende Lokalanästhesie fast völlig vermieden werden.

Für *Pigmentmäler* genügt zuweilen eine oberflächliche Elektrolysierung, so daß die Epidermis leicht abgehoben wird. ULLMANN nimmt in der Entfernung von etwa je einem halben Millimeter im Quadrat eine Elektropunktur vor und steigert die Stromstärke auf höchstens 2—3 MA. Bei größeren Pigmentflecken empfiehlt es sich, den negativen Pol kabelförmig zu spalten. Mit dem Rückgang der lokalen Reaktion schwindet in wenigen Wochen das Pigment. Versuche, bei *Tätowierungen* ähnliche Erfolge zu erzielen, konnten nur teilweise befriedigen. *Behaarte Pigmentwarzen* müssen zunächst epiliert und alsdann an ihrer Basis zur Verödung gebracht werden. Um größere naevusartige Tumoren elektrolytisch zu zerstören, hat E. Lang einen Schnepper angegeben, durch welchen ein System von Nadeln nach vorheriger Lokalanästhesie in die Geschwulst versenkt wird. Bei derartigen Tumoren sind die besten kosmetischen Ergebnisse durch die Anwendung chirurgischer Entfernung unter Beobachtung strengster Asepsis zu erwarten (Wichmann). Von den *Fibromen* kommen nur die weichen gestielten und nicht gestielten für die Elektrolyse in Betracht. Die Methode tritt hier in Konkurrenz mit der chirurgischen Entfernung, die namentlich bei großer Anzahl derartiger Geschwülste (Morbus Recklinghausen!) weit eher zum Ziele führen dürfte.

Die Elektrolyse der *Xanthome* beschränkt sich auf das lokalisierte Xanthom, sie verfolgt den Zweck, die Xanthomzellen zu zerstören. Mit der flach gehaltenen Kathodennadel dringt man in die Cutis ein, man wird namentlich bei Lokalisation an den Augenlidern mit möglichst schwachen Strömen (1 MA) auszukommen suchen, bis das Gelb diffus wird, also Fett aus den Zellen frei wird. Man wird dann mehrere Wochen abwarten müssen, bis die Resorption beendet ist.

Die *spontanen* und *Narbenkeloide* werden eine Indikation für Elektrolyse sein, wenn weniger angreifende Methoden erschöpft sind. Sie wurde hier zuerst von Hardaway angewandt.

Man wird hier vorsichtig tastend vorgehen müssen. Gegenüber den Literaturangaben der Verwendung von 2—3 MA bis zu 10 Minuten und der bipolaren Methode von Brocq bei echten Keloiden ist bei Anwendung der Kathodennadel zu raten, über eine Stromstärke von 1 bis höchstens 2 MA nicht hinauszugehen und lieber die Dauer der Einwirkung zu verlängern, bis die gewünschte Verflüssigung erzielt ist (Wichmann).

Die elektrolytische Behandlung der *Angiome* gestaltet sich je nach Bau derselben sehr verschieden.

Die kleinen aus Gefäßreiserchen bestehenden Angiome *(Naevi aranei)*, einzelne Teleangiektasien werden mit der Kathodennadel oder Anodennadel in wenigen Sekunden bis Minuten unter Anwendung einer Stromstärke von 0,5—1 MA dauernd zum Verschwinden gebracht. Da, wo von einem Zentrum strahlenförmig oder netzförmig die Gefäße ausgehen, genügt schon oft der Einstich in das Zentrum, um die übrigen Gefäße zur Verödung zu bringen. Ob man sich nun der Kathodennadel zum Zwecke der Verätzung oder Verflüssigung des Gewebes (Endothelzerstörung) oder der stets aus einem Edelmetall zu wählenden Anodennadel zum Zwecke der Koagulation bedient, immer führe man die Nadel mit Strom ein, um unliebsame Blutungen zu vermeiden. Lenglet hat speziell für die Teleangiektasien bei Lupus erythematodes die Elektrolyse empfohlen.

Die *flachen, oberflächlichen Angiome* bilden wegen der Feinheit ihrer Gefäße keinen rechten Angriffspunkt für die Elektrolyse, zumal es auch nicht gelingt, den Zufluß zu erfassen. Bei ihnen werden meiner Erfahrung nach die besten Ergebnisse durch die allerdings langwierige Methode des Finsenlichts, des Blau- und Weiß-Quarzlichtes, des Kohlensäureschnees gezeitigt; will man dennoch die Elektrolyse versuchen, so ist diese als gewebezerstörende Methode unipolar mit der Kathodennadel oder mit einer Nadelbürste, einer Vielfachpunkturnadel, die als Kathode dient (Abb. 5), oder endlich bipolar nach Brocq durchzuführen. Man muß mindestens 2—3 mm tief einstechen, die Stromstärke betrage mehrere Milliampère und richte sich nach dem Ergebnis eines Vorversuchs. Die bipolare Anwendung läßt die Kathodennadel 3—8 mm vor der Anodennadel im Gewebe. Sobald die Zerstörung um die Kathode deutlich ist, wird die Kathodennadel herausgezogen und in der Nähe der ersten Einstichstelle soweit hineingeführt, daß die Zerstörungsringe einander nicht berühren können. So wird um die erste Einstichstelle ein Kranz von Entzündungsherden gesetzt. Bei der bipolaren Methode werden Stromstärken von 10 MA und mehr ohne besonders großen Schmerz, ohne Gefahr vertragen werden, da die sonst großen Stromschleifen zum indifferenten Pol fortfallen. Hinsichtlich der Kosmetik habe ich befriedigende Ergebnisse bei dieser Form von Angiomen nicht gesehen. Die *erhabenen, knopfförmig vorgewölbten Angiome, die erektilen Gefäßtumoren*, die *Angiokavernome* werden ebenfalls nur ausnahmsweise der Elektrolyse zugeführt werden, da die Radium- und Mesothoriumtherapie auf diesem Gebiet Unvergleichliches leistet.

Brocq benutzt für seine bipolare Methode bis zu 30 MA Stromstärke! Bei diesen Geschwülsten ist in erster Linie Koagulation herbeizuführen, also mit der Anodennadel, die — wie schon hervorgehoben — stets aus Edelmetall (Platiniridium usw.) zu bestehen hat, zu arbeiten.

c) In gleicher Indikationsstellung wurde die Elektrolyse bei *Venenvaricositäten* und *Hämorrhoidalknoten* angewandt. Besonders der variköse Symptomenkomplex am Unterschenkel gibt hier ein nicht undankbares Gebiet ab. Die Injektionsmethoden (Linser) haben allerdings die Einfachheit ihrer Anwendung voraus, jedoch ist ein endgültiges Urteil zur Zeit über den Vorzug der einen oder anderen Methode nicht abzugeben. Eine am Grunde isolierte positive Nadelelektrode wird als differenter Pol in das Gefäß eingestochen, man legt die indifferente Schwammelektrode wohl durchfeuchtet in die Nähe an die unverletzte Haut, womöglich nach den Angaben von Boudet zirkulär an die differente. Die am positiven Pol sich bildenden Koagulationen haften recht innig der Gefäßhaut an, worauf Organisation und Obliteration eintritt. Embolien wurden nicht beobachtet. Man entfernt die positive Elektrode unter Rotieren und verschließt die Einstichstelle mit Collodium.

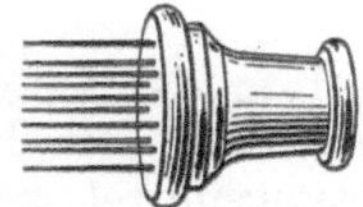
Abb. 5. Lassarsche Vielfachpunkturnadel.

d) Die Elektrolyse zur Beeinflussung *torpider gangränöser Ulcerationen* wird heute nur noch selten verwandt, da uns hierfür die Ätzmethoden, die Kauterisation mit Galvanokauter und Kaltkauter als ungleich zweckmäßigere Methoden zur Verfügung stehen. Man verwendet eine blanke Metallplatte als Anode und eine Schwammkappenelektrode als indifferente Kathode. Wird als Anode eine Zinkplatte der Geschwürsfläche aufgesetzt, so tritt zu der polaren Einwirkung als solcher noch die Ätzwirkung des gebildeten Chlorzinks.

Zum Zwecke der *Lupusbehandlung* haben Gärtner und Lustgarten die Kathode als blanke Feinsilberplatte, deren Rand mit Hartgummi isoliert ist, auf den lupösen Herd aufgesetzt, die Anode wird als feuchte Schwammkappenelektrode indifferent angebracht. Es tritt eine deutlich elektive Beeinflussung der Lupusknötchen ein. Reyn gibt vor Anwendung der Elektrolyse große Dosen von Jodnatrium und erzielt hierdurch Jod in statu nascendi. Für Erwachsene sind 5 g Jodnatrium nötig. Strandberg hat diese Methode Reyns für die Behandlung tuberkulöser Erkrankungen der oberen Luftwege benützt. Verwendet wird die Anode in Form einer Anzahl von Platiniridiumnadeln, die $^1/_2$ mm dick auf einer Platte montiert sind; die plattenförmige, indifferente, negative Elektrode ruht in der Hand. Die Stromstärke beträgt etwa 3—5 MA. Die Dauer des jeweiligen Stromschlusses 3 Minuten. Diese Behandlung stellt zweifellos eine wertvolle Bereicherung der Behandlung des Lupus der Schleimhaut dar. Sie wird mit der Lichtbehandlung (Radium- und Mesothoriumanwendung), mit der Pfannenstielschen Methode in geeigneten Fällen konkurrieren.

Bei *Sklerodermie*, bei *Lupus erythematodes* sind vereinzelte Erfolge mit der Kathodennadel erzielt worden.

e) Die *elektrolytische Behandlung der Harnröhrenstrikturen* ist zur Zeit wenig im Gebrauch, nachdem sie besonders in Frankreich häufiger zur Anwendung kam. Man unterscheidet die zirkuläre Methode, meist mit LE FORTschem Katheter ausgeführt, als narbenerweichende, spasmenlösende Einwirkung von der linearen Methode, die lokal ätzend und schneidend nach Art der Urethrotomia interna angreift. Als differente Elektrode dient stets die Kathode, die behufs narbenerweichender Wirkung (zirkuläre Methode) als Bougie mit blankem metallischem, konischen Polende gefertigt ist. Sobald das Führungsstäbchen, ein feines, isoliertes elastisches Bougie, die Striktur passiert hat, wird der Konus unter Einschaltung des Stroms gegen dieselbe angedrückt. Die indifferente Elektrode liegt auf dem Abdomen. Man läßt den Strom einschleichen bis 5, 10, ja nötigenfalls 15 MA erreicht sind. und drückt den Konus durch die Striktur hindurch. Besondere Instrumente sind von COURTADE, MINET angegeben worden. LEFORT verwendet einen dünnen Katheter aus elastischem Material, aus welchem an einer Stelle die elektrolysierende Platinschlinge hervortritt, GENOUVILLE ein Instrument, das sich beim Zurückziehen auseinander spreizt. Die Operationen werden stets unter Desinfektion und Lokalanästhesie ausgeführt.

Die *Elektrolyse der paraurethralen Gänge* wird mit einer einfachen sondenförmigen Kathodennadel vorgenommen (EHRMANN). Die Methode kann aber durch die Galvanokaustik, Kalkkaustik als abgelöst gelten.

3. Die Kataphorese

wird in der Literatur häufig mit der Iontophorese verwechselt. Bei dieser handelt es sich lediglich um eine Wanderung der Ionen durch ein ruhendes Lösungsmittel, bei der Kataphorese wandern die gelösten Stoffteilchen durch Apposition der Ionen zugleich mit dem Lösungsmittel, *es bewegen sich also die Flüssigkeitsteilchen mit den adsorbierten Ionen.* In einem Wasserbehälter, der durch ein poröses Diaphragma in zwei Hälften geteilt ist, werden sich unter Einwirkung einer elektromotorischen Kraft die Flüssigkeitsmoleküle in der Regel durch Adsorption von Kationen durch die Scheidewand hindurch zur Kathode begeben, mithin das Flüssigkeitsniveau im Kathodenraum steigen (Kataphorese), es kann aber auch unter Umständen die entgegengesetzte Wanderung eintreten, weshalb KOWARSCHIK mit Recht statt Kataphorese den Namen *Elektrophorese* vorzieht.

Die Versuche, durch elektrischen Strom Stoffe in die Haut und durch die Haut in den Organismus einzuführen, reichen 200 Jahre zurück. Die ältere Literatur ist bis zum Jahre 1897 durch KARFUNKEL, bis 1907 durch BAUM zusammengestellt (s. Literaturverzeichnis).

Mit *Kataphorese* (Elektrophorese) bezeichnet nun der Praktiker eine Methode, *mittels Elektrizität medikamentöse Substanzen durch die unverletzte Haut in den Organismus einzuführen bzw. solche aus dem Organismus durch die unverletzte Haut zu entfernen.* Es hat sich nun ergeben, daß ein solcher Transport fast ausschließlich auf der *Iontophorese* beruht und nicht auf der Kataphorese (Elektrophorese). Auf der Tatsache also, daß die Ionen mit dem Strom wandern, beruht die Möglichkeit, körperfremde Ionen durch die Haut in den Organismus zu bringen. Schon bei der gewöhnlichen Galvanisation mit feuchten Elektroden werden in den Körper aus der Elektrodenflüssigkeit stammende Ionen gebracht. Oft sind diese Elektroden mit Kochsalzlösung getränkt, welche freie Natriumionen und Chlorionen enthält. Die Natriumionen, positiv elektrisch geladen, streben zur Kathode, gehen also von der Anode durch den Körper hindurch zu dieser, die Chlorionen, negativ elektrisch geladen, streben zur Anode, müssen also von der Kathode durch den Körper hindurch zu dieser. Die Natriumionen an der Kathode, die Chlorionen an der Anode streben also vom Körper weg zur Elektrode und werden so für den Körper bedeutungslos.

Gegenüber dieser Erklärung, insbesondere im Gegensatz zu WIRZ behauptet REIN auf Grund seiner experimentellen Ergebnisse, daß die Iontophorese eine geringe Rolle spielt und es sich in der Hauptsache um eine *Elektroendosmose* handelt. Es läge nämlich eine Einwanderung von nicht elektrolysierter Lösung ins Gewebe vor, die auf präformiertem, capillarem Wege hauptsächlich durch Drüsen und Follikel stattfindet.

Es lassen sich auf diese Weise auch Nichtelektrolyte einführen, die gerade zur Einverleibung mittels Gleichstrom teilweise sehr geeignet erscheinen, was durch die Iontophorese nicht möglich wäre. Intakte Haut hemmt Iontophorese, läßt aber Elektrosmose zu, geschädigte Haut (zerstörtes Stratum Malpighi) läßt Iontophorese ungehindert verlaufen, macht Elektrosmose unmöglich. Eine iontophoretische Anästhesieerzeugung in geschädigter Haut versagt, trotzdem die Iontophorese vor sich geht. REIN fand für seine *elektrosmotische Vertaubungsmethode,* daß das Anästhesierungsverhältnis mit abnehmbaren Leitvermögen der Lösungen deutlich anwächst. Die Wirkung der alkoholischen Lösungen ist stets am größten. So ist die Wirkung des Cocain pur. in alkoholischer Lösung noch um etwa $50^0/_0$ besser als die des salzsauren Salzes unter gleichen Bedingungen.

Die Einwanderung der basischen Farbstoffe im elektrischen Felde erfolgt von der Anode aus, und zwar durch Schweißdrüsen, Haarbälge, Talgdrüsen. Tiefenfärbung in der Subcutis kommt nur von diesen Gebilden aus zustande. Die Einwanderung in diese capillären Gebilde richtet sich nach den Gesetzen der Elektrosmose, nimmt mit steigendem spezifischen Leitvermögen der angewendeten Lösungen ab, wobei die gewöhnlich negativ geladene Haut mehr und mehr entladen wird. Um eine Einwanderung der sauren Farbstoffionen (Anionen) in intakte Haut durch Drüsen und Follikel zu ermöglichen, muß man die Haut positiv umladen, was bei Anwendung stark saurer Farblösungen der Fall ist.

Nach diesen Ergebnissen, die histologisch kontrolliert wurden, lassen sich für die Einführung der Elektrolyte in intakte Haut folgende Regeln aufstellen: Ist das wirksame Ion Kation (z. B. Cocain), so muß es von der Anode aus in möglichst schlecht leitender Lösung (geringe Konzentration, Rohrzuckerzugabe, alkoholische Lösung) verabfolgt werden, ist es Anion (z. B. Jod, Salicylsäure), so ist die Lösung stark sauer oder mindestens hochkonzentriert unter der Kathode zu verabfolgen.

Somit bedeuten diese Ergebnisse REINS nicht nur in unseren theoretischen Vorstellungen eine Umwälzung, sie stellen andere bestimmte Anforderungen für die praktische Therapie. Bezüglich letzterer wird weitere klinische Prüfung zu entscheiden haben, ob gegenüber der erfolgreichen Methodik von WIRZ Vorteile zu erreichen sind.

Als *Apparatur* benötigt man außer der Gleichstromquelle (Batterie oder erdschlußfreier Anschlußapparat) eines Rheostaten, eines Milliampèremeters, einfacher Elektroden, als welche zwei gleich große oder ungleich große Plattenelektroden, mit vielfacher Schicht hydrophiler Gaze umwickelt, dienen können. Eine dieser Elektroden wird mit der differenten, zur Einführung bestimmten Ionenlösung angefeuchtet, die andere mit einer indifferenten Lösung (Wasser oder physiologischer Kochsalzlösung). Man hat als differente Elektroden auch besondere Gefäßelektroden in Glockenform konstruiert mit und ohne Diaphragma (Abb. 6). Als letzteres dient unglasierter Ton, Retortenkohle, Schweinsblase. Bei Wegfall des Diaphragmas bildet die Haut des menschlichen Körpers selbst die Abgrenzung der einzuführenden Flüssigkeit, welche in der hydrophilen Gaze in einem Schwamm, Watte, Fließpapier festgehalten wird. Derartige Spezialelektroden sind meist entbehrlich. Man hat auch das Vierzellenbad für den Zweck der Kataphorese benutzt, es bedeutet dies aber im allgemeinen eine Vergeudung der Heilmittel. Empfohlen wird auch, nur zwei aktive (differente) Elektroden zu benutzen, so daß man eine periodische Stromwendung vornehmen kann, ohne daß hierdurch die kataphorische Wirkung beeinträchtigt wird. Die Stromwendung wird aus dem Grunde befürwortet, um die Verarmung der Flüssigkeit auszugleichen, welche beim dauernden Stromdurchgang im Gebiet der Anode infolge Wegtransportes der Flüssigkeitsteilchen nach der Kathode zu (Elektrophorese) eintritt. Der Apparat ist für diesen Zweck mit einem *periodischen Stromwender* zu versehen. Will man die „kataphorische" Wirkung eng auf eine Hautstelle begrenzen, so bedient man sich mit Vorteil einer *Doppelelektrode*. Bezüglich des Materials der verwendeten Elektroden ist zu sagen, daß außer Platin jedes Metall in Lösung gehen kann;

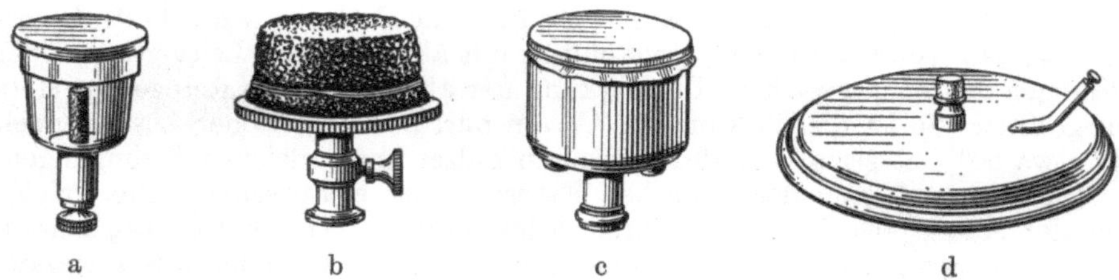

Abb. 6. Elektroden für Iontophorese. (Fa. Siemens-Reiniger-Veifa.)
a Iontophorese-Elektrode mit einerseits durch eine poröse Tonkappe, anderseits durch Schraube abgeschlossenem Glasballon und Kohlenstift als Zuleitung für die in den Ballon zu bringende Medikamentlösung. Die Elektrode hat 6 cm Durchmesser.
b Iontophorese-Elektrode nach ADAMKIEWICZ, mit einem verzinnten Metallgefäß von etwa $3^1/_2$ ccm Inhalt und Diaphragma aus Naturkohle von $3^1/_2$ cm Durchmesser. Der Boden ist abschraubbar.
c Iontophorese-Elektrode nach EISENÈERG, bestehend aus einem Hartgummibecher von etwa 2 cm Tiefe und $3^1/_2$ cm Durchmesser, mit Platinspirale am Boden und Gewindeansatz. Die Elektrode wird mit Watte gefüllt, auf welche das Medikament aufgeträufelt ist, und kann dieselbe bei Gebrauch evtl. mit Schweinsblase oder Pergamentpapier überbunden werden.
d Iontophorese-Elektrode (auch Diffusionselektrode genannt) nach MARTIN, zum Aufsetzen auf den Bauch, bestehend aus einer flachen, innen verzinnten Metallschale von 21 cm Durchmesser, über deren Rand Schweinsblase, Pergamentpapier od. dgl. gebunden wird. Mit Füllöffnung, Gummipfropf und Klemmschraube.

REIN warnt daher vor dem Gebrauch von Bleielektroden, Bleischädigungen sind allerdings nicht bekannt geworden.

Die Stromstärke variiert von 0,5—10 MA und mehr, die Stromdauer von 3—30 Minuten.

Die elektrische Ladung der einzuführenden Ionen bestimmt die Wahl der Polarität für die differente einführende Elektrode. Man muß also bei positiv elektrisch geladenen Ionen, z. B. den Chininionen, Magnesiumionen, Na-K-Ca-Ionen, Hg-Ionen, bei Methylenblau, Cocain, Alkaloiden die Anode als differente Elektrode, bei negativ elektrisch geladenen Ionen, z. B. Salicylsäureradical, Chlorionen, Jodionen, Arsen die Kathode als differente Elektrode verwenden. Es wird also je nach der beabsichtigten therapeutischen Wirkung bald eine „Kata"phorese, bald eine „Ana"phorese erstrebt werden, *beides Vorgänge, die nach der meist geltenden Ansicht auf der Iontophorese beruhen.* Bei Körpern, deren Stromrichtung unbekannt ist, gilt die Regel, den Strom von 10 zu 10 Minuten zu wechseln. Die durch die Einführung der Ionen in den Körper erzielten Wirkungen sind einmal örtliche, auf die Haut beschränkte, wenn nämlich die Ionen bei ihrem Durchtritt in der Haut chemisch gebunden werden, sodann allgemeine, wenn nämlich die Ionen in die Blutbahn gelangen. Calcium, Strontium, Barium, Zink, Chrom setzen in der Haut Verätzungen, ebenso das H. und OH-Ion. Kalium, Natrium gehen durch die Haut hindurch, ohne dieselbe anzugreifen und gelangen ins Blut.

Andere Ionen entfalten neben der Hautwirkung weiterhin auch Allgemeinwirkungen, so Jod, Adrenalin, Morphium. Schon vor 100 Jahren waren Skrofeln mit Jodiontophorese zur Heilung gebracht worden (KLENKE). Im Jahre 1858 erzeugte B. W. RICHARDSON, indem er die Anode, mit einer 5% Morphiumlösung befeuchtet, als differente Elektrode benutzte, lokale Anästhesie. Er ersetzte späterhin die Morphinlösung durch eine Aconitin-Chloroformlösung nach der Formel: Tct. Aconiti, Chloroformii āā 10,0, Extract. Aconiti 1,0 und erzielte in gleicher Anordnung im Tierexperiment und bei Menschen hierdurch vollkommene Anästhesie für kleinere Operationen, speziell auch bei Zahnextraktionen. v. BRUNS führte Jodkalilösungen in unverletzte tierische Gewebe ein, was von H. MUNK am Menschen bestätigt wurde, letzterem gelang auch die Einführung von Chinin. Er benutzte hierzu zwei Hohlelektroden mit Diaphragmen, durch welche er starke Ströme in wechselnder Richtung sandte. Wurde eine mit konzentrierter Strychninlösung durchfeuchtete Schwammkappenelektrode als *Anode* auf die enthaarte Hautstelle eines Kaninchens gesetzt, so verendete das Tier in wenigen Minuten durch Intoxikation. LEDUC hat diesen Versuch durch zwei hintereinandergeschaltete Kaninchen wiederholt; das erste, mit der Strychnin*anode* versehene Tier geht zugrunde, indem die positiv geladenen Strychninionen in das Tier wandern, das zweite mit der Strychninkathode versehene Tier bleibt am Leben, indem hier die Strychninionen von dem Tier fortwandern. Derselbe Versuch läßt sich mit Cyankali machen, wobei das mit der Cyankalikathode versehene Tier zugrunde geht, da die Cyanionen negativ elektrisch, also in das Tier hineinwandern. v. PRAVAZ (1829), VERGUES und POEY (1855) haben mittels hydroelektrischer Bäder angeblich Metallgifte aus dem Körper durch die kataphorische Wirkung entfernt. J. v. WAGNER empfahl 1886 die Kokainkataphorese zur Erzeugung von Lokalanästhesie und zur Behandlung von Neuralgien. Als differenter Pol wird die mit 5% alkoholischer Cocainlösung getränkte Anodenelektrode (Schwammkappenelektrode von 2,5 cm Durchmesser) gewählt, die indifferente Elektrodenkathode wird möglichst groß, etwa am Fuß angebracht; eine Stromstärke von 6 MA und 5 Minuten Dauer genügt. Es tritt eine vollkommene Anästhesie ein. ADAMKIEWICZ versuchte das teure Cocain durch Chloroform zu ersetzen, indem er eine Diffussionselektrode benutzt, deren Ansatzende aus einem unten sich erweiternden Metallkanal besteht. Letzterer ist durch eine dünne Gaskohlenplatte abgeschlossen. Die Elektrode wird unten noch mit Leinwand überzogen, der Kanal mit Chloroform gefüllt, das Ansatzende in Wasser getaucht und als Anode aufgesetzt, während die Kathode indifferent Platz findet. Die Nachprüfungen haben gezeigt, daß von einer richtigen Chloroformkataphorese keine Rede sein kann. LEWANDOWSKY wählte 10—20% Morphin-Cocainlösungen, 2% Aconitinlösungen, Mischungen von 20% Morphin- oder Cocainlösungen mit 2% Aconitinlösungen; er erzielte Anästhesie, sowie Nachlaß von neuralgischen Schmerzen. Nach der Morphinkataphorese trat ein Erbrechen auf, das bei denselben Personen sonst nach leichten Injektionsdosen erfolgte. Der Nachlaß der Schmerzen war nur temporär, aber von längerer Dauer als nach der üblichen Injektionstherapie. Derselbe Autor benutzte auch 10% wässerige Jodkalilösungen zur Kataphorese. Am nächsten Tage konnte Jod im Speichel nachgewiesen werden. BAUMS Experimente zeigen jedenfalls, daß die Bedeutung der Kataphorese neben der Iontophorese anerkannt werden muß und wenn dieser Autor analog den Befunden von KARFUNKEL bei der Argentaminkataphorese bei seinem Sublimatversuche Hg vor allem in den Follikeln nachwies, und hierdurch, wie schon DÉSTOT, SAUCHEZ, SILVA und PESCAROLO die Bedeutung der Talgdrüsen für die elektrophorische Wirkung darlegte, so deuten diese Befunde bereits auf die später von REIN behauptete Rolle der Elektrosmose.

Gestützt auf die Methodik von DU BOIS REYMOND und MUNK hat KARFUNKEL die Einführung von Strychnin, Lithium, Chinin, Cocain, Apomorphin, Jodkalium, Argentamin auf kataphoretischem Wege in den Körper bestätigt. Leider ist infolge des Umstandes, daß dieser Autor, wie MEISSNER, GERLACH, KURSCHMANN, STRAUSS, mit Stromwechsel gearbeitet hat, und das überzuleitende Medikament in beiden Elektroden anbringt, nicht zu ersehen, an welchem Pole die verschiedenen Medikamente eintreten, er hebt allerdings hervor, daß die Anodenelektrode die ,,einzig und allein wirksame Elektrode für die kataphorischen Erscheinungen" sei.

Auf dem Gebiete der Geschlechtskrankheiten haben G. GÄRTNER und S. EHRMANN das Sublimat im Zweizellenbad von der Anode her bei Lues angewandt. In zwei Fällen wurden je 4, in einem dritten 6 g Sublimat verwandt. Die Stromstärke betrug 100 MA, die Stromdauer 15—20 Minuten. Nach 24 Stunden waren erhebliche Hg-Mengen im Urin nachweisbar, am 4. Tag im 24 stündigen Harn noch 0,7, 0,3 und 1,3 mg Hg. Die Autoren rühmen die gleichmäßige Verteilung des Medikamentes, die präzise Dosierung, die Schmerzlosigkeit und die Reinlichkeit der Methode. Demgegenüber muß die große Verschwendung von medikamentöser Substanz hervorgehoben werden.

Die iontophoretische Behandlung der *Gonorrhöe* hat keine Anhänger gefunden. PEYSER, der einmal seine Hoffnungen auf anodotrope Eigenschaften der Gonokokken setzte, die demnach als Träger negativer Ladung von der Anode aus dem Gewebe herausgezogen werden (s. auch Galvanotropismus), sodann mittels Jothioniontophorese einzuwirken suchte, hat keine einwandfreien Beweise für den Erfolg dieser Therapie erbracht. MEISSNER hat die Sublimationtophorese bei eitrigen Infiltraten der Urethra verwandt. Auf Veranlassung NEISSERS wurde versucht, bei Gonorrhöe auf die Pars anterior urethra durch Beschickung der an letztere angebrachten Anode mittels $1^0/_0$ Ichthyollösung einzuwirken, diese Versuche erlaubten ein abschließendes Urteil nicht, können aber als der Fortführung wert bezeichnet werden.

J. SELLEI und J. FENYÖ haben mittels der von GRÖER und HECHT zur Funktionsprüfung der Haut empfohlenen Substanzen die *iontophoretische Dermoreaktion* ausgeführt, welche feiner abgestufte Ergebnisse liefert als die Intracutanprobe. Mit Leitungswasser und physiologischer Kochsalzlösung erhält man an der Kathode unmittelbar nach Einwirkung des Stroms diffuse Hyperämie, nach 4—5 Minuten follikuläre Urticaria, letztere entsteht nach erhöhter Entzündungsbereitschaft früher. Coffeinlösung in $1^0/_0$iger Konzentration gibt an der Anode sofort diffuse Hyperämie, nach 10 Minuten dunkelrote Verfärbung mit Teleangiektasien, bei empfindlicher Haut auch Urticaria. Bei Verwendung von Morphium (1,0 : 10 000 und 1,0 : 100 000) sind Ausdehnung und Dauer des roten Hofes sehr schwankend und anscheinend von der Gefäßlabilität der Haut abhängig. Bei erhöhter Entzündungsbereitschaft der Haut sind verstärkter roter Hof und gesteigerte urticarielle Reaktion bemerkbar.

In der Therapie der *Hautkrankheiten* hat die Iontophorese offenbar wegen der etwas umständlichen Technik nur langsam Eingang gefunden und ist auch heute nur vereinzelt unter den Praktikern im Gebrauch.

EHRMANN hat bereits 1893 *Sycosis simplex* erfolgreich mittels dieser Methode behandelt, indem er den Patienten in einer mit Methylenblaulösung gefüllten Badewanne dem elektrischen Strom aussetzte, oder durch Glasglockenelektrode Methylenblau von der Anode her in den Körper leitete. Eine jahrelang vergeblich behandelte Sycosis wurde in 3 Wochen zur Heilung gebracht. Histologisch erwies sich, daß das einverleibte Methylenblau oder Ichtyol durch die Haarfollikel und Drüsenschläuche tief in die Haut eindringen, während die gleichen Medikamente bei einfacher Pinselung nicht einmal bis in die Follikel eintreten.

Auch Sublimat wandte EHRMANN mit gutem Erfolge an. WIRZ empfiehlt, bei den frisch zur Behandlung kommenden Fällen zunächst Ichthyol zu verabfolgen. Dasselbe wird, da es die Eigenschaften einer schwachen Säure zeigt, aus einer 10—20% wässerigen Lösung von der Kathode aus dissoziiert. Bei mittelgroßer, etwa 4 cm im Durchmesser betragender Elektrode läßt er den Strom mit 5—10—20 MA je nach der Empfindlichkeit 10—15 Minuten einwirken. Nach Rückbildung der entzündlichen Erscheinungen wird oft noch die Nachbehandlung mit der stärker wirkenden Jodiontophorese nötig. Sie ist besonders für zurückbleibende Infiltrate hartnäckiger Art zu benutzen und soll ohne stärkere Reizung angewandt werden. Die LUGOLsche oder GRAMsche Jodjodkalilösung (1 : 2 : 300 oder 1 : 2 : 500) wird von der Kathode aus bei 5 MA Strom 3—5 Minuten lang dissoziiert. Infolge der größeren Verdünnung bei letzterer Lösung wirkt diese natürlich milder ein. Die Patienten müssen vor jeder Behandlung rasiert sein. Die Behandlung wird jeden zweiten Tag, bei empfindlicher Haut jeden dritten bis vierten Tag vorgenommen. Präcipitatsalbe allein oder solche mit steigendem Ichthyolzusatz dient zum Verband, eine Epilation erübrigt sich. Von 10 Fällen von Sycosis staphylogenes hatte WIRZ nur einen Versager.

Derselbe Autor hat *oberflächliche Trichophytie* mit Jodiontophorese und *Kerion Celsi* und *tiefe Trichophytie* am Bein mittels Ichthyoliontophorese zur Heilung gebracht, letztere war auch bei *Erysipeloid* erfolgreich. Nach der Jodiontophorese kann das Jod in Blut und Harn mit der FELLENBERGschen Methode quantitativ bestimmt werden.

Bei *Erysipel* hat K. F. BECK mittels 1% Jodkalilösung von der Kathode aus behandelt, indem er dieselbe zur Hälfte auf die gesunde Haut, zur Hälfte auf die infizierte Haut dem Rande entlang aufsetzte. Die Stromdauer betrug 5 Minuten bei 2 × täglicher Behandlung. Allerdings hat der Autor noch mit LUGOLscher Lösung nachgepinselt (!).

MEISSNER hat *Acne* mit Sublimat von der Anode aus, die *Rosacea* sowie *Feuermäler* mit Ergotin, dessen toxische Wirkung zu beachten ist, iontophoretisch behandelt. Diese Therapie darf wohl als entbehrlich betrachtet werden. Bei *Lichen ruber* beobachtete er durch Einführung von Chininionen von der Anode her in 1% Lösung Aufhören des Juckreizes, in 2 Fällen Abheilung. *Epitheliome* sind von LEDUC mit Zinkchlorid beschickt worden, eine Therapie, die über den historischen Versuch nicht hinausgekommen ist.

Die Kataphorese der *Warzen* erscheint entbehrlich. Sie ist mittels Magnesiumionen durchgeführt worden, indem man die Umgebung der Warzen durch Guttaperchapapier abdeckte und die mit 3% Lösung von Magnesium sulfuricum getunkte Anode auf dieselben aufsetzte. Mit einer Stromstärke von 3—5 MA und 15 Minuten langer Stromdauer zeigt sich bald Koagulation.

Auch die von MARQUÈS, MADON und PECH mit Zinkionen von der Anode aus durch 2% Zinksulfatlösung ausgeführte Therapie der *Furunculose* wird sich keine Freunde erwerben. Ein Strom von eben noch erträglicher Stärke wird 30 Minuten lang in 3 × wöchentlicher Wiederholung angewandt.

Lupus ist von LEDUC mit Zinkchlorid, von VOLK mit Pyrogallol, von WIRZ mit Adrenalin, Hetol, Ichthyol und Jod, von SCHNEIDER mit Krysolganiontophorese behandelt worden, eine nennenswerte Reihe von Dauerheilungen ist nicht bekannt geworden. *Scrophuloderma* ist mittels Jodiontophorese mit wechselndem Erfolg von WIRZ behandelt; ein gutes Ergebnis zeigte die letztere bei einem *papulonekrotischen Tuberkulid.* Diese Versuche sind jedenfalls, als Experiment betrachtet, im Sinn der modernen Chemotherapie direkt medikamentös auf den Tuberkelbacillus in vivo vom Saftstrom aus einzuwirken, beachtenswert; es dürfte geboten sein, mit neueren Mitteln (Goldtherapie!) dieselben fortzusetzen. GUPTA hat Besserungen bei *Lepra anaesthetica* durch

Iontophorese mit Sodium hydnocarpat. in 2%iger Lösung von der Kathode aus gesehen. Lupus erythematosus ist von J. ISMAIL-SADE und A. DŠAFAROV sowie von SLADKOVIC mittels Iontophorese behandelt worden. Die Autoren haben die Zinkiontophorese bei frischeren, die Jodiontophorese bei chronischen Fällen angewandt, ferner ist Lösung von 1—5% Chinin bimuriat. versucht worden.

Aktinomykose ist zuerst von WIRZ und dann von MONCORPS (zit. bei WIRZ) erfolgreich mittels Jodiontophorese behandelt worden. Im Falle von WIRZ handelte es sich um mehrfache, intracutane, erbsen- bis linsengroße Knötchenbildungen am Halse längs des Unterkieferrandes, die, nachdem jedes Knötchen jeden 2. Tag zweimal 5 Minuten Jodiontophorese mit 6—10—16 MA erhalten hatte, nach 4 Applikationen gänzlich verschwanden. Ein weiteres linsengroßes Knötchen ging nach 5 weiteren Behandlungen zugrunde, während bei einem erbsengroßen Knoten der völlige Erfolg der Behandlung nicht abgewartet werden konnte und daher die Excision gemacht wurde. Jod per os und intravenös, Salvarsan, Röntgenstrahlen hatten anfänglich Besserung gebracht, dann aber verhielt der Erkrankungsherd sich resistent. Auch im Falle von MONCORPS bildete sich der handtellergroße Actinomycesherd der linken Wange, welcher mit Jod und Salvarsan behandelt worden war, erst mit Beginn der Iontophorese mit Lugollösung auffallend schnell zurück. Auch Blastomycose und Leishmaniose ist mit Jod und Zinkionen behandelt worden (ISMAIL-SADE und DŠAFAROV). SELLEI rühmt die Iontophorese mit Ammoniak und Chinin bei seborrhoischem Haarausfall, FIRGAU sah durch Iontophorese mit Natriumnitrosumlösung bei arteriosklerotischen Haut- und Gefäßveränderungen Besserung.

NATALE-MARZI hat der Röntgenbehandlung der Hautcarcinome eine Iontophorese mit ½% Protargollösung vorausgeschickt, die bei 5 MA 2½ Stunden dauerte. Die eingedrungenen Silberteilchen sollen starke Sekundärstrahlung erzeugen. Heilungen wurden mit einer Beobachtungszeit von 1—2 Jahren erreicht.

BOURGNIGNON hat keloidartige Narben durch Jodiontophorese (negative Elektrode wird mit 1%iger Jodlösung getränkt und der Größe der Narbe angepaßt) mit gutem Erfolg behandelt.

Eine gewisse Bedeutung dürfte die *iontophoretische Anästhesie* in der Dermatologie erlangen. WIRZ benützt einen Strom von 1—2 Volt und 30 evtl. 50 MA, eine indifferente Elektrode von 12 × 30 cm aus Bleiblech, die differente richtet sich in ihrer Größe nach dem zu behandelnden Herd und ist ebenfalls aus Bleiblech, die Bleiplatten sind ½—1½ mm dick. Die Anästhesielösung wird etwa 1 Tropfen auf 1 qcm aufgetropft, als Elektrodenbelegung ist löschpapierdicker Zellstoff gewählt, der die Elektroden um 3—4 mm an den Rändern überragen muß. Als Anästhesielösung dient Cocain. hydrochlor. 0,2, Solut. suprarenin. 1,0/1000 0,5, Aqu. dest. ad 10,0, dieselbe wird am positven Pol verwandt. Die negative indifferente Elektrode ist am Arm angebracht. Bei kleinen Elektroden werden 10 MA, bei größeren 20—30 MA vertragen. Die Dauer der Einwirkung beträgt 5—15 Minuten. Diese Anästhesie hat sich bei Behandlung von Teleangiektasien, bei Exstirpation von Lupusherden, bei plastischen Operationen mit Cutislappen, mit THIERSCHschen Läppchen gut bewährt. Operationswunden in derartig unempfindlich gemachtem Gewebe sollen sich durch glatte Abheilung auszeichnen. Auch zur Anästhesie bei Elektrolyse und Epilation kann die Methode Anwendung finden. Die Gefahr einer Hautverbrennung ist angesichts der angewandten Stromstärken nicht zu unterschätzen und erfordert besondere Aufmerksamkeit, wenn Patient über Brennen und dergleichen klagt. Das Metall der Elektrode darf nie mit der Haut in Berührung kommen. Der behandelnde Arzt fixiert am besten selbst die differente Elektrode unter Aufdrücken auf die Haut.

Die besonderen Vorteile dieser iontophoretischen Anästhesie gegenüber der üblichen Lokalanästhesie sollen darin liegen, daß die Dauer der Anästhesie die zwei- bis dreifache Zeit der Injektionsanästhesie beträgt, der Schmerz des Injektionsstiches vermieden wird, die ödematöse Durchtränkung fortfällt, endlich eine totale Anämie erreicht wird, welche sämtliche Teleangiektasien pathologischer Art, wie Naevusschlingen und Rosaceagefäße, die keine contractilen auf Suprarenin reagierenden Elemente besitzen, auf weißem Grunde sichtbar macht. Zudem braucht man weniger Anästhesielösung, was die Anästhesierung eines größeren Operationsfeldes gestattet. Von irgendwelchen Schädigungen durch Iontophorese ist Wesentliches nicht berichtet. FRÜHWALD sah einen Verbrennungsschorf unterhalb der indifferenten Elektrode am Oberschenkel gelegentlich der Behandlung einer Gonorrhöe.

Zusammenfassend ist zu sagen, daß der praktische Wert der Iontophorese heute noch recht umstritten ist, da uns an Stelle der doch umständlichen Methode ungleich einfachere Maßnahmen zur Einführung von Medikamenten in die Haut und den inneren Organismus zur Verfügung stehen. Vielleicht läßt sich durch ein eingehenderes Studium der hochinteressanten Materie das Anwendungsgebiet dennoch erweitern, wobei insbesondere der lokalen Begrenzung der Wirksamkeit elektiv wirkender Mittel, ihrer Einflüsse auf die kolloidchemischen Zustände der Haut Rechnung zu tragen wäre.

4. Die Galvanokaustik

stellt die therapeutische Verwendung der durch den galvanischen Strom in einem metallischen Leiter (Platindraht) erzeugten Glühhitze dar. Eine Batterie,

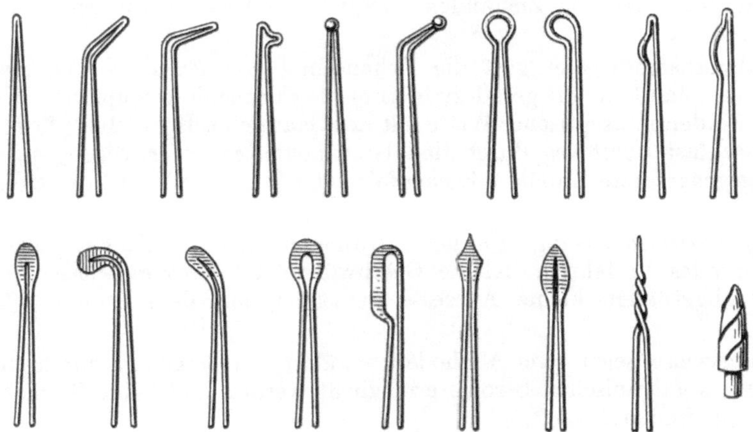

Abb. 7. Sterilisierbare Kauter und Ligaturröhren.

ein erdschlußfreier Anschlußapparat, allenfalls ein Akkumulator, jeder Apparat mit Rheostat versehen, liefern den Strom für den auf einem mit Einschaltvorrichtung versehenen Handgriff montierten Brenner (Abb. 7). Dieser als Spitz-, Flach- und Schneidebrenner in verschiedenen Größen hergestellt, setzt sich aus den Brennschenkeln und dem Brennteil zusammen, letzterer besteht aus Platiniridium oder aus einem von dem Glühdraht umwundenen Porzellankörper. Statt der Brenner können an dem „Universalhandgriff“ auch in Ligaturröhren geführte Schlingen angebracht werden. Die großen Brenner haben einen Stromverbrauch von 15—35 Ampère, die kleinen von 8—10 Ampère, weshalb an den Pantostaten usw. zwei Anschlußmöglichkeiten vorgesehen sind.

Die Indikationen für die Galvanokaustik sind überall da gegeben, wo das Ferrum candens, der PAQUELINsche Brenner, der Mikrobrenner zur Anwendung gelangten. Das Ferrum candens zeigt allerdings insofern einen wesentlichen Unterschied vom Galvanokauter, als es eine reiche Wärmestrahlenemission darbietet, es ist in der modernen Therapie entbehrlich geworden, da man einen besseren Ersatz der kaustischen Wirkung durch den Galvanokauter gewonnen hat und um die Wärmestrahlenausbeute nicht verlegen ist. Der schärfste Konkurrent des Galvanokauter ist der Kaltkauter (s. d.), der eine ungleich feinere, räumlichere Begrenzung der Wirkung gestattet, eine bessere Schnittwirkung ermöglicht, endlich auch in wasserreichem Gewebe ohne Intensitätsabnahme arbeitet. Da er aber eine besondere, größere Apparatur erfordert, so ist die Galvanokaustik noch die herrschende Methode in der Kaustiktherapie. Sie ermöglicht eine ungleich feinere Abstufung der Intensität und Begrenzung der Wirkung, als dies bei den älteren Methoden üblich war.

Ihre Anwendung dient einmal der Abtragung und Zerstörung kleinerer Hautgeschwülste. *Warzen*, *Fibroma pendulum*, *Feigwarzen*, kleinere *Angiome*, oberflächliche Verschorfung von *Epitheliomen* kommen hier in Betracht.

Lupus, *Hauttuberkulose* werden bei isoliertem Auftreten zur Anwendung der Kaustik Veranlassung geben können, im allgemeinen sind aber hier kontaktlos arbeitende Energien vorzuziehen.

Das Bestreichen des *Lupus erythematodes* mit mäßig anschorfender Glühhitze (LASSAR) führt oft zu einer willkommenen Umstimmung des Gewebes.

Die Behandlung isolierter Efflorescenzen des *Lichen ruber planus* ist ebenfalls oft von Erfolg begleitet, ebenso die Behandlung der *Acne* und *Rosacea*. Nur sind bei letzteren Zuständen möglichst schwache Intensitäten anzuwenden.

Ein dankbares Gebiet gibt die Behandlung von *Furunkeln* im Anfangsstadium ab. Man kann oft geradezu hiermit die Furunculose coupieren. Kleinere *Abscesse* werden in aseptischer Weise mit dem Kauter eröffnet. Ich pflege *Bubooperationen* fast durchweg durch den Galvanokauter zu erledigen, indem ich zwei entgegengesetzte Kanäle mit nachfolgender Tamponade in Lokalanästhesie anlege.

Für *paraurethrale* Gänge ist die Galvanokaustik ein einfaches, sicher zum Ziele führendes Verfahren. Kleine Geschwülste der Urethra werden mit der Schlinge abgetragen, kleine Abscesse derselben, mit dem Kauter schonend eröffnet.

Anhangsweise seien zwei Methoden erwähnt, die *technisch* durch die Verwendung des galvanischen Stroms ermöglicht werden und beim Dermatologen Verwendung finden:

1. Die Saugbehandlung mit *Luftpumpen*, deren Kolbenstangen vom Motor des Pantostaten usw. bewegt werden. Am gebräuchlichsten ist die Luftpumpe nach ZABLUDOWSKI, die mit entsprechenden Saugglocken der Saugbehandlung bei Furunculose und in der Kosmetik dient, ferner der Saugbehandlung bei Impotenz.

2. Die Behandlung mit dem *Vibrator (Vibrationsmassage)*. Sie ist technisch durch Kuppelung der Achse des Pantostatenmotors mit einer biegsamen Welle ermöglicht, an wlche die verschiedenen Ansätze für allgemeine Hautmassage, Massage in der Kosmetik, Prostatamassage angeschlossen werden.

Der Wechselstrom.

Der Verlauf des Wechselstroms kann graphisch durch eine Kurve dargestellt werden, welche bald über, bald unterhalb der die Zeit darstellenden Abscisse verläuft, wobei eben die bald positiven, bald negativen Werte der Kurve die wechselnde Bewegungsrichtung zur Anschauung bringen. Den positiven Abschnitt: den Wellenberg und den nachfolgenden negativen Abschnitt: das Wellental bezeichnen wir zusammen als eine *Welle* oder *Schwingung.* Wir nennen die Zeit, welche eine Welle oder eine Schwingung bis zu ihrem Ablauf braucht, *Schwingungsdauer* oder *Periode,* die Zahl der Schwingungen, welche ein Wechselstrom in einer Sekunde vollzieht, *Schwingungszahl* oder *Frequenz.* Die Frequenz ist außerordentlich verschieden, sie beträgt bei den Wechselströmen für Beleuchtungs- und technische Zwecke etwa 50 pro Sekunde. Wir benutzen für die Therapie Wechselströme, die einmal diese niedrige Frequenz, sodann solche, die eine Schwingungszahl von 1 Million und mehr pro Stunde aufweisen. Im Gegensatz zu den ersteren, den Wechselströmen niederer Frequenz, werden die letzteren Hochfrequenzströme genannt, wobei wir die Hochfrequenzströme mit hoher Spannung und niederer Stromstärke *(Arsonvalströme)* von solchen mit niederer Spannung aber großer Stromstärke *(Diathermieströme)* aus therapeutischen Gründen streng zu unterscheiden haben.

I. Die Wechselströme niederer Frequenz

wurden zuerst von FARADAY zur Darstellung gebracht. Er fand, daß in einem geschlossenen Leiter immer dann ein Strom entsteht, wenn ein in der Nähe befindlicher Stromkreis geöffnet oder geschlossen wird. Es wird durch einen primären, „induzierenden“ Strom durch Öffnung bzw. Schließung desselben ein gleichgerichteter bzw. entgegengesetzt gerichteter sekundärer „induzierter“, also ein Wechselstrom erzeugt, wenn man dieses Öffnen und Schließen kurz hintereinander vornimmt. Das gleiche Phänomen zeigt sich bei Verstärkung und Abschwächung, bei Annäherung und Entfernung des primären Stromes oder eines natürlichen bzw. Elektromagneten.

1. Die Apparate zur Erzeugung eines Wechselstroms niederer Frequenz

sind einmal durch den *Schlitteninduktionsapparat,* sodann durch *Anschlußapparate* gegeben.

Das *Schlitteninduktorium von* DUBOIS REYMOND beruht auf dem Prinzip, daß ein konstanter Gleichstrom durch eine Drahtspule geschickt und auf diesem Weg durch einen WAGNER-NEEFschen Hammerunterbrecher schnell hintereinander geschlossen und unterbrochen wird. Hierdurch wird in einer zweiten, der ersten übergeschobenen Sekundärspule ein Wechselstrom erzeugt, welcher an zwei Klemmschrauben zu therapeutischen Zwecken abgenommen wird. Der primäre Strom kann von einer Batterie oder durch Anschluß an das Netz geliefert werden. In letzterem Fall ist ein Widerstand oder eine Glühbirne zur Spannungsminderung eingeschaltet. In die Höhlung der Primärspule ist ein Eisenstabbündel eingeschoben, welches durch den Primärstrom magnetisch wird und daher deren induzierende Wirkung erhöht. Die Regulierung des primären Stromes erfolgt dadurch, daß man den Eisenkern mehr oder weniger tief in die Spule hineinsteckt oder eine zwischen Spule und Eisenkern eingeschobene Metallhülse (Dämpfer) hinauszieht oder mittels Kontakte und Kurbel nur einen größeren oder kleineren Teil der primären Spule einschaltet. Die Regulierung des sekundären Stromes geschieht durch Verschieben des Eisenkerns und der auf den Schlitten angeordneten sekundären Spule. Je näher dieselbe der primären, desto stärker der Induktionsstrom.

Der Stromschließung im primären Kreise entspricht ein flach verlaufender Schließungsinduktionsstoß im sekundären, der Stromöffnung ein jäh aufsteigender Öffnungsinduktionsstoß.

Zur Therapie benutzt wird der sekundäre faradische Strom, seltener auch der primär induzierende Strom. Jedoch wird im letzteren Fall nicht etwa der unterbrochene Gleichstrom benutzt, sondern die Extraströme, welche durch die Selbstinduktion bei Schließung und Unterbrechung in der Primärspule entstehen. Diese Ströme können durch besondere Klemmen entnommen werden.

Eine unmittelbare Messung des faradischen Stromes ist bisher nicht möglich.

Die *Anschlußapparate* an Wechselstromzentralen liefern einen sogenannten *Sinusstrom,* dessen positive Halbwelle mit der negativen vollkommen symmetrisch ist. Er wird in der Zentrale durch Dynamomaschinen erzeugt. Eine Behandlung mit diesem Wechselstrom ist unter dem Namen *sinusoidale Faradisation* bekannt. Während der faradische Strom eine unterbrochene, asymmetrische Kurve aufweist, zeigt der Sinusstrom eine kontinuierliche symmetrische. Da der Wechselstrom der Zentralen gewöhnlich 110—220 Volt beträgt, so bedarf es eines Spannungstransformators, um diese Spannung für die Zwecke der Therapie auf 50—60 Volt herabzusetzen. Dies wird mittels Induktion erreicht, indem der Wechselstrom des Netzes in eine Primärspule mit einer großen Zahl von Wicklungen dünnen Drahtes übergeleitet wird, über welche eine Sekundärspule von wenigen Windungen dicken Drahtes geschoben ist. Es findet hier also die umgekehrte Anordnung der Wicklung und der umgekehrte Effekt gegenüber dem Schlitteninduktorium statt. Die Regulierung erfolgt durch Verschieben der Sekundärrolle.

Die Anschlußapparate an Gleichstromzentralen sind gewöhnlich in der Weise montiert, daß sie für die Zwecke der Faradisation ein Schlitteninduktorium enthalten, welches ja mit Gleichstrom betrieben wird.

Will man aber mit Sinusstrom behandeln, so muß ein Gleichstrom-Wechselstromumformer, wie schon auseinandergesetzt, verwandt werden.

Die Regulation der Stromstärke wird bei Gleichstrom durch Spannungsregler oder Spannungswähler bewirkt.

In Ermanglung geeigneter Meßinstrumente sind wir beim faradischen wie beim Sinusstrom in erster Linie auf das Stromempfinden der Patienten angewiesen. Bei Vorhandensein eines Gleichstroms und eines Wechselstroms kann man eine Kombination der galvanischen Behandlung mit der faradischen vornehmen, man spricht dann von *Galvano-Faradisation.* Praktisch gestaltet sich die Methode so, daß man einen Pol der Gleichstromquelle mit einem Pol der Wechselstromquelle verbindet und die freien Pole mittels Elektroden an den Körper bringt. Es kommt durch eine derartige Kombination eine höhere Reizwirkung zustande, als dem Gleichstrom oder dem faradischen Strom an sich zukäme.

Die *Elektroden* sind im allgemeinen die gleichen wie bei Gleichstrom. Mit Rücksicht auf den besonderen Reizaffekt des faradischen Stroms wählt man öfters die Elektrode in Form des Pinsels oder einer Bürste.

2. Physiologische Grundlagen und Wirkungen des faradischen und sinusförmigen Stroms.

Im Gegensatz zum Gleichstrom arbeiten wir bei Wechselstrom niederer Frequenz mit stetem Richtungswechsel, wodurch sich eine Folge von Reizen ergibt. Jede Halbwelle erzeugt einen Reiz.

Diese Reizwirkung trifft einmal die *motorischen Nerven und Muskeln*, mithin auch die motorischen Nerven, die Muskeln der Haut. Folgen die Reize so schnell aufeinander, daß der nachfolgende Reiz eintrifft, bevor die durch den vorhergehenden Reiz ausgelöste Kontraktion des Muskels erledigt ist, so entsteht Erhöhung der Reizwirkung: es kommt zu einem Flattern des Muskels. Dieser unvollkommene Tetanus kann bei noch schneller hintereinander folgenden Reizen (etwa 30 Unterbrechungen in der Sekunde) zu einem vollkommenen werden, bis schließlich bei erhöhter Frequenz (Hochfrequenz) der Tetanus immer schwächer wird und erlischt. Denn die Reizwirkung ist umgekehrt proportional dem Quadrat der Frequenz. Wir werden auf dieses Gesetz noch bei den Hochfrequenzströmen eingehender zurückkommen müssen.

Die Einwirkung des faradischen und sinusförmigen Stroms auf die *sensiblen Nerven* ist in den gebräuchlichen Dosen eine erregende, wobei der erstere, dessen Spannungskurve aus steilen Zacken besteht, ceteris paribus ungleich stärker empfunden wird, als der aus gleichmäßig an- und abschwellenden Wellenlinien bestehende Sinusstrom. Bei hoher Frequenz sinkt die Reizwirkung, um bei höchstem Wechsel endlich ganz auszubleiben. Diese Folgen kommen aber nur für die Hochfrequenzströme in Betracht. Die *vasomotorischen Nerven* werden unter Einwirkung des faradischen und Sinusstroms zur Gefäßerweiterung angeregt, aber nicht in dem Maße wie durch den galvanischen Strom.

Nach KREIBICHs Untersuchungen erzeugt der faradische Metallpinsel auf der Normalhaut zunächst eine Blässe, hierauf wird die Umgebung und sie selbst hyperämisch und quaddelartig verändert, bis die Rückkehr in den Normalzustand erfolgt. Bei wiederholter Faradisation bleibt schließlich ein leicht erhabener, gelblichroter Fleck von deutlich entzündlichem Charakter zurück.

Bei Verwendung eines Flüssigkeitstropfens oder eines Haarpinsels zeigt sich nach dem Faradisieren ein runder roter Fleck, der zentral etwas abblaßt, bläulichweiß und eingesunken erscheint und von entzündlicher Röte gefolgt ist.

Histologisch findet sich ein lymphocytäres Infiltrat besonders längs der horizontalen Äste des subpapillaren Gefäßnetzes, eine geringe Zellvermehrung im Stratum papillare und subpapillare, vielleicht auch eine leichte Proliferation der Bindegewebszellen. Im Epithel eine parakeratotische Schuppe aus intensiv gefärbten und geschrumpften Kernen, geronnenem Protoplasma und vermehrtem Keratohyalin; im Reteepithel: Riesenzellen. KREIBICH faßt diese Veränderungen als angioneurotische Entzündung auf.

In bezug auf den *Blutkreislauf* und den *Stoffwechsel* haben sich keine Unterschiede gegenüber dem galvanischen Strom ergeben.

Wenn wir die Wirkungen des faradischen Stroms und Sinusstroms auf *die Haut* zusammenfassen, so fällt zunächst die lebhafte Erregung der sensiblen Nerven auf, welche als Nadelstiche und Schmerz empfunden wird, dann zeigt sich die Erregung der Vasomotoren als Hyperämie und endlich die Erregung motorischer Hautnerven, die als „Gänsehaut" in Erscheinung tritt. Im Bezirke der cutanen Faradisation erscheint nach Aufhören der Behandlung die Tastempfindung verfeinert und die Schmerzempfindung herabgesetzt. Außerhalb des Anwendungsbezirkes werden auf reflektorischem Wege die Zirkulationsverhältnisse entfernterer Organe wirksam beeinflußt, durch Faradisation der Bauchhaut kann Hirnanämie erzeugt werden, die sich nach v. BASCH bis zur Synkope steigern kann. Ferner lassen sich auf reflektorischem Wege vasomotorische, sekretorische, motorische Nerven erregen, drüsige und mit glatten Muskeln versehene Organe zur Funktion anregen. Durch die Hyperämisierung der Haut können tiefer gelegene Organe entlastet werden.

3. Die Therapie mittels des faradischen Stroms und Sinusstroms.

Die lokalen Heilwirkungen dieser Ströme lassen sich in *erregende*, *modifizierende* und *katalytische* einteilen.

Die *erregende* Wirkung erzeugt durch Reizung der sensiblen Nerven auf der Haut ein prickelndes Gefühl. Dieses kommt sowohl bei der lokalen Anwendung des faradischen Pinsels wie bei den Allgemeinbehandlungen im Vierzellenbad und im elektrischen Vollbad zum Vorschein. Die motorischen Nerven und Muskeln werden bei kleineren Dosen tonisiert. Bei größeren Dosen kommt eine Kontraktion, endlich ein Tetanus der Muskeln zustande. Zur Entfaltung des Hautreizes verwendet man einmal beide Elektroden als getrennte Pinsel oder nimmt eine kombinierte Pinselelektrode, die beide Pole gegeneinander isoliert enthält. Endlich kann man die eine Elektrode indifferent als Anode des sekundären Öffnungsstromes mittels breiter Schwammkappenelektrode dem Rücken, dem Sternum aufsetzen und mit der differenten Elektrode in Form eines Pinsels, einer Bürste, einer Rolle die Haut bestreichen oder mit derselben als großer, feuchter, plattenförmiger Elektrode stabil einwirken.

Es ist ohne weiteres einzusehen, daß bei Verwendung des Pinsels oder der Rolle die Stromdichte in der Haut sehr groß wird und daher der Reizeffekt entsprechend erhöht wird. Letzterer ist naturgemäß bei der *stabilen Faradisation* kleiner als bei der *labilen*, bei welcher durch Bestreichen der Haut, durch Aufsetzen und Abheben der Elektrode (faradische Geißelung) eine fortdauernde Veränderung der Stromstärke herbeigeführt wird. Besonders stark wird diese Reizwirkung, wenn man die Pinsel- oder Bürstenelektrode einige Millimeter von der Hautoberfläche entfernt hält, so daß ein Funkenregen auf dieselbe übergeht.

Die *modifizierenden* Wirkungen sind Folgezustände der erregenden. Durch die cutane Faradisation können Erhöhung der Tastempfindung und Herabsetzung der cutanen Schmerzempfindung herbeigeführt werden. Es würden demnach sowohl Anästhesien der Haut bekämpft werden können wie andererseits schmerzstillende antineuralgische Effekte hervorgerufen werden können. Unter „*katalytischen Wirkungen*" hat R. Remak die Summe der vasomotorischen, d. h. sowohl die gefäßerweiternden wie auch die gefäßverengernden Wirkungen, die chemischen, elektrolytischen, die kataphorischen und trophischen Effekte zusammengefaßt. Auf die vasomotorischen Wirkungen ist bereits oben hingewiesen worden, elektrolytische und kataphorische Wirkungen wurden wohl nur den Primärstrom zugeschrieben werden können, dagegen ist die Erregung der trophischen Nerven und die hierdurch bedingte Änderung der Ernährung und des Stoffumsatzes in der Zelle zweifellos dem faradischen Strom in ausgesprochener Weise eigen.

Die *allgemeinen* Heilwirkungen werden einmal als „primäre stimulierende" (Erquickung, Schlafbeförderung, Linderung von Schmerzen, Regelung des Pulses, Beeinflussung der Herzarbeit, der Blutverteilung, des Blutdruckes auf reflektorischem Wege) angegeben; ferner als „tertiäre permanente tonische" Wirkungen (Besserung des Schlafs, Vermehrung des Appetits, Besserung der Verdauung, Behebung von Nervosität und psychischer Depression, Hebung des sexuellen Vermögens). Die unliebsamen „sekundären oder reaktiven Wirkungen" (Schmerzempfindungen, allgemeine Abspannung usw.) sind bei genügender Vorsicht zu vermeiden. Die Methode ist entweder in der Anwendung *großer Elektroden* gegeben oder in der Verabreichung des *Vierzellenbades*, noch besser des *hydroelektrischen* Bades. Nach Eulenburg wird der Orts- und Raumsinn im faradischen Bade an der eingetauchten Hautstelle erhöht, an der nicht eingetauchten vermindert. Die faradocutane Sensibilität wird im faradischen Bad dauernd und bedeutend herabgesetzt.

Die Indikationen in der Dermatologie sind bis heute außerordentlich begrenzte.

Der faradische Strom ist bei der *Erythromelalgie*, der *lokalen Asphyxie* (Meissner), bei *Lichen ruber*, dem *Pruritus*, bei der *Sklerodermie* angewandt worden, eine wesentliche Rolle hat er jedoch in der Therapie auch dieser Zustände nicht eingenommen, offenbar, weil die Erfolge sehr wechselnde waren. Ehrmann hat ihn 1889 zur Behandlung der *Alopecia areata* empfohlen als hautrötendes Mittel. Ehrmann hat als differente Elektrode, welche der Kopfhaut aufgesetzt wird, eine aus Drahtnetz angefertigte Kappe angegeben, die mit feuchtem Modellierton ausgekleidet ist. Die andere Elektrode ruht im Nacken oder in der Hand. Die Stromdauer beträgt 5 Minuten.

Ungleich mehr Verwendung findet die Faradisation auf dem Gebiete *der Harn- und Geschlechtserkrankungen.*

Bei einer *Atonie bzw. Lähmung des Sphincter vesicae*, die von einem unwillkürlichen Harnabgang gefolgt ist, kann sowohl die äußere percutane wie die innere intraurethrale Faradisation von größtem Nutzen sein. Die erstere besteht darin, daß der Kranke sich auf eine 100 qcm große feuchte Elektrode setzt. Eine zweite 200 qcm große befindet sich oberhalb der Symphyse. Die intraurethrale Faradisation wird mittels einer sondenförmigen, an ihrem Ende mit Metallolive versehenen, sonst aus isolierendem Material gefertigten Elektrode ausgeführt, welche in den Sphincter eingeführt wird, die indifferente 300 qcm große Plattenelektrode liegt unter dem Rücken des Patienten. Man läßt den Strom bis zu 5 Minuten einwirken.

Bei der *Harnverhaltung* infolge Detrusorlähmung wird in analoger Weise eine äußere und eine intravesicale Faradisation durchgeführt. Bei ersterer liegen die Elektroden auf dem Kreuzbein und oberhalb der Symphyse, bei der intravesicalen Methode wird ein Nelatonkatheter, der im Innern einen Metalldraht führt, in die Blase eingeführt. Die Blase wird mit Borsäurelösung gefüllt und nun der Strom für 10—15 Minuten geschlossen. Die indifferente Elektrode wählt man in Form von zwei Plattenelektroden, von denen die eine auf dem Kreuzbein, die andere oberhalb der Symphyse liegt.

Bei der durch funktionelle Störungen des Zentralnervensystems hervorgerufenen *Impotentia coeundi* ist die Anwendung des faradischen Stromes sehr angebracht. Eine größere Elektrode kommt auf das Lendenmark zu liegen, mit einem Pinsel, mit der Bürste oder der Rolle werden die Unterbauchgegend, die Leistengegend, die Innenseite der Oberschenkel unter Anwendung gelinden Stroms 10 Minuten lang bestrichen.

II. Die Wechselströme von hoher Frequenz, hoher Spannung und niederer Stromstärke (Hochfrequenzströme).

1. Die Apparate zur Erzeugung von Hochfrequenzströmen.

Die ersten Hochfrequenzversuche machte der Ingenieur Nicola Tesla, nach ihm wurden die Ströme Teslaströme genannt. D'Arsonval führte dieselben 1892 in die Heilkunde ein (D'Arsonvalströme).

Die Quelle für den hochgespannten hochfrequenten Strom gibt in der Regel ein Induktor ab, wie wir ihn auch für ein Röntgeninstrumentarium benutzen, sei es, daß dieser Induktor mit Gleichstrom, sei es, daß derselbe mit Wechselstrom betrieben wird, wodurch der Unterbrecher entbehrlich ist. Der von dem Induktor gelieferte hochgespannte Wechselstrom ladet eienn Kondensator auf, dessen älteste Form die Leydener Flasche darstellt. Die meisten Hochfrequenzapparate besitzen 2—4 Leydener Flaschen, seltener werden anstatt dieser Plattenkondensatoren verwandt. Zwischen den Belegen der Kondensatoren entsteht durch die Aufladung eine starke Potentialdifferenz, die durch die Isolierung der Zwischenschicht des Glases aufrecht erhalten wird. Werden die Belege jederseits mit einem Draht verbunden und die freien Drahtenden einander genähert, so wird zwischen letzteren die Entladung des Kondensators in Gestalt eines überspringenden Funkens vor sich gehen. Man könnte annehmen, daß nun hierdurch die elektrische Druckdifferenz des Kondensators völlig zum Ausgleich gebracht sei, dies ist aber nicht der Fall: die Entladung, welche zunächst vom positiven Pol zum negativen Pol vor sich geht, ist eine derart heftige, daß sie nicht in dem Augenblick zum Stehen kommt, in welchem die Potentialdifferenz erloschen ist, sondern sie geht über dieses Ziel hinaus. Hierdurch wird die früher positive Belegung negativ, die früher negative positiv geladen: die Polarität ist vertauscht. Sofort tritt die Bewegung in umgekehrter Richtung ein, so daß wiederum Polaritätstausch die Folge ist und dieser wechselnde Ausgleich der Elektrizität findet nach Art einer Pendelbewegung so lange statt, bis schließlich die endgültige Entladung des Kondensators erreicht ist. Wir haben es demnach bei diesen Vorgängen mit Wechselströmen hoher Spannung und hoher Frequenz, also Schwingungen zu tun, die äußerlich unter dem Bilde des Funkens in Erscheinung treten. Schwingungen, deren Amplituden allmählich kleiner werden, um dann ganz zu verlöschen, nennen wir gedämpfte, solche, deren Amplituden gleich bleiben, ungedämpfte Schwingungen. In unserem Falle haben wir stark gedämpfte Schwingungen vor uns. Soll die Funkenstrecke zur Erzeugung hochfrequenter Schwingungen gut funktionieren, so ist es unbedingt nötig, daß der Übergang der Elektrizität in derselben mit einem gewissen Maß von „Beharrungsvermögen“ erfolgt. Dies Beharrungsvermögen, welches auf die Fortbewegung der Ionen in ähnlicher Weise wirkt wie die Trägheit auf die Fortbewegung der Masse, ist ja der Grund, weshalb die Bewegung der Elektrizität nicht zum Stillstand kommt, wenn der Ausgleich der Potentialdifferenz gegeben ist, sondern über dieses Ziel bis zur Umkehr der Polarität hinausschießt. Ohne diese stete Umkehr ist aber kein hochfrequenter Wechselstrom, sind keine hochfrequenten Schwingungen möglich. Man war daher bemüht, dieses Beharrungsvermögen zu verstärken, indem man hierfür die Selbstinduktion auf dem Leitungswege ausnutzte, welche eben das Beharrungsvermögen bedingt. Man gab dem Leitungswege teilweise die Form einer Spirale und bezeichnete Leiter dieser Form einfach als Selbstinduktion.

Die Kombination Kondensator, Funkenstrecke und Selbstinduktion wird unter dem Namen „*Erregerkreis*“ zusammengefaßt. Die Anordnung im Erregerkreis ist derart, daß die inneren Belege der Leydener Flaschen und die Funkenstrecke mit den sekundären Polen des Induktors, die äußeren Belege mit der Selbstinduktion verbunden sind.

Die Funkenstrecke der Leydener Flaschen besteht aus Kugeln, Spitzen oder Platten, die zunächst miteinander in Berührung sind, nach Einschaltung des Stroms voneinander entfernt werden, bis das charakteristische Geräusch der Funkenbildung entsteht. Die Spirale der Selbstinduktion ist aus dickem Kupferdraht gefertigt. Von dem Ende dieser

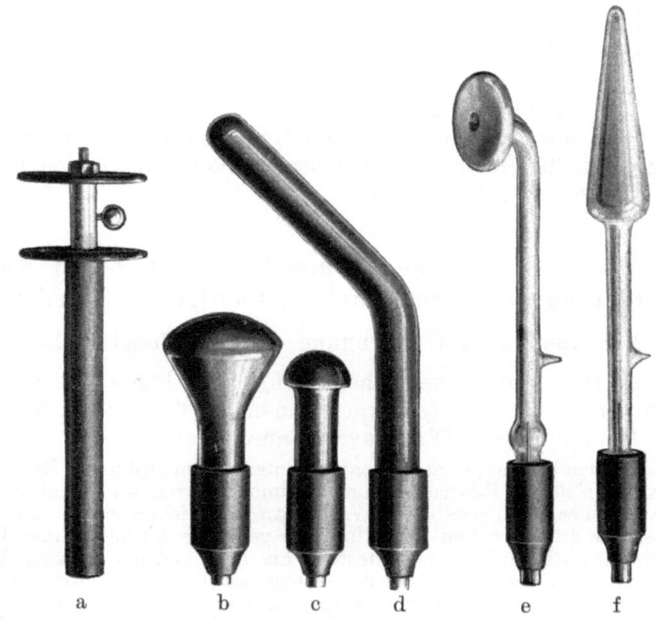

Abb. 8. Elektroden für Hochfrequenzapparate. (Fa. Siemens-Reiniger-Veifa.) a Elektrodenhalter, b Graphit- (Kondensator-) Elektrode für größere, c für kleinere Hautfläche, d in zylindrischer Form gebogen, e Vakuumelektrode für Haut, f für Hämorrhoiden.

Spirale und einen auf den Windungen schleifenden Gleitkontakt kann nun der Strom für die Patienten abgenommen werden, der mittels zwei Elektroden in diesen „*Therapiekreis*" eingeschaltet wird. Diese Form der unmittelbaren Durchleitung von Hochfrequenz-

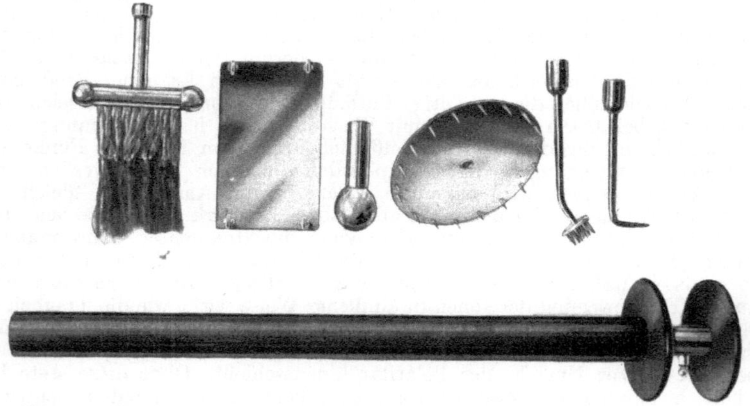

Abb. 9. Spitzen-, Kugel-, Linsenelektroden mit dazu passendem Handgriff.

strom durch den Patienten stellt nicht anderes dar, als eine primitive Form der Diathermie und ist durch die ungleich wirksameren Diathermieapparate überflüssig geworden.

Die *Allgemeinbehandlung* in Form des Kondensatorbettes und im großen Solenoid wird dadurch technisch erreicht, daß diese Apparate anstatt der kleinen Selbstinduktionsspule, die auch kleines Solenoid genannt wird, unmittelbar an die äußeren Belege des Kondensators anschließen. Die technische Leistung eines derartigen Instrumentariums besteht in Schwingungsströmen, die, wie schon hervorgehoben, stark gedämpft sind und deren Schwingungszüge von recht langen schwingungsfreien Intervallen gefolgt sind. Mit dem jeweiligen Funken, der etwa $^1/_{50\,000}$ Sekunde andauert, in welchem etwa 15 Schwingungen entstehen, ist der Hochfrequenzstrom zu Ende, und bis eine neue Aufladung des Kondensators erfolgen kann, muß erst die Abkühlung der Funkenstrecke abgewartet werden, mit anderen Worten eine größere Pause eintreten. Die für die Therapie notwendige Forderung kontinuierlicher Schwingungen von beliebiger Dauer und ungedämpfter Art, konnte durch diese Apparate nicht befriedigt werden und wurde erst mit der Erzeugung des Diathermiestromes angestrebt und zum Teil auch erfüllt.

Für *Zwecke lokaler Anwendung* war es nötig, die im Erregerkreis zustande kommenden Schwingungen auf höhere Spannung zu bringen. Dies geschieht durch Anfügung eines sogenannten Hochspannungskreises oder Resonanzkreises, wodurch eine Spannung von mehreren 100 000 Volt erzielt werden kann. Der Begriff der Resonanz ist, wie schon der Name sagt, aus der Akustik übernommen. Gleichwie durch Anschlagen einer Stimmgabel eine zweite, die dieselbe Schwingungszahl (Tonhöhe) hat, vermittels der Luftübertragung der Schwingungen zum Mitschwingen angeregt wird, so auch ein zweiter Schwingungskreis durch den ersten Erregerkreis, wenn beide Kreise aufeinander abgestimmt sind, d. h. dieselbe Eigenfrequenz der Schwingungen, mit anderen Worten dieselbe Resonanz haben. Die Eigenfrequenz bemißt sich nach dem Produkt aus Kapazität mal Selbstinduktion, welches also in beiden Kreisen gleich sein muß. Die Übertragung der Schwingungen kann nun einmal durch Induktion erfolgen: *induktive Koppelung der Kreise*; wir haben dann den *Hochspannungstransformator nach* Tesla vor uns. Er besteht aus einer äußeren Erregerspule aus dickem Kupferdraht, welche einen Gleitkontakt trägt, um die Zahl der in den Primärkreis eingeschalteten Windungen, also die Selbstinduktion dieses Kreises zu verändern. Innerhalb dieser Spule befindet sich eine zweite aus zahlreichen, dünnen Windungen, die zwei freie Pole hat. Durch Verstellen des Gleitkontaktes wird die Resonanz zwischen beiden Kreisen herbeigeführt und das Maximum der Spannung in der zweiten Spule erreicht: die Pole beginnen zu strahlen.

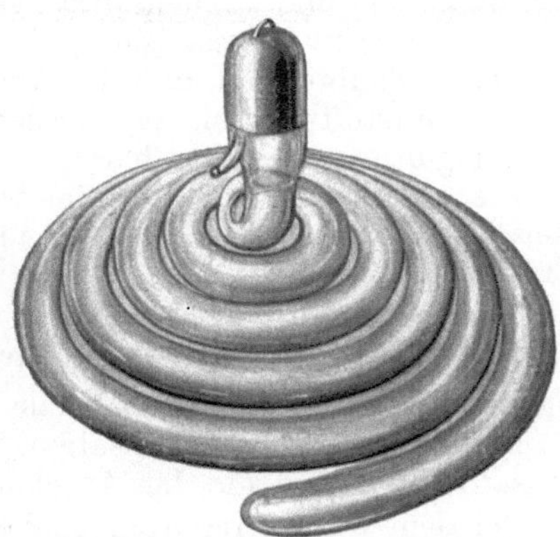

Abb. 10. Vakuumelektrode zur Behandlung der Alopecia areata. (Fa. Siemens-Reiniger-Veifa.)

Die *galvanische Koppelung* zeigt die Sekundärspule an die Primärspule (Erregerkreis) leitend angeschlossen, so daß eine unmittelbare Übertragung der Schwingungen stattfindet; wir haben diese Koppelung im Oudin*schen Resonator* vor uns. Dieser besteht aus einer einzigen Spule, die im unteren Teil (Erregerkreis) dicke, im oberen (Sekundärkreis) dünne Windungen aufweist mit einem freien Ende, also einpolig, endet. Auch hier wird die Resonanz durch einen Gleitkontakt herbeigeführt, der die Zahl der dicken Windungen des Erregerkreises verändert.

In neuerer Zeit werden vielfach kleinere Arsonvalapparate, die zur Erzeugung der Hochspannung einen kleinen Induktor mit Magnetunterbrecher besitzen, in den Handel gebracht (Invictus, Minimax usw.). Derartige Apparate reichen für leichtere Lokalbehandlung vollkommen aus.

Man kann den primären im Erregerkreis zustande kommenden Strom durch einen Gleitkontakt, der auf den Windungen des kleinen Solenoids angebracht ist, regulieren sowie ihn durch Hitzdrahtinstrument messen.

Die Elektroden (Abb. 8, 9, 10) sind entweder als Elektroden zur Bestrahlung *(Effluvienbehandlung)* oder als solche zur *Funkenbehandlung* in Gebrauch. Die Elektroden zur Effluvienbehandlung tragen am oberen Ende ihres isolierten Schaftes eine Reihe von Metallspitzen, aus denen die Elektrizität als Glimmlichtentladung ausströmt.

Die Elektroden zur Funkenbehandlung sind als einfache Metallpinselelektroden oder als sogenannte Kondensator- bzw. Vakuumelektroden ausgebildet. Die Kondensatorelektroden bestehen aus einem Hohlkörper aus Isoliermaterial (Glas, Hartgummi), der eine leitende Substanz (Graphit, Kohlepulver) allseitig umschließt. Diese innere Belegung ist mit der Strahlspule verbunden.

Die Vakuumelektroden sind luftverdünnte Röhren vielfachster Formgebung (Geisslersche Röhren).

Ebenfalls eine Hochfrequenzbehandlung stellt die *Anionenbehandlung nach* Steffens dar, bei welcher der negative Pol des Röntgeninduktors mit einer Glimmlichtröhre verbunden ist, die mittels Vakuumelektrode ihre Entladungen auf die Haut abgibt. Der positive Pol des Induktors ist geerdet. Der Patient wird isoliert.

2. Physiologische Grundlagen und Wirkungen des Arsonvalstromes.

Bei der Allgemeinwirkung des Arsonvalstromes haben wir uns vorzustellen, daß im Innern des Organismus durch die „Autokonduktion" Wirbelströme entstehen, welche in Wärme transformiert werden und auch an sich eigenartige Reizwirkungen auf das Protoplasma ausüben können.

MOUTIER fand, daß man bei Behandlung im großen Solenoid bei Personen mit erhöhtem Blutdruck eine Herabsetzung des letzteren bewirken könne. Diese Beobachtungen MOUTIERs sind teils bestätigt, teils geleugnet worden. Auch BERGONIÉ, BROCA und FERRIÉ, die eine Nachprüfung im großen Stil unternahmen, konnten eine Herabsetzung des Blutdruckes nur ausnahmsweise erzielen, und so ist diese Frage zur Zeit noch unentschieden. Sie hat auch an Aktualität verloren, da man heute in diathermischen Strome ein weit intensiveres Mittel in der Hand hat. Eine Vermehrung der Wärmeabgabe ist von ARSONVAL am Menschen bei Behandlung im Solenoid gefunden worden. BORDIER und LECOMTE konnten das im Tierversuch am Kaninchen bestätigen. Auch die Sauerstoffaufnahme und Kohlensäureabgabe mithin der respiratorische Stoffwechsel, ist nach ARSONVAL gesteigert.

Somit glaubte man, daß der Arsonvalisation eine bedeutende Beeinflussung des Gesamtstoffwechsels zugeschrieben werden müsse, eine Meinung, die noch des endgültigen Beweises harrt.

Die Lokalbehandlung hat im wesentlichen eine mehr oder minder starke Reizwirkung zur Folge, die sich unter Umständen auch in einem deutlichen Erythem äußert.

3. Die therapeutische Anwendung des Arsonvalstromes (Hochfrequenztherapie).

ist eine allgemeine und eine lokale.

Die *allgemeine* Arsonvalisation besteht in zwei Methoden: die des Kondensatorbettes und die der Autokonduktion.

Bei dem durch APOSTOLI eingeführten Kondensatorbett liegt der Patient auf einer dünnen Matratze, auf deren Unterseite eine Hartgummiplatte sich befindet. Letztere trägt an ihrer Unterfläche eine Platte aus Zink oder Aluminiumblech, die mit dem einen Pol des primären Hochfrequenzkreises verbunden ist. Der andere Pol desselben läuft in eine stabförmige Elektrode aus, die der Patient mit den Händen hält. Diese Anordnung bildet einen Kondensator, dessen einer Belag durch die Zinkplatte, dessen anderer durch den menschlichen Körper gegeben ist, die Isolierschicht ist die Hartgummiplatte. Der Strom tritt bei dieser Anordnung durch den engen Querschnitt der Handgelenke ein, wodurch er hier zu einer unerwünschten Wärmewirkung führt, ehe noch eine deutliche Allgemeinwirkung erreicht wird. Man wird daher besser den Strom durch eine große, auf Brust oder Leib aufgelegte Metallplatte einfließen lassen. SCHITTENHELM hat unter der Gummiplatte vier große Blechplatten angeordnet, die in mannigfacher Schaltung und Kombination benutzt werden können und so das Kondensatorbett im Sinne einer besseren Verteilungsmöglichkeit des Stroms verbessert. Die verwendete Stromstärke beträgt einige 100 MA, die Anwendungsdauer 15—20 Minuten.

Die Behandlung im Solenoid, im Käfig, von ARSONVAL eingeführt, wird als Autokonduktion bezeichnet. Hier nimmt der Patient in einer großen Drahtspirale Platz, die ebenfalls in den primären Hochfrequenzkreis eingeschaltet wird; er wird also vom Strom umflossen und es entstehen in ihm wie in einem ins Innere der Spirale gebrachten Kupferstück Induktionsströme, auch FOUCAULTsche oder Wirbelströme genannt. Diese haben eine Erwärmung des Körpers zur Folge. Die verwendete Stromstärke beträgt 1—2 A. Die Dauer der Behandlung 10—15 Minuten. Da die Erwärmung viel intensiver mit den direkt in den Körper geleiteten Diathermieströmen bewirkt werden kann, so hat die Allgemeinarsonvalisation an Bedeutung außerordentlich eingebüßt.

Ihre Verwendung in der Dermatologie würde bei Neurodermatosen in Betracht kommen. Sie ist als Sedativum bei der Urticaria, Pruritus (OUDIN, BARTHÉLEMY, L. FREUND, H. KAHANE, F. WINKLER) versucht worden.

Die *lokale* Arsonvalisation geschieht einmal in Form der *Effluvienbehandlung*. Man schließt an den Knopf der Resonatorspule einpolig eine *Spitzenelektrode* an, stellt durch Verschieben des Gleitkontaktes an der Primärspule auf Resonanz zwischen Primärkreis und Strahlspule ein, was kräftige Büschelentladungen an der Elektrode hervorbringt. Diese wird nun dem Körper soweit genähert, daß kräftige Büschelentladung, nicht aber Funkenübergang stattfindet.

Die zweite Form der lokalen Arsonvalisation ist die der *Funkenbehandlung*. Hier wird entweder unipolar eine *Pinselelektrode* oder eine Kondensator- bzw. Vakuumelektrode verwendet.

Bei der Pinselelektrode treten kräftige Funken auf, die recht schmerzhaft sein können und Hauterythem hervorrufen.

Milder wirken die Funken aus Kondensatorelektroden, welche aus einem Hohlkörper aus Isoliermaterial (Glas, Hartgummi) bestehen; im Inneren desselben befindet sich eine leitende Substanz (Graphit, Kohle, Kupfer), diese innere Belegung wird mit der Drahtspule verbunden. Am mildesten wirkt die Funkenbildung aus Vakuumelektroden. Dieses sind luftverdünnte Röhren mannigfacher Formgebung, welche sich den zu behandelnden Körperhöhlen und -flächen anpassen, die eingeschlossene Luft ist für die hochgespannten Ströme gut leitend.

Für die Lokalbehandlung mit leichten Effluvien genügt ein kleiner Hochfrequenzhandapparat.

Während die Behandlung mit Effluvien mehr stabil ausgeführt wird, führt man die Funkenbehandlung in Form von Streichbewegungen über die Haut aus. Setzt man die Kondensatorelektrode unmittelbar auf die Haut auf, so erlischt die Funkenbildung und an der Ansatzstelle entsteht Wärmegefühl. Der Körper bildet sodann die zweite Kondensatorbelegung, man kann aus ihm Funken ziehen. Die Dauer der Sitzung schwankt von wenigen bis zu 10 Minuten.

Lokal ist die Arsonvalisation einmal als Beruhigungs- und schmerzlinderndes Mittel bei Neuralgien, als Reizmittel bei der Alopecia areata, als juckinderndes Mittel beim lokalen Pruritus, als gefäßkontrahierend bei Acne und Rosacea in Form der labilen Anwendung versucht worden, ohne daß die Methode sich einer größeren Beliebtheit zu erfreuen hätte. WICHMANN hat bei quälenden, juckenden Ekzemen der Analgegend recht ermunternde Erfolge gesehen. Vor der üblichen Röntgenbehandlung hat sie den Vorteil vollkommener Gefahrlosigkeit. Eine trophische Wirkung auf das Hautgewebe glauben OUDIN, WINKLER, KAHANE, FREUND beobachtet zu haben.

BROCQ und BISSÉRIÉ haben Hochfrequenzströme bei Lupus erythematodes zum Teil mit Erfolg angewandt, bei Hämorrhoiden wird das stabile Aufsetzen der Kondensatorelektrode empfohlen (KOWARSCHIK).

Die Funkenbehandlung ist von BORDIER zur Zerstörung von Warzen, Papillomen, Angiomen als sehr geeignet befunden worden.

Einen besonderen Ausbau hat die Methode der Funkenbehandlung zu zerstörendem Zwecke für Neubildungen, besonders den Krebs, durch KEATING HART erfahren. Das Wesentliche dieses *Fulguration* genannten Verfahrens liegt in der Anwendung von Blitzfunken, welche aus einer Entfernung von

2—4 cm 5—20 Minuten lang auf eine Hautstelle des auf einem Metalltische liegenden geerdeten Patienten einwirken. Durch einen ausgebohrten Kanal, welcher die Elektrode der Länge nach durchsetzt, wird flüssige Kohlensäure oder Luft bis zur Haut geleitet. Diese Kühlung dient zum Schutz der Hartgummielektrode, sie setzt die an der Haut entstehende Hitzewirkung wesentlich herab. Man hat neben der Hitzewirkung eine elektrochemische, eine molekulare Zertrümmerung der Zelle herbeiführende Wirkung angenommen.

Zuzugeben ist, daß für Warzen, Papillome, Naevi, oberflächlichen Hautkrebs die Fulguration gute Dienste leistet, indem sie hier weit schonender wie die Ätzbehandlung wirkt, in Anbetracht anderer weniger umständlicher Methoden (Elektrolyse, Galvanokaustik) erscheint sie entbehrlich. Und die Hoffnungen, die man auf die Fulgurationsbehandlung des tiefgreifenden Hautkrebses setzte, haben sich nicht erfüllt. Somit ist das Verfahren heute verlassen.

Suchier und Strebel hatten mit schwächer wirkenden Funkenbehandlungen dasselbe angestrebt, insbesondere Geschwulstbildungen der Haut, Lupus und Cancroide behandelt, auch ihre Methoden sind längst zugunsten intensiver wirkender Verfahren aufgegeben.

III. Die Wechselströme hoher Frequenz, hoher Stromstärke, geringer Spannung (Diathermieströme).

Auch die *Diathermieströme* sind gedämpfte Hochfrequenzströme. Aber diese Dämpfung ist nicht eine so starke wie beim Arsonvalstrom, wodurch erreicht ist, daß die langen, zwischen den einzelnen Schwingungsgruppen der letzteren vorhandenen Pausen in Fortfall kommen und wir einen mehr kontinuierlichen Strom vor uns haben. Mit dem Arsonvalstrom lassen sich bestenfalls 100 Funken pro Sekunde mit etwa 20 rasch abklingenden Oscillationen pro Funke erzielen. Wir hätten dann in der Sekunde 2000 Oscillationen. Da ein Funke = 20 Schwingungen in etwa $^1/_{50000}$ Sekunde abläuft, so wäre die Dauer der einzelnen Schwingung mit $^1/_{1000\,000}$ Sekunde gegeben und die Schwingungszahl pro Sekunde mit 1 Million, wenn eben keine Pausen eintreten würden und der Strom ununterbrochen wirksam wäre.

Mit dem Diathermiestrom erreichen wir dank Verkürzung dieser Pausen 1000—2000 Funken in der Sekunde mit entsprechend ebensoviel stark gedämpften Schwingungsgruppen.

Da eine derartige hohe Schwingungsfrequenz in der Sekunde weder von den motorischen noch sensiblen Nerven im Gegensatz zu der Reizwirkung des Arsonvalstromes perizipiert wird, so kann man mit ungleich größeren Stromstärken arbeiten; im Vergleich zu mehreren 100 Milliampère der Arsonvalisation werden hier bis zu 6 Ampère und mehr angewandt.

Endlich ist ein wesentlicher Unterschied durch die verwendete Spannung gegeben. Während bei der allgemeinen Arsonvalisation diese Spannung einige 1000 Volt betragen kann, die lokale Arsonvalisation sogar einige 100000 Volt beansprucht, verwenden wir bei der Diathermie wenige 100 Volt.

Der Name *Diathermie* stammt von F. Nagelschmidt, welcher die Wärmewirkungen der Hochfrequenzströme 1907 auf der Naturforscherversammlung in Dresden am lebenden Menschen demonstrierte.

Nachdem schon Tesla und Arsonval Wärmewirkungen der Hochfrequenzströme aufgefallen waren, die von A. Cornu und J. Marey bestätigt wurden, wies auch v. Zeynek im Nernstschen Laboratorium dieselbe 1898 nach und sprach wohl als erster die Ansicht aus, daß es möglich sei, mit diesem Mittel eine gleichmäßige Durchwärmung des Körpers zu erzielen. Arsonval hatte die Wärmewirkung nur als lästige Nebenerscheinung gekennzeichnet. 1905 erprobte

ZEYNEK auf der Klinik WÖLFLER die Methode bei einem durch Gonorrhöe versteiften Handgelenke. BERND, v. ZEYNEK und PREISS haben dann mit einem vervollkommneten Apparat klinisch gearbeitet und 1908 ihre ausführlichen Berichte veröffentlicht. Sie nannten ihre Methode *Thermopenetration*, DELHERM und LACQUERRIÈRE wählten die Bezeichnung *Endothermie*.

1. Die Apparate zur Erzeugung des Diathermiestroms.

Zur Erzeugung des Diathermiestroms ist ein hochgespannter Wechselstrom erforderlich. Der Netzstrom, welcher eine Spannung von höchstens 220 Volt hat, muß auf eine solche von 1500—2000 Volt gebracht werden. Hierzu dient ein Wechselstromtransformator. Führt die zur Verfügung stehende Leitung nicht Wechselstrom, sondern Gleichstrom, so ist ein Gleichstrom-Wechselstromtransformator nötig. Auch der Diathermiestrom bedarf des *primären oder Erregerkreises*, welcher aus Kondensator, Selbstinduktion und Funkenstrecke besteht. Der in der Sekundärspule des Transformators erzeugte hochgespannte Wechselstrom ladet die Kondensatoren des Primärkreises. An Stelle der Leydener Flaschen des Arsonvalapparates finden hier Plattenkondensatoren Verwendung. Hat die Ladung der Belege eine gewisse Spannung, so durchbricht ein Funke die parallel geschaltete Funkenstrecke: es entstehen in dem Kreise, der mit einer Selbstinduktionsspule versehen ist, die elektrischen Schwingungen. In dem Bau der Funkenstrecke liegt nun der wesentliche Unterschied gegenüber dem Arsonvalinstrumentarium. An Stelle der Kugel-Spitzen-Platten-Elektroden sind große Metallplatten verwendet, welche im Gegensatz zu dem großen Abstand bei den Elektroden der Hochfrequenzfunkenstrecke einander bis auf wenige Millimeter genähert sind. Beim System Telefunken der Apparate von Siemens und Halske ist der Abstand der Elektroden, die als runde Kupferscheiben planparallel angeordnet und durch einen isolierenden Glimmerring so auseinandergehalten werden, daß der mittlere Anteil für den Funkenübergang frei liegt, unveränderlich, bei den Apparaten von Reiniger, Gebbert und Schall muß der Abstand durch eine Mikrometerschraube reguliert werden. Zwischen den Funkenstrecken befindet sich ein Gefäß zur Aufnahme von Wasser, verdünntem Spiritus usw., welches der Kühlung der Elektroden dient. Auch Luftkühlungen sind im Gebrauch. Bei dieser *Löschfunkenstrecke* haben wir also einen außerordentlich kleinen Abstand der Elektroden und eine große Fläche zum Übergang der Funken. Es ist also nur eine kleine Spannung zum Zustandekommen des Funkens nötig. Nicht beim Maximum der Spannung wie beim Arsonvalstrom, sondern im Beginn derselben geht hier die Funkenauslösung vor sich, so daß in kontunuierlicher Folge Fünkchen entstehen. Es wird die Zahl der Funken, mithin der Impuls für die Schwingungen bedeutend gesteigert. Durch die verhältnismäßig große Fläche der Elektroden wird die Erhitzung vermindert, so daß gerade dieser Übelstand, der bei der Arsonvalfunkenstrecke die Neuladung des Kondensators verzögert — indem die erhitzte Luftstrecke den Elektrizitätsausgleich noch weiterhin begünstigt —, vermieden wird. Die langen Pausen, das schwingungslose Intervall, sind bei der Löschfunkenstrecke also erheblich verkleinert.

In ähnlicher Weise wie durch diese Löschfunkenstrecke kann die Erzeugung der Funken mittels Lichtbogen erreicht werden, wie sie zuerst von DUDELL, später von POULSEN eingeführt wurde. Die modernen Apparate sind fast ausschließlich mit Löschfunkenstrecke versehen, neuerdings machen sich Bestrebungen geltend, die Glühkathode als Schwingungserreger zu benutzen.

Die Kapazität des Kondensators, die Größe der Selbstinduktion bestimmen die Frequenz der Schwingungen, welche die Höhe von mehreren Hunderttausenden erreichen müssen.

Die von diesem primären oder Erregerkreis erzeugten Schwingungen werden nun auf den sekundären, den sog. *Therapiekreis*, in welchem sich der Patient befindet, in der Weise übertragen, daß der letztere nicht wie beim Arsonvalverfahren sich in einer Abzweigung des Primärkreises befindet, sondern die Schwingungen durch Induktion *(induktive Koppelung)* erhält. Auf diese Weise steht der Patient in keiner leitenden Verbindung mit dem hochgespannten Strom der Sekundärspule des Transformators. Dieser Sekundärkreis hat gleichfalls einen Kondensator und eine Selbstinduktion, um schwingungsfähig zu sein. Soll der Therapiekreis zum Mitschwingen durch den Erregerkreis gebracht werden, so muß er mit demselben in „*Resonanz*" stehen. Das ist der Fall, wenn beide Kreise die gleiche Periodenzahl haben. Bei manchen Konstruktionen, so den Apparaten von Reiniger, Gebbert und Schall, ist noch ein dritter, ein *Entlastungs- oder Ballastkreis* vorgesehen. Wird nämlich infolge geringer therapeutischer Beanspruchung dem Primärkreis wenig Energie entzogen, so werden die Kondensatoren desselben übermäßig erhitzt. Daher nimmt ein zweiter Sekundärkreis, der durch einen Glühlampenwiderstand geschlossen ist und der zum primären Kreis induktiv erregt wird, beim Einschalten des

Stromes diese Energie des Primärkreises in Anspruch, seine Lampen leuchten hell auf. Will man nun dem Apparate therapeutischen Strom entnehmen, so entfernt man durch einen Hebel die Primärspule von der des Ballastkreises und nähert sie der des Therapiekreises, wodurch also dem letzteren die Energie des primären Kreises zugeführt wird.

Hierdurch ist schon das System der *Regulierung* dargelegt, wie es bei den meisten Diathermieapparaten üblich ist. Eine der Spulen ist beweglich, so daß durch Verschiebung derselben eine mehr oder minder große Induktionswirkung erreicht wird: ein Hebel an der Außenwand des Apparates ändert die induktive Koppelung in gewünschter Weise.

Die *Messung* des durch den Patienten fließenden Stromes wird durch ein sog. Hitzdrahtampèremeter erreicht, welches einen durch den Stromdurchgang sich erwärmenden, mithin sich dehnenden dünneren Draht enthält. Da die Dehnung des Drahtes um so größer ist, je stärker der durchfließende Strom ist, so kann dieselbe einen Maßstab für die Stromintensität abgeben. Die Ausdehnung des Drahtes ist auf einen Zeiger übertragen.

Eine spezielle Beschreibung der von den verschiedenen Firmen gebauten Apparate erübrigt sich um so mehr, als die stetig sich ergebenden Veränderungen und Verbesserungen besser aus den jeweilig erscheinenden Katalogen zu ersehen sind.

Die Hauptforderungen, welche an einen Diathermieapparat zu stellen sind, wären, daß *ein frei von Reizwirkung beschaffener Wärmestrom geliefert wird, sowie, daß dieser Strom in genügender Quantität zur Verfügung steht, um eine Durchwärmung des Körpers in jeder gewünschten Richtung herbeizuführen.*

Da ein Diathermieapparat an sich zur *Funken- und Effluvienbehandlung* nicht geeignet ist, indem er die hierzu nötige hohe Spannung nicht besitzt, so ist ein Zusatzinstrumentarium für solche Interessenten konstruiert worden, die neben der diathermischen Wirkung die lokale Behandlung nach Arsonval mittels ihres Diathermieapparates ausführen wollen. Dieser Zusatzapparat ist ein *Hochspannungstransformator nach dem System von* Tesla *oder* Oudin.

Als weitere Hilfsapparate sind einmal die *Stromverteiler* anzusehen. Diese sind Regulierwiderstände, welche je einen Zweigstrom von einem Pol aufnehmen. Nach Passage durch den Widerstand und den behandelten Körperteil vereint sich der Zweigstrom wieder mit den anderen Zweigströmen. Es ist auf diese Weise möglich, bis vier verschiedene Körperteile oder vier verschiedene Kranke gleichzeitig mit einem Apparat zu behandeln.

Die *Temperaturmeßvorrichtung* von *Siemens und Halske* gestattet mittels Thermonadel die erreichte Temperatur in der Tiefe der Gewebe oder in Körperhöhlen unmittelbar zu messen.

Als *Elektroden* werden heute fast nur trockne Metallelektroden angewandt. Sie haben den Vorzug vor den feuchten Elektroden, daß sie sich infolge ihres guten Leitvermögens sehr wenig erwärmen, also nicht durch Leitung ihrerseits an die Haut Wärme abgeben, wodurch man gezwungen wäre, die Intensität des Diathermiestromes zu verringern. Auch die leichtere Reinigung und Sterilisierbarkeit, die größere Haltbarkeit sichern ihre Vorzugsstellung. Trotzdem sind für einzelne Fälle feuchte Elektroden nicht zu entbehren. Es gilt dies für Behandlung am Auge, an den Fingern und Zehen. Bei Extremitäten können allerdings auch Gefäße mit Kochsalzlösung verwandt werden.

Die Einführung der trocknen blanken Metallelektroden geschah durch Bergonié und Kowarschik, ersterer empfahl Stanniol, letzterer dünne Bleiblechelektroden. Der Einwand von Christen, daß es auch bei den Diathermieströmen trotz Ausbleibens der Elektrolyse zur Iontophorese kommen könnte und hierdurch bei Verwendung von Blei giftiges Metall in den Körper gelange, ist allerdings nicht ganz von der Hand zu weisen. Man hat daher empfohlen, das Blei nicht direkt der Haut aufzulegen, sondern eine dünne Zwischenlage Stanniol einzuschalten.

Die von Bucky empfohlenen Kondensator- und Vakuumelektroden nach Art der in der Hochfrequenztherapie gebräuchlichen bewirken nur oberflächliche Erwärmung, die allerdings größer ist wie die mittels der von Bordier angegebenen, labil verwandten feuchten, mit Stoff überzogenen Rolle herbeigeführten (Kowarschik). Für die Vagina, den Mastdarm, die Harnröhre sind besondere Spezialelektroden konstruiert, welche im einschlägigen Kapitel besprochen werden sollen.

Die Elektroden werden mittels besonderer Klammern bzw. Verschraubung an die Kabel angeschlossen, ihre Fixation erheischt die Verwendung von Binden und Sandsäcken.

2. Physiologische Grundlagen und Wirkungen des Diathermiestromes.

Die fehlende Reizwirkung des Diathermiestromes auf die sensiblen und motorischen Nerven ist eine so überraschende Eigenschaft derselben, daß man sich schon früh mit der Erforschung derselben befaßte. Arsonval wies als erster darauf hin, daß allein die hohe Schwingungszahl diese Reizlosigkeit bedinge, gleichwie auch Gehörnerv und Sehnerv nur durch Schwingungen von begrenzter Frequenz erregt werden. Er hatte gefunden, daß die Erregbarkeit der Muskel für elektrische Reize sinkt, wenn deren Zahl 3000 in der Sekunde übersteigt. Aber erst die Theorie von W. NERNST von der elektrischen Nervenreizung brachte für diese Erklärung klares Verständnis. Nach NERNST ruft der Strom im wesentlichen keine anderen Änderungen hervor, als daß an der Grenze von Protoplasma und der dasselbe berührenden wässerigen Lösung eine Konzentrationsänderung eintritt; hierin ist das erregende Moment zu erblicken. Soll nun ein Wechselstrom diese Konzentrationsänderung, diese Reizwirkung hervorbringen, so muß eine Halbwelle von genügender Intensität dieselbe verursachen, da sonst durch die nächstfolgende in entgegengesetzter Richtung verlaufende Halbwelle alles wieder rückgängig gemacht wird. Je größer nun die Zahl der Halbwellen in einer Sekunde ist, desto kleiner ist der Bruchteil der auf eine jede entfallenden Elektrizitätsmenge. Mit steigender Wechselzahl der Halbwellen, also entsprechendem Herabsinken der Stromintensität pro Halbwelle muß also auch die Reizwirkung sinken, da nur eine gewisse genügende Intensität diese hervorrufen kann. NERNST hat das derart ausgedrückt, daß die Reizwirkung umgekehrt proportional ist der Quadratwurzel aus der Frequenz. Dieses Gesetz gilt für Wechselströme von mittelhohen Periodenzahlen, für sehr langsam wechselnde, wie für sehr hochfrequente scheint es nicht zu gelten. Nach GILDEMEISTER lassen sich Reizeffekte bei einer Frequenz von 200 000 nicht mehr nachweisen, bei einer Frequenz von 100 000 sind noch deutliche Reizeffekte vorhanden.

Die am meisten charakteristische Eigenschaft des Diathermiestromes ist die *Erwärmung* der Gewebe auf seinem Stromwege. Es handelt sich um die endogen entstehende JOULEsche Widerstandswärme, wie sie ja auch bei anderen Stromarten in durchflossenen Seiten entsteht. Nur daß hier im allgemeinen die Erwärmung gering, beim Behandeln des Organismus überhaupt nicht zur Wahrnehmung kommt und hauptsächlich der Reizeffekt zutage tritt, während bei der Diathermie umgekehrt der letztere wegfällt und die Erwärmung die sinnfälligste Folgeerscheinung darstellt. Das JOULEsche *Gesetz* sagt, daß die entstehende Wärmemenge beim Durchtritt durch einen Leiter direkt proportional dem Quadrate der Stromstärke, dem Widerstand des betreffenden Leiters und der Zeit ist. Da wir bei der Diathermie im Gegensatz zum Dosieren mit Milliampère mehrere Ampère verwenden können, so ist nach genanntem Gesetz ohne weiteres begreiflich, daß die erzeugte Wärmemenge sehr bedeutend sein kann.

Der Widerstand, welchen der Organismus dem Stromdurchgang entgegensetzt, ist, wie schon früher hervorgehoben, in dessen einzelnen Geweben außerordentlich verschieden. BUCKY hat eine Reihenfolge von Geweben aufgeführt, in welcher die Gewebe mit dem größten Widerstand an erster Stelle, und diejenigen mit dem keinsten an letzter aufgeführt sind. Sie lautet: Knochen-, Fett-, Haut-, Muskel-, Nerven-, Körperflüssigkeiten. Diese Messungen sind an herausgenommenen Organen gemacht worden und können daher keinen Anspruch auf Genauigkeit machen. WILDERMUTH hat den Diathermiestrom an der Leiche durchgeleitet und aus dem Grad der entstehenden Erwärmung, der ja im direkten Verhältnis zum Widerstand steht, den letzteren gemessen. Er hat den gefundenen Widerstand sogar in Zahlen ausgedrückt. Die gefundenen Zahlen für die Haut sind außerordentlich niedrig und werden nur noch durch die geringeren Werte für das Muskelgewebe übertroffen. DOWSE und IREDELL bestimmten endlich den Wert für die verschiedenen Organwiderstände durch die Substitutionsmethode, indem nach geschehener Stromeinschaltung in den durch den Körper gehenden Stromkreis eine Flüssigkeitsäule an Stelle des Körpers eingeschaltet wurde. Die Länge der Flüssigkeitssäule konnte nun

45*

so geändert werden, bis das Ampèremeter den gleichen Ausschlag zeigte wie bei Durchströmung des Körpers. Es mußte dann der Körperwiderstand gleich dem der Flüssigkeitssäule sein, welch letzterer durch Gleichstrom leicht zu ermitteln war. Aus diesen Messungen ergab sich, daß die Haut sich in ihrem Widerstand gegenüber dem Diathermiestrom ganz anders verhält, wie gegenüber dem Gleichstrom. Der Gleichstromwiderstand wird durch Anfeuchten der Haut vermindert, nicht aber der Hochfrequenzwiderstand. Es hat also keinen Zweck, Diathermieelektroden zu dem Zwecke anzufeuchten, um den Widerstand der Haut herabzusetzen, wohl um einen guten Kontakt herbeizuführen, was aber ebensogut durch eine nichtleitende Substanz wie Fett geschieht. Versuche, die den Diathermiestrom durch einen Extremitätenteil bei gestreckten und gebeugten Gelenken gehen ließen, ergaben, daß im Falle der Beugung der Widerstand erheblich sank, weil nun der Strom einen kürzeren Weg an der bogenförmigen Innenseite der Extremität nimmt. Würde die Haut einen Hauptteil des Widerstandes ausmachen, so würde nie eine Herabminderung eintreten können, sie bietet im Gegenteil dem Diathermiestrom gegenüber einen nicht erheblichen Widerstand dar. Anders bei galvanischen Strömen, bei welchen dieses Experiment negativ ausfällt.

KOWARSCHIK hat in einem sehr überzeugenden Versuch den Hautwiderstand gegenüber dem Diathermiestrom im Vergleich gegenüber dem Gleichstrom zur Darstellung gebracht. Er brachte auf die Dorsalfläche beider Hände ovale, etwa 50 qcm große Bleielektroden und schickte einen Gleichstrom von 3 MA durch beide nicht in Berührung gebrachte Arme. Würden nun die gut angefeuchteten Palmarflächen der Hände aneinander gelegt, so änderte sich an der Stromstärke gar nichts, obwohl nun der Strom die Möglichkeit hatte, quer durch die Hände von einem Handrücken zum anderen zu gehen. Der Gleichstrom wählt aber diesen kurzen Weg nicht, sondern nach wie vor den längeren durch beide Arme, weil er 4 mal statt 2 mal den hohen Hautwiderstand überwinden müßte. Anders der Diathermiestrom, welcher, wenn ein Strom beispielsweise von 300 MA eingeschaltet wird, nach Berührung der Handflächen sofort auf 1800 MA steigt. Der Widerstand der Hautschicht der Handflächen ist eben, obwohl letztere doppelt so dick ist wie beim Gang durch beide Arme, für den Diathermiestrom kleiner als beim Gang durch die Muskulatur beider Arme.

Durch diesen geringen Hautwiderstand ist eine Durchwärmung der tiefergelegenen Organe ermöglicht, ein hoher Hautwiderstand würde eine vorzeitige Erhitzung der Haut bewirken, die zum Abbruch der Behandlung führen müßte, ehe eine Erwärmung der tieferen Teile erreicht wäre.

Der Grund für den hohen Widerstand der Haut gegenüber dem Gleichstrom ist nach GILDEMEISTER in der Polarisation zu suchen, die vornehmlich ihren Sitz in der Haut hat und, wie wir beim Gleichstrom sahen, eben durch diesen hervorgerufen wird. Zwar ist die Polarisation — nach NERNST der Ausdruck für jene Konzentrationsänderungen, die an den Zellmembranen zustande kommen — bei den Wechselströmen niederer Frequenz auch vorhanden, mit Erhöhung der Frequenz wird sie aber sehr gering.

Bringen wir das JOULEsche Gesetz in eine Formel, welche die einzelnen bisher erörterten Begriffe für die Wärmeentstehung im Gewebe berücksichtigt, so würde diese Formel lauten: $C = \frac{J^2 l \cdot s \cdot T}{Q}$.

In dieser Formel bedeutet C die Calorienmenge, J die Stromstärke, l die Länge des durchflossenen Körpergewebes, s den *spezifischen Widerstand* der einzelnen Organe, T die Zeit, Q den Querschnitt der durchflossenen Gewebe. In dieser Formel sind zwei Faktoren nicht berücksichtigt, die für die tatsächlich entstehende Wärme von höchster Bedeutung sind: Der *spezifische Wärmefaktor des Gewebes* und die *Art bzw. Anordnung der Elektroden*, welche den Strom einlassen. Der spezifische Wärmefaktor ist dadurch gegeben, daß Wärmeaufnahme wie -abgabe für jedes Organ durch besondere Bedingungen herbeigeführt werden, welche letzten Endes für die tatsächlich erreichte Temperaturerhöhung maßgebend sind. WILDERMUTH hat in einer Tabelle den *spezifischen Widerstand* einerseits, den spezifischen Wärmefaktor andererseits für die einzelnen Gewebe veranschaulicht. Aus derselben wird ersichtlich, daß die Haut einen geringeren, spezifischen Widerstand wie Fett, Hirn, Lunge, Leber, einen höheren wie Darm, Muskel, Blut bietet, daß ihre spezifische Wärme geringer wie die aller genannten Organe ist. Es wird also im allgemeinen die Haut vor hohen Erwärmungen geschützt sein. Trotzdem kann bei bestimmter technischer Anordnung der Elektroden die Haut am stärksten erwärmt werden, da in erster Linie die Dichte der Stromlinien entscheidet. Wird beispielsweise eine *kleine aktive Elektrode* der Haut aufgelegt, so wird in derselben die Temperatursteigerung am höchsten sein und kegelförmig nach der inaktiven Elektrode hin abnehmen, wobei die Basis des Kegels die aktive Elektrodenfläche ist. Bei sehr fettreichen Patienten wird aber unter Umständen die größte Temperatur im Unterhautfettgewebe eintreten: es wird zu einer subcutanen Verbrennung kommen können, was angesichts des hohen spezifischen Widerstandes der Fettschicht erklärlich ist. Für die Erwärmung der Haut durch den Diathermiestrom kommt endlich noch die folgende physikalische Überlegung in Betracht. Nach DOWSE und IREDELL kommt der Haut eine Kondensatorwirkung zu. In einem Stromkreis, der aus einem OHMschen Widerstand und einem in Reihe geschalteten Kondensator besteht, wird durch letzteren der Widerstand des ganzen Kreises gegenüber einem Wechselstrom herabgesetzt, und zwar um so mehr, je größer die Kapazität des Kondensators und je höher die Frequenz des Wechselstromes ist. Die Haut, auf der einen Seite bedeckt von der Metallelektrode, auf der anderen von einer gut leitenden Muskelschicht, stellt das Dielektricum eines Kondensators dar. Dieses Dielektricum ist allerdings insofern unvollkommen, als es noch Strom, Gleichstrom wie Wechselstrom, durchgehen läßt, was ein vollkommenes Dielektricum nicht tut. Wenn wir uns nun parallel zu diesem „Kondensator" einen OHMschen Widerstand geschaltet denken, so kommt für die Erwärmung der Haut nur jener Stromanteil in Betracht, der durch den OHMschen Widerstand fließt, nicht jener, der auf kapazitivem Weg in den Körper übergeht. Schon aus diesen Überlegungen sehen wir, wie schwierig die weitere Erforschung diesbezüglicher physikalischer Vorgänge sich gestaltet, in deren Erkenntnis wir erst am Anfange zu stehen scheinen. Vollständig unbearbeitet ist die Untersuchung des Einflusses der Diathermie in physikochemischer Hinsicht. In diesem Zusammenhang sei nur darauf hingewiesen, wie wenig berücksichtigt noch die *dysthermischen Kolloidschädigungen* überhaupt sind, welche sich bei allgemeiner oder lokaler Abweichung der Körpertemperatur von der Norm ausbilden können.

Einer besonderen Erörterung bedarf noch die *Entstehung und Verteilung der Wärme in und unter der Haut.*

Bei Anwendung trockener und feuchter Hitze auf die Haut ist ein Eindringen der Hitze in die Haut dadurch nicht möglich, daß der Körper sich durch seine Regulationsvorrichtung, die hauptsächlich in der Zirkulation gegeben ist, gegen dieses Eindringen energisch wehrt. Wenn trotzdem in der Tiefe eine Temperaturzunahme eintritt, so ist das die Folge einer kollateralen Hyperämie, also die Folge einer Wärmezufuhr, die vom Körper selbst geleistet wird.

Gegen den wärmeerzeugenden Diathermiestrom kann sich nun der Körper nicht in derselben Weise durch die Zirkulation wehren. Dieser Strom durchfließt, wie wir hörten, ziemlich unbehindert die Haut und setzt sich auf seinem ganzen Wege in Wärme um. Auf diesem ganzen Wege wird die regulatorisch wirkende Zirkulation einsetzen: während bei den Applikationen äußerlich einwirkender Wärmefaktoren nur die Haut den Ort der Hyperämie darstellt, wird sich bei der Diathermie die Hyperämie ziemlich gleichmäßig verteilen. Wenn bei der äußerlich einwirkenden trockenen und feuchten Wärme die Wärmestauung des Körpers die Ursache der Temperatur abgibt, also letzten Endes der Körper durch Erhöhung seines Stoffwechsels, bringt der Diathermiestrom diese Erwärmung in erster Linie durch direkte Transformation der Elektrizität in Wärme zustande. In Zusammenhang mit dieser Tatsache ist die *geringe begleitende Hauthyperämie* bei Diathermie gegenüber der starken Hyperämie bei Anwendung äußerer Wärmefaktoren hervorzuheben. Trotz der bei der Diathermie zu beobachtenden recht deutlichen Erwärmung der Haut bleibt die Hyperämie in verhältnismäßig geringen Graden. Sie wird aktiv durch die Erwärmung herbeigeführt, ist nicht auf die äußere Hautdecke beschränkt, sondern findet sich auf der ganzen Bahn, die der Strom nimmt. KOWARSCHIK weist auf die Beobachtung am Kaninchenohr hin, welches nach Diathermierung im durchfallenden Licht nicht allein die kleinsten, sondern auch die Gefäße mittlerer Größe erweitert zeigt. KOLMER und LIEBESNY konnten eine deutliche Hyperämie der Hoden- und Samenstranggefäße bei diathermierten Hunden nachweisen. Bei Anwendung großer Stromstärken oder langer Dauer der Anwendung treten Blutungen auf, wie Beobachtungen im Tierexperiment ergaben (VINAJ, HIRSCHBERG); die Blutung wird durch das Bersten der Gefäße hervorgerufen. Zu berücksichtigen ist ferner die Wirkung auf die Blutverteilung. Bei einem thermischen Reiz, der einen peripheren Körperteil trifft, tritt nicht nur eine Erweiterung der Blutgefäße in diesem Körperteil, sondern auch in dem der anderen Seite auf (konsensuelle Reaktion BROWN-SÉQUARDS). Die Erwärmung eines peripheren Teils des menschlichen Körpers löst auch eine Hyperämie der ganzen Hautdecke aus (OTFRIED MÜLLER). SCHITTENHELM wies bei der Allgemeindiathermie auf dem Kondensatorbett eine „sukzessiv zunehmende Verschiebung des Blutes nach der Oberfläche zu" nach. Offenbar soll hierdurch die Wärmeabgabe seitens der Haut vermehrt werden, um einer Überhitzung des Körpers vorzubeugen. Dabei verengern sich die Gefäße des Splanchnicusgebietes, die das Blut für die erweiterten Hautgefäße liefern.

Ähnliche Einflüsse sehen wir durch den diathermischen Strom auf die *Lymphzirkulation*. Es kommt zu einer vermehrten Lymphansammlung und Durchfeuchtung der Gewebe, die zu einer ödematösen Anschwellung führen kann. Insbesondere bei entzündeten Geweben kann das Ödem sich unangenehm bemerkbar machen. ULLMANN hat eine mäßige Hyperleukocytose beobachtet, die allerdings geringer war als bei anderen Wärmemethoden.

Die Wirkung auf das *periphere Nervensystem* macht sich bei den sensiblen Nerven durch einen deutlich schmerzstillenden Einfluß bemerkbar. Ob dies vermittels Erregung der Wärmenerven, die eine hemmende Wirkung auf die Erregung der schmerzleitenden Fasern ausüben soll, oder durch die Hyperämie oder endlich durch einen elektrischen Vorgang bewirkt wird, steht dahin. In analoger Weise wirkt die Diathermie beruhigend auf die motorischen Nerven und setzt den Muskeltonus herab.

Ein besonderes Interesse hat von jeher die *antibakterielle Wirkung* in Anspruch genommen. v. ZEYNEK hat 1907 Kaninchen Aufschwemmungen von Diplokokken subcutan, intramuskulär und intraarticulär eingespritzt und dann Diathermie angewandt. Proben, aus dem infizierten Gewebe, entnommen erwiesen sich als keimfrei, wenn sie den behandelten Regionen entstammten; in den nicht behandelten Stellen verhielten sich die Kokken „lange Zeit virulent".

Laqueur hat beide Kniegelenke von lebenden Kaninchen mit Reinkulturen beschickt, dann eines der Gelenke $^1/_2$ Stunde lang diathermiert. Die Nachprüfung ergab bei Gonokokken, daß aus dem durchwärmten Gelenk die Verimpfung steril blieb oder doch nur ein spärliches Wachstum zeigte im Gegensatz zum nichtbehandelten Gelenk, aus dem zahlreiche Kolonien sich züchten ließen. Ähnlich gestalteten sich die Ergebnisse bei Choleravibrionen und Pneumokokken, während Staphylo- und Streptokokken durch therapeutisch zulässige Wärmegrade nicht beeinflußt wurden. Nur bei toten Kaninchen übte eine Erhitzung von 60° C einen deutlichen Einfluß aus. Santos brachte gonorrhoischen Eiter in den Stichkanal eines Agarnährbodens, den er durchwärmte. Bei einer Temperatur von 44,5° C starben die Gonokokken längstens in 45 Minuten, bei einer Temperatur von 49,5° C aber schon in 5 Minuten ab. Kyaw stellte fest, daß sie bei 40° in 6 Stunden, 41° in 3 Stunden 15 Minuten, 42° in 1 Stunde 57 Minuten, 44° in 1 Stunde getötet werden. van Putte fand bei 41,5° noch nach 5 Tagen Lebensfähigkeit, bei 45° wurde noch nach 6 Stunden Wachstum festgestellt, Laqueur dagegen gibt an, daß 44—45° in $^3/_4$ Stunden tödlich wirken. Wie Santos bei Gonokokken, so konnte v. Zeynek an Colibacillen einen Unterschied des Einflusses der gewöhnlichen Wärme und der durch Diathermie gesetzten nicht feststellen, so daß wir es also hier mit einer spezifischen Wirkung der Diathermie nicht zu tun haben. In vivo kommt natürlich neben der Wärme als solcher die Hyperämie, die Lymphdurchtränkung, die Leukocytose zur Geltung. Zusammenfassend wird man sagen müssen, daß in praxi die bakterienvernichtende Eigenschaft der Diathermie wesentliche Erfolge noch nicht erzielt hat; es liegt dies in der Hauptsache wohl daran, daß die hohen Temperaturen des Experimentes im menschlichen Körper ohne Gefahr einer Schädigung nicht die erforderliche Zeit lang verabreicht werden können. Bei den thermolabilen Gonokokken wird man am meisten Aussicht haben, wenigstens eine erhebliche Schwächung herbeizuführen.

Die Wirkung auf den *lokalen Stoffwechsel* ist erheblich und besteht in einer vermehrten Tätigkeit des durchwärmten Organs. Die Anregung der Schweißsekretion, die Steigerung der Milch- und Speichelsekretion sind hierfür Beispiele. Die feineren biochemischen Vorgänge entziehen sich bis jetzt unserer Wahrnehmung. Neben der Wärmewirkung, der Beeinflussung der Zirkulation wird doch wohl die besondere elektrische Wirkung des Stroms für diese Anregung des Stoffwechsels verantwortlich zu machen sein. Und wenn es bisher nicht gelungen ist, eine Iontophorese bei der Diathermie nachzuweisen, auch chemische Veränderungen nicht nachgewiesen werden konnten, so ist doch demgegenüber zu betonen, daß auch ohne Iontophorese, allein durch Schwingungen der Ionen, Gleichgewichtsstörungen im Leben der Zelle herbeigeführt werden können, deren Nachweis mit unseren relativ groben Reagenzien nicht zu erbringen ist.

Einer kurzen Erörterung bedarf noch die Wirkung des diathermischen Stroms, wenn infolge Verkleinerung der Elektrode die Lokalwirkung der Wärme zu größter Intensität gesteigert wird. Es entsteht eine Koagulation, eine Verkochung des Gewebes, die bei Konzentration des Stroms auf einer Nadelelektrode oder einer lanzettförmigen spitzen Elektrode so schnell auftritt, daß wir nach Art eines scheidenden Messers das Gewebe durchtrennen können. Die histologischen Veränderungen bei dieser „Kaltkaustik", welche diesen Namen wegen der sich nicht erwärmenden, kalt bleibenden, schneidenden Elektrode erhalten hat, und der Elektrokoagulation oder Elektrokaustik sind die einer Verbrennung dritten Grades. Auch hier treten, an den Grenzzonen der Koagulation und der Kaltkaustikschnittflächen, Veränderungen an Epithel und Bindegewebe auf, die wir bei den elektrischen Verbrennungen beobachteten, ohne daß diesen

Veränderungen eine spezifische Bedeutung infolge besonderer Merkmale beigelegt werden könnte (Wichmann, Abb. 11).

Histologisch sind die Veränderungen nach Elektrokoagulation insbesondere von Clark, E. Stephan, Cumberbatch, Alden und Jones, Archambault und Marin untersucht worden: Die der Elektrode anliegenden Gewebeschichten werden in eine der Hornschicht ähnliche Schicht verwandelt. Anschließend folgen geschrumpfte, durch Lücken getrennte Zellen, die noch Kernfärbung aufweisen.

Diese Veränderungen sind analog den durch Behandlung mit dem hochgespannten Hochfrequenzstrom mittels Funkenübergang erzeugten, welche Clark, nach dessen Vorschlag diese Behandlung als *Elektrodessikation* bezeichnet wird,

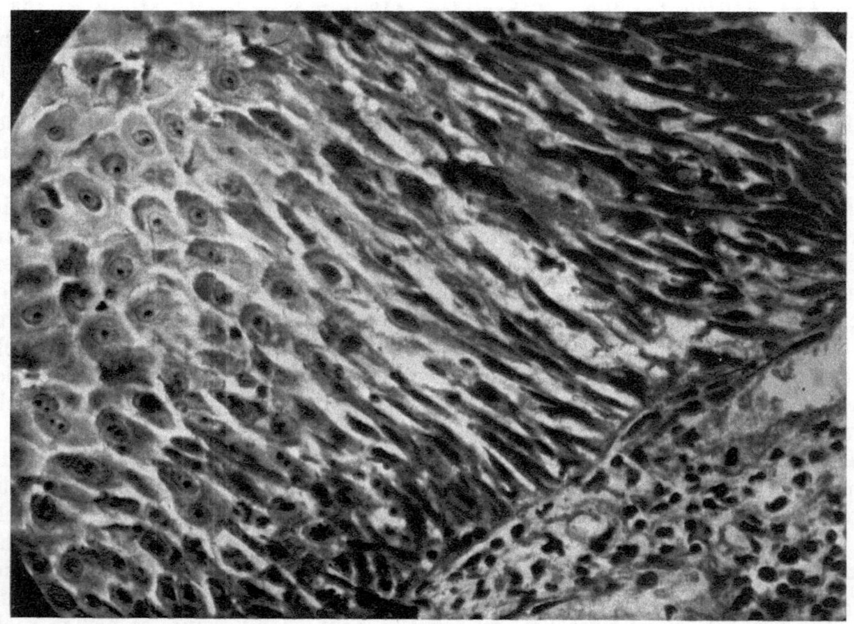

Abb. 11. Beeinflussung des Epithels durch diathermischen Strom. Man sieht die Längsstreckung der Epithelien in der Zone der Basalzellenreihe, welche infolge der Hitzeeinwirkung bei Anwendung der chirurgischen Diathermie mittels de Forest-Nadel eingetreten ist. Leitz Oc. 3, Obj. 6. (Pappenheim-Unna.)

mit der Mummifikation vergleicht. Auch hier geschrumpfte Zellen mit verdichteten und verlängerten Kernen.

Die allgemeinen Wirkungen der Diathermie bei Allgemeindiathermie treten zunächst als Folgen der Erhöhung der Körpertemperatur auf. Innerhalb von 20—30 Minuten lassen sich vermittels einer Stromstärke von 2,5—3,5 Ampère Temperaturerhöhungen von 2—4^0 erzielen unter gleichzeitigem Schweißausbruch. Die natürlichen Regulierungsvorrichtungen des Körpers, die Schweißabsonderung und die Blutzirkulation werden einen Wärmeausgleich schaffen. Das strömende Blut, welches kühler ist als die durch Diathermie erwärmten Organe, wird einen erheblichen Abtransport der Wärme bewirken. Im Tierversuch läßt sich die Temperatursteigerung jedoch bis zum Wärmetod steigern. Eine Gleichstellung der Temperaturerhöhung durch Diathermie mit dem Fieber ist nicht angängig, da es sich bei letzterem um den Umsatz chemischer, bei der Diathermie um den Umsatz elektrischer Energie handelt.

Dieser Umsatz in Wärme kann nicht ohne Einfluß auf den allgemeinen Stoffwechsel bleiben. Seit PFLÜGERs Untersuchungen wissen wir, daß jede Steigerung der Temperatur des Körpers zu einer Erhöhung des Umsatzes führt. Im Gegensatz zu den Ergebnissen von BERGONIÉ und RÉCHOU, die eine Abnahme des respiratorischen Stoffwechsels bei der Allgemeindiathermie feststellten, fanden DURIG und GRAU eine geringfügige Steigerung, wie man sie sonst auch nach Temperaturerhöhung aus anderen Ursachen findet. Sicher erscheint, daß ein hervorragender Einfluß auf die Besserung der Ernährungsverhältnisse bei marastischen, unterernährten Kranken eintritt. Inwiefern dies durch die direkte Einwirkung auf die Zellen (Protoplasmaaktivierung) durch den Einfluß der Wärme auf die Zirkulation, auf das Nervensystem geschieht, steht dahin.

Bezüglich der Beeinflussung des *Blutdruckes* stehen sich die Angaben der Autoren gegenüber. Während SCHITTENHELM und BERGONIÉ einen Anstieg desselben bei Gesunden wie Kranken sahen, haben andere Untersucher (LABBÉ und BLANCHE, NAGELSCHMIDT, KORVARSCHIK ein Absinken beobachtet. Vermittelnde Stellung nimmt GUNZBOURG ein, der einen regulierenden Einfluß der Diathermie feststellt: bei Hypertension ein Absinken, bei Hypotension ein Anwachsen.

Puls und Respiration erfahren der Temperatursteigerung entsprechend eine Erhöhung der Frequenz, die allerdings im Vergleich der Erhöhung bei den gewöhnlichen Wärmemethoden gering sein soll.

Die Zusammensetzung des Blutes wird in nicht eindeutiger Weise beeinflußt. Während ULLMANN eine lokale Hyperleukocytose, THEILHABER eine beträchtliche Vermehrung der Leukocyten überhaupt feststellte, beobachtete ARESCU eine lokale Verminderung, LAHMEYER nur in 20% Vermehrung, in 50% eine Verminderung der Leukocyten im allgemeinen Blutbilde. VINAY fand nach Milzdiathermierung Verminderung der polynucleären Neutrophilen, Vermehrung der großen Mononucleären und Übergangsformen. Die roten Blutkörper und der Hämoglobingehalt wurden leicht vermehrt. ARESCU fand eine Volumabnahme der roten Blutkörper. Nach Diathermierung der Leber wurde bei nüchternen Befunden eine deutliche Zunahme der Leukocyten gefunden, bei Leberkranken eine anfängliche Abnahme (BERLINER).

Die Diathermie der Milz zeigt noch einen weiteren besonderen Einfluß. Die Gerinnungsfähigkeit des Blutes wird erhöht. Die Wirkung tritt sofort mit der Behandlung auf und dauert 1—2 Stunden an (NONNENBRUCH und SZYSKA).

3. Die therapeutische Anwendung des Diathermiestromes.

ist eine allgemeine und eine lokale.

Die *allgemeine Diathermie* wird entweder auf dem Kondensatorbett ausgeführt oder man bedient sich zur Verteilung des Stroms der Elektroden.

Das *Kondensatorbett* ist ein mit vier einzelnen, getrennten Metallplatten belegter Tisch, auf welchem der Patient von den Metallplattenelektroden durch Glasplatten oder Hartgummiplatten isoliert, liegend Platz nimmt. Die beiden Pole des Diathermiestroms werden mit den Metallplatten paarweise verbunden. Der Patient erhält durch das Dielektricum der Glasplatten die Wirkung der wechselnden Spannung des Metallbelages. Hierdurch entstehen in ihm, der die zweite Belegung des Kondensators darstellt, ebenfalls Wechselspannungen, die zur Verschiebung von Körperionen, mithin zur Wärmeproduktion führen müssen. Die Ampèrezahl beträgt 4—10 bei 20—30 Minuten Sitzungsdauer.

Mittels *Elektroden* wird die Allgemeindiathermie einmal in der Weise bewerkstelligt, daß man um Unterarme und Unterschenkel fesselartig vier Blei- oder Stanniolelektroden anlegt, die gemeinsam von einem Pol des Apparates mittels geteilter Kabel versorgt werden und den anderen Pol mit einer am Rücken befestigten 30—50 qcm-Bleiplatte verbindet. Die Stromstärke beträgt 1,5 bis 3 Ampère bei 20—30 Minuten Sitzungsdauer. Oder man wählt die Dreiplattenmethode KOWARSCHIKs, indem man den Patienten auf drei Metallplatten lagert, die in gleichem Abstande in einer Größe von 30 $\times$ 40 cm unter den Schulterblättern, der Gesäßgegend, den Waden Platz gefunden haben. Die mittlere Elektrode wird mit dem einen, die obere und untere Elektrode an den anderen Pol geschaltet. Zwei bis drei Ampère genügen bei gleicher Sitzungsdauer. STEIN läßt den Patienten zwei Handelektroden fassen, die mit dem einen Pol verbunden sind, während der zweite Pol gleichfalls geteilt an zwei Fußelektroden angeschlossen wird. Endlich kann die Verteilung der Elektroden in Form des Vierzellenbades erfolgen. Diese Allgemeinbehandlungen erhöhen die allgemeine Körpertemperatur bis zu mehreren Graden Celsius. Sie erfordern Rücksichtnahme auf den Zustand des Herzens und des Gefäßsystems und sind daher nur mit genauster Beobachtung des Pulses und Allgemeinzustandes anzuwenden.

In der Dermatologie ist die Methode bis heute kaum zur Anwendung gekommen, sie erscheint jedoch berufen, bei allen Zuständen, wo eine Förderung des Stoffwechsels, eine Anregung der Zirkulation geboten ist, eine Rolle zu spielen. THEILHABER will durch Diathermie der Milz eine Steigerung der Immunität herbeigeführt haben. Vielleicht kann die Diathermie als künstliche Fiebertherapie in der unspezifischen Therapie der Lues eine Bedeutung gewinnen.

Die *lokale Diathermie* wird einmal zum Zwecke der *Durchwärmung*, dann als *chirurgische* Diathermie ausgeübt.

Von grundlegender Bedeutung für die *Durchwärmung* ist der *Stromverlauf*. Im allgemeinen gilt der Satz, daß der Strom stets den Weg nimmt, welcher am wenigsten Widerstand bietet. Nehmen wir den einfachsten Fall an, daß in einem homogenen Leiter zwei gleich große, parallel einander gegenüberstehende Elektroden denselben Querschnitt haben wie der Leiter. Der Strom wird die geradlinige Verbindung von Elektrode zu Elektrode aufsuchen, die Erwärmung wird überall die gleiche sein. Meistens wird aber der Querschnitt des Leiters größer sein. Dann findet unter gleichen Bedingungen in der Mitte der Bahn eine Streuung statt. Die Erwärmung ist unterhalb der Elektroden, wo die Stromlinien enger zusammenlaufen, eine größere. Je weiter der Abstand der Elektroden, um so größer die Streuung, je näher dieselben rücken, um so geringer wird dieselbe. Die Streuung hängt also von dem Verhältnis der Größe der Elektrodenflächen zu ihrem Abstand ab: je größer der gegebene Abstand, desto größer ist die Elektrodenfläche zu wählen, um eine Streuung zu vermeiden und eine möglichst homogene Durchwärmung zu erzielen. Nur wenn bei quadratischen oder kreisrunden Elektroden der Abstand das $1^1/_2$fache des Elektrodendurchmessers nicht überschreitet, kann die Streuung außer acht gelassen werden. Ist der Querschnitt des Leiters an einer Stelle zwischen den Elektroden enger als der Querschnitt der Elektroden, so kommt es hier zu einer Einengung der Strombahn und damit zu einer intensiveren Erwärmung des Engpasses. Bei ungleich großen parallel gegenüberstehenden Elektroden wird die Erwärmung unter der kleineren Elektrode erheblicher sein, da hier die Stromlinien enger beieinander sind. Ist die eine Elektrode wenigstens doppelt so groß wie die andere, so wird ein deutlich merkbarer Unterschied in der Erwärmung erzielt, die Erwärmung unter der größeren wird kaum merkbar sein, während sie unter der kleineren schon die therapeutisch gewünschte Stärke erreicht; man bezeichnet die größere als inaktive, die kleinere als aktive Elektrode. Man wird diese Methode der ungleich großen Elektrodenanwendung da wählen, wo es gilt, einen kleineren Herd isoliert zu behandeln, indem man ihm die aktive Elektrode auflegt. Sind die Elektroden nicht parallel, sondern geneigt angebracht, so wird man dem Umstande Rechnung zu tragen haben, daß der Strom zwischen den genäherten Kanten den kürzesten Weg findet und sich vorwiegend auf eine Elektrodenhälfte legt. Liegen beide Elektroden in derselben Ebene, so kommt es leicht zu einer Überhitzung der zwischen den Elektroden liegenden Hautfläche. Diese „Kantenwirkung" wird um so größer sein, je näher die Elektroden liegen, je kleiner also die Hautbrücke zwischen denselben ist.

Bei inhomogenen Leitern kann es einmal vorkommen, daß Gewebe von verschiedenem Widerstand hintereinander in die Strombahn geschaltet sind: Das Gewebe von größerem Widerstand erwärmt sich stärker. Oder die verschiedenen Widerstände liegen nebeneinander (Parallelschaltung). Hier erwärmt sich der Leiter von geringerem Widerstand stärker, da der Strom hauptsächlich durch ihn seinen Weg nimmt und den größeren Widerstand vermeiden kann.

Die *Elektroden* sind aus Blei oder Zinn in einer Stärke von 0,7—0,5 mm Dicke, in einer Größe von 6 × 8 bis 20 × 30 cm in Gebrauch. Sie lassen sich leicht mit Wasser und Seife reinigen und nötigenfalls auskochen. Der Kabelanschluß erfolgt mittels Elektrodenklammer. Neben diesen Plattenelektroden sind zuweilen auch Zinnfolien von 0,1—0,2 mm Stärke zweckmäßig. Spezialelektroden zur Einführung in die verschiedenen Körperöffnungen sollen bei den einzelnen Indikationen besprochen werden. Vor dem Auflegen feuchte man die Haut mit Wasser oder Seifenspiritus gut an, damit ein gleichmäßiger Kontakt zwischen Elektrode und Haut erzielt wird. Denn, liegt die Elektrode an einer Stelle der Haut nicht dicht an, so werden Übergänge kleiner Funken die Folge sein und ein Stechen oder Brennen auslösen. Man wird im allgemeinen mit der *„trockenen" Methode* der Elektrodenauflage auskommen, bei welcher die Elektrodenplatte unmittelbar auf die angefeuchtete Haut gelegt wird. Ist es nicht möglich, die Elektrode gleichmäßig glatt und faltenlos zu applizieren, so wählt man die *„feuchte" Methode*, indem man mit 20% Kochsalzlösung getränkte Mullkompressen oder eine entsprechende Lage feuchtes Fließpapier zwischen Elektrode und Haut einschaltet. Es ist zu bedenken, daß diese feuchten Elektroden die Wärme in der Haut nicht so gut nach außen ableiten wie die trockenen Metallelektroden, letztere wirken also der Erhitzung der Haut entgegen. Das *Befestigen der Elektroden* geschieht durch Binden aus Flanell, Gummi, Trikot, durch Auflage von Sandsäcken. In vielen Fällen kann die Applikation dadurch bewerkstelligt werden, daß Patient die Elektroden ergreift, auf denselben steht oder liegt. Endlich sind Klammerelektroden in Gebrauch (STEIN). Als *Lagerung* sind Metalltische abzulehnen. Die *Einschaltung des Stroms* geschieht erst, nachdem die Elektroden fest aufliegen und nachdem man sich überzeugt hat, daß sämtliche Regulierungshebel auf schwach stehen. Man gehe in der Regulierung langsam vor; während der Behandlung darf ein Abheben von Elektroden nicht erfolgen, da sonst Funkenbildung und Verbrennungen entstehen. Man lasse aus diesem Grunde den Patienten auch nicht allein, schon ein unsicherer Kontakt kann zu Schädigungen führen. Der Patient verhalte sich ruhig, bei Behandlung der Glieder müssen dieselben in gestreckter Richtung bleiben, damit nicht durch eine etwaige Beugung kürzere Stromwege mit veränderten Erwärmungsverhältnissen entstehen.

Die *Dosierung* ist im allgemeinen durch die Empfindlichkeit des Patienten gegeben, der eine angenehme und intensive Wärmeempfindung spüren soll. Zwar ist uns in der *Temperaturmeßeinrichtung* von Siemens und Halske ein Apparat gegeben, der namentlich in der Haut und Unterhaut eine objektive Wärmemessung gestattet. Derselbe dürfte aber fast ausschließlich zu experimentellen Zwecken Verwendung finden. Er beruht auf dem Grundsatz der thermoelektrischen Messung und mißt die Spannung des Stroms, welche der Temperaturdifferenz von zwei verschiedenen Lötstellen parallel geht. Die eine Lötstelle ist auf konstanter Temperatur gehalten, die andere wird in Form einer stumpfen Nadel der Haut angedrückt oder als spitze Thermonadel in, unter die Haut da eingestochen, wo der Diathermiestrom seine Wirkung entfaltet. GRUNSPAN und LEVÈRE fanden in solchen Messungen, daß die Haut eine Erwärmung bis zu 40,5° C verträgt. WICHMANN hat bei 45° C schon subcutane Koagulation beobachtet. SANTOS hat festgestellt, daß von der Harnröhrenschleimhaut Temperaturen von 45° C eine Stunde und länger vertragen wurden.

Bei therapeutischen Längsdiathermierungen der Extremitäten wird man, wie oben schon erwähnt, die verschiedenen Ergebnisse bei Streckung und Beugung berücksichtigen müssen. Versuche von BORDIER zeigen in eindeutiger Weise, wie die stets stärkere Erwärmung der Beugeseite, welche durch das gute Leitvermögen der hier verlaufenden großen Blutgefäße verursacht wird, beim Beugen des Arms erheblich zunimmt, während auf der Streckseite eine Abnahme der Temperatur erfolgt. Der Strom legt sich eben beim Beugen auf die Innenseite des Arms, er bevorzugt den kürzeren Weg. Man beherzige ferner, daß durch Zusammendrängen der Stromlinien auf einen kleinen Querschnitt wie Handgelenk, Fußgelenk erhebliche Erhitzungen auch bei geringer Stromstärke vorkommen können. Auch die Elektrodengröße bestimmt die erforderliche Stromstärke, letztere wächst mit dem Leitungsquerschnitt. Daß endlich die *Art der Erkrankung* die Stromstärke mitbestimmt, erscheint selbstverständlich.

Im allgemeinen läßt sich sagen, daß man mit einer Stromstärke von 0,5—3 Ampère auskommt, die Dauer der Behandlung betrage 20—30 Minuten und mehr. Dieselbe kann täglich je zweimal täglich durchgeführt werden, die Zahl der Sitzungen ist außerordentlich verschieden zu bemessen.

In manchen Fällen wird es von Vorteil sein, eine möglichst große Wärmezufuhr zu erreichen. Eine Hautstelle wird bei einer bestimmten Elektrodengröße nur eine gewisse Stromintensität ohne lästige Nebenerscheinungen vertragen. Hat man für eine Hautstelle die Toleranz festgestellt und läßt dann den Strom nicht dauernd, sondern intermittierend fließen, wobei Stromschluß und Strompause sich wie 1 : 1 verhalten sollen, so kann man plötzlich die Stromstärke steigern fast bis zur doppelten Stärke, ohne daß Reizerscheinungen und Schädigungen eintreten, denn infolge der guten Abwehrvorrichtungen ist der Körper in der Lage, für kurze Zeit Überhitzungen zu ertragen. Durch dieses intermittierende Verfahren erhält der Körper aber fast die doppelte Kalorienzahl wie beim kontinuierlichen Strom, denn die entstehende Wärmemenge ist proportional dem Quadraten der Stromstärke und im gegebenen Falle wird zwar die Stromzufuhr nur die halbe Zeit, aber in der doppelten Intensität angewandt, deren Quadrat das Maß für die verabreichte Calorienzahl angibt. BUCKY hat diese Methode durch einen Zusatzapparat, den *Pulsator*, technisch ermöglicht, welcher den Diathermiestrom rhythmisch unterbricht.

Zur Erreichung einer *Kreuzfeuerdiathermie* im Innern des Körpers hat man versucht, die Stromfäden der angelegten Elektroden, die paarweise geteilt, also als vier Elektroden angewandt wurden, zu kreuzen, an der Kreuzungsstelle sollte dann die gewünschte hohe Temperatur entstehen. Ein derartiges Kreuzen ist aber technisch unmöglich, weil bei vier Elektroden der Strom seinen Weg nicht in der gewünschten Weise nimmt, sondern den kürzeren Weg zur Elektrode, der nicht durch den Querschnitt des Körpers geht. BUCKY hat diesen Mißstand durch den „*Alternator*“ beseitigt, der abwechselnd bald das eine, bald das andere gegenüberliegende Elektrodenpaar nach vorheriger Unterbrechung der zuführenden Leitungen einschaltet.

Als unangenehme Nebenerscheinungen treten, wie schon erwähnt, Brenngefühle an einzelnen Stellen infolge schlechter Adaptierung der Elektroden, sowie infolge starker Widerstandsdifferenz unterhalb einer Elektrode auf, wenn beispielsweise ein großes Gefäß unter der Haut sich befindet, welches als guter Leiter eine größere Strommenge führt. Gleichmäßiges Brennen, Stechen usw. auf beiden Elektrodenflächen kann von zu hoher Stromstärke herrühren; aber auch niederfrequente Ströme, die auch schlechte Funktion des Apparates, auf Defekt oder schlechten Kontakt der Zuleitung zurückgeführt werden können, können diese Reizempfindungen, wie elektrische Schläge, Muskelkontraktionen verursachen. Gibt der Patient Ziehen und Pressen im behandelten Glied an, so ist dies wohl auf eine stärkere Erhitzung in demselben zurückzuführen. Es braucht nicht hervorgehoben zu werden, daß alle diese Störungen Veranlassung zu größeren Schädigungen geben können.

Die *therapeutischen Indikationen* für die mittels des Diathermiestromes ausgeführte Durchwärmung sind zur Zeit noch recht begrenzt.

Zunächst bieten die *Gefäßneurosen* ein dankbares Gebiet, wenn die Behandlung frühzeitig einsetzt und nicht erst bei veralteten Zuständen angewandt wird. Der *Morbus Raynaud* für welchen VIGNAL eine besondere Elektrode konstruierte, wird im Beginn günstig beeinflußt, im Stadium der Gangrän ist kaum ein Erfolg zu erwarten (KOWARSCHIK).

BUCKY, LAQUEUR, GRÜNBAUM betonen die günstige Wirkung bei *Perniones* und *Erfrierungen,* indem ein zirkulationsfördernder und krampfauslösender Einfluß sich bemerkbar macht. BUCKY hatte Gelegenheit, während des Krieges besonders schwere Fälle zu behandeln. Regelmäßig konnten die nekrotischen Prozesse zum Stillstand gebracht werden und die Demarkationen traten nach wenigen Tagen ein. Auch bei sehr schweren Schädigungen ließen die Schmerzen bald nach. GRÜNBAUM heilte eine Erfrierung dritten Grades an beiden Füßen durch Diathermie in zwei Wochen. Die Durchwärmung bei den Gefäßneurosen und Erfrierungen, welche vorwiegend die Enden der Extremitäten betreffen, gestaltet sich derart, daß man im allgemeinen longitudinal durchwärmt und nur bei kleinen begrenzten Prozessen transversale Durchwärmung vornimmt. Beim Durchwärmen der Hand taucht man dieselbe in eine Schale mit Kochsalzlösung, in welche die eine Elektrode eingetaucht ist, die andere Elektrode liegt um den Unterarm. Oder man läßt den Handteller auf eine Elektrodenplatte aufliegen, während die zweite Elektrode dem Handrücken angepaßt wird. In analoger Weise wird die Durchwärmung der Füße durchgeführt. Erfrierungen der Nase behandelt KOWARSCHIK in der Weise, daß er einer Stanniolelektrode die Form einer Nasenkappe gibt, als zweite Elektrode dient eine auf den Rücken gelegte Bleiplatte. Auch eine doppelpolige Elektrode nach Art der KNAPPschen Elektrode zur Galvanisation der Nase findet Anwendung.

Naturgemäß fanden die Diathermieströme auch bei den auf lokalen Zirkulationsstörungen beruhenden *Ulcera cruris varicosa* Anwendung.

Wie die Erfahrungen von GRUNSPAN, BORDIER, VIGNAL ergaben, wird durch die bewirkte Hyperämisierung eine ausgesprochene Anregung der Granulation und Überhäutung erzielt. BORDIER, NOBL und GLASSBERG teilten mit, daß auch Röntgenulcera in gleich günstiger Weise beeinflußt werden. THEILHABER und LINDEMANN haben auf die gute Wirkung bei Hautnarben aufmerksam gemacht, die weicher, schmerzloser und beweglicher werden.

Die schmerzlindernde Wirkung der Diathermie kommt beim *Herpes zoster* zu statten. Die Elektroden liegen hier auf den entgegengesetzten Thoraxseiten.

NOBL und GLASSBERG haben bei *Sklerodermie* und *Sklerodaktylie* durch Diathermierung der Schilddrüse, kombiniert mit lokaler Durchwärmung des Krankheitsherdes, recht zufriedenstellende Ergebnisse gehabt. Ebenso BABONNEIX und Hillemond. *Atrophien* der Haut sind von Nobl und Glassberg, Schäden nach Salvarsaneinspritzungen von A. E. Stein mit Erfolg behandelt worden.

Eine weit größere Anwendung wie bei den Hautleiden findet die Durchwärmung bei den *Erkrankungen der Geschlechtsorgane.* Die Behandlung der chronischen gonorrhoischen und nicht gonorrhoischen Krankheitszustände der weiblichen Adnexe, der Cervix, des Endometriums, der Amenorrhöe und Dysmenorrhöe soll hier als ungemein wichtiges Gebiet nur genannt, aber nicht weiter erörtert werden, da sie in das Fachgebiet des Gynäkologen gehört. Um so mehr muß auf die diathermische Behandlung der Erkrankung der männlichen Sexualorgane eingegangen werden.

Das größte Interesse beanspruchte der Versuch der Heilung der männlichen Gonorrhöe, nachdem festgestellt war, daß Gonokokkenkulturen durch 40° C in 6 Stunden zum Absterben gebracht werden konnten.

Eitner war der erste, welcher bei Urethritis gonorrhoica die Durchwärmung versuchte, indem er eine gekrümmte Metallsonde in die Harnröhre einführte und mit einer feuchten Außenelektrode die Pars pendula umgab. Trotz zweimal täglicher Durchwärmung mit 40—42° C konnte ein dauerndes Verschwinden der Gonokokken nicht erzielt werden. Die Versuche wurden von Santos fortgesetzt, und zwar gelang es ihm mittels einer in die Harnröhre eingeführten Hohlsonde und mehreren Außenelektroden, die ganze Länge der Harnröhre in möglichst gleicher Verteilung zu durchwärmen. Eine beigegebene Meßeinrichtung ermöglicht es an allen Stellen der Harnröhre, die Temperatur während der Behandlung leicht und zuverlässig zu messen.

Das komplizierte, nach den Angaben von Santos und Boerner von Siemens und Halske gefertigte Instrumentarium besteht, aus folgenden Teilen: 1. einer Harnröhrenelektrode, welche als 29 cm langes Metallrohr entweder in Drittelkrümmung oder in gerader Form geliefert wird. In dieses Metallrohr läßt sich ein mit Thermoelement versehenes Metallrohr einführen (s. Temperaturmeßeinrichtung); 2. einer Peniselektrode, die aus zwei gekrümmten Metallblechen mit evtl. Einlagen besteht; 3. einer Perineumelektrode; 4. einer Bleielektrode, deren hufeisenförmige Schenkel auf den vorderen Teilen der Oberschenkel ruhen, während der Steg zwischen den Schenkeln auf dem unteren Teil des Abdomens Platz finden; 5. Halter für die Harnröhren, Penis, Perineumelektroden; 6. Schalttafeln mit Regulierwiderständen. Der aktiven Harnröhrenelektrode steht als inaktive Elektrode die Kombination von Penis-, Perineal- und Bleielektrode gegenüber. Durch entsprechende Regulierung der verschiedenen Widerstände wird eine ziemlich gleichmäßige Erwärmung der Harnröhre erreicht. Die Durchwärmung wird bis zu einer Temperatur von 43—44° C täglich $^1/_2$ Stunde durchgeführt. Wie Boerner zusammen mit H. E. Schmidt berichtet haben, leistet die Methode bei chronischer Gonorrhöe und deren Komplikationen gute Dienste, indem die Gonokokken in mit der üblichen medikamentösen Therapie vergeblich behandelten Fällen dauernd verschwanden; bei frischen Gonorrhöen gelang eine Coupierung nicht. W. Müller und H. E. Schmidt kamen von der komplizierten Technik ab und begnügten sich, den vorderen Teil der Harnröhre zwischen zwei starren Metallelektroden zu durchwärmen.

Andere Instrumentarien sind von Navarro Canóvas, Perez Grande und und Mackintosh, Roucayrol und Serés angegeben worden.

Die wichtigste Forderung für ein zur Gonorrhöebehandlung des Mannes ausreichendes Instrumentarium bleibt, daß man alle infizierten Regionen in den Bereich des Stromkreises bekommt. Dieses scheint auch mit einfachen Anordnungen geleistet werden zu können.

Die Beurteilung der durch die Diathermie bei der Gonorrhöe des Mannes erzielten Ergebnisse ist recht verschieden.

Während einzelne Autoren (ROXBURGH, ROUCAYROL, SERÉS u. a.) als begeisterte Anhänger dieser Therapie dieselbe auch bei akuter Gonorrhöe empfehlen, treten die meisten (GRANDE, CORREDOR Y MICOTE, FERNÁNDEZ, SIMMONDS, PULIDO, KEVE, WALKER, BERNAL BACQUERA) hauptsächlich nur für die Verwendung bei chronischer Gonorrhöe und ihren Komplikationen ein. Als Anwendungsgebiete kommen neben der Harnröhre vor allem die Prostata, die Nebenhoden, die Blase, die Samenblasen in Betracht. SERÉS hebt die bactericide, die provokatorische, die analgetische Wirkung hervor, betont die Vermehrung der Leukocytose, die vermehrte Zelltätigkeit, die Elimination von Zelldetritus, endlich die fibrolytischen Einwirkungen. Diese Einflüsse machen sich seiner Ansicht nach besonders günstig bei der Behandlung der Prostata, der COWPERschen, der LITTRÉschen Drüsen geltend. CUMBERBATCH weist darauf hin, daß Schwellungen und Schmerzen bei der Hodenentzündung wie bei Gelenkprozessen auch verschwinden, wenn die Diathermiebehandlung nur am Orte des primären Sitzes in der Urethra stattfindet.

Dieser günstigen Beurteilung gegenüber fehlt es nicht an abweichenden Stimmen. COVISA glaubt nicht an die restlose Heilung der Gonorrhöe durch Diathermie, wenngleich er sie als unterstützende Methode für nützlich hält. CRIADO lehnt die Diathermie auf Grund der Erfahrungen BROTONS bei der Gonorrhöe ab. AJA spricht der Diathermie bei Entzündung der Samenblasen jede Wirkung ab und glaubt auch bei der Urethralbehandlung an keinen Heilerfolg (zit. bei BERTOLOTY).

Einen unleugbaren Vorteil bietet die Diathermie in der Behandlung der *Prostatitis* (GRANDE, SIMMONDS, KEVE, ROUCAYROL u. a.). Nicht in dem Sinne, daß jede Prostatitis gonorrhoica durch diese Methode allein zur Ausheilung käme, wohl aber, daß die Diathermie als unterstützender Faktor von wichtiger Bedeutung ist, so daß von einer wertvollen Bereicherung der Therapie gesprochen werden kann. Sie hat die ARZBERGERsche Methode völlig entbehrlich gemacht und leistet wegen der gleichmäßigen, die ganze Prostata durchsetzenden starken Durchwärmung mehr wie diese. Naturgemäß sind es vor allem die subakuten und chronischen Formen, welche ein dankbares Behandlungsfeld abgeben. Auffällig ist das Nachlassen der Schmerzen, des Harndranges schon nach wenigen Sitzungen, auch die Schwellungen gehen schon bald wesentlich zurück.

Man braucht als differente Elektrode eine spatelförmige, die Prostata umgreifende Elektrode, welche nach Anwärmung und Einfettung in das Rectum eingeführt und durch vorgelegten Sandsack fixiert wird. Die undifferente Elektrode liegt oberhalb der Symphyse auf der vorher mit Seifenspiritus abgeriebenen Haut in Form einer Bleiplatte von etwa 20 qcm. Mit einer Stromstärke von 0,5 bis höchstens 1,0 Ampère ist etwa $^1/_2$ Stunde dreimal wöchentlich bis täglich zu behandeln. Irgendwelche Schädigungen waren nicht zu sehen (WICHMANN). In gleicher Weise wird die *Prostatahypertrophie* zur Linderung der Beschwerden behandelt. Eine objektiv nachweisbare Veränderung war nicht festzustellen. Auch bei *Epididymitis* (GRANDE, WALKER, KENNETH, BERNAL BACQUERA u. a.) hat man die Diathermie mit einwandfreiem Erfolg angewandt und in subakuten wie chronischen Fällen die schmerzlindernde Wirkung, die Rückbildung der Infiltrate hervorgehoben. GREENBERGER fand, daß bei Verwendung von Stromstärken von 600—1100 MA mit 40 Minuten langer Behandlungsdauer die Samenproduktion und Samenqualität nicht beeinträchtigt wurde. Eine schalenförmige Bleielektrode dient, um den Hoden gelegt, als differente, eine etwa 20 qcm große, auf das Kreuzbein gelegte Bleiplatte als indifferente Elektrode. Stromstärke und Behandlungszeit sind wie bei Behandlung der Prostatitis zu bemessen. Oder die Behandlung wird mittels doppelpoliger Spezialelektrode ausgeführt. Gonorrhoische Orchitis, Deferentitis, Samenblasenerkrankung werden des öfteren eine Indikation für Durchwärmung abgeben, bei tuberkulöser Ätiologie ist jedoch Zurückhaltung angezeigt, da eine Gefahr der Aktivierung und Propagation besteht (WICHMANN).

Periurethrale Infiltrate geben ein dankbares Feld für die Behandlung ab, TOBIAS sah in drei Fällen von *Induratio penis plastica* Erfolge. Die Technik gestaltet sich für in der Pars pendula gelegene Krankheitszustände so, daß man zwei Metallelektroden entgegengesetzt dem Penis anlegt. Bei im hinteren Teil der Harnröhre gelegenen Infiltrationen verbindet man den einen Pol des Apparates mit einem in die Harnröhre eingeführten Metallkatheter, während der andere Pol geteilt in zwei Bleiplatten mündet, die oberhalb der Symphyse und unter das Kreuzbein zu liegen kommen (PICARD). Man beginne mit kleinen Stromstärken (0,2 Ampère) und kurzen, etwa 15 Minuten langen Sitzungen. Die Behandlung der Strikturen ist zuerst von H. E. SCHMIDT mittels Diathermie durchgeführt worden. Die Diathermie dient hier als vorbereitende Methode, indem sie die Narben erweicht und einer nachfolgenden mechanischen Dehnung zugänglicher macht.

GRÜNSPAN führt eine Metallsonde, die eben noch die verengte Stelle passiert, in die Harnröhre ein und verbindet dieselbe mit dem einen Pol des Apparates. Als zweite Elektrode dient ein 1—2 cm breiter Bleistreifen, der am Sitz der Verengerung um das Glied gelegt wird. Für Strikturen der Pars posterior wird wie oben nach PICARD verfahren, wenn man sich nicht des umständlichen Apparates von BOERNER und SANTOS mit Begrenzung der Erwärmung auf den hinteren Harnröhrenabschnitt bedienen will. Ein besonders dankbares Gebiet bilden die *gonorrhoischen Gelenkerkrankungen* und Sehnenscheidenentzündungen, wenn die akut entzündlichen Erscheinungen vorüber sind. Man kann das Gelenk sowohl quer wie längs durchwärmen, wobei insbesondere darauf zu achten ist, daß die Elektroden nicht nahe voneinander liegen, wodurch ein Stromübergang von Elektrode zu Elektrode durch die Hautbrücke und nicht durch das Gelenk zustande käme. Man wird im allgemeinen mit einer Stromstärke bis zu 1 Ampère auskommen und eine Sitzungsdauer von $^1/_2$ Stunde nicht überschreiten.

Ein wichtiges Gebiet bieten die gonorrhoischen wie die nicht gonorrhoischen *Erkrankungen der Blase.*

Mittels zwei Elektroden, von denen die eine in einer Größe von etwa 30 qcm unter das Kreuzbein, die zweite 20 qcm große oberhalb der Symphyse Platz findet, wird bei einer Stromstärke von 1,0—1,5 Ampère eine genügende Durchwärmung erzielt. Auch mittels der bei der Prostatabehandlung beschriebenen Technik kann die Durchwärmung stattfinden. Bei Frauen findet statt der rectalen eine vaginale Elektrode Verwendung.

Chronische gonorrhoische wie nicht gonorrhoische *Cystitis* geben eine dankbare Anzeige ab (THEILHABER, BÜBEN).

Incarcerierte Harnsteine wurden von DOURMASCHKIN infolge äußerer Diathermie zur Ausstoßung gebracht oder es gelang, die Extraktion des Steins nach vorhergegangener Durchwärmung; WALKER und KENNETH machten in der intramuralen Partie des Ureters wie in Blasendivertikeln eingeschlossene Steine durch Dehnung frei.

KOWARSCHIK und BÜBEN betonen die günstige Beeinflussung bei Hyperästhesie der Blase bzw. Enuresis nocturna.

THEILHABER hat die Durchwärmung als Nachbehandlung nach Exstirpation von Carcinomen empfohlen, indem er infolge der herbeigeführten Hyperämie und akuten Entzündung eine Schädigung, nachgebliebener Geschwulstkeime beobachten konnte. Diese schädigende Wirkung auf die Tumorzellen konnte LIEBESNY im Tierexperiment bestätigen, wenngleich er sowohl wie KOLMER die von THEILHABER als für die Wachstumshemmung wichtig angesehenen Rundzelleninfiltrate nicht nachweisen konnten. Endlich wäre die Anwendung der Diathermie als schmerzstillendes Mittel bei den lanzinierenden Schmerzen der Tabes, als Umstimmung bei Gürtelgefühl zu erwähnen (ENGELEN, THIEME, BRAUN, LAQUEUR, KOWARSCHIK u. a.), ohne daß diese Therapie bis jetzt eine wesentliche Bedeutung erlangt hätte.

Die *chirurgische Diathermie*, welche es sich zum Ziele setzt, schneidende Wirkung auszuüben und pathologische Gewebe zu zerstören, wird dadurch technisch ermöglicht, daß man eine verhältnismäßig große Stromstärke auf kleine Elektroden verteilt. Hierdurch findet an der aktiven Elektrode eine starke Zusammendrängung von Stromlinien statt und es kommt zu einer sofortigen Koagulation des Gewebes durch Hitzeentfaltung, bei starker Stromintensität tritt Verkohlung ein. Die zweite Elektrode hat als inaktive nur den Zweck,

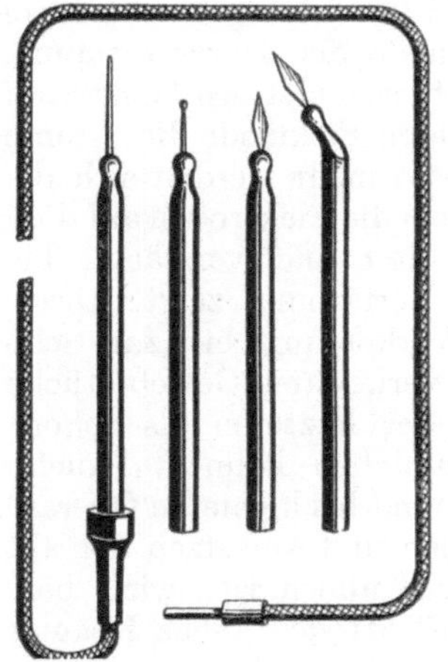

Abb. 12. Elektroden für Kaltkaustik.

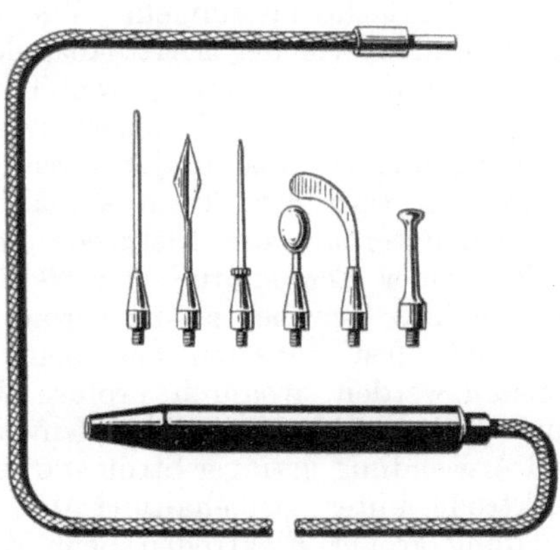

Abb. 13. Elektroden für Elektrokoagulation.

den Stromkreis durch den Körper zu schließen. Da die aktive Operationselektrode, aus Metall gefertigt, einen sehr geringen elektrischen Widerstand besitzt, so erwärmt sie sich beim Stromdurchgang nur wenig, sie bleibt kalt und führt aus diesem Grunde auch den Namen Kaltkauter. Ihre Wirkung, die Elektrokoagulation oder Elektrokaustik, ist aber stets eine begrenzte Verbrennung dritten Grades. Die chirurgische Diathermie kommt in zwei verschiedenartigen Formen zur Anwendung, einmal als *Lichtbogenoperation*, sodann als ungleich wichtigere Methode als *Elektrokoagulation*.

Die *Lichtbogenoperation* wird mit nadel- und messerförmigen aktiven Elektroden, der DE FORESTschen Nadel ausgeführt (Abb. 12), eine große indifferente Elektrode befindet sich gegenüber der Operationsstelle oder weiter entfernt an einem beliebigen Körperteil. Nähert man nach Einschalten des Stroms die Nadel der Haut, so entsteht ein Funkenbündel in Gestalt eines Lichtbogens. Bestreicht man die Haut mit der Nadel, so spaltet sich dieselbe, als ob man sie mit einem scharfen Messer durchschnitte, jedoch unterbleibt jede capillare Blutung. Auch die Lymphbahnen werden sofort verstopft. Es ist hierdurch mithin die Möglichkeit gegeben, Exstirpationen, Umschneidungen in steriler Weise ohne capillare Blutung und Bloßlegung der Lymphbahnen zu vollführen.

Eine Naht mit prima Intentio ist wegen der entstehenden Verschorfung der Schnittflächen kaum möglich, größere Gefäße müssen unterbunden werden.

Eine weitere Verwendung der de Forestschen Nadel besteht darin, daß man die von ihr ausgehende Funkenbildung zur Verschorfung des Gewebes benutzt, sei es, daß man pathologische Gebilde der Hautoberfläche mit der Funkenbildung verschorft, sei es, daß man die Nadel in das Gewebe, speziell in und unter die Haut einführt. Die Temperatur liegt etwas unterhalb 150° (Kohn). Ursprünglich aus der Fulgurationsmethode (s. d.) sich entwickelnd, hat diese Operationsmethode der Diathermie den Vorzug vor der ersteren, daß sie mit Tiefenwirkung arbeiten kann. Forest, Czerny, Werner und Caan haben dieselbe mit gutem Erfolg angewandt, ohne daß sie heute unter den Chirurgen eine größere Verbreitung gefunden hätte. Für die Zwecke der Dermatologie wird bei den einzelnen Indikationen auf sie zurückzukommen sein.

Das Hauptinteresse wendet sich der *Elektrokoagulation* zu (Abb. 13). Diese wird durch die Größe der Elektroden, deren Abstand, den Grad der verwendeten Stromstärke, die Zeitdauer des Stromschlusses bestimmt. Hat man, wie meistens, verschieden große Elektroden, so wird sich die Hitzewirkung an der kleineren Elektrodenfläche ansammeln. Wie bei der Methode der Durchwärmung, die ja nur graduell von der Elektrokoagulation sich unterscheidet, wird eine Streuung der Stromlinien auftreten; je weiter von der kleineren Elektrode die Stromlinien zur großen Elektrode hin auseinander treten, desto mehr werden sich die Erwärmung und die Koagulation verringern. Nachdem die Elektroden auf die Haut aufgesetzt, wird der Strom allmählich eingeschaltet und verstärkt, bis das Gewebe unterhalb der Elektrode eine weißliche Verfärbung zeigt. Diese entspricht einer Temperatur von 65—70°. Eine Verkohlung bis zur Schwarzfärbung des Gewebes ist zu vermeiden, da die verkohlten Gewebestücke der Elektrode fest anhaften und beim Abnehmen der letzteren als Schorf losgerissen werden, wodurch profuse Blutungen entstehen können. Auch verhindert die Verschorfung die Tiefenwirkung. Während bei kleineren Operationen und Anwendung geringer Stromstärken ein Abheben und Aufsetzen der aktiven Elektrode unter Beibehaltung des Stromschlusses üblich ist, wird bei Verwendung großer Elektroden beim Wechsel der Elektrode zwecks Koagulation einer anderen Hautstelle der Strom vorher zu unterbrechen sein, um unerwünschte Reizwirkung durch starke Funkenbildung zu vermeiden. Hierzu Im allgemeinen wird man mit einer aktiven und einer inaktiven Elektrode dient ein Hand- oder Fußunterbrecher. arbeiten. Man kann aber unter Umständen mit zwei Elektroden gleicher Größe beispielsweise eine Geschwulst beschicken, indem diese zwischen beide Elektroden gefaßt wird; die Koagulation beginnt in diesem Falle unter beiden Elektroden gleichzeitig und fließt in der Mitte zwischen beiden zusammen.

Die chirurgische Diathermie erfordert in der Regel eine lokale oder allgemeine Anästhesie und nur bei kleinsten Operationen wird man ohne Anästhesie auskommen können. Während der Paquelin, der Galvanokauter bei der Infiltrationsanästhesie leicht abkühlt, ist der Wassergehalt des Gewebes für die chirurgische Diathermie ohne abschwächende Bedeutung.

Die *Indikation für die Anwendung der chirurgischen Diathermie* liegt in erster Linie im Gebiet der Behandlung *maligner Geschwülste*. Man wird jedoch durch die Diathermieoperation nicht die Operation mit dem Messer ersetzen wollen, sondern dieselbe als Konkurrenz- und Unterstützungsmethode der Radiotherapie auffassen müssen. Für den Dermatologen bietet der *oberflächliche und tiefgreifende Hautkrebs* unter Umständen hier ein sehr geeignetes Behandlungsobjekt. Diejenigen Lokalisationen von Hautkrebs, welche einer Exstirpation aus kosmetischen Gründen nicht zugänglich sind, an den Nasenflügeln, Augenlidern usw., kommen für die chirurgische Diathermie in Frage. Man kann eine Umschneidung mit der FORESTschen Nadel mit der Koagulation verbinden. Oberflächliche Hautkrebse können auf diese Weise in einer Sitzung dauernd zur Ausheilung gebracht werden, doch ist im allgemeinen hier der Radiotherapie aus kosmetischen Gründen der Vorzug zu geben (WICHMANN). BORDIER hat die *Röntgenepitheliome* seiner Finger mit der Elektrokoagulation zum Verschwinden gebracht, er rühmt das sofortige Aufhören des Schmerzes, die Schnelligkeit der Wirkung. Ein weiterer Fall betraf 17 Röntgenepitheliome der Finger, kombiniert mit Unterlippenepitheliom. Ähnliche Erfahrungen berichten DEBEDAT, CNOCHOD, MARQUÈS, PFAHLER. Beim tiefgreifenden Hautkrebs ist die chirurgische Diathermie als vorbereitende Methode für die anschließende Radiotherapie als eine sehr wertvolle Bereicherung der Therapie zu bezeichnen. Durch die Umschneidung der Geschwulst im Gesunden ohne

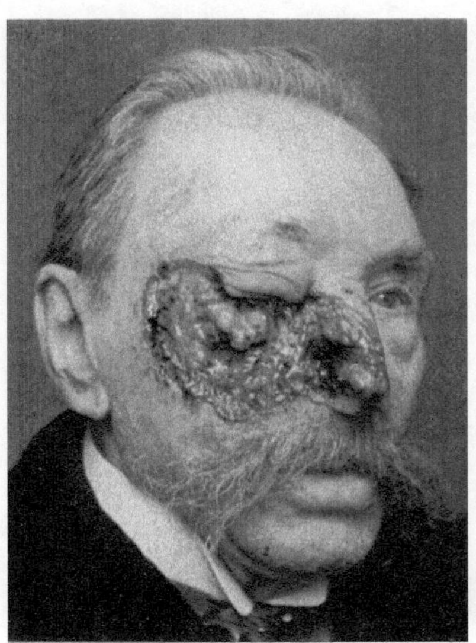

a

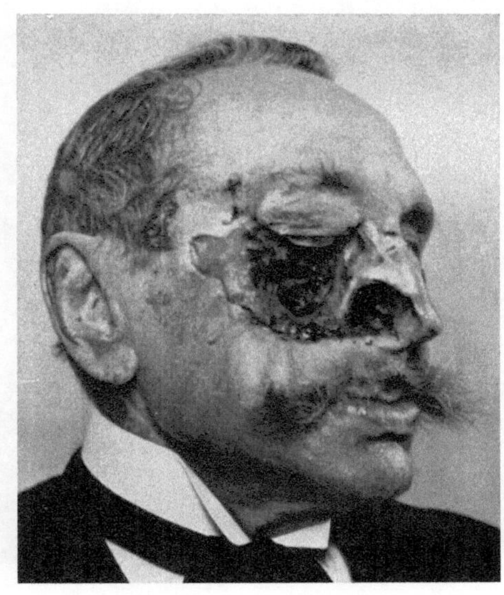

b

Abb. 14. Tiefgreifender Hautkrebs.
a vor der Behandlung, b nach Entfernung der Tumormassen; Umschneidung mit dem Kaltkauter, zugerichtet für Radiotherapie. Man blickt in die eröffnete Kieferhöhle hinein.
(Lupusheilstätte Hamburg.)

Eröffnung von Lymphbahnen, Abtragung der vielfach schon zerfallenen Tumormassen, Koagulation des Geschwulstgrundes wird ein übrsichtliches Operationsfeld geschaffen, in dem man Klarheit über Tiefe und Ausdehnung der Geschwulst gewonnen hat, ferner ist Zeitersparnis erreicht, Tiefenwirkung und Überhäutung sind erleichtert. Schichtweise Abtragung des Geschwulstgrundes, indem mit trockenem Tupfer nachgerieben und erneute Applikation des Instrumentes erfolgt, bis kein Tumorgewebe mehr zu sehen ist, sichert am besten den Erfolg (WICHMANN). Eine große Anzahl von Autoren haben durch die Elektrokoagulation allein Hautkrebs und Krebs der Schleimhaut zur Heilung gebracht bzw. gebessert (MATAGNE, WYETH, SIBLEY W. KNOWSLEY, KEVE, CORBUS, SAUERBRUCH und LEBSCHE, WALKER, M. KENNETH, LE FUR, HUGHES u. a.). CORBUS empfiehlt die Diathermie für multiple Papillome und Carcinome der Blase, insbesondere an der Ureterenmündung. SIBLEY W. KNOWSLEY hat multiple hämorrhagische Sarkome dieser Behandlung unterzogen. *Melanome* sind von WISE und ELLEN, RAVAUT und FERRANÓ, LOUSTE, SALOMON, CAILLIAU, WYETH,

GOODMANN, HIGHMAN, ALBIN HOFFMANN mit Erfolg behandelt worden. Vom Vorliegen einer größeren Dauerstatistik über durch chirurgische Diathermie herbeigeführte Heilung von Haut, Schleimhautkrebs und Sarkom kann allerdings keine Rede sein und so wird man tunlichst auf eine Kombination mit radiologischen Methoden bedacht sein müssen (Abb. 14a u. b, 15a u. b).

PFAHLER und MATAGNE heben die Wichtigkeit der chirurgischen Diathermie bei „präcancerösen" Zuständen hervor. Suspekte Warzen, Keratosen, Fissuren, die Leukoplakie werden in diesem Zusammenhang als für diese Therapie sehr geeignet befunden.

Von gutartigen Tumoren werden benigne Papillome, Polypen, Naevi als besonders geeignet erwähnt (LE FUR, MANCINI, BBUNI).

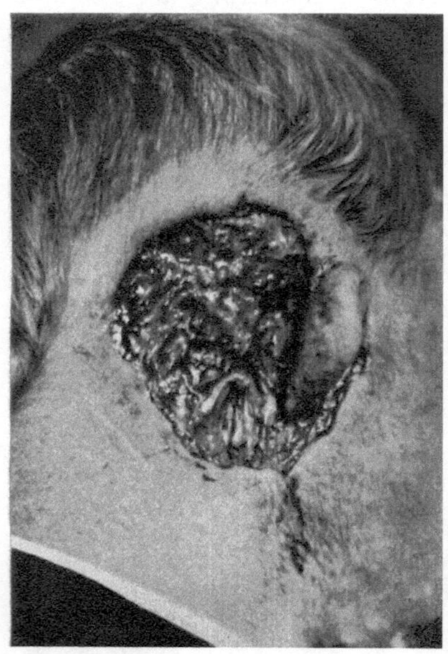

a

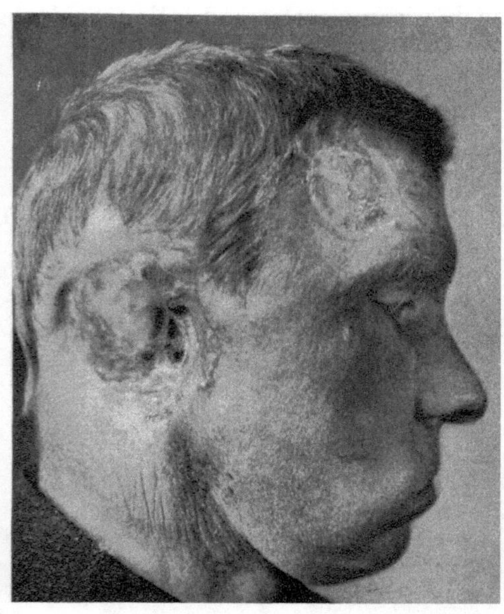

b

Abb. 15. Tiefgreifender Hautkrebs.
a vor der Behandlung, b nach Umschneidung und Abtragung der Tumormassen mit dem Kaltkauter und nachfolgender Behandlung mit Mesothorium. (Lupusheilstätte Hamburg.)

BORDIER hat Balggeschwülste unter Anwendung der Spatelelektrode koaguliert und dann später mit Skalpell und Hakenpinzette operiert.

Warzen lassen sich mit kosmetisch gutem Erfolge leicht beseitigen. Bei weichen Warzen genügt das Aufsetzen einer geknöpften Nadel oder einer kleinsten Scheibenelektrode für wenige Sekunden, verhornte Warzen sind mit lanzettförmiger oder der spitzen Nadelelektrode durch Einstechen zur Koagulation zu bringen. In gleicher Weise sind kleine *Fibrome, spitze Kondylome,* Cornu cutaneum, Granuloma teleangiectodes zu zerstören. *Naevi pigmentosi, Xanthome* werden oberflächlich mit der scheibchen- oder kugelförmigen Elektrode bestrichen (KOWARSCHIK, KRIKORTZ u. a.). Sehr geeignet für die chirurgische Diathermie ist ein Teil der *Angiome,* die man schon früh seit der Empfehlung von BERND mit Diathermie zerstört hat. Einfache Teleangiektasien, Naevi vasculosi bis zum ausgedehnten Kavernom können mit Erfolg behandelt werden. Teleangiektasien lassen sich in der DE FORESTschen Nadel in schonender Weise beseitigen, indem man mit Entfernungen von 1—2 mm punktförmige Koagulationen setzt. Zur Behandlung von oberflächlichen

Angiomen werden nach BERND Operationsnadeln benutzt, die mit Ausnahme der Spitze durch Email isoliert sind. Man kann auf diese Weise vor allem die Gefäßschicht treffen, ohne die oberen Hautschichten allzusehr zu schädigen. Die Methode eignet sich aber mehr für kleinere Angiome als für ausgedehnte Wucherungen, für diese erweist sich die Lichtbehandlung kosmetisch entschieden überlegen. Dasselbe gilt auch für tiefergreifende und ausgedehnte Cavernome; hier fällt die durch die Koagulation herbeigeführte Narbenbildung gegenüber der ungleich zarteren Radiumnarbe störend ins Gewicht. Die gleichen Erfahrungen gelten für das Lymphangiom (LITTLE). Daß sich *Furunkel, Abscesse, Bubo*, paraurethrale Gänge, Fistelgänge in einfacher sauberer Weise mit der DE FORESTschen Nadel operieren, jauchende Wunden umschneiden lassen, ist ohne weiteres einleuchtend, bei *Ulcus cruris*, bei *Verödung von Krampfadern* kann die Nadelelektrode ausgezeichnete Dienste leisten.

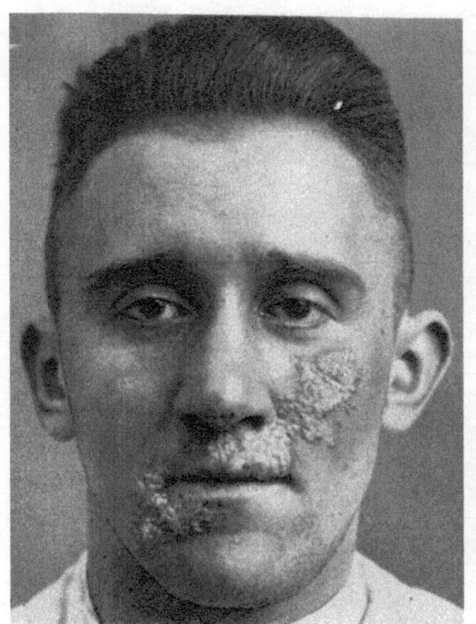
a

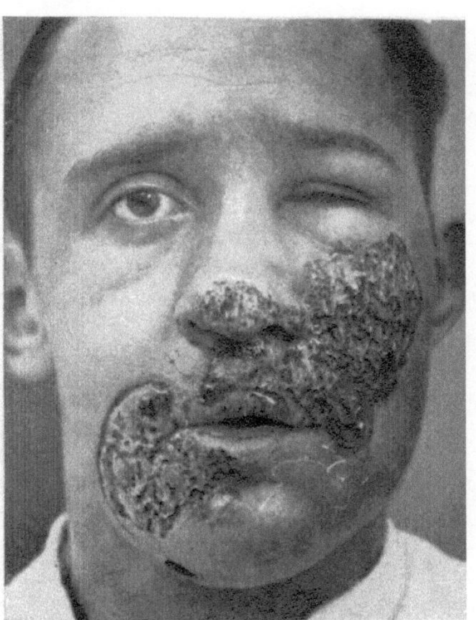
b

Abb. 16. Lupus des Gesichtes, der Rachenschleimhaut.
a vor der Behandlung, b in Reaktion nach Lichtbogenoperation (Grabenziehung).
(Lupusheilstätte Hamburg.)

Als minder wichtige Indikation wäre noch die Elektrokoagulation bei Ulcus durum et molle (L. FOURNIER, M. MÉNARD, M. GUÉNOT, O'FARILL, LE FUR, ANTONI, FLEISCHMANN) zu erwähnen.

Eine eingehendere Erörterung erfordert die Behandlung des *Lupus*. Ursprünglich von NAGELSCHMIDT empfohlen, welcher an zahlreichen Demonstrationen nachwies, wie außerordentlich schnell die bis tief in die Cutis wirkende, fast jeder Lokalisation gerecht werdende Methode in einer Sitzung große Lupusherde zur Koagulation bringt, hat dieselbe doch nicht den erwarteten großen Kreis der Anhänger gefunden, so daß von einer ins Gewicht fallenden Statistik von Dauerheilungen nicht zu berichten ist. JACOBI nennt zwar für den Körperlupus die Diathermie die Methode der Wahl, zieht aber für ausgedehnten Gesichtslupus die Lichtbehandlung vor. Der Grund hierfür ist vornehmlich in der mangelnden elektiven Wirkung zu suchen: wir haben eine Art Verbrennung dritten Grades vor uns, die wahllos gesunde wie lupöse Haut koaguliert. Hierdurch wie durch die geforderte starke Koagulation an sich wird das kosmetische

Ergebnis stark beeinträchtigt. Eine starke Koagulation der Oberfläche ist jedoch nötig, um eine genügende Tiefenwirkung zu erreichen, bei mäßiger Koagulation konnten aus der Tiefe der Cutis, in welcher die Thermonadel eine Temperatur von 50° C anzeigte, noch unversehrte Tuberkuloseherde exstirpiert werden (WICHMANN). Von sonstigen Anhängern der Methode seien noch KOWARSCHIK, CUMBERBATCH, RAVAUT, BORDIER, SALOMON erwähnt. KALINA meldet sogar 75% Heilung, 20% fast vollkommene Heilung.

Immerhin wird diese Behandlung als vorbereitende und ergänzende Methode in der Lupusbehandlung eine sehr wertvolle Verwendung finden. Einmal als *chirurgische* Maßnahme bei Amputation von lupös ergriffenen Körperteilen (Nase, Ohr, Finger), sowie bei Umgrenzung von lupösen progressiven Herden. Diese lassen sich mit Vorteil durch eine zirkuläre „Grabenbildung" 1—2 cm

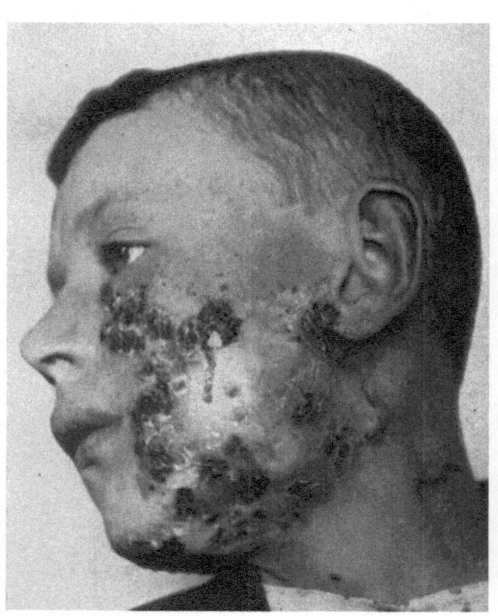

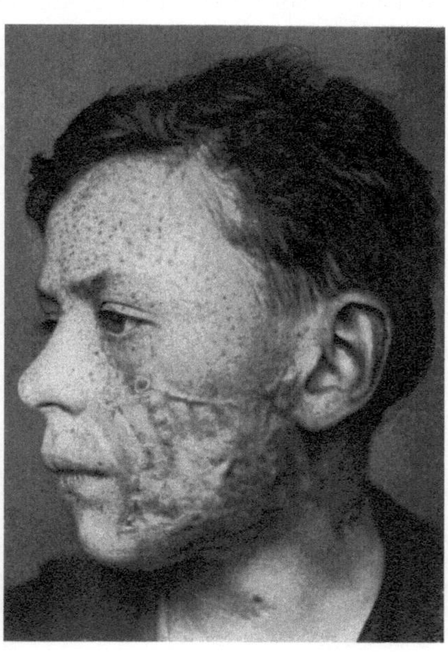

a b

Abb. 17. Lupusrezidiv in starken Narbenmassen.
a vor der Behandlung, b nach Behandlung mit Lichtbogenoperation.
1. Auf, innerhalb und unterhalb der Haut einwirkende Funkenbehandlung. 2. Umschneidung.
(Lupusheilstätte Hamburg.)

im Gesunden isolieren (WICHMANN) (Abb. 16a u. b). Der Graben muß aber bis in die Subcutis reichen und durch schnelle aneinanderreichende Schnitte gebildet werden, da sonst eine nicht lineare Narbenbildung auftritt. Weitere chirurgische Verwendung findet die Diathermie in der Lupusbehandlung in Form der Zerstörung lupöser Einzelknötchen im Gesunden oder Narbengewebe von der Haut- oder Schleimhautoberfläche aus oder nach Einführung der Nadelelektrode in und unter die Haut und Schleimhaut. Die Methode dieser intra- und subcutanen Behandlung erfordert eine gewisse Übung und leistet insbesondere bei dem der Therapie so schwer zugänglichen Schleimhautlupus der Nase, des Mundes, des Rachens und Kehlkopfes vorzügliche Dienste (ALBANUS, JACOBI, VIBEDE, HARRISON, POYET). Besonders dünne Nadelelektroden sind zu diesem Zwecke nötig. ALBANUS hat 183mal Kaltkaustik mit vollem Erfolg angewandt. Praktisch läßt sich nach ihm die Anwendung in vier verschiedenen Formen ausführen: 1. Man kann die Nadelspitze nur ganz kurz und schnell an streng lokalisierte Stellen des Gewebes bringen; es handelt sich hier um eine oberflächliche Ziselierarbeit bei kleinen Herden. 2. Man kann, indem man die Nadel länger an einer Stelle verweilen läßt, das Gewebe an Stelle des Einstiches im Umfang eines halben bis eines Zentimeters zerstören, indem man in die Tiefe dringt. 3. Man benutzt die schneidende Wirkung des Instrumentes zur Abtragung von Tumorbildungen. 4. Man kann, indem man das Ende der Nadel zu einem Halbbogen biegt, ganze Lappen aus dem Gewebe schneiden. Die „Kaltkaustik" kommt für fast alle Lupusformen der Schleimhaut in Betracht. Fast alle Lokalisationen sind geeignet. Nur unter dem Nasenrücken, an den Naseneingängen, am Kehlkopfeingang, wo durch das mehr zerstörende Vorgehen des Kaltkauters hinsichtlich des kosmetischen Erfolges

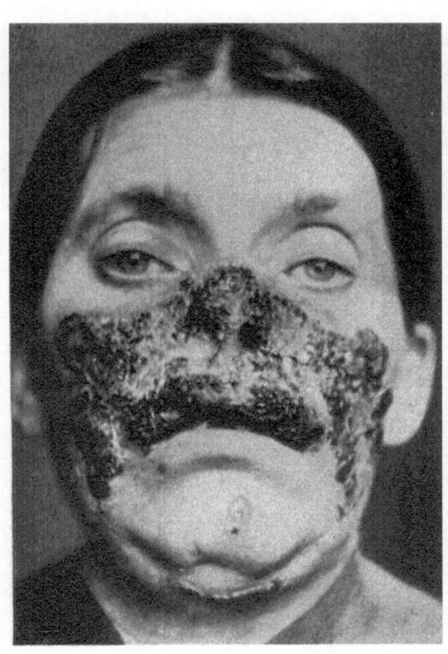

a

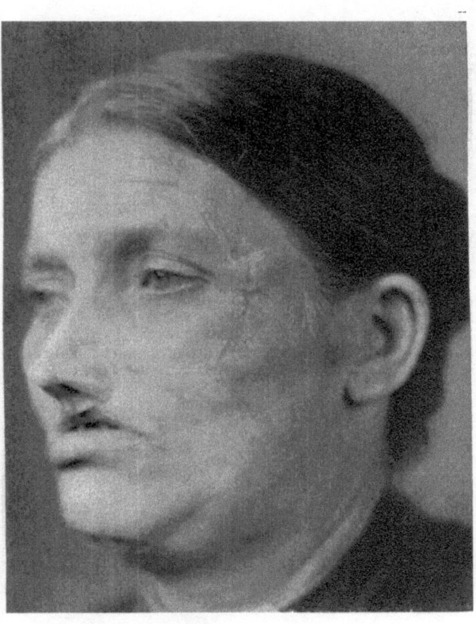

b

Abb. 18. Lupus exulcerans, von Tuberkulose der Nasenschleimhaut seinen Ausgang nehmend (Primäraffekt). a vor der Behandlung, b nach Diathermievorbehandlung und nachfolgender kombinierter Lichtbehandlung (Quarzlicht — Finsenlicht — Mesothorium) mit Kunstnase aus Celluloid. (Lupusheilstätte Hamburg.)

Nachteile entstehen können, ist eine schonendere Therapie (Radium, Mesothorium!) vorzuziehen (Abb. 17a u. b, 18a u. b, 19a u. b).

Vibede hat bei 193 Kranken Elektrokoagulation wegen Schleimhautlupus angewandt. Hiervon sind 160 = 82% anscheinend geheilt und rezidivfrei, mehr als 15 Monate. Der Autor betont die Schwierigkeit, bei tieferen Herden die richtige Tiefenführung des Instrumentes abzuschätzen.

Die *Elektrokoagulation* der Lupusherde der Haut wird nach Nagelschmidt mit einem spatelförmigen Instrument, von Jacobi mit kleinen 2—4 mm im Durchmesser großen Metallscheibenelektroden, welche scharfrandig sind, ausgeführt. Die inaktive Elektrode bildet eine um den Arm oder am Rücken usw. angebrachte größere Bleiplatte. Jacobi rechnet zur Koagulation eines mäßig tief liegenden Lupusherdes mit einer Elektrode von 3 mm Durchmesser 500 Milliampère bei einer Stromdauer von 2 Sekunden. Es wird hierdurch ein Herd von 5—7 mm Durchmesser koaguliert. Nagelschmidt behandelt mit 1—2% Pyrogallussalben nach, damit die Vernarbung nicht zu schnell erfolgt und keine Keloidbildung eintritt.

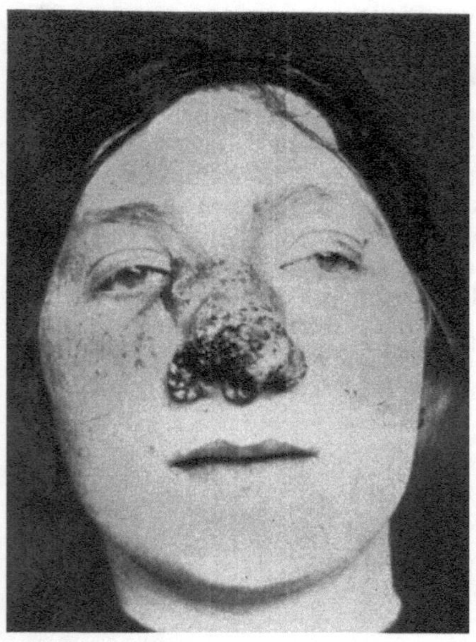

Abb. 19 a. Lupus exulcerans, von Tuberkulose der Nasenschleimhaut seinen Ausgang nehmend. Seit der Kindheit sich entwickelnd (Primäraffekt).

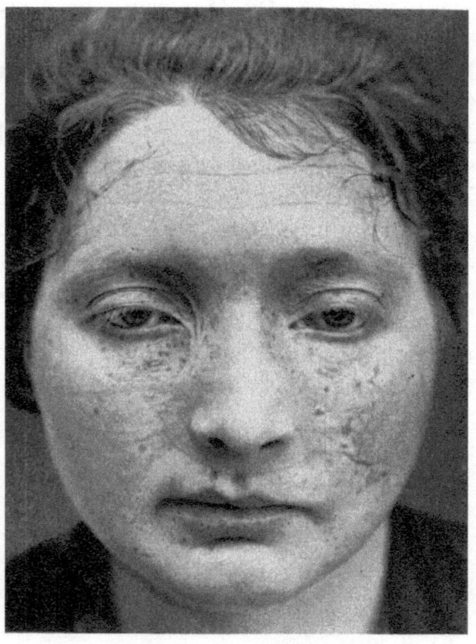

Abb. 19 b. Dieselbe nach der Abtragung der Geschwulstmassen mit dem Kaltkauter; Behandlung des Naseninneren mit demselben; nachfolgende Mesothoriumbehandlung.

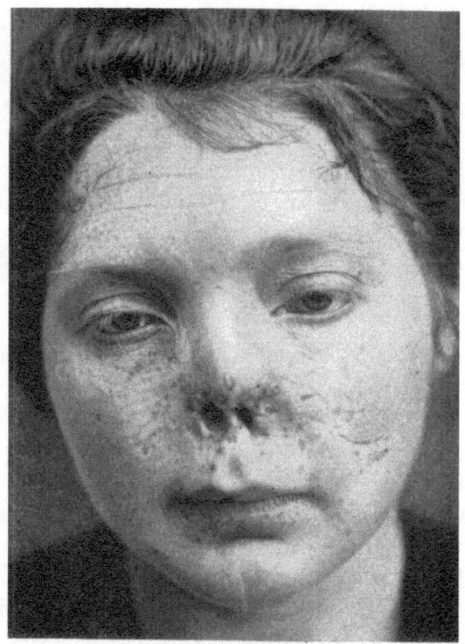

Abb. 19 c. Dieselbe Kranke mit Kunstnase aus plastischer Masse, welche sie selbst alle 8 Tage gießt. Sie kann ihrem Beruf als Hausangestellte nachgehen, ohne durch die Entstellung behindert zu sein Heildauer über 5 Jahre. (Lupusheilstätte Hamburg.)

Selbstverständlich ist bei diesen Behandlungen die lokale oder allgemeine Anästhesie notwendig.

Neben dem Lupus ist von Granulationsgeschwülsten der Haut auch noch die Tuberculosis cutis verrucosa (POELCHAU, SCHULTZE, ELLER), das Skrophuloderm, die Orientbeule (BEHDJET), ferner die Lepra (UNNA) durch operative Zerstörung der Knoten mittels Diathermie behandelt worden.

Der *Lupus erythematodes discoides* bietet ein dankbares Behandlungsobjekt im Sinne einer Lokaltherapie, wenn man mittels der Nadelelektrode mit flachen Strichen die Infiltrate bestreicht. Es soll eine leichteste Anschorfung, aber keine tiefergehende Koagulation erreicht werden (WICHMANN). SIBLEY, NORSK, BORDIER, ELLER wenden die Koagulation an, welche FENYÖ für verfehlt hält. *Acne*, *Acne rosacea* können durch punktförmige Koagulation mit der Nadelelektrode, die nur sekundenlangen Stromschluß erfordert, günstig beeinflußt werden, das *Rhinophyma* kann in schonender Weise abgetragen werden.

Besonders wertvoll ist die Elektrokoagulation zur Entfernung von *Tätowierungen* (L. MEYER). Flächenhafte Tätowierungen werden mit der Kugelelektrode bestrichen, wobei die Koagulation das in der Tiefe liegende Pigment erfassen muß, strichförmigen Tätowierungen folgt die Nadel mit leichten Zickzackbewegungen.

Endlich ist auch die *Epilation* (BORDIER, SAALFELD, C. A. HOFFMANN, LANZI, TH. KATZ, PUTTE, FENYÖ, KREN, ROSTENBERG, BRUSSIOLOWSKAJA-TERTIZKAJA u. a.) mittels feinster Diathermienadeln in Angriff genommen worden, indem diese wie bei der Elektrolyse bis zur Haarpapille eingestochen und sekundenlang dem Stromschluß ausgesetzt werden. Es wird gegenüber der Elektrolyse die Zeitersparnis, die größere Billigkeit, die geringere Schmerzhaftigkeit hervorgehoben. Stromstärke beträgt bis 80 MA, Expositionsdauer 10—12 Sekunden. Kosmetisch sollen die Ergebnisse befriedigen, $10^0/_0$ Rezidive sind unausbleiblich (EITNER). Nach E. HOFFMANN ist die Epilierung mit Diathermienadel jedoch kosmetisch sehr unbefriedigend, soweit dies aus einem durch einen Facharzt behandelten Fall geschlossen werden kann.

Einer kurzen Erörterung bedarf noch die Anwendung der *Diathermie als vorbereitende Therapie für nachfolgende Röntgenbestrahlung.* Nachdem durch die Beobachtungen von BERND und G. SCHWARZ wahrscheinlich gemacht worden war, daß eine Durchwärmung von Tumorgewebe dasselbe für nachfolgende Röntgenbestrahlung sensibilisiert, und CHRISTOPH MÜLLER durch eine derartige Kombination bei Röntgenstrahlen gegenüber refraktären Tumoren einen Rückgang erzielt hatte, haben F. BERING und H. MEYER durch ihre experimentellen Untersuchungen an Kaninchenhoden den Beweis für die sensibilisierende Wirkung der Diathermie einwandfrei erbracht. LENZ bestätigte überdies diese Ergebnisse durch experimentelle Studien an einem Mammacarcinom, das zur Hälfte diathermiert und dann in toto der Röntgenbestrahlung ausgesetzt wurde. Man wird nicht fehl gehen, in der durch die Diathermie entstehenden Hyperämie den Hauptgrund für die Sensibilisierung zu sehen (BERING und MEYER); die letztere tritt nur dann ein, wenn die Durchwärmung der Bestrahlung unmittelbar vorhergeht.

Die praktische Anwendung dieser Kombination von Diathermie und Röntgenstrahlen zielt einmal darauf hin, röntgenrefraktäre Neubildungen für die Röntgenstrahlen angreifbar zu machen, ferner die Wirkung der Röntgenstrahlen zu erhöhen bei solchen Krankheitszuständen, die an sich schon röntgenempfindlich sind, endlich unter der Haut liegende Neubildungen zu sensibilisieren und zu zerstören, ohne daß die Haut selbst einen Schaden leidet. Dieses letztere Ziel wird dadurch erreicht, daß die Diathermieelektroden außerhalb des Bereiches des Röntgenstrahlenbündels zu liegen kommen, welches senkrecht auf der Richtung des vorhergehenden Diathermiestroms steht. Keating-Hart diathermiert und bestrahlt gleichzeitig in der Weise, daß er durch die Haut komprimierende, eisgekühlte Diathermieelektroden hindurch bestrahlt, die Eiskühlung und Kompression verhindern die Sensibilisierung der Haut (Thermoradiotherapie).

Die **Schädigungen,** welche durch Diathermie auftreten können, bestehen in Verbrennungen.

Diese betreffen fast immer die Haut. Wir können drei Grade dieser Hautverbrennungen unterscheiden: 1. das Erythem, 2. die Verbrennung mit Blasen-

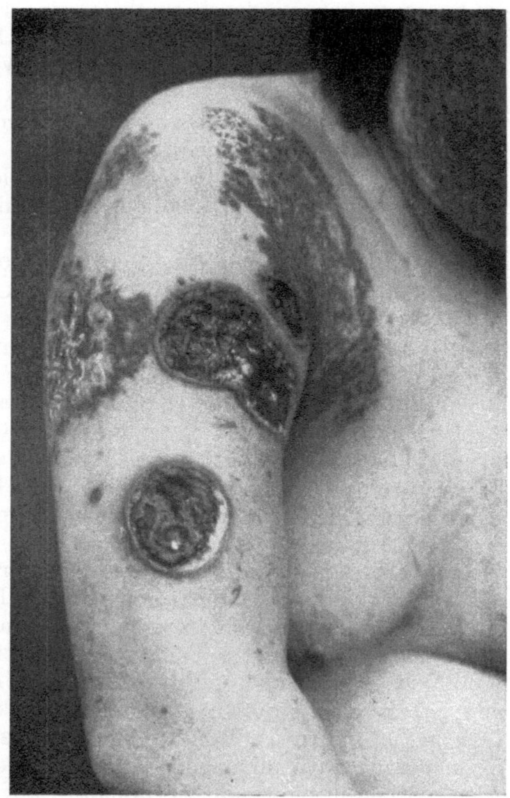

Abb. 20. Verbrennung 3. Grades durch Diathermie.

bildung, 3. die Nekrose. Charakteristisch ist die scharfe Begrenzung, die relative Schmerzlosigkeit, die schnelle Demarkation der nekrotischen Teile, so daß eine auffällige Ähnlichkeit mit elektrischen Schädigungen besteht (Abb. 20). Verbrennungen heilen unter indifferenter Behandlung in verhältnismäßig kurzer Zeit, und zwar erfolgt beim 1. und 2. Grad die Restutio ad integrum, während beim 3. Grad eine verhältnismäßig geringe Narbenbildung die Regel ist. Nur in Ausnahmefällen zeigt sich ein langwieriger Verlauf, so in dem Fall von Hall, der 9 Monate zur Abheilung beanspruchte und in welchem eine krankhafte Überempfindlichkeit der Haut gegen Wärme angenommen wurde.

Schlechtes Anliegen der Elektroden an der Haut, dadurch bedingte Verkleinerung der Elektrode, die nun mit einer kleinen wirksamen Fläche mit zusammengedrängten Stromlinien auf die Haut einwirkt, Spitzenwirkung umgelegter Elektrodenhauben, Abgleiten der Elektrodenklammer, die nun als kleinste Elektrode wirkt, Bruch des Kabels mit Einwirkung der Bruchenden, Abheben der Elektroden während des Stromschlusses können die Ursachen der Verbrennung werden. Es ist mithin dauernde Überwachung des Betriebes erste Forderung.

Metalltische, die mit der Erde leitend verbunden sind, können verhängnisvoll werden, wenn eine Hautstelle des Patienten mit dem Metall in Berührung kommt (Bucky). Besonders gefährlich sind jene Hautregionen, welche dicht unter der Haut Knochenteile aufweisen, wie am Schienbein und an der Kniescheibe. Einen eigenartigen Fall beobachtete Bucky bei einem Patienten, der um beide Unterarme Elektroden trug. Es entstand eine Verbrennung an der seitlichen Thoraxwand etwa in Höhe des Ellenbogens, den Patient an den Thorax angelehnt hatte. Der Strom nahm hier den Weg durch den Thorax hindurch und erzeugte infolge Einengung der Stromlinien an der Übergangsstelle die Verbrennung.

Außer den Hautverbrennungen beobachtete Bucky noch eine Schädigung im subcutanen Gewebe. Es entstanden unter der Haut im Bereiche der Elektroden teigige Infiltrationen innerhalb von 24 Stunden. Erst nach 2—4 Wochen trat die völlige Rückbildung dieser druckempfindlichen, sonst beschwerdefreien Veränderungen ein, die durch den hohen Eigenwiderstand des Fettgewebes bei fettreichen Patienten verursacht werden.

Im übrigen ist eine Tiefenverbrennung kaum zu befürchten, da fast immer die größte Stromdichte in der Haut vorhanden ist und die inneren Zirkulations- und Regulationsvorrichtungen für eine Abfuhr der im Innern erzeugten Wärme sorgen. In den seltenen Anwendungsformen, bei welchen der Strom die Hand- und Sprunggelenke passiert und eine Zusammendrängung der Stromlinien an diesen Stellen stattfindet, treten hier Empfindungen von schmerzhaftem Ziehen und Zusammenschnüren auf, die als Warnungssymptome zu betrachten sind und zur sofortigen Herabsetzung der Stromstärke auffordern. Durch diesen Diathermieschmerz, der bei longitudinaler Stromrichtung auch von den stromdurchflossenen, mit sensiblen Nerven gut versorgten Blutbahnen ausgeht, ist von vornherein die Gefahr der Thrombosierung der Gefäße ausgeschaltet.

Endlich wäre ein Wort über die *Gegenanzeigen* der Diathermie zu sagen.

Es ist ohne weiteres einzusehen, daß eine Methode, die stark hyperämische Zustände im Gefolge hat, bei allen Erkrankungen, die zu *Blutungen* neigen, zu vermeiden ist. Aus dem gleichen Grunde wird man die Diathermie auch während der Menses unterlassen.

Akut infektiöse Erkrankungen, insbesondere solche, die mit Eiterung oder Fieber einhergehen, sind wegen der durch die Hyperämie bewirkten Vermehrung der Schmerzen, der Entzündungserscheinungen, der Gefahr der Verbreitung der Infektion ebenfalls von dieser Behandlung auszuschließen.

Sensibilitätsstörungen geben eine sehr wichtige Kontraindikation ab. Denn da wir hinsichtlich der Dosierung in erster Linie auf die Hautempfindung angewiesen sind, werden bei Störung der letzteren Überdosierung und Verbrennung die unausbleibliche Folge sein. Man prüfe also vor Einleitung der Behandlung den Temperatursinn. Nach Bucky bilden schwere *Neurasthenie* oder *Hysterie* eine weitere Gegenanzeige, da schwer Nervöse die Durchwärmung oft schlecht vertragen. Man soll daher zunächst nur einen Versuch machen.

Literatur.

Galvanisation.

ALBRECHT, HANS: Die umschriebene Herabsetzung des Gleichstromwiderstandes der menschlichen Haut bei gynäkologischen Neurosen. Ein objektiv nachweisbares Symptom der Projektion nervöser Organstörungen in der Hautperipherie. Leipzig: F. C. W. Vogel 1921.

BECK, K. F.: Münch. med. Wschr. **1911**, Nr 51. — BECK, O.: Über den sog. Aktionsstrom der granulierenden Wunde. Zbl. Chir. **19**, Nr 32 (1922).

EBBECKE, U.: (a) Die lokale galvanische Reaktion der Haut. Pflügers Arch. **190**, H. 4/6, 230 (1921). (b) Über elektrische Hautreizung. Pflügers Arch. **195**, H. 4/5, 300 (1922). — EICHHOFF, P. J.: Behandlung der Hautentzündungen. Handbuch der Therapie innerer Krankheiten von PENTZOLDT und STINZING. Jena: Gustav Fischer.

FREUND, ERNST und ALBERT SIMO: Zur Analyse der galvanischen Hautreaktion. Z. physik. u. diät. Ther. **25**, H. 7, 308 (1921).

GILDEMEISTER: Pflügers Arch. **149**, 389; **162**, 489.

HÖBER: Klin. Wschr. **1925**, 1337. — HULST: Hautveränderungen durch den elektrischen Strom. Nederl. Tijdschr. Geneesk. **65** (1921).

JELLINEK: Zur Pathologie der elektrischen Strommarken. Wien. klin. Wschr. **1921**, Nr 20.

KAHANE, M.: Elektrodiagnostik und Elektrotherapie. Berlin und Wien: Urban u. Schwarzenberg 1922. — KAPP: Behandlung der Nasenröte. Berl. klin. Wschr. **1906**, 237. — KAWAMURA: Elektropathologische Histologie. Virchows Arch. **231**, 370 (1921). — KOWARSCHIK, J.: Elektrotherapie. Berlin: Julius Springer 1923.

LEVA: Münch. med. Wschr. **1913**, 2386. — LEWANDOWSKI-ERBEN: Methodik der Galvanisation und Faradisation. Therapeutisches Lexikon von ANTON BUM. Wien: Urban u. Schwarzenberg 1906.

MARENGO, G.: Contributo allo studio delle dermatosi simulate. Patomimia cutanea da corrente galvanica. Policlinico, sec. prat. **28**, H. 43, 1432. — MAYR, JULIUS K.: Die umschriebene Verminderung des Gleichstromwiderstandes der Haut. I. Mitt. Dermat. Z. **35**, H. 6 (1922). — MEISSNER, P.: Elektrotherapie der Hautkrankheiten. Im Handbuch der gesamten med. Anwendungen der Elektrizität. Leipzig: W. Klinkhardt 1911. — MEIXNER: Wien. klin. Wschr. **1922**. — MELCHIOR, ED. und HANS RAHM: (a) Der elektrische Wundstrom und seine Bedeutung für die Therapie. Zbl. Chir. **48** (1921). (b) Über den sog. Aktionsstrom der granulierenden Wunde. Zbl. Chir. **50**, Nr 7 (1923). — MIEREMET: Hautveränderungen durch die Einwirkung des elektrischen Stroms. Klin. Wschr. **1923**. — MÜLLER, O.: Die medizinische Gleich- und Wechselstromtechnik. Leipzig: Hachmeister u. Thal 1923.

PECH: Arch. Électr. méd. **1913**, 350.

RIEHL: Die Spuren des elektrischen Starkstroms in der Haut. Münch. med. Wschr. **1923**.

SCHRIDDE, H.: (a) Die elektrischen Strommarken der Haut. Zbl. Path. **14**, 32 (1922). (b) Hautverbrennungen durch hohe Hitze. Pathologisch-anatomische und experimentelle Untersuchungen. Klin. Wschr. **52** (1922).

TARCHANOFF: Pflügers Arch. **46**, 46.

VERAGUTH: Das psychogalvanische Reflexphänomen. Berlin: S. Karger 1909. — VERAGUTH und SEYDERHELM: Münch. med. Wschr. **1913**, Nr 40; **1914**, Nr 6.

Elektrolyse.

ALTHAUS: Vorläufige Mitteilung über meine elektrolytische Behandlung der Geschwülste und andere Krankheiten. Dtsch. Klin. **1867**, 34—36.

BALMANNO, SQUIR: Superfluous hair and the means of removing it. London 1893. — BARATONA: De l'épilation par la galvanokaustique chimique. Rev. Méd. franç. 13. März **1886**. — BARDET, G.: Untersuchung über Elektrolyse und über die Bewegung von Medikamenten durch den Körper mittels des elektrischen Stromes. Bull. gén. Thér. **109**, 405 (1885). — BECKER, F.: Elektrolyse des Furunkels und Galvanisation der Epididymitis. Med. Klin. **1909**, Nr 6. — BEHREND: Über dauernde Beseitigung krankhaften Haarwuchses. Berl. med. Ges. **1886**. — BENDELACK HEWETSON: Electrolytic removal of eyelashes. Brit. med. J. **1886**, 978. — BENSON, On the treatment of partial trichiasis by electrolysis. Brit. med. J. **1882**, 1203. — BOCK: Erfahrungen über Elektrolyse. Berlin. klin. Wschr. **1899**, Nr 45. — BOWEN, J. T.: The present position of electrolysis in treatment of cutaneous affections. Boston med. J. 28. Juli **1892**. — BROCQ: (a) De la destruction des poils par l'électrolyse. Bull. Soc. méd. Hôp. Paris 28. Mai 1896. (b) Ann. de Dermat. 25. Juli 1887. (c) Bull. Soc. méd. Hôp. Paris 13. April 1888. (d) Soc. de Dermat. **1891**. (e) Cent dix malades atteints d'hypertrichose traités par l'électrolyse. Ann. de Dermat. **1897**. — BUTLER:

The permanent removal of superfluous hairs by electrolysis. Med. Chir. Quart. N. Y. **1**, 43 (1880).

Campbell, C. M.: (a) Electrolysis in superfluous hair med. Soc. of London 28. Jan. **1889**. (b) Brit. med. J. **1889**, 246. — Carpenter, J. W.: The removal from the skin of papillar growths; pigmentary moles and superfluous hairs Cincinnati. Lancet Clin. **1886**, 535. — Casper: Die Radikalbehandlung der Prostatahypertrophie und Prostatatumoren durch Elektrolyse. Berl. klin. Wschr. **1888**, 461 u. Ther. Mh. **1889**. — Chisohn: Treatment of wild hairs by electrolysis. Maryland med. J. **7**, 553 (1880/81). — Cholzow: (a) Über die Behandlung der Strikturen der Harnröhre mittels Elektrolyse. Allg. med. Z.ztg **1901**, Nr 77, 78 u. 79. (b) Über die Behandlung der Strikturen der Harnröhre mittels Elektrolyse. Die med. Woche **1902**, 21./22. Ref. Mber. Urol. **7**, H. 10 (1902). — Ciarrocchie: Elektrolyse der Hypertrichose. Riforma med. **1893**, Nr 8 (1894). — Clarke, Mac Guire J.: Elektrolysis in the treatment of diseases of the skin. Amer. Practitioner 9. Jan. **1886**. — Courtade: J. Méd. Paris **1913**, Nr 10. — Crocker, Radcliffe: Removal of hair by electrolysis. Brit. med. Assoc. 13. Aug. **1886**. Brit. med. Sci. **1886**, 415.

Débédat, H.: (a) Elektrolytische Behandlung der Prostatahypertrophie. Dtsch. Med. Ztg **1899**, Nr 61, 686. (b) Nouvelles aiguilles pour l'épilation électrolytique. Soc. Anat. et Physiol. Bordeaux 20. April **1891**. — Dowd, Ch.: Zwei Angiome im Gesicht geheilt durch Elektrolyse. Arch. of Pediatr. Jan. **1898**. Ref. Med. Gegenw. **1898**, Nr 3, 172. — Dubreuihl: (a) Epilation par l'électrolyse. Société de médecine et de chirurgie de Bordeaux, 5. Mai **1891**. (b) Epilation électrolytique. Soc. de Dermat. 22. April **1892**. (c) Un point de technique de l'épilation electrolytique. Soc. de Dermat. April **1896**. — Du Castel: Traitement de l'hypertrichose. Traité de thérapeutique appliquée, publié sous la direction du Dr. A. Robin. Traitement de maladies de la peau, 2. Teil, 263. — Duchot, R.: Examen clinique des rétrécissements de l'urètre. Ann. policlin. centrale Brüssel **1905**, Nr 5. — Duhring: An instrument for the removal of superfluous hairs. Amer. J. med. Sci. **82**, 142 (1881).

Ehrmann, S.: (a) Über Beseitigung warziger Gebilde mittels Elektrolyse. Wien. med. Presse **1890**. (b) Mitteilungen des Wiener Doktorenkollegiums **1889**. (c) Die elektrolytische Entfernung der Haare. Ther. Wschr. Wien **1897**. (d) Beiträge zur Therapie der Urethralblennorrhöe. I. Über Behandlung parurethraler Hohlgänge und der Urethralpapillome. Wien. med. Presse **1895**. (e) Die Anwendung der Elektrizität in der Dermatologie. Wien. und Leipzig: Josef Šafář 1908.

Foveau de Courmelles: L'épilation électrique. Revue illustrée de polytechnique médicale. 30. Aug. **1892**, 197. — Fox, G. H.: (a) Emploi de l'électricité pour l'ablation des poils et le traitement des tâches de rousseur (Détroil, 1886. Angabe von Brocq.) (b) The permanent removal of hair by electrolysis. N. Y. med. Rec. **1882**, 253. (c) On the permanent removal of hair by electrolysis. N. Y. med. Rec. März **1879**.

Gärtner und Lustgarten: Über elektrolytische Flächenätzungen zur Behandlung des Lupus. Allg. Wien. M.ztg **1886**, 27/28. — Genouville: Presse méd. **1920**, Nr 49. — Giovannini: Über die durch die elektrolytische Epilation hervorgerufenen histologischen Veränderungen. Arch. f. Dermat. **32**, 3 (1895). — Gräupner: Elektrolyse und Katalyse in Theorie und Praxis. Breslau: Preuß u. Jünger 1891.

Hardaway: The treatment of hirsuties. Amer. dermat. Assoc. 28. Aug. 1878. Piffard, Fox, Taylor (dieselbe Sitzung). (b) The permanent removal of superfluous hairs by electrolysis. Philadelphia med. Times **1879—1880**. (c) Die Radikalbehandlung der Hypertrichosis mittels Elektrolyse. Mh. Dermat. **1885**, Nr 10. (d) Electrolysis in medicine and surgery. Maryland med. J. 25. Dez. **1886**, 154. (e) A supplemental account of the case of a bearded woman in whose behalf electrolysis was first employed for the destruction of the hair papille. Med. news 5. Mai **1888**, 490. — Hayes, Bergonié et Debedat: (a) Technique pratique de l'épilation par l'électricité. Paris: O. Doin 1894. (b) The removal of hair by electrolysis. Saint Louis med. a. Surg. J. Nov. **1881** (Angabe von Jackson). — Heitzmann: (a) Remarks on akido-galvano-cautery for epilation. Saint Louis Courier med. **1882**, 16 (Angabe von Jackson). (b) Experiments on epilation. Arch. of Dermat. **1881**, 130.

Jackson: Superfluous hair; the Russian Dog faced boy and facial hirsuties in women. Med. Rec. N. Y. **1885**, 568. — Joseph, M.: Lehrbuch der Haarkrankheiten. Leipzig: Johann Ambrosius Barth 1910.

Karewski: Zur Therapie der Hypertrichosis. Dtsch. med. Wschr. **1886**, Nr 348, 587. — Karewski, Lassar, Köbner, Rosenthal: Hypertrichosis. Separatabdruck aus der Realencyklopädie der gesamten Heilkunde **1886**. — Korpack: Beiträge zur Elektrolyse. Würzburg 1889. — Kromayer: (a) Multiple subcutane Elektrolyse, ein narbenloses Zerstörungsverfahren. Dtsch. med. Wschr. **1908**, Nr 52. (b) Hilfsinstrumente zur Elektrolyse. Mschr. Dermat. **1909**, Nr 2. — Kuttner, A.: Die Elektrolyse, ihre Wirkungsweise, ihre Verwendbarkeit bei soliden Geweben. Berl. klin. Wschr. **1889**, Nr 45—47.

Lang, Eduard: (a) Elektrolytische Behandlung der Strikturen der Harnröhre und einiger Dermatosen. Klinische Zeit- und Streitfragen **5**, 6 (1891). (b) Weitere Erfahrungen über elektrolytische Behandlung von Strikturen der Harnröhre. Wien. med. Wschr. **1893**, Nr 42, 43 u. 44. (c) Die therapeutische Verwertung der Elektrolyse, insbesondere bei Strikturen der Harnröhre. Wien. klin. Wschr. **1897**, Nr 7, 165. — Leduc, St.: Die Ionen oder elektrolytische Therapie. Leipzig: J. A. Barth 1905. — Lenglet: Prat. dermat. Paris **1903**.— Lustgarten: Bemerkungen über Radikalepilation mittels Elektrolyse. Wien. med. Wschr. **1886**, Nr 36.

Maréchal: Destruction des poils par l'électrolyse. Paris 1893. — Marshall, Lewis M.: Behandlung der Naevi mittels der Elektrolyse. Lancet 12. Jan. 1889 u. Dtsch. Med.ztg **1889**, Nr 65, 751. — Michel: Trichiasis and distichiasis: reflections upon their nature and pathology, with a radical method of treatment. Saint-Louis Courier of medicine, Febr. **1879**. — Michelson: (a) Die Elektrolyse als Mittel zur radikalen Beseitigung an abnormer Stelle gewachsener Haare. Berl. klin. Wschr. **1885**, Nr 42, 43. (b) Neuere Arbeiten über elektrolytische Radikalepilation. Mh. Dermat. **1886**, 167. (c) Über die galvano-chirurgischen Methoden zur Beseitigung an abnormer Stelle gewachsener Haare. Kongreß Berlin, Sept. **1886**. Vjschr. Dermat. **1887**, H. 2. — Minet: Presse méd. **1920**, Nr 79. — Müller, Max: Über Radikalepilation mittels galvanischen Stromes. Wien. med. Presse **1885**, 45.

Nobl, G.: Erfahrungen über die dermatologische Verwertung der Elektrolyse. Zbl. Ther. Aug. u. Sept. **1903**.

Payne, J. F.: The production of hypertrichosis by local applications. Brit. J. Dermat. März **1895**, 78. — Piffard: An improved instrument for the removal of superfluous hair. J. cutan. vener. Dis. März. **1883**, 183. — Poumayrac, A. M.: Étude sur les hypertrichoses. Thèse de Bordeaux **1892–1893**. — Prince: On the exakt measurement of the electric current and other practical points in the destruction of the hair by electrolysis. Boston med. J. **1886**, 429.

Reyn, A.: Berl. klin. Wschr. **1911**, Nr 43.

Sack, A.: Über Radikalepilation auf elektrolytischem Wege. Berl. klin. Wschr. **1892**, Nr 41. — Santi, August: Die Elektrolyse in der Dermatologie. Mh. Dermat. 15. März **1894**, 459. — Schmithuisen: Die Elektrolyse im animalischen Gewebe. Münch. med. Wschr. **1902**, Nr 15. — Selhorst: Radikale Heilung von Narbenstrikturen der Urethra mittels der elektrolytischen Nadel. Dermat. Zbl. **8**, H. 5 (1905). — Semeleder: Über Elektrolyse. Wien. klin. Wschr. 10. Okt. **1888**. — Smith, Gilbert: The removal of superfluous hairs by electrolysis. Birmingham med. Rev. Dez. **1885**. — Startin: Removal of superfluous hair by electrolysis. Lancet 20. Nov. **1886**, 969. — Strandberg, O.: Behandlung tub. Leiden der Schleimhäute der oberen Luftwege mit Reyns Elektrolyse. Strahlenther. **1914**.

Ullmann, K.: Physikalische Therapie der Hautkrankheiten. Stuttgart: Ferdinand Enke 1908. — Unna: Nadelhalter zur elektrolytischen Behandlung der Haarbälge. Mh. Dermat. **1885**, 335.

Voltolini: Anwendung der Elektrizität zur Beseitigung von Muttermalen usw. Dtsch. med. Wschr. **1886**.

Weiss, G.: (a) L'électrolyse des tissus vivants. Arch. Électr. méd. **1897**, Nr 59. (b) Die Elektrolyse der lebenden Gewebe. Arch. Électr. méd. **1897**, Nr 59. Ref. Med. Gegenw. **1898**, Nr 2. — Whitte, J. C.: The use of electrolysis in the treatment of hirsuties. Boston méd. J. Mai **1881**, 412. — Woody, Samuel: Permanent removal of hair by electrolysis with cases. Amer. Pract. a. News Louisville, 24. Juli **1886**.

Kataphorese (Iontophorese).

Adamkiewicz: (a) Zur Diffusionselectrode. Neurol. Zbl. **1886**, Nr 10, 21. (b) Chloroform und der elektrische Strom gegen Neuralgie. Progrès méd. **1888**. Ref. Korresp.bl. Zahnärzte 1888. — Aubert: Über den Einfluß der Elektrizität auf die Absorption durch die Haut. Lyon. méd. **1895**. Ref. Mh. Dermat. **21** (1895).

Bardet: Recherches sur l'électrolyse et le transfert des médicaments à travers de l'organisme par le courant électrique. Bull. gén. Thér. **1885**. — Baum, Julius: Über Elektrophorese. Arch. f. Dermat. **84**, H. 1 (1907). — Beck, F. K.: Jod, Iontophorese und Erysipel. Münch. med. Wschr. **1919**, Nr 57. — Beer: Elektrolytische Joddurchleitung. Schmidts Jb. **1871**, 200. — Bergonier et Roques: L'électrolyse du salicylat comme moyen de pénétration de l'ion salicylique en thérapeutique locale. Biochem. Zbl. **1**. — Berteu, S.: (a) Kataphorese. Schweiz. Vjschr. Zahnheilk. **7**, Nr 2 (1897). (b) Verh. physik.-med. Ges. Würzburg. **1897**. — du Bois-Reymond: Berichte der Berliner Akademie **1860**. — Bordier: Confirmation expérimentale de la théorie des ions. Arch. Électr. méd. **1900**, 364. — Bourguignon, Georges: Traitement des cicatrices chéloidiennes, vicieuses ou adhérentes et de leurs conséquences par l'ionisation d'iode. Paris méd. **14**, Nr 51 (1924). — Braun: Cocain und Adrenalin. Berl. Klin. H. 187. — Brückner: Über die Einführung des Jodes vermittels elektrischer Ströme. Berl. klin. Wschr. **1870**, Nr 40.

DESOSSES, P. und A. MARTINET: Technique de la therapeutique ionique. Presse méd. **20** (1907). — DESTOT: Über die Absorption durch die Haut. Lyon méd. Ref. Mh. Dermat. **21** (1895).

EHRMANN: (a) Die Kataphorese als Heilverfahren für Sycosis coccogenes (vulgaris) und parasitaria. Wien. med. Bl. **1897**. (b) Wien. klin. Wschr. **1890**. (c) Über einen Versuch, um zu demonstrieren, welchen Weg gelöste Körper beim Eindringen in die Haut durch elektrische Kataphorese nehmen. Wien. med. Wschr. **1890**, Nr **51**. (d) Über die Verwendung der elektrischen Kataphorese in der Dermatotherapie. 66. Verslg dtsch. Naturforsch. Wien **1894**. (e) Kataphorese bei Sycosis parasitaria. Verh. Wien. dermat. Ges. 19. Febr. **1902**. Ref. Wien. klin. Wschr. **1902**. (f) Über Sycosis und Folliculitis. Wien. med. Presse **1893**. — ENSCH: Electrolyse et Cataphorèse. Notes bibliographiques et expérimentales. Arch. Electr. méd. Okt. **1903**, Nr 130 u. 131. — ERB: (a) Handbuch der Elektrotherapie **1886**. (b) Galvanotherapeutische Mitteilungen. Berl. klin. Wschr. **1870**. — EULENBURG: (a) Elektrotherapeutische Mitteilungen. Berl. klin. Wschr. **1870**. (b) Realenzyklopädie, Elektrodiagnostik und Elektrotherapie. Berl. klin. Wschr. **1870**.

FRANKENHÄUSER: (a) Die Leitung der Elektrizität im lebenden Gewebe. Berlin: August Hirschwald 1898. (b) Untersuchungen über die percutane Einverleibung von Arzneistoffen durch Elektrolyse und Kataphorese. Z. exper. Path. u. Ther. **2**. u. **3**, (c) Über die chemischen Wirkungen des galvanischen Stromes auf die Haut und ihre Bedeutung für die Elektrotherapie. Z. Elektrother. **1900**. — v. FREY: Z. Biol. **82**, 359. — FRIEDLÄNDER: Über die Wirkungen des konstanten Stromes bei Insektenstichen. Z. diät. u. physik. Ther. **2** (1899). — FRÜHWALD: Demonstrationsabende Chemnitzer Hautärzte, 4. Febr. **1927**. — FUBINI und PIERINI: Über die elektrische Kataphorese. Moleschotts Untersuchungen **15**.

GÄRTNER: Kataphorische Einführung von Sublimat. Wien. klin. Wschr. **1889**. — GÄRTNER und EHRMANN: Über das elektrische Sublimatbad. Wien. klin. Wschr. **1889**. — GERLACH: Untersuchungen mit dem elektrischen Vierzellenbad. Ther Mh. **1900**. — GILLES: Über subcutane Absorption von Medikamenten, besonders Eisen, mit Hilfe der Elektrizität. Arch. Élect. méd. **6**, Nr 65. — GIRANDEAU: Bull. Soc. franç. Dermat. **35**, Nr 3. — GRAUPNER: Über Elektrolyse und Kataphorese in Theorie und Praxis. Breslau: Preuß u. Jünger 1891. — GIESBACH: Über Wesen und Verwendung der Kataphorese. Dtsch. med. Wschr. **1898**. Ther. Beil. Nr 4. — GUPTA, A.: Ionic medication of Natrium hydnocarpate in the treatment of leprosy. Ind. med. Rec. **46**, Nr 9 (1926).

HERZOG: Über die Wirkung des Cocains auf die Haut. Münch. med. Wschr. **1886**. — HEUMANN: Elektromedikamentöse Therapie. Dtsch. med. Wschr. **1906**. — HIRSCH: Zur Elektroguajacolanästhesie. Dtsch. med. Wschr. **1897**. — HOFFMANN: Über die Diffusionselektrode von ADAMKIEWICZ und die Chloroformkataphorese. Neur. Zbl. **7** (1888).

ISMAIL-SADE, J. und DSAFARVO: Venerol. (russ.) **5**, Nr 3 (1928).

KAHN: Das Resorptionsvermögen der intakten Haut unter der Wirkung des konstanten Stroms. Inaug.-Diss. Straßburg 1891. — KARFUNKEL: Beiträge zur Kataphorese. Arch. f. Dermat. **40** (1897); **41**, H. 1. — KEERL: Beitrag zur Elektrotherapie, speziell zur Kataphorese. Inaug.-Diss. Zürich 1900. — KRISER: Wien. klin. Wschr. **1924**, Nr 41. — KRONFELD: Über elektrische Medizinalbäder. Wien. klin. Wschr. **1893**.

LABATUL: Transport des ions dans les tissus organisés. Arch. Électr. méd. **1895**. — LATSCHTSCHENKO: Zur Kenntnis der Leitung elektrischer Ströme im lebenden Gewebe. Dtsch. med. Wschr. **1899**. — LAURET: Sur l'introduction des médicaments à travers la peau par l'influence de l'électricité. Bull. Thér. **111**, 254. — LEDUC: Introduction des substances médicamenteuses de la profondeur des tissus par le courant électrique. Congres internat. Électrobiol. Paris **1900** u. Ann. Électrobiol., Sept.u. Okt. **1900**. — LENILLEUX: Über Flüssigkeitselektroden in der Elektrotherapie. Assoc. franç. pour l'avancement des scienses. Z. Elektrother. **1903**. — LINDEMANN: Über percutane Giftwirkung. Med. Woche **1903**. Ref. Arch. f. Dermat. **69**. — LOMBROSO, G.: Sulla catoforesi elektrica chloroformica. Sperimentale **63**, Nr 2, 125. — LOMBROSO und MATTEINI: Über elektrische Kataphorese. Riforma med. **1896**. Ref. Neur. Zbl. **1887**.

MASSEY, G. B.: (a) Die Behandlung maligner Neoplasmen mittels kataphorischer Sterilisation. Med. Rec. **7**, 4 (1900). Ref. Dtsch. Med.ztg **1900**, Nr 59, 691. (b) Kataphorese bei Carcinom. Amer. J. Obstetr., April **1899**. Ref. Med. Gegenw. **1899**, Nr 6, 305. — MEISSNER, P.: (a) Über Kataphorese und ihre therapeutische Verwertbarkeit. Z. Elektrother. u. ärztl. Elektrotechnik **1899**, Nr 1, 13. (b) Über Sycosis und ihre Behandlung, mit besonderer Berücksichtigung der Kataphorese. Münch. med. Wschr. **1898**, Nr 44, 1419. — MINET, A.: Théories de l'électrolyse. Paris: Gauthier-Villars, édit. — MORREHEAD: Cataphoresis. Dent. Rev. **1896**. — MORTON: (a) Cataphoresis. New York American Technical Book **60** (1899). Ref. Z. Elektrother. u. ärztl. Elektrotechnik **1899**, Nr 3, 122. (b) Guaiacocain Cataphoresis and local anaesthesia, outfit and technic. Dent. Cosmos, April **1896**. — MOURY, E.: Note sur la cataphorèse. J. méd. Bruxelles **1898**, Nr 22, 263. — MUNK: (a) Einführung differenter Flüssigkeiten usw. Reicherts Arch. **73**, 506. (b) Über die kataphorischen Veränderungen der feuchten Körper. Reichert und Dubois-Reimond. Arch. **1873**. (c) Über die kataphorischen Veränderungen der feuchten porösen Körper. Arch. f. Anat. 173. Leipzig: Reichert u. Dubois-Reymond. (d) Über die galvanische Einführung differenter Flüssigkeiten in den unversehrten lebenden Organismus. Reichert und Dubois-Reymonds Arch. **1873.**

NATALE-MARZI, PAOLO: Betrachtungen über die Resultate bei Behandlung von Hautepitheliomen vermittels Silberiontophorese und Röntgenstrahlung. Radiol. med. **11,** Nr 10 (1924).

OKER-BLOM, MAX: (a) Beitrag zur Feststellung einer physikalisch-chemischen Grundlage der elektromedikamentösen Behandlung, mit besonderer Berücksichtigung der Jodsalzlösung. Kuopid **1896.** (b) Experimentelle Untersuchungen über das unter Einwirkung des konstanten elektrischen Stromes stattfindenden Eindringen von medikamentösen Stoffen in den Tierkörper. Gr.-80, 72. Berlin: Mayer und Müller und Leipzig: Kröhler.

PASCHKIS, H. und J. WAGNER: Über die durch Chloroform auf kataphorischem Wege zu erzeugende Hautanästhesie. Neur. Zbl. **1886,** Nr 18. — PAULI: Über Ionenwirkung und ihre therapeutische Verwendung. Münch. med. Wschr. **1903.** — PEYSER: Dermat. Wschr. **1921,** 410. — PISANI und PALADINO: Aufnahme von Jod mittels Elektrizität. Giorn. Eletr. med. **1905.** Ref. Arch. physik. u. diät. Ther. **1906.**

REIN, H.: (a) Percutane Elektrosmose oder Iontophorese? Klin. Wschr. **4,** Nr 33 (1925). (b) Zur Elektrophysiologie der menschlichen Haut. Z. Biol. **84,** H. 1 (1926). (c) Experimentelle und theoretische Grundlagen zur Gleichstromtherapie. Versh. südwestdtsch. Dermat. Freiburg i. Br. 24./25. April **1926.** (d) Experimentelle und theoretische Grundlagen zu einer rationellen Gleichstromtherapie. Dermat. Z. **49,** H. 3 (1926). — ROSSI: Heilung der Syphilis durch Einbringung von Sublimat in den Organismus mittels des Galvanismus. Ref. Syphilidologie von BEHREND, III. Teil, 252.

SANCHEZ: La théorie des Ions en électricité médicale. Progrès méd. **1903.** — SCHÄFFER: Kataphorese. Dtsch. Mschr. Zahnheilk. **1897.** — SELLEI, JOSEF: Beiträge zur Ätiologie und Behandlung des seborrhoischen Kopfhaarausfalls. Dermat. Wschr. **85,** Nr 41 (1927). — SELLEI, JOSEF und JOHANN FENJÖ: Die iontophoretische Dermoreaktion. Börgyógy. Szemle (ung.) **2,** Nr 6 (1924). (b) Über die mittels Iontophorese entstandene Dermoreaktion. Dermat Wschr. **79,** Nr 50 (1924). — SILVA und PESCAROLO: Beobachtungen über den elektrischen Leitungswiderstand des menschlichen Körpers in normalem und pathologischem Zustand. Dtsch. Arch. klin. Med. **1891.** — SLADKOVIČ: Behandlung des Lupus erythematodes mit Iontophorese. Moskau. vener.-dermat. Ges. 14. Jan. **1926.** — STREBEL, H.: Mitteilungen über „Elektroendosmose" und „jatrogalvanolytische Injektion". Dtsch. Med.ztg **1897,** Nr 92, 24.

ULLMANN: Behandlung von Hautkrankheiten mittels Sublimatkataphorese im elektrischen Zweizellenbad. Wien. med. Wschr. **1894.** — ULTZMANN: Über die elektrolytische Durchleitung von Jod durch tierische Gewebe. Wien. med. Presse **1870.**

VOLK, R.: Wien. med. Wschr. **1907.**

WAGNER: Eine Methode, Hautanästhesie durch Cocain zu erzeugen. Wien. med. Bl. **1886.** — WEISS, MAX: Die elektrische Endosmose in der Heilkunde. Zbl. Ther. **1897,** H. 9. — WIEDEMANN: Galvanismus **1,** 377. Poggend. Ann. **87,** 321 (1852). — WILHELM: Die Durchleitung des Jods durch organische Gewebe mittels des galvanischen Stromes. Wien. med. Presse **1869.** — WINKLER, E.: Contribution à l'étude de l'osmose électrique. Arch. Electr. méd. **1898,** Nr 63, 98. Ref. Z. Elektrother. u. ärztl. Elektrotechnik **1899,** Nr 2, 87. — WIRZ, F.: (a) Jodiontophorese bei Aktinomykose. Münch. med. Wschr. **1925,** Nr 23. (b) Über Iontophorese. Dtsch. med. Wschr. **1925,** Nr 8. (c) Die iontophoretische Anästhesie und ihre Anwendungsmöglichkeiten. Münch. med. Wschr. **1924,** Nr 14. (d) Die Technik der iontophoretischen Anästhesie. Münch. med. Wschr. **1924,** Nr 24. (e) Therapeutische Versuche mittels percutaner Elektrolyse. Dermat. Wschr. **74,** Nr 14. (f) Die Beseitigung von Teleangiektasien mittels Spitzbrenner in iontophoretischer Anästhesie. Dermat. Wschr. **75,** Nr 32. (g) Die Heilung der Sycosis staphylogenes auf iontophoretischem Wege. Dermat. Wschr. **76,** Nr 1. (h) Percutane Elektrosmose oder Iontophorese. Klin. Wschr. **1926,** Nr 8. (i) Bleielektroden bei Iontophorese. Dermat. Wschr. **83,** Nr 41 (1926).

Faradisation.

BOUVEYRON: De la faradisation cutanée dans le traitement des dermatoses prurigineuses. Echo méd. de Lyon **7,** 193 ff. (1902). — BRASCH: Elektrodiagnostik und Elektrotherapie in der allgemeinen ärztlichen Praxis. Med. Woche **1900,** Nr 32, 307 u. ff. — BRÖSE: Über einige Anwendungsweisen des faradischen Stromes. Dtsch. med. Wschr. **1889,** Nr 51.

CHVOSTEK: Eine Methode zur Faradisation der Milz. Wien. med. Presse **1870.** u. Wien. med. Bl. **1879.**

EHRMANN, S.: (a) Die Anwendung der Elektrizität in der Dermatologie. Wien und Leipzig: Josef Šafář 1908. (b) Über die Anwendung der Elektrizität bei Behandlung der Alopecia areata. Med. Post **1895,** Nr 2. — ENGELHORN: Über allgemeine Faradisation.

Zbl. Nervenheilk. 1 (1881). — ENGLÄNDER: Untersuchung über den Einfluß des faradischen Pinsels auf die Sensibilität der Haut. Inaug.-Diss. Bonn 1885.

KATYSCHEW, F.: Über die gefäßverengernde Wirkung der Faradisation am Halse. Peterburg. med. Wschr. 5, 5 (1880). — KOWARSCHIK, S.: Elektrotherapie. Berlin: Julius Springer 1923. — KREIBICH: Über die durch den faradischen Pinsel hervorgerufenen Entzündungen usw. Dtsch. med. Wschr. **1907**.

LAKER, C.: Die wahre Ursache der Schmerzabminderung unter der Haut durch feuchte Elektroden bei der Verwendung induzierter Ströme. Dtsch. Arch. klin. Med. **39**, 491 (1886). — LAUFENBERG, B.: Über die Einwirkung des faradischen Pinsels auf die elektrocutane Sensibilität. Iaug.-Diss. Bonn 1885.

MAIENFISCH: Über allgemeine Faradisation. Schweiz. Korresp.-Bl. **11**, 22 (1881). — MÖBIUS, P. J.: Über die allgemeine Faradisation. Berl. klin. Wschr. **1880**, Nr 47.

POPPER, M.: (a) Therapie der Schlafpollutionen, Spermatorrhöe und einiger Prostataaffekte mittels Faradisation der Prostata. Wien. med. Bl. **1899**, 1—4. (b) Über die Behandlung der Prostataerkrankungen und der Prostatorrhöe mittels des faradischen Stromes. Bayer. ärztl. Korresp.bl. **1898**, Nr 15, 210.

ULLMANN, K.: Physikalische Therapie der Hautkrankheiten. Stuttgart: Ferdinand Enke 1908.

Hochfrequenz.

APOSTOLI et BERLIOZ: (a) Sur l'action thérapeutique des courants alternatifs de haute fréquence. Arch. Électr. méd. **1897, 343**. (b) Deuxième note sur l'action thérapeutique générale des courants alternatifs de haute fréquence. (Société de Biologie, seance de 31. Juli 1897.) Bull. Soc. franç. Electrothér **1897**, 219. — D'ARSONVAL: Action physiologique des courants à haute fréquence Moyens pratiques pour les produire d'une façon continue. Rev. internat. Électrothér. **1897**, 50.

BECKER: Gedämpfte Hochfrequenzströme als narbenerweichendes Mittel. Münch. med. Wschr. **1915**, Nr 31. — BENEDIKT: Die Arsonvalisation in der Medizin. Wien. med. Wschr. **1899**, Nr 5. — BERGONIÉ, J. BORDEAUX: La valeur thérapeutique des courants de haute fréquence. Internat. neur. Kongreß Brüssel. Rev. internat. Électrothér. **1898**, 46. — BILLINKIN: Anésthesie par l'effluve de haute fréquence dans l'ablation des hémorrhoides procidentes et des condylomes hémorrhoidaux. Arch. Électr. méd. **1902, 764** ff. — BISSERIÉ: (a) Traitement du lupus érythémateux par les courants de haute fréquence. Arch. Électr. méd. **1898**, Nr 68, 362. (b) Traitement du lupus érythémateux par les courants de haute fréquence. Arch. Électr. méd. **1901**, 120—121 u. 163—170. — BOINET et CHAILLOL, DE PONCY: Recherches sur les effets thérapeutiques des courants de haute fréquence. (Société de Biologie séance de 31. Juli 1897.) Rev. internat. Électrothér. **1898**, 9. — BOKENHAM: Über die Behandlung von Hämorrhoiden und verwandten Zuständen mit oszillierenden hochgespannten Strömen. Lancet, Juli **1904**. — BONNEFOY: Sur l'action de la haute fréquence. Bull. Soc. franç. Électrothér. Jan. **1906**. — BONNIOT: Mode d'action du courant de haute fréquence à propos de la calorification. Arch. Électr. méd. **1900**, Nr 92, 378. — BORDIER: Traitement de la pelade par les courants de haute fréquence. Arch. Électr. méd. **1901**, 193—196. — BORDIER et LECOMTE: (a) Action des courants de haute fréquence. Arch. Électr. méd. **1902**, 83 u. ff. (b) Actions des courants de haute fréquence (autoconduction) sur la thermogenèse des animaux. Arch. Électr. méd. Bordeaux **10**, 83—92. 4. Fig. (1902). (c) Effets de l'application directe des courants de haute fréquence sur les animaux. Arch. Électr. méd. **1903**, 129—135.

DENOYÈS: (a) Action thérapeutique des applications directes des courants de haute fréquence. Arch. Électr. méd. **1901**, 65—78 u. 129—147. (b) Les courants de haute fréquence; propriétés physiques, physiologiques et thérapeutiques **1902**, Nr 45, 374. — DUBOIS: Influence des courants électriques de haute fréquence sur la virulence des microbes. Acad. Sci. 6. April **1897**. — DOUMER: (a) Traitement des hémorrhoïdes à l'état aigu par les courants de haute fréquence et haute tension. Arch. Électr. méd. **1900**, Nr 92, 388. (b) De l'emploi des courants de haute fréquence et de haute tension dans le traitement de la blénorrhagie et de ses complications les plus habituelles. Arch. Électr. méd. **1900**, Nr 92, 403. (c) Rapport sur les propriétés théıapeutiques des courants de haute fréquence et de haute tension. Arch. Électr. méd. **1900**, Nr 92, 419. — DUMONT: Les resultats thérapeutiques et les indications des courant de haute fréquence. J. int. Méd. Paris **5**, 191 u. ff. (1901).

EULENBURG, A.: (a) Über die Wirkung und Anwendung hochgespannter Ströme von starker Wechselzahl (d'Arsonval-Tesla-Ströme). Dtsch. med. Wschr. **1900**, Nr 12, 197. (b) Über Anwendung hochgespannter Wechselströme (Arsonvalisation). Z. Elektrother. u. ärztl. Elektrotechnik **1901**, Nr 8, 161. — EVERARD: Electricité médicale, courants de haute fréquence. Clin. 3. Nov. **1893**. J. méd. Bruxelles. Nr 46.

FREUND: (a) Über die therapeutische Verwendung der Hochfrequenzströme. Med. Bl. **1903**, Nr 21, 361/2. (b) Beiträge zur Behandlung mit Hochfrequenzströmen. Med. Klin. **1909**, Nr 50.

Gaston, Chabry et Rieder: Action curative des applications des méthodes électrothérapiques (douches statiques, haute fréquences auto-conduction) sur les dermatoses. Arch. Électr. méd. **1900**, Nr 96, 636. — Gautier et Larat: Les courants alternativs à haute fréquence en thérapeutique. Rev. internat. Électrothér. **1896**, 321.

Imbert et Denoyès: Note sur le traitement des tuberculoses chirurgicales par les courants de haute fréquence. Arch. Électr. méd. **1902**, 241.

Lagriffoul, A. et J. Denoyès: (a) Action des courants de haute fréquence sur la tuberculose expérimentale. Arch. Électr. méd. **1900**, Nr 95, 533. (b) Action des courants de haute fréquence sur la tuberculose expérimentale. Arch. Électr. méd. **1901**, 385—400. — Leredde: Le traitement du Lupus. Arch. Électr. méd. **1902**, 335. — Lewi: Hochfrequenzströme bei Herpes zoster. Semaine méd. **1911**, Nr 42.

Nagelschmidt: (a) Zur Indikation der Behandlung mit Hochfrequenzströmen. Dtsch. med. Wschr. **1907**, Nr 32. (b) Tabes- und Hochfrequenzbehandlung. Münch. med. Wschr. **1909**, Nr 49.

Oudin, P.: (a) Action thérapeutique locale des courants à haute fréquence. Académie des Sciences, séance d. 14 et 21 juin 1897. Bull. Soc. franç. Électrother. **1897**, 158. (b) Action thérapeutique locale des courants à haute fréquence. L'Électricien 3. Juli **1897**, 10. (c) Wirkungsweise des Wechselstromes und der hochgespannten Ströme bei Erkrankungen der Haut und der Schleimhäute. Mh. Dermat. **26**, 4. (d) Rapport sur la propriété physiologique des courants de haute tension et de haute fréquence. Arch. Électr. méd. **1900**, Nr 92, 418.

Scheuer: Die Behandlung der Erfrierungen mit lokaler Arsonvalisation. Wien. klin. Rdsch. **1909**, Nr 19. — Schiff: Elektrode zur Erzeugung diffuser Polentladungen hochgespannter Induktionsströme. Dtsch. Med.ztg **1901**, Nr 5, 59. — Stembo: (a) Über Behandlung der Hämorrhoiden mittels Arsonvalisation. Dtsch. med. Wschr. **1912**, Nr 8, 142 u. ff. (b) Über physiologische Wirkung und therapeutische Anwendung hochgespannter Ströme von starker Wechselzahl (Arsonvalströme). Petersburg. med. Wschr. N.F. **19**, 96 u. ff., 2 Fig. (1902) — Strebel, H.: Eine neue Behandlungsweise für Lupus und bösartige Neubildungen mittels molekulärer Zertrümmerung durch kontinuierliche hochgespannte, hochfrequente Funkenströme. Dtsch. med. Wschr. **1904**, Nr 2, 63.

Vinaj, G.-S. et G. Vietti: Action des courants de haute fréquence sur les échanges organiques. Recherches expérimentales et cliniques. Arch. Électr. méd. **1900**, Nr 86, 95.

Werner, R. und A. Caan: Über den Wert der Kombination von Röntgenstrahlen- und Hochfrequenzbehandlung bei malignen Tumoren. Münch. med. Wschr. **1911**, Nr 36.

Fulguration.

Arndt und Laquer: Experimentelle Untersuchungen über die Fulguration an lebenswichtigen Organen. Berl. klin. Wschr. **1908**, Nr 31.

Benckiser und Krumm: Über eine neue Methode der Carcinombehandlung nach Dr. de Keating-Hart. Dtsch. med. Wschr. **1908**, Nr 10. — Bergonié: Medizinische Anwendungen der Hochfrequenzströme. Handbuch der gesamten medizinischen Anwendungen der Elektrizität. Bd. 2. Leipzig: Dr. Werner Klinkhardt 1911. — Bordier: Traitement des epithéliomes cantanés par les étincelles de haute fréquence. Arch. Électr. méd. **12**, 152. Heilung von Cancroiden, Warzen, Papillomen.

Czerny: Über die Blitzbehandlung (Fulguration) der Krebse. Münch. med. Wschr. **1908**, Nr 6. — Czerny, V. v. und R. Werner: Über die neuen physikalischen Behandlungsmethoden des Krebses. Jb. über Leistungen u. Fortschr. Gebiete physik. Med. **2**. Leipzig: O. Nemnich 1912.

Dessauer: (a) Physikalisches und Technisches der Keating-Hart-Methode. Münch. med. Wschr. **1908**, Nr 16. (b) Neue Hochfrequenzapparate nach Dr. de Keating-Hart. Arch. physik. Med. u. med. Technik **3**, H. 2 (1908).

Görl: Über die Blitzbehandlung (Fulguration) der Krebse. Münch. med. Wschr. **1908**, Nr 6.

Keating-Hart: Un nouveau de traitement du cancer. Ann. Electro-biol. et Radiol. Febr. **1907**. (b) Cancer du Rectum traité par sa méthode. Marseille méd. **1907**, Nr 7. (c) La sidérftion électrique dans le traitement du cancer. Rev. thér. Med.-Chir. Okt. **1907**. (d) Eine neue Behandlungsmethode des Krebses. Arch. physik. Med. u. med. Technik **3**, H. 2. (e) Die Behandlung des Krebses mittels Fulguration. Deutsche Übersetzung von Schürmann. Leipzig: Akademische Verlagsgesellschaft m. b. H. **1908**.

Pozzi, S.: Sur un mémoire de M. le Docteur de Keating-Hart etc. Bull. Acad. Méd. 30. Juli **1907**.

Wasilewski und Hirschfeld: Über den Einfluß der Fulgurationen auf die Lebensfähigkeit von Zellen. Münch. med. Wschr. **1908**, Nr 87. — Werner, R.: Über die Leistungsfähigkeit der chirurgischen und kombinierten Behandlungsmethoden des Krebses. Arch. klin. Chir. **95**, H. 3. — Wiesner: (a) Über die Behandlung des Krebses nach Dr. de Keating-

HART, Marseille. Arch. physik. Med. u. med. Technik 3, H. 2. (b) Über Fulguration nach Dr. DE KEATING-HART. Münch. med. Wschr. **1908**, Nr 11.

Diathermie.

A. Bücher.

BORDIER, H.: Diathermie et Diathermotherapie. Paris: J. B. Baillière et fils. — BUCKY, G.: Anleitung zur Diathermiebehandlung. Berlin und Wien: Urban u. Schwarzenberg 1921. — BÜBEN, IWAN VON: Die klinische Anwendung der Diathermie. Leipzig: J. A. Barth 1926.

CUMBERBATCH, E. P.: Diathermy its productions and uses in medicine and surgery. London: W. Heinemann 1927.

KOWARSCHIK, J.: Die Diathermie. 6. Aufl. Wien und Berlin: Julius Springer 1928.

NAGELSCHMIDT, F.: Lehrbuch der Diathermie. 3. Aufl. Berlin: Julius Springer 1926.

STEIN, A. E.: Die Diathermie in Lehrbuch der Strahlentherapie **2**. Berlin und Wien: Urban u. Schwarzenberg 1925.

B. Zeitschriften.

ALBANUS, G.: Moderne Behandlung des Schleimhautlupus. Strahlenther. **2** (1913) — ALDEN und JONES: Med. J. a. Rec. **128** (1928). — ANTONI: Dermat. Ges. Hamburg **1923**. — ARCHAMBAUT und MARIN: Bull. Soc. franç. Dermat. **35** (1928). — ARESU, MARIO: Azione locale della diatermia sul sangue. Fol. med. (Napoli) **1921**, 193. — ARSONVAL: (a) C. r. 20. März **1893**. Conférence faite Soc. Phys. 20. April 1892. (b) Nouvel appareil de diathermie intensive. Arch. Électr. méd. **1914**, Nr 377.

BABONNEIX und HILLEMAND: Bull. Soc. Pédiatr. Paris **25** (1927). — BEHDJET, HOULOUSSI: Le traitement des boutons d'Orient par la diathermie. Ann. Dermat. **4**, Nr 6 (1923). — BERGONIÉ, J.: (a) Des applications de diathermie comme ration énergétique d'appoint. C. r. **1655** (1912). (b) Les applications médicales de la diathermie. Arch. Électr. méd. Mai **1913**, Nr 357. — BERGONIÉ et C. RÉCHOU: La Diathermie, Applications médicales et chirurgicales. Arch. Électr. méd. Nr 314. — BERLINER, M.: Untersuchungen über das Wesen der hämolytischen Krise WIDALs. Med. Klin. **1922**, Nr 41. — BERNAL BAQUERA: Die Diathermie bei der Gonorrhoea und ihre Komplikationen. Rev. Med. Malaga **1**, 55 (1921). — BERND, E. v.: Über Thermopenetration. Ges. Ärzte Wien 26. Febr. **1909**. — BERND, E. v. und R. v. PREISS: Zur Thermopenetration. Wien. klin. Wschr. **1909**, Nr **44**. — BERTOLOTY, R.: (a) Schmerzreaktionen bei Diathermie. Med. ibera **1922**, Nr 240. (b) Behandlung der Gonorrhöe mit Diathermie. Actas dermosifiliogr. **13** (1921). — BORDIER, H.: (a) Electrodes pour diathermie chirurgicale. J. de Radiol. **1922**, Nr 12. (b) Efficacité de l'arsonvalisation diathermique dans les plaies atones (ulcères variqueux, troubles trophiques cutanés etc. C. r. **6**, Nr 1, 54 (1922). (c) Traitement des hémorrhoides procidentes par la diathermo-coagulation. Arch. Électr. méd. et Physiothér. **1921**. (d) Epithéliomas roentgéniens guéries par le diathermie. Presse méd. **1922**. (e) Traitement de l'hypertrichose par la diathermie (épilation diathermique). Arch. Électr. méd. **1923**. — BÖRNER, R. und C. SANTOS: Über eine neue Art Electroden zur Behandlung der Gonorrhöe mittels Diathermie. Med. Klin. **1914**, Nr 25. — BÖRNER, R. und H. E. SCHMIDT: Technik und Erfolge der Diathermie bei der männlichen Gonorrhöe und ihren Komplikationen. Strahlenther. **7** (1916). — BRAUN: Ther. Gegenw. **1927**. — BRUSSILOWSKAJA-TERTIZKAJA, H.: Die Hypertrichose und ihre Behandlung mit Diathermie. Russk. věstn. Dermat. **4**, Nr 5 (1926). — BÜBEN: Behandlung der Enuresis nocturna mit Thermopenetration. Dtsch. med. Wschr. **1923**, 586. — BUCKY, G.: (a) Diathermieschädigungen und ihre Vermeidung durch den Pulsator unter gleichzeitiger Erhöhung der therapeutischen Wirkung. Münch. med. Wschr. **1915**, Nr 29. (b) Intensive Diathermie durch den Pulsator und Alternator. Münch. med. Wschr. **1919**, Nr 16.

CHRISTEN, TH. und H. BEEREN: Über Diathermieelektroden. Berl. klin. Wschr. **1919**, Nr 3. — CLARK, W. L.: N. Y. State J. Med. **43** (1911). — COHN, M.: Die Anwendung der FORESTschen Nadel zur Unterstützung von Krebsoperationen. Berl. klin. Wschr. **1909**, Nr 18. — CORBUS BUDD, C.: Presentation of a case of prikle celled carcinoma of the penis treated by diathermy and radium. Urologic. Rev. **1921**, 204. – CORREDOR, M. F. y MICOTE: Diathermie und Gonorrhöe. Rev. españ. Urol. **23**, 86 (1921). — CUMBERBATCH, E. P. und C. A. ROBINSON: Treatment of gonococcal infection by diathermy. Brit. med. J. **1923**, 54. CUMBERBATCH: (a) Brit. med. J. **1925**, Nr 3343. (b) Physic. Ther. **44** (1926). (c) Amer. J. physic. Ther. **5** (1928). (d) Brit. J. Actinother. **3** (1928). — CZERNY, V.: (a) Über Operationen mit dem elektrischen Lichtbogen und Diathermie. Dtsch. med. Wschr. **1910**, Nr 11. (b) Über die nichtoperative Behandlung der Geschwülste. Münch. med. Wschr. **1912**, Nr 41.

DEBEDAT: Paris méd. **28** (1926). — DELHERM: La diathermie dans les séquelles douloureuses de l'arthrite blennorrhagique. Bull. Soc. franç. Electrothér. et Radiol. **1922**,

128. — DOWSE und IREDELL: Arch. of Radiol. a. Electrother. Juli **1920**, 34. — DREESEN, H.: Experimentelle und therapeutische Erfahrungen mit Diathermie. Dtsch. med. Wschr. **1913**, Nr 37. — DUHEM: Action de la diathermie sur hypertension artérielle. Bull. Soc. franç. Electrothér. et Radiol. Okt. **1921**. — DURIG, A. und A. GRAU: Der Energieumsatz bei der Diathermie. Biochem. Z. **48** (1913).

EITNER, E.: (a) Thermopenetration, eine neue Wärmetherapie. Ärztl. Reformzeit. **1910**, Nr 22/23. (b) Weitere Mitteilungen über Thermopenetration. Wien. klin. Wschr. **1910**, Nr 35. (c) Über Verwendung der Thermopenetration in der Gonorrhöetherapie. Wien. klin. Wschr. **1909**, Nr 34. (d) Über eine neue Art von Kaustik. Wien. klin. Wschr. **1910**, Nr 5. — EITNER, E. und E. v. BERND: Über Thermopenetration. Wien. klin. Wschr. **1909**, Nr 44. — ELLER: (a) Med. J. a. Rec. **125** (1927). (b) Arch. of Dermat. **17** (1928). — ENGELEN: Dtsch. med. Wschr. **1912**, Nr 26.

FENYÖ JÁNOS: Diathermie in der Kosmetik. Börgyógy. Szemle (ung.) **5**, Nr 7 (1927). — FOURNIER, MÉNARD und GUÉNOT: A propos de quelques applications de la diathermie. Arch. Électr. méd. Nr 305. — FLEISCHMAN: J. of Radiol. **6** (1925). — FOVEAU DE COURMELLES: L'electrocoagulation. Gaz. Hôp. **1911**, Nr 50. — LE FUR, RENÉ: De la diathermie en urologie (étincelage-électrocoagulation). Bull. méd. **36**, Nr 1, 5—9 (1922). — FÜRSTENBERG, A.: Der Einfluß der Diathermie auf die Körper- und Gewebetemperatur des Menschen. Med. Klin. **1913**, Nr 19.

GILDEMEISTER: (a) Pflügers Arch. **149**, 389; **176**, 84; **195**, 112 (1912). (b) Elektrotechn. Z. **1919**, H. 38. — GOODMAN: Arch. of Dermat. 18 (1928). — GREENBERGER, MONROE E.: Diathermy and sperm. production. Urol Rev. **30**, Nr 1 (1926). — GRÜNBAUM, R.: (a) Über Diathermie. Wien. med. Wschr. **1919**, Nr 42 u. 43. (b) Behandlung der Perniones mit Diathermie. Wien. klin. Wschr. **1920**, Nr 1. — GÜNZBOURG: Action physiologique de la thermopénétration. Ann. méd. Physique. Antwerpen, März-April **1911**.

HARRISON, W. J.: Lupus erythematosus treated by diathermy. Brit. med. J. **1922**, 758, 1924, Nr 3297. — HOFFMANN, C. A.: Klin. Wschr. **1928**, Nr 17; Zbl. Hautkrkh. **1929** (Sammelreferat). — HOFFMANN, E.: 89. Vers. dtsch. Naturforsch. Düsseldorf, Sitzg 24. Sept. **1926**.

JACOBI, E.: (a) Dermat. Wschr. **1913**, Nr 48. (b) Dermat. Wschr. **1914**, Nr 24. (c) Die Behandlung des Lupus mittels Diathermie. Strahlenther. **4**, H. 1 (1914).

KALINA: Mschr. Ohrenheilk. **60** (1926); Russk. Vestn. Dermat. **4** (1926). — KATZ, TH.: Dermat. Wschr. **79** (1924). — KLINGMÜLLER und BERING: Zur Verwendung der Wärmedurchstrahlung (Thermopenetration). Berl. klin. Wschr. **1909**, Nr 39. — KOHNER, W. und P. LIBESNY: Experimentelle Untersuchungen über Diathermie. Wien. klin. Wschr. **1920**, Nr 43. — KOWARSCHIK, J.: Der Hautwiderstand bei der Diathermie. Wien. klin. Wschr. **1924**, Nr 11. — KRAUS, FR.: Thermometrische Untersuchungen bei Diathermie am Tiere und Menschen. Z. physik. Ther. **27**, (1923). — KREN, O.: Welche Anwendung findet die Elektrokoagulation in der Kosmetik? Wien. klin. Wschr. **40**, Nr 17 (1927). — KRIKORTZ: Dtsch. dermat. Ges. Stockholm **1924**. — KURTZAHN und FREY: Über die Erhöhung der diathermischen Tiefenwirkung. Mitt. Grenzgeb. Med. u. Chir. **40**, H. 3 (1927). — KYARO: (a) Neue Behandlungsweise der akuten und chronischen Gonorrhoea, Prostatitis und Urethritis mit Thermopenetration. Med. Klin. **1912**, Nr 45. (b) Thermopenetration bei Gonorrhöe. Dtsch. med. Wschr. **1921**, 962. — KYAW: Dtsch. med. Wschr. **1922**, Nr 27.

LANZI, G.: Giorn. ital. Mal. vener. e pelle **65** (1924). — LAQUERRIÈRE, H.: Les électrodes de la thermopenétration. Bull. Soc. franç. Electrothér. et Radiol., März **1923**, 78. — LAQUEUR, A.: (a) Beiträge zur Wirkung der Thermopenetration. Z. physik. u. diät. Ther. **1909**, H. 5. (b) Technik und Anwendung der Thermopenetration. Z. ärztl. Fortbildg **1910**, H. 1. (c) Die Diathermie in der Hand des praktischen Arztes. Z. ärztl. Fortbildg **1920**, Nr 14. – LAQUEUR, W.: Zur Behandlung mit Diathermie. Med. Klin. **1914**, Nr 24. – LE FUR: Bull. méd. **36** (1922). — LIEBESNY, P.: Experimentelle Untersuchungen über Diathermie. Wien. klin. Wschr. **1921**, Nr 11. — LOUSTE: SALMON et CAILLIAU: Bull. Soc. franç. Dermat. **34** (1927).

MAHAR: Traitement des verrues par l'électrocoagulation. Bull. Soc. franç. Electrothér. et Radiol., Febr. **1922**, 69. — MARTEL: Amelioration de la technique de la Diathermie dans le traitement des cancers accessibles. Soc. Chir. Paris 19. April 1912; Presse méd. **1912**, Nr 37. MARQUÈS, E.: Presse méd. **1927**, Nr 59. — MATAGNE: L'electro-coagulation dans le traitement du cancer. Le Scalpel **74**, Nr 27 (1921). — MEYER: Kaltkauter nach Dr. DE FOREST in der Kosmetik. Handbuch der Kosmetik von M. JOSEPH. Leipzig: Veit u. Co. 1912. — MILNER: (a) The treatment of lupus by the diathermy condenser Spark. Lancet **1922**, 1316. (b) Treatment of lupus by diathermy. Brit. med. J. **1922**, 1224. — MOHR: Über die Beinflussung des Blutgefäßapparates durch Diathermie. 30. dtsch. Kongreß inn. Med. Wiesbaden **1913**. — MÜLLER, W.: Die Diathermiebehandlung der männlichen Gonorrhöe und ihrer Folgezustände. Dermat. Wschr. **65** (1917).

NAGELSCHMIDT, FR.: (a) Über Hochfrequenzströme. Berl. med. Ges. 24. Febr. 1909. Berl. klin. Wschr. **1909**, Nr 10. (b) Über Hochfrequenzströme, Fulguration und Transthermie. Z. physik. u. diät. Ther. **1909**, H. 3. (c) Über Diathermie. Münch. med. Wschr. **1909**, Nr 50. (d) Die Wärmewirkung durch Hochfrequenzströme. 3. internat. Kongreß Paris 1910. Z. physik. u. diät. Ther. **1910**, H. 6. (e) Über Diathermie und Hochfrequenzströme. 82. Verslg dtsch. Naturforsch. Königsberg **1910**. (f) Über die klinische Bedeutung der Diathermie. Dtsch. med. Wschr. **1911**, Nr 1. (g) Über Diathermie. Jb. über die Leistungen u. Fortschr. physik. Med. **2** (1912). (h) Behandlung des Lupus. Z. ärztl. Fortbildg **1910**, Nr 24. (i) Dermat. Wschr. **1912**, Nr 9. (k) Acta oto-laryng. (Stockh.) **7** (1925). (l) Dtsch. med. Wschr. **1928**, Nr 50. — Nobl, G. und O. Glassberg: Neuere Anzeigen der Gewebsdurchwärmung und Elektrokoagulation. Wien. klin. Wschr. **40**, Nr 7 (1927). — Norsk, Frans: Fall von Lupus erythematosus der Mundschleimhaut. Hosp. tid. (dän.), **65**, Nr 28 (1922).

O'Farill: Imprenta „la Helvetia“. Mexiko 1913.

Perez Grande: (a) Eigene Erfahrungen über Diathermiebehandlung der Gonorrhöe. Rev. españ. Urol. **7**, 71 (1925). (b) Versuche mit neuen diathermischen Elektroden bei der männlichen Gonorrhöe. Rev. Méd. Sevilla **41** (1922). — Pfahler, George E.: The treatment of skin cancer by X rays, radium and electrocoagulation. N. Y. med. J. Med. Rec. **116**, Nr 10 (1922). — Poyet: Bull. méd. **40** (1926). — Pugh: Physic. Ther. **46** (1928). Pulido, Martin Angel: Behandlung der extraurethralen gonorrhoischen Prozesse. Siglo méd. **68** (1921). — van Putte, P. J.: Nederl. Tijdschr. Geneesk. **71 I**, (1927).

Ravaut et Ferrand: Bull. Soc. franç. Dermat. **37** (1927). — Ravaut et Filliot: Bull. Soc. franç. Dermat. **35** (1928). — Rosenthal, O.: Die Diathermiebehandlung der männlichen Gonorrhöe. Dermat. Wschr. **1917**, 817. — Rost und Keller: Dermat. Z. **53** (1928). — Rostenberg, A.: Epilation with diathermy. A prelim. report. Med. J. a. Rec. **121**, Nr 12 (1925). — Roucayrol, Ernest: La Diathermie endo-urétrale etendo-vaginale. Paris méd. **12**, Nr 50, 545—551 (1922). (b) Arch. Electr. méd. **32** (1924). (c) Acad. Sci. Paris **182** (1926). (d) J. d'Urol. **21** u. **22** (1926). — Röver: Strahlentherapie **12** (1921). — Roxburgh, A. C.: Gonorrhoea as seen at a public clinic in 1920. St. Bartholomews hosp. J. **28**, Nr 10/11 (1921).

Saalfeld, E.: Dtsch. Dermat.-Ges. Kongr. **1925**. — Salomon, O.: Med. Klin. **1914**, Nr 4. – Santos, C.: (a) Sur le traitement de la blennorrhagie par la diathermie. Arch. Electr. méd., März **1913**, Nr 354. (b) Résistence du gonococce aux temperatures de 400—500. Action directe des courants de diathermie. Arqu. Inst. bacter. Camara Pestana (port.) **4**, 211. — Sauerbruch, F. und M. Lebsche: Die Behandlung der bösartigen Geschwülste. Dtsch. med. Wschr. **48**, Nr 3/4 (1922). — Sauerhering und Antoni: Diathermie, chirurgische, bei Ulcus molle serpiginosum. Dermat. Ges. Hamburg, Sitzg 11. Nov. 1923. — Schittenhelm, A.: Experimentelle und klinische Untersuchungen über die Wirkung der Hochfrequenzströme. Ther. Mh. **25** (1911). — Schmidt, H. E.: Über Diathermiebehandlung der Gonorrhöe und anderer Erkrankungen. Berl. klin. Wschr. **1918**, Nr 8. — Schultze, W.: Dermat. Wschr. **83** (1926). — Schwarz, G.: Münch. med. Wschr. **1921**. — Serés, Manuel: Die Diathermie bei der Behandlung der Gonorrhöe des Mannes. Rev. españ. Med. **6**, Nr 63 (1923). — Sibley: Urologic. Rev. Sept. **1921**. — Simmonds, O.: Diathermie bei Prostatitis gonorrhoica chronica. Med. Klin. **17**, Nr 45, 1357—1358 (1921). — Simons: Z. Krebsforsch. **27** (1928). — Stein, A. E.: Münch. med. Wschr. **1925**, Nr 31. — Stein, O. R.: Dtsch. Dermat.-Ges. Kongr. **1927**. — Stephan, E.: Beitr. klin. Chir. **77**. 1912.

Theilhaber, A.: (a) Der Einfluß der Diathermiebehandlung auf das Carcinomgewebe. Münch. med. Wschr. **1919**, Nr 44. (b) Münch. dermat. Ges. **1925**. — Thieme: Münch. Dermat. Ges. **1925**. — Tobias, E.: Über Diathermie und die Grenzen ihrer Wirksamkeit. Berl. klin. Wschr. **1918**, Nr 34. — Tumer, A. Logan: Cases of lupus and malignant disease of the fauces and pharynx treated with diathermy. J. Laryng. a. Otol. **38**, Nr 10 (1923).

Uhlig: Lupusbehandlung mit Diathermie. Nomabehandlung mit Diathermie. Med. Klin. **1917**, Nr 5. — Ullmann, K.: Experimentelle Beiträge zur Lehre von der Thermopenetration. Z. med. Elektrol. **1910**, H. 5. — Unna, P.: Über Diathermiebehandlung bei Lepra. Berl. klin. Wschr. **1913**, Nr 46.

Vibede, Axel: Lokale Behandlung rhinolaryngologischen Lupus vulgaris mit Elektrokoagulation. Hosp.tid. (dän.) **66**, Nr 7 (1923). — Vignal: (a) Traitement physiothérapeutique des varices du membre inferieur et de quelques unes de leur complications. J. des Prat. **1923**, Nr 6. (b) J. méd. franc. **1926**, 15. (c) Electrothérapie. Paris **1928**. — Vinay, A.: Veränderungen des Blutes und der Zirkulation durch die Diathermie. Morgagni **44** (1921).

Werner, R.: Die Rolle der Strahlentherapie bei der Behandlung der malignen Tumoren. Strahlenther. **1**, H. 1/2. — Werner, R. und H. Caan: Elektro- und Radiochirurgie im Dienste der Behandlung maligner Geschwülste. Münch. med. Wschr. **1911**, Nr 23. — Wichmann, P.: Über die Behandlung des Schleimhautlupus. Lupusausschuß des deutschen Zentralkomitees zur Bekämpfung der Tuberkulose 1911. Dtsch. med. Wschr. **1911**, Nr 19. — Wise and Ellen: Arch. of Dermat. **13** (1926). — Wyeth, G. A.: (a) Surgical endothermy in malignancy and precancerous conditions. N. Y. med. J. **114**, Nr 7 (1921). (b) Die Diathermie bei der Behandlung maligner Tumoren. Amer. J. Electrother. a. Radiol. **1923**, Nr 5. (c) N. Y. State J. Med. **28** (1928). (d) Amer. J. Surg. **4** (1928).

ZEYNEK, R. v.: (a) Über die Erregbarkeit sensibler Nervenendigungen durch Wechselströme. Nachr. Ges. Wiss. Göttingen, Math.-physik. Abt. **1899**, 101. (b) Die wissenschaftlichen Grundlagen der Thermopenetration (Diathermie). Strahlenther. **3** (1913). — ZEYNEK, R. v. und E. v. BERND: Zur Frage der Nervenerregung durch Wechselströme hoher Frequenz. Arch. Physiol. **132**. — ZEYNEK, R. v., E. v. BERND und R. v. PREISS: Über Thermopenetration. Wien. klin. Wschr. **1908**, Nr 15.

Diathermie und Röntgenstrahlen.

BERING, F. und H. MEYER: Experimentelle Untersuchungen über die Sensibilisierung der Röntgenstrahlen mittels Wärmedurchstrahlung. Münch. med. Wschr. **1911**, Nr 19.

LENZ, E.: Experimentelle Studien über die Kombination von Hochfrequenzströmen und Röntgenstrahlen. Fortschr. Röntgenstr. **17** (1911).

MÜLLER, CHR.: (a) Therapeutische Erfahrungen an 100 mit Kombination von Röntgenstrahlen und Hochfrequenz resp. Diathermie behandelten bösartigen Neubildungen. Münch. med. Wschr. **1912**, Nr 28. (b) Über Kombination von Hochfrequenzströmen und Röntgenstrahlen. Fortschr. Röntgenstr. **18**. (c) Tiefenbestrahlung unter gleichzeitiger Sensibilisierung mit Diathermie in einer neuen Anwendungsform. Fortschr. Röntgenstr. **21**.

Namenverzeichnis.

(Die schrägen Zahlen verweisen auf die Literaturverzeichnisse.)

Sachverzeichnis.